U0273099

简明中医辞典

第 3 版

主编 李经纬 王振瑞

中国中医药出版社

·北京·

图书在版编目（CIP）数据

简明中医辞典/李经纬，王振瑞主编. —3 版. —北京：
中国中医药出版社，2018.7

ISBN 978 - 7 - 5132 - 4427 - 5

Ⅰ. ①简⋯ Ⅱ. ①李⋯ ②王⋯ Ⅲ. ①中国医药学—
词典 Ⅳ. ①R2—61

中国版本图书馆 CIP 数据核字（2017）第 220593 号

中国中医药出版社出版

北京市朝阳区北三环东路 28 号易亨大厦 16 层
邮政编码　100013
传真　010 - 64405750
印刷　三河市华东印刷有限公司
各地新华书店经销

开本 710×1000　1/16　印张 84.25　彩插 0.75　字数 2005 千字
2018 年 7 月第 3 版　2018 年 7 月第 1 次印刷
书号　ISBN 978 - 7 - 5132 - 4427 - 5

定价　398.00 元
网址　www.cptcm.com

社 长 热 线　010 - 64405720
购 书 热 线　010 - 89535836
维 权 打 假　010 - 64405753

微信服务号　zgzyycbs
微商城网址　https：//kdt.im/LIdUGr
官 方 微 博　http：//e.weibo.com/cptcm
天猫旗舰店网址　https：//zgzyycbs.tmall.com

如有印装质量问题请与本社出版部联系（010 - 64405510）
版权专有　侵权必究

《简明中医辞典》
第 3 版

主　　编　李经纬　王振瑞

主编助理　靳红微　孙立虹　张一昕

编　　委　（以姓氏拼音为序）

　　　　　靳虹微　李经纬　李智华

　　　　　孙立虹　王振瑞　杨洪霞

　　　　　张瑞贤　张一昕

第 3 版前言

《简明中医辞典》是一部重要的中医专科辞典，可供广大医药卫生人员，特别是初、中级中医专业人员和中医院校学生学习与研究中医使用。

1979 年由人民卫生出版社先于《中医大辞典》出版的《简明中医辞典》（试用本），是在《中医大辞典》初稿的基础上，选择常用名词术语，适当精简释文编撰而成的，共收中医学基础理论、诊断、药物、方剂、临床各科、历史人物、医学著作等辞目 12 000 余条，内容简明扼要，广受欢迎，多次重印，1983 年修订再版，累计发行 40 余万册；2000 年再次修订，对原书 1000 余条词目的释义、文字表述等进行了修改，并新增条目近千条，于 2001 年由中国中医药出版社出版发行，是为"修订本"。

从 1979 年的"试用本"到 2001 年的"修订本"，《简明中医辞典》为学习和研究中医药提供了重要帮助，为中医药学术的继承和传播发挥了重要作用。而在实际使用中发现，"修订本"在词条选择和释文表述方面仍然存在着需要改进之处。于是，根据专家和广大读者的意见以及中医药学术发展的需要，自 2008 年开始，在原书主编李经纬先生指导下，由中国中医科学院中国医史文献研究所牵头，组织相关专家学者再次进行了修订。由于种种原因，从开始修订到编辑定稿，已经过去了七八个年头，现在终于与读者见面了。

作为《简明中医辞典》"母本"的《中医大辞典》，已于 1981～1987 年先后出版了《基础理论分册》《中药分册》《内科分册》等 8 个分册；1995 年出版了合订本；2005 年又出版了合订本第 2 版。鉴于大、中型辞典的不同定位，《简明中医辞典》的本次修订更加注重其"简明""实用"的特点，对原有条目进行了增删，对部分释文进行了改写。最后统计，共删除冷僻词目 500 余条，新增常见词目 1500 余条。另外，为了增强查阅者对释文的印象和理解，还特意增加了部分词目的插图，包括人物图、书影、药物图和经穴图。遗憾的是，排版后发现有些初选书影不够清晰，只好割爱删除，待下次修订时再予补充。

虽然本次修订的《简明中医辞典》内容更加丰富实用，但错误和不足之处依然难免，坚信广大读者一定能够在使用中发现问题，并为下一次修订提出新的意见和建议，使这部深受读者喜爱的工具书不断得以完善。

编 者
2018 年 5 月

总　目

目 录

凡　例

一、本辞典作为中医专科辞典，共收中医基础理论、诊断、药物、方剂、临床各科、历史人物、医学著作等方面的常用词目 14 000 余条。

二、选词力图较全面、系统地反映中医学术体系的实际内容，同时也选收了现代临床与科研实践中出现的新词和中西医结合学科的一些常用词，旨在更好地为中医学的继承与创新服务。

三、释文一般先定性，后释义；个别实难定性的词目，则直接释义。释文尽量言简意赅，通俗易懂，引文力求意义完整，文字简要。多音多义词目，只选与中医学相关者加以解释，对不同义项标以"❶""❷""❸"等序号分别叙述，同一义项的释义用"①""②""③"等叙述。

四、应当并能够确定文献出处的词目，均注明所出文献，以便核查。可确定为原始出处的文献，冠以"出"字；不能确定为原始出处的文献，则冠以"见"字。

五、释文所征引的文献，如为本辞典所收词目，则不再标注时代与作者；如为未收词目，则标注时代与作者，卷帙较多者还注明所出卷次或篇名。

六、词目释文中所涉及的方剂，如为本辞典所收词目，则不再注明药物组成和出处；如为未收词目，则尽量注明药物组成和出处。方剂中的药物剂量，清代以前者原方照录，清代以后者折合为克，原书无剂量者不予增补，中成药的药物剂量从略。

七、原则上一律采用 1964 年中国文字改革委员会颁布的《简化字总表》规定的简化字，但有 2 种例外：①对某些容易混淆或简化后失去中医学原义的字，则仍用繁体字，如"癥""橘"等；②根据实用情况保留了个别古体字、异体字，如"讝（谵）""齩（咬）"等。

八、所有词目均按词目单字或首安的汉语拼音字母次序排列。首字为同音的词目，以首字笔画多少为序，笔画少者在前，笔画多者在后，如"按诊"在前，"暗产"在后；首字相同的词目，依第二字的汉语拼音字母次序排列，如"艾叶"在前，"艾炷"在后；前二字相同者，依第三字的汉语拼音字母次序排列，如"安胃片"在前，"安胃饮"在后。依此类推。

九、为了方便按笔画查阅词目，在辞典正文前的"音节表"之后增列了"笔画检字表"可以通过此表查到词目首字在辞典正文中的页码。

十、正文之后，所附人体十四经穴与常用奇穴图、耳穴定位示意图、头针刺激区定位图，与正文中相关词目相配合，可使阐释更加准确；所附《古今度量衡对照表》，可供了解古方用药剂量参考；附列《新增词目表》，则旨在征求广大读者的批评意见，以便再版时修正。

音 节 表

（音节右边的号码指词典正文的页码）

a		cha	74	deng	154	ge	249	hun	332	kun	424
		chai	75	di	155	gen	252	huo	332	kuo	424
a	1	chan	77	dian	160	geng	253				
ai	1	chang	89	diao	162	gong	254	**j**		**l**	
an	2	chao	92	die	162	gou	256				
ao	6	che	92	ding	163	gu	258	ji	338	la	424
b		chen	93	dong	167	gua	267	jia	350	lai	425
		cheng	96	dou	169	guai	269	jian	354	lan	426
ba	6	chi	98	du	171	guan	269	jiang	360	lang	427
bai	11	chong	104	duan	174	guang	272	jiao	362	lao	428
ban	27	chou	108	dui	175	gui	273	jie	366	le	432
bang	31	chu	109	dun	176	gun	279	jin	371	lei	432
bao	32	chuan	111	duo	176	guo	279	jing	381	leng	435
bei	37	chuang	116					jiu	396	li	437
ben	39	chui	119	**e**		**h**		ju	402	lian	446
beng	42	chun	120					juan	407	liang	448
bi	43	ci	122	e	177	ha	281	jue	407	liao	450
bian	51	cong	125	er	180	hai	281	jun	410	lie	451
biao	55	cou	126			han	284			lin	451
bie	58	cu	126	**f**		hang	292	**k**		ling	452
bin	58	cuan	128	fa	187	hao	292	ka	411	liu	455
bing	59	cui	128	fan	189	he	293	kai	411	long	462
bo	62	cun	128	fang	192	hei	298	kan	412	lou	465
bu	64	cuo	129	fei	194	hen	299	kang	412	lu	467
				fen	204	heng	299	kao	413	lü	471
				feng	206	hong	300	ke	413	luan	473
c		**d**		fo	216	hou	304	kong	416	lun	473
				fu	217	hu	308	kou	417	luo	473
ca	70	da	130			hua	313	ku	419	
cai	70	dai	141	**g**		huai	318	kua	421	**m**
can	70	dan	143			huan	319	kuan	421	
cang	71	dang	149	ga	230	huang	320	kuang	422	ma	476
cao	72	dao	151	gang	246	hui	329	kui	423	mai	483
ce	74	de	153	gao	247					man	487

mang	488			re	606	sui	756	xian	867	zeng	1040
mao	489	**p**		ren	613	sun	757	xiang	870	zha	1040
mei	491	pa	538	ri	621	suo	759	xiao	875	zhai	1041
men	493	pai	538	rong	621			xie	893	zhan	1041
meng	493	pan	539	rou	622	**t**		xin	897	zhang	1041
mi	494	pang	539	ru	624	ta	760	xing	907	zhao	1046
mian	495	pao	540	ruan	628	tai	760	xiong	911	zhe	1047
miao	498	pei	540	ruí	628	tan	767	xiu	914	zhen	1048
mie	499	pen	541	run	628	tang	773	xu	914	zheng	1058
ming	499	peng	541	rua	629	tao	774	xiu	922	zhi	1062
miu	501	pi	542	ruo	629	teng	775	xuan	922	zhong	1072
mo	501	pian	550			ti	775	xue	926	zhou	1082
mou	503	piao	551	**s**		tian	777	xun	940	zhu	1083
mu	503	pin	552	sai	629	tiao	784			zhua	1092
		ping	552	san	630	tie	785	**y**		zhuai	1092
n		po	554	sang	638	ting	786	ya	941	zhuan	1092
na	511	pu	554	sao	640	tong	787	yan	943	zhuang	1093
nai	512			se	640	tou	792	yang	947	zhui	1094
nan	512	**q**		sha	641	tu	795	yao	963	zhun	1094
nang	515	qi	556	shan	643	tuan	800	ye	967	zhuo	1094
nao	515	qia	576	shang	650	tui	800	yi	971	zi	1095
nei	517	qian	576	shao	668	tun	802	yin	989	zong	1104
nen	524	qiang	580	she	671	tuo	802	ying	1006	zou	1105
neng	524	qiao	582	shen	680			yong	1010	zu	1106
ni	524	qie	583	sheng	692	**w**		you	1011	zuan	1111
nian	526	qin	583	shi	696	wa	805	yu	1014	zui	1111
niao	527	qing	585	shou	722	wai	805	yuan	1024	zun	1111
nie	528	qiong	597	shu	729	wan	810	yue	1027	zuo	1111
ning	528	qiu	598	shuai	736	wang	814	yun	1029	
niú	529	qu	599	shuan	736	wei	819			
nong	532	quan	602	shuang	736	wen	828	**z**		
nu	533	que	604	shui	737	weng	835	za	1032	
nü	533	qun	605	shun	743	wo	835	zai	1032	
nüe	535			shuo	743	wu	835	zan	1033	
nuan	536	**r**		si	743			zang	1033	
nuo	536	ran	605	song	750	**x**		zao	1036	
o		rang	606	sou	751	xi	856	ze	1039	
ou	536	rao	606	suan	755	xia	863	zei	1039	

笔 画 检 字 表

（文字右边的号码指词典正文的页码）

一画		山	643	历	442	从	125	击	338	叶	969

		千	576	尤	1011		1105	打	130	甲	354
一	971	川	111	车	92	分	204	正	1059	申	680
乙	982	丸	811	巨	406	公	254	功	254	电	162
二画		久	399	牙	942	仓	71	去	601	田	783
		广	272	切	583	月	1027	甘	232	叭	11
二	185	亡	814	瓦	805	欠	580	世	720	史	720
丁	163	门	493	止	1064	风	206	艾条	1	冉	606
十	703	丫	941	少	669	丹	143	古	258	四	745
七	556	尸	696	日	621	匀	1030	节	367	生	694
卜	65	己	347	中	1072	乌	835	本	39	失	696
人	613	卫	822		1079	凤	216	术	1088	矢	720
入	628	子	1096	内	511	六	459	可	415	禾	293
八	6	女	533		517	文	832	匝	1032	丘	598
九	397	飞	194	水	737	亢	413	左	1111	代	142
儿	180	叉	75	贝	38	方	192	厉	425	仙	867
了	450	马	480	见	358	火	333		443	白	11
刀	151	**四画**		午	855	订	165	右	1013	瓜	267
几	729			手	723	户	312	石	707	丛	126
三画		丰	206	牛	529	心	897	布	69	用	1010
		王	815	毛	489	尺	98	戊	855	印	1006
三	630	井	394	气	563	引	1004	龙	463	乐	432
干	230	开	411	升	692	孔	416	平	551	处	111
干	230	天	777	长	89	巴	10	平	552	外	805
土	796	元	1024	仁	616	以	982	灭	499	冬	167
下	863	无	838	片	551	邓	155	东	167	包	32
寸	129	云	1029	仆	554	双	736	卡	411	饥	338
大	130	木	505	化	315	**五画**		北	37	主	1090
万	812	五	843	爪	1046			卢	467	立	443
上	664	支	1062		1092	玉	1018	旧	401	冯	215
小	878	不	64	反	189	未	823	归	273	玄	923
口	417	太	764		191	末	502	目	509	闪	648

芭	11	吻	833	灸	400	诃	293	武	855	茄	583
苏	752	吹	119	迎	1007	启	563	青	585	茎	381
苡	983	吼	307	饭	191	补	65	现	870	苔	760
杜	173	别	58	饮	1004	初	109	玫	491	茅	490
杠	247	岐	560	冻	169	诊	1055	表	56	林	451
杏	910	岗	247	状	1093	君	410	抹	502	枝	1062
杉	647	针	1048	库房	421	灵	452	拔	11	枢	729
巫	838	牡	504	疗	165	尿	527	拈	526	枇	544
极	344	利	443	疠	366	尾	821	担	145	枚	491
杞	563	体	776	应	1009	迟	98	坤	424	板	28
李	438	何	295	冷	435	局	402	押	941	松	751
杨	958	佐	1112	辛	904	改	230	抽	108	枫	214
更	253	但	148	肓	320	张	1041	拐	269	杭	292
束	735	伸	680	弃	576		1045	拍	538	述	735
豆	169	作	1112	忘	818	忌	348	顶	165	枕	1056
两	449	伺	256	间	358	陆	468	抵	156	杼	1091
医	974	身	680	闷	493	阿	1	拘	402	卧	835
辰	93	皂	1036	羌	581		177	抱	35	刺	123
来	425	佛	216	兑	176	陈	94	挂	1090	枣	1036
连	446	近	380	灶	1037	附	225	拉	424	郁	1021
步	70	余	1016	灼	1094	坠	1094	拧	529	矾	190
卤	468	坐	1112	汪	814	妙	498	拂	221	矿	423
坚	354	谷	260	沥	444	妊	617	披	542	奔	39
旱	292	含	284	沙	641	妒	174	拨	62	奇	341
时	712	邻	451	泛	191	努	533	择	1039	矼	560
吴	840	肝	234	没	502	忍	617	拇	505	欧	536
助	1091	肚	174	沉	292	鸡	339	拗	6	转	1092
里	440	肛	246	沈	684	驱	600	耵	165	斩	1041
呆	141	肘	1082	沉	93	纯	121	其	560	轮	473
呕	536	肠	90	怀	318	纳	512	取	601	软	628
呕	537	龟	274	忧	1011	驳	63	茉	503	鸢	1023
呃	179	免	496	忪	750	纸	1065	苦	419	非	195
围	820	狂	422	完	811	纹	833	苛	413	齿	98
足	1106	角	364	宋	751	驴	471	苗	498	虎	311
串	116	删	647	牢	430	呗	870	苘	597	肾	685
员	1025	鸠	396	穷	597			苓	453	尚	667
听	786	条	784	良	448	**八画**		范	192	县	768
呛	580	卵	473	证	1061	环	319	直	1063	味	823

昆	424	往来	818	疡	959	怡	981	毒	171	荡	151
国	279	爬	538	剂	348	宝	34	拭	722	荣	622
咕	600	所	759	卒	126	宗	1104	挂	269	荥	910
昌	89	舍	679		1111	定	166	封	214	荨	578
呵	293	金	371	净	396	审	685	持	98	胡	309
咂	1032	命	500	盲	489	官	271	项	874	荫	1002
明	499	郐	863	放	863	空	416	挟	353	茹	624
易	983	采	70	育	1022	宛	811	政	1061	荔	445
炅	396	觅	495	闹	517	实	714	赵	1046	南	512
固	265	受	729	郑	1061	试	721	贲	39	荭	303
咀	405	乳	625	卷	407	郎	427	拽	1092	药	965
呷	863	肤	217	单	145	戾	445	挢	364	标	55
呼	308	肺	197	炖	176	肩	355	垢	258	柑	243
鸣	500	肢	1062	炒	92	房	194	挑	785	枯	419
岩	944	肱	254	炉	467	视	721	指	1066	柯	414
罗	473	肿	1079	浅	580	建	358	挤	347	柘	1048
败	26	胀	1045	法	189	居	402	挖	805	相	870
图	795	股	261	泄	895	屈	600	按	5	柚	1014
制	1068	肥	196	河	296	弦	869	挪	536	枳	1065
知	1062	胁	894	泪	434	承	96	拯	1059	柞	1112
迭	163	周	1082	油	1011	孟	494	甚	692	柏	26
垂	120	昏	332	泊	63	孤	258	荆	389	栀	1063
刮	268	鱼	1016	沿	945	降	361	革	250	枸	257
和	296	兔	799	泡	540	始	720	茜	580	柳	458
季	348	狐	309	注	1091	驾	354	荛	606	柱	1092
委	821	忽	309	泣	576	绀	246	荜	48	柿	721
秉	60	狗	257		641	细	863	带	142	桠	96
岳	1028	备	38	泻	895	驻	1091	草	73	酊	165
使	720	炙	1068	泥	524	驼	804	茧	357	咸	869
侠	863	饴	981	泽	1039	绍	671	茵	1002	威	819
版	28	变	53	治	1069	经	382	茴	330	厘	437
侣	471	京	381	怔	1058	**九画**		荞	582	厚	308
侧	74	庞	539	怯	583			茯	221	砒	542
侏	1085	夜	969	怵	111	贯	271	荏	617	砂	642
佩	541	府	223	性	911	春	120	茶	75	砑	51
卑	37	疟	535	怕	538	玳	142	荠	348	面	496
质	1068	疠	444	怖	221	珍	1052	茨	122	牵	577
征	98	疝	648	怪	269	珊	647	荛	105	轻	588

鸦	942	秋	598	急	344	津	378	十画		真	1053
韭	400	重	107	蚀	719	恢	329	艳	947	桂	276
背	37		1081	弯	810	恍	329	泰	767	桔	368
	38	复	226	将	361	恬	783	秦	583	桡	606
战	1041	便	53	庭	786	悴	1031	珠	1085	桐	790
点	162	顺	743	病	445	举	405	敖	6	桍	268
临	451	修	914	疣	1012	宣	922	素	753	栓	736
省	910	保	34	疥	370	室	722	蚕	70	桃	774
是	722	促	127	疮	116	宫	255	顽	811	格	250
哑	943	信	907	疫	984	穿	113	恚	331	校	366
显	870	皇	320	帝	160	客	415	捕	68	核	297
冒	490	泉	604	施	698	冠	271	振	1057	桉	4
映	1009	鬼	275	闻	833	语	1018	赶	244	根	252
星	908	禹	1018	闾	471	扁	52	起	563	彧	1023
畏	823	追	1093	差	74	祛	601	盐	945	速	754
胃	823	徇	941		77	祖	1111	捏	528	鬲	250
虹	303	须	914	养	960	神	681	埋	483	栗	445
虾	281	俞	735	姜	360	祝	1092	损	758	配	541
	863		1017	类	434	误	855	都	171	翅	103
虬	493	剑	359	前	578	退	801	挫	130	唇	121
思	745	食	715	首	728	既	350	捋	471	夏	866
蚂	483		750	逆	525	屋	838	授	629	破	554
品	552	盆	541	总	1105	屏	553	热	606	原	1025
咽	943	肢	600	炼	448	费	204	恐	416	逐	1090
哆	1027	胚	540	炮	540	眉	491	捣	153	顾	266
哈	281	胆	145	烂	427	孩	281	聂	528	顿	176
咯	411	胛	692	洁	367	除	110	荸	43	柴	75
咬	965	胂	354	洪	303	娃	805	莱	425	虑	472
咳	414	胜	695	浊	1094	怒	533	莲	447	紧	380
贴	785	胕	217	洞	169	架	354	莳	719	逍	875
骨	261		223	洄	330	蚤	1036	莫	503	党	151
幽	1011	胞	32	洗	861	柔	622	袁	178	眩	926
钟	1078	胖	539	活	332	结	367	荷	297	哮	892
钦	583	脉	484	涎	870	绛	362	恶	179	哼	893
钩	256	胫	396	染	606	络	475		855	鸭	942
钮	532	胎	761	济	349	绝	408	莎	642	晕	1029
选	926	独	172	洋	960	绞	364	莨	428	蚌	31
香	871	昝	1033	浓	532					蚴	330

蚝	292	脐	561	瓶	553	通	787	营	1008	趾	1067
蚊	833	胶	363	拳	604	能	524	萧	877	啃	528
圆	1026	脑	515	粉	205	难	513	梦	494	蚶	284
峻	410	胼	551	益	986	预	1023	梗	253	蛆	600
贼	1039	脓	532	兼	356	桑	639	梧	843	蛊	264
钱	579	狼	428	烘	300	桑	638	梼	584	蚱	1040
钻	1111	留	456	烦	190	绣	914	梅	491	蚯	598
铁	785	皱	1083	烧	668	验	947	梓	1099	蛙	1092
铃	453	凌	453	浙	1048			梳	729	蛇	676
铅	578	挛	473	酒	401	**十一画**		梭	759	唾	804
铍	542	恋	448	娑	759			救	401	啤	544
缺	604	浆	361	消	875	球	598	曹	72	崔	128
秫	731	衰	736	海	281	理	441	戚	100	崩	42
积	342	衷	1079	浮	222	捧	542	硇	515	崇	108
秩	1070	高	247	涤	155	捺	512	聋	465	婴	1006
秘	495	郭	279	流	457	排	538	龚	255	铜	790
透	794	席	861	润	628	掉	162	盛	696	铢	1086
笔	48	准	1094	涕	777	推	800	雪	928	银	1003
倒	153	症	1061	浸	380	捻	526	辄	1048	甜	783
候	308	疳	243	涩	641	掐	576	辅	223	梨	437
倪	525	病	61	涌	1010	培	540	颅	467	秽	331
健	359	疽	402	浚	410	接	366	虚	914	移	981
臭	109	疾	347	悛	487	控	416	雀	605	第	160
射	679	痄	1040	宽	421	探	773	常	91	偎	947
息	857	疹	1056	家	353	掺	77	眦	1104	偶	537
怀	540	痈	1009	窍	582	掳	11	晨	96	偷	792
衄	535	疴	402	诸	1085	著	1095	眵	98	停	786
徐	920	痊	1092	读	173	菱	454	睁	1058	偏	550
殷	1002	疹	924	袖	914	堇	380	眯	494	躯	600
拿	511	痹	204	被	39	黄	321	眼	945	假	354
釜	223	痉	396	调	784	菖	89	眸	503	徙	862
豹	36	脊	347	剥	63	萝	474	悬	924	得	153
胯	421	唐	773	展	1041	菌	410	野	968	盘	539
胰	981	颃	292	剧	406	萎	822	圉	589	斜	894
胳	299	资	1095	弱	629	萁	1017	曼	487	盒	297
脂	1063	凉	448	陵	454	草	49	晚	811	鸽	249
胸	911	站	1041	陶	775	菀	799	啄	1095	敛	448
脏	1033	羞	914	陷	870	菊	403	趺	217	欲	1023
						菀	1031				

彩	70	混	332	款	422	椒	363	铺	554	痘	169
领	455	淮	318	搭	130	棉	496	链	448	痞	549
脚	364	渊	1024	越	1028	棕	1104	锁	759	痛	878
脖	63	淫	1004	提	775	榔	428	锉	130	痢	445
脬	540	淳	122	博	63	楗	359	锋	215	痫	446
脱	802	液	970	喜	862	粟	755	锐	628	痤	129
象	875	涪	223	揪	585	酢	127	掣	93	痼	870
猪	1086	淡	148	搜	751	硬	1009	短	174	痧	642
猫	489	梁	449	煮	1091	硝	877	智	1071	痛	792
猝	127	渗	692	搓	129	硫	458	犊	173	颏	414
猕	494	悸	350	搅	366	厥	408	犍	357	阑	426
猛	493	惊	390	揉	622	殚	970	鹅	178	善	649
凑	126	寇	418	期	559	雄	913	程	97	普	556
毫	293	寄	350	葫	311	颊	353	稀	858	粪	205
麻	476	宿	754	散	638	悲	37	筑	1092	尊	1111
庵	5	密	495	葳	819	紫	1099	筋	378	道	153
痔	1070	鞍	410	募	511	棠	774	傅	227	焰	947
痈	822	弹	768	葛	252	掌	1044	集	347	焯	128
痊	103	堕	177	葛	251	暑	731	傍	32	滞	1071
疵	122	随	756	董	168	睑	357	御	1023	湖	311
痰	367	隐	1006	葎	473	喷	541	循	941	湿	698
痒	963	翳	533	葡	555	景	395	舒	729	渴	415
痕	299	颈	394	葱	125	跌	162	禽	858	溃	423
康	412	续	921	葶	786	跗	217	番	189	滑	314
鹿	469	骑	563	蒂	160	遗	981	腓	196	溲	752
盗	153	绳	695	萎	465	蛴	515	腘	279	游	1012
章	1044	维	820	落	475	蛐	600	脾	544	滋	1095
商	664	绵	495	萱	923	蛔	330	腋	970	滁	111
旋	925	绿	472	蒿	52	蛤	250	腑	224	惺	908
望	818	缀	1094	韩	284		281	腕	813	割	249
率	736	巢	92	朝	92	蛲	563	腱	359	寒	285
阉	945	顿	1094		1046	蛟	364	鲁	468	寓	1023
着	1095			菓	862	喘	115	猾	827	窗	119
羚	454	十二画		葵	423	喉	304	猴	306	遍	54
断	175			棒	32	喻	1023	飧	758	裙	605
剪	357	琵	544	楮	111	暗	1003	然	605	禄	470
清	589	琥	312	植	1064	黑	298	蛮	487	谢	897
淋	451	琼	598	椅	983	骱	246	敦	176	谦	578
		斑	27								

犀	858	禁	381	蜂	215	解	369	窦	171	蜡	425
属	1091	楝	448	蜕	581		897	寝	585	蜘	1063
强	581	榄	427	嗅	922	酱	362	福	223	蝉	77
疏	730	楸	598	嗳	2	禀	60	辟	49	罂	1007
隔	250	槐	318	蜀	734	瘄	127	障	1045	甑	156
登	155	楤	751	骱	371	痱	204	嫁	354	鹘	311
皴	128	楼	465	错	130	痹	49	缠	77	熏	940
缓	320	裘	598	锡	859	瘋	267	腌	205	箍	258
缕	472	甄	1055	锤	120	瘤	266	臀	424	箕	343
颊	180	感	244	锦	380	廓	424	瘕	563	算	756
龅	897	碍	2	锹	869	痴	98	瘩	540	箪	50
十三画		硼	542	锭	166	瘘	822	嗪	914	僦	402
		碎	757	锯	406	瘀	1014	**十四画**		鼻	43
瑁	491	鹤	5	矮	1	瘅	149			魄	554
瑞	628	雷	432	雉	1071	痰	768	静	396	魃	11
魂	332	零	455	辞	122	痰	772	碧	50	睾	248
摄	679	输	731	稚	1071	痰	769	赘	1094	膜	501
摸	501	督	171	愁	109	廉	447	嘉	353	膊	63
搏	63	频	552	简	357	新	905	截	369	膈	251
鼓	265	虞	1017	鼠	734	意	987	聚	406	膀	31
摇	965	鉴	359	催	128	阙	604	蔷	582	膑	59
搐	111	睛	392	躲	177	数	735	暮	511	鲜	869
蒜	756	睫	369	魁	423		743	蔓	488	獐	1045
蓍	703	睡	742	微	820	煎	357	蔺	452	裹	279
蒡	628	睢	756	愈	1023	慈	123	蔽	50	膏	248
蓝	427	睥	550	颔	292	煤	492	蔗	290	腐	224
薁	49	嗜	722	腻	525	煨	820	蔻	418	瘦	103
蓬	541	喝	967	膝	126	煅	175	榷	196	瘩	130
蒿	292	暖	536	腰	963	满	487	槟	58	瘟	832
蕨	347	暗	6	腽	805	滇	160	酸	755	瘦	729
蒟	405	照	1047	腥	908	溻	760	磁	123	瘊	307
蓄	922	跨	421	腮	629	溪	859	豨	859	瘠	1003
蒴	743	跳	785	腩	736	滚	279	雌	123	瘕	354
蒲	555	路	470	腹	228	溏	774	龈	1004	辣	425
蒙	493	跟	253	腧	735	溢	987	嘈	73	端	174
颐	982	蜈	843	腿	801	溺	525	嗽	752	脊	472
蒸	1058	蜗	835	鲍	36	慎	692	嘎	230	精	392
椿	120	蛾	179	触	111	塞	629	蜞	563	漆	560

漱	736	槽	73	徵	1067	薛	926	燃	606	臊	640
漂	551	樗	110	膝	860	擎	597	濒	59	膻	648
滴	155	樱	1007	鲠	253	薏	988	潞	471	臁	448
潋	926	樊	190	鲤	442	薄	63	激	343	臆	988
漏	466	樟	1045	熟	731	颠	160	澹	149	鳅	598
慢	488	橄	246	摩	502	薛	50	濂	448	膺	1007
寡	269	敷	218	瘛	103	橛	409	壁	50	癌	1
察	75	豌	811	瘘	58	橹	468	避	50	燥	1037
蜜	495	飘	551	瘢	28	橙	97	颟	640	濡	625
寤	856	醋	127	瘤	458	橘	404	螦	525	豁	337
嫩	524	醉	1111	瘫	767	整	1059			臀	802
翠	128	屦	971	蜊	447	瓢	551	**十七画**		檗	64
翟	643	魇	947	颜	945	醒	910	戴	143	臂	51
熊	913	碾	527	遵	1111	霍	337	擦	70	擘	64
瞀	491	震	1057	憋	58	噤	381	藏	72	翼	988
鹜	856	霉	492	熛	55	噫	981		1035	蟊	1048
缩	759	瞑	93	潜	580	赞	1033	薹	249		
缪	501	暴	36	潮	92	篡	128	檀	773	**十八画**	
骰	11	瞎	863	潼	791	篦	437	翳	988	藕	537
锃	776	瞑	500	澄	97	儒	624	霜	737	藜	437
瘕	801	噎	967	懊	6	鼽	599	鼯	601	藤	775
膜	93	踝	319	寮	450	曜	947	瞧	582	檻	350
瘗	465	踏	760	额	179	獭	760	瞳	791	覆	229
		踩	70	鹤	297	鹢	1048	嚏	777	礞	493
十五画		蝎	893	谳	1041	磨	502	螺	474	瞿	600
		蝼	465	缬	895	蟋	861	蟋	861	鹭	471
璇	926	蝙	52	颛	412	癀	329	臝	414	蟛	542
髯	605	噙	584	撸	760	瘰	55	髀	51	蟠	539
撕	745	墨	503	谴	988	瘵	475	黏	526	髑	1017
撮	129	骹	421	槼	265	瘿	1009	穑	472	髂	576
赭	1048	镇	1057	骱	300	癀	1040	魏	827	翻	190
撷	584	镑	32			瘴	1045	繁	190	臑	517
增	1040	靠	413	**十六画**		癃	465	黛	143	鹰	1007
聤	787	黎	437	靛	162	瘾	1006	舝	284	癫	426
鞋	894	箴	1056	颞	528	瘳	108	爵	409	癖	550
蕤	628	箭	359	燕	947	凝	529	豁	861	髁	297
蕃	190	僵	361	薤	897	辨	54	臁	265	癞	801
蕲	563	僻	550	薯	735	燔	190	朦	493	嶙	437
横	299										

十九画

攒 1033
藿 337
攀 539
覈 297
嚥 947
蹶 410
蟾 78
巅 161
髋 422
髌 59
齁 304
蟹 897
颤 88
麒 563
鳖 58
鼗 75

二十画

鬓 59
躁 1038
髎 450
黧 437
鳝 650
獾 319
癥 1058
糯 536
灌 272
瀼 606
霸 11

二十一画

露 471
霹 543
髓 756
癫 161
麝 680
蠡 438
攧 161

二十二画

鹳 272
囊 515
镵 78

二十三画

颧 604
鼷 861
蠲 407

二十四画

矗 174
鼲 835

二十五画

髗 1040

目　录

j

w

y

A

a

阿是穴 āshìxué 以病痛局部或压痛点或其他反应点作为穴位。《扁鹊神应针灸玉龙经》名天应穴、不定穴。《千金要方》："言人有病痛，即令捏其上，若果当其处，不问孔穴，即得便快或痛处，即云阿是，灸刺皆验，故曰阿是穴也。"这类穴位一般都随病而定，没有固定的部位和名称。

阿魏 āwèi 中药名。出《新修本草》。别名臭阿魏。为伞形科植物新疆阿魏 *Ferula Sinkiangensis* K. M. Shen 或阜康阿魏 *F. fukanesis* K. M. Shen 及其具有蒜样特臭的同属植物的油胶树脂。主产于新疆。进口阿魏为同属植物胶阿魏草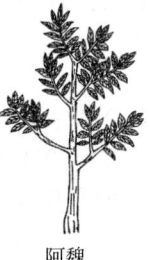

阿魏

Ferula assafoetida L. 的油胶树脂。产于伊朗、阿富汗。苦、辛，温。入脾、胃经。消积，散痞杀虫。治癥瘕痞块、疟疾，内服或制成药膏外敷（治疟疾敷于合谷穴）。治虫积、肉积、胸腹满痛、痢疾，入丸、散服：1～1.5克。不入汤剂。孕妇忌服。胶阿魏草的油胶树脂含挥发油、树脂和树胶。挥发油内含多种有机含硫化合物和少量香荚兰醛等。煎剂能引起离体豚鼠子宫的强烈收缩。水浸剂能延长狗、大鼠凝血时间。

ai

癌 ái 病名。见《卫济宝书》卷上。其症见肿块凹凸不平，边缘不齐，坚硬不移，形如

岩石。溃后血水淋漓，臭秽难闻，不易收敛，甚则危及生命。即恶性肿瘤。本病发无定处，多以生长部位或症状而命名，如乳岩（岩通癌）、肾岩等。若癌生体内者，多属癥瘕积聚范围。

矮地茶 ǎidìchá 中药名。见《湖南药物志》，为紫金牛之别名。详该条。

艾附暖宫丸 àifùnuǎngōngwán 《寿世保元》方。艾叶、当归各三两，香附六两，吴茱萸、川芎、白芍、黄芪各二两，续断一两五钱，生地黄一两，肉桂五钱。糊丸，桐子大，每服五十至七十丸，饭后淡醋汤送服。功能温暖子宫，调经止痛。治子宫虚寒不孕，月经不调，肚腹时痛，胸膈胀闷，肢怠食减，腰酸带下等。

艾灸补泻 àijiǔbǔxiè 亦称火补火泻。《灵枢·背俞》："以火补者，毋吹其火，须自灭也；以火泻者，疾吹其火，传其艾，须其火灭也。"凡火力由小到大，慢慢深入，待火燃尽，灼伤皮肉者为补法，有温阳补虚的作用。如用口吹其火，使之速燃，使患者觉烫，不待烧及皮肉即除去艾炷者为泻法，有祛寒散结的作用。

艾卷 àijuǎn 即艾条。详该条。

艾卷灸 àijuǎnjiǔ 即艾条灸。详该条。

艾纳香 àinàxiāng 中药名。出《开宝重定本草》。别名冰片艾。为菊科植物大风艾 *Blumea balsamifera* DC. 的嫩枝叶。主产于广西、广东、贵州、云南等地。辛、苦，温。祛风除湿，温中活血。治风湿痹痛、腹痛、腹泻、痛经，煎服：3～9克。外治跌打损伤、疮疖痈肿、湿疹、癣疾、皮炎，捣敷或煎水洗。本品含挥发油，其主要成分为左旋龙脑。提取物对动物有降压、扩张血管与抑制交感神经作用，浸剂能利尿。

艾条 àitiáo 又称艾卷。用艾绒卷成的圆柱形长条。根据内含药物之有无，又分纯艾条

A

（清艾条）和药艾条两种。一般长 20 厘米，直径 1.2 厘米。

艾条灸 àitiáojiǔ 灸法之一类。用艾条施灸的方法。又名艾卷灸。分为悬起灸和实按灸。详各条。

艾叶 àiyè 中药名。出《本草经集注》。别名灸草。为菊科植物艾 *Artemisia argyi* Lévl. et vant. 的叶。我国大部分地区均产。苦、辛，温，有小毒。入脾、肝、肾经。温经止痛，止血安胎。治月经不调、痛经、崩漏、宫冷不孕、

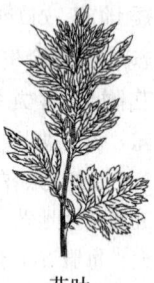

艾叶

胎动不安、白带，腹中冷痛、吐血、衄血、便血。近年用治慢性气管炎。煎服：3～9克。止血炒炭用。治疥、癣，研末调敷或煎水洗。捣如绒，制成艾卷、艾炷，供灸法用。本品含挥发油（俗称艾叶油），油中含桉叶素、β-石竹烯、松油烯醇等。艾叶油、β-石竹烯和松油烯醇对豚鼠实验性咳嗽及喘息有一定治疗作用，对小鼠有祛痰作用。艾叶油在体外对白色葡萄球菌、甲链球菌、奈瑟菌、肺炎球菌及多数革兰阴性杆菌有抑制作用。此外，艾叶油对豚鼠尚有抗过敏性休克的作用。

艾炷 àizhù 以细艾绒制成的圆锥形艾团。有大、中、小之分，小炷如麦粒，中炷如黄豆，大炷如蚕豆。多用手指捏成，亦可以金属制的艾炷模加压制成。一般中、小炷多用于直接灸，大炷多用于间接灸。

艾炷灸 àizhùjiǔ 灸法之一类。将艾炷置于施灸部位点燃而治病的方法。有直接灸和间接灸两种，各详该条。

碍产 àichǎn 病名。见宋·杨子建《十产论》。指分娩时因脐带绕颈或绊住胎儿肩部，妨碍正常分娩。又名碍肩生、绞脐、背包生、坐碍、凝产。《十产论》："碍产者，言

儿身已顺，门路已正，儿头已露，因儿转身，脐带绊其肩，以致不能生。令产母仰卧，稳姿轻推儿向上，以中指按儿肩、脱脐带，仍令儿身正顺，产母努力，儿即生。"

嗳腐 àifǔ 症名。见明·薛己《内科摘要》。嗳气而气味酸腐而臭。多因脾胃虚弱，或饮食不节、食物不化，停积肠胃所致。为伤食主症之一。

嗳气 àiqì 证名。见《丹溪心法·嗳气》。又称噫、噫气。指气从胃中上逆，冒出有声，其声沉长，不似呃逆声急短促。多因脾胃虚弱，或胃有痰、火、食滞，使气滞中焦而上逆所致。也有因肺气不降而嗳气者。治宜和胃、理气、降逆以治标，并辨虚、实、痰、火、湿、滞以治本。脾胃虚者，可用旋覆代赭汤、十味保和汤（《类证治裁》：人参、白术、茯苓、半夏、陈皮、藿香、炙草、香附、砂仁、木香）。胃寒者可用养中煎（《类证治裁》：人参、茯苓、干姜、炙草、山药、扁豆）。脾肾虚寒者可用理阴煎。胃有湿痰者可用和胃二陈煎（《类证治裁》：半夏、陈皮、茯苓、甘草、炮姜、砂仁、枣）。胃有痰火者可用星夏栀子汤（《类证治裁》：半夏、南星、香附、石膏、栀子）。饮食积滞者可用保和丸等方。

an

安宫牛黄散 āngōngniúhuángsǎn 即安宫牛黄丸制成散剂。

安宫牛黄丸 āngōngniúhuángwán《温病条辨》方。牛黄、郁金、犀角、黄连、朱砂、栀子、雄黄、黄芩各一两，珍珠五钱，冰片、麝香各二钱五分。蜜丸，金箔为衣（现多不用），每服一钱，日两次。脉虚者人参煎汤，脉实者金银花、薄荷煎汤送服。功能清热解毒，镇惊开窍。治温热病热邪内陷心

包，症见高热烦躁、神昏谵语、舌红或绛、脉数，或小儿惊厥由于痰热内闭者。也用于乙型脑炎、流行性脑脊髓膜炎、中毒性痢疾、败血症、尿毒症、脑血管意外、中毒性肺炎等属痰热内闭的昏厥。

安谷 āngǔ 患者能正常进食，不发生格拒呕吐现象，和疾病的预后有一定关系。《史记·扁鹊仓公列传》："安谷者过期，不安谷者不及期。"

安蛔散 ānhuísǎn 《张氏医通》方。乌梅肉三钱，黄连、蜀椒、藿香、槟榔各一钱，铅粉、白矾各五分。为末，每服三四钱，水煎服，治吐蛔属热证者。

安坤赞育丸 ānkūnzànyùwán 中成药。沙参、菟丝子、龟甲、秦艽、鹿茸、血余炭、肉苁蓉、艾叶炭、乳香、丝绵炭、香附、茯苓、龙眼肉、鸡血藤、川牛膝、锁阳、鳖甲、枸杞子、没药、人参、甘草、白薇、怀牛膝、琥珀、红鸡冠花、当归、黄柏、藏红花、阿胶、乌药、紫河车、黄芪、天冬、桑寄生、杜仲、白芍、补骨脂、鹿尾、延胡索、丹参、鹿角胶、续断、川芎、沉香、远志、熟地黄、泽泻、红花、山茱萸、砂仁、黄芩、藁本、白术、木香、地黄、紫苏叶、酸枣仁、橘红、柴胡、肉豆蔻、广皮、青蒿、赤石脂。蜜丸，每服9克，日两次。功能益气养血，调补肝肾，治气血亏虚，肝肾不定所致的月经不调，腰腿酸痛，大便溏泄，崩漏带下，骨蒸潮热，精神不振。本方为清《内廷法制丸散膏丹各药配本》北麋茸安坤赞育丸加味。

安老汤 ānlǎotāng 《傅青主女科》卷上方。人参、黄芪、熟地黄（酒蒸）各一两，白术（土炒）、当归（酒洗）、山茱萸（蒸）各五钱，阿胶（蛤粉炒）、荆芥穗炭、甘草、木耳炭各一钱，香附（酒炒）五分。水煎服。功能补气摄血。治老年妇女月经已绝，忽而经水复行，或下紫血块，或下血淋漓。

安神 ānshén 治疗神志不安、心悸失眠的方法。适用于阳气躁动，心悸、失眠、惊痫、狂妄、烦躁易怒等病症。分重镇安神和养心安神。详各条。

安神补脑液 ānshénbǔnǎoyè 中成药。见《中华人民共和国药典》2010年版一部。鹿茸、制何首乌、淫羊藿、干姜、甘草、大枣、维生素B_1。以上7味，制成药液。口服，一次10毫升，一日2次。功能生精补髓，益气养血，强脑安神。用于肾精不足、气血两亏所致的头晕、乏力、健忘、失眠；神经衰弱症见上述证候者。

安神补心丸 ānshénbǔxīnwán 上海中医学院方。见《中药制剂手册》。丹参90克，五味子470克，石菖蒲300克，珍珠母6千克，夜交藤1.5千克、旱莲草、合欢皮、菟丝子各900克，生地黄750克，女贞子1.2千克。丸剂，每服2克，日3次。功能养心安神。治失眠健忘，头昏耳鸣，心悸等。

安神定志丸 ānshéndìngzhìwán ❶《医学心悟》方。茯苓、茯神、人参、远志各一两，石菖蒲、龙齿各五钱。蜜丸，朱砂为衣，每服二钱。治惊恐不安，睡卧不宁。❷《杂病源流犀烛》方。人参、白术、茯苓、茯神、菖蒲、远志、麦冬、酸枣仁、牛黄、朱砂。龙眼肉熬膏，蜜丸，每服三钱，日三次。治健忘。

安神散 ānshénsǎn 《普济方》方。人参、白术、茯苓各一钱，甘草二钱，朱砂、天麻、茯神各五分，全蝎七个，荆芥穗一钱。为末，荆芥煎汤送服。治小儿惊啼。

安神丸 ānshénwán 即朱砂安神丸。详该条。

安肾丸 ānshènwán ❶又名局方安肾丸。《太平惠民和剂局方》方。炒桃仁四两八钱，肉桂一两六钱，炒白蒺藜、巴戟天、肉苁蓉、山药、补骨脂、茯苓、石斛、萆薢、白术各四两八钱，川乌一两六钱。蜜丸，梧桐子大，每服三十丸。治肾经久积阴寒，膀胱虚冷，下元衰惫，耳肿唇焦，腰腿肿疼，脐腹疼痛，两胁刺胀，下部湿痒，遗精健忘，恍惚多惊，皮肤干燥，面无光泽，口淡无味，不思饮食，大便涩滞，小便滑数。❷《杂病源流犀烛》方。胡芦巴、补骨脂、川楝肉、茴香、续断各一两五钱，杏仁、桃仁、山药、茯苓各一两。蜜丸。治肾阳虚衰，阴囊湿冷。

安胎 āntāi 出《经效产宝》。对胎动不安或素有流产史的孕妇进行保胎或预防流产的方法。原则上因母病而致胎动者，治母病，其胎自安；因胎气不固而使母病者，安胎而母病自愈。详见胎动不安、滑胎条。

安胎饮 āntāiyǐn ❶《寿世保元》卷七方。当归身（酒洗）、白芍（酒炒）、陈皮、熟地黄（酒蒸）各一钱，川芎、苏梗各八分，黄芩一钱五分，炒白术、砂仁（微炒）各二钱，甘草四分。为粗末，水煎服。功能养血清热，健脾安胎。治妊娠气血虚弱不能养胎而致的半产。如下血不止，加炒蒲黄、炒阿胶各一钱；腹痛，加醋炒香附、麸炒枳壳各一钱。❷《妇科玉尺》卷二方。人参、白术、甘草、陈皮、川芎、当归、白芍、苏梗、黄芩、香附、砂仁。水煎服。治胎动不安。❸《揣摩有得集》方。泽兰叶五钱，炒黄芩三钱，沙参六钱，白芍二钱，生甘草、炒砂仁各一钱，地骨皮、麦冬各一钱半。加竹叶、灯心，水煎服。治妊娠血热，胎动不安。

安胃片 ānwèipiàn 又名二〇四胃药。武汉医学院第一附属医院方。见《中药制剂手册》。枯矾粉30千克，乌贼骨粉22.5千克，蜂蜜15千克，醋制延胡索粉7.5千克，淀粉6千克，硬脂酸镁240克。制成片剂，每服3～4克，日3～4次。功能安胃止痛。治胃与十二指肠溃疡。

安胃饮 ānwèiyǐn ❶《景岳全书》方。陈皮、山楂、麦芽、木通、泽泻、黄芩、石斛。水煎服。治胃火上冲，呃逆不止。❷《医学衷中参西录》方。清半夏、赤石脂各一两，青黛三钱。水煎，取清汁，调入蜂蜜二两，徐徐温服。治妊娠恶阻。

安息香 ānxīxiāng 中药名。出《新修本草》。为安息香科植物青山安息香 *Styrax macrothyrsus* Perk. 或白叶安息香 *S. subniveus* Merr. et Chun 等的树干受伤后分泌出的香树脂。产于广西、广东、云南等地。辛、苦，平。入心、肝、脾经。开窍清神，辟秽行气，活血止痛。用于中风痰厥、气郁暴厥、心腹疼痛、产后血晕、小儿惊风，研末服：0.6～1.5克，或入丸剂。本品含树脂，主成分为苯甲酸及其松柏醇酯。

安邪 ānxié 见《针灸甲乙经》。仆参穴别名。详该条。

安中 ānzhōng 调理安定脾胃气机的治法。分和胃、调和肝胃等法。

安中片 ānzhōngpiàn 中成药。见《中华人民共和国药典》2010年版一部。桂枝、醋延胡索、煅牡蛎各180克，高良姜60克，小茴香、砂仁、甘草各120克。以上七味，按片剂工艺压制成1000片。每片重0.2克，薄膜衣片0.52克。口服，每次4～6片，儿童2～3片，每日3次。薄膜衣片：每次2～3片，儿童1～1.5片，每日3次。或遵医嘱。功能温中散寒，理气止痛，和胃止呕。用于阳虚胃寒所致的胃痛，症见胃痛绵绵、胃寒喜暖、泛吐清水、神疲肢冷，或慢性胃炎、胃及十二指肠溃疡见上述证候者。

桉树叶 ānshùyè 即桉叶。详该条。

桉叶 ānyè 中药名。见《药材资料汇编》。别名桉树叶。为桃金娘科植物蓝桉 *Eucalyptus globulus* Labill. 或大叶桉 *E. robusta* Smith 等的叶。我国西南部和南部有栽培。苦、辛，凉。清热，解毒，杀虫。治感冒、支气管炎、肺炎、肠炎、痢疾、泌尿系感染、丝虫病，煎服：3～9克，鲜品15～30克。治小儿头疮、烧烫伤、神经性皮炎、疥癣，煎水洗；丹毒、蜂窝组织炎、深部脓肿、创伤感染，水煎服，并用20%溶液湿敷。本品有刺激性，临产妇忌服。本品含挥发油、桉树素、芸香苷、槲皮苷、槲皮素等。煎剂在体外能抑制金黄色葡萄球菌、卡他球菌、绿脓杆菌、福氏及宋内痢疾杆菌等。桉叶油在试管内有抗结核作用。浸剂和桉叶油内服有祛痰作用。

庵摩勒 ānmólè 中药名。出《新修本草》。别名余甘子、油甘子。为大戟科植物油柑 *Phyllanthus emblica* L. 的果实。主产于四川、广东、广西等地。苦、甘，寒。祛风化痰，生津解毒。治感冒发热，咳嗽，烦渴，咽痛，牙痛。煎服：6～12克。果实含大量鞣质和丰富的维生素C。果皮含没食子酸和油柑酸。种子含多量脂肪油。果实提取物对葡萄球菌、伤寒杆菌、副伤寒杆菌、大肠杆菌及痢疾杆菌均有抑制作用。

鹑疔 ānchúndīng 病名。舌疔之一。见舌疔条。

鹑子嘴 ānzizuǐ 见《山东中药》。为老鹳草之别名。详该条。

按法 ànfǎ 推拿手法。见《内经》。用手指、手掌或屈曲的指关节突起部按压人体穴位。有活血止痛、开通闭塞等作用。《素问·举痛论》："按之则血气散，故按之痛止。"《厘正按摩要术》："以言手法，则以右手大指面直按之，或用大指背屈而按之，或两手对过合按之，其于胸腹则又以掌心按之。"

按季 ànjì 即居经。详该条。

按脉 ànmài 即切脉。详该条。

按摩 ànmó ❶按摩疗法的简称。出《内经》。又称推拿、乔（跷）摩、按跷。是在人体一定部位上运用各种按摩手法和进行特定的肢体活动，来防治疾病的方法。《灵枢·九针》："形数惊恐，筋脉不通，病生于不仁，治之以按摩醪药。"按摩有疏通经络，滑利关节，促进气血运行，调整脏腑功能，增强人体抗病能力等作用。常用于内、儿、妇、伤、外、眼、喉科多种病症的防治，并在其发展过程中逐步形成了保健按摩、小儿推拿等。参见各条。❷正骨八法之一。包括按法和摩法。用一手或双手在患部向下按压并徐徐揉摩，以收舒筋散瘀消肿之功。适用于骨未折断的皮肤筋肉损伤、肿硬疼痛或麻木之证。

按摩法 ànmófǎ 正骨八法之一。出《灵枢·九针》卷一。有舒筋活络、散瘀消肿之功。《医宗金鉴》卷八十七："按者，谓以手往下抑之也。摩者，谓徐徐揉摩之也。此法盖为皮肤筋肉受伤，但肿硬麻木，而骨未断折者设。"适用于骨未断的皮肤筋肉损伤、肿硬疼痛或麻木之证。

按摩推拿法 ànmótuīnáfǎ 中西医结合的正骨八法之一。按患部的肌肉走向，双手先由上而下，再由下而上，徐徐按摩，顺骨捋筋。本法可调理骨折周围的软组织，使扭转错位的肌肉、肌腱随着骨折的复位而舒畅通达，不但可以促进骨折愈合，而且能防止关节僵直的并发症。尤其适用于近关节部位的骨折和关节内骨折的治疗。

按跷 ànqiāo 按摩、推拿的古称。《素问·异法方宜论》："中央者，其地平以湿……故其病多痿厥寒热，其治宜导引按跷。"唐·王冰注："按，谓抑按皮肉；跷，谓捷举手足。"参见按摩条。

按胸腹 ànxiōngfù 切诊内容之一。切按患者的胸腹部，以了解病痛的部位、范围大小、冷热、硬度及喜按、拒按等，是对痞满、积液和癥瘕积聚等一类病变的检查方法。

按诊 ànzhěn 即触诊。详该条。

暗产 ànchǎn 病症名。见清·唐千顷《大生要旨》。指受孕一月之内而流产者。唐千顷《大生要旨》："惟有一月之堕胎，则人皆不知有胎，但知不受妊，不知受而堕也，此名暗产。"因胚胎初结，尚未成形，不知其有胎，故称。多由肝郁、恼怒或房室不节所致。李梴《达生撮要》："种子须防暗产，初交之后，最宜将息，弗复交接，以扰其子宫，盗泄母阴，夺养胎气。盖浮火一动则摇撼肾脉，胞门亦由之而不闭，胎始堕矣。"

暗经 ànjīng 见《本草纲目》。妇女终身不见月经，但同样能够孕育者。

ao

敖氏伤寒金镜录 áoshìshānghánjīnjìnglù 舌诊书。简称《伤寒金镜录》。元·杜清碧撰于 1341 年。全书叙述 36 舌，并附简图。联系病症以伤寒为主，兼及内科杂病及其他一些证候。对每种病理舌，记载其证治及方药，或辨明类似证的轻重缓急、寒热虚实。新中国成立后有排印本。

拗哭 àokū ❶指幼儿在数日内哭而不止（见《儒门事亲》）。❷指小儿夜间啼哭，见灯亮即止，灭灯又哭（见明·万全《育婴秘诀》）。可逐步改变幼儿习惯以纠正之。

懊侬 àonóng 即心中懊侬。详该条。

B

ba

八宝丹 bābǎodān 《疡医大全》方。珍珠一钱，牛黄五分，象皮一钱五分，琥珀一钱五分，煅龙骨一钱五分，轻粉一钱五分，冰片三分，炉甘石三钱。为末，撒疮口。治疮疡疮口不敛。

八宝红灵丹 bābǎohónglíngdān 《玉历汇录良方》方。朱砂、火硝各一两，硼砂、雄黄各六钱，礞石四钱，冰片三钱，金箔五十张。为末，每服一至三分，冲服；或吹入鼻孔。功能清热解毒，镇静开窍。治外感暑邪，霍乱痧胀，时疫毒痢，头晕胸闷，腹痛吐泻，肢厥脉伏等。

八宝坤顺丹 bābǎokūnshùndān 又名坤顺丹。《集验良方》方。益母草、当归、生地黄、香附、橘红、沉香、乌药、川芎、熟地黄、茯苓、黄芩、牛膝、白芍、人参、白术、紫苏叶、木香、阿胶珠、甘草、琥珀、砂仁。蜜丸，每服三钱，一日两次。治月经不调，腹痛带下，精神倦怠，饮食减少。

八宝眼药 bābǎoyǎnyào 中成药。炉甘石60克，琥珀4.5克，珊瑚4.5克，冰片18克，珍珠0.13克，朱砂3克，麝香0.13克，硼砂6克，熊胆7.5克。为末，用玻璃棒蘸水与药粉，点入眼角内。治风热而致的暴发火眼，目赤肿痛，云翳遮睛，眼边赤烂，畏光羞明及胬肉攀睛等。本方为《丹溪心法附余》光明拨云锭子加减。

八宝药墨 bābǎoyàomò 又名八宝止血药墨。验方。见《全国中药成药处方集》。京墨560克，藏红花6克，冰片6克，麝香3克，熊胆12克，冰糖30克，阿胶43克。制成锭剂，每服3~6克，研浓汁或捣碎冲服，或外用磨汁敷患处。治吐血衄血，咳血咯血，痰中带血，二便下血，妇女崩漏；外敷治疗毒恶疮，痄腮初起。

八宝止血药墨 bābǎozhǐxuèyàomò 即八宝药墨。详该条。

八宝治红丹 bābǎozhìhóngdān 验方。见

《全国中药成药处方集》。侧柏叶、地黄炭、荷叶炭、橘皮、牡丹皮、黄芩、百合各2000克，石斛、生地黄各1500克，橘络1250克，铁树叶、鲜荷叶、大蓟、甘草、木通、京墨各1000克，浙贝母750克，棕榈炭500克。蜜丸，每服9克。治肝肺火盛，吐血衄血，阴虚咳嗽，痰内带血。

八二丹 bā'èrdān 验方。见《外伤科学》（广州中医学院）。煅石膏、升丹（剂量8:2）。为末，撒于疮面；或制成药线，插入疮中。功能提脓祛腐。治溃疡脓流不畅。

八法 bāfǎ 八种治疗方法。见《医学心悟》。即汗、吐、下、和、温、清、消、补。这是前人在长期的医疗实践中通过辨证论治不断总结出来的。早在东汉张仲景所著的《伤寒杂病论》中，已大致具备了八法的内容，至今仍有现实意义。后世确立的各种治法，基本上都是由八法演变而来。

八风 bāfēng 经外奇穴名。代号EX-LE10。见《奇效良方》。位于足背趾蹼缘上赤白肉际处。左右共8穴。主治足趾麻木，头痛，牙痛，蛇咬伤等。斜刺0.5～1寸，或点刺出血。

八纲 bāgāng 辨证的八个基本纲领。明·王执中《东垣先生伤寒正脉》卷一："治病八字，虚、实、阴、阳、表、里、寒、热。八字不分，杀人反掌。"参八纲辨证条。

八纲辨证 bāgāngbiànzhèng 辨证的基本方法之一。运用阴阳、表里、寒热、虚实八纲，对病症进行分析、归纳，为施治提供依据。表里辨病位的浅深；寒热辨病症的性质；虚实辨邪正的盛衰；阴阳则是统摄其他六纲的总纲。表、热、实属阳，里、寒、虚属阴。八纲的划分是相对的，阴与阳、表与里、寒与热、虚与实互相联系，互相转化。临床上错综复杂的证候都可以用八纲作分析、归纳的基本方法。

八股牛 bāgǔniú 白鲜皮之别名。详该条。

八会 bāhuì 腑、脏、筋、髓、血、骨、脉、气等的精气所会聚的八个穴位。《难经·四十五难》："经言八会者，何也？然：腑会太仓，脏会季胁（章门穴），筋会阳陵泉，髓会绝骨（悬钟穴），血会膈俞，骨会大杼，脉会太渊，气会三焦外一筋直两乳内（膻中穴）也。"

八会穴 bāhuìxué 与脏、腑、气、血、筋、脉、骨、髓八者有较密切关系的八个穴位。即脏会章门、腑会中脘、气会膻中、血会膈俞、筋会阳陵泉、脉会太渊、骨会大杼、髓会绝骨。参见八会条。

八角 bājiǎo 八角茴香之处方名。详该条。

八角刺 bājiǎocì 枸骨叶之别名。详该条。

八角枫 bājiǎofēng 中药名。出清·罗思举《简易草药》。别名白金条、白龙须、八角梧桐。为八角枫科植物华瓜木 *Alangium chinense*（Lour.）Harms 或瓜木 *A. platanifolium*（Sieb. et Zucc.）Harms 的侧根、须状根。华瓜木分布于长江及珠江流域；瓜木分布于辽宁、河北、山西、河南、福建、台湾及长江流域。辛、苦，微温，有毒。祛风散瘀，镇静止痛。治风湿性、类风湿性关节炎，麻木瘫痪，跌打瘀痛，精神分裂症。煎服：须根（白龙须）1.5～3克；侧根（白金条）3～6克。服用过量，可导致呼吸抑制，可用人工呼吸抢救。小儿和年老体弱者慎用，孕妇忌服。华瓜木须根含消旋毒藜碱、苷类。八角枫碱为双相阻滞型肌松剂。静脉注射可引起短暂的中枢兴奋，但不引起血压下降及肠麻痹；大剂量可引起心脏的室性早搏和房室传导阻滞等。

八角茴香 bājiǎohuíxiāng 中药名。出《本草品汇精要》。别名大茴香、八角、大八角。为木兰科植物八角茴香 *Illicium verum* Hook. f.

的果实。产于广东、广西、云南、福建、贵州。辛、甘，温。入脾、肾经。温中，散寒，理气。治中寒呕吐、寒疝腹痛、睾丸偏坠、腰痛，煎服：3~6克。本品含挥发油，主成分为茴香脑。挥发油能促进肠胃蠕动，缓解腹部疼痛，并能祛痰。醇提取物在体外能抑制金黄色葡萄球菌，肺炎球菌及白喉、大肠、伤寒、副伤寒、痢疾杆菌等，对真菌也有一定抑制作用。

八角莲 bājiǎolián 中药名。见《福建民间草药》。别名独脚莲、一把伞。为小檗科植物六角莲 *Dysosma pleiantha*（Hance）Woods. 或八角莲 *D. versipellis*（Hance）M. Cheng 等的根茎。六角莲分布于台湾、福建、浙江、安徽、湖北、广西等地；八角莲分布于长江流域各地。苦、辛，温，有毒。解毒，散瘀，消肿。治毒蛇咬伤、肿毒疔疮、跌打损伤，捣汁或煎服，渣敷患处；蛇伤敷伤口周围。治淋巴结炎、腮腺炎、烧酒磨涂。煎服：3~9克。孕妇忌服。本品含鬼臼毒素、去氧鬼臼毒素和山柰酚等黄酮类成分。煎剂在体外对金黄色葡萄球菌有一定的抑菌作用。鬼臼毒素有抗癌作用，但因毒性太大，近年有多例因服本品而致急性、烈性中毒者，内服要慎用。

八角梧桐 bājiǎowútóng 八角枫之别名。详该条。

八颗叶下珠 bākēyèxiàzhū 一叶萩之别名。详该条。

八廓 bākuò 见《三因极一病证方论》。中医眼科在外眼划分的八个部位（或方位）。历代命名繁多，一般多用自然界八种物质现象或八卦名称来命名。即天（乾）廓、地（坤）廓、风（巽）廓、雷（震）廓、泽（兑）廓、山（艮）廓、火（离）廓、水（坎）廓。称之为廓，系取其有如城廓护卫之意。至于八廓的位置、内应脏腑以及临床意义等，历来各家说法不一。如《审视瑶函》认为八廓在眼各有定位，可凭（气）轮上血丝"或粗细连断，或乱直赤紫，起于何位，侵犯何部，以辨何脏何腑之受病"；但《银海精微》认为八廓"有位无名"；《医宗金鉴》却主张，八廓只分属于六腑、包络和命门，因脏腑相应，其位又多与五轮相重。由此，它在临床上的应用远不如五轮普遍。

八里脉 bālǐmài 脉象分类法之一。《脉诀》把二十四脉分为七表、八里、九道三类。八里即微、沉、缓、涩、迟、伏、濡、弱 8 种脉。

八髎 bāliáo 经穴上髎、次髎、中髎、下髎之合称。位当骶骨上的四对骶后孔。左右共八穴，故名。见《素问·骨空论》。

八脉 bāmài 奇经八脉的简称。《难经·二十七难》："凡此八脉者，皆不拘于经，故曰奇经八脉也。"详奇经八脉条。

八脉八穴配穴法 bāmàibāxuépèixuéfǎ 指以奇经八脉的 8 个穴位配伍应用的方法，见《针灸指南》。其法将八脉八穴按其作用相合配为 4 对：内关配公孙，主治心、胸、胃疾病；外关配临泣，主治目、头侧、面颊疾病；后溪配申脉，主治颈、项、肩胛疾病；列缺配照海，主治咽喉、胸膈部疾病。

八脉交会穴 bāmàijiāohuìxué 指四肢上与奇经八脉相通的 8 个穴位。见《针经指南》。即脾经的公孙（通冲脉），心包经的内关（通阴维脉），胆经的足临泣（通带脉），三焦经的外关（通阳维脉），小肠经的后溪（通督脉），膀胱经的申脉（通阳跷脉），肺经的列缺（通任脉），肾经的照海（通阴跷脉）。这些穴位在临床上常配合应用，如公孙配内关治心、胸和胃部疾患；后溪配申脉治目内眦、耳、项和肩胛部疾患；外关配足临泣治外眦、颊、耳、颈和肩部疾患；列缺配照海治咽喉、胸膈部疾患。

B

八十一难经 bāshíyīnànjīng 即难经，详该条。

八味地黄丸 bāwèidìhuángwán 即肾气丸。详该条。

八味肾气丸 bāwèishènqìwán 即肾气丸。详该条。

八味顺气散 bāwèishùnqìsǎn 《景岳全书》方。白术、茯苓、青皮、白芷、陈皮、乌药、人参各一两，甘草五钱。为粗末，每服三钱，水煎服。治气厥身冷，痰壅神昏，牙关紧急，状似中风。

八味汤 bāwèitāng 即肾气丸作汤剂。详该条。

八味丸 bāwèiwán 即肾气丸。详该条。

八味逍遥散 bāwèixiāoyáosǎn 即丹栀逍遥散。详该条。

八物汤 bāwùtāng 《医垒元戎》方。①当归、白芍、熟地黄、川芎、延胡索、苦楝子、槟榔、木香各一两。水煎服。治妇女临经脐腹绞痛。②当归、白芍、熟地黄、川芎、黄芪、甘草、茯苓、白术各一两。水煎服。治病后气血亏，饮食减少者。

八溪 bāxī 肉之小会为溪。上肢的肘关节、腕关节，下肢的膝关节、踝关节，左右共八处，故称八溪。《素问·五脏生成》：“此四支（肢）八溪之朝夕也。”

八仙草 bāxiāncǎo 猪殃殃、景天三七两药之别名。详各条。

八仙长寿丸 bāxiānchángshòuwán 即麦味地黄丸。详该条。

八邪 bāxié 经外奇穴名。代号 EX-UE9。见《医经小学》。位于手背指蹼缘上赤白肉际处，左右共 8 穴。主治手指发麻、头痛、项痛、咽痛、牙痛、蛇咬伤等。斜刺

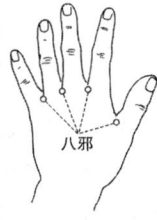

八邪

0.5～0.8 寸，或点刺出血。

八月札 bāyuèzhá 中药名。见王一仁《饮片新参》。别名八月炸、预知子。为木通科植物白木通 *Akebia trifoliata*（Thunb.）koidz. var. *australis*（Diels）Rehd. 或三叶木通 *A. trifoliata*（Thunb.）koidz. 或木通 *A. quinata*（Thunb.）Decne. 的果实。产于江苏、浙江、安徽、陕西等地。苦，寒。疏肝和胃，理气止痛。治肝胃气痛，消化不良，腰痛、胁痛，疝气，睾丸肿痛，输尿管结石，痛经，子宫下垂，瘰疬。近又用于乳腺癌及消化系统肿瘤。煎服：6～12 克。木通的果实含多种皂苷，苷元均为常春藤皂苷元。

八月炸 bāyuèzhà 即八月札。详该条。

八月炸藤 bāyuèzhàténg 木通之别名。详该条。

八珍散 bāzhēnsǎn ❶《瑞竹堂经验方》方。当归、川芎、熟地黄、白芍、人参、白术、茯苓、炙甘草各一两。为粗末，每服三钱，加姜五片，枣一枚，水煎服。治月经不调、脐腹疼痛、不思饮食、泄泻、时作寒热。❷《普济本事方》方。人参、白术、炙黄芪、山茱萸、茯苓、粟米、炙甘草、白扁豆各一两。为粗末，每服二钱，加姜、枣、水煎服。治病后脾胃虚弱，不思饮食。

八珍汤 bāzhēntāng 《正体类要》方。人参、白术、茯苓、当归、白芍、熟地黄、川芎各一钱，炙甘草五分。加姜、枣，水煎服。功能双补气血。治气血两虚，面色苍白或萎黄，心悸怔忡，食欲不振，气短懒言，四肢倦怠，头晕目眩，舌淡苔白，脉细弱或虚大无力。实验研究：能促进急性贫血的细胞再生，主要表现在网织红细胞的转变成熟过程。此方即《瑞竹堂经验方》中的八珍散，用法有所不同，主治以八珍汤的论述较为全面。

八珍丸 bāzhēnwán 即八珍散（《瑞竹堂经

B

验方》）制成蜜丸。

八珍益母丸 bāzhēnyìmǔwán《景岳全书》方。人参、炒白术、茯苓、川芎、芍药各一两，酒当归、熟地黄各二两，炙甘草五钱，益母草四两。蜜丸，每服三钱。治气血两亏，体弱无力，月经不调，白带过多，腰酸倦怠，不思饮食。

八正合剂 bāzhènghéjì 瞿麦、车前子（炒）、萹蓄、大黄、滑石、川木通、栀子、甘草各118克，灯心草59克。以上九味制成口服液，一次15～20毫升，一日3次。功能清热利尿，通淋。用于湿热下注，小便短赤，淋漓涩痛，口燥咽干。

八正散 bāzhèngsǎn《太平惠民和剂局方》方。瞿麦、萹蓄、车前子、滑石、栀子、炙甘草、木通、煨大黄各一斤。为粗末，每服二钱，加灯心草，水煎服。功能清热泻火，利水通淋。治湿热下注，小便浑赤，尿频涩痛，淋漓不畅，甚则癃闭不通，小腹胀满，口燥咽干。也用于尿路感染及结石、急性肾炎、前列腺炎等见上述症状者。

巴达杏仁 bādáxìngrén 即巴旦杏仁。详该条。

巴旦杏仁 bādànxìngrén 中药名。出《本草纲目》，别名巴达杏仁、叭哒杏仁。为蔷薇科植物甜巴旦杏 *Prunus amygdalus* Batsch var. *dulcis* Schneider 或苦巴旦杏 *P. amygdalus* Batsch var. *amara* Schneider 的种子。产于新疆、陕西等地。甘，平，有小毒。润肺，滑肠。治肺虚久咳，肠燥便秘。煎服：4.5～9克。本品含苦杏仁苷、苦杏仁酶、脂肪油、挥发油（内含苯甲醛、氢氰酸）等。苦杏仁苷在体内可水解产生氢氰酸，微量氢氰酸能镇静呼吸中枢，具有镇咳、平喘的功效。过量可引起中毒，成人服巴旦杏仁约50～60个即可致死。苦杏仁油有驱虫、杀菌作用，对蛔虫、钩虫、蛲虫均有效。

巴豆 bādòu 中药名。出《神农本草经》。别名江子、巴果、芒子。为大戟科植物巴豆 *Croton tiglium* L. 的种子。产于广东、广西、福建、台湾、四川、云南、湖北。辛，热，有大毒。入胃、大肠经。泻下寒积，逐痰行水。治寒积停滞，便秘，胸腹胀满急痛，痰饮，水肿，腹水。内服：巴豆霜，每次0.1～0.3克，入丸、散用。外治白喉，巴豆仁与朱砂同研，贴眉心；恶疮、疥、癣，研末涂或以纱布包擦。孕妇忌服。反牵牛子。本品含巴豆油，油中含具泻下作用和致癌活性的巴豆醇二酯10余种，去氧巴豆醇三酯多种。还含蛋白质（内有巴豆毒素）、巴豆苷、氨基酸等。巴豆油对皮肤及黏膜有极强的刺激作用。服半至一滴口腔及胃黏膜即有烧灼感，并引起呕吐，多次大量可致水泻，伴剧烈腹痛，产生严重胃肠炎，服绿豆汤可缓解。外用可引起皮肤发红、发泡，甚至坏死。对小鼠有致癌或促进致癌物质的作用。巴豆油乳剂对感染乙型脑炎病毒的小鼠有保护作用。

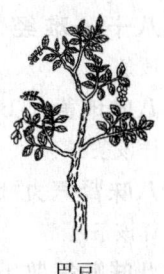

巴豆

巴豆中毒 bādòuzhòngdú 见《神农本草经》。因服用或长期接触巴豆引起中毒。症见口咽热痛、面赤、五心烦热、腹痛腹泻剧烈，严重者可致昏迷、黄疸、肾脏损害、休克。治疗早期可温水洗胃，内服冷牛奶、蛋清、冷米汤。严重者宜中西医结合予以抢救。《本草纲目》卷四载有解巴豆毒药物，如黄连、菖蒲、甘草、葛根、白药子、黑豆、生藿、芦荟、冷水、寒水石等，可参考。

巴果 bāguǒ 即巴豆。详该条。

巴戟 bājǐ 巴戟天之简称。详该条。

巴戟天 bājǐtiān 中药名。出《神农本草经》。别名巴戟、鸡肠风、兔子肠、糠藤。为茜草科植物巴戟天 *Morinda officinalis* How

的根。产于广东、广西、福建等地。辛、甘、微温。入肝、肾经。补肾阳，强筋骨，祛风湿。治阳痿、遗精、早泄、腰膝酸软、风寒湿痹、子宫虚冷。煎服：3～9克。

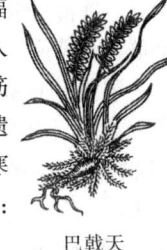

巴戟天

巴岩香 bāyánxiāng 假蒟之别名。详该条。

叭哒杏仁 bādāxìngrén 即巴旦杏仁。详该条。

芭蕉根 bājiāogēn 中药名。出《日华子诸家本草》。为芭蕉科植物芭蕉 Musa basjoo Sieb. et Zucc. 的根茎。分布于长江流域以南各地。甘、寒。入肝、脾经。清热解毒，利尿消肿。治热病头痛狂躁、消渴、黄疸、水肿、脚气、血尿、血崩、白带、高血压，煎服：15～30克；鲜品加倍，或取汁饮。捣敷治痈肿、发背、疔疮、丹毒。

拔地麻 bádìmá 缬草之别名。详该条。

拔毒膏 bádúgāo《中药制剂手册》方。白蔹、苍术、连翘、黄芩、白芷、木鳖子、穿山甲、赤芍、栀子、大黄、蓖麻子、金银花、生地黄、当归、黄柏、黄连各9克，蜈蚣、乳香、没药、血竭、儿茶、轻粉、樟脑、红升丹各18克。先将前十七味用麻油7.2千克加热炸枯，过滤为药油，取油微炼，下丹，取香膏7.5千克，加热熔化，待爆音停止，水气去尽，晾温，兑入后七味细粉搅匀，制成膏药，温热化开，贴患处。功能拔毒止痛。治痈疽肿痛已溃未溃，疼痛不止。

拔罐法 báguànfǎ 排除杯罐内空气产生负压，并使其吸附体表的治疗方法。古称角法、火罐气。常用的拔罐法有投火拔罐法、抽气拔罐法、闪罐法、推罐法、留针拔罐法、刺络拔罐法等。留罐时间每次约10分钟左右。适用于感冒、头痛、胃痛、腹痛、腹泻、消化不良、哮喘、咳嗽、高血压、风湿痹痛、疮疖、痈肿及毒蛇咬伤等。

拔脓消 bánóngxiāo 黄花母之别名。详该条。

拔伸 báshēn 正骨手法之一。出《仙授理伤续断秘方》。即牵引。在伤肢远端沿其纵轴以各种方法进行拔拉牵引，使移位的断骨或脱白的关节恢复正常位置。

拔伸牵引法 báshēnqiānyǐnfǎ 中西医结合正骨八法之一。主要是用手或器械在患者一定部位进行拔拉牵引，以利于骨折和脱白的整复。有克服肌肉抗力，矫正骨折重叠移位，恢复肢体长度的作用，为正骨的基本方法之一。

菝葜 báqiā 中药名。出《名医别录》。别名金刚根、铁菱角、红灯果。为百合科植物菝葜 Smilax china L. 的根茎。主产于浙江、江苏等地。甘、酸，平。入肝、肾经。祛风利湿，解毒消肿。治筋骨酸痛、历节痛风、泄泻、痢疾、水肿、淋病、消渴、带下、乳糜尿、瘰疬、痔疮、牛皮癣、疔疮肿毒。近用于消化道癌症，对改善症状有一定作用。煎服：10～15克。外用：捣烂外敷。本品含薯蓣皂苷元，菝葜皂苷 A、B、C 及生物碱等。煎剂在体外对金黄色葡萄球菌、大肠杆菌、绿脓杆菌有抑制作用。

骱 bá 即肩髆部。参见肩髆条。

魃病 bábìng 出《千金要方》卷五。即继病。详该条。

霸王树 bàwángshù 仙人掌之别名。详该条。

bai

白 bái ❶淫浊。《素问·玉机真脏论》"出白"，指小便出白色的浊液，又称白淫。❷白带。《本草纲目》马齿苋条："服之长年不白，治痈疮，杀诸虫。"❸肺和秋金之气的代名词。如方剂的泻白散。《素问·气交变大论》："白乃不复。"

白斑洗剂 báibānxǐjì 湖北中医学院方。见《妇产科学》（湖北中医学院）。寻骨风15克，野菊花15克，乌梅15克，苦参15克，大蒜5根，百部15克，白鲜皮15克，雄黄9克，明矾9克，蛇床子15克。煎汤熏洗，坐浴。治女阴白斑。

白背枫 báibèifēng 半枫荷之别名。详该条。

白崩 báibēng 病症名。出《诸病源候论》。多因忧思过度，劳伤心脾，或虚冷劳极伤于胞脉所致。症见突然阴道流出大量白色液体，质稀如水，或如黏液。劳伤心脾者，兼见心悸气短，失眠，饮食少进。宜养心安神，健脾。用平补镇心丹（《太平惠民和剂局方》：煅龙齿、远志、人参、茯神、炒枣仁、柏子仁、当归、菖蒲、生地、肉桂、山药、五味子、麦冬、朱砂蜜丸，人参或龙眼肉汤送服10克）；或用豆花散（《证治准绳》：白扁豆花焙干为细面，用炒米煮水，加入烧盐少许，空腹冲服10克）；或用验方：棕榈炭、丝瓜络等分，为细面，米汤调服10克。虚冷劳极者，兼见虚乏倦怠，形寒畏冷，小腹寒凉。宜温经补虚。用五倍子、补骨脂、肉苁蓉、巴戟天、胡芦巴、茯苓、煅龙骨、朱砂，酒煮，米糊为丸，每服10克，食前温酒或盐汤送下。

白疕 báibǐ 病名。见《外科大成》。又名蛇虱。因风寒外袭，营卫失调，或风热阻于皮肤，郁久化燥，肌肤失养所致。多发于四肢伸侧，次为头皮及躯干，常呈对称发病。初起皮肤上出现边缘明显、大小不等的红点，形如疹疥，上覆银白色皮屑，刮去表面皮屑则露光红皮面，有小出血点，痒或不痒，病程缓慢，常反复发作。即银屑病。初起宜祛风润燥，清热解毒。服防风通圣散、搜风顺气丸（《医宗金鉴》：大黄、车前子、山萸肉、山药、牛膝、菟丝子、羌活、独活、火

麻仁、槟榔、枳壳、郁李仁）。日久用养血润肤饮（黄芪、桃仁泥、当归、熟地、天花粉、黄芩、升麻、天麻、红花、生地、天冬、麦冬）。牛皮癣药膏外搽。

白扁豆 báibiǎndòu 扁豆之处方名。详该条。

白驳风 báibófēng 即白癜风。详该条。

白驳片 báibópiàn 验方。见《外伤科学》（广州中医学院）。紫草、降香、草河车、白药子、白薇、红花、桃仁、何首乌各50克，苍术、龙胆草各20克，乌贼骨、甘草各35克，刺蒺藜750克。制成片剂，每片重1克，每服10克，日两次。功能疏风，清热，活血。治白驳风。

白残花 báicánhuā 蔷薇花之处方名。详该条。

白缠喉 báichánhóu 即白喉。详该条。

白菖 báichāng 水菖蒲之别名。详该条。

白虫病 báichóngbìng 出《金匮要略·禽兽鱼虫禁忌并治》。即寸白虫病。详该条。

白丑 báichǒu 即牵牛子表面呈土黄色者。详该条。

白带 báidài 病名。见《千金要方》。又名带下白。妇女从阴道流出白色黏液，绵绵如带，称为白带。在经期前后或妊娠期，量可能略多，属正常生理现象。若过多，有味，并伴有腰酸腹痛等，则属病态。多因脾虚或肝郁脾虚、肾虚，湿注于下，带脉失约，任脉不固所致。详见脾虚带下、肾虚带下条。

白灯笼 báidēnglǒng 鬼灯笼之别名。详该条。

白地黄瓜 báidìhuángguā 地白草之别名。详该条。

白点秤 báidiǎnchèng 岗梅根之别名。详该条。

白癜风 báidiànfēng 病名。见《千金要方》。又名白驳风。为局限性皮肤色素脱失。

多因风湿搏于皮肤，气血失和，血不荣肤而成。本病发无定处，多见于青壮年。皮肤出现边缘清楚、大小不等的白色斑片。可以单发，亦可泛发。周围皮色较深，斑内毛发亦变白，表面光滑，不痛不痒，进展缓慢，偶有自行消退者。治宜祛风胜湿，活血理气。内服白驳片。外用补骨脂酊涂擦。

白豆蔻壳 báidòukòuké 中药名。出清·徐大椿《药性切用》。别名白蔻衣、豆蔻壳、蔻壳。为姜科植物白豆蔻 *Amomum kravanh* Pierre ex Gagnep. 的果壳。微辛，温。化湿行气，温胃消滞。治脘腹胀闷、胃呆、呕吐，煎服：1.5～6克。

白豆蔻 báidòukòu 中药名。出《本草拾遗》。别名白蔻、白蔻仁、蔻仁、豆蔻。为姜科植物白豆蔻 *Amomum kravanh* Pierre ex Gagnep. 的果实。主产于越南、泰国，我国云南有栽培。辛，温。入肺、脾、胃经。化湿行气，暖胃消滞。治湿阻气滞，胸闷腹胀，胃寒腹痛，宿食不消，噫气，呃逆，呕吐。煎服：1.5～6克。后下。本品含挥发油。芳香酊剂或醑剂有良好的芳香健胃作用。其挥发油用于实验性豚鼠结核，能增强小剂量链霉素的作用。

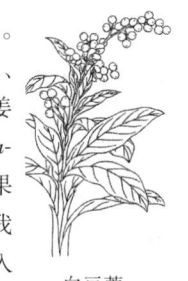
白豆蔻

白对叶肾 báiduìyèshèn 扶芳藤之别名。详该条。

白矾 báifán 中药名。出《雷公炮炙论》。别名矾石、明矾。为天然硫酸盐类矿物明矾经加工提炼而成。主含含水硫酸铝钾〔KAl(SO₄)₂·12H₂O〕。产于浙江、安徽、山西、湖北等地。酸、涩，寒。有小毒。入肺、脾、胃经。燥湿祛痰，止血收敛，杀虫止痒。治癫痫、痰涎壅盛、喉痹、便血、崩漏、久痢、久泻、白带，研末装胶囊服，每次0.2～1克，日2～3次。治湿疹、疥癣、

急慢性中耳炎，水田皮炎，外伤出血，煅存性，研末撒或油调敷；治蝎子蜇伤，醋调敷。治各种内痔及混合痔合并黏膜脱垂，制成注射液注入痔核。本品为含水硫酸铝钾。低浓度白矾液有消炎、收敛、防腐作用，高浓度可引起溃烂。在体外对多种革兰阳性、阴性球菌和杆菌均有抑制作用。

白茯苓 báifúlíng 茯苓之处方名。详该条。

白附子 báifùzǐ 中药名。出《名医别录》。别名禹白附。为天南星科植物独角莲 *Typhonium giganteum* Engl. 的块茎。主产于河南、陕西、四川、湖北。辛、甘，大温，有毒。入胃、肝经。祛风痰，逐寒湿，镇痉止痛。治中风痰壅、口眼歪斜、心痛、血痹、偏正头痛、破伤风、寒湿痹痛，煎服：3～4.5克。一般炮制后用，生者内服宜慎。治喉痹肿痛，白附子（炮裂）配枯矾研细末，撒舌上，有涎即吐之；治颈淋巴结结核，捣敷或熬膏外涂。孕妇忌服。本品含肌醇、皂苷、β-谷甾醇及其葡萄糖苷等。有镇静作用，经炮制后作用更强。

白根 báigēn 白及之别名。详该条。

白梗通 báigěngtōng 梗通草之处方名。详该条。

白瓜皮 báiguāpí 冬瓜皮之别名。详该条。

白瓜子 báiguāzǐ 南瓜子之别名。详该条。

白果 báiguǒ 出元·吴瑞《日用本草》。为银杏科植物银杏 *Ginkgo biloba* L. 的种子。我国各地均有栽培。甘、苦、涩，平，有小毒。入肺、肾经。敛肺定喘，涩精止带。治支气管哮喘、慢性气管炎、肺结核、白带、淋浊、遗精、小便频数，煎服：4.5～9克。多食可致中毒，参见白果中毒条。本品含核黄素、胡萝卜素和钙、磷、铁等化合物，并含少量氰

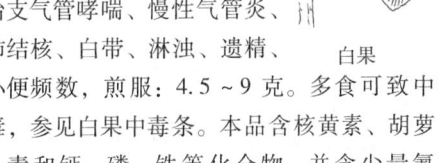
白果

B

苷。外种皮含有毒成分白果酸、白果酚等。

白果叶 báiguǒyè 中药名。出《本草品汇精要》。别名蒲扇、飞蛾叶。为银杏科植物银杏 Ginkgo biloba L. 的叶。苦、甘、涩，平。活血止痛，平喘，止泻。治冠状动脉硬化性心脏病、心绞痛，血清胆固醇过高。提取物可制成片剂、针剂用。治慢性气管炎，煎服：4.5～9克。治小儿肠炎，煎水洗手足心及心口，严重者擦洗头顶，每日2次；灰指甲、漆疮肿痒，煎水洗。本品含槲皮素、异鼠李素、山柰酚、芸香苷、白果双黄酮等。所含槲皮素、山柰酚与异鼠李素之混合物对离体豚鼠冠状动脉有扩张作用，并能扩张豚鼠后肢血管，对离体肠管有解痉作用。黄酮苷元和白果双黄酮类也有扩张下肢血管的作用。

白果中毒 báiguǒzhōngdú 因服食生白果肉过量引起的中毒。症见发热、呕吐、腹泻、惊厥、抽搐、肢体强直、皮肤青紫、脉弱而乱，甚至昏迷不醒、死亡。皮肤接触白果仁及其外皮可致皮炎。重症应中西医结合救治。清·王孟英《随息居饮食谱》等提出用白果壳、白鲞头、麝香解毒，可参考。

白河车 báihéchē 万年青之别名。详该条。

白喉 báihóu 病名。见清·张善吾《时疫白喉提要》。又名白缠喉、白菌。常发于秋冬久晴不雨，气候亢燥之季。多因肺胃素虚，复感时行疫疠之邪毒，邪毒从口鼻入，疫毒搏结于咽喉所致。症见咽喉疼痛，吞咽尤甚，继之则一侧或两侧喉核（扁桃体）处出现白点，迅速蔓延，成为乳白色或灰白色边界清楚有光泽之假膜。假膜迅速蔓延至悬雍垂及喉关内外，不易剥脱。若用力剥脱，则易出血，迅即为新假膜所覆盖，并感头痛身疼，微热或寒热交作，乏神，胸闷烦躁，口臭鼻塞。若白膜蔓延至喉关内或会厌下，则呼吸困难、鼻煽唇青、心悸怔忡、脉结代等。属阳热者，治宜泻热解毒，方用神仙活

命汤（《白喉治法抉微》：石膏、胆草、栀子、兜铃、生地、玄参、白芍、黄柏、瓜蒌、甘草、板蓝根）。属阴虚者，宜养阴清热，方用养阴清肺汤。白喉忌升提、发汗、大下及刀针等。

白喉忌表抉微 báihóujìbiǎojuéwēi 即《白喉治法忌表抉微》。详该条。

白喉全生集 báihóuquánshēngjí 医书。1卷。清·李纪方撰，编于1882年。该书将白喉分为寒证、热证、寒热错杂证三大类，对白喉的诊治、兼证、坏证与妇人白喉、小儿白喉等，分别介绍其治疗方药与针灸方法。全书内容简要，切于实用。新中国成立后有排印本（与《时疫白喉提要》合刊）。

白喉条辨 báihóutiáobiàn 医书。又名《瑞安陈氏白喉条辨》。清·陈葆善撰。成书于1898年。书中记述白喉的病原，所中经络，脉诊、色诊，手太阴、少阴、少阳三经病证治，救误，善后，外治，禁忌等内容。集录各家学说，并有作者个人的见解。新中国成立后有排印本。

白喉治法忌表抉微 báihóuzhìfǎjìbiǎojuéwēi 医书。又名《白喉忌表抉微》。1卷。清·耐修子撰。刊于1891年。书中根据治疗白喉忌用发表的理论，主张用养阴清肺治法，并记载了若干验方。有多种刊本。

白厚滑苔 báihòuhuátái 舌中根部白厚滑苔，舌边尖淡红，为寒湿表现，表里证均可见。若伤寒邪在太阳，恶寒、发热、头痛、身痛、无汗、口不干、舌不燥、胸闷等症见此苔者，为风寒夹湿表证，治宜解表化湿。若杂病里证见此苔者，为中焦脾胃有寒湿，治宜温散寒湿。

白胡椒 báihújiāo 即胡椒除去外果皮而色白者。详胡椒条。

白虎承气汤 báihǔchéngqìtāng 《通俗伤寒论》方。石膏八钱，大黄三钱，甘草八分，

知母四钱，玄明粉二钱，陈仓米三钱（荷叶包）。水煎服。治胃火炽盛，高热烦躁，大汗出，口渴多饮，大便燥结，小便短赤，甚则谵语狂躁，或昏不识人，舌赤老黄起刺，脉弦数有力。

白虎风 báihǔfēng 即历节。详该条。

白虎加苍术汤 báihǔjiācāngshùtāng 又名苍术白虎汤。《类证活人书》方。知母六两，石膏一斤，苍术、粳米各三两，炙甘草二两。水煎服。治湿温多汗，身重足冷。

白虎加桂枝汤 báihǔjiāguìzhītāng 《金匮要略》方。石膏一斤，知母六两，炙甘草二两，粳米六合，桂枝三两。为粗末，每服五钱，水煎温服。治温疟，其脉如平，身无寒但热，骨节疼烦，时呕。也用于风湿热痹。

白虎加人参汤 báihǔjiārénshēntāng 又名人参白虎汤。《伤寒论》方。石膏一斤，知母六两，炙甘草二两，粳米六合，人参三两。水煎，分三次服。治伤寒表证已解，热盛于里，津气两伤，烦渴不解，脉洪大者；夏季中暑，身热而渴，汗出恶寒者；及火热伤肺，上消多饮者。

白虎历节 báihǔlìjié 见《济生方》。又名历节、痛风。详痛风、历节条。

白虎汤 báihǔtāng 《伤寒论》方。知母六两，石膏一斤，炙甘草二两，粳米六合。水煎，分三次服。功能清热生津。治阳明经热盛，或温热病气分热盛，症见高热头痛、口干舌燥、烦渴引饮、面赤恶热、大汗出、舌苔黄燥、脉洪大有力或滑数。也用于乙型脑炎属于气分实热者。实验研究：本方能提高感染乙型脑炎病毒小鼠的存活率。

白虎摇头 báihǔyáotóu 古刺法。出《金针赋》。亦称赤凤摇头。其法在进针后，先插针左转，一呼一摇，后提针右转，一吸一摇。如此操作六次或六的倍数。有行血的作用。适用于血瘀之证。

白花灯笼 báihuādēnglóng 鬼灯笼之别名。详该条。

白花蛇 báihuāshé 中药名。出《开宝重定本草》。别名蕲蛇、百步蛇。为蝮科动物五步蛇 *Agkistrodon acutus* Guenther 除去内脏的干燥全体。主产于浙江、江西、福建。甘、咸、温，有毒。入肝、脾经。祛风湿，通络，定惊。治风湿痹痛、筋脉挛急、肌肉麻痹、口眼㖞斜、语言謇涩、半身不遂、破伤风、麻风、疥癣，内服：煎汤，3～9克；研末服，0.6～0.9克。五步蛇毒可使血液失凝，引起广泛出血，并能发生急性溶血、心肌损害及水、电解质紊乱。动物试验：五步蛇注射剂能直接扩张血管，降低血压，对小鼠有镇静、催眠和镇痛作用。

白花蛇舌草 báihuāshéshécǎo 中药名。见《广西中药志》。别名蛇舌草、蛇利草、蛇总管、二叶葎。为茜草科植物白花蛇舌草 *Hedyotis diffusa* Willd. 的全草。分布于长江以南。甘、淡、凉。入胃、大肠、小肠经。清热解毒，利尿消肿。治肠痈、肝炎、尿路感染，亦用治多种肿瘤。煎服：15～30克。捣敷痈肿疮疖，毒蛇咬伤。本品含熊果酸、齐墩果酸、对香豆酸及β-谷甾醇等。煎剂能刺激兔网状内皮系统增生，增强吞噬细胞活力。

白花石竹 báihuāshízhú 脱力草之别名。详该条。

白环俞 báihuánshù 经穴名。代号BL30。出《针灸甲乙经》。属足太阳膀胱经。位于骶部，当后正中线旁开1.5寸，与第四骶后孔相平处。主治腰骶痛、坐骨神经痛、下肢瘫痪、遗精、带下等。直刺1～1.5寸，灸3～7壮或5～15分钟。

白芨 báijī 即白及。详该条。

白鸡儿 báijīér 白及之别名。详该条。

白及 báijí 中药名。出《神农本草经》。别名白芨、白根、白鸡儿、地螺丝。为兰科植物白及 Bletilla striata (Thunb.) Reichb. f. 的块茎。主产于贵州、四川、湖南、湖北、河南、浙江、陕西等地。苦、甘、涩，微寒。入肺、胃经。敛肺止血，消肿生肌。治肺结核咯血、

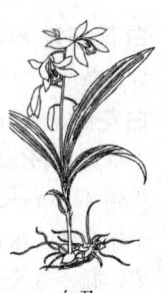

白及

支气管扩张出血，胃、十二指肠溃疡病吐血，衄血。煎服：3~9克。治痈肿疮毒、外伤出血、水火烫伤、手足皲裂，研末调敷或鲜品捣敷。反乌头。本品含淀粉、挥发油、黏液等。

白蒺藜 báijílí 刺蒺藜之别名。详该条。

白茧唇 báijiǎnchún 即茧唇。详该条。

白姜 báijiāng 干姜之别名。详该条。

白僵蚕 báijiāngcán 中药名。出《神农本草经》。别名僵蚕、天虫。为蚕蛾科昆虫家蚕 Bombvx moil L. 的幼虫因感染（或人工接种）白僵菌 Beauveria bassiana（Bals.）Vuill. 而致死的干燥全体。主产于浙江。咸、辛，平。入肝、肺经。祛风解痉、化痰散结。治惊痫抽搐、面瘫、头痛、眩晕、目赤、咽喉肿痛、风疹瘙痒、瘰疬结核。内服：煎汤，3~9克；研末服，每次0.9~1.5克。白僵蚕体表白粉含草酸铵。醇水浸出液对小鼠和兔有催眠作用，煎剂能对抗番木鳖碱所致的小鼠惊厥。

白降丹 báijiàngdān 《医宗金鉴》方。朱砂、雄黄各二钱，水银一两，硼砂五钱，火硝、食盐、白矾、皂矾各一两五钱。上药研细混匀，入罐内密封，加热炼制，取其结晶，用时研末，每用三至五厘，撒于疮头上，或下药捻插入疮口。功能提脓拔毒，化腐消肿。治痈疽发背，疔毒。

白胶 báijiāo 即鹿角胶。详该条。

白胶香 báijiāoxiāng 中药名。出《新修本草》。别名枫香脂、白云香。为金缕梅科植物枫香 Liquidambar formosana Hance 的树脂。产于浙江、江西、福建、云南等地。辛、苦，平。活血生肌，止痛解毒。治跌打骨折、创伤出血、衄血、吐血、牙痛、胃痛、痈疽、疥癣。外用：研末撒、调敷或制膏摊贴。内服：1.5~3克，入丸、散用。本品含挥发油，内有萜类物质和桂皮酸类等。

白芥子灸 báijièzǐjiǔ 药物发泡灸之一。用白芥子研末调敷有关穴位上，使之发泡的治法。敷贴时间约3~4小时，以局部起泡为度。用治肺结核，哮喘，口眼㖞斜等。也有加用他药专治冷哮的。《张氏医通》治冷哮法：用白芥子净末、延胡索各一两，甘遂、细辛各五钱，共为末，入麝香五分，杵匀，调敷肺俞、膏肓、百劳等穴，涂后麻瞀疼痛，切勿便去，候二炷香足去之，十日后涂一次。

白芥子 báijièzǐ 中药名。出《新修本草》。别名芥子。为十字花科植物白芥 Sinapis alba L. 的种子。主产于安徽、河南、山东、四川、河北、陕西、山西等地。辛，温。入肺、胃经。利气豁痰，温胃散寒，通络止痛，散结消肿。治支气管哮喘、慢性气管炎、结核性胸膜炎、反胃吐食、胃寒疼痛、寒湿痹痛，煎服：3~9克。治阴疽痰核，煎服或研末醋调敷，皮肤有灼热感时即应除去。本品含芥子苷、芥子碱、芥子酶等。芥子苷水解后对皮肤有较强的刺激作用。

白金丸 báijīnwán 又名矾郁丸、白玉化痰丸、癫痫白金丸。《普济本事方》方。白矾、郁金各等分（药用比例为3:7）。为细末，皂角汁为丸（现多制成糊丸及水丸，每服3~6克，日1~2次）。功能豁痰安神。治喉风乳蛾及痰阻心窍而致的癫痫、痴呆，突然昏倒，口吐涎沫。

白睛 báijīng 又名白仁、白珠、白眼。即眼

球外呈白色的部分，包括球结膜与巩膜。前部与黑睛紧连，彼此病变常互相牵累。白睛内应于肺，为五轮中之气轮。

白睛抱红 báijīngbàohóng 即抱轮红。详该条。

白睛飞血 báijīngfēixuè 即目飞血。详该条。

白睛粒起 báijīnglìqǐ 即金疳。详该条。

白睛乱脉 báijīngluànmài 即赤丝乱脉症。详该条。

白睛青蓝 báijīngqīnglán 病症名。又名目珠俱青。《证治准绳》："乃目之白珠变青蓝色也。"常出现于火疳症的后期，白睛病变处红痛消退，遗留紫蓝色或青灰色斑。参见火疳条。

白睛溢血 báijīngyìxuè 即色似胭脂症。详该条。

白敬宇眼药 báijìngyǔyǎnyào 即白氏眼药。详该条。

白镜子 báijìngzǐ 照山白之别名。详该条。

白菌 báijūn 即白喉。详该条。

白蔻 báikòu 白豆蔻之简称。详该条。

白蔻仁 báikòurén 白豆蔻之处方名。详该条。

白蔻衣 báikòuyī 即白豆蔻壳。详该条。

白蜡 báilà 即蜂蜡之白色者。详该条。

白癞 báilài 病名。见《诸病源候论》。恶风侵袭皮肤血分之间，郁遏化火，耗伤血液而成；或接触而得。初起皮色逐渐变白，四肢顽麻，肢节发热，手足无力，患部肌肉如针刺样疼痛，声音嘶哑，两眼视物不清。类似结核型麻风。治宜内服白花蛇散（《医宗金鉴》：白花蛇、槐子、天麻、枳壳、蔓荆子、防风、羌活、威灵仙、白鲜皮、晚蚕蛾、甘草）。便秘者先服醉仙散（《丹溪心法》：胡麻仁、牛蒡子、蔓荆子、枸杞子、防风、栝楼根、白蒺藜、苦参），次服通天再造散

（《三因极一病证方论》：郁金、大黄、白牵牛、皂角刺）。

白狼毒 báilángdú 中药名。见《中药志》（1959 年版）。别名猫眼根。为大戟科植物狼毒大戟 *Euphorbia fischeriana* Steud. 或月腺大戟 *E. ebracteolata* Hayata 的根。主产于东北及内蒙古、河北、河南、山东、江苏、安徽等地。辛、平，有大毒。入肝、脾经。破积杀虫，除湿止痒。治牛皮癣、神经性皮炎，熬膏涂；治疥癣、酒齄鼻，研末油调敷。治淋巴结结核、皮肤结核，本品 250 克放锅内加水煮，上置笼屉，大枣 500 克放笼上蒸至熟为度，每次服枣 7 枚，每日 2～3 次（锅内狼毒和水有毒，不能内服）。治咳逆上气，痰饮积聚，癥瘕虫积。醋制后用。煎服：0.9～2.4 克。内服宜慎，极易中毒。中毒症状为恶心、呕吐、出冷汗、面色苍白、抽风等，重者可致死亡。

白痢 báilì 病名。见《诸病源候论》《宣明论方·痢门》。又称白滞痢。因便下白色黏冻或脓液，故称。多为湿热伤于气分所致。症见腹痛，里急后重，便下白色黏稠脓液，小便赤涩等。治宜清热燥湿。可用香连丸等方。详湿热痢条。白痢也有因寒湿凝滞，脾阳伤困所致者。《太平圣惠方·治白痢诸方》："肠虚而冷气客之，搏于肠间，津液凝滞成白，故为白痢也。"治宜温中化湿，可选当归散、除湿汤等方。参见寒痢条。

白蔹 báiliǎn 中药名。出《神农本草经》。别名山地瓜、见肿消。为葡萄科植物白蔹 *Ampelopsis japonica*（Thunb.）Mak. 的块根。产于华北、华东及中南地区。苦、辛，微寒。入心、脾经。泻火散结，生肌止痛。治疮疡痈肿，煎服并捣敷；治瘰疬、扭挫伤、烧烫伤，研末调敷。治湿热白带、温疟、痔漏、肠风，煎服：4.5～9 克。反乌头。煎剂对金黄色葡萄球菌有抑制作用，水浸剂对腹股沟表皮癣菌等有抑制作用。

B

白漏 báilòu 病症名。出《千金要方》。多因脾肺气虚所致。症见从阴道流出白色液体，终日淋漓不断，质稀如水。宜补益脾肺。用补中益气汤、人参养荣汤等。

白螺壳 báiluóké 白螺蛳壳之简称。详该条。

白螺蛳壳 báiluósīké 中药名。出《本草纲目》。别名白螺壳。为田螺科动物方形环棱螺 Bellamya quadrata（Benson）或其同属动物的陈旧螺壳。产于浙江、江苏等地。甘、淡，平。化痰散结，止痛敛疮。治热痰咳嗽、胃痛吐酸、反胃膈气。内服：研末，3～9克；或为丸剂服。治瘰疬、溃疡久不收口、烫火伤，研末撒或调敷。

白麻 báimá 苘麻之别名。详该条。

白马尾 báimǎwěi 白薇之别名。详该条。

白毛藤 báimáoténg 中药名。出清·赵楷《百草镜》。别名排风藤、毛风藤。为茄科植物白英 Solanum lyratum Thunb. 或欧白英 S. dulcamara L. 等的全草或根。分布于甘肃、陕西、河南、山东及长江以南各地。甘、苦，寒。清热解毒，利尿，祛风湿，抗癌。治感冒发热、黄疸型肝炎、胆囊炎、肾炎水肿、风湿痹痛，亦用于癌肿。煎服：9～15克。捣敷疗疮肿毒。全草含生物碱。欧白英的醇提取物对小鼠肉瘤-180有抑制作用，其有效成分为 β-苦茄碱。白英和红枣对促进机体的抗体形成以及 γ-球蛋白等的合成有一定作用。

白毛夏枯草 báimáoxiàkūcǎo 中药名。出《本草纲目拾遗》。别名散血草、金疮小草。为唇形科植物筋骨草 Ajuga decumbens Thunb. 的全草。分布于长江以南各地。苦，寒。清热解毒，祛痰止咳，凉血止血。治上呼吸道感染、急性扁桃体炎、咽喉炎、急慢性支气管炎、肺炎、肺脓疡、肝炎、胃肠炎、阑尾炎、咳血、衄血、吐血、便血、高血压，煎服：9～15克，鲜品30～60克。治跌打损伤、外伤出血、痈肿疮疡，鲜品捣敷；烧烫伤，研粉麻油调敷。本品含木犀草素、筋骨草甾酮 C、筋骨草内酯、皂苷、生物碱等。所含黄酮有止咳、祛痰及平喘作用。浸膏对大鼠有预防肝损伤作用；黄酮及提取物在体外对流感病毒、甲型链球菌、金黄色葡萄球菌、肺炎球菌、大肠杆菌、绿脓杆菌均有较强抑制作用。

白茅根 báimáogēn 中药名。出《本草经集注》。别名茅根、茅草根、地节根。为禾本科植物白茅 Imperata cylindrica Beauv. var. major（Nees）C. E. Hubb. 的根茎。全国各地均产。甘，寒。入肺、胃、膀胱经。清热生津，凉血利尿。治热病烦渴、胃热呕哕、肺热咳嗽、吐血、衄血、急性肾炎水肿、黄疸，煎服：9～30克。本品含多量钾盐，少量草酸、柠檬酸等。煎剂对兔有利尿作用，在体外对弗氏、宋氏痢疾杆菌有抑制作用。

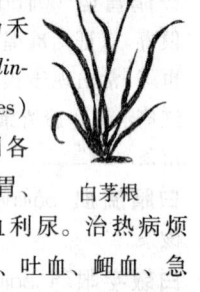

白茅根

白茅花 báimáohuā 中药名。出《日华子诸家本草》。别名茅针花。为禾本科植物白茅 Imperata cylindrica（L.）Beauv. var. major（Nees）C. E. Hubb. 的花序。甘，凉。止血。治衄血、吐血、咯血，煎服：4.5～9克。外敷治创伤出血。煎剂能缩短兔出血凝血时间，降低血管通透性。

白蜜 báimì 即蜂蜜。详该条。

白面姑 báimiàngū 三白草之别名。详该条。

白面痧 báimiànshā 病名。指麻疹见疹时面色苍白，临床见于大汗、泄泻及体弱的病儿。由中气大亏，脾阳不运所致。多伴有疹透不全，肢冷，唇紫等。治宜升提益气，用补中益气汤加减。

白膜 báimó 眼生膜，其血丝色淡而稀疏者称白膜。参见白膜侵睛条。

白膜侵睛 báimóqīnjīng 病症名。见《审视瑶函》。多因肝肺热盛或阴虚火旺所致。症见黑白睛交界处出现灰白色小泡，并能侵至黑睛，严重时小泡可融合成片，愈后遗留云翳，患眼畏光，刺痛流泪，症状常反复发作。类似泡性角膜结膜炎。实证宜泻肝肺之火，用龙胆泻肝汤加桑白皮、地骨皮、玄参等。阴虚火旺者，宜养阴清热，用养阴清肺汤加石决明、草决明等。

白木通 báimùtōng 川木通之处方名。详该条。

白木香 báimùxiāng 防己之别名。详该条。

白硇砂 báináoshā 硇砂商品之一种。详该条。

白黏腻苔 báiniánnìtái 舌面白苔上罩着一层浑浊黏液，状如鸡蛋清样，附于苔面，苔的颗粒互相粘连，合成一片。主痰湿，多属寒证。若口中黏腻而带甜味，涎沫浓稠，胸脘痞闷，则属脾热湿聚之证。《温热论》："舌上白苔黏腻……乃湿热气聚，与谷气相搏，土有余也，盈满则上泛。"

白㾦 báipéi 症名。见《温热论》。又名晶㾦、白疹。因湿热之邪郁于肌表，不能透泄而发。颈项初生水泡，渐及胸腹，亦可见于四肢，先少后密，状如水晶，显示湿热有外透之机，破之有淡黄色浆液，气腐臭，常伴有身热。重者延缠日久，水泡呈枯白色，称为枯㾦，是气阴枯竭之候。即白色粟粒疹。治宜清热除湿宣透。内服氤氲汤（清豆卷、藿香、佩兰、青蒿、焦栀子、连翘、滑石、通草、郁金、菖蒲），气阴两虚时可加入人参、沙参、石斛。善后用薏苡竹叶散（《温病条辨》：薏苡、竹叶、飞滑石、白蔻仁、连翘、茯苓块、白通草）。

白前 báiqián 中药名。出《名医别录》。别名嗽药。为萝藦科植物柳叶白前 *Cynanchum stauntonii*（Decne.）schltr. ex Lévl. 或芫花叶白前 *C. glaucescens*（Decne.）Hand.-Mazz. 的根及根茎。主产于浙江、安徽。辛、甘、微温。入肺经。降气，祛痰。治肺气壅实之咳嗽多痰、气逆喘促，煎服：3～9克。芫花叶白前含三萜皂苷。

白前

白清胃散 báiqīngwèisǎn 中成药。石膏125克，硼砂、玄明粉各30克，冰片6克。为末，凉开水蘸药少许搽患处。治胃火上升，牙齿疼痛，口舌糜烂，齿龈出血。本方为《清内廷法制丸散膏丹各药配本》原方加玄明粉。

白屈菜 báiqūcài 中药名。出《救荒本草》。别名土黄连、山黄连、断肠草、雄黄草。为罂粟科植物白屈菜 *Chelidonium majus* L. 的全草。分布于东北、华北及河南、山东、江苏、浙江、江西等地。苦，寒，有毒。镇痛，止咳，利尿，解毒。治胃痛、腹痛、泻痢、慢性气管炎、百日咳、黄疸、肝硬化腹水，煎服：1.5～6克。治水田皮炎、疥癣、疔肿、虫咬、青年扁平疣，捣汁涂擦。本品含白屈菜碱、原阿片碱、小檗碱、黄连碱、芸香苷、槲皮苷、强心苷等。白屈菜碱对实验性小鼠肿瘤有抑制作用，原阿片碱亦有抗肿瘤作用。白屈菜碱可轻度抑制痛觉中枢，有麻痹知觉神经末梢作用。小量原阿片碱能减慢心率，降低血压，对实验性心律不齐有对抗作用。流浸膏对豚鼠有镇咳作用，对小鼠有轻度祛痰作用。煎剂有平喘作用。

白屈菜根 báiqūcàigēn 中药名。见《陕西中草药》。为罂粟科植物白屈菜 *Chelidonium majus* L. 的根。苦、涩、微温。祛瘀，通经，止痛。治劳伤瘀血、月经不调、痛经、消化性溃疡，煎服：1.5～3克。本品含白屈菜碱、原阿片碱、α-别隐品碱。药理见白屈菜条。

B

白仁 báirén 即白睛。详该条。

白刃疔 báirèndīng 即鼻疔中白者。详该条。

白散 báisǎn 又名三物白散、桔梗白散。《伤寒论》方。桔梗三分，贝母三分，巴豆一分。为末，体壮者半钱匕，体弱者减量，冲服。功能涌吐实痰，泻下寒积。治寒实结胸，痰涎壅盛，呼吸困难，脉沉紧。也用于白喉假膜阻塞，脉实有力者。

白涩症 báisèzhèng 病症名。出《审视瑶函》。俗称白眼。多因肺阴不足，或肝肾阴虚，虚火上炎，或湿热蕴结，火伏气分所致。症见眼部"不肿不赤，爽快不得，沙涩昏蒙"（《审视瑶函》），无明显外症。治宜养阴清热。可选服养阴清肺汤，或十珍汤（《审视瑶函》：生地、当归、白芍、地骨皮、天冬、知母、丹皮、麦冬、人参、甘草梢）加楮实子、女贞子、枸杞等。清热利湿，可用桑白皮汤（方见金疳条）加减。

白芍 báisháo 中药名。出《本草经集注》。别名白芍。为毛茛科植物芍药 Paeonia lactiflora Pall. 的根。主产于浙江、四川、安徽等地。苦、酸，微寒。入肝、脾经。养血柔肝，敛阴止汗，缓急止痛。治头晕、头痛、胸腹胁肋疼痛、泻痢腹痛、手足拘挛疼痛、自汗盗汗、月经不调、经行腹痛、崩漏、带下，煎服：6～15 克。反藜芦。本品含芍药苷、氧化芍药苷、鞣质及挥发油等。芍药苷对小鼠有镇静、镇痛和抗惊厥作用，对其实验性胃溃疡有预防作用，并抑制胃液分泌及胃、肠运动，对子宫亦有抑制作用。对狗冠状动脉及后肢血管有扩张作用。煎剂在体外对痢疾杆菌、伤寒杆菌、绿脓杆菌、变形杆菌及金黄色葡萄球菌、溶血性链球菌、肺炎球菌有抑制作用。

白芍

白芍药 báisháoyào 白芍之别称。详该条。

白参 báishēn 人参商品之一种。详该条。

白石 báishí 阳起石之别名。详该条。

白石英 báishíyīng 中药名。出《神农本草经》。为氧化硅类矿物石英的纯白矿石。产于江苏、广东、湖北、河北、福建、陕西等地。甘，温。入肺、肾、心经。温肺肾，安心神，利小便。治肺寒咳喘、阳痿、消渴、惊悸、小便不利，煎服：9～15 克。本品主成分为二氧化硅。

白石脂 báishízhī 中药名。出《神农本草经》。别名高岭土。为硅酸盐类矿物白陶土。甘、酸，平。涩肠，止血。治久泻、久痢、崩漏、带下、遗精，煎服：9～12 克，或作丸、散服。本品主要成分为水化硅酸铝。

白氏眼药 báishìyǎnyào 又名白敬宇眼药。验方。见《北京市中药成方选集》。珍珠 15 克，麝香 7.5 克，熊胆 60 克，冰片 590 克，硇砂 3 克，炉甘石 655 克，石决明 310 克，乌贼骨 293 克。研极细粉，蘸水点入眼角内。治暴发火眼、结膜赤红、眼边刺痒、溃烂肿痛。

白首乌 báishǒuwū 中药名。见《山东中药》。别名山东何首乌。为萝藦科植物戟叶牛皮消 Cynanchum bungei Decne. 的块根。主产于山东。苦、甘、涩，微温。安神，补血。治体虚失眠、健忘多梦、皮肤瘙痒，煎服：9～30 克。本品含白薇素。

白水鸡 báishuǐjī 三白草之别名。详该条。

白四轮风 báisìlúnfēng 翅茎香青之别名。详该条。

白松果 báisōngguǒ 即白松塔。详该条。

白松塔 báisōngtǎ 中药名。见《山西中草药》。别名松塔、白松果。为松科植物白皮松 Plnus bungeana Zucc. 的球果。分布于山西、河南、陕西、甘肃、四川北部和湖北西部、辽宁、河北、山东、江苏等地亦有栽培。苦，温。祛痰，止咳，平喘。治慢性气管炎、哮喘、咳嗽痰多，煎服：15~30克。本品含挥发油、皂苷、酚类等。煎剂和挥发油有祛痰、镇咳、平喘、消炎作用。总挥发油能提高大鼠尿中17-酮类固醇的含量，故有增强肾上腺皮质功能的作用。体外试验对肺炎球菌、卡他球菌、流感杆菌等有抑制作用，但对感染肺炎球菌的小鼠并无保护作用。

白苏梗 báisūgěng 中药名。见《中药形性经验鉴别法》。为唇形科植物白苏 Perilla frutescens（L.）Britt. 的茎。辛，温。入肺、脾经。顺气，消食，安胎。治胸膈痞闷、脘腹疼痛、胎动不安，煎服：4.5~9克。

白苏叶 báisūyè 中药名。出宋·苏颂等《本草图经》。别名荏叶。为唇形科植物白苏 Perilla frutescens（L.）Britt. 的叶。辛，温。入肺、脾经。解表散寒，理气消食。治风寒感冒、咳喘、食积，煎服：4.5~9克。本品含挥发油，主成分为紫苏酮。

白苏子 báisūzǐ 中药名。见王一仁《饮片新参》。别名玉苏子。为唇形科植物白苏 Perilla frutescens（L.）Britt. 的果实。产于江苏、河北、山东、湖北、四川、贵州、云南。辛，温。下气消痰，润肺宽肠。治咳逆、痰喘、气滞便秘，煎服：4.5~9克。本品含脂肪油，主成分为亚麻油酸酯。

白苔 báitāi 正常的白苔是胃气所生，薄薄平铺于舌的中部和根部，颗粒均匀，干润适中，舌色如常。病理上的白苔主风寒湿邪，主表证，一般证情尚轻；又根据舌苔的厚薄干湿，舌质的红淡以及兼证的不同，而有寒热虚实之分。

白通草 báitōngcǎo 通草之处方名。详该条。

白通加猪胆汁汤 báitōngjiāzhūdǎnzhītāng 《伤寒论》方。生附子一枚，干姜一两，葱白四茎，人尿五合，猪胆汁一合。三味水煎，去滓，入人尿、猪胆汁，搅匀，分两次服。治少阴病，阴盛于内，格阳于外，症见下利不止，厥逆无脉，面赤干呕，烦躁者。

白通汤 báitōngtāng 《伤寒论》方。葱白四茎，干姜一两，生附子一枚。水煎，分两次服。功能驱逐阴寒，温通阳气。治少阴病，阴盛于下，格阳于上。症见下利，四肢厥逆，面赤，脉微。

白头公 báitóugōng 即白头翁。详该条。

白头翁 báitóuwēng 中药名。出《神农本草经》。别名毛姑朵花、老白毛、白头公。为毛茛科植物白头翁 Pulsatilla chinensis（Bge.）Reg. 的根。主产于内蒙古、辽宁、河北。苦，寒。入胃、大肠经。清热解毒，凉血止痢。治阿米巴痢疾、细菌性痢疾、温疟、白带，煎服：9~15克。治滴虫性阴道炎，煎汤冲洗阴道。本品含原白头翁素、皂苷。煎剂及所含皂苷在体外及小鼠体内均能抑制阿米巴原虫。流浸膏在试管内可杀死滴虫。鲜汁及醇提液在体外对金黄色葡萄球菌、绿脓杆菌有抑制作用。煎剂对福氏痢疾杆菌有抑制作用。

白头翁

白头翁汤 báitóuwēngtāng 《伤寒论》方。白头翁二两，黄柏、黄连、秦皮各三两。水煎，分两次服。功能清热解毒，凉血止痢。治热痢下重、腹痛、里急、便脓血。实验研究：对贺氏、宋氏、弗氏等痢疾杆菌有抑制作用。

白秃疮 báitūchuāng 病名。出《刘涓子鬼遗方》。又名癞头疮。由风邪袭入头皮腠理，结聚不散；或由接触传染而发。多见于小儿。初起头皮上有灰白色屑斑，小如花癣，大如钱币，逐渐蔓延成片，毛发干枯折断，偶有瘙痒，久则发枯脱落，形成秃斑，但愈后毛发可再生。病程较长，经

B

年不愈，至青春发育期大多可自愈。即头癣、白癣。可选用苦楝膏（《世医得效方》：苦楝皮烧灰，猪脂调）或秃疮油（枯矾、轻粉、黄柏、栀子、黄芩、黄蜡、香油熬化）外搽。**白薇** báiwēi 中药名。出《神农本草经》。别名白马尾。为萝藦科植物白薇 Cynanchum atratum Bge. 或蔓生白薇 C. versicolor Bge. 的根及根茎。

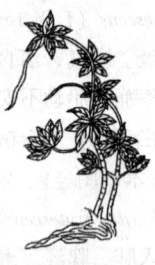
白薇

主产于山东、辽宁、安徽等地。苦、咸，寒。入肝、胃经。清热凉血，利尿。治阴虚内热、风温发热、肺热咳嗽、产后虚热、热淋、血淋，煎服：4.5～9克。白薇根含挥发油、强心苷。

白薇汤 báiwēitāng 《普济本事方》方。白薇、当归各一两，人参五钱，炙甘草一分。为粗末，每服五钱，水煎服。治郁冒。症见素无疾患，突然发病，状如死人，身不动摇，默默不知人，目闭不能开，口噤不能言，或微知人，恶闻人声，但如眩冒，移时方醒。

白鲜皮 báixiānpí 中药名。出唐·甄权《药性论》。别名八股牛、臭根皮。为芸香科植物白鲜 Dictamnus dasycarpus Turcz. 的根皮。主产于辽宁、河北、四川、江苏、浙江、安徽。苦、寒。入脾、胃经。祛风燥湿，清热解毒。治皮肤瘙痒、荨麻疹、湿疹、疥癣、黄水疮，煎服或煎水洗。治淋巴结炎，研末饭糊捣敷；外伤出血，研末敷。治急慢性肝炎、风湿痹痛、产褥热，煎服：4.5～9克。根含白鲜碱、茵芋碱、γ-崖椒碱、白鲜内酯、栓皮酮、谷甾醇、皂苷等。水浸液对发热兔有解热作用。

白屑风 báixièfēng 病名。出《外科正宗》。又名头风白屑。由肌热当风，风邪侵入毛孔，郁久血燥，肌肤失养所致。好发于头皮，可见弥漫而均匀的糠秕状干燥白屑，搔抓时脱落，落而又生，自觉痒甚，日久毛发易落。即干性及脂溢性皮炎。治宜祛风润燥

清热。内服祛风换肌丸（《医宗金鉴》：大胡麻、苍术、牛膝、石菖蒲、苦参、何首乌、花粉、威灵仙、当归身、川芎、生甘草）或消风散，外搽润肌膏或颠倒散洗剂（硫黄、生大黄各1.5克，石灰水100毫升，将硫黄、大黄研极细末，加入石灰水）。

白眼 báiyǎn ❶出《灵枢·大惑》。即白睛，详该条。❷即白涩症。"南人对此症俗呼为白眼。"（《审视瑶函》）详该条。

白药根 báiyàogēn 即白药子。详该条。

白药子 báiyàozǐ 中药名。出《新修本草》。别名白药根、金钱吊乌龟。为防己科植物头花千金藤 Stephania cepharantha Hayata 的块根。产于湖南、湖北、浙江、安徽、江西等地。苦、辛，凉，有小毒。入脾、肺、肾经。祛

白药子

风利水，清热解毒，止血消肿。治风湿痹痛、肾炎水肿、肝炎、细菌性痢疾、阑尾炎、咳血、吐血、衄血，煎服：6～9克。治咽痛喉闭不通，研末吹喉；治腮腺炎、肿毒、毒蛇咬伤，捣敷或磨汁涂。本品含头花千金藤碱、异汉防己碱等，有抗炎、镇痛、退热作用，并能降低血中尿酸含量，升高某些白细胞。

白淫 báiyín 古病名。出《素问·痿论》。①指男子溺中带精和女子带下病。《黄帝内经素问》王冰注："白淫，谓白物淫衍，如精之状，男子因溲而下，女子阴器中绵绵而下也。"②指精滑。《证治要诀·遗精》："耳闻目见，其精即出，名曰白淫。"③精浊症之严重阶段。见《理虚元鉴·白浊白淫论》。

白游风 báiyóufēng 游风的白色者。见游风条。

白余粮 báiyúliáng 土茯苓之别名。详该条。

白玉化痰丸 báiyùhuàtánwán 即白金丸。详该条。

白云香 báiyúnxiāng 白胶香之别名。详该条。

白占 báizhàn 即白蜡。见蜂蜡条。

白疹 báizhěn 见《温病条辨》。即白痦。详该条。

白芷 báizhǐ 中药名。出《神农本草经》。别名香白芷、九步香、金鸡爪。为伞形科植物白芷 *Angelica dahurica* (Fisch ex Hoffm.) Benth. et Hook. f. 或杭白芷 *A formosana* Boiss. 的根。主产于四川、河北、河南、浙江。辛，温。入肺、胃经。祛风解表，散湿止痛，消肿排脓。治感冒风寒、头痛、牙痛、眉棱骨痛、鼻渊、肠风痔漏、赤白带下，煎服：6～15克。治痈疽疮疡、皮肤瘙痒、毒蛇咬伤，内服或研末调敷。白芷根含白当归素等。杭白芷根含佛手柑内酯等。白当归素对冠状动脉有明显的扩张作用。

白珠 báizhū 即白睛。详该条。

白术 báizhú 中药名。出《本草经集注》。为菊科植物白术 *Atractylodes macrocephala* Koidz. 的根茎。主产于浙江、安徽。甘、苦，温。入脾、胃经。健脾和中，燥湿利水。治脾虚食少倦怠、消化不良、虚胀、泄泻、痰饮、水肿、胎动不安，煎服：6～12克。

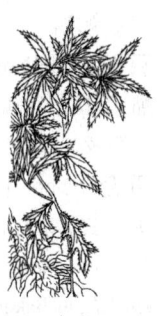

白术

本品含挥发油，主要成分为苍术醇、苍术酮等，并含维生素A。煎剂对狗、大鼠、兔有利尿作用，能促进电解质特别是钠的排泄，也增加钾排泄；对兔、大鼠稍有降低血糖作用。此外，有强壮、保肝、增加白蛋白以及抗血凝的作用。对于因化疗或放疗引起的白细胞下降，有使其升高的作用。白术油有镇静、缓和胃肠蠕动作用。

白术附子汤 báizhúfùzǐtāng 《金匮要略》方。即桂枝附子去桂加白术汤。详该条。

白术散 báizhúsǎn ❶《外台秘要》引《古今录验》方。白术、川芎各四分，蜀椒三分，牡蛎二分。为末，每服一方寸匕，酒送服。治妊娠胎动不安。本方也见于《金匮要略》。❷又名钱氏七味白术散、七味白术散。《小儿药证直诀》方。人参二钱五分，茯苓、炒白术各五钱，甘草一钱，藿香叶五钱，木香二钱，葛根五钱至一两。为粗末，水煎服。治脾胃久虚，津液内耗，呕吐泄泻频作，烦渴多饮。❸《太平惠民和剂局方》方。山药、桔梗、茯苓、甘草、白芷、陈皮、青皮、香附各三两，白术四两，炮姜二两。为粗末，每服三钱，加生姜三片，大枣一枚，木瓜一片，紫苏叶三片，水煎服。治伤寒憎寒壮热，鼻塞痰嗽，或受风湿，骨节疼痛，或中暑呕吐眩晕，或脾胃虚损，吐酸反胃，心腹绞痛等。❹又名全生白术散。《全生指迷方》方。白术一两，橘皮、大腹皮、茯苓、生姜各半两。为末，每次方寸匕，食前服。治妊娠面目四肢浮肿。

白术芍药散 báizhúsháoyàosǎn 即痛泻要方。详该条。

白浊 báizhuó 病症名。①指小便色白混浊（见《诸病源候论·虚劳小便白浊候》）。属溺浊，详该条。②指尿道口常滴出白色浊物，小便涩痛明显，但尿不混浊（见《证治准绳·赤白浊》）。属精浊，详该条。

百病生于气 bǎibìngshēngyúqì 疾病的发生和变化，常是气的活动紊乱所致。六淫或疫疠等侵入人体后，正气与之相抗，则出现气的偏盛偏衰等气机逆乱病变；情志过度兴奋或抑郁，也会使气机紊乱，脏腑功能失调而成病。《素问·举痛论》："余知百病生于气也，怒则气上，喜则气缓，悲则气消，恐则气下，寒则气收，炅则气泄，惊则气乱，劳则气耗，思则气结。"

百病始生 bǎibìngshǐshēng 《灵枢》篇名。

B

百病，泛指多种疾病；始生，即开始发生。本篇着重论述内伤外感诸病的发病因素，病邪伤害人体的途径，病邪的传变及其一般见证，故名。

百步蛇 bǎibùshé　白花蛇之别名。详该条。

百部 bǎibù　中药名。出《名医别录》。别名嗽药、百条根、药虱药。为百部科植物蔓生百部 Stemona japonica（Blume）Miq. 或直立百部 S. sessilifolia（Miq.）、对叶百部 S. tuberosa Lour. 的块根。百部、直立百部主产于华东，对叶百部主产于湖北、四川、广西、云南。甘、苦，微温。有小毒。入肺经。润肺止咳，杀虫灭虱。治肺结核、支气管炎、百日咳，煎服：3~9 克，蜜炙用。治蛲虫病，用生品 30 克，煎取浓液，睡前作保留灌肠；杀灭头虱、体虱，酒浸液或水煎液涂搽；阴痒，煎汤熏洗。本品含多种生物碱。百部碱能降低呼吸中枢的兴奋性，有助于抑制咳嗽反射。煎剂和乙醇浸剂对葡萄球菌、肺炎球菌、结核杆菌、白喉杆菌、绿脓杆菌及多种皮肤真菌均有抑制作用。对实验性结核病有效。百部对感染亚洲甲型流感病毒的小鼠有一定的预防和治疗作用。醇浸剂对头虱、体虱、阴虱、臭虫、蛲虫、阴道滴虫均有杀灭作用。

百部膏 bǎibùgāo　❶《疡医大全》方。百部、白鲜皮、鹤虱、蓖麻仁、生地黄、黄柏、当归各一分，麻油八两，入药熬枯去渣，复熬至滴水成珠，下黄蜡二两，再入雄黄末少许和匀，外敷患处。治牛皮癣。❷《杂病源流犀烛》方。百部若干，水熬成膏，少量频服。治咳嗽日久，经年不愈者。

百草霜 bǎicǎoshuāng　中药名。出《本草图经》。别名灶突墨。为杂草经燃烧后附于烟囱内的烟灰。辛，温。入肺、胃、大肠经。止血。治吐血、衄血、便血、血崩，煎服：0.9~4.5 克，包煎或冲服。治咽喉口舌诸疮，研末敷。

百虫窠 bǎichóngkē　经穴别名。出《针灸大全》。即血海，详该条。

百虫入耳 bǎichóngrù'ěr　见《肘后备急方》。又名虫入耳。系指各种昆虫入耳。应立即设法取出，宜先选用油剂、葱汁、大蒜汁或酒精、氯仿液等滴耳，将昆虫杀死后取出。取出时切勿损及鼓膜。

百虫窝 bǎichóngwō　经外奇穴名。出《针灸大成》。别名血郄。位于大腿内侧，当血海穴直上 1 寸处。主治风疹、湿疹、皮肤瘙痒症等皮肤疾患。直刺 1~1.5 寸。艾灸 3~7 壮，或 5~15 分钟。

百发神针 bǎifāshénzhēn　药艾条之一种。见《种福堂公选良方》。方用乳香、没药、生川附子、血竭、川乌、草乌、檀香木、降香木、贝母、麝香各三钱，母丁香 49 粒，净蕲艾绵 1~2 两，卷制如雷火针。主治偏正头风、痈疽发背、小肠疝气、痰核初起等，各按穴灸之。

百骸 bǎihái　骸，骨骼。百骸，统指全身骨骼。《医门法律》卷一："人之五官百骸，赅而存者，神之居耳。"

百合 bǎihé　中药名。出《神农本草经》。为百合科植物百合 Lilium brownii F. E. Brown var. viridul-um Baker 的鳞茎。主产于湖南、浙江、江苏、安徽。甘，微寒。入肺、心经。养阴润肺、清心安神。治肺痨久咳、阴虚咳血、痰中带血、热病后余热未清、虚烦惊悸、失眠、精神恍惚，煎服：6~12 克。本品含微量秋水仙碱等。煎剂对小鼠有止咳作用，并使肺灌流量增加。

百合

百合病 bǎihébìng　病名。出《金匮要略·百合狐惑阴阳毒病脉证并治》。因七情郁结或大病之后，心肺阴虚而生内热。症见神情不宁、沉默少言、欲睡不能睡、欲行不能行、欲食而不能食、似寒无寒、似热无热、口苦、尿黄等。治宜滋阴清热为主。用百合地黄汤、百合知母汤等方。

百合地黄汤 bǎihédìhuángtāng 《金匮要略》方。百合七枚，生地黄汁一升。先煎百合，去滓，加入地黄汁，再煎，分两次服。治百合病。

百合固金汤 bǎihégùjīntāng 《医方集解》引赵蕺庵方。熟地黄三钱，生地黄二钱，贝母、百合、当归、炒芍药、甘草各一钱，玄参、桔梗各八分，麦冬五分。水煎服。功能养阴清热，润肺化痰。治肺肾阴亏，虚火上炎，症见咽喉燥痛、咳嗽气喘、痰中带血、手足烦热、舌红少苔、脉细数。也用于肺结核，慢性支气管炎，支气管扩张，矽肺，肺炎中后期属肺肾阴虚者。

百合鸡子汤 bǎihéjīzǐtāng 《金匮要略》方。百合七枚，鸡子黄一枚。百合水渍一夜，换水煎至减半，去渣，纳鸡子黄，搅匀略煎，温服。治百合病，吐之后，虚烦不安者。

百合知母汤 bǎihézhīmǔtāng 《金匮要略》方。百合七枚，知母三两。水煎，分两次温服。治百合病误汗后，津液受伤，虚热加重，心烦口渴者。

百花定喘丸 bǎihuādìngchuǎnwán 中成药。牡丹皮、橘皮、桔梗、天冬、紫菀、麦冬、杏仁、黄芩、麻黄、前胡、百合、天花粉、薄荷各 2 千克，款冬花、沙参、五味子、石膏各 1 千克。蜜丸，每服三钱，日两次。治痰热壅盛、咳嗽喘促、胸膈满闷、咽干口渴。本方为《成方切用》百花膏加味。

百会 bǎihuì 经穴名。代号 DU20。出《针灸甲乙经》。别名三阳五会、天满。《素问·骨空论》称巅上。属督脉。位于头顶部正中线上，距前发际 5 寸；或两耳尖连线与头部正中线

之交点处。主治昏厥、休克、头痛、眩晕、癫痫、精神病、脱肛。沿皮刺 0.5～1 寸，灸 5～7 壮或 10～20 分钟。

百脚 bǎijiǎo 蜈蚣之别名。详该条。

百解 bǎijiě 岗梅根之别名。详该条。

百劳 bǎiláo ❶经外奇穴名。见《针灸集成》。位于大椎穴直上 2 寸，旁开 1 寸处。主治瘰疬。灸 5～7 壮或 10～15 分钟。❷大椎穴别名。见《类经图翼》。详该条。

百劳丸 bǎiláowán 见《医方考》。当归、乳香、没药、人参各一钱，虻虫、水蛭各十四枚，大黄四钱。蜜丸，桐子大，每服百丸。治劳瘵积滞。

百令胶囊 bǎilìngjiāonáng 中成药。见《中华人民共和国药典》2010 年版一部。本品为发酵冬虫夏草菌粉（C^s－C－Q80）制成的胶囊。每粒装 0.2 克或 0.5 克。口服，每次 1～3 克，每日 3 次。功能补肺肾，益精气。用于肺肾两虚引起的咳嗽、气喘、咯血、腰背酸痛、慢性支气管炎的辅助治疗。

百日咳 bǎirìké 病名。又名顿咳、顿呛、时行顿呛、鸡咳、鹭鸶咳、呛咳、疫咳、天哮呛、天哮。是一种流行于冬春季节的传染病，以 5 岁以下婴幼儿为多见。临床以阵发性、痉挛性咳嗽和痉咳后伴有特殊的吸气性回声为特征。由时行疫毒犯肺，肺气不宣，气郁化热，酿液成痰，阻于气道，气机上逆而成。久咳伤及肺络，则可引起咯血。初起邪袭肺卫，宜辛温化痰，顺气降逆，用射干麻黄汤。中期邪热恋肺，宜清热宣肺，用麻杏甘石汤或泻白散加减。日久肺脾气虚，宜兼顾脾肺。验方如鸡苦胆等，均可选用。针灸：取定喘、天突，配大椎、丰隆。

百日嗽 bǎirìsòu 即百晬嗽。详该条。

百乳草 bǎirǔcǎo 百蕊草之别名。详该条。

百蕊草 bǎiruǐcǎo 中药名。出宋·苏颂等《本草图经》。别名百乳草、小草、细须草、

B

青龙草。为檀香科植物百蕊草 Thesium chinense Turcz. 的全草。广布我国南、北各地。辛、微苦、涩、寒。清热解毒，补肾涩精。治急性乳腺炎、肺炎、肺脓疡、扁桃体炎、上呼吸道感染、肾虚腰痛、头昏、遗精，煎服：3～15克。本品所含百蕊草素（总碱）、山奈酚及其3－葡萄鼠李糖苷、琥珀酸在体外具广谱抗菌活性，D－甘露醇、山奈酚有止咳、祛痰作用，琥珀酸有平喘作用。

百叶草 bǎiyècǎo 地柏枝之别名。详该条。

百晬咳 bǎizuìké 即百晬嗽。详该条。

百晬内嗽 bǎizuìnèisòu 即百晬嗽。详该条。

百晬嗽 bǎizuìsòu 病症名。又名百日嗽、百晬咳、百晬内嗽、乳嗽、奶嗽、胎嗽。指新生儿出生百日内患咳嗽、气急、痰涎壅盛等症。包括一般感冒以及新生儿肺炎等疾病。《婴童百问》："此名乳嗽，实难调理，亦恶证也。当审虚实而施治焉。实者散之，虚者补之。其证气粗痰盛，口疮眼热，发散后可利之……其证呕吐后，惊悸困倦自汗，当……补其虚也。"

柏实 bǎishí 即柏子仁。详该条。

柏叶 bǎiyè 即侧柏叶之简称。详该条。

柏子仁 bǎizǐrén 中药名。出《新修本草》。别名柏实、侧柏子。为柏科植物侧柏 Biota orientalis（L.）Endl. 的种仁。主产于山东、河南、河北、陕西等地。甘、平。入心、肾、大肠经。养心安神，润肠通便，止汗。治神经衰弱、心悸、怔忡、失眠、肠燥便秘，煎服：3～9克。本品含皂苷、挥发油及大量脂肪油。

柏子养心丹 bǎizǐyǎngxīndān 又名柏子养心丸。中成药，柏子仁75克，茯苓60克，黄芪、川芎、当归、半夏曲各30克，党参、肉桂、五味子、远志各7.5克，酸枣仁6克，甘草3克。蜜丸，每服9克，日两次。治心血不足、精神恍惚、怔忡惊悸、失眠健忘。本方为《证治准绳》养心汤加减。

柏子养心丸 bǎizǐyǎngxīnwán ❶《体仁汇编》（明·彭用光编）方。柏子仁四两，枸杞子三两，麦冬、当归、石菖蒲、茯神各一两，玄参、熟地黄各二两，甘草五钱。蜜丸，梧桐子大，每服四五十丸。功能养心安神，补肾滋阴。治营血不足，心肾失调而致的精神恍惚、怔仲惊悸、夜寐多梦、健忘盗汗。❷柏子养心丹之别名。详该条。

败毒草 bàidúcǎo 千屈菜之别名。详该条。

败毒散 bàidúsǎn 又名人参败毒散。《小儿药证直诀》方。柴胡、前胡、川芎、枳壳、羌活、独活、茯苓、桔梗、人参各一两，甘草五钱。为粗末，每服二钱，加生姜、薄荷，水煎服。功能益气解表，散风祛湿。治正气不足，外感风寒湿邪，症见恶寒发热、无汗、头项强痛、肢体烦疼、胸膈痞闷、鼻塞身重、咳嗽有痰、舌苔白腻、脉浮。

败龟板 bàiguībǎn 龟甲之别名。详该条。

败酱草 bàijiàngcǎo 中药名。出《神农本草经》。别名泽败、鹿酱、龙芽败酱。为败酱科植物黄花龙牙 Patrinia scabiosaefolia Fisch. 或白花败酱 P. villosa Juss. 等的根或全草。产于四川、江西、福建。苦，平。入胃、大肠、肝经。清热解毒，散瘀排脓。治阑尾炎、肺脓疡、肝炎、泻痢、宫颈炎、盆腔炎、产后瘀滞腹痛、疮痈肿毒、结膜炎，煎服：9～15克。黄花龙牙根、根茎含齐墩果酸，常青藤皂苷元，多种败酱皂苷和黄花龙牙皂苷。根尚含生物碱、挥发油等，油中含败酱烯、异败酱烯等15种以上成分。白花败酱全草含挥发油、黑芥子苷等。根、根茎含莫罗忍冬苷、番木鳖苷、白花败酱苷等。

败血冲肺 bàixuèchōngfèi 产后三冲之一。见《张氏医通》卷十一。指恶露当下不下，逆而上冲于肺的病症。常见胸闷烦躁、面赤气急、喘逆、鼻衄等。方用二味参苏饮（人参、苏木），甚者加芒硝。属产后危重证。

败血冲胃 bàixuèchōngwèi 产后三冲之一。见《张氏医通》卷十一。指恶露当下不下，反逆而上冲于胃的病症。症见饱闷呕恶，腹满胀痛等。"败血上冲有三：……若饱闷呕恶，腹满胀痛者，曰冲胃……用平胃散加姜桂，往往获效，不应，送来复丹。呕逆，腹胀，血化为水者，《金匮》下瘀血汤。"

败血冲心 bàixuèchōngxīn 产后三冲之一。见《张氏医通》卷十一。指分娩后由于恶露、瘀血不下，或下而不畅所产生的以神志错乱、癫狂等为主要特征的病症。《张氏医通》："败血上冲有三：或歌舞谈笑，或怒骂坐卧，甚者逾墙上屋，口咬拳打，山腔野调，号佛名神，此败血冲心，多死……花蕊石散（《局方》：花蕊石、乳香）最捷，琥珀黑龙丹（《局方》：五灵脂、当归、川芎、干地黄、良姜、琥珀、百草霜、硫黄、花蕊石、乳香）亦效。如虽闷乱，不致癫狂者，失笑散加郁金。"

ban

扳法 bānfǎ 推拿手法。扳动肢体，使关节伸展或旋转活动。常用于四肢及颈腰部。有舒展筋脉、滑利关节、松解粘连、帮助复位等作用。

斑 bān 症名。见《诸病源候论·时气病诸候》。指发于肌肤表面的片状斑块。多由外感热病，热郁阳明，迫及营血，从肌肉外发所致。一般表现为红斑（斑见紫黑色为热盛毒重），初见于胸膺部，迅速发展至背、腹及四肢等处，伴见发热，口渴引饮，烦躁不安，甚则神昏谵语，舌绛而干等。治以清胃解毒，凉血化斑为主。用化斑汤、消斑青黛饮等。神昏谵语者，兼用紫雪丹；若里热壅盛，斑出不快者，可仿调胃承气汤意微和之。斑症虽属热者为多，亦有属于虚寒者。参见斑疹与阳斑、阴斑等条。

斑根 bāngēn 虎杖之别名。详该条。

斑猫 bānmāo 即斑蝥。详该条。

斑蝥 bānmáo 中药名。出《神农本草经》。别名斑猫。为芫青科昆虫南方大斑蝥 *Mylabris phalerata* Pallas 或黄黑小斑蝥 *M. cichorii* L. 的干燥全体。主产于河南、广西、安徽、四川、江苏等地。辛，热，有大毒。入肝、胃、肾经。攻毒，逐瘀。治牛皮癣、神经性皮炎，酒浸液涂患处。治瘰疬、狂犬咬伤，近亦用于肝癌、肺癌等癌症。内服：0.03～0.06 克，米炒后煎服或入丸、散。心脏、肝脏、肾脏机能不全者慎用，孕妇忌服。本品含斑蝥素。斑蝥素对皮肤、黏膜有发赤、起泡作用，口服可引起肠胃炎与肾炎。水浸剂在体外对常见致病性皮肤真菌有抑制作用。斑蝥素有抗癌作用，但毒性很大，可用于肝癌、肺癌等。不良反应主要为泌尿道刺激，甚至血尿，也有恶心、呕吐，手指发麻等。其衍化物毒性较小。

斑蝥灸 bānmáojiǔ 药物发泡灸之一。用斑蝥末敷贴有关穴位使之发泡的方法。使用时，先取胶布一块，中间剪一小孔，贴在有关穴位上，以暴露穴位并保护周围皮肤，将斑蝥粉少许置于孔内，上面再贴一胶布。以局部起泡为度。适用于关节疼痛，黄疸等。

斑蝥素片 bānmáosùpiàn 上海斑蝥研究组方。见《全国新药介绍》第四辑。本品系从斑蝥提取所得斑蝥素制成的片剂。每服0.25～0.5 毫克，日 3 次。治原发性肝癌、肺癌、食道癌、乳腺癌等。实验研究：有抑制癌细胞的蛋白质和核酸合成的作用。

斑痧 bānshā 痧证之一。见《医宗己任编·霍乱》。因痧毒入于腠理，留滞血分，内攻脏腑所致。症见身发紫斑，头晕眼花，恶心呕吐等。急宜用刮痧、放血等法泄痧毒，继服清凉至宝饮（沈金鳌《痧胀燃犀照》：薄荷、地骨皮、山栀、丹皮、花粉、玄参、细辛）等凉血解毒。又名干霍乱。

斑杖 bānzhàng 虎杖之别名。详该条。

斑疹 bānzhěn 证名。见宋·许叔微《伤寒九十论·发斑证》。指热病过程中发于肌肤表面的红色皮疹。点大成片，斑斑如锦纹，抚之不碍手者称为斑；形如粟米，高出于皮肤之上，抚之碍手者称为疹。斑疹的形色，总以松浮、稀疏、红活为邪浅病轻，紧束有根、稠密、色深（如紫、黑色）为邪毒深重。详斑、疹条。

斑芝花 bānzhīhuā 木棉花之别名。详该条。

瘢痕灸 bānhénjiǔ 即化脓灸。详该条。

板齿 bǎnchǐ 又名门齿。即口前之切牙。

板蓝根 bǎnlángēn 中药名。出《本草纲目》。别名靛青根。为十字花科植物菘蓝 *Isatis indigolica* Fort 或爵床科植物马蓝 *Baphicacanthus cusia*（Nees）Bremek. 等的根。主产于河北、江苏、浙江、广东、广西。苦，寒。入心、胃经。清热解毒，凉血利咽。治流行性感冒，流行性腮腺炎，流行性脑脊髓膜炎，流行性乙型脑炎，急性传染性肝炎，大头瘟毒，热毒斑疹，丹毒，吐血，衄血，咽喉肿痛，暴发性赤眼。煎服：9~15克。本品含靛苷、β-谷甾醇、黑芥子苷、靛红，并含精氨酸、γ-氨基丁酸等。煎剂及丙酮提取物在体外对多种革兰阳性和阴性细菌都有抑制作用。本品还能抑制流感病毒。

板蓝根颗粒 bǎnlángēnkēlì 中成药。见《中华人民共和国药典》2010 年版一部。本品为板蓝根加工制成的颗粒。取板蓝根 1400克，加水煎煮两次，第一次 2 小时，第二次 1 小时，煎液滤过，滤液合并，浓缩至相对密度为 1.20（50℃），加乙醇使含醇量达 60%，静置使沉淀，取上清液，回收乙醇并浓缩至适量，加入适量的蔗糖粉和糊精，制成颗粒，干燥，制成 1000 克；或加入适量的糊精，或适量的糊精和甜味剂，制成颗粒，干燥，制成 600 克。清热解毒，凉血利咽。用于肺胃热盛所致的咽喉肿痛、口咽干燥，

腮部肿胀；急性扁桃体炎、腮腺炎见上述证候者。开水冲服，每次 5~10 克或 3~6 克（无蔗糖），每日 3~4 次。

板门 bǎnmén 推拿穴位名。又名版门、版门。①位于手掌大鱼际处（《小儿推拿方脉活婴秘旨全书》）。治气促，气痛，呕胀及小肠寒气等。《幼科推拿秘书》："版门穴在大指下，高起一块平肉如板处。属胃脘。"②位于掌面远心腕横纹上大小鱼际之间（《小儿按摩经》）。

板牙 bǎnyá ❶指门齿。❷病症名。为隐约见于新生儿齿龈黏膜下的白色斑块。可因妨碍吮乳而引起啼哭。治疗参见马牙条。

版门 bǎnmén 即板门。详该条。

半贝丸 bànbèiwán 《格言联璧》方。川贝母六两，法半夏四两。为末，生姜一两煎汁，酌加冷开水，和药为丸，每服二钱。治风寒暑湿而致寒热往来，发作有时，咳嗽痰多，饮食无味。

半边莲 bànbiānlián 中药名。出《本草纲目》。别名急解索、细米草、蛇利草。为桔梗科植物半边莲 *Lobelia chinensis* Lour. 的全草。分布于长江中下游及其以南各地，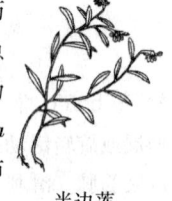

半边莲

主产于江苏、安徽、浙江。辛、淡，凉。入心、小肠、肺经。清热解毒，利尿消肿。治毒蛇咬伤，捣汁服或煎服，并用渣外敷伤口周围；疔疮肿毒，捣烂外敷。治肝硬化腹水、黄疸型肝炎、泄泻、痢疾、肾炎水肿、面足浮肿、晚期血吸虫病腹水，煎服：9~15克。本品含山梗菜碱、山梗菜酮碱、山梗菜醇碱、异山梗菜酮碱等。所含的延胡索酸、琥珀酸（钠）有解蛇毒作用。浸剂对麻醉犬有显著而持久的利尿作用，并增加排氯量。煎剂给狗静脉注射，可兴奋颈动脉体化学感受器而反射地兴奋呼吸中枢；大剂量可引起

血压下降；可使小鼠出血时间缩短。本品对金黄色葡萄球菌、伤寒杆菌、副伤寒杆菌、大肠杆菌、绿脓杆菌及福氏痢疾杆菌有抑制作用，还含治蛇毒的有效成分延胡索酸钠、琥珀酸钠和对羟基苯甲酸钠。

半表半里证 bànbiǎobànlǐzhèng 病邪既不在表，也不在里，而介于表里之间的病证。①指《伤寒论》中的少阳病。邪离太阳之表，未入阳明之里，症见寒热往来、胸胁苦满、不欲饮食、心烦喜呕等。治宜和解少阳。用小柴胡汤。参见少阳病条。②指温病邪伏膜原的证候（《温疫论》）。邪自口鼻而入，内不在脏腑，外不在经络，而在膜原者，是为半表半里。症见先憎寒、后壮热、头痛身疼、脉数、舌红、苔白厚如积粉等。治宜疏利湿热。用达原饮。

半产 bànchǎn 出《金匮要略》。即小产，详该条。

半产胞衣不下 bànchǎnbāoyībùxià 病症名。半产即小产，指小产后胞衣不下。参见胞衣不下条。

半产恶露不下 bànchǎn'èlùbúxià 病症名。半产即小产。由于小产造成的恶露不下。参见产后恶露不下条。

半产下血不止 bànchǎnxiàxuèbùzhǐ 病症名。见《中国医学大辞典》。多因堕胎复损胞脉或瘀血残留所致。治宜调补胃气为主。如脾虚兼见食少纳呆，脘腹饱闷者，用四君子汤加当归、熟地；胃气下陷，兼见痞满、小腹下坠者，用补中益气汤；因瘀血残留所致，兼见下血色暗有块者，临床应注意有无胎盘残留。如属残留，可按胞衣不下处理，或结合手术治疗。参见崩漏、恶露不绝条。

半刺 bàncì 古刺法。五刺之一。《灵枢·官针》："半刺者，浅内而疾发针，无针伤肉，如拔毛状，以取皮气，此肺之应也。"用以治疗感冒发热，咳嗽痰喘等病症。因本法浅

刺快出，如常刺深度之一半，故名。

半枫荷 bànfēnghé 中药名。见萧步丹《岭南采药录》。别名白背枫、铁巴掌。为梧桐科植物翻白叶树 *Pterospermum heterophyllum* Hance 的根。分布于福建、台湾、广西、广东。甘、淡，微温。祛风除湿，活血通络。治风湿痹痛、腰肌劳损、半身不遂、跌打扭伤、坐骨神经痛，煎服：15～30 克。

半硫丸 bànliúwán 《太平惠民和剂局方》方。半夏、硫黄各等分。为末，生姜汁同熬，蒸饼为丸，梧桐子大，每服 15～20 丸，空腹温酒或生姜汤送服。功能温肾逐寒，通阳泄浊。治老年虚冷便秘，或寒湿久泻。

半身不随 bànshēnbùsuí 见《诸病源候论》卷一。详半身不遂条。

半身不遂 bànshēnbùsuí 中风病常见症之一。出《金匮要略·中风历节病脉证并治》。一作半身不随，又名偏枯。通常为中风后遗症；亦有先觉手足麻木，逐渐形成者。多由营卫先衰，络脉空虚，邪气（风寒湿邪及痰瘀等）乘虚而入；或因于气虚；或肾虚精气不足等所致。表现为一侧肢体不能随意运动，可伴口眼㖞斜、语言謇涩等症。治宜养血祛风，温经通络，益气活血，补肾益精等法。可选用大秦艽汤、大活络丹、小活络丹、补阳还五汤、八珍汤、地黄饮子等方，并宜配合针灸治疗。

半身汗出 bànshēnhànchū 病症名。只左半身或右半身有汗，而另侧无汗。多因气血偏虚，夹寒痰阻滞经络所致。常为偏枯预兆。治宜益气补血，通经祛痰。用人参养荣汤并小续命汤之类（《张氏医通》）。如果上半身出汗，而下半身无汗者，一般多见于截瘫患者。

半身麻木 bànshēnmámù 证名。指身体半部肌肤麻木的症状。明·周慎斋《慎斋遗书·麻木》谓麻木须分上下左右。左身麻木

B

因气中之血虚，用归脾汤。右身麻木因血中之气虚，用黄芪建中汤。上身麻木为清阳不升，用补中益气汤。下身脚软麻木至膝者，由于胃有湿痰，死血阻滞，可用四物汤加人参、牛膝、薏苡仁；如下身麻木而脉豁大无力，可用八物汤加人参。另外，文献又有左半身麻木责之风邪与血少、右半身麻木责之气虚与痰湿的记载，可供参考。

半生 bànshēng 病名。出《脉经》。即小产，详该条。

半夏 bànxià 中药名。出《神农本草经》。为天南星科植物半夏 Pinellia terunata（Thunb.）Breit. 的干燥块茎。主产于四川、湖北、安徽、江苏、河南、浙江等地。辛、温，有毒。入脾、胃、肺经。燥湿化痰，降逆止呕，

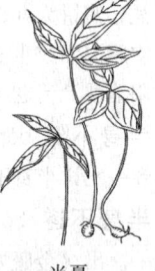

半夏

消痞散结。治湿痰、痰饮、咳喘痰多、痰饮眩悸、风痰眩晕、痰厥头痛、眩晕不眠、恶心呕吐、反胃、胸脘痞闷、梅核气，煎服：3～9克。捣敷消痈疽、疔肿、痰核；同葱白捣烂塞鼻，治急性乳腺炎。内服用制半夏，外用用生半夏。反川乌、草乌、附子。本品含挥发油、烟碱、胆碱等。煎剂对猫实验性咳嗽有止咳作用。醇提液对大鼠实验性矽肺有一定治疗作用。煎剂对狗有止吐作用，但生半夏有催吐作用，如加温破坏其催吐成分并不损害其镇吐作用。

半夏白术天麻汤 bànxiàbáizhútiānmátāng ❶《医学心悟》方。半夏一钱五分，白术、天麻、陈皮、茯苓各一钱，甘草五分，生姜二片，大枣三个，蔓荆子一钱。水煎服。功能健脾祛湿，化痰息风。治风痰所致的眩晕、头痛、痰多、胸膈胀满、舌苔白腻、脉弦滑。❷《脾胃论》方。姜半夏、麦芽各一钱五分，神曲、白术各一钱，苍术、人参、黄芪、橘皮、茯苓、泽泻、天麻各五分，干

姜、黄柏各二分。水煎服。治痰厥头痛、咳痰稠黏、头眩烦闷、恶心吐逆、身重肢冷、不得安卧。

半夏干姜散 bànxiàgānjiāngsǎn 《金匮要略》方。半夏、干姜各等分。为粗末，每服一方寸匕，浆水煎服。治干呕吐逆、吐涎沫。

半夏桂枝甘草汤 bànxiàguìzhīgāncǎotāng 《类证活人书》方。半夏、桂枝、炙甘草各等分。为粗末，每服四钱匕，加生姜，水煎，放冷，少少含咽。治寒邪中人，邪伏少阴，咽痛，下利，脉微弱者。

半夏桂枝汤 bànxiàguìzhītāng 《温病条辨》方。半夏六钱，秫米一两，白芍六钱，桂枝四钱，炙甘草一钱，生姜三钱，大枣二枚。水煎服。治温病邪退，营卫不和，饮食不进，舌苔滑者。

半夏厚朴汤 bànxiàhòupòtāng 《金匮要略》方。半夏一升，厚朴三两，茯苓四两，生姜五两，紫苏叶二两。水煎，分四次服。功能行气开郁，降逆化痰。治痰气郁结，咽中如有物阻，咯吐不出，吞咽不下，胸脘满闷，或咳嗽，或呕吐等。也用于食道痉挛、癔病、胃神经官能症而见上症者。

半夏藿香汤 bànxiàhuòxiāngtāng 《温疫论》方。半夏一钱五分，藿香、干姜、茯苓、陈皮、白术各一钱，甘草五分。加生姜，水煎服。治温疫下后，胃气虚寒，呕吐转甚，进食泛酸者。

半夏曲 bànxiàqū 中药名。出《本草纲目》。为半夏加面粉、姜汁等制成的曲剂。苦、辛，平。止咳化痰，消食化滞。治咳嗽痰多、食积、泄泻。煎服：6～9克，包煎。

半夏散 bànxiàsǎn 《伤寒论》方。半夏、桂枝、炙甘草各等分。为末，每服一方寸匕，日三次，冲服。治少阴咽痛。

半夏秫米汤 bànxiàshúmǐtāng 即半夏汤。

详该条。

半夏汤 bànxiàtāng ❶又名半夏秫米汤。《灵枢·邪客》方。半夏五合，秫米一升。水煎服。治失眠。❷《千金要方》方。①半夏一升，桂心八两，干姜五两，甘草、人参、细辛、附子各二两，蜀椒二合。水煎，分三次服。治脚气冲心，上气喘急，呕吐不食，精神恍惚。②半夏、麦冬各五两，吴茱萸、当归、阿胶各三两，干姜一两，大枣十二枚。水煎去滓，加白蜜，分四次温服。治妊娠下利，腹满短气，腰背痛不可转侧。❸《外台秘要》方。半夏三两，生姜四两，桔梗二两，吴茱萸二两，前胡三两，鳖甲三两，枳实二两，人参一两，槟榔子十四枚。水煎，分三次服。治腹内左肋痃癖硬急气满，不能食，胸背痛。❹即《伤寒论》半夏散作汤剂。

半夏丸 bànxiàwán 《素问病机气宜保命集》方。半夏一两，雄黄三钱。为末，生姜汁浸蒸饼为丸，桐子大，每服三十丸。治伤风而致的咳痰喘逆、恶心欲吐。

半夏温肺汤 bànxiàwēnfèitāng 《医学发明》方。细辛、橘皮、桂心、人参、旋覆花、甘草、桔梗、芍药、半夏各五钱，赤茯苓三分。为粗末，每服四钱，加生姜七片，水煎服。治脾胃虚寒，痰饮内阻，胸腹气冷，肠鸣，口吐清水，胁肋胀痛，不欲饮食，脉沉弦细迟。

半夏泻心汤 bànxiàxièxīntāng 《伤寒论》方。半夏半升，黄芩、干姜、人参、炙甘草各三两，黄连一两，大枣十二枚。水煎，分三次服。功能和胃降逆，开结除痞。治胃气不和，症见心下痞满，干呕或呕吐，肠鸣下利。也用于急性胃肠炎见上症者。

半枝莲 bànzhīlián 中药名。见《江苏植物药材志》。别名并头草、金挖耳、牙刷草。为唇形科植物半枝莲 Scutellaria barbata D. Don 的全草。分布于长江以南及河北、山东、陕西、河南各地。微苦，凉。清热解毒，散瘀止血，利尿，抗癌。治咽喉肿痛、痈疽、疔肿、毒蛇咬伤，内服并捣敷。治肺脓疡、阑尾炎、吐血、衄血、血痢、血淋、肾炎水肿、肝炎、肝硬化腹水、黄疸，肺癌、胃肠道癌、宫颈癌、跌扑伤痛，煎服：15~30克，鲜品加倍。外用：鲜品适量。全草含生物碱、黄酮类、酚类、甾体等。根中已提出汉黄芩素、7-甲基汉黄芩素、半枝莲素等。浸剂经乙醚提取的结晶对动物有利尿作用。煎剂对金黄色葡萄球菌，福氏痢疾杆菌、伤寒杆菌、大肠杆菌、绿脓杆菌等有抑制作用。

半肢风 bànzhīfēng 病症名。指一侧上下肢或两下肢不能运动的疾患。①左侧或右侧肢体不能随意运动。详半身不遂条。②两下肢软弱，难于行动。《医贯·中风论》："身半以上俱无恙，如平人，身半以下软弱麻痹，小便或涩或自遗……此亦足三阴之虚证也。"似指截瘫一类的病症。多由肝肾精血亏损，或肾阴肾阳俱虚，筋骨失于濡养所致。治宜滋阴益精，补肾温阳。用地黄饮子加减。

bang

膀 bǎng 肩膀。胳膊上部靠肩的部分。

蚌粉 bàngfěn 中药名。出《日华子诸家本草》。蚌科动物背角无齿蚌 Anadonta woodiana Lea 或褶纹冠蚌 Cristaria plicata Leach 等贝壳制成的粉。分布于我国各地江河、湖沼中。咸，寒。入肺、肝、胃经。清热化痰，和胃制酸，安神定惊。治痰饮咳嗽、胃及十二指肠溃疡、呕逆、疳积、痢疾、白带、心悸失眠。研末服：1~2克。治湿疮，研末撒；痈肿，研末醋调敷。本品含碳酸钙（90%以上）、少量有机质及微量的锶等。

棒槌草 bàngchuícǎo 夏枯草之别名。详该条。

傍针刺 bàngzhēncì 古刺法。十二节刺之一。《灵枢·官针》："傍针刺者，直刺傍刺各一，以治留痹久居者也。"指在患处正中刺一针，旁边又斜刺一针的刺法。用于治疗慢性风湿痹痛。

镑 bàng 中药炮制法之一。将坚硬的药材，用特制的工具"镑刀"刨成薄片。如镑羚羊角等。

bao

包诚 bāochéng 清代医学家。字兴言，安吴（今安徽泾县）人。注重药性基本理论的研究，为能简明扼要地表述药性，节录其师刘若金《本草述录》，以十二经络为经，以十剂为纬，分类表解，编成《十剂表》，刊于1840年。另撰有《广生编》以补张曜孙《产孕集》的不足；取《伤寒悬解》的内容，编成《伤寒审证表》，以求简明易览。

包达日玛 bāodárìmǎ （1835—1909）蒙医骨科医生。承其母娜仁·阿柏的正骨技术而有所发展。创用"羊瑟博素法"：治疗陈旧性骨折，以刚杀死之羊胃热敷包裹患处，兼用酒泡牛皮固定患肢关节，配以牛奶、动物肉汤治疗，可加速愈合，每奏奇效。

胞 bāo ❶指子宫。《灵枢·水胀》："石瘕生于胞中。"❷胞衣之简称。即胎盘。❸指膀胱。《灵枢·淫邪发梦》："厥气……客于胞䐈（䐈即直肠）。"❹指眼睑。见胞睑条。

胞痹 bāobì 病名。出《素问·痹论》。又名膀胱痹。因风寒湿邪久客膀胱，使膀胱虚寒，气化失常所致。症见小腹胀满、疼痛拒按、小便艰涩不利、鼻流清涕。治宜温通。用肾着汤、肾沥汤（《圣济总录》：桑螵蛸、

犀角、麦冬、五加皮、杜仲、木通、桔梗、赤芍）、巴戟丸（《圣济总录》：巴戟、桑螵蛸、远志、肉苁蓉、杜仲、石斛、山芋、附子、续断、鹿茸、龙骨、菟丝子、生干地黄、五味子、山茱萸、桂）等方。亦有因湿热蕴结膀胱所致者，治宜清利，可用八正散加减。

胞宫 bāogōng 见《妇人大全良方》卷十四。即女子胞。详该条。

胞寒不孕 bāohánbúyùn 病症名。因肾阳不足，寒自内生，胞宫失于温煦；或经期调摄不慎，风寒客于胞中，以致胞宫寒冷，难以摄精，以致不孕。多伴有小腹寒冷、形寒肢冷、经行后期等。因肾阳不足者，宜补肾壮阳，用桂附八味丸或温胞饮（《傅青主女科》：白术、巴戟肉、人参、山药、芡实、杜仲、菟丝子、附子、肉桂、补骨脂）。因风寒内客者，宜温经助阳，暖宫祛寒，用艾附暖宫丸。

胞肓 bāohuāng 经穴名。代号BL53。出《针灸甲乙经》。属足太阳膀胱经。位于骶部，当后正中线旁开3寸，与第二骶后孔相平处。主治腹痛、小便不利、便秘、腰脊痛、坐骨神经痛等。直刺1~1.5寸。灸5~7壮或5~15分钟。

胞睑 bāojiǎn 又名目胞、眼睥、眼胞、目裹、胞、睑、约束等，指上下眼睑（俗称眼皮）。上眼睑又称目上胞、目上睑，下眼睑称目下胞、目下睑。胞睑有保护眼球及防御外伤的作用。它属肌肉组织，脾主肌肉，故在脏属脾，称肉轮。眼睑疾患多从脾胃论治。

胞漏疮 bāolòuchuāng 病名。出《外科启玄》卷七。由肝经湿热下注而成。症见阴囊处起粟作痒，破流脂水，甚至肿痛，反复发作，日久不愈。治宜清肝利湿。内服龙胆泻肝汤，外搽黄柏散（《外科真诠》：炒黄柏、

轻粉、儿茶、上梅片）或苏叶研细外撒。相当于慢性阴囊湿疹。

胞轮振跳 bāolúnzhèntiào 指眼睑不自主跳动的症状。见康维恂《眼科菁华录》卷上。又称睥轮振跳、目跳，俗称眼皮跳、眼眉跳。常由风热外袭，入侵经络，或气血衰弱，筋脉失养，血虚生风所致。本症眼睑振跳或稀或频，不能自制，日久不愈，可变牵吊坏症。治法：风热者，宜祛风清热为主；血虚者，宜调气养血为主。针灸可选取攒竹、承泣、四白、丝竹空、风池、足三里、昆仑等穴，补虚泻实，调和经络。

胞络 bāoluò ❶出《素问·奇病论》。又称胞脉。是分布在胞宫上的脉络。❷推拿部位名。出《幼科推拿秘书》。又名心胞。位于无名指近端指骨的腹面。

胞脉 bāomài 又名胞络。分布在胞宫（子宫）上的脉络，包括冲脉和任脉。《灵枢·五音五味》："冲脉任脉皆起于胞中。"胞脉的主要作用是主女子月经和妊育胞胎。《素问·评热病论》："月事不来者，胞脉闭也。胞脉者，属心而络于胞中。"

胞门 bāomén ❶亦作子门，即子宫口。见《金匮要略·妇人杂病脉证并治》。❷经穴别名。所指有二：①出《针灸甲乙经》。即气穴，详该条。②出《备急千金要方》。即水道穴。见胞门、子户条。

胞门子户 bāoménzǐhù 经穴别名。即水道穴。见《备急千金要方》。位于腹正中线脐下3寸，旁开2寸处。左称胞门，右称子户。主治肾炎、膀胱炎、月经不调、不孕症、胞衣不下、小便不通、睾丸炎等。直刺1～1.5寸。灸3～7壮或5～15分钟。

胞系了戾 bāoxìliǎolì 病机名。胞，指膀胱。了戾，缭绕不顺。胞系了戾可出现下腹急痛拒按，小便淋漓不通等症。《金匮要略·妇人杂病脉证并治》："不得溺也，以胞系了

戾，故致此病。但利小便则愈，宜肾气丸主之。"多见于妊娠末期，胎气压迫膀胱所致的小便不利。

胞弦 bāoxián 即睑弦。详该条。

胞虚如球 bāoxūrúqiú 即睥虚如球。详该条。

胞衣 bāoyī 即紫河车。详该条。

胞衣不下 bāoyībúxià 病症名。出《经效产宝》。又名胎衣不下。指胎儿娩出后，胎盘超过半小时以上迟迟不下。多因分娩后气血大虚，无力继续排出所致。宜急用手法取出胞衣。继则补益气血。用十全大补汤。同时可结合针灸合谷、三阴交等穴。

胞脏 bāozàng 出《诸病源候论》卷四十二。即女子胞。详该条。

胞肿 bāozhǒng 证名。见《异授眼科》。俗称眼皮肿。除由眼睑疾病引起外，还可发于多种眼病及全身性疾病。实证一般表现为胞睑肿硬拒按，红赤焮痛或瘀血青紫，糜烂胶黏等；虚证常见胞睑浮肿，软而喜按，无红赤疼痛。若兼水湿者，皮色光亮。参见胞肿如桃、睥虚如球条。

胞肿如桃 bāozhǒngrútáo 病症名。出《银海精微》。常由风热毒邪攻目或脾胃积热所致。症见眼睑红赤焮肿，高起如桃李。可兼有白眼红赤，泪热羞明等。宜祛风清热，泻火解毒。内服可选用散热消毒饮（《审视瑶函》：牛蒡子、羌活、黄连、黄芩、苏薄荷、防风、连翘），或仙方活命饮加减。外点金丝膏（《审视瑶函》：黄连、龙胆草、大黄、黄柏、当归、山栀仁、乳香、硼砂、灯心、青竹叶、大枣、龙脑）。

胞转 bāozhuǎn 见《诸病源候论·小便病诸候》。即转胞。详该条。

胞阻 bāozǔ 病名。出《金匮要略·妇人妊娠病脉证并治》。又名妊娠腹痛。指孕妇发生小腹部疼痛的病症。多因虚寒，血虚，气

B

郁，胞脉气血运行失畅，或血虚胞脉失养所致。虚寒者，小腹冷痛，得热痛减，宜温经散寒，用艾附暖宫丸。血虚者，兼见头痛目眩、小腹绵绵作痛、喜按，宜养血止痛安胎，用胶艾汤。气郁者，兼见脘腹胀满、烦躁易怒，宜疏肝解郁，用逍遥散。

宝庆本草折衷 bǎoqìngběncǎozhézhōng 本草著作。简称《宝庆本草》《本草折衷》。初名《本草精华》。20 卷。南宋·陈衍撰。成书于 1248 年。作者撷取诸家本草之精华而折衷其说，故以为名。又以其初撰于宝庆三年，故冠宝庆二字。卷一~三分述本草源流、医家医籍、辨药制剂、服药用药、编写体例及资料来源等。卷四~二十论述 789 种药物的性味功能及主治。分类方法及排列顺序多依《证类本草》，分玉石、草、木、人、兽、禽、虫鱼、果、米谷、菜及外草、木蔓等类。正文末节取前人本草资料，后附"续说"则是作者个人见解。卷末附"群贤著述年表"，共介绍 12 部宋代本草典籍。此书清晰严谨，于药性考订多有发明，是南宋颇具代表性之本草著作。现残存元刻本（卷一~三，十~二十），载药 523 种。

保安万灵丹 bǎo'ānwànlíngdān 又名万灵丹、绀珠丹。《外科正宗》方。苍术八两，全蝎、石斛、天麻、当归、炙甘草、川芎、羌活、荆芥、防风、麻黄、细辛、川乌、草乌、何首乌各一两，雄黄六钱，蜜丸，弹子大，朱砂为衣，每服一丸。治痈疽，疔毒，湿痰流注，附骨阴疽，发颐，风寒湿痹，鹤膝风，口眼歪斜，半身不遂，气血凝滞，周身走痛，步履艰难，偏坠疝气，偏正头痛，破伤风，牙关紧闭等。

保产无忧散 bǎochǎnwúyōusǎn 《傅青主女科·产后编》方。当归、川芎各一钱五分，荆芥穗八分，艾叶七分，枳壳六分，黄芪八分，菟丝子一钱四分，羌活五分，厚朴七分，川贝母一钱，白芍一钱二分，甘草五分，生姜三片。水煎服。治胎动不安，胎位不正及难产等症。

保和汤 bǎohétāng 《十药神书》方。知母、贝母、天冬、款冬花各三钱，天花粉、薏苡仁、杏仁、五味子各二钱，甘草、马兜铃、紫菀、百合、桔梗、阿胶、当归、地黄、紫苏、薄荷、百部各一钱五分（《证治准绳》无地黄，有麦冬）。加生姜三片水煎，入饴糖一匙调服，日三次。治久嗽肺痿。血盛加炒蒲黄、茜草根、藕节、大蓟、小蓟、茅花、当归，痰盛加天南星、半夏、陈皮、茯苓、枳实、枳壳，喘盛加桑白皮、陈皮、莱菔子、葶苈子、苏子，热甚加栀子、黄连、黄芩、黄柏、连翘、大黄，风甚加荆芥、防风、菊花、细辛、香附，寒甚加人参、桂枝、鹿茸、芍药。

保和丸 bǎohéwán ❶《丹溪心法》方。山楂六两，神曲二两，半夏、茯苓各三两，陈皮、连翘、莱菔子各一两（一方有麦芽）。糊丸，每服七八十丸，食远，白汤下。功能消积和胃，清热利湿。治食积停滞，症见胸脘痞满，腹胀时痛，嗳腐厌食，大便不调，舌苔厚腻而黄，脉滑。❷《古今医鉴》方。白术五钱，陈皮、半夏、茯苓、神曲、山楂各三两，连翘、香附、厚朴、莱菔子、枳实、麦芽、黄连、黄芩各二两。为末，姜汁糊丸，梧桐子大，每服五十丸。治症同上。

保健按摩 bǎojiàn'ànmó 按摩的一种。又称保健推拿。指用作强身保健、却病延年的按摩方法。《千金要方·养性》："小有不好，即按摩推捺，令百节通利，泄其邪气。"常用的有浴面、摩腹、擦腰等法。

保健功 bǎojiàngōng ❶气功功法。指最基本的动功锻炼，其特点是意念与轻柔动作结合起来。现在通行的保健功有两套。上海气功疗养所为 10 节：即叩齿、搅海咽津、摩腹、浴面鸣鼓、左顾右盼、擦腰、双手齐伸开、转辘轳、左右托天、双手攀足；北戴河气功疗养院为 18 节：即静坐、耳功、叩齿、舌功、漱津、擦鼻、目功、擦面、项功、揉肩、夹背功、搓腰、搓尾骨、擦丹田、揉膝、擦涌泉、织布式和带脉。❷一种肢体运动与自我推拿相结合的防治疾病的方法。又称保健操。有疏通经脉，调和营卫，畅通气血，舒利关节，强筋壮骨等作用。

保健灸 bǎojiànjiǔ 以提高人体自身免疫能力而达到祛病健身为目的的灸法。《备急千金要方》："体上常须三两处灸之，勿令疮暂差，则瘴疠温疟毒气不能着人也。"

保生集要 bǎoshēngjíyào 产科著作。1 卷。清·黄阳杰编。刊于 1798 年。此书列保胎、保产、产后、保婴四章。强调胎前宜清心节欲，动静相宜，临产应遵《达生编》之"六字真言"（睡，忍痛，慢临盆），产后须舒畅情志，调护静养。该书还详述接生方法及新生儿护理。现存初刻本。

保胎资生丸 bǎotāizīshēngwán 《先醒斋医学广笔记》方。人参、白术各三两、茯苓、山药、薏苡仁、扁豆、莲子肉、芡实各一两五钱、陈皮、山楂各二两、甘草、藿香叶、桔梗各五钱、黄连三钱、白豆蔻、泽泻三两五钱、麦芽一两。蜜丸，每服三钱。治妊娠三月，滑胎不固。

保阴煎 bǎoyīnjiān 《景岳全书》方。生地黄、熟地黄、芍药各二钱、山药、续断、黄芩、黄柏各一钱五分、甘草一钱。水煎服。治阴虚内热而致的带下淋浊，血崩便血，月经前期等。

保元汤 bǎoyuántāng 《博爱心鉴》方。人参、甘草、肉桂、黄芪。加生姜一片，水煎服。治痘疮气虚塌陷者。

保真汤 bǎozhēntāng ❶《十药神书》方。当归、生地黄、白术、黄芪、人参各三钱、赤茯苓、陈皮、赤芍、甘草、白茯苓、厚朴各一钱五分、天冬、麦冬、白芍、知母、黄

柏、五味子、柴胡、地骨皮、熟地黄各一钱。加姜三片，枣五枚，水煎服。治骨蒸体虚。惊悸加茯神、远志、柏子仁、酸枣仁，淋浊加萆薢、乌药、猪苓、泽泻，小便涩加石韦、萹蓄、木通、赤茯苓，遗精加龙骨、牡蛎、莲心、莲须，燥热加石膏、滑石、鳖甲、青蒿，盗汗加浮小麦、牡蛎、黄芪、麻黄根。❷《傅青主女科·产后编》方。地骨皮、川芎、黄连、炒黄柏各六分、炒白术、当归、麦冬、白芍、枸杞子、知母、生地黄各二钱、天冬一钱、五味子十粒。加大枣三枚，水煎服。治产后骨蒸。

报标 bàobiāo 见报点条。

报刺 bàocì 古刺法。十二节刺之一。《灵枢·官针》："报刺者，刺痛无常处也，上下行者，直内无拔针，以左手随病所按之，乃出针复刺之也。"指直刺痛处，并予留针，再循按其局部，找到另一个痛处后，出前针复刺之。刺而复刺，故称报刺。用于治疗没有固定部位的疼痛。

报点 bàodiǎn 又名报标。皮疹出现前先露出的点子。如麻疹初透，于发际头面部隐约可见红疹数点，一二天后才陆续出现。

报灸 bàojiǔ 灸法术语。分次重复施灸的方法。《千金要方》："凡阴阳濡风口喝僻者，不过三十壮，三日一报；报如前，微者三报，重者九报。"

报息 bàoxī 报，重复或接续；息，呼吸。指平顺的呼吸规律。《素问·脏气法时论》："肺病者……虚则少气，不能报息，耳聋嗌干。"不能报息，指气短而呼吸不能接续，多见于虚喘患者。

抱龙丸 bàolóngwán 《太平惠民和剂局方》卷六方。①原名小抱龙丸。天竺黄一两，雄黄二分，朱砂、麝香各五钱，胆南星四两（《小儿斑疹备急方论》有牛黄）。为末，甘草水为丸，皂角子大，每服一二丸。功能清

B

热化痰，开窍安神。治小儿急惊、痰热内壅、身热昏睡、呼吸气粗、四肢抽搐等。② 雄黄四两，白石英、犀角、麝香、朱砂各一两，藿香二两，天南星一斤，牛黄五钱，阿胶三两，金箔、银箔各五十张（现多不用）。水丸，芡实大，每服一丸。治风痰壅实，头目昏眩，胸膈烦闷，恍惚惊悸。

抱轮红 bàolúnhóng 证名。出《原机启微》。又名赤带抱轮、乌轮赤晕、白睛抱红。多由肝肺实热或阴虚火旺所致。症见沿黑睛周围、白睛深层环绕模糊之红赤血丝，压之红赤不退，推之血丝不移。相当于睫状肌充血。常见于瞳神、黑睛和白睛深层的疾患。宜结合眼部及全身症状辨证论治。

抱朴子 bàopǔzǐ 见葛洪条。

抱头火丹 bàotóuhuǒdān 发于头部的丹毒。详该条。

抱膝 bàoxī 医疗器械。出《医宗金鉴》卷八十七。又名竹箍（见《证治准绳》）。用于髌骨骨折及错位的固定。为竹或铁丝编制，或用橡皮制成。为比髌骨稍大的圆圈，并带四个小足，用纱布缠裹。用时将圈套于整复后的髌骨周围，缚于腘部垫的木板上，以限制膝关节及髌骨的移动。

豹骨 bàogǔ 中药名。出明·汪绂《医林纂要探原·药性》。为猫科动物豹 *Panthera pardus* L 的骨骼。主产于四川、云南、贵州。辛，温。入肝、肾经。追风定痛，强壮筋骨。治风寒湿痹，筋骨疼痛，四肢拘挛、麻木，腰膝酸楚，浸酒或入丸、散。内服煎汤：3～6克。本品对大鼠蛋清性关节炎有明显消炎作用。

豹文刺 bàowéncì 古刺法。五刺之一。《灵枢·官针》：“豹文刺者，左右前后针之，中脉为故，以取经络之血者，此心之应也。”即在患处前后左右刺中血脉，放出郁血，用来治疗经络瘀阻等病症。因本法出血点较多，犹如豹文，故名。

鲍鱼壳 bàoyúké 见《中药材手册》。为石决明之别名。详该条。

暴崩 bàobēng 病名。出《妇人大全良方》。妇女由于暴怒伤肝，或跌扑闪挫，伤及冲任，迫血妄行。症见非经期而突然经血暴下如注。急宜止血。用十灰散，兼服独参汤。俟血减少后，再按崩漏辨证论治。

暴病 bàobìng 出《素问·六元正纪大论》。急而重的病症，亦可指急性病、新发病。

暴风客热 bàofēngkèrè 病症名。出《秘传眼科龙木论》。因外感风热，眼部暴发赤热肿痛，沙涩羞明，热泪如汤，甚至胞肿难开，白睛浮肿，高于黑睛，并有头痛鼻塞、恶寒发热等。治宜疏风清热，泻火解毒。可选服羌活胜风汤（《原机启微》：白术、枳壳、羌活、川芎、白芷、独活、防风、前胡、桔梗、薄荷、荆芥、甘草、柴胡、黄芩）。外用蒲公英，水煎熏洗；滴10%千里光眼液。

暴厥 bàojué 古病名。卒然昏厥，不省人事。《素问·大奇论》：“脉至如喘（躁疾），名曰暴厥。暴厥者，不知与人言。”一称暴蹶（见《史记·扁鹊仓公列传》）。参见厥证条。

暴聋 bàolóng 出《素问·厥论》等篇。突然发生的耳聋。详见耳聋条。

暴露赤眼生翳 bàolùchìyǎnshēngyì 病症名。《银海精微》：“（黑睛）暴露者痛而生翳。”类似兔眼性角膜炎。

暴盲 bàománg 病症名。多因肝气上逆，气滞血瘀，或元气大虚所致。《证治准绳》：“平日素无他病，外不伤轮廓，内不损瞳神，倏然盲而不见也。”多见于急性视神经炎、视网膜中央动脉栓塞、眼底出血、视网膜剥离等疾病。治宜结合全身情况辨证论治，或清热平肝理气，用丹栀逍遥散加减；或凉血止血，佐以散瘀，用生蒲黄汤（《眼科六经法要》：生蒲黄、旱莲草、丹参、丹皮、荆芥炭、郁金、生地、川芎）；或祛瘀通络，用血府逐瘀汤；或大补元气，选用独参汤或生脉散。

暴痫 bàoxián　病名。骤然发作的痫证。《千金要方》："小儿暴痫者，身躯正直如死人，腹中雷鸣，灸太仓及脐中上下两旁各一寸，凡六处。"

暴喑 bàoyīn　喑喉之一。出《灵枢·寒热病》等篇。又名金实不鸣、卒喑。突然发生的失音，多属实证。由风寒袭肺或风热犯肺，气道受遏，肺气壅塞，以致肺实不鸣。相当于急性喉炎、痉挛性失音等。属风寒者，宜辛温发散，用九味羌活汤加减。属风热者，宜辛凉疏散，用银翘散、清咽利膈汤（方见喉痈条）。

暴注 bàozhù　病症名。指突然起病，水泻如注的病症。见《素问玄机原病式·六气为病》。详参热泻、水泻、紧病条。

bei

卑㥢 bēidié　病名。见《证治要诀·怔忡》。《杂病源流犀烛》："卑㥢，心血不足病也，与怔忡病一类。其症胸中痞塞，不能饮食，如痴如醉，心中常有所歉，爱居暗室，或倚门后，见人即惊避无地。"多属久病。治宜补血益气，养心宁志。用补心丹、人参养荣丸等方加减。

背法 bēifǎ　推拿手法。医者和患者背靠背站立，用两肘挽住患者肘弯部，然后弯腰挺臀，将患者背起，使其双脚离地，同时以臀部着力颤动，牵伸患者腰及脊柱。常用于腰部扭伤等疾患。

悲 bēi　❶七情之一。悲哀过度可伤脏气。❷病症名。容易悲伤或无故悲伤的简称。又

称善悲、喜悲。详见喜悲条。

悲忧伤肺 bēiyōushāngfèi　病机。过度悲忧可使肺气抑郁，意志消沉，肺气耗伤，而致气短乏力等症。

悲则气消 bēizéqìxiāo　病机。气消，指肺气消耗。肺主气，悲伤过度可使肺气运行不畅，久而气郁化热，热蒸则肺气消耗。

北豆根 běidòugēn　蝙蝠葛根之别名。详该条。

北京宣言 běijīngxuānyán　1991 年 10 月在北京召开的国际传统医药大会诞生的文献。全名为《人类健康需要传统医药北京宣言》，指出："传统医药是数千年来世界各民族的文化瑰宝，对人类健康和医学进步作出了重要的贡献。""面对着现代科学技术的迅速发展，传统医药学应进一步得到肯定，加快其发展和提高的进程。"宣言呼吁各国政府、各有关国际组织、非政府组织和各界人士，加强传统医药的国际交流与合作，积极探索筹建世界传统医药学术机构的可能性；发展传统医药教育事业，培养人才，提高传统医药的学术水平和医疗水平；加强传统医药的科学研究；合理开发利用传统医药，加强自然资源保护；承认传统医药所作出的贡献，将每年的 10 月 22 日定为世界传统医药日。

北沙参 běishāshēn　中药名。出明·倪朱谟《本草汇言》。别名银条参。为伞形科植物珊瑚菜 *Glehnia littoralis* Fr. Schm. ex Miq. 的根。主产于山东、河北、辽宁。甘，微寒。入肺、胃经。润肺止咳，养胃生津。治肺热燥咳、虚痨久咳、热病后咽干口渴，煎服：3～9 克。反藜芦。本品含生物碱、挥发油及丰富的淀粉，能增加支气管黏膜分泌，有祛痰作用。乙醇提取物有解热、镇痛作用。

北五加皮 běiwǔjiāpí　香加皮之处方名。详该条。

北五味子 běiwǔwèizǐ　五味子之商品名。详

B

该条。

贝齿 bèichǐ　紫贝齿之简称。详该条。

备急灸法 bèijíjiǔfǎ　灸法专书。1 卷。宋·闻人耆年编。约刊于 12 世纪。书中介绍了 22 种急性病症的灸法，并附简明图说。今存该书后附刊佚名氏骑竹马灸法及竹阁经验方。新中国成立后有影印本。

备急千金要方 bèijíqiānjīnyàofāng　医书。又名《千金要方》。30 卷。唐·孙思邈撰于 7 世纪中期。作者以人命重于千金，故取为书名。该书较系统地总结和反映了唐代以前的医学成就。记述了本草、制药、妇、儿、内、外各科病症以及解毒、备急、食治、养性、平脉、针灸孔穴主治和导引等多方面的内容，取材丰富，有很高的参考价值，但也掺杂了某些糟粕。新中国成立后有影印本、排印本。

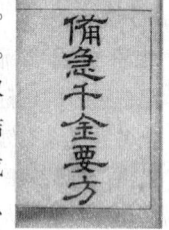
备急千金要方

备急丸 bèijíwán　即三物备急丸。详该条。

背 bèi　❶颈以下，腰以上部位。❷背部、腰部、骶部的总称。督脉和足太阳膀胱经脉循行于背。

背包生 bèibāoshēng　见《张氏医通》。指分娩时脐带绕于肩项，不能即下。相当于脐带缠肩或缠颈。

背骨 bèigǔ　❶指第七颈椎棘突与第一胸椎棘突之间（大椎穴）的部位。《灵枢·骨度》：“项发以下至背骨，长二寸半。”❷骨名。指脊骨。《医宗金鉴·正骨心法要旨》：“背者……其骨一名脊骨……共二十一节，下尽尻骨之端。”

背脊骨折 bèijǐgǔzhé　病名。见《世医得效方》。背脊骨包括胸椎、腰椎。因跌打、坠撞所伤折。局部疼痛、肿胀，活动受限，折部压痛明显，可有后突畸形；严重者可合并脊髓损伤，出现截瘫。传统上采用绳索悬吊

复位，予以固定。初服复元活血汤化裁，待肿消痛止，继服正骨紫金丹；后期进行腰背肌锻炼。

背解 bèijiě　经穴别名。出《针灸甲乙经》。即腰俞，详该条。

背偻 bèilǚ　症名。见《诸病源候论·背偻候》。又称伛偻、大偻。俗称驼背。指背部高耸，脊椎突出，腰曲不伸的症状。多因肾虚精血不足，日渐形成，属督脉病变。一般以补肾填精，强筋骨为治。有因先天不足形成畸形者，为难治，宜注意护养。

背俞穴 bèishùxué　经穴分类名。又称背腧穴、背输穴。①脏腑之气输注于背部的一些特定穴位。五脏、心包络及六腑各有背俞穴一对，即肺俞、厥阴俞、心俞、肝俞、胆俞、脾俞、胃俞、三焦俞、肾俞、大肠俞、小肠俞、膀胱俞。多用于治疗本脏腑相关的病症。②泛指背、腰、骶部穴位（见《针灸资生经》）。

背输穴 bèishūxué　即背俞穴。详该条。

背腧穴 bèishùxué　出《灵枢·卫气》。即背俞穴。详该条。

背痛 bèitòng　症名。出《素问·阴阳别论》。因风寒侵袭足太阳经所致，见背部板滞作痛，牵连肩项，兼有恶寒等。治宜祛风散寒，疏通经气为主。因脏腑病而引及背痛者，除有脏腑见证外，相应背部腧穴常有明显压痛，宜以治脏腑病变为主。

背恶寒 bèiwùhán　症名。出《伤寒论·辨少阴病脉证并治》。背部自觉寒冷。一般外感表证初期，症兼发热、头痛、脉浮等，治宜解表散邪为主。因阳气不足，阴寒里盛，见背部恶寒而肢冷、脉沉细等，治宜温阳救逆为主。因寒痰内伏，见背心一片冰冷，宜化痰逐饮为主。因热邪内伏，烦渴引饮而背恶寒、脉沉伏等，治宜行气清里为主。因劳累过度，阳气内扰，见背恶寒，时作时止，

治宜益气升阳为主。

背阳关 bèiyángguān 腰阳关穴别名。详该条。

背阴草 bèiyīncǎo 凤尾草之别名。详该条。

被动运动关节法 bèidòngyùndòngguānjiéfǎ 运动肢体关节的一类手法。根据治疗的需要，在关节活动功能的许可范围内，活动患者的肢体关节。操作时，患者须放松肌肉，听任医生活动。在个别情况下，患者要协助用力或进行对抗。有舒展筋脉、活血祛瘀、滑利关节、解除粘连、疏通狭窄、整复脱位等作用。

ben

奔豚 bēntún 病名。出《灵枢·邪气脏腑病形》。又名贲豚、奔豚气。《难经》列为五积之一，属肾之积。症见有气从少腹上冲胸脘、咽喉，发时痛苦剧烈，或有腹痛，或往来寒热，病延日久，可见咳逆、骨痿、少气等。多由肾脏阴寒之气上逆或肝经气火冲逆所致。治宜温散寒邪或清肝降逆。用桂枝加桂汤或茯苓桂枝甘草大枣汤、奔豚汤等方。

奔豚气 bēntúnqì 病名。见《金匮要略·奔豚气病脉证并治》，即奔豚。详该条。

奔豚汤 bēntúntāng 《金匮要略》方。甘草、川芎、当归各二两，半夏四两，黄芩二两，葛根五两，芍药二两，生姜四两，甘李根白皮一升。水煎，分五次服。治奔豚，气上冲胸，腹痛，往来寒热。

贲门 bēnmén 出《难经·四十四难》。七冲门之一。指胃上口。其上与食道相接。贲通奔，投向、奔凑之意。食物从此处奔入于胃，故称。

贲豚 bēntún 即奔豚。详该条。

贲豚气 bēntúnqì 病名。见《圣济总录·积

聚门》。即奔豚。积气因发作部位不同，可见气逆冲心满闷，或见膀胱切痛，上冲胸胁满痛，上下攻走疼痛等症。治宜槟榔散、四味丸、天雄散等方。参见奔豚条。

本草 běncǎo ❶中药的统称或原始称号，始见于《汉书·平帝纪》。五代·韩保昇谓："按药有玉石、草木、虫兽，而直云本草者，为诸药中草类最多也。"❷我国历史上记载中药的著作（包括图谱之类）通用的名称。如《神农本草经》《本草纲目》等。

本草备要 běncǎobèiyào 本草著作。8卷。清·汪昂撰。刊于1694年。该书首论药性，其次选取常用药物470余种，列述其性味、功用和主治等，并附图400余幅。新中国成立后有排印本。

本草便读 běncǎobiàndú 本草著作。4卷。清·张秉成撰。刊于1887年。该书选常用药物580种，参照《本草纲目》分为山草、隰草等24类。每药编以一二联语，或三四联语，并附注文进一步阐解。全书内容简要，便于诵读。现有排印本。

本草从新 běncǎocóngxīn 本草著作。18卷。清·吴仪洛撰。刊于1757年。吴氏鉴于《本草备要》内容不够完备，并有错误，遂予补订，编成此书。共收常用药物720种，分类方法则参照《本草纲目》。书中文字简要，结合医疗应用，便于临证参考。新中国成立后有排印本。

本草发挥 běncǎofāhuī 本草著作。4卷。明·徐彦纯撰。成于明初。该书卷一～三将药物分为金石、草、木、人、兽、虫、鱼、果、米谷和菜10类，收药270种；卷四为药物总论，多收录金、元诸医家对药物的阐析与经验，作者未加注释，可供研究金元时代本草学参考。现有《薛氏医案二十四种》本。

本草发明 běncǎofāmíng 本草著作。6卷。

B

明·皇甫嵩撰。刊于 1578 年。该书卷一～二总论药性与制方之义，卷三～六按草、木、果、菜等部分论各药。每药参考金元以来各家之说，并结合作者心得。

本草纲目 běncǎogāngmù 本草著作。52 卷。明·李时珍撰。刊于 1590 年。该书作者结合实地调查、医疗实践，并参阅大量药物学和有关文献，全面系统地总结了明代以前的药物学成就。卷一、二为本草序例，卷三、四为诸病主治药，卷五以后分别论述 62 类药物。共收药物 1892 种，附方一万多个，药物图一千多幅。每种药物均分为释名、集解、正误、修治、气味、主治、发明、附方等项，条分缕析，内容详备。该书考证了过去本草学中的很多错误，提供了大量的科学资料，反映出丰富的临床经验和一些朴素的唯物主义思想，具有很高的实用价值，在国内外影响很大，并译成多种外国文字。现有影印、排印本。

本草纲目拾遗 běncǎogāngmùshíyí 本草著作。10 卷。清·赵学敏撰于 1765 年。该书收录《本草纲目》一书所未载或已载而需予补充的药物共 921 种，分为 18 卷。其广泛引用参考多种文献资料，结合作者采种草药与临床经验，分别予以介绍。编写体例参照《本草纲目》，对《本草纲目》中的一些错误也作了纠正。此外还发掘民间验方和当时传入的西医药资料。新中国成立后有排印本。

本草害利 běncǎohàilì 本草著作。清·凌奂撰。作者以其师吴古年《本草分队》为基础，集诸家本草药论，补入药物有害于疾病之内容，更名《本草害利》。其分类仍沿袭《本草分队》之旧，按脏腑列十一部（队），各部又分温凉补泻，易猛将、次将之称，注明诸药药性强弱。书中述药时分"害"、"利"、"修治"三项，而以"害"（药物副作用）列于先，是其独特之处。又于"利"

项述诸药功用与配伍，"修治"项下介绍炮制方法与用药品种鉴别。其内容丰富，切于临床应用。现有排印本。

本草汇 běncǎohuì 本草著作。18 卷。清·郭佩兰撰。刊于 1655 年。该书内容主要参考《本草纲目》《本草经疏》等而编成。卷一为十四经脉图、脏腑图及引经药物、面部望诊图等；卷二杂论三部九候、脉法、经络、运气等；卷三介绍用药式、引经报使及禁忌药；卷四论述各种病症宜忌药；卷五至六为杂证、伤寒、妇、外、幼各科病机；卷七至八列百病主治药；卷九至十八分记草木谷菜等 470 余种药物，编成韵语，便于记诵，并增入有关验方。

本草汇言 běncǎohuìyán 本草著作。20 卷。明·倪朱谟撰。刊于 1624 年。收载药物 670 余种。对《神农本草经》等及当时各家的本草文献进行了归纳补正，并删去繁复，附以验方。卷首列本草图，绘制较精细。

本草会编 běncǎohuìbiān 本草著作。20 卷。明·汪机编撰于 16 世纪初。此书受王纶《本草集要》的学术影响，药物分类不按《本经》分三品，而是按药物性状"以类相从"，并增补若干内容，扩充为 20 卷，以弥补《本草集要》"词简不赅"之欠缺。陈嘉谟《本草蒙筌》称赞此书"详略相因，工极精密"，但又批评其"杂采诸家，而讫无明取之论"。李时珍则云："其书撮约，似乎简便，而混同反难检阅。冠之以荟，识随可知；掩丢诸家，更觉零碎。臆度疑似，殊无实见……仅有数条自得可取耳。"原书早佚。

本草经 běncǎojīng 见神农本草经条。

本草经集注 běncǎojīngjízhù 本草著作。7 卷。梁·陶弘景撰。约撰于 5 世纪末，这是《神农本草经》较早的注本。书中除补充药物总论的序例部分外，还将原《本经》未

B

有的条文插入各条项下，即所谓"集注"；更将《本经》未载的 365 种药物附于集注之后，即所谓"别录"。该书在药物分类法方面亦有所改进，计分为玉石、草木、虫兽、果、菜、米食与有名未用 7 类。对于药物的产地、采制与功效等都有较多的补充和发挥。原书已佚，佚文收载于《证类本草》等书中。

本草经疏 běncǎojīngshū　本草著作。30 卷。明·缪希雍撰。刊于 1625 年。该书将《证类本草》中的药物选出 490 种，分别加注，予以发挥，并考证所介绍药物的药效与处方、宜忌等，引证较为广博。

本草品汇精要 běncǎopǐnhuìjīngyào　本草著作。42 卷。明太医院集体编撰。成书于 1505 年。该书是在《证类本草》一书基础上改编修补而成。共收药物 1815 种。对药物采制应用的叙述比较细致，所绘彩色药图也较逼真，但其文字部分多系抄录古书，个人发挥不多。1700 年清太医院补撰《本草品汇精要续集》10 卷，主要根据《本草纲目》等书增补药物 990 种，体例与正集相同。新中国成立后有排印本。

本草品汇精要续集 běncǎopǐnhuìjīngyàoxùjí　本草著作。详本草品汇精要条。

本草求真 běncǎoqiúzhēn　本草著作。10 卷。清·黄宫绣撰。刊于 1769 年。分上、下两篇。上篇为卷一～七，将药物分为补剂、收涩、散剂、泻剂、血剂、杂剂和食物七类。每类又据不同药性分为若干节。下篇为卷八～九，分论脏腑病用药与六淫病用药。卷十为药性总论与药物自然分类法目录。全书共收载药物 436 种，卷首附有药图。书中对每种药物均以气味形质结合医方应用作了较深入的探讨，并提出一些个人见解。作者既反对"泥古以薄今"，也不同意"厚今以废古"。现有排印本。

本草诗笺 běncǎoshījiān　本草著作。10 卷。清·朱钥撰。刊于 1739 年。全书药物分为诸水、诸火、诸土、诸金、诸石、卤石、山草、芳草、隰草、毒草、蔓草、水草、石草、苔草、诸米、诸菜、诸果、水果、诸味、香木、乔木、灌木、寓木、苞木、藏器、诸虫、龙蛇、诸介、诸禽、诸兽、人等部，共 872 种。每药编为七言诗，以便初学习诵。

本草拾遗 běncǎoshíyí　本草著作。10 卷。唐·陈藏器撰。约撰于 8 世纪初。内容主要是补充《新修本草》未收的药物。原书早佚，佚文收载于《证类本草》等书中。

本草述 běncǎoshù　本草著作。32 卷。清·刘若金撰。刊于 1700 年。该书按照《本草纲目》的分类次序，编集药物 691 种。每种药物均引证各家学说，参以个人发挥，对于药性理论与临床联系更为侧重。1842 年杨时泰将此书删繁节要，重新整理成《本草述钩元》32 卷。后者在新中国成立后有排印本。

本草述钩元 běncǎoshùgōuyuán　详本草述条。

本草图经 běncǎotújīng　本草著作。简称《图经》。①宋·苏颂等编撰。一名《图经本草》。20 卷，目录 1 卷。书成于 1061 年。该书系搜集全国各郡县的草药图，参考各家学说整理而成。《本草纲目》评价此书"考证详明，颇有发挥。但图与说异，两不相应，或有图无说，或有物失图，或说是图非……"原书已佚，佚文与图见于《证类本草》，现有辑佚排印本。②指《新修本草》的《图经》部分。详新修本草条。

本草衍义 běncǎoyǎnyì　本草著作。20 卷。宋·寇宗奭撰。刊于 1116 年。作者对《嘉祐本草》470 种释义未尽的药物详加辨析论述，提出不少药物真伪优劣的鉴别与实际应

B

用方法。

本草征要 běncǎozhēngyào 本草著作。2卷。明·李中梓撰。刊于1637年。该书原系《医宗必读》卷三~四。书中将药物分为草、木、果、谷、菜、金石、人兽、禽、虫、鱼10类，收藏药物352种，每药编成对偶联句，以便初学者诵习，并附加按语说明。

本草正 běncǎozhèng 本草著作。2卷。明·张介宾撰于1624年。为《景岳全书》卷48~49。书中择常用药300种，仿《本草纲目》编述，分山草、阳隰草、芳草、蔓草、毒草、水石草、竹木、谷、果、菜、金石、禽兽、虫鱼、人14部，次第介绍其别名、性味厚薄、阴阳主要功效与机理、临床运用范围、注意事项等。作者论药条理清晰，主论持平。相似药物功效比较、药物配伍等阐析甚明。张氏尤擅用熟地，其论主治配伍、炮制等，见解超群，于书中将人参、熟地、附子、大黄作为药之"四维"以扶阳救阴。

本草正义 běncǎozhèngyì 本草著作。2卷。清·张德裕撰。刊于1828年。该书以药性分类，计甘温、甘凉、发散、气品、血品、苦凉、苦温、苦寒、辛热、毒攻、固涩、杂列12类，361种药物，叙述简要，有一定参考价值。

本池 běnchí 见《针灸甲乙经》。廉泉穴别名。详该条。

本经 běnjīng 即《神农本草经》。详该条。

本经便读 běnjīngbiàndú 本草著作。4卷。清·黄钰撰。刊于1869年。作者因陈修园《本草经读》一书所辑《本经》的原文词旨简奥，语句参差，难于诵记，乃据此编成对偶谐韵的联句，删去原注，以供初学之用。

本经逢原 běnjīngféngyuán 本草著作。4卷。清·张璐撰。刊于1695年。该书收录药物以《神农本草经》为基础，另加各类常用药物，共700余种，32类。每药均记其性味、产地、炮制、发明、附方等。药物分类主要参考《本草纲目》，论说中选录诸家治法，并有不少个人见解与经验心得。新中国成立后有排印本。

本经疏证 běnjīngshūzhèng 本草著作。12卷。附《本经续疏》6卷，《本经序疏要》8卷。清·邹澍撰。刊于1832年。该书是用分析古医方（主要是张仲景医方）中药物配伍的理论以注释《神农本草经》。其中《疏证》释药173种，《续疏》释药142种，《本经序疏要》系对《神农本草经·序例》的注释。对于各种药物的功效结合临床辨证予以阐述。新中国成立后有排印本。

本经序疏要 běnjīngxùshūyào 本草著作。详本经疏证条。

本经续疏 běnjīngxùshū 本草著作。详本经疏证条。

本经选穴法 běnjīngxuǎnxuéfǎ 即循经选穴法。详该条。

本神 běnshén ❶经穴名。代号GB13。出《针灸甲乙经》。属足少阳胆经。位于头正中线入前发际0.5寸，督脉（神庭穴）旁开3寸处。主治头痛，目眩，眶上神经痛，癫痫等。沿皮刺0.5~1寸。❷《灵枢》篇名。

本事方 běnshìfāng 即《普济本事方》。详该条。

beng

崩 bēng 病症名。非经期阴道大量出血。即妇女的血崩病。由于阳盛阴虚，迫血妄行而成。《素问·阴阳别论》："阴虚阳搏，谓之崩。"参见血崩、崩中条。

崩漏 bēnglòu　病症名。见《济生方》。又名崩中漏下。不在经期,忽然阴道大量出血,或持续淋漓不断出血。来势急,血量多者为崩;来势缓而淋漓不断者为漏。因两者常互相转化,崩可致漏,漏可转变为崩,故统称为崩漏。多发生于青春期及更年期妇女。崩漏以冲任不固为基本病理。常见有血热崩漏、气虚崩漏、肝肾阴虚崩漏、血瘀崩漏等类型。详各条。

崩中 bēngzhōng　病症名。阴道忽然大量流血。《诸病源候论》卷三十八:"崩中者,腑脏伤损,冲脉任脉血气俱虚故也。冲任之脉为经脉之海,血气之行,外循经络,内荣腑脏。若无伤则腑脏平和而气调,适经下以时;若劳动过度,致腑脏俱伤,而冲任之气虚,不能约制其经血,故忽然暴下,谓之崩中。"参见血崩条。

崩中漏下 bēngzhōnglòuxià　即崩漏。详该条。

bi

荸荠 bíqí　中药名。出元·吴瑞《日用本草》。别名乌芋、地栗、马蹄。为莎草科植物荸荠 Eleocharis tuberosa(Roxb.)Roem. et Schult. 的球茎。甘,寒。入肺、胃经。清热化痰,消积凉血。治热病烦渴目赤、咽喉肿痛、痰热咳喘、痰核、瘰疬、黄疸、痞积、便血、血痢,煎服:60～120克,或捣汁服。本品含荸荠英等。荸荠英对金黄色葡萄球菌及大肠杆菌等有抑制作用。

荸荠苗 bíqímiáo　即通天草。详该条。

鼻 bí　五官之一。解剖学同名器官。又名明堂。隆起于面部中央。上端连于额部,名为额,又名山根、下极、王宫。前下端尖部高处,名为鼻准,又名准头、面王、鼻尖。鼻准两旁圆形隆起部分,名为鼻翼。鼻之下部有两孔,名为鼻孔。颏以下至鼻准,有鼻柱骨突起,又名鼻梁、天柱。鼻孔内有鼻毛。鼻孔深处称为鼻隧。鼻为呼吸出入之门户,为肺之窍。《素问·金匮真言论》:"肺,开窍于鼻。"鼻病多与肺脏有关,或与脾、胆等脏有关。《灵枢·脉度》:"肺气通于鼻,肺和则鼻能知臭香矣。"《素问·刺热论》:"脾热病者鼻先赤。"《素问·气厥论》:"胆移热于脑,则辛颏鼻渊。"

鼻赤 bíchì　即酒齇鼻。详该条。

鼻瘜肉 bíchìròu　病名。见《诸病源候论》。又名鼻痔、鼻息、鼻塞肉、赘鼻息肉。为常见之鼻部疾患。《诸病源候论》:"肺气通于鼻,肺脏为风冷所乘,则鼻气不和,津液壅塞,而为鼻瘜,冷搏于血气,停结鼻内,故变生息肉。"症见鼻塞、头昏胀、嗅觉减退。若双侧鼻窍被息肉所堵,则鼻形如蛙状。治宜温肺散寒,芳香开窍。方用辛夷清肺饮(《医宗金鉴》:辛夷、甘草、石膏、知母、栀子、黄芩、枇杷叶、升麻、百合、麦冬)加减。外用硇砂散(《医宗金鉴》:硇砂、轻粉、雄黄、冰片),水调成糊状,蘸药点息肉上,或手术摘除(详鼻痔手术法条),但较易复发。

鼻冲 bíchōng　见《针灸甲乙经》。曲差穴别名。详该条。

鼻穿 bíchuān　经外奇穴名。见《常用新医疗法手册》。位置与上迎香穴同。详该条。

鼻疮 bíchuāng　病症名。见《诸病源候论》卷二十九。又名鼻生疮肿。因肺经热毒上炎壅聚而成。初起状如粟粒,甚则鼻外色红发肿,痛如火灸。治宜清热解毒。用黄连解毒汤加紫花地丁、蒲公英。外用黄连膏(《医宗金鉴》:黄连、黄柏、姜黄、当归尾、生地、麻油,将药熬枯,去渣,加黄蜡,候熔尽,冷凝为度)。

鼻疔 bídīng　病名。见《外科正宗》。红者

B

又名火珠疔，白者又名白刃疔。由肺经火毒凝聚而成。生鼻孔内，自觉麻痒，红肿胀痛，或生小白泡，顶硬根突，堵塞鼻窍，甚则痛引脑门，腮唇俱肿，破流脓水，易引起疔毒内攻。治宜泻火解毒。用蟾酥丸内服及外搽。参见疔疮条。

鼻窦炎口服液 bídòuyánkǒufúyè 中成药。见《中华人民共和国药典》2010 年版一部。辛夷、荆芥、薄荷、桔梗、柴胡、苍耳子、白芷、川芎、黄芩、栀子、茯苓、川木通、黄芪、龙胆草。功能祛风清热，益气通窍。用以治疗慢性鼻窦炎。

鼻风 bífēng 病症名。出明·秦昌遇《幼科金针》。指新生儿因鼻塞不能吃奶，多为感受风寒所致。宜服消风散（《幼科金针》：防风、荆芥、羌活、蝉蜕、川芎、藿香、陈皮、甘草、桔梗、僵蚕）。

鼻干 bígān 病症名。《素问·热论》："二日，阳明受之，阳明主肉，其脉侠鼻络于目，故身热目疼而鼻干，不得卧也。"显系热入阳明所致。若属肺燥所致者，症见鼻孔干燥，口干唇干，干咳无痰，治宜养阴清肺，用养阴清肺汤。属阴血亏损者，症见鼻干无涕、手足烦热、耳鸣眼花，甚至口舌糜烂，脉细数，治宜养阴润燥，用六味地黄丸加麦冬、玄参。肺虚鼻孔干燥者，症见呼吸不利、五心潮热、目中生花，治宜养阴润肺，用清燥救肺汤。

鼻疳 bígān 病名。见《小儿药证直诀》。又名疳鼻、鼻䘌疮。由乳食不调，上焦积热，壅滞肺中所引起。症见鼻中赤痒、连唇生疮、涕多而黄、皮毛枯焦、肌肤枯瘦、手足潮热。治宜清热凉血。内服五福化毒丹。若有湿热，鼻下两旁色紫微烂、痒而不痛、脓汁浸淫者，治宜清热利湿，用导赤散加栀子、泽泻。外搽青蛤散。

鼻槁腊 bígǎolà 病名。出《灵枢·寒热病》。即鼻藁。详该条。

鼻藁 bígǎo 病名。出《难经·五十八难》。又名鼻槁腊。多由肺虚不荣肺窍所致。症见鼻腔内干燥枯槁。类似萎缩性鼻炎。治宜清肺生津。用清燥救肺汤去石膏。

鼻洪 bíhóng 病症名。出《大明诸家本草》。即鼻中出血不止者。详见鼻衄条。

鼻尖 bíjiān 即鼻准。详见鼻条。

鼻疽 bíjū 病名。见《证治准绳·杂病》。由肺火熏蒸，热毒凝聚而成。生于鼻柱上，初起坚硬色紫，麻木疼痛，治宜消散，用仙方活命饮加漏芦花、蒲公英。若肿痛不减，局部发热跳痛，势欲作脓，治宜托里透脓，用透脓散加桔梗。外治法与一般痈疽同。

鼻孔 bíkǒng 详见鼻条。

鼻梁 bíliáng 即鼻中隔骨。详见鼻条。

鼻漏 bílòu 病症名。多由鼻部疮疡失治或属先天性。可在鼻之各部形成漏管。治法参见痈疽条。

鼻毛 bímáo 鼻孔之毛。详见鼻条。

鼻苗 bímiáo 人痘接种法之水苗法、旱苗法、痘浆法，均接种于鼻孔，其痘苗即鼻苗。参见人痘接种法。

鼻䘌疮 bínìchuāng 病名。出《医宗金鉴》卷六十五。由风热客于肺经，或经常流涕，刺激鼻孔及其周围皮肤，或继发于热疮。症见在鼻孔附近皮肤出现色紫溃烂，浓汁浸淫，痒而不痛，以小儿多见。即鼻部湿疹。内服牛黄上清丸，外敷青蛤散（《医宗金鉴》：蛤粉、青黛、石膏、轻粉、黄柏）。

鼻衄 bínǜ 病症名。出《诸病源候论》卷二十九。又名鼻中出血、鼻衄血。若鼻中出血不止，名为鼻洪。《素问玄机原病式》："衄者，阳热怫郁，干于足阳明而上热甚，则血妄行为鼻衄也。"因肺热上壅者，症见鼻衄而鼻孔干燥、咳呛痰少，治宜清泻肺热，用桑菊饮去薄荷、桔梗，加黄芩、栀子、白茅根。因胃热熏蒸者，症见鼻干口臭、烦渴引饮，治宜清泻胃热，用玉女煎。因肝火偏旺者，症见头痛眩晕、目赤善怒，治宜清泻肝火，用龙胆泻肝汤。因头风鼻衄，症见血出如注，治宜平肝、疏风、止血，用芍药甘草汤加明天麻、白茅根等。因伤酒鼻衄，肺胃积热，鼻中出血不止，苔黄气粗，治宜清肺胃热，解酒止血，用竹叶石膏汤加葛花、枳椇子。因外伤，鼻衄不止，宜以棉纱蘸药液塞鼻止衄，或采用手术治疗。若肺肾阴虚者，症见潮热盗汗、头晕耳鸣、咳嗽不止、脉象细数，治宜滋养肺肾之阴，用知柏地黄丸加玄参、旱莲草。因格阳鼻衄，阴虚于下，阳浮于上，症见鼻衄而六脉浮大无力，两尺尤弱，治宜引火归原，潜镇浮阳，用金匮肾气丸加怀牛膝、生龟甲。

鼻衄血 bínùxuè　即鼻衄。详该条。

鼻腔填塞疗法 bíqiāngtiánsāiliáofǎ　特殊疗法。用棉花蘸取具有收敛止血作用的药液，或凉血止血作用的药末，或用凡士林油纱条填塞鼻腔出血部位，达到止鼻衄目的的治法。

鼻窍不利 bíqiàobùlì　即鼻塞。详该条。

鼻鼽 bíqiú　病名。出《素问·脉解》篇。即鼽。详该条。

鼻塞 bísāi　病症名。又名鼻窒、鼻阻、鼻窍不利。由风寒或风热引起肺气不宣所致。因风寒者，鼻塞不通而发热恶寒，头身疼痛，苔白，脉浮，治宜疏风散寒，用杏苏散。因风热者，鼻塞不通而发热口渴，鼻流浊涕，治宜疏风清热，用桑菊饮。外治可用皂荚散（《外台秘要》：皂荚、细辛、辛夷、蜀椒、附子）吹鼻。另外，鼻痔也可引起鼻塞，详鼻息肉条。

鼻生疮肿 bíshēngchuāngzhǒng　即鼻疮。详该条。

鼻酸 bísuān　病症名。见《古今医统》。由肺中痰火上蒸所致。自觉鼻中酸楚。治宜化痰降火。用温胆汤加桔梗。

鼻隧 bísuì　解剖名。出《灵枢·师传》。鼻孔深处之通道。详见鼻条。

鼻涕 bítì　即涕。详该条。

鼻通 bítōng　经外奇穴名。见《针灸经外奇穴治疗诀》。位置与迎香穴同。详该条。

鼻痛 bítòng　病症名。见《诸病源候论·鼻痛候》。因肺中痰火上蒸所致者，症见似痛非痛，似疼非疼，治宜清降痰火，用二陈汤加黄芩、山栀、桔梗、麦冬。因醇酒厚味，内生湿邪，复伤于风冷者，除鼻痛外，可见微恶风寒、腹胀肠鸣等。治宜解表化湿，用藿香正气散。

鼻齆 bíwèng　鼻塞不知香臭者。《诸病源候论》卷二十九："鼻气不宣调，故而不知臭而为齆也。"《圣济总录》指出，此证多由心经移热于肺，肺脏不和，以致鼻窍无以宣达所致。详鼻塞条。

鼻齆 bíxī　病名。见《外科十三方考》。即鼻息肉。详该条。

鼻咽清毒剂 bíyānqīngdújì　中成药。是一种内服颗粒剂，主要成分：野菊花、苍耳子、重楼、两面针、夏枯草、龙胆草、党参。具有清热解毒，扶正利咽的功效。主要用于治疗慢性鼻炎、慢性咽喉炎。

鼻炎片 bíyánpiàn　中成药。见《中华人民共和国药典》2005年版一部。苍耳子、辛夷、防风、连翘、野菊花、五味子、桔梗、白芷、知母、荆芥、甘草、黄柏、麻黄、细辛。制成片剂。功能祛风宣肺，清热解毒。用于急慢性鼻炎风热蕴肺证，症见鼻塞、流涕、发热、头痛。口服。一次3~4片（糖衣片）或2片（薄膜衣片），

B

一日3次。

鼻痒 bíyǎng 症名。见《古今医统》。多由肺经风热上蒸或小儿疳疾所致。患者自觉鼻中时时发痒。因风热者，兼见风热症状，治宜疏风清热，用桑菊饮加蝉衣、僵蚕。因疳疾者，并见脾胃症状，治宜调和脾胃，用六君子汤加全蝎、白蒺藜。因湿热者，治疗参见鼻疳条。

鼻翼 bíyì 鼻尖两旁之圆形隆起。详见鼻条。

鼻渊 bíyuān 病名。出《素问·气厥论》等篇。又名辛颏鼻渊。重症名脑漏，又名脑寒、脑崩、控脑砂。主症为鼻流浊涕不止。本病包括鼻窦炎。因风寒者，鼻塞不闻香臭，鼻涕增多，常觉鼻中辛酸，治宜理肺通窍，用辛夷散。因风热者，更见鼻流浊涕不止，色黄腥臭，治宜清宣肺窍，凉血解毒，用苍耳子散加丹皮、蒲公英。因胆移热于脑，形成脑漏，则鼻塞鼻酸，浊涕不止，如髓如脓，腥臭难闻，甚则头晕目眩，头痛健忘，治宜清胆热，宣肺窍，用取渊汤（《疡医大全》：辛夷、当归、黑山栀、贝母、柴胡、玄参）。兼气虚者，治宜补中益气，用补中益气汤加辛夷、苍耳子。鼻中血水淋漓，腥臭难闻，头目昏晕，形体消瘦者，已成控脑砂，有癌变可疑，治宜宣肺通络，用天罗散（《医宗金鉴》：丝瓜藤一味，取近根处者，烧存性，研末，黄酒下）。

又方：治脑漏、控脑砂，以奇授藿香丸（《医宗金鉴》：藿香为末，用猪胆汁或牛胆汁为丸），用苍耳子煎汤送服。

鼻渊舒口服液 bíyuānshūkǒufúyè 中成药。见《中华人民共和国药典》2010年版一部。苍耳子、辛夷、薄荷、白芷、黄芩、栀子、柴胡、细辛、川芎、黄芪、川木通、桔梗、茯苓。功能疏风清热，祛湿通窍。用于鼻炎、鼻窦炎属肺经风热及胆腑郁热者。口服。每次10毫升，每日2～3次，7日为一疗程，每支装10毫升。

鼻齇 bízhā 即酒渣鼻。详该条。

鼻针疗法 bízhēnliáofǎ 针刺鼻部特定穴位的一种治疗方法。针刺得气后，留针10～30分钟，每隔5～10分钟捻转一次，亦可用皮内埋针法。本法适用范围很广，一般常见病症均可取其相应穴位治疗，如胃痛取脾胃穴，肝区痛取肝、胆穴等。因鼻部感觉敏锐，肌肉较薄，刺激不宜过强。鼻针穴位见图及表。

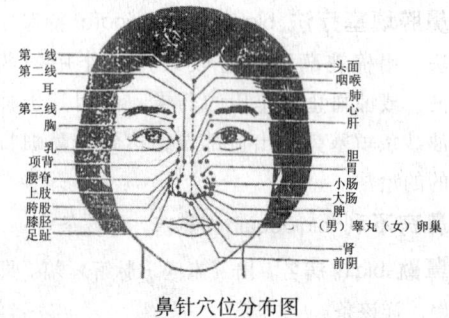

鼻针穴位分布图

鼻针穴位表

	线	穴名	部位
第一线	自前额至人中沟上端	头面	在额部，当眉心与前发际中点连线的上、中1/3交点处
		咽喉	在头面点和肺点之间，当眉心与前发际中点连线的中、下1/3交点处
		肺	在两眉内端连线的中点处
		心	在两内眼角连线的中点处
		肝	在鼻梁骨最高处，当鼻正中线与两颧骨连线的交点处

线		穴　名	部　位
第一线	自前额至人中沟上端	脾	在鼻尖上方，鼻准头上缘正中处
		肾	在鼻尖端处
		前　阴（外生殖器）	在鼻中隔下端尽处，当人中沟的上端
		睾丸（男）卵巢（女）	在鼻尖肾点的两侧
第二线	自内眼角下紧靠鼻梁骨两侧至鼻翼下端尽处	胆	在肝点之外侧，内眼角直下处
		胃	在脾点之外侧，胆点直下处
		小肠	在鼻翼上 1/3，胃点直下处
		大肠	在鼻翼正中，小肠点直下处
		膀胱	在鼻翼壁尽处，大肠点直下处
第三线	自眉内侧沿第二线外方至鼻翼尽外侧	耳	在眉内侧端
		胸	在眉棱骨下，目窠之上
		乳	在睛明穴上方
		项背	在睛明穴下方
		腰脊	在胆点之外，项背点外下方
		上肢	在胃点之外，腰脊点外下方
		胯股	在鼻翼上部相平处外侧，上肢点外下方
		膝胫	在鼻翼正中外侧，胯股点下方
		足趾	在鼻翼下部相平处外侧，膝胫点下方

鼻针麻醉 bízhēnmázuì 针刺鼻部特定穴位，达到镇痛效果以进行手术的方法。临床一般取用肺穴（"肺主皮毛"）和手术部位的相应穴位，给予电针刺激。如胃次全切除术，取肺穴、胃穴；脾脏摘除术，取肺穴、脾穴等。参见鼻针疗法及针刺麻醉条。

鼻痔 bízhì 病名。出《外科正宗》卷四。即鼻息肉。详该条。

鼻痔手术法 bízhìshǒushùfǎ 《外科正宗》："先用茴香草散（茴香草、高良姜晒干，等分为末）连吹两次，次用细铜筋二根，筋头钻一小孔，用丝线穿孔内，二筋相离五分许，以二筋头直入鼻痔根上，将筋线绞紧，向下一拨，其痔自然拔落。置水中观其大小，预用胎发烧灰，同象牙末等分吹鼻内，其血自止。"

鼻窒 bízhì 病名。出《素问·五常政大论》即鼻塞。详该条。

鼻中出血 bízhōngchūxuè 即鼻衄。详该条。

鼻肿 bízhǒng 病症名。见《石室秘录》。由肺经火毒上蒸所致。症见鼻忽肿胀。甚则鼻大如拳，疼痛异常。初宜疏风清热，活血散结，用凉膈散加桔梗、丹皮；后期宜养阴清热，用养阴清肺汤加黄芩、桔梗。

鼻柱骨 bízhùgǔ 两鼻孔间之软骨，即鼻中隔骨。详见鼻条。

鼻准 bízhǔn 又名准头、面王。即鼻尖部。望诊此处，可作为诊察脾病的参考。

鼻准红 bízhǔnhóng 即酒齄鼻。详该条。

笔管癣 bǐguǎnxuǎn 即圆癣。详该条。

笔花医镜 bǐhuāyījìng 医书。4 卷。清·江涵暾撰于 1824 年。卷一总论四诊运用，内伤外感证治原则；卷二为脏腑证治；卷三至四为儿、妇科病症证治。作者采集、融汇诸家学说，论述简要，纲目清晰。其中有关脏腑用药的归类分析，便于临床选用，是一部较好的医学门径书。新中国成立后有排印本。

必效方 bìxiàofāng 《杂病源流犀烛·脏腑门》卷一方。五味子四钱，贝母、栝楼各五钱，杏仁、苏梗、天冬各一两，款冬花八钱，葱白七根，川椒每岁一粒。为末，入猪肺中，荷叶包蒸熟，五更作一次食尽，否则留第二日五更再食，同淡烧酒食，食完再饮陈酒少许，安卧至晓。治久咳不止。

闭 bì ❶中风闭证。《医宗必读》："凡中风昏倒……最要分别闭与脱二证明白。如牙关紧闭，两手握固，即是闭证。"❷大便或小便闭而不通。《素问·举痛论》："或腹痛而后泄者。或痛而闭不通者。"又《素问·标本病传论》："膀胱病，小便闭。"

闭经 bìjīng 病名。亦名经闭、不月、月闭、不月水、月水不来、月经不通、血闭、月事不来、月事不通、月不通、月使不来、月水不通、月经不行、经水不行、经水不通、经闭不利、经脉不行、经脉不通、红候不行、歇、歇经等。亦包括女子暗闭、女子暗闭经。指女子年逾 16 周岁，月经仍未来潮，或建立正常月经周期以后，又连续闭止 6 个月以上。前者称原发性闭经，后者称继发性闭经。青春前期、妊娠期、哺乳期或绝经前后的月经停闭，不作闭经论。本病多由血虚、肾虚、气滞、血滞、寒湿凝滞、痰湿阻滞等

原因所导致。

闭癃 bìlóng 出《灵枢·本输》。即癃闭。详该条。

闭证 bìzhèng 中风或热病邪入营血时出现的证候。以牙关紧闭，两手握固或昏迷不省、身热肢厥为特征。《证治汇补》："闭者，邪气闭塞于外，元气犹然在内，但与开关利气，则邪自散。"《冷庐医话》："闭证口噤目张，两手握固，痰气壅塞，语言謇涩，宜用开窍通络、清火豁痰之剂。如稀涎散、至宝丹之类。"

荜茇 bìbō 中药名。出《开宝重定本草》。又名荜拨。为胡椒科植物荜茇 *Piper longum* L. 的未成熟果穗。主产于云南、广东。辛，热。入胃、大肠经。温中散寒，下气止痛。治胃寒脘腹疼痛，呕吐吞酸，腹泻，疝痛，月经不调。煎服：1.5～3 克。研末放龋齿孔中，治牙痛；搐鼻，治头风痛、鼻渊流清涕。果实含胡椒碱、N-异丁基癸二烯〔反-2、反-4〕酰胺、芝麻素、挥发油、脂肪油等。种子还含长柄胡椒碱等。挥发油在体外对葡萄球菌、大肠杆菌及痢疾杆菌等均有抑制作用。对实验性心肌缺血有明显对抗作用，并能预防多种实验性心律失常。

荜拨 bìbō 出《新修本草》。即荜茇，详该条。

荜澄茄 bìchéngqié 中药名。出《开宝重定本草》。为胡椒科植物荜澄茄 *Pipercubeba* L. 或樟科植物山鸡椒 *Litsea cubeba*（Lour.）Pers. 的果实。荜澄茄产印度尼西亚、马来西亚等地，山鸡椒主产于广西、浙江、江苏、安徽。辛，温。入脾、胃、肾经。温中散寒，行气止痛。治胃寒疼痛、呕吐、呃逆、泻痢、寒疝腹痛，煎服：1.5～3 克。荜澄茄果实含挥发油，尚含荜澄茄素等。山鸡椒果实含挥发油。荜澄茄果实对黏膜有局部刺激作用，口服其挥发油，对尿路有防腐作用。

家兔口服山鸡椒流浸膏，其尿量及氯化物排泄量增加。挥发油治疗慢性支气管炎有效。

萆薢 bìxiè　中药名。出《神农本草经》。为薯蓣科植物粉萆薢 Dioscorea hy-poglauca Pal-ib. 或绵萆薢 Dioscorea septemloba Thunb. 的干燥根茎。主产于浙江。苦，平。入肝、胃、膀胱经。祛风利湿。治风湿痹痛、腰膝酸痛、小便不利、淋浊、白带，煎服：9～15克。粉萆薢含薯蓣皂苷、鞣质等。

萆薢分清饮 bìxièfēnqīngyǐn ❶《杨氏家藏方》方。萆薢、乌药、益智仁、石菖蒲各等分（一方加茯苓、甘草梢）。为粗末，每服五钱，水煎服。功能温肾利湿，分清去浊。治膏淋白浊，症见小便频数，混浊不清，白如米泔水，稠如膏糊。❷《医学心悟》方。丹参、车前子各一钱五分，茯苓、白术各一钱，萆薢二钱，黄柏、菖蒲各五分，莲子心七分。水煎服。治湿热下注膀胱，小便混浊短赤。

萆薢化毒汤 bìxièhuàdútāng《疡科心得集》方。萆薢、当归尾、牡丹皮、牛膝、防己、木瓜、薏苡仁、秦艽，水煎服。治外痈，局部红肿热痛，多生于下部而属湿热者。

萆薢渗湿汤 bìxièshènshītāng《疡科心得集》方。萆薢、薏苡仁、黄柏、赤茯苓、牡丹皮、泽泻、滑石、通草。水煎服。治湿热下注、臁疮、湿疹等症。

蓖麻根 bìmágēn　中药名。见《民间常用草药汇编》。为大戟科植物蓖麻 Ricinus commu-nis L. 的根。淡，微温。祛风活血，镇静解痉。治风湿痹痛、跌打瘀痛、瘰疬、破伤风、癫痫、精神分裂症，煎服：15～30克。

蓖麻叶 bìmáyè　中药名。出《新修本草》。为大戟科植物蓖麻 Ricinus cormmunis L. 的叶。甘、辛，平，有小毒。消肿拔毒，止痒。治脚气肿痛、疮疖、湿疹、鹅掌风，捣敷、煎洗或热熨。治阴囊肿痛，和盐捣敷涌泉穴。本品含芸香苷、黄芪苷、异槲皮苷、蓖麻碱等。煎剂可使狗血压下降，大鼠后肢血管扩张。叶及其浸膏能杀灭蝇蛆及蚊类幼虫。

蓖麻子 bìmázǐ　中药名。出《新修本草》。别名大麻子、天麻子果。为大戟科植物蓖麻 Ricinus communis L. 的种子。我国大部分地区有栽培。甘、辛，平，有毒。入大肠、肺经。消肿拔毒，润肠通便。治痈疽肿毒未溃、瘰疬、竹、木刺、金属入肉，捣敷；治子宫脱垂、脱肛、胃下垂，捣敷百会穴；治难产、胎盘不下，捣敷涌泉穴。治肠内积滞，腹满便秘。炒熟食3～5枚。中毒先出现咽喉灼热、头痛、恶心呕吐、腹痛腹泻；继而无尿或血尿，痉挛；最后血压下降，休克，呼吸停止而死亡。孕妇忌服。种子含蓖麻毒蛋白、蓖麻碱。蓖麻油在肠内水解出蓖麻油酸，刺激小肠蠕动而通便。蓖麻毒蛋白对小鼠艾氏腹水癌有一定的抗肿瘤作用。蓖麻毒蛋白7毫克或蓖麻碱0.16克可使成人中毒死亡，儿童口服生蓖麻子5～6粒、成人服20粒即可致死。加热后毒物即被破坏。蓖麻毒蛋白对接种艾氏腹水癌小鼠有一定的抗肿瘤作用。

痹 bì ❶病症名。泛指邪气闭阻肢体、经络、脏腑所引起的多种疾病。出《素问·痹论》等篇。根据病邪偏胜和病变部位、证候特点，有风痹（行痹）、寒痹（痛痹）、湿痹（着痹）、热痹、历节、痛风、周痹、血痹、气虚痹、血虚痹、心痹、肝痹、脾痹、肺痹、肾痹、肠痹等。详各条。❷风寒湿邪侵袭肢体经络而导致肢节疼痛、麻木、屈伸不利的病症，不包括上述痹证中的内脏痹（见《证治汇补》）。❸病理名。闭阻不通之意。

辟谷 bìgǔ　养生术语。古代的一种养生方法。即不食谷物。当时一些人认为，不吃含有渣滓的东西可以长生。因此，探索辟谷的方法，常以柏叶、松子、柏子等作代用食品。汉武帝时，此法较盛行。

碧桃干 bìtáogān 中药名。见王一仁《饮片新参》。别名瘪桃干、桃奴、阴桃子。为蔷薇科植物桃 Prunus persica（L.）Batsch 或山桃 P. davidiana（Carr.）Franch. 的未成熟果实。主产于江苏、浙江、安徽。甘，微温。敛汗，止血，止痛。治自汗、盗汗、吐血、妊娠下血、胃痛、疝痛，煎服：9～15克。本品含顺式和反式的右旋止权素，其未成熟种子中含赤霉素 A_5、A_{32} 和 A_{32} 的丙酮化合物。

碧玉散 bìyùsǎn ❶《宣明论方》卷十方。即六一散（滑石六两，甘草一两）加青黛。治暑热病兼目赤咽痛，或口舌生疮。❷《卫生宝鉴》卷十一方。青黛、芒硝、蒲黄、甘草各等分。为细末，每用少许，吹咽喉；亦可用砂糖和丸，每两作五十丸，每用一丸，嚼化。治心肺积热，上攻咽喉，肿痛闭塞，水浆不下；或喉痹，重舌，木舌，肿胀。

碧云散 bìyúnsǎn ❶《医宗金鉴·外科心法要诀》方。川芎、鹅不食草各一两，细辛、辛夷各二钱，青黛一钱，为细末。患者口嚼凉水，每用少许，用芦筒吹入右鼻孔内，取嚏为效。治头风眉棱骨酸痛。❷《疫喉浅论》卷下方。牛黄三分，冰片二分，硼砂二钱，甘草五分，黄连、黄柏、青黛各一钱，青鱼胆（晒干，如无，以青果核灰代）两个。为细末，吹患处。治疫喉腐烂、红肿痛甚者。❸即嗜鼻碧云散。详该条。

箅漏 bìlòu 病名。《医学入门》："肛门左右别生一窍，流出脓血，名为箅漏。"即单纯性肛漏。参见肛漏条。

蔽 bì 解剖部位。出《灵枢·五色》。即耳门。详该条。

蔽心骨 bìxīngǔ 骨名。又名鸠尾骨。详该条。

蔽心骨伤 bìxīngǔshāng 病名。见《医宗金鉴·正骨心法要旨》。蔽心骨即剑突。多因跌打、压撞所致。局部肿胀疼痛，深呼吸及咳嗽时加剧，腰伛不起，甚则翻身困难。治法参见胸骨伤条。

薜荔 bìlì 中药名。出《本草拾遗》。别名木瓜藤。为桑科植物薜荔 Ficus pumila L. 的茎叶。主产于江苏、浙江、山东。酸，平。祛风除湿，活血解毒。治风湿痹痛、泻痢、淋病，煎服：9～15克。治跌打损伤、痈疮肿痛，捣汁涂或煎水熏洗。

薜荔果 bìlìguǒ 见《湖南药物志》。即木馒头。详该条。

薜息 bìxī 乳根穴别名。《千金要方》："薜息在两乳下，第一肋间宛宛中是穴。"所指即乳根穴。详该条。

壁虎 bìhǔ 中药名。出《本草纲目》。别名守宫、天龙。为壁虎科动物无蹼壁虎 Gekko swinhoana Gunther 或其他多种壁虎的干燥全体。全国大部分地区有产。咸，寒，有小毒。祛风定惊，散结解毒。治中风瘫痪、风痰惊痫、癫痫、破伤风、风湿性关节疼痛、瘰疬、癌肿。内服：煎汤，1.5～4.5克；研末吞，每次0.9～1.5克。

避经 bìjīng 见顾允若《妇科辑要》。即避年。

避年 bìnián 出《脉经》。指健康妇女月经周期一年来潮一次。临床较为少见，乃生理异常，不属于病态。

避瘟散 bìwēnsǎn 验方。见《全国中药成药处方集》。檀香1288克，零陵香、姜黄、甘松各144克，白芷、玫瑰花、丁香各336克，香排草1500克，木香288克，麝香11.1克，冰片、薄荷冰各1144克，朱砂5518克。为末，每用少许，擦抹鼻窍或太阳穴。治伤风头痛、鼻塞流涕，及暑令受热，晕车晕船等。

髀 bì 股部（大腿部）。《灵枢·骨度》："两髀之间，广六寸半。"

髀骨 bìgǔ ❶出《素问·骨空论》。指股骨。《医宗金鉴·正骨心法要旨》："髀骨，上端如杵，入于髀枢之臼，下端如槌，接于骱骨，统名曰股，乃下身两大支之通称也，俗名大腿骨。"❷指桡骨。《沿身骨脉论》："辅臂骨者髀骨。"❸指锁骨。《沿身骨脉论》："横髑骨之前者为髀骨，髀骨之中陷者缺盆。"❹指腓骨。《伤科汇纂》："胫骨旁生者骱，亦名髀骨。"❺指肩胛骨。《伤科汇纂》："《检骨格》云，琵琶骨亦名髀骨。"

髀骨骱 bìgǔjiè 解剖部位名。即肩关节。见《伤科补要》卷二。

髀关 bìguān 经穴名。代号 ST31。出《灵枢·经脉》。属足阳明胃经。位于大腿前外侧，髂前上棘与髌底外侧端连线上，屈髋时平会阴，居缝匠肌外侧凹陷处。主治腰、膝、髋、股痛，下肢麻痹或瘫痪，股外侧皮神经炎等。直刺 1～1.5 寸。灸 3～5 壮或5～10 分钟。

髀枢 bìshū 关节名。出《灵枢·骨度》。指髋关节。参见环跳条。

臂骨 bìgǔ 骨名。又名小膀骨。即桡、尺骨的统称。《医宗金鉴·刺灸心法要诀》："肘下之骨曰臂骨。"

臂骨伤 bìgǔshāng 病名。出《疡科证治准绳》卷六。包括桡骨折、尺骨折和尺桡骨双折。多因跌打、压撞所致，或断臂（尺骨）、辅（桡骨）二骨，或断其一骨。局部疼痛肿胀，活动受限。有断端移位者，畸形明显，触按有骨擦音。有移位者，宜在麻醉下手法整复，用小夹板固定；无移位者，单用夹板固定。内服复元活血汤，肿痛减轻时改服正骨紫金丹，适当配合功能锻炼。

臂骱落出 bìjièluòchū 病名。见《伤科大成》。即肘关节脱臼。多因跌扑伤所致。伤

后局部明显肿痛，肘关节呈半伸屈位，不能活动，以肘尖向后上突出者较为多见。治宜牵推或手翻托手法复位，服复元活血汤，外用栀乳散，水调敷。肿痛好转后，用海桐皮汤热洗，并做屈伸锻炼。

臂臑 bìnào 经穴名。代号 LI14。出《针灸甲乙经》。属手阳明大肠经。位于上臂后外侧的上段，曲池穴上 7 寸，三角肌抵止部后缘处。主治颈项强、肩臂痛、肩关节周围炎、上肢麻痹、结膜炎。直刺或向上斜刺 0.8～1.5 寸。灸 3～7 壮或 5～15 分钟。

臂痛 bìtòng 证名。出《素问·气交变大论》等篇。指上下臂关节、肌肉作痛。多由风寒湿邪侵袭，或痰饮留滞，或血不荣筋，或损伤所致。治宜祛邪通络，养血活血为主。方用五积散、蠲痹汤、舒筋汤、指迷茯苓丸等。臂为手六经分布之处，又可按疼痛所在经络加用引经药。

臂痈 bìyōng 病名。见《疡科证治准绳》卷二。生于前臂外侧的痈。属手三阳经。可随证加用引经药。此病若溃深，伤及筋脉，可致拳缩不能伸屈，疼痛彻骨，属逆证，应急用舒筋药。参见外痈条。

bian

边舌 biānshé 即舌烂。详该条。

砭法 biānfǎ 即砭镰法。详该条。

砭镰法 biānliánfǎ 外治法之一。见《疡医准绳》卷一。又名砭法、飞针。用瓷片的尖锋或刀锋在疮疡患处浅刺出血，使热毒外泄，肿消痛减。现用于治疗丹毒及红线疔（急性淋巴管炎）。

砭石 biānshí 是我国最古老的医疗工具，一种楔形石块。约起源于新石器时代，用于砭刺患部以治疗各种疼痛和排脓放血等。《素问·宝命全形论》："四曰制砭石大小。"王

B

冰注："古者以砭石为针，故不举九针，但言砭石尔。"又全元起云："砭石者，是古外治之法，有三名，一针石，二砭石，三镵石，其实一也。"随着社会生产力的发展，这种医疗工具逐渐被九针替代。

萹蓄 biānxù　中药名。《神农本草经》。别名扁竹、竹节草。为蓼科植物萹蓄 *Polygonum aviculare* L. 的全草。全国大部分地区均产。苦，寒。入膀胱经。清热，利尿，杀虫。治尿路感染、尿路结石、

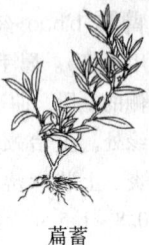

萹蓄

黄疸、痢疾、肠蛔虫病与胆道蛔虫病、钩虫病，煎服 9～15 克。治皮肤湿疹、阴道滴虫病，煎汤洗。本品含萹蓄苷、槲皮苷、儿茶精、没食子酸、咖啡酸、草酸、绿原酸、对香豆酸等。煎剂对大鼠有明显利尿作用，体外对葡萄球菌、痢疾杆菌、绿脓杆菌及常见致病性皮肤真菌均有抑制作用。

蝙蝠葛根 biānfúgěgēn　中药名。见《中国药用植物志》。别名北豆根、狗葡萄根。为防己科植物蝙蝠葛 *Menispermum dauricum* DC. 的根茎。产于东北、华北、华东等地区。苦，寒。入心、肺经。清热解毒，消肿止痛。治扁桃体炎、咽喉肿痛、肺热咳嗽、肠炎、痢疾、黄疸、水肿、风湿痹痛，煎服：6～12 克。治口腔炎，煎汤含漱；治蛇虫咬伤、痔疮肿痛，研末外敷。本品含蝙蝠葛碱、蝙蝠葛壬碱、木兰花碱等。三者都有降压作用，蝙蝠葛碱并对中枢神经系统有先兴奋后抑制作用。

蝙蝠屎 biānfúshǐ　即夜明砂。详该条。

扁草 biǎncǎo　牛筋草之别名。详该条。

扁豆 biǎndòu　出《名医别录》。别名白扁豆。为豆科植物扁豆 *Dolichos lablab* L. 的种子。甘，平。入脾、胃经。健脾化湿，消暑。治脾虚泄泻、白带、暑湿吐泻，煎服：

10～20 克。本品含维生素 B_1、维生素 C、胡萝卜素。另含 L-哌可酸、植物凝集素、胰蛋白酶抑制物和淀粉酶抑制物。煎剂在体外对痢疾杆菌有抑制作用。

扁豆花 biǎndòuhuā　中药名。出宋·苏颂等《本草图经》。为豆科植物扁豆 *Dolichos lablab* L. 的花。甘，平。解暑化湿。治暑湿泻痢、白带，煎服：4.5～9 克。

扁豆皮 biǎndòupí　即扁豆衣。详该条。

扁豆汤 biǎndòutāng　《外台秘要》卷六引《广济方》方。扁豆叶一升，香薷叶一升，木瓜一枚，干姜一两。水煎，分三次服。治霍乱下利。

扁豆衣 biǎndòuyī　中药名。见《安徽药材》。别名扁豆皮。为豆科植物扁豆 *Dolichos lablab* L. 的种皮。甘，微寒。健脾化湿。治脾虚泄泻、浮肿，煎服：4.5～9 克。

扁骨 biǎngǔ　见《针灸聚英》。肩髃穴别名。详该条。

扁鹊 biǎnquè　战国时杰出的医学家。生活于公元前 5 世纪左右。据《史记》等书记载，他原姓秦，名越人。渤海鄚郡（今河北任丘县）

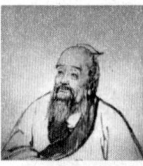

扁鹊

人。具有丰富的医疗实践经验，尤其长于脉诊，通内、外、妇、儿、五官、针灸等，故能随各地需要而行医。他是一位反对巫术迷信的杰出民间医生。《汉书·艺文志》载有《扁鹊内经》《扁鹊外经》等书，已佚。现存《难经》是托名之作。

扁鹊神应针灸玉龙经 biǎnquèshényìngzhēnjiǔyùlóngjīng　针灸著作。元·王国瑞撰，1卷。刊于 1329 年。该书托名扁鹊所传。书中载一百二十六穴玉龙歌（简称玉龙歌）等针灸歌诀和其他针灸治法，介绍了王氏家传的针灸经验。现有四库全书珍本初集本。

扁鹊心书 biǎnquèxīnshū　医书。3 卷。

宋·窦材撰于1146年（托名扁鹊所传）。作者以《内经》为医学正传，上卷论经络、灸法等，中、下卷分述伤寒诸证和内科杂病，兼论外、妇、儿科病症。另有"神方"1卷，列94方，分别介绍其主治及服用法，其中有口服中药麻醉方，为临床医学所重视。此书后经清·胡珏参论百余条，由王琦重予校刊。窦氏比较重视灸刺，临床经验丰富。

扁竹 biǎnzhú 萹蓄、鸢尾之别名。详各条。

变 biàn 五不男之一。指两性畸形，影响生育。参见五不男条。

变蒸 biànzhēng 又名小儿变蒸。婴儿在生长过程中，或有身热、脉乱、汗出等症，而身无大病者。此说始于西晋·王叔和，隋唐医家日相传演，其说益繁。《诸病源候论》："小儿变蒸者，以长气血也。"《千金要方》："凡小儿自生三十二日一变，再变为一蒸。凡十变而五小蒸，又三大蒸，积五百七十六日，大小蒸都毕，乃成人"，并谓"小儿所以变蒸者，是荣其血脉，改其五脏。"《外台秘要》："其变蒸之候，令身热，脉乱，汗出，目睛不明，微似欲惊。"张景岳对此持有异议，《景岳全书》："凡属违和，则不因外感，必以内伤，初未闻有无因而病者，岂真变蒸之谓耶？"清·陈复正支持这一见解。多数医家认为，变蒸不是疾患，而是小儿发育的一种自然现象。

变证 biànzhèng 疾病由简单变复杂，从轻变重的证候变化。如《伤寒论·辨太阳病脉证并治》："太阳病，外证未除，而数下之，遂协热而利，利下不止，心下痞硬，表里不解者，桂枝人参汤主之。"即为误下引起的变证。

便毒 biàndú 病名。①指肛门前后生疮。见《医学纲目》卷十九。②两侧腹股沟及阴部肿痛的病症。见《妇人大全良方》卷二十四。

便秘 biànmì 证名。见《杂病源流犀烛·大便秘结源流》。又名大便难、大便不通、大便秘结。指大便干燥坚硬，排出困难；或排便次数少，通常二三天以上不大便。有正虚与邪实之不同。气虚阳弱，推动无力，或阴虚血少，肠燥便结，以致便秘，可统称为阴结。实热或痰湿壅结，或气滞不行而成便秘，可统称为阳结。《景岳全书》卷三十四："盖阳结者，邪有余，宜攻宜泻者也；阴结者，正不足，宜补宜滋者也。"便秘有阳结、阴结、实秘、虚秘、气秘、风秘、痰秘、冷秘、热秘、脾约之分。详各条。

便脓血 biànnóngxuè 证名。见《素问·脉要精微论》。又称泄脓血、圊脓血、清脓血。指大便下脓血。是痢疾的一个证候。兼见口渴、脉数者，属实热，治宜清热调气和营，用白头翁汤、香连丸、洁古芍药汤等方。日久不愈、滑脱不禁者，多属虚寒，治宜温中固脱，用桃花汤、真人养脏汤等方。

便血 biànxuè 病症名。出《素问·阴阳别论》。又称下血。血从肛门而出。因火邪热毒迫血妄行者，血色鲜稠，宜凉血泻火，用约营煎（《景岳全书》：生地、芍药、甘草、续断、地榆、黄芩、槐花、荆芥穗、乌梅）、黄连丸等方，详见热毒下血条。因湿毒蕴结大肠者，血色不鲜，或紫黑如赤豆汁，宜化湿毒，用槐花散之类，详见湿毒下血条。因风邪结于阴分者，名结阴，宜平胃地榆汤（《卫生宝鉴》：苍术、升麻、黑附子、地榆、陈皮、厚朴、白术、干姜、白茯苓、葛根、甘草、益智仁、人参、当归、白芍）。详见结阴条。因脾胃阳虚者，血色稀淡，宜温补脾胃，用十全大补汤，归芍异功散（《类证治裁》：人参、茯苓、白术、甘草、陈皮、当归、芍药）加炮姜。因思虑伤脾及气虚下陷者，宜补脾益气，用归脾汤、补中益气汤。一般先便后血者称远血，先血后便者称近血。先血后便，血清鲜红为肠风；先便后

B

血，血浊紫暗者名脏毒。详各条。便血见于痢疾，其症腹痛，下利脓血，里急后重，详痢疾条。肛门病常见便血，详痔、肛裂各条。

遍身肿 biànshēnzhǒng　症状名。全身浮肿的表现。参见水肿、阳水、阴水条。

辨斑疹 biànbānzhěn　皮肤出现斑疹，可见于小儿风疹、麻疹等病，或见于温热病热入营血阶段，或见于出血性疾病。一般来说，出疹主在表为轻，出斑主在里为重。斑疹分布稀疏，色泽红润，热毒较轻；斑疹反复出现，分布稠密，色泽深红或紫暗，热毒亢盛，病情严重。见于慢性出血性疾病者，多属气阴损伤或血分有热。

辨疮疡 biànchuāngyáng　主要指辨别疮疡的阴阳属性。其辨证要点是：皮肤颜色红活嫩赤的属阳，紫暗或皮色不变的属阴。皮肤灼热的属阳，不热或微热的属阴。肿胀高起的属阳，平塌下陷的属阴。肿胀局限，根脚收束的属阳；肿胀范围不局限，根脚弥散的属阴。肿块软硬适度，溃后渐消的属阳；坚硬如石，或柔软如绵的属阴。疼痛比较剧烈的属阳，不痛、隐痛、酸痛或抽痛的属阴。脓液稠厚的属阳，稀薄的属阴。急性发病属阳，慢性发病属阴。病发于皮肉的属阳，发于筋骨的属阴。阳证病程较短，阴证病程较长。阳证易消、易溃、易敛，预后良好；阴证难消、难溃、难敛，预后较差。

辨络脉 biànluòmài　望诊内容之一。络脉，指浮络，即浅表的小血管丛，包括掌大鱼际络脉、耳后络脉等。诊察络脉的色泽和充盈度，结合皮肤的冷暖，有助于了解脏腑气血病变。《灵枢·经脉》："凡诊络脉，脉色青则寒且痛，赤则有热。胃中寒，手鱼之络多青矣；胃中有热，鱼际络赤；其暴黑者，留久痹也；其有赤有黑有青者，寒热气也；其青短者，少气也。"诊幼儿指纹也属辨络脉的范围。

辨舌入门 biànshérùmén　见中国医学入门丛书条。

辨痰 biàntán　辨别痰的性状，作为辨证的参考。辨痰时要注意痰的颜色、形状、稀稠度、气味等。一般寒痰色清，湿痰色白，火痰色灰黑，热痰色黄。形如败絮、色如煤的是老痰。滑而易咯，是脾的湿痰；燥而难咯，是肺的燥痰；青而多泡沫，属肝的风痰；坚而成块状，属心的热痰；带有黑点而清稀，属肾的寒痰。参见各条。

辨证 biànzhèng　参见辨证论治条。

辨证冰鉴 biànzhèngbīngjiàn　医书。见辨证录条。

辨证录 biànzhènglù　医书。14卷（附《脉诀阐微》1卷）。清·陈士铎著（一说认为是傅山所撰）。约成书于1687年。内容包括内、外、儿、妇等各科疾病症治。分伤寒、中寒、中风等126门，700余证，每证详列症状、病因、立法处方及方剂配伍，说理明白易晓，析证简要中肯，用药灵活切病，颇多经验之谈。但其辨证详于症状的鉴别分析，而略于舌脉的诊察。由于该书有较高的临床价值，后世刻本颇多。钱松将此书略加删订，改名为《辨证奇闻》，又名《辨证冰鉴》。新中国成立后曾出版《辨证录》的排印本。

辨证论治 biànzhènglùnzhì　又称辨证施治。理、法、方、药运用于临床的过程，是中医学术的基本特点。通过四诊八纲、脏腑、病因、病机等中医基础理论，对患者表现的症状、体征进行综合分析，辨别为何种证候，称辨证；在辨证基础上定出治疗措施，称论治。

辨证奇闻 biànzhèngqíwén　医书。即《辨证录》。详该条。此书系清·钱松据陈士铎《辨证录》加以删订而成。钱氏将《辨证录》卷十一、十二妇科内容加以合并，为卷九

"妇人科"。全书选方略少于《辨证录》，文字与方药亦稍有不同。

辨证求因 biànzhèngqiúyīn 以各种病症的临床表现为依据，通过分析疾病的症状体征，找出其病因病机。如眩晕、震颤、抽搐等症状，多属于风，病变在肝；狂躁、神昏等症状，多属于火，病变在心包等。

辨证施治 biànzhèngshīzhì 即辨证论治。详该条。

辨证选穴法 biànzhèngxuǎnxuéfǎ 选穴法之一。以辨证论治的原则选取穴位的方法。如脱肛属于中气下陷，不能摄纳者，灸百会、长强、神阙、足三里等穴以升阳提气，温固下元；属于热积大肠，胃火下注者，则针大肠俞、天枢、上巨虚、承山等穴以疏泄大肠蕴热等。

biao

标本 biāoběn 标本是个相对的概念，也是一种主次关系。①凡病因与症状，先病与后病，正气与邪气，病在内与病在外等，都有标本的关系。从人体与致病因素来说，人体的正气是本，致病的邪气是标；从疾病的本身来说，病因是本，症状是标；从疾病的新病与旧病、原发与继发来说，旧病、原发（先病）为本，新病、继发（后病）为标；从疾病的部位来说，病在下、在内为本，病在上、在外为标。临床上应用标本关系分析病症的主次先后，轻重缓急，进而确定治疗的步骤。《素问·标本病传论》："知标本者，万举万当；不知标本，是为妄行。"②经络在四肢者为本，在头面、躯干者为标（出《灵枢·卫气》）。③医患关系方面，患者为本，医生为标。《素问·汤液醪醴论》："病为本，工为标，标本不得，邪气不服。"

标本同治 biāoběntóngzhì 治则术语。即标病与本病同时治疗。适用于标病与本病并重的病症。如气虚之人又患外感，可以益气解表两法合用；又如温热病胃肠实热不解而阴液大伤，可以泻下与滋液两法合用。

嫖疽 biāojū 出《肘后方》。即瘭疽。详该条。

瘭疽 biāojū 病名。见《千金要方》卷二十二。又名蛇瘴、嫖疽、擒著毒。疽发于手指端或足趾端者。由外伤感染，毒入肌肤、筋脉所致，或由脏腑火毒凝结而成。《外科大成》："瘭疽……初如红点，次变黑色，小者如黍如豆，大者如梅如李，肿痛应心，腐筋烂骨，脓如小豆汁。"治宜清热解毒，消肿止痛。初起服射干汤（《千金要方》：射干、甘草、枳实、干地黄、升麻、黄芩、大黄、麝香、犀角、前胡）或漏芦汤（《圣济总录》：漏芦、白蔹、黄芩、麻黄、白薇、枳实、升麻、芍药、甘草、大黄），外用蟾酥锭，醋研调敷患处。寒热多作者，服黍米寸金丹（《外科正宗》：麝香、乳香、没药、雄黄、狗宝、轻粉、乌金石、蟾酥、粉霜、黄蜡、硇砂、鲤鱼胆、狗胆、白丁香、金头蜈蚣、人乳）。红肿游走不定者，离宫锭（《外科大成》：京墨、蟾酥、胆矾、血竭、朱砂、麝香）涂之。毒甚者，切开祛腐，甚至截指。

表寒 biǎohán 表证的一种。因感受风寒之邪，出现以恶寒发热、无汗、体痛、舌苔薄白而润，脉浮紧为特征的证候。

表寒里热 biǎohánlǐrè 表有寒里有热的证候。外邪传里化热而表寒未解，或本有内热，又感寒邪。多见恶寒发热、无汗身痛，伴烦躁、口渴、便秘等。

表寒证 biǎohánzhèng 证候名。由风寒侵袭肌表所致的表证。《医学心悟·伤寒主治四字论》："何谓表寒？伤寒初客太阳，头痛发热而恶寒者，名曰外感。"症见恶寒发热，头痛，舌苔薄白而润等。治宜辛温解表，可选用麻黄汤、桂枝汤、荆防败毒散、葱豉汤、杏苏散等方。参见寒证条。

表解里未和 biǎojiělǐwèihé 外感病表证消失，里证未解。多因里有痰饮、食滞、瘀血或伤阴等而致。《伤寒论》："太阳中风……其人漐漐汗出，发作有时，头痛，心下痞硬满，引胁下痛，干呕，短气。汗出，不恶寒者，此表解里未和也。"

表里 biǎolǐ 八纲中用以辨别病位深浅和病情轻重的二纲。一般外感初起，邪在肌表，属表证，病较轻浅；若病在脏腑，则属里证，病较深重。伤寒与温病的证候分类中，对表证的辨别有明确的区分：伤寒以三阳为表，三阴为里，三阳中又以太阳为表，阳明为里，少阳为半表半里；温热病初感在上焦，病属于表，一入中焦、下焦即属于里。这些表证、里证各有其证候类型，但必须结合寒热、虚实，才能分析疾病的性质和邪正消长情况。由于体质强弱，邪正盛衰及病情的发展演变，可出现表证入里、里证出表、表里同病、表实里虚、表虚里实、表寒里热、表热里寒、表里俱虚、表里俱实等复杂情况。详见各条。

表里辨证 biǎolǐbiànzhèng 分析病位外内和病势浅深的辨证方法，于外感病尤为重要。一般而言，病在皮毛、肌腠、经络的为表证，病较轻浅；病在脏腑、气血、骨髓的为里证，病较深重。表邪入里为病进，里邪出表为病退。

表里传 biǎolǐchuán 太阳表证直接向少阴里证传变。《此事难知·太阳六传》："太阳传少阴肾水者，名曰表里传。为得病急，当发汗而反下之，所以传也。"太阳与少阴相表里。如外感热病，见发热头痛，而脉反沉，可与麻黄附子细辛汤；若不愈，虽有身体疼痛等表证，亦当先救其里，宜四逆汤。此

外，阳明与太阴相表里，少阳与厥阴相表里，因此，它们之间的相互传变，亦称为表里传。参见传经条。

表里分消 biǎolǐfēnxiāo 治法。通过发汗解表和清泄里实，促使病邪分别从表和里排解消散的治疗方法。具体可分解表攻里和解表清里两类，适用于表里同病的外感性热病。代表方有大柴胡汤、防风通圣散、葛根黄芩黄连汤等。

表里俱寒 biǎolǐjùhán 表里同病的寒证。外感寒邪，内伤生冷寒滞之品；或平素脾肾阳虚，又感风寒。症见恶寒无汗、头身疼痛，又伴腹痛泄泻、四肢厥冷等。

表里俱热 biǎolǐjùrè 表里同病的热证。感受外邪后化热，充斥表里；或本有内热，又感湿邪。症见面赤、头痛、时时恶风、大渴、苔黄干燥，甚至心烦谵语等。

表里配穴法 biǎolǐpèixuéfǎ 配穴法之一。在表里相合的经脉上选配穴位，用以治疗本脏本腑有关疾病的方法。一般以原络配穴法为代表，但不局限于此。如胃病取足三里（胃）与公孙（脾），咳嗽取太渊（肺）与合谷（大肠），肝病取太冲（肝）与阳陵泉（胆）等。参见原络配穴法条。

表里双解 biǎolǐshuāngjiě 用于既有表证又有里证的治法。可分两大类：其一，治外有表邪，里有实积。症见恶寒发热、腹部胀痛、胸部痞闷、恶心便秘、脉浮滑，可用厚朴七物汤。方中以桂枝汤去芍药解表，以厚朴三物汤治里。其二，治里热已盛，兼有表证。症见高热无汗、面红目赤、身体拘急、鼻干口渴、口苦烦躁、谵语、舌干燥、脉洪数，可用三黄石膏汤。以麻黄、淡豆豉解表，石膏、黄芩、黄连、栀子清里。

表里同病 biǎolǐtóngbìng ❶患者既有恶寒、发热、头痛等表证，又有胸满、腹痛、腹泻等里证。❷表里出现同一类性质的病，如表

表　57

里俱寒、表里俱热等。

表气不固 biǎoqìbúgù 即卫气不固。指卫外的阳气虚，不能固表，皮肤腠理疏松，易受外邪侵入而得病。发病时多有怕风、自汗等症。《素问·生气通天论》："阳者，卫外而为固也。"

表热 biǎorè 表证的一种。感受风热阳邪，出现以发热、微恶风寒、头痛、口渴，舌苔薄白或微黄略干，或舌尖红，脉浮数为特征的证候。

表热传里 biǎorèchuánlǐ 即热邪传里。详该条。

表热里寒 biǎorèlǐhán 既有表热又有里寒的证候。平素脾胃虚寒，又感风热所致。症见发热无汗、头痛咳嗽、大便溏泄、小便清长，舌淡胖，微黄浊苔，脉浮缓。

表热证 biǎorèzhèng 证候名。感受风热阳邪所致的表证。《赤水玄珠·论表里热》："有表而热者，谓之表热。"症见发热，恶风，头痛，口渴咽痛，咳嗽痰黄，舌苔薄白或微黄，脉浮数等。治宜辛凉解表。用桑菊饮、银翘散等方。参见热证条。

表实 biǎoshí 表证类型之一。外邪侵入后，阳气集于肌表，邪正相争，腠理密闭所出现的证候。临床上除有表证症状外，以恶寒、无汗、头痛、身痛、脉浮有力为特点。

表实里虚 biǎoshílǐxū 表里错杂的证候。因平素心、脾、肾虚，又感外邪；或外感表寒，误用攻下法所致。症见恶寒无汗、发热，又见神疲气短、纳呆肢倦、心悸、腰痛、苔白脉浮等。

表实证 biǎoshízhèng 证候名。外邪束表，腠理闭塞所致的证候。《景岳全书·传忠录》："表实者，或为发热，或为身痛，或为恶热掀衣，或为恶寒鼓栗，寒束于表者无汗。"如太阳病，头痛发热，恶寒无汗，脉浮紧等。治宜解表发汗，用麻黄汤等方。参

见表证条。

表邪 biǎoxié 在表的邪气。外感六淫，邪气从口鼻或皮毛侵入，出现发热、恶风寒或鼻塞、咳嗽等症状。参见表证条。

表邪内陷 biǎoxiénèixiàn 由于邪盛正虚或治疗失当，在表的邪气陷入于里的病变。如温邪上受，首先犯肺，逆传心包，症见不恶寒、发热更高而神昏、谵妄。又如《伤寒论》："病发于阳，而反下之，热入，因作结胸。"

表虚 biǎoxū 表证类型之一。卫外的阳气不足，腠理不密而出现的证候。临床上除有表证症状外，以自汗或汗出恶风、脉浮缓无力为特征。

表虚里实 biǎoxūlǐshí 表里错杂的证候。因平素卫气不足，感邪后邪热内结；或素有胃肠蕴热宿食，复感风邪；或表证治疗失当，里实误用发汗等所致。既有恶风、汗出等表虚证，又有腹痛便秘、舌苔厚黄等里实证者。

表虚证 biǎoxūzhèng 证候名。外邪袭表，腠理不固，营卫之气不和所致的表证。《景岳全书·传忠录》："表虚者，或为多汗，或为肉战，或为怯寒。"如太阳病，头痛发热，汗出恶风，脉浮缓等。治宜解肌发表，用桂枝汤等方。亦指慢性疾患的汗多证。常见汗出不止，怕风畏寒，精神倦怠，脉濡软无力。治宜益气固表止汗。方用玉屏风散、牡蛎散之属。参见表证条。

表证 biǎozhèng 病在浅表的证候。多见于外感病的初期，肺卫受邪，症见恶寒、发热头痛、鼻塞咳嗽，舌苔薄白，脉浮等，尤以恶寒为特征。表证又分表寒、表热、表虚、表实。详各条。

表证入里 biǎozhèngrùlǐ 表证化热，病势向里发展。症见不恶风寒而反恶热，烦渴，小便黄赤，舌苔黄燥等。

bie

憋气 biēqì　症状名。自觉胸中窒塞憋闷不舒，呼吸不畅的症状。

鳖甲 biējiǎ　中药名。出《神农本草经》。别名团鱼甲、脚鱼壳。为鳖科动物中华鳖 Amyda sinensis（Wiegmann）的干燥背甲。主产于湖北、安徽、江苏、河南、湖南、浙江、江西等地。咸，微寒。入肝、肾经。滋阴潜阳，软坚散结。生用治阴虚潮热、骨蒸盗汗、高血压病。炙用治久疟、疟母、胸胁作痛、经闭、癥瘕积聚。煎服：9～24 克，先煎。孕妇慎服。本品含动物胶、碘质、维生素 D 等。

鳖甲地黄汤 biējiǎdìhuángtāng　《济生方》卷一方。柴胡、酒当归、麦冬、醋炙鳖甲、石斛、白术、熟地黄、茯苓、秦艽各 30 克，人参、肉桂、炙甘草各 15 克。为粗末，每服 12 克，加生姜五片，乌梅少许，水煎服。治五心烦热、心悸怔忡，及妇人干血痨，身体羸瘦，饮食不为肌肉，月经久闭。

鳖甲煎丸 biējiǎjiānwán　又名人参鳖甲煎丸。《金匮要略》方。鳖甲十二分、乌扇（即射干）、黄芩、鼠妇（即地虱）、干姜、大黄、桂枝、石韦、厚朴、紫葳、阿胶各三分，柴胡、蜣螂各六分，芍药、牡丹皮、䗪虫各五分，瞿麦、桃仁各二分，半夏、人参、葶苈子各一分，蜂房四分，赤硝十二分。为末，取煅灶（即打铁炉）下灰，用清酒浸灰，加入鳖甲煮烂，绞取汁，和其他药末为丸，梧桐子大，每服七丸，日三次。功能消癥化积。治疟母，症见疟疾日久不愈，胁下痞硬有块。也用于肝脾肿大属血瘀气滞者。

鳖甲胶 biējiǎjiāo　中药名。出《本草纲目》。为鳖科动物中华鳖 Amyda sinensis（Wiegmann）的背甲煎熬而成的胶块。补肾滋阴，消瘀。治阴虚潮热、久疟、疟母、癥瘕，内服：3～9 克，烊化冲服。孕妇忌服。

鳖甲散 biējiǎsǎn　《杂病源流犀烛》卷八方。柴胡、鳖甲、知母、秦艽、当归、青蒿、乌梅、地骨皮。为粗末，水煎服。治骨蒸劳热、肌肉消瘦、颊赤舌红。

别录 biélù　即《名医别录》。详该条。

别络 biéluò　络脉之较大者，为本经别走邻经之络脉。十二经脉与任督二脉各有一支别络，再加脾之大络，合为十五别络。《难经·二十三难》："别络十五，皆因其原，如环无端，转相灌溉，朝于寸口人迎，以处百病而决死生也。"

别阳 biéyáng　见《针灸甲乙经》。阳交、阳池穴别名。详各条。

别直参 biézhíshēn　人参商品之一种。详该条。

瘪桃干 biětáogān　见《中药志》。即碧桃干。详该条。

bin

槟榔 bīnláng　中药名。出晋·李当之《药录》。别名大腹子、榔玉。为棕榈科植物槟榔 Areca catechu L. 的种子。产于福建、台湾、广西、广东、云南。苦、辛，温。入脾、胃、大肠经。杀虫破积，下气行水。治肠寄生虫病、食滞、泻痢、水肿、脚气。煎服：3～9 克；单用杀虫可增至 30～60 克。本品含槟榔碱、槟榔次碱、槟榔副碱、缩合鞣质。槟榔碱驱除猪肉绦虫有效，可使虫体瘫痪；对牛肉绦虫，仅能使头部和未成熟节片瘫痪，而对中段和后段影响不大，可与南瓜子合用。槟榔碱尚能增强肠蠕动，缩小瞳孔。

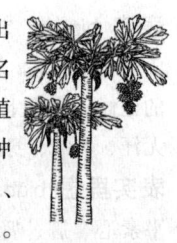

槟榔

槟榔合剂 bīnlánghéjì 验方。见《中医杂志》1959 年 4 期。槟榔 45 克，乌梅 15 克，甘草 4.5 克。水煎浓缩服。治姜片虫病。

槟榔四消丸 bīnlángsìxiāowán《全国中药成药处方集》（天津方）。大黄、炒黑牵牛子各 4 千克，槟榔、香附（醋制）、五灵脂（醋炒）各 2 千克，皂角 0.5 千克。为细末，凉开水泛为小丸，每服 9 克；或炼蜜为丸，每丸重 9 克，每服一丸，白开水送下。功能清理肠胃，化滞消食，利水消胀。治胸腹胀满、不思饮食、倒饱嘈杂、呕吐酸水、停食停水、消化不良。

槟榔汤 bīnlángtāng 验方。见《内科学》（上海中医学院）。槟榔、黄柏、黄连、雷丸。水煎服。治肠道寄生虫病。

槟芍顺气汤 bīnsháoshùnqìtāng《温疫论》方。槟榔、芍药、枳实、厚朴、大黄。加生姜，水煎服。治下痢频数，里急后重，苔黄者。

濒湖脉学 bīnhúmàixué 脉学书。1 卷。明·李时珍撰于 1564 年。作者摘取诸家脉学精华，以明晰的语句和生动的比喻分析 27 脉，对其中同类异脉的鉴别点和各种脉象的主病，均编成歌诀，便于读者习诵。

濒湖脉学

后附《四言举要》，系李时珍的父亲李言闻据崔嘉彦《脉诀》删补而成。全书论脉简要，易学易用，故历代广为刊行。新中国成立后有影印本和排印本，并附李氏所撰《奇经八脉考》和《脉诀考正》。

膑 bìn 本作髌。膝盖骨。

膑骨 bìngú 骨名。又名护膝骨、膝盖骨、连骸。解剖学同名骨。为体内最大籽骨，借韧带牵持，与股骨下端、胫骨上端构成膝关节。

髌 bìn 出《灵枢·经脉》。即髌骨。又名伏兔骨，俗称膝盖骨。

髌骨骨折 bìngǔgǔzhé 病名。以髌骨局部肿胀、疼痛，膝关节不能自主伸直，常有皮下瘀斑以及膝部皮肤擦伤为主要表现的骨折。参见骨折条。

髌骨脱位 bìngǔtuōwèi 病名。髌骨的后关节面与股骨下端两髁之间的关节面脱位。

髌腱断裂 bìnjiànduànliè 病名。间接暴力与直接暴力单独或联合作用，造成髌腱的连续性破坏，影响力的传导，以膝部疼痛肿胀，髌下压痛，以及高位髌骨、髌下空虚、伸膝无力或不能伸膝等为主要表现的疾病。

鬂 bìn 耳际之发。《素问·上古天真论》："今五脏皆衰……故发鬂白。"

bing

冰白散 bīngbáisǎn《疫喉浅论》（清·夏云撰）方。冰片五分，人中白五钱，儿茶五钱，甘草一钱，玄明粉五分，鸡内金五钱。为末，吹患处。治疫喉腐烂较甚者。

冰壶秋月 bīnghúqiūyuè 病名。清·黄庭镜《目经大成》卷二："此症亦是宿翳，若隐若现，或片或点，留于风轮，色光白而甚薄，看虽易治，其实不然。"详宿翳条、冰瑕翳条。

冰郎花 bīnglánghuā 即冰凉花。详该条。

冰凉花 bīngliánghuā 中药名。见《全国中草药汇编》。别名福寿草、冰郎花、侧金盏花。为毛茛科植物冰凉花 Adonis amurensis Regel et Radde 的带根全草。分布于黑龙江、吉林、辽宁等地。苦，平，有毒。强心，利尿，镇静。治充血性心力衰竭、心源性水肿、心房纤维颤动，内服：粉剂，每次 25 毫克，每日 1～3 次。过量可出现恶心、呕吐、多汗、腹痛、头昏眩晕、视物不清、心慌等中毒症状，严重者可致死亡。根含加拿大麻苷、K-毒毛旋花子次苷-β、索马林等强心苷。地上部分含强心苷，苷元有毒毛旋花子苷元、洋地黄毒苷元等。浸剂及所含强心苷有洋地黄样强心作用，蓄积作用较小。浸剂和总苷对小鼠有镇静、催眠作用。

冰硼散 bīngpéngsǎn 《外科正宗》方。冰片五分，朱砂六分，玄明粉、硼砂各五钱。为末，每用少许，吹、搽患处。功能清热解毒，消肿止痛。治咽喉口齿新久肿痛，及久嗽痰火，音哑咽痛，口舌生疮。

冰片 bīngpiàn 中药名。出《本草纲目》。别名梅片、梅花冰片。有机制冰片和艾片两种。机制冰片用松节油等人工合成，主产于北京、上海、广州等地；艾片用大风艾鲜叶蒸馏制成，主产于广东、广西等地。过去进口之冰片，为龙脑香树脂的加工品，称龙脑冰片，又名片脑。苦、辛，凉。入心、肺经。开窍醒神，清热消肿止痛。治中风、痰厥、气厥、惊痫、热病神昏、中暑昏迷、疮疡、咽喉肿痛、口疮、牙龈肿痛、目赤翳障、中耳炎、霉菌性阴道炎。内服：研末，0.15～0.3克，多入丸、散，不入汤剂；外用：研末撒。孕妇忌服。机制冰片为消旋龙脑。艾片为右旋龙脑，杂有萜类杂质。本品局部应用有轻度止痛、防腐作用。在体外高浓度可抑菌。

冰片艾 bīngpiànài 艾纳香之别名。详该条。

冰霜梅苏丸 bīngshuāngméisūwán 又名梅苏丸。中成药。乌梅1500克，薄荷1750克，紫苏叶500克，葛根250克，白糖40千克。水丸，每服1克，嚼化。功能清解暑热，生津止渴。治外感暑热，头目眩晕，口渴咽干，胸中满闷。本方为《汤头歌诀》望梅丸加减。

冰瑕翳 bīngxiáyì 病症名。又名冰瑕障。《证治准绳》："薄薄隐隐，或片或点，生于风轮之上，其色光白而薄，如冰上之瑕。"

指宿翳之菲薄透明光滑者。详宿翳条。

冰瑕障 bīngxiázhàng 即冰瑕翳。详该条。

冰翳内障 bīngyìnèizhàng 病名。见《秘传眼科龙木论》。又名冰翳。其障"如冰冻坚实，傍观透于瞳神内"（《张氏医通》卷八）。属圆翳内障范围，详该条。

秉风 bǐngfēng 经穴名。代号SI12。出《针灸甲乙经》。属手太阳小肠经。位于肩部后面，当肩胛骨冈上窝中央，举臂有凹陷处；或于曲垣穴与巨骨穴连线之中点取穴。主治肩臂痛，冈上肌腱炎。直刺0.5～1寸。灸3～5壮或5～10分钟。

禀赋 bǐngfù 指先天赋予的体质因素。

禀赋不足 bǐngfùbùzú 即先天体质虚弱不足，为发病的内在因素，是正气虚损的主要方面。

并 bìng ❶偏胜。《素问·调经论》："是故气之所并为血虚，血之所并为气虚。"❷偏聚，聚合。《医方集解》："邪并于阳，则阳实而阴虚。"❸加重。《素问·生气通天论》："阴不胜其阳……并乃狂。"即阴气不能胜阳，阳气加重就发狂。❹连结、交通。《素问·生气通天论》："上下不并。"❺指筋骨挛束不收。《素问·至真要大论》："筋骨繇（音义同摇）并。"繇并，形容筋骨振摇强直。

并病 bìngbìng 指伤寒一经证候未解，而另一经证候已见。出《伤寒论》。《伤寒论大会·伤寒合病并病》："并病者，一经先病未尽，又过一经之传者，为并病。"《景岳全书·伤寒典》："并病与合病不同。合病者，彼此齐病也；并病者，一经先病，然后渐及他经而皆病也。如太阳先病，发热头痛，而后见目痛、鼻干、不眠等症者，此太阳并于阳明也；或后见耳聋、胁痛、呕而口苦等症者，此太阳并于少阳也；或后见腹满、嗌干等症者，此太阳并于太阴也；或后见舌干口燥等症者，此太阳并于少阴也；或后见烦满、囊缩等症者，此太阳并于厥阴也。"

并头草 bìngtóucǎo 半枝莲之别名。详该条。

并月 bìngyuè 见《医宗金鉴·妇科心法要诀》。妇女身体无病，而月经每两月一行者。

病传 bìngchuán 出《灵枢·病传》。指疾病的传变。

病发于阳 bìngfāyúyáng ❶泛指肌表或阳经所发生的病症，反映病变在表。❷辨证要点："发热恶寒者，发于阳也。"（《伤寒论·辨太阳病脉证并治》）

病发于阴 bìngfāyúyīn ❶泛指内脏或阴经所发生的病症，反映病变在里。❷辨证要点："无热恶寒者，发于阴也。"（《伤寒论·辨太阳病脉证并治》）

病后多眠 bìnghòuduōmián 病症名。见《杂病源流犀烛·不寐多寐源流》。如病后余邪留恋，正气未复，而见神气困倦，身热不净者，宜沈氏葳蕤汤（《杂病源流犀烛》：葳蕤、茯苓、人参、枣仁、石膏）。如热病过汗，阳气外泄，而见身冷喜卧，脉沉细者，宜四逆汤。亦有汗下后病邪已解，正气渐复，常见醋睡，脉平静，属正常情况，不需治疗。

病后耳聋 bìnghòu'ěrlóng 病症。大病后气血虚损所致之耳聋，或病后余邪未尽，壅滞经脉所致之耳鸣耳聋。治宜益气补血，清余邪，通经脉。方用补中益气汤、归脾汤、竹叶石膏汤、桃红四物汤等加减化裁。

病后调理服食法 bìnghòutiáolǐfúshífǎ 食疗著作。清·尤乘辑。1卷。刊于1667年。该书详论了病后饮食调理要点，并分风、寒、暑、湿、燥、火、气、血、痰、阴虚、阳虚、诸虚12门，分别介绍了117张食方，有粥、酒、浆、煎、汤、饮、膏、茶、羹、丸等剂型。该书作为附卷收载于《寿世青编》中。

病机 bìngjī 疾病发生及变化的机理。病机学说是研究疾病发生的原因、疾病发生发展和转归的机制、一般规律及其临床联系的综合性理论。它与藏象经络学说互相渗透、互相印证，是辨证施治体系的理论基础。《素问·至真要大论》："谨守病机，各司其属。"参见"病机十九条"条。

病机十九条 bìngjīshíjiǔtiáo 出《素问·至真要大论》。前人从实践中把某些类同的证候归纳于某一证型或某一脏的范围内，作为辨证施治的依据，列为十九条：诸风掉眩，皆属于肝；诸寒收引，皆属于肾；诸气膹郁，皆属于肺；诸湿肿满，皆属于脾；诸热瞀瘛，皆属于火；诸痛痒疮，皆属于心，诸厥固泄，皆属于下；诸痿喘呕，皆属于上；诸禁鼓栗，如丧神守，皆属于火；诸痉项强，皆属于湿；诸逆冲上，皆属于火；诸胀腹大，皆属于热；诸躁狂越，皆属于火；诸暴强直，皆属于风；诸病有声，鼓之如鼓，皆属于热；诸病跗肿，疼酸惊骇，皆属于火；诸转反戾，水液浑浊，皆属于热；诸病水液，澄澈清冷，皆属于寒；诸呕吐酸，暴注下迫，皆属于热。掌握这些病机，对一些症状比较复杂的疾病，具有执简驭繁的作用，但这毕竟还是一种粗略的分类归纳方法，临证时必须联系具体病情，全面分析，力求审因论治的准确性。

病机学说 bìngjīxuéshuō 研究和探讨疾病发生、发展、变化机理的理论。

病理概论及各论 bìnglǐgàilùnjígèlùn 书名。恽铁樵撰于1928年。该书概论部分以中医辨证论治为基础，从脏腑、经脉病变阐明各类病症的病理和用药。各论部分阐述伤风、胃咳、肺痨等9种病症的病因病候、诊断与治法。全书引用了较多的西医病理知识，在当时汇通中西医学术上起到一定作用，但也杂有牵强附会的观点。

病理性骨折 bìnglǐxìnggúzhé 病名。因骨髓炎、骨结核、骨肿瘤等骨骼本身病变引起的骨折。参见骨折条。

病理约编 bìnglǐyuēbiān 见中国医学约编十种条。

病脉 bìngmài 反映疾病的脉象。《素问·三部九候论》："察其腑脏，以知死生之期，必先知经脉，然后知病脉。"

病色 bìngsè 疾病反映在体表色泽的变化。诊断上以面部色泽为主。病色有善恶之分。不论出现何种颜色，明润含蓄者称为善色，一般表示病情较轻或预后较好。若颜色显露而枯稿不泽者称为恶色，亦称夭色，一般表示病情较重，预后不良。参见善色、恶色各条。

病能 bìngtài 能，古通态。疾病的临床表现及病因、发病机理的统称。《素问》讨论疾病的临床表现和病理时，以"病能"作篇名。《素问·风论》："愿闻其诊及其病能。"

病因 bìngyīn 导致人体发生疾病的原因。古代中医病因学说主要有三因学说，即由宋代陈言提出的关于病因分类的学说。六淫为外因，喜、怒、忧、思、悲、恐、惊七情为内因，饮食所伤、劳倦过度、外伤、虫兽伤、溺水等为不内外因。现代中医病因学将病因分为两类，即七情过极、劳倦损伤和饮食失调等能导致气机紊乱、脏腑受损的病因称为内伤病因，风、寒、暑、湿、燥、火六淫病邪和各种疫疠病邪统属外感病因，跌仆、虫兽伤、烧伤、冻伤等称为外伤病因。

病因辨证 bìngyīnbiànzhèng 辨证方法之一。根据疾病的不同表现来推求病因、病理变化，提供治疗用药的根据。如眩晕、震颤、抽搐多属于风，发热、烦躁、发狂、神昏多属于火等。这种分析的方法，称为辨证求因。临床上常结合八纲辨证。《素问·至真要大论》所记载的病机十九条，是将多种病症用病因、病机予以概括归纳，是研究病因辨证的范例。

病因学说 bìngyīnxuéshuō 研究病因的分类及各种病因的性质、致病特点、致病途径的理论。参见病因条。

病在中旁取之 bìngzàizhōngpángqǔzhī ❶治法之一。《素问·五常政大论》："气反者……病在中，旁取之。"马莳注："盖病在于中，而经脉行于左右，则或灸或刺，或熨或按，皆当取之于旁也。"❷循经远刺的取穴法之一。如病在腰部，针委中穴。《灵枢·终始》："病在腰者取之腘。"

bo

拨法 bōfǎ 推拿手法。又名拨络法、弹拨法。用手指按于穴位上或患处，适当用力来回拨动。具有解痉止痛作用，对松解软组织粘连有一定的作用。

拨络法 bōluòfǎ 即揉法、拨法。见各条。

拨内障手法 bōnèizhàngshǒufǎ 眼科金针开内障之手法。见《审视瑶函》。《外台秘要》卷二十一即有金篦针治圆翳内障的记载。此后历代不断加以改进，《审视瑶函》所载此法已渐趋完善，并总结操作步骤为八法。清·黄庭镜《目经大成》更进一步将八步操作手法分别予以命名，即审机、点睛、射覆、探骊、扰海、卷帘、圆镜、完璧八个手术步骤。今之针拨白内障手术方法，即此法改进而来。详有关各条。

拨云散 bōyúnsǎn ❶《银海精微》卷下方。炉甘石、黄丹各二两，川乌一两五钱，犀角一两，乳香、没药、硇砂、青盐各一钱五分，硼砂、血竭、轻粉、鹰屎各二钱，冰片、麝香各五分，葳蕤一钱五分。为末，点眼。治翳膜遮睛。❷《卫生宝鉴》方。川芎、楮实、龙胆草、羌活、薄荷、石决明、苍术、大黄、荆芥穗、甘草、木贼、密蒙花、连翘、川椒、草决明、桔梗、石膏、菊花、白芷、地骨皮、白蒺藜、槟榔、石燕各五钱。为末，每服三钱，茶水送服，日三次。治湿热郁滞，翳膜遮睛，昏暗羞明，隐涩难开。❸《证治准绳·类方》方。羌活、防风、柴胡、甘草各一两。为粗末，水煎服。治风毒上攻，眼目昏暗，翳膜遮障，羞明热泪，隐涩难开，眦痒赤痛，睑眦红烂，胬肉攀睛。

拨云退翳散 bōyúntuìyìsǎn《银海精微》卷上方。楮实子、薄荷各五钱，川芎一两五钱，黄连、菊花、蝉蜕各五钱，天花粉三钱，蔓荆子、密蒙花、蛇蜕、荆芥穗、白芷、木贼、防风、甘草各五钱。蜜丸，樱桃大，每服二丸，日两次。治冰瑕翳，翳薄则明亮光滑如冰，厚则如云如雾。

拨云退翳丸 bōyúntuìyìwán《原机启微》卷下方。蔓荆子、密蒙花、木贼各二两，菊花、蝉蜕、蛇蜕、荆芥穗、地骨皮各一两，当归、白蒺藜各一两五钱，川椒皮七钱，天花粉六钱，薄荷叶、黄连、楮实、桃仁各五钱，炙甘草三钱，川芎一钱五分。蜜丸，每服一钱。治内眦赤脉缕缕，根生瘀肉，瘀肉生黄赤脂，脂膜侵黑睛，渐蚀神水。

剥苔 bōtái 舌苔剥落，长期剥蚀如地图状，多属虫积。若在热性病中，舌苔于一二日内全部消失，舌光绛，或如镜面，多是正不胜邪，肝肾真阴亏损而邪气内陷的重证。《辨舌指南》："舌苔忽剥蚀而糙干为阴虚，剥蚀边仍有腻苔为痰湿。"阴虚者宜滋养肝肾，痰湿所致当化湿祛痰，虫积者宜驱虫消积。

驳骨丹 bógǔdān 验方。见《外伤科学》（广州中医学院）。自然铜30克，乳香、没药各15克，䗪虫9克。为末，每服1.5～3克，日1～2次。治跌打损伤，骨折。

驳骨消 bógǔxiāo 鸡骨香之别名。详该条。

泊肠痔 bóchángzhì 病名。出《疮疡经验全书》卷七。指紧贴肛门的痔疮。治疗见内痔、外痔各条。

脖项 bóxiàng 即颈项。

博落回 bóluòhuí 中药名。出《本草拾遗》。别名号筒草。为罂粟科植物博落回 *Macleaya cordata*（Willd.）R. Br. 的根或全草。产于长江中下游。辛、苦，温，有毒。消肿解毒，杀虫止痒。治疔疮痈肿，捣敷；治下肢溃疡、烫伤，研末撒或调敷；治顽癣、蜈蚣、黄蜂螫伤，取汁涂；治滴虫性阴道炎，煎水冲洗，或熬膏（每毫升相当于原药25克），以棉签蘸药反复涂擦阴道壁，每日1～2次。不可内服。地上部分含原阿片碱、α-别隐品碱、白屈菜红碱、血根碱、黄连碱、小檗碱等。根含博落回碱、血根碱、白屈菜红碱等。生物碱在体外对金黄色葡萄球菌、肺炎球菌、大肠杆菌及福氏痢疾杆菌等有抑制作用，并能抗线虫。全草煎剂有抗钩端螺旋体作用。全碱有局部麻醉作用。大剂量口服或注射能引起急性心源性脑缺血综合征，中毒乃至死亡。

搏 bó ❶侵害、搏击、损伤。《素问·宣明五气》："搏阳则为巅疾。"《温病条辨》："肺为燥气所搏，不能通调水道，故寒饮而咳也。"❷交合、结合。《灵枢·决气》："两神相搏，合而成形。"❸留滞、附着。《儒门事亲》："诸风寒之邪，结搏皮肤之间。"❹脉搏弹跳有力。《脉经》："胃脉搏坚而长。"

膊 bó 又名臂膊。①指上肢（上膊）和前臂部（下膊）。②指上臂外侧。

膊井 bójǐng 见《针灸资生经》。肩井穴别名。详该条。

薄荷 bòhe 中药名。出《雷公炮炙论》。为唇形科植物薄荷 *Mentha haplocalyx* Briq. 的全草或叶。主产于江苏、浙江、江西。辛，凉。入肺、肝经。疏风散热，解毒透疹。治外感

薄荷

风热、头痛、目赤、咽喉肿痛、牙痛、麻疹透发不畅，煎服：3～6克。宜后下。本品含挥发油，其主成分为薄荷醇、薄荷酮。内服兴奋中枢神经，并有发汗解热作用。薄荷醇局部应用可使皮肤、黏膜的冷觉感受器产生冷觉反射，引起皮肤、黏膜血管收缩，久之则有刺激作用而致充血；对离体小鼠肠管有解痉作用。

薄荷油 bòheyóu 药名。为唇形科植物薄荷的新鲜茎叶经蒸馏而得的挥发油。主产于江苏、安徽、江西等省。辛，凉。疏风清热。治外感风热，头痛目赤，咽痛，齿痛，内服：开水冲，1～3滴。皮肤风痒，涂擦。成分与药理参见薄荷条。

薄厥 báojué 厥证之一。出《素问·生气通天论》。指因暴怒等精神刺激致阳气亢盛，血随气逆，瘀积头部，而出现卒然厥逆、头痛、眩仆的昏厥重症。参见中风、厥证条。本病可见于脑溢血、脑血管痉挛、蛛网膜下腔出血等。

薄皮疮 báopíchuāng 病名。见《疡医大全》。因风热壅滞肌肤所致。体表生疮，溃流脓血后，脓腔呈空壳状，仅留一层薄皮。宜用苦参、密陀僧、蛤粉、儿茶各等分为末，清洗疮面，揭去白皮，脂油调搽。

薄贴 báotiē 见《千金翼方》。清·徐灵胎认为，即膏药的古名。膏药是贴在皮肤上，利用它所含的各种药物的作用，以治疗疾病。其制法是把一定处方的药物浸于麻油内一个时期，入锅煎熬，待药物枯黑，去渣。再熬至极为稠厚，加入黄丹拌匀，将锅离火，候药液逐渐凝固后，切成大块，投放于冷水中去火毒。用时加热熔化，摊于布或厚纸或薄油纸上，贴于局部。内科膏药有祛风化湿、行气活血等作用。外科膏药能消肿定痛，对溃疡有去腐生肌、收口护肉等作用。另一种膏药，是把鲜药经过捣杵而成膏，用竹签挑起，摊于纸上而成，也有做成薄饼，贴于局部者。

檗皮 bòpí 出《伤寒论》。即黄柏。详该条。

擘蟹毒 bòxièdú 即虎口疔。详该条。

bu

不定穴 búdìngxué 即阿是穴。详该条。

不换金丹 búhuànjīndān 即女金丹。详该条。

不换金正气散 búhuànjīnzhèngqìsǎn 《太平惠民和剂局方》方。厚朴、藿香、甘草、半夏、苍术、橘皮各等分。为粗末，每服三钱，加姜、枣，水煎服。治湿浊内停，兼有外感，症见呕吐腹胀，恶寒发热。

不寐 búmèi 病症名。出《难经·四十六难》。又名不得眠、不得卧。通常称为失眠。指经常不易入寐，或寐而易醒，甚至彻夜不眠。可由阴血亏损，中气不足，心脾两虚或多痰、停水等多种原因而使心神不安所致。由阴血不足，心失所养者，常兼见虚火偏亢。症见心烦失眠、头晕耳鸣，甚则五心烦热、多汗、口干舌红、脉细数，治宜滋阴养血为主，火亢则兼降心火，用补心丹、朱砂安神丸等方。中气虚弱者，症见失眠而神疲乏力、食欲减退，治宜补气为主，用六君子汤、补中益气汤加减。多痰者，症见不寐、呕恶胸闷、苔腻、脉滑，治宜化痰为主，用温胆汤等方。由水气凌心者，症见不寐、心下动悸，治宜通阳利水，用苓桂术甘汤加减。由心脾两虚所致者，症见多梦易醒、心悸健忘、饮食减少、面色少华、脉细、舌淡等，治宜补益心脾，用归脾汤、寿脾煎等方。因年高气虚或血亏而致不寐者，宜用益气或补血。病后气虚、血亏、痰滞而失眠者，治宜参照上法。因胆虚而致者，详胆虚不得眠条。如病后余热未清而致不寐，常见虚烦不宁、舌红口干等，治宜清余热，养阴津，用竹叶石膏汤等方。在失眠治法中，除辨证用药外，一般常配合养心安神药。

不内外因 búnèiwàiyīn 古代病因分类之一。《三因极一病证方论》："其如饮食饥饱，叫呼伤气……乃至虎狼毒虫，金疮踒折，疰忤附着，畏压溺等，有背常理，为不内外因。"实际上均属致病外因的范围。

不嗜食 búshìshí 病症名。指自觉饥饿，但不欲食。多由寒湿阻胃或脾胃运化失常所致。《灵枢·大惑论》："胃气逆上，则胃脘寒，故不嗜食也。"

不孕 búyùn 病名。又名断绪、绝产等。指女子婚后，夫妻同居两年以上而未怀孕；或曾孕育过，又间隔两年以上而未再次怀孕（未采取避孕措施者）。除男性的原因外，女性有因先天性生理缺陷者，如五不女，有因后天病理变化者。肝郁、血虚、痰湿、肾虚、胞寒、血瘀等引起冲任失调，则难以摄精受孕。详各条。

卜芥 bǔjiè 中药名。见《广西实用中草药新选》。别名假海芋、独脚莲。为天南星科植物尖尾芋 Alocasia cucullata（Lour.）Schott 的根茎。分布于广东、广西、四川等地。辛、微苦，寒，有大毒。清热解毒，消肿散结，止痛。治钩端螺旋体病，伤寒，流行性感冒，肺结核。水煎：3～9克；鲜品30～60克。内服需去净须根、外皮，盐炒后煎2小时以上，否则易引起舌喉发痒、肿胀、恶心呕吐、腹泻、惊厥等中毒症状，严重者可致窒息，心肌麻痹而死亡。毒蛇咬伤，蜂窝组织炎，无名肿毒，瘰疬，鲜品捣敷（蛇伤敷伤口周围和内服）。本品含皂毒苷、草酸钙、胆碱、有机酸和大量硝酸钾。

补法 bǔfǎ 八法之一。补养人体气血阴阳不足，治疗各种虚证的方法。虚证有气虚、血虚、阴虚、阳虚等不同，补法也分补气、补血、补阴、补阳等，并宜结合五脏之虚补益

五脏。《素问·至真要大论》："虚者补之"，"损者益之"。《素问·阴阳应象大论》："形不足者，温之以气；精不足者，补之以味。"参见补气等各条。

补肺阿胶汤 bǔfèi'ējiāotāng 即阿胶散。详该条。

补肺散 bǔfèisǎn 即阿胶散。详该条。

补肝散 bǔgānsǎn ❶《证治准绳》引滑伯仁方。山茱萸、当归、五味子、山药、黄芪、川芎、木瓜各五钱，熟地黄、炒白术各一钱，独活、炒枣仁各四钱。为粗末，每服五钱，加大枣，水煎服。治肝肾气血亏损，胁胀作痛，或头眩，寒热，身痛，月经不调。❷《杂病源流犀烛》方。川芎、当归、白芍、地黄、防风、羌活。为末，冲服。治酒色过度，胁痛不止。

补骨脂 bǔgǔzhī 中药名。出《雷公炮炙论》。别名破故纸。为豆科植物补骨脂 Psoralea corylifolia L. 的果实。主产于四川、河南、陕西、安徽。辛、苦，大温。入肾经。补肾助阳。治肾虚冷泻，阳痿，遗精，尿频，遗尿，腰膝冷痛，虚寒喘嗽。煎服：6～9克。本品含挥发油、补骨脂素、异补骨脂素、补骨脂黄酮、异补骨脂查耳酮等。补骨脂查耳酮能明显扩张冠脉，兴奋心脏，提高心肌功率。提取物对离体、在体动物肠管呈兴奋作用，对离体豚鼠子宫呈松弛作用。在体外对金黄色葡萄球菌、结核杆菌有抑制作用，并有抗实验性肿瘤作用。

补骨脂酊 bǔgǔzhīdīng 验方。见《外伤科学》（广州中医学院）。补骨脂（研）30克，75%酒精100毫升，制成酊剂，涂患处。功能祛风止痒。治皮肤瘙痒与白癜风。

补火生土 bǔhuǒshēngtǔ 借五行相生的理论，运用壮肾阳的药物以温补脾气的方法。临床用于倦怠、纳减、泄泻、腹痛、肠鸣、四肢不温，舌质淡胖、苔白润，脉沉迟等脾

B

气虚寒证候，宜用四神丸加白术之类。

补辑肘后方 bǔjízhǒuhòufāng 方书。3 卷。晋·葛洪原著，梁·陶弘景增补，尚志钧辑校于 1983 年。此书为《肘后方》的增补辑佚本。尚氏从唐宋医书与类书如《千金方》《外台秘要》《证类本草》《幼幼新书》《本草纲目》《医心方》《太平御览》《艺文类聚》中辑得《肘后方》佚文 1265 条，会同现通行本 1392 条，计 2657 条，经编排整理而为该书。上卷 35 首治内病，中卷 35 首治外发病，下卷 31 首治为物所苦病，合计 101 首（尚氏谓这里"首"字义同"篇"）。辑者改正了现通行本中多处缺漏、讹误，并删除了金·杨用道增补方。1983 年由安徽科学技术出版社出版。

补可去弱 bǔkěqùruò 用补益之药治虚弱之证。如参芪膏（即参、芪合用熬膏）可治脾肺气虚。又如脾胃虚弱，食欲不振等，可用四君子汤以补脾益气。

补脑振痿汤 bǔnǎozhènwěitāng 《医学衷中参西录》方。黄芪 60 克，当归、龙眼肉各 24 克，山茱萸、胡桃肉各 15 克，䗪虫 3 枚，地龙、生乳香、生没药各 9 克，鹿角胶 6 钱，制马钱子末 0.9 克。功能补肝肾，益气血，化瘀通络。前九味煎汤，去渣，将鹿角胶入汤内融化，分两次送服制马钱子末各 0.45g。治肢体痿废偏枯，脉极微细无力。

补脾散 bǔpísǎn 即益黄散。详该条。

补脾摄血 bǔpíshèxuè 同补气摄血。治疗脾不统血，气不摄血所致的出血证候的方法。如月经先期，血量较多，色淡质稀，脉虚弱无力；下血紫暗，或先便后血、脘腹隐痛、面色㿠白，脉细弱；反复皮下出血，神疲乏力、头眩心悸，脉虚细弱；溃疡病呕血色淡，胃脘隐痛，时轻时重，肢冷畏寒，心悸气短，脉细弱。以上诸症，均可用归脾汤为主方加减治疗。

补脾汤 bǔpítāng 《揣摩有得集》方。党参、白术各一钱半，茯苓、当归身（土炒）、炙黄芪、炒扁豆、炒白芍各一线，炒川芎、豆蔻仁（研）、陈皮、炙甘草各五分，生姜一片，大枣一枚。水煎服。功能补气养血。治小儿久病，面黄肌瘦，咬牙自扎，头发稀少。

补脾胃泻阴火升阳汤 bǔpíwèixièyīnhuǒshēngyángtāng 《脾胃论》卷上方。柴胡一两五钱，炙甘草、黄芪、苍术（米泔水浸，炒）、羌活各一两，升麻八钱，人参、黄芩各七钱，黄连（酒炒）五钱，石膏（长夏用）少许。为粗末，每服三钱，水煎，去渣服。治饮食损胃，劳倦伤脾，火郁发热。

补脾益肺 bǔpíyìfèi 又称培土生金。详该条。

补脾益气 bǔpíyìqì 又称补中益气。用健脾的方法治疗气虚证。是补气的基本方法。脾胃为后天之本，气血营卫之源，健脾能加强其化源，达到补气目的。常用四君子汤、补中益气汤等。

补气 bǔqì 补法之一。也称益气。是治疗气虚证的方法。人身五脏六腑之气为肺所主，而来自中焦脾胃水谷的精气由上焦开发，输布全身，所以气虚多责之肺、脾二脏。气虚主要表现为倦怠乏力、声低懒言、呼吸少气、面色㿠白、自汗怕风、大便滑泄，脉弱或虚大。一般补中气、助健运用四君子汤，补中气、升提下陷用补中益气汤，补卫气、固表敛汗用玉屏风散。

补气固表 bǔqìgùbiǎo 补法之一。用补气药治疗卫气不固、肌表虚疏的方法。卫气不固则表虚自汗，容易感冒，可用黄芪、白术、党参等补气药治疗。常用方如玉屏风散、牡蛎散等。

补气解表 bǔqìjiěbiǎo 见益气解表条。

补气摄血 bǔqìshèxuè 即补脾摄血。详该条。

补气止血 bǔqìzhǐxuè 又称补益摄血。治疗气虚而出血日久不止的方法。如妇女子宫出血日久，血色暗淡而稀薄，面色苍白、心慌气短、精神萎靡、四肢清冷、舌淡苔白、脉细软，用党参、黄芪、艾叶、白术、云苓、熟地、炙甘草等。

补阙肘后百一方 bǔquēzhǒuhòubǎiyīfāng 详肘后备急方条。

补肾 bǔshèn 补法之一。补益肾脏的方法。分补肾阴、补肾阳。详各条。

补肾磁石丸 bǔshèncíshíwán 《证治准绳》方。石决明、菊花、磁石、肉苁蓉、菟丝子各一两。为末，用雄雀（去毛嘴足）以盐水煮烂，取出捣膏，和药为丸，梧桐子大，每服三钱，空腹温酒送服。治眼目昏暗，远视不明，时见黑花，渐成内障。

补肾纳气 bǔshènnàqì 补法之一。治疗肾虚不能纳气的方法。气主于肺而根于肾，肾虚不能摄纳，则见气短气促、吸气困难。用党参、胡桃肉、补骨脂、山萸肉、五味子、熟地等药。

补肾摄精 bǔshènshèjīng 治法。通过补益肾气，达到固摄精气的目的。适用于肾气不固而遗精者，包括肾虚而早泄、夜尿及白带诸病症。用山茱萸、五味子、覆盆子、沙苑蒺藜、金樱子、桑螵蛸、煅龙骨、煅牡蛎等药。代表方如金锁固精丸、桑螵蛸散等。

补肾阳 bǔshènyáng 见补阳条。

补肾益脑片 bǔshènyìnǎopiàn 中成药。见《中华人民共和国药典》2010年版一部。鹿茸（去毛）6克，红参39克，茯苓38克，山药（炒）38克，熟地黄81克，当归38克，川芎29克，盐补骨脂29克，牛膝29克，枸杞子30克，玄参29克，麦冬38克，五味子29克，炒酸枣仁38克，远志（蜜炙）38克，朱砂10克。制成颗粒，干燥，压制成1000片，包糖衣。补肾生精，益气养血。用于肾虚精亏、气血两虚所致的心悸、气短、失眠、健忘、遗精、盗汗、腰膝酸软、耳鸣耳聋。口服。一次4~6片。一日2次。感冒发烧者忌用。

补肾阴 bǔshènyīn 见补阴条。

补土派 bǔtǔpài 金元时代医学上的一个学派。详见金元四大家条。

补心丹 bǔxīndān 旧名天王补心丹。①《摄生秘剖》（明·洪九有参订）方。生地黄四两、五味子、当归、天冬、麦冬、柏子仁、酸枣仁各一两，党参、玄参、丹参、茯苓、远志、桔梗各五钱。蜜丸，朱砂为衣，每服三钱。功能滋阴清热，补心安神。治心肾不足，阴亏血少而致的虚烦心悸，睡眠不安，精神疲倦，梦遗健忘，大便干燥，或口舌生疮，或虚热盗汗，舌红少苔，脉细数。②《世医得效方》方。熟地黄、人参、茯苓、远志、菖蒲、玄参、柏子仁、桔梗、天冬、丹参、酸枣仁、甘草、麦冬、百部、杜仲、茯神、当归、五味子各等分。蜜丸，金箔为衣（现多不用），每服一钱，灯心草、大枣煎汤送服。治烦热惊悸，咽干口燥，夜寐不安，梦遗健忘等。

补血 bǔxuè 补法之一。也称养血。治疗血虚证的方法。症见面色苍白或萎黄、头晕目眩、心悸气短、唇舌色淡、脉细，用四物汤或当归补血汤。

补血荣筋丸 bǔxuèróngjīnwán 《医略六书》方。熟地黄六两、鹿茸、菟丝子（酒炒）、肉苁蓉（酒洗）各四两，煨天麻、五味子（姜汁炒）、怀牛膝（酒炒）、木瓜（姜汁炒）各一两半。蜜丸，每次三钱，米汤送服。治肝虚筋痿，脉弦细者。

补阳 bǔyáng 补法之一。也称助阳。治疗阳虚证的方法。肾为阳气之本，故补阳多指补肾阳。症见腰膝酸冷、软弱无力、阳痿滑

B

精、小便频数、舌淡苔白、脉沉弱，用右归饮。

补阳还五汤 bǔyánghuánwǔtāng 《医林改错》方。黄芪四两，当归尾二钱，赤芍一钱五分，地龙、川芎、桃仁、红花各一钱。水煎服。功能补气活血通络。治中风后半身不遂，口眼歪斜，语言謇涩，口角流涎，大便干燥，小便频数，遗尿不禁者。也用于脑血管意外后遗症、小儿麻痹后遗症。

补益地黄丸 bǔyìdìhuángwán 《太平圣惠方》方。熟地黄、鹿角、肉苁蓉各一两至二两，天冬一两五钱，五味子、远志、桂心、巴戟天、菟丝子、石龙芮各一两。蜜丸，梧桐子大，每服三十丸，温酒送服。治虚劳精亏而致的面色㿠白，腰酸神疲，阳痿等。

补益摄血 bǔyìshèxuè 即补气止血。详该条。

补阴 bǔyīn 又称滋阴、育阴、养阴、益阴。是治疗阴虚证的方法。心阴虚表现为心悸、健忘、失眠多梦、舌质嫩红、苔少、脉细弱而数等，用补心丹；肝阴虚表现为眩晕头痛、耳鸣耳聋、麻木、震颤、夜盲、舌干红少津、苔少、脉弦细数等，用杞菊地黄丸；肺阴虚表现为咳呛气逆、痰少质黏、痰中带血、午后低热、颧红、夜间盗汗、虚烦不眠、口干咽燥或音哑、舌红少苔、脉细数等，用百合固金汤；肾阴虚表现为腰酸腿软、遗精、头昏耳鸣、睡眠不熟、健忘、口干、舌红少苔、脉细等，用六味地黄丸或左归饮。

补阴丸 bǔyīnwán 《丹溪心法》方。黄柏八两，知母、熟地黄各三两，龟甲四两，白芍、陈皮、牛膝各二两，锁阳、当归各一两五钱，虎骨一两（冬季加干姜五钱）。为末，酒煮羊肉为丸，梧桐子大，每服五十丸，盐汤送服。治阴虚有热，筋骨痿软。

补中益气 bǔzhōngyìqì 即补脾益气。详该条。

补中益气汤 bǔzhōngyìqìtāng 《脾胃论》方。黄芪、人参、炙甘草各五分，当归二分，陈皮、升麻、柴胡各二分至三分，白术二分。水煎服。功能调补脾胃，升阳益气。治脾胃气虚而致的身热有汗，渴喜热饮，头痛恶寒，少气懒言，饮食无味，四肢乏力，舌嫩色淡，脉虚大；或气虚下陷而致的脱肛，子宫脱垂，久痢或久疟等。实验研究：有兴奋子宫作用，使子宫张力显著增高。

补中益气丸 bǔzhōngyìqìwán 即补中益气汤制成蜜丸或水丸。

补注神农本草 bǔzhùshénnóngběncǎo 书名。20卷，目录1卷。宋嘉祐年间掌禹锡等撰，又名《嘉祐补注本草》。该书以《开宝本草》为基础，参考诸家学说，由掌禹锡、林亿、苏颂等加以补充修订，共收集药物1082条。原书已佚。其中部分内容赖《证类本草》引录，得以保存。

补注神农本草并图经 bǔzhùshénnóngběncǎobìngtújīng 即《嘉祐本草》。详该条。

补注温疫论 bǔzhùwēnyìlùn 医书。见温疫论条。

补注洗冤录集证 bǔzhùxǐyuānlùjízhèng 法医学著作。5卷。宋·宋慈撰，清·王又槐增辑，阮其新补注。该书是《洗冤集录》增补注释本的一种，也是流行较广的一种传本。参见洗冤集录条。

捕虫草 bǔchóngcǎo 茅膏菜之别名。详该条。

不传 bùchuán 伤寒病病情不再发展，且有向愈之机。《伤寒论》："伤寒一日，太阳受之，脉若静者为不传。"

不得眠 bùdémián 病症名。出《金匮要略·惊悸吐衄下血胸满瘀血病脉证并治》。又名不得卧，不寐。即失眠症。《景岳全书·杂证谟》："有邪者，多实证，无邪者，皆虚证。"详不寐条。

不得前后 bùdéqiánhòu 症名。出《灵枢·邪气脏腑病形》。前,指小便;后,指大便。不得前后,即大小便不通。《类经》认为,不得前后指大小便不通或大小便失禁。

不得卧 bùdéwò 症名。①指不寐症。出《灵枢·大惑论》。详不寐、不得眠条。②指不能平卧。《素问·逆调论》:"夫不得卧,卧则喘者,是水气之客也。"

不得偃卧 bùdéyǎnwò 证名。出《素问·病能论》。不能平卧之意。

不更衣 bùgēngyī 症名。出《伤寒论·辨阳明病脉证并治》。即便秘。详便秘条。

不能食 bùnéngshí 病症名。出《素问·评热病论》。指食欲减退,甚则不进饮食。

不仁 bùrén 即麻木不仁,皮肤感觉功能迟钝或丧失的症状。《素问·逆调论》:"荣气虚则不仁。"《类经》十五卷注:"不仁,不知痛痒寒热也。"

不容 bùróng 经穴名。代号ST19。出《针灸甲乙经》。属足阳明胃经。位于腹正中线脐上6寸,旁开2寸处。主治胃痛、呕吐、腹胀、胃下垂、胆绞痛等。直刺0.5~1寸。灸3~5壮或5~10分钟。

不时泪溢 bùshílèiyì 病症名。多因泪点外翻或泪道狭窄、阻塞等引起。症见单眼或双眼常有泪液存留,并不时溢出睑缘,流淌面颊。一般泪液清稀,泪下无热感,眼局部不红不痛。详见冷泪条。

不识人 bùshírén 症名。神志失常的严重证候。《辨证录·中风门》:"人有身忽猝倒,两目紧闭,昏晕,不识人,即子孙亦不相识。"《张氏医通·狂》:"热入血室,发狂不识人,小柴胡加犀角、生地黄。"《素问玄机原病式》卷一:"伤寒阳明病,热极则日晡潮热,甚则不识人,循衣摸床,独语如见鬼状,法当大承气汤下之。"可见于癫、狂、痫、伤寒及温病热极、中风等疾病。

不食 bùshí 症名。食欲减退,甚则不欲饮食。出《素问·五常政大论》。多因脾肾虚弱,也可因气滞、痰湿所致。脾肾虚弱者,症见食少形瘦、神疲自汗、大便溏薄、皮毛枯槁。脾虚者,可用异功散、黄芪建中汤、补中益气汤等方;脾肾两虚者,可用鹿茸橘皮煎丸(《证治要诀类方》:三棱、当归、萆薢、厚朴、肉桂、肉苁蓉、附子、阳起石、巴戟、石斛、牛膝、鹿茸、杜仲、菟丝子、干姜、吴茱萸、甘草、陈皮)、二神丸等方。气滞者,不能食而胸胁胀满,可用育气丸(《杂病源流犀烛》:木香、丁香、藿香、檀香、砂仁、人参、白术、茯苓、炙草、山药、橘红、青皮、荜澄茄,木瓜汤下)、木香枳术丸(《证治准绳》:木香、枳实、白术)等方。湿胜者,症见不思饮食、四肢重着、怠惰无力、大便溏泄、脉缓,可用苍术丸(《杂病源流犀烛》:苍术、神曲)、平胃散加减。属痰者,症见胸膈痞塞、食不能下,可用二陈汤,或皂荚烧存性,研末酒调服。又有见食厌恶,或饥而不欲食者,详恶食、饥不欲食条。

不思食 bùsīshí 病症名。又名不嗜食。即食欲不振。《赤水玄珠》:"由脾胃馁弱,或病后而脾胃之气未得,或痰客中焦,以故不思食,非心下痞满而恶食也。"临床分虚、实两证。偏实者,多因乳食停滞,治宜消食化滞;偏虚者,多因体质虚弱。

布袋丸 bùdàiwán 《补要袖珍小儿方论》方。夜明砂、炒芜荑、炒使君子各二两,茯苓、白术、人参、甘草、芦荟各半两。为细末,汤浸蒸饼和丸,弹子大,每服一丸,以生绢袋盛,次用精猪肉二两,同药一处煮,候肉熟烂,提取药于当风处悬挂。将所煮肉并汁令小儿食用,所悬之药第二日仍依前法煮食,待药尽为度。功能驱虫消疳,补养脾气。治诸疳疾,面黄腹大,饮食不润肌肤。

布指 bùzhǐ 切脉者手指布置的方法。一般不论用左手或右手，均先以中指按定患者寸口脉的关部（以掌后高骨处为准），继以食指端按于寸部，无名指端按于尺部。并根据患者的体长，相应调整三指的距离。高大者，指距稍宽；矮小者，指距稍密。

步 bù ❶走路。《素问·上古天真论》："身体重，行步不正。"❷缓行。《灵枢·经脉》："灸则强食生肉，缓带披发，大杖重履而步。"❸运气学说以六十日又八十七刻半为一步，一年分六步（即客气、间气），平均每步各主四个节气。《素问·六微旨大论》："所谓步者，六十度而有奇。"《素问·至真要大论》："间气者，纪步也。"

步廊 bùláng 经穴名。代号 KI22。出《针灸甲乙经》。属足少阴肾经。位于第五肋间隙，距胸正中线 2 寸处。主治胸痛、肋间神经痛等。向外斜刺 0.5～0.8 寸，禁深刺。灸3～5壮或5～10分钟。

ca

擦 cā 推拿手法。用手掌紧贴皮肤，稍用力作快速来回直线摩擦，使体表局部发热。有活血散瘀、消肿止痛等作用。常用于软组织扭挫伤的肿痛、肌肉痉挛等症。

cai

采制 cǎizhì 包括采集、收获、加工、干燥等制备商品中药材的传统技术。

彩云捧日 cǎiyúnpěngrì 病症名。清·黄庭镜《目经大成》："此症满风轮生障赤色，厚薄高低不等，痛涩莫敢开，视人则两眉紧斗，眵泪并流，且丝脉纵横，白睛亦红紫相映，故曰彩云捧日。"详见血翳包睛条。

踩法 cǎifǎ 推拿方法。用单足或双足踏在患者的治疗部位上，作适当的弹跳（弹跳时足尖不离开踩踏部位，医者借助于某些设置以调节自身的重量），或以足底用力踩推。一般多用于腰部疾患（如腰椎间盘突出症），其他部位很少应用。

can

蚕豆花 cándòuhuā 中药名。见《现代实用中药》，为豆科植物蚕豆 Vicia faba L. 的花。甘、涩，平。凉血止血，止带，降血压。治吐血、咯血、衄血、便血、血痢、漏下带下、高血压病，煎服：6～9克。

蚕豆荚壳 cándòujiáké 中药名。出姚可成《食物本草》。为豆科植物蚕豆 Vicia faba L. 的果壳。苦、涩，平。止血。治咯血、鼻衄、尿血、消化道出血。煎服：15～30克。煅存性，研末调敷天疱疮、黄水疮、烫伤。本品含3，4，二羟基苯丙氨酸-3-β-D-葡萄糖苷、甘油酸。

蚕豆壳 cándòuké 中药名。出《本草纲目拾遗》。别名蚕豆皮。为豆科植物蚕豆 Vicia faba L. 的种皮。甘、淡，平。健脾利湿。治水肿、脚气、小便不利，煎服：9～15克。煅存性研末，调敷天疱疮、黄水疮。本品含3，4，二羟基苯丙氨酸-3-β-D-葡萄糖苷、L-酪氨酸及多巴。

蚕豆皮 cándòupí 即蚕豆壳。详该条。

蚕蛾公补片 cán'égōngbǔpiàn 中成药。见《中华人民共和国药典》2010 年版一部。雄蚕蛾（制）156.25 克，人参 15.625 克，熟地黄 75 克，炒白术 75 克，当归 56.25 克，

C

枸杞子 56.25 克，补骨脂（盐炙）56.25 克，盐菟丝子 37.5 克，蛇床子 37.5 克，仙茅 37.5 克，肉苁蓉 37.5 克，淫羊藿 37.5 克。以上十二味制成颗粒，压制成 1000 片，包糖衣。补肾壮阳，养血填精。治肾阳虚损，阳痿早泄，性机能衰退。口服。一次 3 ~ 6 片，一日 3 次。

蚕沙 cánshā　原蚕沙之简称。详该条。

蚕矢汤 cánshǐtāng　《霍乱论》卷下方。蚕沙五钱，薏苡仁、豆卷各四钱，木瓜、黄连各三钱，制半夏、黄芩、通草各一钱，栀子一钱五分，吴茱萸三分。前人以地浆水或阴阳水煎，稍凉徐服。治霍乱转筋、肢冷腹痛、口渴烦躁、目陷脉伏等症。

蚕屎 cánshǐ　即原蚕沙。详该条。

cang

仓公 cānggōng　见淳于意条。

仓廪之本 cānglǐnzhīběn　指脾、胃、大肠、小肠、三焦、膀胱。《素问·六节藏象论》："脾、胃、大肠、小肠、三焦、膀胱者，仓廪之本，营之居也。"仓廪，即仓库。脾胃等有出纳、转输、传化水谷的共同功能，故称。

仓廪之官 cānglǐnzhīguān　指脾胃。《素问·灵兰秘典论》："脾胃者，仓廪之官，五味出焉。"谷仓为仓，米仓为廪。仓廪，为贮藏粮食的仓库。脾胃好比粮食仓库一样，胃主受纳水谷，脾主运化精微，以供应人体需要的各种营养物质，故称。

苍耳 cāng'ěr　中药名。出《千金要方·食治》。别名胡菜、菜耳、虱麻头、狗耳朵草。为菊科植物苍耳 *Xanthium sibiricum* Patr. 的茎叶。全国各地均有分布。苦、辛，寒，有小毒。祛风湿，通鼻窍，解毒。治感冒头痛、鼻渊、湿痹拘挛、麻风、痢疾，煎服：

15 ~ 30 克。煎水洗风疹瘙痒；取汁渍或熬膏敷，治热毒疮疡。内服过量可致中毒，中毒症状参见苍耳子条。本品含苍耳子甙、苍耳宁等。叶浸剂有兴奋兔肠的作用。叶的酊剂可降低猫血压和抑制脊髓反射。

苍耳散 cāng'ěrsǎn　又名苍耳子散。《济生方》方。辛夷五钱，苍耳子二钱五分，白芷一两，薄荷五分。为末，每服二钱，冲服。治鼻渊流黄浊鼻涕，鼻塞不通。

苍耳子 cāng'ěrzǐ　中药名。出《千金要方·食治》。别名菜耳实。为菊科植物苍耳 *Xanthium sibiricum* Patr. 带总苞的果实。全国各地均产。甘、苦，温，有小毒。入肺、肝经。发汗，止痛，通鼻窍，祛风湿。治风寒头痛、鼻渊流涕、风湿痹痛、肢体拘挛、麻风、疥癞、风疹瘙痒，煎服：3 ~ 9 克。过量可引起恶心、呕吐、低血压、腹痛等中毒症状。本品含苍耳子甙、树脂、生物碱等。煎剂在体外对金黄色葡萄球菌有抑制作用。醇提取物对红色毛癣菌有抑制作用。苍耳子甙对肝脏、肾脏有毒性，高热处理可解除其毒性。

苍耳子散 cāng'ěrzǐsǎn　即苍耳散。详该条。

苍附导痰丸 cāngfùdǎotánwán　《万氏妇科》方。苍术、香附各二两，陈皮、白茯苓各一两五钱，枳壳、半夏、天南星、炙甘草各一两。为细末，生姜自然汁浸饼为丸，淡姜汤送服。治妇女体质肥胖，痰涎壅盛，月经不行。

苍龟探穴 cāngguītànxué　古刺法。见金·窦汉卿《金针赋》。其法是进针得气后，向上下左右四方斜刺，每方均按浅、中、深三层行三进一退。适用于经脉壅滞之证。

苍连汤 cāngliántāng　《万病回春》方。苍术、黄连、陈皮、姜半夏、茯苓、神曲各一钱，吴茱萸、砂仁各五分，甘草三钱。

为粗末，加生姜三片，水煎服。治胃病吐酸。

苍龙摆尾 cānglóngbǎiwěi ❶小儿推拿方法。出《小儿推拿广意》。医者用左手拿住小儿左食、中、无名三指，掌向上，右手掌侧从总经起，搓摩天河至肘，略重些，又搓摩至总经。如此来回三四次。然后一手握住肘部，一手握住手指摇动九次。能退热开胸。❷针刺手法。即青龙摆尾。详该条。

苍术 cāngzhú 中药名。出《证类本草》。为菊科植物茅苍术 Atractylodes lancea (Thunb.) DC. 或北苍术 A. chinensis (DC.) Koidz. 的根茎。主产于江苏及东北、华北地区。辛、苦，温。入脾、胃经。燥湿健脾，祛风散寒，明目。治湿困倦怠、脘痞腹胀、食欲不振、恶心呕吐、泄泻、痢疾、痰饮、水肿、脾湿下注、足膝痿软、肠风、带下、感冒、风湿痹痛，夜盲症，小儿软骨病，煎服：3～9克。本品含茅术醇、β-桉叶醇、苍术酮等。煎剂对兔实验性糖尿病有降低血糖作用，对大鼠有明显排钠、钾、氯的作用，无利尿作用。

苍术艾叶香 cāngzhú'àiyèxiāng 验方。见《中华医学杂志》1975年9期。苍术、艾叶、黏木粉、木粉、黏合剂、香料、氯酸钾。制成蚊香形式，每盘重15克，点燃使用。用于预防感冒和空气消毒。

苍术白虎汤 cāngzhúbáihǔtāng 即白虎加苍术汤。详该条。

苍术散 cāngzhúsǎn 即二妙散。详该条。

藏精气而不泻 cángjīngqìérbùxiè 中医基础理论术语。出《素问·五脏别论》："所谓五脏者，藏精气而不泻，故满而不能实。"五脏所藏精气是全身营养及功能活动的物质基础。"藏精气而不泻"，指五脏贮藏精气，勿使外泄的生理功能特点。

cao

曹炳章 cáobǐngzhāng（1877—1956）近代医家。字赤电，浙江鄞县人。曾在中药铺学习，以后钻研医学，博览群书，提倡吸收新鲜事物。创办过《药学卫生报》，与何炳元等办《绍兴医药月报》。所集《中国医学大成》附有总目提要，分医经、药物、诊断、方剂等13类，365种，对保存和普及中国医学文献有一定作用。

曹存心 cáocúnxīn 见曹仁伯条。

曹禾 cáohé（？—1861）清代医家。字畸庵，又字青岩。原籍安徽含山，后徙居江苏武进。好读书，精于医术，尤擅治外科疮疡、儿科痘疹与伤寒。曾取所藏医书，研求大旨，作读书志99篇，成《医学读书志》2卷（1852年），并将其对伤寒学名家著作、序例的考证等议论作附志1卷，附其后。另著有《疡医雅言》13卷，《痘疹索隐》1卷。上述各书合刊为《双梧书屋医书》4种。

曹乐山 cáolèshān 见曹仁伯条。

曹仁伯 cáorénbó（1786—1834）清代医家。名存心，号乐山。江苏常熟人。父亲行医，家境清贫。受业于吴门（苏州）薛性天先生，刻苦钻研医术，主张学医要虚心，并相信人力可以攻克疑难重症。在处方用药方面比较严谨，门生很多。著有《过庭录存》《琉球百问》等书，其医案由后人整理成《继志堂医案》《曹仁伯医案》等。

曹颖甫 cáoyǐngfǔ（1866—1938）近代医家。名家达，号鹏南，江苏江阴人。曾任教于上海中医专门学校。学术上致力于《伤寒论》《金匮要略》的研究，有独到见解，在中医界有一定的影响，

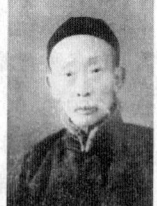

曹颖甫

但学术思想偏于保守。著有《伤寒发微》

《金匮发微》《经方实验录》等书。

嘈杂 cáozá　证名。见《丹溪心法》卷三。俗称心嘈。指自觉胃中空虚，似饥不饥，似痛非痛，热辣不宁之状。有火嘈、痰嘈、酸水浸心作嘈、气郁胸膈作嘈及蛔虫作嘈之分。火嘈症见食已即饥，虽食不饱，治宜降火，可用和中汤、三圣丸（《景岳全书》：白术、橘红、黄连）、左金丸等方。痰嘈症见气闷多痰，似饥非饥，不欲饮食，治宜和胃化痰，可用白术丸（《杂病源流犀烛》：白术、南星、半夏）、曲术丸；若系痰火，可用三补丸（《证治准绳》：黄芩、黄连、黄柏各等分）加半夏、苍术。酸水浸心嘈，多因脾胃虚寒，水谷不化，故停饮作酸，症见泛吐酸水，治宜温中和胃，可用温胃饮、六君子汤；伤及阴分者，用理阴煎、金水六君煎。气郁胸膈嘈，症见胸膈痞闷，脉沉而涩，治宜理气宽胸，可用气郁汤。蛔虫作嘈，驱虫自愈。

槽牙 cáoyá　在虎牙两旁，上下各有二，中有微槽。上属胃，下属大肠。即第一、二双尖牙。

草贝 cǎobèi　见《陕西中草药》。为土贝母之别名，详该条。

草豆蔻 cǎodòukòu　中药名。出《雷公炮炙论》。又名草蔻、草蔻仁。为姜科植物草豆蔻 Alpinia katsumadai Hayata 的成熟种子。主产于广西、广东。辛，温。入脾、胃经。燥温健脾，温胃止呕。治脘腹胀满、冷痛，食欲不振，噎膈反胃，呕吐泄泻，痰饮积聚，寒疟、瘴疟，口臭。煎服：3～6克。本品含挥发油，油中主要成分为桉叶素、葎草烯、金合欢醇等。另含山姜素、小豆蔻查耳酮（Cardamomin）。水煎剂小剂量对离体豚鼠肠管呈兴奋作用，大剂量或挥发油则呈抑制作用。水浸出物能增加胃蛋白酶活性。

草果 cǎoguǒ　中药名。出《本草品汇精

要》。又名草果仁。为姜科植物草果 Amomum tsaoko Crevostet Lem. 的果实。主产于云南、广西、贵州。辛，温。入脾、胃经。燥湿除寒，祛痰截疟。治腹痛痞满、呕吐、泻痢、疟疾，煎服：3～6克。种子含挥发油等。油中主含桉叶素。

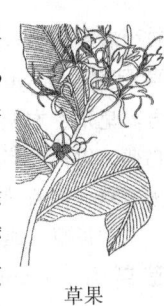

草果

草果仁 cǎoguǒrén　见《传信适用方》。为草果之处方名，详该条。

草蒿 cǎohāo　出《神农本草经》。为青葙或青蒿之别名，详各条。

草河车 cǎohéchē　见《植物名实图考》。为七叶一枝花之别名，详该条。

草红花 cǎohónghuā　见《陕西中药志》。即红花，详该条。

草决明 cǎojuémíng　❶见《吴普本草》。为决明子之别名。❷见《神农本草经》。为青葙子之别名。详各条。

草蔻 cǎokòu　见《本草从新》。为草豆蔻之简称，详该条。

草蔻仁 cǎokòurén　见《药材资料汇编》。即草豆蔻，详该条。

草迷 cǎomí　见《医宗金鉴·儿科心法要诀》。①指婴儿生下后不啼。即初生不啼。详该条。②指产妇娩出胎儿后出现昏迷，不知人事。

草木灰 cǎomùhuī　见《草木灰治疗大骨节病》。又名薪柴灰。为柴草烧成的灰。辛，温。治大骨节病。本品1.5千克，加水5千克，搅拌后浸泡24小时，过滤，取澄清液，加热浓缩约1千克。每服30～40毫升，日服3次。主含碳酸钾。

草乌 cǎowū　见《圣济总录》。为草乌头之处方名，详该条。

草乌喙 cǎowūhuì　见《药材资料汇编》。为

竹节香附之别名，详该条。

草乌散 cǎowūsǎn 《世医得效方》卷十八方。皂角、木鳖子、紫荆皮、白芷、半夏、乌药、川芎、当归、川乌各五两，大茴香、坐拏草（酒煎熟）、草乌各一两，木香三钱。为末，每服二钱，冲服。用于整骨麻醉。

草乌头 cǎowūtóu 中药名。出唐·侯宁极《药谱》。又名草乌。为毛茛科植物北乌头 *Aconitum kusnezoffii* Reichb. 或华乌头 *A. chinense* Paxt. 等的块根。主产于浙江、辽宁、江苏等地。辛，热，有大毒。入肝、脾经。祛风湿，散寒止痛，消肿。治风寒湿痹、关节疼痛、中风瘫痪、破伤风、偏正头痛、脘腹冷痛、痃癖气块，煎服：用制草乌1.5～6克，宜久煎1小时以上。治阴疽肿毒、瘰疬初起。生草乌研末调敷，皮肤破损处不宜用。内服过量或煎煮不当，易致中毒。参见乌头类中毒条。孕妇忌服。反白及、贝母、白蔹、半夏、栝楼。两种草乌头均含乌头碱、新乌头碱等。乌头碱对小鼠有镇痛作用，乌头总生物碱对兔、小鼠具抗炎作用；可使狗心率减慢、心律紊乱，甚至发生室颤。草乌头尚有局部麻醉作用。乌头碱毒性颇大，参见附子条。

草鞋底 cǎoxiédǐ 见《岭南采药录》。为苦地胆之别名，详该条。

草药 cǎoyào 习惯上指中药书上没有记述的药用植物。多为民间及草药医所掌握使用。近年来已较广泛应用于临床，扩大了中药的品种，统称中草药。

草药手册 cǎoyàoshǒucè 书名。江西药科学校革命委员会编。该书通过向农村贫下中农及草医草药人员学习和调查，并参阅有关文献资料整理而成。共收集长江以南地区常用民间草药952种，按药名笔画排列，对于各种草药的植物形态、图形及用途、方剂等，作了系统的介绍。1970年由该校内部出版。

草药图经 cǎoyàotújīng 民间草药著作。又名《简易本草》《简易草药方图说》。1卷。清·德丰撰，莫树蕃校。刊于1827年。作者通过询访山村乡老的采药实践，共收录南方地草药60种，大多不见于一般本草文献。每药记其别名、形态、主治、应用及性味，并分别绘有写真图。该书无单行本，附刊于作者的《集验简易良方》一书中。

草玉铃 cǎoyùlíng 见《中国植物图鉴》。为铃兰之别名，详该条。

cè

侧柏叶 cèbǎiyè 中药名。出唐·甄权《药性论》。别名柏叶。为柏科植物侧柏 *PLatycladus orientalis*（L.）Franco. 的嫩枝和叶。全国大部分地区有产。苦、涩、寒。入肺、肝、脾经。凉血止血，化痰止咳，生发乌发。治咯血、衄血、胃肠道出血、尿血、功能性子宫出血、肺热咳嗽，血热脱发，乌发早白，煎服：6～12克。止血炒炭用。叶含挥发油，油中主含小茴香酮等。另含杨梅树皮素、槲皮素等黄酮类及鞣质等。

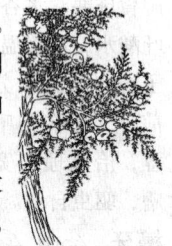

侧柏叶

侧柏子 cèbǎizǐ 即柏子仁。详该条。

侧耳根 cè'ěrgēn 鱼腥草之别名。详该条。

侧金盏花 cèjīnzhǎnhuā 冰凉花之别名。详该条。

cha

差 chā ❶病情减轻。《素问·风论》："肺风……时咳短气，昼日则差，暮则甚。"❷较、尚可。《梦溪笔谈》："凡合血之物，肉差易长，其次筋难长，最后骨难长。"《脉经》："人见病者差安，而强与谷，脾胃气尚弱，不能消谷。"《临证指南医案》："以此羽翼仲景，差可嘉惠后学。"

差经 chājīng　病症名。见《竹林女科证治》。又名错经、经前便血、经行便血。多因嗜食辛辣食品，积热郁久，内扰冲任，迫血妄行所致。症见月经来时大便出血。宜解热毒，调气血。用分利五苓汤（何绍京《经验方》：猪苓、泽泻、白术、赤芍、阿胶、当归、川芎）。亦有认为差经即产后交肠病。

叉喉风 chàhóufēng　病名。见《重楼玉钥》。多因肺气壅塞，风痰上涌所致。症见喉紧肿痛，犹如被叉叉住；甚则头面浮肿，发展最速，宜急治之。类似急性会厌炎、喉部水肿、急性喉炎等。治宜疏风解毒，消肿利咽。方用紫正散（《重楼玉钥》：紫荆皮、荆芥、防风、细辛）加减。

䐑舌喉痈 chāshéhóuyōng　病症名。见《杂病源流犀烛》卷二十四。又名舌根痈。多见于体胖形盛之人，因血热气盛，感受外邪或过食肥甘醇酒，致湿热熏蒸酿痰而成。症见舌下肿起，如生一小舌样，名䐑舌；如连喉肿痛者，名䐑舌喉痈。治宜祛痰消肿，凉血解毒。方用犀角地黄汤加祛痰消肿药。

茶剂 chájì　将茶叶（或不用茶叶）及药料轧成粗末，或酌加黏合剂，制成块状剂型，应用时将药块打碎，以沸水泡汁代茶服用，故名。煎服亦可。如午时茶。

茶辣 chálà　吴茱萸之别名。详该条。

茶树根 cháshùgēn　中药名。出《本草纲目拾遗》。为山茶科植物茶 Camellia sinensis O. Ktze. 的根。江苏、安徽、浙江、江西、湖北、四川、贵州、云南等地均有栽培。苦，平。入心、肾经。强心，利尿。治心力衰竭、心脏病水肿、肝炎，煎服：30～60克。煎汤代茶不时饮，治口烂。含水苏糖、棉子糖等糖类和少量黄烷醇等多酚类。

茶叶 cháyè　出《本草图经》。为山茶科植物茶 Camellia sinensis O. Ktze. 的芽叶。苦、甘，凉。入心、肺、胃经。清头目，除烦渴，助消化，利尿，止泻。治头痛、目昏、多睡善寐、心烦口渴、泄泻、痢疾，煎服：3～9克。研末调敷，治脚趾缝烂疮、烧烫伤。本品含咖啡碱、茶碱、鞣质（大量）、维生素C，另含挥发油等。茶碱、咖啡碱能加强心肌收缩力，加快心率，扩张冠状血管，收缩脑血管。咖啡碱又能兴奋中枢神经系统。茶碱有利尿和解除支气管及胆管平滑肌痉挛的作用。能激活纤溶酶原，引起抗凝。

察病指南 chábìngzhǐnán　医书。3卷。宋·施发撰。作者取《内经》《难经》《针灸甲乙经》及有关脉学诊法论著参互考订，选其明白易晓、切于实用者，分门别类。内容以脉诊为主，脉象沿用"七表八里九道"分类法，并有听声、察色、考味等诊法，是一部现存较早而系统的诊断学专著。新中国成立后有排印本。

察目 chámù　望诊内容之一。《灵枢·大惑论》："五脏六腑之精气，皆上注于目而为之精。"察目可以测知五脏的变化。包括眼神、色泽及其形态等。察眼神有助于了解内脏的盛衰。精气充沛则目有神，视物清晰；精气衰则目无神，白睛暗浊，黑睛晦滞，视物不清。察色泽的变化，当结合五色主病，联系目的分部，以判断脏腑病的寒热虚实。形态的改变，如目窠浮肿多水肿病；目窠内陷，多属伤津脱液、精气衰败；睡中露睛，多属脾虚；眼突多属瘿肿；眼突而兼气喘多属肺胀；目翻上视、直视、斜视，多属肝风内动；目睛微定则是痰热内闭。

chai

柴葛解肌汤 cháigějiětāng　❶原名干葛解

肌汤。《伤寒六书·杀车槌法》方。柴胡一钱，葛根四钱，甘草、黄芩、桔梗、芍药各一钱，羌活、白芷各一钱五分，石膏二钱。加姜、枣，水煎服。功能解肌清热。治外感风寒，寒邪化热，症见恶寒渐轻、身热增盛、头痛肢楚、目痛鼻干、心烦不眠、眼眶痛、舌苔薄黄、脉浮微洪。❷《医学心悟》卷二方。柴胡一钱二分，葛根一钱五分，赤芍一钱，甘草五分，黄芩一钱五分，知母一钱，贝母一钱，生地黄二钱，牡丹皮一钱五分。水煎服。治外感温邪，内有郁热，症见发热头痛、不恶寒而口渴。

柴胡 cháihú 中药名。出《神农本草经》。为伞形科植物柴胡 *Bupleurum chinense* DC. 或狭叶柴胡 *Bupleurum scorzonerifolium* Willd. 等的根。主产于辽宁、甘肃、河北、河南、湖北、江苏、四川。苦，微寒。入肝、胆经。解表退热，疏肝

柴胡

解郁，升阳。治感冒发热、疟疾、寒热往来、胸满胁痛、肝炎、胆道感染、胆囊炎、月经不调、子宫脱垂、脱肛，煎服：3～9克。北柴胡根含柴胡皂苷 a、c、d 以及侧金盏花醇及挥发油等。狭叶柴胡根含皂苷、挥发油等。柴胡总皂苷对实验动物具解热、镇静、镇痛、止咳及抗炎作用，对大鼠应激性胃溃疡有保护作用。北柴胡对动物某些实验性肝功能障碍有保护作用，其注射液对流感病毒有较强的抑制作用。

柴胡白虎汤 cháihúbáihǔtāng 《通俗伤寒论》方。柴胡一钱，石膏八钱，天花粉三钱，粳米三钱，黄芩一钱五分，知母四钱，甘草八分，鲜荷叶一片。水煎服。治寒热往来、寒轻热重、心烦汗出、口渴引饮、脉弦数有力。

柴胡复生汤 cháihúfùshēngtāng 《原机启微》卷下方。柴胡六分，藁本、川芎、白芍各四分，蔓荆子、羌活、独活、白芷各三分五厘，炙甘草、薄荷、桔梗各四分，五味子二十粒，苍术、茯苓、黄芩各五分。水煎服。治目赤羞明、泪多眵少、头项沉重、目珠疼痛、眼睑常欲垂闭、久视则酸疼。

柴胡桂枝干姜汤 cháihúguìzhīgānjiāngtāng 《伤寒论》方。柴胡半斤，桂枝三两，干姜二两，栝楼根四两，黄芩三两，牡蛎二两，炙甘草二两。水煎，分三次服。治少阳病未解，胸胁有水饮，症见往来寒热、心烦、胸胁满微结、小便不利、渴而不呕、但头汗出，及疟疾寒多微有热，或但寒不热者。

柴胡桂枝汤 cháihúguìzhītāng 《伤寒论》方。桂枝、黄芩、人参各一两五钱，炙甘草一两，半夏二合半，芍药一两五钱，大枣六枚，生姜一两五钱，柴胡四两。水煎，分三次服。治少阳证兼有太阳表证，症见发热、微恶寒、肢节烦疼、微呕、心下支结。

柴胡加龙骨牡蛎汤 cháihújiālónggǔmǔlìtāng 《伤寒论》方。柴胡、龙骨各四两，黄芩、生姜、铅丹、人参、桂枝、茯苓各一两五钱，制半夏二合半，大黄（后下）二两，牡蛎一两五钱，大枣六枚。水煎，分四次服。治伤寒下后，胸满烦惊，小便不利，谵语，一身尽重，不能转侧。

柴胡清肝饮 cháihúqīnggānyǐn 《症因脉治》卷四方。柴胡、青皮、枳壳、栀子、木通、钩藤、苏梗、黄芩、知母、甘草。水煎服。治肝胆有热，胁肋脘腹刺痛。

柴胡疏肝散 cháihúshūgānsǎn 又名柴胡疏肝汤。见《景岳全书》卷五十六。陈皮、柴胡各二钱，芍药、枳壳各一钱五分，炙甘草五分，川芎、香附各一钱五分。水煎服。功能疏肝行气，活血止痛。治肝气郁结，胁肋疼痛，寒热往来。

柴胡疏肝汤 cháihúshūgāntāng 即柴胡疏肝散。详该条。

C

柴胡饮子 cháihúyǐnzi《宣明论方》卷四方。柴胡、黄芩、人参、当归、芍药、大黄、甘草各半两。为粗末，每服三钱，加生姜三片，水煎服，日三次。治骨蒸积热，寒热往来，蓄热寒战，及伤寒发汗不解，或口干烦渴，或下后热未愈，汗后劳复，或骨蒸肺痿喘嗽，妇人产后经病。

柴平煎 cháipíngjiān 即柴平汤。详该条。

柴平汤 cháipíngtāng 又名柴平煎。《景岳全书》方。柴胡、人参、半夏、黄芩、甘草、陈皮、厚朴、苍术。加姜、枣，水煎服。治湿疟，一身尽痛，手足沉重，寒多热少，脉濡。

差 chài 同瘥。病愈。《备急千金要方》："皆须备诸火灸，乃得永差耳。"

差后劳复 chàihòuláofù 即劳复。详该条。

chan

掺药 chānyào 掺撒用的外用药粉。一般用于掺放膏药中心或油膏中，贴在疮疡或穴位上；或直接掺布于疮面，或黏附于药线，插入疮口内。由于掺药处方不同，分别有消肿、散毒、提脓去腐、腐蚀而平胬肉、生肌收口、定痛、止血以及截疟、定喘等不同作用。如提脓去腐的升丹，截疟定喘用的胡椒粉，即掺药的一类。

缠肠漏 chánchánglòu 病名。《外科大成》卷二："为其管盘绕于肛也。"即环肛漏。参详该条。

缠法 chánfǎ 推拿手法名。频率较快的一指禅推法。每分钟约200次左右。

缠骨 chángǔ 骨名。桡骨的俗称。《医宗金鉴·正骨心法要旨》："臂骨者……其在上而形体短细者为辅骨，俗名缠骨。"

缠喉风 chánhóufēng 病名。见《圣济总录》一百二十二卷。多因脏腑积热，邪毒内侵，风痰上涌所致。症见喉关内外红肿疼痛，红丝缠绕，局部麻痒，甚至连及胸前，项强如蛇缠绕；若漫肿深延至会厌及喉部，则呼吸困难，痰鸣气促，胸膈气紧，牙关拘急，类似咽旁脓肿及脓性颌下炎等。治宜解毒泄热，消肿利咽。方用清瘟败毒饮加减。如呼吸迫促，有窒息危险者，宜行气管切开术。

缠腰火丹 chányāohuǒdān 病名。见《疡医准绳》卷四。又名火带疮、蛇串疮。指生于腰肋间及腹部一侧的疱疹性皮肤疾病。由心肝二经火邪湿毒凝结而成。初起患处刺痛发红，继而出现米粒样水疱，疱液透明，累累如串珠，呈束带状排列。即带状疱疹。治宜清热利湿解毒。用龙胆泻肝汤加减，或大瓜蒌一枚煎服。局部用雄黄粉调韭菜汁外搽，亦可用针灸及耳针疗法。

蝉花 chánhuā 中药名。出宋·苏颂等《本草图经》。别名虫花。为麦角菌科真菌大蝉草 Cordyceps cicadae Shing 的分生孢子阶段，即蝉棒束孢菌及其寄主山蝉 Cicada flammata Dist. 的幼虫干燥体。主产于浙江、四川、云南等地。甘，寒。明目定惊。治目翳，小儿惊风、抽搐、夜啼。煎服：9~15克。

蝉退 chántuì 中药名。出《眼科龙木论》。即蝉蜕。详该条。

蝉蜕 chántuì 中药名。出唐·甄权《药性论》。别名蝉退、蝉衣。为蝉科昆虫黑蚱 Cryptotympana atrata Fabricius 或同属蝉类羽化后的蜕壳。主产于山东、河南、河北、湖北、江苏、四川等地。甘，寒。入肺、肝经。散风热，宣肺，利咽开音，定痉。治外感风热、咳嗽、音哑、麻疹透发不畅、风疹，小儿惊痫、夜啼、破伤风，目赤翳障，煎服：3~6克。本品含甲壳质，对破伤风毒素引起的兔破伤风，可延长存活时间。能对抗小鼠因番木鳖碱、可卡因及烟碱引起的惊厥死亡，并有中枢镇静作用。蝉蜕头足的解热作用较强。

蝉衣 chányī 中药名。见《临证指南医案》。蝉蜕之处方名。详该条。

蟾蜍 chánchú 中药名。出《名医别录》。别名癞蛤蟆、干蟾。为蟾蜍科动物中华大蟾蜍 *Bufo bufo gargarizans* Cantor 或黑眶蟾蜍 *B. melanostictus* Schneider 等的全体。主产于山东、河北、江苏、浙江、四川、湖南、湖北、辽宁、吉林等地。辛，凉，有毒。解毒消肿，止痛利尿。治慢性支气管炎、痈疖疔疮、瘰疬、咽喉肿痛、水肿、小便不利、小儿疳积。内服：煎汤，6~9克；研末服，0.9~3克。孕妇忌服。

蟾蜍皮 chánchúpí 即蟾皮。详该条。

蟾皮 chánpí 中药名。出《本经逢原》。别名癞蟆皮、蟾蜍皮。为蟾蜍科动物中华大蟾蜍 *Bufo bufo gargarizans* Can tor 或黑眶蟾蜍 *B. melanostictus* Schneider 等的皮。辛，凉，有小毒。清热解毒，利水消胀。治慢性气管炎、瘰疬、肿瘤、疳积腹胀，内服：煎汤，3~6克。孕妇忌服。治痈疽疔毒，用活蟾皮敷贴或焙干研末调敷。蟾皮成分与蟾酥相似。

蟾酥 chánsū 中药名。出《本草衍义》。别名蛤蟆酥、蛤蟆浆、癞蛤蟆酥。为蟾蜍科动物中华大蟾蜍 *Bufo bufo gargarizans* Cantor 或黑眶蟾蜍 *B. melanostictus* Schneider 等耳后腺及皮肤腺所分泌的白色浆液经加工而成。产于河北、山东、四川、湖南、江苏、浙江等地。辛，温，有毒。入心、经。解毒消肿，强心止痛。治痈肿疔疮、咽喉肿痛、瘰疬、肿瘤、慢性骨髓炎、心力衰竭、吐泻腹痛、牙痛，内服：15~30毫克，入丸、散用，不入煎剂。痈肿疔疮等外用时，研末涂敷患处。孕妇忌服用。本品含华蟾蜍毒素，酸解后产生华蟾蜍精、辛二酸和精氨酸。蟾酥毒素有洋地黄样强心作用，还能兴奋呼吸，升高血压，有很好的抗炎作用。据报道，有轻度抗癌、抗放射作用。其表面麻醉作用也相当强。中毒后，按洋地黄中毒急救原则处理。

蟾酥锭 chánsūdìng 中成药。朱砂、雄黄各240克，蟾酥60克，麝香1.5克，活蜗牛120克，冰片3克。制成锭剂，醋研调敷患处。治疗疮发背、脑疽乳痈、恶疮初起、疼痛麻木。本方为《集验简易良方》蟾酥丸加减。

蟾酥丸 chánsūwán 《外科正宗》卷二方。蟾酥、雄黄各二钱，枯矾、煅寒水石、铜绿、乳香、没药、胆矾、麝香各一钱，朱砂二钱，轻粉五分，蜗牛二十一个。为末，先将蜗牛研烂，同蟾酥和研，再入各药为丸，绿豆大，每服三丸，用葱白五寸嚼烂后，热酒一盏送服，盖被取汗。治疔疮、发背、脑疽、乳痈、附骨、臀、腿等疽，及各种恶疮，不痛或麻木，或呕吐，甚至昏愦。

镵针 chánzhēn 九针之一。出《灵枢·九针十二原》。长1寸6分，头部膨大，末端锐尖，形如箭头。用于浅刺。治疗热病、皮肤病。

产宝 chǎnbǎo ❶《经效产宝》。详该条。❷清·倪枝维撰于1728年，1842年经许珊林订正刊行。该书重点论述产后病症，内容比较简要。

产复康颗粒 chǎnfùkāngkēlì 中成药。见《中华人民共和国药典》2010年版一部。益母草、当归、人参、黄芪、何首乌、桃仁、蒲黄、熟地黄、醋香附、昆布、白术、黑木耳。以上12味，按颗粒剂工艺制成。每袋装10克。开水冲服，每次20克，每日3次，5~7日为一疗程，产褥期可长期服用。功能补气养血，祛瘀生新。用于气虚血瘀所致的产后恶露不绝，症见产后出血过多、淋漓不断、神疲乏力，腰膝酸软。

产后痹症 chǎnhòubìzhēng 病症名。以痛痹、行痹为多见。因产后气血大虚，腠理不固，风寒湿邪乘袭入肌肤、经络，周身或局部关节疼痛。治宜扶正养血为主，佐以祛邪。方用荆防四物汤（方见产后发热条）加减。因正气大虚，忌过用辛燥之药。

产后编 chǎnhòubiān 见傅青主女科条。

产后遍身疼痛 chǎnhòubiànshēnténgtòng 病症名。见《经效产宝》。多因产后气血亏损，运行无力，致血留滞于经络、肌肉之间；或因恶露不下，瘀血停滞而痛；或产后血脉空虚，风寒侵袭，阻滞经脉所致。血虚者，宜养血活血，用十全大补汤。血瘀者，宜活血化瘀，用四物汤加秦艽、桃仁、没药、红花。风寒外袭者，兼见头痛，发热恶寒，宜养血祛风，用趋痛散（《经效产宝》：当归、肉桂、白术、黄芪、独活、牛膝、生姜、炙甘草、薤白、桑寄生）。

产后病痉 chǎnhòubìngjìng 病症名。出《金匮要略·妇人产后病脉证并治》。又名产后发痉。指产后突然颈项强直，四肢抽搐，甚至口噤不开，角弓反张。多因产后阴血大亏，复为风邪所袭，引动肝风；或产后汗出过多，亡血伤津，虚极生风，筋脉失养，拘急而痉。感受风邪者，口噤不开，背强而直，身反折，须臾又发，气息如绝，宜急撬开其口，灌服小续命汤，或止痉散加僵蚕、桑寄生，可参照破伤风治疗。亡血伤津，虚极生风者唇青气冷，汗自出，目瞑神昏，宜滋液息风，用大定风珠或济危上丹（《证治准绳》：玄精石另研、灵脂、乳香、硫黄各另研、桑寄生、卷柏、广皮、阿胶为末，蜜小丸，每服一钱，以当归温酒下）。本病乃产后危证之一。倘出现无力抽搐、汗出如珠、目睛上视等危象时，宜急用补中益气汤倍人参加姜、附，同时中西医结合进行抢救。

产后不语 chǎnhòubùyǔ 病症名。出《经效产宝》。多因产后败血不去，停积于心；或因产后伤气，心气虚不能上通于舌；或因痰热乘心，心气闭塞所致。败血停心者，症见面色紫黑，心闷，宜活血开瘀通心气，方用芎归汤合七珍散（《妇人大全良方》：人参、石菖蒲、生地黄、川芎、细辛、防风、辰砂）。心气虚者，兼见心悸、气短、自汗等，宜补益气血，方用八珍汤加味。痰热乘心者，兼见喉间有痰声，面热胸高等，宜清痰热、和胃，方用二陈汤加胆星、钩藤等。或配合针刺眉心出血。

产后瘛疭 chǎnhòuchìzòng 病症名。见《妇人良方》。瘛即筋脉拘急，疭即筋脉弛张。指产后血虚，阴血不足，筋失濡养所引起的以抽搐为主的病症。不宜当作风治，宜大补气血，方用人参养荣汤加味。

产后吹乳 chǎnhòuchuīrǔ 病症名。陈自明《妇人大全良方》："产后吹乳，因儿饮口气所吹，令乳汁不通，壅结不通。不急治，多成痈。速服瓜蒌散及敷南星。更以手揉散之。"

产后大便难 chǎnhòudàbiànnán 病症名。出《金匮要略·妇人产后病脉证并治》。多因产后失血，损伤津液，阴液不能润肠所致。不宜滥用下法，徒伤元气。宜润肠通便。药用蜂蜜、火麻仁、当归等。待血旺津回，大便即能通顺。

产后大便下血 chǎnhòudàbiànxiàxuè 病症名。因产后失血伤阴，阴虚生热，热伤肠络所致。治宜养血清热。方用四物汤加味（四物汤加阿胶、地榆、血余、乌贼骨）。

产后大小肠交 chǎnhòudàxiǎochángjiāo 即产后交肠病。详该条。

产后盗汗 chǎnhòudàohàn 病症名。见《傅青主女科》。因产时气血暴虚，血虚阴亏所致。症见睡中汗出，醒后即止。宜调补气血，兼予敛汗。用止汗散（《傅青主女科》：人参、当归、熟地、麻黄根、黄连、浮小麦、大枣）。

产后恶露不下 chǎnhòu'èlùbúxià 病症名。见《太平圣惠方》。多因产后气血骤虚，寒邪乘虚侵袭胞脉，寒凝血瘀；或体质素虚，产时耗伤气血，血行无力，恶露不下。寒袭胞脉者，兼有小腹胀满，刺痛无时，宜散寒活血化瘀，用生化汤加减。体质素虚者，兼见小腹微胀不痛，或午痛午止，或病势绵绵，宜补益气血，用八珍汤加炮姜、肉桂。

产后儿枕腹痛 chǎnhòu'érzhěnfùtòng 见《妇人良方大全》卷二十。即儿枕痛。详该条。

产后耳聋 chǎnhòu'ěrlóng 病症名。《诸病源候论》卷四十四："肾气通耳，而妇人以肾系胞，因产血气伤损，则肾气虚，其经为风邪所乘，故令耳聋也。"治宜补益肾气为主。方用金匮肾气丸。气虚可用补中益气丸。

产后发斑 chǎnhòufābān 病症名。属产后危证之一。因产后败血流入脏腑，肌肤四肢热结流注，转还不得所致。《女科备要》（作者佚名）："产后面黄色干，口中流血，遍身色点生斑如何？答曰：产后败血入五脏六腑，皆满流入肌肤，败血出入，流走四肢，热结流注，转还不得，故有此症。"治当清热散结、消斑逐瘀为主。

产后发痉 chǎnhòufājìng 即产后病痉。详该条。

产后发狂 chǎnhòufākuáng 病症名。见《陈素庵妇科补解》。即产后狂越。详该条。

产后发热 chǎnhòufārè 病症名。见明·《医学纲目》。指产妇分娩后，因各种原因引起的发热。常因外感、血虚、血瘀、食滞、感染邪毒等。属外感的，因气血骤虚，卫外不固，外邪乘虚而入，症见恶寒发热、头痛、肢体疼痛、无汗或咳嗽流涕，宜养血祛风，用荆防四物汤（四物汤加荆芥、防风）加味。属血虚的，因产失血，阴不敛阳，虚热内生，症见微热、头晕、心悸或腹痛绵绵，宜补气血、调营卫，用八珍汤加减。若午后热甚，两颧发赤，口渴喜冷，便秘溺黄，宜滋阴清热养血，用一阴煎。属血瘀的，瘀血留滞经络，营卫不调，寒热时作，恶露不下或甚少，所下腥臭有块，色紫暗，小腹胀痛拒按，宜养血逐瘀，用生化汤化裁。属食滞的，多因恣食肥甘，停积于胃，症见胸膈饱闷、嗳腐吞酸、纳呆或脘腹胀痛，宜消食导滞，用异功散加味。属感染邪毒的，因产后气血虚弱，邪毒直中胞宫，正邪交争，症见高热、口渴、汗出、腹痛拒按，甚则神昏谵语、皮肤出斑疹，宜清热解毒，药用金银花、连翘、生地、天花粉、地骨皮、牡丹皮、大青叶等。若神昏谵语，可用安宫牛黄丸、紫雪丹等。

产后发哕 chǎnhòufāyuě 病症名。见《陈素庵妇科补解》。多因产后气血亏虚，胃气本虚，败血上冲入胃，血与水谷相搏，气不宣通所致。轻则呕吐，重则呃逆，甚或败血停留，硬胀作痛。属产后危重症。宜服安胃汤（苏木、红花、丁香、延胡索、郁金、桂心、沉香、大黄）。

产后浮肿 chǎnhòufúzhǒng 病症名。包括产后气滞肿胀，四肢虚肿，水肿等。平素多抑郁，气机失畅，产后气血不和者，可导致气滞肿胀。症见肢体浮肿，皮色不变，压痕随手而起，兼见胸闷胁胀，饮食减少。宜理气行滞除湿。用天仙藤散（方见子肿条）加生姜、木瓜、紫苏叶、茯苓、大腹皮。若产后脾肾俱虚，水湿溢于四肢者，为产后水肿；若产后败血未尽而肿者，为产后四肢虚肿。详各条。

产后腹痛 chǎnhòufùtòng 病症名。出《金匮要略·妇人产后病脉证并治》。指产后小腹部疼痛。多因血虚，血瘀或寒凝所致。血虚腹痛者，小腹隐隐作痛，喜热喜按，体倦畏冷，甚则心悸气短，宜补血益气，用肠宁汤（《傅青主女科》：当归、熟地、党参、麦冬、阿胶、山药、续断、甘草、肉桂）。血瘀者，小腹刺痛，按之益甚，恶露极少，面色紫黯，宜行血逐瘀，用失笑散合生化汤。瘀血凝滞所致腹痛，按之有块者，又称儿枕痛，详儿枕条。

产后腹胀 chǎnhòufùzhàng 病症名。出沈明宗《医征女科附翼金匮》。多因败血阻滞，冲气上攻于脾胃，运化受损；或伤于饮食，损伤脾胃所致。因败血阻滞者，症见不恶食，或呕多血腥气味，治宜调养气血，佐以消导，方用抵圣汤（半夏、陈皮、赤芍、泽兰、人参、甘草）；因于伤食者，症见恶食或呕多气臭，治宜健脾消胀，方用平胃散加味（苍术、厚朴、陈皮、香附、人参、麦芽、神曲、甘草、干姜）。

产后腹胀呕吐 chǎnhòufùzhàngǒutù 病症名。见《妇人大全良方》。多因产后败血攻于脾胃，胃气上逆所致。症见腹胀，满闷呕吐，恶露量少。宜活血化瘀，健脾和胃。用抵圣汤（《妇人大全良方》：赤芍、半夏、泽兰叶、人参、陈皮、甘草），或生化汤加味。

产后寒热 chǎnhòuhánrè 包括产后发热、产后乍寒乍热。详各条。

产后惊悸 chǎnhòujīngjì 病症名。多因产后血虚，心气不足所致。症见惕然而惊、心中悸怯，甚则目睛不转，口不能言。宜补心安神。用养心汤（《傅青主女科》：黄芪、茯神、川芎、当归、麦冬、远志、柏子仁、人参、五味子）。

产后痉风 chǎnhòujìngfēng 病名。见《经效产宝·续编》。多因产后血虚，腠理不密，多汗复遇风邪相搏所致。症见口噤，背强如痫状，身反折，气息如绝，频繁发作。急宜灌服小续命汤。

产后拘挛 chǎnhòujūluán 病症名。多因产后气血骤虚，风寒乘虚侵袭，入于经络；或因产伤耗气血，肝血不足，筋失所养而致。因风寒者，恶寒发热，有汗或无汗，四肢筋脉拘挛，宜养血祛风，用荆防四物汤（方见产后发热条）加减。若肝血不足者，手足拘急，头昏目眩，不愿视人，两目干涩等，宜养血柔肝，用四物汤加钩藤、木瓜。

产后厥 chǎnhòujué 病名。又名产后厥逆。明·赵贞观《绛雪丹书》："凡产用力过多，劳倦伤脾，孤脏不能注于四旁，故足冷而厥气上行。经曰：阳气衰于下则为寒厥是也。宜用加参生化汤，连进二剂则血旺，而神复厥自止矣。"

产后厥逆 chǎnhòujuénì 见清·王实颖《广嗣五种备要》。即产后厥，详该条。

产后口噤 chǎnhòukǒujìn 病症名。《妇人大全良方》卷二十一："产后口噤，由血气虚，而风邪乘于手三阳经也。盖手三阳之筋，循结于颌，得风冷则筋急，故致口噤。"治以大补气血为先，虽有他症，以末治之。如恶寒发热，乃气血虚甚之极，方用十全大补汤加减；若不应，可用参附汤。

产后口渴 chǎnhòukǒukě 病症名。见清·轮应禅师《女科秘旨》。多因产后失血，多汗耗伤津液，或阴虚火旺，灼伤津液所致。宜生津止渴。方用生脉散加减。若因火燥液涸，消渴饮水不止，宜滋阴降火，生津止渴，用止渴四物汤（四物汤加知母、黄柏、茯苓、黄芪）。

产后狂越 chǎnhòukuángyuè 病名。见戴武承《女科指南集》。狂者，狂乱而无一定；越者，乖越礼法而失常度。指产后精神病。多因产后败血冲心，或素有痰郁，产后失血，心火旺盛，火动痰凝心窍所致。若败血冲心，心无所主，症见喜笑，妄行不休，甚

C

则弃衣而走，登高而呼，逾垣上屋，骂詈不避亲疏。治宜活血祛瘀。方用涤瘀散（桃仁、五灵脂、蒲黄、木通、青皮、归尾、牛膝、延胡索，水煎，冲朱砂一钱）；若火动痰凝心窍，兼见气粗脘闷，两颊通红，作渴引饮，治宜泻火涤痰，方用紫金丹（乌犀尖、大黄、胆星、杏仁、瓜蒌、元明粉、海浮石、鲜首乌）。

产后痨 chǎnhòuláo 病名。《妇科玉尺》："或血气既亏，为风冷所搏，则不能温于肌肤，使人虚羸憔悴，饮食不消；又或风邪两感于肺，肺受微寒，喘嗽口干头昏，百节痛；又或风邪侵于营卫，流于脏腑，寒热如疟，盗汗，背膊烦闷，四肢沉重，名曰蓐劳。俗总谓之产后痨。"详蓐劳条。

产后类中风 chǎnhòulèizhòngfēng 病症名。见《傅青主女科》。产后由于气血暴虚，百骸少血濡养，出现突然口噤项强、手足筋脉拘急，类似中风的证候。不可以真中风治，宜养血和络。用滋荣活络汤（《傅青主女科》）：当归、川芎、熟地、人参、黄芪、茯神、天麻、炙甘草、陈皮、荆芥穗、防风、羌活、姜川连）或生化汤加减。

产后两胯痛 chǎnhòuliǎngkuàtòng 病症名。《陈素庵妇科补解》："产后两胯痛、连臂俱酸痛者，由坐草久，劳伤筋脉，稳婆试水太早所致，治宜养血温经。或风冷乘于下焦，恶血停滞亦能作痛，宜调荣汤（白术、杜仲、牛膝、萆薢、独活、陈皮、肉桂、乌药、川断、当归、川芎、香附）。"

产后淋 chǎnhòulìn 出《诸病源候论》卷四十四。产后小便频数涩痛的病症。多因产后阴血骤亏，虚热内生，或产后邪热客于胞中，致使热迫膀胱。症见小便频数，涩痛不已。治宜清热利湿。方用茅根汤（白茅根、瞿麦、茯苓、冬葵子、桃胶、人参、滑石、甘草、紫贝、鱼首石），或用瞿麦、黄芩、冬葵子、通草、大枣。

产后麻瞀 chǎnhòumámào 病症名。见清·何应豫《妇科备考》。产后肢体发麻，兼有眩晕的病症。多因失血过多，气血不能充溢周身，或因产后经脉空虚，痰饮袭入，经络受阻所致。失血过多者，手足麻木或小腹痛，宜补血益气，用十全大补汤。痰饮袭入者，遍体麻木，眩晕，肢体沉重，甚者神识不清，宜健脾益气，开窍涤痰，用六君子汤合稀涎散加减。

产后目病 chǎnhòumùbìng 病症名。妇女产后患眼疾。《证治准绳·杂病》："产后百脉皆动，气血俱伤，大虚不足，邪易以乘，肝部发生之气甚弱，血少而胆失滋养，精汁不盛则目中精膏气液皆失化源，所以目病者多。"症见两眼干涩、视物昏渺、头晕耳鸣、渴不欲饮、气少脉弱者，为气血两虚，宜补益气血，用熟地黄汤加减；若因劳瞻、悲泣等而致泪溢、内障昏渺等，宜疏肝解郁，用丹栀逍遥散加减；若眼有红赤湿烂等症者，多为虚中夹湿、夹热引起，宜清热除湿，滋养气血，用加减四物汤加减。

产后目痛 chǎnhòumùtòng 病症名。清·单南山《胎产证治录》。因产后出血过多所致。症见眼痛不能视，羞明隐涩，眼睑无力，眉及太阳酸痛等。治宜补血养营。方用当归养荣汤、当归补血汤。有热者加黄芩；脾胃不和，恶心不饮食者加生姜。

产后内极七病 chǎnhòunèijíqībìng《诸病源候论》卷四十四："产后血气伤竭为内极七病，即旧方所云七害也。一者害食，二者害气，三者害冷，四者害劳，五者害房，六者害任（任同妊），七者害眼。皆产时伤动血气，其后虚极未平复，犯此七条而生诸病。"

产后尿血 chǎnhòuniàoxuè 病症名。出《诸病源候论》卷四十四。又名产后溺血。多因产后血气虚而热乘之，血得热则流散，渗入膀胱，故血随小便出。治宜发灰、滑石，地黄汁调下。若小腹痛者，属败血流入膀胱，宜小蓟汤主之（归尾、小蓟根、红花、赤芍、延胡索、牛膝、琥珀、甘草梢，兼热者加黄芩、麦冬）。

产后呕逆不食 chǎnhòu'ǒunìbùshí 病症名。出《妇人良方大全》卷二十一。多因产后劳伤脏腑，寒邪乘于脾胃，气逆呕吐；瘀血上冲，胃失和降；或痰浊中阻，胃气上逆所致。寒邪乘于脾胃者，治宜温中散寒，方用温胃丁香散（当归、白术、炮姜、丁香、人参、陈皮、炙甘草、前胡、藿香）；瘀血上冲者，治宜活血祛瘀，降逆止呕，方用生化汤加生姜、半夏；痰浊中阻者，治宜除湿祛痰，降逆止呕，方用平陈汤。

产后呕吐 chǎnhòu'ǒutù 病症名。见周纪常《女科辑要》。多因产后胃气虚弱，寒邪乘胃或恶露去少，瘀血未净或痰气泛胃所致。虚寒者，症见呕吐不食、口淡或胃腹隐痛，治宜温养和胃，方用香砂六君子汤，或理中汤加藿香。恶露涩少者，症见腹痛呕吐，恶露下行滞而不爽，治宜活血祛瘀，方用生化汤加减，或十圣汤（人参、半夏、赤芍、泽兰叶、橘皮，入姜汁数匙）。胸腹饱闷，治宜祛痰和胃，降逆止呕，方用二陈汤加减。本病若以寻常药治之，恐伤动正气，以致不得速愈。

产后痞满 chǎnhòupǐmǎn 病症名。因平素胃气虚弱，产后饮食不节，重伤脾胃，胃失和降，致胃脘部痞满不舒。宜健脾消导。用异功散加减。

产后气喘 chǎnhòuqìchuǎn 病症名。见《傅青主女科》。属产后危证。因产后失血过多，营血暴竭，卫气无主而致。症见气急、喘促不宁，两脉虚浮无根。宜大补气血。用救脱活母汤（《傅青主女科》：人参、当归、熟地、枸杞、山茱萸、麦冬、阿胶、肉桂、黑芥穗），同时急用热水袋于小腹上下熨之。若因产后恶露不行，败血上攻于肺，症见面色紫黑、气粗喘急、恶露不下，治宜活血逐瘀，用夺命丹（《医宗金鉴》：没药、血竭各等分）。但由其他原因而气喘者，参见喘证条。

产后乳汁溢 chǎnhòurǔzhīyì 见《诸病源候论》。即产后乳汁自出。详该条。

产后乳汁自出 chǎnhòurǔzhīzìchū 病症名。出《经效产宝》。又名产后浮汁溢。产后脾胃气虚，摄纳无权，因而乳汁随化随出；或肝火亢盛，疏泄太过，以致乳汁自溢流出。气虚者，乳房不胀，乳汁清稀，兼见气短乏力。宜补气养血，佐以固摄，用十全大补汤加减。肝热者，乳胀，乳汁较浓，兼见烦躁易怒、口苦咽干，宜平肝清热，用柴胡清肝散（《证治准绳》：柴胡、黄芩、当归、生地黄、牡丹皮、黄连、山栀、川芎、升麻、甘草），或用丹栀逍遥散。

产后三病 chǎnhòusānbìng 产后三种较常见的病症。《金匮要略·妇人产后病脉证并治》："新产妇人有三病：一者病痉，二者病郁冒，三者大便难。"详见产后病痉、产后郁冒、产后大便难条。

产后三冲 chǎnhòusānchōng 见《张氏医通》。产后恶露当下不下，逆而上行引起的三种危重证候。即败血冲心、败血冲肺、败血冲胃。详各条。

产后三急 chǎnhòusānjí 指产后呕吐、产后盗汗、产后泄泻三症。《张氏医通》："产后诸病，唯呕吐、盗汗、泄泻为急，三者并见必危。"详各条。

产后三禁 chǎnhòusānjìn 见《景岳全书》。详见胎产三禁条。

产后三审 chǎnhòusānshěn 古代对产后疾病的诊断经验。《张氏医通》："凡诊新产妇，先审少腹痛与不痛，以征恶露之有无；次审大便通与不通，以征津液之盛衰；再审乳汁行与不行及乎饮食多少，以征胃气之充馁。"

产后三脱 chǎnhòusāntuō 即气脱、血脱、神脱。脱，耗损之意。赵贞观《绛雪丹书》："产后患崩者，谓之血脱；气短似喘者，谓之气脱；妄言妄见者，谓之神脱。"

产后伤风 chǎnhòushāngfēng 病症名。指产后气血两虚，风邪外乘而言。症见鼻塞声重，流清涕，自汗，恶风等。若恶露未尽而小腹痛者，宜行血理气，用《金匮》旋覆花汤；若恶露已尽，小腹不痛，但头痛身热，足冷自汗，咳嗽者，宜调和营卫，黄芪建中汤加减；头重者，宜解表除湿，用香苏散加减；若风寒并伤，遍体痛无汗，宜败毒散。虚甚者不可发散，宜逍遥散去术加桂枝。

产后伤寒 chǎnhòushānghán 病症名。《诸病源候论》卷四十四："触冒寒气而为病，谓之伤寒。产妇血气俱虚，日月未满，而起早劳动，为寒所伤，则啬啬恶寒，翕翕微热，数日乃歇，重者头及骨节皆痛，七八日乃瘥也。"因产后气血大虚，卫外不固，寒邪乘虚侵袭肌表所致。症见产后恶寒发热，头痛，无汗或有汗。治宜补虚为主，佐以祛邪。有汗用桂枝四物汤，无汗用麻黄四物汤。

产后伤食 chǎnhòushāngshí 病症名。见《傅青主女科》。指产后饮食不节，损伤脾胃。症见脘腹满闷、嗳腐吞酸、大便酸臭。宜消补兼施。用生化汤加消导药。伤面食者加神曲、麦芽，伤肉食者加山楂、砂仁，伤生冷加吴茱萸、肉桂，虚者加人参、白术。

产后身痛 chǎnhòushēntòng 病症名，即产后遍身疼痛，详该条。

产后水肿 chǎnhòushuǐzhǒng 病症名。见《傅青主女科》。因素体脾肾虚弱，产后脾肾之阳益虚，水湿不得敷布，溢于肌肤所致。症见手足浮肿、皮肤光亮色润。宜大补气血，佐以利水。方用八珍汤加苍术、茯苓，胀满加陈皮、半夏、香附，虚者加人参、木通，有热加黄芩、麦冬。

产后四肢虚肿 chǎnhòusìzhīxūzhǒng 病症名。出《经效产宝》。产后因败血未尽，流入经络，出现四肢浮肿的病症。症见遍身青肿，伴有恶露不畅等。宜活血化瘀。方用调经散（《太平惠民和剂局方》：赤芍、没药、桂心、琥珀、当归、麝香、细辛）。切勿作水气治。参见产后浮肿条。

产后四字真言 chǎnhòusìzìzhēnyán 古人总结产后调养的四件注意事项。出清·袁于江《生生宝录》。一曰静，二曰淡（咸伤肾后而绝产，酸伤肝行步艰难，煎炒厚味伤脾），三曰乐（乐则血气易和），四曰坐（使血不上攻）。

产后瘫痪 chǎnhòutānhuàn 病症名。见高淑濂《胎产方案》。因分娩时失血过多，经脉空虚出现的半身不遂、手足麻木不仁、拘挛不知疼痛的病症。宜补气养血。用黄芪桂枝五物汤、补阳还五汤。切勿误认为风证，妄用祛风散血燥烈之品。

产后头痛 chǎnhòutóutòng 病症名。多因产后失血过多，脑络失养，或恶露停滞胞宫，循经上冲脑络所致。失血过多者，兼见面色苍白，小腹隐痛，宜补血养血，用八珍汤。瘀血上逆者，兼见小腹刺痛拒按，宜活血化瘀，用佛手散加味。如因产后感冒风寒而致头痛者，当于疏解风寒方中，合四物汤加减。参见头痛条。

产后完谷不化 chǎnhòuwángǔbúhuà 病症名。素体脾肾虚弱，复因产后劳倦伤脾，运化失职，以致泄泻、完谷不化。宜温阳健脾祛瘀。方用生化汤加益智仁、砂仁、肉豆蔻、木香、柴胡、升麻、陈皮、党参。

产后妄言妄见 chǎnhòuwàngyánwàngjiàn 病症名。见元·朱丹溪《胎产秘书》。多因产后血去过多，心失所养，神无所归，或产后恶血不去，瘀血攻心，而见神志恍惚，妄言妄见等。气血虚弱者，兼见少气懒言、面色无华、自汗等，宜益气补血，用滋荣益气复神汤（《傅青主女科》：龙眼肉、川芎、当归、人参、黄芪、白术、酸枣仁、柏子仁、茯神、益智仁、陈皮、麦冬、五味子、莲心）。瘀血上攻者，恶露涩滞不下，宜安神生化汤（《傅青主女科》：川芎、当归、干姜、甘草、桃仁、茯神、人参、益智仁、柏子仁、陈皮、枣）。

产后小便不利 chǎnhòuxiǎobiànbúlì 病症名。多因平素虚弱，产后劳伤气血，脾肺气虚，通调不利；或素体肾虚，产后再伤肾气，肾阳衰衰，气化失职；或情志不舒，肝气郁结，气机阻滞，膀胱失于温煦所致。脾肺气虚者，兼见精神萎靡，言语无力，宜补气润肺，佐以行水，用补气通脬饮（《女科辑要》：黄芪、麦冬、通草）。肾虚者，兼见腰膝酸痛、健忘、面色晦暗，宜温阳化气行水，用肾气丸。气机阻滞者，兼见精神抑郁、两胁胀痛、烦闷不安，宜理气行滞，佐以利尿，用木通散（《妇科玉尺》：木通、滑石、葵子、槟榔、枳壳、甘草）。单方：用盐置脐中填平，葱白捣一指厚，安盐上，以艾炷放葱上灸之，觉暖气入腹内，难忍为止，小便即通。或手指按压利尿穴（神阙、曲骨之正中）。

产后小便数 chǎnhòuxiǎobiànshuò 病症名。出《诸病源候论》卷四十四。多因产后肾气虚弱，虚热移于膀胱；气虚不能约制；或冷气入于膀胱，膀胱失于约制等所致。虚热移于膀胱者，热甚则小便涩痛，方用六味地黄汤；气虚不能约制者，小便频数而色白，方用补中益气汤合桑螵蛸散；冷气入于膀胱者，小便频数而短，方用桂附八味丸。若因助产不慎，胞损而小便淋漓者，可结合手术治疗。

产后泄泻 chǎnhòuxièxiè 病症名。产后恶露不行，影响肠胃消化吸收，而见洞泄不禁，下物青白黑色。用的奇散（大荆芥四五穗，于盏内燃火，烧成灰，不得犯油火，入麝香少许研，沸汤调下）。其余按一般泄泻辨证治疗。

产后心痛 chǎnhòuxīntòng 病症名。出《诸病源候论》。包括产后心包络痛、产后真心痛。多因内有宿寒，产后大虚，寒搏于血，血凝不行，上冲心之络脉，或伤及心经所致。伤心之络脉者，亦称心包络痛。症见心胸闷痛，甚至胸痛彻背。宜散寒以温通。方用大岩蜜汤（《千金要方》：干地黄、当归、独活、甘草、芍药、桂心、细辛、远志、吴萸、干姜、蜜）。伤及心之正经者，亦称真心痛。症见指甲青黑，手足冷而过节，旦发夕死，夕发旦死。方用大岩蜜汤合失笑散。又，胃位于心窝部，前人也有称产后胃脘痛为产后心痛，但与真心痛有别。

产后虚烦 chǎnhòuxūfán 病症名。出《诸病源候论》。多因产后气血亏损，虚火上扰所致。症见烦热、少气、疲倦、胸膈满闷，甚者烦不得眠。宜清热除烦。用淡竹叶汤（《证治准绳》：淡竹叶、黄芩、知母、麦冬、茯苓）加人参。兼有躁动者，加用当归补血汤。

产后血崩 chǎnhòuxuèbēng 病症名。见宋·《卫生家宝产科备要》卷四。多因产时损伤冲任胞脉；产后经脉未复，劳役损伤；胞衣不下，冲任胞脉受阻或产褥期房事过早所致。症见阴中突然大量下血或暴崩不止。治法参见血崩、胞衣不下条。

产后血晕 chǎnhòuxuèyùn 病症名。出《经效产宝》。因产后气血暴虚，虚阳上冒清窍，或恶露不下，内有停瘀，上攻心胸，或因气血俱虚，痰火上泛，以致突发头晕，昏厥，不省人事。治宜温养气血，活血祛瘀。方用黑神散（炒黑大豆、熟地、当归、肉桂、干姜、甘草、芍药、蒲黄，共研细末，酒调服）；或用清魂散，水酒各半，水煎灌服。气虚欲脱者，症见肢冷、自汗、恶寒、少气、面白等，宜回阳救脱，用参附汤。实证则胸腹痞胀、面赤、气逆泛恶，宜行血化瘀，用佛手散加减。痰火上泛者，症见突然头晕眼花、泛恶欲吐、心胸满闷，甚或不省人事。治宜补气养血，化痰安神。方用加参生化汤加橘红、竹沥、姜汁，频频服之。本病为产后危证之一，应及时抢救。

产后腰痛 chǎnhòuyāotòng　病症名。出《诸病源候论》。多因分娩伤肾，腰无所主；或因败血阻滞带脉；或因真气内虚，外邪乘袭；或因起居不慎，闪挫腰肾等所致。分娩伤肾者，腰部隐痛，耳鸣，宜壮腰补肾，用六味地黄丸加杜仲、续断。败血阻滞带脉及闪挫腰肾者，腰部胀痛如刺，时作时止，手不可近，宜活血祛瘀，用复元通气散。感受外邪者，兼见外感表证，宜养血祛风，用养荣壮肾汤（《傅青主女科》：当归、防风、独活、肉桂、杜仲、川芎、续断、桑寄生）。

产后宜戒 chǎnhòuyíjiè　见清·倪东溟《产宝家传》。古时认为产后一戒怒气，二戒勉强起居，三戒七日内沐浴梳头，四戒早食厚味荤腥。

产后遗尿 chǎnhòuyíniào　病症名。出《诸病源候论》。因产后肾虚，脬气不固，或气血虚弱，不能约束，或产后损伤膀胱产生遗尿的证候。宜益肾补中。用补中益气汤合桑螵蛸散。若产伤膀胱，可结合手术修补。亦可配合穴位注射疗法：取中极、三阴交等穴，每穴注入0.5%～1.0%普鲁卡因0.2～0.5毫升，隔日一次，10次为一疗程。

产后抑郁 chǎnhòuyìyù　病症名。指产妇在分娩后出现情绪低落、精神抑郁为主要症状的病症，是产褥期精神综合征中最常见的一种类型。本病一般在产后1周开始出现症状，产后4～6周逐渐明显，严重时可伤及他人或自身安全。多由于心脾两虚，瘀血内阻，肝气郁结所致。

产后阴蚀 chǎnhòuyīnshí　病名。《陈素庵妇科补解》："产后阴蚀者，阴中生疮也。由产后去血太多，心血少，心神郁，胃气虚弱，以致气血留滞……宜甘理散（黄芪、葛根、当归、赤芍、甘草、川芎、生地、白芷、白术、厚朴、陈皮、人参、前胡、枣子）。"

产后阴痛 chǎnhòuyīntòng　又名产后产户痛。指产后阴部疼痛。多因产时损伤，感染邪毒；或起居不慎，产门感受风寒所致。治宜活血疏风，祛风定痛汤（生地、当归、茯苓、川芎、荆芥、防风、肉桂、大枣）主之。若产时损伤，兼见浸淫溃烂，日久不敛，治法参见产后玉户不敛条。

产后阴下脱 chǎnhòuyīnxiàtuō　出《诸病源候论》卷四十四。包括产后子宫脱出、产后子宫不收、产后下物如钵。多因宿有虚冷，产时用力过度，其气下冲所致。症见子宫脱出或伴有阴道壁下垂等。治法参见子宫脱垂条。

产后喑 chǎnhòuyīn　病症名。系指产后发音不出。产后心气不足，气阴两虚，阴虚则咽喉失于濡养，阴无以化气，气不能上达于喉，故发音不出，或因产后心气虚，为外邪所中而致。《校注妇人良方》卷十八："产后不语，因心气虚而不能通于舌，则舌强不能言语。"又《医学入门》："产后败血停蓄，上干于心，心气闭涩。"治宜养血益气。可因证选用归脾汤、八珍竹叶汤等加减。

产后瘖 chǎnhòuyīn　见《妇人良方》。瘖，喑的异体字，即产后喑，详该条。

产后玉户不敛 chǎnhòuyùhùbùliǎn　病症名。《万氏妇人科》："女子初产，身体纤柔，胞户窄小，子出不快，乃至折裂，浸淫溃烂，日久不敛。宜内服十全大补汤，外用敷药：白及、白龙骨、诃子、烂蜂壳（全蜂房）、黄柏（炒），各等分为细末，先用野紫苏叶煎洗拭干。干后以药搽之。"相当于产

C

时会阴裂伤。可结合会阴修补与局部换药等方法处理。

产后郁冒 chǎnhòuyùmào 病症名。出《金匮要略·妇人产后病脉证并治》。①郁，指郁结而气不舒；冒，指昏蒙而神不清。因产后失血过多，腠理不密，寒邪乘虚侵袭，正气不能驱邪外出，逆而上冲。症见头眩目瞀，郁闷不舒，呕不能食，大便反坚，但头汗出等。宜表里双解。用小柴胡汤。②即产后血晕。《女科准绳》："产妇郁冒，即今世所谓血晕也。"详见产后血晕条。

产后乍寒乍热 chǎnhòuzhàhánzhàrè 病症名。产后气血两虚，阴阳不和或败血留滞，经脉阻闭，营卫不调可出现此证。《经效产宝》："阴阳不和与败血不散，皆令乍寒乍热也。二者何以别之？曰：时有刺痛者，败血也；但寒热无他证者，阴阳不和也。"气血虚损者，宜补益气血，调和阴阳，方用增损四物汤（当归、芍药、川芎、人参、干姜、甘草）加柴胡。败血留滞者，宜活血通经，方用夺命丹（方见产后气喘条），或生化汤加柴胡。

产后怔忡 chǎnhòuzhēngchōng 病症名。产后血去过多，血不养心，心气不足，惕惕然悸动不安。宜调和脾胃，补气养血。用人参养荣汤加减。如瘀血未尽，恶露流行不畅者，用生化汤祛瘀生新。

产后中风 chǎnhòuzhòngfēng 病症名。出《金匮要略·妇人产后病脉证并治》。产后感受外邪而引起的病症。因产后气血骤虚，腠理不密，外邪乘虚侵入所致。若外感风邪，连续十多日不解，头微痛，恶寒，时见发热，心下闷，干呕，汗出，宜调和营卫，用桂枝汤。若发热面赤，喘而头痛，用竹叶汤。若外感风寒，寒搏于筋，出现筋脉挛急、牙关紧闭、不省人事、角弓反张，不宜当真中风治，用华佗愈风散（《普济本事方》）：荆芥穗一味，焙干研末，每服三钱，

童便调）鼻饲，并参照破伤风治疗。

产后中暑 chǎnhòuzhòngshǔ 病症名。见《石室秘录》。多发生于产后1～3天内，因产后气血未复，盛夏炎热，气温骤升，通风不良，暑邪乘虚侵袭肌体，阴气卒绝，阳气壅盛，经络不通而见高热、神志不清等症。若热中于里，兼见心烦、口渴、大汗、面赤、脉洪大，宜生津止渴，用人参白虎汤。若胃热炽盛，热盛伤津，烦渴，大便不通，甚至发斑，宜涤除胃热，用玉泉散（生石膏、粉甘草）。若热毒入营，燔灼脏阴，症见谵语、四肢抽搐、神志不清、面色苍白、脉细弱，治宜清热养阴，用清营汤及生脉散加减，并针刺十宣放血。若初起出现头晕恶心、胸闷心慌、口渴汗多，为中暑先兆，可用清暑益气汤。

产后子宫不收 chǎnhòuzǐgōngbùshōu 见明·赵贞观《绛雪丹书》。即产后阴下脱。详该条与子宫脱垂条。

产后子宫脱出 chǎnhòuzǐgōngtuōchū 即产后阴下脱。详该条与子宫脱垂条。

产后自汗 chǎnhòuzìhàn 证名。产妇在饮食时或睡眠中汗出较多，一般2～3天之后可逐渐减少以致恢复，属正常生理现象。若汗出过多或持续时间长，则属病态。多因体质素弱，复因产时气血耗伤，以致肺气更虚，卫阳不固，腠理疏泄，气阴两虚所致。症见产后汗出较多，不能自止，时或恶风微热，面色㿠白，气短懒言，语声低怯，头晕，心悸，倦怠乏力。治宜补气固表止汗。方用玉屏风散加大枣、生姜。

产科入门 chǎnkērùmén 见中国医学入门丛书条。

产门 chǎnmén 见《妇人良方》。指经产妇女的阴道外口。

产门不闭 chǎnménbúbì 病症名。出《妇人良方》。又名玉门不闭。指产后阴道口不

能闭合。多因胎前失于调养，产后气血大虚，不能收摄，或产时伤及产门所致。可兼见少气懒言，面色苍白，自汗等。宜大补气血，用十全大补汤。若初产肿胀，或焮痛不闭者，用加味逍遥散。若肿消而产门仍不闭者，用补中益气汤。同时可用甘草浓煎取汤洗之。若产时伤及产门者，症见产门肿胀焮痛不闭，治宜清热解毒，方用逍遥散加丹皮、荆芥、金银花、连翘。同时可用甘草浓煎汤洗之。若肿消产门不闭者，用补中益气汤。

产难 chǎnnán 病名。出《诸病源候论》卷四十三。即难产。详该条。

产前十忌 chǎnqiánshíjì 出清·李小有《胎产获生篇》。一最忌共夫寝，二忌大醉，三忌大怒，四忌不可食诸物，五忌洗浴，六忌久睡久坐，七忌负重登高，八忌药饵，九忌巫师，十忌针灸。

产乳 chǎnrǔ ❶《备急千金要方》指分娩。❷病名。指临产时忽然晕厥。

产乳备要 chǎnrǔbèiyào 医书。见产育宝庆集条。

产褥感染 chǎnrùgǎnrǎn 病名。在产时或分娩前后，细菌或病毒侵入生殖器官，引起全身或局部的炎症反应。临床表现为高热恶寒，战栗，小腹部疼痛，恶露多或有臭味、成脓样等，属于产后发热、恶露不绝、热入血室等范围。详各条。若小腹疼痛拒按，盆腔积脓，正气未衰者，宜清热解毒，逐瘀生新，用大黄牡丹皮汤加败酱草。本病为产后重证之一，必要时应采取中西医结合治疗，防止引起败血症。

产育宝庆集 chǎnyùbǎoqìngjí 医书。又名《妇人产育宝庆集》。1卷。撰人不详，宋·郭稽中补订。现存清代《四库全书》辑本2卷。上卷为该书，有产科医论21篇，附以治疗方剂。下卷为佚名氏的《产乳备要》，记

述产科杂病症治。现有丛书集成本。

产育三难 chǎnyùsānnán 病症名。指三种难产。即横生、足位产、臀位产。李小有《胎产护生篇》："产育三难，有先露手而曰横生，有先露足而曰逆生，有先露臀而曰坐生。"

产孕集 chǎnyùnjí 书名。2卷。清·张曜孙撰。撰年未详。书中扼要介绍妊娠及临产前后一些病症的证治。共分辨孕、养孕、孕宜、孕忌、孕疾、辨产、产戒、用药、应变、调摄、怀婴、拯危、去痰十三类。该书后经包兴言增入补遗1卷，名为《重订产孕集》。现有《中国医学大成》本。

产枕痛 chǎnzhěntòng 病症名。见《皇汉医学·产科发蒙》。即儿枕痛。详该条。

产子 chǎnzǐ 出《诸病源候论》卷四十三。即分娩。详该条。

颤腰 chànyāo 推拿方法。患者俯卧，胸部及骨盆部用砂袋或枕头各垫高3～5寸，使腰部腾空，两助手分别拉住患者两侧肩部及踝部作对抗牵拉，医者用两手掌重叠，压患者腰骶部，并进行快速颤压。常用于腰痛等症。

颤振 chànzhèn ❶病症名。《医学纲目》卷十一："颤，摇也；振，动也。"以头摇或四肢抖动为主症。由于阴血不足，筋脉失养，肝阳偏亢，阳盛化风，或因气虚、心虚、痰浊相夹所致。轻者仅有时手足颤振或头摇，重则手抖不能持物，足不能行走，头摇动不止。多见于中年以后。治以滋阴养血，平肝息风为主。可用定振丸（《证治准绳》：天麻、秦艽、全蝎、细辛、熟地、生地、当归、川芎、芍药、防风、荆芥、白术、黄芪、威灵仙）、摧肝丸（《证治准绳》：胆南星、钩藤、黄连、滑石、铁华粉、青黛、僵蚕、天麻、辰砂、甘草、竹沥）。因气虚者，可用参术汤（《证治准绳》：人参、白术、黄芪、白茯苓、

炙草、陈皮）。因心虚者，可用平补正心丹
（《张氏医通》：龙齿、远志、人参、茯神、酸
枣仁、柏子仁、归身、菖蒲、生地、肉桂、
山药、五味子、麦冬、朱砂）。因痰浊者，可
用导痰汤。❷泛指战栗、头摇、四肢抖动诸
症（见《张氏医通·颤振》）。

chang

昌阳 chāngyáng ❶石菖蒲之别名。详该
条。❷复溜穴之别名，见《针灸甲乙经》。
详该条。

菖蒲 chāngpú 水菖蒲、石菖蒲二药之别
名。各详该条。

菖蒲郁金汤 chāngpúyùjīntāng 《温病全
书》方。石菖蒲、炒栀子、鲜竹叶、牡丹皮
各三钱，郁金、连翘、灯心各二钱，木通一
钱五分，竹沥（冲）五钱，玉枢丹（冲）五
分（一方无木通、灯心草，有菊花、牛蒡
子、滑石、生姜汁）。水煎服。治湿热痰浊，
蒙蔽心包，身热不甚，神昏谵语。

长虫病 chángchóngbìng 出《诸病源候论》
卷十八。即蛔虫病。详该条。

长春花 chángchūnhuā 中药名。见《中国
药用植物图鉴》。别名日日新。为夹竹桃科
植物长春花 Catharanthus roseus（L.）G. Don
的全草。长江以南各地都有栽培。微苦，
凉，有毒。凉血降压，清热解毒，抗癌。治
高血压病，煎服：9～15 克。外敷治痈疮肿
毒、烧烫伤。治淋巴网状细胞肉瘤等，用提
取物长春碱、长春新碱注射剂。本品已分离
出 64 种生物碱。临床上长春碱对淋巴网状细
胞肉瘤、绒毛膜上皮癌疗效较好，长春新碱
则对恶性淋巴瘤与急性白血病的疗效较好。
长春碱的主要毒性为抑制骨髓功能，长春新
碱对神经系统与胃肠道的毒性较显著。

长谷 chánggǔ 经外奇穴名。见《千金要

方》。别名循际、循元。位于脐中旁开 2.5
寸处。主治急慢性肠炎、食欲不振、消化不
良等。直刺 0.8～1.2 寸。灸 3～5 壮，艾条
灸 5～15 分钟。

长脉 chángmài 脉象之一。脉长超过本位，
首尾端直，如循长竿。若脉长而和缓，是中
气旺《素问·脉要精微论》："长则气治。"
若长而弦硬，按之有牵绳感，则属邪正俱盛
的实证，可见于实热内结或热盛动风等。
《濒湖脉学》："长主有余，气逆火盛。"

长频 chángpín 见《针灸资生经》。禾髎穴
别名。详该条。

长平 chángpíng 见《针灸甲乙经》。章门穴
别名。详该条。

长强 chángqiáng 经穴名。代号 DU1。出
《灵枢·经脉》。别名气之阴郄、橛骨、气
郄。属督脉。络穴。跪伏或胸膝位，当尾骨
尖与肛门连线的中点
处。主治痔疮、脱肛、
便血、痢疾、遗尿、
前列腺炎、癫痫、精

神病、腰脊痛。直刺 0.5～1 寸。灸 5～15
分钟。

长沙方歌括 chángshāfānggēkuò 医书。6
卷。清·陈念祖撰于 1803 年。所谓长沙方，
即指张仲景《伤寒论》方。陈氏将《伤寒
论》方的主治、药物、用量与煮服法等编成
歌括，并由其长子陈蔚另写方注，易于习
诵。新中国成立后有排印本。

长蛇灸 chángshéjiǔ 间接灸之一。亦称铺
灸。用大蒜适量，去皮捣泥，平铺于脊柱
（自大椎穴至腰俞穴）上，宽厚各约 6 毫米，
周围用桑皮纸封固，然后用黄豆大的艾炷分
别放在大椎穴与腰俞穴上施灸，至患者口鼻
内觉有蒜味时止。民间用以治疗虚痨。

长生草 chángshēngcǎo 卷柏之别名。详
该条。

C

长溪 chángxī 见《针灸甲乙经》。天枢穴别名。详该条。

长夏 chángxià 指农历六月。《素问·脏气法时论》："脾主长夏。"

长针 chángzhēn 九针之一。出《灵枢·九针十二原》等篇。长7寸，形如毫针。用于深刺，治疗风湿痹证。现代所用之芒针即源于此。参见芒针条。

肠痹 chángbì 内脏痹证之一。出《素问·痹论》。指大小肠的气机痹阻，导致小便不利，喘满或飧泄的病症。《素问·痹论》："肠痹者，数饮而出不得，中气喘争，时发飧泄。"治宜利尿健脾为主，用五苓散加减。

肠风 chángfēng 病症名。出《素问·风论》。①指痔出血（见《世医得效方·失血》）。②泛指因脏腑劳损，气血不调及风冷热毒搏于大肠所致的便血（见《太平圣惠方》卷六十）。③即风痢（见《三因极一病证方论》）。④指大便下血，血在粪前，色多鲜红（见《寿世保元·便血》）。多因外风入客或内风下乘所致。外风宜槐角丸、柏叶汤（《万病回春》：侧柏叶、当归、生干地黄、黄连、荆芥穗、枳壳、槐花、地榆、甘草、姜、乌梅）。内风宜胃风汤。体虚者用人参胃风汤（《和剂局方》：人参、茯苓、白术、当归、白芍、川芎、桂枝、粟米）。如夹湿邪，便血如赤豆汁，或紫黑，宜升阳除湿防风汤（《类证治裁》：防风、苍术、白术、黄芩、芍药、姜）等方。

肠风下血 chángfēngxiàxuè 见《太平圣惠方》卷六十。即肠风，详该条。

肠结 chángjié 见《千金翼方》。腹结穴别名。详该条。

肠窟 chángkū 见《外台秘要》。腹结穴别名。详该条。

肠鸣 chángmíng 证名。出《素问·脏气法时论》等篇。又名腹鸣。指肠动作声。因中虚或邪在大肠所致。中虚者，宜用补中益气汤、六君子汤。大肠有寒者，宜用理中汤加肉桂、茯苓、车前等。大肠有热者，宜用二陈汤加黄芩、黄连、山栀等。水走肠间，沥沥有声者，属于痰饮，详见痰饮条。泄泻常伴肠鸣，参见泄泻条。

肠澼 chángpì 病名。出《素问·通评虚实论》等篇。①痢疾的古称。澼，指垢腻黏滑似涕脓的液体，因自肠排出，澼澼有声，故名。②指便血。《古今医鉴》："夫肠澼者，大便下血也。"

肠癖 chángpì 病名。即血箭。《医学入门·痢疾》："原因伤风犯胃，飧泄久而湿毒成癖，注于大肠，传于少阴，名曰肠游，俗呼血箭，因其便血即出有力，如箭射之远也。"用凉血地黄汤加木香、槟榔；湿毒甚者，用补中益气汤去柴胡、陈皮，加黄芩、黄连、川芎、槐角炭、枳壳。

肠覃 chángtán 病名。出《灵枢·水胀》。是一种下腹部生长肿物，而月经又能按时来潮的病症。类似卵巢囊肿。多因气阻血瘀癖结所致。《灵枢·水胀》："肠覃者，寒气客于肠外，与卫气相搏，气不得营，因有所系，癖而内著，恶气乃起，息肉乃生。其始生也，大如鸡卵，稍以益大，至其成如怀子之状，久者离岁，按之则坚，推之则移，月事以时下，此其候也。"治宜攻坚散寒，行气活血。用桂枝茯苓丸或香棱丸（《济生方》：公丁香、木香、三棱、莪术、青皮、川楝子、小茴香、枳壳）。

肠痫 chángxián 病名。痫证发作全身僵硬者。《千金要方》："肠痫之为病，不动摇，灸两承山、足心，两手劳宫。"

肠遗 chángyí 经外奇穴名。见《千金翼方》。位于腹正中线脐下4寸，旁开2.5寸处。主治月经不调、赤白带下、疝气、睾丸炎、癃闭、便秘等。直刺1~1.5寸。灸3~

7 壮或 5 ~ 15 分钟。

肠痈 chángyōng 病名。出《素问·厥论》。《金匮要略》："肠痈者，少腹肿痞，按之即痛，如淋，小便自调，时时发热，自汗出，复恶寒，其脉迟紧者，脓未成，可下之，当有血；脉洪数者，脓已成，不可下也。大黄牡丹皮汤主之。"包括急性阑尾炎、阑尾周围脓肿等。《外科正宗》指出：初起小腹疼痛，脉芤数者，瘀血也，宜下之，用大黄汤（大黄、朴硝、丹皮、白芥子、桃仁）。肠痈溃后，疼痛淋漓不已，宜托而补之，方用七贤散（茯苓、山药、牡丹皮、山茱萸、熟地黄、人参、黄芪）。参见急性阑尾炎条。

肠粘连缓解汤 chángzhānliánhuǎnjiětāng 天津南开医院方。见《中西医结合治疗急腹症》。厚朴 9 ~ 15 克，木香 9 克，乌药 9 克，炒莱菔子 9 ~ 15 克，桃仁 9 克，赤芍 9 克，芒硝（冲）6 克，番泻叶 9 克。水煎服。功能行气活血，通里攻下。治轻型肠粘连或部分性肠梗阻。

肠痔 chángzhì 病名。《诸病源候论》："肛边肿核痛，发寒热而出血者，肠痔也。"相当于肛门周围脓肿。参见肛门痈条。

常春藤 chángchūnténg 中药名。出《本草拾遗》。别名三角风。为五加科植物常春藤 *Hedera nepalensis* K. Koch var. *sinensis*（Tobl.）Rehd. 的茎叶。分布于陕西、甘肃、黄河流域以南至华南及西南各地。苦、辛、温。祛风，活血，消肿。治风湿痹痛、口眼㖞斜、跌打损伤、闭经、扁桃体炎、急性结膜炎，煎服：6 ~ 12 克，或泡酒服。治痈疽肿毒，鲜茎叶捣敷。本品含鞣质、树脂。叶尚含常春藤苷、肌醇等。

常脉 chángmài 即平脉。详该条。

常色 chángsè 即正色，详该条。

常山 chángshān 中药名。出《神农本草经》。别名鸡骨常山、恒山。为虎耳草科植物黄常山 *Dichroa febrifuga* Lour. 的根。主产于四川、贵州、湖南。苦、辛，寒，有毒。入肺、肝、心经。截疟。治疟疾，煎服：4.5 ~ 9 克，候冷，未发前服。有恶心、呕吐等副作用。孕妇忌服。本品含常山

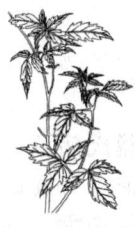
常山

碱甲、乙、丙，黄常山定，4-喹唑酮等。常山碱甲、乙、丙均有抗疟作用，常山碱乙在体外和体内试验均有抗阿米巴原虫作用。三者对麻醉狗有降压、抑制心脏、扩张血管作用。总碱对小鼠实验性肿瘤有抑制作用。水浸出液能抑制流感病毒。煎剂对人工发热兔有解热作用。

常用经穴解剖学定位 chángyòngjīngxuéjiě pōuxuédìngwèi 经穴著作。上海第一医学院人体解剖学教研组编绘。该书系参照有关针灸文献，用解剖学方法对常用的经穴部位及针法、主治等加以整理编成。书后附插图。1960 年由上海科学技术出版社出版。

常用丸散膏丹手册 chángyòngwánsǎngāo dānshǒucè 方书。秦伯未、张赞臣编。此书汇选常用内服外用丸、散、膏、丹、药酒、动物胶、花露、曲类中成药 259 种，每方介绍处方、制法及适应证。简明扼要，切合实用。1955 年由上海中医书局出版。

常用中草药手册 chángyòngzhōngcǎoyào shǒucè 书名。广州部队后勤部卫生部编。该书选录我国南方地区常见的中草药 400 种，按其主要的医疗作用分为 17 类。每种草药均附以简要介绍和插图，末附常见疾病的防治及索引。1969 年由人民卫生出版社出版。

常用中草药图谱 chángyòngzhōngcǎoyàotú pǔ 书名。中国医学科学院药物研究所、浙江中医学院编。该书收载常用中草药 240 种，按其临床用途分为 17 类。每种药物均绘有较精美的彩色图和简要的文字说明，末附索引。1970 年由人民卫生出版社出版。

chao

巢氏病源 cháoshìbìngyuán 即《诸病源候论》。详该条。

巢元方 cháoyuánfāng 隋代医学家。大业中（605～616）任太医博士，公元610年主持编成《诸病源候总论》，是我国第一部论述病因和证候的专书。其中吸取和汇集了劳动人民诊治疾病的丰富经验，在传染病、过敏性疾患、寄生虫病、妇儿外科手术等方面，有许多值得称道的记述。

朝鲜参 cháoxiǎncān 别直参之别名。见人参条。

潮脑 cháonǎo 见《本草品汇精要》。樟脑之处方名。详该条。

潮热 cháorè 证名。见《伤寒论·辨阳明病脉证并治》等篇。发热如潮汛而有定时。证有虚、实之别。实证潮热，热退不清，每至日晡时（下午3～5点左右）热势增高，故又称日晡所发潮热，常兼见大便不通，是阳明里实证的热型之一。虚证潮热，以阴虚和血虚者为多，常在午后或夜间发热，一般在早晨热能退清，伴见汗出乏力，脉细数等症，可见于久病及多种慢性虚弱疾患。参见阴虚发热条。

炒 chǎo 中药炮制法之一。将药材放在锅内加热，炒至一定要求。炒时不加辅料叫清炒，加辅料同炒的有麸炒、土炒、米炒、酒炒、醋炒等。

che

车前草 chēqiáncǎo 中药名。出唐·肖炳《四声本草》。别名虾蟆草、打官司草、猪耳朵草。为车前草科植物车前 *Plantago asiatica* L. 或平车前 *P. depressa* Willd. 的全草。产于我国大部分地区。甘，寒。清热利尿，明目降压，祛痰止咳。治小便不利、淋浊带下、尿血、黄疸、水肿、热痢、泄泻、目赤肿痛、高血压、气管炎、百日咳，煎服：9～30克，鲜品30～60克。外用鲜品适量，捣敷患处。本品含车前苷、高车前苷、熊果酸、β-谷甾醇。煎剂对麻醉猫有祛痰作用，车前甙有镇咳祛痰作用。

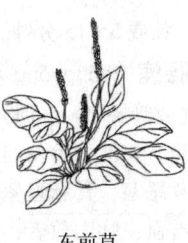

车前草

车前实 chēqiánshí 即车前子。详该条。

车前子 chēqiánzǐ 中药名。出《神农本草经》。别名车前实、猪耳朵穗子、凤眼前仁。为车前草科植物车前 *Plantago asiatica* L. 或平车前 *P. depressa* Willd. 的种子。主产于江西、河南、湖北与东北地区。甘，寒。入肾、膀胱经。利水，清热，明目，祛痰。治小便不利、淋浊带下、暑湿泻痢、咳嗽多痰、目赤翳障，煎服：9～15克，包煎。本品含桃叶珊瑚苷及多量黏液质，有利尿与祛痰止咳作用。

扯法 chěfǎ 推拿手法。清·夏云集《保赤推拿法》："扯者，于儿皮轻轻频摄之而频弃之也。"用拇指和屈曲的食指，捏住皮肤一提一放，至皮肤上出现充血性红斑为度。常用于眉心（印堂）、颈项、腹背等处。有祛风散寒、退热止痛等作用。对因感冒、中暑引起的头胀、胸闷和晕车、晕船等有一定效果。

扯痧 chěshā 推拿方法。即提痧。《急救痧证全集》卷上："扯痧法（即提痧）：南方秋夏，痧症最多。曾见人卒病，扯痧不药立愈。其法用水拍湿结喉及两边（即人迎穴）皮上，两手臂弯（即曲泽穴，在腕中）皮上，两腿弯（即委中穴）皮上，将食指、中指拳曲，夹著结喉两边等处皮上，用力揪扯一二十下，则痧气发现，皮上露出黑紫颜色。"

扯丝皮 chěsīpí 杜仲之别名。详该条。

掣痛 chètòng 症状名。即疼痛处有抽搐感，同时牵引他处。

chen

膜 chēn 即直肠。《灵枢·淫邪发梦》："厥气……客于胞膜"。

瞋 chēn 睁眼。《灵枢·寒热病》："阳气盛则瞋目。"

臣使之官 chénshǐzhīguān 指膻中。在膈上两乳间，位近心肺，为宗气发源地，能助心肺输转气血，协调阴阳，使精神愉快，故比喻为臣使之官。《素问·灵兰秘典论》："膻中者，臣使之官，喜乐出焉。"

臣药 chényào 方剂配伍中协助君药（主药）或加强君药功效的药物。

辰砂 chénshā 朱砂之处方名。详该条。

辰砂草 chénshācǎo 瓜子金之别名。详该条。

辰砂六一散 chénshāliùyīsǎn 即益元散第二方。见益元散条。

辰砂益元散 chénshāyìyuánsǎn 即益元散第二方。见益元散条。

沉唇 chénchún 即唇紧。详该条。

沉脉 chénmài 脉象之一。脉位低沉，轻取不应，重按始得。《脉经》："沉脉举之不足，按之有余。"主里证。沉而有力为里实，沉而无力为里虚。

沉听 chéntīng 对声感变得迟钝而听力喊退的症状。由风邪乘于太阳、少阳二经，清气壅塞所致。治宜祛风通窍。用通鸣散（《幼科准绳》：菖蒲、远志、柴胡、麦冬、防风、细辛、甜葶苈、磁石、杏仁）加减。

沉香 chénxiāng 中药名。出《名医别录》。别名蜜香。为瑞香科植物白木香 *Aquilaria sinensis* (Lour.) Gilg. 或沉香 *A. agallocha* Roxb. 含树脂的心材。国产沉香（白木香）主产于海南岛、广西，进口沉香（沉香）主产于印度、马来西亚等地。辛、苦，微温。入胃、脾、肾经。行气止痛，温中止呕，纳气平喘。治胸腹胀痛、胃寒呕吐、肾不纳气的虚喘证。内服：煎汤，1.5～4.5克，后下；研末冲服，0.6～0.9克，日两次。白木香含挥发油和树脂。沉香含树脂、挥发油。

沉香化气丸 chénxiānghuàqìwán 中成药《中华人民共和国药典》2010 年版一部。沉香 25 克，木香 50 克，广藿香 100 克，醋香附 50 克，砂仁 50 克，陈皮 50 克，醋莪术 100 克，六神曲（炒）100 克，炒麦芽 100 克，甘草 50 克。以上 10 味，粉碎成细粉，过筛，混匀，用水泛丸，低温干燥，即得。理气疏肝，消积和胃。用于肝胃气滞，脘腹胀痛，胸膈痞满，不思饮食，嗳气泛酸。口服：一次 3～6 克，一日 2 次。孕妇慎用。

沉香降气散 chénxiāngjiàngqìsǎn 原名沉香降气汤。《太平惠民和剂局方》方。香附四百两，沉香十八两五钱，砂仁四十八两，炙甘草一百二十两。为末，每服一钱，入盐少许，开水沏服。治阴阳壅滞，气不升降，胸膈不舒，脘腹胀满，喘促短气，干呕烦满，咳嗽痰涎等症。

沉香降气汤 chénxiāngjiàngqìtāng 即沉香降气散。详该条。

沉香曲 chénxiāngqū 中药名。见王一仁《饮片新参》。为沉香、广木香、檀香、羌活、葛根等多种药末以神曲糊剂制成的曲剂。苦，温。疏表，理气，化滞。治感冒风寒，食积气滞，胸腹胀痛，呕吐吞酸。煎服：3～9 克。

沉香散 chénxiāngsǎn《医宗必读》方。沉香、石韦、滑石、当归、王不留行、瞿麦各五钱、冬葵子、赤芍、白术各七钱五分，炙甘草二钱五分（《金匮翼》无瞿麦、赤芍、白术，有白芍七钱五分，橘皮二钱五分）。为末，每服二钱，大麦煎汤，空腹服。治气淋，小便胀满，涩痛不通。

沉翳羚羊饮 chényìlíngyángyǐn 《医宗金鉴·眼科心法要诀》方。车前子、大黄、黄芩、玄参各一钱，羚羊角、防风、芜蔚子各二钱。为细末，水煎去渣，食后服。治肝经劳热、脑中热气下流而致的沉翳内障，翳障色白，藏于黑睛之内，白日细看方见其白，疼痛昼轻夜重。

沉痔 chénzhì 病名。《灵枢·邪气脏腑病形》："微涩为不月、沉痔。"即内痔。证治参见痔条。

陈邦贤 chénbāngxián （1889—1976）现代医史学家。字冶愚，自号红杏老人，江苏镇江人。早年跟随丁福保学医，后专攻中国医学史。于1919年写成我国第一部医史学专著《中国医学史》。此书多次重版，在

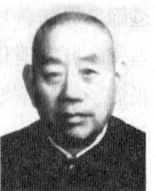
陈邦贤

国内外都有一定的影响。曾任江苏医学院教授、国立编译馆编审。新中国成立后任中医研究院医史研究室副主任，并任政协全国委员会第四届委员。

陈伯坛 chénbótán （1863—1938）近代医家。字英畦，广东新会人。博览经史，曾经中举，然无意仕途而潜心医学。清末曾任广东省陆军军医学堂中国医学总教习。1930年迁香港，创办伯坛中医专科学校，专授仲景学说。撰有《读过伤寒论十八卷》《读过金匮十九卷》《麻痘蠡言》等。

陈藏器 chéncángqì 唐代药学家。生活于8世纪。四明（今浙江鄞县）人。《鄞县志》等记载他曾任三原县尉。因见《新修本草》遗漏药物较多，于是搜集过去有关本草文

献，更亲自调查，复核考证，采集民间药用经验，编成《本草拾遗》。原书已佚，佚文见于《证类本草》等书。

陈承 chénchéng 北宋医家。武林（今安徽贵池）人。精医药，因见《本草》《图经》二书流传不广，于是将二书合编，并附以古今论说和己见，于1092年编成《重广补注神农本草并图经》。大观年间（1107～1110）与陈师文等共同校正《和剂局方》（后改名《太平惠民和剂局方》）。

陈达夫 chéndáfū （1905—1979）现代眼科医家。四川西昌人。两世业医，他自幼随父习医，积数十年的丰富经验，试图把西医对眼球的解剖结构与中医脏腑学说相结合。对中医内眼疾病的诊疗理论提出新的见解，并著有《中医眼科六经法要》一书。曾任四川省第五届人民代表大会代表。

陈飞霞 chénfēixiá 见陈复正条。

陈复正 chénfùzhèng 清代儿科学家。字飞霞。广东罗浮人。专长于小儿科，尤其长于惊风和痘疹。编著有《幼幼集成》一书，用方简明切要，内容也较全面。

陈柑皮 chéngānpí 柑皮之处方名。详该条。

陈积所伤 chénjīsuǒshāng 病症名。《活幼心论·伤积》："凡婴孩所患积证，皆因哺乳不节，过食生冷坚硬之物，脾胃不能克化，积停中脘，外为内寒所袭，或因吃卧失盖，致头痛面黄，身热，眼胞微肿，腹痛膨胀，足冷壮热，不安神昏，饮食不思，或呕或哕，口噫酸气，大便馊臭，此为陈积所伤。"治宜温化积滞，后用宽利调理。

陈嘉谟 chénjiāmó （1486—1570）明代医家。字廷采，祁门（今安徽祁门）人。长于本草，晚年曾以7年功夫，5次易稿，编成《本草蒙荃》一书，用对语体裁对药物产地、性味、采集、贮藏、辨别、使用方法等作了简明介绍，便于初学。

陈九韶 chénjiǔsháo 见陈司成条。

陈良甫 chénliángfǔ 见陈自明条。

陈念祖 chénniànzǔ （约 1753—1823）清代医学家。字修园，号慎修。福建长乐人。曾住在京师，以医术闻名。1819 年归乡，讲授医学，门生很多。编著有《伤寒论浅注》《金匮要略浅注》《医学从众录》《时方妙用》《医学三字经》《医学实在易》等，多通俗易懂，注重由博返约，深入浅出，流传很广。在医学普及方面有所贡献，但在一定程度上也存在着尊经泥古的倾向。

陈皮 chénpí 橘皮之处方名。详该条。

陈慎修 chénshènxiū 见陈念祖条。

陈实功 chénshígōng （1555—1636）明代著名外科学家。字毓仁。江苏南通人。年轻时开始学外科，行医 40 余年，临证经验丰富，编有《外科正宗》一书，记述外科疾患，包括多种皮肤病、肿瘤等。所记述的外科手术，如鼻息肉摘除、气管缝合、咽喉食道铁针摘除等，是我国外科学史上较为突出的。对于脓肿等病的治疗经验尤为丰富。是明代外科学的代表人物之一。

陈士铎 chénshìduó 清代医家。号远公，别号朱华子。浙江山阴人，生活于 17 世纪。幼学经史，稍长攻读岐黄，自称其医学曾得异人传授。撰有《辨证录》《石室秘录》《洞天奥旨》等书。一说《辨证录》、《石室秘录》为傅山手著，经陈氏整理增订而成。

陈士良 chénshìliáng （9 世纪）唐代医家。汴州（今河南开封）人。以医名于时，曾任剑州（今四川境内）医学助教、药局奉御。分类编写古代著名本草学著作中有关食疗的药物，并加上自己的意见，后附医方等，撰成《食性本草》10 卷，为后世药物学家的著作多所引用。

陈司成 chénsīchéng 明代医学家。字九韶。浙江海宁人。家中世代业医，他继承家业，

长于治疗梅毒。撰有《霉疮秘录》。该书对梅毒的接触传染、间接传染、遗传以及预防和治疗等，都有比较翔实的描述，是我国第一部梅毒学专著。

陈香圆 chénxiāngyuán 香橼之处方名。详该条。

陈修园 chénxiūyuán 见陈念祖条。

陈修园医书十六种 chénxiūyuányīshūshíliùzhǒng 医学丛书。或称《南雅堂医书全集》，又名《公余十六种》。清·陈念祖（修园）撰，系后人收辑。刊于 1865 年。包括《灵素节要浅注》《金匮要略浅注》《伤寒论浅注》《医学实在易》《医学从众录》《医学三字经》《时方歌括》等，共 16 种。陈氏著作一般浅近易懂，切于实用，故流传广泛，但存在着尊经泥古的思想倾向。此外，尚有名为《陈修园医书》21 种、48 种、60 种、70 种以及 72 种的多种刊本，均系书商附入其他医家的著作。

陈言 chényán 南宋医家。字无择，浙江青田人。精于方脉，将复杂的疾病按病源分为外因六淫、内因七情及不内外因三大类，按类论述列方，汇集医方千余首，于 1174 年著成《三因极一病证方论》6 卷，对后世病因病理学有一定的影响。

陈郁 chényù （约 1890—?）近现代医家。字文虎，湖南郴县人。初习儒，清末任职学部。后承家传，致力于中医学术及中医人才培养。1931 年设立中央国医馆，任理事兼副馆长。后历任卫生署中医委员会主任委员、教育部医学教育委员会常务委员等职。1949 年后寓居香港，行医及执教于各中医学院。撰有《失血证治举要》《麻疹证治举要》《中医妇科学》《古代脉法研究》《中医腹症》等。

陈毓仁 chényùrén 见陈实功条。

陈远公 chényuǎngōng 见陈士铎条。

陈自明 chénzìmíng（约 1109—1270）宋代著名医学家。字良甫，晚号药隐老人。临川（今江西抚州市西）人，世医出身。曾任建康府医学教授。广集宋以前有关妇产科文献三十多种，结合自己的实践经验，对宋以前妇产科学做了系统总结，编写成《妇人良方》，为其后妇产科发展奠定了基础。另广集材料，编写成《外科精义》。重视整体和内外结合疗法，对痈疽等证的辨证记述较详，对其后外科学的发展有相当影响。强调"世无难治之病，有不善治之医；药无难代之品，有不善代之人"的积极治疗思想。

晨泄 chénxiè 病症名。见《世医得效方·大方脉杂医科》。即五更泄。详该条。

柽柳 chēngliǔ 中药名。出《本草图经》。别名西河柳、赤柽柳。为柽柳科植物柽柳 *Tamarix chinensis* Lour. 的细嫩枝叶。主产于河北、河南、山东、安徽、江苏、湖北、云南、福建、广东、甘肃等地。辛，甘，温。入肺、胃、心经。发表透疹。治感冒，煎服：4.5～9 克。治麻疹透发不畅，煎服并煎水洗。本品含树脂、槲皮素。煎剂对小鼠有止咳作用。在体外对肺炎球菌、甲型链球菌、白色葡萄球菌及流感杆菌均有抑制作用。

cheng

成方 chéngfāng 指常用的经方与时方。

成方便读 chéngfāngbiàndú 医方书。4 卷。清·张秉成撰。刊于 1904 年。该书汇编古今成方 290 余首，分为补养、发表、攻里等 21 类。每方均编成七言歌诀，附以方义注释，可作为初学方剂的读物。新中国成立后有排印本。

成方切用 chéngfāngqièyòng 医方书。13 卷。清·吴仪洛撰。刊于 1761 年。该书在《医方考》及《医方集解》的基础上，选录古今成方 1180 余方，分为治气、理血、补养、涩固等 24 类。每方均记明出处、主治、组方、配伍及方义。选方大多实用，注释也较详明。新中国成立后有排印本。

成骨 chénggǔ 骨名。又名骬骨。即胫骨。参见骬骨条。

成无己 chéngwújǐ 金代医学家。聊摄（今山东聊城西）人。出身于世医家庭，精于伤寒，钻研数十年，著有《注解伤寒论》《伤寒明理论》，对《伤寒论》详加注解，辨析发挥颇多。其注解和论述不免有自相矛盾和误谬之处，然仍为我国注解和阐发伤寒的先启，对其后伤寒学的发展有较大影响。

承淡安 chéngdànān（1899—1957）即承澹盦。针灸专家。江苏江阴人。幼承家学，后拜师学医。1930 年在无锡创办中国针灸研究社。1932 年赴日本考察。1933 年回国。同年在无锡创办中国针灸讲习所，1935 年改名为针灸专科学校。新中国成立后任江苏省中医学校校长、中华医学会第十届副会长、中国科学院生物学部委员。是第二届全国政协委员。毕生从事针灸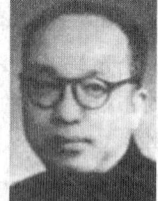

承淡安

教育工作。曾提出并应用针灸治疗伤寒，丰富了针灸治疗时症的经验。著有《中国针灸学》《经穴图解》等。

承扶 chéngfú 经穴名。代号 BL36。出《针灸甲乙经》。别名肉郄、阴关、皮部。属足太阳膀胱经。位于大腿的后面，臀横纹之中点处。主治腰骶痛、坐骨神经痛、下肢麻痹或瘫痪等。直刺 1～2 寸。灸 3～5 壮或 5～10 分钟。

承光 chéngguāng 经穴名。代号 BL6。出《针灸甲乙经》。属足太阳膀胱经。位于头正中线入前发际 2.5 寸，旁开 1.5 寸处。主治头痛、眩晕、目翳等。平刺 0.3~0.5 寸。灸 3 壮或 5~10 分钟。

承浆 chéngjiāng ❶经穴名。代号 RN24。出《针灸甲乙经》。别名悬浆、天池。属任脉。位于面部颏唇沟正中凹陷处。主治牙痛、流涎、口腔溃疡、面神经麻痹、三叉神经痛、斜刺 0.3~0.5 寸。❷体表部位，在下唇中央部下方的凹陷处。

承筋 chéngjīn 经穴名。代号 BL56。出《针灸甲乙经》。别名腨肠、直肠。属足太阳膀胱经。位于小腿后面，当委中与承山连线上，腘横纹中点直下 5 寸处。主治腰背痛、小腿痛、腓肠肌痉挛、下肢麻痹或瘫痪、痔疮等。直刺 1~2 寸。灸 3~5 壮或 5~10 分钟。

承灵 chénglíng 经穴名。代号 GB18。出《针灸甲乙经》。属足少阳胆经。位于头顶部，瞳孔直上入发际 4 寸，头正中线旁开 2.25 寸。主治头痛、眩晕、鼻塞等。沿皮刺 0.3~0.5 寸。灸 5~10 分钟。

承满 chéngmǎn 经穴名。代号 ST20。出《针灸甲乙经》。属足阳明胃经。位于腹正中线脐上 5 寸，旁开 2 寸处。主治胃痛、呕吐、腹胀、腹泻、急慢性胃炎等。直刺 0.8~1 寸。灸 3~7 壮或 5~15 分钟。

承泣 chéngqì 经穴名。代号 ST1。出《针灸甲乙经》。别名面髎、鼷穴。属足阳明胃经。位于眼部，瞳孔直下，当眼球与眶下缘之间。主治眼肌痉挛、目赤肿痛、迎风流泪等。直刺，固定眼球，沿眶下缘缓慢刺入 0.5~0.8 寸，出针后轻压针孔，以防出血。

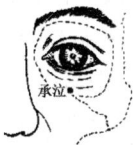
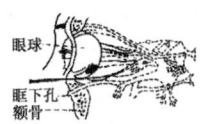

承山 chéngshān 经穴名。代号 BL57。出《灵枢·卫气》。别名鱼腹、肉柱。属足太阳膀胱经。位于小腿的后面，委中与昆仑之间，当伸直小腿或足跟上提时腓肠肌肌腹下出现的凹陷处。主治腰腿痛、腓肠肌痉挛、坐骨神经痛、下肢麻痹或瘫痪、痔疮、脱肛等。直刺 1~2 寸。灸 3~5 壮或 5~10 分钟。

程国彭 chéngguópéng 清代医学家。字钟龄，天都（今安徽歙县）人。以医术闻名，编有《医学心悟》一书，简明切用，多为医家所采用。另有《外科十法》一卷。

程林 chénglín（17 世纪）清代医家。字云来，休宁县（安徽休宁）人。曾搜阅宋代官方所编的《圣济总录》刊本和抄本，加以删定，去其繁芜和神仙服食等内容，编成《圣济总录纂要》。还曾于断简残篇中搜集到唐代杜光庭所撰《玉函经》，加以校订刊行（1647 年）。另撰有《医暇卮言》（1673 年）、《金匮要略直解》（1673 年）、《即得方》（1676 年）等书。

程门雪 chéngménxuě（1902—1972）现代医家。名振辉，号壶公，江西婺源人。少年时先从歙县名医汪莲石学医，后拜学孟河名医丁甘仁门下，在上海中医专门学校第一届毕业后，因成绩优秀而留校任教，并担任教务长。钻研医术，能博采众长，早年临证以骠猛

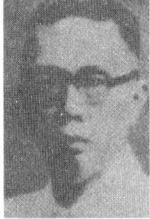

程门雪

见长，晚年则以简洁轻灵为主。新中国成立后曾任上海中医学院院长、上海市中医学会主任委员、全国人民代表大会代表等职，为中医学发展作出了一定贡献。

程钟龄 chéngzhōnglíng 见程国彭条。

澄茄根 chéngqiégēn 见《四川中药志》。豆豉姜之别名。详该条。

橙皮 chéngpí 中药名。见萧步丹《岭南采药录》。为芸香科植物甜橙 *Citrus sinensis*

（L.）Oseck 的果皮。长江流域以南各地均有栽培。辛、微苦，温。化痰利膈、健脾消食。治咳嗽痰多、胸腹胀满、食欲不振、腹泻，煎服：4.5～9 克。本品含挥发油，主要成分为正癸醛、柠檬醛、柠檬烯等。煎剂能抑制胃、肠及子宫的运动。本属植物果内皮的果胶可降低实验性动脉粥样硬化大鼠血中胆甾醇的含量。

征 chěng　通惩，惩戒。《素问》有《征四失论》篇。

chi

吃力伽丸 chīlìgāwán　即苏合香丸。详该条。

吃逆 chīnì　见《医经溯洄集》。即呃逆。详该条。

眵 chī　见《诸病源候论》卷二十八。俗称眼屎。为眼部分泌物。眵多硬结，属肺经实热；眵稀不结，属肺经虚热。当结合眼部与全身症状辨证论治。

痴呆 chīdāi　见《景岳全书·杂证谟》。即呆病。详该条。

迟脉 chímài　脉象之一。脉来迟慢，一息不足四至。《脉经》："呼吸三至，去来极迟。"多见于寒证。《脉诀汇辨》："其所主病与沉脉大约相同，但沉脉之病为阴逆而阳郁，迟脉之病为阴盛而阳亏。"

持 chí ❶指疾病呈相持状态。《素问·六元正纪大论》："五常之气……暴者为病甚，徐者为病持。" ❷指切脉。《素问·脉要精微论》："持脉有道，虚静为保。" ❸指针刺术。《灵枢·邪客》："持针之道，欲端以正，安以静。" ❹保持。如持满，指保持精气的充满。《素问·上古天真论》："醉以入房，以欲竭其精，以耗散其真，不知持满。"

持脉 chímài　即切脉。详该条。

持续运针法 chíxùyùnzhēnfǎ　针刺得气后不间断地进行捻转或提插等运针操作，使患者一直保持明显的针刺感应，持续时间视病情而定。

持针法 chízhēnfǎ　针刺术语。针刺时操持针具的方法。常用的有以下几种：用右手拇、食、中三指挟持针柄，无名指抵住针身。可用于捻转或插入法进针，应用较广。用右手拇、食两指捏住针体下端，露出针尖少许，一般用于夹持进针。用右手拇、食两指挟持针柄，中指抵住穴位表皮，使针沿中指桡侧缘刺入。适用于短针单手针刺。

尺肤 chǐfū　前臂内侧自肘关节至腕关节部的皮肤。《灵枢·论疾诊尺》："尺肤热甚，脉盛躁者，病温也。"

尺肤诊 chǐfūzhěn　即诊尺肤，详该条。

尺脉 chǐmài　两手寸口脉动的一部分。在桡骨茎突尺侧缘的关部至肘关节横纹尺泽之间，以关后一寸以内的脉动最显处，即为尺脉。参见寸关尺条。

尺泽 chǐzé　经穴名。代号 LU5。出《灵枢·本输》。属手太阴肺经合穴。位于肘横纹肱二头肌腱桡侧缘，微屈肘取穴。主治咳嗽、气喘、咯血、百日咳、中暑、肘臂挛痛等。直刺 0.5～1 寸。灸 5～10 分钟。

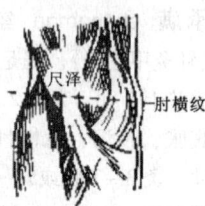

齿 chǐ　又名牙。口腔内咀嚼食物之器官。统属足少阴肾经。肾主骨，齿为骨之余，髓之所养。分上齿、下齿。足阳明之脉入上齿，手阳明之脉入下齿。《灵枢·经脉》："手阳明之脉……其支者从缺盆上颈贯颊，入下齿中。""足阳明之脉……下循鼻外，入上齿中。"肾之标寄于齿，实则坚牢，虚则浮动，热则祖动，疼痛不已。又为七冲门之一，《难经·四十四难》："齿为户门。"详见七冲门及户门条。

齿不生 chǐbùshēng 五迟之一。见《诸病源候论》卷四十八。即齿迟。齿为骨之余，而为髓之所养。小儿有因禀气不足，则髓不能充于骨，故齿久不生。小儿发育至一定时期，牙齿不生，属五迟之一。治宜培补肾元。方用六味地黄汤之类。

齿迟 chǐchí 五迟之一。出《小儿药证直诀》。又称齿不生。详该条。

齿龋 chǐchū 病名。见《日华子诸家本草》。多因恣食酸味，以致牙齿酸楚，咀嚼无力。前人取核桃肉细嚼治之。

齿蠹 chǐdù 即齿龋。详该条。

齿槁 chǐgǎo 牙齿枯槁。①由于肾火蒸腾，使肾水枯竭所致。《素问·痿论》："肾热者，色黑而齿槁。"②衰老象征之一。《素问·上古天真论》："丈夫……五八肾气衰，发堕齿槁。"③热病若见齿槁，则为热邪熏蒸之象。治宜清泻热毒。方用黄连解毒汤、白虎汤之类。

齿更 chǐgēng 即换齿。人到六七岁时，乳牙（出生六七月生长之牙）脱落，渐被恒牙所代替，谓之齿更，乃肾气盛之表现。《素问·上古天真论》："丈夫八岁，肾气实，发长齿更。"

齿痕舌 chǐhénshé 又称舌胖齿形。舌边缘见牙齿痕迹。因舌体较肥胖，受齿缘所压而致。多属脾虚，若舌质淡白而湿润，多为脾虚而寒湿壅盛。

齿焦 chǐjiāo 牙齿焦枯。阴液受伤所致。齿焦有垢，为肾虚火盛，胃液未竭；齿焦无垢，为胃液大伤，脾肾之阴枯竭，病多危重。

齿落不生 chǐluòbùshēng 病症名。指多种原因所致之齿牙脱落而不复生。《诸病源候论》卷二十九："齿牙皆是骨之所终，髓之所养，手阳明、足阳明之脉并入于齿。若血气充实，则骨髓强盛，其齿损落，犹能更生；若血气虚耗，风冷乘之，致令齿或龋或断落者，不能复生。"

齿䘌 chǐnì 即齿龋。详该条。

齿衄 chǐnǜ 病症名。见《证治准绳·杂病》。又名牙衄。指非外伤性血从齿缝牙龈中出者。多因过食辛辣炙煿，胃腑积热。症见口臭便秘，苔黄腻，渗血多，治宜清胃泻火，选用清胃散、玉女煎等。或因肾阴不足，虚火上炎，症见齿龈不甚红肿，牙浮动而微痛，渗血少而淡，治宜滋阴降火。方用知柏地黄汤加减。或因脾虚统摄无权，症见口唇色淡，面黄乏神，渗血少而缠绵不止，治宜补脾、益气、摄血，方用补中益气汤加减。

齿龋 chǐqǔ 病名。出《素问·缪刺论》。又名龋齿、齿䘌、齿蠹。指牙齿蛀空朽痛者。多因口腔不洁，或风痰湿热熏蒸手足阳明二经。症见龈肿腐臭，齿牙蛀蚀宣露，疼痛时作时止。治宜内服清热止痛之剂。用清胃散、玉女煎等。亦可用针灸，《素问·缪刺论》："齿龋，刺手阳明。"并应注意保持口腔清洁。

齿痛 chǐtòng 出《素问·至真要大论》。即牙痛。详该条。

齿齘 chǐxiè 古病名。见《杂病源流犀烛》卷二十三。又名齘齿、齧齿、嘎齿。多因心胃火热，或为血气虚。邪客于牙车筋脉之间。清·徐灵胎《徐氏医书六种》："齿齘者，睡眠而齿相磨切也。"小儿睡中齿齘常为有虫。属心胃火热者，治宜清胃泻火，方用清胃散。若属血气两虚者，宜养血益气，方用八珍汤加减。若属有蛔者，方用乌梅丸加减。若属瘟疫之邪犯肝胃二经而齿齘者，则宜清解疫毒，方用清瘟败毒饮加减。

齿龈 chǐyín 即牙龈。详该条。

齿龈结瓣 chǐyínjiébàn 病症名。齿龈红肿如瓣状，常伴有齿龈出血、疼痛或溃烂，口腔有秽臭气味。为热毒内攻、胃火炽盛之证（叶天士《外感温热篇》）。

齿燥 chǐzào 指前板齿（门牙）干燥不润。新病齿燥，伴有垢秽、口臭等，多属肺胃火盛、津液大伤。久病齿燥如枯骨样，多属肾阴严重亏耗，病多危重。

豉饼灸 chǐbǐngjiǔ 隔饼灸之一。出《备急千金要方》。又称豆豉灸。将淡豆豉粉末用黄酒调制成6毫米厚的薄饼，用细针穿刺数孔，上置艾炷施灸。适用于痈疽溃后，疮色黑暗，久不收口之症。

赤白带下 chìbáidàixià 病症名。见《圣济总录》一百五十二卷。多因肝郁犯脾，湿热下注冲任、带脉所致。症见阴道流出赤白夹杂的黏液，连绵不绝。临床应注意癌变，当早期诊治。参见肝经湿热带下、湿毒带下条。

赤白痢 chìbáilì 病名。《素问》有"注下赤白""泄注赤白"等名称。指下痢黏冻脓血，赤白相杂。《诸病源候论·赤白痢疾》："冷热相交，故赤白相杂，重者状如脓涕而血杂之，轻者白脓上有赤脉薄血，状如脂脑。"多因湿热夹滞，阻于肠胃，气分血分均受侵袭所致。治宜清热化湿，调气行血，常用白头翁汤、洁古芍药汤、香连丸等方。地锦草、马齿苋、一见喜等药均可选用。

赤白肉际 chìbáiròujì 手足的掌侧与背侧肤色明显差别的分界处。是取穴的自然标志之一。掌侧为阴面，皮色较白，称白肉际；背则为阳面，皮色较深，称赤肉际。

赤白游风 chìbáiyóufēng 病名。见《保婴撮要》卷十二。多为脾肺燥热，或表气不固，风邪袭于腠理、风热壅滞，营卫失调所致。滞于血分则发赤色，名赤游风；滞于气分则发白色，名白游风。临证常突然发作，

游走不定，皮肤光亮、浮肿，形如云片，触之坚实，自觉灼热，麻木及轻度微痒，多发于口唇、眼睑、耳垂或胸腹、肩背等处。一般无全身症状，亦可伴有腹痛、腹泻、呕吐等症。治宜散风清热利湿，佐以调和营卫，内服消风散化裁，外用玉露散或金黄散外敷。相当于血管神经性水肿。

赤白浊 chìbáizhuó 病症名。见《丹溪心法·赤白浊》。又名二浊（《杂病源流犀烛·五淋二浊源流》）。为白浊与赤浊的合称。溺浊、精浊均有白浊、赤浊之分。详见白浊、赤浊、溺浊、精浊各条。

赤鼻 chìbí 即酒齄鼻。详该条。

赤虫病 chìchóngbìng 九虫病之一。出《诸病源候论·九虫病诸候》。症见肠鸣，腹泻，时或便脓血。治用攻积杀虫。方用追虫丸、芜荑散（《仁斋直指方》：槟榔、芜荑、木香）等。

赤带 chìdài 病症名。出《千金要方》。又名带下赤。多因忧思伤脾，运化失职，复加郁怒伤肝，肝郁化热，血失所藏，挟湿热下注于带脉。症见阴道流出色红似血非血的黏液，淋漓不断。宜清肝扶脾。用清肝止淋汤（《傅青主女科》：白芍、当归、生地、阿胶、丹皮、黄柏、牛膝、香附、红枣、小黑豆）。如长期不愈，应注意癌变，当早期诊治。参见肝经湿热带下、湿毒带下条。

赤带抱轮 chìdàibàolún 即抱轮红。详该条。

赤丹 chìdān 病症名。出《诸病源候论》卷四十九。又名鸡冠丹、茱萸丹。为小儿丹毒之一。多因热毒搏于血气所致。症见皮色红，涩如麻豆粒，状如鸡冠肌理，多从背部漫及全身。治宜升麻膏外敷，或羚羊角煎汤外洗，或羚羊角烧灰，调鸡子清涂之，或赤小豆为末，鸡子清调敷。

赤淡黄筋 chìdànhuángjīn 推拿六筋穴之

一，又称心筋。详六筋条。

赤疔 chìdīng 舌疔之一。详该条。

赤凤摇头 chìfèngyáotóu ❶推拿方法术语。据文献记载，有三法：①一手握住小儿肘部，一手夹住小儿手指，进行摇动。又名摇肘肘（《小儿推拿方脉活婴秘旨全书》）。有通关顺气、补脾和血等作用。②捧住小儿头部耳前上方处轻轻摇动。用于治疗惊风（《小儿按摩经》）。③摇动小儿的拇指，有健脾等作用（《秘传推拿妙诀》）。❷针刺手法。即白虎摇头。详该条。

赤凤迎源 chìfèngyíngyuán 古刺法。见金·窦汉卿《金针赋》。又名凤凰展翅。其法是先进针至深部，再提针至浅部，得气后，再进针至中部，随即大幅度快速捻转，一提一放，针柄飞旋，病在上者吸气时右提转针，病在下者呼气时左转插针。适用于经络气血壅滞之证。

赤茯苓 chìfúlíng 即茯苓菌核近外皮部的淡红色部分。详该条。

赤箭 chìjiàn 天麻之别名。详该条。

赤筋 chìjīn 推拿六筋穴之一，又称浮筋。详六筋条。

赤筋扳睛 chìjīnbānjīng 出《异授眼科》。即胬肉攀睛。详该条。

赤痢 chìlì 见《诸病源候论·痢疾诸候》。即血痢。详该条。

赤脉传睛 chìmàichuánjīng 病症名。出《银海精微》。又名赤脉侵睛。由心火上亢，肾水虚衰或三焦积热所致。症见赤脉呈多数细歧枝状，自大眦或小眦发出（前者为大眦赤脉传睛，后者为小眦赤脉传睛），走传白睛，甚至黑睛。患者自觉眼部痒涩不适或多眵泪。实证宜清热泻火，可用泻心汤（黄连、连翘、黄芩、大黄、荆芥、赤芍、车前子、薄荷、菊花）；虚火宜滋阴降火，可选用补心汤（《眼科纂要》：知母、当归、桔

梗、人参、连翘、远志、黄芪、甘草、生地黄、麦冬）或六味地黄丸加减。

赤脉贯布 chìmàiguànbù 即目飞血。详该条。

赤脉侵睛 chìmàiqīnjīng 即赤脉传睛。详该条。

赤面疔 chìmiàndīng 病症名。出《证治准绳·疡医》卷二。即颧疔。

赤面风 chìmiànfēng 病名。出明·龚应图《外科活人定本》。由心胃二经血气上壅，复感风热，郁阻肌肤而成。初起面部发红作痒，继则灼热肿胀。即过敏性皮炎（包括药物性皮炎）。治宜凉血，清热，解毒。内服清胃散加银花、连翘，或升麻散毒汤（《外科活人定本》：白芷、升麻、干葛、芍药、桂枝、连翘、羌活、桔梗、当归、荆芥、甘草）加减。

赤膜 chìmó 又名红膜。眼生膜，其血丝红赤稠密者称赤膜。参见赤膜下垂条。

赤膜下垂 chìmóxiàchuí 病症名。出《世医得效方》。又名垂帘翳。由肝肺风热，脉络壅滞所致。症见黑睛上缘有细小血丝，似垂帘状渐次向下伸延，掩盖瞳神，甚至盖满黑睛，羞明流泪，沙涩疼痛，视力障碍。类似砂眼角膜血管翳。治宜疏风清热，平肝退翳。内服石决明散（方见宿翳条）加减，外点石燕丹（《医宗金鉴》：炉甘石、硼砂、石燕、琥珀、朱砂、冰片、麝香）。

赤木 chìmù 苏木之别名。详该条。

赤肉 chìròu ❶即掌、指或跖、趾背（阳）面的肉，与其腹（阴）面肉相对而言。❷肌肉的内层，呈赤色，故名。

赤芍 chìsháo 中药名。出《本草经集注》。别名木芍药、赤芍药。为毛茛科植物赤芍 *Paeonia lactiflora* Pall. 或川赤芍 *P. veitchli* Lynch 的根。主产于内蒙古、河北、辽宁、黑龙江、吉林。苦，微寒。入肝、脾经。清

热凉血，活血祛瘀。治热病发斑、吐血、衄血、血痢、肠风下血、闭经、痛经、瘀血腹痛、胸胁疼痛、目赤、痈肿、跌打损伤，煎服：4.5~9克。反藜芦。芍药根含芍药苷、苯甲酸、鞣质、树脂、挥发油、β-谷甾醇、三萜类等。芍药苷对实验动物胃、肠及子宫平滑肌有解痉作用，并有镇痛、镇静、解热、抗炎、抗溃疡作用。尚可使狗冠脉流量增加。赤芍煎剂在体外对葡萄球菌和痢疾杆菌、伤寒杆菌、绿脓杆菌等有抑制作用。

赤芍药 chìsháo 赤芍之别名。详该条。

赤石脂 chìshízhī 中药名。出《神农本草经》。别名红土、红石土。为硅酸盐类矿物多水高岭石族多水高岭石，主含含水硅酸铝 $[Al_4(Si_4O_{10})(OH)_8 \cdot 4H_2O]$。产于福建、河南、江苏等地。甘、酸、涩、温。入胃、大肠经。涩肠止血，生肌敛疮。治虚寒性久泻、久痢、脱肛、便血、崩漏、带下，煎服：9~15克。研末外用，治溃疡久不敛口，湿疹脓水浸淫。本品主含水化硅酸铝，内服能吸附消化道内的毒物，如磷、汞、细菌毒素及食物异常发酵的产物等。对发炎的胃肠黏膜有保护作用，一方面减少异物的刺激，另一方面吸附炎性渗出物，使炎症得以缓解，对胃肠出血有止血作用。

赤石脂丸 chìshízhīwán 又名乌头赤石脂丸。《金匮要略》方。蜀椒一两，炮乌头一分，炮附子半两，干姜一两，赤石脂一两。蜜丸，梧桐子大，每服一丸，日三次。治阴寒痼结，心痛彻背，背痛彻心者。

赤石脂禹余粮汤 chìshízhīyǔyúliángtāng 《伤寒论》方。赤石脂、禹余粮各一斤。水煎，分三次服。功能涩肠止泻。治泻利日久，滑泄不禁。

赤首乌 chìshǒuwū 即何首乌。详该条。

赤水玄珠 chìshuǐxuánzhū ❶医学丛书。《赤水玄珠全集》之略称，又名《孙氏医书

三种》。明·孙一奎撰。刊于1584年。包括《赤水玄珠》《医旨绪余》《孙文垣医案》。❷综合性医书。《赤水玄珠全集》之一种。全书分列内、外、妇、儿各科病症70余门。引录《内经》及各家学说，结合个人医疗经验分述因、证、处方，并附诸家治验。辨析证候较为明晰。

赤丝乱脉症 chìsīluànmàizhèng 病症名。出《证治准绳》第七册。又名赤丝虬脉、白睛乱脉。多因受邪日久，白睛血络瘀滞所致。常见气轮丝脉赤乱，纵横分布，粗细疏密不等，自觉眼涩不爽，或微泪羞明。类似慢性结膜炎。多见于椒疮、粟疮等，或长期风沙烟尘刺激，嗜酒以及用眼过度等。治宜祛邪散瘀为主。

赤丝虬脉 chìsīqiúmài 即赤丝乱脉症。详该条。

赤小豆 chìxiǎodòu 中药名。出《神农本草经》。别名红豆、红小豆。为豆科植物赤小豆 *Phaseolus calcaratus* Roxb. 或赤豆 P. *angularis* Wight 的种子。赤小豆主产于广东、广西、江西等地。赤豆全国大部地区均产。甘、酸、平。入心、小肠经。利水除湿，解毒排脓。治水肿胀满、脚气肢肿、黄疸尿赤、风湿热痹、肠痈腹痛，煎服：9~30克。治痈肿疮毒、腮腺炎，研末调敷。赤豆含蛋白质、脂肪、糖类及微量的维生素 B_1、维生素 B_2 等，还含三萜皂苷类。煎剂对金黄色葡萄球菌、痢疾杆菌、伤寒杆菌等有抑制作用。

赤小豆当归散 chìxiǎodòudāngguīsǎn《金匮要略》方。赤小豆三升（浸令芽出，曝干），当归（原书缺剂量）。为末，每服一方寸匕，浆水调服，日三次。功能清热和血。治湿热蕴毒，积于肠中，形成痈脓，症见肌表热不甚，微烦，欲卧，汗出，目四眦黑，

能进食，脉数者；亦治大便下血，先血后便。

赤炎疮 chìyánchuāng 病名。出《外科启玄》。又名赤炎风。由风热犯肺，难以疏泄，郁于肌肤所致，或因心火灼肺耗血而成。其症遍身起小红点，时隐时现。治宜疏风清热凉血。内服防风通圣散。

赤炎风 chìyánfēng 即赤炎疮。详该条。

赤眼 chìyǎn 病症名。见《备急千金要方》卷六上。指白睛赤候风火眼。《秘传证治要诀》卷十："赤眼有数种：气毒赤者，热壅赤者，有时眼赤者，无非血壅肝经所主。"即目赤。

赤阳子 chìyángzǐ 中药名。出明·兰茂《滇南本草》。别名救兵粮、救军粮、火把果。为蔷薇科植物火棘 Pyracantha fortuneana (Maxim.) Li 的果实。分布于陕西、江苏、浙江、福建、湖北、湖南、广西、四川、云南、贵州。甘、酸，平。消食化积，散瘀止血。治食积、泄泻、痢疾、痞块、产后瘀血、崩漏，煎服：9~15克。

赤药 chìyào 红药子之别名。详该条。

赤游丹 chìyóudān 即丹毒。以其色赤、发无定处，故名。详丹毒条。

赤游风 chìyóufēng 病症名。见《医宗金鉴》卷五十一。①即赤白游风色赤者。②即胎热丹毒。

赤浊 chìzhuó 病症名。①指小便混浊色赤（见《丹溪心法·赤白浊》）。属溺浊，实即尿血。详见尿血条。②指尿道口常滴出浊物夹血，尿时有灼热刺痛感，小便不赤（见《证治要诀·白浊》）。属精浊，详该条。

翅茎香青 chìjīngxiāngqīng 中药名。见《浙南本草新编》。别名白四轮风。为菊科植物翅茎香青 Anaphalis sinica Hance f. pte-rocaulon (Franch. et Sav.) Ling 的全草。分布于江西、安徽、浙江等地。微苦、辛，微温。疏风宣肺，化痰止咳。治感冒、急慢性气管炎，煎服：9~15克。本品含挥发油、甙类、鞣质等。醇提取物对小鼠有较强镇咳作用，挥发油有较好祛痰作用，煎剂对组织胺所致豚鼠气管痉挛有明显解痉作用。煎剂在体外能抑制葡萄球菌、痢疾杆菌、伤寒杆菌、大肠杆菌等。

痓 chì 出《素问·五常政大论》。①病名。同痉。详该条。②证名。筋强直不柔称为痓，口噤而角弓反张称为痓（见《杂病源流犀烛·痉痓》）。

瘛 chì 出《素问·脏气法时论》等篇。通瘛。详该条。

瘛脉 chìmài 经穴名。代号ST18。出《针灸甲乙经》。别名资脉。属手少阳三焦经。位于耳廓后方，前平耳屏，当翳风穴与角孙穴沿耳轮连线的中、下1/3交界处。主治耳鸣，耳聋，头痛。沿皮刺0.3~0.5寸。

瘛 chì 症名。《素问·玉机真脏论》："病筋脉相引而急，病名曰瘛。"瘛与拘挛、拘急之义相近。参见拘挛、拘急、瘛疭条。

瘛疭 chìzòng 病症名。出《素问·热论》等篇。一作瘛疭或瘛疭。又称抽搐、搐搦、抽风。瘛，筋脉拘急而缩；疭，筋脉缓疭而伸。手足伸缩交替，抽动不已，称为瘛疭。瘛疭常见于外感热病、痫、破伤风等病症。见于外感热病，多因热盛伤阴，风火相煽，痰火壅滞。见于痫、破伤风，多有风痰或痰热。此外，有暑热伤气者，四肢困倦，多汗瘛疭，宜人参益气汤（《东垣十书》：人参、黄芪、白芍、甘草、五味子、柴胡、升麻）。有脾胃虚弱者，呕吐泄泻，时有瘛疭，宜补中益气汤加桂附。有肝脏虚寒者，胁痛，眼目昏花，时时瘛疭，宜续断丸（《证治准绳》：续断、川芎、当归、半夏、橘红、干姜、桂心、甘草）。有过汗、失血之后，气血津液损伤，筋脉失养而瘛疭者，宜八珍汤加减。

chong

冲服剂 chōngfújì ❶成药剂型，简称冲剂。将药提炼成稠浸膏，加入适量糖、矫味剂等，制成颗粒状内服制剂。开水冲服。❷泛指不用煎熬的药，多属粉末状或精制品，可直接调入开水或药汁中服。如三七末、川贝末等。

冲和膏 chōnghégāo 《外科正宗》方。炒紫荆皮五两，炒独活三两，炒赤芍二两，石菖蒲一两五钱，白芷一两。为末，葱头煎汤或热酒调敷患处。治痈疽，发背。

冲和汤 chōnghétāng 《医醇賸义》方。山茱萸、炒枣仁、当归、人参、茯神各二钱，白芍一钱五分，甘草五分，沙苑蒺藜、白蒺藜各三钱，大枣五枚，橘饼四钱。水煎服。治郁怒动火，胁痛烦躁，入夜不寐。

冲和养胃汤 chōnghéyǎngwèitāng 《原机启微》方。柴胡七钱，人参、当归、白术、升麻、葛根、炙甘草各一两，五味子二钱，白芍六钱，茯苓三钱，羌活、黄芪各一两五钱，防风五钱，干姜一钱。为粗末，每服六钱，入黄芩、黄连各一钱，水煎眼。治内障初起，视觉微昏，眼前有黑花，神水（此处似指晶体）变绿色；次则视一成二，神水变淡白色；久则失明，神水变纯白色。

冲剂 chōngjì 即冲服剂。详该条。

冲脉 chōngmài 奇经八脉之一。出《素问·骨空论》。起于气冲穴部位，与足少阴肾经相并，挟脐旁上行，到胸中后分散。本脉的证候，主要表现为气上冲心、月经不调、崩漏、不孕等。

冲脉

冲门 chōngmén 经穴名。代号SP12。出《针灸甲乙经》。别名慈宫、上慈宫。属足太阴脾经。位于腹股沟韧带中点下缘，股动脉外侧处。主治腹痛、疝气、小便淋漓、下肢麻痹等。直刺1~1.5寸。

冲气 chōngqì 病症名。出《金匮要略·痰饮咳嗽病脉证并治》。由于饮邪内伏，肾阳虚衰，导致冲脉之气上逆。以气从少腹上冲胸咽为主症，伴见手足厥逆，小便难，脉沉微，或面热如醉，头晕目花等症。治以敛气平冲为主。用茯苓桂枝五味甘草汤（《金匮要略》：茯苓、桂枝、五味子、甘草）等方。

冲任不固 chōngrènbúgù 指妇女冲任二脉受损，气血两虚，虚不固摄的病变。症见崩漏、流产、带下等。参见冲任损伤条。

冲任不调 chōngrènbùtiáo 病机。泛指冲任二脉功能失调，导致月经不调、小腹胀痛、带下、不孕或流产滑胎等妇科病症。参见冲任不固、冲任损伤等条。

冲任损伤 chōngrènsǔnshāng 房室劳伤、感染及孕育过频，伤及冲任二脉所引起的病症。冲为血海，任主胞胎，与肝、肾、气、血关系密切，二脉损伤则见月经不调、小腹疼痛、腰酸、崩漏、习惯性流产或不孕等。

冲头痛 chōngtóutòng 病症名。后世亦称正头痛。《灵枢·经脉》："膀胱，足太阳之脉，起于目内眦，上额交巅……是动则病冲头痛，目似脱，项如拔。"《东医宝鉴·外形篇》："足太阳之脉，上额交巅，直入络脑，别下项。其病冲头痛，目似脱，项似拔，即正头痛也。"参详该条。

冲为血海 chōngwéixuèhǎi 出《素问·上古天真论》王冰注。冲脉是十二经脉气血会聚的要冲，有调节诸经气血的作用，其脉起于胞中，与妇女月经来潮有密切关系。《灵枢·海论》："冲脉者，为十二经之海。"《素问·上古天真论》："女子……二七而天癸至，任脉通，太冲脉盛，月事以时下，故有子。"

冲阳 chōngyáng ❶经穴名。代号 ST42。出《灵枢·本输》。别名会原、会骨、跗阳。属足阳明胃经。原穴。位于足背最高处,即解溪穴下 1.5 寸,动脉应手处。主治头痛、牙痛、面瘫、足背痛、血栓闭塞性脉管炎等。直刺0.3～0.5寸,避开血管。❷迎香穴别名。出《针灸甲乙经》。详该条。

冲阳脉 chōngyángmài 切诊部位之一。即跗阳脉。《素问·至真要大论》:"冲阳绝,死不治。"见跗阳脉条。

冲阴 chōngyīn 冲,冲动;阴,指脑。谓冲动传于脑。《素问·解精微论》:"夫志悲者惋,惋则冲阴,冲阴则志去目。"王冰注:"冲,犹升也……阴,脑也。去目,谓阴阳不守目也。"

茺蔚 chōngwèi 益母草之别名。详该条。

茺蔚丸 chōngwèiwán 《秘传眼科龙木论》方。茺蔚子、人参、山药各二两,茯苓、石决明、大黄、玄参、黄芩各一两,生地黄一两五钱。蜜丸,梧桐子大,每服十丸。治脾胃积热,肝经受风,目生翳膜,如鸡冠蚬肉,其色或青或赤。

茺蔚子 chōngwèizǐ 中药名。出《神农本草经》。别名益母草子、小胡麻。为唇形科植物益母草 *Leonurus heterophyllus* Sweet 的果实。全国大部分地区均产。辛、苦,微寒。入肝、心包经。活血调经,清肝明目。治月经不调、崩中、带下、产后瘀血腹痛、高血压病、目赤肿痛,煎服:4.5～9克。本品不宜多服,过量可引起中毒,出现胸闷、全身乏力、酸麻疼痛,甚至出汗、虚脱等症。本品含益母草宁碱、脂肪油及维生素 A 类物质。水浸出液静脉注射可使动物血压下降。无子宫收缩作用。

茺蔚子散 chōngwèizǐsǎn 《秘传眼科龙木论》卷三方。茺蔚子、防风各二两,玄参、细辛、大黄、枳壳、知母、芒硝各一两,芍药一两半。为末,每服一钱,水煎去滓,食后服。治水蝦翳深外障,初患眼或痒或疼,发歇不定,发作时赤脉泪出,眵多,致令黑睛上横竖点似翳,多少不定,日久全损眼目。

虫斑 chóngbān 病名。由饮食不洁,虫积内生,虫毒气滞显于颜面皮肤而成。多见于儿童。面部有境界明显的圆形或椭圆形的淡白色斑片,上覆有少量灰白色糠状鳞屑,即单纯糠疹。外用土槿皮酊。如有肠寄生虫者,内服驱虫药。

虫病 chóngbìng 病名。泛指因虫所致的各种疾患。《景岳全书·杂证谟》:"虫之为病,人多有之。由于化生,诚为莫测,在古方书虽曰由湿由热,由口腹不节,由食饮停积而生,是因皆有之矣。然以常见验之,则凡脏强气盛者未闻其有虫。正以随食随化,虫自难存。而虫能为患者,终是脏气之弱,行化之迟,所以停聚而渐致生虫耳。然则或由湿热,或由生冷,或由肥甘,或由滞腻,皆可生虫,非独湿热已也。至若治虫之法,虽当去虫,而欲治生虫之本以杜其源,犹当以温养脾肾元气为主,但使脏气阳强,非惟虫不能留,亦自不能生也。余制有温脏丸方最所宜也。"《证治汇补·虫病章》:"凡虫症,眼眶鼻下必带青色,面色萎黄,或生白斑,或见赤丝,唇疮如粟,或红而肿,或缓而痛,饮食减少,肌肉不生,睡卧不安,肠鸣腹痛,口吐清水,目无睛光,甚则沉沉寒热,肚大青筋,或为鬼胎血鳖。"又"好食茶叶、生米、草纸怪异之物,当困倦少食,今反饮食如常,形健不渴,悉属虫症。"治用化虫丸、追虫丸、遇仙丹等。

虫病似痫 chóngbìngshìxián 病证名。通常指蛔虫上腹攻痛,兼有类似痫症的临床表现。《幼科发挥》:"虫病乃蛔虫攻其心痛也。发则目直视,口噤不言,或大声叫哭,口中流沫涎水，面色或青，或白，手足强直。宜急攻之。"本证类似胆道蛔虫病。用牛黄丸，苦楝根皮煎汤服下；亦可用乌梅丸煎汤服。

虫草 chóngcǎo　即冬虫夏草之简称。详该条。

虫鼓 chónggǔ　病名。见《石室秘录·内伤门》。又名虫胀。由毒结肠胃而生虫所致。症见腹部胀大作痛，四肢浮肿不甚，能食，常有喜食茶叶、盐、泥土之异嗜。面有红点或红纹，如虫蚀之象。本证可见于肠寄生虫病。治宜杀虫消积。用消虫神奇丹（《石室秘录》：雷丸、当归、鳖甲、神曲、茯苓、车前子、白矾）或木香槟榔丸等方。

虫花 chónghuā　即蝉花之别名。详该条。

虫积 chóngjī　病名。见《古今医统》卷六。多指腹内虫积的病症。由饮食不洁，生虫成积所致。症见面黄肌瘦，时吐苦水清水，腹部膨大，脘腹剧痛，痛处或在脐周，时痛时止，或有积块，可以触及。治宜驱虫消积。用化虫丸或万应丸、乌梅丸等方。

虫积腹痛 chóngjīfùtòng　病证名。见《症因脉治》卷四。因肠胃虫扰所致。症见腹痛如绞，时发时止，甚或呕吐蛔虫。平素嘈杂，嗜食异物，面黄肌瘦，面有虫斑，眼白上蓝色斑点，口唇内有小点如粟米状，睡中啮齿等。本证可见于肠寄生虫病。治宜驱虫消积。可用使君子散、追虫丸、化虫丸等方。

虫积腹胀 chóngjīfùzhàng　病症名。虫积肠内所致的腹胀。《症因脉治》卷三："虫积腹胀之症，肚大青筋，腹皮胀急，反能饮食，或面见白斑黑点，或喜食一物，或腹起块扛，大便偶见长虫。"治宜驱虫为主。可用万应丸、使君子丸等。参见腹胀、虫积条。

虫积经闭 chóngjīīngbì　病证名。见顾膺陀《妇科集》。指因虫积而致经闭者。由于虫积于内，耗血伤阴，以致无血下达而成经闭之症。治宜驱虫为主，继以补血养血。用《妇科集》雄砂丸、万应丸。

虫瘕 chóngjiǎ　病名。寄生虫结聚肠中所致的瘕病。《灵枢·厥病》："肠中有虫瘕及蛟蛔，皆不可取以小针，心腹痛，懊憹发作，肿聚，往来上下行，痛有休止，腹热喜渴，涎出者，是蛟蛔也。"《类经·针刺类》注："此言虫瘕在肠胃中，亦为心腹痛也。瘕，结聚也……虫瘕之证，其痛则懊憹难忍，或肚腹肿起而结聚于内，或往来上下而行无定处，或虫动则痛，静则不痛而有时休止，或腹热喜渴而口涎出者，是皆蛟蛔之为患也。"本证与虫积类似，详瘕病条。

虫啮心痛 chóngnièxīntòng　见《丹溪心法附余》卷十五。即虫心痛。详该条。

虫入耳 chóngrù'ěr　即百虫入耳。详该条。

虫兽伤 chóngshòushāng　虫兽等各类动物对人的伤害，如蛇伤、犬咬伤、昆虫螫刺伤等。

虫痫 chóngxián　病名。因肠寄生虫而引起的痫证，多见于小儿。《本草纲目》："胃寒，虫上诸证，危恶与痫相似，用白芜荑、干漆烧存性，等分为末，米饮调服。"或用囊虫丸。

虫心痛 chóngxīntòng　病名。出《千金要方》卷十三。又名虫啮心痛、虫咬心痛。多由脾气虚弱、过食肥甘、虫积所致。症见痛有休作，发作肿聚，攻冲上下，或兼面黄白斑驳，乍青乍白乍赤，呕吐不食。治宜杀虫攻积。用化虫丸、芜荑散等加减。

虫牙痛 chóngyátòng　病名。指齿牙蛀蚀，间或食物残渣嵌于龋孔而致疼痛。《沈氏尊生书》卷二十三："虫蚀痛，由饮食余滓积齿缝间，腐臭之气淹渍，致齿龈有孔，虫生其间，蚀一齿尽，又蚀一齿。"宜以五倍子、胡椒研末为丸，塞蛀孔中。保持口腔清洁，宜薄荷、金银花、连翘、甘草煎汤漱口。

C

虫咬心痛 chóngyǎoxīntòng 见《丹溪心法附余》卷十五。即虫心痛。详该条。

虫胀 chóngzhàng 见《证治汇补·胀满章》。即虫鼓。详该条。

重编校正元亨疗牛马驼经全集 chóngbiānjiàozhèngyuánhēngliáoniúmǎtuójīngquánjí 见元亨疗马集条。

重订广温热论 chóngdìngguǎngwēnrèlùn 见广温热论条。

重订通俗伤寒论 chóngdìngtōngsúshānghánlùn 见通俗伤寒论条。

重腭 chóng'è 病名。出《疮疡经验全书》卷一。①病在上腭。多由心脾热毒蕴结所致。症见上腭生疮，形如梅李，或倒悬如乳头，小儿多见。治宜清心脾热毒。用黄连解毒汤加桔梗、蝉蜕、芥穗等。或含化紫雪丹。②舌上生疮，其状如杨梅，肿痛不适。多由心经火毒上炎所致。可先用甘桔汤加山栀，再服黄连解毒汤。外吹冰硼散，不宜用刀。

重合疬 chónghélì 病名。见《疡科准绳》卷三。为颈项部瘰疬重叠相生，堆垒簇聚者。详见瘰疬条。

重楼 chónglóu 出《新修本草》。为七叶一枝花之别名，详该条。

重楼玉钥 chónglóuyùyào 喉科著作。2卷。清·郑梅涧撰。刊于1838年。书中介绍了以咽喉病为主，包括口、牙、耳等疾病的证治、针刺疗法及方剂等。内容切合临床，比较实用。新中国成立后有影印本。

重庆堂随笔 chóngqìngtángsuíbǐ 医论著作。清·王秉衡撰。刊于1808年。作者以随笔形式，采撷医著有关内容，结合自身临床经验予以发挥。书中论述六气致病、虚劳病证治、方剂分析、药性、望闻问切等专题，略有创见，且浅近实用。其曾孙王士雄对此书详细勘注，并辑入《潜斋医学丛书》中。

重舌 chóngshé 病名。出《灵枢·终始》。又名子舌、重舌风、莲花舌。由心脾湿热，复感风邪，邪气相搏，循经上结于舌而成。症见舌下血脉胀起，形如小舌，或红或紫，或连贯而生，状如莲花，身发潮热，头痛项强，饮食难下，言语不清，口流清涎，日久溃腐。初起宜急泄心脾之热，用黄连解毒汤加减。溃烂者吹锡类散。出血者用炒蒲黄末吹之。外治：用三棱针刺金津、玉液两穴出血，以淡盐汤漱口，吹冰硼散。

重舌风 chóngshéfēng 即重舌。详该条。

重身 chóngshēn 出《素问·奇病论》。即妊娠。详该条。

重听 chóngtīng 证名。出《汉书》。听力下降，听音失真，属耳聋之轻症。

重修政和经史证类备用本草 chóngxiūzhènghéjīngshǐzhènglèibèiyòngběncǎo 见经史证类备急本草条。

重虚 chóngxū ①虚上加虚，如虚证误用泻法。《灵枢·终始》："虚而泻之，是谓重虚。"②虚脉重见。《素问·通评虚实论》："脉气上虚（上虚即寸脉虚）尺虚，是为重虚。"③司天之气虚，人与之相应的脏气也虚。《素问遗篇·刺法论》："只如厥阴失守，天以虚，人气肝虚，感天重虚。"

重言 chóngyán 证名。出《灵枢·忧恚无言》。俗称口吃。言语謇涩重复，要使劲才能说出话来。

重阳 chóngyáng 两种属于阳的性质重合于同一事物上，示阳热亢盛。①日中为重阳。日为阳，夜为阴，日中为阳中之阳，故名。《灵枢·营卫生会》："日中而阳陇，为重阳。"故人之体温（正常或病态）多于日中而升。②病色之重阳。古人分男左女右，左为阳，右为阴，谓男子病色现于面左为重阳，属逆证（《素问·玉版论要》）。此说是否确当，尚存疑。③脉象之重阳。寸部属阳，尺部属阴，寸尺俱现浮滑而长之脉为重阳。《难经·二十难》："重阳者狂"。④身热、脉盛，脉证俱属阳者亦为重阳。⑤示阳极转阴，热极生寒。《灵枢·论疾诊尺》："四时之变……重阳必阴。"

重阳必阴 chóngyángbìyīn　病机术语。出《素问·阴阳应象大论》。谓阳气重叠过甚，必然向对立面阴气转化。如春夏为阳时，风暑为阳邪，阳时受阳邪反生阴病。即"春伤于风，夏生飧泄；夏伤于暑，秋必痎疟"。

重阴 chóngyīn　两种属于阴的性质重合于同一事物上，示阴寒弥漫。①夜半为重阴。日为阳，夜为阴，夜半为阴中之阴，故名。《灵枢·营卫生会》："夜半而阴陇，为重阴。"故人之体温（正常或病态）多于夜半而降。②病色之重阴。古人分男左女右，左为阳，右为阴，谓女子病色现于面右为重阴，属逆证（《素问·玉版论要》）。此说是否确当，尚存疑。③脉象之重阴。寸部属阳，尺部属阴，寸尺俱现沉涩而短之脉为重阴。《难经·二十难》："重阴者癫"。④肺、肾俱属阴，肺病传肾亦称重阴，属逆证。《素问·阴阳别论》："肺之肾，谓之重阴……死不治。"⑤示阴极转阳，寒极生热。《灵枢·论疾诊尺》："四时之变……重阴必阳。"

重阴必阳 chóngyīnbìyáng　病机术语。出《素问·阴阳应象大论》。谓阴气积累过甚，必然向对立面阳气转化。如秋冬为阴时，寒湿为阴邪，阴时感阴邪，反生阳热之症。即"秋伤于湿，冬生咳嗽"；"冬伤于寒，春必温病"。

重龈 chóngyín　病症名。见《备急千金要方》卷五。指小儿初生牙龈红肿，状如两龈重叠。多因小儿胃中有热，湿浊熏蒸而成。症见牙龈红肿，经常啼哭，不能吮乳，口涎外流。治宜清热解毒。方用清胃散加减。并可针刺去脓血，再以盐汤漱口。

崇骨 chónggǔ　经外奇穴名。出《针灸集成》。位于项后正中线第六颈椎棘突上。主治癫痫、疟疾、项强、咳嗽等。直刺0.5～1寸。灸5～7壮或5～15分钟。

chou

抽筋 chōujīn　即转筋。详该条。

抽筋痧 chōujīnshā　痧证之一。见《杂病源流犀烛·痧胀源流》。症见两足抽筋剧痛，并有体表青筋（静脉）怒张绽起。治宜以放血为主，随青筋处点放，继服丁香阿魏丸（清·沈金鳌《痧胀燃犀照》：灵脂、莱菔、山楂、神曲、青皮、莪术、厚朴、三棱、槟榔、蔻仁、乌药、姜黄、沉香、木香、阿魏、丁香等）。

抽气拔罐法 chōuqìbáguànfǎ　拔罐法之一。多用磨去瓶底的青霉素废瓶作为工具。使用时，先将罐子紧扣在需要吸拔的部位上，再用注射器从橡皮塞内抽出罐内空气，即可使罐子吸住。参见拔罐法条。

抽气罐法 chōuqìguànfǎ　拔罐法的一种。利用注射器或抽气筒等工具抽去罐内空气，形成负压，使之吸附于皮肤上。施用时，将罐紧扣在需要吸拔的部位上，抽去罐内空气，即能使罐吸住。如果在罐内事先盛贮一定的药液（常用的有辣椒水、生姜汁、风湿药酒等），约为罐子的1/2～2/3，然后按本法抽去空气，使之吸拔在皮肤上，则称为"贮药罐"，又属于药罐法的范畴。参见药罐法条。

抽薪饮 chōuxīnyǐn　《景岳全书》卷五十一方。黄芩、石斛、木通、炒栀子、黄柏各一至二钱，枳壳、泽泻各一钱五分，甘草三分。水煎服。治火邪炽盛而致的各种病症。

瘳 chōu　病愈。《素问·痹论》："各随其过，则病瘳也。"《神农本草经》："扁青，味甘干，主目痛……金创不瘳。"

C

愁 chóu 指情志忧郁不解。

臭阿魏 chòu'āwèi 即阿魏。详该条。

臭草 chòucǎo 土荆芥之别名。详该条。

臭菖 chòuchāng 水菖蒲之别名。详该条。

臭根皮 chòugēnpí 白鲜皮之别名。详该条。

臭拉秧子 chòulāyāngzǐ 青木香之别名。详该条。

臭铃铛 chòulíngdāng 马兜铃之别名。详该条。

臭田螺 chòutiánluó 即脚气疮。详该条。

臭芜荑 chòuwúyí 即芜荑。详该条。

臭梧桐 chòuwútóng 中药名。出汪连仕《采药书》。别名海州常山。为马鞭草科植物臭梧桐 Clerodendron trichotomun Thunb. 的嫩枝叶。主产于江苏、安徽等地。苦、甘、平。入肝经。祛风除湿，降血压。治风湿痹痛、半身不遂、高血压、疟疾，煎服：9～15克。煎水洗，治手癣、水田皮炎、湿疹、痔疮。本品含海常素、刺槐素、二葡萄糖醛酸甙及生物碱。水提取物或热浸剂（加热不可太高）对多种动物均有降压作用。开花前的新鲜叶效果较好，煎剂有轻度镇静、镇痛作用。与鬼针草或豨莶草制成的合剂有抗炎作用。

臭梧桐花 chòuwútónghuā 中药名。出《本草纲目拾遗》。为马鞭草科植物臭梧桐 Clerodendron trichotomum Thunb. 的花。治头风、痢疾、疝气，煎服：6～9克。

chu

出针 chūzhēn 针刺术语。古称引针、发针。针刺完毕后，一手以干棉球轻压针旁，一手持针，用捻转或提针等手法将针退出体外。

初潮 chūcháo 指女子的首次月经。

初生便血 chūshēngbiànxuè 病症名。小儿初生 7 日内，大小便有出血者，一般多为胎气热盛所致。《诸病源候论》卷四十九："心主血脉，心脏有热，热乘于血，血性得热，流散妄行，不依常度，其流渗于大小肠者，故大小便血也。"治宜清热止血。用地黄汤加减。

初生不尿 chūshēngbúniào 病症名。出《证治准绳》。婴儿出生后，一般在 36 小时内初次排尿。如果出生后两天仍无小便，即为初生不尿。除由于缺肾或尿道畸形外，大多由于胎热蕴于膀胱，或禀赋不足，膀胱气化不行所致。胎热者，治宜清热利尿，用导赤散。胎禀不足者，宜益气利尿，用春泽汤。

初生不乳 chūshēngbùrǔ 病症名。婴儿出生 12 小时后，在并无兔唇等先天性缺陷的情况下，不能吮乳。元气不足者，息弱声低，宜培补元气；脾胃虚寒者，面白肢冷，曲背啼哭，声音低微，宜温中健脾；秽热郁积者，烦啼声粗，腹膨便秘，宜清热逐秽，并分虚实施治。

初生不啼 chūshēngbùtí 病名。又名瘖生、梦生、闷气生、草迷、落地惊。即新生儿窒息。多由难产或寒气内迫，导致小儿气闭，不能啼哭，甚至气绝而闷死。其症轻者，唇口青紫，呼吸微弱；重者颜面苍白，手足发冷，呼吸极微。气闭者，应尽快将口中羊水清除，将儿倒置，轻拍儿背，当可回苏而发啼声。如因寒闭，可用棉絮包裹，暂不断脐，以艾条点火，温灸脐带，暖气入腹，寒气一散，自能啼哭，然后断脐。气绝者，除用上述方法救治外，还需配合人工呼吸及注射中枢神经兴奋剂等抢救。

初生儿阴道出血 chūshēng'éryīndàochūxuè 婴儿出生数日后阴道出血，血量不多，仅足点染尿布，类似成人月经，而无其他症状者，一般不须治疗，数日即愈。

初生肥胖 chūshēngféipàng 初生儿肥胖，《景岳全书·小儿则》谓其"色嫩，日觉好看者，此其根本不坚，甚非佳兆，且亦最易感邪。"

初生目闭 chūshēngmùbì 病症名。小儿初生目闭不开，多系热蒸于脾所致。症见眼胞赤肿，不能睁开。热盛者，并有面红唇燥。治宜清胃泻脾。用人乳蒸黄连，滴儿口中，并点眼。

初生目烂 chūshēngmùlàn 病症名。新生儿眼睑红肿，糜烂。《幼幼集成》："小儿生下眼胞赤烂者，由产时拭洗不净，以致秽恶浸渍两目角，故两目赤涩，至长不瘥。"治宜清热解毒。内服生地黄汤（《幼科准绳》：生地黄、赤芍、当归、川芎、天花粉、甘草），外用人乳浸真金散（《幼科准绳》：黄连、黄柏、当归、赤芍、杏仁）点眼。

初生乳核 chūshēngrǔhé 新生儿乳房胀大及泌乳的现象。为禀自母体冲任二脉之气上溢所致。男女婴儿均可出现，是一种生理现象。切忌挤压，以防感染。任其自然，一至二星期即可消失，但亦有延长至三月之久才消失者。

初生拭口 chūshēngshìkǒu 婴儿初生，口中常含有秽液。必须乘其啼声未出，急用手指裹以消毒软棉，予以拭净，可避免一些病症的发生。

初生啼哭不止 chūshēngtíkūbùzhǐ 小儿初生，日夜啼哭不止，多因心肝有热。肝热者，大叫大哭，宜清肝热，用石决明、生甘草、灯心草煎汤喂之。心热者，面红尿赤，宜清心热，用淡竹叶、白通草、生甘草煎汤喂之。

初虞世 chūyúshì 北宋医家。字和甫。对医理有较深的研究，撰有《养生必用方》（又名《古今录验养生必用方》或《初虞世方》）一书，受到医家的重视。

樗白皮 chūbáipí 中药名。出唐·甄权《药性论》。别名椿根皮。为苦木科植物臭椿 Ailanthus altissima（Mill.）Swingle 的根或树干的内皮。全国大部分地区均产。苦、涩，寒。入胃、大肠经。清热燥湿，涩肠，杀虫。治痢疾、久泻、肠风便血、崩漏、带下、蛔虫病，煎服：6～9克。根含苦楝素、鞣质、赭朴吩（Phlobaphene）等。树皮含臭椿苦酮、臭椿苦内酯等。在体外对痢疾杆菌、伤寒杆菌有一定的抑制作用。臭椿苦酮有较强的抗阿米巴原虫作用。

除湿蠲痹汤 chúshījuānbìtāng 《证治准绳·类方》方。苍术二钱，白术、茯苓、羌活、泽泻各一钱，陈皮一钱，甘草五分，姜汁、竹沥各三匙。水煎服。治着痹，症见身重酸痛，痛有定处，天阴即发。

除湿汤 chúshītāng ❶《证治要诀类方》卷一引《是斋百一选方》（宋·王璆撰）方。半夏曲、姜厚朴、苍术各一钱，藿香叶、陈皮、白术、茯苓各八分，炙甘草五分，生姜七片，大枣一枚。水煎服。治湿痹，身重腹满，小便不利，或呕吐泄泻，腰疼脚肿等。❷《杂病源流犀烛》方。半夏、苍术、厚朴各一钱五分，陈皮、藿香各七分五厘，甘草五分，生姜七片，大枣二枚。水煎服。治湿郁于中，腹胀倦怠，四肢疼痛而烦，或一身重着，脉沉而微缓。

除湿通络 chúshītōngluò 治法。用具有温阳祛湿、活血通络作用的方药，治疗寒湿阻络证。

除瘟化毒散 chúwēnhuàdúsǎn ❶《时疫白喉捷要》（黄在福辑）方。葛根、黄芩、生地黄、栀子、僵蚕、浙贝母、山豆根、木通、蝉蜕、甘草、桑叶。为粗末，水煎服。治白喉初起及乳蛾喉痛。❷《揣摩有得集》（清·张朝震著）方。葛根三钱，黄芩、生地黄、贝母、射干、当归尾各一钱五分，土茯苓、连翘、降香、赤芍、人中黄、牛蒡子、莲子心、桑叶、甘草各一钱。水煎服。治咽喉肿痛。

除中 chúzhōng 古病名。出《伤寒论·辨厥阴病脉证并治》。厥阴病出现四肢厥冷，下利者，应当不能食；若中气将绝而反能食者，称为除中，属危象。宜急用人参、附子挽救阳气，忌用寒凉药。

滁菊 chújú 中药名。见《增订伪药条辨》。为菊花药材之一种，详菊花条。

处方约编 chǔfāngyuēbiān 见中国医学约编十种条。

楮实 chǔshí 中药名。出《名医别录》。别名楮实子、角树子。为桑科植物构树 Broussonetia papyrifera（L.）Vent. 的果实。产于黄河、长江和珠江流域。甘，寒。入肝、肾经。滋肾，养肝，利尿。治肾虚阳痿、腰膝酸软、头晕目花、水肿，煎服：6～12克。本品含皂苷、维生素 B 等。

楮实子 chǔshízǐ 即楮实。详该条。

怵惕 chùtì 病症名。出《灵枢·本神》。怵，恐惧；惕，惊吓。详见善惊、善恐条。

搐搦 chùnuò 病证名。❶瘛疭的别称。见《太平圣惠方》卷二十二。详见瘛疭条。❷指四肢抽搐，伴十指开合，两手握拳的症状。《医碥》卷四："抽搐者，手足频频伸缩也。或言抽搐者搦，谓十指频频开合，两拳紧捏也。"

触诊 chùzhěn 诊法之一。又称按诊。用手在患者体表进行触摸按压，以获得诊断印象的一种诊察方法。包括按肌表、按手足、按胸腹、按额部、按腧穴等。

chuan

川贝 chuānbèi 川贝母之简称。详该条。

川贝母 chuānbèimǔ 中药名。出明·兰茂《滇南本草》。别名川贝。为百合科植物卷叶贝母 Fritillaria cirrhosa D. Don 或暗紫贝母 F. unibracteata Hsiao et K. C. Hsia、甘肃贝母 F. przewalskii Maxim. 或梭砂贝母 F. delavayi Franch. 的鳞茎。主产于四川。苦、甘，凉。入肺经。润肺止咳，化痰散结。治肺热咳嗽、肺虚久咳、咯血、肺痿、肺痈，痰火结核、瘰疬、痈肿、喉痹。内服：煎汤，3～9克；研末，1～2克。反川乌头、草乌头、附子。已从不同地区所产川贝母中分离出多种生物碱，如川贝碱、西贝碱、炉贝碱等。西贝碱对麻醉狗有降压作用，主要由于扩张外周血管。对离体豚鼠回肠、兔十二指肠、大鼠子宫及整体狗小肠均有明显松弛作用，解痉作用类似罂粟碱。川贝碱对麻醉猫有持久降压作用。贝母及其成分可镇咳、平喘、祛痰。

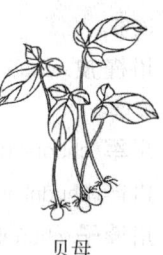

贝母

川贝枇杷糖浆 chuānbèipípátángjiāng 中成药。见《中华人民共和国药典》2010 年版一部。川贝母流浸膏45毫升，桔梗45克，枇杷叶300克，薄荷脑0.34克。按照糖浆剂工艺制成1000毫升。口服，一次10毫升，一日3次。清热宣肺，化痰止咳。用于风热犯肺，内郁化火所致的咳嗽痰黄或吐痰不爽，咽喉肿痛，胸闷胀痛，感冒咳嗽及慢性支气管炎见上述症状者。

川贝雪梨膏 chuānbèixuělígāo 中成药。见《中华人民共和国药典》2010 年版一部。川贝母50克，梨清膏400克，麦冬100克，百合50克，款冬花25克。按照膏剂工艺浓缩至规定的相对密度。口服，一次15克，一日2次，润肺止咳，生津利咽。用于阴虚肺热、咳嗽喘促、口燥咽干。

川独活 chuāndúhuó 独活之处方名。详该条。

川断 chuānduàn 续断之处方名。详该条。

川椒 chuānjiāo 花椒之处方名。详该条。

川椒目 chuānjiāomù 椒目之处方名。详

C

该条。

川槿皮 chuānjǐnpí　木槿皮之处方名。详该条。

川军 chuānjūn　大黄之处方名。详该条。

川连 chuānlián　黄连之处方名。详该条。

川楝子 chuānliànzǐ　中药名。出明·张介宾《本草正》。别名金铃子。为楝科植物川楝 *Melia toosendan* Sieb. et Zucc. 的果实。主产于四川、湖北、贵州、河南等地。苦，寒，有小毒。入肝、胃、小肠经。理气止痛，清利湿热，杀虫。治肝胃气痛、胁痛、疝痛、痛经、虫积腹痛、乳腺炎，煎服：4.5～9克。外治头癣，焙黄研末，用熟猪油调涂患处。本品含川楝素，有驱蛔作用，见苦楝皮条。

川木通 chuānmùtōng　中药名。见《中国药物标本图影》。别名白木通、淮木通。为毛茛科植物小木通 *Clematis armandii* Franch. 或绣球藤 *C. montana* Buch. – Ham. 等的茎藤。主产于四川、贵州、湖南等地。淡、微苦，微寒。入心、小肠经。清热利水，活血通乳。治水肿、小便不利、湿热癃闭、热淋、妇女经闭、乳汁不通，煎服：3～6克。孕妇忌服。含绣球藤皂苷、无羁萜、香树脂醇及皂苷等。

川木香 chuānmùxiāng　中药名。见《中药志》（1959年版）。为菊科植物川木香 *Vladimiria souliei*（Franch.）Ling 的根。主产于四川。辛，温。入肝、脾、胃经。行气止痛，和胃止泻。治肝胃气痛，中寒气滞，脘腹胀痛，呕吐，泄泻，痢疾里急后重。内服：煎汤，3～6克，宜后下；研末服，0.6～0.9克。本品含挥发油、川木香内酯（Mokko lactone）。

川牛膝 chuānniúxī　中药名。出《本草纲目》。为苋科植物川牛膝 *Cyathula officinalis* Kuan 的根。主产于四川。辛、甘、微苦，平。入肝、肾经。祛风利湿，破瘀通经。治

风湿腰膝疼痛、脚痿筋挛、吐血、衄血、血淋、血瘀经闭、产后瘀滞腹痛，煎服：4.5～9克。孕妇忌服。本品含杯苋甾酮、蜕皮甾酮等多种甾类化合物。还含生物碱。

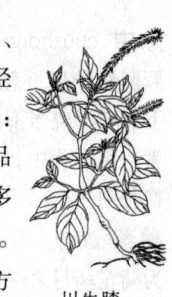
川牛膝

川朴 chuānpò　厚朴之处方名。详该条。

川朴花 chuānpòhuā　厚朴花之处方名。详该条。

川山甲 chuānshānjiǎ　穿山甲之处方名。详该条。

川射干 chuānshègān　中药名。《中华人民共和国药典》2005年版将本药作为新药收载。别名蓝蝴蝶、土知母、铁扁担、扇把草。本品为鸢尾科鸢尾属植物鸢尾 *Iris tectoroum* Maxim 的干燥根茎。主产于四川、广东、广西，我国大部分地区有栽培。苦，寒。清热解毒，消痰利咽。用于咽喉肿痛、痰咳气喘。煎服：6～10克。

川石斛 chuānshíhú　石斛商品之一种。详该条。

川乌 chuānwū　川乌头之简称。详该条。

川乌头 chuānwūtóu　中药名。出唐·侯宁极《药谱》。别名川乌。为毛茛科植物乌头 *Aconitum carmichaeli* Debx.（栽培品）的块根（主根）。主产于四川、陕西。辛，热，有大毒。入心、脾经。祛风湿，散寒止痛。治风寒湿痹、半身不遂、寒性头痛、心腹冷痛，煎服：制川乌1.5～3克，宜久煎（1小时以上）。外治阴疽肿毒，用生川乌，研末调敷。川乌的毒性反应同草乌，参见乌头类中毒条。孕妇忌服。反贝母、白蔹、半夏、栝楼、白及。本品主要含次乌头碱，并有乌头碱、新乌头碱等。有效成分为消旋去甲乌药碱。乌头碱具局部麻醉、镇痛及抗炎作用。可致心率减慢、心律紊乱甚至室颤。口服

3～5毫克即有中毒致死的报告，致死原因是麻痹呼吸中枢及心肌。乌头碱极易水解，水解后毒性大大减少。川乌头毒性极强，但因炮制、煎煮时间不同，毒性差别很大，在炮制或加热煎煮后，总碱含量减少，毒性亦大大降低。

川芎 chuānxiōng 中药名。出《汤液本草》。别名芎藭。为伞形科植物川芎 Ligusticum chuanxiong Hort. 的根茎。主产于四川、云南。辛，温。入肝、心经。活血行气，祛风止痛。治月经不调、瘀滞腹痛、痛经、闭经、偏正头

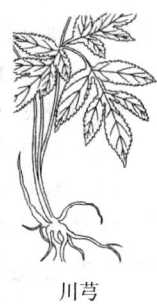

川芎

痛、胸胁胀痛、冠心病心绞痛，煎服：3～9克。本品含挥发油、生物碱（已分离出四甲吡嗪碱、黑麦草碱等）、4-羟基-3-丁基苯酞、瑟丹酮酸、阿魏酸等。煎剂与挥发油对动物中枢神经有镇静作用，水浸液与乙醇浸液对麻醉动物有降压作用。四甲吡嗪碱亦能降低血压，增强心肌收缩力，增快心率，增加冠脉血流量，降低冠脉阻力，抑制血栓形成。浸膏对兔子宫有收缩作用。

川芎茶调散 chuānxiōngchátiáosǎn 《太平惠民和剂局方》方。薄荷、香附各八两（近代常用方为细辛一两），川芎、荆芥各四两，防风一两五钱、白芷、羌活、甘草各二两。为末，每服二钱，饭后茶水调服。功能疏散风邪，升清泄热。治外感风邪，偏正头痛，或巅顶作痛，或恶寒发热，目眩鼻塞，苔薄白，脉浮滑者。

川芎茶调丸 chuānxiōngchátiáowán 中成药。见《中华人民共和国药典》2010年版一部。川芎、荆芥各120克，白芷、羌活、甘草各60克，薄荷240克，防风45克，细辛30克。以上8味，按照丸剂工艺制成水丸。饭后清茶冲服，一次3～6克，一日2次。疏风止痛。用于外感风邪所致的头痛，或有恶

寒、发热、鼻塞。

穿地龙 chuāndìlóng 知母之别名。详该条。

穿拐毒 chuānguǎidú 即外踝疽。详该条。

穿拐痰 chuānguǎitán 病名。见《疡科心得集》卷中。发于踝关节的流痰。初起足踝漫肿隐痛，身热，食少，神疲；日久溃烂，流出毒水稀脓，疮口难敛，并可有死骨脱出。包括踝关节结核。参见流痰条。

穿踝疽 chuānhuáijū 病名。《外科正宗》卷四："穿踝疽，乃足三阴湿热下流停滞而成。初起内踝肿痛，疼彻骨底，举动艰辛，甚则窜及外踝脓肿。有头者属阳，易破；无头者属阴，难溃。此二者初起必寒热交作，宜荆防败毒散加牛膝散之。日久脓成胀痛者针之。腐而不敛，孔大者，玉红膏贴之；形体虚弱者补之。"

穿踝痰 chuānhuáitán 生于踝部的流痰。见流痰条。

穿破石 chuānpòshí 中药名。见《岭南采药录》。别名柘根、拉牛入石。为桑科植物构棘 Cudrania cochinchinensis（Lour.）Kudo et Masam. 或柘树 C. tri-cuspidata（Carr.）Bur. 的根。分布于我国东部至西南各地。淡、微苦，微凉。祛风利湿，止咳化痰，活血通络。治风湿痹痛、黄疸、肺结核、闭经、跌打损伤，煎服：15～30克。治疮疖肿痛，捣敷或研末调敷。孕妇忌服。

穿腮毒 chuānsāidú 即骨槽风。详该条。

穿腮发 chuānsāifā 即骨槽风。详该条。

穿山甲 chuānshānjiǎ 中药名。出宋·苏颂等《本草图经》。别名川山甲、山甲片。为鲮鲤科动物鲮鲤 Manis pentadactyla Linnaeus 的鳞甲。主产于广东、广西、云南、福建、台湾等地。咸，微寒。入肝、胃经。活血通经，下乳，消肿排脓。治经闭、乳汁不下、风湿痹痛、筋骨拘挛、痈肿初起或脓成不溃，煎服：5～9克，或研末吞服。痈疽已溃

C

者不宜用。

穿山龙 chuānshānlóng 南蛇藤之别名。详该条。

穿臀漏 chuāntúnlòu 病名。见《临床实用痔漏学》。即复杂性肛漏的一种。症见漏管穿过臀部外侧，甚者可见多数漏管，每遇发作脓水淋漓，痛苦异常。治宜挂线或手术疗法。参见肛漏条。

穿心冷瘘 chuānxīnlěnglòu 病名。出《疮疡经验全书》卷三。为井疽破溃形成的瘘。参见井疽、无头疽各条。

穿心莲 chuānxīnlián 中药名。见广州部队卫生部《常用中草药手册》。别名一见喜、斩龙剑、榄核莲、苦草。为爵床科植物穿心莲 Andrographis paniculata（Burm. f.）Nees 的全草或叶。长江以南温暖地区普遍栽培。苦，寒。入心、肺、大肠、膀胱经。清热解毒，凉血消肿。治上呼吸道感染、百日咳、肺炎、肺脓疡、痢疾、肠炎、传染性肝炎，煎服：6~9克。治疮疖肿毒、虫蛇咬伤、烧烫伤，煎服并捣敷。本品多服易引起恶心、呕吐、食欲不振。叶含穿心莲内酯、去氧穿心莲内酯、新穿心莲内酯等。根还含芹菜素－7,4'二甲醚等多种黄酮类成分。穿心莲内酯毒性较低，有抗炎、促肾上腺皮质功能及解热镇痛作用。

穿心莲片 chuānxīnliánpiàn 中成药。见《中华人民共和国药典》2010年版一部。本品为穿心莲经加工制成的片。清热解毒，凉血消肿，养阴。治邪毒内盛，感冒发热，咽喉肿痛，口舌生疮，顿咳劳嗽，泄泻痢疾，热淋涩痛，痈肿疮疡，毒蛇咬伤。口服。一次2~3片（小片），一日3~4次；或一次1~2片（大片），一日3次。

传本 chuánběn 病邪由经传入本腑。例如太阳病头痛，发热，自汗，此病在经。后六七日不解，而烦渴饮水，水入即吐，此邪入膀胱，为传于本腑之证。《此事难知》卷上："太阳者……为诸阳之首，膀胱经病，若渴者，自入于本也，名曰传本。"

传变 chuánbiàn 疾病过程中，由一脏腑或一经脉转入另一脏腑或经脉，称为传；由某一证候转为另一证候，称为变。因此，传变是疾病发展变化的统称。《温疫论·内壅不汗》："邪发于半表半里，一定之发也。至于传变，或出表，或入里，或表里分传。"疾病的传变常有其一定的规律，故伤寒有六经传变；温病有卫气营血传变和三焦传变；内伤杂病有脏腑传变、气血传变等。

传道廓 chuándàokuò 眼的八廓名称之一。系用相应脏腑的功能而命名者。见葆光道人《眼科龙木集》。即天廓。《证治准绳·杂病》认为，乾（廓）络通大肠，"肺与大肠相为阴阳，上运清纯，下输糟粕，为传送之官，故曰传道廓。"详天廓条。

传化 chuánhuà 五脏疾病的传变和转化。根据不同的病因、体质等因素，有按五脏生克传化者，有不按这一规律传化者。《素问·玉机真脏论》："然其卒发者，不必治于传；或其传化有不以次。不以次入者，忧、恐、悲、喜、怒，令不得以其次，故令人有大病矣。"

传化之腑 chuánhuàzhīfǔ 出《素问·五脏别论》。胃、小肠、大肠、三焦、膀胱五个传导和变化饮食物的器官。这些器官具有消化吸收饮食和排泄糟粕的功能，故称。

传经 chuánjīng 外感热病的发展变化，即从一经的证候演变为另一经的证候。《伤寒论·辨太阳病脉证并治》："伤寒一日，太阳受之，脉若静者，为不传；颇欲吐，若躁烦，脉数急者，为传也。"病邪的轻重，体质的强弱以及治疗恰当与否，都是传经与不传经的重要因素。观察病症是否传变，主要取决于当前脉证有无变化。《素问·热论》

有一日传一经，六日传遍六经的说法，这只是说明病邪由表入里、由浅入深的一般程序。治病用药宜凭证候，不可拘于日期。病有循经传、越经传、表里传等名称。详各条。

传经尽 chuánjīngjìn 病邪在某经传变至尽。外感病的发展演变，有一定的顺序。从某一经的证候发展为另一经的证候叫传经。一般按六经顺传，即太阳经→阳明经→少阳经→太阴经→少阴经→厥阴经。证候发展至厥阴经终止称传经尽。

传尸 chuánshī 病名。见《外台秘要》卷十三。即劳瘵。详该条。

传尸痨 chuánshīláo 古病名。见《圣济总录·骨蒸传尸门》。即劳瘵。详该条。

传信方 chuánxìnfāng 医学丛书。见《唐书·艺文志》。2卷。唐·刘禹锡撰于818年。刘氏集个人临床确有良效的方剂辑成此书。所收方药大多符合验、便、廉的原则，故在唐、宋方书中颇多引用。自元以后，渐次散佚。1959年，上海科学技术出版社出版《传信方集释》，主要是从古方书辑录而得，共45万字。

传信适用方 chuánxìnshìyòngfāng 方书名。2卷。又有4卷本，内容同。宋·吴彦夔辑。刊于1180年。作者选辑当时医案与民间所传效方而成此书，并间附医方传者姓名与治验记录。内容包括诸风、感冒、中暑、心痛等各科三十余种病症。

传中 chuánzhōng 见《医述·阴证分传中》。传，指传经；中，指直中。详见传经、直中三阴条。

传忠录 chuánzhōnglù 医论著作。3卷。明·张介宾撰。该书为《景岳全书》第一部分，共收医论三十余篇，论述辨证、诊法与治则等内容。重点阐发"阳非有余，阴常不足"的观点；治以温补为主，对刘完素、朱震亨重用寒凉攻伐的治法，提出不同的学术见解；对辨证论治作了较系统的分析。是研究张氏医学思想和实践的重要著作。

喘 chuǎn 病症名。出《素问·玉机真脏论》等篇。呼吸急促。《说文》："喘，疾息也。"疾，快速之意；息，一呼一吸之谓。疾息即呼吸次数比正常人快速。详见喘证条。

喘促 chuǎncù 病症名。①呼吸时急促，气逆不平。与喘急为同义语。《景岳全书·杂证谟》列有喘促门，概括虚喘与实喘等各种喘证。②呼吸时短气不足以息，动则气促的病症。多由肺气耗伤，肾不纳气等所致。参见虚喘、真元耗损喘、气虚喘、气促等条。

喘鸣 chuǎnmíng 症名。出《素问·阴阳别论》等篇。呼吸急促，喉间有痰鸣声。为哮喘的主症。详见哮证条。

喘逆 chuǎnnì 证名。喘而气逆。出《素问·脉要精微论》。《症因脉治·喘症论》有外感喘逆、内伤喘逆等论述。详见喘证有关各条。

喘息 chuǎnxī 证名。呼吸时气喘。出《素问·阴阳应象大论》等篇。详见喘证条。

喘息穴 chuǎnxīxué 即定喘穴。详该条。

喘胀 chuǎnzhàng 见《张氏医通·喘》。气喘而见肿胀的病症。有虚实之分。虚证多属脾肺气虚，阴火暴逆；实证多属肺气上逆，湿邪困脾。《医学入门·痰类》："因水气胀肺而喘，然喘必生胀，胀必生喘，二症相因，皆小便不利。肺主气，先喘而后胀者，宜清金降火，而行水次之；脾主湿，先胀而后喘者，宜燥脾行水，而清金次之。"

喘证 chuǎnzhèng 简称喘，亦称喘逆，喘促。古称上气、喘息。一般通称气喘。指以呼吸急促为特征的一种病症。其发病与肺肾密切相关，因肺为气之主，肾为气之根。由风寒、痰饮、邪火等壅阻于肺，气失宣降者多属实；由素体虚弱或病久元气耗损，致肺气失主，肾不纳气者多属虚。治实喘以祛除病邪为主，虚喘以培本摄纳为主。亦有病邪未除，元气已损，症见虚实夹杂者，则当扶正与祛邪兼顾，或在喘发时祛邪，间歇时扶正。除服用药物外，亦可选用针刺、灸法、药物穴位电离子导入法或敷贴疗法等治疗。气喘发作时一般多伴有咳嗽。如喘而声高气粗，喉中有痰鸣、声如拽锯者，称为哮或哮喘。由于致病原因和临床表现的不同，喘证在分辨实喘与虚喘的基础上又有多种证型。详见实喘、虚喘、寒喘、热喘等各条。

串疮 chuànchuāng 病名。见《辨证录》卷十三瘰疬门，即瘰疬。详该条。

串雅内外编 chuànyǎnèiwàibiān 医书。清·赵学敏撰于1759年，为《串雅内编》4卷和《串雅外编》4卷的合刊本。书中以整理民间走方医（即铃医）的医疗方法为主，参考有关资料编写而成。内容有：截药、顶药、串药、单方、各种外治法、制药法及治疗各种动物、植物病的方法等，多具有简、验、便的特点。也有一些不切合实际、虚浮夸大和封建迷信的记述。是一部研究铃医医疗方法的重要著作。新中国成立后有影印本。

串枝莲 chuànzhīlián 紫金龙之别名。详该条。

chuang

疮 chuāng 病名。出《素问·至真要大论》。①疮疡之简称。《外科启玄》："夫疮疡者，乃疮之总名也。"②指皮肉外伤而言。《外科启玄》："疮者伤也，肌肉腐坏痛痒，苦楚伤烂而成，故名疮也。"如金疮、刀疮。③指皮肤病。凡发于皮肤浅表，有形，焮痒，破后糜烂的病统称为疮。包括疥、癣、风、丹等。

疮毒 chuāngdú 痘疮的病因。《痘疹方论》："凡身壮热，大便坚实，或口舌生疮，咽喉肿痛，皆疮毒未尽，用四味射干鼠粘子汤。"

疮毒攻心 chuāngdúgōngxīn 证名。见《外科全生集》。多因疮毒邪胜正虚，或失治、误治，毒邪内攻，扰及心营所致。症见心中烦乱，神昏，或恶心欲吐，神昏不语等。相当于败血症。治法参疗疮走黄条。

疮家 chuāngjiā 久患疮疡者。《伤寒论·辨太阳病脉证并治》："疮家身虽疼痛，不可发汗，汗出则痉。"疮，通创。指创伤失血者，与久患疮疡者同一道理，临床治疗亦不宜发汗。

疮疡 chuāngyáng 病名。出《素问·六元正纪大论》等篇。古代用以泛指多种外科疾患，后世将外科分为疮疡与杂证两大类。疮疡是体表上有形证可见的外科及皮肤疾患的总称，包括所有的肿疡及溃疡，如痈、疽、疔疮、疖肿、流注、流痰、瘰疬等。临床颇为常见。多由毒邪内侵，邪热灼血，以致气血壅滞而成。详见各条。

疮疡辨半阴半阳 chuāngyángbiànbànyīnbànyáng 见《外科正宗》卷一。辨识疮疡之属于半阴半阳证者。如见疮疡漫肿不高，似阳而不甚焮热肿痛，似阴而不甚木硬平塌，微红微热，似冷而非冷，不肿而实，似热而非热，虽肿而实虚，痛而无脓，肿而不易消，不易溃脓，溃脓后仍痛，溃后疮口闭合迟缓，为疮疡半阴半阳之证。治疗中若阳证证候渐增，则预后尚佳；若阴证证候渐增，则属难治。临证调治应争取从阴转阳，防止阳证转阴。

疮疡辨经络 chuāngyángbiànjīngluò 疮疡诊法。见《外科启玄》卷一。根据疮疡所在部位及经络在人体的循行分布，以推断疮疡属何经络，以便分经用药。如阳明经多气多血，疮生手足阳明经部位，则易收口；太阳、厥阴经多血少气，疮生手足太阳经和厥阴经部位，则易于下陷，治疗时应注意托里；少阳、少阴及太阴经多气少血，疮疡生于手足少阳、少阴及太阴经部位，不易收口，应着重补阴养血。在治疗时可根据疮疡所属经络，选用适当的引经药，使药力直达患处，以提高疗效。详见疮疡随经用药条。

疮疡辨脉 chuāngyángbiànmài 疮疡诊脉法。疮疡临证可见浮、沉、迟、数、滑、涩、大、小、洪、弱、微、伏、缓、紧、牢、芤、弦、短、散、虚、实、细、软、促、结、代26种脉象，以前8种为常见。一般在未溃之前邪气盛实，多见有余之脉，如浮、数、滑、大等；已溃之后邪去正虚，多见不足之脉，如虚、弱、细、缓等。

疮疡辨脓 chuāngyángbiànnóng 判断疮疡化脓性质的方法。见《千金翼方》卷二十三。凡疮疡患者脉紧而数或迟，患部微热而坚硬，按之痛不甚，不应手者为脓未成；脉数，患部发热，按之疼痛，应手者为脓已成。若肿块高突，中有软陷，皮薄，焮热发红，光亮，轻按便痛，应手，为脓浅；若肿块漫肿坚硬，皮厚不光亮，指按隐隐软陷，微热，重按方痛，为脓深。若溃出脓色黄白或如桃花，质稠，明净而润泽，微腥，为顺；若溃出脓色晦暗污浊，质稀，味腥秽恶臭，为逆。

疮疡辨虚实 chuāngyángbiànxūshí 疮疡诊法之一。见《太平圣惠方》卷六十一。指识别疮疡之属于邪实或正虚之证者。凡疮疡初起，患处肿块坚硬，焮红壮热，溃后脓稠，口渴便秘，脉洪大，为实证。初起患处漫肿，质软，局部温度不高，溃后脓水清稀，疮色晦暗，精神不爽，肠鸣泄泻，小便自利，手脚并冷，脉弱，为虚证。

疮疡辨阳证 chuāngyángbiànyángzhèng 见《外科正宗》卷一。指辨识疮疡之属于阳证者。如疮疡起病急，患处高肿局限，焮赤疼痛，色红活润泽，七日内肿不消则成脓，溃后脓稠色润，易消，易溃，易敛，病程短，并常伴形寒发热、口渴、便秘、溲赤、脉洪数而有力等，为疮疡阳证。患者精神、食欲尚可，预后较佳。

疮疡辨阴证 chuāngyángbiànyīnzhèng 出《外科正宗》卷一。指辨识疮疡之属阴证者。如疮疡起病缓，疮形平塌散漫，不痛或隐痛、抽痛，皮色不变或紫暗、沉黑，不热或微热，难消、难溃、难敛，病程长，溃则脓水清稀，脉沉细而无力，为疮疡阴证。常伴有全身疲乏、面色㿠白、自汗、盗汗、纳呆等气血两虚的症状。

疮疡补法 chuāngyángbǔfǎ 化脓性感染治法之一。见《集验背疽方》。凡疮疡溃后，毒势已去，元气虚弱，精神衰疲，脓水清稀，疮口难敛者，可用补法。如气虚者用四君子汤，血虚者用当归补血汤，气血俱虚者用十全大补汤，中气不足者用补中益气汤。但疮疡溃后，毒邪未尽者，宜托不宜补。

疮疡大便不通 chuāngyángdàbiànbùtōng 证名。出《诸病源候论》卷三十三。指患疮疡期间兼见大便秘结。因热入肠胃而成者，大便秘结，烦渴饮冷，脉洪数有力，宜泻热通下，用内疏黄连汤；因溃后脓血过多，肠失濡润而致者，大便秘结，形体衰弱，脉微芤数，宜补虚润下，用八珍汤加麻仁。

疮疡大便泄泻 chuāngyángdàbiànxièxiè 病症名。出《诸病源候论》卷三十三。指患疮疡时出现大便泄泻。多因过服寒凉之剂，或因饮冷损伤肠胃所致。此外，尚有因脾虚下陷不能升举，或命门火衰不能暖土而泻者。治宜托里消毒散去银花、连翘、白芷，加炮姜、木香；或用六君子汤加木香、砂仁。余参见泄泻条。

疮疡发痉 chuāngyángfājìng 证名。见《景岳全书》卷四十六。患疮疡而发痉是一种危候。多因失血过多或热毒伤阴，筋失所养而致。证见牙关紧闭、四肢抽搐、角弓反张等。治宜养阴清热，息风止痉。

疮疡关节 chuāngyángguānjié 外科术语。出《外科正宗》卷一。推断疮疡应溃脓之日期，阳疮以十四日为关，阴疮以二十一日为节。此时务须出脓，脓出方能腐脱，腐脱方能肌生，肌生方能收敛，收敛方能疮平，此为疮之关节。

疮疡和营法 chuāngyánghéyíngfǎ 化脓性感染治法之一。见《太平圣惠方》卷六十一。即用调营血的药物，使经络疏通，血脉调和流畅，以达到止痛消肿的目的。常与他法合用，常用方如活血散瘀汤（《医宗金鉴》：当归、赤芍、桃仁、大黄、川芎、苏木、丹皮、枳壳、瓜蒌仁、槟榔）。

疮疡解表法 chuāngyángjiěbiǎofǎ 化脓性感染治法之一。《素问·五常政大论》："汗之则疮已。"即对于疮疡初起约七日之内，尚未成脓破溃，患者正气未虚且兼有表证者，可应用解表药物，使毒邪随汗而泄，疮疡得以消散。临证应辨寒热，分别采用辛凉解表或辛温解表法。常用方如蟾酥丸（辛凉）、万灵丹（辛温）。若患者正虚较明显，则当慎用。

疮疡经验全书 chuāngyángjīngyànquánshū 医书。又名《窦氏外科全书》。13卷（又有6卷本），原题宋·窦汉卿撰，实为明·窦梦麟辑。成书于1569年。书中除记述多种外科病的证治外，还有咽喉、牙、舌诸证，大麻疯、疳毒、小儿痘疮及杂证，外科方药及灸法，五脏图说等内容。全书编次芜杂，又多系抄录其他医书，但所辑录资料有一定参考价值。现有多种刊本。

疮疡灸法 chuāngyángjiǔfǎ 化脓性感染治法之一。见《刘涓子鬼遗方》卷五。即用艾绒直接放置疮疡之上，或隔以药物燃灸，或用药艾卷隔适当距离灸之，借其热力及药物的作用以疏通经络，开结拔毒。凡疮疡不论阴证、阳证，初期均可先施艾灸法。《外科精义》有"疽宜灸，痈宜烙"之说。常用疮疡灸法有三种：明灸，即纯用艾炷或硫黄等药放患处灸之；隔灸，将豆豉或附子、姜、蒜等捣压成饼，或切片放疮上，置艾炷于上灸之；药艾卷条（即雷火神针）隔布灸或悬灸。

疮疡科 chuāngyángkē 明代医学分科的一种。明太医院内共设十三科，疮疡为其中之一。是专门治疗肿疡、溃疡、金疮等疾患的。相当于现在的外科。参见十三科条。

疮疡内托法 chuāngyángnèituōfǎ 化脓性感染治法之一。见《疡医准绳》卷一。凡疮疡初起内消未成，正虚毒盛，溃脓难敛者，以补益气血为主，佐以活血解毒之剂，以扶正驱邪，托毒外出，谓之内托法。内托之药以补为主，以活血祛邪药佐之。方用托里消毒散。

疮疡内消法 chuāngyángnèixiāofǎ 化脓性感染治法之一。见《外科精义》卷上。凡疮疡初起尚未成脓，用内服药促其消散，为疮疡内消法。根据肿疡发生的病因和症情等辨证施治：如表邪明显者，以解表为主；热毒炽盛者，以清热为主；里实者，配以疏利通里；气滞者行气；血瘀者活血消肿；寒邪凝结者，以温散为主。详见疮疡解表法、疮疡清热法、疮疡通里法、疮疡行气法、疮疡和营法、疮疡温通法等条。

疮疡清热法 chuāngyángqīngrèfǎ 化脓性感染治法之一。《素问·至真要大论》："热者寒之。"凡疮疡阳证多与热毒有关，故不论其初起、成脓、溃后，凡实热火毒之证，如局部红、肿、热、痛，溃出脓稠，兼见发热、烦躁、口渴，甚则神昏谵语，脉数，舌红或绛，苔黄者，均可应用寒凉药物以清之。临证热在气分者，用苦寒泻火法，如黄连解毒汤之类；热在血分者，用凉血清热法，如犀角地黄汤之类。

疮疡随经用药 chuāngyángsuíjīngyòngyào 化脓性感染治法之一。见《外科辑要》。即根据痈疽所生部位，分辨属何经络，在内治时加用引经药物，使药力直达病所，易于奏效。为传统用药经验，临证可作参考。根据疮疡发生在人体上下部位的不同，各经用药如下：太阳经，上羌活，下黄柏；阳明经，上白芷、升麻，下石膏；少阳经，上柴胡，下青皮；太阴经，上桔梗，下白芍；厥阴经，上柴胡，下青皮；少阴经，上独活，下知母。

疮疡通里法 chuāngyángtōnglǐfǎ 化脓性感染治法之一。见《东垣十书》。即应用泻下药物，使蓄于脏腑的毒邪得以疏通排泄，促使疮疡治愈之法。适用于疮疡初、中期，热毒内蕴较盛者，内疏黄连汤主之。若阴虚火旺，胃肠失于濡润者，润肠汤主之。年迈体弱者及孕妇慎用。

疮疡温通法 chuāngyángwēntōngfǎ 化脓性感染治法之一。见《外科精义》卷上。凡疮疡阴寒之证，在整个治疗阶段中，都应用温经通络的药物，促使阴寒凝滞之邪得以消散。常用内服方如阳和汤、独活寄生汤，外用如阳和解凝膏等。

疮疡小便不利 chuāngyángxiǎobiànbúlì 证名。见《诸病源候论》卷三十三。指患疮疡期间出现小便不利。因热毒内结膀胱而致者，用八正散加减以清热利尿；因久患疮疡，损伤肾气而致者，用肾气丸化裁以补肾行水。若热毒久留，耗阴竭液，无津下输者，用增液汤以养阴救逆，不可轻投渗利药。

疮疡行气法 chuāngyángxíngqìfǎ 化脓性感染治法之一。见《太平圣惠方》卷六十一。疮疡初起多因气滞血瘀所致。根据气为血帅，血随气行，气行则血行的机理，临证常

与他法配合使用，或以行气为主，配合他法，或以他法为主，配合行气。常用方如逍遥散、舒肝溃坚汤（《医宗金鉴》：夏枯草、僵蚕、香附子、石决明、当归、白芍、陈皮、柴胡、川芎、川山甲、红花、姜黄、甘草）、青皮、陈皮、枳壳、香附等可随症选用。

疮疡阳气脱陷 chuāngyángyángqìtuōxiàn 证名。见《外科枢要》卷一。因患疮疡过用克伐之剂，或脓血排泄过多，或吐泻致精血亏耗、阳气虚衰。症见发热头痛、小便频数、自汗便血、目赤烦喘、头晕体倦、气短热渴、含水不咽、身热恶衣、扬手掷足、汗出如水，为无根虚火之假热证。若畏寒头痛、咳逆呕吐、耳聩目蒙、小便难、泻利肠鸣、里急腹痛、阴缩、冷汗、牙齿浮动、肢体麻痹、厥冷身痛，或咬舌齿唇、舌根强硬，为阳气脱陷之真寒证。俱宜用参附汤急救。

疮疡作呕 chuāngyángzuò'ǒu 证名。见《集验背疽方》。患疮疡期间出现呕吐症状。因火毒内攻，胃气不降而致者，宜用黄连解毒汤清热解毒；因热毒内结，腑气不通而致者，用内疏黄连汤以泻之；若胃气素虚，患疮疡更亏损，致胃失和降者，宜六君子汤加味以调补之。

窗笼 chuānglóng 见《针灸甲乙经》。天窗穴别名。详该条。

chui

吹喉散 chuīhóusǎn ❶《太平惠民和剂局方》卷七方。蒲黄一两，盆硝八两，青黛一两半。用薄荷汁一升，将盆硝、青黛、蒲黄合一处，用瓷罐盛，慢火熬令干，研细，每用一字或半钱，掺入口中或喉中，用筒子吹服。治三焦大热，口舌生疮，咽喉肿塞，神思昏闷。❷《杨氏家藏方》卷十一方。朴硝

（另研）四两，生甘草末一两。研匀，每用五分，干掺口中。如肿甚者，吹入喉内。治咽喉肿痛。❸《增补万病回春》卷五方。胆矾、白矾、朴硝、冰片、山豆根、朱砂。先将鸡肫内皮焙燥，与上药为细末，吹喉。治咽喉肿痛，及喉舌垂下肿痛。

吹花癣 chuīhuāxuǎn 病名。出《疡科选粹》。又名桃花癣。因脾胃内热上蒸，复感风邪所致。多发于春季，妇女多见。初起颜面皮肤发红，伴发密集的小丘疹；继则形成斑片，边缘不清，上覆薄屑，微痒，有干燥感。即颜面糠疹。用土槿皮酊外搽。

吹奶 chuīnǎi 即乳痈。详该条。

吹乳 chuīrǔ 病名。出《儒门事亲》。又名乳吹，即乳痈。分内吹、外吹两种。详各条。

吹霞散 chuīxiásǎn 《审视瑶函》方。白丁香一钱，白及三钱，白牵牛子三钱。研细粉，每日点眼三次。治胬肉攀睛，星翳外障。

垂帘翳 chuíliányì 即赤膜下垂。详该条。

垂盆草 chuípéncǎo 中药名。见《四川中药志》（1960年版）。别名石指甲、佛指甲、狗牙半支。为景天科植物垂盆草 Sedum sarmentosum Bge. 的全草。分布于东北及河北、河南、江苏、安徽、浙江、江西、湖北、四川。甘、淡、凉。清热，解毒，利湿。用于湿热黄胆、小便不利、痈肿疮疡、急慢性肝炎，煎服：15～30克，鲜品250克。外用：捣烂敷。本品含治疗肝炎的有效成分垂盆草苷，还含甲基异石榴皮碱等生物碱。

垂珠痔 chuízhūzhì 病名。出《疮疡经验全书》卷七。因痔形垂下如珠，故名。相当于直肠息肉或乳头状瘤。参见息肉痔条。

锤骨 chuígǔ 骨名。又名五指骨。见掌骨条。

chun

春分 chūnfēn 二十四节气之一。《灵枢·九针论》："左胁应春分。"古人谈人之形体与节气相应。左胁在节气与春分相应。

春脉如弦 chūnmàirúxián 脉应四时之象。春天阳气上升，万物生发，人之气血开始向外，而皮肤尚致密，故正常脉象应流畅柔和而又弦直。《素问·玉机真脏论》："春脉如弦……其气来软弱轻虚而滑，端直以长，故曰弦。"

春砂壳 chūnshāké 砂仁壳之处方名。详该条。

春砂仁 chūnshārén 砂仁之处方名。详该条。

春温 chūnwēn 病名。见《温疫论·诸家温疫正误》。①伏气温病的一种。指冬受寒邪，伏而至春季所发的急性热病（《温热经纬·叶香岩三时伏气外感篇》）。详伏气温病条。②新感温病的一种。指春季感受风热而发的急性热病。《增补评注温病条辨》卷一："冬春感风热之邪而病者……病于春者，亦曰春温。"参见新感温病条。

春应中规 chūnyìngzhōngguī 脉应四时之象。谓春季温暖，阳气微上，脉象应圆滑流畅如规。语出《素问·脉要精微论》。

春泽汤 chūnzétāng ❶《证治要诀类方》卷一方。白术、桂枝、猪苓、泽泻、茯苓、人参，水煎服。治伤暑，泻定仍渴者。❷《奇效良方》方。泽泻三钱，猪苓、茯苓、白术各二钱，桂心二钱一分，人参一钱五分，柴胡一钱，麦冬一钱五分。水煎服。治伏暑发热，烦渴引饮，小便不利。

椿白皮 chūnbáipí 中药名。出《食疗本草》。别名香椿皮、椿根白皮。为楝科植物香椿 Toona sinensis（A. Juss.）Roem. 的树皮或根皮的韧皮部。产于贵州、四川、湖北、陕西等地。苦、涩，凉。入大肠、胃经。清热燥湿，涩肠止血，杀虫。治久泻、久痢、便血、崩漏、带下、遗精、白浊、疳积、蛔虫，煎服：6～12克。煎水洗或熬膏涂，治疮癣。树皮含川楝素、甾醇、鞣质。

椿根皮 chūngēnpí　樗白皮之别名。详该条。

椿叶 chūnyè　中药名。出《本草纲目》。又名椿木叶、春尖叶、香椿叶。为楝科植物香椿 *Toona sinensis*（A. Juss.）Roem. 的叶。分布于华北至东南和西南地区。苦、辛，平。祛风除湿，解毒杀虫。治风寒感冒、肠炎、痢疾、尿道炎，煎服：60～120克。治疥疮、漆疮，煎水洗。本品含胡萝卜素，维生素 B，维生素 C。

纯艾条 chún'àitiáo　见艾条条。

纯阳无阴 chúnyángwúyīn　小儿病理特点之一。《万氏家传幼科指南心法·祖传一十三方》："小儿纯阳无阴，所以病则有热，热则生风。"《幼科要略》："襁褓小儿，体属纯阳，所患热病最多……六气之邪，皆从火化；饮食停留，郁蒸变热；惊恐内迫，五志动极皆阳……内风来乘，变见惊痫，告毙甚多。"然"纯阳"与"无阴"，仅是与小儿稚阴稚阳相对而言，故其病热最多，宜以"养阴而济阳之太过"为法施治。

纯阳真人养脏汤 chúnyángzhēnrényǎngzàngtāng　即养脏汤。详该条。

纯阳之体 chúnyángzhītǐ　一般指小儿的体质。因其阳气充盈，生机蓬勃，与体内属阴的物质相比，总是处于相对优势；其在发病过程中也是阳热易盛，阴津易伤，故名。这从一个侧面反映了小儿的生理和病理特点。

唇 chún　古作脣。解剖学同名器官。又名口唇、唇口、飞门。在口之前端，分上唇、下唇。为脾之外候。《素问·五脏生成》："脾之合肉也，其荣唇也。"唇与发音有关。《灵枢·忧恚无言》："口唇者，音声之扇也。"

阳明经脉终于唇，上唇挟口，属手阳明经，下唇挟口，属足阳明经。唇又为七冲门之一，《难经·四十四难》："唇为飞门。"详七冲门及飞门条。

唇颤动 chúnchàndòng　即唇风。详该条。

唇疮 chúnchuāng　病名。①出《诸病源候论》卷三十。多为脾胃蕴热，循经上冲而成。唇部肿胀疼痛，继则溃烂成疮。治宜清胃泻火，凉血解毒。内服黄连解毒汤及清胃散加减，外搽青黛散。②即唇胗，参见唇胗条。

唇疔 chúndīng　病名。见《疡医大全》卷十四。又名反唇疔、龙唇发。由脾胃火毒上攻，聚于口唇所致。疔生上下唇或口角，初起如粟，形小根深，顶有白色疮头，四周赤肿坚硬，麻木疼痛，或唇部肿胀外翻。初起发热恶寒，头痛，治宜醒消丸。若迅速蔓延至头面等部，多为逆证，治宜解毒泻火，方用五味消毒饮加减。外用蟾酥锭磨水涂擦。

唇风 chúnfēng　病名。见《外科正宗》卷四。又名唇䐜、驴嘴风、唇颤动。由胃经风火所致。多发于下唇，初起红肿发痒，破裂流水，痛如火灼，皲裂脱屑，状若无皮，日久口唇䐜动不止。初宜疏风清热，表里两解，用防风通圣散。日久宜养血祛风，用四物汤加蝉衣、僵蚕、全蝎。外以冰硼散调水或油，擦唇部。即剥脱性唇炎。

唇焦 chúnjiāo　症状名。多属脾胃实热，或见于秋燥、热病伤津的内燥证。

唇紧 chúnjǐn　病症名。见《沈氏尊生书》。又名口紧、口唇紧缩、撮口、沉唇。由风痰入络引起。唇口肌肉紧急，难于开合，不能时食。小儿为病，不能吮乳。治宜祛风涤痰。用牵正散加胆星、竹沥。外用紫金锭磨水涂擦。

唇疽 chúnjū　病名。又名唇口疽。《医宗金鉴》卷六十五："唇疽生于上下唇，寒热交争毒气生，紫硬时觉木痛甚，脾胃积热乃其因。"治法：初起邪毒偏表者，宜散而消之，用仙方活命饮加减；若渐长大而里热盛者，宜清而消之，服内疏黄连汤加减。外用紫金锭磨水涂搽。

唇口 chúnkǒu 即唇。详该条。

唇口疽 chúnkǒujū 即唇疽。详该条。

唇裂 chúnliè 病名。①见《石室秘录》。又名唇燥裂。由脾经积热所致。症见口唇干燥裂开，甚则干裂出血。治宜养阴，清热，润燥。用清凉饮（《证治准绳》：黄连、黄芩、薄荷、玄参、当归、芍药、甘草、白蜜）。外搽猪脂类润之。②指兔唇。详该条。

唇青 chúnqīng 症状名。口唇泛现青暗的病色。多因寒中血脉凝滞，不能外荣所致。《灵枢·经脉》："唇青，舌卷，卵缩，则筋先死。"《医学入门·伤寒杂症》："无色泽而唇青者，必是寒中。阴症胸膈满闷，面色及唇皆无色泽，手足冷者，理中汤。若唇青苍者，则为狐惑。"参见唇甲青条。

唇瞤 chúnrún 即唇风。详该条。

唇生肿核 chúnshēngzhǒnghé 证名。见《沈氏尊生书》。又名唇核。由脾经湿热凝聚所致。症见唇肿生核，色赤坚硬。治宜清利消散。用薏苡仁汤加贝母。

唇四白 chúnsìbái 口唇四周。能反映脾脏精气的盛衰。《素问·六节藏象论》："脾……其华在唇四白。"详见唇条。

唇燥裂 chúnzàoliè 即唇裂。详该条。

唇针麻醉 chúnzhēnmázuì 针刺唇部的人中、承浆二穴达到镇痛效果，以进行手术的方法。主要用于纵膈肿瘤、脾、胃、胆囊、阑尾切除术及疝修补术等。参见针刺麻醉条。

唇胗 chúnzhěn 病症名。出《灵枢·经脉》。又名唇疮。①由脾经郁热所致。唇生细粒小疮，时流黄水，或痒或痛。治宜清解

脾经之热。用泻黄汤。外用黄柏、野蔷薇根二味等份为末，水调敷唇部。②由伤寒狐蜃、小儿疳蜃所致。唇疮而伴有多食易饥，昏睡、烦躁、鼻烂等症。治宜清热杀虫。用连梅安蚘汤。

唇肿 chúnzhǒng 病症名。见《丹溪心法》。由脾胃湿热所致。唇肿面赤，甚则痛痒并作。治宜清热利湿。用薏苡仁汤加黄柏。

唇紫 chúnzǐ 唇色紫红或紫暗属热，多见于血分热盛或血瘀证。青紫属寒，多见于寒邪壅盛或心血瘀阻。

淳于意 chúnyúyì （约公元前205—?）西汉时著名医家。齐临菑（今山东临淄县）人。因曾任齐太仓长，故又称仓公或太仓公。诊治疾病重视脉法，疗法多种多样，很有效验。《史记》记载他

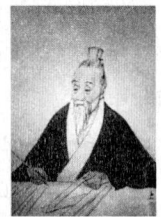
淳于意

的病案（诊籍）25例，如实地记录了他诊治疾病的成败经验，是我国现存最早的病案材料。

ci

疵疮 cīchuāng 即疔疮。详该条。

疵疽 cījū 发于肩及上臂的附骨疽。参见附骨疽条。

茨梨 cílí 即刺梨。详该条。

茨藜根 cílígēn 即刺梨根。详该条。

辞海·医药卫生分册 cíhǎi·yīyàowèishēng fēncè 医学工具书。《辞海》编辑委员会编。此书是《辞海》按学科分类出版的20个分册之一。全书选收医药卫生各科名词术语5200条，词目范围包括医药卫生各科名词术语、人物、祖国医学著作、主要理论、学说、疾病名称、药物名称、医疗方法、技术和器械等，按总类、预防医学、祖国医学、

现代医学、军事医学五大类编排。在祖国医学一类中，分为一般名词术语、医学文献、生理解剖、病因病理、诊断辨证、治疗方法、中草药、方剂、内儿科学、妇科学、外伤科学、五官科学、针灸推拿学等13小类。祖国医学与现代医学通用的词目均列入总类，有些词目则在祖国医学与现代医学大类中均有收录，分别以本学科的理论体系解释。书末附词目笔划索引。1978年由上海辞书出版社出版。

慈宫 cígōng 见《针灸甲乙经》。冲门穴别名。详该条。

慈航集三元普济方 cíhángjísānyuánpǔjìfāng 见慈航集条。

慈航集 cíhángjí 医书。全名《慈航集三元普济方》。4卷。清·王勋撰。刊于1799年。该书专论春温、温疫诸证，对于病源、治法阐述颇详，并介绍锁喉瘟、大头瘟、虾蟆瘟、烂喉瘟等证治。王氏多以运气推算受病之源和用药方剂，未免过于拘泥。

慈幼筏 cíyòufá 见慈幼新书条。

慈幼新书 cíyòuxīnshū 儿科著作。又名《慈幼筏》。12卷，卷首1卷。明·程云鹏撰。刊于1704年。卷首论保产，卷一论小儿禀赋、脏能、脉候及胎症等，卷二论小儿杂证，卷三~六论小儿痘疮辨治，卷七~十一论麻疹、惊痫、伤寒、疟、痢、疳积、疮疡等，卷十二论痘家应用药性。书中除论述病候治法外，内附医案。现有《中国医学大成》本。

磁石 císhí 中药名。出《神农本草经》。别名灵磁石、活磁石、吸铁石。为磁铁矿的矿石。产于江苏、山东、辽宁、广东、安徽、河北等地。咸、寒。入肾、肝、心经。潜阳纳气，镇惊安神。治眩晕、目昏、耳鸣、耳聋、虚喘、惊痫、怔忡、失眠，煎服：9~30克，宜先煎。本品主要成分为四氧化三铁。

磁朱丸 cízhūwán 又名神曲丸。《备急千金要方》方。煅磁石二两，朱砂一两，神曲四两。蜜丸，每服二钱。功能摄纳浮阳，镇心明目。治两目昏花、视物模糊、心悸失眠、耳鸣耳聋，亦治癫痫。白内障。

雌雄痔 cíxióngzhì 病名。出《疮疡经验全书》。"一长一圆即雌雄也。"即相对而生的痔核。治疗见内痔条。

此事难知 cǐshìnánzhī 医书。2卷。元·王好古撰于1308年。该书系王氏编集其师李杲的医学论述，包括经络、脏腑、病理、病源等基础理论，以及有关临床辨证、治法等内容，其中对伤寒六经证治叙述尤详。新中国成立后有排印本。

次髎 cìliáo 经穴名。代号BL32。出《针灸甲乙经》。属足太阳膀胱经。位于骶部，当第二骶后孔处。主治月经不调、带下、腰骶痛、坐骨神经痛、下肢瘫痪等。直刺1~1.5寸。灸3~7壮或5~15分钟。

次门 cìmén 见《针灸甲乙经》。关元穴别名。详该条。

刺儿菜 cìrcài 小蓟之别名。详该条。

刺法 cìfǎ 针刺手法的简称。见针法条。

刺黄柏 cìhuángbǎi 三颗针之别名。详该条。

刺黄连 cìhuánglián 三颗针之别名。详该条。

刺激参数 cìjīcānshù 针刺时对穴位施加刺激条件及刺激量等方面的各项数据。

刺激点 cìjīdiǎn 现代针灸术语。接受针、灸等刺激的穴点。有严格的定位准则。此与刺激区的区别在于刺激点是点而不是面。或作穴位的别称。

刺激量 cìjīliàng 针灸术语。在一次针灸时给予人体的刺激强度。通常分强刺激、中刺

C

激、弱刺激三种。刺激量的大小，以针的粗细、运针的频率、幅度和持续时间等来区分，灸法则根据艾炷的大小和壮数的多少，或以艾卷熏灸时间来区分。一般刺激量与机体反应成正比，但也有少数例外。不同量的刺激对人体可产生不同的效应，不同的个体对同一刺激量的反应也不完全一样，临床应酌情掌握。

刺激强度 cìjīqiángdù　针灸治疗时给予患者的施术强度。

刺蒺藜 cìjílí　中药名。出《本草衍义》。别名蒺藜子、白蒺藜、三角蒺藜。为蒺藜科植物蒺藜 *Tribulus terrestris* L. 的果实。主产于河南、河北、山东、安徽等地。苦、辛，微温。入肝、肺经。平肝，疏肝，祛风，明目。治头痛眩晕、胸胁不舒、乳房胀痛、风疹瘙痒、目赤多泪，煎服：6～9克。本品含刺蒺藜苷、黄芪苷、山奈酚及3-芸香糖苷、哈尔满碱等。水及醇浸液对麻醉动物有降压作用。生物碱部分有轻度利尿及抗胆碱作用。

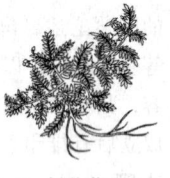

刺蒺藜

刺蓟菜 cìjìcài　小蓟之别名。详该条。

刺禁 cìjìn　针刺的禁忌。这是古人在针刺治疗过程中，由于发生医疗事故而积累下来的经验教训。《灵枢·终始》指出，"凡刺之禁"，有惊恐、恼怒、劳累、过饱、饥饿、大渴、房事、醉酒及长途跋涉、情绪未定等。重要内脏、器官或组织附近的穴位，和某种特定情况下（如妊娠）的个别穴位，亦不宜针刺。近代临床实践表明，这些禁忌并非绝对，除个别穴位及特殊情况外，只要认真负责，谨慎操作，并针对具体情况予以检查，一般都可针刺。

刺灸 cìjiǔ　针刺和艾灸的合称。《素问·疏五过论》："刺灸砭石毒药所主。"

刺灸法 cìjiǔfǎ　各种针刺和灸治的方法。早在《黄帝内经》中就有五刺、九刺、十二刺及针刺和艾灸补泻方法的记载，后世又有发展。刺灸法为针灸临床所必须掌握的技能，也是针灸学术的重要内容之一。

刺梨 cìlí　中药名。出《本草纲目拾遗》。别名茨梨、文先果。为蔷薇科植物刺梨 *Rosa roxburghii* Tratt. f. normalis Rehd. et Wils. 的果实。分布于江苏、湖北、广东、四川、贵州、云南。甘、酸、涩，平。健胃，消食。治食积饱胀、维生素 C 缺乏症，煎服：3～5枚。新鲜黄色果实中含多量维生素 C、维生素 P。

刺梨根 cìlígēn　中药名。出清·刘士季《草木便方》。别名茨藜根。为蔷薇科植物刺梨 *Rosa roxburghii* Tratt. f. normalis Rehd. et Wils. 的根。甘、酸、涩，平。健胃，止泻，涩精。治胃痛、腹胀、泄泻、痢疾、遗精、白带，煎服：15～60克。本品含鞣质。

刺络拔罐法 cìluòbáguànfǎ　拔罐法之一。亦名刺血拔罐法。指先用皮肤针或三棱针刺络出血，再于其上用拔罐的方法。两法合用，可加强刺血疗法的效果，常用于治疗各种急慢性软组织损伤、神经性皮炎、丹毒、神经衰弱、胃肠神经官能症等。

刺络疗法 cìluòliáofǎ　即刺血疗法。详该条。

刺玫花 cìméihuā　玫瑰花之别名。详该条。

刺痧法 cìshāfǎ　即放痧法。详该条。

刺手 cìshǒu　针刺术语。持针施刺的手。一般习用右手。

刺桐皮 cìtóngpí　即海桐皮。详该条。

刺痛 cìtòng　症状名。痛如针刺的感觉。

刺猬皮 cìwèipí　中药名。出明·李中立《本草原始》。别名猬皮。为刺猬科动物刺猬 *Erinaceus europaeus* L. 的皮。全国大部分地区均产。苦，平。入胃、大肠经。行气止痛，固精缩尿，化瘀止血。治胃脘疼痛、反胃、遗精、遗尿，内服：煎汤，6～9克；研末吞，每次 3 克，每日 2~3 次。治痔疮出血、脱肛，内服并研末撒或调敷。

刺五加 cìwǔjiā 药名。见《中药材手册》。又名刺拐棒、老虎撩子。为五加科植物刺五加 *Acanthopanax senticosus* (Rupr. et Maxim.) Harms 的根及根茎。主产于辽宁、吉林、黑龙江。辛、微苦，温。入脾、肾、心经。功能补肾强腰，益气安神，活血通络。治肾虚体弱，腰膝酸软，小儿行迟，脾虚乏力，气虚浮肿，食欲不振，失眠多梦，健忘，胸痹疼痛，风寒湿痹，跌打肿痛。煎服：9~27克。本品含多种刺五加苷 A、B、B_1、B_4、C、D、E、左旋芝麻素及多糖等。能增加机体对有害刺激的非特异性抵抗力，如抗疲劳作用，减轻寒冷、灼热、X 线照射等对机体的伤害，延迟肿瘤发生，阻止肿瘤转移，减轻抗癌药物毒性等。能降低实验性糖尿病尿糖或血糖。

刺血拔罐法 cìxuèbáguànfǎ 即刺络拔罐法。详该条。

刺血疗法 cìxuèliáofǎ 又称放血疗法、刺络疗法。以针刺某些穴位或体表小静脉而放出少量血液的治疗方法。操作时，先行皮肤常规消毒，选用三棱针或粗毫针速刺速出，一般不宜过深。适用于中暑、头痛、扁桃体炎、神经性皮炎、疔疮等。

刺针草 cìzhēncǎo 鬼针草之别名。详该条。

cong

从 cóng ❶顺从。与逆相对。《素问·生气通天论》："气血皆从。"❷正常。《素问·阴阳应象大论》："此阴阳反作，病之逆从也。"❸指采取某种处理方式或原则，即选用之意。《脾胃论》："此湿胜，从平胃散。"❹迎着。《素问·骨空论》："从风憎风。"❺治法之一。即反治。《素问·至真要大论》："从

者反治。"详见反治条。

从阳引阴 cóngyángyǐnyīn 针灸术语。选取阳经的穴治疗阴经的病。详从阴引阳条。

从阴引阳 cóngyīnyǐnyáng 针灸术语。《素问·阴阳应象大论》："故善用针者，从阴引阳，从阳引阴，以右治左，以左治右。"张景岳注："从阴引阳者，病在阳而治其阴也；从阳引阴者，病在阴而治其阳也。"因经脉阴阳相配、表里相连，故从阴引阳是指选取阴经的穴治阳经的病。

从治 cóngzhì 即反治。详该条。

葱白 cōngbái 出《名医别录》。别名葱茎白、葱白头。为百合科植物葱 *Allium fistulosum* L. 的鳞茎。辛，温。入肺、胃经。发表，通阳，解毒。治风寒感冒、阴寒腹痛、腹泻、痢疾，煎服：9~15 克。治小便不通，炒热，布包熨脐下；治痈肿，炒热捣烂敷。本品含挥发油，其主要成分为蒜素。挥发性成分在体外对葡萄球菌、链球菌、痢疾杆菌与白喉杆菌等有抑制作用。水浸剂能抑制常见致病性皮肤真菌。

葱白七味饮 cōngbáiqīwèiyǐn《外台秘要》方。葱白一升，葛根、麦冬、干地黄各六合，豆豉一合，生姜二合，劳水（即甘澜水）八升。劳水煎，分三次服。功能养血解表。治病后阴血亏虚，调摄不慎，感受外邪，或失血之后，复因外感，头痛身热，微寒无汗者。

葱白头 cōngbáitóu 葱白之处方名。详该条。

葱豉桔梗汤 cōngchǐjiégěngtāng《通俗伤寒论》方。鲜葱白三至五枚，桔梗一至一钱五分，栀子二至三钱，豆豉三至五钱，薄荷一至一钱五分，连翘一钱五分至二钱，甘草六至八分，鲜竹叶三十片。水煎服。治头痛发热，微寒无汗，或有汗不多，心烦口渴，舌尖红赤，脉数，或兼咳嗽，或兼咽痛，或

兼胸闷。

葱豉汤 cōngchǐtāng ❶《肘后备急方》方。葱白四寸，豆豉一升。水煎服。治外感风寒轻证，微恶风寒，或微热头痛，鼻塞流涕，喷嚏，苔薄白，脉浮。❷《类证活人书》方。葱白十五茎，豆豉一合，麻黄四分，葛根八分。水煎服。治伤寒初起，头项腰背痛，恶寒，无汗，脉紧。

葱根 cōnggēn 即葱须。详该条。

葱姜红糖汤 cōngjiānghóngtángtāng 验方。见《中医方剂临床手册》。葱白头（连须）三至七个，生姜（去皮）三至五片。水煎浓缩，加红糖适量，热服取汗。治感冒，受冷腹痛等症。

葱茎白 cōngjīngbái 即葱白。详该条。

葱须 cōngxū 出《食疗本草》。别名葱根。为百合科植物葱 Allium fistulosum L. 的须根。性平。解肌发汗。治风寒头痛。煎服：6～9克。研末吹喉，治喉疮。煎水洗泡，治冻伤。

葱叶 cōngyè 中药名。出《食疗本草》。为百合科植物葱 Allium fistuloum L. 的叶。辛，温。祛风发汗，解毒消肿。治风寒感冒、头痛鼻塞、身热无汗，煎服：9～15克。治疮痈肿痛、跌打创伤，捣敷或煎水洗。本品含低果聚糖、木质素

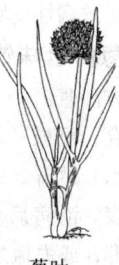

葱叶

等。煎剂在体外能抑制志贺氏痢疾杆菌。滤液在试管内能杀灭阴道滴虫，但显效较慢。

丛桂草堂医案 cóngguìcǎotángyī'àn 医案著作。4卷。袁焯撰于1914年。袁氏辑录治疗验案62条。以内科杂病医案为主，对病因、病理、辨证论治等作了较详细的记录分析。有上海科技卫生出版社排印本。

丛毛 cóngmáo 见聚毛条。

cou

凑 còu ❶又作凑。聚合、合合；就、趋，侵犯之意。《灵枢·百病始生》："肠胃之间，水凑渗注灌，濯濯有音。"《素问·评热病论》："邪之所凑，其气必虚。"❷通腠。凑理，即腠理。《文心雕龙·养气》篇："凑理无滞。"详见腠理条。

腠理 còulǐ 泛指皮肤、肌肉、脏腑的纹理及皮肤、肌肉间隙交接处的结缔组织。分皮腠、肌腠、粗理、小理、膲理等。是渗泄体液，流通气血的门户，有抗御外邪内侵的功能。《素问·阴阳应象大论》："清阳发腠理。"《金匮要略·脏腑经络先后病脉证并治》："腠者，是三焦通会元真之处，为血气所注；理者，是皮肤脏腑之文理也。"参见各条。

cu

卒 cù ①同猝。急、暴、突然。《素问·刺热》篇："卒心痛"。②急速、仓促，引伸为轻率、冒失。《素问·征四失论》："卒持寸口"。

卒病 zú bìng ①卒通猝。见《灵枢·岁露论》。指突然发生比较危重的疾病。如"卒中"，即指突然发生中风病。②卒有众多的含义。如汉·张仲景《伤寒杂病论》，也有称为《伤寒卒病论》。章太炎《猝病新论》，即为泛论各种杂病的书。③指新得之病，与痼疾相对而言（《金匮要略·脏腑经络先后病脉证并治》）。参见卒条。

卒喉痹 zú hóu bì 病名。见《千金要方》卷六。即急喉痹。详该条。

卒疝 cùshàn 病名。出《灵枢·经脉》。多因寒凝肝脉，气血凝滞而发。症见睾丸骤然肿大，疼痛。宜针灸大敦穴。

C

卒心痛 cùxīntòng　病症名。指突然发作的心痛。可由脏腑虚弱，冷、热、风邪等侵袭手少阴经所致。《素问·刺热》篇："心热病者，先不乐，数日乃热，热争则卒心痛。"《太平圣惠方》卷四十三："夫卒心痛者，由脏腑虚弱，风邪冷热之气客于手少阴之络，正气不足，邪气胜盛，邪正相击，上冲于心，心如寒状，痛不得息，故云卒心痛也。"参见寒厥心痛、热厥心痛条。

卒腰痛 cùyāotòng　病症名。出《诸病源候论·腰背病诸候》。指突然发作的腰痛。多因风邪乘虚侵袭肾经，或操劳不慎，举重伤腰所致。治宜调顺经络，平补肾脏。方用杜仲汤（《圣济总录》：杜仲、桂、羌活、椒、秦艽、石斛、栝楼根、续断、五加皮、牡丹皮、芍药、当归）、桂心汤（《圣济总录》：桂、牛膝、芍药、当归、威灵仙、杜仲、芎䓖、大黄）等。并可配合针刺、推拿疗法。参见腰痛条。

卒喑 cùyīn　病症名。指突然失音，即暴喑。《灵枢·经脉》："足阳明之别……其病气逆则喉痹卒喑。"系指音声不出卒然而发者。暴病多属实证，多由风寒、风热之邪犯肺所致。因于风寒者，宜温散寒邪；因于风热者，宜辛凉宣散。可分别选用九味羌活汤、银翘散等加减。

卒中 cùzhòng　病名。①即中风。见《三因极一病症方论·中风治法》。一作猝中，又称卒中风。因中风系猝然发生昏仆、不省人事等症，故名。参见中风条。②泛指猝然如死而气不绝者。《医学纲目·心与小肠部》："卒中者，卒然不省人事，全如死尸，但气不绝，脉动如故，或脉无伦序，或乍大乍小，或微细不绝，而心胸暖者是也。"

卒中风 cùzhòngfēng　见《千金要方》卷八。即卒中。详该条。

卒中急风 cùzhōngjífēng　病名。指头晕目眩，突然跌仆之症。见《太平惠民和剂局方》卷一。多因痰涎壅塞所致。症见头眩目花，突然跌倒，心神迷闷，不省人事，牙关紧急，目睛上视等。治宜豁痰通络为主。可用碧霞丹、辰砂天麻圆等。

促脉 cùmài　脉象之一。脉来急促有力而呈不规则间歇。《脉经》："促脉来去数，时一止，复来。"主阳盛热实，血气痰食停滞，亦主肿痛。《诊家正眼》："促因火亢，亦因物停。"

猝中 cùzhòng　见《辨证录·中风门》。即卒中。详该条。

酢浆草 cùjiāngcǎo　中药名。出《新修本草》。别名酸浆草、三叶酸草。为酢浆草科植物酢浆草 Oxalis corniculata L. 的全草。分布全国各地。酸，凉。清热利湿，解毒消肿，凉血散瘀。治感冒发热、尿路感染和结石、黄疸、泄泻、痢疾、赤白带下，煎服：9～30克。捣敷或煎水洗，治跌打损伤、疔疮、痈肿、疥癣、烧烫伤。本品含大量酒石酸，还含柠檬酸、苹果酸、草酸盐等。煎剂在体外对金黄色葡萄球菌、福氏痢疾杆菌、伤寒杆菌、绿脓杆菌及大肠杆菌等有抑制作用。

瘄子 cùzi　见滑伯仁《麻证新书》。即麻疹。详该条。

醋 cù　中药名。出《名医别录》。又名苦酒。为以米、麦、高粱或酒、酒糟酿成的含有乙酸的液体。主产于山西、江苏等地。酸、苦，温。入肝、胃经。散瘀止血，解毒杀虫。治产后血晕，烧热对产妇鼻孔熏之。治积聚、疝气冲痛、蛔虫攻痛、黄疸、黄汗、吐血、衄血、便血，内服：30～50毫升。治痈疽肿毒、扁平疣，和药调敷；牙疼，煎药含漱；阴部瘙痒，汤洗患处；淋洗患处；蛲虫病，以凉开水稀释灌肠。醋中主要成分是醋酸，还含有甲醛、乙醛、乙缩醛、草酸、琥珀酸等。醋酸体外有杀原头蚴作用，并可抗菌、抗病毒。

醋制 cùzhì 中药炮制法。用醋作为辅料来对净制之后的药材进行加工炮制，如醋炙、醋煮、醋蒸等。参见各条。

cuan

篡 cuàn 出《素问·骨空论》。即会阴。详该条。

cui

崔氏八味丸 cuīshìbāwèiwán 即肾气丸。详该条。

崔氏脉诀 cuīshìmàijué 即《脉诀》。详该条。

崔禹锡食经 cuīyǔxīshíjīng 本草著作。又名《崔氏食经》。4卷。唐·崔禹锡约撰于8世纪中。论述饮食宜忌。原书已佚，今存于《医心方》中146条佚文，冠以"《崔禹锡食经》""崔禹""《崔禹食经》""崔禹锡"等标记。日人田泽温叔（仲舒）曾将散见于诸书之佚文裒为2卷。

崔真人脉诀 cuīzhēnrénmàijué 即《脉诀》。详该条。

催气 cuīqì 针刺术语。见明·陈会《神应经》。促使针下得气所采用的方法。通过持续运针、改变针刺深度和角度，或用循、摄、弹、摇等方法，或用艾卷熏灸针刺局部，一般均能得气。参见循法、摄法等条。

催乳 cuīrǔ 又称通乳、下乳。治疗产后缺乳的方法。补益气血，适用于气血虚弱，表现为乳汁全无、或有而不多、乳房无胀痛感、唇爪色淡、舌淡无苔、脉虚细，用党参、黄芪、当归、麦冬、桔梗、王不留行、通草等药。行气通络，适用于气滞不通、乳汁不

下，表现为乳房胀满、苔薄、脉弦，用当归、川芎、柴胡、香附、穿山甲片、王不留行等药。

催生 cuīshēng 见宋·杨子建《十产论》。儿头已至产门，是正产之候，但儿却未生，或经数日，产母困顿，胎儿难于娩出，须服药以助产母之正气，使儿及早娩出。

卒 cuì 通粹（淬）。烧灼。即淬刺，就是火针法。《灵枢·四时气》："卒取其三里"。

焠刺 cuìcì 古刺法。九刺之一。《灵枢·官针》："焠刺者，刺燔针则取痹也。"其法将针置火上烧红，迅速刺入穴位即行拔去。用以治疗顽痹、瘰疬等。

焠脐风 cuìqífēng 古治疗脐风法。《厘正按摩要术》："即用灯火于囟门、眉心、人中、承浆、两手大指少商等处各一燋，脐旁四围六燋，脐带未落，于带口一燋，如既落，则于落处一燋，共十三燋。"现已不用。

翠羽草 cuìyǔcǎo 见《本草纲目拾遗》。翠云草之别名。详该条。

翠云草 cuìyúncǎo 中药名。出《本草纲目拾遗》。别名翠羽草、地柏叶。为卷柏科植物翠云草 *Selaginella uncinata*（Desv.）Spring 的全草。分布于广西、广东、福建、浙江、安徽及西南各地。微苦，寒。清热利湿，解毒止血。治痢疾、黄疸、急慢性肝炎、水肿、风湿痹痛、喉痛、咳血，煎服：6～12克。治疮疖，捣敷；烫火伤，炒炭研末，麻油调敷；外伤出血，研末撒。本品含海藻糖。煎剂在体外对金黄色葡萄球菌有抑制作用。

cun

皲揭 cūnjiē 症名。见《素问玄机原病式》。多由风燥伤表，火郁血分以至耗伤津液、气滞血枯而成。患处皮肤干涩枯燥，甚则裂

口、出血、疼痛，手足干枯不荣。即皲裂。治宜养血润燥，佐以清火。内服四物汤去川芎，加麦冬、花粉、黄柏、五味子之类。外搓润肌膏。

存真图 cúnzhēntú 解剖图谱。见《郡斋读书后志》。又名《存真环中图》。1卷。宋·杨介编。"存真"指脏腑的图象，"环中"指经络在体内的环行。12世纪初，北宋封建统治者利用被处决者的尸体，遣医与画工绘图，又经杨介考订、校正成书。作者绘述从咽喉到胸腹腔各脏腑的解剖，并对经络的联附、水谷的泌别、精血的运输等情况作了较细致的论述。是我国较早的人体解剖图谱，惜已亡佚。

寸白虫病 cùnbáichóngbìng 九虫病之一。出《诸病源候论》卷十八。又名白虫病、脾虫病。多因食生肉或未熟猪牛肉所致。症见腹痛、腹胀、泄泻或泻出白色节片等。本病即绦虫病，所称寸白虫长寸许，实为绦虫的一个节片。治疗以驱虫至头节排出为止。槟榔、南瓜子、仙鹤草根、石榴皮等，均可选用。

寸冬 cùndōng 麦冬之处方名。详该条。

寸关尺 cùnguānchǐ 寸口脉分三部的名称。桡骨茎突处为关，关之前（腕端）为寸，关之后（肘端）为尺。寸关尺三部的脉搏，分别称寸脉、关脉、尺脉。《脉经》："从鱼际至高骨，却行一寸，其中名曰寸口，从寸至尺，名曰尺泽，故曰尺，寸后尺前名曰关。阳出阴入，以关为界。"

寸口 cùnkǒu 又名气口、脉口。两手桡骨头内侧桡动脉部位。属手太阴肺经。该处太渊穴去鱼际仅一寸，故名。《素问·经脉别论》："气口成寸，以决死生。"《难经·一难》："寸口者，脉之大会，手太阴之脉动也……五脏六腑之所终始，故法取于寸口也。"

寸脉 cùnmài 两手寸口脉动的一部分。位于桡骨茎突尺侧缘的"关部"至腕关节横纹之间约一寸的脉动处，故名。参见寸关尺与寸口条。

寸香 cùnxiāng 麝香之处方名。详该条。

寸芸 cùnyún 肉苁蓉之别名。详该条。

CUO

搓法 cuōfǎ ❶推拿手法。用双手掌面夹住一定部位，相对用力，来回快速搓揉。《厘正按摩要术》："搓以转之，谓两手相合而交转以相搓也。或两指合搓，或两手合搓，各极运动之妙，是从摩法生出者。"常用于四肢与胁肋部，是一种放松手法。有疏通经络、行气活血等作用。❷针刺术语。指入针后，以右手拇、食两指持住针柄，如搓线状，朝一个方向捻转的一种辅助方法。见金·窦杰《针经指南》。有促使针感产生和加强针感的作用，但单向捻转次数不宜过多，否则针身容易为肌肉组织缠住，发生滞针、折针等异常情况。

撮风 cuōfēng 即撮口。详该条。

撮空理线 cuōkōnglǐxiàn 证名。见《温疫论·补泻兼施》。患者神识不清，在撮空同时，拇指和食指不断捻动，如理线状。系病情危重，元气将脱的表现。

撮口 cuōkǒu 脐风三证之一。又名撮风、唇紧。临床以唇口收紧、撮如鱼口为特征，并有舌强唇青、痰涎满口、气促、啼声不出、身热面黄等症。参见脐风及唇紧条。

撮捏押手法 cuōniēyāshǒufǎ 针刺押手法之一。操作时用左手拇、食两指将穴位局部皮肤捏起，右手持针于捏起处进针。本法多适用于颜面部需要沿皮横刺的穴位。如印堂、攒竹、地仓等。

痤痱 cuófèi 病名。出《素问·生气通天论》。一名痤痱疮。由肺热脾湿或夏月风热毒邪搏于肌肤而生。大者名痤，小者名痱。痤即热疖，大如酸枣，小如黄豆，皮色赤肿，内有脓血；痱即痱疮，形如水疱发痒，渐变脓疱而疼痛。热疖宜服黄连解毒汤、防风通圣散；痱疮可用马齿苋煎汤服之，或马齿苋煎汤外洗。痤痱疮发于臀部者，名坐板疮，亦即臀部的多发性疖肿。宜用消风散加赤芍、丹皮，外用苦参汤浸洗，并搽金黄散。

痤痱疮 cuófèichuāng 见《外科正宗》。详见痤痱条。

挫伤 cuòshāng 病名。多因跌打、挤压、钝挫所致的软组织损伤。患处疼痛、肿胀、青紫，压之剧，但皮肤多完整无破伤；严重者可致肌纤维撕裂或深部血肿，甚则伴有内脏损伤。治宜活血化瘀，消肿止痛。内服复元活血汤，外用栀乳散外敷或熏洗。

锉草 cuòcǎo 木贼之别名。详该条。

错经 cuòjīng 病症名。见《竹林寺女科秘方考》。①经血上逆，从口鼻而出。②经期而见便血、溺血。参见差经、经前便血、产后交肠病条。

错语 cuòyǔ 神志清醒而言语错乱，但说后又自知讲错。多因心气虚，精神不足所致。

da

搭手 dāshǒu 病名。出《外科理例》。有头疽生于背腰部两旁，患者能以自己的手触及者。有上搭手、中搭手、下搭手之分。见各条。

达磨·曼仁巴·洛桑曲扎 dámó·

mànrénbā·luòsāngqūzhā 清初著名藏医学家。生活于 17 世纪，曾任五世达赖的侍医，奉其命补充藏医名著《祖先口述》中的残缺部分，并著有《医药训诫》《金饰格言》《药物性能独解》《宇陀·元丹贡布传记》等多种著作。其中《金饰格言》在五世达赖执政期间（1617~1682 年）得以刻版印行。

达生编 dáshēngbiān 医书。1 卷。清·亟斋居士撰。刊于 1715 年。书中记述胎产调护之法，主张产妇临产时要沉着镇静，掌握"睡、忍痛、慢临盆"六字诀。内容通俗简要，有一定实用价值。有近代刊本。

达邪 dáxié 见透邪条。

达原散 dáyuánsǎn 即达原饮。详该条。

达原饮 dáyuányǐn 原名达原散。《温疫论》方。槟榔二钱，厚朴、知母、芍药、黄芩各一钱，草果、甘草各五分。水煎服。功能开达膜原，辟秽化浊。治温疫或疟疾邪伏膜原，先憎寒而后发热，继而但热不寒，或发热傍晚益甚，头疼身痛，脉数。

瘩背草 dábēicǎo 见《南京民间药草》。犁头草之别名。详该条。

打不死 dǎbùsǐ 佛甲草之别名。详该条。

打灯火 dǎdēnghuǒ 灯火灸。详该条。

打呃忒 dǎ'ètè 呃逆的俗称。详该条。

打鼓子 dǎgǔzǐ 千金子之别名。详该条。

打扑伤损 dǎpūshāngsǔn 即跌打损伤。详该条。

大安丸 dà'ānwán 即保和丸加白术。治脾虚食滞。

大八角 dàbājiǎo 八角茴香之处方名。详该条。

大白通 dàbáitōng 红藤之别名。详该条。

大板蓝根汤 dàbǎnlángēntāng 验方。见《儿科学》（上海中医学院）。板蓝根、大青叶、金银花各 15 克，玄参 9 克，百部、桑白皮各 6 克，甘草 3 克（不满周岁者药量减半）。加水浓煎，分三次服。治小儿腺病毒肺炎。

大半夏汤 dàbànxiàtāng ❶《金匮要略》方。半夏二升，人参三两，蜂蜜一升。水煎，分两次服。治胃反朝食暮吐，或暮食朝吐。❷《千金要方》方。半夏二升，蜂蜜、白术各一升，人参二两，生姜三两。水煎，分三次服。治胃反不受食，食已即吐。

大包 dàbāo 经穴名。代号SP21。出《灵枢·经脉》。属足太阴脾经。位于胸侧部，腋中线与第六肋间交界处。主治气喘、胸胁痛、肋间神经痛等。斜刺或向后平刺0.5~0.8寸。禁深刺。灸3~5壮或5~10分钟。本穴为脾之大络。

大贝母 dàbèimǔ 浙贝母之处方名。详该条。

大便 dàbiàn 又称大溲。了解大便性状与排便情况是问诊内容之一。

大便不通 dàbiànbùtōng 即便秘。详该条。

大便秘结 dàbiànmìjié 即便秘。详该条。

大便难 dàbiànnán 出《素问·至真要大论》。即便秘。详该条。

大脖子 dàbózi 即瘿。详该条。

大驳骨 dàbógǔ 中药名。见《广西中药志》。别名大接骨。为爵床科植物黑叶爵床 Adhatoda ventricosa（Wall.）Nees 或鸭嘴花 A. vasica Nees 的枝叶。分布于我国南方各地。辛，平。理伤接骨，祛风除湿。治跌打损伤、骨折、风湿痹痛、肋间神经痛，煎服：15~30克。外用：捣敷或煎水洗。鸭嘴花的叶中含鸭嘴花碱和鸭嘴花酮碱。鸭嘴花碱氧化后，大部分可以转变成鸭嘴花酮碱。鸭嘴花酮碱对豚鼠有支气管扩张作用；对离体豚鼠和兔心有加强心脏收缩力，增加冠脉流量的作用。鸭嘴花碱的作用则相反。所含油脂有抗结核作用。叶中不含氮的中性成分可降低兔血糖。

大补阴丸 dàbǔyīnwán 原名大补丸。《丹溪心法》方。黄柏、知母各四两，熟地黄、龟甲各六两，猪脊髓十条。蜜丸，每服三钱。功能滋阴降火。治肝肾阴虚，虚火上炎而致的骨蒸潮热、盗汗遗精、腰酸腿软、眩晕耳鸣、或咳嗽咯血、心烦易怒、失眠多梦等。

大补元煎 dàbǔyuánjiān《景岳全书》方。山茱萸、炙甘草各一钱，炒山药、杜仲、当归、枸杞子各二钱，人参二钱至二两，熟地黄三钱至三两。水煎服。治气血大虚，肾虚精亏，精神失守之证。

大柴胡汤 dàcháihútāng《伤寒论》方。柴胡八两，枳实四枚，生姜五两，黄芩三两，白芍三两，半夏半升，大枣十二枚，大黄二两。水煎，分三次服。功能和解少阳，泻下热结。治少阳热邪未解，阳明里热壅盛，症见往来寒热、胸闷呕恶、郁郁微烦、心下痞硬、下利而不畅、脉弦有力。现代也用于胆囊炎、胆石症、急性胰腺炎、溃疡病急性穿孔缓解后腹腔感染、慢性胃炎等属实证者。

大产 dàchǎn 即正产。详该条。

大肠 dàcháng ❶六腑之一。上接阑门，与小肠相通，下连肛门（包括结肠和直肠）。大肠具有接纳小肠下注的消化物，吸收剩余的水分和养料，使之形成粪便，传送至肛门排出体外的功能。是整个消化过程的最后阶段，有"传导之腑""传导之官"之称。手阳明大肠经络于肺，与肺互为表里。《素问·灵兰秘典论》："大肠者，传道之官，变化出焉。"❷推拿部位名。出《陈氏小儿按摩经》。①位于食指拇侧边缘一线，也称大肠侧、大肠筋（《幼科推拿秘书》）。治泄泻，止痢疾。②位于食指远端指骨的腹面（《小儿推拿方脉活婴秘旨全书》）。③位于食指近端指骨的腹面（《小儿推拿广意》）。

大肠病 dàchángbìng 手阳明大肠经之简称。详该条。

D

大肠经 dàchángjīng 六腑病候之一。出《灵枢·邪气脏腑病形》。泛指大肠的病变。多由大肠客寒积热、宿滞瘀积、风邪湿滞或大肠气虚等，使大肠传导、变化的功能失常。临床表现有腹胀肠鸣、脐腹痛，大便秘结，泄泻或痢疾，以及便血、脱肛等。治当根据病情不同，选用行气导滞、润肠通便、祛风散寒、清热化湿、涩肠止血与补益中气、温补脾肾等法。

大肠咳 dàchángké 病症名。咳嗽兼见大便失禁。《素问·咳论》："肺咳不已则大肠受之，大肠咳状，咳而遗矢。"可用补中益气汤去升麻加桔梗，或用止嗽散合赤石脂禹余粮汤加减。不愈，用猪苓汤。

大肠热结 dàchángrèjié 邪热结于大肠而引起的病变。症见便秘或热结旁流、泻下黄臭粪水、腹痛拒按、舌苔黄燥、脉沉实有力。多见于温热病阳明腑实阶段。

大肠湿热 dàchángshīrè 湿热蕴于大肠的病变。常因饮食不节或不洁损伤肠胃，湿热之邪乘虚内犯所致。症见腹痛下痢、里急后重，或便脓血、肛门灼热、小便短赤、舌苔黄腻、脉滑数。多见于结肠炎、痢疾。

大肠手阳明之脉 dàchángshǒuyángmíngzhī mài 即手阳明大肠经。详该条。

大肠俞 dàchángshù 经穴名。代号 BL25。出《针灸甲乙经》。属足太阳膀胱经。位于腰部，当第四腰椎棘突下，旁开1.5寸处。主治腹痛、腹胀、腹泻、细菌性痢疾、肠梗阻、便秘、腰脊痛等。直刺0.8~1.2寸。灸3~7壮或5~15分钟。

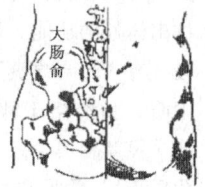

大肠俞

大肠液亏 dàchángyèkuī 大肠津液不足所出现的病变。与阴血不足或热病伤津有关。症见便秘或排便困难，兼见消瘦、皮肤干燥、咽干、舌红苔少、脉细。可见于老年性便秘或习惯性便秘。

大肠胀 dàchángzhàng 病症名。出《灵枢·胀论》。指肠鸣而痛，冬天重感寒邪则飧泄不化等症。多因大肠受寒所致。可用顾母理脏汤（《医醇賸义》：枳壳、青皮、厚朴、干姜、谷芽、当归、茯苓、白术、木香、白蔻、橘饼）等方。亦有以胀病而见上述证候者为大肠胀，宜在治胀方中加大肠经药，如白芷、升麻、黄芩、石膏等（《杂病源流犀烛·肿胀源流》）。

大承气汤 dàchéngqìtāng 《伤寒论》方。大黄四两（后入），厚朴八两，枳实五枚，芒硝三合（冲）。水煎，分两次服。功能软坚润燥，破结除满，荡涤肠胃，急下存阴。治阳明腑实，大便秘结，胸脘痞闷，腹部胀满，硬痛拒按，甚则潮热谵语，苔黄厚而干，或焦黄起刺，脉沉实，或热结旁流，虽下利清水臭秽，而腹满痛不减，按之坚硬，口干舌燥，脉滑数，以及热厥、痉病或发狂之属里热实证者。现代也用于急性单纯性肠梗阻、急性单纯性阑尾炎、急性胆囊炎等见有便秘、苔黄、脉实者。实验研究：本方有增强胃肠道蠕动作用；有明显增加肠容积作用；对肠套叠能促使还纳，解除梗阻；还有增加肠襻血流量，降低血管通透性，以及抑菌、抗感染等作用。

大成汤 dàchéngtāng 《外科正宗》方。陈皮、当归、苏木、木通、红花、厚朴、甘草各一钱，枳壳二钱，大黄三钱，朴硝二钱。水煎服。治跌仆损伤，瘀血内停而致的肚腹鼓胀、结胸不食、恶心干呕、二便秘涩，甚至昏迷不醒等症。

大川芎丸 dàchuānxiōngwán 《宣明论方》方。川芎一斤，天麻四两。蜜丸，每服一钱，饭后茶水或温酒送服。治头风眩晕，偏正头痛。

大定风珠 dàdìngfēngzhū 《温病条辨》方。

白芍、生地黄、麦冬各六钱，阿胶三钱，生龟甲、生牡蛎、生鳖甲、炙甘草各四钱，麻仁、五味子各二钱。水煎去滓，入鸡子黄，搅匀，分三次服。功能滋液育阴，柔肝息风。治热灼真阴，虚风内动，症见神倦瘛疭，脉象虚弱，舌绛苔少，有欲脱之势者。

大都 dàdū 经穴名。代号 SP2。出《灵枢·本输》。属足太阴脾经。荥穴。位于足跗趾内侧缘，当第一跖趾关节前下方，赤白肉际处。主治胃痛、腹胀、泄泻等。直刺 0.3 ~ 0.5 寸。灸 3 ~ 5 分钟。

大豆黄卷 dàdòuhuángjuǎn 中药名。出《神农本草经》。别名大豆卷、豆卷。为豆科植物大豆 Glycin max（L.）Merr. 的种子（黑大豆）发芽后晒干而成。甘，平。入脾、胃经。清解表邪，分利湿热。治暑湿感冒，湿温初起汗少，胸脘痞闷，小便不利，水肿，湿痹。煎服：9 ~ 15 克。本品含天冬酰胺、胆碱、黄嘌呤、次黄嘌呤以及无机盐等。

大豆卷 dàdòujuǎn 大豆黄卷之简称。详该条。

大毒 dàdú 指药物的性味效能猛烈。如大黄之泻下，麻黄之发汗，瓜蒂之催吐等。《素问·五常政大论》："大毒治病，十去其六。"

大敦 dàdūn 经穴名。代号 LR1。出《灵枢·本输》。别名水泉。属足厥阴肝经。井穴。位于足大趾外侧，趾甲角旁 0.1 寸处。主治疝气、崩漏、睾丸炎、尿失禁等。浅刺 0.1 ~ 0.2 寸，或点刺出血。灸 3 ~ 5 壮或 5 ~ 10 分钟。

大方 dàfāng 七方之一。方剂之大者。对于邪气强盛、病有兼证的可使用大方。有五种：药力猛；药味多；药量重；量多而一次服完；能治疗重病及下焦病。如下法中的大承气汤。

大方脉 dàfāngmài 我国古代官方卫生机构医学分科的一种。专门治疗成人的疾病，大体相当于现在的内科。

大防风汤 dàfángfēngtāng《太平惠民和剂局方》方。川芎、炮附子各一两五钱，熟地黄、白术、防风、当归、白芍、黄芪、杜仲各二两，羌活、人参、炙甘草、牛膝各一两。加生姜七片，大枣一枚，水煎服。治痢风，症见痢后脚痛软弱，行走困难；鹤膝风，两膝肿大而痛，上下腿细，形如鹤膝，不能屈伸。亦治附骨疽肿痛，局部或肿而不痛。

大飞扬草 dàfēiyángcǎo 即飞扬草。详该条。

大分清饮 dàfēnqīngyǐn《景岳全书》方。茯苓、泽泻、木通各二钱，猪苓、栀子、枳壳、车前子各一钱。水煎服。治湿热郁滞而致的小便不利，或腹痛尿血，或黄疸泄泻等。

大风 dàfēng 即疠风。详该条。

大风子 dàfēngzǐ 中药名。出元·朱震亨《本草衍义补遗》。别名大枫子。为大风子科植物大风子 Hydnocarpus anthelmintica Pierre 的成熟种子。主产于越南、泰国，我国云南、台湾、广西等地有栽培。辛，热，有毒。祛风燥湿，攻毒杀虫。治麻风，内服：1.5 ~ 3 克，入丸、散用。捣泥去油，以麻油调敷，治杨梅毒疮、疥癣。内服易引起头痛、头晕、恶心、呕吐等中毒症状，不宜久服。本品含多量脂肪油，油中主要成分为大风子油酸、次大风子油酸。大风子有抗麻风作用。大风子油及其脂肪酸钠盐有抗结核作用，后者的作用较强。水浸液在试管内对常见致病性皮肤真菌有抑制作用。大风子油及其衍生物对机体组织均有刺激性，毒性较大，大风子油酸乙酯毒性较小。

D

大枫子 dàfēngzǐ 即大风子。详该条。

大腹皮 dàfùpí 中药名。出唐·侯宁极《药谱》。为棕榈科植物槟榔 *Arecacatechu* L. 的果皮。主产于广东、云南、台湾。辛，微温。入脾、胃、大肠、小肠经。行气宽中，利水消肿。治腹胀、水肿、脚气、小便不利，煎服：4.5~9克。

大腹子 dàfùzǐ 槟榔之别名。详该条。

大谷 dàgǔ 见溪谷条。

大骨空 dàgǔkōng 经外奇穴名。代号 EX – UE5。见《扁鹊神应针灸玉龙经》。位于拇指背侧指骨关节横纹之中点。主治目疾、吐泻等。灸 3~5 壮或 5~10 分钟。

大骨枯槁 dàgúkūgǎo 证名。出《素问·玉机真脏论》。指肾气衰败而见肩垂项倾，腰重膝败的垂危征象。可见于慢性消耗性疾病后期与恶液质患者。

大观本草 dàguānběncǎo 即《经史证类大观本草》之简称。详见经史证类备急本草条。

大关节不利 dàguānjiébúlì 证名。出《素问·至真要大论》。指四肢的肩、肘、腕、股、膝、踝等关节不能伸屈自如。

大海子 dàhǎizǐ 胖大海之别名。详该条。

大汗 dàhàn 证名。出《灵枢·五禁》。大量出汗之意。如大汗而亡阳，称脱汗。如因发汗不当而大汗，称漏汗。详见脱汗、漏汗条。

大赫 dàhè 经穴名。代号 KI12。出《针灸甲乙经》。别名阴维、阴关。属足少阴肾经。位于腹正中线脐下 4 寸，旁开 0.5 寸处。主治遗精、阳痿、带下等。直刺 1~1.5 寸。灸 3~5 壮或 5~10 分钟。

大横 dàhéng 经穴名。代号 SP15。出《针灸甲乙经》。又名肾气。属足太阴脾经。位于神阙穴（脐中）旁开 4 寸处。主治腹痛、腹泻、便秘、肠道蛔虫病等。直刺 1~2 寸，或向脐透刺 2~2.5 寸。灸 5~7 壮或 10~15 分钟。

大横纹 dàhéngwén 推拿部位名。出《小儿按摩经》。又名横纹。即腕部掌侧的横纹。《幼科推拿秘书》："板门直推到横纹，止吐神效；横纹转推到板门，止泻神效。"

大红花 dàhónghuā 扶桑花之别名。详该条。

大黄 dàhuáng 中药名。出《神农本草经》。别名川军、将军、锦纹大黄。为蓼科植物掌叶大黄 *Rheum palmatum* L.、药用大黄 *R. officinale* Baill. 或唐古特大黄 *R. tanguticum* Maxim. ex Balf 的根茎。主产于甘肃、青海、四川等地。苦，寒。入胃、大肠、肝经。泻热通肠，凉血解毒，逐瘀通经。治实热便秘、谵语发狂、食积、泻痢、湿热黄疸、淋浊溲赤、暴眼赤痛、吐血、衄血、血瘀经闭，煎服：3~12克。治痈肿疮疔、烫伤。研末调敷或煎服。生用力猛，熟用力缓。止血宜炒炭，通便宜后下。胎前、产后慎用。三种大黄的根茎均含大黄酸、大黄素、大黄酚、芦荟大黄素、大黄素甲醚以及其中某些物质的葡萄糖苷、鞣质、树脂等。掌叶大黄有缓泻作用，其有效成分以番泻苷 A 作用最强。因鞣质含量较高，故在产生泻下作用后，又可出现便秘。对多数革兰阳性细菌和某些革兰阴性细菌在试管内均有抑制作用，有效成分主要是蒽醌类衍生物。大黄酚能缩短小鼠凝血时间。对胆汁及胰液的分泌有轻度促进作用，并有轻度利尿作用。大黄素和大黄酸对某些实验性肿瘤（如小鼠黑色素瘤、乳腺肿瘤及艾氏癌腹水型）均有抑制作用。

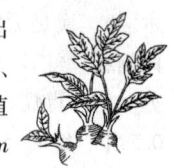

大黄

大黄䗪虫丸 dàhuángzhèchóngwán 《金匮要略》方。大黄十分，黄芩二两，甘草三两，桃仁一升，杏仁一升，白芍四两，生地黄十两，干漆一两，虻虫一升，水蛭一百枚，蛴螬一升，蟅虫半升。蜜丸，小豆大，每服五丸，温酒送服，日三次。功能祛瘀生新。治虚劳消瘦、腹满不能饮食、干血内停、肌肤甲错、两目黯黑。

大黄附子汤 dàhuángfùzǐtāng 《金匮要略》方。大黄三两，炮附子三枚，细辛二两。水煎，分三次服。功能温经散寒，通便止痛。治阴寒积聚，腹痛便秘，胁下偏痛，发热，脉沉弦而紧。

大黄甘草汤 dàhuánggāncǎotāng 《金匮要略》方。大黄四两，甘草一两。水煎，分两次服。治胃肠积滞而致的食已即吐、便秘等。

大黄甘遂汤 dàhuánggānsuìtāng 《金匮要略》方。大黄四两，甘遂、阿胶各二两。水煎顿服。治妇女产后水与血结于血室，少腹膨满，小便微难而不渴。

大黄黄连泻心汤 dàhuánghuángliánxièxīntāng 又名黄连泻心汤。《伤寒论》方。大黄二两，黄连一两。开水浸渍，分两次服。治热邪壅滞心下，气结不舒，心下痞，按之濡，脉关上浮，与心火亢盛，吐血衄血。

大黄流浸膏 dàhuángliújìngāo 中成药。见《中华人民共和国药典》2010年版一部。大黄制成的流浸膏。一次0.5~1毫升，一日1~3次。功能泻热通便，治实热便秘及食欲不振。

大黄牡丹皮汤 dàhuángmǔdānpítāng 即大黄牡丹汤。详该条。

大黄牡丹汤 dàhuángmǔdāntāng 又名大黄牡丹皮汤。《金匮要略》方。大黄四两，牡丹皮一两，桃仁五十个，冬瓜仁半升，芒硝三合（冲）。水煎，顿服。功能泻热破瘀，散结消肿。治肠痈，少腹肿痞，按之痛甚，发热恶寒，脉弦紧。也用于急性阑尾炎、子宫附件炎、盆腔炎而属湿热者。实验研究：能增强阑尾蠕动，促进血液运行。

大黄清胃丸 dàhuángqīngwèiwán 中成药。见《中华人民共和国药典》2010年版一部。大黄504克，木通、槟榔、芒硝各63克，胆南星、羌活、白芷、炒牵牛子各42克，黄芩96克，滑石粉168克。功能清热解毒，通便。用于胃火炽盛，口干舌燥，头痛眩晕，大便燥结。

大黄汤 dàhuángtāng ❶《刘涓子鬼遗方》方。大黄三两，栀子五十个，升麻二两，黄芩三两，芒硝一两（冲）。水煎，分三次服。治实热痈疽、二便不通。❷《卫生宝鉴》方。大黄一两。为粗末，加酒，水煎，分两次服。治泻痢频繁，日久不愈，脓血稠黏，里急后重。

大黄藤 dàhuángténg 藤黄连之别名。详该条。

大黄硝石汤 dàhuángxiāoshítāng 《金匮要略》方。大黄、黄柏、硝石（后入）各四两，栀子十五枚。水煎，顿服。治黄疸，腹满，小便不利而赤，自汗出，表和里实者。

大茴香 dàhuíxiāng 八角茴香之处方名。详该条。

大活 dàhuó 药名，见《河北药材》。为独活之别名，详该条。

大活络丹 dàhuóluòdān 原名大神效活络丹。《卫生鸿宝》方。白花蛇、乌梢蛇、大黄、川芎、黄芩、玄参、青皮、甘草、木香、藿香、白芷、天竺黄、草豆蔻、肉桂、竹节香附、黄连、附子、地龙、香附、麻黄、白术、羌活、何首乌、沉香、熟地黄、天麻、虎骨、全蝎、松香、细辛、僵蚕、乌药、乳香、骨碎补、血竭、威灵仙、茯苓、丁香、没药、当归、葛根、人参、龟甲、白豆蔻、赤芍、防风、麝香、冰片、犀角、牛黄、朱砂、安息香。为末，蜜丸，每服一钱，日一至两次。治痰厥而致的瘫痪、足痿痹痛、筋脉拘急、腰腿疼痛，以及跌仆损伤，行走不便。

大活血 dàhuóxuè 红藤之别名。详该条。

大戟 dàjǐ 中药名。出《神农本草经》。别名下马仙、龙虎草、鼓胀草。为大戟科植物京大戟 *Euphorbia pekinensis* Rupr. 的根。主产于江苏。苦，寒，有毒。入肺、脾、肾经。逐水通便，消肿散结。治水肿喘满、大腹水鼓、留

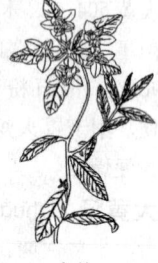
大戟

饮胸痛、瘰疬、痈疽肿毒，煎剂：1.5～3克；散剂：0.3～0.9克。外敷疮疡肿毒。虚寒阴水及孕妇忌服。反甘草。本品含大戟苷，大戟色素 A、B、C 及生物碱等。乙醚和热水提取液对消化道有刺激作用，可致腹泻。对实验性腹水大鼠有利尿作用。如与甘草合用，则对小鼠的致死作用加强。

大戟中毒 dàjǐzhòngdú 因服大戟过量引起中毒。症见恶心、呕吐，腹痛，腹泻水样便，一般无脓血；严重者可出现脱水及酸中毒，甚至发生肾功能衰竭。宜中西医结合治疗。《本草纲目》载有大戟"得枣不损脾""用菖蒲解之""恶薯蓣"等，可参考。

大蓟 dàjì 中药名。出《本草经集注》。别名马蓟、虎蓟、野红花。为菊科植物大蓟 *Cirsium japonicum* DC. 的全草或根。全国大部分地区均产。甘，凉。入肝、肾经。凉血止血，散瘀消痈。治衄血、吐血、咯血、尿血、便

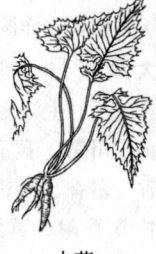
大蓟

血、月经过多、崩漏、肾炎、高血压。煎服：9～15克，鲜品30～60克。外敷痈肿疮毒，外伤出血。全草含生物碱、挥发油。根含乙酸蒲公英甾醇酯、β-谷甾醇等。鲜叶

含柳穿鱼苷、柳穿鱼素等黄酮类成分。水或醇浸剂对动物有降低血压作用，炒炭后能缩短出血时间。

大瘕泄 dàjiǎxiè 古病名。出《难经·五十七难》。症见大便频数难下，里急后重，或阴茎中痛。后世有不同解释：一指痢疾。清·莫枚士《研经言》："今之痢，即《难经》五泄中之大瘕泄。"详见痢疾条。二指一种阴虚似痢症（见《医贯》）。《罗氏会约医镜》认为指肾泄。症见大小便牵痛，愈痛愈便，愈便愈痛，红白相杂，里急后重，小便短涩，或欲小便而大便先脱，或欲大便而小便自遗，两便牵引而痛。治宜补肾。可用八味地黄丸、温肾汤（《罗氏会约医镜》：熟地、山药、枣皮、泽泻、茯苓、补骨脂、菟丝子、五味子、肉桂、附子）加减。三指热泄（见《杂病源流犀烛》）。症见便泄，里急后重，或茎中痛。宜用八正散、天水散等加减。

大建中汤 dàjiànzhōngtāng 《金匮要略》方。蜀椒二合，干姜四两，人参二两。水煎去滓，入饴糖，分两次服。功能温中补虚，降逆止痛。治中阳虚衰，阴寒内盛，脘腹剧痛，上下攻撑，不可触近，腹满呕逆，不能饮食，及脾胃虚寒，蛔虫为患，腹部剧痛者。

大楗骨伤 dàjiàngǔshāng 病名。见《医宗金鉴·正骨心法要旨》。大楗骨即股骨。因跌打、坠马、压轧等所致。临床有股骨颈、股骨中段及股骨下段骨折等。症见局部肿胀、疼痛，患肢缩短，患脚外旋，不能站立行走，并可检到骨擦音。宜牵引及手法复位。若有碎骨，治宜两手按摩碎骨，推拿复位，再以指按伤部使碎骨不落，小夹板固定。内服复元活血汤加味，继服正骨紫金丹。后期用海桐皮汤，并配合功能锻炼。

大接骨 dàjiēgǔ 大驳骨之别名。详该条。

大节藤 dàjiéténg 买麻藤之别名。详该条。

大结胸 dàjiéxiōng 病证名。见《类证活人书》。指《伤寒论》的大陷胸汤（丸）证。多因太阳病表证未罢误下，热邪内陷，痰水互结所致。症见胸脘脐腹硬满疼痛，手不可按，口渴舌燥，日晡潮热，脉沉紧等。治宜开结、逐水、泻热。方用大陷胸汤或丸。参见结胸条。

大金不换 dàjīnbúhuàn 大金牛草之别名。详该条。

大金牛草 dàjīnniúcǎo 中药名。见广州部队卫生部《常用中草药手册》。别名紫背金牛、大金不换、疳积草。为远志科植物金不换 Polygala glomerata Lour. 的全草。分布于广东、广西、福建、云南等地。甘、微辛，平。祛痰止咳，消积，活血散瘀。治咳嗽胸痛、疳积、肝脾肿大、小儿麻痹后遗症、跌打损伤、蛇咬伤，煎服：9～30克。全草含苏齐内酯（Suchilactone）、齐苏内酯（Chisu-lactone）、金不换素、金不换萘酚、牛蒡苷、芸香苷等。

大金钱草 dàjīnqiáncǎo 中药名。见《重庆草药》。别名金钱草、地蜈蚣、四川金钱草、对座草。为报春花科植物过路黄 Lysimachia christinae Hance 的全草。分布于西南、中南、华东及山西、陕西等地。苦、酸，凉。入肝、胆、肾、膀胱经。清热解毒，利尿排石。治黄疸型肝炎、胆囊炎、胆结石、尿路感染及结石、水肿，煎服：15～30克。治乳腺炎，用鲜品捣敷。本品含对羟基苯甲酸、尿嘧啶、山柰酚、槲皮素和它们的苷。又含氨基酸、鞣质、挥发油、胆碱。煎剂有利胆作用，可能是促进肝细胞分泌胆汁，并使奥狄括约肌松弛。体外对金黄色葡萄球菌有抑制作用。它还能溶解尿路结石，钾盐有利尿作用。动物实验发现，对细胞免疫及体液免疫均有抑制作用。

大金雀 dàjīnquè 红旱莲之别名。详该条。

大救驾 dàjiùjià 祖师麻之别名。详该条。

大橘皮汤 dàjúpítāng 《奇效良方》方。橘皮三钱，滑石四钱，赤茯苓一钱五分，木香、槟榔、猪苓、泽泻、白术各一钱，肉桂五分，甘草三分。加生姜五片，水煎服。治湿热内甚，脘腹胀满，水肿，小便不利，大便泄泻。

大巨 dàjù 经穴名。代号ST27。出《针灸甲乙经》。别名腋门。属足阳明胃经。位于腹正中线脐下2寸，旁开2寸处。主治腹痛、腹泻、尿潴留、输尿管结石、疝气、遗精等。直刺1～1.5寸。灸3～7壮或5～15分钟。

大力草 dàlìcǎo 向天盏之别名。详该条。

大力王 dàlìwáng 飞廉之别名。详该条。

大力子 dàlìzǐ 牛蒡子之别名。详该条。

大连翘汤 dàliánqiàotāng 即大连翘饮。详该条。

大连翘饮 dàliánqiàoyǐn 又名大连翘汤。《医宗金鉴》方。连翘、当归、赤芍、防风、木通、滑石、牛蒡子、蝉蜕、瞿麦、石膏、荆芥、甘草、柴胡、黄芩、栀子、车前子各五分。加灯心，水煎服。治小儿赤游丹毒，症见先身热惊啼，次生红晕，由小渐大，其色如丹，游走无定，起于背腹，遍及四肢。

大良姜 dàliángjiāng 中药名。见《广西中药志》。别名山姜。为姜科植物大高良姜 Alpinia galanga（L.）Willd. 的根茎。主产于广西。辛，温。温胃，散寒，止痛。治心胃气痛，胃寒及伤食吐泻。煎服：3～9克。根茎含挥发油，油中含桂皮酸甲酯、桉叶素等。又含高良姜素。石油醚提取物对兔有较好的祛痰作用。挥发油对皮肤和黏膜有刺激作用，内服有祛风及抑制小肠过度蠕动的作用。

大陵 dàlíng 经穴名。代号PC7。出《灵枢·本输》。属手厥阴心包经。输（原）穴。位于前臂屈侧，腕横纹的中点，当桡侧腕屈肌腱与掌长肌腱之间的凹陷处。主治胸痛、胃痛、心悸、心绞痛、精神病及腕关节疾患。直刺0.3～0.5寸。灸3～5分钟。本穴又为心之原，参见十二原条。

大偻 dàlǚ 症名。指曲背俯身的症状。俗称驼背。《素问·生气通天论》："阳气者，精则养神，柔则养筋。开阖不得，寒气从之，乃生大偻。"参见背偻条。

大麻风 dàmáfēng 即疠风。详该条。

大麻仁 dàmárén 即火麻仁。详该条。

大麻子 dàmázǐ 蓖麻子之别名。详该条。

大麦牛 dàmàiniú 王不留行之别名。详该条。

大麦芽 dàmàiyá 即麦芽。详该条。

大脉 dàmài 脉象之一。脉来大而满指，波动幅度倍于平常。若大而有力为邪热实证；大而无力为虚损，气不内守之证。《素问·三部九候论》："形瘦脉大，胸中多气者死。"

大门 dàmén 经外奇穴名。见《千金翼方》。位于头正中线，枕骨粗隆直上1寸处。主治半身不遂。平刺0.5～0.8寸。灸1～3壮或5～10分钟。

大明 dàmíng 见日华子条。

大木花 dàmùhuā 雪莲花之别名。详该条。

大七气汤 dàqīqìtāng 即四七汤。详该条。

大秦艽汤 dàqínjiāotāng 《医学发明》方。秦艽、石膏各二两，甘草、川芎、当归、羌活、独活、防风、黄芩、白芍、白芷、白术、生地黄、熟地黄、茯苓各一两，细辛五钱。为粗末，每服一两，水煎服。治血虚不能养筋所致的手足痿软、舌强不语。

大青龙汤 dàqīnglóngtāng 《伤寒论》方。麻黄六两，桂枝、炙甘草各二两，杏仁四十枚，生姜三两，大枣十枚，石膏如鸡子大。水煎，分三次服。功能发汗解表，清热除烦。治风寒表实证并里热者，症见发热恶寒、身疼痛、不汗出而烦躁、脉浮紧。

大青盐 dàqīngyán 戎盐之别名。详该条。

大青叶 dàqīngyè 中药名。出《新修本草》。为十字花科植物菘蓝 Isatis indigotica Fort. 的叶。主产于江苏、安徽、河北、河南、浙江等地。苦，寒。入心、胃、经。清热解毒，凉血消斑。治流行性乙型脑炎、流行性感冒、腮腺炎、扁桃体炎、肺炎、疫毒痢、急性肠胃炎、温病发斑、吐血、衄血、丹毒、疔疮肿毒、蛇咬伤等，煎服：9～15克。菘蓝叶含有靛红烷B、色氨酸、葡萄糖芸苔素等。药理研究证明，具有抗菌、抗病毒、解热和抗肿瘤等作用。

大清凉饮 dàqīngliángyǐn 《寒温条辨》方。炒僵蚕三钱，蝉蜕十二个，当归、生地黄、金银花、泽兰各二钱，全蝎三个，泽泻、木通、车前子、黄连、黄芩、炒栀子、五味子、麦冬、龙胆草、牡丹皮、知母各一钱，甘草五钱。水煎去渣，入蜂蜜、米酒、童便和匀，冷服。治温病，表里三焦大热，胸满胁痛，耳聋目赤，口鼻出血，唇干舌燥，口苦，自汗，咽喉肿痛，谵语狂乱等。

大全宝光散 dàquánbǎoguāngsǎn 《瑞竹堂经验方》方。黄连八两，当归二两，葳蕤仁一两六钱，白矾二两二钱，甘草二两三分，杏仁二两四钱，龙胆草四两八分，干姜二两四分，赤芍三两三钱。为粗末，每服二钱，水煎去渣，洗眼。治新久风弦烂眼，流泪作痛。

大肉陷下 dàròuxiànxià 症名。出《素问·玉机真脏论》。指脾气衰败而见肩臂股胫等处肌肉瘦削如脱尽的征象。本症可见于慢性消耗性疾病后期与恶液质患者。

大乳汁草 dàrǔzhīcǎo 飞扬草之别名。详该条。

大三关 dàsānguān 即三关。详该条。

大三五七散 dàsānwǔqīsǎn 《千金要方》方。天雄、细辛各三两，山茱萸、干姜各五两，山药、防风各七两。为末，每服五钱匕，清酒送服。治头风眩晕，耳聋，口眼歪斜。

大山楂丸 dàshānzhāwán 《中药制剂手册》方。山楂 1000 克，六神曲（麸炒）、麦芽（炒）各 150 克，白糖 875 克。为末，炼蜜为丸，每丸重 9 克，每服 1 丸，温开水送下，一日 2 次。功能消食化滞，调和脾胃。用于脾胃不和，饮食停滞，脘腹胀满，消化不良。

大神效活络丹 dàshénxiàohuóluòdān 即大活络丹。详该条。

大生要旨 dàshēngyàozhǐ 医书。5 卷。清·唐千顷撰。刊于 1762 年。书中记述妇科胎产诸病与儿科常见病症及护理等，内容简要，流传较广。现有近代刊本。

大圣浚川散 dàshèngjùnchuānsǎn 《证治准绳》方。煨大黄、牵牛子、郁李仁各一两，木香、芒硝各三钱，甘遂五分。水煎服。治水肿胀满。

大实有羸状 dàshíyǒuléizhuàng 见《顾氏医镜》。实邪结聚的病症，出现类似虚弱的假象。如腹中积聚，按之则痛，面色红，气粗，脉来有力的实证，严重时反见嘿嘿不欲语，肢体不欲动，或头目昏花，或泄泻不实等羸弱症状。参真实假虚条。

大熟地 dàshúdì 熟地黄之处方名。详该条。

大溲 dàsōu 大便的别称。详该条。

大搜山虎 dàsōushānhǔ 三分三之别名。详该条。

大蒜 dàsuàn 中药名。出《本草经集注》。为百合科植物蒜 Allium sativum L. 的鳞茎。各地均产。辛，温。入脾、胃、肺经。解毒，健胃，杀虫。预防流行性感冒、流行性脑脊髓膜炎。治肺结核、百日咳、消化不良、肠炎、痢疾、蛲虫及钩虫病。捣烂敷足心，止鼻衄，咯血。内服：6～15 克，生食或煨食。本品含挥发油、蒜氨酸、大蒜新素、微量的碘等。大蒜新素对热稳定，体外对白色念珠菌等真菌、绿脓杆菌、金黄色葡萄球菌

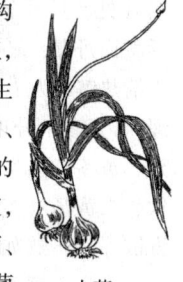

大蒜

等有抑制作用。不溶于血，全身毒性较低，静脉滴注有较好的临床疗效。蒜氨酸被蒜中存有的蒜酶分解后可产生蒜素而呈现抗菌或杀菌作用。大蒜的挥发性物质、大蒜汁或大蒜浸出液同样有效。局部应用有刺激性。

大田基黄 dàtiánjīhuáng 星宿菜之别名。详该条。

大通草 dàtōngcǎo 即通草。详该条。

大头陈 dàtóuchén 中药名。见《岭南采药录》。为玄参科植物球花毛麝香 Adenosma indianum（Lour.）Merr. 的带花全草。分布于广东、广西、云南等地。辛、微苦，温。疏风解表，化湿消滞。治感冒发热头痛、消化不良、腹胀腹泻，煎服：9～30 克。煎水洗对湿疹、皮炎有一定疗效。

大头风 dàtóufēng 即大头瘟。详该条。

大头花 dàtóuhuā 夏枯草之别名。详该条。

大头伤寒 dàtóushānghán 即大头瘟。详该条。

大头天行 dàtóutiānxíng 温疫的一种。见《丹溪心法·瘟疫》。即大头瘟，详该条。

大头瘟 dàtóuwēn 病名。见《医方考·大头瘟》。又名大头风、大头天行、大头伤寒等。指以头面部红肿为特征的温毒类疾病，多因风热时毒侵及三阳经络所致。①《温疫论》："大头瘟者，其湿热气蒸伤高颠，必多汗，初憎寒壮热体重，头面肿甚，目不能开，上喘，咽喉不利，舌干口燥。"张介宾则将"腮面红赤"的虾蟆瘟作为大头瘟的又

D

名（见《景岳全书·杂证谟》）。故本病实包括颜面丹毒、流行性腮腺炎等病症在内。治以清热解毒为主。用元参升麻汤（《证治准绳》：元参、升麻、犀角、赤芍、桔梗、贯众、黄芩、甘草）、普济消毒饮、清瘟败毒饮、二黄汤（黄连、黄芩、甘草）、荆防败毒散等，外敷如意金黄散。②众人同时发颐，或头面浮肿者。见《温疫论补注·杂气》。

大菟丝子丸 dàtúsīzǐwán 原名菟丝子丸。《太平惠民和剂局方》方。菟丝子、泽泻、鹿茸、石龙芮、肉桂、附子各一两，石斛、熟地黄、茯苓、续断、山茱萸、肉苁蓉、防风、杜仲、牛膝、补骨脂、毕澄茄、沉香、巴戟天、茴香各三分，五味子、桑螵蛸、川芎、覆盆子各五钱。糊丸，梧桐子大，每服二十丸，温酒或盐汤送服。治肾气虚损，症见少腹拘急，四肢酸痛，面色黧黑，目暗耳鸣，夜梦惊恐，神疲乏力，脚膝痿软，阳痿阴湿，小便滑数，溺有余沥。

大腿骨 dàtuǐgǔ 骨名。即股骨。参见髀骨条。

大腿痈 dàtuǐyōng 病名。出《疡医大全》。又名腿痈。指大腿部痈疽。如生于大腿内侧阴包穴部位，名阴包毒，属外痈。详该条。

大温中丸 dàwēnzhōngwán 《丹溪心法》方。①陈皮、苍术、厚朴、三棱、莪术、青皮各五两，香附一斤，甘草一两，醋炒针砂二两。醋糊为丸，空腹姜盐汤送服。治食积与黄肿。②又名大消痞丸。炒黄连、黄芩各六钱，姜黄、白术各一两，人参、陈皮、泽泻、炙甘草、砂仁、干姜、炒神曲各二钱，炒枳实五钱，半夏四钱，厚朴三钱，猪苓一钱五分。糊丸。治痞积。

大温中饮 dàwēnzhōngyǐn 《景岳全书》方。熟地三至七钱，白术、当归（如泄泻，改用山药）各三至五钱，人参二至五钱，炙

甘草一钱，柴胡二至四钱，麻黄一至三钱，肉桂一至二钱，干姜一两二钱（或煨姜三至七片）。水煎服，取微汗。治阳虚伤寒及劳倦、寒疫、阴暑，身虽炽热，时有畏寒，即在夏月，亦须盖被，或喜热汤，或兼呕恶泄泻，但六脉无力，肩背怯寒，邪气不能外达者。

大乌头煎 dàwūtóujiān 即乌头煎。详该条。

大陷胸汤 dàxiànxiōngtāng 《伤寒论》方。大黄六两，芒硝一升，甘遂（研末）一钱匕。水煎大黄，去滓，入芒硝再煎，后入甘遂末，待温后分两次服，得大便，则停服。功能泻热逐水。治热邪与水饮互结的结胸证，症见头汗出，身微热，或日晡小有潮热，舌燥口渴，短气烦躁，从心下至少腹硬满而痛不可近，大便秘，脉沉而紧，按之有力。近代也用于严重的单纯性肠梗阻，及肠腔积液较多者。

大陷胸丸 dàxiànxiōngwán 《伤寒论》方。大黄半斤，葶苈子半升，芒硝半升，杏仁半斤。前二味为末，入杏仁、芒硝合研，制取如弹丸一枚，另与甘遂末一钱匕，蜂蜜二合，水煎顿服，得大便为效。治结胸证，项强如柔痉状，并治阳明热喘，及水肿初起形实者。

大香连丸 dàxiāngliánwán 即香连丸。详该条。

大泻刺 dàxiècì 古刺法。九刺之一。《灵枢·官针》：“大泻刺者，刺大脓以铍针也。”指用铍针切开脓疡排出脓血的方法。

大叶青绳儿 dàyèqīngshéngr 青风藤之别名。详该条。

大叶蛇总管 dàyèshézǒngguǎn 中药名。①见《广西中草药》。别名蓝花柴胡。为唇形科植物显脉香茶菜 Rabdosia nervosa (Hemsl.) C. Y. Wu et H. W. Li 的全草。分布于四川、陕西、河南、湖北、浙江、江苏、

安徽、江西、广东、广西。微辛、苦、寒。清热利湿，解毒。治黄疸型肝炎，煎服：15～60克。治毒蛇咬伤，煎服，并捣敷伤口周围；煎水洗治脓疱疮、湿疹、皮肤瘙痒。②虎杖之别名，详该条。

大迎 dàyíng　经穴名。代号 ST5。出《素问·气府论》。别名髓孔。属足阳明胃经。位于下颌角前下方约 1～3 寸，咬肌附着部前缘处。主治面神经麻痹、三叉神经痛、牙痛、腮腺炎、牙关紧闭等。避开动脉，斜刺或平刺 0.5～0.8 寸。

大羽 dàyǔ　见《针灸甲乙经》。强间穴别名。详该条。

大芸 dàyún　肉苁蓉之别名。详该条。

大枣 dàzǎo　中药名。出《神农本草经》。别名红枣。为鼠李科植物枣 Ziziphus jujuba Mill. 的果实。主产于河北、河南、山东、四川等地。甘，温。入脾、胃经。补中益气，养血安神。治脾胃虚弱，食少便溏，倦怠乏力，

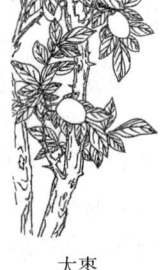

大枣

气血不足，心悸怔忡，过敏性紫癜，妇人脏躁。煎服：5～12 枚。本品含蛋白质、糖类、多种氨基酸、胡萝卜素、维生素 B_2、维生素 C 及钙、磷、铁等。对小鼠有增强肌力，保护肝脏的作用。

大造丸 dàzàowán　见《景岳全书》。又名河车大造丸。紫河车一具（酒蒸捣膏，以山药末收，烘干，或洗净焙干），败龟甲二两，黄柏、杜仲各一两半，牛膝、天冬、麦冬各一两二钱，熟地黄二两半（砂仁末六钱，茯苓二两，同用绢包，入好酒煮七次，去茯苓不用）。上药除熟地另捣外，共为末，用酒煮米糊，同熟地膏捣丸，梧桐子大（或作蜜丸），每服八九十丸，空腹盐汤或姜汤送下（夏季加五味子七钱，冬季用酒送服）。治阴

虚血热，耳目失聪，须发早白，腰酸腿软，骨蒸潮热。

大针 dàzhēn　九针之一。出《灵枢·九针十二原》。形如毫针而较粗，长 4 寸，针体呈圆柱状，针锋微圆。用于针刺放水，治疗关节积液等症。

大钟 dàzhōng　经穴名。代号 K14。出《灵枢·经脉》。属足少阴肾经。络穴。位于足跟内侧，太溪穴下 0.5 寸稍后，当跟腱内缘处。主治咽痛、虚喘、咳血、足跟痛等。直刺 0.3～0.5 寸。灸 5～10 分钟。

大中极 dàzhōngjí　见《针灸大全》。关元穴别名。详该条。

大杼 dàzhù　经穴名。代号 BL11。出《灵枢·刺节真邪》。属足太阳膀胱经。位于背部，当第一胸椎棘突下，旁开 1.5 寸处。主治感冒、发热、咳嗽、气喘、项背痛等。斜刺 0.5～0.8 寸，不宜深刺。灸 3～7 壮或 5～15 分钟。本穴为八会穴之骨会。

大椎 dàzhuī　经穴名。代号 DU14。出《素问·气府论》。别名百劳、上杼。属督脉。位于后正中线上，第七颈椎棘突下凹陷中。主治发热、疟疾、中暑、流行性感冒、虚劳、癫痫、精神病、项背痛等。向上斜刺 0.5～1 寸。灸 3～7 壮或 5～15 分钟。

大椎骨 dàzhuīgǔ　骨名。即天柱骨。详旋台骨条。

大眦 dàzì　即内眼角。见眦条。

dai

呆病 dāibìng　病名。见《辨证录·呆病门》。又名痴呆。多因肝气郁结，克伐脾胃，或起居失节，脾胃受伤，以致痰湿内生，蒙蔽心窍所致。症见终日不言不语，不饮不食，忽笑忽哭，与之美馔则不受，与之粪秽则无辞，与之衣则不服，与之草木之叶则反

喜；或终日闭户独居，口中喃喃，多不可解；或将自己衣服用针线密缝；或将他人物件深深藏掩；与之饮食，时用时不用，常数日不食而不呼饥等。宜以治痰为主。《辨证录》用转呆丹（人参、白芍、当归、半夏、柴胡、枣仁、附子、菖蒲、神曲、茯神、天花粉、柏子仁）、指迷汤（人参、白术、半夏、神曲、南星、甘草、陈皮、菖蒲、附子、肉豆蔻）、启心救胃汤（人参、茯苓、白芥子、菖蒲、神曲、半夏、南星、黄连、甘草、枳壳）、苏心汤（白芍、当归、人参、茯苓、半夏、栀子、柴胡、附子、枣仁、吴茱萸、黄连）等方。

代代花 dàidàihuā 中药名。见王一仁《饮片新参》。为芸香科植物代代花 *Citrus aurantium* L. var. *amara* Engl. 的花蕾。主产于江苏、浙江。甘、微苦，平。理气宽胸，开胃止呕。治胸脘痞闷、不思饮食、恶心呕吐、胃痛、腹痛。煎服：1.5～3克；或泡茶饮。花蕾含挥发油，油中含柠檬烯、芳樟醇等。尚含新橙皮苷、柚皮苷。

代刀散 dàidāosǎn 《外科全生集》方。皂角刺、炒黄芪各一两，生甘草、乳香各五钱。为细末，每服三钱，陈酒送下。治痈疡内已成脓，不穿破者。

代抵当丸 dàidǐdǎngwán 《证治准绳》方。大黄四两，芒硝一两，炒桃仁六十枚，当归尾、生地黄、山甲珠各一两，肉桂三或五钱。蜜丸。功能行瘀活血。治虚人瘀血证。

代甲 dàijiǎ 即代指。详该条。

代脉 dàimài ❶脉象之一。脉来缓弱而有规则的间歇。《素问·脉要精微论》："代则气衰。"《诊家正眼》："代……止有常数，不能自还，良久乃动。"主脏气衰弱。多见于心脏疾患、惊恐、跌打重症。个别孕妇接近分娩时亦可出现。❷指正常脉象浮沉强弱的更替。《素问·宣明五气》："脾脉代。"张志聪

注："脾脉代，象四时之更代也。"即脾脉随四时的生长收藏而有相应的变化。

代赭石 dàizhěshí 中药名。出《神农本草经》。别名血师、赭石。为氧化物类矿物赤铁矿的矿石。产于山西、河北、广东、河南、山东、四川、湖南等地。苦、甘，寒。入肝、胃、心包经。镇逆平肝，凉血止血。治呃逆、嗳气、呕吐、噎膈反胃、吐血、衄血、眩晕耳鸣、惊痫，亦治喘息，煎服：9～30克。潜降多生用，收敛止血多煅用。孕妇慎用。本品主含三氧化二铁。内服对胃肠壁有收敛作用，吸收入血，能促进血细胞的新生。因含微量砷，长期服用有慢性砷中毒的可能。

代指 dàizhǐ 病名。出《诸病源候论》。又名瘑爪、代甲。由于指、趾外伤感染及火毒蕴结所致。《疡医准绳》："代指者，先肿焮热痛，色不黯，爪甲边结脓，剧者爪皆脱落。"本病是生于指甲内的急性化脓性感染，一般较难消散，易形成指甲下脓肿，宜及时剔甲排脓。重症者应配合内服清热解毒药。

玳瑁 dàimào 中药名。出《开宝重定本草》。又名瑇瑁。为海龟科动物玳瑁 *Eretmochelys imbricata* (L.) 背部的甲片。主产于台湾、福建及海南等地。甘，寒。入心、肝经。清热解毒，平肝镇惊。治热病神昏、谵语、痉厥、中风、小儿惊痫，煎服：3～6克。亦可磨汁，或入丸、散服。

带 dài ❶妇女从阴道内流出的黏性分泌物。❷指带下病。《妇人良方大全》卷一："人有带脉，横于腰间，如束带之状，病生于此，故名为带。"参见带下条。

带脉 dàimài ❶奇经八脉之一。出《灵枢·经别》。其循行起于季胁下，围绕腰腹一周。本脉的病候，《难经·二十九难》："带之为病，腹满，腰溶溶若坐水中。"此外也常与妇科疾患有关。❷经穴名。代号 GB26。出

《灵枢·癫狂》。属足少阳胆经。位于侧腰部，章门下1.8寸，当第十一浮肋前端直下，与脐相平处。主治月经不调、带下、盆腔炎等。斜刺1～1.5寸。灸3～5壮或5～15分钟。

带下 dàixià　出《素问·骨空论》。①指腰带以下或带脉以下的部位。泛指妇科病症。②指妇女阴道流出的黏性液体，连绵不断，其状如带。有白带、青带、黄带、赤带、黑带、赤白带下、五色带下等。详各条。

带下医 dàixiàyī　古代对专门治疗妇产科疾病的医生的一种称谓。出《史记·扁鹊仓公列传》。

戴思恭 dàisīgōng（约1324—1405）明代名医。字原礼，浙江浦江人。年轻时学医于朱震亨，医术大进。晚年任太医院使等职。撰有《证治要诀》《证治要诀类方》《推求师意》等书。对朱震亨学说有所阐发。

戴天章 dàitiānzhāng（17世纪）清代医家。字麟郊，上元（今江苏江宁）人。自少博学强记，兼通各科，精于医学，钻研温病学尤有心得。宗吴又可之说，主张温病不同于伤寒。撰《广瘟疫论》一书，刊于1778年，系据《温疫论》予以增订删改而成，在温病学著作中有相当影响。另有《咳论注》《疟论注》等书，惜未刊行。

戴眼 dàiyǎn　症状名。眼睛上视，不能转动。为太阳经绝证的症状之一。《素问·诊要经终论》："太阳之脉，其终也戴眼，反折瘛疭。"亦见于小儿急惊风，厥阴风痰闭阻等。

戴阳 dàiyáng　病症名。出《伤寒论·辨厥阴病脉证并治》。指下真寒而上假热的危重病症。因下元虚衰，真阳浮越所致。症见两颧色淡红如妆，游移不定，或口鼻作衄，或口燥齿浮，足胫逆冷，脉浮大，按之空虚无力，或微细欲绝等。治宜补元气、敛浮阳为

主，急用参附汤、白通汤、十全大补汤、八味地黄汤等。参见阴盛格阳条。

戴原礼 dàiyuánlǐ　见戴思恭条。

黛蛤散 dàigésǎn　中成药。见《中华人民共和国药典》2010年版一部。青黛30克，蛤壳300克。制成散剂。功能清肝利肺，降逆除烦。用于肝火犯肺所致的头晕耳鸣、咳嗽吐衄、痰多黄稠、咽膈不利、口渴心烦。口服。一次6克，一日1次，随处方入煎剂。

dan

丹 dān　依方精制的成药，一般为粉末状或颗粒状。分内服和外用两种。外用的多含有汞、硫等矿物药，经过加工升华或熔化提炼而成，为粉末状，如白降丹、红降丹等。内服的有紫雪丹、至宝丹、玉枢丹（一名紫金锭）等。

丹熛 dānbiāo　即丹毒。详该条。

丹毒 dāndú　病名。出《素问·至真要大论》。又名丹熛、火丹、无火。因患部皮肤红如涂丹，热如火灼，故名。发无定处者名赤游丹，发于头部者名抱头火丹，发于小腿者名流火。发于上者多为风热化火，发于下者多为湿热化火，亦有外伤感染所致。初起患部鲜红一片，边缘清楚，灼热，痒痛间作，迅速蔓延扩大，发热恶寒，头痛，口渴，甚者可见壮热烦躁、神昏谵语、恶心呕吐等毒邪内攻之证。治宜清热解毒，凉血化瘀。抱头火丹服普济消毒饮，流火服龙胆泻肝汤加味，赤游丹服兰叶散（兰叶、川芎、赤芍、知母、生地、白芷、升麻、柴胡、葛根、杏仁、甘草、石膏、栀子）加味。外治可用复方黄连膏（黄连90克，黄柏90克，赤小豆粉30克，绿豆粉30克，紫草21克，寒水石21克，漏芦21克）外擦。余证可参见外痈与疔疮条。

D

丹凤摇头 dānfèngyáotóu 即捧耳摇头。详该条。

丹皮 dānpí 牡丹皮之处方名。详该条。

丹平散 dānpíngsǎn 即雷击散。详该条。

丹砂 dānshā 朱砂之别名。详该条。

丹痧 dānshā 即疫喉痧。详该条。

丹参 dānshēn 中药名。出《神农本草经》。别名红根。为唇形科植物丹参 Salvia miltiorrhiza Bge. 的根。主产于河北、安徽、江苏、四川等地。苦，微寒。入心、肝经。活血祛瘀，安神宁心。治月经不调、闭经、痛经、产后瘀滞腹痛、冠心病心绞痛、癥瘕积聚、风湿痹痛、心悸、失眠，煎服：9～15克。反藜芦。本品含丹参酮、隐丹参酮、异丹参酮等呋喃并菲醌类和丹参新酮、丹参新醌、鼠尾草酚等菲醌、菲酚类以及维生素 E 等。注射液能降低血压，增加冠脉流量，减慢心率，缩短实验性心肌缺血的持续时间，还有抑制血小板聚集及抗凝作用。对中枢神经系统具镇静、安定作用。对小鼠实验性结核病有治疗作用。能降低兔血糖。丹参酮有抗菌消炎作用。

丹参片 dānshēnpiàn 中成药。见《中华人民共和国药典》2010 年版一部。本品为丹参制成的糖衣片或薄膜衣片。口服。一次3～4片，一日 3 次。功能活血化瘀。用于瘀血闭阻所致的胸痹，症见胸部疼痛、痛处固定、舌质紫暗，及冠心病心绞痛见上述证候者。

丹参饮 dānshēnyǐn《时方歌括》方。丹参一两，檀香一钱，砂仁一钱。水煎服。功能行气化瘀止痛。治气滞血瘀，脘腹疼痛。也用于心绞痛患者。

丹田 dāntián ❶经穴名。石门穴的别称。见《针灸甲乙经》。阴交、气海、关元也有别称为丹田者，但通常指关元穴为丹田。❷气功意守部位名。分三处：脐下称下丹田，心窝称中丹田，两眉间称上丹田。❸道家称人身脐下三寸为丹田，是男子精室、女子胞宫所在之处。

丹溪翁 dānxīwēng 见朱震亨条。

丹溪先生医书纂要 dānxīxiānshēngyīshūzuǎnyào 综合性医书。简称《丹溪纂要》，或名《医书纂要》。2 卷。明·卢和编注。刊于 1484 年。卢氏根据世传题名朱震亨撰的各种医著予以删正裁取，编成此书。全书自中风、伤寒、瘟疫起，至损伤、妇人、小儿证，共 78 门，其中以内科杂病为主，兼及各科病症。论述简要，方治详备，并附医案。

丹溪心法 dānxīxīnfǎ 医书。5 卷（一作 3 卷）。元·朱震亨著述，朱氏门人整理纂辑成书。明初刻本增附有后世医家著述内容，后经程充（用光）删订校正，复刊于 1481 年，亦即当前的流通本。卷首有医论 6 篇，全书分列以内科杂病为主的各科病症 100 篇。每一病症先引朱氏原论，次记其学生戴元礼有关辨证的论述，并介绍治疗方剂。其中各病症的附录部分对病名的解释和因、证、治疗等，均有扼要的分析。全书比较集中、全面地反映了作者"阳常有余，阴常不足"的学术思想以及他对气、血、痰、郁诸病治疗的见解和丰富的经验。新中国成立后有排印本。

丹溪心法附录 dānxīxīnfǎfùlù 见丹溪心法条。

丹溪心法附余 dānxīxīnfǎfùyú 综合性医书。24 卷。明·方广类集、重编。刊于 1536 年。方氏鉴于程用光重订的《丹溪心法》赘列一些与朱震亨学术理论相矛盾的附录，遂删削其附录部分，另以诸家方论缀于《丹溪心法》各门之后，所选诸论大多能与朱氏学术经验互相发明、补充。刊本颇多，有一定的参考价值。

丹溪心法治要 dānxīxīnfǎzhìyào 综合性医书。8 卷。元·朱震亨述，明·高叔宗校正。

D

此书原为朱氏门人整理而成，明嘉靖间高氏予以校正重刻。全书论述以内科杂病为主，兼有外科、妇产科、儿科、五官、口腔等多科病症。介绍治法比较具体，选方颇精，并附医案。该书宜与《丹溪心法》《脉因证治》《活法机要》等书互相参阅。1909 年肖树霖又予重校刊行。

丹溪纂要 dānxīzuǎnyào 见丹溪先生医书纂要条。

丹增彭措 dānzēngpéngcuò 清代藏医药学家。全名帝玛尔·丹增彭措。"帝玛尔"为寺庙名，丹增彭措曾在该寺获"格西"学位。出身于世医家庭，自幼就学于八邬经院。一生著书立说颇多，著有《晶珠本草》《药方集要》《丸药配方》《针灸学》《医药异名释要》等 40 余部。尤其是《晶珠本草》，载药 2294 种，被认为是最重要的古典藏药学著作。

丹疹 dānzhěn 见明·秦景明《幼科金针》。即疫喉痧，详该条。

丹栀逍遥散 dānzhīxiāoyáosǎn 又名加味逍遥散、八味逍遥散。《古今图书集成医部全录》引《医统》方。牡丹皮、栀子、柴胡各五分，当归、白芍、白术、茯苓、炙甘草各一钱。为粗末，加煨姜、薄荷，水煎服。治肝郁血虚发热，或潮热，或自汗盗汗，或头痛目涩，或怔忡不宁，或颊赤口干，或月经不调，或小腹重坠，小便涩痛。

担肠痔 dānchángzhì 病名。见《疮疡经验全书》卷七："其痔横在肛门。"即肛裂。参见肛裂条。

单按 dān'àn 用一指按某一部以测脉象的方法。如诊关部脉，用中指按之，其余两指微微提起。《重订诊家直诀》："一指单按，气行自畅，无所搏击。"

单纯结扎法 dānchúnjiézāfǎ 结扎疗法之一。适用于 2、3 期内痔。方法：肛门部消毒、局麻后，将内痔拉出肛外，以丝线在痔根处结扎，然后置凡士林纱条于肛内。术后服麻仁丸。

单纯性肛漏 dānchúnxìnggānglòu 病名。仅有一个外口和内口在齿状线以下，且管道分支少，走行较浅的肛漏。参见肛漏条。

单凤朝阳 dānfèngcháoyáng 练功方法之一。见上海中医学院附属推拿学校《推拿学》。两手屈肘仰掌置于两腰，一手旋臂转为俯掌，经对侧胸前后，缓缓外展成侧平举状，再收回至腹部，两手交替进行。

单腹胀 dānfùzhàng 病名。见《景岳全书·杂证谟》。即鼓胀。又名蜘蛛鼓。其病以腹部胀大而四肢不肿（或肿亦不甚）为特征。详见鼓胀条。

单鼓 dāngǔ 见《丹溪心法·鼓胀》。详见鼓胀条。

单窠疬 dānkēlì 病名。见《疡科证治准绳》卷三。为瘰疬单个生于颈项。详见瘰疬条。

单乳蛾 dānrǔ'é 病名。见《景岳全书》。指发于一侧的扁桃体肿大。参见乳蛾条。

单行 dānxíng 药物配伍的七情之一。出《神农本草经》。单用一味药，以起应有的效能。如甘草汤、独参汤等。

单叶草 dānyècǎo 石韦之别名。详该条。

单掌拉金环 dānzhǎnglājīnhuán 练功方法之一。见上海中医学院附属推拿学校《少林内功》。单掌用力向前伸出，旋臂翻掌握拳后，徐徐拉回至胁旁，两手交替进行。

胆 dǎn 六腑之一。又属奇恒之腑。附于肝，内藏胆汁，助胃消化。《脉经》"肝之余气泄于胆，聚而成精"，故有中精之府之称。胆的功能称胆气。胆气除分泌胆汁外，还包括中枢神经的部分功能。《素问·灵兰秘典论》："胆者，中正之官，决断出焉。"《素问·六节藏象论》："凡十一脏，取决于胆也。"清·程杏轩《医述》："气以胆壮，邪不能干。"胆气虚则怯，善太息，或数谋虑而不能决（《素问·奇病论》）。足少阳胆经络于肝，与肝相表里，病变常互相影响。

胆病 dǎnbìng 六腑病候之一。出《灵枢·邪气脏腑病形》。泛指胆的病变。多由胆热或胆火旺盛，以及情志不舒等，使胆气不畅，或胆气虚怯。临床表现为头痛、眩晕、耳聋、寐则多梦，或寒热往来、口苦、呕苦水、目黄、胁痛、腹中气满、饮食不下，或见头晕目糊、少寐、易惊恐、常叹气等。治当根据病情不同，选用泻胆清热、温胆安神等法。

胆草 dǎncǎo 即龙胆之处方名。详该条。

胆瘅 dǎndān 古病名。出《素问·奇病论》。由谋虑不决，胆气上溢所致。主症见口中常苦。治宜泄热。方用泄热益胆汤（《圣济总录》：黄芩、甘草、人参、桂、苦参、茯神）、龙胆泻肝汤等。

胆道排石汤 dǎndàopáishítāng 经验方。见《中西医结合治疗急腹症》。金钱草30克，茵陈、郁金各15克，枳实、木香各9克，生大黄6~9克。水煎服。功能清热利湿，行气止痛，利胆排石。治胆石症。实验研究：能使狗胆道括约肌松弛，胆汁分泌增加3~27倍，并对金黄色葡萄球菌、伤寒杆菌、副伤寒变形杆菌及产气杆菌等有抑制作用。

胆道驱蛔汤 dǎndàoqūhuítāng 经验方。见《中西医结合治疗急腹症》。木香15克，槟榔30克，大黄9克，使君子15克，苦楝皮15克，厚朴9克，延胡索15克。水煎服，每日一剂，两次分服。治胆道蛔虫。

胆矾 dǎnfán 中药名。出《本草品汇精要》。别名石胆、蓝矾。为硫酸盐类矿物胆矾的天然晶体，或用化学方法制得。主产于云南、山西。酸、辛，寒，有毒。涌吐风痰，收湿解毒。治风痰壅塞、喉痹、癫痫，研末，0.3~0.6克，温醋汤调下，探吐，限服一次；与僵蚕为末，吹喉取吐，治咽喉肿痛。治口疮、牙疳、痔疮、风眼赤烂，煎水洗或点眼，须稀释至千分之一。本品为含水硫酸铜，内服可刺激消化道黏膜，引起反射性呕吐。

胆风毒气 dǎnfēngdúqì 证名。见《圣济总录》卷四十二。指风毒之气侵入于胆，出现昏困多睡的症状。治疗用酸枣仁汤（生枣仁一两，腊茶二两，以生姜汁炙，令微焦，研末煎汁分服）。

胆黄 dǎnhuáng 病症名。三十六黄之一。出《圣济总录·三十六黄》。多因大惊大恐或斗殴受伤，胆伤气败液泄所致。症见身目呈黄绿色，胸中气满或硬，不思饮食，昏沉困倦。治宜甘温补气，酸敛固脱，佐以重镇安神，并注意解除疑畏情绪。用药可参照阴黄条。

胆火 dǎnhuǒ 证候名。指胆火偏盛所出现的证候。《张氏医通·火》："目黄，口苦，坐卧不宁，此胆火所动也。"《类证治裁·火症》："胆火，眩晕口苦，羚羊角、丹皮、山栀、桑叶、连翘、龙胆草。"参见胆病条。

胆火不得卧 dǎnhuǒbùdéwò 证名。见《症因脉治》卷三。指肝胆湿热郁火所致的失眠。多由情志郁怒，或饮食不节，痰热蓄聚于胆而成。症见夜不能寐、胁肋胀满、心烦扰乱、恍惚不宁，甚则目黄目赤、脉弦等。治宜清泻肝胆为主。用清胆竹茹汤（《症因脉治》：柴胡、黄芩、半夏、陈皮、甘草、竹茹）、龙胆泻肝汤、蒿芩清胆汤、牛黄清心丸等方。

胆经 dǎnjīng 足少阳胆经之简称。详该条。

胆咳 dǎnké 病名。①指咳而呕胆汁者。见《素问·咳论》。可用黄芩加半夏生姜汤（见干呕条）、小柴胡汤。②十咳之一。《诸病源候论·咳嗽病诸候》："胆咳，咳而引头痛，口苦是也。"治宜刺阳陵泉。

胆南星 dǎnnánxīng 即胆星。详该条。

胆囊穴 dǎnnángxué 经外奇穴名。代号 EX－LE6。见《中华外科杂志》1959 年 8 期。位于腓骨小头前下方凹陷处，阳陵泉直下 2 寸，压痛明显处。布有腓肠外侧皮神经分支，深部正当腓浅神经。主治急慢性胆囊炎，胆石症，胆道蛔虫症，下肢麻痹或瘫痪等。直刺 1~1.5 寸。

胆囊炎胆石症 dǎnnángyándǎnshízhèng 病名。急腹症之一。为胆囊及胆管的炎症、结石。系情志忧郁，饮食失节，过食油腻，或蛔虫上扰，肝胆气郁，湿热蕴结而成。症见脘胁部隐痛，胀闷走窜，牵引肩背，恶心呕吐，甚至口苦咽干，便秘尿赤，面目俱黄，或右上腹部有包块，拒按触痛。治宜理气活血，清热燥湿，通里攻下为主。用大陷胸汤、大柴胡汤、茵陈蒿汤随证化裁。若胆管结石较大，胆囊结石疼痛发作较频，或坏疽、穿孔，或有胆道狭窄及伴有严重梗阻，感染反复发作者，均应行手术治疗。

胆宁片 dǎnníngpiàn 《中华人民共和国药典》2010 年版一部。大黄、虎杖、青皮、白茅根、陈皮、郁金、山楂。以上七味制成颗粒，压制成片，包薄膜衣。疏肝利胆，清热通下。用于肝郁气滞、湿热未清所致的右上腹隐隐作痛、食入作胀、胃纳不香、嗳气、便秘；慢性胆囊炎见上述证候者。口服。一次 5 片，一日 3 次。饭后服用。服用本品后，如每日排便增至 3 次以上者，应酌情减量。

胆气 dǎnqì 指胆的功能活动。体内各脏腑功能所以能维持正常的生理状态，有赖于胆气的生发与条达，好比万物生长变化都是循着春气上升的自然规律一样。《脾胃论》："胆者，少阳春升之气，春气升则万化安。故胆气春升，则余脏从之。胆气不升，则飧泄、肠澼不一而起矣。"

胆怯 dǎnqiè 病症名。指心中畏惧、不敢见人之症。《石室秘录》："凡人胆怯不敢见人者，少阳胆经虚也。而所以致少阳胆经之虚者，肝木之虚也。而肝木之衰，又因肾水之不足。法当补肾以生肝木。方用熟地一两，山茱萸四钱，芍药五钱，当归五钱，柴胡一钱，茯神五钱，白芥子一钱，生枣仁一钱，肉桂一钱，水煎服。"《杂病源流犀烛·不寐多寐源流》："有心胆俱怯，触事易惊，梦多不详，虚烦不寐者，宜温胆汤。"

胆热多睡 dǎnrèduōshuì 证名。见《太平圣惠方》卷三。又称胆实多卧。多由胆腑实热，胸膈有痰，脏腑壅滞，阴阳之气不和所致。症见神思不爽、昏闷如醉、多睡少起、心胸烦壅、口苦、头目昏重等。治宜清胆泄热，化痰醒神。用羚羊角散（《太平圣惠方》：羚羊角、麦冬、大黄、木通、甘草、天冬、防风、前胡、半夏）、茯神散（《太平圣惠方》：茯神、麦冬、白鲜皮、地骨皮、黄芩、酸枣仁、羚羊角、甘草）、半夏汤、远志丸（《太平圣惠方》：远志、人参、苦参、马头骨、茯神、菖蒲、朱砂、铁粉）等方。

胆石 dǎnshí 病名。即发生于胆道的结石病。以右上腹胀闷或隐痛，或发作性绞痛为主要表现。

胆实多卧 dǎnshíduōwò 证名。见《张氏医通·不得卧》。即胆热多睡。详该条。

胆星 dǎnxīng 中药名。出《本草纲目》。别名胆南星。为天南星用牛胆汁拌制而成的加工品。苦，凉。入心、肝、肺经。清火、化痰、镇惊。治中风、惊风、癫痫、痰火喘咳、头风眩晕。煎服：3~9 克。

胆虚不得眠 dǎnxūbùdémián 病症名。见《圣济总录》卷四十二。指胆虚受邪，神气不宁所致的失眠。症见心烦少睡，睡即惊觉，心悸，神思不安等。治宜补肝温胆为主，用温胆汤、酸枣仁丸（《圣济总录》：酸枣仁、人参、白术、白茯苓、半夏、干姜、陈橘皮、榆白皮、旋覆花、前胡、槟榔）、五补汤（《圣济总录》：黄芪、附子、人参、槟榔、白术、百合、酸枣仁、白茯苓、麦冬、桂）等方，或炒枣仁研末，以酒调服。

胆俞 dǎnshù 经穴名。代号 BL19。出《针灸甲乙经》。属足太阳膀胱经。位于背部，当第十胸椎棘突下旁开 1.5 寸处。主治胁肋痛、黄疸、肝炎、胆囊炎、胆道蛔虫症等。微向脊柱斜刺 0.5～0.8 寸。禁深刺。灸 3～7 壮或 5～15 分钟。

胆郁 dǎnyù 病症名。郁证之一。《赤水玄珠》卷十一："胆郁者，口苦，身微潮热往来，惕惕然如人将捕之。治宜柴胡、竹茹、干姜。"参见郁证条。

胆胀 dǎnzhàng 病名。出《灵枢·胀论》。指胁下痛胀，口苦，善太息等症。多因胆受寒邪所致。可用后辛汤（《医醇賸义》：柴胡、郁金、广皮、当归、茯苓、栀子皮、蒺藜、枳壳、合欢花、佛手）等方。亦有以胀病而见上述证候者为胆胀，宜在治胀方中加胆经药，如柴胡、青皮、连翘等（见《杂病源流犀烛·肿胀源流》）。

胆汁 dǎnzhī 人体精微物质之一，胆囊所贮藏的精汁，受肝之余气而成，可排泄下行，注入肠中，有助于饮食物的消化，是脾胃消化吸收功能得以正常进行的重要条件。

胆主决断 dǎnzhǔjuéduàn 语出《素问·灵兰秘典论》："胆者，中正之官，决断出焉。"是说胆具有决断功能。体现在防御或消除某些精神刺激（如大惊卒恐）的不良影响，以维持和控制气血的正常运行，确保脏腑之间的协调关系。又胆对其他脏腑功能具有调节作用，故《素问·六节藏象论》说："凡十一脏取决于胆也。"

胆足少阳之脉 dǎnzúshàoyángzhīmài 出《灵枢·经脉》。即足少阳胆经。详该条。

瘅 dǎn 通疸。黄疸病。《素问·玉机真脏论》："肝传之脾，病名曰脾风，发瘅，腹中热，烦心，出黄。"

但寒不热 dànhánbúrè 症状名。患者但感怕冷而无发热的症状。可见于表里寒证。多因素体阳虚，不能温煦肌表，或寒邪袭表，卫气被阻遏所致。根据发病缓急和有关兼症，可分为三类。久病体弱畏寒，脉沉迟无力者，属虚寒证；新病但恶寒不发热，头身疼痛而恶寒，脉浮紧，属表实寒证；无热恶寒而脘腹等处冷痛，脉沉迟有力者，属里实寒证。

但热不寒 dànrèbùhán 症状名。患者但感发热而无恶风寒的症状。按症状有壮热、潮热和低热之分。按病机有实热、虚热、湿郁热伏、气郁化火等不同。外感病由恶寒发热而变成但热不寒，常是病邪化热入里的标志。

但欲寐 dànyùmèi 证名。出《伤寒论·辨少阴病脉证并治》。神气衰微，想睡而不易睡着的证候。为少阴病主证之一。由邪入少阴，心肾阳气衰竭所致。见于久病肾虚，营血不足，阳气衰微的患者；也可见于正虚邪困，虚阳上扰，神气不振的患者；也常出现于神疲气衰的老年人。与神识昏迷者有别，参见少阴病条。

淡白舌 dànbáishé 舌体颜色浅淡，缺乏血色的舌象。

淡豆豉 dàndòuchǐ 中药名。出明·倪朱谟《本草汇言》。别名香豉。为豆科植物大豆 *Glycine max*（L.）Merr. 的种子经蒸罨加工而成。苦，辛凉。入肺、胃经。解毒，除烦，宣郁。治四时热病，头痛寒热，胸中烦闷，虚烦不眠，食欲不振，消化不良。煎服：6～12 克。本品含蛋白质、脂肪、糖类、维生素 B_1、维生素 B_2、烟酸以及钙、铁、磷盐等。

淡红舌 dànhóngshé 舌象。舌体颜色淡红。如舌质润泽红活，则为正常舌象。

淡秋石 dànqiūshí 秋石商品之一种。详该条。

淡渗利湿 dànshènlìshī 祛湿法之一。用甘淡渗湿药物，使湿邪从小便排出的方法。临床用于泄泻清稀、小便不利、舌苔白、脉濡等偏湿证候，常用茯苓、猪苓、泽泻、薏苡仁等。

淡竹沥 dànzhúlì 即竹沥。详该条。

淡竹茹 dànzhúrú 竹茹之处方名。详该条。

淡竹叶 dànzhúyè 中药名。①出《本草纲目》。为禾本科植物淡竹叶 Lophatherum gracile Brongn. 的茎叶。主产于浙江、江苏、湖南、湖北、广东等地。甘、淡、寒。入心、胃、小肠经。清热利尿。治热病心烦、口渴、小便黄赤、口腔炎、咽喉炎、牙龈肿痛。煎服：6～9克。本品含芦竹素、印白茅素、蒲公英赛醇和无羁萜。淡竹叶对人工发热的动物有退热作用，并能增加尿中氯化物的排出，此外尚有增高血糖的作用。②即竹叶，详该条。

瘅 dàn 热邪、热气盛。《素问·脉要精微论》："瘅成为消中。"《素问·举痛论》："瘅热焦渴"。

瘅疟 dànnüè 疟疾之一。出《素问·疟论》。①即温疟。《症因脉治》卷四："《内经》名热伤阳明瘅疟之症，仲景发明《内经》……更其名曰温疟是也。"参见温疟条。瘅疟与温疟同类，但程度不同。先热后寒，热重寒微的，名温疟；但热不寒的，称瘅疟。②疟发于三阴经者。《素问病机气宜保命集》："五脏皆有疟，其治各别……在阴经则不分三经，总谓之温疟。"参见三阴疟条。③即暑疟（《普济方·诸疟门》）。参暑疟条。

澹饮 dànyǐn 痰饮的古称。详见痰饮条。

dang

当归 dāngguī 中药名。出《神农本草经》。别名秦归。为伞形科植物当归 Angelica sinensis (Oliv.) Diels 的根。主产于甘肃、云南、四川。甘、辛，温。入心、肝、脾经。补血活血，调经止痛，润肠通便。治月经不调、闭经、痛经、崩漏、贫血、血虚头痛、眩晕心悸、肠燥便秘、癥瘕积聚、风湿痹痛、痈疽疮疡、跌打损伤。煎服：6～12克。本品含挥发油、阿魏酸、琥珀酸、烟酸、尿嘧啶、亚丁基苯酞、东当归酞内酯、胆碱及13种氨基酸。另含大量蔗糖、维生素 B_{12}、维生素 A 等。其挥发性成分能抑制子宫，水溶非挥发性物质能兴奋子宫。煎剂或醇浸膏对在体子宫主要呈兴奋作用，使子宫呈缓慢而有节律的收缩。当归流浸膏能降低心肌兴奋性，延长离体兔心房的不应期，对实验性房颤有治疗作用。注射液使麻醉狗心排出量稍增加，心肌耗氧量降低，冠脉与脑血管血流增加。水剂和阿魏酸可抑制血小板聚集。所含维生素 B_{12} 有抗恶性贫血的作用。

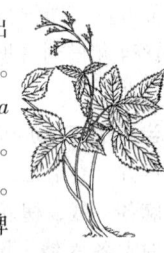

当归

当归补血汤 dāngguībǔxuètāng 《兰室秘藏》方。黄芪一两，当归二钱。水煎服。功能补气生血。治大失血后或妇女崩漏、产后而致的血虚证，症见面色萎黄、神倦乏力，或有低热，脉虚无力，以及疮疡溃后脓血过多，出现上述血虚征象者。（按：原书主治"妇人肌肤燥热，目赤面红，烦渴引饮，昼夜不息，其脉洪大而虚，重按全无"。供参考。）

当归草堂医学丛书 dāngguīcǎotángyīxué cóngshū 医学丛书。清·丁丙辑。初刻10种，刊于1878年。计有《颅囟经》《传信适

D

用方》《卫济宝书》《太医局诸科程文》《产育宝庆集方》《济生方》《产宝诸方》《急救仙方》《瑞竹堂经验方》《痎疟论疏》等。1884年增刻《明堂灸经》《铜人针灸经》2种。

当归活血汤 dāngguīhuóxuètāng ❶《奇效良方》卷十三方。又名桃花散。当归身、升麻各一钱，槐花、青皮、荆芥穗、熟地黄、白术各六钱，川芎四钱。为细末，每服三钱，米汤调下。治肠澼下血，湿毒下血。❷《张氏医通》卷十四方。当归三钱，赤芍（酒洗）、生地黄（酒浸捣烂）、桂心各一钱半，桃仁二十粒，茯苓、枳壳、柴胡各八分，甘草五分，炮姜四分，红花二分。除生地黄外，余药水煎去渣，入地黄再煎数沸，加陈酒调服。治挟血如见祟状。若不应，加穿山甲五分；又不应，加附子三分；有实热难用附子者，可与大黄一钱许同用。❸《症因脉治》卷四方。当归、红花、桃仁、山楂、甘草、牡丹皮。水煎服。治劳役痢，下痢纯血，或腰背酸楚，胁肋作痛，四肢倦怠，嗜卧减食，劳重即发。

当归建中汤 dāngguījiànzhōngtāng 《千金翼方》方。芍药六两，桂枝三两，炙甘草二两，生姜三两，大枣二十枚，饴糖六两，当归四两。水煎去滓，入饴糖溶化温服。治产后体虚，腹中时痛，少气，或小腹拘急，痛引腰背，不能饮食。

当归六黄汤 dāngguīliùhuángtāng 《兰室秘藏》方。当归、生地黄、熟地黄、黄连、黄芩、黄柏各等分，黄芪加一倍。为粗末，每服五钱，水煎服。功能滋阴清热，固表止汗。治阴虚有火而致的盗汗发热、面赤口干、心烦唇燥、便难尿赤、舌红脉数者。

当归龙荟丸 dāngguīlónghuìwán 《丹溪心法》方。当归一两，龙胆草五钱，芦荟、栀子、黄连、黄柏、黄芩各一两，大黄五钱，木香二钱五分，麝香五分（一方加柴胡、川

芎，一方加青黛）。糊丸或蜜丸，每服三钱。功能泻火通便，治肝胆实火而致的眩晕、胁痛、惊悸、抽搐、谵语发狂、便秘溲赤。也用于慢性粒细胞型白血病。

当归拈痛汤 dāngguīniāntòngtāng 又名拈痛汤。《医学发明》方。羌活五钱，人参、苦参、升麻、葛根、苍术各二钱，炙甘草、黄芩、茵陈蒿各五钱，防风、当归、知母、泽泻、猪苓各三钱，白术一钱五分。为粗末，水煎服。治湿热而致的周身肢节肿痛、肩背沉重、胸膈不利。

当归散 dāngguīsǎn ❶《金匮要略》方。当归、黄芩、芍药、川芎各一斤，白术八两。为末，每服一方寸匕，日两次，酒或温开水送服。治妊娠胎动不安，及产后虚弱，恶露不行。❷《仙授理伤续断秘方》方。泽兰、当归各十两，芍药、白芷、川芎、肉桂各五两，续断、牛膝各十两，川乌、川椒、桔梗、甘草各四两，细辛五两（或加白杨皮）。为末，每服一钱，热酒送服。治跌扑损伤，筋骨皮肉受损，瘀血肿痛，或手足痿痹，挛缩不舒，或劳损肩背，四肢疼痛。❸《秘传外科方》引李世安方。当归二两，川芎、荆芥、葛根、乌药、独活、赤芍、白芷、升麻各一两，羌活、甘草、防风、枳壳各五钱，红花、苏木各二分五厘。为粗末，每服五钱，加灯心草十根，乌豆十粒，水煎服。治疔疮。

当归芍药散 dāngguīsháoyàosǎn 《金匮要略》方。当归三两，芍药一斤，茯苓、白术各四两，泽泻、川芎各八两。为末，每服一方寸匕，日三次，酒调送服。治妊娠腹中绵绵作痛。

当归生姜羊肉汤 dāngguīshēngjiāngyángròutāng 《金匮要略》方。当归三两，生姜五两，羊肉一斤。水煎，分四次服。功能温中补血，祛寒止痛。治寒疝腹中痛，或胁痛里急；妇人产后腹中绵绵作痛及虚劳不

D

足者。

当归四逆加吴茱萸生姜汤 dāngguīsìnìjiā wúzhūyúshēngjiāngtāng 《伤寒论》方。当归、芍药各三两，炙甘草、通草各二两，桂枝、细辛各三两，吴茱萸二升，生姜半斤，大枣二十五枚。水、酒各半煎，分五次服。治内有久寒，手足厥冷，脉细欲绝，及受寒腹痛、痛经等。

当归四逆汤 dāngguīsìnìtāng 《伤寒论》方。当归、桂枝、芍药、细辛各三两，炙甘草、通草各二两，大枣二十五枚。水煎，分三次服。功能温经散寒，养血通脉。治血虚受寒，手足厥冷，脉细欲绝者，及寒入络脉，腰、股、腿、足疼痛。也用于指端动脉痉挛症（雷诺病）与冻疮初起。

当归血竭丸 dāngguīxuèjiéwán 《产育宝庆集》方。当归、血竭、莪术、芍药各二两，五灵脂四两。为末，醋面糊丸，梧桐子大，每服四十丸，温酒或开水送服。治妇人产后恶露不下，结聚成块，心胸痞闷，脐下坚痛。

当归饮子 dāngguīyǐnzi 《证治准绳》方。①当归、大黄、柴胡、人参、黄芩、甘草、芍药各一两，滑石五钱。为末，每服三至五钱，加生姜三片，水煎服。治目泪不止。②当归、川芎、白芍、生地黄、防风、白蒺藜、荆芥各一钱五分，何首乌、黄芪、甘草各一钱。水煎服。治疮疥风癣、湿毒瘙痒。

当门子 dāngménzǐ 麝香之处方名。详该条。

当阳 dāngyáng 经外奇穴名。代号EX-HN2。见《千金要方》。位于瞳孔直上入发际1寸处。主治头痛、眩晕、目赤肿痛等。沿皮刺0.5～1寸。灸1～3壮或3～5分钟。

党参 dǎngshēn 中药名。出《本草从新》。别名潞党参、台党参。为桔梗科植物党参 Codonopsis pilosula (Franch.) Nannf.、素花党参

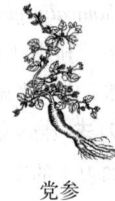

党参

Codonopsis pilosula Nannf. var. modesta (Nannf.) L. T. Shen 或川党参 Codonopsis tangshen Oliv. 的根。主产于山西、陕西、甘肃及东北等地。甘，平。入脾、肺经。补脾肺气，补血生津。治脾肺气虚证、气血两虚证、气津两伤证。煎服：9～30克。反藜芦。本品含皂苷、微量生物碱及树脂等。浸膏可使兔红细胞及血色素略有增加，摘除脾脏后，作用减弱。对于因化疗及放疗引起的白细胞下降，可使其升高。此外，对兔有轻微升高血糖和促进凝血作用。

荡臂 dàngbì 练功方法名。见杜自明《中医正骨经验概述》。两上肢放松，作前后摆荡，幅度由小渐大。适用于肩部疾患。

荡痰汤 dàngtántāng 《医学衷中参西录》卷二方。代赭石60克，大黄30克，朴硝18克，清半夏、郁金各9克。水煎服。功能泻火逐痰。治癫狂，痰火上蒙心窍，脉滑实者。

荡腿 dàngtuǐ 练功方法名。见杜自明《中医正骨经验概述》。取立位，手扶台或椅，将同侧下肢提起，作前后摆荡，逐渐增大幅度和力量。适用于髋腿疾患。

dao

刀豆 dāodòu 中药名。出《救荒本草》。为豆科植物刀豆 Canavalia gladiata (Jacq.) DC. 的种子。主产于江苏、安徽、湖北。甘，温。入胃经。温中下气。治虚寒呃逆、呕吐。煎服：6～9克。本品含刀豆球朊约20%，并含刀豆氨酸等。

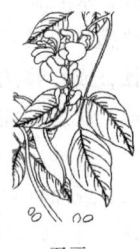

刀豆

刀豆壳 dāodòuké 中药名。出明·汪绂《医林纂要·药性》。为豆科植物刀豆

Canavalia gladiata（Jacq.）DC. 的果壳。甘，平。和中下气。治呃逆、反胃、久痢。煎服：9～15 克，或焙干研末，酒调服。

刀圭 dāoguī 古代量取药末的器具名。形状如刀圭的圭角，一端尖形，中部略凹陷。一刀圭约等于一方寸匕的 1/10。

刀剪药 dāojiǎnyào 拳参之别名。详该条。

刀伤散 dāoshāngsǎn 《揣摩有得集》方。三七、琥珀、乳香、没药、龙骨、血竭、象皮、儿茶、乌贼骨各等分。为末，掺患处。治刀伤出血不止。

刀伤药 dāoshāngyào 地桃花之别名。详该条。

导赤承气汤 dǎochìchéngqìtāng 《温病条辨》方。赤芍三钱，生地黄五钱，大黄三钱，黄连二钱，黄柏二钱，芒硝（冲）一钱。水煎服。治阳明温病，大便不通，小便赤痛，时时烦渴者。

导赤清心 dǎochìqīngxīn 清法之一。用清心火、利小便药物治疗心火炽盛的方法。如心热移于小肠，症见口渴面赤、口舌生疮，小便赤涩或溺时热痛，用栀子、连翘、木通、通草、甘草梢或导赤散等。

导赤散 dǎochìsǎn ❶《小儿药证直诀》方。生地黄、甘草、木通各等分（一方不用甘草，用黄芩）。为粗末，每服三钱，加竹叶，水煎服。功能清心火，利小便。治心经热盛，症见口渴面赤、心胸烦热、渴欲冷饮，或心移热于小肠，口舌生疮、小便短赤、尿道刺痛等。❷《银海精微》方。木通、甘草、栀子、黄柏、生地黄、知母。为末，或加竹叶、灯心草，水煎服。治心经实热，目大眦赤脉传睛，视物不准。

导赤丸 dǎochìwán 中成药。见《中华人民共和国药典》2010 年版一部。连翘、栀子（姜炒）、玄参、天花粉、黄芩、滑石各 120 克，黄连、木通、赤芍、大黄各 60 克。以上 10 味，按蜜丸剂工艺制成。每丸重 3 克。口服，每次 1 丸，每日 2 次；周岁以内小儿酌减。功能清热泻火，利尿通便。用于火热内盛所致的口舌生疮、咽喉疼痛、心胸烦热、小便短赤、大便秘结。

导法 dǎofǎ 通导大便的方法。与导便同义。是把液体药物灌入肠中，或把润滑性的锭剂塞入肛门内，以通下大便。如蜜煎导法、猪胆汁导法等。

导龙入海 dǎolóngrùhǎi 治法术语。龙，喻肾火；海，喻肾水。水亏则虚火上炎。于补阴药中少佐附、桂，使虚火敛藏，故借以比喻。此法又称引火归原。详该条。

导气法 dǎoqìfǎ 即行气法。详该条。

导水茯苓汤 dǎoshuǐfúlíngtāng 《奇效良方》方。赤茯苓、麦冬（去心）、泽泻、白术各三两，桑白皮、紫苏、槟榔、木瓜各一两，大腹皮、陈皮、砂仁、木香各七钱半。为粗末，每服半两，加灯草二十五根，水煎，空腹服；如病重者，可用药五两，再加麦冬二两，灯草半两，水煎，五更空腹服。治遍身水肿、喘满倚息、不得平卧、饮食不下、小便秘涩。

导痰汤 dǎotántāng 《妇人良方》方。制半夏二钱，陈皮、茯苓各一钱，甘草五分，枳实、制南星各一钱。水煎服。功能祛风导痰。治痰涎壅盛，时发晕厥，胸膈痞塞，或咳嗽恶心，不思饮食。

导药 dǎoyào 用易于溶解、润滑的药物制成锭状，塞入肛门内，溶解后润滑肠道，使干燥的粪便易于排出。如猪胆汁、土瓜根汁皆可作为导药。

导引 dǎoyǐn 古代沿用的一种健身方法。以肢体运动、呼吸运动和自我按摩相结合为特点。又作道引。《庄子·刻意》："吹呴呼吸，吐故纳新，熊经鸟伸，为寿而已矣，此道引之士，养形之人，彭祖寿考者之所好也。"

唐·王冰谓："导引，谓摇筋骨，动支节。"唐·释慧琳《一切经音义》："凡人自摩自捏，伸缩手足，除劳去烦，名为导引。"一般徒手进行，也有的辅以简单器械，以达到行气活血、养筋壮骨、除劳去烦、祛病延年的目的。

导引图 dǎoyǐntú 医学图谱。1973 年长沙马王堆三号汉墓出土的西汉初年的帛画，是迄今我国最早的导引图谱。原帛画长约 100 厘米与前段 40 厘米帛书连在一起。画高 40 厘米。上有四十四个各种人物的导引图象，分上下四层，每层绘有 11 幅小图。每幅小图高 9～12 厘米不等。每小图为一人像，有男有女，有老有少，或有衣着，或裸背，均为工笔彩绘。除个别人像做器械运动外，多为徒手操练。其中涉及动物的有八图。鸟最多，占四图，计有鸟、鹞、鹤、鹯。猿猴次之，计二图。此外为一龙一熊。与五禽戏相对照，缺鹿和虎。原图无名，现名系由马王堆汉墓帛书整理小组所定。

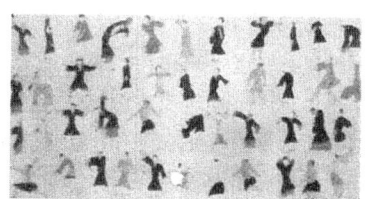

导引图

导滞通腑 dǎozhìtōngfǔ 下法之一。以行气消导药与泻下药合用，治疗积滞内停的方法。如胃肠有积滞，见脘腹痞满胀痛，大便秘结，用木香槟榔丸。

捣法 dǎofǎ 推拿手法。屈曲食指或中指，以近端指间关节的背面轻轻叩击穴位。

捣针法 dǎozhēnfǎ 见提插法条。

倒产 dàochǎn 即逆生。详该条。

倒罐草 dàoguàncǎo 野牡丹之别名。详该条。

倒睫 dàojié 即倒睫拳毛。详该条。

倒睫拳毛 dàojiéquánmáo 病症名。见《医学纲目》。又名倒睫、拳毛、拳毛倒插。多由椒疮失治等所致。症见皮宽弦紧，睫毛内倒，触刺眼球，涩痛流泪，羞明难睁。古有拔除倒睫或夹睑等疗法，现已不用。今对倒睫少者，可电解倒睫；倒睫多，或兼胞睑内卷者，则应施行矫正手术。

倒经 dàojīng 即经行衄血。详该条。

盗汗 dàohàn 证名。出《金匮要略·血痹虚劳病脉证并治》。又称寝汗。指入睡后出汗，醒后即止。多属虚劳之症，尤以阴虚者多见。详见虚劳盗汗、阴虚盗汗条。此外，盗汗也有因于阴火盛者，宜正气汤（《杂病源流犀烛》：炒知母、黄柏、炙甘草）；有因肝热者，宜龙胆散（《杂病源流犀烛》：龙胆草、防风）。

道地药材 dàodìyàocái 特定产地生产的质量、疗效优良的药材。

道引 dàoyǐn 即导引。详该条。

de

得配本草 dépèiběncǎo 中药书。10 卷。清·严洁、施雯、洪炜合撰。刊于 1761 年。该书选《本草纲目》中的药物 647 种，除介绍主治外，以详述各药之间的相互配合应用为重点。订出得、配、佐、和四例，并以此作为书名。该书对临床研究颇有参考价值。新中国成立后有排印本。

得气 déqì ❶针灸术语。出《灵枢·小针解》。即针感。在针刺穴位后，经手法操作或较长时间留针，人体有一种特殊反应，主要表现酸、麻、胀、重等感觉；行针者则觉针下沉紧，如鱼上钩。《素问·离合真邪论》："吸则内针，无令气忤；静以久留，无令邪布；吸则转针，以得气为故。"《灵枢·九针十二原》："刺之要，气至而有效。"气

D

至即得气。❷指针刺后邪气得以疏泄。《灵枢·热病》："索气于胃胳（通络），得气也。"❸指治病时，必须根据天时气候以及人的脏腑生化关系而用药。《素问·至真要大论》："少阴之主，先甘后咸……佐以所利，资以所生，是谓得气。"

得神 déshén 即有神气。神是生命活动的总称，是五脏精气的体现。审察神的情况是判断正气的盛衰、疾病的轻重和预后吉凶的重要内容。例如目光精采、神思不乱、言语清晰、面色润泽、气息平顺、肌肉不削、二便调畅，谓之得神。表示五脏机能尚好，疾病较易治疗，预后较好。《素问·移精变气论》："得神者昌。"

得生丹 déshēngdān 《同寿录》（清·曹氏原本，项天瑞增刊）方。益母草十二两，当归、白芍各四两，川芎、木香各一两，柴胡二两。蜜丸，每服三钱，日两次。治气滞血瘀，经期不准，行经腹痛，癥瘕痞块。

得心集医案 déxīnjíyīàn 医案著作。6 卷。清·谢星焕撰，由其子谢杏园辑编成册。成书于 1861 年。全书分伤寒、杂证、疟痰、产后、小儿等 21 门，计 250 余案。每门附有杏园治验效方数则，现有《珍本医书集成》本。

得宜本草 déyíběncǎo 本草著作。又名《得意本草》《绛雪园得宜本草》。1 卷。清·王子接撰。刊于 1732 年。书中收录常用药物 458 种，分上、中、下三品，记述扼要。现有 1737 年刊本与《四库全书》本。

得意本草 déyìběncǎo 见得宜本草条。

deng

灯草 dēngcǎo 灯心草之处方名。详该条。

灯草灸法 dēngcǎojiǔfǎ 即灯火灸。详该条。

灯火灸 dēnghuǒjiǔ 俗称打灯火。用灯草蘸油燃火，在穴位上直接点灼的一种灸法。操作时，取灯心草一段，蘸以植物油，点燃后对准穴位迅速灼灸，当灼及皮肤时，可听到"啪"的一声。灼灸次数，可根据病情需要掌握，一般 3～5 次。灸后应保持局部清洁，涂以消炎软膏，防止感染。适用于腮腺炎、小儿惊厥，小儿消化不良，呃逆等病症。

灯笼果 dēnglóngguǒ 挂金灯之别名。详该条。

灯台树 dēngtáishù 中药名。见《云南中草药选》。别名象皮木、糖胶树、面条树、鸭脚木。为夹竹桃科植物灯台树 Alstonia scholaris（L.）R. Br. 的树皮或叶。分布于广东、广西、云南等地。苦，寒，有毒。清热解毒，化痰止咳，止痛，止血。治感冒、肺炎、百日咳、慢性气管炎、急性传染性肝炎、胃痛、腹泻。煎服：6～9 克。治外伤出血，溃疡久不收口。研末撒。本品含狄他树皮碱、狄他树皮米定碱、鸭脚树叶碱等。浸膏水溶液对兔有祛痰作用，对猫有止咳作用，对豚鼠有轻度平喘作用，对肠平滑肌有解痉作用，对人工发热兔有解热作用。狄他树皮碱有箭毒样横纹肌松弛作用。茎皮粗提物有降压和抗癌作用。

灯心 dēngxīn 灯心草之简称。详该条。

灯心草 dēngxīncǎo 中药名。出《开宝重定本草》。别名灯心、灯草。为灯心草科植物灯心草 Juncus effusus L. 的茎髓。我国各地均有分布。甘、淡，微寒。入心、小肠经。清心，利尿。治心烦不寐，小儿烦躁、夜啼，口舌生疮，黄疸，水肿，小便不利或涩痛。煎服：1～3 克。本品含一种三肽及芹菜素、多糖等。

灯心草

灯盏花 dēngzhǎnhuā 药名。①见《湖南药

物志》。为木槿花之别名。②见《云南中草药》。为灯盏细辛之别名。各详该条。

灯盏细辛 dēngzhǎnxìxīn 中药名。见《云南中草药》。别名灯盏花、地顶草、地朝阳。为菊科植物短葶飞蓬 Erigeron breviscapus（Vant.）Hand.-Mazz. 的全草。主产于云南。辛、微苦，温。归心、肝经。散寒，消积，活络止痛。治感冒头痛、中风瘫痪、胸痹心痛、风湿疼痛、小儿疳积、蛔虫病、跌打损伤。煎服：9～15克；或研末，蒸鸡蛋服。捣敷治疗疔疮，牙痛。全株含焦愈粟酸，灯盏细辛甙。

灯盏细辛注射液 dēngzhǎnxìxīnzhùshèyè 见《中华人民共和国药典》2010 年版一部。本品为灯盏细辛经提取酚酸类成分制成的灭菌水溶液。每支装 2 毫升或 10 毫升。肌内注射，一次 4ml，一日 2～3 次。穴位注射，每穴 0.5～1.0 毫升，多穴总量 6～10 毫升。静脉注射，一次 20～40 毫升，一日 1～2 次，用 0.9% 氯化钠注射液 250～500 毫升稀释后缓慢滴注。功能活血祛瘀，通络止痛。用于瘀血阻滞，中风偏瘫，肢体麻木，口眼歪斜，言语謇涩及胸痹心痛；缺血性中风、冠心病心绞痛见上述症候者。

登痘疮 dēngdòuchuāng 即天花。详该条。

邓博望 dèngbówàng 见邓苑条。

邓苑 dèngyuàn 明代眼科学家。字博望。江西清江县人。编有《一草亭目科全书》。汇集不少眼科常用疗法和方剂，对药物的真伪辨别等方面亦有所记述。

di

滴鼻剂 dībíjì 中药剂型。即药材提取物或药物用适宜溶剂制成的供滴入鼻腔用的液体制剂。

滴虫性阴道炎 dīchóngxìngyīndàoyán 病名。是由阴道毛滴虫所引起的阴道炎。临床表现为白带量多，呈灰黄色，有泡沫及腥臭气味，尿频尿痛，外阴瘙痒，阴道黏膜充血，有散在红点。当按带下、阴痒辨证治疗。局部用药：苦参、龙胆草水煎，去渣冲洗。或苦楝根皮浓煎剂冲洗。或蛇床子、枯矾、百部、黄柏、薄荷水煎洗或坐浴。或仙鹤草茎 200% 浓缩温煎液，浸纱布放阴道内，日一次，7 天为一疗程。

滴耳剂 dī'ěrjì 中药剂型。即将药材提取物、药材细粉和药物制成的供滴耳用的液体制剂。

滴耳油 dī'ěryóu ❶验方。见《赤脚医生杂志》1974 年 4 期。冰片 1.2 克，枯矾 1.8 克，苦参、黄柏各 6 克，芝麻油 45 克。先用芝麻油将苦参、黄柏炸焦捞出，待油冷后加入冰片、枯矾拌匀。滴注耳道，每次 2～3 滴，日 1～2 次。治化脓性中耳炎。❷《医宗金鉴》方。核桃油一钱，冰片二分。将冰片兑油内，每用少许滴耳内。治耳疳，症见耳内漫肿，流黑色臭脓。

滴脓疮 dīnóngchuāng 病名。出《外科启玄》。即黄水疮。详该条。

滴乳石 dīrǔshí 见《中国药学大辞典》。钟乳石之别名。详该条。

滴水不干 dīshuǐbùgān 茅膏菜之别名。详该条。

滴丸剂 dīwánjì 中药剂型。药材提取物与基质用适宜方法混匀后，滴入不相溶的冷凝液中，收缩冷凝而制成的制剂。

滴眼剂 dīyǎnjì 中药剂型。药材提取物、药材细粉和药物制成的供滴眼用的液体制剂。

涤痰 dítán 祛痰法之一。即荡涤顽痰。如痰饮停聚胁下，咳嗽咯痰时引起胁下疼痛，舌苔滑，脉沉弦，用十枣汤。实热老痰，发为癫狂，痰稠便秘，舌苔黄厚而腻，脉滑数有力，用礞石滚痰丸。痰稠而多，咳嗽气逆，用皂角煅存性，研细末，每服 1.5 克，枣膏汤（或大枣煎汤）送下。涤痰法峻烈，虚人慎用，孕妇、有咯血倾向者忌用。

涤痰汤 dítántāng 《奇效良方》方。制半夏、制南星各二两五钱，茯苓、枳实各二钱，陈皮一钱五分，人参、石菖蒲各一钱，竹茹七分，甘草五分，生姜五片。功能益气祛痰，化浊宣窍。治中风，痰迷心窍，舌强不语。

抵当汤 dǐdàngtāng 《伤寒论》方。水蛭、虻虫各三十个，桃仁二十五个，酒大黄三两。水煎，分三次服。功能攻逐蓄血。治蓄血发狂，或善忘，少腹硬满，小便自利，大便易而色黑，脉沉结。

抵当丸 dǐdàngwán 《伤寒论》方。水蛭二十个，虻虫二十个，桃仁二十五个，大黄三两。上药捣，分四丸，每服水煮一丸。治下焦蓄血，少腹满，小便利者。

抵法 dǐfǎ 推拿手法名。见曹锡珍《外伤中医按摩疗法》，用两手指或两手掌相对，在治疗部位上用力进行按压。作用同按法，而刺激量较大。

骶端 dǐduān 骨名。即尾骨。详见尾骶骨条。

骶骨骨折 dǐgǔgǔzhé 病名。以骶骨局部肿胀、疼痛，肛门肿胀、疼痛，肛门指检可见压痛，并可摸到移位畸形等为主要表现的骶骨骨折。参见骨折条。

骶尾关节错缝 dǐwěiguānjiécuòfèng 病名。髂骨与骶骨的耳状关节面所构成的关节，因外力而造成的微小移动，不能自行复位，且引起疼痛和功能障碍的疾病。

骶椎裂 dǐzhuīliè 病名。两侧椎板未愈合，而在椎突区产生不同程度的裂隙，椎板部分成全不缺损，棘突畸形或缺如的疾病。

地奥心血康胶囊 dì'àoxīnxuèkāngjiāonáng 中成药。见《中华人民共和国药典》2010 年版一部。本品为薯蓣科植物黄山药 Dioscorea anthaica Prain et. Burkill 的根茎提取物，按照胶囊剂工艺制成。每粒含甾体总皂 100 毫克（相当于甾体总皂苷元 35 毫克）。口服，一次 1～2 粒，一日 3 次。功能活血化瘀，行气止痛，扩张冠脉血管，改善心肌缺血。用于预防和治疗冠心病心绞痛以及瘀血内阻之胸痹、眩晕、气短、心悸、胸闷或胸痛。

地白草 dìbáicǎo 中药名。出《天宝本草》。别名白地黄瓜、七星莲。为堇菜科植物匍匐堇 Viola diffusa Ging. 的全草。分布于华东、华南及西南地区。苦，寒。祛风清热，消肿解毒。治感冒、百日咳、肝炎、目赤肿痛、痢疾、淋浊，煎服：9～15 克。治痈肿、疔疮、跌打损伤、烫伤、蛇咬伤，鲜品捣敷。

地柏枝 dìbǎizhī 中药名。出清·刘士季《草木便方》。别名岩柏草、百叶草、黄疸卷柏。为卷柏科植物江南卷柏 Selaginella moellendorfii Hieron. 的全草。分布于长江以南各地，北至陕西南部。辛、微甘，平。清热利湿，凉血止血。治湿热黄疸、浮肿、肺结核咯血、吐血。煎服：15～30 克。治血小板减少性紫癜，制成注射剂用。治外伤出血，研末撒；治烧烫伤，研末调敷。注射液能缩短兔出血和凝血时间，在试管内能延迟纤维蛋白溶解；并能增加血小板总数，升高白细胞数。

地鳖虫 dìbiēchóng 中药名。出《神农本草经》。别名䗪虫、土鳖虫。为鳖蠊科昆虫地鳖 Eupolyphaga sinensis Walk. 雌虫的干燥全体。主产于江苏、浙江、河南等地。咸，寒，有小毒。入肝经。活血散瘀，通经止痛。治跌打损伤、瘀血肿痛、闭经、产后瘀血腹痛、肝脾肿大，煎服：3～9 克。孕妇忌服。

地不荣 dìbùróng 即地不容。详该条。

地不容 dìbùróng 中药名。出《新修本草》。

别名地不荣、地芙蓉、一文钱。为防己科植物地不容 *Stephania delavavi* Diels 的块根。产于云南。苦、辛、微寒，有毒。清热解毒，理气，截疟，消痰，化滞。治急性胃肠炎、胃痛、疟疾、痰食停滞。内服：煎汤，1.5～3 克；或研末，0.6～0.9 克。本品有大毒，内服须洗净切片，煮 2 小时后去皮晒干用。治痈肿疮毒。研末，蜂蜜或醋调敷。孕妇忌服。用量过大易引起呕吐。本品含地不容碱、轮环藤宁碱、头花千金藤碱、地不容新碱、异地不容新碱等生物碱。

地仓 dìcāng 经穴名。代号 ST4。出《针灸甲乙经》。别名会维。属足阳明胃经。位于面部，口角旁开 0.4 寸处。主治面神经麻痹、流涎、三叉神经痛等。沿皮刺 0.5～1.5 寸。

地侧柏 dìcèbǎi 石上柏之别名。详该条。

地朝阳 dìcháoyáng 灯盏细辛之别名。详该条。

地冲 dìchōng 见《针灸甲乙经》。涌泉穴别名。详该条。

地胆 dìdǎn 中药名。出《神农本草经》。又名蚖青、杜龙。为芫青科昆虫地胆 *Meloe coarctatus* Motsch. 的干燥全虫。我国大部分地区有分布。味辛，性寒。有毒。攻毒逐瘀。外治恶疮、鼻息肉，研末敷贴、发泡或酒煮汁涂。治瘰疬、癥瘕，研末入丸、散内服。本品有剧毒，坠胎，内服宜慎。体虚及孕妇忌服。恶甘草。主含斑蝥素。

地胆头 dìdǎntóu 苦地胆之别名。详该条。

地道不通 dìdàobùtōng 指经绝。《素问·上古天真论》："女子……七七任脉虚，太冲脉衰少，天癸竭，地道不通，故形坏而无子也。"王冰注："经水绝止，是为地道不通。"

地丁草 dìdīngcǎo 苦地丁、紫花地丁二药之别名。各详本条。

地丁散 dìdīngsǎn 朱南山方。见《近代中医流派经验选集》。公丁香、姜黄连、五味子、甘草各 2.4 克，鲜生地 30 克，白术、厚朴花、麦冬各 4.5 克，陈皮 6 克，党参 18 克，乌梅 3 克。水煎服。治肝郁化火伤津，经年不愈的胃脘痛。

地丁肿 dìdīngzhǒng 病名。地丁（即悬雍垂）红热肿痛。为心火上炎，血热为患所致。病之初起，地丁微红，逐渐肿大，继而色鲜红，肿甚而热痛，啼叫不安，妨碍吮乳、吞咽和呼吸，并有窒息的危险。治宜泻火解毒，用犀角、连翘、黄连、大青叶、竹叶、莲子心、灯心煎汤，频频服之。

地顶草 dìdǐngcǎo 灯盏细辛之别名。详该条。

地耳草 dì'ěrcǎo 中药名。出《植物名实图考》。别名田基黄、雀舌草、小田基黄。为藤黄科植物地耳草 *Hypeficum japonicum* Thunb. 的全草。分布于长江流域及其以南各地。甘、微苦，凉。清热利湿，消肿解毒。治传染性肝炎、早期肝硬化、泄泻、痢疾、阑尾炎、扁桃体炎，煎服：15～30 克。治痈疖肿毒、毒蛇咬伤，水煎服，并用鲜品捣敷。全草含槲皮素及 3-鼠李糖苷、7-鼠李糖苷和 3-葡萄糖苷。本品流浸膏酸化后之沉淀物在体外对牛型结核杆菌、痢疾杆菌、葡萄球菌、肺炎球菌等有不同程度的抑制作用。

地枫皮 dìfēngpí 中药名。见《全国中草药汇编》。为木兰科植物地枫皮 *Illicium difengpi* K. L. B. et K. I. M. 的干燥树皮。分布于广西西南部。微辛、涩，温，有小毒。归膀胱、肾经。祛风除湿，行气止痛。治风湿痹痛、腰肌劳损，煎服：6～9 克。

地肤子 dìfūzǐ 中药名。出《神农本草经》。别名扫帚子、铁扫把子。为藜科植物地肤 *Kochia scoparia*（L.）Schrad. 的果实。主产于河北、山西、山东、河南等地。甘、苦，寒。入肾、膀胱经。清热除湿，祛风止痒。

治湿热淋病、小便不利、阴痒带下、荨麻疹、皮肤瘙痒、湿疹、疥癣，水煎服或煎水洗患处。煎服：9～15克。本品含三萜皂苷、脂肪油。煎剂在体外对伤寒杆菌有抑制作用。水浸剂对某些致病皮肤真菌，如许兰氏毛菌、奥杜盎氏小孢子菌及星形奴卡氏菌等，均有抑制作用。

地芙蓉 dìfúróng 地不容之别名。详该条。

地阁骨 dìgégǔ 骨名。又名下巴骨。即下颌骨。下颌骨的一对关节突与一对颞骨的下颌关节窝靠韧带牵持，构成下颌关节，此关节囊周围组织较薄弱，可因外伤或过度张口造成下颌关节脱臼。

地阁骨伤 dìgégǔshāng 病名。出《医宗金鉴·正骨心法要旨》。地阁骨即下颌骨。因跌扑碰撞所伤，腮唇肿痛，下颌骨振动虚浮，进食困难，重者目闭神昏，心悸神乱，气弱体软。治宜手法整复，外贴万灵膏，用布兜缚顶上，内服大活络丹，齿伤者可搽固齿散（《医宗金鉴》：骨碎补、牡鼠骨煅灰为细末）。

地骨皮 dìgǔpí 中药名。出《神农本草经》。别名枸杞根皮。为茄科植物枸杞 Lycium chinense Mill. 的根皮。全国大部分地区均产。甘，寒。入肺、肾经。凉血除蒸，清热降火。治肺结核潮热、骨蒸盗汗、肺热咳喘、咯血、衄血，糖尿病，高血压病。煎服：9～15克。本品含甜菜碱、桂皮酸和多量酚类物质。煎剂等对麻醉犬、猫、兔有明显降压作用，可使兔血糖降低。水、醇提取物有显著退热作用。

地骨皮散 dìgǔpísǎn ❶《小儿药证直诀》方。地骨皮、银柴胡、知母、半夏、人参、炙甘草、赤茯苓各等份。为末，每服二钱，加生姜五片，水煎服。治阴虚潮热。❷《妇人良方》方。柴胡、地骨皮各一两，桑白皮、枳壳、前胡、黄芪各五分，茯苓、五加皮、人参、桂心、芍药、甘草各三分。加生姜，水煎服。治寒热时作，或日晡潮热。

地瓜 dìguā 地笋之别名。详该条。

地合 dìhé 经外奇穴名。出《陈修园医书七十二种·刺疗捷法》。位于承浆穴下方，下颌骨正中向前突起之高点处。主治头面部疗疮，牙痛等。斜刺0.3～0.5寸。

地黄汤 dìhuángtāng 即六味地黄丸作汤剂。

地黄丸 dìhuángwán 即六味地黄丸。详该条。

地黄饮子 dìhuángyǐnzi ❶《宣明论方》方。生地黄三两，巴戟天、山茱萸、肉苁蓉、石斛、炮附子、茯苓、石菖蒲、远志、肉桂、麦冬各一两，五味子五钱。为末，每服三钱，加生姜、大枣、薄荷，水煎服。功能补肾益精，宁心开窍。治中风失语，两足痿弱。也用于脑动脉硬化、中风后遗症等属肾阴肾阳两虚者。❷《医方集解》引《易简方》方。人参、炙黄芪、炙甘草、生地黄、熟地黄、天冬、麦冬、炙枇杷叶、石斛、泽泻、炒枳壳各等分。为粗末，每服三钱，水煎服。治消渴烦躁，咽干面赤。

地机 dìjī 经穴名。代号SP8。出《针灸甲乙经》。别名脾舍。属足太阴脾经。郄穴。位于小腿内侧，当阴陵泉穴直下3寸，胫骨内侧缘处。主治腹胀、泄泻、水肿、月经不调等。直刺1～1.5寸。灸3～5壮或5～10分钟。

地纪 dìjì 运气术语。五年循环一周。《素问·天元纪大论》："终地纪者，五岁为一周。"

地节根 dìjiégēn 白茅根之别名。详该条。

地锦 dìjǐn 地锦草之简称。详该条。

地锦草 dìjǐncǎo 中药名。出《嘉祐补注本草》。别名地锦、铺地锦、粪脚草。为大戟科植物地锦 Euphorbia humifusa Willd. 或斑地锦 Euphorbia maculata L. 的全草。我国大部分地区均有分布。苦、辛，平。归肝、大肠经。清热，利湿，止血，解毒。治急性细菌性痢疾、肠炎、黄疸、尿路感染、咳血、咯血、吐血、便血、尿血、子宫出血、痔疮出血，煎服：9～20克。治蛇咬伤、疮疖痈肿，煎服并捣敷。本品含鞣质、没食子酸、槲皮素、内消旋肌醇。煎剂和酊剂在体外对金黄色葡萄球菌、溶血性链球菌及白喉杆菌、痢疾杆菌、大肠杆菌、变形杆菌、伤寒杆菌、百日咳杆菌有较强的抗菌作用。地锦酊剂对白喉毒素有中和作用。

地精 dìjīng 何首乌之别名。详该条。

地枯萝 dìkūluó 即地骷髅。详该条。

地骷髅 dìkūlóu 中药名。出《本草纲目拾遗》。别名地枯萝、枯萝卜。为十字花科植物莱菔 *Raphanus sativus* L. 结果后的干枯老根。甘、辛，平。宣肺化痰，消食，利水。治咳嗽痰多、食积气滞、脘腹胀痛、痞块、泻痢、水肿、鼓胀、小便不利，煎服：9～30克。根主含糖分，还含香豆酸、龙胆酸、阿魏酸、咖啡酸、多种氨基酸及莱菔苷。

地廓 dìkuò 八廓之一。见八廓条。

地栗 dìlì 荸荠之别名。详该条。

地龙 dìlóng 中药名。出宋·苏颂等《本草图经》。别名蚯蚓。为钜蚓科动物参环毛蚓 *Pheretima aspergillum*（E. Perrier）的干燥全体。主产于广东、广西。咸、寒。入肝、脾、肺、膀胱经。清热镇痉，通络，利尿，平喘，降压。治高热神昏、狂躁、惊痫抽搐、慢性气管炎、哮喘、关节疼痛、肢体麻木、半身不遂、小便不利、水肿、高血压病。内服：煎汤，4.5～9克；研末服，1.5～3克。本品含琥珀酸、谷氨酸、6-羟基嘌呤等。有平喘（扩张支气管）、降低血压、解热作用，并有轻度镇静、局部麻醉及拮抗某些实验性惊厥的作用。

地龙汤 dìlóngtāng 《张氏医通》方。地龙、肉桂各五分，桃仁十粒，羌活二钱，独活、炙甘草、炒黄柏各一钱，麻黄六分，苏木八分，当归尾一钱五分。水煎服。治跌扑瘀积，腰脊痛不可忍。

地罗汉 dìluóhàn 滚山虫之别名。详该条。

地螺丝 dìluósī 白及之别名。详该条。

地毛球 dìmáoqiú 锁阳之别名。详该条。

地藕 dìǒu 地笋之别名。详该条。

地气 dìqì ❶指阴气。《素问·阴阳应象大论》："清阳为天，浊阴为地。地气上为云，天气下为雨，雨出地气，云出天气。"❷运气术语。指主气，或称主时之六气，即六气分司于一岁的二十四节气。《素问·六微旨大论》："天气始于甲，地气始于子。"系与"天气"相对而言，在泉的风寒暑湿燥火六气称为"地气"，参见"天气"条。

地参 dìshēn 知母之别名。详该条。

地笋 dìsǔn 中药名。出《嘉祐本草》。别名地瓜、地藕、野三七。为唇形科植物毛叶地瓜儿苗 *Lycopus lucidus* Turcz. var. *hirtus* pegel 的根茎。分布于我国各地。甘、辛，温。治吐血、出血、衄血、产后腹痛、带下，煎服：4.5～9克。含泽兰糖、棉子糖、水苏糖等。

地桃花 dìtáohuā 中药名。见《广西药用植物图志》。别名刀伤药、野棉花。为锦葵科植物肖梵天花 *Urena lobata* L. 的根或全草。分布于长江以南各地。甘、辛，平。祛风利湿，活血止血，清热解毒。治感冒发热、风湿痹痛、肠炎、痢疾、水肿、淋病、带下、月经不调、咯血、吐血，煎服：15～30克。治乳痈、跌打损伤、刀伤、蛇咬伤，鲜草捣敷。

地图舌 dìtúshé 即地图苔。舌象。舌诊中剥苔的一种，又称地图舌。舌苔不规则地大片脱落而暴露舌质，与未剥之边缘厚苔界限清楚，形似地图，故名。多见于气虚痰湿或脾虚虫积者，治疗宜在益气健脾的基础上化湿祛痰，或驱虫消积。参见剥苔条。

地蜈蚣 dìwúgōng 大金钱草之别名。详该条。

地五会 dìwǔhuì 经穴名。代号GB42。出《针灸甲乙经》。属足少阳胆经。位于足背部，当第四、五跖骨之间，侠溪穴上1寸处。主治目赤肿痛、耳鸣、乳腺炎、足背痛等。直刺0.3～0.5寸。灸5～10分钟。

地榆 dìyú 中药名。出《神农本草经》。别名黄瓜香、血箭草、山红枣。为蔷薇科植物地榆 Sanguisorba officinalis L. 的根。主产于江苏、安徽、河南、河北、湖南等地。苦、酸，涩寒。入肝、大肠经。凉血止血，泻火解毒敛疮。治便血、血痢、尿血、崩漏、痔疮出血、吐血、衄血、原发性血小板减少性紫癜，煎服：9～15克，或炒炭用。治烧伤，研粉麻油调敷；湿疹，煎水湿敷；痈肿疮毒，内服或外用。本品含地榆苷Ⅰ、Ⅱ，地榆皂苷A、B、E，鞣质、游离没食子酸和并没食子酸。地榆粉外用对实验性烫伤有显著疗效。地榆炭煎剂使兔凝血时间明显缩短，煎剂对伤寒杆菌、脑膜炎球菌、福氏痢疾杆菌、乙型溶血性链球菌、金黄色葡萄球菌及肺炎球菌等均有抑制作用，药液经高压灭菌后抑菌力明显减弱。

地榆膏 dìyúgāo 验方。见《药物治疗手册》。紫草、当归、地榆各30克，甘草6克，冰片15克，凡士林60克，豆油500克。前四味共为细末，放油中加热，再加入冰片、凡士林，制成油纱布，外敷。治Ⅰ度烧伤。

地支 dìzhī 又称十二支。子、丑、寅、卯、辰、巳、午、未、申、酉、戌、亥共十二个记时单位的总称。运气学说用十二支以定气。详运气学说条。

帝丁 dìdīng 即悬雍垂。详该条。

帝中风 dìzhòngfēng 病名。即帝钟风。详该条。

帝中 dìzhōng 即悬雍垂。详该条。

帝钟风 dìzhōngfēng 病名。系指悬雍垂红肿疼痛或腐溃。帝钟，悬雍垂之别名。《杂病源流》卷二十四："悬雍谓之帝钟，其肿而垂下，有长数寸者，名帝钟风。"又称帝中风。

帝钟 dìzhōng 即悬雍垂。详该条。

第司·桑吉嘉措 dìsī·sāngjíjiācuò (1653—1705) 五世达赖的摄政王。精通天文、历算、医学等。创办"药王山医学刊众寺"，培养了大批藏医学家。著述甚多，主要代表作为《藏医学史》与《蓝琉璃》。并亲自校阅《扎汤版四部医典》，撰写1200多页注释，是为《四部医典蓝琉璃》，被后世尊为标准注释本。还曾召集全藏著名的画家，绘制了成套《四部医典系列挂图》（即曼汤）。另撰有《医学补遗》《白琉璃》等。

蒂丁 dìdīng 即悬雍垂。详该条。

dian

滇南本草 diānnánběncǎo 云南地方草药专著。3卷。明·兰茂撰。约撰于15世纪中期。原书初刊本已佚，现存有清代务本堂刊本及《云南丛书》本二种，内容均有改动。其中《云南丛书》本共收药物279种，大致属于我国亚热带地区的特产药品，多为一般本草著作所未收载者，并附验案和验方。为研究我国南方地方药和民间验方的重要参考文献。1973年起，《滇南本草》整理组将本书重新补充、整理，由云南人民出版社出版。

滇香薷 diānxiāngrú 见《云南中草药选》。即鸡肝散之别名。详该条。

颠 diān 人体部位名。通"巅"。即头顶部。

颠簸疗法 diānbǒliáofǎ 治疗腹痛的一种推

拿方法。见《肘后方·治卒腹痛方第九》。患者俯伏取膝肘（掌）体位，充分暴露腹部。医生双手轻置于腹两侧。先做腹部按摩，然后上下震荡或左右摇晃，或作提举。震动由小渐大，以患者能忍受为度。重点在脐部或脐下区，一般为 3~5 分钟。休息片刻后继续治疗，至少要连续进行 3 次。现常用于全身情况好，血压、脉搏基本正常，无腹膜刺激征的早期肠扭转。

颠倒 diāndǎo 病症名，指足位分娩。

颠顶 diāndǐng 颠，同"巅"。头顶部。

颠法 diānfǎ 推拿手法名，即抖法。

巅 diān 头顶部。《灵枢·经脉》："膀胱足太阳之脉，起于目内眦，上额交巅。"

巅顶骨 diāndǐnggǔ 骨名。又名天灵盖。详该条。

巅顶痫 diāndǐngxián 病症名。头痛以巅顶部为甚。太阳之脉交巅上，其直者从巅入络脑，故巅顶痛多属太阳经病。治当选用风药，《杂病源流犀烛·头痛源流》："古人多用风药者，以巅顶之上，惟风可到。"宜用藁本、川芎、羌活、独活等药，并结合兼症辨证治疗。

巅疾 diānjí ❶指癫痫。《素问·奇病论》："人生而有病巅疾者，病名曰何，安所得之？岐伯曰：病名为胎病，此得之在母腹中时，其母有所大惊，气上而不下，精气并居，故令子发为巅疾也。"《医部全录》认为："巅当作癫，指婴儿癫痫……逆气之所生也。"证治详见癫痫条。❷泛指头部病症，如头风、头痛、头昏、头眩、头疮之类，皆巅顶之疾。《素问·著至教论》："三阳独至者，是三阳并至，并至如风雨，上为巅疾。"《素问·五常政大论》："发生之纪……其动掉眩巅疾。"❸指狂病。《素问·阴阳类论》："骂詈妄行，巅疾为狂。"

巅上 diānshàng 即百会穴。《素问·骨空

论》："巅上一灸之。"王冰注："百会穴也。"详见百会条。

癫 diān ❶精神病的一种类型。出《灵枢·癫狂》等篇。多由痰气郁结所致。症见精神抑郁，表情淡漠，或喃喃独语，或哭笑无常，幻想幻觉，言语错乱，不知秽洁，不思饮食，舌苔薄腻，脉弦滑等。治宜理气解郁，化痰开窍。用顺气导痰汤（即导痰汤加香附、乌药、沉香、木香）、黄连温胆汤、白金丸等方。心脾两虚者，用养心汤、归脾汤等方。《素问·奇病论》称本病为胎病，这是我国对本病最早的遗传学记载。参见失心风条。❷即痫病。详痫条。

癫狂 diānkuáng 病名。出《灵枢·癫狂》等篇。指精神错乱的一类疾病。《难经·二十难》："重阳者狂，重阴者癫。"癫属阴，多偏于虚，患者多静默；狂属阳，多偏于实，患者多躁动。癫病经久，痰郁化火，可以出现狂证；狂病延久，正气不足，亦可出现癫证。故常癫狂并称。可见于精神分裂症等。详见癫、狂各条。

癫痫 diānxián 病症名。见《备急千金要方》卷十四。①即痫病。又名风眩。古代癫、痫二字通。《诸病源候论》卷四十五："十岁以上为癫，十岁以下为痫。"参见痫条。②癫证与痫证的合称。癫，指精神错乱一类疾病；痫，指发作性的神志异常疾病。详见痫、癫各条。

癫痫白金丸 diānxiánbáijīnwán 即白金丸。详该条。

癫痫丸 diānxiánwán 验方。见《内科学》（上海中医学院）。守宫 300 条，郁金 5 千克，半夏 5 千克，代赭石 1.5 千克，白矾 2.5 千克，紫河车 2.5 千克，皂角 1 千克，朱砂 500 克。水丸，每服 3 克，日 3 次。治痫证。

摵扑打伤 diānpūdǎshāng 即跌打损伤。详该条。

点刺法 diǎncìfǎ 针刺手法之一。即快速浅刺出血的方法。

点法 diǎnfǎ 推拿手法。见《保生秘要》。作用面积小而用力较重的按压穴位手法。操作及作用参见按法及压法条。有散寒祛风，通畅经络作用。

点脊法 diǎnjǐfǎ 推拿方法名。又称按脊法。以拇指和食指端在患者脊柱或脊柱两侧进行点按的一种治疗方法。一般用于治疗内脏疾病与小儿疳积、腹泻等症。《杂病源流犀烛·痧胀源流》："凡痧者，属肝经者多，肝附于背第七骨节间。若犯痧，先循其七节骨缝中，将大指甲重掐入，候内骨节响方止。"

点穴法 diǎnxuéfǎ 推拿方法名。运用手指点压、叩击穴位等手法来治病的方法。常用于颈肩腰腿痛、扭挫伤、头痛、压痛、腹痛、消化不良、遗尿、失眠、瘫痪等症。

电针机 diànzhēnjī 针灸仪器名。在电针疗法、针刺麻醉中使用的一种电能输出器。种类很多，目前临床使用的多为晶体管电针机，性能比较稳定。操作时，在进针得气后，将电针机的两极分别连接在已刺入穴位的两根针柄上，选择需要波形，开启电源开关，将输出电位器由0逐渐调高至需要的或病员所能忍受的强度，至预定时间后，再将输出电位器逐渐调至0，关闭电源，除去电极。参见电针疗法条。

电针疗法 diànzhēnliáofǎ 针刺入穴位后，再加用电针机通电刺激的治疗方法。操作时，按电针机的使用要求进行，给以适当的刺激量。本法适应范围很广，凡针刺适应证均可使用，但心脏病患者须慎用。

电针麻醉 diànzhēnmázuì 用电针刺激达到镇痛效果以进行手术的方法。临床上所用的体针、耳针、鼻针等各种针麻取穴均可使用本法。参见针刺麻醉条。

靛花 diànhuā 出《简便良方》。青黛之别名。详该条。

靛青根 diànqīnggēn 见《本草便读》。板蓝根之别名。详该条。

diao

吊脚痧 diàojiǎoshā 病症名。见《霍乱燃犀说》卷上。即霍乱转筋。详该条。

吊兰 diàolán 即石斛之别名。详该条。

吊茄子 diàoqiézi 即子宫脱垂。详该条。

掉眩 diàoxuàn 症名。出《素问·至真要大论》。又称眩掉。眩晕头摇或肢体震颤。多因肝风内动所致。参见眩掉。

die

跌打内伤 diēdǎnèishāng 即跌打损伤。详该条。

跌打损伤 diēdǎsǔnshāng 病名。出《伤科补要》。又名擦扑打伤、打扑伤损、跌打内伤等。包括刀枪、跌扑、殴打、闪压、刺伤、擦伤及运动伤损等。伤处多有疼痛、肿胀、伤筋、破损、出血、骨折、脱臼等情况，也包括一部分内脏损伤疾患。治疗一般以散瘀行气、止痛止血、舒筋坚骨为主，可随证选用七厘散、参黄散（《伤科补要》：参三七、大黄、厚朴、枳实、桃仁、归尾、赤芍、红花、穿山甲、郁金、元胡、肉桂、柴胡、甘草、青皮）、复元活血汤、复元通气散、壮筋养血汤（方见扭伤条）、正骨紫金丹等。如有骨折、脱臼，可用手法整复；如有肌肤破损，治法参见金创条。

跌打丸 diēdǎwán 验方。中成药。当归、川芎、䗪虫、血竭各30克，没药、麻黄、乳香各60克，麝香12克，自然铜、马钱子各60克。蜜丸，每服4.5克。治跌打损伤，皮肤青肿，伤筋动骨，闪腰岔气及瘀血疼痛。

本方系《圣济总录纂要》接骨紫金丹加减。

跌打万花油 diēdǎwànhuāyóu 中成药。一种外用搽剂。主要成分为：野菊花、乌药、水翁花、徐长卿、大蒜、马齿苋、葱、金银花叶、黑老虎、威灵仙、木棉皮、土细辛、葛花、声色草、伸筋藤、蛇床子、铁包金、倒扣草、苏木、大黄、山白芷、朱砂根、过塘蛇、九节茶、地耳草、一点红、两面针、泽兰、红花、谷精草、土田七、木棉花、鸭脚艾、防风、侧柏叶、马钱子、大风艾、腊梅花、墨旱莲、九层塔等。具有活血化瘀、祛风通络、消肿止痛的功效，主要用于治疗跌打损伤，风湿肿痛。

跌仆伤胎 diēpúshāngtāi 孕妇由于跌仆闪挫，损伤胎元，气血逆乱，以致胎动不安。症见腰腹坠痛，或阴道流血。宜补气养血安胎。用胶艾汤。参见先兆流产、胎动不安条。

跌扑胁痛 diēpūxiétòng 病症名。见清·孟文瑞《春脚集》卷二。又名污血胁痛。多由跌扑损伤，瘀血归于胁下所致。胁痛多昼轻夜重，或午后发热，或兼见喘逆，疼痛部位固定，多见涩脉。治宜活血行气，化瘀通络。用复元活血汤或膈下逐瘀汤等方。参见死血胁痛条。

迭法 diéfǎ 推拿手法。①拳迭法：两手握拳，以食、中、无名、小指四指的本节处为着力点，做前后来回的转动，用于腹部，有去积消胀的作用。②腰迭法：取坐位，作弯腰动作数次，有促进肠胃蠕动，使宿食下移等作用。《诸病源候论·呕吐候》引《养生方》："坐直舒两脚，以两手挽两足，自极十二通，愈肠胃不能受食吐逆。"③股迭法：一手握住膝盖，一手握住小腿，做屈髋动作，然后再向外或向内转动。可促进肠胃蠕动，用于治疗大便秘结。

ding

丁丙 dīngbǐng（1832—1899）清末藏书家。字嘉鱼，钱塘（今浙江杭州）人。以搜集刊行图书为业。遂检阁本之传自《永乐大典》者，择其精要，辑刊10种，题名《当归草堂医学丛书》，以广流传，其中颇多宋元医籍。

丁凤 dīngfèng 明代医家。字竹溪，江浦（今属江苏）人。勤研痘科三十余年，以医成名。校阅《痘疹全书》与巴蜀龙公旧著，撰《痘疹玉函集》6卷，刊于1522年。又取先人遗篇，合为《丁氏锦囊三种秘录》等书。子选、遂，孙明登等传其业。

丁福保 dīngfúbǎo（1873—1950）近代医家。字仲祜。江苏无锡人。医通中西，编有《丁氏医学丛书》《说文解字诂林》，并大量自日本翻译西医各科书籍，对西医在我国的传播有一定贡献。

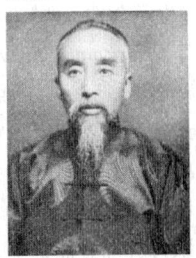

丁福保

丁甘仁 dīnggānrén（1865—1926）近代医学家。名泽周。江苏武进孟河（今常州）人。先在苏州开业，后迁上海，1916年创办上海中医专门学校、女子中医专校、广益中医院。著述有《喉痧证治概要》，另有《丁甘仁医案》，为其学生所辑。在培养中医人才上有所贡献。

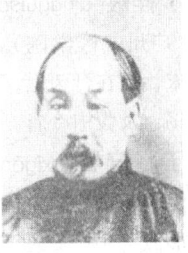

丁甘仁

丁甘仁医案 dīnggānrényiàn 医案著作。8卷。丁甘仁学生辑，刊于1927年。卷一至六为内科杂病、时病，卷七妇科，卷八外科。全书充分体现作者辨证精细、用药审慎的特点。有的版本附有《喉痧证治概要》，对喉

丁香

痨的病因、病机和治疗阐发甚详。有上海科学技术出版社排印本。

丁公藤 dīnggōngténg 中药名。《中华人民共和国药典》2010 年版将本品作为新药收载。又名麻辣子、包公藤。本品为旋花科植物丁公藤 Erycibe obtusifolia Benth 或光叶丁公藤 Erycibe schmidtii Craib 的干燥藤茎。前者分布于广东中部及沿海岛屿，后者分布于云南、广西、广东等地。辛，温，有小毒。归肝、脾、胃经。祛风除湿，消肿止痛。用于风湿痹痛、半身不遂、跌扑肿痛。常用 3～6 克，配制酒剂，内服或外搽。本品有强烈的发汗作用，虚弱者慎用，孕妇忌服。

丁葵草 dīngguǐcǎo 中药名。出清·何谏《生草药性备要》。别名人字草。为豆科植物丁葵草 Zornia diphylla Pers. 的全草。分布于福建、浙江、江西、广东、四川、云南等地。甘，凉。清热解毒，散瘀消肿。治风热感冒、肝火目赤肿痛、黄疸、泻痢、小儿疳积，煎服：15～30 克，鲜品 60～90 克。治跌打肿痛、热毒疮疡，捣敷；毒蛇咬伤，捣汁服，渣敷伤口周围。

丁桂散 dīngguìsǎn 验方。见《外伤科学》（广州中医学院）。丁香、肉桂各等分。为末，放在膏药上，烘热后贴患处。治阴证肿疡，及腹中冷痛。

丁奚疳 dīngxīgān 病名。《诸病源候论》名为小儿丁奚病。指小儿疳疾，骨瘦如柴，其形似"丁"之证。属于脾胃虚损，气血衰惫，以致出现面色苍白，低烧潮热，四肢细小，项长骨露，尻臀无肉，腹胀脐突，以及食多吐逆，泄泻无度等。病因病理均同于哺露疳，皆系脾疳重症。治宜补脾养胃，并改进饮食。

丁香 dīngxiāng 中药名。出唐·甄权《药性论》。别名公丁香。为桃金娘科植物丁香 Eugenia caryophyllata Thunb. 的干燥花蕾。产于印度尼西亚、越南及东非沿海等地，我国广东有栽培。辛，温。入胃、脾、肾经。温中降逆，暖肾助阳。治胃腹冷痛、呃逆、呕吐、泻痢、疝瘕、阳痿、子宫虚冷、寒湿带下，煎服：1～3 克。畏郁金。本品含挥发油，主要成分为丁香油酚、β-石竹烯和乙酰丁香油酚。丁香为芳香健胃剂，其乙醇浸液及丁香油、丁香油酚在体外对鼠疫、伤寒、副伤寒、白喉、痢疾、大肠、变形及炭疽等杆菌、金黄色葡萄球菌、霍乱弧菌等有抑制作用，对表皮真菌也有抑制作用。丁香油口服有驱蛔作用，并能止牙痛。

丁香胶艾汤 dīngxiāngjiāo'àitāng《兰室秘藏》方。熟地黄、白芍各三分，川芎、丁香各四分，阿胶六分（烊化），艾叶一钱，酒当归一钱二分。水煎服。治心气不足，崩漏不止，小腹寒冷，白带多者。

丁香散 dīngxiāngsǎn ❶《太平圣惠方》方。丁香、厚朴、黄连、当归、诃子皮、白术、灶心土各五钱，木香一分，赤石脂一两。为末，每服五分，冲服。治小儿久痢，渐至羸弱，不欲饮食。❷《妇人良方》方。丁香、白豆蔻各五钱，灶心土一两。为末，每服一钱，吴茱萸煎汤送服。治产后脾胃虚寒，复因风冷而致的噫嗳频作。

丁香柿蒂汤 dīngxiāngshìdìtāng《症因脉治》方。丁香、柿蒂、人参、生姜。水煎服。功能补胃气，散胃寒，降胃逆。治久病体虚，胃气虚寒而致的呃逆，呕吐，胸痞，脉迟。

丁香吴茱萸汤 dīngxiāngwúzhūyútāng《脾胃论》方。干姜、黄柏各二分，丁香、炙甘草、柴胡、橘皮、半夏各五分，升麻七分，吴茱萸、草豆蔻、黄芪、人参各一钱，当归一钱五分，苍术二钱。水煎，食前服。治胃虚，呕哕吐逆。

丁泽周 dīngzézhōu　见丁甘仁条。

丁仲祜 dīngzhònghù　见丁福保条。

疔疮 dīngchuāng　病名。出《素问·生气通天论》。又名疵疮。因其形小，根深，坚硬如钉状，故名。多因饮食不节，外感风邪火毒及四时不正之气而发。发病较急，变化迅速，初起如粟，坚硬根深。继则焮红发热，肿势渐增，疼痛剧烈，待脓溃疔根出，则肿消痛止而愈。治宜清热解毒。内服五味消毒饮或黄连解毒汤加减。外治初起用玉露散（芙蓉叶研细末，用凡士林调敷），千捶膏。切忌挤压及过早切开与针挑。四肢疔疮可切开排脓，针刺委中、大椎放血。疔疮由于失治、过早切开排脓、挤压等，可造成疔疮走黄。

疔疮要诀 dīngchuāngyàojué　书名。1 卷。清·应遵诲撰于1874年。该书首载疔疮论，并介绍用针按穴挑疔治法；次列98种疔疮的挑治，并附插图；末附疔疮治疗方剂及杂病经验方。

疔疮走黄 dīngchuāngzǒuhuáng　证名。见《疮疡经验全书》。又名癀走。多因正气内虚，热毒炽盛或患疔疮后失于调治，疔毒走散，入于血分，内攻脏腑而致。症见疮顶黑陷，无脓，肿势散漫，并伴有寒热头痛、胸闷烦躁、恶心呕吐，舌硬口干，便秘或腹泻，舌绛苔黄，脉洪数或弦滑。重症可见神昏、谵语、痉厥。相当于败血症。治宜清热解毒凉血。内服犀角地黄汤、黄连解毒汤、五味消毒饮等。外治同疔疮。

疔毒 dīngdú　病名。见《证治准绳》。为疔疮之重者，易发走黄。详见疔疮条。

疔疽 dīngjū　病名。出《疡医准绳》卷三。两腮及鼻下焮肿生疮，其症似疔而形如无头疽，故名。多因饮食不节而发病。初起焮肿，疼痛彻骨难忍，如钉着骨，口噤如痉，易发生邪毒攻心，出现呕吐不食，烦躁谵语，甚至昏迷等症。不可妄用刀针，宜按疔疮治疗。

耵耳 dīng'ěr　即耵聍。详该条。

耵聍 dīngníng　出《灵枢·厥病》。又名耵耳，俗称耳垢。乃耳孔泌出液体与进入耳中之尘垢结成。大量耵聍堵塞，则形成耵聍栓塞，可影响听力。

酊剂 dīngjì　药物剂型之一。用不同浓度的乙醇为溶媒，提取药材中醇溶性成分而制成的澄明液体制剂。如牙痛水（成药）即为此剂型。

顶巅痛 dīngdiāntòng　症状名，又称巅顶痛。指头顶部疼痛。《丹溪心法·头痛》："如顶巅痛，宜藁本、防风、柴胡。"《医宗必读·头痛》："太阳、厥阴巅顶痛，宜来复丹。"《证治汇补·头痛》："巅顶痛属肾。"由肾虚、相火偏旺，循督脉上扰所致。可用三才汤加牡蛎、龟甲等。参见头痛条。

顶心 dīngxīn　头顶的中央部位。

顶中线 dīngzhōngxiàn　头针穴线，在头顶部，督脉百会穴至前顶穴之间的连线上。

订正金匮要略注 dìngzhèngjīnkuìyàolüèzhù　书名。全称《订正仲景全书金匮要略注》。8 卷（《医宗金鉴》卷18～25）。清·吴谦等纂注。吴氏等鉴于《金匮要略》的一些旧注本每多"随文附会，难以传信"，遂予订正，详加注释，并选集前人注本中能阐发仲景学说见解者。卷末为正误存疑篇，对存疑的28 条原文一一加以辨析，可供参考。

订正伤寒论注 dìngzhèngshānghánlùnzhù　书名。全称《订正仲景全书伤寒论注》。17 卷（即《医宗金鉴》卷1～17）。清·吴谦等纂注。编者鉴于《伤寒论》的一些旧注本，每多"随文附会，难以传信"，遂予订正，详加注释，并选集过去注本中能阐发仲景经义的见解以备参考。在编次方面,将平脉法篇、辨脉法篇殿于后。末卷有正误、存疑、《名医别录》合药分剂法则、三阴三阳经脉图注及伤寒刺灸等穴图。

订正仲景全书金匮要略注 dìngzhèngzhòngjǐngquánshūjīnkuìyàolüèzhù 见订正金匮要略注条。

订正仲景全书伤寒论注 dìngzhèngzhòngjǐngquánshūshānghánlùnzhù 见订正伤寒论注条。

定喘汤 dìngchuǎntāng 《摄生众妙方》(明·张时彻集)方。麻黄三钱,白果二十一枚,桑白皮三钱,苏子二钱,杏仁、黄芩各一钱五分,款冬花、制半夏各三钱,甘草一钱。水煎服。功能宣肺平喘,清热化痰。治风寒外束,痰热内蕴而致的哮喘,咳嗽痰多,胸闷,喉中有哮鸣声,或有恶寒发热等表证者。也用于慢性支气管炎,支气管哮喘因感冒而诱发者。

定喘穴 dìngchuǎnxué 经外奇穴名。代号 EX-B1。见《常用新医疗法手册》。又名喘息穴、治喘穴。位于第七颈椎棘突下(即大椎穴)旁开0.5寸处。主治哮喘、咳嗽、支气管炎。直刺或向脊柱斜刺0.5~1寸。灸3~5壮或5~10分钟。

定定子 dìngdìngzǐ 见王维德条。

定风 dìngfēng 温热病后期虚风内动的治法。类同滋阴息风。《温病条辨》中的大定风珠、小定风珠是本法的代表方。

定风草 dìngfēngcǎo 天麻之别名。详该条。

定经汤 dìngjīngtāng 《傅青主女科》卷上方。菟丝子、白芍、当归各一两,熟地黄五钱,茯苓三钱,山药五钱,荆芥穗二钱,柴胡五分。水煎服。治经水先后无定期,属肝肾郁滞者。

定坤丹 dìngkūndān 经验方。见《中华人民共和国药典》2010年版一部。人参、鹿茸、西红花、三七、当归、川芎、鸡血藤膏、熟地黄、肉桂、白术、甘草、白芍、鹿角霜、阿胶、香附、枸杞子、砂仁、益母草、延胡索、干姜、川牛膝、细辛、杜仲、黄芩、乌药、茺蔚子、五灵脂、柴胡、茯苓。为细末,炼蜜为丸,每丸10.8克,每服半丸至一丸,一日两次。功能滋补气血,调经疏郁,暖宫止痛。治月经不调、行经腹痛、崩漏下血、赤白带下、产后诸虚、血晕血脱、骨蒸潮热。

定息 dìngxī 一呼一吸合称一息。定息指一息即尽,换息未起之际,即两次呼吸之间的停顿间隙。《素问·平人气象论》:"人一呼脉再动,一吸脉亦再动,呼吸定息脉五动。"《素问吴注》:"定息,定气而息,将复呼吸也。"

定痫丸 dìngxiánwán 《医学心悟》卷四方。天麻、川贝母、姜半夏、茯苓、茯神各一两,丹参、麦冬各二两,陈皮、远志各七钱,石菖蒲、胆南星、全蝎、僵蚕、琥珀各五钱,朱砂三钱。为末,以竹沥、姜汁、甘草熬膏为丸,弹子大,朱砂为衣,每服一丸,日两次。功能息风祛痰,镇心开窍。治肝风痰浊而致的痫证。

定志丸 dìngzhìwán ❶原名定志小丸。《千金要方》卷十四方。菖蒲、远志各二两,茯苓、人参各三两(《医学入门》方加琥珀、郁金)。蜜丸,梧桐子大,每服七丸。治心神不安,惊悸健忘,情志抑郁。❷《杂病源流犀烛》卷六方。人参、菖蒲、茯苓、茯神、远志、白术、麦冬、朱砂。蜜丸。治心怯善恐,或喜笑不休。

锭剂 dìngjì 药物剂型之一。把药物研成极细粉末,加适当黏合剂,制成纺锤、圆锥、长方等不同形状的固体制剂。内服时可将锭捣碎,温开水送服。外用时可用水或醋或麻油等磨,或捣碎成粉,调匀涂患处。如紫金锭等。

D

dong

东丹 dōngdān 铅丹之别名。详该条。

东方蓼 dōngfāngliǎo 荭草之别名。详该条。

东医宝鉴 dōngyībǎojiàn 医书。23卷。朝鲜·许浚撰于1611年。系选摘中国医籍，分类汇编而成。书中将疾病分为内景、外形、杂病三大类，每类记述多种病症的证候、病因、治法、方剂、单方、针灸治疗等内容。另有汤液篇论述本草，针灸篇介绍针灸法与经络腧穴。各篇详分细目，资料较为丰富。新中国成立后有影印本。

东医寿世保元 dōngyīshòushìbǎoyuán 医学方书。4卷。朝鲜族李济马撰于1894年。载医论625条，方剂113首。着重论述人与自然界、社会的关系，太少阴阳四象的辨证论治，精神心理因素对脏器、疾病和健康的影响。创立了四象治疗和预防医学，成为现代朝医学的主要经典著作。现有延边朝鲜自治州卫生局、中华全国医学会延边分会影印本。

东垣复元活血汤 dōngyuánfùyuánhuóxuètāng 即复元活血汤。详该条。

东垣老人 dōngyuánlǎorén 见李杲条。

东垣十书 dōngyuánshíshū 丛书。辑人不详。刊于15世纪初。收选李东垣等金元医家著作10种。有李氏所著《脾胃论》《内外伤辨惑论》《兰室秘藏》及《局方发挥》《格致余论》《医经溯洄集》《此事难知》《汤液本草》《外科精义》《脉诀》等。另一种刻本增辑《医垒元戎》《斑论萃英》二种。

东垣试效方 dōngyuánshìxiàofāng 医学方书。又名《东垣先生试效方》《东垣效验方》。9卷。金·李杲撰于1266年。计24门，分述药象及各种病症，包括饮食劳倦、心下痞、中满、腹胀、反胃及妇人、小儿、眼鼻耳齿等病症。后为"杂方"。每门先设总论，以证候为主，详论病源、治法，后列诸方。书中收医论29篇，医方240余首，医案医话20余则。医论述理明晰，有十余篇为李氏诸书所未见而仅载此书者。选方大多切于实用，所录普济消毒饮、益气聪明汤等对后世影响较大。李氏医案流传不多，此书所载诸案弥足珍贵。全书集医方、医论、医案、医话为一体，重在脾胃病症用方，反映了脾胃学派的理论和制方特色。传本甚少，后世仅存明倪维德刻本，现有影印本。

冬虫夏草 dōngchóngxiàcǎo 中药名。出《本草从新》。别名虫草、夏草冬虫。为麦角菌科植物冬虫夏草菌 *Cordyceps sinensis* (Berk.) Sacc. 寄生在蝙蝠科昆虫虫草蝙蝠蛾 *Hepialus armoricanus* Oberthür 幼虫上的子座与虫体。主产于四川西北部，青海及甘肃、西藏、云南等地亦产。甘，温。入肺、肾经。益肺，补肾。治肺结核咳嗽、咯血、虚喘、盗汗、阳痿、遗精、腰膝酸痛、病后虚弱，煎服：3~9克。本品含粗蛋白、脂肪、虫草酸、维生素 B_{12} 等。醇浸液在体外对结核杆菌有抑制作用。浸剂有扩张豚鼠支气管及抑制兔肠管、心脏、豚鼠子宫的作用。

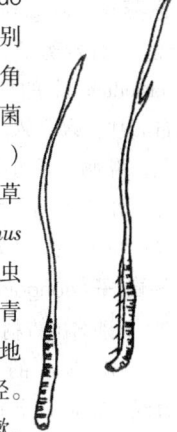

冬虫夏草

冬地三黄汤 dōngdìsānhuángtāng 《温病条辨》方。麦冬八钱，生地黄四钱，玄参四钱，黄连一钱，黄柏一钱，黄芩一钱，苇根汁半酒杯，金银花露半酒杯，甘草三钱。水煎服。治阳明温病，热郁津少，无汗，小便不利者。

冬瓜皮 dōngguāpí 中药名。出《开宝重定本草》。别名白瓜皮。为葫芦科植物冬瓜 *Be-*

nincasa hispida（Thunb。）Cogn. 的果皮。甘，微寒。入脾、肺经。利水消肿，祛暑。治水肿，小便不利，暑湿泄泻。煎服：15～30克。煎剂有明显的利尿作用。

冬瓜子 dōngguāzǐ 中药名。出《新修本草》。别名瓜瓣。为葫芦科植物冬瓜 Beninca-sa hispida（Thunb. ）Cogn. 的种子。甘，寒。入肺、胃、大肠、小肠经。清热化痰，利湿排脓。治肺热咳嗽、肺痈、肠痈、淋证、带下，煎服：9～15克。本品含皂苷、瓜氨酸等。

冬花 dōnghuā 款冬花之简称。详该条。

冬葵子 dōngkuízǐ 中药名。出《神农本草经》。别名葵子。为锦葵科植物冬葵 Malva verticillata L. 的种子。我国大部分地区有分布。甘，寒。入小肠、膀胱经。利尿，通乳，滑肠。治小便不利、水肿、热淋、砂淋、乳汁不行、乳房肿痛、大便干结，煎服：3～9克。孕妇慎服。

冬青子 dōngqīngzǐ 中药名。出《本草拾遗》。别名冻青树子。为冬青科植物冬青 Ilex chinensis sims. 的果实。甘、苦、凉。入肝、肾经。祛风，止血。治风湿痹痛、溃疡病出血、痔疮，煎服：4.5～9克。

冬桑叶 dōngsāngyè 桑叶之处方名。详该条。

冬温 dōngwēn 病名。见《伤寒论·伤寒例》。新感温病的一种。因冬季感受非时之暖而发生的热性病。其传变规律与风温同。治以辛凉疏表为主。参见新感温病、风温条。

董奉 dǒngfèng 三国时期吴国医生。字君异。据载他治病不取报酬，只要求被治愈者在其门前栽种杏树，日久而杏树成林。后世用以称颂医家的赞辞"杏林春暖""誉满杏林"等，均源于此。

董吉托觉 dǒngjítuōjué 唐代藏族名医。约生活于公元六七世纪。曾为藏王太医，是我国医学史上记载最早的藏族医生，在藏族医学发展史上有重要的地位。

董汲 dǒngjí（11 世纪）北宋医家。字及之，东平（今山东东平）人。弃儒从医，擅长治疗小儿疾病，尤其精于痘科。他采摭经效秘方，详明证候，于 1093 年撰成《小儿斑疹备急方论》1 卷。善于应用寒凉，反对滥施温热，对后世有一定影响。另外，还广采诸家方药，撰成《脚气治法总要》2 卷。

董氏斑疹方论 dǒngshìbānzhěnfānglùn 即《小儿斑疹备急方论》。详该条。

动功 dònggōng 气功功法。又称外功。采取与意念、呼吸相结合的肢体动作或自我按摩以锻炼内脏、凝静心神、活跃气血的一种动中静的功法。"动"与"外"是因有锻炼动作表现于外而得名。所谓动中静，则指锻炼此类功法时，是在意念集中、思想宁静的情况下进行的，不是单纯的肢体活动。

动脉 dòngmài ❶脉象之一。脉形如豆，厥厥动摇，滑数有力，搏动部位较局限，节律不匀。见于惊恐及痛证。《脉经》："动脉见于关上，无头尾，大如豆，厥厥然动摇。"《伤寒论》："阴阳相搏，名曰动。"❷全身经脉搏动应手之处。《难经·一难》："十二经皆有动脉。"

动气 dòngqì ❶脉搏挑动时的动态、气势。《素问·至真要大论》："所谓动气，知其脏也。"❷脐周的搏动（出《难经·十六难》）。《伤寒指掌》卷三："动气者，筑筑然动于脐旁上下左右，甚至连及虚里、心、胁而浑身振动也。此病由于妄汗、妄下，气血大亏，以致肾气不纳，鼓动于下而作也；或由其人少阴素亏，因病而发，恒见于瘦薄虚弱之人。"

动治法 dòngzhìfǎ 推拿方法。出《石室秘录》。为活动关节的方法。根据各关节不同的活动特点而有扭转、抖摇、屈伸等法之分，以帮助病痛关节和肌肉萎缩的肢体恢复其正常功能。适用于颈项、腰背及四肢各关节。

冻产 dòngchǎn 见宋·杨子建《十产论》。指天寒影响产妇分娩。杨氏谓："冻产者，言天气寒冷，产妇血气迟滞，儿不能速生，故衣裳宜厚，产室宜暖，背心宜温和，庶儿易生。"

冻疮 dòngchuāng 病名。出《诸病源候论》。又名冻风。冷风严寒伤及皮肉，气血凝滞而成。多发于手足、耳廓等处。患处先呈苍白，渐成紫红斑片，自觉灼痛、瘙痒或麻木，甚则溃烂成疮，缠绵难愈。本病重在预防，须注意防寒保暖及适当活动。治宜温阳散寒，调和营卫。内服当归四逆汤，外用红灵酒揉擦，或姜汁、辣椒煎汤搽洗患处。溃烂作痛者，外搽玉红膏。

冻耳 dòng'ěr 病名。指冬时耳冻疮。《太平圣惠方》卷三十六："夫冻耳者。由肌肉虚软之人冬时触冒于寒，为风冷所折，则令耳赤痒痛，或即成疮。因其风寒所伤，故谓之冻耳也。"

冻风 dòngfēng 即冻疮。详该条。

冻青树子 dòngqīngshùzǐ 即冬青子。详该条。

洞天奥旨 dòngtiān'àozhǐ 医书。又名《外科秘录》。16卷。清·陈士铎撰。刊于1694年。该书托名"岐伯天师"所传，记述了疮疡病候、诊法、用药和外科、皮肤科、金刃跌打、虫兽伤等150余种病症的治法。书中除选录各家学说及方剂外，在用药、辨证方面也有一定的发挥。现有多种刊本。

洞泄 dòngxiè 病症名。出《素问·生气通天论》等篇。①属寒泄（见《圣济总录·泄痢门》）。症见食已即泄，完谷不化。治宜温中，用附子丸（《圣济总录》：附子、乌梅肉、干姜、黄连）或木香诃黎勒丸（《圣济总录》：木香、高良姜、肉果、白术、官桂、芜荑、附子、厚朴、干姜、甘草、诃黎勒）等方。②即濡泄（见《医宗必读·泄泻》）。详见濡泄条。③脾泻的别名，《医学真传·痢》。参见脾泄条。

dou

抖法 dǒufǎ 推拿、正骨手法。用于腰部和肩、肘关节处的软组织损伤及腰椎间盘突出症。用双手或单手握住受伤部位的远端，用力拔伸，并做上下前后的颤抖动作，其活动幅度须在生理许可的范围内进行。有放松肌肉、滑利关节等作用。

豆豉姜 dòuchǐjiāng 中药名。见《南宁市药物志》。别名澄茄根、木姜子根。为樟科植物山鸡椒 *Litsea cubeba* (Lour.) Pers. 的根。分布于长江以南各地。辛，温。祛风散寒，行气止痛。治风寒感冒、风湿痹痛、胃痛，煎服：9～15克。根皮含挥发油，油中含柠檬醛、香茅醇及茅樟醇等。煎剂在体外对金黄色葡萄球菌、伤寒杆菌、绿脓杆菌等有抑制作用。

豆豉灸 dòuchǐjiǔ 即豉饼灸。详该条。

豆卷 dòujuǎn 大豆黄卷之处方名。详该条。

豆蔻 dòukòu 即白豆蔻。详该条。

豆蔻壳 dòukòuké 白豆蔻壳之简称。详该条。

豆渣草 dòuzhācǎo 狼把草之别名。详该条。

痘疮 dòuchuāng 即天花。详该条。

痘毒攻喉 dòudúgōnghóu 病名。由痘疮毒火郁积不散，邪毒上攻于喉所致。症见咽喉干涩疼痛，甚则肿胀溃烂，汤水难入，呼吸不利。治宜解毒消肿，清热利咽。

痘风疮 dòufēngchuāng 病名。出《外科正

宗》。又名痘癞。多因患瘰痘后余毒未尽，湿热内蕴，外受风邪而成。初起细瘰瘙痒，渐延成片，破流脂水并结痂，甚则浸淫全身。治宜解毒利湿，疏风止痒。外撒渗湿救苦散（《医宗金鉴》：密陀僧、滑石、白芷）。疮面干燥者，用白蜜调涂或外搽麦钱散（《医宗金鉴》：小麦、硫磺、白矾）。体无完肤者，可用十全大补汤以扶正祛邪，兼服散风苦参丸（《医宗金鉴》：苦参、大黄、独活、防风、枳壳、玄参、黄连、黄芩、栀子、菊花）以清热解毒。外治同上。

痘风眼 dòufēngyǎn　病症名。痘疮余毒未尽，复受风邪，致眼中作痒，眼睑红赤溃烂之症。治宜疏风清热为主，睑弦湿烂者，尚需除湿止痒。内服加减四物汤（生地黄、苦参、苏薄荷、川芎、鼠粘子、连翘、天花粉、防风、赤芍、当归、荆芥穗）或除湿汤（连翘、滑石、车前、枳壳、黄芩、川连、木通、粉甘草、陈皮、荆芥、白茯苓、防风）。外用内服药渣熏洗，再涂眼药精（《五官科学》：硼砂 7.5%，朱砂 0.7%，硫酸铜 1.8%，龙脑香 18%，药制炉甘石 36%，荸荠 36%）。参见眼弦赤烂条。

痘浆法 dòujiāngfǎ　人痘接种法之一。取天花患儿的新鲜痘浆，以棉花蘸，塞入被接种对象的鼻孔，以此引起发痘，达到预防接种的目的。因本法需直接刺破儿痘，病家多不愿接受，故在古代亦较少用。

痘科入门 dòukērùmén　见中国医学入门丛书条。

痘癞 dòulài　即痘风疮。详该条。

痘烂 dòulàn　证名。见《医宗金鉴》。因痘毒过盛，继发感染而成。患处破烂，脓水淋漓，甚则蔓延遍体。治宜茶叶末适量，开水浸泡后湿敷。

痘学真传 dòuxuézhēnchuán　痘症专著。8 卷。清·叶大椿撰。刊于 1732 年。卷一论痘症病机及诊法，卷二为顺、逆、险三类痘病各十八朝的证治图解，卷三为兼证辨治，卷四～五为作者及前人医案，卷六选录前人痘疹论述，卷七～八为方药诠释。全书图文并茂，内容详尽。

痘衣法 dòuyīfǎ　人痘接种法之一。取天花患儿贴身内衣，给健康未出痘的小儿穿着两三天，以达种痘之目的。一般在着衣 9～11 天时始发热，为种痘已成。此法成功率低。若成功者，发热、出痘证候轻缓，不致发生危险。

痘疹定论 dòuzhěndìnglùn　医书。4 卷。清·朱纯嘏撰。刊于 1713 年。卷一～三论痘疹，卷四论麻疹。书中痘疹证治在师承《活幼心法》的基础上，从学术理论到临床经验又有所补充和发挥。现有多种刊本。

痘疹入眼 dòuzhěnrùyǎn　病症名。出《银海精微》。又名痘疹眼。痘症初起，热毒浊邪熏扰清窍，致目赤泪出，羞明涩痛，眼闭不开，或黑睛生翳，以及后期正气耗伤，热邪余毒攻眼所致赤痛生翳、花翳白陷、黄液上冲，甚至蟹睛突起等症。治宜疏风清热，解毒凉血，散瘀退翳等。可结合全身病情选用谷精草汤（《审视瑶函》：谷精草、白芍、荆芥穗、玄参、牛蒡子、连翘、草决明、菊花、龙胆草、桔梗、灯心）加银花、紫草，或红花散（《银海精微》：红花、紫草、大黄、赤芍、生地、当归、甘草、灯心草、竹叶）加谷精草、石决明、绿豆衣等。

痘疹世医心法 dòuzhěnshìyīxīnfǎ　见痘疹心法条。

痘疹心法 dòuzhěnxīnfǎ　痘症专著。又名《痘疹世医心法》。12 卷。明·万全撰。刊于 1568 年。卷一～八阐述痘症的特点，以及发热、出见、起发、成实、收质、落痂、痘后余毒等各阶段的辨证治疗；卷九论疹毒；卷十论妇女痘疹；卷十一～十二为治疗方剂。

书中附有作者验案。该书除单行本外，又收入《万密斋医学全书》中，后者析为 23 卷。

痘疹眼 dòuzhěnyǎn 即痘疹入眼。详该条。

窦汉卿 dòuhànqīng（1196—1280）金元时代针灸学家。名杰，后改名默，字子声。广平肥乡（今河北省邯郸市肥乡县）人。从名医李浩学铜人针法，后以针术闻名。应元世祖之召，曾任昭文馆大学士、太师等职。撰《针经指南》《流注指要赋》（又名《通玄指要赋》《标幽赋》和《六十六穴流注秘诀》等书，对针灸学有一定贡献。

窦杰 dòujié 见窦汉卿条。

窦默 dòumò 见窦汉卿条。

窦氏外科全书 dòushìwàikēquánshū 即《疮疡经验全书》。详该条。

窦子声 dòuzǐshēng 见窦汉卿条。

du

都林藤 dūlínténg 天仙藤之别名。详该条。

都气丸 dūqìwán 《张氏医通》卷十六方。又名都炁丸、七味都气丸。熟地黄、山茱萸、山药、泽泻、牡丹皮、茯苓、五味子。蜜丸，每服三钱，淡盐汤送服。功能滋肾纳气。治肾虚气喘、呃逆等症。

都炁丸 dūqìwán 即都气丸。详该条。

督脉 dūmài 奇经八脉之一。出《素问·骨空论》。其主行路线从会阴部开始，向后沿着脊柱内上行，到风府穴处入于脑，上行头顶，沿额、鼻柱至上齿。本脉的病候多与诸

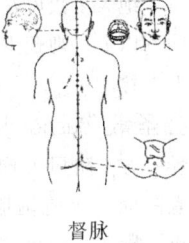

督脉

阳经的病变有关。主要表现为脊柱强直，角弓反张，女子不孕等。

督脉络 dūmàiluò 十五络脉之一。原称督脉之别（出《灵枢·经脉》）。从长强穴处分出，夹背上行至项，散布在头上；下行的络脉从肩胛部开始，走向足太阳膀胱经，进入脊柱两旁的肌肉。本络脉发生病变，实则脊柱强直，难以俯仰；虚则头重难支，头动摇则腰脊不适。

督脉之别 dūmàizhībié 出《灵枢·经脉》。即督脉络。详该条。

督俞 dūshù 经穴名。代号 BL16。出《太平圣惠方》。别名高盖。属足太阳膀胱经。位于背部，当第六胸椎棘突下旁开 1.5 寸处。主治心绞痛、腹痛、肠鸣、膈肌痉挛、寒热气喘等。微向脊柱斜刺 0.5～0.8 寸。禁深刺。灸 3～7 壮或 5～15 分钟。

毒 dú ❶病因。如毒气。详该条。❷病症。多指焮热肿胀或滋水浸淫之症。如热毒、湿毒等。❸指药物的毒性。

毒痢 dúlì 病名。见《三因极一病证方论》卷十二。痢疾之因热毒所致者。症见痢下五色脓血，或如烂鱼肠，并无大便，下血如豚肝，心烦腹痛如绞。本病可见于重症细菌性痢疾、急性肠道阿米巴痢疾、沙门氏菌属食物中毒等。治宜清热解毒凉血。方用茜根丸（《世医得效方》：茜根、升麻、犀角、地榆、黄连、当归、枳壳、白芍）、三黄熟艾汤（《世医得效方》：黄芩、黄连、黄柏、熟艾）加忍冬藤、白头翁、马齿苋等。

毒气 dúqì 即疫疠之气。见疠、戾气各条。

毒气攻心 dúqìgōngxīn 证名。见《外科证治全生集》卷一。泛指疮疡患者毒邪过盛而正气已虚，或失治、误治致使毒邪内陷，攻扰心营。证见心中烦乱，神昏或恶心欲呕等。相当于现代医学败血症、脓毒血症。治法如疔疮走黄。

毒入营血证 dúrùyíngxuèzhèng 证候名。火热等邪毒侵入营血，以壮热烦渴，神昏谵语，斑疹紫暗，或出血色暗红，舌绛脉数等为常见证候。

D

毒蛇咬伤 dúshéyǎoshāng 病名。因被毒蛇所咬，而出现以伤处红肿麻木疼痛，并伴有寒热、呕恶、头痛、眩晕等全身症状，甚至出血、神昏抽搐等各种表现的中毒类疾病，其临床表现因蛇毒所含成分及其毒性作用而异。

毒蕈中毒 dúxùnzhòngdú 病名。因误食毒蕈所致，其症状因毒蕈所含成分及其毒性作用而异。以胃肠、心肺、脑神、肝肾等受损所致的不同临床表现为特点的中毒类疾病。

毒药 dúyào ❶古代药物的统称。《素问·移精变气论》："今世治病，毒药治其内，针石治其外。"《素问·脏气法时论》："毒药攻邪，五谷为养，五果为助……"❷现代指药性剧烈，有毒副作用，能导致中毒的药物，如砒石、轻粉、钩吻、芫花、生乌头等。

毒药草 dúyàocǎo 藜芦之别名。详该条。

毒药攻邪 dúyàogōngxié 出《素问·脏气法时论》。使用有毒的药物以治病。毒药有几种含义：一指药物的特性。如干姜偏热，黄芩偏寒，升麻升提，苏子降气，就利用其特性以祛邪扶正。二指药物副作用。如常山能截疟，但有引起呕吐的副作用。三指毒性大的药物，如轻粉、藤黄等，使用时须严格掌握，防止中毒。

独活 dúhuó 中药名。出《神农本草经》。又名独摇草、川独活。为伞形科植物重齿毛当归 *Angelica pubescens* Maxim. f. *biserrata* Shan et Yuan 的干燥根。主产于湖北、四川、浙江、安徽。辛、苦，微温。入肾、膀胱经。

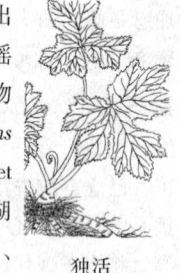

独活

祛风胜湿，散寒止痛。治风寒湿痹、腰膝酸痛、手足挛痛、感冒头痛，煎服：3～9克。毛当归的根含当归醇、当归素、东莨菪素等。煎剂或流浸膏对动物有镇静、催眠、镇痛作用。

独活寄生汤 dúhuójìshēngtāng 《备急千金要方》方。独活三两，桑寄生、杜仲、牛膝、细辛、秦艽、茯苓、桂心、防风、川芎、人参、甘草、当归、芍药、干地黄各二两。水煎，分三次服。功能祛风湿，止痹痛，益肝肾，补气血。治风寒湿痹证，属于肝肾两亏，气血不足，症见腰膝冷痛，肢节屈伸不利，或麻痹不仁，畏寒喜温。也用于风湿性坐骨神经痛见上症者。

独活细辛汤 dúhuóxìxīntāng 《症因脉治》方。独活、细辛、川芎、秦艽、生地黄、羌活、防风、甘草。水煎服。治外感少阴头痛，痛连胲骨，心疼烦闷。

独脚蒿 dújiǎohāo 阴地蕨之别名。详该条。

独脚莲 dújiǎolián 卜芥、八角莲二药之别名。详各条。

独脚丝茅 dújiǎosīmáo 仙茅之别名。详该条。

独参汤 dúshēntāng 《十药神书》方。人参一两。为粗末，加大枣五枚，水煎，不拘时服。功能益气固脱。治元气大亏，阳气暴脱，症见面色苍白，神情淡漠，肢冷多汗，呼吸微弱，脉微细欲绝。也用于心力衰竭的抢救。

独肾 dúshèn 见《小儿卫生总微论方》。指小儿生下后一侧睾丸未降入阴囊，为单侧隐睾。绝大多数可在周岁以内自然下降。如至两岁以上，则较少能自然下降，但一般不影响发育。

独圣散 dúshèngsǎn ❶《校注妇人良方》卷一方。防风不拘量。为末，每服二钱，酒煮白面，饭前调服。治肝经为风，血崩不止。❷《儒门事亲》卷十二方。瓜蒂若干。为末，每服一或二钱，汁调服。治痰涎宿食，填塞上脘，胸中痞硬。❸《世医得效方》卷六方。盐五合。水煎顿服。治脾胃不足，过食瓜果，心腹坚胀，痛闷不安。

❹《圣济总录》卷九十八方。炒黄葵花（花、子俱用）一两。为末，每服一钱，饭前米汤调服。治砂淋，石淋。❺《医宗金鉴·删补名医方论》方。炒南山楂一两。水煎，童便、砂糖调服。治产后心腹绞痛。

独行根 dúxínggēn 出《新修本草》。为青木香之别名，详该条。

独阴 dúyīn 经外奇穴名。代号 EX－LE11。见《针灸大成》。位于足底第二趾远侧趾间关节横纹之中点。主治腹痛，呕吐，胞衣不下，疝气。直刺0.1~0.2寸，灸3~5壮或5~10分钟。

独语 dúyǔ 神志清醒而喃喃自语，见人语止。属虚证。多由心气虚，精不养神所致。见于癫病、老年性精神病等。

读伤寒论心法 dúshānghánlùnxīnfǎ 书名。陈伯坛撰。18卷，又"卷之首"2卷。初版于1929年。陈氏研究仲景学说多年，此编对《伤寒论》的原文注释能阐发经义，并批评自晋以后诸家注疏之得失。"卷之首"谈《内经》及《伤寒论》读法，颇多新的体会；但作者对一些仲景方的注释以及所列图形，仍有主观片面的论述。新中国成立后有影印本。

读素问钞 dúsùwènchāo 书名。元·滑寿编撰。3卷。作者选录《素问》中的重要内容，分为藏象、经度、脉候、病能、摄生、论治、色诊、针刺、阴阳、标本、运气和汇萃12类，并作了简要注释。明·汪机于1519年又取王冰注参补其间，而以"续"字别之，故又称《续素问钞》。现有《汪氏医学丛书》9卷本。又有万历四十年刻7卷本，作《黄帝素问钞》，前5卷与9卷本同，后2卷分别是《补遗》1卷，《诊家枢要》1卷。

读医随笔 dúyīsuíbǐ 书名。6卷。清·周学海撰于1891年。作者汇集读书、临证之笔记而成。卷一证治总论；卷二形气、脉法类；卷三~四证治类，列各种病症治；卷五方药类，审辨药物性味效用；卷六评释类，为作者研读古医书的心得体会，有一定参考价值。

犊鼻 dúbí 经穴名。代号 ST35。出《素问·气穴论》。俗称外膝眼。属足阳明胃经。屈膝位于膝部髌韧带外侧凹陷中。主治膝痛、脚气等。直刺1~1.5寸。灸5~10分钟。

杜鹃花 dùjuānhuā 中药名。出《本草纲目》。别名山踯躅、映山红、艳山花。为杜鹃花科植物杜鹃花 Rhododendron simsii Planch. 的花。分布于长江流域，东至台湾，西达四川、云南等地区。酸，平，有毒。活血，止血，祛风湿。治月经不调、闭经、崩漏、吐血、衄血、风湿痛，煎服：15~30克。孕妇忌服。花含矢车菊素和杜鹃黄素的糖苷。煎剂和浸膏对小鼠有镇咳、祛痰作用。

杜鹃花叶 dùjuānhuāyè 中药名。见《浙江民间常用草药》。为杜鹃花科植物杜鹃花 Rhododendron simsii Planch. 的叶。酸，平，有毒。镇咳祛痰，清热解毒。治慢性气管炎，煎服：9~15克。捣敷治痈肿疔疮，外伤出血；煎水洗，治荨麻疹。叶含杜鹃花醇（Matteucinol）、杜鹃花醇苷（Matteucinin）、槲皮素、槲皮苷及金丝桃苷，均为祛痰、镇咳的有效成分。

杜牛膝 dùniúxī 即土牛膝。详该条。

杜仲 dùzhòng 中药名。出《神农本草经》。别名思仲、扯丝皮、丝连皮。为杜仲科植物杜仲 Eucommia ulmoides Oliv. 的树皮。主产于四川、陕西、湖北、河南、贵州、云南、甘，温。入肝、肾经。补肝肾，强筋骨，安胎，降血压。治腰膝酸痛、筋骨痿弱、阳

杜仲

痿、尿频、胎漏、胎动欲堕、高血压病，煎服：6~9克。树皮含杜仲胶、松脂醇二葡萄

糖苷等。本品醇提取物对麻醉狗有降压作用，重复给药可快速产生耐受性；煎剂对肾型高血压狗的降压效果不够满意；炒杜仲降压作用比生杜仲大，煎剂比酊剂作用强。主要降压有效成分是松脂醇二葡萄糖苷。

杜自明 dùzìmíng （1877—1961年）中医骨伤科专家。满族，成都人。幼习武，随父习正骨。1902年起悬壶济世，愈跌打损伤者甚众。后应聘至成渝铁路工地、成都铁路医院及四川医学院任职。1956年应聘进京，任中医研究院广安门医院骨科医生。

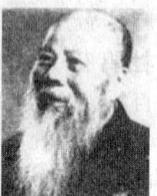

杜自明

其治疗骨伤经验丰富，有多种独特手法，最善于治疗软组织损伤及骨关节病，除提倡"筋骨并治"外，尚强调以功能锻炼促进愈合。其经验由门人整理成《杜自明正骨经验概说》《扭挫伤治疗常规》等。

肚角 dùjiǎo 推拿部位名。位于脐下两旁。治腹痛，止泄泻。明·周于蕃《秘传推拿妙诀》："肚角穴，拿，止泻，止肚疼。"

妒乳 dùrǔ 病名。出《肘后备急方》卷五。又名乳妒。指两乳胀硬疼痛或乳头生疮的病症。因产后无儿吮乳或产妇壮盛乳多，小儿未能饮尽，乳汁积蓄，与气血相搏，而致乳房胀硬掣痛，手不得近；或乳头生细小之疮，或痛或痒，搔之则黄水浸淫。治宜清热解毒。方用连翘散（《医宗金鉴》：防风、升麻、玄参、白芍、白蔹、射干、芒硝、大黄、甘草、杏仁）。如有破溃者，外敷鹿角散（鹿角、甘草为末，鸡子黄调，热敷患处）。

妒精疮 dùjīngchuāng 病名。见《医宗金鉴》卷六十九。即下疳。详该条。

蠹疽 dùjū 病名，出《外科启玄》卷六。又名缺盆疽、锁骨疽。因胆胃二经积热所致。生于胸上项下锁骨内软窝中，缺盆穴处。初起如豆，渐大如李，色紫，坚硬疼痛，身发寒热，拘急不舒，少食胸腹胀，尿短涩。治法参见外痈条。

duan

端法 duānfǎ 正骨八法之一。见《医宗金鉴·正骨心法要旨》。用一手或双手握住骨折或脱位之远端，根据不同情况，或从下向上端，或从外向内托，使离位之骨端正复位。托又有端托和提托之分。常用以治疗轻度的颈椎错位、颈部肌肉捩伤、失枕及一部分骨折和脱臼。

端坐复位法 duānzuòfùwèifǎ 治疗腰椎间盘突出及颈椎错位的手法。让患者端坐方凳上，两脚分开，与肩等宽。以棘突向右偏歪为例：医者正坐患者之后，首先用双拇指触诊法，查清偏歪的棘突，右手自患者右腋下伸向前，掌部压于颈后，拇指向下，余四指扶持左颈部（患者稍低头），同时嘱患者双脚踏地，臀部正坐不准移动（助手面对患者站立，两腿夹住患者左大腿，双手压住左大腿根部，维持患者正坐姿势），左手拇指扣住偏向左侧之棘突，然后医者右手拉患者颈部，使身体前屈90度（或略小），接续向右侧弯（尽量大于45度），在最大侧弯位，医者以右上肢使患者躯干向后内侧旋转，同时左后拇指顺势向左上顶腰椎棘突，即可觉察指下椎体有轻微错动，往往伴随"喀啪"一声。之后，双手拇指从上至下将棘上韧带理顺，同时松动腰肌。最后，一手拇指从上至下顺次按压棘突，检查歪斜的棘突是否已拨正，上下棘间隙是否已等宽。棘突向左偏歪时，医者扶持患者肢体和牵引方向相反，方法相同。

短刺 duǎncì 古刺法。十二节刺之一。《灵枢·官针》："短刺者，刺骨痹，稍摇而深之，致针骨所，以上下摩骨也。"指进针时稍加摇动，逐渐深入至骨，然后在近骨骼处上下进行短促提插的一种刺法。用于治疗骨痹。

短脉 duǎnmài　脉象之一。脉波幅较短，不能满于寸口，应指在关部较明显，而寸、尺部均有不足之感，主气病。短而有力主气郁，短而无力主气损。《素问·脉要精微论》："短则气病。"

短气 duǎnqì　证名。出《素问·风论》及《灵枢·厥病》等篇。李中梓指出："短气者，呼吸虽急而不能接续，似喘而无痰声，亦不抬肩，但肺壅而不下。"（《医宗必读》）有虚实之分。虚证常兼见形瘦神疲，声低息微，头眩乏力等。实证常兼见胸腹胀满，呼吸声粗，心胸窒闷等。由痰饮、瘀阻、气滞等所致者，多属实；由体弱、久病真元耗损引起者，多属虚。

断肠草 duànchángcǎo　钩吻、雷公藤、白屈菜三药之别名。详各条。

断肠草中毒 duànchángcǎozhòngdú　因误食断肠草中毒。详见钩吻中毒条。

断弓弦散 duàngōngxiánsǎn　即失笑散。详该条。

断红丸 duànhóngwán　《济生方》方。炒侧柏叶、续断、鹿茸、炮附子、黄芪、阿胶珠、酒当归各一两，枯矾五钱。为末，醋煮，米糊为丸，梧桐子大，每服七十丸，饭前米汤送服。治痔疾日久，下血不止，面色萎黄，日渐羸瘦。

断红穴 duànhóngxué　经外奇穴名。见《妇产科学》（中医学院试用教材，1975年版）。位于手背第二、三指掌关节间向前1寸处，当指蹼缘上。主治功能性子宫出血。斜刺0.5~1寸。

断脐法 duànqífǎ　又名脱脐法、剪脐法。即小儿初生剪断脐带之法。一般先洗浴，后断脐，以免水湿侵入。《医宗金鉴》："先用剪刀向火烘热，剪断脐带，次用火器绕脐带烙

之。"自普遍采用新法接生以来，均改用快速断脐法。本法已不用。

断乳 duànrǔ　又名回乳、消乳。指用药物中断乳汁的分泌，常用炒麦芽80~100克，水煎服。

断乳法 duànrǔfǎ　婴儿出生8~12个月是断乳的适当时期。一般从两个月起即可加喂米汤，消化能力强的，3个月可加喂稀粥，4~5个月加蛋黄、菜泥等食物。从第6个月开始逐渐减少母乳，至1岁以内断乳为好。

断绪 duànxù　即不孕。详该条。

断血流 duànxuèliú　中药名。见《安徽中草药》。别名荫风轮。为唇形科植物灯笼草 Clinopodium polycephalum（Vant.）C. Y. Wu et Hsuan. 的全草。分布于华东、西南及陕西、甘肃、山西、河北、湖南等地。微苦、涩凉。入肝经。止血，解毒，祛风，散热。治功能性子宫出血、月经过多、尿血、便血、咯血、吐血、风热感冒，煎服：9~15克。捣敷，治无名肿毒、外伤出血。醇提取物可缩短兔和小鼠的凝血时间。温浸液在体外对金黄色葡萄球菌、绿脓杆菌与痢疾杆菌有抑制作用。

断针 duànzhēn　即折针。详该条。

断指 duànzhǐ　病名。清·邹存淦《外治寿世方初编》："误断指头，降香研末掺之，包以丝绵七日。忌落水冒风……又真苏木为极细末，掺于断指间接定，外用蚕茧包缚牢固，数日即如故。"类似断指再植，可供研究。

煅淬 duàncuì　中药炮制法之一。药材经火煅红后，立即投入水内或醋内。矿物类药物如磁石、代赭石、自然铜等多用此法。能使该药物质地松脆，易于研碎。

dui

对口 duìkǒu　即脑疽。详该条。

对脐发 duìqífā 即下发背。详该条。

对山医话 duìshānyīhuà 医书。4卷。补篇1卷。清·毛祥麟撰于1903年。书中对医药典故、医林逸事、民间疗法、医理、药物的心得体会等均有所记述，并批评诊治中因循执方等弊病。书中杂有炼丹等内容。现有《中国医学大成》本。

对修常居 duìxiūchángjū 自我推拿方法名。见《圣济总录》。常居即眼部。用双手按揉两眉后凹陷处，有明目醒神等作用。《圣济总录·神仙导引上》："常以两手按眉后小穴中……眉后小穴，为上元六合之府，主化生眼晕，和莹精光，长珠彻瞳，保炼目精。是真人坐起之道，一名真人常居。"

对症选穴法 duìzhèngxuǎnxuéfǎ 选穴法之一。指直接取对某些症状有特殊疗效的穴位进行治疗的方法。如牙痛取合谷，胃痛取三里，腰痛取委中，大椎退热，人中苏厥，四缝消积等。

对座草 duìzuòcǎo 大金钱草之别名。详该条。

兑冲 duìchōng 见《针灸甲乙经》。神门穴别名。详该条。

兑端 duìduān 经穴名。代号DU27。出《针灸甲乙经》。属督脉。位于上唇尖端，当人中沟下端皮肤与上唇黏膜之移行处。主治鼻炎、鼻出血、齿龈痛、口腔炎、癫痫等。向上斜刺0.3~0.5寸。

兑骨 duìgǔ 见《针灸甲乙经》。颧髎穴别名。详该条。

敦阜 duìfù 运气术语。出《素问·五常政大论》。五运主岁之中，土运太过的名称。谓敦厚阜高之意。

敦痈 duìyōng 病名。出《外科证治全书》卷三。即脱疽之色赤、肿痛如汤泼火燎者。详该条。

dun

炖 dùn 中药炮制方法。也称炖制。将净药材或切制品（生片）加入液体辅料，置适宜的容器内，密闭，隔水加热，或用蒸气加热，炖至辅料完全被吸尽至透时，放凉，取出，干燥的炮制方法。

顿服 dùnfú 服药法。指一次较快地将药服完。

顿咳 dùnké 即百日咳。详该条。

顿呛 dùnqiàng 见清·高士宗《医学真传·咳嗽》。小儿患此即百日咳。详该条。

顿嗽 dùnsòu 咳嗽的一种。见《医述》。又名顿呛。多由肺燥津伤所致。症见咳则连咳十几声至数十声。治宜养阴润肺。用清燥救肺汤、二冬膏。

duo

多骨疽 duōgǔjū 即附骨疽。详该条。

多汗 duōhàn 症名。出《素问·脉要精微论》等篇。无天热、运动、服药等引起出汗的正常因素而汗出异常。

多寐 duōmèi 病症名。见《杂病源流犀烛·不寐多寐源流》。即嗜卧。详该条。

多梦 duōmèng 睡即梦扰纷纭。多因情郁伤肝，肝阳亢扰；或气虚血少，心神不安所致。亦有因肝肾阴虚而致者。

多眠 duōmián 症名。同多卧。《类证活人书·问多眠》："多眠有四证，有风温证，有小柴胡证，有少阴证，有狐蜮证。患者尺寸脉俱浮，头痛身热，常自汗出，体重，其息必喘，四肢不收，默默但欲眠者，风温证也。风温不可发汗，宜葳蕤汤。患者脉浮，头项强痛而恶寒者，太阳证也。十日已去，脉浮细而嗜卧者，外已解也。设胸满胁痛者,与小柴胡汤。脉但浮者,麻黄汤主之。患者尺寸脉俱沉细,但欲寐者,少阴证也。急作四逆汤,复其阳不可缓也。若状如伤寒,四肢沉重,忽忽喜眠,须看上下唇,上唇有疮,虫蚀五脏,下唇有疮,虫蚀下部,当作狐惑治之。”《医学心悟》卷二:“表证多眠者,何也?答曰:表证多眠,是寒邪外束,阳气不舒,必见头痛发热诸症。若直中多眠,则见下利清谷,手足厥冷诸症,与表邪自是不同。”参见嗜卧、多寐、多卧、善眠等条。

多食五患 duōshíwǔhuàn 病症名。指食量过大导致的五种病患。敖英《东谷赘言》:“一者大便数,二者小便数,三者扰睡眠,四者身重不堪修养,五者多患食不消化。”

多食易饥 duōshíyìjī 病症名。①《幼科发挥》:“儿有多食而易饥者,此脾胃之邪热甚也。”治宜泻脾胃之火。用三黄枳实丸。②消渴证候之一。详消渴条。

多所闻 duōsuǒwén 听宫穴别名。《素问·气穴论》:“耳中多所闻二穴。”王冰注:“听宫穴也。”详见听宫条。

多唾 duōtuò 病症名。多由胃气虚寒,留饮不清致多唾,咯之不尽。宜温胃散寒健脾。可选用桂附理中汤、香砂六君子汤等加减。

多忘 duōwàng 见《诸病源候论·多忘候》。即健忘。详该条。

多卧 duōwò 病症名。出《灵枢·大惑》。即嗜卧。详该条。

夺 duó ❶丧失、耗伤。《素问·通评虚实论》:“邪气盛则实,精气夺则虚。”❷失、误。指色脉不正常。《素问·脉要精微论》:“徵其脉与五色俱夺者,此久病也。”❸交争、相争。《素问·脉解》:“阴阳内夺,故目眧眧无所见也。”❹削弱。治郁病法之一,或吐、或伐、或泻,张景岳称之为“三夺”。《素问·至真要大论》:“暴者夺之。”“盛者夺之。”《素问·六元正纪大论》:“土郁夺

之。”❺裁夺,决定。《素问·玉版论要》篇:“治在权衡相夺。”

夺汗者无血 duóhànzhěwúxuè 出《灵枢·营卫生会》。参见夺血者无汗条。

夺精 duójīng 病症名。即精气严重耗损。表现为精神委靡,耳聋,视物不明,脉极迟或极数等。《难经·十四难》:“(脉)一呼……四至曰夺精……再呼一至曰夺精。”

夺命 duómìng 经外奇穴名。见《针灸聚英》。别名惺惺。位于上臂前外侧,当肩髃穴与尺泽穴连线之中点处。主治晕厥、上臂痛等。直刺0.5~1寸,灸3~5壮或5~10分钟。

夺血者无汗 duóxuèzhěwúhàn 出《灵枢·营卫生会》:“夺血者无汗,夺汗者无血。”夺,耗损之意。血汗同出一源,如已经失血的,不能再发其汗,已经发汗的,不能再耗其血。耗血而又发汗,发汗而又耗血,汗血两失,气阴大伤,会加重病情,这是错误的治疗方法。

躲蛇生 duǒshéshēng 朱砂莲之别名。详该条。

堕胎 duòtāi 病症名。出《诸病源候论》。指妇人怀孕三月以内,由于气血虚弱、肾虚、血热、郁怒、外伤、药物中毒等因素伤及冲任,或冲任不固,胎元失养,以致妊娠中断,胎儿未成形而堕下者。

堕胎花 duòtāihuā 凌霄花之别名。详该条。

E

e

阿胶 ējiāo 中药名。出《神农本草经》。别

名驴皮胶。为驴皮制成的胶质块。主产于山东、河北、浙江。甘，平。入肺、肾经。滋阴补血，润燥止血。①治血虚萎黄，眩晕，心悸，虚劳咯血，吐血，尿血，崩漏，胎漏。②治热病伤阴，虚烦不眠，阴虚咳嗽。内服：3~9克，用温开水或黄酒炖化冲服。本品主含骨胶原及其部分水解产物，能改善动物体内钙的平衡，促进钙的吸收，使血钙略升高，对贫血狗能增加红细胞和血红蛋白，能预防和治疗豚鼠进行性肌营养障碍，还能对抗猫创伤性休克。

阿胶黄连汤 ējiāohuángliántāng 《重订通俗伤寒论》方。阿胶（烊化）一钱半，白芍药二钱，黄连（蜜炙）六分，鲜生地黄六钱，黄芩一钱，鸡子黄（先煎代水）一枚。水煎服。功能滋阴清火。治血热而致的心烦不寐，肌肤枯燥，神气衰弱，咽干尿短，大便脓血等。方中阿胶、生地滋肾水而凉心血；白芍合黄连，酸苦泄肝以清火；白芍合生地，酸甘化阴以滋血；鸡子黄通心气，滋心阴。

阿胶鸡子黄汤 ējiāojīzǐhuángtāng 《重订通俗伤寒论》方。阿胶（烊化）、钩藤各二钱，白芍药、络石藤各三钱，石决明五钱，生地黄、生牡蛎、茯神木各四钱，鸡子黄二枚，炙甘草六分。水煎服。功能养血滋阴，柔肝息风。治热邪伤阴，心烦不安，筋脉拘急，手足蠕动，唇焦舌燥，脉濡而细数。

阿胶散 ējiāosǎn 又名补肺散、补肺阿胶汤。《小儿药证直诀》方。阿胶一两五钱，牛蒡子、甘草各二两五钱，马兜铃五钱，杏仁七个，糯米一两。为粗末，每服一二钱，水煎服。功能养阴补肺，宁嗽止血。治肺经阴虚火盛，症见咳嗽气喘，咽喉干燥，干咳少痰，或痰中带血。

莪术 ézhú 蓬莪术之简称。详该条。

鹅鼻骨 ébígǔ 骨名。即肘骨。详该条。

鹅不食草 ébùshícǎo 中药名。出南唐·陈士良《食性本草》。别名球子草、散星草。为菊科植物石胡荽 Centipeda mnima（L.）A. Br. et Aschers. 的带花全草。分布于华北、华东、中南、西南及陕西。辛，温。入肺、肝经。祛风利湿，通窍散寒。治感冒、寒哮、百日咳、疟疾、风湿痹痛，煎服：6~9克。治过敏性鼻炎、慢性鼻炎、目赤翳膜，鲜叶捣烂塞鼻或研末搐鼻。全草含蒲公英赛醇、蒲公英甾醇、山金车烯二醇、蛇麻脂醇、豆甾醇、β-谷甾醇、黄酮类、挥发油等。挥发油和醇提取液动物试验有止咳、祛痰、平喘作用。煎剂在体外能抑制流感病毒和肺炎球菌的生长。

鹅管石 éguǎnshí 钟乳石之别名。详该条。

鹅口疮 ékǒuchuāng 病名。又名雪口。多见于新生儿、婴儿泄泻及营养不良或麻疹等病后期的口腔疾患之一。主症为口腔舌上满布白色糜点，形如鹅口，故名。脾开窍于口，脾经郁热，循经上行，熏于口舌而致者，宜清热泻火，用泻黄散加生地、黄连。脾热导致胃阴不足者，宜益气养阴，用益胃汤。并用青黛、儿茶或冰硼散、锡类散涂拭患处。

鹅血 éxuè 出《本草经集注》。为鸭科动物鹅 Anser domestica Geese 的新鲜血液。咸，平，微毒。治噎膈反胃。开水冲服。

鹅掌风 ézhǎngfēng 病名。出《外科正宗》。多因风湿凝聚，气血失养所致；或由接触传染而得。初起掌心及手指皮下生小水疱，瘙痒，继而疱破，迭起白皮，脱屑，日久皮肤粗糙变厚；甚则皲裂疼痛，入冬加重，自掌心可延及全手；进一步发展可引起指甲变厚，色灰黑而脆，病程缠绵。即手癣，亦包括手部慢性湿疹，掌跖角化症等。以外治法为主，用醋泡方：荆芥、防风、地骨皮、红花、皂角、大枫子、明矾。加醋，泡药 3～4 天后，用双手泡浸，每晚泡半小时，连续泡 2 周，再换药继续泡，可延续几个疗程。

鹅爪疯 ézhǎofēng　即油灰指甲。详该条。

蛾根穴 égēnxué　经外奇穴名。见《中医研究工作资料汇编》（第二辑）。位于下颌角下缘，颈动脉前方处，或于天容穴前下方 0.5 寸处取穴。主治扁桃体炎、咽喉炎、腮腺炎等。直刺 1～1.5 寸。

蛾子 ézi　病名。《梅氏验方新编》第一集："蛾子生在喉窝内。"即乳蛾。详该条。

额 é　又名颡、额颅。前发际以下，两眉以上的部位。《灵枢·经脉》："膀胱足太阳之脉，起于目内眦，上额交巅。"

额骨 égǔ　解剖学同名骨。位于头前上方。

额汗 éhàn　症状名。头额局部多汗。《金匮要略·痉湿暍病脉证并治》称为额上汗出。分虚实二证，实证湿热者居多，虚证多为虚脱亡阳之候。参见头汗条。

额角 éjiǎo　前发际左右两端弯曲处。《灵枢·经筋》："足少阳之筋……上额角。"

额疽 éjū　病名。出《证治准绳》。又名赤疽。有头疽生于前额正中者。多因火毒而发。忌灸。见有头疽条。

额颅 élú　同额。详该条。

额旁 1 线 épángyīxiàn　头针穴线名。从膀胱经眉冲向前引一条长 1 寸的直线。

额旁 2 线 épáng'erxiàn　头针穴线名。从胆经头临泣向前引一条长 1 寸的直线。

额旁 3 线 épángsānxiàn　头针穴线名。从胃经头维内侧 0.75 寸起向下引一条长 1 寸的直线。

额天门 étiānmén　即天门。详该条。

额囟 éxìn　即前囟。见囟条。

额中线 ézhōngxiàn　头针穴线名。从督脉神庭向前引一条长 1 寸的直线。

恶心 ěxīn　症状名。见《诸病源候论》卷二十二。欲吐不吐，称为恶心。常为呕吐的前兆，也有时时恶心，并不继之呕吐者。凡胃虚，或胃有寒、热、湿、痰、食滞，均可致之。可用和胃理气法通治。胃寒者兼温中，胃热者兼泻火，胃有痰湿者兼燥湿化痰，胃有食滞者兼消导。参见呕吐条。

呃逆 ènì　病症名。宋以前多称哕。金、元、明初多称咳逆。明末以后，多称呃逆。又名吃逆。俗称打呃忒。指胃气冲逆而上，呃呃有声，故称呃逆。其声短促，与嗳气不同。因脾胃虚寒所致者较多。据病因的不同，可分为寒呃、热呃、气呃、痰呃、瘀呃、虚呃六种。详各条。

恶疮 èchuāng　病名。出《刘涓子鬼遗方》。凡疮疡表现为焮肿痛痒，溃烂后浸淫不休，经久不愈者，统称为恶疮。由风热挟湿毒之气所致。内服黄芪散（《证治准绳》：黄芪、石膏、知母、麦冬、白芍、茯苓、桂心、熟地、人参、升麻、炙甘草），外涂麝香膏（麝香、青黛、黄柏、雄黄）。

恶核 èhé　病症名。①出《肘后方》卷五。指核生于肉中，形如豆或梅李，推之可动，患处疼痛，发热恶寒的病症。多因风热毒邪搏于血气，复为风寒乘袭所致。宜内服五香连翘饮（《肘后方》：木香、沉香、鸡舌香、麝香、熏陆、射干、紫葛、升麻、独活、寄生、炙甘草、连翘、大黄、淡竹沥）。②见《外科全生集》。指痰核之形大者。

恶露 èlù　❶指产妇分娩后，胞宫内遗留的余血和浊液。一般产后二至三周内恶露应完全排尽，如超过三个星期，仍然持续淋漓不断，或排出很少，均属病理范围。参见恶露不绝。❷指养胎之血（见戴武承《女科指南集》）。多数医家反对此说。

恶露不尽 èlùbújìn　即恶露不绝。详该条。

恶露不绝 èlùbùjué 病症名。见《妇人良方》卷二十。又名恶露不止（《肘后方》）、恶露不尽（《诸病源候论》）。多因产后气虚失摄，冲任不固，或余血未尽，或感寒凉，败血瘀阻冲任，或营阴耗损，虚热内生，热扰冲任，迫血下行所致。气虚者，恶露色淡，质清稀，量多，兼见面色苍白、懒言、小腹空坠，宜补气摄血，用举元煎加减。余血未尽者，恶露量少，淋漓涩滞不爽，色紫暗有块，伴有小腹疼痛，宜化瘀止血，用当归益母汤（当归、川芎、益母草、炮姜、元胡、红花）加减。血热者，症见量多，色红，质黏臭，面色潮红，脉细数，宜养阴清热止血，用保阴煎加减。

恶露不止 èlùbùzhǐ 即恶露不绝。详该条。

恶肉 èròu 病名。《肘后方》："恶肉者，身中忽有肉，如赤小豆粒突出，便长如牛马乳，亦如鸡冠状。亦宜服漏芦汤。外可以烧铁烙之，日三烙，令稍焦，以升麻膏傅之。"包括疣赘及瘢痕疙瘩。

恶色 èsè 又称夭色。疾病反映于面部的色泽，表现为晦暗枯槁，表示胃气枯竭，脏气败坏，病情多属凶险。《素问·五脏生成》篇所描述的"青如草兹""黄如枳实""黑如炲""赤如衃血""白如枯骨"等，均属恶色。

恶实 èshí 牛蒡子之别名。详该条。

恶血 èxuè ❶病症名。《素问·刺腰痛》："衡络绝，恶血归之。"《灵枢·水胀》："石瘕生于胞中，寒气客于子门，子门闭塞，气不得通，恶血当泻不泻，衃以留止，日以益大。"均指溢于经脉之外，积存在组织间的坏死血液，故又称败血。治宜祛瘀生新。方用桃红四物汤、少腹逐瘀汤之类。❷恶读 wù。恶血，谓忌出血。《素问·血气形志》："刺少阳出气恶血。"言少阳多气少血，用针刺治疗时不宜出血。

恶阻 èzǔ 病名。出《诸病源候论》卷四十一。指妊娠早期出现恶心，呕吐，择食或食入即吐，甚者呕吐胆汁或血性物者。包括胃弱恶阻、胃热恶阻、胃寒恶阻、痰滞恶阻、肝热恶阻等。详各条。

颏 è 同山根，即鼻根部分。《灵枢·经脉》："胃足阳明之脉，起于鼻之交颏中。"详鼻条。

er

儿茶膏 érchágāo 孩儿茶之别名。详该条。

儿风 érfēng 即子痫。详该条。

儿科约编 érkēyuēbiān 见中国医学约编十种条。

儿枕 érzhěn ❶病症名。出《卫生家宝产科备要》。又名儿枕痛、血母块。为产后因瘀血引起的下腹疼痛。此证多因产后恶露未尽，或风寒乘虚侵袭胞脉，瘀血内停所致。恶露未尽者，症见小腹硬痛拒按，或可摸到硬块，兼见恶露不下或不畅，治宜活血去瘀，方用散结定痛汤（《傅青主女科》方：当归、川芎、丹皮、益母草、黑芥穗、乳香、山楂、桃仁）。风寒侵袭者，症见小腹冷痛，得热痛减，兼见面色青白，四肢不温，恶露涩滞不下，治宜温经散寒祛瘀，方用生化汤加减。❷名词。《经效产宝·续编》："十月足日，食有余，遂有成块，呼为儿枕。"《卫生家宝产科备要》："胎侧有成形块，呼为儿枕。"前人谓儿头枕之物，故名。

儿枕痛 érzhěntòng 即儿枕。详该条。

耳 ěr 听觉器官。耳的功能靠精、髓、气、血的充养，尤赖肾气的和调。耳的疾患多与肾有关，也和心、脾、肝等脏有关。手太阳小肠经、足太阳膀胱经、手少阳三焦经、足少阳胆经、足阳明胃经等经脉均循行于耳。耳与脏腑经络均有密切的联系，故耳廓有全身脏器及肢体的反应点（耳穴），通过耳穴能诊治多种疾病，并能进行针麻。《灵枢·脉度》："肾气通于耳，肾和则耳能闻五音矣。"《素问·金匮真言论》："南方赤色，入通于心，开窍于耳。"《素问·脏气法时论》："肝病者……气逆则头痛，耳聋不聪。"《灵枢·海论》："髓海不足，则脑转耳鸣。"《灵枢·口问》："耳者，宗脉之所聚也。"

耳背高骨 ěrbèigāogǔ 推拿部位名。出《小儿推拿广意》。又名耳后高骨。在耳后乳突后缘微下凹陷中。用揉按法。可治疗惊风抽搐，烦躁不安，外感头痛等。

耳闭 ěrbì 即耳聋。详该条。

耳疮 ěrchuāng 病名。出《济生方》。耳部各种外症之通称，如耳菌、耳脓、耳疔皆属耳疮。由肝胆三焦火毒所致。症见耳中耳外生疮，甚则破流黄水。初起邪偏表者，治宜清泻肝胆，用龙胆泻肝汤。兼血虚者，治宜养血和肝，清解邪毒，用丹栀逍遥散。兼肾虚者，治宜滋肾祛风，用六味地黄丸加白蒺藜。外治用黄柏、马齿苋（晒干）为末，调水敷之，或铅粉、黄连为末，搽局部。

耳垂 ěrchuí 耳轮之垂下处。

耳卒聋 ěrcùlóng 病症名。见《肘后备急方》卷六。耳聋之卒然发者。即暴聋。详该条。

耳底痛 ěrdǐtòng 即耳痛。详该条。

耳底油 ěrdǐyóu 验方。见《天津市中成药规范》。核桃油 500 克，麝香 1.2 克，冰片 12 克。为末，与核桃油搅拌均匀，用时将耳内以药棉擦净，再用此油润敷。治耳肿耳痛，溃脓流水，日久不愈。

耳疔 ěrdīng 病名。出《疮疡经验全书》。因其色黑，又名黑疔。多由肾经火毒所发，故又名肾疔。因肾经火毒或过服丹石热药，积毒而成。生于耳窍暗藏之处，色黑根深，形如椒目，痛如锥刺，上引脑中，破流血

水。治宜泻火解毒。用黄连解毒汤冲服梅花点舌丹。外用蟾酥锭磨水滴耳中，或磨水以棉浸涂疔上。

耳疔 ěrdīng 病名。耳菌之一。由肝胆积热所致，形如梅子，触之痛不可忍。治法参耳菌条。

耳防风 ěrfángfēng 病名。见罗西溪《喉科秘旨》。多由肝、胆、三焦火盛所致。症见耳内肿痛流脓，痛甚则耳外及面部亦肿，口紧不能开，小便短赤。治宜清泻肝胆湿热火毒。用龙胆泻肝汤加紫花地丁、蒲公英。外敷角药（细辛、草乌、赤芍、紫荆皮、桔梗、荆芥炭、甘草、连翘、皂角、生地、柴胡、赤小豆，为末，水调敷）。

耳疳 ěrgān 即聤耳。详该条。

耳根 ěrgēn 耳后连头部处。相当于今解剖学之乳突部。

耳根毒 ěrgēndú 病名。出《证治准绳》。又名耳根痈。为生于耳下的肿疡。由少阳胆经风热所致。症见耳下肿起，状如痰核，按之不动，红热疼痛，多发于一侧。即耳下急性淋巴腺炎。本病暴肿溃速，根浅易愈。初起有寒热者，以荆防败毒饮疏解；脓成者服仙方活命饮。参见外痈条。

耳根痈 ěrgēnyōng 即耳根毒。详该条。

耳垢 ěrgòu 即耵聍的俗称。详该条。

耳后发疽 ěrhòufājū 病名。发于耳褶之间，不论左右。初起如粟，逐渐肿痛，小者如杏，大者如桃。由三焦经风毒夹胆火所致。本病若红肿有头，焮热易溃，脓稠者为顺；若黑陷坚硬，牵痛引脑，或局部漫肿，色紫暗而不光泽，不灼热，不易溃烂，或溃烂而出紫血者为逆。本病较其他各疮疼痛为甚，最为险恶，宜急治之。初起宜用栀子清肝汤（方见耳菌条），脓成宜用托里消毒散。如患者身体虚弱，宜用十全大补汤。

耳后高骨 ěrhòugāogǔ 即耳背高骨。详

该条。

耳环草 ěrhuáncǎo 鸭跖草之别名。详该条。

耳尖穴 ěrjiānxué 经外奇穴名。代号 EX－HN6。见《奇效良方》。位于耳廓尖端，卷耳取之。主治目痛、目翳、头痛等。直刺 0.1～0.2 寸，或点刺出血。灸3～5壮或5～10分钟。

耳疖散 ěrjiēsǎn 验方。见《耳鼻咽喉科学》（武汉医学院）。老生姜、雄黄各等份。将生姜挖一空洞，放入雄黄，封闭后慢火焙干，研粉，撒患处。治外耳道炎，外耳道疖。

耳菌 ěrjūn 病名。见《证治准绳》。常因形态不同而异名。初生形如蘑菇者，名耳菌；如樱桃、羊乳者，名耳痔；如枣核者，名耳挺。皆由肝、肾等经火毒凝聚而成。菌体头大蒂小，微肿闷痛，触犯则痛引巅顶，久之长大，堵塞耳窍，或突出耳外，引起重听。治宜清肝泻火。用栀子清肝汤（《医宗金鉴》：栀子、川芎、当归、柴胡、白芍、丹皮、生石膏、牛蒡子、黄芩、黄连、生甘草、灯心草）。外用硇砂散（硇砂、轻粉、雄黄、冰片研为细末，水调点患处）。

耳壳脱落 ěrkétuōluò 病症名。见《证治准绳》。多因刀伤、跌扑损伤所致。耳壳因外伤脱落，有上脱下连，下脱上连，上下俱脱等伤情。治宜手术缝合，内服活血定痛之剂。

耳廓 ěrkuò 外耳部分。形如喇叭，有收集声音之功。

耳烂 ěrlàn 病症名。出《疮疡经验全书》。多由肝胆湿热所致。症见耳壳生疮赤烂，此起彼伏，缠绵难愈，属耳部湿疹之类。治宜清利湿热。用龙胆泻肝汤。外以桑枝、柳枝、桃枝、皮硝、大黄煎水熏洗，并取贝母、轻粉等分为末，敷于局部。

耳聋 ěrlóng 病症名。出《素问·缪刺论》等篇。又名耳闭、聋聩。系指主观感觉或客观检查均示听力有不同程度障碍者。可由先天或外感内伤所致。暴聋者多属实证，久聋者多属虚证。实证多由风热、风寒、肝火等所致。症见头痛，鼻塞，口苦，耳窍如棉塞，耳鸣，耳聋。治宜疏风清热，辛温散寒或清肝泻火等。方用银翘散、九味羌活汤或龙胆泻肝汤等。虚证多由气虚、血虚等所致。症见头晕目眩，腰膝酸软，乏力，耳鸣、耳聋等。治宜补中益气，滋肾养血等。方用补中益气汤、杞菊地黄丸等。

耳聋草 ěrlóngcǎo 虎耳草之别名。详该条。

耳聋无闻 ěrlóngwúwén 症状名。出《灵枢·厥病》。系指完全失去听觉者。多由年高体弱致听力逐渐下降，甚则耳聋无闻。亦可见卒然而耳聋无闻者。参见暴聋条。或出生即耳聋无闻者。或外伤致耳聋无闻。宜结合全身情况辨证施治。可配合针灸治疗。参见耳聋、耳闭条。

耳聋左慈丸 ěrlóngzuǒcíwán 又名柴磁地黄丸、耳鸣丸。中成药。熟地黄240克，山茱萸、山药各120克，牡丹皮、茯苓、泽泻各90克，柴胡、磁石各30克（一方去柴胡，加五味子）。蜜丸，每服9克。功能滋阴通窍。治肝肾阴亏而致的头晕目眩，耳鸣耳聋。本方为《小儿药证直诀》地黄丸加味。

耳轮 ěrlún 见《针灸大成》。耳廓边缘部分。

耳轮赤烂 ěrlúnchìlàn 病症名。即耳烂。《疡医大全》卷十三："耳轮赤烂，桑、枣、槐、柳、桃嫩枝摘来煎汤，日洗三次。又方：贝母、轻粉研匀干掺。"

耳脉 ěrmài 经脉别名。即手少阳经。马王堆汉墓帛书载："耳温（脉），起于手北（背），出臂外两骨之间，（上骨）下廉，（出肘中），入耳中。是动则病：耳聋，浑浑焞焞膟，嗌种（肿）。是耳脉主治其所产病：目外渍（眦）痛，颊痛，耳聋，为三病。"

耳门 ěrmén ❶即耳屏。外耳孔前的小瓣。又名蔽。《灵枢·五色》："蔽者，耳门也。"❷经穴名。代号 SJ21。出《针灸甲乙经》。属手少阳三焦经。位于耳前，当耳屏上切迹前方凹陷处。主治耳鸣，耳聋，中耳炎，眩晕等病症。直刺 1～1.5 寸。

耳门骨 ěrméngǔ 骨名。又名玉梁骨。详该条。

耳门骨伤 ěrméngǔshāng 病症名。多由跌扑损伤所致。症见耳部肿痛，耳中流血，甚则骨肉俱伤，痛连脑髓。治宜活血止血，安神镇痛。用正骨紫金丹，外以葱汤淋洗，贴混元膏（羚羊血或羊血、没药、白及、雄黄、漏芦、红花、人工麝香、升麻、白蔹、大黄、生栀子、甘草）。

耳泌 ěrmì 病名。出明·秦昌遇《幼科金针》。指小儿耳内肿痛。多因耳道渍水溃烂所致。症见寒热交作，睡中惊啼。治宜清肝泻热。用栀子清肝汤（方见耳菌条）。

耳鸣 ěrmíng 病症名。出《灵枢·海论》等篇。又名耳作蝉鸣。多因气血不足，宗脉则虚，风邪乘虚，随脉入耳，与气相搏，故为耳鸣。证分虚实。实证多由肝火上逆，或痰火所致；虚证多属肾阴亏损，或中气下陷。实证自觉耳内鸣响，如蛙聒，如水潮，暴鸣而声大；虚证如蝉鸣，如箫声，常鸣而声细。肝火耳鸣，并见头痛目赤、口苦咽干、烦躁易怒、便秘苔黄、脉象弦数，治宜清泻肝火，用龙胆泻肝汤。痰火耳鸣，并见胸闷痰多、二便不畅、舌苔黄腻、脉象弦数，治宜温胆汤加川连、瓜蒌。肾虚耳鸣，多见于虚人、老人，声细而常鸣，伴有腰酸膝软、遗精遗尿、脉多细弱、两尺无力，治宜滋阴补肾，用六味地黄丸。肾阴虚而阳偏亢之头晕耳鸣，上方加磁石、龟甲、五味、牛膝之

类以潜阳。气虚耳鸣，而又兼见肢体倦怠、食少便溏等中气下陷症状者，治宜补中益气，用补中益气汤加菟丝子。参见耳鸣各有关条。

耳鸣丸 ěrmíngwán 即耳聋左慈丸。详该条。

耳目痹医 ěrmùbìyī 耳目疾患专科或从事该科工作的医生。痹，闭阻不通。《史纪·扁鹊仓公列传》："扁鹊过雒阳，闻周人爱老人，即为耳目痹医。"

耳内异物 ěrnèiyìwù 病症名。异物入于耳内，往往发生胀闷、疼痛等症状，甚则部分地影响听力。入外耳道较浅者，可用镊子取出；稍深者，前人有以"三寸长弓弦，一头打散，注着耳中，徐徐粘引而出"的治法（见《杂病源流犀烛》）；耳内异物深近鼓膜者，宜请专科会诊治疗。外耳道因异物损伤者，外搽一般消炎止痛药膏。

耳衄 ěrnǜ 病症名。见《医宗金鉴·杂病心法要诀》。血从耳中溢出。因少阴虚火者，症见出血淡红，不疼不肿，脉象细数无力，两尺尤弱，治宜养阴、清热、止血，用六味地黄丸加五味子、生白芍。因厥阴肝火者，症见血从耳中暴出，色多鲜红，肿痛并见，脉弦大有力，治宜凉肝泻火，方用龙胆泻肝汤加减。外用龙骨烧灰掺敷。

耳生烂疮 ěrshēnglànchuāng 病名。见《杂病源流犀烛》。指耳部生疮溃烂。多因局部擦伤或湿疹等继发感染所致。由于疮面多不平整，不易愈合。治宜大枣去核，包青矾煅研，香油调敷。

耳停 ěrtíng 病名。《寿世保元》卷八："小儿耳肿，耳痛，耳停，乃三阳风热壅遏所致。"即停耳，又名聤耳。详聤耳条。

耳挺 ěrtǐng 即耳菌。详该条。

耳痛 ěrtòng 病症名。出《灵枢·厥病》。又名耳底痛、耳心痛。可与听力障碍同时出

现。因肝胆风热所致者，干痛而痒，治宜疏风清热，用凉膈散。若兼三焦相火炽盛者，则耳肿胀疼痛，治宜清泻肝胆三焦之火，用龙胆泻肝汤。因风兼湿热，则疼痛而耳心溃烂流水，治宜祛风除湿清热，用甘露消毒丹去蔻仁、藿香，加秦艽、防风。因于虚火者，耳觉微痛，蹲后起立头眩眼花，治宜养血滋阴，用知柏地黄丸。因风邪者，治宜息风之剂，用牵正散加天麻、钩藤。

耳挖草 ěrwācǎo　向天盏之别名。详该条。

耳心痛 ěrxīntòng　即耳痛。详该条。

耳镟疮 ěrxuànchuāng　病名。镟，即旋。耳镟疮，系指耳后缝间生疮。亦有谓之为月蚀疮。《外科大成》卷三："耳镟者，生耳后缝间，延及上下，如刀裂之状，随月之盈虚，故名月蚀疮。"常见于小儿。多由胎毒未净，湿热炎上所致。治宜解毒清热。可选用黄连温胆汤、五味消毒饮、黄连解毒汤等加减。外用胡粉散。

耳穴 ěrxué　耳针疗法施术穴位的通称。耳与脏腑经络有密切联系，耳针理论将耳廓比喻为胎儿屈腿抱膝并倒置的缩影，耳垂与头面部相应，耳舟与上肢相应，对耳轮和对耳轮的上下脚与躯干和下肢相应，与内脏相应的穴位则主要分布在耳甲艇和耳甲腔（见附表2）。人体的脏腑或形身部位有病，往往在耳廓的这些相应部位出现压痛、变形、变色、结节或导电性异常的点，可在这些点上施术治疗。参见耳针疗法、耳针麻醉诸条。

耳穴模型 ěrxuémóxíng　针灸教具。标示耳穴位置的模型。又称耳针模型。多用塑料、乳胶或石膏制成。供针灸教学和临床参考之用。

耳痒 ěryǎng　病症名。见《医贯》卷五。由肝风扰动，肾火上炎所致。症见耳中奇痒难忍，日加搔抓，耳中皮肤逐渐变厚。治宜固肾清肝，祛风止痒。外用酒滴耳中，或以花椒泡麻油滴耳中。

耳针 ěrzhēn　❶书名，中国人民解放军南京军区某部《耳针》编写小组编。该书初步总结了10余年来国内开展耳针疗法的实践和疗效，并附彩图12幅，是学习和掌握耳针疗法较实用的资料。1972年由上海人民出版社出版。❷针刺耳廓特定穴位的一种治疗方法。❸针具名。为耳针疗法专用针具。形如毫针而较短，体长约1~2毫米，便于耳部浅刺。

耳针疗法 ěrzhēnliáofǎ　针刺耳廓特定穴位的一种治疗方法。应用时，将针快速刺入选定的穴位，捻转数秒钟，留针30~60分钟，其间可运针数次，亦可行埋针法。本法适应范围很广，对于疼痛性疾病效果更好。除针刺外，还可施行小量药物注射、按压、割治等。耳针穴位的治疗适应症，绝大部分与穴位命名有关。其中包括：以组织器官或部位命名，分别治疗该组织、器官或部位的病症。如肛门穴，可用于治疗肛门瘙痒、肛裂、痔疮、脱肛等症；趾、踝、跟、膝各穴分别应用于本部的疼痛或功能障碍；坐骨神经穴用于治疗坐骨神经痛等。按穴位的特定效应或主治病症命名，如过敏点适用于各种过敏性疾患，平喘穴有镇咳、止喘等作用，降压点可降血压而治疗高血压、血管性头痛等。按耳廓的部位命名，属少数。如耳尖穴，位于耳轮上面的尖端处，该穴放血有退热、消炎、降压、复苏等作用。某些耳穴还常用于针刺麻醉。

耳针麻醉 ěrzhēnmázuì　用针刺耳廓特定穴位达到镇痛效果以进行手术的方法。临床较为常用。手术时，除取神门和肺穴作为各种手术的基本用穴外，还根据手术部位和有关脏腑器官选取相应穴位。参见耳针疗法及针刺麻醉条。

耳作蝉鸣 ěrzuòchánmíng　即耳鸣。详该条。

二白 èrbái 经外奇穴名。代号 EX-UE2。见《扁鹊神应针灸玉龙经》。位于前臂屈侧，腕横纹上4寸，掌长肌腱尺、桡侧缘各1穴，左右共4穴。主治痔疮、脱肛、前臂痛等。直刺0.5~1寸。灸3~5壮或5~10分钟。

二宝丹 èrbǎodān 即九一丹。详该条。

二便秘结 èrbiànmìjié 小儿大便干燥、小便赤涩的病症。见《医宗金鉴·幼科杂病心法要诀》。病由患儿乳食停滞，郁而生火，上熏心肺。心火移于小肠，故小便赤涩；肺移热于大肠，故大便秘结不行。临床多见面赤唇焦，舌干口渴。偏于热积者，二便秘结，伴有少腹满急，治宜清热利水，用八正散；偏于食积者，大便不畅，腹胀作痛，治宜清热攻下，用神芎丸。

二陈汤 èrchéntāng 《太平惠民和剂局方》方。半夏、陈皮各五两，茯苓三两，炙甘草一两五钱，生姜七片，乌梅一个（后二味现多不用）。为粗末，每服四钱，水煎服。功能燥湿化痰，理气和中。治湿痰咳嗽，症见痰多色白，或胸膈胀满，或恶心呕吐，或头眩心悸，或胃脘不舒，舌苔白润。

二陈丸 èrchénwán 中成药。见《中华人民共和国药典》2010年版一部。陈皮、半夏（制）各250克，茯苓150克，甘草75克。以上四味制成水丸，口服，一次9~15克，一日2次。功能燥湿化痰，理气和胃。用于痰湿停滞导致的咳嗽痰多、胸脘胀闷、恶心呕吐。

二丑 èrchǒu 即黑丑、白丑。见牵牛子条。

二丁颗粒 èrdīngkēlì 中成药。见《中华人民共和国药典》2010年版一部。紫花地丁、半边莲、蒲公英、板蓝根各250g。以上四味，按颗粒剂工艺制成。开水冲服，一次1袋，一日3次。功能清热解毒，用于火热毒盛所致的热疖痈毒，咽喉肿痛，风热火眼。

二冬二母汤 èrdōng'èrmǔtāng 《症因脉治》方。天冬、麦冬、知母、贝母。水煎服。治肺热燥咳。

二冬膏 èrdōnggāo 《张氏医通》方。天冬、麦冬各等分。水煎浓缩，加蜜收膏，每服三至五钱，日两次。治肺胃燥热，咳嗽少痰，咽喉燥痛。

二冬汤 èrdōngtāng 《医学心悟》方。天冬二钱，麦冬三钱，天花粉一钱，黄芩一钱，知母一钱，人参五分，甘草五分，荷叶一钱。水煎服。治上消证，渴而多饮。

二海丸 èrhǎiwán 《证治准绳》方。海藻、昆布各等分。蜜丸，每服二钱，含服。治气瘿。

二黄膏 èrhuánggāo 《证治准绳》方。黄柏、大黄各等分。为末，醋调外敷，药干则以水润之。治一切肿毒。

二加减正气散 èrjiājiǎnzhèngqìsǎn 《温病条辨》方。藿香、茯苓皮、木防己、薏苡仁各三钱，陈皮、厚朴、大豆卷各二钱，通草一钱五分。水煎服。治湿郁三焦，脘闷，便溏，身痛，舌白。

二甲复脉汤 èrjiǎfùmàitāng 《温病条辨》方。炙甘草六钱，生地黄六钱，白芍六钱，麦冬五钱，阿胶三钱，火麻仁三钱，生牡蛎五钱，生鳖甲八钱。水煎服。治下焦温病，热邪伤阴，四肢蠕动，舌干齿黑，脉沉数。

二间 èrjiān 经穴名。代号LI2。出《灵枢·本输》。别名间谷。属手阳明大肠经，荥穴。微握拳，位于食指桡侧第二掌指关节前方凹陷中。主治发热、咽喉肿痛、牙痛、鼻出血。斜刺0.2~0.3寸。

二〇四胃药 èrlíngsìwèiyào 即安胃片。详该条。

二龙戏珠 èrlóngxìzhū 推拿方法术语。据文献记载，有四法：一手握住小儿腕部，另一手的拇指、食指、中指夹住小儿食指、无名指做屈伸摇摆活动（《厘正按摩要术》）。揉捏或牵拉小儿两耳耳轮（《小儿按摩经》）。用两手小指分别掐住小儿治疗部位的两旁，两手食指、中指分别并拢，在治疗部位上一前一后做来回推动（《小儿推拿方脉活婴秘旨全书》）。用食指、中两指指端在小儿前臂屈侧部正中，交替向前按压，自总筋穴起直至肘横纹处（《幼科推拿秘书》）。用于治疗惊风抽搐等。

二妙散 èrmiàosǎn 《丹溪心法》方。黄柏、苍术各等分。为末，每服二钱，日两次，冲服。功能清热燥湿。治湿热下注而致的筋骨疼痛，或足膝红肿热痛，或下肢痿软无力，或湿热带下，下部湿疮等。《世医得效方》名苍术散，主治相同。

二妙丸 èrmiàowán 即二妙散制成水丸。

二母宁嗽汤 èrmǔníngsòutāng 《古今医鉴》方。知母一钱五分，浙贝母一钱五分，黄芩一钱二分，栀子一钱二分，石膏二钱，桑白皮一钱，茯苓一钱，瓜蒌仁一钱，陈皮一钱，枳实七分，五味子十粒，甘草三分。加生姜三片，水煎服。治痰热壅肺而致的咳嗽吐痰，胸满气促，久嗽不止，声哑喉痛。

二母宁嗽丸 èrmǔníngsòuwán 即二母宁嗽汤制成的蜜丸。

二母汤 èrmǔtāng 《验方新编》方。知母、贝母、茯苓、党参、桃仁各一钱。水煎服。治产后咳嗽。

二人上马 èrrénshàngmǎ 推拿穴位名。出《陈氏小儿按摩经》。又名上马。位于手背第四、五掌骨小头间。能利尿通淋，清神，顺气散结。

二扇门 èrshànmén 推拿穴位名。出《陈氏小儿按摩经》。用掐、揉法，有发汗解表等作用。①位于手背第三掌骨小头的尺侧（《小儿按摩经》）。②位于手背第四掌骨小头

与第五掌骨小头之间（《幼科推拿秘书》）。③一手有二穴，位于手背第三掌骨小头两旁（《秘传推拿妙诀》）。

二神丸 èrshénwán 《普济本事方》方。补骨脂四两，肉豆蔻二两。为末，用大枣四十九个，生姜四两，和药为丸，梧桐子大，每服三十至五十丸，盐汤送服。治脾肾虚弱，不能进食，消化无力。

二生散 èrshēngsǎn 《疡医大全》方。生白矾、生雄黄各等分。为末，外吹喉部，或用醋、或用水调敷患处。治喉痹乳蛾、痈肿疮疡等。

二十八脉 èrshíbāmài ❶常见的28种脉象。即浮、沉、迟、数、滑、涩、虚、实、长、短、洪、微、紧、缓、弦、芤、革、牢、濡、弱、散、细、伏、动、促、结、代、大（一作疾）。❷二十八条经脉。《灵枢·五十营》"人经脉上下左右前后二十八脉"，指左右手足二十四经脉及任脉、督脉、左右跷脉等。

二十五味松石丸 èrshíwǔwèisōngshíwán 中成药。见《中华人民共和国药典》2010年版一部。本品系藏族验方。松石50克，诃子（去核）、余甘子、五灵脂膏、绿绒蒿、鸭嘴花、木香马兜铃、伞梗虎耳草各50克，铁屑（诃子制）100克，木香60克，珍珠、檀香、降香、船形乌头各40克，天竺黄、木棉花、石灰华各35克，丁香25克，珊瑚、肉豆蔻各20克，朱砂10克，西红花、牛黄、毛诃子（去核）各5克，麝香0.25克。以上25味制成水丸。开水泡服，一次1克，一日1~2次。功能清热解毒，疏肝利胆，化瘀。用于肝郁气滞，血瘀，肝中毒，肝痛，肝硬化及各种急慢性肝炎和胆囊炎。

二十椎穴 èrshízhuīxué 经外奇穴名。见《千金要方》。位于第三、四骶椎假棘突之间。主治便血、衄血、血崩等。灸3~7壮或5~15分钟。

二味拔毒散 èrwèibádúsǎn 《医宗金鉴》

方。雄黄、白矾各等分。为末，茶水调敷患处。治风湿诸疮、红肿痛痒、疥疮汗疹等。

二仙汤 èrxiāntāng 又名仙茅汤。新方。见《中医方剂临床手册》。仙茅、仙灵各 12 克，巴戟天 6 克，黄柏、知母、当归各 9 克。水煎服。治更年期综合征，更年期高血压，闭经，以及其他慢性疾病见有肾阴、肾阳不足而虚火上炎者。实验研究：对实验性高血压有显著降压作用。

二阳并病 èryángbìngbìng 外感病太阳证未解而阳明证已见的病变状态。出《伤寒论》太阳篇与阳明篇。《伤寒溯源集·并病症治第十六》："二阳，太阳阳明也。并病者，谓太阳虽受邪，虽已传入阳明，而太阳仍未罢，两经俱病……两经之邪，有偏盛于太阳者，治法亦当以太阳为主，未可轻治阳明也……但有潮热手足汗出，大便难而谵语等阳明胃实诸证，应以阳明为治而当下。"

二叶葎 èryèlǜ 白花蛇舌草之别名。详该条。

二阴 èryīn 前阴和后阴的合称（外生殖器及肛门）。《素问·五常政大论》："其脏肾，肾其畏湿，其主二阴。"

二阴煎 èryīnjiān 《景岳全书》方。生地黄二至三钱，麦冬二至三钱，酸枣仁二钱，甘草一钱，玄参一钱五分，黄连一至二钱，茯苓一钱五分，木通一钱五分，灯心草二十根（或竹叶）。水煎服。治心经有热，惊狂烦热，失血等。

二至丸 èrzhìwán 《医方集解》方。女贞子、旱莲草（一方加桑椹）等量。女贞子为末，旱莲草熬膏，制成蜜膏丸。每服二至四钱，日两次。功能补益肝肾。治肝肾不足而致的头目昏花、腰背酸痛、下肢痿软等。

二椎下 èrzhuīxià 无名穴别名。详该条。

二浊 èrzhuó 见《杂病源流犀烛》卷九。即赤白浊。详该条。

F

fa

发 fā 病名。出《刘涓子鬼遗方》。指证情严重的体表痈疽。因其发病部位、病因及病情不同而名称各异。如乳发、足背发等。

发斑伤寒 fābānshānghán 病名。见《通俗伤寒论·发斑伤寒》。分阳证发斑与阴证发斑两类。阳证发斑多属血热毒盛，斑色鲜红，热毒盛者色紫红，甚则紫黑，斑疹将出，即见壮热胸闷、烦躁不安者，治宜透斑解毒，用薄荷、银花、连翘、大青叶、升麻、葛根等药；斑疹既出，见壮热神昏、渴欲引饮者，用化斑汤、紫雪丹之类。阴证发斑，亦称虚斑，斑疹隐约细小，色淡微红，并见肢冷神倦、声低气短、大便溏、小便清等。属脾阳内伤者，治宜扶阳托毒，用补中益气汤等。神志时明时昧、嗜卧者，急用参附汤回阳固脱。若斑疹枯黑，见头晕目眩、腰酸足冷、两颧发赤、涕泪干涸，甚至筋惕肉瞤，手足抽动，舌苔黑而少津者，属肾阴内伤，治宜滋肾益阴，用龟柏地黄汤（《重订通俗伤寒论》：生龟甲、生白芍、砂仁、川柏、丹皮、萸肉、山药、茯神、陈皮）之类。

发背 fābèi 病名。出《刘涓子鬼遗方》。为有头疽生于脊背者。因脏腑腧穴皆在背部，脏腑气血不调，或火毒内郁，或阴虚火盛，凝滞经脉，气血壅塞不通而发病。又因发病部位不同而有上发背、中发背、下发背、上搭手、中搭手、下搭手之分，因形态不同而有莲子发、蜂窝发之称，其治疗并无不同。见各条与有头疽条。

发表温经 fābiǎowēnjīng 汗法之一。解表药与温通经脉药物并用，以散邪温经的治法。如患者平素阳虚，感受风寒，邪入经络，气血运行不利，症见恶寒发热、头身疼痛、腰腿痛、手足凉、苔白、脉濡，用当归四逆汤发表温经散寒。又如治疗少阴兼太阳表证，选用麻黄细辛附子汤。方中麻黄发太阳表寒，附子温少阴之经，细辛温散，三者组成发表温经的方剂（《伤寒论·辨少阴病脉证并治》）。

发汗法 fāhànfǎ 见汗法条。

发汗散 fāhànsǎn 《串雅内编》方。绿豆粉、麻黄、甘草各等分。为末，每服一钱，冲服。治感冒风寒，发热恶寒，头痛无汗者。证名。身体发黄色。《伤寒论》："太阳病……若被火者，微发黄色。"

发惊 fājīng 病症名。即小儿惊。出《诸病源候论》。详小儿惊条。

发眉疮 fāméichuāng 病名。见《疮疡经验全书》。多由心肝二经热毒上攻，蕴结不散所致。发于眉至额部，初起肿胀，色黑质硬，剧痛；甚则闷乱呕逆，溃烂成疮。治宜泻火解毒。内服清瘟败毒散，外敷止痛拔毒膏（《证治准绳》：斑蝥、柳枝、木鳖子、乳香、没药、麝香、松脂）。

发脑 fānǎo 病名。出《太平圣惠方》。指生于玉枕、风池穴部位的有头疽。忌灸。参见有头疽条。

发泡灸 fāpàojiǔ 用艾炷烧灼或用刺激性药物敷贴穴位，使局部皮肤发泡的治疗方法。水泡一般不必挑破，可任其自然吸收。适用于疟疾，头痛，黄疸，神经性皮炎等。

发泡疗法 fāpàoliáofǎ 治法。即发泡灸。详见药物发泡灸条。

发热 fārè 证名。见《素问·气交变大论》等篇。亦称身热。指体温高出正常标准，是临床常见症状之一。发热原因较多，见于多种疾病，可归纳为外感、内伤两个方面。外感发热，常因感受六淫之邪及疫疠之气引起；内伤发热，多由饮食劳倦所伤及情志因素等导致阴阳失调，气血虚弱，且与脏腑的病变有关。外感者一般属实（如感冒、伤寒、温病、瘟疫等，均以发热为主证）；内伤者多属虚（如阴虚发热、阳虚发热、血虚发热、气虚发热等）。由于发热的表现和时间等不同，故有壮热、灼热、微热、发热恶寒、恶热、寒热往来、潮热、日晡发热等。此外，亦有患者体温不高而出现一些热象，如烦热、内热、头热、五心烦热、手足心热等。详各条。

发热恶寒 fārèwùhán 证名。出《素问·至真要大论》。即发热怕冷。是感冒、伤寒、温病等多种外感病的常见症状。一般先见恶寒，继而发热，发热后恶寒即减轻；亦有已发热而仍恶寒者。《伤寒论》："太阳病，或已发热，或未发热，必恶寒，体痛，呕逆，脉阴阳俱紧者，名曰伤寒。"其中尤以恶寒为太阳表证的主要症状。治以解表为主。劳倦内伤亦可见发热恶寒。《张氏医通·诸伤门》："劳倦所伤，寒温不适，身热头疼，自汗恶寒，脉微而弱，黄芪建中汤。"

发乳 fārǔ 即乳发。详该条。

发颐 fāyí 病名。出《医学入门》。又名颐发、汗毒。颐，指面颊。本病由伤寒或温病后发汗未尽或疹形未透，以致余毒壅积而成。初起身发寒热，面颊一侧结肿如核，微热微痛，肿胀渐延及耳之前后，疼痛日增，溃后脓出秽臭；甚则咽肿痰涌气堵，汤水难咽。包括下颌骨骨髓炎、齿槽脓肿等。早期宜清热解毒，佐以表散，内服普济消毒饮之类，外敷金黄膏。酿脓时宜托里透脓，内服透脓散。脓成后，宜切开排脓。

发针 fāzhēn 即出针。详该条。

发指 fāzhǐ 即蛇头疔。详该条。

伐肝 fágān 抑制肝气偏盛的治法。适用于：肝旺脾虚而见两胁胀痛，腹胀肠鸣，大便稀溏，舌苔白腻，脉弦。肝气盛而见胸闷胁痛，急躁易怒，身窜痛。常用药物如青皮、柴胡、金铃子、广木香、佛手等。

伐木丸 fámùwán 又名三丰伐木丸、术矾丸。《重订广温热论》引张三丰方。制苍术一斤，黄酒曲二两，煅皂矾八两。糊丸，梧桐子大，每服三十丸，日二至三次，酒、米汤送服。治黄胖病（即钩虫病）面色萎黄浮肿、心悸气促、肢倦无力等症。

法制 fǎzhì 中药传统的炮制法。是一种特殊的加工方法，有"如法炮制"的涵义，一般加有其他药料，如法（制）半夏等。

发 fà 头发。又名血余。为肾之外华。发的生长状态，是肾气盛衰的反映。《素问·上古天真论》："肾气实，发长齿更。""肾气衰，发堕齿槁。"

发白 fàbái 病症名。出《诸病源候论》。多由肝肾亏损，阴血不足，发失濡养而成。青少年或中年即见头发呈散在性花白，甚至全白。治宜滋补肝肾，益气养血。内服首乌延寿丹，亦可用何首乌一味，泡茶常饮，或桑椹糖浆常服。

发迟 fàchí 五迟之一。指小儿初生无发，日久不长，长亦稀疏萎黄。因禀赋不足，气血不能上荣于发所致。治宜补血，并加强饮食营养。

发黄 fàhuáng 症名。出《诸病源候论》。多因火盛血燥或久病气血亏损，头发色黄。治宜滋肾凉血。内服草还丹（生地、地骨皮、菖蒲、牛膝、远志、菟丝子），外用菊花散（菊花、蔓荆子、侧柏叶、川芎、白芷、细辛、桑皮、旱莲草）煎洗。

发际 fàjì ❶指头皮长发之边缘部。❷经外奇穴名。出《太平圣惠方》。位于前额发际中点处。主治偏正头痛、眩晕、小儿风痫等。沿皮刺0.5～1寸，灸1～3壮或5～10分钟。

发际疮 fàjìchuāng 病名。见《证治准绳》。多由内郁湿热，外受风火所致。生于项后头发边沿处。初起形如粟米，渐大如黍豆，坚硬高起，顶白根赤，痛痒较甚，破后流少许脓液，时破时敛，缠绵难愈。即多发性毛囊炎。治宜祛风化湿，清热解毒。内服五味消毒饮，外用黄连膏外敷。

发枯 fàkū 证名。出《灵枢·经脉》。即毛发枯燥不润泽。多由肾虚血热，阴血不能濡养毛发所致。治宜滋阴养血，佐以清热。内服四物汤合六味地黄汤加减。

发落 fàluò 病症名。出《素问·上古天真论》。肾虚或血虚，不能荣养毛发所致。一般大病后、产后及营养不良者易患。头发渐落稀疏，枯燥无泽，细软而黄；重者头发可全部脱落。治宜滋肾养血。内服四物汤、六味地黄汤、首乌延寿丹之类。

fan

反 fān ❶翻转。《灵枢·经脉》："人中满则唇反。"❷惊风八候之一。《古今医鉴》："反者，身仰向后。"

番椒 fānjiāo 即辣椒。详该条。

番木鳖 fānmùbiē 马钱子之别名。详该条。

番泻叶 fānxièyè 中药名。见王一仁《饮片新参》。别名泻叶、泡竹叶。为豆科植物狭叶番泻 Cassia angustifolia Vahl 或尖叶番泻 C. acutifolia Del. 的叶。主产于印度、埃及。甘、苦，寒。入大肠经。泻热导滞。治热结便秘，产褥期便秘，积滞腹胀，亦可用于腹部手术前清洁肠道。煎服：2～6克，后下。孕妇忌服。本品含多种番泻苷、大黄酸、芦荟大黄素、植物甾醇和三者的苷、大黄酚等。有泻下作用，因作用较强，故泻下时可伴有腹痛，有效成分主要为番泻苷 A、B。水浸剂在体外对常见致病性皮肤真菌有抑制作用。

蕃 fān 在颊部的后方，耳根的前方。《灵枢·五色》："蕃者，颊侧也。"

翻白草 fānbáicǎo 中药名。出《救荒本草》。别名鸡脚爪、千锤打、天青地白。为蔷薇科植物翻白草 *Potentilla discolor* Bge. 的全草。主产于河北、安徽等地。苦、甘、平。入胃、大肠经。清热解毒，凉血止血。治肠炎、痢疾、肺痈、咳血、吐血、鼻衄、崩漏、瘰疬，煎服：9～15克。捣敷治疗疮肿毒。全草含鞣质，根尚含黄酮类。煎剂在体外对痢疾杆菌、金黄色葡萄球菌有抑制作用。

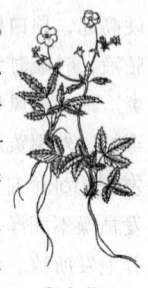

翻白草

翻花疮 fānhuāchuāng 病名。出《诸病源候论》。由肝火血燥生风所致。症见生疮溃后，胬肉白疮口突出如菌，头大蒂小，触损则流血不止。即肉芽过剩，部分为皮肤癌。治宜养血疏肝化瘀。内服逍遥散，外用千金散腐蚀法（制乳香 15 克，制没药 15 克，轻粉 15 克，飞朱砂 15 克，煅白砒 6 克，赤石脂 15 克，炒五倍子 15 克，煅雄黄 15 克，醋制蛇含石 15 克），或平胬丹（煅乌梅肉、月石各 4.5 克，轻粉 1.5 克，冰片 1 克）。

翻花痔 fānhuāzhì 病名。出《疮疡经验全书》卷七。患痔复感热毒，气血壅滞所致。症见肛门四边翻出，形如翻花，肉色紫黑，痛流血水。包括嵌顿性内痔及脱肛。治宜凉血解毒。内服凉血地黄汤；外用荆芥、防风、朴硝，煎汤熏洗。

翻胃 fānwèi 病症名。见《肘后备急方》卷四。①即反胃，亦称胃反，详该条。②指大便溏利，每食必吐之膈症。见《医宗己任篇·膈症》。治用八味丸，大便一干即用滋

润法。

矾石 fánshí 即白矾。详该条。

矾郁丸 fányùwán 即白金丸。详该条。

烦 fán 症状名。①指热。②指烦躁。③指内热心烦。

烦渴 fánkě 症状名。烦热而又渴饮的症状，由热盛伤津所致。《伤寒论》："服桂枝汤，大汗出后，大烦渴不解，脉洪大者，白虎加人参汤主之。"参见烦热条。

烦乱 fánluàn 症状名。指心烦意乱。参见烦、烦躁条。

烦热 fánrè 症状名。出《素问·本病论》等篇。心烦发热，或烦躁而有闷热的感觉。在外感热病中，属于表证者，为邪热不得外泄；属于里证者，为里实热盛；若大便不通，少腹满而烦者，系燥屎内结所致。内伤杂病中，可见于肝火旺盛、阴虚火旺等所引起的多种疾患。

烦心 fánxīn 症状名。出《素问·玉机真脏论》。即心烦。详该条。

烦躁 fánzào 症状名。出《素问·至真要大论》等篇。胸中热郁不安为烦，手足扰动不宁为躁。烦与躁常并见、并称。本证可见于内伤、外感多种疾病过程中，有虚实寒热之分。外感病中，一般凡不经汗下而烦躁者多实，汗下后烦躁者多虚。内伤杂证，烦多于躁，常见于阴虚火旺证候。

樊阿 fán'ē 三国时期针灸名医。彭城（今江苏铜山县）人。为华佗弟子。主张针可以深刺，一反当时认为胸、腹、背不可针过四分之说。

燔针 fánzhēn 即火针。出《灵枢·经筋》。参见火针条。

燔针焯刺 fánzhēnchāocì 即火针疗法。详该条。

繁缕 fánlǚ 中药名。出宋·苏颂等《本草图经》。别名鹅儿肠菜、鹅馄饨。为石竹科

植物繁缕 *Stellaria media*（L.）Cyr. 的全草。我国大部分地区有分布。甘、微咸，平。活血，催乳，清热解毒。治产后瘀滞腹痛、乳汁不多、痢疾、肠痈，煎服：30～60克。治痈肿、跌打损伤，煎服或捣敷。

反 fǎn ❶反常，异常。《难经·十九难》："经言脉有逆顺，男女有常而反者，何谓也？"❷同返。回、还、退出。《素问·五脏生成》："血行而不得反其空，故为痹厥也。"❸治法之一。《素问·至真要大论》："从者反治。"❹药性之拮抗。如人参反藜芦。参见十八反条。

反唇疔 fǎnchúndīng 即唇疔。详该条。

反关脉 fǎnguānmài 一种生理性变异的脉位。指桡动脉行于腕关节的背侧，故切脉位置也相应在寸口的背面。有同时见于两手，或独见一手的。《三指禅》："间有脉不行于寸口，由肺列缺穴斜刺臂侧，入大肠阳溪穴而上食指者，名曰反关。"

反观内照 fǎnguānnèizhào 气功术语。即内视，详该条。

反克 fǎnkè 见相侮条。

反四时 fǎnsìshí 出《素问·脉要精微论》等篇。指脉与四时阴阳相反者，与"脉逆四时"同义，详该条。也可引申为脉症相反之重证。《素问·平人气象论》："风热而脉静，泄而脱血脉实，病在中脉虚，病在外脉涩坚者，皆难治，命曰反四时也。"

反胃 fǎnwèi 病症名。①食下良久复出，或隔宿吐出者。见《景岳全书·杂证谟》。亦称胃反、翻胃。《医贯》："翻胃者，饮食倍常，尽入于胃矣，但朝食暮吐，暮食朝吐，或一两时而吐，或积至一日一夜，腹中胀闷不可忍而复吐，原物酸臭不化，此已入于胃而反出，故曰反胃。"多因脾胃虚冷，命门火衰，不能运化水谷所致。可见于幽门梗阻等病症。脾胃虚冷者，治宜温中健脾，降气和

胃，用丁沉透膈汤。命门火衰者，治宜温补命火，可用八味丸、六味回阳饮。也有吐久气阴两伤者，症见唇干口燥、大便秘结、舌红少津、脉细数，治宜益气养阴，降逆止呕，可用大半夏汤加减。②指噎膈。《丹溪心法》："翻胃即膈噎，膈噎乃翻胃之渐。"参见噎膈条。

反侮 fǎnwǔ 见相侮条。

反治 fǎnzhì 和常规相反的治法。当疾病出现假象，或大寒证、大热证对正治法发生格拒时所采用的治法。因治法与疾病的假象相从，故亦称从治。《素问·至真要大论》："从者反治。"热因热用、寒因寒用、塞因塞用、通因通用均属反治法。详各条。

反佐法 fǎnzuǒfǎ 反治法之一。有两种含义。一是处方中药物组成的反佐法，即寒药中佐以热药，热药中佐以寒药，作为药引。《伤寒论》白通加猪胆汁汤中，用猪胆汁即为此意。一是汤药内服的反佐法，即热药冷服，寒药温服，以避免格拒现象的出现。《素问·五常政大论》："治热以寒，温而行之；治寒以热，凉而行之。"

饭匙骨 fànshigǔ 即肩胛骨。其前方呈扁平三角形，向后凹陷，形同饭勺，故名。

饭前服 fànqiánfú 药物服法之一。古人认为病在下焦的，可在饭前服。《神农本草经》："病在心腹以下者，先服药而后食。"现在一般认为，补养药尤其补肾药可以饭前服。

饭汤叶 fàntāngyè 赶风柴之别名。详该条。

饭醉 fànzuì 病症名。见《杂病源流犀烛·不寐多寐源流》。又称食后昏困。指饭后昏倦欲睡的一种病症。多由脾气虚弱，不胜食气所致。治宜健脾益气，佐以消导。用补中益气汤、升阳益气汤、六君子汤加山楂、神曲、麦芽等药。

泛油 fànyóu 药材鉴定中观察某些含油的药

材，油质溢于药材表面，或药材变质后表面泛出油样物质的现象。含脂肪酸、挥发油、黏液质、糖类等较多的中药材，在温度和湿度较高时出现的油润、发软、发黏、颜色变鲜等称为"走油"。有些是油脂酸腐败造成的，则会影响中药材质量。防止中药材泛油的方法是冷藏、隔绝空气和避光。

范东阳 fàndōngyáng 见范汪条。

范汪 fànwāng 晋代名医。字玄平，因曾任东阳太守，故又称范东阳。颍阳（今河南许昌）人。《古今医统》记载，他精于医术，为人治病，十愈八九。收集民间单验方，撰成《范东阳杂药方》（又称《范汪方》），原书已佚，部分内容散见于《外台秘要》等书中。

范玄平 fànxuánpíng 见范汪条。

fang

方 fāng 通常指方剂，详该条。

方八 fāngbā 木鳖子之别名。详该条。

方寸匕 fāngcùnbǐ 古代量取药末的器具名。其形状如刀匕，大小为古代一寸正方，故名。一方寸匕约等于2.74毫升，盛金石药末约2克，草木药末约1克。

方梗泽兰 fānggěngzélán 即泽兰。详该条。

方骨 fānggǔ 骨名，即骶骨。《伤科汇纂》卷二："男女腰间各有一骨，大如掌，有八孔……即方骨也……方骨一节，在尾蛆骨之上。"

方剂 fāngjì 简称方。方指医方。《隋书·经籍志》："医方者，所以除疾疢、保性命之术者也。"剂，古作齐，指调剂。《汉书·艺文志》："调百药齐和之所宜。"方剂是治法的体现，是根据配伍原则，总结临床经验，以若干药物配合组成的药方。

方剂配伍 fāngjìpèiwǔ 方剂是在辨证立法的基础上，按照组方与配伍禁忌等原则，选择适当品种和剂量的药物配伍而成。方剂配伍的原则，是按各药在方中所起的作用，分为君、臣、佐、使四部分。而配伍的宜忌，则有相须、相使、相反、相畏四种情况。参见有关各条。

方脉流气饮 fāngmàiliúqìyǐn 《证治准绳》方。紫苏、青皮、白芍、当归、茯苓、乌药、桔梗、姜半夏、炒黄芪、川芎、炒枳实、陈皮、防风、木香、大腹皮、甘草、槟榔、枳壳。加生姜，水煎服。治流注、瘰疬病，或心胸痞闷，胁腹胀满，呕吐不食，上气喘急，咳嗽痰盛，面目四肢浮肿，大小便秘者。

方通 fāngtōng 通草之处方名。详该条。

方药合编 fāngyàohébiān 民族医方书。朝鲜族黄度渊撰于1868年。全书将内、外、妇、儿、五官等病症分为54门，论述369组病，处方分为上（补）、中（和）、下（攻）三统，载方916个，兼述26种药的制作法和26种禁忌，中药515种。三统分类法是作者独创的处方分类法。现存木刻本。

方以智 fāngyǐzhì（1522—？）明代哲学家、科学家兼医家。字密之，安徽桐城人。因父病而学医。著有多种综合性多学科著作。其中《物理小识》共12卷，卷一为人体解剖、生理、藏象、经络，卷二论述医药。他精研历代医学著述，主张取各家之长，并吸取西洋解剖、生理等科之合理内容，以补充中医学，为我国早期具有汇通中西医思想的医家之一。

方有执 fāngyǒuzhí（1522—？）明代以研究《伤寒论》而著名的医家。字中行。歙县（今安徽歙县）人。因妻、子女五人病死，遂发奋学医，尤精伤寒，推崇仲景。他认为《伤寒论》经王叔和编次改动，成无己注释又多窜乱，于是经20年逐条考订，撰成

《伤寒论条辨》8卷（1593年）。喻昌《尚论篇》多据此书而成。

方中行 fāngzhōngxíng 见方有执条。

防风 fángfēng 中药名。出《神农本草经》。别名关防风、青防风。为伞形科植物防风 *Saposhnikovia divaricata* (Turcz.) Schischk. 的根。主产于吉林、黑龙江、内蒙古、河北等地。辛、甘，微温。入膀胱、肝、脾经。发表祛风、胜湿止痛，解痉。治风寒感冒、头痛目眩、风寒湿痹、骨节酸痛、破伤风、风疹瘙痒，煎服：4.5～9克。本品含挥发油、甘露醇、苦味苷等。煎剂和醇浸剂对兔有解热作用。

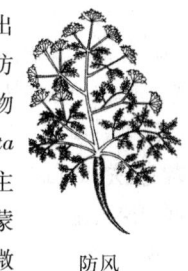

防风

防风散 fángfēngsǎn ❶《太平圣惠方》方。防风、升麻、桂心、羚羊角、麻黄、羌活、川芎、杏仁各一分。为粗末，每服一钱，水煎去滓，再入竹沥煎服，盖衣被使之汗出。治小儿中风，风入于脏，口眼歪斜，手足不遂，或语言不清，心神昏闷。❷《秘传眼科龙木论》方。茺蔚子、防风、桔梗、五味子、知母各二两，玄参、大黄、细辛、芒硝、车前子、黄芩各一两。为粗末，水煎服。治白内障，行针拨术后，服本方调治。

防风汤 fángfēngtāng 《宣明论方》方。防风、甘草、当归、赤茯苓、杏仁、肉桂各一两，黄芩、秦艽、葛根各三钱，麻黄五钱。为粗末，每服五钱，加生姜五片，大枣三枚，水、酒煎服。治行痹痛处游走不定。

防风通圣散 fángfēngtōngshèngsǎn 《宣明论方》方。防风、连翘、麻黄、薄荷、荆芥、白术、栀子、川芎、当归、白芍、大黄、芒硝、石膏、黄芩、桔梗各一两，甘草二两，滑石三两。为粗末，每服二钱，加生姜三片，水煎服。功能疏风解表，清热泻下。治外感风邪，内有蕴热，表里皆实，恶寒发热，头痛眩晕，口苦口干，咽喉不利，大便秘结，小便短赤，及疮疡肿毒。

防己 fángjǐ 中药名。出《神农本草经》。别名汉防己、白木香。为防己科植物粉防己 *Stephania tetrandra* S. Moore 的根。主产于浙江、安徽、江西、湖北等地。苦、辛，寒。入膀胱、肺经。利水消肿，祛风除湿，止痛。治水肿、脚气、小便不利、风湿性关节炎、高血压病，煎服：4.5～9克。治痈疖肿毒、湿疹疮毒，煎服或鲜品捣敷。本品含汉防己碱，有镇痛、解热、抗炎、增加冠脉流量、利尿和抗过敏性休克的作用，在体内外均有抗阿米巴原虫的作用，对大鼠及小鼠实验性肿瘤有一定抑制作用；汉防己碱、轮环藤酚碱有箭毒样横纹肌松弛作用及降压作用。

防己

防己地黄汤 fángjǐdìhuángtāng 《金匮要略》方。防己一分，桂枝三分，防风三分，甘草一分（上四味，酒浸一宿，绞汁），生地黄二斤（蒸后绞汁）。和匀，分两次服。治风入心经，营血郁热，病如狂状，妄行独语，无寒热，脉浮。

防己茯苓汤 fángjǐfúlíngtāng 《金匮要略》方。防己、黄芪、桂枝各三两，茯苓六两，甘草二两。水煎，分两次服。功能益气通阳，利水。治皮水，症见四肢浮肿、按之没指、不恶风、腹胀如鼓、不渴、小便不利、脉浮者。

防己黄芪汤 fángjǐhuángqítāng 又名汉防己汤。《金匮要略》方。防己一两，黄芪一两一分，甘草五钱，白术七钱五分。为粗末，加生姜四片，大枣一枚，水煎，分两次服。功能益气健脾，利水消肿。治风水，症见汗出恶风、身重浮肿、小便不利、脉浮，及湿痹而肢体重着麻木者。也用于慢性肾炎、心脏病水肿等属气虚湿重者。

F

防己椒目葶苈大黄丸 fángjǐjiāomùtínglìdàhuángwán 又名己椒苈黄丸。《金匮要略》方。防己、椒目、葶苈子、大黄各一两。蜜丸，梧桐子大，每服一丸，日三次。功能攻逐水饮，利水通便。治水饮停聚，水走肠间，辘辘有声，腹满便秘，小便不利，口舌干燥，脉沉弦。也用于肝硬化腹水、肺源性心脏病水肿、肾炎水肿等属实证者。

房劳 fángláo 又称房室伤、色欲伤、色劳。指性生活过度，使肾精亏耗，是虚损的病因之一。

房劳复 fángláofù 劳复证之一。《重订广温热论·温热复症疗法》："房劳复者，即女劳复，一名色复。温热瘥后，气血未充，早犯房事，则内损真气，外触邪气而复作也。其症头重不举，目中生花，腰胁痛，小腹里急绞痛，憎寒发热，或阴火上冲，头面烘热，胸中烦闷是也。或卵缩入腹，脉离经者死。舌伸出数寸者亦死。治法必用猳鼠屎汤调下烧裈散。"《医宗金鉴》卷三十七："房劳复与阴阳易二病情异，证则同，病后犯色复自病，病传不病易之名。"参见阴阳易条。

房室 fángshì 指性生活。房室过度或不当能耗伤肾气，故为内伤疾病的病因之一。《金匮要略·脏腑经络先后病脉证并治》："千般疢难，不越三条……三者，房室、金刃、虫兽所伤。"

房中 fángzhōng ❶古代对性生活和有关性医学知识的统称，又名"房中术"。马王堆汉墓出土的医书《天下至道谈》等已记载了有关房中术的内容，房中虽包涵有性医学知识，但也混杂不少荒诞的内容，故后世医学甚少载述。❷古代医书的分类名称之一。西汉将医书分为四类：医经、经方、房中、神仙。其中房中计有8种，186卷，专讲男女性生活中的保健方法。

仿寓意草 fǎngyùyìcǎo 医案著作。2卷。清·李冠仙撰于1835年。作者盛赞《寓意草》，并仿其格式，故名。所载以内科杂病为主，兼有妇科、五官科等验案。案中议病析因颇详，主张"药不执方，相宜而用"，同症异治、异症同治。立法处方灵活，诊治颇具胆识，但案语偏于繁琐。该书收入《三三医书》中。

放痧法 fàngshāfǎ 又名刺痧法。治疗实热痧毒深入血肉之中的方法。一般有青筋、紫筋现于肘弯、腿弯时，用消毒三棱针于肘弯曲池穴、腿弯委中穴直刺或斜刺，放出紫黑血，泄出痧毒。若未见痧筋者，可用手蘸水拍之，即现。余如手足十指（趾）尖或指背两旁近甲处，以及百会、太阳、印堂、舌下两旁、喉中两旁、双乳，均为放痧部位，可视病情轻重，酌情采用（《痧胀玉衡》）。

放血疗法 fàngxuèliáofǎ 即刺血疗法。详该条。

fei

飞痘 fēidòu 病名。牛痘接种部位以外发生的痘泡。即泛发性牛痘。多由种痘后搔抓，致痘毒传播或入营血所致。初起丘疹，继成水泡，逐渐扩大，中凹如脐，泡周焮红，泡液渐成脓液，溃后结痂而愈。治宜凉血解毒。内服清瘟败毒饮，外搽青黛膏。

飞蛾叶 fēi'éyè 白果叶之别名。详该条。

飞法 fēifǎ ❶针刺术语。①促使针身颤动的手法。即入针后，以拇食两指连捻针柄数下，突然松开手指，使针颤动，如飞鸟展翅之状，故名。与其他手法配合，有促使得气的作用。②指将针向前推进。如《金针赋》："补者一退三飞，真气自归；泻者一飞三退，邪气自避。"❷中药炮制法之一。即水飞。详该条。

飞虎 fēihǔ 见《针灸聚英》。支沟穴别名。

详该条。

飞来鹤 fēiláihè　中药名。出《植物名实图考》。别名隔山消。为萝藦科植物耳叶牛皮消 *Cynanchum auriculatum* Royle ex Wight 的块根或全草。长江流域各地，南至广东均有分布。甘、苦、平，有小毒。健胃消积，解毒。治胃痛、食积饱胀、小儿疳积、痢疾，煎服：6～9克。治指头炎，用块根磨酒取汁涂敷。本品含萝藦毒素。过量服用出现的中毒症状为流涎，呕吐，癫痫性痉挛，强烈抽搐，心跳缓慢。

飞廉 fēilián　中药名。出《神农本草经》。别名大力王、天荠。为菊科植物飞廉 *Carduus crispus* L. 的全草或根。分布全国各地。苦、平。凉血祛风，清热利湿。治吐血、衄血、尿血、血崩、头风眩晕，急性及迁延性肝炎、尿路感染、乳糜尿、湿热痹痛，煎服：9～30克。

飞龙丹 fēilóngdān　即蟾酥丸。详该条。

飞门 fēimén　出《难经·四十四难》。七冲门之一。指口唇。飞，古与扉通，扉即门扇。形容口唇的张合如门扇，饮食由此而入，故称。参见唇及七冲门条。

飞腾八法 fēiténgbāfǎ　即灵龟八法。详该条。

飞扬 fēiyáng　经穴名。代号BL58。出《灵枢·经脉》。别名厥阳。属足太阳膀胱经。络穴。位于小腿后外侧，当昆仑穴直上7寸处，或于承山穴外下方约1寸处取穴。主治风湿性关节炎、腰腿痛、坐骨神经痛、头痛、癫痫等。直刺1～1.5寸。灸3～7壮或5～15分钟。

飞扬草 fēiyángcǎo　中药名。见《广东中药》。别名大飞扬草、大乳汁草。为大戟科植物飞扬草 *Euphorbia hirta* L. 的全草。分布于广东、广西、云南、江西、福建、台湾等地。微苦、酸，凉。清热利湿，解毒止痒，通乳。治急性肠炎、细菌性痢疾、血淋、产后缺乳，煎服：15～30克。治皮炎、湿疹、脓疱疮、脚癣，煎水洗。本品含槲皮素、鼠李素-3-鼠李糖苷、蒲公英赛醇及并没食子酸等。可加快雌豚鼠乳腺发育及泌乳。煎剂在体外对金黄色葡萄球菌、大肠杆菌和绿脓杆菌有抑制作用，还有利尿和致泻作用。

飞扬喉 fēiyánghóu　病症名。见《疮疡经验全书》。由心肺二经之热所致。症见悬雍垂处起一大血泡，堵塞咽喉，影响饮食、呼吸，但常常迅即自破而病情缓解。治宜清热解毒、凉血。用黄连解毒汤、犀角地黄汤等。外用三棱针将血泡刺破，吹锡类散。

飞疡 fēiyáng　病名。见清·金德鉴《焦氏喉科枕秘》。多因肺胃积热，风火痰毒上冲咽喉，或受秽恶之气，郁怒而生。症见咽喉卒然肿起，痛连耳窍，咽物不下，或口腔、上腭亦肿，恶心。治宜解毒泻热，消肿凉血。方用黄连解毒汤加丹皮、板蓝根。外用冰硼散吹敷之。

飞针 fēizhēn　即砭镰法。详该条。

非瘢痕灸 fēibānhénjiǔ　灸治方法。将艾炷直接置于穴位上点燃施灸，但不灼伤皮肤，不使局部皮肤起泡化脓，不留瘢痕的直接灸法。

非风 fēifēng　病症名。即类中风。《景岳全书》卷十一："非风一证，即时人所谓中风证也。"详类中风条。

非化脓灸 fēihuànóngjiǔ　直接灸之一种。用艾炷直接置于穴上施灸，但不灼伤皮肤，不致局部起泡化脓，故名。一般连续灸3～7壮，以局部皮肤红晕为度。因其不留瘢痕，故亦称无瘢痕灸。适用于一般慢性疾患。

肥疮 féichuāng　病名。出《千金要方》卷二十二。又名堆沙䶅䶅。由脾胃湿热蕴蒸，上攻头皮所致；或因接触传染而得。初起头皮毛发根部有小丘疹或小脓疱，形如粟米，破出黄水,逐渐形成硫黄色碟形黄痂,中央毛发贯穿,黄痂落后可见糜烂面;有鼠尿样特殊臭味,自觉瘙痒。由于毛囊被破坏,愈后留有疤痕。即黄癣。治宜葱汤或槐条煎洗去黄痂,外搽肥油膏(《医宗金鉴》:番木鳖、当归、藜芦、黄柏、苦参、杏仁、狼毒、白附子、鲤鱼胆)或苦楝膏,并可配合拔发疗法。

肥儿丸 féi'érwán ❶《太平惠民和剂局方》卷十方。神曲、黄连各十两,肉豆蔻、使君子、麦芽各五两,槟榔二十个,木香二两。猪胆汁为丸,粟米大,每服三十丸。功能杀虫消积,健脾清热。治虫积腹痛、消化不良、面黄肌瘦、肚腹胀满等症。❷《幼科发挥》卷三方。又名万氏肥儿丸。人参、白术、茯苓、山药、莲子肉、当归各五钱,陈皮二钱,青皮、木香、砂仁、使君子、神曲各三钱,麦芽、桔梗、甘草各二钱。为末,荷叶蒸,水煮粳米粉糊丸,麻子大,每服十五丸。治小儿病后或伤食而致的脾胃虚弱,食少而瘦。❸《医宗金鉴》方。人参二钱五分,白术、胡黄连各五钱,茯苓三钱,黄连二钱,使君子四钱,神曲、麦芽、山楂各三钱,炙甘草一钱五分,芦荟二钱五分。糊丸,黍米大,每服二十至三十丸。治脾疳,症见面黄厌食、困倦嗜卧、腹痛下蛔、大便腥黏等。

肥疳 féigān 即脾疳。详该条。

肥蛮煎 féimánjiān《景岳全书》方。生地黄、麦冬、芍药、石菖蒲、石斛、牡丹皮、茯神各二钱,陈皮一钱,木通、知母各一钱五分。水煎服。治肝郁心虚,癫狂躁动。

肥胖 féipàng 症状名。形体发胖臃肿,超乎常人的表现。

肥胖不孕 féipàngbúyùn 病症名。出《傅青主女科》。妇人体质肥盛,痰湿内生,留滞冲任和胞脉,或因体脂过盛,壅塞胞脉和胞宫而致不孕。多伴有心跳气短,白带量多等症。宜燥湿化痰。用启宫丸(何绍京《经验方》:半夏、苍术、川芎、陈皮、香附、神曲、茯苓)等。

肥气 féiqì 古病名。出《灵枢·邪气脏腑病形》。指胁下痞块状如覆杯的疾患。为五积之一。由肝气郁滞,瘀血凝结所致。在《难经》中属于五积病的肝积,是指左胁下痞块,如覆杯而有头足,病程久延,常伴疟疾或咳嗽等症。治疗用肥气丸(《三因方》:青皮、当归须、苍术、蛇含石、蓬术、三棱、铁孕粉)或增损五积丸(《杂病源流犀烛》:黄连、厚朴、川乌、干姜、人参、茯苓、巴豆霜)。

肥热疳 féirègān 即热疳。参见冷热疳条。

肥人 féirén 三种肥壮人之一。出《灵枢·卫气失常》。其肩肘髀膝高起处的肌肉坚实,皮肤丰满。后世一般将身体肥胖者称为肥人,并认为"肥人多湿痰"(《张氏医通》引李士材语)。

肥皂荚 féizàojiá 中药名。出《本草纲目》。别名肉皂角。为豆科植物肥皂荚 *Gymnocladus chinensis* Baill. 的果实。分布于江苏、浙江、江西、安徽、湖北、福建、广东、四川等地。辛,温。除顽痰,涤垢腻。治咳嗽痰多、痢疾、肠风,煎服:1.5～3 克。治头疮、疥癣,烧存性,研末调敷。本品含皂苷。

腓 féi 小腿肚。又名腨、蹲、腓腨。腓肠肌部分。《灵枢·寒热》:"腓者,腨也。"

腓肠 féicháng 经外奇穴名。见《小儿麻痹后遗症穴位刺激结扎疗法》。位于委中穴直下 3.5 寸,向外旁开 1.5 寸处。主治小儿麻痹后遗症膝关节过伸、腓肠肌萎缩等。直刺 2～3 寸。

腓腨 féinào 即小腿肚。见腓条。

榧子 fěizǐ 中药名。出《新修本草》。为红豆杉科植物香榧 *Torreya grandis* Fort. 的种子。

主产于浙江、湖北、江苏、安徽、湖南、江西，福建亦产。甘，平。入肺、胃、大肠经。杀虫消积，润燥。治虫积腹痛、小儿疳积、燥咳、便秘。煎服：去壳，9～15克；或10～20枚，炒熟嚼食。种子脂肪油含棕榈酸、硬脂酸、油酸、亚油酸等。

榧子贯众汤 fěizǐguànzhòngtāng　验方。见《中医方剂临床手册》。榧子、槟榔各30克，贯众15克。水煎，分两次服，服药时吃生大蒜二至三瓣，连服三天。治钩虫病。

榧子煎 fěizǐjiān　《景岳全书·古方八阵》方。榧子四十九枚。以砂糖水煮，空腹服，每日七枚。治绦虫病。

肺 fèi　❶五脏之一。位于胸中，上通喉咙，开窍于鼻，主诸气而司呼吸。肺吸入的清气和脾所运化的饮食精微（谷气）相结合而输布、供养人体脏腑器官各部分。肺还有通调水道，参与水液代谢的功能，又能辅佐心脏主持血液循环。因此，肺气宜清肃下降，才能保持正常的功能。《素问·五脏生成》："诸气者，皆属于肺"；《素问·经脉别论》："经气归于肺，肺朝百脉，输精于皮毛……脾气散精，上归于肺，通调水道，下输膀胱。"❷推拿部位名。见肺经条。

肺癌 fèi'ái　发生于肺脏的以咳嗽、咯血、胸痛、发热、气急、消瘦为主要表现的癌类疾病。

肺闭喘咳 fèibìchuǎnké　见肺炎条。

肺痹 fèibì　内脏痹证之一。出《素问·痹论》等篇。由皮痹日久不愈，复感外邪，或感寒受热，或悲哀过度，使肺气受损所致。症见心胸烦闷，胸背痛，咳嗽气急，或见呕恶。治宜宣肺祛邪。用五味子汤（《圣济总录》：五味子、紫苏子、麻黄、细辛、紫菀、黄芩、甘草、人参、桂、当归、半夏）。肺热者，用家秘泻白散（《症因脉治》：桑白皮、地骨皮、甘草、黄芩、石膏、川连）。

肺虚者，用生脉散。

肺病 fèibìng　五脏病候之一。见《素问·脏气法时论》等篇。泛指肺脏发生的多种病症。可概括为虚实两类。实证多由外邪犯肺，或痰热饮邪蕴肺等所致。临床表现为咳嗽、多痰、气急或胸痛，或伴见寒热、鼻塞流涕等症。虚证又有阴虚、气虚（或气阴两虚）之别。肺阴虚症见干咳少痰，咯血，失音，潮热，盗汗等。肺气虚症见咳嗽短气，声音低弱，畏风自汗，时易鼻塞等。治当根据病情不同，选用祛风宣肺、清热润燥、肃肺化痰、温肺化饮、滋阴降火、益气养阴等法。

肺藏魄 fèicángpò　出《素问·宣明五气》篇。魄，属神经活动中有关本能的感觉和支配动作的功能，亦为五脏精气所化生，古人认为属肺所藏。《灵枢·本神》有"并精出入者谓之魄"之语，是知魄与精关系密切。精气充足则体魄健全，感觉灵敏，动作正确。参五脏所藏条。

肺常不足 fèichángbùzú　小儿病理特点之一。小儿脏腑柔弱，形气未充，稚阴稚阳，机体和阴阳均较脆弱，对疾病的抵抗力较差，加上寒温不能自调，乳食不知自节，一旦调护失宜，则外易为六淫所侵，内易为饮食所伤，因此外感时邪和肺、脾二脏的病症更为多见。肺主气而司呼吸，外合皮毛。由于小儿卫外机能未固，外邪每易由表而入，侵袭肺系，故感冒、咳嗽、肺炎等病症最为常见。脾胃为后天之本，主运化水谷和输布精微，为气血生化之源。由于小儿运化功能尚未健全，而生长发育所需水谷精气较成人更为迫切，故常易为饮食所伤，出现积滞、呕吐、泄泻等病症。再者，小儿肺之所以娇弱，关键在于脾常不足。《素问·阴阳应象大论》："脾生肉，肉生肺。"脾气健旺则水谷精微之气上注于肺，故肺气之强弱与否，赖于后天脾胃之气。《育婴家秘》所说的

"娇肺遭伤不易愈"和"脾肺皆不足者"，就是这个道理。

肺朝百脉 fèicháobǎimài　出《素问·经脉别论》。朝，朝向、会合之意。指全身血液都要流经于肺。肺主气，心主血，肺气贯通百脉，故能协助心脏主持血液循环。《类经》："经脉流通，必由于气，气主于肺，故为百脉之朝会。"

肺风 fèifēng　病症名。❶肺受风邪所致的疾患。出《素问·风论》。❷类似酒齄鼻之病症。见《丹溪心法·鼻病》。❸肺脏感受风毒而致皮肤生疮、瘙痒，或面上生疮，鼻头赤烂等病症。见《圣济总录》卷五十。

肺风粉刺 fèifēngfěncì　即酒齄鼻。详该条。

肺风痰喘 fèifēngtánchuǎn　见肺炎条。

肺疳 fèigān　五疳之一。又名气疳。疳证兼因郁热伤肺，出现咳嗽气逆、咽喉不利、多涕，或鼻下生疮，壮热憎寒等症。治宜清肺泻热。用泻白散加味。

肺合大肠 fèihédàcháng　肺为脏，属阴；大肠为腑，属阳。其经脉互相络属，互为表里。《灵枢·本输》："肺合大肠，大肠者，传道之腑。"肺肃降下行之气能促进大肠传导糟粕；大肠传导通畅，肺气才能清肃通利。在治疗方面，通大便能清泄肺热，开提肺气能使便秘得通。均体现两者表里相合的关系。

肺合皮毛 fèihépímáo　五脏与体表组织的关联之一。肺气主表，故合于皮毛。皮毛为一身的外卫，靠肺散布卫气以温养，肺气足则卫外固密，邪不易干。皮毛的散气作用也与肺司呼吸有密切关系，故相合。《素问·五脏生成》："肺之合皮也，其荣毛也。"

肺花疮 fèihuāchuāng　即喉癣。详该条。

肺积 fèijī　古病名。见《脉经》卷八。王叔和根据《难经》中"肺之积名曰息贲，在右胁下，覆大如杯，久不已，令人洒淅寒热，

喘咳发肺壅"的论述，又补充了脉浮、胁下气逆、背部引痛、少气、善忘、目瞑、皮肤时痛，甚者其痛如针刺样等症。参见息贲条。

肺金 fèijīn　推拿部位名。详见肺经条。

肺津不布 fèijīnbúbù　肺不能正常输布津气，出现喘咳等病变。肺接受由脾输送的精气，经本脏和心的作用而输布到全身。肺受热灼则肺阴耗伤，津液输布失常，皮毛失于濡润；肺受寒束则水津不行，停而成饮。均可聚液成痰，发生喘咳等症。

肺经 fèijīng　❶手太阴肺经之简称。详该条。❷推拿部位名。出《陈氏小儿按摩经》。又名肺、肺金。位于无名指远端指骨的腹面。能止咳化痰。

肺经咳嗽 fèijīngkésòu　见《症因脉治》卷二。即肺咳。详该条。

肺绝喉痹 fèijuéhóubì　病名。见《医学心悟》卷四："肺绝喉痹，凡喉痹日久，频服清降之药，以致痰涎塞于咽喉，声如曳锯。此肺气相绝之候也。"治宜人参加橘红煎服。

肺开窍于鼻 fèikāiqiàoyúbí　肺主呼吸，鼻是呼吸的通路，为呼吸道的最上端。肺通过鼻与自然界相贯通，肺之经脉与鼻相连，故肺的生理和病理状况可由鼻反映出来。

肺咳 fèiké　出《素问·咳论》。又称肺经咳嗽。症见咳嗽气喘有声，甚则唾血。受寒邪者可用麻黄汤。肺虚有火者，可用泻白一物汤（《症因脉治》：泻白散加黄芩）、人参补肺饮（《症因脉治》：人参、麦冬、五味子、天冬、薏苡、黄芪、百合、炙甘草），或千金五味子汤（《类证治裁》：五味子、桔梗、紫菀、炙草、续断、赤小豆、生地、桑白皮）去续断、地黄、赤小豆，加麦冬、玉竹、细辛。

肺劳 fèiláo　虚劳的一种。出《诸病源候论·虚劳病诸候》。肺脏虚损所致。症见咽

喉干痛，声音嘶哑，鼻不闻香臭，面肿，胸闷气短，咳嗽吐血，饮食减少，消瘦乏力，发热等。治宜益气补肺。可用补气黄芪汤（《圣济总录》：黄芪、人参、茯神、麦冬、白术、五味子、桂、熟干地黄、陈橘皮、阿胶、当归、白芍、牛膝、甘草）、益气补肺汤（《医醇賸义》：阿胶、五味子、地骨皮、天冬、麦冬、人参、百合、贝母、茯苓、苡仁）等方。

肺络损伤 fèiluòsǔnshāng　因久咳或剧咳损伤肺络，引起咳血、咯血等病变。多见于肺结核、支气管扩张等疾患。

肺气 fèiqì　❶指肺的功能活动，包括胸中的宗气。❷指呼吸之气。

肺气不利 fèiqìbùlì　肺气肃降和通调水道的功能障碍而引起的病变。肺主一身之气而通调水道，如由于某种因素引起肺气不利，除出现咳嗽、鼻塞等气逆症状外，还可影响水液的运行和输布，致小便不利，出现浮肿。参见肺气不宣条。

肺气不宣 fèiqìbùxuān　肺因感受风寒，皮毛闭塞，肺气不能宣通的病变。主要症状有恶寒发热、鼻塞流涕、咳嗽等。肺气不宣与肺气不利大致相同，但通常肺气不宣多指外感表证而言，肺气不利多指内伤杂病而言。

肺气上逆 fèiqìshàngnì　与肺失清肃相同而喘咳气逆的病情较重，是肺失清肃的进一步发展。参见肺失清肃条。

肺气虚 fèiqìxū　出《素问·方盛衰论》等篇。肺主一身之气，故《素问·通评虚实论》说："气虚者，肺虚也。"主要症状有面色㿠白、短气、语声低微、畏风、自汗等。参见气虚条。

肺热 fèirè　病证名。五脏热之一。又称肺气热。多由外邪侵肺化热所致，亦可由内热引起。症见咳嗽，痰黄黏稠，或喘促，或咳吐脓血，胸痛，或恶寒发热，舌红苔黄或黄腻，脉数或滑数。《素问·刺热》："肺热病者，先淅然厥，起毫毛，恶风寒，舌上黄，身热。热争则喘咳，痛走胸膺背，不得太息，头痛不堪，汗出而寒。"治宜清气泻肺。有嗽而咯脓痰者，乃肺热，食后服甘桔汤（《小儿药证直诀》）。肺热……咳嗽寒热，壮热饮水，凉膈散主之。肺热者，右颊先赤，日西热甚。轻则用泻白散，重则用凉膈散及地骨皮散（《证治准绳》）。

肺热暴哑 fèirèbàoyǎ　病症名。肺经感受风热之邪而忽然失音，其症见口舌干燥、渴欲引饮、舌黄脉数、便结溲黄等。治宜疏风宣肺，清热降火。可选用银翘散、清咽利膈汤等加减。参见暴喑条。

肺热鼻衄 fèirèbínǜ　证名。见《中国医学大辞典》。指因肺热上壅而致的鼻衄。《杂病源流犀烛·诸血源流》："有由肺经实热者，宜青黄散。"若阴虚火动，邪火上归于肺，当清肺降火，宜白虎汤加地黄、犀角、丹皮、白芍、山栀、扁柏。若风热犯肺，症见鼻燥而衄，口干，或身热，咳嗽痰少，舌红，脉数，治宜疏风清热，用桑菊饮加丹皮、茅根之类。无表证者，去薄荷、桔梗，加黄芩、山栀等品，或加玄参、麦冬之类以养阴清肺。

肺热病 fèirèbìng　肺受邪热所致之病症。《素问·刺热》："肺热病者，先淅然厥，起毫毛，恶风寒，舌上黄，身热，热争则喘咳，痛走胸膺背，不得太息，头痛不堪，汗出而寒。"

肺热久嗽 fèirèjiǔsòu　病名。肺热而致长期不愈的咳嗽。《医说》卷四："肺热久嗽，身如炙，肌瘦，将成肺劳。以枇杷叶、木通、款冬花、紫菀、杏仁、桑白皮等分，大黄减半，如常制为末，蜜丸樱桃大，一丸，食后夜卧含化，未经剂而愈。"《不居集》卷十五治肺热久嗽，用一物黄芩汤。

肺热咳嗽 fèirèkésòu 病名。见《医宗金鉴·幼科杂病心法要诀》。又名火嗽。肺受热邪而引起的咳嗽。表现为咳嗽频繁，吐痰黄稠，面红咽干，指纹紫滞。治宜清宣肺热，用泻白散加减。

肺热叶焦 fèirèyèjiāo 肺脏被郁热长期熏灼而发生痿证的病理。《素问·痿论》：“肺热叶焦，发为痿躄。”病变有两种：一为肺痿，以咳吐浊唾涎沫为主症。二为手足痿弱，以皮毛肌肉枯萎、四肢无力、不能举动为主症。参见痿证条。

肺热证 fèirèzhèng 证名。肺热引起的病症。《素问·痿论》：“肺热者，色白而毛败。”《证治准绳·杂病》：“肺热者，轻手乃得，微按全无，瞥瞥然见于皮毛上，为肺主皮毛故也。日西尤甚，乃皮毛之热也。”肺热还可见喘鸣等症。肺热有虚实之分，临床宜加详辨。

肺肾两虚 fèishènliǎngxū 肺肾两脏同时出现的虚证。有肺肾阴虚与肺气虚、肾阳虚之别，多属久病耗损肺肾两脏所致。肺气虚、肾阳虚，可见咳嗽、气短、自汗、畏寒、肢冷，或见浮肿。肺肾阴虚，可见咳嗽、盗汗、五心烦热、潮热、梦遗等。

肺肾同源 fèishèntóngyuán 详见肺肾相生条。

肺肾同治 fèishèntóngzhì 又名金水相生。同时治疗肺阴虚和肾阴虚的方法。症见咳嗽气逆、咳血、音哑、骨蒸潮热、口干、盗汗、遗精、腰酸腿软、身体消瘦，舌红苔少，脉细数。用沙参、天冬、麦冬、玉竹、百合、生地、熟地、女贞子、枸杞子、旱莲草等滋补肺肾之阴。

肺肾相生 fèishènxiāngshēng 肺属金，肾属水。根据五行学说，肺金和肾水是母子关系，故又称“金水相生”。两者在生理上互相滋生，病变时互相影响。从水液代谢言，

肾脉上连于肺，肺为水之上源，上靠肺的通调，中靠脾的运化，下靠肾的开合。一脏失职，即生水肿。从呼吸功能言，肺为气之本，肾为气之根。肺司呼吸，肾主纳气，肾虚不能纳气则上见喘促短气。从病理关系言，肺气足则精气下输于肾，肺虚则肾气亦虚。肾阴亏损，精气不能上滋于肺，亦能导致肺阴虚。临床上，肺肾虚损患者有因肺病及肾，也有因肾病及肺，往往须肺肾同治才能获效，故有“肺肾同源”之说。

肺失清肃 fèishīqīngsù 肺失却清肃下降功能而引起的病变。肺气以清肃下降为顺，如病邪犯肺（包括外感、内伤等各种病因），影响清肃下降，可出现咳嗽、痰多、气促、胸膈胀闷等症。久患咳嗽的患者，肺气损伤，肃降失常，可进一步导致肺气上逆。

肺实咳嗽 fèishíkésòu 病名。肺胀气逆所致的咳嗽。《不居集》卷十五：“肺实咳嗽，肺胀者，肺统周身之气，因虚不能宣布于外而反逆归本经，诸窍闭塞，不通而发胀，则中府、云门两胁间之经络皆不能利，所以气高而似喘，实非喘症。若邪偏左，则左体不能贴席，偏右则右体不能贴席，贴席则喘嗽不止。其脉左则人迎弦急，右则气口弦紧而滑数。此为气实咳嗽，宜疏散。”

肺实热 fèishírè 证候名。《千金要方》：“右手寸口气口以前脉阴实者，手太阴经也。病苦肺胀，汗出若露，上气喘逆，咽中塞，如欲呕状，名曰肺实热也。”

肺实证 fèishízhèng 证名。肺病因邪气盛实而出现的证候。多因外邪袭肺或气壅痰聚所致。《脉经》卷二：“肺实也，苦少气，胸中满膨膨，与肩相引。”“肺实……病苦肺胀，汗出若露，上气喘逆，咽中塞，如欲呕状。”《圣济总录》卷四十八：“肺实热则喘逆胸凭仰息。手太阴经为热气所加，故为肺实之病。甚则口赤张，引饮无度，体背生疮，以至股膝腨胫皆痛。”《本草经疏》载：“肺实

八证：喘急，属肺有实热及肺气上逆；气壅，属肺热气逆；声重痰稠，属肺热；肺痈，属肺热极；肺胀闷，属肺热；吐脓血、血痰、咳嗽、嗽血，属肺家火实热甚，此正邪气盛则实之谓；喉癣，属肺热；上消，属肺家实火及上焦热。"可用地骨皮汤、葶苈丸之属。

肺手太阴之脉 fèishǒutàiyīnzhīmài　即手太阴肺经。详该条。

肺俞 fèishù　经穴名。代号 BL13。出《灵枢·背腧》。属足太阳膀胱经。位于背部，当第三胸椎棘突下旁开1.5寸处。主治咳嗽、哮喘、咯血、肺炎、肺结核、胸膜炎、肋间神经痛、皮肤瘙痒症、荨麻疹等。微向脊柱斜刺 0.5 ~ 0.8 寸。禁深刺。灸 3 ~ 7 壮或 5 ~ 15 分钟。

肺水 fèishuǐ　病症名。五脏水肿病之一。《金匮要略·水气病脉证并治》："肺水者，其身肿，小便难，时时鸭溏。"多因肺失宣肃，不能通调水道、下输膀胱所致。临床特征为浮肿，大便鸭溏。治宜宣肺利水，用麻黄杏仁薏苡甘草汤，或麻黄连翘赤小豆汤、越婢汤等加减。

肺司呼吸 fèisīhūxī　肺具有吸入自然界清气，呼出体内浊气的生理功能。

肺为华盖 fèiwéihuágài　肺在体腔脏腑中位置最高，覆盖诸脏，是为华盖。《素问·痿论》："肺者脏之长也，为心之华盖。"《灵枢·九针论》亦有"肺者五脏六腑之盖也"之语。故名。

肺为娇脏 fèiwéijiāozàng　肺为清虚之体，外合皮毛，开窍于鼻，为诸脏之盖，百脉所朝。六淫外邪从皮毛口鼻而入，常先犯肺；其他脏腑病气也常波及肺。以其不耐寒热，易于受邪，故称娇脏。

肺为涕 fèiwéitì　出《素问·宣明五气》。涕出于鼻，鼻为肺窍，是涕为肺液，故肺为涕。参见五脏化液条。

肺萎 fèiwěi　见《杂病源流犀烛》卷一。详肺痿条。

肺痿 fèiwěi　病名。①肺叶枯萎，而以咳吐浊唾涎沫为主症的慢性虚弱疾患。见《金匮要略·肺痿肺痈咳嗽上气病脉证并治》。一作肺萎。多由燥热重灼，久咳伤肺，或其他疾病误治之后重伤津液，因而肺失濡润，渐致枯萎不荣。临床表现为咳嗽，吐稠黏涎沫，咳声不扬，动即气喘，口干咽燥，形体消瘦，或见潮热，甚则皮毛干枯，舌干红，脉虚数等。治宜滋阴，清热，润肺。选用麦冬汤、清燥救肺汤，或紫菀散（《类证治裁》：人参、桔梗、茯苓、阿胶、甘草、紫菀、知母、贝母、五味子）加减。若患者吐清稀涎沫，量多，不咳不渴，伴有眩晕、短气、神疲、怕冷、舌质淡、脉虚弱等症，乃由于病久伤气，或肺中虚冷所致。治宜温肺益气，用甘草干姜汤加味。②传尸的一种。《外台秘要·传尸方》："传尸……气急咳者，名曰肺痿。"参见传尸条。③指皮毛痿。《医宗必读·痿》："肺痿者，皮毛痿也。"详该条。

肺恶寒 fèiwùhán　出《素问·宣明五气》。恶，有畏恶之义。肺主一身之表，外合皮毛，开窍于鼻，寒气侵袭而伤卫外之阳气，可直接侵犯肺经；又肺主气，寒则气滞，故有肺恶寒之说。《灵枢·邪气脏腑病形》："形寒寒饮则伤肺。"

肺系 fèixì　出《灵枢·经脉》。①指喉头气管（承淡安《校注十四经发挥》）。②指肺与喉咙相联系的部位。③肺的附属器官，如气管、喉、鼻道等呼吸道的统称。

肺消 fèixiāo　病症名。出《素问·气厥论》。即上消。详该条。

肺邪胁痛 fèixiéxiétòng　病症名。见《症因脉治》卷一。肺受病邪所引起的胁痛，多因寒邪袭肺，水饮内停，或邪热灼肺，肺络受伤所致。症见恶寒发热，咳嗽气喘多痰，胁肋刺痛，或咳引胁痛。属寒者，兼见咳吐稀涎痰沫，身热不高或无热，脉弦紧，治宜发汗驱饮，用小青龙汤。属热者，兼见咯痰腥臭，面赤，里热炽盛，脉数，治宜清肺涤痰，用千金苇茎汤，并可针刺少商穴出血。参见风寒胁痛、痰饮胁痛条。

肺虚 fèixū 泛指肺气虚、肺阴虚或两者互相累及的病症。《素问·脏气法时论》："肺病者……虚则少气不能报息，耳聋嗌干。"参见肺气虚、肺阴虚各条。

肺虚发热 fèixūfārè 病症名。出《小儿卫生总微论方》。肺经气阴两虚而引起的发热。多因久病、热病后期，余热恋肺，以致肺经气阴两伤，津液被耗。其症夜热早凉，多涎善唾，消瘦，干咳无痰，或痰少而黏，甚或声音嘶哑。治宜益肺养阴，保元汤、养阴清肺汤、清燥救肺汤、麦门冬汤等均可化裁选用。

肺虚咳嗽 fèixūkésòu 咳嗽的一种。多因肺阴不足所致。症见咳嗽少痰，或痰中带血，形体消瘦，心烦失眠，午后潮热，面红颧赤等。治宜养阴清肺，化痰止咳，用月华丸加减。也有肺气虚者，症见咳嗽气喘，咳声低微，易汗，脉软无力，宜补益肺气，用温肺汤（《类证治裁》：白术、半夏、干姜、五味子、细辛、枳壳、肉桂）。

肺虚作喘 fèixūzuòchuǎn 病症名。出《医宗金鉴·幼科杂病心法要诀》。肺经津气不足而致的喘急。小儿虚喘的发生，多由元气不足，或病后体虚，或久咳不止，以致肺气虚弱，不能清肃下降所致。症见喘而呼吸短促，痰声低微，面色㿠白，额上有汗，神疲，脉弱。治宜补虚清肺，用黄芪汤。肺虚津液不足者，宜滋肺生津，用阿胶散。

肺炎 fèiyán 内科、儿科常见病之一。临床以发热、咳嗽、痰多、喘憋等为主。近代医家所称之肺闭喘咳或肺风痰喘等，皆指本病而言。《麻科活人全书》中论麻疹合并症曾有肺炎一辞，虽与现代所说的肺炎尚不一致，但说明这种热性疾患是麻疹最易出现的合并症。肺炎的治疗，应着重疏风宣闭，祛痰平喘，清热解毒，生津止咳。用麻杏石甘汤加银花、连翘、黄芩、板蓝根、鱼腥草等。重症用三黄石膏汤加减。热极伤阴，心烦气短，可用生脉散或沙参麦冬汤加减。如肺炎病灶经治后久久不易吸收，可配合在背部拔火罐。本病发病急、变化快、合并症多，应注意辨证施治。重证可中西医结合治疗。

肺炎合剂 fèiyánhéjì 北京友谊医院方。见《中西医结合治疗小儿肺炎》。银杏、地骨皮、钩藤、陈皮、车前草、车前子各9克，青黛3克。制成合剂，分三次服。治小叶肺炎、气管炎。

肺阴 fèiyīn 滋润肺脏的阴液。肺受脾气上输的水谷精气所滋养，又受肾水的濡润，合称肺阴，与肺气相互为用。如邪热燥气犯肺，或肺脏内伤，久则可以损耗肺阴，使肺津不足，失其滋润，出现干咳、痰血、潮热、盗汗等症状。参见肺阴虚条。

肺阴虚 fèiyīnxū 肺的津液耗损或肾精亏而不能滋润于肺的病症。多由燥热伤肺或久病阴虚所致。主要症状有鼻干无涕、干咳少痰、咯血、咽喉干痛、声嘶或失音，以及一般阴虚见证。

肺痈 fèiyōng 病名。出《金匮要略·肺痿肺痈咳嗽上气病脉证并治》。肺部发生痈疡而咳吐脓血的病症。多由外感风邪热毒蕴阻于肺，热壅血瘀，郁结成痈，久则化脓所致。临床表现为发热寒战，咳嗽，胸痛，气急，吐出腥臭脓性黏痰，甚则咳吐脓血。可见于肺脓疡、支气管扩张等疾患。治宜清肺化痰，解毒排脓。选用银翘散、千金苇茎汤、葶苈大枣泻肺汤、桔梗汤，并酌加鱼腥草、野荞麦根等。恢复期以养阴益气为主。

肺郁 fèiyù 病症名。五脏郁证之一。《赤水玄珠》卷十一："肺郁者，皮毛燥而不润，欲嗽而无痰。治宜桔梗、麻黄、豆豉。"

肺燥久咳 fèizàojiǔké 证名。肺经津液干枯而引起的咳嗽。多系久病热郁、耗伤津液、肺经枯燥所致。肺为清虚之脏，主肃降，肺失津液滋濡则肃降失司而气机逆乱，因而咳嗽、低热、痰少而带血丝，或鼻出血，间或气促，舌红苔少。治宜清润降火，用清燥救肺汤加减。

肺胀 fèizhàng 古病名。出《灵枢·胀论》。①属喘咳之类。见《金匮要略·肺痿肺痈咳嗽上气病脉证治》。因邪客于肺，肺气胀满所致。症见胸闷，咳嗽气喘，缺盆中痛。治宜宣肺祛邪。用越婢加半夏汤、小青龙加石膏汤等方。偏热者，可用加味泻白散。邪去正虚者，宜补肺，用生脉散。②属胀病。见《杂病源流犀烛·肿胀源流》。指胀病而见虚满咳喘者，宜在治胀方中加肺经药，如桔梗、升麻、白芷等。

肺主鼻 fèizhǔbí 出《素问·阴阳应象大论》。肺司呼吸，鼻为呼吸出入之门户，鼻的正常通气和嗅觉功能，须赖肺气调和，呼吸畅利。《灵枢·脉度》："肺气通于鼻，肺和则鼻能知臭香矣。"若风寒袭肺，则鼻塞，嗅觉不灵；肺有燥热，则鼻干而涩；邪热壅肺，可见气急鼻煽。说明肺与鼻窍有密切关系。

肺主皮毛 fèizhǔpímáo 出《素问·痿论》。肺与皮毛（一身之表）在生理上和病理上均有密切的联系。肺主气，司呼吸，为体内外气体交换的主要器官。皮毛之汗孔亦有散气、调节呼吸的作用。肺还有散布卫气、熏肤充身泽毛等卫护肌表的功能。如肺气虚，肌表不固，可见自汗；卫外之气不足，肌表易受风寒侵袭，影响到肺失宣降，可发生咳嗽等症。皮毛赖肺气的温煦，才能润泽。如果肺气虚弱，不能行气以温养皮毛，则皮毛营养不足，出现憔悴枯槁。

肺主气 fèizhǔqì 肺的主要功能之一。包括两方面：一是主呼吸之气，通过肺的呼吸，吸入自然界的清气，呼出体内的浊气，不断吐故纳新，是人体内外气体交换的主要器官。一是主一身之气，体内各种气机活动，营卫之气、宗气、元气的生成和盛衰，均与肺气有密切关系。《素问·六节藏象论》："肺者，气之本。"《素问·五脏生成》："诸气者，皆属于肺。"

肺主声 fèizhǔshēng 见《难经·四十难》。声音由肺气鼓动声带而发。肺气足则声音洪亮，肺气虚则声音低弱。外感风寒，肺气壅塞，声音嘶哑，称为"金实不鸣"；内伤肺痨，肺气大伤，声音嘶哑，称为"金破不鸣"。说明肺气与声音的关系密切。

肺主肃降 fèizhǔsùjiàng 肃降即清肃下降之谓。肺居上焦，朝百脉而为五脏之华盖。其气宜宣、宜清、宜降。肺气必须在清肃下降的情况下才能发挥通调水道之功能。其主气、司呼吸之功能亦在宣降之中进行。如果肺气失于肃降，则会出现喘逆、咳嗽及小便不利等症。

肺主通调水道 fèizhǔtōngtiáoshuǐdào 肺为水之上源，体内水道的通调，有赖于肺气的肃降。《素问·经脉别论》说："饮入于胃，游溢精气，上输于脾，脾气散精，上归于肺，通调水道，下输膀胱。"此即肺主通调水道的原始出处。

肺主行水 fèizhǔxíngshuǐ 人体的水液代谢与肺气的肃降有密切关系。《素问·经脉别论》："饮入于胃，游溢精气，上输于脾，脾气散精，上归于肺，通调水道，下输膀胱。水精四布，五经并行。"后世据此而立

"肺为水之上源"之说，如果肺气肃降失常，可导致水液滞留，甚至小便不通，形成水肿。

肺主治节 fèizhǔzhìjié 治节即治理调节之谓。人体各脏器组织所以能依照一定规律活动，须赖肺发挥其正常生理功能，协助心来治理和调节。《素问·灵兰秘典论》所说"肺者相傅之官，治节出焉"，即是肺主治节的原始出处。心主血，肺主气，气血循环运行体内，输送营养物质到全身各部，脏腑组织器官的机能活动才能正常。张介宾在《景岳全书》中说："肺主气，气调则营血脏腑无所不治。"

费伯雄 fèibóxióng 清末医生。字晋卿。江苏武进人。咸同间（1851～1874）以医术闻名。著有《医醇賸义》《医方论》等书。主张师古而不泥古和不趋奇立异，善于变通化裁古人有效方剂。

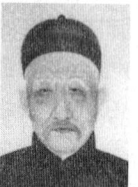

费伯雄

费晋卿 fèijìnqīng 见费伯雄条。

痱疮 fèichuāng 即痱疮。详该条。

痱 fèi ❶义同废。是一种中风后遗症。《金匮要略》称作中风痱，一般叫风痱，类似偏枯。临床表现主要为肢体瘫痪，身无痛，或有意识障碍。以手足痿废而不收引，故名。《灵枢·热病》："痱之为病也，身无痛者，四肢不收；智乱不甚，其言微，知可治。"《临证指南医案》："高年颇虑风痱，宜清上宣通。"❷痱子。夏季由于汗出不畅所致的一种皮肤病。

痱疮 fèichuāng 病名。见《圣济总录》卷一百三十八。又名汗疹、痱疮、痱子。由于暑湿蕴蒸，汗泄不畅所致。多见于炎夏，以小儿及肥胖人易患。分布于头面、颈项、腹、背、肩、股等处。皮肤汗孔处发生密集如粟米样的红色丘疹，很快变为小水泡或小脓疱，有瘙痒及灼热感，常因搔抓而继发感染，引起痱毒（汗腺炎）。即红色粟粒疹。治宜清暑解毒利尿。内服清暑汤（《外科全生集》：连翘、花粉、赤芍、甘草、滑石、车前、银花、泽泻、淡竹叶）或绿豆汤（清豆煮熟，薄荷煎汤，加糖）代茶。外用六一散或痱子粉。

痱子 fèizi 即疮痱。详该条。

痱子草 fèizicǎo ❶见《分类草药性》。为石荠苧之别名。❷见《安徽中草药》。为石香薷之别名。各见该条。

fen

分 fēn 肌肉的纹理。见肌腠条。

分刺 fēncì 古刺法。九刺之一。《灵枢·官针》："分刺者，刺分肉之间也。"指针刺直达肌肉部的一种刺法。主要用于治疗肌肉酸痛等。

分诞 fēndàn 见《脉诀》。即分娩。详该条。

分法 fēnfǎ 推拿手法。①即分推法。详该条。②即分筋手法。详该条。

分解 fēnjiě 见《经效产宝》，即分娩。详该条。

分筋手法 fēnjīnshǒufǎ 推拿手法。能分离软组织粘连或解除筋结的一类手法，如拨法等。

分理 fēnlǐ ❶同肌腠。肌肉的纹理。《灵枢·寿夭刚柔》："形充而大肉无分理不坚者肉脆。"❷皮下组织间隙。《素问·诊要经终论》："故春刺散俞，及与分理……冬刺俞窍于分理。"前指浅层皮下组织间隙，后指深连筋骨的组织间隙。

分娩 fēnmiǎn 出《妇人良方》。又名分解、分诞、免身（《史记·赵世家》）、免乳（《汉书》）等。指妊娠28周以上胎儿脱离母体的过程。

分清五淋丸 fēnqīngwǔlìnwán 又名分清止淋丸。中成药。木通 384 克，黄芩 384 克，甘草 96 克，大黄 590 克，茯苓 192 克，黄柏 192 克，滑石 384 克，萹蓄 192 克，泽泻 192 克，车前子 192 克，猪苓 192 克，知母 192 克，瞿麦 192 克，栀子 192 克。水丸，每服 6 克，日两次。治膀胱湿热，尿急尿频，淋漓涩痛。本方为《太平惠民和剂局方》五淋散加减。

分清饮 fēnqīngyǐn 《婴童百问》方。益智仁、萆薢、石菖蒲、乌药（可加茯苓、白芍药）。研末，冲服。治小便淋漓与赤白浊。

分清止淋丸 fēnqīngzhǐlìnwán 即分清五淋丸。详该条。

分肉 fēnròu ❶肌肉。前人称肌肉外层（皮下脂肪）为白肉，内层（肌肉组织）为赤肉，赤白相分；或谓肌肉间界限分明，故名。《灵枢·本脏》："卫气者，所以温分肉、充皮肤、肥腠理、司开阖者也。"❷经穴名。即阳辅穴，属足少阳经。《素问·气穴论》："府俞七十二穴……分肉二穴。"林亿等新校正云："按《甲乙经》无分肉穴，详处所疑是阳辅穴。"详阳辅条。

分推法 fēntuīfǎ 推拿手法。推法之一。又名分法。用两手拇指指腹由一处向两边分开移动，起点多在穴位上。常用于胸腹、前额与腕掌部。

分心木 fēnxīnmù 中药名。见《山西中药志》。别名胡桃夹、胡桃隔。为胡桃科植物胡桃 *Juglans regia* L. 果核内的木质隔膜。苦、涩、平。入脾、肾经。固涩收敛。治遗精、滑精、腰痛、遗尿、尿频、尿血、崩中、带下、泻痢、噎膈，煎服：3～9 克。

分阴阳 fēnyīnyáng 小儿推拿方法。出《陈氏小儿按摩经》。在小儿腕掌部中点向两侧分推。可调和气血，用于治疗惊风、痫症、昏迷、抽搐、泄泻、痢疾、黄疸、咳嗽痰喘、乍寒乍热等。

粉草 fěncǎo 即甘草。详该条。

粉刺 fěncì 病名。出《外科正宗》。又名酒刺。多由肺胃蕴热，上熏颜面，血热郁滞而成。亦与过食膏粱厚味有关。发于颜面或延及前胸与肩背部。皮疹如粟，或见黑头，甚则色赤肿痛，挤破出白粉汁。抠后感染脓疱，可形成疖肿及皮脂瘤。即痤疮。治宜宣肺清热。内服枇杷清肺饮（《医宗金鉴》：人参、枇杷叶、生甘草、黄连、桑白皮、黄柏），外用颠倒散（大黄、硫黄）凉水调搽。

粉丹皮 fěndānpí 牡丹皮之处方名。详该条。

粉葛 fěngě 即葛根。详该条。

粉瘤 fěnliú 即脂瘤。详该条。

粉沙参 fěnshāshēn 明党参之别名。详该条。

膹菀 fènwǎn 即膹郁。详该条。

膹郁 fènyù 证名。又称膹菀。胸中满闷。《素问·至真要大论》："诸气膹郁，皆属于肺。"本症可见于哮喘等疾患。

粪毒块 fèndúkuài 病名。由赤脚在桑田采桑，钩虫蚴侵入肌肤所致。有接触史，发生于下肢，以足踝、趾间、脚底多见。初起脚部有瘙痒感，继则出现散在或密集的红色丘疹或斑丘疹及风疹块，重者可变成水疱及脓疱，踝部常有水肿，搔破后可并发臁疮。本病即皮肤钩虫病。外用三黄洗剂，青黛膏外涂。并发臁疮者按臁疮处理。并发萎黄病者，内服针砂丸（铁屑，大枣肉捣丸）。

粪箕笃 fènjīdǔ 中药名。见萧步丹《岭南采药录》。别名田鸡草。为防己科植物粪箕笃 *Stephania longa* Lour. 的根及根茎或全株。我国南部大部分地区有分布。苦、涩、平。清热解毒，利尿消肿。治肠炎、痢疾、黄疸、尿路感染、肾炎，煎服：9～15 克。孕妇忌服。治痈疖疮疡，鲜叶捣敷。根含粪箕笃碱、千金藤波林碱。

粪脚草 fènjiǎocǎo 地锦草之别名。详该条。

feng

丰隆 fēnglóng 经穴名。代号 ST40。出《灵枢·经脉》。属足阳明胃经。络穴。位于小腿前外侧，外踝尖上 8 寸，条口穴外侧 1 寸处；或于外踝尖与外膝眼（犊鼻穴）连线之中点取穴。主治咳嗽、哮喘、痰多、头痛、眩晕、癫狂、痫症、下肢痹痛等。直刺 1 ~ 1.5 寸。灸 3 ~ 7 壮或 5 ~ 15 分钟。

风 fēng ❶病因六淫之一。属阳邪，为外感疾病的先导。故外感多有风证，并常与其他病邪结合而致病，如风寒、风热、风湿、风燥等。《素问·风论》："故风者百病之长也，至其变化，乃为他病也，无常方，然致有风气也。"症状每有恶风寒、发热及游走性、多变性的特点。《素问·风论》："风者善行而数变，腠理开则洒然寒，闭则热而闷。"❷病症之一。见内风、风气内动各条。

风痹 fēngbì 痹证的一种。出《内经》痹论等篇。指风寒湿邪侵袭肢节、经络，其中又以风邪为甚的痹证。又名行痹、走注。一说风痹即痛风（见《张氏医通》卷六），症见肢节疼痛，游走不定。治宜祛风为主，兼祛寒利湿，参以补血。用防风汤、虎骨散（《类证治裁》：虎骨、白花蛇、天麻、防风、牛膝、僵蚕、当归、乳香、肉桂、炙草、全蝎、麝香）加减。

风池 fēngchí 经穴名。代号 GB20。出《灵枢·热病》。属足少阳胆经。位于斜方肌上端和胸锁乳突肌之间凹陷中，平风府穴。主治感冒、头痛、眩

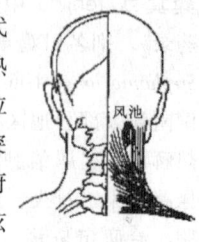

晕、鼻炎、急慢性眼病、落枕等。向鼻尖斜刺 0.8 ~ 1.2 寸，或平刺透风府。

风赤疮痍 fēngchìchuāngyí 病名。见《秘传眼科龙木论》。又名风赤疮疾。"由脾脏风热蕴结，两睑似朱涂而生疮"（《沈氏尊生书》卷二十二）。一般眼睑或睑缘红赤起疱及溃烂，痛痒并作。治以祛风清热为主。痒胜于痛者，以风邪为重，宜祛风解毒，用五退散（《世医得效方》：蝉蜕、蛇蜕、蚕退、猪蹄退、芥穗、穿山甲、川乌、炙甘草）；痛胜于痒者，以热邪为重，宜清热凉血祛风，用加减四物汤（《医宗金鉴》：生地、苦参、薄荷、川芎、牛蒡子、连翘、天花粉、防风、赤芍、当归、荆芥穗）。

风搐 fēngchù 病名。①见《儒门事亲》卷六。以手足动摇为主症的疾患。多因火盛肝旺，风动痰壅所致。症见手足震颤，不能持物，艰于步履，口开目张，扯动不已，夜卧发热，遍身燥痒，或见目眩，角弓反张。治宜平肝息风。金·张从正则以涌吐风痰作为风搐的主要治法。②即脐风。详该条。

风毒喉痹 fēngdúhóubì 病名。多由风热邪毒客于肺胃所致。症见咽喉漫肿疼痛，渐延至面颊、腮项，饮食吞咽不利，喉关内外色红，身发寒热，牙关紧强，声嘶音沙，甚或语声不出。《疮疡经验全书》卷一："风毒之气结于喉间，则壅塞喉间，乃风毒与痰相搏故也。《素问》云无风则不动痰，无痰则不受风，风痰相搏结塞咽喉，其外症咽喉形如鸡子大，其色微白，外面腮上有肿，其形似疮，身发寒热，牙关紧强，语声不出者是也。"治宜疏风解毒，清热消肿。用普济消毒饮加减。或以刀针于高肿处刺破排脓毒。吹冰硼散、锡类散等。

风毒痢 fēngdúlì 病症名。出《医学纲目》。风毒内袭于肠而致的急性痢证，症见下痢，形如青草汁，或痢下物如鸡肝片。治宜疏风解毒，用白头翁汤加减。

风耳 fēng'ěr 即聤耳。详该条。

风痱 fēngfèi 病症名。见《诸病源候论》卷一。简称痱（《灵枢·热病》）。参见痱条。

风府 fēngfǔ 经穴名。代号DU16。出《素问·骨空论》。别名舌本。属督脉。位于后正中线，发际上1寸，当枕骨粗隆下凹陷处。主治精神病、癫痫、中风、头痛、颈项强痛。直刺0.5～1寸，其深部为延髓，禁深刺。

风疳 fēnggān 即肝疳。详该条。

风关 fēngguān ❶小儿指纹的诊断部位之一。指纹见于食指第一节为风关，表示病较轻浅。❷经外穴名。见《针法穴道记》。位于食指掌面，掌指关节横纹中点稍外处。主治小儿惊风。点刺出血。❸推拿部位名。指三关之一。位于食指近端指节的腹面。参见指三关条。

风寒 fēnghán 风和寒相结合的病邪。临床表现为恶寒重、发热轻、头痛、身痛、鼻塞流涕、舌苔薄白、脉浮紧等。

风寒喘 fēnghánchuǎn 病症名。见《东医宝鉴》卷五。即风寒外束喘。详该条。

风寒喘急 fēnghánchuǎnjí 病症名。又名风寒外束喘，简称风寒喘。因感受风寒内郁于肺而致的喘急。《医宗金鉴·幼科杂病心法要诀》："肺主皮毛，一受风寒，内闭肺气，则气逆不降，呼吸气急，故作喘也。发热无汗，宜以华盖散，汗而散之。若肺气本虚，外复被风寒所伤者，宜以紫苏饮子（《幼科准绳》：紫苏叶、桑白皮、青皮、五味子、杏仁、麻黄、炙甘草、陈皮、人参、半夏、姜）补而散之"。

风寒耳聋 fēnghán'ěrlóng 病症名。耳聋之因于风寒束表，经脉凝滞，窍闭不聪者。症见头痛身疼、恶寒发热、无汗、鼻塞、耳鸣、耳聋。治宜辛温散寒，开窍发汗。方用九味羌活汤加减。参见耳聋条。

风寒感冒 fēnghángǎnmào 病名。感受风寒所致的恶寒、发热、鼻塞、流涕、咳嗽、喘急、头痛、身痛等表证。《万病回春·伤寒》："四时感冒风寒者，宜表解也。"方用荆防败毒散、十神汤等。头痛身痛甚者，可用神术散、川芎茶调散。咳嗽重者，可用金沸草散。参见感冒、冒寒等条。

风寒咳嗽 fēnghánkésòu 咳嗽的一种。见《仁术便览》卷二。因风寒犯肺，肺气不宣所致。症见咳嗽痰稀、鼻塞流涕、声重恶寒，或兼身痛，骨节酸痛，寒热无汗，舌苔薄白，脉浮。治宜疏风散寒，宣通肺气。可用金沸草散、杏苏散等方。

风寒两伤荣卫证 fēnghánliǎngshāngróngwèizhèng 病症名。指大青龙汤证。《伤寒论·辨太阳病脉证并治》："太阳中风，脉浮紧，发热，恶寒，身疼痛，不汗出而烦躁者，大青龙汤主之。"《注解伤寒论》卷三："此中风见寒脉也。浮则为风，风则伤卫，紧则为寒，寒则伤荣，荣卫俱病，故发热、恶寒，身疼痛也。"《伤寒论条辨》卷三："中风者，单只卫中于风而病也；伤寒者，单只荣伤于寒而病也；若风寒俱有而中伤，则荣卫皆受而俱病。"风寒两伤营卫等说，后世医家持有异议。参见太阳病条。

风寒湿 fēnghánshī 风、寒、湿三种邪气的结合。《素问·痹论》："风寒湿三气杂至，合而为痹也。"

风寒束肺 fēnghánshùfèi 风寒外邪侵袭于肺。主要证候有鼻塞、声重、喷嚏、流清涕、咳嗽、咯痰清稀、头痛、恶寒、微热、无汗，或只觉恶寒而无发热，舌苔薄白，脉浮。多见于风寒感冒，亦可见于一些热病、传染病的初期。

风寒头痛 fēnghántóutòng 头痛病症之一。见《罗氏会约医镜》卷六。由风寒之邪外袭所致。症见头痛或连及项背、恶风寒、骨节酸痛、鼻塞流清涕、舌苔薄白、脉浮紧等。

治宜疏风散寒。可用桂枝羌活汤（《素问病机气宜保命集》，桂枝、羌活、防风、甘草），川芎茶调散，祛邪立效散（《罗氏会约医镜》，陈皮、半夏、茯苓、甘草、川芎、荆芥、羌活、防风、桂枝、细辛、苏叶、生姜）等方。

风寒外束喘 fēnghánwàishùchuǎn 病症名。见《杂病源流犀烛·咳嗽哮喘源流》。又名风寒喘。指因感受风寒所致的气喘。即风寒喘急。详该条。

风寒胁痛 fēnghánxiétòng 病症名。见《类证治裁》卷六。亦称感冒胁痛。由风寒病邪留着胁下所致。症见寒热、胁肋疼痛、口苦、干呕、脉弦等。治宜疏散和解。用柴胡羌活汤（《症因脉治》：柴胡、羌活、防风、枳壳、桔梗、青皮、苏梗）或芎葛汤（《证治准绳》：川芎、干葛、桂枝、枳壳、细辛、芍药、麻黄、人参、防风、甘草）、小柴胡汤。如邪热与痰火郁结于胆，宜家秘胆星汤（《症因脉治》：陈胆星、柴胡、黄芩、广皮、甘草、海石、青黛）。参见胁痛条。

风寒眩晕 fēnghánxuànyūn 眩晕的一种。见《症因脉治·外感眩晕》。感受风寒时邪所致。又分为风邪眩晕与寒邪眩晕。风邪眩晕，症见头痛额痛、骨节烦疼、身热多汗、上气喘逆、躁扰时眩，治以祛风为主，用羌活防风汤（《症因脉治》：羌活、独活、柴胡、前胡、防风、荆芥、甘草、川芎）加减。寒邪眩晕，症见身热无汗、恶寒拘紧、头痛身痛、时时眩冒，治以散寒疏风为主，用羌活败毒汤（《症因脉治》：羌活、防风、广皮、甘草）加减。

风寒腰痛 fēnghányāotòng 病症名。见《东医宝鉴·外形篇》。《诸病源候论·腰背病诸候》："凡腰痛病有五……二曰风痹，风寒着腰，是以痛。"因风寒着腰所致的腰痛拘急，或连脊背，或引脚膝，或见寒热，腰间觉冷，得温痛减，脉浮而紧。治宜疏散风

寒。可用二柴胡饮、五积散、加味龙虎散等方。参见风腰痛、腰痛条。本证可见于纤维组织炎、增殖性脊椎炎、类风湿性脊椎炎、腰肌劳损等病。

风化硝 fēnghuàxiāo 玄明粉之别名。详该条。

风火疬 fēnghuǒlì 瘰疬的一种。见清·梁希曾《疬科全书》。多因外感风热或夹肝胆火邪结聚而成。症见肿核生于耳下或颈项，皮色红光，或寒热作痛，甚则破溃。即急性淋巴结炎。治宜疏风，清火，散结。用活络疏肝散（柴胡、牛蒡子、怀牛膝、青皮、防风、花粉、土茯苓、山慈菇、葛根、夏枯草）。

风火相煽 fēnghuǒxiāngshān 热病过程中因高热而致神昏惊厥的现象。由于热邪过盛，火热燔灼肝经，内动肝风所致。

风火眼 fēnghuǒyǎn 病症名。又名风热眼、火眼。由风热攻目而起。起病较急，双眼红赤疼痛，沙涩羞明，眵多泪热，可兼发热头痛等。相当于急性结膜炎。治宜疏风清热为主。内服驱风散热饮子（《审视瑶函》：连翘、牛蒡子、羌活、苏薄荷、大黄、赤芍、防风、归尾、甘草、山栀仁、川芎）加减。外用蒲公英煎水熏洗。滴10%千里光眼液。本症发病急重者，属暴风客热；热毒较盛，起病急剧，传染性强者，属天行赤眼。各详该条。

风家 fēngjiā 平素容易伤风感冒的人。《伤寒论·辨太阳病脉证并治》："风家，表解而不了了者，十二日愈。"

风痉 fēngjìng ❶痉病的一种。出《灵枢·热病》。由于感风寒湿邪所致。症见突然跌倒，身背强直，口噤不开，如痫状，反复发作。治宜祛风散寒化湿，用小续命汤等方。❷即蓐风。详该条。

风疽 fēngjū 病名。出《诸病源候论》。由

湿热阻滞肌肤或留于血脉而成。生于胫部、足腕处，痒痛相兼，破流黄水，缠绵难愈。甚则焮肿，疮面有钻眼，腹股沟淋巴结肿大，伴发寒热。即慢性湿疹。治宜清热利湿。内服消风散或三妙丸，外搽青黛散。

风厥 fēngjué 厥证之一，肝气化风之厥。《素问·阴阳别论》："二阳一阴发病，主惊骇背痛，善噫善欠，名曰风厥。"王冰注："夫肝气为风，肾气凌逆，既风又厥，故名风厥。"《素问·评热病论》："汗出而身热者风也，汗出而烦满不解者厥也，病名曰风厥。"《张氏医通·厥》："风厥者，手足搐搦，汗出而烦热不解也。"治宜加减续命汤、人参汤、地黄饮子等。参见厥证条。

风廓 fēngkuò 八廓之一。见八廓条。

风冷失音 fēnglěngshīyīn 病症名。多因肺受风冷，致肺气闭邪，气机阻闭而失音。《太平圣惠方》卷三十五："风冷所伤，咽喉肿痛，语声不出。"症见头痛身疼，恶寒无汗，喉痛失音。治宜辛温散寒。用九味羌活汤、麻黄汤等加减。参见瘖条。

风疬 fēnglì 瘰疬的一种。见《医宗金鉴·外科心法要诀》。多由风邪引起，形小而痒。详瘰疬条。

风轮 fēnglún 为五轮之一。眼的黑睛部分。《银海精微》："黑睛为风轮，属肝木。"风轮疾患多与肝胆有关。

风轮赤豆 fēnglúnchìdòu 即轮上一颗如赤豆。详该条。

风门 fēngmén 经穴名。代号BL12。出《针灸甲乙经》。别名热府。属足太阳膀胱经。位于背部，当第二胸椎棘突下旁开1.5寸处。主治感冒、发热、咳嗽、项背痛等。微向脊柱斜刺0.5～0.8寸。禁深刺。灸3～7壮或5～15分钟。

风秘 fēngmì 病症名。见《圣济总录·大小便门》。由于风搏肺脏，传于大肠，津液干燥所致。其症大便燥结，排便艰难，多见于年老体弱及素患风病者。治宜疏风和血润肠。用麻仁丸或润肠丸（李东垣方：羌活、归尾、大黄、麻仁、桃仁、皂角仁、秦艽）、皂角丸（《奇效良方》：皂角、枳壳）等方。

风木之脏 fēngmùzhīzàng 指肝。因肝在五行属木，通于风气，故称。《素问·阴阳应象大论》："在天为风，在地为木，在体为筋，在脏为肝。"《临证指南医案·木乘土》："肝为风木之脏，又为将军之官。"临床上，肝阳易上亢化风，表现为震颤、动摇、抽搐、眩晕等类似于自然界风吹木动的证候，故内风证每与肝的病变有关。

风疟 fēngnüè 疟疾之一。出《素问》。多由夏季贪凉受风，又感疟邪所致。症见先寒后热，寒少热多，头痛烦躁等。如无汗恶风，治宜解散风邪，用芎苏饮（《证治准绳》：苏叶、柴胡、半夏、茯苓、橘皮、枳壳、桔梗、川芎、葛根、甘草、姜、枣）。汗出恶风、烦热者，治宜清热解肌，用桂枝黄芩汤（《沈氏尊生书》：桂枝汤加黄芩）等。

风气内动 fēngqìnèidòng 由于脏腑功能失调，气血逆乱，筋脉失养，出现眩晕、抽搐、昏仆、口眼㖞斜、两目上视等神经系统症状。因其似风象的急骤、动摇和多变，故名。《素问·阴阳应象大论》："风胜则动。"《素问·至真要大论》："诸暴强直，皆属于风"。

风起㖞偏 fēngqǐwāipiān 病症名。出《世医得效方》。又名风引㖞斜。系风中经络所致。症见胞睑闭合不严，甚者下睑外翻，目珠偏斜，面颊口唇偏歪一侧，且可不自主地颤动，或有眩晕，视一为二，目赤流泪，甚者半身不遂等。治宜祛风通络。用排风散（《医宗金鉴》：桔梗、天麻、防风、五味子、干蝎、乌蛇、细辛、赤芍药），或正容汤（《审视瑶函》：羌活、白附子、防风、秦艽、胆星、白僵蚕、半夏、木瓜、甘草、黄松节）加减。

风热 fēngrè 风和热相结合的病邪。临床表现为发热重、恶寒较轻、咳嗽、口渴、舌边尖红、苔微黄、脉浮数，甚则口燥、目赤、咽痛、衄血等。

风热疮 fēngrèchuāng 病名。见《外科启玄》。多由风热郁肺，发于肌肤所致。症见四肢及胸胁部位起丘疹，剧痒，久搔成疮，甚则渗出鲜血。类似玫瑰糠疹。治宜清热，疏风，止痒。内服消风散。

风热耳聋 fēngrè'ěrlóng 病症名。见《证治准绳·耳》。耳聋之因于风热上攻，气机不利，清窍受扰。症见头痛，鼻塞，耳痛，耳鸣，耳聋。治宜疏风清热，佐以芳香开窍。方用银翘散加减。参见耳聋条。

风热感冒 fēngrègǎnmào 病名。感受风热之邪所致的表证。《诸病源候论·风热候》："风热病者，风热之气先从皮毛入于肺也。肺为五脏上盖，候身之皮毛，若肤腠虚，则风热之气先伤皮毛，乃入肺也。其状使人恶风寒战，目欲脱，涕唾出。"《杂病源流犀烛·感冒源流》："至有风热兼伤者，或先感风，又受热，或先受热，又感风，一时交发，贵审其轻重而治之。宜桔梗汤、上清散、菊花散，或加味二陈汤。若久而不愈，其人必虚，固不得专用疏散也。阳虚宜加参、术，阴虚宜加地黄、五味，倍门冬、白芍。"《时病论》卷二："春应温而过热，是为非时之气，所感之风，风中必夹热气，故名风热病耳。"参见感冒、热伤风、火伤风等条。

风热喉痹 fēngrèhóubì 病名。见《焦氏喉科枕秘》。多因邪热积聚，复感风邪，风邪化热，客于肺系乃致病。初起咽干、微红肿，灼痛面赤，继之邪热壅盛于里，则肿痛加剧，梗塞咽喉，致饮食吞咽障碍，或声

嘶，或发寒热。治宜疏风清热，解毒利咽。可选用牛子解毒汤、清咽利膈汤等加减。

风热惊悸 fēngrèjīngjì 病症名。小儿因风热而致的惊悸。《太平圣惠方》："小儿惊悸者，由心脏壅热，为风邪所乘，邪搏于心，则令多惊不安。惊不已，则悸动不止。"治宜清热定惊。可用牛黄镇惊丸或导赤散，随虚实增损调治。

风热惊啼 fēngrèjīngtí 病症名。出《太平圣惠方》第八十二卷。由风热内乘于心，以致心脏生热，精神不定，睡卧不安，因致惊啼。治以清心宁神为主，如牛黄清心丸；热重者，用导赤散加黄连、山栀之类。

风热咳嗽 fēngrèkésòu 咳嗽的一种。因风热犯肺，肺失清肃所致。症见咳嗽痰稠，身热，汗出恶风，口干咽痛，鼻流黄涕，苔薄，脉浮数等。治宜疏风清热，宣通肺气。用桑菊饮、银翘散等方加减。

风热乳蛾 fēngrèrǔé 病名。乳蛾之因于风热而发者。治宜疏风清热，解毒消肿。方选清咽利膈汤、广笔鼠粘汤等加减。参见乳蛾条。

风热失音 fēngrèshīyīn 病症名。多因风热犯肺，灼津为痰，痰热互结，壅塞肺系，气道受遏而失音。症见头昏身热，烦渴，汗出，咳嗽，喉痛失音。治宜疏风宣肺，止咳利咽。用银翘散、粘子解毒汤等加减。参见喑、暴喑等条。

风热头痛 fēngrètóutòng 头痛病症之一。见《外台秘要》卷十五。由风热上扰所致。症见头部胀痛、恶风发热，或鼻塞流浊涕，或齿痛，或目赤面红、口渴喜饮、便秘溺赤，舌苔薄黄，脉浮数。治宜疏风清热。用清空膏、石膏散（《证治准绳》：川芎、白芷、石膏）、神芎散、桑菊饮等方。

风热眩晕 fēngrèxuànyūn 眩晕的一种。见《医学正传》。因风热上壅所致。症见头目昏

F

眩，甚至眩晕欲倒，胸中不舒，呕吐等。治宜祛风清热为主。用羌活汤（《兰室秘藏》：炙甘草、泽泻、酒洗栝楼根、白茯苓、黄柏、柴胡、防风、黄芩、酒黄连、羌活）、防风通圣散等方。

风热牙疳 fēngrèyágān 病名。因阳明蕴热与风热之邪相搏，邪热上冲，客于牙龈所致。症初起，齿龈红肿疼痛，发热或寒热交作，继之齿龈糜烂，常易出血，或便秘，恶心呕吐。治宜疏风清热，泻火解毒。用黄连解毒汤、清胃散、玉女煎等加疏风之品，并以银花、甘草、薄荷煎汤漱口。

风热眼 fēngrèyǎn 即风火眼。详该条。

风热腰痛 fēngrèyāotòng 腰痛的一种。见《世医得效方·论腰痛》。多由风热之邪侵袭肾经所致。症见腰痛强急，牵连脚膝，口渴，脉数等。治宜疏风清热为主。方用败毒散、小柴胡汤加减。

风瘙隐疹 fēngsàoyǐnzhěn 病名。出《诸病源候论》卷四十九。即隐疹。详该条。

风痧 fēngshā 病名。又名风疹。为一种较轻的出疹性传染病。多见于五岁以下的婴幼儿，流行于冬春季节。由外感风热，郁于肌表而发。疹点细小淡红，出没较快，退后无落屑及疹痕，因其症状如痧子而名。治宜清热解毒。用银翘散，或五味消毒饮加蝉蜕。

风伤卫证 fēngshāngwèizhèng 病症名。指桂枝汤证。《伤寒论·辨太阳病脉证并治》："太阳病，发热，汗出，恶风，脉缓者，名为中风。"《伤寒明理论·恶风》："风邪中于卫也，则必恶风。何者？以风则伤卫，寒则伤荣，为风邪所中，于分肉不温而热矣，皮毛不充而缓矣。腠理失其肥则疏而不密，开阖失其司则泄而不固，是以恶风也。"《张氏医通·诸伤门》："如交霜降节后，有病发热，头痛，自汗，脉浮缓者，风伤卫证也。以风为阳邪，故只伤于卫分。卫伤，所以腠

理疏，汗自出，身不疼，气不喘，脉亦不紧。"《伤寒论大全》卷一："风则伤卫，头痛恶风，脉浮缓而自汗，则用桂枝汤充塞腠理以散邪，汗止即愈。"参见太阳中风条。

风痧 fēngshā 病名。又名风疹。为一种较轻的出疹性传染病。多见于五岁以下的婴幼儿，流行于冬春季节。由外感风热，郁于肌表而发。疹点细小淡红，出没较快，退后无落屑及疹痕，因其症状如痧子而名。治宜清热解毒。用银翘散，或五味消毒饮加蝉蜕。

风胜则动 fēngshèngzédòng 出《素问·阴阳应象大论》。风气偏胜则病症表现摇动性或游走多变的特点。如游走性的关节肌肉疼痛、眩晕、震颤、四肢抽搐、角弓反张、口眼㖞斜、卒然昏仆等。

风湿 fēngshī ❶风和湿两种病邪结合所致的病症，亦称风湿证。《金匮要略·痉湿暍病脉证并治》："风湿相搏，骨节疼烦，掣痛不得屈伸，近之则痛剧，汗出短气，小便不利，恶风不欲去衣，或身微肿者，甘草附子汤主之。"❷风邪与湿邪的合称。

风湿草 fēngshīcǎo 豨莶之别名。详该条。

风湿头痛 fēngshītóutòng 头痛病症之一。见《赤水玄珠》卷三。由风邪外袭，湿浊上蒙所致。症见头痛如裹，肢体困重，胸闷腹胀，恶心纳呆，口干少饮，苔腻，脉濡或浮缓。治宜祛风化湿。可用加减神术散（《经验医库》：苍术、藁本、防风、甘草、白术、川芎、陈皮、半夏、细辛、白芷、茯苓、生姜）、羌活胜湿汤等方加减。

风湿相搏 fēngshīxiāngbó 风邪与湿邪侵犯人体后，互相结合为患。风为阳邪而善走窜，湿为阴邪，易于滞着而阻碍气血运行，故两邪相合可致周身关节肌肉疼痛。《伤寒论》："风湿相搏，骨节疼烦，掣痛不得屈伸，近之则痛剧，汗出短气，小便不利，恶风不欲去衣，或身微肿者，甘草附子汤

主之。"

风湿腰痛 fēngshīyāotòng 腰痛的一种。见《诸病源候论·腰背病诸候》。多因卧湿受风，或肾虚风湿乘袭，留滞经络所致。症见腰背拘急，酸重疼痛，活动不利，或发热恶风，或浮肿，脉浮涩等。治宜祛风化湿为主。方用羌活败毒汤（见风寒眩晕条）、独活秦艽汤（《症因脉治》：独活、秦艽、防风、川芎、苍术）等。参见腰痛、伤湿腰痛条。

风市 fēngshì 经穴名。代号GB31。出《千金要方》。属足少阳胆经。位于大腿外侧中线，腘横纹上7寸，或直立垂手时，当中指尖所至处。主治下肢麻痹或瘫痪、坐骨神经痛、股外侧皮神经炎等。直刺1~1.5寸。灸5~7壮或10~15分钟。

风市

风水 fēngshuǐ 水肿病的一种。《素问·水热穴论》："勇而劳其则肾汗出……客于玄府，行于皮里，传为胕肿，本之于肾，名曰风水。"《灵枢·四时气》称为风疢。多由风邪侵袭，肺气失于宣降，不能通调水道，水湿潴留体内所致。症见发病急骤、发热恶风、面目四肢浮肿、骨节疼痛、小便不利、脉浮等。治宜疏风、宣肺、利水，用越婢汤、五苓散、防己黄芪汤等加减。此证可见于急性肾小球肾炎等。参见水肿条。

风嗽 fēngsòu 见《证治要诀》卷六。详伤风咳嗽条。

风痰 fēngtán 病症名。痰证的一种。①素有痰疾，因感受风邪或因风热怫郁而发（见元·王珪《养生主论》）。②痰在肝经者。症见脉弦面青、眩晕头风、胸胁满闷、便溺秘涩、时有躁怒、其痰色青而多泡（见《医宗

必读》卷九）。《丹溪心法》指出："凡风痰病，必用风痰药，如白附子、天麻、雄黄、牛黄、片芩、僵蚕、猪牙皂角之类。"

风痰痉 fēngtánjìng 痉病的一种。见《万病回春·痉病》。因风痰壅滞经络所致。症见口眼歪斜，手足振摇或搐搦，甚者神昏不醒。治宜祛风养血，化痰健脾。可用羚角钩藤汤、祛风导痰汤（《张氏医通》：二陈汤加南星、枳实）等方。

风痰头晕 fēngtántóuyūn 头痛病症之一。见《圣济总录·诸风门》。由风痰上扰所致。症见头痛、眩晕、目闭不欲开、懒言、身重体倦、胸闷恶心，或两颊青黄，或吐痰涎。治宜祛风化痰。可用甘菊荆芥汤（《圣济总录》：甘菊、防风、旋覆花、芎劳、皂荚、石膏、枳壳、甘草、荆芥穗）、半夏白术天麻汤等方。

风痰眩晕 fēngtánxuànyūn 眩晕的一种。见《医学正传》。因风痰壅闭所致。症见头晕头痛、两目昏花、肩背拘急、身重多睡、胸闷心悸、呕吐痰涎。治宜祛风化痰。用半夏白术天麻汤、天麻丸、白附子丸（《丹溪心法》：全蝎、白附子、南星、半夏、旋覆花、甘菊、天麻、川芎、橘红、僵蚕、干姜）等方。

风痰壅盛 fēngtányōngshèng ❶指风痰内盛，上壅清窍。为中风闭证、癫痫等的常见病机。由于风痰壅盛，蒙阻清窍，闭塞神机，故可见神昏肢厥、面白唇紫、喉间痰声辘辘、牙关紧闭、或四肢抽搐等症，治疗宜豁痰开窍，用苏合香丸、导痰汤或通关散等。❷儿科病症名。出《证治准绳·幼科》。多因婴幼儿脾气素亏，肝气过旺，肝木克脾土，气机失调，风痰内动，以致肺失肃降而咳嗽。其咳嗽加剧时，常顿发呕吐，乳食与痰俱出尽方能少定。治宜健脾豁痰利气。可用涤痰汤加减。

风藤 fēngténg 海风藤之别名。详该条。

风头眩 fēngtóuxuàn 病症名。见《诸病源候论·风病诸候》。即风眩。详该条。

风为百病之长 fēngwéibǎibìngzhīzhǎng 风性善行数变，最易伤人而引起多种疾病，而且风邪常与其他外邪合并侵犯人体，故六淫中风邪被列于第一位。《素问·风论》列举由风所引起的多种疾病并加以总括："故风者，百病之长也，至其变化，乃为他病也。无常方，然致有风气也。"张志聪注："风乃东方之生气，为四时之首，能生长万物，亦能害万物，如水能浮舟，亦能覆舟，故为百病之长。至其变化无常，故为病不一。"

风温 fēngwēn 病名。①感受风热病邪所致的急性外感热病。见《温热经纬·叶香岩三时伏气篇》。多发于冬、春二季。主症为身热、咳嗽、烦渴。初起者，病在肺卫，治宜辛凉透表为主，方用银翘散、桑菊饮等。本病传变迅速，每易出现神昏谵语、痉厥抽搐等逆传心包的证候，治宜清营透热、清心开窍，方用清营汤、安宫牛黄丸等。正气大伤而见虚脱者，宜回阳固脱，用参附龙牡合生脉散等。②太阳病发热而渴，不恶寒，经发汗而身反灼热，自汗出，身重嗜睡，鼻有鼾声，语言难出者（《伤寒论》）。陈平伯认为系"温邪内逼，阳明精液劫夺，神机不运。用石膏、知母、麦冬、半夏、竹叶、甘草之属泄热救津"（《温热经纬·陈平伯外感温病篇》）。

风温痉 fēngwēnjìng 病名。感受风热病邪所致的痉证，多见于小儿。清·吴鞠通《解儿难》："风温咳嗽致痉者，用桑菊饮。"如兼神昏谵语，则宜芳香开窍，用清宫汤合紫雪丹。

风弦赤烂 fēngxiánchìlàn 即眼弦赤烂。详该条。

风痫 fēngxián 病名。①痫的一种。《圣济总录》卷十五："风痫病者，由心气不足，胸中蓄热，而又风邪乘之，病间作也。其候多惊，目瞳子大，手足颤掉，梦中叫呼，身热瘛疭，摇头噤，多吐涎沫，无所觉知是也。"宜用茯神汤（《圣济总录》：茯神、龙齿、防风、杏仁、羌活、芎劳、人参、麦冬、大黄、钩藤、甘草）、钩藤丸（《圣济总录》：钩藤、铅丹、茵芋叶、石膏、杜蘅、防葵、秦艽、甘草、菖蒲、黄芩、松萝、蟑螂）等方。参见痫条。②热病的一种。症见病先身热，瘛疭啼惊，发痫瘥后六七岁有不能语者（见《诸病源候论》卷四十五）。③小儿痫证的一种。《千金要方》："小儿之痫有三种，有风痫，有惊痫，有食痫……初得之时，先屈指如数，乃发作者，此风痫也。"选用消风丸（《小儿药证直诀》：胆星、羌活、独活、人参、防风、天麻、川芎、荆芥、细辛）、利惊丸（见急惊风条）等方。④外感风邪而致的抽搐。《证治准绳》引《全婴方》："风痫，因将养失度，血气不和，或厚衣汗出，腠理开舒，风邪因入之，其病在肝，肝主风。验其证，目青，面红，发搐。"

风消 fēngxiāo ❶古病名。出《素问·阴阳别论》。因思虑不遂，心神耗散，而见发热、肌肉日渐瘦削的病症。妇人可兼见经闭、血溢，男子可兼见亡血、失精。治宜疏肝解郁，调养心脾为主。方用逍遥散、归脾汤等。❷消渴的一种。又名燥火三消。见《症因脉治》卷三。参见消渴条。

风邪眩晕 fēngxiéxuànyūn 见《症因脉治》卷二。详风寒眩晕条。

风泻 fēngxiè 病症名。见《医学入门》卷四。感受风邪，恶风自汗，头痛发热，泻下清水，脉浮，宜用苍防汤（《医学入门》：苍术、防风）、柴胡防风汤（《症因脉治》：柴胡、防风、荆芥、羌活、川芎、干葛、陈皮、甘草）。风邪乘于肠胃，泻下清水，或水谷不化，或下血，或下如赤豆汁，宜用胃风汤（《世医得效方》：人参、白茯苓、川芎、桂心、当归、白术、白芍、甘草）。

风心痛 fēngxīntòng 病症名。出《千金要方》卷十三。多因风冷邪气乘虚内干所致。症见心痛而肋下鸣转、喉中妨食不消、胸满、短气、吐涎等。治宜温散。用麻黄桂枝汤（《三因方》：麻黄、桂心、芍药、细辛、干姜、甘草、半夏、香附）、分心气饮（《证治准绳》：紫苏梗、青皮、芍药、大腹皮、陈皮、木通、半夏、官桂、赤苓、桑皮）、香苏散等。

风癣 fēngxuǎn 病名。出《诸病源候论》。多由风冷之气客于肌肤，搏于血气而成。患处作痒，略高出皮面，边缘清楚，呈圆形或椭圆形，搔起白屑，久则皮肤顽厚。即体癣。外搽癣药水或土槿皮酊。

风眩 fēngxuàn 病症名。①眩晕的一种。见《诸病源候论·风头眩候》。又称风头眩。由于体虚，风邪入脑所致。症见头晕眼花，呕逆，甚则厥逆，发作无常，伴有肢体疼痛。治宜扶正祛风。用川芎散（《丹溪心法附余》：山药、甘菊花、人参、茯苓、川芎、山茱萸肉）、独活散（《外台秘要》：独活、白术、防风、细辛、人参、干姜、蜀天雄、桂心、瓜蒌）等方。②癫痫的别称。见《千金要方》卷十四。详癫痫条。

风引㖞斜 fēngyǐnwāixié 即风起㖞偏。详该条。

风隐疹 fēngyǐnzhěn 即隐疹。详该条。

风燥 fēngzào 风邪和燥邪合而致病，多感于秋燥时令。临床表现为头痛、发热、恶寒无汗、鼻塞、唇燥、咽干、干咳、胸胁痛、皮肤干涩、舌苔薄白而干、脉浮涩等。

风疹 fēngzhěn 即风疹。详该条。

枫果 fēngguǒ 即路路通。详该条。

枫荷桂 fēnghéguì 枫荷梨之别名。详该条。

枫荷梨 fēnghélí 中药名。见《江西草药》。别名偏荷枫、枫荷桂、鸭脚木。为五加科植物树参 Dendropanax chevalieri (Vig.) Merr. 的根。分布于长江以南各地。甘，温。祛风除湿，活血止痛。治风湿痹痛、腰肌劳损、腰腿痛、半身不遂、跌打损伤，煎服：15～30克。

枫柳皮 fēngliǔpí 中药名。出《新修本草》。别名枫杨皮、麻柳皮。为胡桃科植物枫杨 Pterocarya stenoptera DC. 的树皮。分布于陕西、河南及长江以南地区。辛，大热，有毒。外用治疥、癣，用酒精浸涂或煎水洗；龋齿痛，捣烂塞患处；烫伤，煎液外涂。本品含鞣质等。

枫香树皮 fēngxiāngshùpí 药名。出《新修本草》。为金缕梅科植物枫香 Liquidambar formosana Hance 的树皮。辛，微涩，平。除湿止泻，祛风止痒。治泄泻、痢疾、水肿，煎服：15～30克。治大风癞疮，痒疹。煎水洗或研末调敷。

枫香脂 fēngxiāngzhī 白胶香之别名。详该条。

枫杨皮 fēngyángpí 枫柳皮之别名。详该条。

封藏失职 fēngcángshīzhí 肾贮藏精气、管理大小便的功能失调而引起的病变。主要症状有遗精、滑精、早泄、小便失禁、夜尿频多、五更泄泻等。

封藏之本 fēngcángzhīběn 指肾。《素问·六节脏象论》："肾者主蛰，封藏之本，精之处也。"封藏，固密收藏之意。肾有储藏五脏六腑之精，供身体生长发育的机能，宜固密，不宜耗泄，否则将影响身体其他脏腑以至全身的机能。

封髓丹 fēngsuǐdān 《医宗金鉴》方。黄柏、砂仁、甘草。蜜丸。每服三钱，淡盐汤或白水送服。功能清火止遗。治肾火妄动而致的梦遗失精。

封腰 fēngyāo 推拿方法名。用两手拇指和中指端分别在两侧腰三角处徐徐用力按压。常用于急慢性腰痛等症。

锋针 fēngzhēn 九针之一。出《灵枢·九针十二原》。今名三棱针。长1寸6分，针身圆柱形，针尖锋利，三面有刃。用于刺血，治热病、痈肿等。

蜂巢 fēngcháo 见《中国药学大辞典》。即露蜂房。详该条。

蜂毒 fēngdú 中药名。见《吉林中草药》。别名蜜蜂毒素。为蜜蜂科昆虫中华蜜蜂 Apis cerana Fabricius 或意大利蜂 A. mellifera L. 工蜂尾部螯刺腺内的有毒液体。苦、辛，平。祛风湿，镇痛。治风湿性关节炎，类风湿性关节炎，坐骨神经痛，腰肌酸痛，支气管哮喘，甲状腺肿。用蜂毒制成水剂或油剂，作皮内注射。200蜂毒为一疗程，开始用1蜂毒（约0.1毫升量），如无不良反应，可隔日递增1蜂毒，直至一次注射10蜂毒。然后视患者情况应用维持剂量，每次3~6蜂毒，隔日一次，至总量达200蜂毒为止，全程约3个月。注射后局部红肿痒痛，直径在10厘米以内者，一般1~3天能自行消退，如直径超过10厘米者，即不宜再行蜂毒治疗。本品毒性成分有磷酯酶A、脱氢酶抑制因子及多肽类，并含蚁酸、组胺等。对大鼠有促肾上腺皮质激素样作用，对甲醛性关节炎有抗炎作用。对动物有降压、降胆固醇以及增强中枢抑制的作用。对小鼠有抗惊厥和镇痛作用。

蜂房 fēngfáng 见《中国药学大辞典》。即露蜂房。详该条。

蜂蜡 fēnglà 中药名。见《药材学》。别名蜜蜡、黄蜡、黄占、白蜡、白占。为蜜蜂科昆虫中华蜜蜂 Apis cerana Fabricius 等分泌的蜡质，经精制而成。甘、微温。收涩生肌，止痛解毒。治疮痈久溃不敛、臁疮、烧烫伤，熬成软膏敷贴。预防痈疽内溃，配制成丸服。本品主含软脂酸蜂花醇酯。

蜂瘘 fēnglòu 病名。出《诸病源候论》。颈部生瘰疬，肿势明显，垒垒相连，此愈彼溃，溃后脓水不断，疮口似瘘。相当于颈淋巴结核。宜服五香散（《太平圣惠方》：沉香、丁香、熏陆香、川升麻、连翘、麝香）。

蜂蜜 fēngmì 中药名。出《本草纲目》。别名白蜜、蜜糖。为蜜蜂科昆虫中华蜜蜂 Apis cerana Fabricius 或意大利蜂 A. mellifera L. 所酿的蜜糖。全国大部分地区均有生产。甘，平。入肺、脾、大肠经。润肺滑肠，补中解毒。治肺燥干咳、肺虚久咳、肠燥便秘、溃疡病，解乌头毒。内服：冲调；15~30克。涂治汤火烫伤。主含果糖和葡萄糖（约占70%），还含蛋白质及其水解产物、蜡质、酶类、有机酸、乙酰胆碱、微量的多种维生素和镍、铜、锰、铁等微量元素。外用对创面有收敛和促进愈合作用，内服有营养、润滑性祛痰和缓泻作用。

蜂螫伤 fēngshìshāng 病名。见《肘后方》。蜂螫伤后，轻者仅有局部红肿热痛，一般无全身症状，不必治疗，一二日自愈；重者局部潮红、肿胀，疼痛剧烈，或感染成疮，并伴有头昏、恶心、呕吐、脉细数等。治宜水调雄黄外搽，红糖、马齿苋外涂或季德胜蛇药片研末外敷。内服菊花、甘草、蒲公英等清热解毒之品。

蜂窝发 fēngwōfā 病名。出《仙传外科集验方》卷九。有头疽之严重者，多生于肩后及脊旁。证治见有头疽条。

冯楚瞻 féngchǔzhān 见冯兆张条。

冯了性风湿跌打药酒 féngliǎoxìngfēngshīdiēdǎyàojiǔ 中成药。丁公藤、白术、泽泻、牡丹皮、补骨脂、川芎、小茴香、五灵脂、羌活、杏仁、没药、麻黄、蚕沙、枳壳、香附、菟丝子、乳香、白芷、当归、厚朴、木香、苍术、皂角、陈皮、黄精、桂枝、白酒。制成药酒，内服或外擦。治风湿骨痛，手足麻木，腰腿疼痛，跌打损伤。

冯氏锦囊 féngshìjǐnnáng 即《冯氏锦囊秘录》。详该条。

冯氏锦囊秘录 féngshìjǐnnángmìlù 丛书。又名《冯氏锦囊》。50 卷。清·冯兆张撰于 1702 年。包括《内经纂要》《杂症大小合参》（内分《脉诀纂要》《女科精要》《外科精要》《药按》）《痘疹全集》《杂症痘疹药性主治会参》四种，分别介绍内、儿、妇、外科病症证治。作者汇选各家精要，参以己见编纂而成。论述各科病症，尤精于儿科。全书内容丰富，收集民间效方亦较多。

冯兆张 féngzhàozhāng 清代医学家。字楚瞻。浙江海盐人。长于儿科。撰有《锦囊秘录》，包括内、外、妇、儿、药物、脉诊等许多方面，搜集有许多民间单方、验方，强调辨证论治，内容丰富，为学医的人所喜爱，并传到国外。

凤凰衣 fènghuángyī 中药名。出《医学入门·本草》。别名鸡蛋膜。为雉科动物家鸡 Gallus gallus domesticus Brisson 的蛋壳内膜。甘、平。入肺经。养阴润肺止咳。治久咳、咽痛、失音，煎服：2.4 ~ 4.5 克。治口疮、口疳、喉痛，焙黄，研末吹患处。

凤凰展翅 fènghuángzhǎnchì 即赤凤迎源。详该条。

凤茄花 fèngqiéhuā 洋金花之别名。详该条。

凤尾草 fèngwěicǎo 中药名。出《植物名实图考》。别名背阴草、鸡脚草、井口边草。为凤尾蕨科植物凤尾草 Pteris multifida Poir. 的全草或根。分布于华东、中南及河北、陕西、甘肃、四川、贵州等地。淡、微苦、凉。入肝、肾、大肠经。清热利湿，凉血解毒。治湿热痢、泄泻、黄疸、淋浊、带下、尿血、便血、崩漏、咽喉肿痛，煎服：9 ~ 18 克。鲜品捣敷治腮腺炎、疔疮。全草含鞣质。煎剂对福氏痢疾杆菌、伤寒杆菌、金黄色葡萄球菌有抑制作用。

凤仙花 fèngxiānhuā 中药名。出《救荒本草》。别名指甲花。为凤仙花科植物凤仙 Impatiens balsamina L. 的花。分布在我国大部分地区。甘、温，有小毒。活血通经，祛风止痛，解毒。治闭经、腰胁引痛、跌打伤痛、关节疼痛，煎服：3 ~ 6 克。捣烂涂敷蛇咬伤，鹅掌风。孕妇忌服。本品含多种花色苷。还含指甲花醌及其甲酯、山柰酚、槲皮素等。水浸液在体外对常见致病真菌有抑制作用。煎剂对金黄色葡萄球菌、溶血性链球菌、绿脓杆菌、伤寒杆菌、痢疾杆菌等也有抑制作用。

凤仙花子 fèngxiānhuāzǐ 急性子之别名。详该条。

凤眼草 fèngyǎncǎo 中药名。出《本草品汇精要》。为苦木科植物臭椿 Ailanthus altissima (Mill.) Swingle 的翅果。全国大部分地区均产。苦、涩、寒。治痢疾、便血、带下，煎服：3 ~ 9 克。本品含臭椿苦酮、臭椿内酯、查把任酮（Chaparrinone）、苦木素等。对阴道滴虫有杀灭作用。

凤眼果 fèngyǎnguǒ 中药名。出清·何克谏《生草药性备要》。别名频婆果、罗晃子。为梧桐科植物苹婆 Sterculia nobilis Smith 的种子。分布于广东、广西、贵州等地。甘、温。温胃，杀虫。治虫积腹痛、反胃、疝痛，煎服：7 枚。

凤眼前仁 fèngyǎnqiánrén 车前子之别名。详该条。

fo

佛耳草 fó'ěrcǎo 鼠曲草之别名。详该条。

佛甲草 fójiǎcǎo 中药名。出宋·苏颂《本草图经》。别名铁指甲、鼠牙半枝莲、打不死。为景天科植物佛甲草 Sedum lineare Thunb. 的全草。分布于我国东南部。甘，寒。清热解毒。治咽喉肿痛，捣汁含漱；痈肿、疔疮、丹毒、烫火伤、蛇咬伤，捣敷；黄疸、痢疾、胰腺癌，煎服：15～30克。本品含景天庚糖等。煎剂在体外对金黄色葡萄球菌有抑制作用。

佛手参 fóshǒushēn 手掌参之别名。详该条。

佛手柑 fóshǒugān 中药名。出明·兰茂《滇南本草》。别名五指柑。为芸香科植物佛手 Citus medica L. var. sarcodactylis Swingle 的果实。主产于四川、广东等地。辛、苦、酸，温。入肝、胃经。理气健胃，止呕止痛。治胸闷胁胀、食欲不振、嗳气、呕吐、胃痛，煎服：4.5～9克。本品含柠檬油素、香叶木苷、橙皮苷。果皮含挥发油。醇提物对乙酰胆碱引起的兔十二指肠痉挛有显著解痉作用。

佛手散 fóshǒusǎn 又名芎归散。《普济本事方》方。当归六两，川芎四两。为粗末，每服二钱，水煎服。治妊娠伤胎、难产、胞衣不下等。本方也见于《太平惠民和剂局方》，名芎䓖汤。

佛指甲 fózhǐjiǎ ❶出明·兰茂《滇南本草》，别名瓦花、岩如意。为景天科植物佛指甲 Sedum multicaule Wall. 的茎叶。分布于云南。甘、辛，凉。清热解毒，祛风湿，止血。治咽喉肿痛、扁桃体炎、口腔糜烂、风湿关节痛。内服：煎汤，9～15克；或捣汁服。煎水洗，治湿疹、疮毒；捣敷囟门，治鼻衄不止。❷垂盆草之别名。详该条。

fu

肤胀 fūzhàng 病症名。出《灵枢·水胀》。

因阳气不足，寒气留滞于肤内而出现的全身浮肿。症见腹部膨大，身肿，按之有凹陷，皮厚而色泽无异常变化。参见水肿条。

肤疹 fūzhěn 即水痘。详该条。

趺 fū 同跗，详该条。

趺骨 fūgǔ 即跗骨，详该条。

趺阳 fūyáng ❶经穴别名。冲阳之别名。❷即趺阳脉。

趺阳脉 fūyángmài 又称冲阳脉。三部九候诊法切脉部位之一。属足阳明胃经，位于足背胫前动脉搏动处。用以候脾胃。

胕 fū ❶同肤，《丹溪心法》："胕内廉胕痛。" ❷同跗，足背。《素问·评热病论》："面胕庞然壅。"另见 fǔ

胕肿 fūzhǒng 胕，通肤。全身肌肤浮肿。《素问·水热穴论》："上下溢于皮肤，故为胕肿。胕肿者，聚水而生病也。"

跗 fū 同趺。足背部。《灵枢·营气》："故气从太阴出，注手阳明，上行注足阳明，下行至跗上，注大趾间，与太阴合。"

跗骨 fūgǔ 骨名。即跖骨。《医宗金鉴·正骨心法要旨》："跗者足背也……其骨乃足趾本节之骨也。"此骨左右各五，相当于手的掌骨。

跗骨伤 fūgǔshāng 病名。见《医宗金鉴·正骨心法要旨》。跗骨即蹠骨与胫骨间的七块小骨。多因跌打、压轧所致。通常跖骨基底部骨折最多，体部次之，有单折和多折之分。伤后局部肿痛，压之痛剧，可有骨声，活动受限。治宜手法复位，夹缚固定。服复元活血汤，肿痛减轻后服正骨紫金丹。

跗阳 fūyáng 经穴名。代号 BL59。出《针灸甲乙经》。属足太阳膀胱经。位于小腿外侧，当昆仑穴直上 3 寸处。主治头痛、腰腿痛、下肢麻痹或瘫痪等。直刺 0.8～1.2 寸。灸5～10分钟。本穴为阳跷（脉）之郄穴。

跗肿 fūzhǒng 证名。出《素问·气交变大论》。跗指足背。即足背浮肿。

敷脐疗法 fūqíliáofǎ 特殊疗法。将药物敷置于脐眼或脐部，以治疗眩晕、盗汗、便秘、尿闭、遗精、阳痿、阴挺、痛经等病症的方法。

敷贴 fūtiē 出《太平圣惠方》。参见围药条。

敷贴疗法 fūtiēliáofǎ 特殊疗法，将药物调成糊状，敷于体表的特定部位，以治疗头痛、吐泻、自汗盗汗、脱肛、眩晕、面瘫、风湿痹痛、疮痈癣疹、扭挫伤、口腔糜烂、烫伤等的方法。

敷眼法 fūyǎnfǎ 中医眼科外治方法。①药物敷。又名敷药。常用新鲜药物如蒲公英、生大黄等洗净捣烂，贴敷眼睑等患处。切勿入眼。可清热解毒，消肿止痛。②热敷。常用湿热敷，可行气活血，消肿止痛。③冷敷。可除热、定痛、止血。适用于眼部赤热肿痛或新伤之瘀血等。

敷药 fūyào 外用药法之一。见《外科启玄》。参见围药条。

敷药发泡疗法 fūyàofāpàoliáofǎ 用某种对皮肤具有刺激作用的药物敷贴穴位的治疗方法。《针灸资生经》称此法为天灸。一般选用大蒜、毛茛、天南星、蓖麻子、威灵仙等药物捣泥外敷，或以白芥子、斑蝥研末，水调外敷。敷药部位初起感到发热、灼痛，渐至起泡。其敷贴时间长短，是否起泡，临床可酌情决定，适用于治疗风湿痹痛、哮喘、疟疾等。

伏 fú ❶伏藏、隐藏、制伏。《素问·至真要大论》："必伏其所主。"❷脉象之一。详伏脉条。❸中药炮制法之一。详泡条。

伏白 fúbái 见《针灸甲乙经》。复溜穴别名。详该条。

伏虫病 fúchóngbìng 九虫病之一。出《诸病源候论》卷十八。多因脾胃虚弱，湿热虫蚀所致。症有轻重之别，轻则困倦少食，腹痛腹泻，重则面黄浮肿，羸瘦无力，或不食，或嗜茶叶、生米、草纸等怪异物。本病似包括钩虫病。治宜健脾杀虫。方用伐木丸、绛矾丸、化虫丸等。

伏花 fúhuā 旋覆花之简称。详该条。

伏梁 fúliáng 古病名。指脘腹部痞满肿块一类疾患。多由气血结滞而成。证候包括：少腹痞块硬满，上下左右有根，内裹脓血，居肠胃之外，上迫胃脘，属内痈（《素问·腹中论》）。身体股胫皆肿，环脐而痛，是气溢于大肠而成（《素问·奇病论》）。病在心下，其块能上下移动，时唾血（《灵枢·邪气脏腑病形》）。五积之一。《难经·五十六难》："心之积，名曰伏梁，起脐上，大如臂，上至心下，久不愈，令人病心烦。"治用伏梁丸（李东垣方：黄连、厚朴、黄芩、肉桂、茯神、丹参、川乌、干姜、红豆蔻、菖蒲、巴豆霜）。1972年甘肃武威旱滩坡出土文物《武威汉代医简》有"治伏梁裹脓在胃肠之外治方"，说明伏梁主要是指体内痈疡的疾患。

伏龙肝 fúlónggān 中药名。出《雷公炮炙论》。别名灶中黄土、灶心土。为久经柴草熏烧的土灶底中心的焦土块。辛，微温。入脾、胃经。温中燥湿，止呕止血。治妊娠恶阻、呕吐反胃、腹痛腹泻、虚寒性出血、呕血、便血、崩漏、带下，煎服：30～60克，布包，或煎汤代水。煎剂灌服，对洋地黄酊引起的鸽呕吐有止吐作用。

伏脉 fúmài 脉象之一。脉来隐伏，重按推筋着骨始得，甚则伏而不见。《难经·十八难》："伏者，脉行筋下也。"见于邪闭、厥证、剧痛。

伏气 fúqì 病邪潜伏体内，经过相当时间才发作的病症。见《伤寒论·伤寒例》。郁热内发，最易伤阴。病变部位有深有浅，有发于少阳、阳明、少阴和厥阴等经的不同。邪郁越深，病情越重。发病时由里达表，病程常缠绵多变（见《温热经纬》）。

伏气温病 fúqìwēnbìng 感受外邪后蕴伏于里，或因平素内热，复为新邪诱发的一类温病。大多初起即以里热为主，与新感温病初起有表证者不同。伏气说出于《素问·阴阳应象大论》"冬伤于寒，春必温病"一语。《温热经纬》卷二有《仲景伏气温病篇》。临床特征为病发即内热较重，或有显著化燥灼阴的气分或血分征象。症见脉细数或沉数而躁，苔厚腻，或舌赤无苔，溺赤，口渴，发热等。治疗以清里热为主，又当密切顾及津液。参见温病、春温、伏暑、温疟等条。

伏热 fúrè 泛指热邪伏于体内而致病。出《素问·遗篇》。①伏热而致的一般病症。如天干旱少雨，感受邪热之气，伏而不发，发病时即见烦热、咽干、口渴引饮等内热症状。②指温病中的一种伏热。《温热经纬》："若因外邪先受，引动在里伏热，必先辛凉以解新邪，继进苦寒以清里热。"叶氏所称伏热，章虚谷引申为伏邪。

伏热在里 fúrèzàilǐ 体内先有热邪潜伏，或其他邪气郁而化热，致肠胃热积。临床表现为发病时即见咽干、口臭、腹胀压痛、大便秘结、小便短赤、舌红苔黄干等内热症状。

伏暑 fúshǔ ❶伏气温病之一。见《济生方》卷三。指长夏感受暑湿之邪，留伏体内，至秋后发病者。因发作时间早迟不同，有伏暑秋发、晚发，冬月伏暑等名称。症有邪伏膜原与邪舍于营两类。治疗：热偏重者，按暑温法；湿偏重者，按湿温法。❷指病因。见《六因条辨》中卷。

伏暑伤寒 fúshǔshānghán 病名。一名伏暑兼寒、伏暑晚发。《通俗伤寒论·伏暑伤寒》："夏伤于暑，被湿所遏而蕴伏，至深秋霜降及立冬前后，为外寒搏动而触发。邪伏膜原而在气分者，病浅而轻；邪舍于营而在

血分者，病深而重。"详伏暑条。

伏暑晚发 fúshǔwǎnfā 病名。伏暑之发于霜降后立冬前者。《重订广温热论·湿火之症治》："至于秋暑，由夏令吸收之暑气，与湿气蕴伏膜原，至秋后而发者是也……发于处暑以后者，名曰伏暑，病尚易治；发于霜降后、立冬前者，名曰伏暑晚发，病最重而难治。"参见伏暑、晚发条。

伏痰 fútán 痰证之一。痰浊留伏于胸膈所致的病症。《不居集》卷十七："伏痰：略有感冒，便发哮嗽，呀呷有声。"方用乌巴丸等。参见痰证条。本症类似慢性哮喘性支气管炎或支气管哮喘。

伏兔 fútù 经穴名。代号 ST3。出《灵枢·经脉》。别名外勾。属足阳明胃经。位于大腿前外侧，髂前上棘与髌底外侧端连线上，髌底外侧端上 6 寸处。主治腿痛、膝痛、下肢麻痹或瘫痪、股外侧皮神经炎等。直刺 1～2 寸。灸 3～5 壮或 5～10 分钟。

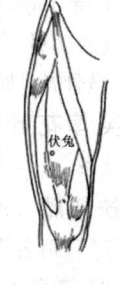

伏羲 fúxī 传说中的上古人物，三皇之一。传其画八卦以通神明之德，以类万物之情，尝百药而制九针以拯夭枉。"伏羲制九针"的传说，印证了中国针灸起源于新石器时期的史实。

伏邪 fúxié 潜伏体内而不立即发病的邪气。《温疫论》下卷：

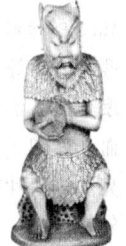

伏羲

"凡邪所客，有行邪，有伏邪……所谓温疫之邪伏于膜原，如鸟栖巢，如兽藏穴，营卫所不关，药石所不及。至其发也，邪毒渐张。"温病学说亦称伏邪为伏气，参见伏气条。

伏邪新书 fúxiéxīnshū 医书。1 卷。清·刘吉人撰。刘氏认为在需要调理的慢性病中，"内有伏邪为病者，十居六七，其本脏自生

之病，不兼内伏六淫，十仅三四"（见自序）。书中分别阐述伏燥、伏寒、伏风、伏湿、伏暑、伏热的病症证治。此书存《中国医学大成》本等。

伏饮 fúyǐn 痰饮病的一种。出《金匮要略·痰饮咳嗽病脉证并治》。痰饮潜伏于体内，或留饮去而不尽，经常发作者。症见喘满咳唾，若外感寒邪，则兼见憎寒发热、背痛腰疼、目泪自出、身瞤动等。治宜化饮逐邪，扶正固本。参见痰饮条。

伏针伏灸 fúzhēnfújiǔ 针灸术语。在盛夏的三伏天进行针灸治疗。民间习以此时治疗哮喘、老年性慢性支气管炎等慢性病。

凫骨 fúgǔ 骨名。即第七、八、九、十肋组成的肋弓。《医宗金鉴·正骨心法要旨》："凫骨者，即胸下之边肋也。"

芙蓉花叶 fúrónghuāyè 即木芙蓉叶。详该条。

扶芳藤 fúfāngténg 中药名。出《本草拾遗》。别名岩青杠、白对叶肾。为卫矛科植物扶芳藤 Euonymus fortunei（Turcz.）Hand.-Mazz 的茎叶。分布于华东、中南及陕西、山西、云南等地。辛、苦，温。舒筋活络，散瘀止血。治腰肌劳损、风湿痹痛、咳血、吐血、鼻衄、血崩、月经不调，煎服：9～15克。鲜茎叶捣敷，治骨折；干茎皮研末，敷外伤出血。孕妇忌服。本品含卫矛醇。

扶脾丸 fúpíwán 《兰室秘藏》方。肉桂五分，干姜、藿香、红豆各一钱，白术、茯苓、橘皮、半夏、诃子皮、炙甘草、乌梅肉各二钱、炒麦芽、炒神曲各四钱。为末，荷叶裹烧饭为丸，梧桐子大，每服五十丸。治脾胃虚寒，腹中痛，溏泄无度，饮食不化。

扶桑骨 fúsānggǔ 骨名。蝶骨大翼颞面。《医宗金鉴·正骨心法要旨》："扶桑骨，即两额骨傍，近太阳肉内凹处也。"

扶桑花 fúsānghuā 中药名。出《本草纲目》。别名大红花。为锦葵科植物朱槿 Hibiscus rosa-sinensis L. 的花朵。分布于福建、台湾、广东、广西、云南、四川。甘，寒。清肺化痰，凉血解毒。治肺热咳嗽、咳血、衄血、痢疾、赤白浊。煎服：3～9克；鲜品15～30克。治疗疮痈肿，鲜花捣敷。本品含矢车菊素二葡萄糖苷、矢车菊素槐糖葡萄糖苷和槲皮素二葡萄糖苷。

扶桑丸 fúsāngwán 即桑麻丸。详该条。

扶突 fútū 经穴名。代号 LI18。出《灵枢·寒热病》。别名水穴。属手阳明大肠经。位于颈外侧，当下颌角直下，胸锁乳突肌后缘，与喉结相平处。主治气喘、咽喉肿痛、音哑、吞咽困难、甲状腺肿大。直刺0.5～1寸。灸3～5分钟。

扶阳抑阴 fúyángyìyīn 扶助阳气以抑制阴寒邪气的治法，见《医门法律》卷一。该法为温补学派治疗立法的主要依据。"天之大宝，只此一丸红日；人之大宝，只此一息真阳。""故阳性畏其衰，阴性畏其盛"（《类经附翼·大宝论》），因此治病应提倡扶阳抑阴，以保全生化之机。

扶正固本 fúzhènggùběn 治则。扶正，扶助正气；固本，调护人体抗病之本。因肾为先天之本，脾为后天之本，所以扶正固本重在培补脾肾，促进生理机能的恢复，可达到正复邪退之目的。统属于各种补益方法的范畴。

扶正理气汤 fúzhènglǐqìtāng 验方。见《中华医学杂志》1973年8期及1974年7期。①孩儿参、延胡索各15克，藿香梗12克，陈皮、青皮、木香、枳壳各9克，谷芽、麦芽、蒲公英各30克。水煎浓缩，术后6小时开始服用，每日一剂，分二次服，至肛门排气为止。用于胃手术后废除插胃管、输液及禁食者。②黄芪30克，当归15克，厚朴、枳壳各9克，木香（后下）、甘草各6克，大黄（后下）15克，芒硝（溶化）6克。加水900毫升，水煎浓缩至200毫升，手术前一日服100毫升，手术当日清晨服100毫升，术后每日3次，每次30~40毫升，至肛门排气为止。用于胃肠手术后废除插胃管、输液与禁食者。

扶正祛邪 fúzhèngqùxié 扶正是扶助正气，使正气加强以消除病邪。祛邪是祛除病邪，也是为了扶助正气。临床运用时，应根据正邪盛衰的具体情况而扶正祛邪、祛邪扶正或攻补兼施。扶正祛邪是针对正虚而邪稍衰的病情，以扶正为主、祛邪为辅的治则。

拂法 fúfǎ 推拿手法名。见龚居中《红炉点雪·却病延年一十六句之术》。伸直手指，轻快地掠擦治疗部位的肌肤，如拂掸尘灰状。

怫热 fúrè 症状名。指郁热。《素问·至真要大论》："少阴司天，热淫所胜，怫热至。"张志聪注："少阴司天，子午岁也。怫，郁也。盖少阴之火发于阴中，故为怫热。"《医经溯洄集·伤寒温病热病说》："盖怫热自内达外，热郁腠理，不得外泄。"参见发热条。

怫郁 fúyù 症状名。郁结不舒。《伤寒论·辨太阳病脉证并治》："设面色缘缘正赤者，阳气怫郁在表，当解之，熏之。"

茯苓 fúlíng 中药名。出《神农本草经》。又名云苓、白茯苓。为多孔菌科植物茯苓 *Poria cocos* (Schw.) Wolf 的干燥菌核。主产于安徽、湖北、河南、云南。甘、淡、平。入心、肺、脾、肾经。利水渗湿，健脾和胃，宁心安神。治小便不利、水肿、痰饮咳嗽、食少脘闷、泄泻、眩晕、心悸、失眠。煎服：9~15克。近菌核外皮部的淡红色部分称赤茯苓，行水利尿。治小便不利、淋浊、泻

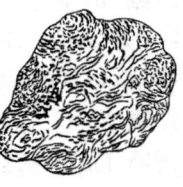

茯苓

痢。本品含茯苓酸、去乙酰茯苓酸、齿孔酸、去氢齿孔酸、松苓酸等三萜成分和β-茯苓聚糖、麦角甾醇、卵磷脂等。本品对大鼠幽门结扎性溃疡有预防作用。茯苓多糖在体外和体内均有明显抗实验性肿瘤作用，能使腹腔巨噬细胞吞噬功能加强。茯苓对四氯化碳引起的肝损伤有防治作用。醇浸剂有明显利尿作用，并能降低胃酸。煎剂对小鼠有镇静作用。

茯苓导水汤 fúlíngdǎoshuǐtāng 《医宗金鉴·妇科心法要诀》方。茯苓、槟榔、猪苓、砂仁、木香、陈皮、泽泻、白术、木瓜、大腹皮、桑白皮、苏梗各等分。加生姜，水煎服。治妊娠水肿胀满，或喘而难卧。若胀加枳壳，喘加葶苈子，腿脚肿加防己。

茯苓甘草汤 fúlínggāncǎotāng 《伤寒论》方。茯苓、桂枝各二两，炙甘草一两，生姜三两。水煎，分三次服。治水停心下，心下悸，手足不温，口不渴者。

茯苓桂枝白术甘草汤 fúlíngguìzhībáizhúgāncǎotāng《伤寒论》方。又名苓桂术甘汤。茯苓四两，桂枝三两，白术二两，炙甘草二两。水煎，分三次服。功能健脾渗湿，温化痰饮。治痰饮病，症见胸胁胀满、眩晕心悸，或短气而咳，舌苔白滑，脉弦或沉紧。也用于耳源性眩晕见上述症状者。

茯苓桂枝甘草大枣汤 fúlíngguìzhīgāncǎodàzǎotāng《伤寒论》方。茯苓半斤，桂枝四两，炙甘草二两，大枣十五枚。水煎，分三次服。治心阳不足，水气妄动，脐下悸，欲作奔豚者。

茯苓皮 fúlíngpí 中药名。出《本草纲目》。为多孔菌科植物茯苓 *Poria cocos* (Schw.) Wofl 菌核的外皮。甘、淡、平。利水消肿。治水肿、小便不利。煎服：15~30克。

茯苓皮汤 fúlíngpítāng 《温病条辨》卷二

方。茯苓皮、薏苡仁各五钱，猪苓三钱，大腹皮、通草各三钱，竹叶二钱。水煎服。治湿热弥漫三焦，头胀呕逆，渴不多饮，身体重疼，小便不利。

茯苓四逆汤 fúlíngsìnìtāng《伤寒论》方。茯苓四两，人参一两，生附子一枚，炙甘草二两。干姜一两半。水煎，分四次服，日二服。治伤寒发汗若下之，病仍不解，烦躁者。

茯苓丸 fúlíngwán ❶《全生指迷方》卷四方。茯苓、黄芩、橘皮各一两，五味子、桔梗五钱，姜半夏三分。蜜丸，梧桐子大，每服三十丸，饭后米汤送服。治咳嗽痰黄，脉数者。❷《普济本事方》卷二方。朱砂（水飞）、菖蒲、人参、炒远志肉、茯神（去木）、茯苓（去皮）、铁粉、半夏曲、胆南星各等分。为细末，生姜四两取汁，和水煮为丸，梧桐子大，朱砂为衣，每服十至三十粒，每晚生姜煎汤送下。治风痰，惊悸头眩。

茯苓饮 fúlíngyǐn 又名外台茯苓汤。《外台秘要》方。茯苓三两，人参二两，白术三两，枳实二两，橘皮一两，生姜四两。水煎，分三次服。治胃有停痰宿水，吐后脾虚，胸满不能食。

茯神 fúshén 中药名。出《名医别录》。为多孔菌科植物茯苓 Poria cocos（Schw.）Wolf 抱有松根的菌核。甘、淡、平。入心、脾经。宁心安神，利水。治心悸、失眠、健忘、小便不利，煎服：9～15克。小鼠口服煎剂有镇静作用。

茯神木 fúshénmù 中药名。出《本草纲目》。别名黄松节、茯神心、茯神心木。为多孔菌科植物茯苓 Poria cocos（Schw.）Wolf 菌核中的松根。甘、平。平肝，安神。治中风不语、口眼㖞斜、脚气转筋、惊悸健忘，煎服：6～9克。

茯神心 fúshénxīn 见《卫生宝鉴》。即茯神木，详该条。

茯神心木 fúshénxīnmù 见《本草备要》。即茯神木，详该条。

茯菟丸 fútùwán《太平惠民和剂局方》卷五方。又名玄菟丹。菟丝子（酒浸，为末）十两，五味子（酒浸，为末）七两，茯苓、莲子肉各三两。为末，另碾山药六两，加酒煮糊为丸，梧桐子大，每服五十丸，食前米汤送下。功能补肾摄精，健脾利湿。治三消渴利，遗精白浊。

浮白 fúbái 经穴名。代号 GB10。出《素问·气穴论》。属足少阳胆经。位于颞骨乳突后上方，当天冲穴与完骨穴沿发际弧形连线的中上 1/3 交点处。主治头痛、耳鸣、耳聋等。沿皮刺 0.3～0.5 寸。

浮刺 fúcì 古刺法名。十二节刺之一。《灵枢·官针》："浮刺者，傍入而浮之，以治肌急而寒者也。"浮，浅的意思。指在患部侧旁斜针浅刺的刺法，故名浮刺。用于治疗因寒邪所致肌肉拘急的疾病。

浮海石 fúhǎishí 即海浮石。详该条。

浮筋 fújīn 推拿六筋穴之一，又称赤筋。见六筋条。

浮络 fúluò 位于浅表部的络脉。出《素问·皮部论》。临床可根据其部位和色泽诊断病症，亦可以进行放血治疗。

浮麦 fúmài 即浮小麦。详该条。

浮脉 fúmài 脉象之一。脉位浮浅，轻取即得。《脉经》："举之有余，按之不足。"《素问·脉要精微论》："春日浮，如鱼之游在波。"主病在表。浮而有力为表实，浮而无力为表虚。多见于感冒，某些急性热病初期。某些久病阳气虚损者，也可见浮大无力的脉象。

浮萍 fúpíng 中药名。出《新修本草》。别名水萍、田萍。为浮萍科植物紫背浮萍 Spirodela polyrrhiza Schleid. 或青萍 Lemna minorL. 的全草。全国各地均有分布。甘，淡，微寒。入肺、胃经。发汗祛风，行水凉血。治感冒发热无汗、麻疹透发不畅、皮肤瘙痒、风水水肿、小便不利，煎服：3～6克。外用：煎汤熏洗。紫背浮萍含乙酸钾、氯化钾及碘、溴等。青萍含多量维生素 B_1、维生素 B_2、维生素 C 及木犀草素-7-葡萄糖苷、碘等。紫萍有利尿作用，青萍水浸膏对奎宁引起的衰竭蛙心有强心作用。

浮石 fúshí 海浮石之简称。详该条。

浮郄 fúxì 经穴名。代号BL38。出《针灸甲乙经》。属足太阳膀胱经。在腘横纹外侧端，委阳上1寸，股二头肌腱的内侧。主治腹泻、小腿转筋、下肢麻痹等。直刺1～1.5寸。灸3～5壮或5～10分钟。

浮小麦 fúxiǎomài 中药名。出《本草汇言》。别名浮麦。为干瘪轻浮的小麦。甘，凉。入心经。养心敛汗。治自汗盗汗。煎服：15～30克。

浮肿 fúzhǒng 证名。出《素问·气交变大论》。即水肿。有虚实之分，以虚证多见。多由肺脾肾脏气虚衰所致，肺虚则气不化水，脾虚则不能制水，肾虚则水无所主而妄行，故传于脾而肌肉浮肿，传于肺则气息喘急（见《景岳全书·水肿论治》）。治宜益肺培脾温肾为主。参见水肿条。

涪翁 fúwēng 东汉初期针灸学家。广汉（属四川）人。《太平御览》记载，他常钓鱼于涪水，因而人称涪翁。精于针灸和脉法，治病有良效。著有《针经》和《诊脉法》，均已失传。他的治疗经验传给程高。

福寿草 fúshòucǎo 见《植物学大辞典》。为冰凉花之别名。详该条。

府会 fǔhuì 八会穴之一。《难经·四十五难》："府会太仓。"太仓为任脉中脘穴。凡腑病可酌情取用。

府舍 fǔshè 经穴名。代号SP13。出《针灸甲乙经》。属足太阴脾经。位于腹部，当脐下4寸，冲门外上方0.7寸，前正中线旁开4寸。主治少腹痛、疝痛、阑尾炎、附件炎等。直刺1～1.5寸。灸5～7壮或10～15分钟。

胕 fǔ 同腐。《素问·异法方宜论》："其民嗜酸而食胕。"另见 fū。

釜底抽薪 fǔdǐchōuxīn 属寒下法。用寒性而有泻下作用的药物通泄大便，以泻去实热的治法。本法即如抽去锅底燃烧着的柴草，以降低锅内的温度一样，故名。参见寒下、急下存阴各条。

釜沸脉 fǔfèimài 七怪脉之一。脉象浮数之极，有出无入，如锅中水沸，绝无根脚。

辅骨 fǔgǔ 骨名。①膝旁由股骨下端的内外上髁和胫骨上端的内外侧髁组成的骨突。《素问·骨空论》："辅骨上横骨下为楗……骸下为辅，辅上为腘。"②指腓骨。《医宗金鉴·正骨心法要旨》："小腿骨……在后者名辅骨，其形细。"③指桡骨。《医宗金鉴·刺灸心法要诀》："臂骨有正辅二骨，辅骨在上，短细偏外。"

辅料 fǔliào 在中药炮制过程中，为了降低药物毒性、缓和药性、增强疗效和矫臭矫味等而加入所需的辅助物料。这些物料可以是米、土、砂、蛤粉、滑石粉等固体辅料，也可以是酒、醋、盐水、姜汁、蜜等液体辅料。

辅行诀脏腑用药法要 fǔxíngjuézàngfǔyòngyàofǎyào 综合性医书。敦煌出土卷子。题名陶弘景撰。记五脏辨证，各脏腑大小补泻四方。又有救诸病误治方、救诸劳损方、救卒死方、二十五味药物变化图说与治疗天行病方等。原书已佚。现仅存两个传抄本。

辅助手法 fǔzhùshǒufǎ 针刺手法分类名。与基本手法相对而言。针刺操作过程中所应用的一些配合手法，如爪切、循摄、弹动、指刮等。

腑会 fǔhuì 八会穴之一。《难经·四十五难》："腑会太仓。"所指即中脘穴。中脘为胃之募穴，胃为水谷之海，六腑之大源，故称腑会中脘。凡六腑之病，皆可酌情取用。

腑证 fǔzhèng 伤寒病分类方法之一。出《伤寒论》。三阳经病变影响到所属的腑。如太阳病见有小腹胀、小便不利，是水蓄于膀胱；阳明病有腹痛、大便秘结，是热结于胃与大肠；少阳病有口苦、咽干、目眩，是热郁于胆。

腐蚀疗法 fǔshíliáofǎ 特殊疗法。选用具有腐蚀作用的药物敷涂患处，以蚀去恶肉，促使新肉长出，从而治疗体表疮疡、癌瘤、流痰等病症的方法。

腐苔 fǔtái 如豆腐渣堆铺舌面，颗粒大，松而厚，容易刮脱，提示内聚浊邪。由于胃阳气有余，蒸发胃中浊腐之气上升而成，多属热证。

妇科金丹 fùkējīndān 中成药。见《全国中药成药处方集》（天津方）。延胡索（醋制）、生黄芪、人参、阿胶、白薇、白芍药、甘草、茯苓、制没药、当归、黄柏、鹿角各2千克，制松香、杜仲（盐水炒炭）、鸡冠花各1千克，益母草膏5千克，制乳香、补骨脂（盐水炒）、锁阳、菟丝子各500克，小茴香（盐水炒）、血余炭、艾炭各250克（以上用黄酒50千克），装入罐，将罐口封固，隔水蒸煮，至酒尽为度），生山药、川芎、牡丹皮、熟地黄、白术（麸炒）、藁本、煅赤石脂、白芷、黄芩、砂仁各2千克，红花、木香、续断、青蒿、肉桂、苏叶各500克，陈皮3千克，益母草7.5千克（以上轧成粗末）。为细末，炼蜜为丸，每丸重9克，每服一丸，白开水送下。功能调经活血。治体虚血少，月经不调，经行无定期，腰酸背痛，肚腹疼痛，饮食不化，呕逆恶心，自汗盗汗。

妇科秘传 fùkēmìchuán 见竹林寺女科秘书条。

妇科千金片 fùkēqiānjīnpiàn 中成药。见《中华人民共和国药典》2010年版一部。千斤拔、金樱根、穿心莲、功劳木、单面针、当归、鸡血藤、党参。以上8味，按片剂工艺压制成1000片，口服。一次6片，一日3次。功能清热除湿，益气化瘀。用于湿热瘀阻所致的带下病、腹痛，症见带下量多、色黄质稠、臭秽，小腹疼痛，腰骶酸痛，神疲乏力；慢性盆腔炎、子宫内膜炎、慢性宫颈炎见上述证候者。

妇科调经片 fùkētiáojīngpiàn 中成药。见《中华人民共和国药典》2010年版一部。当归144克，川芎16克，醋香附400克，炒白术23克，白芍12克，赤芍12克，醋延胡索32克，熟地黄48克，大枣80克，甘草11克。以上10味，按片剂工艺压制成1000片。薄膜衣片每片重0.32克。口服，一次4片，一日4次。功能养血柔肝，理气调经。用于肝郁血虚所致的月经不调、经期前后不定、行经腹痛。

妇科心法要诀 fùkēxīnfǎyàojué 医书。6卷（即《医宗金鉴》卷44~49）。清·吴谦等编。卷44调经及经闭者诸证；卷45崩漏、带下、癥瘕、积、痞、疝等病及嗣育；卷46胎前诸症；卷47~48生育及产后；卷49乳症、前阴及妇科杂症。正文编成七言歌诀，附加注释，内容比较简要。

妇科玉尺 fùkēyùchǐ 医书。《沈氏尊生书》中的一种。6卷。清·沈金鳌撰于1774年。作者取玉尺所刻分寸"坚久不磨"可以作为标准，故题名"玉尺"。卷一求嗣、月经；卷二胎前；卷三临产、小产；卷四产后；卷五崩漏、带下；卷六妇人杂病。每类篇首均总论病机、治法，其次引录历代各家学说，后为附方与前人效方。书中提出妇女病多先为气病，后作血病的见解。内容选论亦较精要。

妇科约编 fùkēyuēbiān 见中国医学约编十种条。

妇女白淫 fùnǚbáiyín 病症名。出《妇人大全良方》卷一。妇女从阴道内时时流出白色黏液，形如胶样的秽物。多因房劳伤肾，心肾不交。肾主水，开窍在阴，胞冷肾损，故下流淫浊，而小便通利无碍。治宜补肾固涩。方用金锁正元丹、固精丸、锁金丸（补骨脂、青盐、茯苓、五味子）等。

妇人产育宝庆集 fùrénchǎnyùbǎoqìngjí 即《产育宝庆集》。详该条。

妇人规 fùrénguī 医书。2 卷（即《景岳全书》卷 38～39）。明·张介宾撰。内容分总论、经脉、胎孕、产育、产后、带浊梦遗、乳病、子嗣、癥瘕与前阴 10 类，论述妇科诊治法则。另有《妇人规古方》1 卷（即《景岳全书》第 61 卷），可与该书互参。

妇人鸡爪风 fùrénjīzhǎofēng 证名。见《古今医鉴》。妇女阵发性手足拘挛，状如鸡爪，疼痛难伸。因产后血亏，筋失所养，复感风寒所致。无汗者宜养血祛风，调和营卫，方用四物汤加柴胡、木瓜、桂枝、钩藤。有汗者宜养血益气，调和营卫，用八珍汤加桂枝、黄芪、阿胶。

妇人良方 fùrénliángfāng 医书。又名《妇人大全良方》。24 卷。宋·陈自明撰于 1237年。作者编集宋以前有关妇产科著作，将病症归纳为调经、众疾、求嗣、胎教、妊娠、坐月、产难和产后八门，每门又分若干病症，共 200 余论，分述其病因、证治，内容丰富，切于实用。但也掺杂了胎教中的糟粕部分及藏胞等部分封建迷信、唯心的论述。新中国成立后有排印本。

妇人良方大全 fùrénliángfāngdàquán 即《妇人良方》。详该条。

妇人淋带 fùrénlíndài 病症名。见《景岳全书·妇人规》。妇人患淋证同时夹有带下。多因房劳过度，心火妄动，脾肾俱虚，湿热下注所致。症见排尿刺痛不利，尿色多黄，淋沥不尽，小腹或胀，腰痛，并见带下量多，连绵不断等。治宜清热利湿为主，方用八正散等。

妇人脏躁 fùrénzàngzào 病名。《金匮要略·妇人杂病脉证并治》：“妇人脏躁，喜悲伤欲哭，象如神灵所作，数欠伸，甘麦大枣汤主之。”多由情志不舒或思虑过度，肝郁化火，伤阴耗液，故名脏躁。本病虽多见于女性，但男子亦可罹患。治用甘麦大枣汤补益心脾，安神宁心。

附饼灸 fùbǐngjiǔ 隔饼灸之一。用生附子 3份，肉桂 2 份，丁香 1 份，共碾细末，以炼蜜制成 6 毫米厚的药饼，用细针穿刺数孔，上置艾炷施灸。适用于阳痿，早泄，疮疡久溃不敛等。

附分 fùfēn 经穴名。代号 BL41。出《针灸甲乙经》。属足太阳膀胱经。位于背部，当第二胸椎棘突下旁开 3 寸处。主治项背强痛、肩背痛、肘臂麻木等。斜刺 0.5～0.8 寸。禁深刺。灸 3～7 壮或 5～15 分钟。

附骨疽 fùgǔjū 病名。出《肘后方》。又名多骨疽、朽骨疽、股胫疽、咬骨疽、疵疽等。初起多见寒热往来，病处多漫肿无头，皮色不变。继则筋骨疼痛如锥刺，甚至肢体难以屈伸转动。久则郁而化热，肉腐成脓，溃后稀脓淋漓不尽，色白腥秽，不易收口，形成窦道或有死骨脱出。相当于骨髓炎、慢性骨髓炎、骨结核。宜辨证论治，分期治疗。如见寒热往来，宜清热化湿，行瘀通络，用仙方活命饮加减，并服醒消丸。化脓期宜清热化湿，和营托毒，用黄连解毒汤加炙山甲、皂角刺等。若气血两虚者，应补血益气，选用八珍汤，同时酌情配服虎挣散。已成脓者，可外用推车散（《外科全生集》：蜣螂加入二分之一干姜）。死骨可用镊子钳出，成漏者宜扩创，脓水将尽则用生肌散收口。

附广肘后方 fùguǎngzhǒuhòufāng 详肘后备急方条。

附桂八味丸 fùguìbāwèiwán 即肾气丸。详该条。

附牙痈 fùyáyōng 即牙痈。详该条。

附子 fùzǐ 中药名。出《神农本草经》。为毛茛科植物乌头 *Aconitum carmichaeli* Debx.（栽培品）的侧根。以炮制品入药。主产于四川、陕西。辛、甘、大热，有毒。入心、脾、肾经。回阳救逆，补火助阳，散寒除湿。治亡阳汗出，四肢厥冷，脉微欲绝；脾胃虚寒，脘腹冷痛，呕吐，泄泻，冷痢；肾阳不足，畏寒肢冷，阳痿，尿频，肾虚水肿；风寒湿痹，阴疽疮漏。煎服：制附子3～15克，须久煎。本品中毒反应同草乌，参见草乌条。孕妇忌服。反贝母、白蔹、半夏、栝楼、白及。本品含消旋去甲乌药碱、新乌头碱、乌头碱、乌头次碱等。熟附片煎剂有强心作用，有效成分为消旋去甲乌药碱。煎剂静脉注射有短暂降压作用，并可扩张冠状动脉。对实验性关节炎有明显抗炎作用。生附子冷浸液可致心律不齐和心跳停止，煮沸后毒性作用大为降低。所含附子磷脂酸钙及β-谷甾醇等脂类成分曾用于实验性动脉粥样硬化兔的治疗，获初步效果。所含生物碱的药理，见川乌头条。

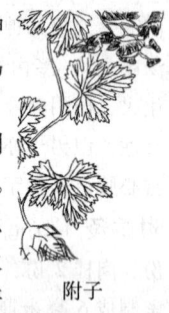

附子

附子粳米汤 fùzǐjīngmǐtāng 《金匮要略》方。炮附子一枚，半夏半升，甘草一两，大枣十枚，粳米半升。水煎，分三次服。治腹中寒气，雷鸣切痛，胸胁逆满、呕吐。

附子理中丸 fùzǐlǐzhōngwán 《太平惠民和剂局方》方。炮附子、人参、白术、炮姜、炙甘草各一两。蜜丸，每服三钱。功能温阳祛寒。治脾胃虚寒而致的吐泻、腹痛、面色㿠白、手足不温，及霍乱转筋等。

附子理中汤 fùzǐlǐzhōngtāng 即附子理中丸作汤剂。

附子汤 fùzǐtāng ❶《伤寒论》方。炮附子二枚，茯苓三两，人参二两，白术四两，芍药三两。水煎，分三次服。功能温经助阳，祛寒化湿。治阳虚寒湿内侵，症见身体关节疼痛，恶寒肢冷，苔白滑，脉沉微无力者。❷《千金要方》方。附子三枚，芍药、桂心、甘草、茯苓、人参各三两，白术四两。为粗末，水煎，分三次服。治湿痹，体痛如折，肉如锥刺刀割。

附子泻心汤 fùzǐxièxīntāng 《伤寒论》方。大黄二两，黄连、黄芩、炮附子（另煮取汁）各一两。前三味以开水渍泡，去滓，入附子汁，分两次服。治心下痞而恶寒汗出者。

复方 fùfāng 七方之一。①以两方或数方结合使用的方剂。②本方之外另加其他药味，或方中各药用量相等的亦称复方。

复方大柴胡汤 fùfāngdàcháihútāng 经验方。见《中西医结合治疗急腹症》。柴胡9克，黄芩9克，枳壳6克，川楝子9克，延胡索9克，白芍药9克，大黄（后下）9克，木香6克，蒲公英15克，生甘草6克。水煎服，每日一剂或二剂，早晚分服。功能清热解毒，通里攻下。治溃疡病急性穿孔第二期。用于清除腹腔感染，恢复胃肠道功能。

复方大承气汤 fùfāngdàchéngqìtāng 经验方。见《中西医结合治疗急腹症》。厚朴15～30克，炒莱菔子15～30克，枳壳15克，桃仁9克，赤芍药15克，大黄（后下）15

克，芒硝（冲）9～15克。水煎服。功能通里攻下，行气活血。治一般肠梗阻，气胀较重者。

复方丹参片 fùfāngdānshēnpiàn　中成药。见《中华人民共和国药典》2010年版一部。丹参浸膏215克，三七141克，冰片8克。糖衣片，每片相当于饮片0.6克，每服3片，一日3次。功能活血化瘀，理气止痛。治胸痹心痛，冠心病属气滞血瘀者。

复方丹参注射液 fùfāngdānshēnzhùshèyè　验方。见《新编药物学》。1毫升针剂含生药丹参、降香各1克。针剂，肌肉注射，一次1～2毫升，日1～2次。静脉点滴，一次4毫升，用5%葡萄糖液250～500毫升稀释。治心绞痛，心肌梗死。实验研究：有扩张冠状动脉作用，可提高心肌耐缺氧能力。

复方鲜竹沥液 fùfāngxiānzhúlìyè　中成药。见《中华人民共和国药典》2010年版一部。鲜竹沥400毫升，鱼腥草150克，生半夏25克，生姜25克，枇杷叶150克，桔梗75克，薄荷素油1毫升。以上七味，按口服液工艺制成1000毫升。清热化痰，止咳。用于痰热咳嗽，痰黄黏稠者。口服。一次20毫升，一日2～3次。

复合手法 fùhéshǒufǎ　推拿手法。系将多种手法在特定的穴位或部位上同时进行操作，以达到某种特殊的治疗作用。如总收法、宽喉法等。

复溜 fùliū　经穴名。代号K17。出《灵枢·本输》。别名昌阳、伏白。属足少阴肾经。经穴。位于小腿后内侧，太溪穴直上2寸，当跟腱前缘处。主治腹胀、泄泻、水肿、盗汗等。直刺0.8～1寸。灸3～5壮或5～10分钟。

复脉汤 fùmàitāng　见《伤寒论》。即炙甘草汤。详该条。

复明丸 fùmíngwán　《审视瑶函》卷五方。冬青子一斤，蝙蝠一个，夜明砂、枸杞子、熟地黄、绿豆衣各一两，黄连、白术各三钱，朱砂一两五钱。蜜丸，梧桐子大，朱砂为衣，每服五十丸。治青盲、视力减退。

复气 fùqì　运气学说术语。报复之气。如上半年发生某种胜气，下半年即有与之相反的气候发生；或五运中某运偏胜，即有另一运以报复之。参见胜复条。

复元活血汤 fùyuánhuóxuètāng　《医学发明》卷三方。柴胡半两，栝楼根、当归各三钱，红花、甘草、山甲珠各二钱，大黄一两，桃仁五十个。为粗末，每服一两，酒、水同煎，空腹温服。功能活血祛瘀，疏肝通络。治跌打损伤，瘀血留于胁下，痛不可忍者。

复元通气散 fùyuántōngqìsǎn　❶《太平惠民和剂局方》卷八方。炒茴香、山甲珠各二两，木香一两五钱，延胡索、炒白牵牛、陈皮、炒甘草各一两。为末，每服一钱，热酒调服。治疮疖痈疽，初起焮赤疼痛，脓已溃或未溃。❷《秘传外科方》方。木香、茴香、穿山甲、青皮、甘草、陈皮、白芷、贝母、漏芦。为末，冲服。治气滞不舒，瘀结作痛。

傅青竹 fùqīngzhú　见傅山条。

傅青主 fùqīngzhǔ　见傅山条。

傅青主男科 fùqīngzhǔnánkē　医书。2卷。清·傅山撰。原系抄本，至1827年始有刊本。该书以内科杂病证治为主，分伤寒、火症、郁结等23门，每门分列病症，先论后方，末附杂方、小儿科及女科等，其中女科内容多系《傅青主女科》所未载者。

傅青主女科 fùqīngzhǔnǚkē　医书。又名《女科》。2卷。清·傅山撰。约成书于17世纪，初刊于1827年。论述女科各病证治，共77篇，文字简要，处方实用。此外作者又有《产后编》2卷，记述了43种产科疾病的证治。其合刊本名《女科产后编》，或《傅氏女科全集》。新中国成立后有排印本。

傅仁宇 fùrényǔ 明代眼科学家。字允科。江苏人。家传眼科，著有《审视瑶函》（一名《眼科大全》），对眼科疾病的症状、诊治等方面的记述很详细，是总结性的眼科著述。

傅山 fùshān （1607—1684）

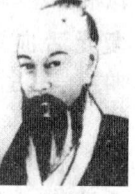

傅山

明末清初人。原字青竹，后改字青主。山西阳曲（太原）人。博通经史百家，工诗文书画，精于医药。明亡后，隐居不仕。在医学方面，或有认为《辨证录》《石室秘录》等书为傅氏手著，经陈士铎整理补订而成。后人复从上述著作中抽取部分内容，单独刊行，即世传《傅青主女科》《傅青主男科》，署傅氏本名。在医理上注重气血，主张攻补并行，长于妇科、内科杂病，并重视民间单方、验方。

傅氏女科全集 fùshìnǚkēquánjí 参见傅青主女科条。

傅允科 fùyǔnkē 见傅仁宇条。

腹 fù 在胸部下方，相当于横隔与骨盆之间的部分。其中脐以上部分为大腹，脐下部分为小腹或少腹。

腹哀 fù'āi 经穴名。代号SP16。出《针灸甲乙经》。属足太阴脾经。位于腹正中线脐上3寸，旁开4寸处。主治腹痛、便秘、泄泻、痢疾等。直刺1～1.5寸。灸5～10壮或10～1.5分钟。

腹部硬满 fùbùyìngmǎn 症状名。自觉腹部胀满，触之全腹或局部结硬或板硬，或拘急紧张。

腹结 fùjié 经穴名。代号SP14。出《针灸甲乙经》。别名肠结、肠屈、肠窟。属足太阴脾经。位于腹正中线脐下1.3寸，旁开4寸处。主治腹痛、腹泻、痢疾、阑尾炎等。直刺1～1.5寸。灸3～7壮或10～15分钟。

腹鸣 fùmíng 症名。出《素问·玉版论要》等篇。即肠鸣。详该条。

腹皮痈 fùpíyōng 病名。出《外科大成》卷二。即腹痈。详该条。

腹屈 fùqū 出《针灸甲乙经》。腹结穴别名。详该条。

腹水草 fùshuǐcǎo 中药名。见《浙江中药手册》。别名两头爬、天桥草、爬岩红。为玄参科植物腹水草 *Veronicastrum axillare* （Sieb. etZucc.） Yamazaki 的全草。分布于浙江、江苏、安徽、江西、福建等地。苦、辛、凉，有小毒。行水，散瘀，解毒。治腹水、水肿、小便不利、黄疸型肝炎、月经不调，煎服：9～15克。治疗疮、痄腮、跌打损伤，捣敷或煎水洗。本品含甾醇、甘露醇、鞣质、树脂、无机盐等。口服腹水草，可致剧烈的恶心、呕吐、腹痛、腹泻。孕妇及体弱者忌服。

腹通谷 fùtōnggǔ 经穴名。代号KI20。原名通谷，出《针灸甲乙经》。属足少阴肾经。位于腹正中线脐上5寸，旁开0.5寸处。主治呕吐、胃痛、消化不良、胁肋痛等。直刺0.5～1寸。灸3～7壮或5～10分钟。

腹痛 fùtòng 病症名。出《素问·举痛论》等篇。外感六淫，饮食不节，七情所伤，气机郁滞，血脉瘀阻及虫积等因素都可致痛。辨证首先要注意寒热、虚实、气血。寒痛遇冷更甚，得热稍缓，形寒怯冷，口不渴，舌苔白，脉沉迟或沉紧；热痛时痛时止，口渴舌燥，小便赤，大便秘结或下利，舌红苔黄，脉洪数；虚痛痛势绵绵而喜按；实痛胀满攻痛而拒按；气滞痛攻痛无定处；血瘀痛刺痛而固定不移。从部位辨，痛在大腹，多属脾、胃；痛在脐腹，多属大小肠；痛在脐下正中，多属膀胱与肾；痛在脐下两侧，多与肝经有关。从病邪辨，有寒、热、湿、食积、虫积、气滞、瘀血等不同。详见气虚腹痛、血虚腹痛、寒冷腹痛、寒积腹痛、湿热腹痛、食积腹痛、虫积腹痛、气滞腹痛、瘀血腹痛、小腹痛等条。

腹痛啼 fùtòngtí 病症名。出《片玉心书》。小儿腹痛而啼。多由食积、虫扰所致。亦有由脏冷而致者。因食积者，治以消食为主。因虫积者，治以祛虫为主。因脏冷者，则面唇㿠白，肢冷喜热，治宜温中散寒，用理中丸。

腹痈 fùyōng 病名。出《薛氏医案》。又名腹皮痈。生于腹部的痈。古人因发病部位不同，又有幽痈（生脐上七寸，形如鹅子，痛引两胁）、赫痈（又作吓痈，生脐上四寸，一名胃疽，微肿不赤，内坚如石，先寒后热，走痛引脐，欲吐不吐，甚则咳嗽脓痰）、冲疽（生脐上二寸，由心火炽盛，流入肾经）、脐痈（生于脐，详该条）、小腹疽（一名小腹痈，生于脐下，由七情火郁而成）、缓疽（生小腹之侧，坚硬如石，数月不溃，寒热食少，肌体尪羸，由脾经积滞而成）等名称。参见外痈条。

腹胀 fùzhàng 病症名。出《素问·玉机真脏论》等篇。一作腹㿜。因湿热蕴结肝胆或脾虚、气滞者，症见腹胀胁痛，口中或苦或甘或淡腻，小便黄赤，或见黄疸，舌苔黄腻，脉弦滑，治宜清化湿热，用家秘泻黄散（《症因脉治》：苍术、厚朴、陈皮、甘草、枳壳、川连）、龙胆泻肝汤、茵陈蒿汤。因寒湿困脾者，症见腹胀身重、手足厥冷、苔白腻、脉沉迟或弦紧，治宜温中化湿，可用理中丸、木香丸（《圣济总录》：木香、蝎梢、胡椒、青皮、陈皮、莱菔子、草豆蔻）等方。因情志郁结，气滞不行者，症见胸腹胀满、饱闷嗳气、恼怒忧思则加重，脉多沉弦或沉涩，治宜疏肝理气，用七气汤、青皮散等方加减。因脾虚者，症见腹部有时作胀、朝轻暮重、食少身倦、言语轻微、二便清利，脉多虚软，治宜健脾理气，用宽中汤（《中医临症备要》：厚朴、陈皮、白术、茯苓、半夏、枳实、山楂、神曲、莱菔子、姜）、参苓白术散等方加减。食积、虫积、便秘等均见腹胀，参见各条。腹胀剧及腹部膨大者，称为臌胀，详该条。

腹诊 fùzhěn 以按触诊为主，结合望、闻、问诊手段来诊察患者胸腹部位，以了解病情的诊断方法。

腹中疞痛 fùzhōngjiǎotòng 症名。见《金匮要略·妇人妊娠病脉证并治》。腹部筋脉拘急，绵绵作痛。多由血虚寒气阻滞所致。

腹中绞痛 fùzhōngjiǎotòng 症名。腹部痉挛性的剧痛。①痧症主要症状之一。②伤寒病劳复证候之一。由于伤寒新愈，阴阳之气未和，过早行房而致。参见腹胀条。

腹中雷鸣 fùzhōngléimíng 证名。见《伤寒论·辨太阳病脉证并治》。即肠鸣。详该条。

腹中痞块 fùzhōngpǐkuài 症名。用手按压腹部，可触及腹内肿块，需进一步确定肿块的部位、质地、大小、活动度等。

覆杯 fùbēi ❶眼科病症。即胞肿如桃。详该条。❷形容积聚等病症的形状。《灵枢·邪气脏腑病形》："肝脉急甚者为恶言，微急为肥气，在胁下若覆杯。"参见肥气条。

覆盆 fùpén 出《名医别录》。覆盆子之简称。详该条。

覆盆子 fùpénzǐ 中药名。出《本草经集注》。别名覆盆、乌藨子。为蔷薇科植物掌叶覆盆子 Rubus chingii Hu 的果实。主产于浙江、福建、湖北等地。甘、酸，温。入肾、膀胱经。补肾，固涩。治肝肾不足，遗精，早泄，阳痿，尿频，遗尿。煎服：6～12克。煎剂在体外对葡萄球菌、霍乱弧菌等有抑制作用。

覆盆子

G

ga

嘎齿 gǎchǐ 即齿齘。详该条。

gai

改容丸 gǎiróngwán 《医学心悟》卷六方。浙贝母、白附子、菊花叶、防风、白芷、滑石各五钱。为细末，用皂角十荚，蒸熟去筋膜，同药捣丸，早、晚擦面。治风热上攻致雀斑、粉刺。

gan

干蟾 gānchán 蟾蜍之处方名。详该条。

干地黄 gāndìhuáng 中药名。出《神农本草经》。别名生地、干生地。为玄参科植物地黄 Rehmannia glutinosa Libosch. 的干燥根茎。主产于河南、浙江等地。甘、苦、凉。入心、肝、肾经。清

干地黄

热养阴，凉血润燥。治温病发热、舌绛口渴，阴虚发热，消渴，吐血，衄血，崩漏，月经不调，阴伤便秘。煎服：9~30克。地黄的根茎均含甘露醇、梓醇、糖类和精氨酸等。还含地黄素、生物碱等。醇提取物有促进家兔血液凝固的作用。

干葛解肌汤 gāngéjiějītāng 即柴葛解肌汤。详该条。

干霍乱 gānhuòluàn 病名。出《诸病源候论》。又名搅肠痧。因饮食不节，或感受山岚瘴气，秽浊闭塞肠胃所致。症见突然腹中

绞痛、欲吐不吐、欲泻不泻、烦闷不安、甚则面青、肢冷、汗出、脉伏。治宜利气宣壅，辟浊解秽。用苏合香丸或来复丹、玉枢丹、藿香正气散等方。并可配合针刺出血。《外台秘要》引许仁则疗霍乱方，谓干霍乱宜用三物备急丸下之。

干姜 gānjiāng 中药名。出《神农本草经》。别名白姜。为姜科植物姜 Zingiber officinale Rosc. 的干燥根茎。全国大部分地区有产，主产于四川、贵州等地。辛、热。入心、肺、脾、胃、肾经。温中散寒，回阳通脉，温肺化

干姜

饮。治胃腹冷痛、虚寒吐泻、肢冷脉微、寒饮喘咳、风寒湿痹，煎服：3~9克。成分参见生姜条。本品能反射性兴奋血管运动中枢和交感神经，使血压上升。

干姜附子汤 gānjiāngfùzǐtāng 《伤寒论》方。干姜一两，附子一枚。水煎服。治伤寒下之后，复发汗，昼日烦躁不得眠，夜而安静，不渴不呕，无表证，脉沉微，身无大热者。

干姜黄芩黄连人参汤 gānjiānghuángqín huángliánrénshēntāng 《伤寒论》方。干姜、黄芩、黄连、人参各三两。水煎，分两次服。治上热下寒，寒热格拒，食入即吐。

干脚气 gānjiǎoqì 脚气病的一种。见《太平圣惠方》卷四十五。指脚气之不肿者。因素体阴虚内热，湿热、风毒之邪从热化，伤营血，筋脉失养所致。症见足胫无力、麻木酸痛、挛急，脚不肿而日见枯瘦，饮食减少，小便热赤，舌红，脉弦数。本病类似维生素 B_1 缺乏症。治宜宣壅化湿，和营清热。可用加味苍柏散（《杂病源流犀烛》：苍术、白术、知母、黄柏、当归、白芍、生地、木瓜、槟榔、羌活、独活、木通、汉防己、牛

膝、甘草、姜)、生干地黄丸(《太平圣惠方》:生干地黄、羚羊角、赤茯苓、木香、甘草、诃黎勒皮、独活、麦冬、桂心、槟榔)等方加减。

干疥 gānjiè 详疥疮条。

干咳 gānké 见《景岳全书》卷十。即干咳嗽。详该条。

干咳嗽 gānkésòu 又称干咳。见《赤水玄珠·干咳嗽》。咳嗽无痰,或连咳十数声方有少量黏痰咳出。多因火郁、伤燥或肺阴不足所致。详火咳、伤燥咳嗽、肺虚咳嗽各条。

干沐浴 gānmùyù 即干浴。详该条。

干呕 gān'ǒu 证名。出《金匮要略·呕吐哕下利病脉证并治》。《内经》名哕。又称宛。《医学入门》:"干呕……呕则无所出。"指患者作呕吐之态,但有声而无物吐出,或仅有涎沫而无食物吐出。有因胃虚气逆者,宜橘皮竹茹汤。有因胃寒者,宜半夏干姜散。有因胃热者,宜黄芩加半夏生姜汤(《金匮要略心典》:黄芩、生姜、甘草、芍药、半夏、大枣)等。

干漆 gānqī 中药名。出《神农本草经》。本品为漆树科植物漆树 Toxicodendron vernicifluum (Stokes) F. A. Barkl. 的树脂经加工后的干燥品。一般收集盛漆器具底留下的漆渣,干燥。主产于甘肃、陕西、山西等地。辛,温,有毒。归肝、脾经。破瘀血,消积,杀虫。用于妇女闭经、瘀血癥瘕、虫积腹痛,2.4~4.5克。孕妇及体虚无瘀者慎用。

干生地 gānshēngdì 即干地黄。详该条。

干陷 gānxiàn 证名。陷证之一。见《疡科心得集》。有头疽化脓期,因正不胜邪,不能酿脓托毒所致。症见应成脓而脓未成,疮色晦暗,胀疼或微疼,根盘紫滞平塌,疮顶干枯糜烂,脓少而薄,发热微恶寒,自汗神疲,神识不爽,脉虚数,甚则肢冷脉微。治宜补养气血、托毒透邪,佐以清心安神。方用托里消毒散,另加牛黄、琥珀冲服。外治见有头疽条。

干胁痛 gānxiétòng 病症名。见《医学入门·胁痛》。肝肾气血虚耗所致的胁痛。多由酒色过度,伤及肝肾,气血两亏,脉络失养所致。除见全身"虚甚成损"的证候外,以胁下常一点痛、其痛不止为特征,多属重证。治宜大补气血、滋养肝肾为主,可选用八物汤、补肝散、六味地黄丸等方加减治疗。

干癣 gānxuǎn 病名。出《诸病源候论》。风湿病邪客于肌肤而成。患处皮损境界清楚,肥厚,干燥,裂口,瘙痒,搔之有白屑脱落。即慢性湿疹,神经性皮炎等。外用黄连散(白矾、黄连)外搽,或狼毒膏(方见肾囊风条)涂之,或石硫黄研末,陈醋调和外搽。

干血痨 gānxuèláo 病名。见唐容川《血证论》卷五。早在《金匮要略》中就有关于"干血"的记载,所述症状、治疗与干血痨同。多见于妇女。因五劳所伤,虚火久蒸,干血内结,瘀滞不通,久则瘀血不去,新血难生,津血不能外荣。症见经闭不行,身体羸瘦,不思饮食,骨蒸潮热,肌肤甲错,面目黯黑等。治宜活血化瘀,清其积热,方用大黄䗪虫丸;继宜养血和血,方用当归补血汤、四物汤等。

干油菜 gānyóucài 蔊菜之别名。详该条。

干浴 gānyù 自我推拿方法。出《诸病源候论》。又称干沐浴。用擦热的双手熨擦肢体。《诸病源候论·时气候》:"摩手令热,令热从体上下,名曰干浴,令人胜风寒时气,寒热头痛。"

干支 gānzhī 干,指天干,即甲、乙、丙等十干;支,指地支,即子、丑、寅等十二支。以十干同十二支相配,可成甲子、乙丑、丙寅等60组，称为六十甲子，古代用来表示年、月、日和时的次序，周而复始，循环使用。运气学说以十干定运，十二支定气，所以60个年号都分别代表某运与某气的结合，用以推测该年气象特点和气候变化。参见运气学说条。

甘伯宗 gānbózōng 唐代医史学家。故里不详。曾集唐以前历代医学名家120人的传记为《名医传》7卷，《宋史》作《历代名医录》，是现知我国古代最早的医史人物传记专书。已佚，在《历代名医蒙求》等书中有引录。

甘草 gāncǎo 中药名。出《神农本草经》。别名粉草。为豆科植物甘草 *Glycyrrhiza uralensis* Fisch. 的根与根茎。主产于内蒙古、甘肃等地。甘，平。入脾、肺经。补脾和胃，缓急止痛，祛痰止咳，解毒，调和诸药。治脾

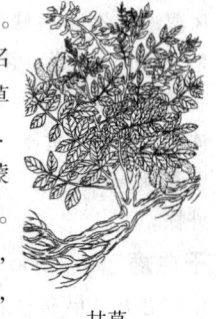

甘草

胃虚弱，脘腹疼痛，咳嗽，心悸，咽喉肿痛，疮疡，中毒。近代亦用于治疗肾上腺皮质机能减退症。炙甘草性微温，多用于虚证、寒证。煎服：1.5～9克。反大戟、芫花、甘遂、海藻。本品含甘草酸、甘草次酸。浸膏对大鼠实验性胃溃疡有保护作用，煎剂能抑制离体肠管蠕动。浸膏、甘草甜素、甘草次酸具有促进水、钠潴留作用，可致水肿、高血压。甘草次酸具抗炎作用，甘草甜素具抗过敏作用。甘草具镇咳作用，对四氯化碳引起的大鼠肝损害有保护作用。浸膏与甘草甜素对某些毒物有一定解毒作用，后者能降低血胆固醇，增加胆汁分泌。

甘草法 gāncǎofǎ 下胎毒法之一。出《肘后方》。婴儿初生，用好甘草拍碎后水煎，去渣，以消毒纱布缠指蘸药，拭儿口中，或分次滴于口中，使咽下，可解胎毒。

甘草附子汤 gāncǎofùzǐtāng 《伤寒论》方。炙甘草二两，附子二枚，白术二两，桂枝四两。水煎，分三次服。治风湿相搏，骨节疼痛，不得屈伸，近之则痛剧，汗出短气，小便不利，恶风，或身微肿者。

甘草干姜茯苓白术汤 gāncǎogānjiāngfúlíngbáizhútāng 简称甘姜苓术汤、肾着汤。《金匮要略》方。甘草、白术各二两，干姜、茯苓各四两。水煎，分三次服。功能温脾胜湿。治寒湿伤脾，症见身体重，腰及腰以下冷痛，但饮食如常，口不作渴，小便自利；阳气不行而致的胞痹证，症见少腹膀胱胀痛，小便不通。

甘草干姜汤 gāncǎogānjiāngtāng 《伤寒论》方。炙甘草四两，干姜二两。水煎，分两次服。治伤寒误汗后四肢厥冷、咽干、烦躁吐逆，与肺痿唾涎沫而不渴、遗尿、小便数者。

甘草黄 gāncǎohuáng 人中黄之别名。详该条。

甘草麻黄汤 gāncǎomáhuángtāng 《金匮要略》方。甘草二两，麻黄四两。水煎，分三次服。治里水，面目黄肿，小便不利，脉沉者。

甘草汤 gāncǎotāng 《伤寒论》方。甘草二两。水煎，分两次服。治少阴咽痛，无明显红肿，无寒热者。

甘草小麦大枣汤 gāncǎoxiǎomàidàzǎotāng 简称甘麦大枣汤。《金匮要略》方。甘草三两，小麦一升，大枣十枚。水煎，分三次服。功能养心安神，和中缓急。治脏躁病，症见精神恍惚、悲伤欲哭、不能自主、呵欠频作，或失眠盗汗等。

甘草泻心汤 gāncǎoxièxīntāng 《伤寒论》方。炙甘草四两，黄芩三两，干姜三两，半夏半升，大枣十二枚，黄连一两。水煎，分

三次服。功能补中开结。治胃气虚弱，气结成痞，症见完谷不化、心下痞硬而满、干呕、心烦不安、腹中雷鸣下利，及狐蛊病蚀于上部者。

甘葛 gāngé 即葛根。详该条。

甘枸杞 gāngōuqǐ 枸杞子之别名。详该条。

甘寒生津 gānhánshēngjīn 润燥法之一。用甘寒滋润药物治疗津液损伤的治法。适用于津液不足等证。如热性病里热盛，损伤胃的津液，症见发热、口中燥渴，或吐黏滞白沫，或噎膈反胃，治宜生津养胃，可用麦冬汤。如胃阴伤较重的，用益胃散。

甘寒滋润 gānhánzīrùn 润燥法之一。治疗内脏津液不足，或热病化燥伤阴的方法。例如肺肾阴亏，虚火上炎，咽燥咯血，手足心烦热，用百合固金汤；热病灼伤肺胃阴津，口中燥渴或大便秘结，用增液汤。

甘姜苓术汤 gānjiānglíngzhútāng 即甘草干姜茯苓白术汤。详该条。

甘桔汤 gānjiétāng 即桔梗汤第一方。见桔梗汤条。

甘菊 gānjú 菊花之处方名。详该条。

甘露茶 gānlùchá 《古今医方集成》方。橘皮125克，茶叶90克，神曲45克，谷芽30克，乌药、山楂、厚朴、枳壳各24克。为粗末，每服9克，加生姜1片，水煎服，或开水泡服。治食滞中阻，脘腹胀闷，不思饮食及不服水土等。

甘露消毒丹 gānlùxiāodúdān 又名普济解毒丹。《医效秘传》方。滑石十五两，茵陈蒿十一两，黄芩十两，石菖蒲六两，木通、川贝母各五两，射干、连翘、薄荷、白豆蔻、藿香各四两。为末，冲服，每次三至五钱；或用神曲制成糊丸，每服二至三钱，日一至二次。功能化浊利湿，清热解毒。治湿温初起，邪在气分，湿热并重，症见身热困倦、胸闷腹胀、无汗而烦，或有汗而热不退，尿赤便秘，或泻而不畅，有热臭气，或咽颐肿，舌苔黄腻或厚腻。也用于肠伤寒、传染性黄疸型肝炎、急性胃肠炎等属湿热并重者。

甘麦大枣汤 gānmàidàzǎotāng 即甘草小麦大枣汤。详该条。

甘石 gānshí 炉甘石之简称。详该条。

甘松 gānsōng 中药名。出《本草纲目》。为败酱科植物甘松 Nardostachys chinensis Batal. 或匙叶甘松香 N. Jatamansi (Wall.) DC. 的根与根茎。主产于四川、甘肃。辛、甘、温。入脾、胃经。理气止痛，醒脾开胃。治胃痛、胸腹胀满、食欲不振、头痛，煎服：3～6克。煎水洗，治脚气浮肿；煎水含漱，治牙痛。本品含挥发油，其主成分为甘松酮、缬草酮。挥发油对家兔、小白鼠或青蛙均有镇静和一定的安定作用，缬草酮有抗电休克及抗心律不齐作用。匙叶甘松香醇提取物对离体肠、子宫与支气管平滑肌有抑制作用。

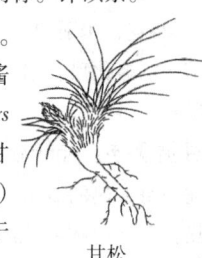

甘松

甘遂 gānsuí 中药名。出《神农本草经》。别名肿手花根。为大戟科植物甘遂 Euphorbia kansui T. N. Liouex T. P. Wang 的根。主产于陕西、甘肃、山东、河南等地。苦、寒，有毒。入脾、肺、肾经。泻水饮，破积聚，通二便。治水肿腹满、二便不通、胸胁积液、癥瘕积聚、癫痫，内服：0.5～1克，醋制或面裹煨熟后用，多入丸、散。孕妇忌服。反甘草。

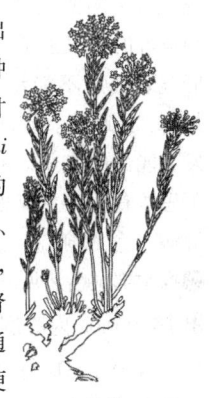

甘遂

本品含 α-大戟甾醇 γ-大戟甾醇，甘遂甾醇，甘遂萜酯 A、B。醇浸膏对小鼠有明显泻下作用，毒性大，经醋炙后泻下作用和毒性均减低。甘遂萜酯 A、B 有镇痛作用。

甘遂通结汤 gānsuítōngjiétāng 南开医院方。见《中西医结合治疗急腹症》。甘遂末（冲）0.6～0.9克，牛膝9克，厚朴15～30克，桃仁9克，赤芍15克，大黄（后下）9～24克，木香9克。水煎服。功能攻水通结，活血化瘀。治重型肠梗阻，肠腔积液较多者。

甘温除热 gānwēnchúrè 用甘温药治疗因虚而身大热的方法。如气虚发热，症见身大热，有汗，渴欲热饮，少气懒言，舌嫩色淡，脉虚大者，用补中益气汤。产后或劳倦内伤发热，症见肌热面赤、烦渴欲饮、舌淡红、脉洪大而虚，用当归补血汤。

甘中黄 gānzhōnghuáng 即人中黄。详该条。

肝 gān ❶五脏之一。居胁下，其经脉布于两胁，与足少阳胆相为表里。在体合筋，开窍于目。它的主要功能：一主藏血。有贮藏和调节血液的功能，故有"肝主血海"之说。二主筋的运动。全身筋腱、关节运动，须赖肝的精气滋养，有"罢极之本"之称。肝气衰则筋不能动，肝风内动，则抽搐震颤。三主疏泄。能助脾胃消食运化。其气升发，能舒畅气机。肝气郁结，则气郁易怒，不思饮食。四主谋虑。肝与精神活动有关，肝病多急躁善怒，急躁善怒则谋虑不周。❷推拿部位名。见肝经条。

肝痹 gānbì 内脏痹证之一。出《素问·痹论》等篇。由筋痹日久不愈，复感外邪，或恼怒伤肝，肝气郁滞所致。症见夜卧多惊、口渴多饮、小便频数、胁痛、腹膨大作胀。治宜疏肝祛邪。用五痹汤加枣仁、柴胡，或用柴胡疏肝散。虚者用补肝散。有火者用泻青丸、龙胆泻肝汤。

肝病 gānbìng 五脏病候之一。见《素问·脏气法时论》等篇。泛指肝脏发生的多种病症。多由七情所伤，肝失疏泄，或气郁化火，肝络瘀阻，或阴血不足，肝阳偏亢，肝风内动，以及湿热内蕴，寒滞肝脉等所致。临床表现有胁肋胀痛、头痛眩晕、耳鸣、目赤、易怒，或易惊恐，或吐血衄血，或肢麻、抽搐、痉厥，以及疝气少腹胀痛，妇女月经不调等。证候虽多，可概括为虚实两类。治当根据病情不同，选用疏肝理气，活血通络，平肝清火，养血柔肝，潜阳息风，以及清化湿热，温散寒邪等法。

肝藏魂 gāncánghún 出《素问·宣明五气》。魂，指五脏精气化生的精神情志活动，为肝所藏。《灵枢·本神》："随神往来者谓之魂。""肝藏血，血舍魂。"若肝不藏血，肝血不足，就可出现梦游、梦语或幻视、幻觉等所谓魂不附体的病症。

肝藏血 gāncángxuè 出《灵枢·本神》。指肝有贮藏血液和调节血量的功能。血液来源于水谷精微，贮藏于肝脏，供滋养脏腑及全身骨节之用。《素问·经脉别论》："食气入胃，散精于肝，淫气于筋。"《素问·五脏生成》："肝受血而能视，足受血而能步，掌受血而能握，指受血而能摄。"肝主血海，血海是十二经脉之海，故有调节血量的功能。若肝病而失其藏血之职，就会出现多梦易惊、卧寐不宁等症。

肝常有余 gānchángyǒuyú 小儿病理特点之一。出《丹溪心法》。小儿患病最易出现高热、惊风。这是由于小儿脏腑娇嫩，感受病邪每易邪气鸱张而壮热。同时小儿神气怯弱，邪易深入。邪气盛则实，内陷心包则惊悸，昏迷，故《育婴家秘》又有"心常有余"的说法。肝得心火则抽搐。肝风心火交相煽动，则火热炽盛，真阴内亏，柔不济刚，筋脉失养，故壮热、惊搐、昏迷，甚则角弓反张。故前人认为心肝常有余，为小儿热病易动肝风、心火病理特点的又一概括。

肝乘肺 gānchéngfèi 肝邪乘肺，侮其所不胜。《伤寒论·辨太阳病脉证并治》："伤寒发热，啬啬恶寒，大渴欲饮水，其腹必满，自汗出，小便利，其病欲解，此肝乘肺也。"实际上，临床所指多为肝火犯肺，参详该条。

肝乘脾 gānchéngpí 肝气盛而乘虚犯脾胃。《伤寒论·辨太阳病脉证并治》："伤寒腹满，谵语，寸口脉浮而紧，此肝乘脾也。"喻昌注："其证腹满谵语，其脉寸口浮而紧。寸口即气口，脾胃脉之所主也。浮而且紧，即弦脉也。肝木过盛，所以脾胃之土受制也。"今临床所指多包括脾虚见症。参见肝气犯脾条。

肝胆湿热 gāndǎnshīrè 湿热之邪蕴蒸于肝胆的病变。主要证候有寒热、口苦、胁痛、腹痛、恶心呕吐、腹胀厌食、皮肤巩膜发黄、小便黄赤、舌苔黄腻、脉弦数等。多见于急性黄疸型肝炎、胆道感染等疾患。

肝风 gānfēng 病症名。①肝受风邪所致的疾患。《素问·风论》："肝风之状，多汗恶风，善悲，色微苍，嗌干，善怒，时憎女子，诊在目下，其色青。"《奇效良方》治风中于肝，用射干汤。《圣济总录》卷四十一："若肝脏气虚，不能荣养，则为风邪所侵，搏于筋脉，荣卫凝泣，关节不通，令人筋脉抽掣疼痛，以至眩闷、口眼偏斜，皆其证也。"《太平圣惠方》治肝风筋脉拘挛，用羚羊角散。②肝风内动的病症。《素问·至真要大论》："诸风掉眩，皆属于肝。"《临证指南医案·肝风》华岫云按："故肝为风木之脏，因有相火内寄，体阴用阳，其性刚，主动主升，全赖肾水以涵之，血液以濡之……倘精液有亏，肝阴不足，血燥生热，热则风阳上升，窍络阻塞，头目不清，眩晕跌仆，甚则瘈疭痉厥矣。"肝主筋，其经脉上巅络脑，故症见眩晕、痉厥、四肢抽搐等。

肝风内动 gānfēngnèidòng 眩晕、抽搐、动摇等风动之证不因于外感风邪者，均属肝风内动。有虚证、实证之分。虚者称为虚风内动，实者称为热盛动风。各详该条。

肝疳 gāngān 五疳之一。又名风疳、筋疳。疳证因肝经受热所致，症见眼睛涩痒、摇头揉目、面色青黄、多汗、下痢频多。以清肝泻热为治。用柴胡清肝饮。

肝合胆 gānhédǎn 脏腑相合之一。胆附于肝，肝的余气聚于胆，二者贮藏和疏泄胆汁，互为作用。肝足厥阴经脉与胆足少阳经脉相属。肝为脏，属阴；胆为腑，属阳。一脏一腑，阴阳表里互相输应。《灵枢·本输》："肝合胆，胆者中精之府。"临床上肝气热则胆泄口苦，胆火旺盛或肝阳偏亢则容易有急躁易怒的症状。用平肝的药物可以泻胆火，用泻胆火的药物也可以平肝，即体现了这种相合的关系。

肝合筋 gānhéjīn 五脏与五体的相合，肝主要合于筋。《素问·五脏生成》："肝之合筋也，其荣爪也。"筋束骨，系于关节，维持正常的屈伸运动，须赖肝的精气濡养。《素问·经脉别论》："食气入胃，散精于肝，淫气于筋。"肝气足则筋力劲强，关节屈伸有力而灵活；肝气衰则筋力疲惫，屈伸困难。

肝火 gānhuǒ 肝气亢盛的热象。多因七情过极、肝阳化火或肝经蕴热所致。症见头晕、面红、目赤、口苦、急躁易怒、舌边尖红、脉弦数，甚或昏厥、发狂、呕血等。

肝火不得卧 gānhuǒbùdéwò 病症名。见《症因脉治》卷三。指肝火侵扰所致的失眠。多由谋虑、恼怒伤肝，气火怫逆，或肝血耗伤，神失所守而成。症见夜卧不宁、善惊、口渴多饮、胁肋时胀，或小腹季胁引痛，痛连阴器，脉弦数等。治宜疏肝清火为主。用疏肝散、龙胆泻肝汤等方。

G

G

肝火耳聋 gānhuǒ'ěrlóng 病症名。见《医学元要·耳》。耳聋之因于肝火上攻，见耳鸣善怒、面赤、口苦胁痛、耳窍胀塞、脉弦者。治宜清肝泻火。方用龙胆泻肝汤加减。参见耳聋条。

肝火耳鸣 gānhuǒ'ěrmíng 耳鸣的一种。见耳鸣条。

肝火犯肺 gānhuǒfànfèi 肝气郁结，气郁化火，上逆犯肺所致的病症。多见于肺病日久，肺肾阴虚而肝火亢盛者。症见烦热口苦、头眩目赤、性急善怒、胸胁窜痛、咳嗽阵作，甚则咳吐鲜血，舌红，脉弦数。治宜佐金平木法。参见木火刑金条。

肝火上炎 gānhuǒshàngyán 肝火病症中表现为上部热象或具有上冲特点者，因火性炎上之故。参见肝火条。

肝火五更泄泻 gānhuǒwǔgēngxièxiè 病症名。五更泄的一种。因恼怒伤肝，肝气怫逆化火所致。《症因脉治·肝火五更泄泻》："胁肋常痛，痛连小腹，夜多不寐，每至五更，小腹左角一汛，急欲登厕，火性急速，一泻即止。"脉多弦数或洪大。治宜清肝泻火，用龙胆泻肝汤、柴胡栀连汤、左金丸、栀连戊己汤等方。

肝火胁痛 gānhuǒxiétòng 证名。肝气实或气郁化火而致的胁痛。《金匮翼·胁痛统论》："肝火胁痛，肝火盛而胁痛者，肝气实也。其人气收善怒。经云，肝病者，两胁下痛引少腹，善怒。又云，肝气实则怒是也。其脉当弦急数实。其口当苦酸，其痛必甚，或烦热或渴，或二便热涩不通。"治宜当归龙荟丸或左金丸等方。参见肝郁胁痛条。

肝火眩晕 gānhuǒxuànyūn 眩晕的一种。见《证治汇补·眩晕》。由于肾水亏少，肝胆相火上炎所致。症见头晕头痛、面红升火、口苦目赤、舌质红、脉弦数。可见于高血压病、脑动脉粥样硬化症等。偏火旺者，

宜清肝泻火为主，用龙胆泻肝汤。偏阴虚者，宜滋阴降火，用知柏八味丸等。

肝积 gānjī 古病名。见《脉经·平五脏积聚脉证》。王叔和根据《难经》中"肝之积，名曰肥气，在左胁下如覆杯，有头足，久不愈，令人发咳逆痎疟"的论述，又补充了脉弦而细，两胁下痛，痛引少腹，邪走心下，足肿发冷，疝气，瘕聚，小便淋漓，皮肤、爪甲枯萎和转筋等症。参见肥气条。

肝经 gānjīng ❶足厥阴肝经的简称。详该条。❷推拿部位名。出《陈氏小儿按摩经》。又名肝、肝木。①位于左食指远端指骨的腹面（《小儿推拿广意》）。止赤白痢、水泻，退肝胆之火。②男性位于无名指近端指骨的腹面，女性位于无名指中段指骨的腹面（《小儿按摩经》）。③位于左无名指中段指骨的腹面（《幼科铁镜》）。

肝经咳嗽 gānjīngkésòu 见《症因脉治》卷二。即肝咳。详该条。

肝经湿热 gānjīngshīrè 循足厥阴肝经循行部位所出现的湿热病症。湿性下流，湿热交结则缠绵难愈。足厥阴肝经从大腿内侧上行，环绕阴器，抵小腹，故阴囊湿疹或睾丸肿胀热痛、妇女带下黄臭、外阴瘙痒等病候，均属肝经湿热之证。宜清泄肝经湿热，用龙胆泻肝汤。

肝经湿热带下 gānjīngshīrèdàixià 带下证型之一。多因肝郁化热，脾经聚湿，湿热互结，流注下焦，损伤冲任带脉所致。症见带下淋漓连绵不断，色黄或赤白相兼，稠黏，味臭，胸乳胀闷不舒，头晕目眩，口苦咽干等。治宜泻肝清热，利湿。方用龙胆泻肝汤；或用白头翁25克，黄柏15克，苦参20克，水煎服。

肝经实火 gānjīngshíhuǒ 即肝火的实证。参见肝火、肝火上炎各条。

肝经郁热 gānjīngyùrè 证名。肝气郁结，

日久化热的相关证候。症见头痛、胁肋胀痛、失眠、烦躁易怒、口苦口干、舌红苔黄、脉弦数等。治宜疏肝健脾，解郁清热，可酌用丹栀逍遥散。

肝厥 gānjué 厥证之一。因肝气厥逆上冲所致。《证治汇补·眩晕》："肝厥之证，状如痫疾，僵仆不惺，惺则呕吐，头眩发热。宜二陈汤加柴胡、枳壳、甘菊、钩藤、干葛、山栀、生姜。"钩藤散、石膏汤等方均可选用。参见厥证条。

肝咳 gānké 出《素问·咳论》。又称肝经咳嗽。症见咳嗽，两胁下痛，甚至不可转侧，转侧则两胁下满。可用柴胡饮子（《症因脉治》：柴胡、黄芩、陈皮、甘草、人参、大黄、当归、白芍），泻青各半汤（《症因脉治》：黄芩、山栀、桑白皮、地骨皮、甘草），枳壳煮散（枳壳、桔梗、甘草、细辛、葛根、肉桂、橘红、苏子、姜、枣）加减。

肝劳 gānláo 病症名。因劳损肝所致。见《诸病源候论·虚劳病诸候》。《医学入门》："读书针刺过度而（目）痛者，名曰肝劳，但须闭目调护。"即视力疲劳。

肝木 gānmù ❶五脏合五行，肝属木，故名。❷推拿部位名。见肝经条。

肝木乘脾 gānmùchéngpí 即肝气犯脾，详该条。

肝疟 gānnüè 病症名。五脏疟之一。《素问·刺疟》："肝疟者，令人色苍苍然，太息，其状若死者，刺足厥阴见血。"治宜四逆汤等。

肝脾不和 gānpíbùhé 肝脾两脏功能失调所致各种病症的统称。亦称肝胃不和，实则脾与胃的证候各有所偏。在病机上肝气过亢则会乘袭脾胃，肝气郁结又会影响脾气的升发，脾胃虚弱也会受肝木所乘，出现肝气犯脾、肝气犯胃、肝郁脾虚等各种证候。参见肝气犯脾等条。

肝脾湿热 gānpíshīrè 证候名。湿热中阻，肝失疏泄，脾失健运的证候。症见胁胀、上腹痞满、恶心厌油，或见黄疸，大便不爽，舌红苔黄腻，脉弦滑数等。治宜清热利湿，疏肝健脾。

肝脾血瘀 gānpíxuèyū 证候名。由肝脾郁结，日久而致瘀聚，甚至可发展为癥积、鼓胀等一类严重的疾病。症见面色阴黄，形体消瘦，胁下痞块，质坚，按之不移，腹部膨胀，青筋脉络显露，舌质紫暗或有斑点，脉弦涩等。多见于肝硬化腹水、肝癌等疾患。治宜疏肝健脾，活血止瘀，可酌用鳖甲煎丸。

肝气 gānqì ❶指肝脏的精气。《素问·平人气象论》："肝藏筋膜之气也。"❷病症名。见《类证治裁·肝气肝火肝风》。常见症状为两胁气胀疼痛，胸闷不舒，并兼见一些消化功能紊乱或月经不调症状。

肝气不和 gānqìbùhé 证候名。肝疏泄太过或不及，皆可引起肝气不和的证候。症见急躁易怒，胸胁胀满，甚则作痛，少腹胀痛，妇女乳房胀痛、月经不调等；亦可影响脾胃而出现呕恶、泄泻等消化不良症状。治以疏肝理气为主。

肝气不舒 gānqìbùshū 肝的疏泄作用不及，失其条达之性。多由情志忧思郁结所致。症见胁肋胀痛，胸闷不舒，善太息，精神抑郁，不欲饮食，或口苦，喜呕，脉弦等。治宜疏肝解郁。

肝气不足 gānqìbùzú 证候名。肝之精气不足引起的证候，亦称肝气虚。《诸病源候论·五脏六腑病诸侯》："肝气不足则病目不明，两胁拘急筋挛，不得太息，爪甲枯，面青，善悲怒，如人将捕之，是肝气之虚也。"治宜滋养肝肾。

肝气犯脾 gānqìfànpí 由于肝气横逆，疏泄太过，克伐脾胃而表现以脾的病变为主的证候。按五行理论，又称为肝木乘脾。临床表现为头眩、易怒、口苦、胸闷胁痛、食后痞满、大便溏泄、脉弦缓等。

肝气犯胃 gānqìfànwèi　由于肝气横逆，疏泄太过而致脾胃受克伐的证候。本证与肝气犯脾类似，但偏于胃的病症，表现为头眩、易怒、胃纳呆滞、善太息，或恶心呕吐，或胃脘痛、吞酸嘈杂、脉弦等。

肝气逆 gānqìnì　肝气郁结，或因怒而引起上逆或横逆的病症。如上逆则见眩晕头痛，胸胁苦闷，面赤耳聋，甚则呕血；横逆则见腹胀腹痛，嗳气吞酸，月经失调等。《素问·脏气法时论》：“肝病……气逆则头痛，耳聋不聪，颊肿。”治以平肝或疏肝为主。详肝气逆证条。

肝气热 gānqìrè　肝主身之筋膜，肝热气盛则肝阴亏损，精气不能淫溢于筋，以致筋挛拘急，发为筋痿。《素问·痿论》：“肝气热则胆泄口苦，筋膜干，筋膜干则筋急而挛，发为筋痿。”治宜清肝热，养肝血。

肝气盛 gānqìshèng　证名。又名肝气实。肝经邪气盛实的证候。《灵枢·淫邪发梦》：“肝气盛则梦怒。”《圣济总录》卷四十一：“气盛则为血有余，故目赤，两胁下痛引少腹，善怒，甚则气逆头眩，耳愦颊肿，皆肝实之证也。”肝气盛实，可导致肝火旺盛。参见肝病、肝火条。

肝气实 gānqìshí　证名。见《外台秘要》卷十六。即肝气盛。《灵枢·本神》：“肝气虚则恐，实则怒。”详肝气盛条。

肝气胁痛 gānqìxiétòng　病症名。见《医方考》卷五。因情志不舒，肝气失于疏泄所致的胁痛。症见胁肋胀痛，胸闷，饮食减少，疼痛部位走窜不定，时痛时歇，得嗳气则痛胀见宽，如情绪波动其痛加剧，脉弦。治宜疏肝理气。用柴胡疏肝散、逍遥散等方。

肝气郁 gānqìyù　即肝郁。详该条。

肝气郁结不孕 gānqìyùjiébúyùn　病症名。肝气郁结，疏泄失常，气血不和，冲任胞脉失于滋养，难以摄精成孕。多伴有情志抑郁、胸胁不舒、乳房胀痛、月经失调等。宜疏肝解郁，养血调经。用开郁种玉汤（《傅青主女科》：当归、白术、炒白芍、茯苓、丹皮、香附、花粉）。

肝热 gānrè　❶泛指肝脏的各种热证。如肝火、肝阳上亢、肝气热、肝实热等。详各条。❷专指肝胆湿热化火。《素问·刺热论》：“肝热病者，小便先黄，腹痛多卧，身热，热争则狂言及惊，胁满痛，手足躁，不得安卧。”治宜清利肝胆，泻火息风，或结合清心开窍。

肝热病 gānrèbìng　肝受邪热所致的病症。《素问·刺热》篇：“肝热病者，小便先黄，腹痛，多卧，身热，热争则狂言及惊，胁满痛，手足躁，不得安卧。”

肝热恶阻 gānrè'èzǔ　恶阻证型之一。因孕后血聚养胎，冲脉气盛，冲气挟肝胃之气上逆所致。多见于平素性情急躁的妇女。症见呕吐苦水，或食入即吐，眩晕口苦等。宜清肝和胃，降逆止呕。用加味温胆汤（陈皮、半夏、茯苓、甘草、枳实、竹茹、黄芩、黄连、芦根、麦冬）。

肝热证 gānrèzhèng　证名。《素问·痿论》：“肝热者，色苍而爪枯。”又“肝气热，则胆泄口苦”。《医碥·发热》：“恚怒不发，止自摧抑，则肝气不宣，郁而成热，妇人最多此证。证见胸胁胀痛，或飧泄，面青，手足冷，太息不乐，脉沉弦。木郁则达之，宜逍遥散。”《证治准绳·杂病》：“肝热者，按之肌肉之下至骨之上，乃肝之热，寅卯间尤甚。”肝热有虚实之分，参见肝火、肝实热、肝虚热条。

肝热自汗 gānrèzìhàn　自汗之一。见《证治汇补·汗病》。因肝热所致。常兼见口苦多眠。治宜清肝敛汗。用逍遥散加减。

肝肾亏损 gānshènkuīsǔn 即肝肾阴虚。详该条。

肝肾亏损痛经 gānshènkuīsǔntòngjīng 痛经证型之一。多因素体虚弱，早婚或分娩次数多，损伤肝肾，精亏血少，冲任血虚，胞脉失养所致。症见小腹绵绵作痛，喜按，头晕耳鸣，腰膝酸软等。治宜调补肝肾。方用调肝汤（《傅青主女科》：山药、阿胶、当归、白芍、山茱萸、巴戟、甘草），或用加味六味地黄汤（《疡医大全》：熟地、丹皮、山药、山茱萸、茯苓、泽泻、人参、麦冬、黄芪）。

肝肾同源 gānshèntóngyuán 五脏相关的理论之一。也称乙癸同源。①肝阴和肾阴互相滋养。肝藏血，肾藏精，精血相生。②肝和肾均内寄相火，相火源于命门。临床上肝或肾不足，常是肝肾并治，或采用滋水涵木，或补肝养肾的方法，就是根据这一理论而产生的。③和虚实补泻有关。如《医宗必读》："东方之木，无虚不可补，补肾即所以补肝；北方之水，无实不可泻，泻肝即所以泻肾。"

肝肾相生 gānshènxiāngshēng 指肝和肾有互相滋养的关系。肝藏血，肾藏精，精血相生，故云。参见肝肾同源条。

肝肾阴虚崩漏 gānshènyīnxūbēnglòu 崩漏证型之一。多因先天不足，早婚或分娩次数多，耗伤气血，以致肝肾阴虚，阴虚生热，伤于冲任，迫血妄行。症见突然阴道出血，时多时少，淋漓不断，血色鲜红，头晕耳鸣，腰酸膝软，两颧发红，手足心热，或午后潮热等。宜滋补肝肾，清热固冲。方用两地汤，或清海丸（《傅青主女科》：熟地、山药、山茱萸、丹皮、五味子、麦冬、白术、白芍、龙骨、地骨皮、干桑叶、玄参、沙参、石斛）加减。

肝肾阴虚 gānshènyīnxū 又称肝肾亏损。

肝阴和肾阴俱虚的病变。肝阴和肾阴互相滋生，肾阴不足可以导致肝阴不足，肝阴不足也会使肾阴亏损，临床多具有阴虚内热的病变特点。症见眩晕、头胀、视物不明、耳鸣、咽干口燥、五心烦热、遗精、失眠、腰膝酸痛，舌红少津，脉弦细无力等。

肝实热 gānshírè 肝热盛之实证。《备急千金要方》："左手关上脉阴实者，足厥阴经也。病苦心下坚满，常两胁痛，息忿忿如怒状，名曰肝实热也。"治宜清泄肝热，结合疏肝解郁。

肝实证 gānshízhèng 肝病因邪气盛实所出现的证候。多由气郁、火旺等所致。《脉经》卷二："左手关上阴实者肝实也，苦肉中痛动，善转筋。"《圣济总录·肝脏门》："肝实之状，苦心下坚满，常两胁痛，或引小腹，忿忿如怒，头目眩痛，目眦赤生息肉是也。"《本草经疏》："肝实之证，善怒，怒则气上逆，甚则呕血及飧泄，善太息，忽忽不乐，胁痛，呕血，属肝气逆，肝火盛，肝血虚；发搐，属肝家邪热，热则生风，风主掉眩故也。口赤肿痛，属血热。"方用犀角地黄汤、羚羊散、甘菊花散等方。参见肝病、肝实热、肝火等条。

肝俞 gānshù 经穴名。代号 BL18。出《灵枢·背腧》。属足太阳膀胱经。位于背部，当第九胸椎棘突下旁开 1.5 寸处。主治黄疸、胸胁痛、吐血、胃脘痛、肝炎、胆囊炎、目昏眩、目赤痛、近视、青光眼、视神经炎、失眠、癫痫、精神病、功能性子宫出血、脊背痛等。微向脊柱斜刺 0.5~0.8 寸。禁深刺。灸 3~7 壮或 5~15 分钟。

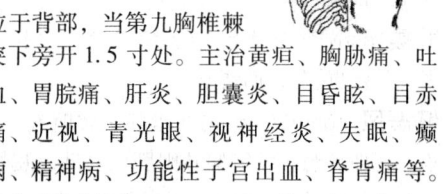

肝体阴用阳 gāntǐyīnyòngyáng 体，指实体或实质；用，指作用或机能。肝为藏血之脏，血为阴，故肝体属阴。肝主疏泄、升发，内寄相火，又主管筋的活动，病变时容易动风化火，其作用属阳。故有此说（见《临证指南医案·肝风》）。

肝为刚脏 gānwéigāngzàng 见《临证指南医案·郁》。肝体阴而用阳，喜条达舒畅，既恶抑郁，又忌过亢。肝为将军之官，其刚强之性，主要体现在肝气方面。肝气太过，易于急躁、发怒；肝气不足，则使人恐惧胆怯。

肝为泪 gānwéilèi 出《素问·宣明五气》。泪出于目，肝开窍于目，泪为肝液所化，故云肝为泪。参见五脏化液条。

肝为语 gānwéiyǔ 五脏气逆证中，肝气上逆的症状，出《素问·宣明五气》。语，语言，特指语言失常。《素问直解》注："语，多言也。"肝藏魂，肝气逆乱则多言或言语纷乱，失于常度。临床多见于肝气郁结患者，郁者本沉默寡言，唯郁之甚者则变生语言失常，终为喃喃自语。亦有肝阳亢盛，肝气上逆而暴怒狂言者。

肝胃不和 gānwèibùhé ❶与肝脾不和类同，参详该条。❷由于肝气郁结，肝脾失调而导致胃气逆乱的病症。与肝脾不和类似但偏于胃的证候，主要表现为两胁胀痛、嗳气、上腹痞满、纳呆，或胃脘痛、吞酸嘈杂。

肝胃气痛 gānwèiqìtòng 见《环溪草堂医案》。指因情志郁结，肝气犯胃所致的胃痛。详见气郁脘痛条。

肝痿 gānwěi 病症名。《医宗必读》："肝痿者，筋痿也。"详筋痿条。

肝恶风 gānwùfēng 出《素问·宣明五气》篇。恶即畏恶。风气偏胜则肝风易动，眩晕抽掣，故恶风。《素问·至真要大论》："诸风掉眩，皆属于肝。"

肝痫 gānxián 病名。出《备急千金要方》卷五。可表现为多种症状。《医学入门·痫》："肝痫，面青，摇头，喜惊，作鸡鸣状。"《景岳全书》卷四十一："面青唇青，两眼上窜，手足挛掣反折，其声如犬者，曰肝痫。"《医林绳墨》卷六谓痫症因怒而起，怒不得越，痰涎壅盛，口多喊叫，面青目瞪，右胁作疼而中气作闷者为肝痫。参见痫、五脏痫条。

肝虚 gānxū 肝脏亏虚的一类病症。如肝气不足而失其刚强之性，则使人恐惧胆怯。肝不藏血或肝阴亏损，则多梦易惊，卧寐不宁或筋痿无力、爪甲枯脆等。《素问·脏气法时论》："肝病者……虚则目䀮䀮无所见，耳无所闻，善恐，如人将捕之。"

肝虚寒 gānxūhán 肝经气虚而寒，寒凝肝脉的部分症状。《备急千金要方》："左手关上脉阴虚者，足厥阴经也。病苦胁下坚，寒热，腹满不欲食，腹胀，悒悒不乐，妇人月经不利，腰腹痛，名曰肝虚寒也。"治以暖肝或温肝散寒法。

肝虚雀目 gānxūquèmù 病名。见《世医得效方》卷十六。即肝虚雀目内障。详该条。

肝虚雀目内障 gānxūquèmùnèizhàng 病名。见《秘传眼科龙木论》。亦作肝虚雀目。多因后天失养，脾失健运。小儿多患。"肝虚血少……小儿因疳得之"（《世医得效方》卷十六）。症初起，入暮则视物不清，天晓复明，眼干涩羞明，频频眨动。失治可致黑睛萎软糜烂，甚则溃破而成蟹睛，常导致失明。相当于今之维生素 A 缺乏性眼病。治宜健脾益气，杀虫消疳，用肥儿丸或猪肝散加减。

肝虚证 gānxūzhèng 证名。肝虚所出现的证候。《脉经》卷二："肝虚……病苦胁下坚，寒热，腹满，不欲饮食，腹胀，悒悒不乐，妇人月经不利，腰腹痛。"《圣济总录》卷四十一："肝虚之状，其病面青，善洁善怒，脐左有动气，按之牢若痛，不欲饮食，悒悒不乐，恐惕如人将捕之。"《本草经疏》："肝虚十证：胸胁痛，属肝血虚；肝气实，因而上逆；转筋属血虚；目光短，属肝血虚，有热兼肾水真阴不足；目翳，属肝热，兼肾水不足；亡血过多，角弓反张，属肝血虚有热；少腹连阴作痛，按之则止，属足厥阴经血虚；偏头痛，属血虚，肝经有热，不急治之，久必损目；目黑暗眩晕，属血虚，兼肾水真阴不足；肥气属气血两虚，肝气不和，逆气与瘀血相而成。"方用沉香煎丸、莝䓖丸等。参见肝病、肝虚寒等条。

肝血 gānxuè 肝脏所藏的血。肝血与肝阴不能截然分开。从临床上看，提到肝血的一些病症，常与血虚、失血的情况相联系，而不一定有阴虚阳亢的表现。

肝血不足 gānxuèbùzú 即肝血虚。详该条。

肝血虚 gānxuèxū 又称肝血不足。肝藏血不足的证候。肝主藏血，血属阴，故血虚或肝阴虚均可见本证。临床表现为血虚或肝阴虚的见证，并有虚烦失眠，多梦易惊，月经不调等。

肝阳 gānyáng 肝的阳气。主升发疏泄。与肝阴相对而言。

肝阳化火 gānyánghuàhuǒ 肝阳上亢的进一步发展。阳亢则热，热极则生火。有阳气上逆的特点。参见肝火条。

肝阳偏旺 gānyángpiānwàng 即肝阳上亢。详该条。

肝阳上亢 gānyángshàngkàng 又称肝阳偏旺。由肾水亏损，不能滋养肝木，或肝阴不足，阴不潜阳所致。临床表现为头晕目眩、头痛、面赤、眼花、耳鸣、口苦、舌红、脉弦细或弦数等。

肝阳头痛 gānyángtóutòng 头痛病症之一。因肝阳上扰所致。《类证治裁·头痛》："内风扰巅者筋惕，肝阳上冒，震动髓海。"症见头角及巅顶掣痛、眩晕烦躁、易怒、睡眠不宁、脉弦等。治宜平肝潜阳为主。用天麻钩藤饮、珍珠母丸等。若兼肝胆火盛者，可用龙胆泻肝汤、当归龙荟丸等。参见头痛条。

肝阳眩晕 gānyángxuànyūn 眩晕的一种。多因情志不舒，肝阴暗耗，肝阳上僭所致。症见时时头晕头痛、睡眠不宁、易怒、脉弦。治宜平肝潜阳为主。用天麻钩藤饮加减。肝阴偏虚者，心烦少寐，舌红少苔，宜滋养肝肾之阴，用二至丸、杞菊地黄丸。肝阳眩晕之火旺者，则为肝火眩晕，详该条。本证可见于高血压病、脑动脉粥样硬化症等疾病。

肝阴 gānyīn 指肝的阴血和阴液。肝阴与肝阳相互为用，保持阴阳的协调。如肝气太过，肝阳偏亢，可以耗伤肝阴。而肝阴不足，则可以引起肝阳上亢。详见肝阴不足条。

肝阴不足 gānyīnbùzú 见肝阴虚条。

肝阴虚 gānyīnxū 又称肝阴不足。由慢性耗损或血不养肝所致，也可因肾精不足而致肝肾阴虚。临床表现为头晕、头痛、视力减退、眼干、夜盲、烦躁失眠、经闭、经少等。因肝阴虚而不能潜阳，每致肝阳上亢或虚风内动。参见肝阳上亢、虚风内动条。

肝痈 gānyōng 病名。内痈之一。多由肝郁化火，气滞血瘀，聚而成痈；或由积湿生痰蕴蒸而成。初起期门穴处隐痛，渐右胁胀痛，拒按，不能右侧卧，常恶寒发热，脉弦数；继则局部胀痛增剧，胁肋胀满，身热不退；如迁延失治，脓肿破溃，可咳吐或下利脓血，脓呈咖啡色，带臭秽。见于肝脓疡、化脓性胆囊炎及胆管炎、肝包虫病等。初起由肝火而成者，宜清肝泻火，用柴胡清肝汤（方见胁痈条）。湿痰形成者，宜理气化痰，用疏肝涤痰汤（《马培之外科医案》：香附、当归、佛手、橘红、蒌仁、广郁金、茯苓、苏梗、枳壳、参三七、半夏、竹茹）。成脓时宜清肝泻火，佐以排脓；脓溃后，再加清肝清肠药。外治见肠痈条。必要时可手术治疗。

肝郁 gānyù　肝气郁、肝气郁结的简称。见《赤水玄珠·郁证门》。肝有疏泄的功能，性喜升发和疏泄，如因情志不舒，恼怒伤肝，或其他原因影响气机升发和疏泄，均可引致肝郁之证。表现两胁胀满或窜痛，胸闷不舒，胁痛常随情绪变化而增减。或气上逆于咽喉，咽中似有异物梗阻的感觉。肝郁也常影响脾胃，出现肝脾不调的病症。在妇女还可出现乳房胀痛，月经不调等。

肝郁黄疸 gānyùhuángdǎn　病症名。见《诊余集·黄疸》。其症"忽然呕吐，发热，遍体疼痛，热退则面目俱黄，此宜从疏肝理气，利湿健脾自愈，又不可用温热也。"参见黄疸有关条。

肝郁经行先后无定期 gānyùjīngxíngxiānhòuwúdìngqī　病症名。见《中医妇科学讲义》。经行先后无定期证型之一。多因恚怒伤肝，肝郁气乱，气乱则血亦乱，冲任胞宫蓄溢失常。症见经期先后不定、经量或多或少、色紫稠黏、抑郁不乐、时欲叹息、胸乳胀闷不舒，或小腹胀痛等。治宜疏肝解郁。方用逍遥散、柴胡舒肝汤等。

肝郁经行先期 gānyùjīngxíngxiānqī　经行先期证型之一。出《妇人良方》。病因恚怒伤肝，肝郁化热，热扰冲任，迫血妄行所致。症见经行先期、经量时多时少、色红或紫、或有瘀块、乳房、小腹胀痛、烦躁易怒等。治宜疏肝解郁清热。方用丹栀逍遥散加减。

肝郁脾虚 gānyùpíxū　肝气郁结，引起脾胃消化功能减弱的病变。主要证候有胁痛、厌食、腹胀、大便溏泄、四肢怠倦等。参见肝气郁结条。

肝郁胁痛 gānyùxiétòng　病症名。见《金匮翼·胁痛总论》。多由悲哀恼怒，郁伤肝气所致。症见两胁疼痛、胸膈痞塞、筋脉拘急、腰脚重滞，甚则胁痛难忍，或胁腋牵痛，烦躁易怒等。治宜解郁理气为主；气郁化火者，兼以宣泄郁火。用枳壳煮散（《类证普济本事方》：枳壳、细辛、川芎、桔梗、防风、葛根、甘草）或金铃子散、丹栀逍遥散、小龙荟丸（《杂病源流犀烛》：当归、山栀、黄连、川芎、大黄、龙胆草、芦荟、木香、麝香）等方。参见肝气胁痛条。

肝郁血瘀 gānyùxuèyū　证候名。肝气郁结导致气滞血瘀的相关证候。症见情志抑郁，两胁胀痛或刺痛，或胁下有肿块，舌紫暗或有斑点，脉弦涩等。治宜疏肝化瘀，代表方如膈下逐瘀汤、柴胡疏肝散等。

肝胀 gānzhàng　❶胀病之一，出《灵枢·胀论》。症见胁下胀满而痛引少腹，多因肝经受寒所致。治宜疏肝散寒。可用茱萸汤（《圣济总录》：山茱萸、当归、五味子、黄芪、白术、独活、川芎、地黄、枣仁、木瓜、枣）、青阳汤（《医醇賸义》：青皮、柴胡、蒺藜、乌药、陈皮、炮姜、延胡、木香、郁金、花椒子）等方。亦有以胀病而见上述证候者为肝胀（《杂病源流犀烛·肿胀源流》）。❷指目睛无故脱出的怪疾。见《增广验方新编》，治用羌活汤，先熏后服。

肝主筋 gānzhǔjīn　肝主管全身筋膜。筋要赖肝的精气滋养，才能活动有力。《灵枢·九针论》："肝主筋"；《素问·六节藏象论》："肝者……其充在筋。"肝不养筋则动作迟钝，活动不灵。《素问·上古天真论》："丈夫……七八肝气衰，筋不能动。"肝阴不足可致筋痿不用；肝风内动，则可出现拘挛抽筋。参见肝合筋条。

肝主谋虑 gānzhǔmóulǜ　肝辅佐心神参与思维活动。《素问·灵兰秘典论》："肝者，将军之官，谋虑出焉。"肝气健旺，始能沉着而深谋熟虑；反之，"肝气虚则恐，实则怒。"（《灵枢·本神》）

肝主目 gānzhǔmù 肝开窍于目，其经脉连目系，上至额，与督脉会于巅。肝的精气盛衰，可影响视力的强弱；肝火上炎，可见两目肿赤，肝虚则见两目干涩、视物不明。《灵枢·脉度》："肝气通于目，肝和则目能辨五色矣。"

肝主升发 gānzhǔshēngfà 肝气的一种作用。肝的功能正常时，如春天树木充满生机，表现为升发之象。但升发太过，则为肝阳上亢，反会出现头痛、眩晕等证候。

肝主疏泄 gānzhǔshūxiè 疏泄，升发透泄之意。肝气有升发透泄作用，能舒畅全身气机。如精神抑郁，可使肝气郁结，甚至影响气血流畅而发生疼痛；肝又能助脾胃消谷运化；妇女的月经和男性的排精，也与肝的疏泄有关系。

肝主血海 gānzhǔxuèhǎi 出《素问·五脏生成》王冰注。王氏说："肝藏血，心行之，人动则血运于诸经，人静则血归于肝脏，何者？肝主血海故也。"意谓肝有贮藏和调节血液的功能。参见肝藏血条。

肝着 gānzhuó 病症名。出《金匮要略·五脏风寒积聚病脉证并治》。因肝脏气血郁滞，着而不行所致。症见胸胁痞闷不舒，甚或胀痛，用手按捺捶击稍舒，并喜热饮等。治宜行血散滞，通阳活血。方用旋覆花汤加归须、桃仁、泽兰、郁金等。

肝足厥阴之脉 gānzújuéyīnzhīmài 即足厥阴肝经。详该条。

柑皮 gānpí 中药名。出《本草拾遗》。别名广陈皮、新会皮、陈柑皮。为芸香科植物茶枝柑 Citrus chachiensis Hort. 的果皮。主要分布于珠江三角洲一带。苦、辛、温。理气，燥湿，导滞，化痰。治胸腹胀满、呕吐、泄泻、咳嗽痰多，煎服：3～9克。

疳 gān 病症名。出《颅囟经》。又名疳证、疳疾。泛指小儿由脾胃运化失常所引起的慢性营养障碍性病症。致病原因是多方面的，但主要是由于乳食失调，或感染病邪，损伤脾胃。《小儿药证直诀》："疳皆脾胃病，亡津液之所作也。"临床上以面黄肌瘦，毛发焦枯，肚大青筋，精神萎靡为主证。包括营养不良、慢性消化不良，以及多种寄生虫病，小儿结核病等。由于疳的病因复杂，症状表现不一，故历代医家对其分类，亦较繁杂。如以五脏分类及病因病机命名的有心疳、肝疳、脾疳、肺疳、肾疳、疳痨、蛔疳等，以症状命名的有疳热、疳渴、疳泻、疳痢、疳肿胀等，以病变部位命名的有脑疳、眼疳、口疳、牙疳、脊疳、鼻疳等。详见各条。

疳病二十四候 gānbìng'èrshísìhòu 疳病证候。《幼科释谜》载庄氏家传疳病24种证候：冷热疳、脾疳、肺疳、皮虚皱、毛发稀疏、肝疳、肾疳、发干焦鼻下生疮、心疳、骨槽疳、奶疳、牙龈臭烂、心脾疳、肝肺疳、脚细肚高并青筋、热疳、脾冷疳、心胃疳、脾胃疳、肝渴疳、骨热疳、爱饮水目不开、急疳、心疳积热二十四候。

疳疮 gānchuāng 即下疳。详该条。

疳毒眼 gāndúyǎn 即小儿疳眼。详该条。

疳积 gānjī 即脾疳。详该条。

疳积草 gānjīcǎo 大金牛草之别名。详该条。

疳积散 gānjīsǎn ❶中成药。见《中华人民共和国药典》2010年版一部。石燕（煅）100克，石决明（煅）100克，使君子仁100克，鸡内金（炒）50克，谷精草50克，威灵仙50克，茯苓100克。功能消积化滞，用于食滞脾胃所致的疳证，症见不思乳食、面黄肌瘦、腹部膨胀、消化不良。热米汤加少量糖调服，一次9克，一日2次；3岁以内小儿酌减。❷经验方。鸡内金30克，山楂、神曲、麦芽各90克。为细末，每服1.5～3

克，糖水调下，日3次。治小儿疳积。**❸**《全国中药成药处方集》方。茯苓60克，乌贼骨30克，槟榔、鹤虱、雷丸、三棱（醋制）、莪术（醋制）、炒鸡内金、使君子肉各15克，红花9克。为细末，每服1.5～6克。功能杀虫消积。治食积、疳积、虫积，腹胀腹痛，面黄肌瘦，消化不良。

疳疾 gānjí 即疳。详该条。

疳疾上目 gānjíshàngmù 即小儿疳眼。详该条。

疳渴 gānkě 病症名。出《小儿药证直诀》。疳疾而兼口渴喜饮者。多由于胃热或津液不足所致。胃热，宜清热和胃；津液不足，宜益气生津。用清热甘露饮（《医宗金鉴》：生地黄、麦冬、石斛、知母、枇杷叶、石膏、甘草、茵陈蒿、黄芩）加减，或生脉散加味为治。

疳痨 gānláo 病名。见《小儿卫生总微论方》。属肺疳的重证。由脾肺虚损所致。症见面色㿠白、骨蒸潮热、午后两颧发赤、精神疲倦、时有干咳或咽痛、睡中盗汗等。前人认为：本病十五岁以上为痨，十五岁以下为疳。说明疳与痨是具有共性的疾病。古代所称的痨，多数指结核病。今对新生儿普遍接种卡介苗，婴幼儿结核已很少见。本病以益气育阴，补肺养脾为治。可用沙参麦冬汤及鳖甲散（党参、黄芪、鳖甲、生地黄、白芍、百合、青蒿、桑白皮、地骨皮、甘草）加减。

疳痢 gānlì 病症名。出《颅囟方》。指疳疾患儿合并痢疾。多由饮食不洁，寒温失调所致。应参照小儿痢疾治法，根据患儿身体的强弱，病情的轻重，急则治其标，缓则治其本，因人制宜，区别拟治。

疳热 gānrè 病症名。见《证治准绳》。疳疾患儿的发热。诸疳皆具有不同程度的发热，或高或低，或久或暂，或朝热暮凉，或夜热

昼凉，或寒热往来，或长期潮热，或头热身不热，或五心烦热等。证既不同，治亦各异。应根据主证以求其本，分别其表里虚实，标本缓急，随证施治。

疳泻 gānxiè 病症名。出《婴童百问》。疳疾患儿多有腹泻，关键在脾。泄泻与疳疾都同脾胃有关。因疳而泻，则治疳必须治泻，亦即按照疳疾的虚实轻重，用扶脾和胃的方法，标本兼治。

疳眼 gānyǎn 即小儿疳眼。详该条。

疳证 gānzhèng 即疳。详该条。

疳肿胀 gānzhǒngzhàng 病症名。出《婴童百问》。疳疾患儿兼有的肿胀。多由于肺气不宣及脾运不健所致。如出现气逆喘咳、胸膈痞闷、肚腹肿胀等，应宣肺祛湿，用御苑匀气散（《医宗金鉴》：桑白皮、桔梗、赤茯苓、甘草、藿香、陈皮、木通、生姜皮、灯心草）煎服。如肾气不足，不能制水，出现头面、四肢浮肿，应利水和脾，用五苓散、五皮饮加减。

赶风柴 gǎnfēngchái 中药名。出萧步丹《岭南采药录》。别名节节红、饭汤叶。为马鞭草科植物裸花紫珠 Callicarpa nudiflora Hook. etArn. 带有嫩枝的叶。分布于我国南部。苦、微辛，平。消炎，解毒，止血，收敛。治细菌性感染引起的炎症、急性传染性肝炎，煎服：9～30克。治外伤出血，捣敷或研末撒；烧伤，煎后浸纱布敷贴。煎剂能缩短兔出血时间。提取液能缩短狗出血及凝血时间，对兔耳血管有收缩作用，对离体肠有兴奋作用。本品含鞣质，用于创面有收敛作用。煎剂在体外对金黄色葡萄球菌、伤寒杆菌、痢疾杆菌、绿脓杆菌、副大肠杆菌等有抑制作用。

感觉性循经病理反应 gǎnjuéxìngxúnjīng bìnglǐfǎnyìng 以感觉异常为表现形式的循环病理反应。其中以疼痛为主者称循环性疼

痛；以其他异常感觉，如麻、冷、痒、酸、胀、蚁走样、吹风样或流水样感为主者称循经性异感。循经性疼痛和循经性异感均属自发性循经感觉病，多数具有发作性特点。发作一般可持续3～5分钟，也有持续几个小时的。发作从体表上恒定的一点开始，以一定的宽度和速度循经走行，有近半数可达本经脉全程。发作时，可伴有循经脉所过肢体的不自主运动，或所过部位内脏的危象。有部分病例可出现压迫阻断现象，或在发作后遗留有循经感觉障碍带或多节段组合形式的感觉障碍区。这种感觉障碍带也出现在诱发性循经感觉病的患者身上，称为诱发性循经感觉反应带。

感冒 gǎnmào ❶病症名。见《丹溪心法·中寒》。外感风寒或时令不正之气所致的表证。有轻重寒热之分。一般症见鼻塞流涕、头痛且胀、怕风、骨节酸楚、恶寒发热，或咳嗽喉痛等。治宜分辨气候、体质与感邪轻重的不同。因风寒所致者，宜辛温解表，方用葱豉汤、荆防败毒散等。因风热所致者，宜辛凉解表，方用银翘散等。病情较重而有广泛流行者，为时行感冒。❷指伤风。见《杂病源流犀烛·感冒源流》。

感冒舒颗粒 gǎnmàoshūkēlì 中成药。见《中华人民共和国药典》2010年版一部。大青叶、连翘、荆芥、防风、薄荷、牛蒡子、桔梗、白芷、甘草。制成颗粒剂。功能疏风清热，发表宣肺。用于风热感冒，头痛体困，发热恶寒，鼻塞流涕，咳嗽咽痛。开水冲服。一次15克，一日3次；病情较重者，首次可加倍。每袋装15克。

感冒头痛 gǎnmàotóutòng 病症名。见《丹溪心法》。因外感风邪所致。症见头痛、鼻塞声重、自汗恶风、脉浮缓等。治宜祛风解表。可用芎芷香苏散（吴克潜《古今医方集成》：川芎、白芷、陈皮、香附、苏叶、苍术、甘草）、十味芎苏饮等方。感冒风邪，往往夹寒、夹热、夹湿，详风寒头痛、风热头痛、风湿头痛条。参见头痛条。

感冒退热冲剂 gǎnmàotuìrèchōngjì 又名上感冲剂。验方。见《全国新药介绍》第二辑。大青叶、板蓝根各3千克，草河车、连翘各1.5千克。制成冲剂，每服18克，日3次。治上呼吸道感染、流行性感冒、非典型性肺炎、急性扁桃体炎、咽喉炎等。实验研究：对流行性感冒病毒等有抑制作用，并有解热作用。

感冒胁痛 gǎnmàoxiétòng 病症名。《症因脉治》卷一。参见风寒胁痛条："感冒胁痛之症，并无时行传染，因自冒风寒，先见患寒发热，胁痛耳聋，呕而口苦，此伤寒少阳经胁痛症也。若寒热已除，后乃胁痛干呕，此表解里未和，热邪痰饮之症。""感冒胁痛之治，风邪在表，柴胡羌活汤；热邪在半表半里，小柴胡汤；热邪在里，小柴胡加山栀、青皮、枳壳；表已散，里气不和作痛，审知是燥痰结饮，轻则瓜蒌仁汤，重则十枣汤；若肝胆郁火成痰，家秘胆星汤主之。"

感冒眩晕 gǎnmàoxuànyūn 病症名。见《三因极一病证方论》。即中暑眩晕。详该条。

感染性休克 gǎnrǎnxìngxiūkè 病名。系由感染所引起的急性循环不全。主要表现是微循环的血流障碍，为常见的危重急症之一。早期休克，四肢微温不冷，血压稍低或正常，呼吸气促，或有轻度不规则，属气郁不得宣畅者，用四逆散；如面色苍白、口唇发绀、脉细无力者，为气阴欲脱，宜益气复脉，用独参汤或生脉散。重度休克，四肢厥冷，体温或血压不升，面色灰白，唇指青紫，大汗出，舌紫黯，脉微欲绝者，为阳气暴脱，宜回阳固脱，用四逆汤、参附汤、独参汤之类。

感暑 gǎnshǔ 即伤暑。详该条。

感应草 gǎnyìngcǎo 见南京药学院《中草药学》。为含羞草之别名。详该条。

橄榄 gǎnlǎn 出《日华子诸家本草》。别名青果。为橄榄科植物橄榄 *Canarium album* (Lour.) Raeusch. 的果实。产于广东、广西、福建等地。甘、涩、酸、平。入肺、胃经。清肺利咽，生津解毒。治咽喉肿痛、烦渴、咳嗽，解酒毒、鱼毒。生食或煎服：9～15克。

橄榄核 gǎnlǎnhé 中药名。出《本草纲目》。为橄榄科植物橄榄 *Canarium album* (Lour.) Raeusch. 的果核。甘、涩、温。治鱼骨梗喉，磨汁服；大便下血，烧存性，研末服，3～6克。

绀珠丹 gànzhūdān 即保安万灵丹。详该条。

骭骨 gàngǔ 骨名。又名成骨。即胫骨。参见骭骨条。

gang

刚痓 gāngchì 病名。见《诸病源候论》卷七。即刚痉。详该条。

刚痉 gāngjìng 痉病的一种。出《金匮要略·痉湿暍病脉证并治》。症见发热无汗、恶寒、颈项强急、头摇口噤、手足挛急或抽搐，甚则角弓反张，脉弦紧。治宜葛根汤。目前临床已少用。《医醇賸义》谓刚痉多是风热炽盛所致，用赤芍连翘散（《医醇賸义》：赤芍、连翘、葛根、豆豉、花粉、甘草、独活、防风、薄荷、经霜桑叶）或选用石膏汤、羚羊角汤、犀角大黄散（《圣济总录》：犀角、大黄、芎藭、石膏、牛黄）等方。刚痉若见阳明腑实者，可用大承气汤。又《丹溪心法》认为："阳痉曰刚。无汗。"据此，则阳痉（阳痉）与刚痉同义。

刚柔 gāngróu ❶指阴阳。《素问·阴阳应象大论》："审其阴阳，以别柔刚。"张景岳注："形证有柔刚，脉色有柔刚，气味尤有柔刚，柔者属阴，刚者属阳，知柔刚之化者，知阴阳之妙用矣。"《难经·十难》："五脏各有刚柔邪。"❷刚柔二干。即刚干、柔干。《素问遗篇·刺法论》："假令甲子，刚柔失守，刚未正，柔孤而有亏。"张景岳注："十干五运，分属阴阳，阳干气刚，甲、丙、戊、庚、壬也；阴干气柔，乙、丁、己、辛、癸也。故曰刚柔二干。"

肛 gāng 即肛门。详该条。

肛裂 gāngliè 病名。因血热肠燥，大便干结，用力排便，引起肛门齿状线以下皮肤破裂而成。症见大便秘结，便时肛门灼痛，便后出少量鲜血。治宜清热润肠通便。用麻仁丸。阴虚内热者，用润肠汤（生地、当归、火麻仁、桃仁、甘草）。新裂口无分泌物者，可用生肌散或生肌玉红膏外搽；陈旧裂口，可用枯痔散腐蚀裂口，再用生肌散收口。现多以手术治疗。

肛瘘 gānglòu 即肛漏。详该条。

肛漏 gānglòu 病名。又名肛瘘、漏疮。多因肛门周围痈疽溃久不愈所致，或内痔、肛裂染毒后发展而成。肛周疮口生成管道，常流脓水，疼痛，瘙痒，缠绵难愈。其患处肿硬痛著，疮口凸起，脓液稠厚，病体尚壮者，属实证；管道软陷，疮口凹进，脓液稀薄，病体羸弱者，为虚证。治疗以挂线、手术及插药等为主。内治：实证服消漏丸（《医门补要》：生地、苦参、银花、地榆、槐米、胡黄连、川柏、龟板）；虚证宜扶正托里解毒，可用托里消毒散（《外科大成》：人参、黄芪、白术、茯苓、川芎、金银花、当归、白芷、皂角刺、甘草、桔梗）或六味地黄丸加减。

肛门 gāngmén 又名魄门、后阴。消化道的最末端。能排粪便和控制排便。《证治要诀》："肛门者……又曰魄门。"

肛门痒痛 gāngményǎngtòng　症状名。又称肛头痒痛。《杂病源流犀烛·脱肛源流》："肛门痒痛，湿与火病也。大肠有湿，流注于肛门则作痒。宜秦艽羌活汤。甚或生虫，其痒难当，治法与虫痔相同。宜神应黑玉丹、萹蓄汤；外以苦楝根煎汤熏洗。大肠有火，郁闭不宣，则肛门作痛。宜七圣丸、尤白丸。"

肛门痈 gāngményōng　病名。又名肛痈、脏毒、偷粪鼠、盘肛痈。生于肛门内外的痈。由湿热下注而发，难消退，溃后易成漏。因过食醇酒厚味，湿浊不化，注于肛门而成者，为实证，症见肛门焮红肿痛，甚而重坠刺痛，形如桃李。即肛门周围脓肿。治宜清热解毒利湿。因脾、肺、肾亏损，湿热乘虚下注肛门而成者，为虚证，症见患处结肿平塌，微痛，治宜滋阴除湿，兼清虚热。内外治法同外痈、溃疡，参见各条。

肛痈 gāngyōng　即肛门痈。详该条。

岗灯笼 gǎngdēnglóng　鬼灯笼之别名。详该条。

岗梅根 gǎngméigēn　中药名。出清·何克谏《生草药性备要》。别名白点秤、百解、土甘草、山梅根，为冬青科植物梅叶冬青 Ilexas prella（Hook. etArn.）Champ. exBenth. 的根。分布于广西、广东、湖南、江西等地。苦、甘、凉。清热解毒，生津止渴。治感冒、高热烦渴、气管炎、扁桃体炎、咽喉炎，煎服：15～30 克。注射剂有增加冠脉流量，增强心肌收缩力的作用，对家兔垂体后叶素引起的急性心肌缺血 T 波改变有保护作用，S-T 段偏移及节律紊乱亦有减少。

岗油麻 gǎngyóumá　山芝麻之别名。详该条。

杠板归 gàngbǎnguī　中药名。见《江西草药》。别名河白草、蛇倒退。为蓼科植物杠板归 Polygonum Perfoliatum L. 的全草。我国大部分地区有分布。酸，凉，有小毒。利水，清热，解毒。治水肿、小便不利、腹泻、痢疾、黄疸、气管炎、百日咳、急性扁桃体炎，煎服：15～30 克。治湿疹、带状疱疹，捣敷或煎水洗；痈疖肿毒，内服或捣敷；毒蛇咬伤，捣汁调酒服，并捣敷疮口周围。本品含靛苷，并呈葸苷、强心苷反应。煎剂在体外对金黄色葡萄球菌、痢疾杆菌、大肠杆菌、伤寒杆菌及绿脓杆菌等有抑制作用。

杠柳皮 gàngliǔpí　香加皮之别名。详该条。

杠抬法 gàngtáifǎ　正骨法。即扛抬法。详该条。

gao

高喘 gāochuǎn　证名。壮热而呼吸迫促的证候。《素问病机气宜保命集》："暴热上喘者，病在心肺，谓之高喘。"治宜宣肺平喘。用麻杏甘石汤。

高风雀目内障 gāofēngquèmùnèizhàng　病名。见《秘传眼科龙木论》。亦称高风内障、高风雀目、高风障症。多系先天禀赋不足，肝肾亏虚，精血不能上荣所致。眼的外观正常，初起仅于黑夜或暗处视物不清，日久则白昼视力减退，视野缩窄，甚则可成青盲，或"经年瞳子如金色，名曰黄风"（《杂病源流犀烛》卷二十一）。治宜滋养肝肾，补益气血，用右归丸或补中益气汤酌加夜明砂、苍术、鲜猪肝等。本病类似于今之视网膜色素变性。

高盖 gāogài　见《针灸资生经》。督俞穴别名。详该条。

高丽参 gāolìshēn　别直参之别名。见人参条。

高濂 gāolián　（16 世纪）明代文人。字深甫，号瑞南，钱塘（今浙江杭州）人。能诗文，并注意养生术，辑有《遵生八笺》，记述了四时调摄、生活起居、延年却病、饮食、灵秘丹等养生之道。

高良姜 gāoliángjiāng 中药名。出《名医别录》。别名良姜。为姜科植物高良姜 *Alpinia officinarum* Hance 的根茎。主产于广东、广西、台湾。辛，温。入脾、胃经。温中，散寒，止痛。治脘腹冷痛、呕吐、泄泻、噎膈反

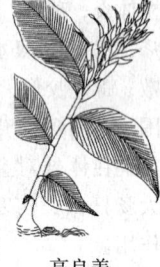

高良姜

胃、食滞。煎服：3～6克；或入丸、散。本品含挥发油、高良姜素等。煎剂在体外对各型葡萄球菌、溶血性链球菌、白喉杆菌、结核杆菌等有不同程度的抑制作用。

高岭土 gāolǐngtǔ 白石脂之别名。详该条。

高梅孤 gāoméigū 见高武条。

高曲 gāoqǔ 见《千金要方》。商曲穴别名。详该条。

高武 gāowǔ 明代针灸学家。字梅孤。浙江鄞县人。研究医学，精于针灸。为探索针灸学的渊源和要旨，根据《内经》《难经》摘编成《针灸节要》一书。又根据明以前针灸文献十余种，编成《针灸聚英》一书，有一定的独立见解，并对渗入针灸学中的一些封建迷信观点加以批判。为了订正穴位，自制针灸铜人模型三具（男、妇、童子各一）。

高者抑之 gāozhěyìzhī 治法之一。出《素问·至真要大论》。对向上冲逆之证要用降逆下气的方药来抑制。例如肺气上逆，咳嗽、痰多、气喘、胸膈胀闷，用降逆下气法，如三子养亲汤；胃气上逆，恶心、呕吐、呃逆，用和胃降逆法，如橘皮竹茹汤。

高注金匮要略 gāozhùjīnkuìyàolüè 《金匮要略》注本。不分卷。清·高学山撰于1872

年前后。高氏融会前贤诸论，结合个人见解注释《金匮要略》，对杂病病机、诊断、方义等注释较详而有所发挥。但也掺杂了一些主观唯心和牵强附会的解释，应当加以分析。原稿分四册，末册佚二页。近人王邈达为之增补校订，1956年由上海卫生出版社出版排印本。

睾 gāo 又名卵。睾丸。《灵枢·邪气脏腑病形》："小肠病者，小腹痛，腰脊控睾而痛。"

膏方大全 gāofāngdàquán 方书。秦伯未编。中药膏滋方专著。上编通论膏滋方效用、剂量、煎服法、禁忌；下编列咳嗽、痰饮、吐血、遗精等16类病症，27则医案，每案附膏滋方一首。1929年由上海中医书局出版排印本。

膏肓 gāohuāng ❶心之下、膈之上的部位。病位深隐难治、病情危重的患者，称为病入膏肓。一说膏肓指膈中之病（见《肘后方》）。❷经穴名。即膏肓俞。详该条。❸十二经原穴之二。《灵枢·九针十二原》："膏之原，出于鸠尾，鸠尾一。肓之原，出于脖胦，脖胦一"（脖胦即气海穴）。

膏肓俞 gāohuāngshù 经穴名。代号BL43。出《千金要方》。属足太阳膀胱经。位于背部，当第四胸椎棘突下旁开3寸处。主治虚劳、咳嗽、哮喘、咯血、肺结核、神经衰弱等。斜刺0.5～0.8寸。禁深刺。灸7～15壮或15～30分钟。

膏剂 gāojì 成药剂型。分内服和外用两种。内服膏剂，又叫膏滋。是把药物加水煎熬，滤滓，加入冰糖、蜂蜜等，熬成稠厚的膏，可长期服用。常用于慢性疾病或身体虚弱者。外用的称油膏，一般称药膏，是把蜂蜡加入棉子油或花生油中，加热溶化，乘热加入药物细粉，不断搅拌，待冷凝即成。冰片、樟脑等容易挥发的药，可在油膏冷后加入搅匀。外用药膏一般用于外涂，治皮肤疮

疥癣等。

膏粱厚味 gāoliánghòuwèi 肥腻浓厚的食物。长期多食，不但损伤脾胃，还会发生痰热和疮疡等病症。《素问·生气通天论》："高（膏）粱之变，足生大丁（疔）。"

膏淋 gāolìn 淋证之一。出《诸病源候论·淋病诸候》。又名内淋。症见小便混浊如米泔，或如鼻涕，或如脂膏，溲行不畅。有虚实之分。虚证多因脾肾虚弱，不能制约脂液，尿出时无灼热，涩痛亦轻，常伴腰膝酸软、头晕耳鸣、气短体倦等。治宜补益脾肾，固涩脂液。方用补中益气汤、六味地黄丸、菟丝子丸等。实证多因湿热蕴结下焦，以致气化不利，清浊相混，脂液失约，尿时灼热涩痛，可兼见发热、腰痛、头痛等。治宜清化湿热，分清去浊。方用萆薢分清饮、海金沙散等。参见淋条。本证可见于丝虫病、泌尿系感染、结核、前列腺炎等疾病。

膏摩 gāomó 治疗方法。出《金匮要略·脏腑经络先后病脉证第一》。用药膏涂擦体表的一定部位而达到治疗目的，具有按摩和药物的综合作用。在甘肃武威出土的汉代医药简牍和《千金要方》等书中，记载了许多有关膏摩的药方。

膏药 gāoyào 在常温下为半固体或固体的膏剂，供敷贴，应用时须加热至微熔。膏药种类较多，最常用的是黑膏药，也称铅膏药，由植物油炸取药料成分后，与铅丹混合而成。参见膏剂条。

膏药疗法 gāoyàoliáofǎ 特殊疗法。用膏药敷贴，治疗疮疖痈肿、流痰、溃疡等的方法。参见膏药条。

膏滋 gāozī 即内服的膏剂。见膏剂条。

藁本 gǎoběn 中药名。出《神农本草经》。为伞形科植物藁本 *Ligusticum sinense* Oliv. 或辽藁本 *L. jeholense* NakaietKitag. 的根茎及根。

主产于湖北、湖南、四川、河北、辽宁。辛，温。入膀胱经。发散风寒，祛湿止痛。治风寒头痛、巅顶痛、偏头痛、风湿骨痛、寒湿痛，煎服：3～9克。藁本含挥发油。其主成分为3－丁基苯酞、蛇床酞内酯。煎剂在体外对常见致病性皮肤真菌有抑制作用。

藁本

ge

鸽 gē 中药名。又名鹁鸽、飞奴。为鸠鸽科动物原鸽或家鸽等的肉或全体。前者分布于我国北部，后者我国大部分地区均有饲养。咸，平。滋肾益气，祛风解毒。治虚羸、消渴、久疟、肠风下血、血虚经闭、恶疮、疥、癣。一般煮食或蒸服。

鸽卵 gēluǎn 中药名。出《本草纲目》。为鸠鸽科动物原鸽或家鸽等的蛋。甘、咸，平。益气，解痘疮毒。治虚羸恶疮、疥、癣、痘疹难出。煮食。

割开揍骨 gēkāinàgǔ 骨折手术整复法。出《仙授理伤续断秘方》。当开放性骨折手法复位有困难时，可切开皮肉，以利刀去错位或重叠之骨锋，复位对正。外敷药膏，避开疮口，夹缚固定。

割攀睛胬肉手法 gēpānjīngnǔròushǒufǎ 眼科手术方法之一。一般先以钩或针挑起胬肉，再用锄刀、眉刀等剥离攀睛之胬肉，然后剔割或剪除之。

割人藤 gērénténg 葎草之别名。详该条。

割脂疗法 gēzhīliáofǎ 即割治疗法。详该条。

割治疗法 gēzhìliáofǎ 又称割脂疗法。用手术割除特定部位少量皮下脂肪组织的治疗方法。操作时，先选定部位，常规消毒局麻后，切开皮肤，割取黄豆或蚕豆样大小之脂肪组织，并以血管钳推揉至有酸胀麻感为度，然后缝合皮肤，外敷纱布。7 天后拆线。适用于哮喘、慢性支气管炎、消化不良、溃疡病、小儿疳积、神经衰弱等。

革脉 gémài 脉象之一。脉浮而搏指，中空外坚，如按鼓皮，主亡血失精。《伤寒论》："寒虚相搏，此名为革。"

格 gé ❶阻格不通、格拒。《灵枢·脉度》："阳气太盛，则阴气弗能荣也，故曰格。"《素问·气交大变论》："阴厥且格"。❷吐逆证。《伤寒论》："寸口脉浮而大，浮为虚，大为实，在尺为关，在寸为格，关则不得小便，格则吐逆。"

格阳 géyáng 见阴盛格阳条。

格致余论 gézhìyúlùn 医书。元·朱震亨撰于 1347 年。共有医论 41 篇。着重阐述"阳常有余，阴常不足"的医理。作者善用滋阴降火、导痰引滞之法，所发议论大多列治案以验证。新中国成立后有影印本。

鬲 gé 出《素问·大奇论》等篇。即噎膈。详该条。

鬲肓 géhuāng 膈膜与肓膜全称。《素问·刺禁论》："鬲肓之上，中有父母（注：心肺也）。"参见膈、肓条。

鬲上 géshàng 鬲，同膈。横隔膜上胸腔部。《素问·刺热论》："颊上者，鬲上也。"

鬲咽 géyān 出《素问·六元正纪大论》等篇。即噎膈。详该条。

蛤蚧 géjiè 中药名。出《雷公炮炙论》。为壁虎科动物蛤蚧 Gekko gecko（L.）除去内脏的干燥全体。主产于广西、云南、贵州等地。咸，微温，有小毒。入肺、肾经。补肺益肾，定喘止咳。治虚劳、喘咳、肺痿、咯血、阳痿、消渴。内服：煎汤，3～6 克；研末服，0.9～1.5 克。

蛤蜊皮 gélípí 蛤壳之别名。详该条。

蛤壳 géqiào 中药名。出明·李中立《本草原始》。别名海蛤壳、蛤蜊皮。为帘蛤科动物文蛤 Meretrix meretrix L. 或青蛤 Cyclina sinensis Gmelin 的贝壳。分布于我国沿海。咸，平。入肺、肾经。清热利湿，化痰软坚，制酸止痛。治热痰喘嗽、瘿瘤瘰疬、水肿、遗精、崩带、胃痛泛酸，煎服：3～6 克。煅研调涂，治湿疹。本品含碳酸钙、壳角质等。

隔 gé ❶隔塞不通。《素问·生气通天论》："阳气当隔，隔者当泻。"❷指饮食不下，大便不通的隔证。《素问·阴阳别论》："一阳发病……其传为隔。""三阳结谓之隔。"❸通膈。胸膈。《丹溪心法》："若血溢于浊道，留聚隔间，满则吐血。"又噎膈也称隔。

隔饼灸 gébǐngjiǔ 间接灸之一。艾炷与穴位皮肤之间隔以药饼的灸法。常用的有椒饼灸、附饼灸、豉饼灸等数种。详见各条。

隔姜灸 géjiāngjiǔ 间接灸之一。取厚 3 毫米左右的生姜片，以细针穿刺数孔，上置艾炷，放在穴位上施灸，待患者觉痛，将姜片略略提起，稍停放下再灸，直至局部皮肤潮红湿润为止。适用于一般虚寒病症。

隔山香 géshānxiāng 中药名。出《植物名实图考》。别名香白芷、鸡爪参、九步香、柠檬香碱草。为伞形科植物隔山香 Angelica citriodora Hance 的根。分布于浙江、江西、湖南、广东、福建。苦、辛，平。疏风清热，活血散瘀，行气止痛。治风热感冒、支气管炎、腮腺炎、胃痛、心绞痛、风湿骨痛、痢疾、疟疾、闭经、跌打损伤，煎服：9～15 克。根含挥发油、黄酮苷等。

隔山消 géshānxiāo 飞来鹤之别名。详该条。

隔蒜灸 gésuànjiǔ 间接灸之一。取厚 3 毫米左右的鲜大蒜片，以细针穿刺数孔，上置艾炷，放在穴位上施灸。一般每次 5～7 壮。适用于疮疖初起、毒虫咬伤、瘰疬、肺结核等。

隔物灸 géwùjiǔ　即间接灸。详该条。

隔盐灸 géyánjiǔ　间接灸之一。用炒过的食盐填平脐孔，上置大艾炷施灸。适用于虚脱，寒性腹痛，急性吐泻等。艾炷壮数视病情酌定。

膈 gé　❶同鬲，即横隔膜。《人镜经》："膈膜者，自心肺下，与脊、胁、腹周回相著，如幕不漏，以遮蔽浊气，不使熏清道是也。"《难经·三十二难》："而心肺独在膈上者。"十二经脉中，除足太阳膀胱经之外，十一经都或上或下通过膈部。《灵枢·经脉》："心手少阴之脉，起于心中，出属心系，下膈，络小肠。"❷同隔。隔塞不通。《灵枢·根结》："膈洞者，取之太阴。"

膈洞 gédòng　隔塞不通和泻下不已。出《灵枢·根结》。参见膈条。

膈关 géguān　经穴名。代号 BL46。出《针灸甲乙经》。属足太阳膀胱经。位于背部，当第七胸椎棘突下旁开 3 寸处。主治噎膈、呕吐、呃逆、肋间神经痛、脊背痛等。斜刺 0.5 ~ 0.8 寸。禁深刺。灸 3 ~ 7 壮或 5 ~ 15 分钟。

膈内拒痛 génèijùtòng　症状名。胸膈部疼痛拒按。多由正邪相搏于胸膈所致。

膈痰 gétán　痰证之一。见《圣济总录》卷六十四。因痰水结聚胸膈，气机升降失常，气逆痰壅所致。症见心腹痞满，短气不能平卧，头眩目暗，常欲呕逆等。治宜降气涤痰。参见痰证条。

膈痛 gétòng　病症名。①胸脘作痛而横满胸间（《证治要诀·膈痛》）。②即胁痛（《罗氏会约医镜·杂证》）。③胸痛的别称（《医宗必读·心腹诸痛》）。

膈下逐瘀汤 géxiàzhúyūtāng　《医林改错》方。五灵脂、川芎、牡丹皮、赤芍药、乌药

各二钱，延胡索一钱，当归、桃仁、红花、甘草各三钱，香附、枳壳各一钱五分。水煎服。功能活血祛瘀，行气止痛。治瘀血在膈下，形成积块，或小儿痞块，痛处不移，卧则腹坠者。

膈痫 géxián　病名。风痰阻于胸膈引起的痫证。《千金要方》："鬲痫之为病，目反，四肢不举。"治宜利膈豁痰，疏通经络。可灸风府、百会、人中、承浆等。

膈消 géxiāo　病症名。出《素问·气厥论》。《宣明论方》："上消者……又谓之膈消病也。"详上消条。

膈噎 géyē　见《济生方》卷二。即噎膈。详该条。

膈俞 géshù　经穴名。代号 BL17 出《灵枢·背腧》。属足太阳膀胱经。位于背部，当第七胸椎棘突下旁开 1.5 寸处。主治贫血，血证、呃逆、呕吐、胃脘痛、噎膈、荨麻疹等。微向脊柱斜刺 0.5 ~ 1 寸。禁深刺。灸 3 ~ 7 壮或 5 ~ 15 分钟。本穴为八会穴之一——血会。

膈中 gézhōng　病名。出《灵枢·邪气脏腑病形》。①即噎膈。见《素问·阴阳别论》。②噎塞与反胃的通名。见《杂病源流犀烛·噎塞反胃关格源流》。

合 gě　容量单位。即一升的十分之一。另见 hé。

葛根 gěgēn　中药名。出《神农本草经》。别名甘葛、粉葛。为豆科植物葛 *Puera rialobata*（Willd.）Ohwi. 或甘葛滕 *Pueraria thomaonii* Benth. 的根。主产于河南、湖南、浙江、四川等地。甘、辛，凉。入脾、胃经。解肌退热，生津止渴，透疹，止泻。治感冒发热，口渴，头痛项强，麻疹透发不畅，泄泻，痢疾及高血压病引起的颈项强

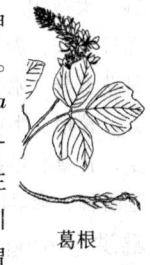

葛根

G

痛、心绞痛。煎服：9～15克。脾虚泄泻煨用。本品含葛根素、葛根素木糖苷、大豆黄酮、大豆黄酮苷、β-谷甾醇、花生酸等。总黄酮能增加狗冠状动脉血流量，有β-受体阻滞效应。颈动脉内注射能增加脑血流量。醇浸剂可拮抗大鼠脑垂体后叶素引起的心肌缺血反应，对人工发热兔有解热作用。大豆黄酮对肠管平滑肌有解痉作用。煎剂在体外能抑制痢疾杆菌。

葛根黄芩黄连汤 gěgēnhuángqínhuánglián tāng 又名葛根芩连汤。《伤寒论》方。葛根半斤，炙甘草两两，黄芩、黄连各三两。水煎，分两次服。功能解表清热。治外感病表证未解，热邪入里，症见身热下利、粪便臭秽、胸闷烦热，或喘而汗出，舌红苔黄，脉数。也用于急性肠炎、细菌性痢疾属热证者。

葛根芩连汤 gěgēnqínliántāng 即葛根黄芩黄连汤。详该条。

葛根汤 gěgēntāng ❶《伤寒论》方。葛根四两，麻黄三两，桂枝二两，芍药二两，炙甘草二两，生姜三两，大枣十二枚。水煎，分三次服。治外感风寒，头痛，项背强，发热恶寒，无汗；或太阳病，无汗而小便反少，气逆胸满，口噤，欲作刚痉者。实验研究：有解热作用。❷《济生方》方。葛根二两，栀子、枳实、豆豉各一两，炙甘草五钱。水煎服。治酒疸。❸《疡医大全》方。葛根二钱，赤芍药一钱五分，赤茯苓五分，甘草五分。水煎服。治齿痛。❹《痧疹草》方。葛根、牛蒡子、荆芥、蝉蜕、连翘、郁金、甘草、桔梗。水煎服。治身热神清、痧隐疏稀、咽喉肿痛。

葛洪 gěhóng（281—341）东晋著名的医药学家，道家。字稚川，自号抱朴子。丹阳句容（今江苏句容）人。学炼丹术，晚年在广东罗浮山隐居。著有《抱朴子内外篇》等书，杂有神仙长生等臆测之说。其炼丹术对化学和制药化学的发展有较大影响。医学著述有《肘后备急方》，采集民间单方、验方较多，具有便、廉、验的特点，其中对于疾病的记述和治疗，不少是我国和世界医学史上最早的。另有《玉函方》，已佚，部分内容为《外台秘要》《医心方》等书所收录。

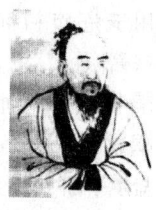

葛洪

葛花 gěhuā 中药名。出《名医别录》。别名葛条花。为豆科植物葛 *Pueraria lobata* (Willd.) Ohwi. 的花。主产于湖南、河南、广东、广西、浙江、四川、安徽等地。甘、凉。入胃经。治酒醉、烦渴，煎服：3～9克。

葛花解醒汤 gěhuājiěchéngtāng《兰室秘藏》方。木香五分，人参、猪苓、茯苓、橘皮各一钱五分，白术、干姜、神曲、泽泻各二钱，青皮三钱，砂仁、白豆蔻、葛花各五钱。为末，每服三钱匕，冲服。治饮酒太过、呕吐痰逆、头痛心烦、胸膈痞塞、手足颤摇、小便不利、大便泄泻。

葛可久 gěkějiǔ 见葛乾孙条。

葛乾孙 gěqiánsūn（1305—1353）元代医学家。字可久。江苏长州（吴县）人。世医出身，父亲葛应雷是当时名医。他继承家业，采用药物、针灸、推拿等方法治病，效果很好。撰有《医学启微》《十药神书》，后者对瘵瘵（肺结核）的诊治等记述较为丰富和突出。

葛条花 gětiáohuā 即葛花。详该条。

葛稚川 gězhìchuān 见葛洪条。

gen

根结 gēnjié 经脉以四肢末端为根，头面、胸、腹为结。用于说明四肢与头面、躯干之间的联系。《灵枢·根结》："太阳根于至阴，结于命门，命门者目也。阳明根于厉兑，结于颡大，颡大者钳耳也。少阳根于窍阴，结于窗笼，窗笼者耳中也……太阴根于隐白，结于太仓。少阴根于涌泉，结于廉泉。厥阴根于大敦，结于玉英，络于膻中。"所指为足三阳、足三阴之根结。又"手太阳根于少泽……手少阳根于关冲……手阳明根于商阳。"

跟骨 gēngǔ　骨名。出《灵枢·本输》。解剖学同名骨。位于足后。

跟骨骨折 gēngǔgǔzhé　病名。跟骨的骨或骨小梁连续性中断所导致的，以足跟部剧烈疼痛、肿胀和瘀斑明显，足跟不能着地行走，跟骨压痛为主要表现的疾病。

跟骨伤 gēngǔshāng　病名。多因坠跌、压砸所伤。足跟部肿痛，压之痛剧，横径变宽，不能行走及站立。治宜麻醉下手法复位，夹缚固定。后期配合功能锻炼。用药见骨折条。

跟腱断裂 gēnjiànduànliè　病名。多由于外伤后，跟腱严重损伤，以跟腱局部明显肿胀，疼痛，跖屈无力，不能踮脚站立，跛行等为主要表现的疾病。

跟腱炎 gēnjiànyán　病名。跟腱及周围的腱膜在行走、跑跳等剧烈运动时遭受损伤，发生部分纤维撕裂、充血、水肿、纤维变性，甚至钙化等。以局部疼痛，足跟不能着地，踝关节背伸疼痛加重等为主要表现的无菌性炎症疾病。

跟疽 gēnjū　病名。出《疮疡经验全书》卷六。即土栗。详该条。

跟平 gēnpíng　经外奇穴名。见《常用新医疗法手册》。位于跟腱中线，与内、外踝连线相交处。主治小儿麻痹后遗症、马蹄足、足下垂等。直刺0.3~0.5寸。

跟痛症 gēntòngzhēng　病名。各种原因引起的足跟部疼痛。

geng

更年安片 gēngnián'ānpiàn　中成药。见《中华人民共和国药典》2010年版一部。地黄、泽泻、麦冬、熟地黄、玄参、茯苓、仙茅、磁石、牡丹皮、珍珠母、五味子、首乌藤、制何首乌、浮小麦、钩藤。以上15味，按片剂工艺制成。口服，一次6片，一日2~3次。功能滋阴清热，除烦安神。用于肾阴虚所致的绝经前后诸证，症见烘热出汗、眩晕耳鸣、手足心热、烦燥不安；更年期综合征见上述证候者。

更年期综合征 gēngniánqīzōnghézhēng　病名。一般指妇女经断前后卵巢功能逐渐衰退，出现垂体功能暂时性亢进，促性腺激素、促甲状腺激素、促肾上腺皮质激素等分泌增多引起的内分泌系统功能失调，新陈代谢障碍，植物神经以及心血管系统功能紊乱等错综复杂的证候群。临床主要表现为月经不调、颜面烘热、汗多怕冷、情绪易激动、烦躁不安、心悸失眠、记忆力减退、皮肤麻木或有蚁行感、眩晕耳鸣、水肿等症。此证候群中医称为经断前后诸症。详该条。

梗通草 gěngtōngcǎo　中药名。见《饮片新参》。别名白梗通。为豆科植物田皂角 *Aeschynomene indica* L. 茎的木质部。主产于浙江、江苏。微苦，凉。入肺、胃经。清热，利尿，通乳。治水肿、淋病、小便不利、乳汁不通，煎服：3~6克。本品含皂苷。煎剂在体外对金黄色葡萄球菌有抑制作用。

鲠喉 gěnghóu　病名。诸骨、金属、谷、竹、木刺等异物梗于喉间者。吞咽疼痛，吞之不下，吐之不出。宜以砂仁、草果、威灵仙，水和醋各半煎汤，频频咽下。如无效，当及时手术取出。

gong

公道老 gōngdàolǎo 接骨木之别名。详该条。

公丁香 gōngdīngxiāng 丁香之处方名。详该条。

公孙 gōngsūn 经穴名。代号 SP4。出《灵枢·经脉》。属足太阴脾经。络穴。位于足内侧缘，当第一跖骨底前下方赤白肉际处。主治腹痛、呕吐、泻痢、月经不调等。直刺 0.5～1 寸。灸 5～10 分钟。本穴为八脉交会穴之一，通冲脉。

功劳根 gōngláogēn 枸骨根之别名。详该条。

功劳木 gōngláomù 中药名。出《饮片新参》。本品为小檗科植物阔叶十大功劳 *Mahonia bealei*（Fort.）Carr. 或细叶十大功劳 *Mahonia fortunei*（Lindl.）Fedde 的干燥茎。原植物前者分布于陕西、河南、安徽、浙江、江西、福建、湖北、湖南、四川等省，后者分布于浙江、江苏、江西、福建、湖南、湖北、四川等省。苦，寒。归肝、胃、大肠经。清热燥湿，泻火解毒。用于湿热泻痢，黄疸，目赤肿痛，胃火牙痛，疮疖，痈肿，痢疾，黄疸型肝炎。煎服：9～15 克。外用适量。

功劳叶 gōngláoyè 十大功劳叶、枸骨叶二药之别名。各详该条。

功能性子宫出血 gōngnéngxìngzǐgōngchūxuè 病名。性腺功能失调而引起的生殖系统无明显器质性病变的子宫出血。属崩漏范围。根据临床症状，结合月经周期变化，按卵泡期、排卵期、黄体期的不同阶段，采用调补脾肾、活血调经等法辨证治疗。参见崩漏条。

攻补兼施 gōngbǔjiānshī 攻邪与扶正并用的治法。适用于邪实体虚，攻邪与补需要同时进行的病症。如热病邪结肠胃，气虚而便结，用黄龙汤，以甘草、人参、当归补虚，大黄、芒硝、枳实、厚朴泻下。

攻下 gōngxià 见下法条。

攻下派 gōngxiàpài 金元时代医学上的一个学派。详见金元四大家条。

肱 gōng 上臂。从肩至肘的部分。

肱二头肌长头肌腱炎 gōng'èrtóujīchángtóu jījiànyán 病名。肱二头肌腱在肩关节活动时，反复在肱骨结节间沟摩擦而引起的退行性改变，见腱鞘充血、水肿、粘连、纤维化和增厚，腱鞘的滑动功能发生障碍。是以肱骨结节间沟疼痛、压痛和肩关节活动受限为主要表现的炎症性疾病。

肱二头肌腱断裂 gōng'èrtóujījiànduànliè 病名。因劳损、切割或二头肌突然抗阻力强烈收缩而致肌腱纤维部分或全部断裂，见肩前侧肿痛、无力、不适。其上部断裂，屈肘力弱；其下部断裂，肌腹上移，上臂中段前侧膨隆，下 1/3 处平坦，断裂处以皮下瘀斑、压痛为主要表现的疾病。

肱骨干骨折 gōnggǔgàngǔzhé 病名。以肱骨外科颈以下至内外髁上 2 厘米处患臂肿胀、疼痛、不能抬举，且有明显的压痛和纵轴叩击痛等为主要表现的骨折。参见骨折条。

肱骨髁间骨折 gōnggǔkējiāngǔzhé 病名。以肱骨内、外髁之间及其邻近部位和肘部肿胀、疼痛、畸形，伴明显压痛和瘀斑，肘关节呈半屈曲位，前臂旋前，肘部三角关系改变，稍用力捏捏肘部即有骨擦音为主要表现的骨折。参见骨折条。

肱骨髁上骨折 gōnggǔkēshànggǔzhé 病名。以肱骨下端肱骨内、外上髁上方 2 厘米以内肘部疼痛，肿胀明显，甚至有张力水泡，肘部畸形，明显压痛或伴瘀斑，活动障碍为主要表现的骨折。参见骨折条。

肱骨内上髁骨折 gōnggǔnèishàngkēgǔzhé

病名。以肘部内侧肿胀，有明显压痛和瘀斑，肘关节功能障碍为主要表现的肱骨内上髁处的骨折。参见骨折条。

肱骨内上髁炎 gōnggǔnèishàngkēyán 病名。肱骨内上髁处发生的，以肘关节疼痛、活动受限等为主要表现的急性扭伤或慢性劳损性疾病。

肱骨外科颈骨折 gōnggǔwàikējǐngguzhé 病名。以肱骨解剖颈下 2～3 厘米肿胀、疼痛、压痛，伤肢纵轴叩击痛，肩关节活动障碍，上臂上段可见瘀斑等为主要表现的骨折。参见骨折条。

肱骨外上髁骨折 gōnggǔwàishàngkēguzhé 病名。前臂过度旋前内收，伸肌强力收缩而造成的肱骨外上髁撕脱性骨折。以肘部外侧肿胀，有明显压痛和瘀斑，肘关节功能障碍为主要表现。参见骨折条。

肱骨外上髁炎 gōnggǔwàishàngkēyán 病名。以肘部外侧筋肉局部微热、压痛，伸腕握物并前臂旋后活动时，肱骨外上髁疼痛、遇劳加重等为主要表现的慢性损伤性疾病。

宫颈糜烂 gōngjǐngmílàn 病名。宫颈鳞状上皮脱落露出，皮下组织呈鲜红色，或由宫颈管柱状上皮向外生长，覆盖或代替了原来鳞状上皮的炎症反应。临床表现为白带量多，呈黄色或血性，可按带下证辨证治疗。多采用宫颈局部上药，如地榆丸（生地榆100克，生槐花100克，明矾50克，龙骨25克，研成细末，放入胶囊），每天1次，每次2丸，局部外用，4次为一疗程。五重软膏（五倍子、重楼）、胆矾散等及宫颈局部针刺等法。

宫外孕 gōngwàiyùn 即子宫外妊娠。详该条。

宫外孕二号 gōngwàiyùn'èrhào 山西医学院方。见《中华医学杂志》1975年6期。丹参、赤芍各15克，桃仁9克，三棱、莪术各3～6克。水煎服。用于子宫外孕腹腔内血液已凝成血肿包块者。实验研究：有扩张血管作用，有促进盆腔血液或血肿包块消除的作用，能提高巨噬细胞的吞噬能力，对包块型患者的血浆纤溶活性有促进作用，对腹部有镇痛效应。

宫外孕一号 gōngwàiyùnyīhào 山西医学院方。见《中华医学杂志》1975年6期。丹参、赤芍药各15克，桃仁9克。水煎服。用于子宫外孕休克型（指子宫外孕破损后引起急性大量腹腔内出血，有休克征象者）和不稳定型（指宫外孕破损后时间不长，病情不稳定，有再次发生内出血可能者）的早期，或腹腔流动性血液未凝成血肿包块者。

宫血宁胶囊 gōngxuèníngjiāonáng 中成药。见《中华人民共和国药典》2010年版一部。以重楼2000克加工制成的胶囊。凉血止血，清热除湿，化瘀止痛。用于崩漏下血，月经过多，产后或流产后宫缩不良出血及子宫功能性出血属血热妄行者，以及慢性盆腔炎之湿热瘀结所致的少腹痛、腰骶痛、带下增多。月经过多或子宫出血期：口服。一次1～2粒，一日3次，血止停用。慢性盆腔炎：口服。一次2粒，一日3次，四周为一疗程。

龚庆宣 gōngqìngxuān 南北朝外科学家。生平籍贯不详。整理有《刘涓子鬼遗方》一书。该书汇集和总结了公元5世纪前诊治外科疾患的丰富经验，是我国现存最早的外科学专著。对外伤、痈疽、疮疖等外科疾患的证治均有可贵记述。如记述使用多种具有杀菌和消毒作用的药物治疗痈疽，又如治疗肠痈，指出脓成时不可用大黄汤等，反映了我国古代外科学的成就。

龚廷贤 gōngtíngxián 明代医学家。字子才，号云林。江西金溪人。父亲龚信曾任职太医院。他随父学医，更访贤求师，常与名家共同研讨医术。编述有《种杏仙方》《本草炮制药性赋定衡》《鲁府禁方》《眼方外科神验全书》《万病回春》《寿世保元》《云林神彀》等书。另曾续编龚信的《古今医鉴》。

龚云林 gōngyúnlín 见龚廷贤条。

龚子才 gōngzǐcái 见龚廷贤条。

巩堤丸 gǒngdīwán 《景岳全书》方。熟地黄、菟丝子、白术各二两，五味子、益智仁、补骨脂、制附子、茯苓、韭子各一两。为末，山药打糊为丸。治命门火衰，小便不禁。

汞粉 gǒngfěn 轻粉之别名。详该条。

gou

佝偻病 gōulóubìng 病名。婴幼儿时期常见的慢性营养缺乏性疾病。临床表现多汗、夜啼、烦躁、枕秃、肌肉松弛、囟门迟闭，甚至鸡胸肋翻，下肢弯曲等。多见于 3 岁以下的小孩，因先天禀赋不足，后天喂养失宜，脾肾亏虚所致。中医学对本病的证治，可参考五迟、五软各条。

钩肠痔 gōuchángzhì 病名。见《疮疡经验全书》卷七。症见肛门部摺缝破烂，便如羊粪，粪后出血，剧痛。宜内服养生丹（《医宗金鉴》：羌活、木瓜、天麻、当归、白芍、菟丝子、熟地、川芎），外用熏洗，并注意润肠通便。

钩虫病 gōuchóngbìng 病名。又名黄胖病、黄胖、黄肿、食劳疸黄。由小儿赤脚或坐地，皮肤触及钩虫丝状蚴后引起。成虫寄生在小肠内吸血，见面黄浮肿、全身无力等气血虚弱、脾虚湿困症状。治疗以驱虫为主，配合调理脾胃。驱虫可选用贯众、榧子、苦楝根皮、土荆芥、槟榔等；调理脾胃用香砂六君子汤加减；气血虚弱者，用十全大补丸。并可用《串雅内编》加味绿矾丸。

钩虫草 gōuchóngcǎo 土荆芥之别名。详该条。

钩丁 gōudīng 钩藤之别名。详该条。

钩脉 gōumài 夏季正常脉象，稍坚洪大，来盛去衰，如钩之状。《素问·阴阳别论》："鼓一阳曰钩。"《素问·玉机真脏论》："夏脉者，心也，南方火也，万物之所以盛长也，故其气来盛去衰，故曰钩。"

钩藤 gōuténg 中药名。出《本草原始》。又名嫩双钩、鹰爪风、钩丁。为茜草科植物钩藤 *Uncaria rhynchophylla* (Miq.) Jacks. 或大叶钩藤 *U. macrophylla* Wall. 等的带钩茎枝。主产于广西、江西、湖南、浙江、广东、四川、云南等地。甘、凉。入肝、心经。清热平肝，息风镇痉。治肝阳上亢所致的头痛、头晕、目眩；高血压病，高热惊痫，痉厥抽搐；孕妇子痫。煎服：9～12 克，后下。本品含钩藤碱等。煎剂对小鼠有镇静作用，醇浸出物能制止豚鼠实验性癫痫样发作。煎剂或钩藤碱对动物均有降血压作用。不宜久煎，煮沸 20 分钟以上，其降压有效成分会被部分破坏。

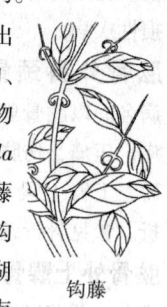

钩藤

钩吻 gōuwěn 中药名。出《神农本草经》。又名断肠草、野葛。为马钱科植物胡蔓藤 *Gelsemium elegans* Benth. 的全草。分布于浙江、福建、湖南、广东、广西、贵州、云南。苦、辛，温，有大毒。攻毒消肿，杀虫止痒。外治疔疮、痈肿、麻风、跌打肿痛、疥、癣、湿疹，鲜草捣敷或研末调敷。禁止内服。中毒症状参见钩吻中毒条。本品含钩吻素子、寅、卯、甲、丙、辰。钩吻主要毒性成分为钩吻素子、寅、卯等。兔的钩吻素寅中毒症状主要为呼吸麻痹。钩吻素甲对中枢神经系统有兴奋作用，并有散大瞳孔的作用。

钩吻中毒 gōuwěnzhòngdú 病名。见《诸病源候论·解诸毒候》。因误食钩吻而出现的中毒症状。钩吻又名胡蔓藤、断肠草、野葛等。有剧毒。误食后初见口渴咽燥、胸腹剧痛、呕吐，继则眩晕、瞳孔散大、牙关紧闭、口吐白沫、体温和血压下降，严重者最终死于呼吸衰竭。治疗初期应催吐，洗胃，立即灌服 200～300 毫升动物鲜血（以羊血最佳）。呼吸障碍时，坚持人工呼吸，常可挽回生命。民间常灌大量猪油或生油，或蕹菜汁、金银花、细叶黄栀子、茅根等药。《辨证录》载有通肠解毒汤（生甘草、大黄、金银花），白矾汤（白芍、白矾、当归、丹皮、柴胡、附子），可参考。

狗白骨 gǒubáigǔ　枸骨根之别名。详该条。

狗宝 gǒubǎo　中药名。出《本草纲目》。为犬科动物狗 Canis familiaris L. 的胃中结石。主产于内蒙古、西藏、新疆、河北等地。甘、咸、平。降逆，止痛，解毒。治噎膈反胃、胃痛、痈疽疮疡，研末服：0.9～1.5克。本品含碳酸钙、碳酸镁、磷酸镁等。

狗儿蔓 gǒurmàn　面根藤之别名。详该条。

狗耳朵草 gǒu'ěrduǒcǎo　苍耳之别名。详该条。

狗肝菜 gǒugāncài　中药名。见萧步丹《岭南采药录》。别名土羚羊。为爵床科植物狗肝菜 Dicliptera chinensis（L.）Nees 的全草。分布于广东、广西、福建、安徽等地。甘、淡、凉。清热凉血，利尿解毒。治感冒高热、斑疹、便血、尿血、小便不利、目赤肿痛。捣敷治疔疮、带状疱疹，煎服：15～30克。

狗脊 gǒují　中药名。出《神农本草经》。别名金毛狗、金狗脊。为蚌壳蕨科植物金毛狗脊 Cibotium barometz（L.）J. Sm. 的根茎。主产于四川、福建、浙江。苦、甘、温。入肝、肾经。补肝肾，强筋骨，

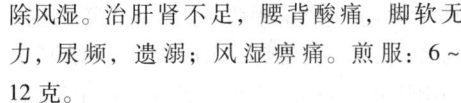

狗脊

除风湿。治肝肾不足，腰背酸痛，脚软无力，尿频，遗溺；风湿痹痛。煎服：6～12克。

狗皮膏 gǒupígāo　中成药。枳壳、青皮、大枫子、赤石脂、赤芍药、天麻、甘草、乌药、牛膝、羌活、黄柏、补骨脂、威灵仙、生川乌、杜仲、远志、穿山甲、香附、白术、川楝子、僵蚕、小茴香、蛇床子、当归、细辛、菟丝子、橘皮、青风藤、轻粉、儿茶、丁香、樟脑、没药、血竭、乳香、肉桂、木香、续断、白蔹、桃仁、生附子、川芎、生草乌。制成膏药，贴患处。治风寒湿痹，腰腿疼痛，肌肤麻木，跌仆损伤。本方为《疡科选粹》淮安狗皮膏加减而成。

狗舌草 gǒushécǎo　中药名。出《新修本草》。别名狗舌头草。为菊科植物狗舌草 Senecio kirilowii Turcz. 的全草。分布于东北、华东、西南各地。苦、寒。清热利水。治肺脓疡，小便不利，也适用于白血病。煎服：9～15克。

狗舌头草 gǒushétoucǎo　即狗舌草。详该条。

狗屎豆 gǒushǐdòu　望江南子之别名。详该条。

狗尾巴草 gǒuwěibācǎo　珍珠菜之别名。详该条。

狗尾巴子 gǒuwěibāzǐ　青葙子之别名。详该条。

狗牙半支 gǒuyábànzhī　垂盆草之别名。详该条。

枸骨根 gǒugǔgēn　中药名。见《福建民间草药》。别名功劳根、狗白骨。为冬青科植物枸骨 Ilex cornuta Lindl. 的根。分布于浙江、江苏、安徽、江西、湖北、湖南、河南、广西等地。苦、微寒。祛风清热，益肾健骨。治赤眼、牙痛、痄腮、腰膝痿弱、关节疼痛，煎服：6～15克。治臁疮溃烂，煎水洗。

枸骨叶 gǒugǔyè 中药名。出《本草拾遗》。别名功劳叶、猫儿刺、八角刺。为冬青科植物枸骨 *Ilex cornuta* Lindl. 的叶。产于河南、湖北、安徽、江苏等地。微苦，凉。入肝、肾经。养阴清热，补益肝肾。治肺痨咳血、骨蒸潮热、头晕耳鸣、腰膝酸软，煎服：9～15克。本品含咖啡碱等。枸骨注射液对离体豚鼠心脏有增加冠脉流量，加强心肌收缩力的作用。

枸橘 gǒujú 中药名。出《本草纲目》。别名臭橘、枸橘李、臭杞。为芸香科植物枸橘 *Poncirus trifoliata*（L.）Raf. 的未成熟果实。产于江苏、浙江、四川、江西、福建、广东、广西等地。辛、苦，温。入肝、胃经。疏肝和胃，利气止痛。治胸腹胀满、胃痛、消化不良、便秘、疝气、睾丸肿胀、乳房结块、子宫脱垂、胃下垂、脱肛，煎服：9～15克，大剂量可用至30克。本品含大量柠檬酸。另含枳属苷、橙皮苷、新橙皮苷等黄酮类，以及茵芋碱。外层果皮含挥发油。

枸橘李 gǒujúlǐ 枸橘之处方名。详该条。

枸橘叶 gǒujúyè 中药名。出《本草纲目》。为芸香科植物枸橘 *Poncirus trifoliata*（L.）Raf. 的叶。辛，温。理气，止呕，散结。治噎膈反胃、呕吐、乳房结块、下痢脓血后重，煎服：6～12克。本品含枳属苷、新枳属苷、柚皮苷和少量野漆树苷等黄酮类，又含茵芋碱及挥发油。

枸杞根皮 gǒuqǐgēnpí 地骨皮之别名。详该条。

枸杞子 gǒuqǐzǐ 中药名。出《名医别录》。别名甘枸杞、杞子。为茄科植物宁夏枸杞 *Lycium barbarum* L. 或枸杞 *L. chinense* Mill. 的果实。主产于宁夏、甘肃、河北等地。甘，平。入肝、肾经。

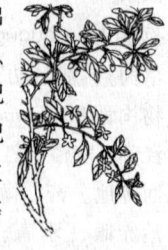

枸杞子

补肾益精，养肝明目。治肝肾阴虚，腰膝酸软，遗精，头目眩晕，视力减退，糖尿病，煎服：6～12克。本品含甜菜碱，胡萝卜素，维生素 B_1，维生素 C，烟酸等。宁夏枸杞子水浸液对小鼠、大鼠的四氯化碳性肝损害有一定保护作用。枸杞水提取物对家兔有心脏抑制、血压下降、肠平滑肌收缩等拟胆碱样作用。还有降血糖作用。

垢胎 gòutāi 即激经。详该条。

gu

孤腑 gūfǔ 即三焦。详该条。

孤拐 gūguǎi 骨名。即足外踝骨。

孤阳上越 gūyángshàngyuè 即虚阳上浮。详该条。

箍围药 gūwéiyào 即围药。详该条。

古本康平伤寒论 gǔběnkāngpíngshānghánlùn 医书。简称《康平伤寒论》。汉·张机所撰《伤寒论》的古传本之一。系1346年（日本贞和二年）日人和气朝臣复录丹波雅忠手抄的我国古卷子本。由于丹波氏抄录于日本康平三年（1060年），故以"康平"为书名。该书较北宋本《伤寒论》为早，但篇次少于宋本。全书共12篇，包括伤寒例、六经病及霍乱、阴阳易、差后劳复等。在个别条文与文字方面也与宋本互有出入，特别是宋本中的一些原文，该书多析为注文，而注文又有旁注、脚注、大字附注等形式。作为一种古传本，在校勘、研究《伤寒论》方面有一定的参考价值。1946年日人大家敬节将校正本寄赠苏州叶橘泉，叶氏予以重校后出版排印本。1954年由上海千顷堂书局重予刊行。

古本难经阐注 gǔběnnànjīngchǎnzhù 医书。4卷（后又有2卷本、1卷本，内容均同）。清·丁锦注。初刊于 1738 年。丁氏自称曾获见《难经》古本一种，与通行本排列次序有所不同，文字也略有出入，故据此本并参考其他刊本予以校订、注释。注文主要参阅《内经》等书，以发《难经》之蕴义。书中颇多个人独到见解，并对某些病症提出防治意见。新中国成立后有排印本。

古方八阵 gǔfāngbāzhèn 医书。9 卷（即《景岳全书》卷 52～60）。明·张介宾撰。作者选录前人有关著作中的方剂，按效用分为 8 类，称为补阵、和阵、攻阵、散阵、寒阵、热阵、固阵、因阵，共 1456 方，各方之后间附方义或按语。

古方新解 gǔfāngxīnjiě 医书。8 卷。清·徐大椿撰于 1764 年。原刊本已佚，今存本经 1920 年陆士谔增补注释，名《曾注徐洄溪古方新解》。书中集录古代重要方剂，分为通治方、风门、痹历节门、痿门、厥门等 40 类，共 900 余方。徐氏在各类方剂之首统论病源，并于各方之下另写简注以阐明己见。陆氏更增补明、清医家的方论于后。

古今录验续命汤 gǔjīnlùyànxùmìngtāng 即续命汤。详该条。

古今名医方论 gǔjīnmíngyīfānglùn 医书。4 卷。清·罗美辑。刊于 1675 年。该书为作者所撰《古今名医汇粹》的姊妹篇。共选集清以前的常用方剂与自订方 130 余首。方末附以明、清名医对该方方义的评述，选方切于实用。

古今名医汇粹 gǔjīnmíngyīhuìcuì 综合性医书。8 卷。清·罗美辑。刊于 1675 年。作者收辑元至清代医家医论、治法、治验，分门别类整理而成。卷一医论集，以阐述医理为主；卷二脉要集；卷三至八病能集，以内科杂证为主，兼及妇科与五官科、外科。该书纲目清晰，学术上宗法薛立斋、张景岳。

古今图书集成医部全录 gǔjīntúshūjíchéngyībùquánlù 类书。520 卷。清·蒋廷锡等编纂。刊于 1723 年。是《古今图书集成》的一部分，辑录自《内经》至清初的医学文献一百余种，分类编纂而成。包括对古典医籍的注释，各科疾病的辨证论治、医学艺文、记事与医家传略等。全书内容丰富，叙述较为系统，各科证治有论有方。新中国成立后有排印本，对书中"太素脉诀""产图"等糟粕部分，已作删节。

古今医案按 gǔjīnyī'àn'àn 医书。10 卷。清·俞震纂辑。成书于 1778 年。卷一至八为内科、杂病，卷九为女科，卷十为外科和幼科。俞氏按语详辨疑似病案，分析同中之异，汇集诸家学说，予以发挥，明确指出诊治的关键所在，颇多精辟的见解。新中国成立后有排印本。

古今医案按选 gǔjīnyī'àn'ànxuǎn 医案著作。4 卷。清·王士雄选辑。书成于 1853 年。王氏在俞震编纂的《古今医案按》中选取较好的医案，分类辑录，并加按语，进一步阐明治案中辨证、处方之医理，或评论其不足或错误之处，有助于读者深入体会治案的要领。

古今医方集成 gǔjīnyīfāngjíchéng 医学方书。分上、下二册。吴克潜编。该书刊于 1936 年。书中收集古今医方约一万余首，按照方剂笔画排列，每方介绍方名、出处、主治、功效、药物与用量、炮制、服法等。为方剂学的参考书。但书中对不少方剂的用法记述较简略，有些方剂的出处欠确切。

古今医鉴 gǔjīnyījiàn 医书。16 卷（原为 8 卷）。明·龚信纂辑，龚廷贤续编，王肯堂订补。该书首论脉诀、病机、药性、运气，以下分述各科病症证治，包括内、妇、儿科与耳、鼻、口、牙、眼病等。搜集文献上自《内经》《难经》，下至金元诸家，结合己见论述病症，治方和疗法搜罗颇广，包括民间验方、外治、针灸等。新中国成立后有排印本。

古今医统 gǔjīnyītǒng 即《古今医统大全》。详该条。

古今医统大全 gǔjīnyītǒngdàquán 医书。又名《古今医统》。100 卷。明·徐春甫辑。成书于1556 年。该书由明以前历代医书与经史百家有关医药资料百余种分类汇编而成。书首为《内经要旨》，下列历代医家传略、各家医论、脉候、运气、

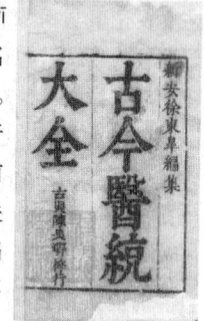

古今医统大全

经穴、针灸临床各科证治、医案、验方、本草、养生等内容，书中除引录古说外，作者在医理上有所阐明发挥。选辑资料丰富，有较高的参考价值。

古今医统正脉全书 gǔjīnyītǒngzhèngmài quánshū 医学丛书。又名《医统正脉》。明·王肯堂、吴勉学辑。刊于1601 年。辑录自《内经》到明代的重要医著 44 种，包括《素问》《灵枢》《甲乙经》《中藏经》《脉经》《难经》《金匮要略》《伤寒论》《脉诀》《类证活人书》《素问玄机原病式》《宣明论方》《儒门事亲》《局方发挥》《兰室秘藏》《丹溪心法》《金匮钩玄》《伤寒琐言》等，为较早汇刻的医学丛书。

古墨霜 gǔmòshuāng 验方。见《北京市中药成方选集》。灯心炭 125 克，柿霜饼 500克，冰片 18 克。研粉，每用少许，用凉水蘸药外敷。治胃火上攻，口舌生疮，糜烂肿痛。

谷虫 gǔchóng 即五谷虫。见该条。

谷疸 gǔdǎn 病名。见《金匮要略·黄疸病脉证并治》。因饮食不节，湿热食滞阻遏中焦所致。症见寒热不食、食即头眩、胸腹胀满、身目发黄、小便不利等。治宜清化消导。用茵陈蒿汤、谷疸丸（《三因方》：苦参、龙胆草、栀子、人参）等。参见黄疸条。

谷道痒 gǔdàoyǎng 证名。出《诸病源候论·痢病诸候》。因蛲虫寄生谷道（肠道）所致。肛门作痒，夜间尤甚，甚则局部赤肿微痛或糜烂。小儿多见。即蛲虫病。宜清化湿热，杀虫止痒。内服芦荟丸（《医宗金鉴》：生芦荟、青黛、朱砂、熊胆、胡黄连、贯众、地龙、川黄连、蝉蜕、雷丸、麝香、虾蟆）；外用百部适量，煎汤作保留灌肠，或以雄黄、铜绿各等分，研末外敷。

谷精草 gǔjīngcǎo 中药名。出《开宝重定本草》。别名谷精珠、珍珠草、移星草、鼓槌草。为谷精草科植物谷精草 *Eriocaulon buergerianum* Koern. 带花茎的花序。主产于浙江、江苏、湖北。辛、甘，平。入肝、胃经。疏散风热，明目退翳。治风热头痛、赤眼、目翳、夜盲、鼻衄、牙痛，煎服4.5～9克。水浸剂对常见致病性皮肤真菌有抑制作用。煎剂对绿脓杆菌、大肠杆菌、肺炎球菌有抑制作用。

谷精珠 gǔjīngzhū 谷精草之处方名。详该条。

谷门 gǔmén 见《针灸甲乙经》。天枢穴别名。详该条。

谷气 gǔqì 水谷之气。从饮食物消化吸收的营养物质。《素问·阴阳应象大论》："谷气通于脾。"

谷香 gǔxiāng 小茴香之处方名。详该条。

谷芽 gǔyá 中药名。出《本草纲目》。为稻 *Setaria italica*（L.）Beauv. 的颖果经发芽制成。甘、温。入脾、胃经。健脾开胃，消食和中。

治宿食不化、脘闷腹胀、泄泻、不思饮食，煎服：9～15克。本品含淀粉酶、维生素 B 等。

谷胀 gǔzhàng　病症名。即食胀。谷食不化所致的胸腹胀满。《仁斋直指方·胀论》："失饥伤饱，痞闷停酸，朝则阴消阳长，谷气易行，故能食，暮则阴长阳消，谷气难化，故不能食，是为谷胀。"《世医得效方·胀满》："失饥伤饱，痞闷停酸，早食暮不能食，名谷胀。"《杂病源流犀烛·肿胀源流》："谷胀，即食胀。"详食胀条。

股 gǔ　大腿。《素问·金匮真言论》："病在肾，俞在腰股。"

股肱 gǔgōng　股，指大腿；肱，指上臂。《灵枢·淫邪发梦》："厥气……客于股肱。"

股骨 gǔgǔ　又名大腿骨、髀骨、楗。解剖学同名骨。上端以股骨头与髋臼构成髋关节，下端与膑骨、胫骨上端构成膝关节，支撑全身体重。

股骨粗隆间骨折 gǔgǔcūlóngjiāngǔzhé　病名。以局部疼痛、肿胀明显、瘀斑广泛，患者不能站立或行走，患肢明显缩短、内收、外旋畸形，以髋关节任何方向的主动和被动活动受限等为主要表现的股骨大小转子间的骨折。参见骨折条。

股骨干骨折 gǔgǔgàngǔzhé　病名。以局部肿胀、疼痛、压痛、功能丧失，出现缩短、成角和旋转畸形，可扪及骨擦音、异常活动为主要表现的股骨转子下至股骨髁上部位的骨折。参见骨折条。

股骨颈骨折 gǔgǔjǐnggǔzhé　病名。以髋部疼痛，腹股沟中点附近有压痛和纵轴叩击痛为主要表现的股骨头下至股骨颈基底部的骨折。参见骨折条。

股骨髁上骨折 gǔgǔkēshànggǔzhé　病名。股骨自腓肠肌起始点上 2～4 厘米范围内的骨折。参见骨折条。

股胫疽 gǔjìngjū　病名。出《灵枢·痈疽》。参见附骨疽条。

股内收肌群损伤 gǔnèishōujīqúnsǔnshāng　病名。外力或劳损所致的股内收肌纤维部分断裂或起止部撕脱伤的疾病。

骨 gǔ　指全身骨骼。肾主骨，生髓，髓藏于骨中，故骨属奇恒之腑。《灵枢·经脉》："骨为干。"骨性坚刚，能支持形体，为人身之支架，这种作用有赖于髓的滋养。若精髓亏损，骨失所养，则有不能久立、行则振掉之症。

骨痹 gǔbì　病名。《素问·长刺节论》："病在骨，骨重不可举，骨髓酸痛，寒气至，名曰骨痹。"①风寒湿乘虚侵袭骨脉所致的痹证。②指肾痹。见《症因脉治》卷三。③指寒痹、痛痹。见《医宗必读·痹》。

骨槽风 gǔcáofēng　病名。见《证治准绳·疡医》。又名穿腮毒、牙叉发、穿腮发。多因手少阳三焦、足阳明胃二经风火邪毒上灼而成，或脾阳虚衰，无力托毒外出。初起于耳前并连接腮项，痛引筋骨，隐伏于皮肤之内，略有小核，渐大如胡桃，或腐溃，溃后难愈合，脓液臭秽或清稀，久之内有腐骨排出，牙根龈肉浮肿，色紫黑或有出血，久则腐烂而臭，牙关开合不利，甚或骨槽腐烂，牙齿脱落。治宜祛风散火解毒。方用升阳散火汤（《医宗金鉴》：川芎、蔓荆、白芍、防风、羌活、独活、甘草、人参、柴胡、香附、葛根、升麻、生姜、红枣肉、僵蚕）加减。久不愈，可用附子理中汤、阳和汤等托毒外出。

骨刺丸 gǔcìwán　验方。见《外伤科学》（广东中医学院）。制川乌、制草乌、细辛、白芷、当归各 30 克，草薢、红花各 60 克。蜜丸，每丸重 9 克，每服 1～2 丸，日 3 次。治损伤后期及骨刺疼痛。

骨度法 gǔdùfǎ　定穴方法之一。出《灵枢·骨度》。古人以骨节为标志，定出一定度数，以测量人体各部长短、大小，称骨度。用骨度作为定穴的方法，则称骨度法。即不分人体高矮肥瘦，把一定部位都折作一定分寸来量取穴位，亦同身寸之一种。后人为了定穴方便，作了个别修改。骨度分寸见下表。

骨度分寸表

部位	项目	起　止　处	单位（寸）	说　明
头颈部	直寸	正中线，前发际至后发际	12	用在头上前额及后颈部
		正中线，前发际至眉心（印堂）	3	
		正中线，后发际至第七颈椎棘突	3	
	横寸	两乳突（完骨）之间	9	用在头部穴间横距
		两额角（头维）之间	9	
胸腹部	直寸	剑突尖至及脐中	8	用在上腹部
		脐中至耻骨（横骨）联合上缘	5	用在下腹部
		腋平线（腋窝）至季胁（11肋）	12	用在侧胸部
	横寸	两乳头之间	8	用在胸部和腹部
		两锁骨中线之间	8	常用于妇女，亦为胸腹部的横寸标准
上肢	直寸	腋前皱襞尽头至肘横纹	9	用在上臂
		肘横纹至腕横纹	12	用在前臂
下肢	直寸	耻骨上缘平线至股骨内上踝	18	用在大腿内侧
		股骨大转子至髌骨下端	19	用在大腿外侧
		臀下横纹（承扶）至腘横纹中点	14	用在大腿后侧
		胫骨内踝下（阴陵泉）至内踝高点	13	用在小腿内侧
		髌骨下端至外踝高点	16	用在小腿外侧

骨疳 gǔgān 出《小儿药证直诀》。即肾疳。详该条。

骨鲠 gǔgěng 病名。见《肘后备急方》卷六。鸡、鱼等骨因饮食不慎而梗于咽喉中。症见咽喉刺疼不已，吞咽困难，甚或唾液和食物中混有鲜血呕出，如伴感染则疼痛甚剧，伴有发热等。若气道异物则症见剧烈之阵发性呛咳，可咳出血液，甚至因急性喉阻塞而窒息。如异物停于咽喉部，可以镊子取出。如异物入气管或食管，则应以气管镜或食管镜取出。如无手术设备，则可以威灵仙、草果、砂仁、白糖，水醋各半煎汤频频咽下。注意密切观察。

骨关节结核 gǔguānjiéjiéhé 病名。由结核杆菌侵入骨或关节而引起，发病缓慢，随着病情发展，可出现全身乏力，午后低热，盗汗，体重减轻，食欲不振，贫血等；局部可表现为发病关节疼痛、肿胀，肌肉痉挛，功能障碍等；儿童常有夜啼。后期可出现关节畸形、窦道、瘘管形成等。

骨骺炎 gǔhòuyán 病名。以股骨头、胫骨结节、腕月骨、足舟状骨、跟骨结节、第二跖骨头及腰椎等受累骨和肢体出现疼痛，肌肉萎缩及活动功能障碍为主要临床表现的疾病。多发生于青少年的股骨头、胫骨结节、腕月骨、足舟状骨、跟骨结节、第二跖骨头及腰椎等处。

骨化性肌炎 gǔhuàxìngjīyán 病名。以肌肉、筋膜、肌腱及韧带等局部疼痛和温度升高，邻近关节出现运动障碍，局部有边界不清的肿块等异常骨化为主要表现的疾病。

骨会 gǔhuì 八会穴之一。《难经·四十五难》："骨会大杼。"大杼为膀胱经穴位，凡骨病可酌情取用。

骨节间 gǔjiéjiān 解剖部位名。见《世医得效方》卷十八。即关节。详该条。

骨节疼烦 gǔjiéténgfán 症状名。亦称骨节烦疼。《伤寒论·辨太阳病脉证并治》："风湿相搏，骨节疼烦掣痛，不得屈伸，近之则痛剧，汗出短气，小便不利，恶风不欲去衣，或身微肿者，甘草附子汤主之。"多由风湿相搏，或邪伤卫，或邪热犯肾，或气血劳伤等所致。

骨枯髓减 gǔkūsuǐjiǎn 证名。出《素问·痿论》。指因大热灼伤阴液，或长期过劳，肾精亏损，肾火亢盛，不能生精长髓的重症。症见腰膝酸软，难于直立，下肢萎弱无力，甚则形成骨痿。

骨痨 gǔláo 病名。即骨结核。详见流痰条。

骨髎 gǔliáo 古解剖名。见《伤科汇纂》卷三。即关节。详该条。

骨瘤 gǔliú 病名。见《洞天奥旨》卷十一。因肾气不足，寒湿夹痰侵袭骨骼，以致气血凝聚于骨所致。好发于管形长骨的干骺端。良性者症状多不明显，发展缓慢。恶性者病初隐痛，继则难忍，入夜尤甚，生长较速，肿块推之不移，坚硬如石，与骨相连，皮色紫褐，表面静脉怒张，常伴有低热、消瘦、神疲、食欲不振等。治宜以补益肾气、散肿破坚为主，内服肾气丸，外贴阳和解凝膏，必要时可手术治疗。

骨盆骨 gǔpéngǔ 构成骨盆的骨。即左右髋骨和骶骨。

骨盆骨折 gǔpéngǔzhé 病名。骨盆部位的骨折，以局部疼痛肿胀，会阴部、腹股沟部或腰部出现皮下瘀斑，下肢活动和翻身困难，患侧下肢有短缩畸形为主要表现，包括骶骨、尾骨、髋骨、耻骨、坐骨等部位的骨折。参见骨折条。

骨热 gǔrè 病症名。骨蒸的前驱症状。《普济方》卷三百八十四："阳气偏盛，水不足，脏腑积热，熏灼肌体，盛则消烁骨髓，是为骨热之病，久不已，变成骨蒸。"症见低热长期不退，或潮热，或发热不规则，烦渴，盗汗等。治宜清热养阴，用胡黄连散。

骨热体瘦 gǔrètǐshòu 病症名。出《幼幼新书》。病初骨热，消烁阴液，耗劫真精，致使肌体羸瘦、面色萎黄、脐腹时痛、胸膈满闷、不思饮食。宜猪肚丸（木香、黄连、生地、青橘皮、银柴胡、鳖甲），常服退黄长肌，解虚劳，行滞气，利关节。

骨声 gǔshēng 骨折断端摩擦时发出的声音。临床上用作骨折诊断指征之一。《伤科补要》："骨若全断，动则辘辘有声。若骨损未断，动则无声。或有零星败骨在内，动则渐渐有声。"此法容易引起新的损伤，故现多不用。

骨蚀 gǔshí 病名。见《灵枢·刺节真邪》篇。即骨骺炎或骨髓炎。因久患疮疡，毒邪内著而骨被腐蚀破坏者，甚而有脓。证治参附骨疽条。

骨碎补 gǔsuìbǔ 中药名。出《本草拾遗》。别名毛姜、猴姜。为水龙骨科植物槲蕨 Drynaria fortunei（Kunze）J. Smith 或中华槲蕨 D. baroni（Christ）Diels 的根茎。主产于湖北、浙江、广东、四川等地。苦，温。入肝、肾经。补肾，祛风湿，续伤止痛。治肾虚久泻、耳鸣腰痛、风湿痹痛、脚后跟痛。煎服：3～9 克；鲜品 6～15 克。治跌打损伤、骨折，内服或鲜品捣敷；秃发，酒浸汁搽。槲蕨根茎含柚皮苷等。

骨痛 gǔtòng 证名。出《素问·脉要精微论》。肢体某部疼痛彻骨。可见于痹证、骨伤、虚劳等病症。

骨痿 gǔwěi 痿证的一种。出《素问·痿论》。亦称肾痿。由于肾气热，或邪热伤肾，阴精耗损，骨枯髓虚所致。症见腰脊酸软，不能伸举，下肢痿弱，不能起床行动，伴有面色暗黑，牙齿干枯等。治宜滋阴清热，补肾益精。选用虎潜丸、金刚丸、牛膝丸（《医宗必读》：牛膝、草薢、杜仲、白蒺藜、防风、菟丝子、肉苁蓉、官桂）等方加减。参见痿条。

骨性关节炎 gǔxìngguānjiéyán 病名。关节软骨变性，软骨下和关节周围有新骨形成，关节软骨磨损和消失，骨质增生而致关节畸形，活动时关节有摩擦音，以关节疼痛、局部压痛及关节轻度肿胀为主要表现的疾病。其疼痛的特点是：在承重时加重，经过休息，可出现暂时性的僵硬。从一个姿势转变到另一个姿势时，活动不便，有疼痛；活动后关节反而感到舒适，疼痛减轻，但过度活动又会引起疼痛和运动受限。

骨折 gǔzhé 病名。见《外台秘要》。又名折骨、折疡。因外力、肌肉拉力或骨病造成骨的截断、碎断或斜断。表现为局部瘀血、肿痛、错位、畸形、骨声、异常活动及轴心叩击痛等。亦有因骨本身患结核、骨髓炎及骨瘤等病变，每遇轻度外力碰撞而发生骨折的，称病理性骨折。治宜正骨手法复位，夹缚固定。内服活血化瘀，消肿止痛药。如正骨紫金丹、复元活血汤等。外治：用海桐皮汤外洗及功能锻炼。

骨折不愈合 gǔzhébúyùhé 病名。骨折端在某些条件影响下，愈合功能停止，骨折端形成假关节。主要表现为肢体活动时骨折部有明显的异常活动，而疼痛不明显。参见骨折条。

骨折畸形愈合 gǔzhéjīxíngyùhé 病名。骨折的远近端之间发生重叠、旋转、成角连接而引起肢体功能障碍的愈合现象。参见骨折条。

骨针 gǔzhēn 眼科治疗器械。《眼科菁华录》："骨针长四寸，全白骨或象牙造成，头尖圆，尾团圆，点眼药用之。"

骨蒸 gǔzhēng 病名。①蒸病的一种。见《诸病源候论·虚劳病诸候》。形容发热自骨髓透发而出，故名。②指劳瘵。见《杂病广要·骨蒸》。详劳瘵条。

骨质疏松症 gǔzhìshūsōngzhèng 病名。以慢性腰背疼痛，甚则畸形、骨折为主要表现的一种全身性骨量减少性疾病。

骨质增生丸 gǔzhìzēngshēngwán 经验方。见《外伤科学》（广东中医学院）。熟地黄60克，鸡血藤、骨碎补各45克，肉苁蓉、鹿衔草、淫羊藿各30克，莱菔子15克。蜜丸，每丸9克，每服1～2丸，日1～2次。治肥大性脊椎炎、颈椎病、关节间游离体、骨刺、足跟痛，及筋骨受伤后未愈而致经常性酸痛。

骨肿瘤 gǔzhǒngliú 病名。骨骼系统肿瘤的统称。

蛊 gǔ 病名。①泛指由虫毒结聚，肝脾受伤，络脉瘀塞所致的鼓胀。如虫鼓、蛊胀、鼓胀等的简称。②指男子房劳病症（《左传·昭公元年》称之为"近女室"）。③指少腹热痛而小便白浊的病症（见《素问·玉机真脏论》）。④指古代一种用毒虫所作的毒药（见《周礼·秋官庶氏》）。

蛊毒 gǔdú 病名。出《肘后备急方》卷七。《诸病源候论》将蛊毒分为蛊毒候、蛊吐血候、蛊下血候、氐羌毒候、猫鬼候、野道候、射工候、沙虱候、水毒候等。多因感染变惑之气，或中蛊毒所致。症状复杂，变化不一，病情一般较重。蛊毒可见于一些危急病症、恙虫病、急慢性血吸虫病、重症肝炎、肝硬化、重症菌痢、阿米巴痢等病。

蛊风 gǔfēng 病症名。《圣济总录》卷十二："蛊风，论曰蛊风之状在皮肤间，一身尽痛，若划若刺，淫淫跃跃，如中蛊毒，故名蛊风。皆由体虚受风，侵伤正气也……治蛊见身痛如刀划，白花蛇煎方。"

蛊胀 gǔzhàng 病名。①即鼓胀。《证治要诀》："蛊与鼓同，以言其急实如鼓，非蛊毒之蛊也。"详见鼓胀条。②指单腹胀。见清·翁藻《医钞类编·胀病门》。详见单腹胀条。③指腹膨大而中实有物者。《医宗必读》："蛊胀者，中实有物，腹形充大，非虫即血也。"指虫鼓、血鼓之类。④指蛊注（见《千金要方》卷二十四）。详该条。

蛊注 gǔzhù 病名。又名蛊疰、疰胀。其症"四肢浮肿，肌肤消索，咳逆，腹大如水状，死后转易家人"（见《千金要方》卷二十四）。《太平圣惠方》指出本病有缓有急，"急者仓卒十数日死，缓者延引岁月，游走腹内，常气力衰惫，骨节沉重，发则心腹烦躁……死则病流注染着傍人。"据症状描述，此病类似肺结核、结核性腹膜炎。前人有用雄黄丸（《小品方》：雄黄、巴豆、莽草、鬼臼、蜈蚣）治疗者，但需结合患者体质慎重考虑，最好采用中西医结合疗法。

蛊疰 gǔzhù 见《太平圣惠方》卷五十六。即蛊注。详该条。

鼓 gǔ ❶五不女之一。女子阴户绷急似无窍，处女膜坚韧如鼓皮，以致不能性交，且经血停蓄于内，或成瘕块。可采用手术治疗。❷指浮大或搏指有力的脉象。《诊家正眼》："曰鼓者，且浮且大也。"

鼓槌草 gǔchuícǎo 谷精草之别名。详该条。

鼓槌风 gǔchuífēng 病名。①见《疡科心得集》卷上。即腕痛。详该条。②见《解围元薮》卷一。指肢节酸痛肿胀，形若鼓槌者。③见《疡医准绳》卷四。即鹤膝风。详该条。④见《普济方》卷三百九十三。指七岁以下小儿患丁奚膝大胫细的症状。详丁奚条。

鼓胀 gǔzhàng ❶出《灵枢·水胀》等篇。病名。一作臌胀。指腹部胀大，腹皮青筋显露，四肢不肿（或微肿）的病症。《灵枢·

水胀》："腹胀身皆大，大与肤胀等也。色苍黄，腹筋起，此其候也。"又名单鼓、蜘蛛鼓、胀。多因情志郁结、饮食不节、嗜酒过度、虫积日久，肝脾损伤，气血瘀滞，水湿不运所致。常由癥瘕积块发展而来。治宜健运脾胃，行气活血，利湿杀虫为主。病延日久者，伤阳耗阴，则又当温脾肾之阳，或补肝肾之阴。根据邪正盛衰、病邪性质、病态特点的不同，有虚胀、实胀、寒胀、热胀、食胀、虫鼓、血鼓、气鼓、气胀、水鼓、蛊胀、单腹胀等名称。古代又根据出现的不同脏腑的证候，有肝胀、心胀、脾胀、肺胀、肾胀、胆胀、小肠胀、胃胀、大肠胀、膀胱胀、三焦胀等名称。详各条。❷指气胀。腹胀坚满，中空无物，因气作胀，称为鼓胀，又称气胀（《医碥》）。❸泛指以腹部膨大胀满为主证的病症，包括单腹胀及先头面四肢水肿而后腹部胀大者（《石室秘录·内伤门》）。❹《证治要诀》："蛊与鼓同。以言其急实如鼓，非蛊毒之毒也。"蛊胀即鼓胀。

槃气 gǔqì 槃通谷。①古病名。见《金匮要略·五脏风寒积聚病脉证并治》。指食滞所致的胁痛。由饮食伤脾，肝气抑遏不舒所致。症见胁痛，按之痛止，易于复发。治宜疏肝运脾，理气消导。②生理名词。指饮食入胃后的营养物质。为化生营、卫、气、血的基础。

槃饪之邪 gǔrènzhīxié 过食槃香厚味，酿成宿食。《金匮要略·脏腑经络先后病脉证并治》："槃饪之邪，从口入者，宿食也。"

臕胀 gǔzhàng 即鼓胀。详该条。

固本丸 gùběnwán 《张氏医通》卷十六方。天门冬、麦冬、生地黄、熟地黄各八两，人参四两。蜜丸，梧桐子大，每服四钱。治老人津血俱亏，咳逆便秘。

固崩止带 gùbēngzhǐdài 收涩法之一。治疗妇女血崩、经行不止、带下淋漓等病症的方法。如血崩或经行不止，偏阴虚血热者，用固经丸；带下淋漓，偏湿热者，用樗树根丸。

固冲汤 gùchōngtāng 《医学衷中参西录》方。白术 30 克，黄芪 18 克，煅龙骨、煅牡蛎、山茱萸各 24 克，白芍药、乌贼骨各 12 克，茜草 9 克，棕榈炭 6 克，五倍子（研末，冲）1.5 克。水煎服。功能益气健脾，固冲摄血。治妇人血崩及月经过多，色淡质稀者。

固定垫 gùdìngdiàn 即压垫。详该条。

固瘕 gùjiǎ 古病名。见《伤寒论·辨阳明病脉证并治》。①大便先硬后溏，杂有不消化的食物和水。由肠胃虚寒，水谷不分所致。治宜温中散寒，用理中丸加附子、肉桂等。②即大泻。《医宗金鉴》卷四："固瘕者，大瘕泻也，俗谓之溏泄。固者，久而不止之谓也。"

固经丸 gùjīngwán 《医学入门》卷七方。黄芩、白芍药、龟板各一两，椿根皮七钱，黄柏三钱，香附二钱五分。糊丸，梧桐子大，每服五十丸，黄酒送服。治月经过多及崩中漏下，血色深红，兼夹紫黑瘀块。

固脬汤 gùpāotāng 《杂病源流犀烛》方。桑螵蛸二钱，黄芪五钱，沙苑蒺藜、山茱萸各三钱，当归、茯神、芜蔚子各二钱，白芍药一钱五分，升麻二钱，羊膀胱一个。水煎服。治年老肾气虚弱，小便滴沥不禁。

固涩 gùsè 同收涩。详该条。

固摄 gùshè 即收涩法。用于精气耗散、滑脱不收的治法。如自汗盗汗用敛汗固表法，久嗽虚喘用敛肺止咳法，下痢日久用涩肠止泻法，精关不固用固肾涩精法，崩中漏下用固崩止漏法等。

固肾涩精 gùshènsèjīng 收涩法之一。治疗肾气不固而遗精、滑泄的方法。症见频频滑泄、盗汗不止、腰酸耳鸣、四肢无力，用金锁固精丸、菟丝子丸。

固泄 gùxiè 固指二便不通，泄指二便不禁。语出《素问·至真要大论》病机十九条："诸厥固泄，皆属于下。"

固阴煎 gùyīnjiān 《景岳全书》卷五十一方。人参适量，熟地黄三至五钱，山药二钱，山茱萸一钱五分，远志七分，炙甘草一至二钱，五味子十四粒，菟丝子二至三钱。水煎服。治肝肾阴虚，遗精滑泄，淋浊带下。

顾步汤 gùbùtāng 《外科真诠》卷上方。黄芪、石斛、当归、牛膝、紫花地丁各一两，金银花三两，菊花、蒲公英各五钱，人参、甘草各三钱。水煎服。治脱疽初起。

顾氏医镜 gùshìyījìng 医书。又名《顾松园医镜》。16 卷。清·顾靖远撰。刊于 1718 年。包括《素灵摘要》《内景图解》《脉法删繁》《格言汇要》《本草必备》《症方发明》六种。均系选录历代医著中精要部分，结合个人的学术见解和经验予以阐述，内容涉及生理、病理、诊治、药物等方面，较为广泛完整。学术思想，多宗喻昌。

顾世澄 gùshìchéng（18 世纪）清代医家。一名澄，字练江，安徽芜湖人。出身世医之家，迁居扬州，在扬州业医 40 余年，尤精于疡科。曾汇集前代有关治方，并录其数代祖传秘方，辑成《疡医大全》，于 1760 年刊行。内容丰富，为个人外科学撰述中之浩博者。

顾松园医镜 gùsōngyuányījìng 即《顾氏医镜》详该条。

痼病 gùbìng 出《灵枢·九针》。病邪顽固难以治愈的慢性疾病。又名痼疾、瘤病。参见各条。

痼疾 gùjí 见《难经·十八难》。久延不愈、比较顽固的疾病。痼疾与卒病相对而言。如先有痼疾，又得卒暴病症，一般当先治卒病，后治瘤疾，有时也可兼治。

瘤冷 gùlěng　病症名。出《千金要方》卷十六。真阳不足，阴寒之邪久伏体内所致的病症。以昼夜恶寒、手足厥冷为主证。或腹痛泄泻，完谷不化；或呕恶清涎，饮食少进；或小便频数不禁，尿色清白；或腰腿沉重，如坐水中；或阳痿不举，精寒自出；或遍身关节拘急疼痛。治宜温阳散寒。可随症选用真武汤、附子理中汤、大建中汤、四神丸等方。一说瘤冷治法"贵乎温补，不贵乎太刚，惟于滋血养气中，佐以姜、桂、雄、附为愈"（宋·杨士瀛《仁斋直指方》）。

gua

瓜瓣 guābàn　即冬瓜子。详该条。

瓜蒂 guādì　中药名。出《神农本草经》。别名甜瓜蒂、苦丁香。为葫芦科植物甜瓜 Cucumis melo L. 的果蒂。全国大部地区均产。苦，寒，有毒。入胃经。涌吐，退黄疸。治体质壮实人痰涎、宿食、毒物停聚胃中及癫痫痰盛，研末服：0.6～0.9 克，用以催吐。治黄疸，研末搐鼻。本品含苦味成分喷瓜素、葫芦素 B，还含 α－菠菜甾醇。内服喷瓜素对慢性活动性肝炎有效，大量可刺激胃黏膜，引起反射性呕吐。犬中毒后可致呼吸中枢麻痹而死。

瓜蒂散 guādìsǎn ❶《伤寒论》方。瓜蒂（熬黄）一分，赤小豆一分。为末，每服一钱匕，用豆豉一合煎汤送服。功能涌吐痰食。治痰涎宿食填塞上脘，胸中痞硬，烦懊不安，气上冲咽喉不得息，寸脉浮，按之紧者。❷《外台秘要》引《延年秘录》方。瓜蒂一两，赤小豆四十九枚，丁香二十七枚。为粗末，浓煎澄清后滴鼻，日二次。治黄疸。《近效》瓜蒂散即以本方加生秫米，研末做成小丸（病重者如大豆大，病轻者如小

豆大），纳入两鼻孔中，觉痛缩鼻须臾，鼻中流清黄水，或从口中吐出。隔日一次。亦治黄疸。

瓜蒂神妙散 guādìshénmiàosǎn《宣明论方》方。火硝、雄黄、川芎、薄荷叶、苍耳子、藜芦各一分，天竺黄一钱五分。为末，以少许搐鼻，日二三次。治头目昏眩，及偏正头痛。

瓜蒂汤 guādìtāng　即一物瓜蒂汤。详该条。

瓜蒌 guālóu　中药名。出《神农本草经》。别名瓜蒌、全瓜蒌、药瓜。又作栝蒌。为葫芦科植物栝楼 Trichosanthes kirilowii Maxim. 或双边栝楼 Trichosanthes rosthornii Harms 的成熟果实。我国大部分地区均产。

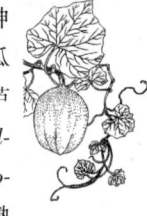

瓜蒌

主产于山东、安徽、河南。甘、苦，寒。入肺、胃、大肠经。润肺化痰，散结润肠。治痰热咳嗽、胸痹、结胸、乳痈肿痛、消渴、黄疸、便秘，煎服：9～15 克。反川乌、草乌。本品含栝楼酸、三萜皂苷、树脂、多种氨基酸及类生物碱等。注射液对豚鼠离体心脏有扩张冠脉、增加冠脉流量的作用，并能增加小鼠耐缺氧的能力。对小鼠肉瘤和腹水癌有一定程度的抑制作用。在体外对金黄色葡萄球菌、肺炎球菌、链球菌、绿脓杆菌、流感杆菌等有抑制作用。

瓜蒌皮 guālóupí　即栝楼皮。详该条。

瓜蒌子 guālóuzǐ　即栝楼子。详该条。

瓜藤缠 guāténgchán　病名。见《证治准绳》。湿热下注，蕴蒸肌肤而成。绕足胫生核数个，日久肿痛，腐烂流脓血，缠绵难愈。即下肢结节病，类似硬结红斑。治宜健脾利湿，清热解毒。内服防风通圣散加木瓜、牛膝、防己、苍术等；局部发热者，服当归拈痛汤。

瓜子金 guāzǐjīn　中药名。出《植物名实图

考》。别名竹叶地丁、金锁匙、辰砂草。为远志科植物瓜子金 *Polyg alajaponica* Houtt. 的根或全草。分布于东北、华北、西南及长江流域各地。辛、苦，平。化痰止咳，安神，活血止血，解毒。治咳嗽痰多、咽喉肿痛、惊悸失眠、吐血、便血、子宫出血，煎服：9～15克。治骨髓炎，浸酒服；疗疮疖肿、毒蛇咬伤，捣敷。本品含三萜皂苷、远志醇、树脂等。浸液有溶血作用。煎液在体外能抑制金黄色葡萄球菌。

瓜子眼药 guāzǐyǎnyào　验方。见《天津市中成药规范》。煅炉甘石（黄连水拌）5000克，冰片500克，熊胆96克，麝香9.6克，鲜荸荠汁3000克，冰糖1000克。制成瓜子式小饼，用时以药蘸冷开水点眼角内。治暴发火眼，红肿痛痒，流泪羞明，外障云翳，眼睑赤烂等。

刮肠 guācháng　病症名。①即直肠泄。饮食方入口即泻（《医宗必读》）。元·曾世荣《活幼口议·痢门》："日夜频并，饭食直过者，名曰刮肠。"②指痢下稠黏，似肠中刮出，故名。《证治要诀》卷二："挟热自利，脐下必热，大便黄赤色，及下肠间津汁垢腻，名曰刮肠。"宜选用白头翁汤、黄芩汤等方。③诸病坏症而下脓血等秽物类痢者。《证治要诀》卷八："诸病坏症，久下脓血，或如死猪肝色，或五色杂下，频出无禁，有类于痢，俗名刮肠。此乃脏腑俱虚，脾气欲绝，故肠胃下脱，若投痢药则误矣。"参见痢疾条。

刮法 guāfǎ　❶针刺术语。入针后，以右手拇指抵压针柄底端，用食指或中指频频刮动针柄的一种辅助方法。与其他手法配合，有加强得气的作用。❷推拿手法。以拇指侧或食、中二指指面在体表上用力，做快速的推动。《保赤推拿法》："刮者，医指挨儿皮肤，略加力而下也。"或用边缘光滑的嫩竹板、瓷器片、硬币、玻璃棍或圆针等辅助工具代替手指，在体表上进行推动刮治。常用于胸、背、颈项部，有发散解表等作用。一般多用于治疗中暑、外感等。又民间用于治疗痧证，故又称刮痧。

刮痧法 guāshāfǎ　实热痧胀邪犯肌表的治疗方法。用铜钱（或汤匙、瓷碗）蘸香油，于患者脊柱两旁轻轻向下顺刮，逐渐加重，干则再蘸，再刮，以出现红紫斑点或斑块为度。继以消毒三棱针轻轻刺破，出尽紫黑血，使痧毒外泄。如刮刺头、额、肘、腕、腿、膝等处，可用绵麻纱线或头发蘸香油刮之。腹部柔软之处，可用食盐以手擦之（《痧胀玉衡》）。

栝蒌 guālóu　即瓜蒌。详该条。

栝楼 guālóu　即瓜蒌。详该条。

栝楼根 guālóugēn　天花粉之别名。详该条。

栝楼桂枝汤 guālóuguìzhītāng　《金匮要略》方。栝楼根二两，桂枝三两，芍药三两，甘草二两，生姜三两，大枣十二枚。水煎，分三次服，取微汗。治太阳痉病，症见头项强痛、发热汗出、恶风、身体强直拘急、脉反沉迟。

栝楼牛蒡汤 guālóuniúbàngtāng　《医学金鉴》卷十六方。栝楼仁、牛蒡子、天花粉、黄芩、栀子、连翘、皂角刺、金银花、甘草、陈皮各一钱，青皮、柴胡各五分。水煎，入煮，酒一盅和服。治乳痈，红肿热痛，寒热往来者。

栝楼皮 guālóupí　中药名。出《雷公炮炙论》。别名瓜蒌皮。为葫芦科植物栝楼 *Trichos anthes kirilowii* Maxim. 或双边栝楼 *Trichos anthesro sthornii* Harms 的成熟果皮。我国大部分地区均产。甘、寒。入肺、胃经。清肺化痰，利气宽胸。治痰热咳嗽、咽痛、胸痹胁痛、消渴、便秘，煎服：9～12克。反川乌、草乌。本品含皂苷、有机酸、树脂等。栝楼皮能增加离体豚鼠心脏冠脉流量，皮的作用比子显著。提取物尚能增加小鼠耐缺氧的能力。在体外能杀死腹水癌细胞。

栝楼薤白白酒汤 guālóuxièbáibáijiǔtāng 《金匮要略》方。栝楼实一枚，薤白半斤，白酒七升。同煮，分两次服。功能通阳散结，行气祛痰。治胸痹，症见胸部隐痛，甚至胸痛彻背，喘息咳唾，短气，脉沉迟或沉紧。也用于冠状动脉粥样硬化性心脏病，心绞痛。

栝楼薤白半夏汤 guālóuxièbáibànxiàtāng 《金匮要略》方。栝楼实一枚，薤白三两，半夏半斤，白酒一斗。同煮，分三次服。治胸痹证，痰浊结聚较甚，胸痛彻背较剧，不得安卧者。

栝楼子 guālóuzǐ 中药名。出《本草经集注》。别名瓜蒌子。为葫芦科植物栝楼 *Trichos anthes kirilowii* Maxim. 或双边栝楼 *Trichos anthes rosthornii* Harms 的成熟种子。主产于安徽、山东、广西、广东、云南等地。甘、寒。入肺、胃、大肠经。润肺，化痰，滑肠。治痰热咳嗽、燥结便秘，煎服：9～12克。反川乌、草乌。栝楼子能增加离体豚鼠心脏冠脉流量。

寡欲 guǎyù 养生术语。意即减少或节制欲求。其中“欲”有广义、狭义两种含义。广义指人的一切欲望，狭义专指性欲。养生术中认为，节制性欲至为重要。

挂金灯 guàjīndēng 中药名。出《救荒本草》。别名锦灯笼、灯笼果。为茄科植物酸浆 *Physalis alkekengi* L. var. *franchetii* (Mast.) Mak. 带宿萼的果实。主产于吉林、河北、新疆、山东。酸，寒。入肺、脾经。清热解毒，化痰利咽，利尿。治咳嗽、咽痛、黄疸、水肿，煎服：4.5～9克。捣敷或研末油调涂，治天疱疮、湿疹。孕妇慎服。本品含酸浆果红素、微量生物碱等。

挂线法 guàxiànfǎ 用药制丝线（或普通丝线）或橡皮筋等挂断肛门瘘管的方法。其原理是利用线的张力，促使局部气血阻绝，肌肉坏死，以达到切开瘘管的目的。对于疮疡溃后形成瘘管的，也可用挂线法。

guai

拐枣 guǎizǎo 枳椇子之别名。详该条。

怪疾奇方 guàijíqífāng 医方著作。清·费伯雄撰。刊于1865年。此书乃费氏汇辑治疗各种稀见怪病的验方而成。所录蛇瘕、米瘕、口内肉球等144症，收集验方149首。其间有部分作者经验。收入丛书《古愚山房方书三种》。

guan

关 guān ❶脉位。《濒湖脉学》：“掌后高骨，是谓之关。关前为阳，关后为阴。”❷指腕踝两关节而言。《骨释》：“手足腕两端骨，亦通曰关。”❸泛指人体的大关节而言。❹喉科传统上把咽峡称关。咽腭弓之后，称关内；舌腭弓之外，称关外。

关白附 guānbáifù 中药名。见《中药志》(1959年版)。别名竹节白附。为毛茛科植物黄花乌头 *Aconitum coreanum* (Lévl.) Raipaics 的块根。主产于东北。辛、甘，大温，有小毒。入肝、胃经。祛风痰，逐寒湿。治中风痰壅、口眼歪斜、偏正头痛、风痰眩晕、癫痫、破伤风，煎服：1.5～4.5克。一般炮制后用，生者内服宜慎。治汗斑、疥、癣、阴下湿痒，生品研末调敷。孕妇忌服。本品含次乌头碱和关附甲素、关附乙素、关附丙素、关附丁素、关附戊素等生物碱。

关冲 guānchōng 经穴名。代号SJ1。出《灵枢·本输》。属手少阳三焦经。井穴。位于无名指末节尺侧，距指甲角0.1寸处。主治昏厥、发热、咽喉肿痛、目赤肿痛。斜刺0.1~0.2寸，或点刺出血。

关刺 guāncì 古刺法。五刺之一。《灵枢·官针》："关刺者，直刺左右尽筋上，以取筋痹，慎无出血。此肝之应也，或曰渊刺，一曰岂刺。"直刺关节周围肌腱附着部，用以治疗筋痹。因本法刺在关节附近，故名。

关防风 guānfángfēng 即防风。详该条。

关格 guāngé ❶病证名。①小便不通与呕吐不止并见的病症。小便不通名关，呕吐不已名格。《寿世保元》："溺溲不通，非细故也，期朝不通，便令人呕，名曰关格。"系癃闭的严重阶段。多由脾肾不足，水邪湿浊逗留，郁而化热上攻所致。宜用金匮肾气丸以补益肾气，温阳化水，左金丸和胃降浊；若久郁化热，症见腹胀便秘、烦躁唇干、口有尿味、舌苔厚浊者，宜通阳降浊，用大黄附子汤合黄连温胆汤等方加减；若阳明腑实偏重，可用大承气汤、黄龙汤等方。②指呕吐而渐见大小便不通者（《医醇賸义》）。症见喉下作梗，继而食入呕吐，渐见溲溺艰难，大便下如羊粪。系噎膈的严重阶段。详噎膈条。③大便不通名内关，小便不通名外格，大小便都不通名关格（《诸病源候论·大便病诸候》）。宜用大黄散（《圣济总录》：大黄、桂、冬瓜子、滑石、朴硝）、黄芩汤等通利二便。❷脉象。指人迎与寸口脉俱盛极，系阴阳决离的危象（《素问·六节藏象论》《灵枢·终始》）。❸病理名。指阴阳均偏盛，不能相互营运的严重病理状态。《灵枢·脉度》："阴气太盛，则阳气不能荣也，故曰关；阳气太盛，则阴气弗能荣也，故曰格；阴阳俱盛，不得相荣，故曰关格。关格者，不得尽期而死也。"

关节 guānjié 解剖名称。见《灵枢·本脏》。又称骱、节髎、骨节间、枢机、曲转处、骨髎。即两骨相交接处。

关节流注 guānjiéliúzhù 流注病的一种。多因暑湿、外伤、病后余毒等客于经络，流于关节所致。症见被侵关节肿胀、酸痛，久则发热，并有波动，伸屈受限，甚则疼痛剧烈，关节不能活动，全身发热，食少无力。类似化脓性关节炎。治疗因暑湿所致者，宜五神汤加豆卷、佩兰、苡仁；因外伤瘀血所致者，宜活血散瘀汤加三七、乳香；因外感热病后余毒所致者，宜黄连解毒汤合犀角地黄汤；兼神昏惊厥者，加用安宫牛黄丸、紫雪丹。如成脓者，用透脓散内服；溃后脓出不敛者，外撒生肌散，太乙膏敷贴。参见流注条。

关脉 guānmài 两手寸口脉的一部分，桡骨茎突尺侧缘的脉动处。参见寸关尺条。

关门 guānmén 经穴名。代号ST22。出《针灸甲乙经》。属足阳明胃经。位于腹正中线脐上3寸，旁开2寸处。主治腹痛，腹胀，腹泻，急慢性胃肠炎等。直刺1~1.5寸。灸3~5壮或5~15分钟。

关门不利 guānménbúlì 肾的气化障碍而致小便不利，发生水肿的病症。《素问·水热穴论》："肾者，胃之关也，关门不利，故聚水而从其类也。"

关木通 guānmùtōng 中药名。见《中药志》（1961年版）。别名马木通。为马兜铃科植物木通马兜铃 *Aristolochia manshuriensis* Kom. 的木质茎。主产于吉林、黑龙江、辽宁。苦，寒。泻热，降火，利尿。治口舌生疮、小便赤涩、水肿，煎服：1.5~4.5克。本品含马兜铃酸、鞣质等。煎剂对离体小鼠子宫有抑制作用，对离体肠管有兴奋作用。因其毒性较大，现已禁用。

关枢 guānshū 太阳经阳络之称。《素问·皮部论》："太阳之阳，名曰关枢，上下同法，视其部中有浮络者，皆太阳之络也。"张景岳注："关，卫固也。少阳为三阳之枢，展布阳气于中，太阳则卫固其气而约束于外，故曰关枢。"

关阴 guānyīn ❶阴盛已极，不能与阳气相交的脉象。表现为寸口脉大于人迎脉的四倍。《素问·六节藏象论》："寸口四盛以上为关阴。" ❷病名。即小便不通。由于热结下焦，气化障碍，故阴窍关闭。参见关格条。

关元 guānyuán 经穴名。代号 RN4。出《素问·骨空论》。别名次门、大中极、丹田。属任脉。小肠之募穴。位于正中线上，脐下 3 寸处。主治虚脱、虚喘、遗尿、遗精、阳痿、疝气、尿血、腹痛、泄泻、痢疾、月经不调、痛经、经闭、崩漏，并有强壮作用。直刺 0.5 ~ 1 寸。灸 7 ~ 10 壮或 20 ~ 30 分钟。

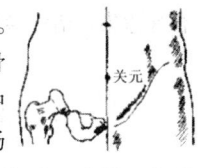

关元俞 guānyuánshù 经穴名。代号 BL26。出《太平圣惠方》。属足太阳膀胱经。位于腰部，当第五腰椎棘突下旁下 1.5 寸处。主治慢性腹泻、休息痢、遗尿、膀胱炎、腰痛等。直刺 1 ~ 2 寸。灸 3 ~ 7 壮或 5 ~ 15 分钟。

观舌心法 guānshéxīnfǎ 详伤寒舌鉴条。

观神色 guānshénsè 望诊内容之一。神与色同是脏腑气血盛衰的外露征象，观察精神、意识、表情，以及面部色泽、目光神采等变化，可以了解正气的盛衰和寒热虚实等情况。参见得神、失神、色诊各条。

官桂 guānguì 肉桂之处方名。详该条。

冠心二号 guànxīn'èrhào 北京地区防治冠心病协作组方。见《新编药物学》。丹参 18 克，川芎、红花、赤芍药各 9 克，降香 6 克（以上为一日量）。可制成冲剂、片剂、浸膏或汤剂。功能活血化瘀。治冠心病心绞痛。实验研究：有降低血清总胆固醇，增加冠状动脉血流量，降低心肌耗氧量，对抗急性心肌缺血，抑制血小板凝集，增强纤维蛋白溶解酶系统的活性等作用。

冠心苏合丸 guànxīnsūhéwán 见《中华人民共和国药典》2010 年版一部。苏合香 50 克，冰片、制乳香各 105 克，檀香、青木香各 210 克。除苏合香外，其余研细末，另取炼蜜适量，微温后，加入苏合香搅匀，再与上述粉末混匀，制成 1000 丸。嚼碎服。每次 1 丸，每日 1 ~ 3 次；或遵医嘱。功能理气、宽胸、止痛。用于寒凝气滞，心脉不通所致的胸痹，症见胸闷、心前区疼痛，及冠心病心绞痛见上述证候者。

贯叶连翘 guànyèliánqiào 中药名。见《南京民间药草》。又名小汗淋草、千层楼、小对叶草。为藤黄科植物贯叶连翘 *Hypericum perforatum* L. 的全草。分布于河北、陕西、山东、江苏、江西、四川、贵州。微苦、涩、平。收敛止血，清热解毒。治咳血、吐血、肠风下血，煎服：6 ~ 9 克。治痈疖肿毒、痄腮、烧烫伤、外伤出血，鲜叶捣敷或干品研末敷。全草含挥发油、贯叶连翘素、金丝桃属素、金丝桃苷等。贯叶连翘素在体外对金黄色葡萄球菌、粪链球菌有很强的抑制作用。金丝桃属素有降低血糖、血钙和升高血钾的作用，对精神抑郁者可增加食欲、体重及活动性。金丝桃苷可增强兔毛细管抵抗力，对离体心脏有兴奋作用。还有抗炎、止咳作用。

贯仲 guànzhòng 见《本草纲目》。即贯众，详该条。

贯众 guànzhòng 中药名。出《神农本草经》。又名贯仲、管仲。为鳞毛蕨科植物粗茎鳞毛蕨 *Dryopteris crassirhizoma* Nakai 或蹄盖蕨科植物峨眉蕨 *Lunathyrium acrostichoides* (Sweet) Ching，乌毛蕨科植物乌毛蕨 *Blechnum orentale* L.，狗脊蕨 *Woodwardia japonica* (L. f.) Sweet，紫萁科植物紫萁 *Osmunda japonica* Thunb，球子蕨科植物荚果蕨 *Matteucia* struthioptefis（L.）Todaro 等的根茎及叶柄基部。粗茎鳞毛蕨主产于东北，峨眉蕨产于北京、河南、甘肃，乌毛蕨产于湖南、广东、广西，狗脊蕨产于浙江、湖南、四川，紫萁产于华中、华东，荚果蕨产于吉林、河北、河南、陕西。苦，微寒，有小毒。入肝、脾经。杀虫，清热解毒，止血。预防麻疹、流行性乙型脑炎；治蛔虫、绦虫及钩虫病，流行性感冒，痢疾，吐血，衄血，便血，血痢，崩漏，煎服：3～9克。治热毒疮疡、痄腮，煎服或研末调敷；蛲虫病，煎服并煎水洗肛门。孕妇慎服。粗茎鳞毛蕨根茎含绵马酸类、黄绵马酸类、白绵马素，以及三萜类成分、鞣质、挥发油、树脂等。乌毛蕨根茎含绿原酸。狗脊蕨根茎含鞣质。紫萁根茎含玻那甾酮 A、蜕皮松、蜕皮甾酮。荚果蕨根茎含玻那甾酮 A，蜕皮甾酮，蕨甾酮。粗茎鳞毛蕨可使绦虫麻痹，因而不能牢附肠壁，服后给予泻盐，可将绦虫驱出。大量绵马酸镁盐可使狗视神经损害而失明。粗茎鳞毛蕨的乙醚提取物对子宫有兴奋作用，与麦角相似；煎剂在体外对各型流感病毒有不同程度的抑制作用。

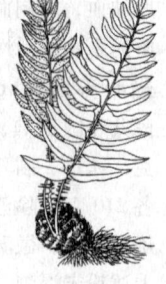

贯众

灌肠剂 guànchángjì 中药剂型。由肛门灌入直肠的液体剂型。分清除灌肠剂、保留灌肠剂两种。

灌肠疗法 guànchángliáofǎ 特殊疗法。用具有泻毒、化瘀、理气等作用的药液或渗入散剂灌肠，以治疗疾病的方法。

灌溉中岳 guàngàizhōngyuè 自我按摩术语。用手指搓鼻的两旁。有防治感冒、鼻病的作用。《杂病源流犀烛·鼻病源流》引《养性书》：“常以手中指于鼻梁两边揩二三十遍，令表里俱热。所谓灌溉中岳，以润于肺也。”

鹳口疽 guànkǒujū 病名。出《外科正宗》卷四。又名锐疽、尾闾发。系无头疽生于尻尾骨（即尾骨）尖处者。因三阴亏损，督脉之浊气湿痰流结而成。初起形似鱼胞，渐至色赤坚痛，朝寒暮热，日轻夜重，久则溃破，口若鹳嘴，故名。流稠脓或鲜血者为实证，流稀脓者为虚证，均易发展成漏。本病包括尾骶部之脊膜或脊髓膨出、皮样囊肿等合并感染。治疗参见疽、漏条。

guang

光剥舌 guāngbōshé 舌苔突然消失，如剥脱样。多属胃阴枯竭、胃气大伤的证候。如见舌的后半部剥苔，是病邪入里未深，胃气已伤。舌前半部剥苔，是表邪虽减，但胃肠有积滞或痰饮。舌心剥苔是阴虚、血虚或胃气受伤。《辨舌指南》：“若厚苔忽然退去，舌光而燥者，此胃气渐绝也，病多凶危。”

光慈菇 guāngcígū 中药名。见《河南中药手册》。别名小慈菇、毛地梨、光菇。为百合科植物老鸦瓣 Tulipaedulis（Miq.）Bak. 的鳞茎。分布于东北至长江流域各地。甘、辛、寒，有毒。散结化瘀，清热解毒。治咽喉肿痛、瘰疬，煎服：1.5～4.5克。治痈疽疮肿、毒蛇咬伤，捣敷或捣汁涂。孕妇忌服。本品含秋水仙碱，能抑制小鼠细胞的有丝分裂，分裂较快的胚胎及肿瘤细胞对之最敏感。对急性痛风性关节炎疗效显著，但毒性较大。

光明 guāngmíng 经穴名。代号GB37。出《灵枢·经脉》。属足少阳胆经。络穴。位于小腿前外侧，外踝上 5 寸，腓骨前缘处。主治夜盲症、近视、白内障、视神经炎等眼病及偏头痛、下肢麻痹等。直刺 1～1.5 寸。灸 3～5 壮或 5～10 分钟。

广肠 guǎngcháng 出《灵枢·肠胃》篇。

包括乙状结肠和直肠。《证治要诀》："广肠，言其广阔于大小肠也。"

广陈皮 guǎngchénpí　柑皮之处方名。详该条。

广成先生玉函经 guǎngchéngxiānshēngyùhánjīng　医书，即《玉函经》。详该条。

广疮 guǎngchuāng　即杨梅疮。详该条。

广大重明汤 guǎngdàchóngmíngtāng　《兰室秘藏》方。龙胆草、防风、生甘草、细辛各一钱，煎汤，熏洗眼部。治眼睑赤烂、红肿痒痛、隐涩难开，且多眵泪。

广丹 guǎngdān　铅丹之别名。详该条。

广地龙 guǎngdìlóng　地龙之处方名。详该条。

广东土牛膝 guǎngdōngtǔniúxī　中药名。见广州军区空军卫生部《常用中草药手册》。为菊科植物华泽兰 Eupatorium chinense L. 的根。分布于江西、福建、广西、广东、云南等地。甘、苦，凉。清热，利咽，解毒，行瘀。治白喉、咽喉炎、扁桃体炎、感冒高热、麻疹、肺炎，煎服：15～30克，鲜品30～120克。孕妇忌服。治痈疮热毒、毒蛇咬伤、外伤肿痛，捣汁服，药渣敷创口周围。

广豆根 guǎngdòugēn　山豆根之处方名。详该条。

广藿香 guǎnghuòxiāng　藿香之一种。详该条。

广木香 guǎngmùxiāng　木香之处方名。详该条。

广术 guǎngzhú　即蓬莪术之别名。详该条。

广温热论 guǎngwēnrèlùn　医书。见广瘟疫论条。

广瘟疫论 guǎngwēnyìlùn　医书。4卷。附方1卷。清·戴天章撰。约成书于1722年。戴氏取《瘟疫论》增订删改，着重辨明温疫、伤寒之异，特别是早期证候鉴别、病因、受病、传经、兼症等方面的不同，详述表里证候，介绍汗、下、清、和、补等治法，并附载温热病方84首。此书曾由后人改名为《瘟疫明辨》。1878年，陆懋修予以删补，题名《广温热论》。清末何廉臣复予补订，书名《重订广温热论》，新中国成立后有排印本。

gui

归葛饮 guīgěyǐn　《景岳全书》方。当归三至五钱，葛根二至三钱。水煎，冷水浸凉徐服。治阳明暑温时症，大热大渴，津液枯涸，阴虚不能作汗。

归经 guījīng　将药物的作用与脏腑经络的关系结合起来，说明某药对某些脏腑经络病变起一定的治疗作用，谓之归经。例如桔梗、款冬花能治咳嗽气喘的肺经病，归入肺经；天麻、全蝎、羚羊角能治疗手足抽搐的肝经病，归入肝经。所以归经是观察疗效后总结出来的。一种药物有归入二经或数经的，说明它的治疗范围较大，例如杏仁入肺、大肠经，能治疗肺经的咳嗽，及大肠的大便燥结。泽泻入肾、膀胱、三焦经，这些经有水湿的病症，常用泽泻治疗。

归来 guīlái　经穴名。代号ST29。出《针灸甲乙经》。别名溪穴。属足阳明胃经。位于腹正中线脐下4寸，旁开2寸处。主治小腹痛、月经不调、闭经、崩漏、带下、子宫脱垂、遗精、阳痿、疝气等。直刺1～1.5寸。灸5～7壮或10～15分钟。

归脾汤 guīpítāng　《妇人良方》方。人参、炒白术、炒黄芪、茯苓、龙眼肉、当归、远志、炒酸枣仁各一钱，木香、炙甘草各五分（《济生方》无当归、远志）。加姜、枣，水煎服。功能健脾养心，益气补血。治心脾两虚，气血不足而致的心悸、健忘、失眠、少食、体倦、面色萎黄，妇女月经不调、崩中漏下等。实验研究：可升高烫伤休克动物的血压，促进休克期肠管收缩运动的恢复，改善消化道症状，使呼吸加强加快，血糖上升，有助于抗休克。

归脾丸 guīpíwán 又名人参归脾丸。即归脾汤制成蜜丸。

归芍地黄丸 guīsháodìhuángwán 中成药。见《北京市中药成方选集》。熟地黄 250 克，山药、山茱萸各 120 克，茯苓、牡丹皮、泽泻各 90 克，白芍药、当归各 60 克。蜜丸，每服 9 克。治肝肾不足，阴虚发热，头眩耳鸣，腰腿疼痛，烦躁不宁，骨蒸盗汗。

龟板 guībǎn 现统称龟甲，详该条。

龟板胶 guībǎnjiāo 即龟甲胶。详该条。

龟背 guībèi 脊骨弯曲突起，形如龟背。小儿骨质未坚，曲背久坐，没有及时矫正，脊骨受损；或由发育障碍；或因脊骨局部疾患以致变形；佝偻病也能形成龟背。应着重预防，注意调养。

龟甲 guījiǎ 中药名。出《神农本草经》。又名龟壳、玄武版、败龟版。为龟科动物乌龟 *Chinemys reevesii*（Gray）的背甲或腹甲。主产于湖北、安徽、湖南、江苏、浙江等地。咸、甘、微寒。入肝、肾、心经。滋阴潜阳，补血止血，益肾健骨，补心安神。治肾阴不足，骨蒸劳热，盗汗，热病伤阴，阴虚风动，吐血、衄血、痔血，崩漏，遗精，带下，腰痛，骨痿，小儿囟门不合，心悸，失眠，健忘。煎服：10～30 克，先煎。本品含骨胶原、角质、脂肪、钙、磷等，还含人体必需氨基酸及微量元素等。煎剂对阳虚动物、甲亢动物有较好改善体征作用，还能提高机体的免疫力。

龟甲胶 guījiǎjiāo 中药名。出《本经逢原》。别名龟胶。龟板熬制而成的胶。性味、功效与龟板同，唯滋补的作用较强。烊化后冲服：3～9 克。参龟甲条。

龟胶 guījiāo 龟甲胶之简称。详该条。

龟龄集 guīlíngjí 中成药。鹿茸、生地黄、补骨脂、人参、石燕、熟地黄、急性子、青盐、细辛、砂仁、杜仲、麻雀脑、丁香、蚕蛾、硫黄、蜻蜓、朱砂、肉苁蓉、地骨皮、淫羊藿、生附子、天门冬、甘草、穿山甲、枸杞子、锁阳、牛膝、菟丝子、海马。为末，每服五分，冲服。治阳痿、阴寒腹痛、腰膝酸软无力。

龟鹿补肾丸 guīlùbǔshènwán 中成药。见《中华人民共和国药典》2010 年版一部。盐菟丝子 51 克，淫羊藿（蒸）43 克，续断（盐蒸）43 克，锁阳（蒸）51 克，狗脊（盐蒸）64 克，酸枣仁（炒）43 克，制何首乌64 克，炙甘草 21 克，陈皮（蒸）21 克，鹿角胶（炒）9 克，熟地黄 64 克，龟甲胶（炒）13 克，金樱子（蒸）51 克，炙黄芪 43 克，山药（炒）43 克，覆盆子（蒸）85 克。以上 16 味，粉碎成细粉，过筛，混匀。每 100 克粉末，用炼蜜 40 克加适量的水泛丸，干燥，制成水蜜丸；或加炼蜜 100～110 克，制成大蜜丸即得。补肾壮阳，益气血，壮筋骨。用于肾阳虚所致的身体虚弱、精神疲乏、腰腿酸软、头晕目眩、精冷、性欲减退、小便夜多、健忘、失眠。口服。水蜜丸一次 4.5～9 克，大蜜丸一次 6～12 克，一日 2 次。

龟鹿二仙胶 guīlù'èrxiānjiāo 又名龟鹿参杞胶。中成药。鹿角 5000 克，龟甲 2500 克，枸杞子 425 克，人参 470 克。缓火熬炼成胶，每服 3 克左右，陈酒烊化，清晨淡盐汤送服。功能滋补精髓。治肾气衰弱，腰背酸疼，遗精目眩。

龟鹿参杞胶 guīlùshēnqǐjiāo 即龟鹿二仙胶。详该条。

龟肉 guīròu 药名。出《名医别录》。为龟科动物乌龟 *Chinemys reevesii*（Gray）的肉。甘、咸，平。益阴，止血。治劳瘵骨蒸、久咳咯血、吐血、衄血、久疟、血痢、肠风痔血，内服：煮食，或炙灰研末服。

龟头皮裹 guītóupíguǒ 病症名。阴茎包皮过长，覆盖龟头，小便沥涩的病症。《医门补要》卷中："以骨针插孔内逐渐撑大，若皮口稍大，用剪刀将马口（即尿道外口）旁皮用钳子钳起，量意剪开，速止其血；或用细针穿药线，在马口旁皮上穿过，约阔数分，后将药线打一抽结，逐渐收紧，七日皮自豁，则马口可大矣。"即包茎。

龟头痈 guītóuyōng 即阴头痛。详该条。

龟头肿痛 guītóuzhǒngtòng 症状名。出清·邹五峰《外科真诠》。表现为龟头红肿疼痛。多由湿热下注而致。宜清肝利湿，服龙胆泻肝汤。

龟尾 guīwěi 推拿部位名。出《肘后方》。又名尾闾、闾尾。位于尾骨端。治赤白痢、泄泻、腹胀、慢惊风等。

龟下甲 guīxiàjiǎ 即龟板。详该条。

龟胸 guīxiōng 即鸡胸。详该条。

鬼灯笼 guǐdēnglóng 中药名。出《生草药性备要》。别名白灯笼、岗灯笼、白花灯笼、苦灯笼。为马鞭草科植物灯笼草 Clerodendrum fortunatum L. 的全株。分布于我国南方。苦、微甘，寒。祛风止咳，清热解毒。治感冒发热、咽痛、咳嗽、骨蒸劳热、小儿惊风，煎服：9～15 克。治疖肿、跌打损伤，鲜品捣敷。

鬼督邮 guǐdūyóu 徐长卿之别名。详该条。

鬼击 guǐjī 古病名。突然胸腹绞痛或出血的疾患。《肘后备急方》卷一："鬼击之病，得之无渐，卒着如人力刺状，胸胁腹内绞急切痛，不可抑按。或即吐血，或鼻中出血，或下血。一名鬼排。"

鬼箭羽 guǐjiànyǔ 中药名。出《日华子诸家本草》。又名四面戟、见肿消。为卫矛科植物卫矛 Euonymus alatus (Thunb.) Sieb. 具翅状物的枝条或翅状附属物。全国大部分地区均产。苦、辛，寒。入肝经。破血通经，祛风，杀虫。治经闭、癥瘕、产后瘀血腹痛、风湿关节痛、虫积腹痛，煎服：4.5～9 克。治过敏性皮炎、荨麻疹、漆疮，煎水熏洗。孕妇忌服。本品水提取液含草乙酸钠，能刺激胰岛 β-细胞，有降低血糖作用。

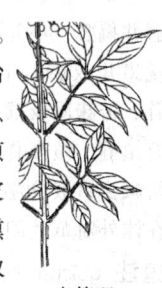
鬼箭羽

鬼门 guǐmén 汗毛孔。鬼，古通魄。肺藏魄，肺气通于皮毛，汗从皮肤而出，称魄汗。汗毛孔则称为鬼门，发汗法称开鬼门。《素问·汤液醪醴论》："开鬼门，洁净府。"

鬼舐头 guǐshìtóu 即油风。详该条。

鬼胎 guǐtāi 旧病名。出《诸病源候论》卷四十二。①属于癥瘕一类的病症。因素体虚弱，七情郁结，气血凝结不散，冲任壅滞不行而致。《傅青主女科》："腹似怀妊，终年不产，甚则二三年不生者，此鬼胎也。其人必面色黄瘦，肌肤消削，腹大如斗。"治宜调补正气为先，继以攻积消瘀，方用荡鬼汤（《傅青主女科》：人参、当归、大黄、雷丸、川牛膝、红花、丹皮、枳壳、厚朴、桃仁）或雄黄丸（《证治准绳》：雄黄、鬼臼、莽草、丹砂、巴豆、獭肝、蜥蜴、蜈蚣）等。若效果不明显，可结合手术治疗。②相当于葡萄胎。《萧山竹林寺女科》："月经不来二三月或七八月，腹大如孕，一日血崩下血泡，内有物如虾蟆子，昏迷不省人事。"治宜气血双补，方用十全大补汤，或中西医结合治疗。③指假孕。

鬼针草 guǐzhēncǎo 中药名。出《本草拾遗》。别名一把针、盲肠草、粘身草、刺针草。为菊科植物鬼针草 Bidens bipinnata L. 的全草。全国大部分地区均有分布。苦，平。清热解毒，消肿止泻。治感冒发热、咽喉肿痛、腹泻、痢疾、阑尾炎、急性肾炎，煎服：15～30 克。治跌打损伤、蛇虫咬伤，煎服并捣敷；小儿单纯性消化不良，煎服并熏洗患儿双脚。本品含生物碱、皂苷、黄酮苷、苦味质及鞣质等。鬼针草注射液对小鼠有镇静、镇痛作用，对实验性胃溃疡有效，可减少胃液分泌量，降低胃液酸度。醇浸液在体外对革兰阳性菌有抑制作用。

鬼注 guǐzhù 见《肘后备急方》卷一。即劳瘵。详该条。

桂丁 guìdīng 中药名。出《本草纲目拾遗》。别名桂丁香、肉桂子。为樟科植物肉桂 *Cinnamomum cassia* Presl 的幼嫩果实。辛、甘，温。温中散寒。治脘腹冷痛、肺寒咳喘，煎服：3～6克。本品含生物碱、皂苷、鞣质、挥发油。油中主成分为桂皮醛。药理见肉桂条。

桂丁香 guìdīngxiāng 即桂丁。详该条。

桂附八味丸 guìfùbāwèiwán 即肾气丸。详该条。

桂附地黄丸 guìfùdìhuángwán 即肾气丸。详该条。

桂林西瓜霜 guìlínxīguāshuāng 中成药。见《中华人民共和国药典》2010年版一部。西瓜霜、硼砂（煅）、黄柏、黄连、山豆根、射干、浙贝母、青黛、冰片、无患子果（炭）、大黄、黄芩、甘草、薄荷脑。以上14味，除西瓜霜、硼砂、青黛、冰片、薄荷外，其余黄柏等9味粉碎成细粉，将西瓜霜、硼砂、青黛、冰睡、薄荷脑分别研细，与上述细粉及适量的二氧化硅、甜菊素、枸橼酸等辅料配研，过筛，混匀即得。功能清热解毒，消肿止痛。用于风热上攻、肺胃热盛的乳蛾、喉痹、口糜，症见咽喉肿痛、喉核肿大、口舌生疮、牙龈肿痛或出血；急慢性咽炎、扁桃体炎、口腔炎、口腔溃疡、牙龈炎见上述证候者及轻度烫伤（表皮未破）者。外用，喷、吹或敷于患处，适量，一日数次；重症者兼服，一次1～2克，一日3次。

桂苓白术散 guìlíngbáizhúsǎn 即桂苓甘露散。详该条。

桂苓甘露散 guìlínggānlùsǎn ❶《宣明论方》卷六方。又名桂苓甘露饮、桂苓白术散。茯苓、泽泻各一两，炙甘草、石膏、寒水石各二两，白术、肉桂、猪苓各半两，滑石四两。为末，每服三钱，小儿每服一钱，温水或生姜煎汤调下。功能清暑泄热，化气利湿。治伤寒中暑，饮食所伤，湿热内甚，头痛口干，吐泻烦渴，小便赤涩，大便急痛；湿热霍乱吐下，腹满痛闷；及小儿吐泻，惊风等症。❷《儒门事亲》卷十二方。又名桂苓甘露饮。官桂、人参、藿香各五钱，茯苓、白术、甘草、葛根、泽泻、石膏、寒水石各一两，滑石二两，木香一分。为细末，每服三钱，白水或生姜煎汤送下。治伏暑烦渴，渴欲饮水，水入即吐，及水泻不止，疟疾等。

桂苓甘露饮 guìlínggānlùyǐn ❶《医学启源》卷中方。茯苓、白术、猪苓、炙甘草、泽泻各一两，寒水石（另研）一两，桂半两，滑石（另研）二两。为末，或水煎，或水调，每服二三钱。治饮水不消，呕吐泻利，水肿腹胀；兼治霍乱吐泻，下利赤白，中暑烦渴等症。❷即桂苓甘露散第一方。❸即桂苓甘露散第二方，见桂苓甘露散条。

桂龙咳喘宁胶囊 guìlóngkéchuǎnníngjiāonáng 中成药。见《中华人民共和国药典》2010年版一部。桂枝、龙骨、白芍、生姜、大枣、炙甘草、牡蛎、黄连、法半夏、瓜蒌皮、炒苦杏仁。以上11味按胶囊工艺制成胶囊。功能止咳化痰，降气平喘。用于外感风寒、痰湿阻肺引起的咳嗽、气喘、痰涎壅盛；急慢性支气管炎见上述证候者。口服。一次5粒，一日3次。服药期间忌烟、酒、猪肉及生冷食物。

桂心 guìxīn 肉桂之处方名。详该条。

桂圆肉 guìyuánròu 即龙眼肉。详该条。

桂枝 guìzhī 中药名。出《新修本草》。为樟科植物肉桂 Cinnamom umcassia Presl 的嫩枝。主产于广东、广西等地。辛、甘、温。入肺、心、膀胱经。发汗解肌，温经通阳。治风寒感冒、风温痹痛、痛经、闭经、痰饮咳喘、小便不利，煎服：3～9 克。孕妇忌服。成分、药理见肉桂条。

桂枝二麻黄一汤 guìzhī'èrmáhuángyītāng 《伤寒论》方。桂枝一两十七铢，芍药一两六铢，麻黄十六铢，生姜一两六铢，杏仁十六个，炙甘草一两二铢，大枣五枚。水煎，分两次服。治太阳病服桂枝汤后，风乘汗入，汗孔反闭，形如疟状，一日再发者。

桂枝二越婢一汤 guìzhī'èryuèbìyītāng 《伤寒论》方。桂枝、芍药、麻黄、炙甘草各十八株，大枣四枚，生姜一两二铢，石膏二十四铢。水煎，分两次服。治太阳病，发热恶寒，热多寒少，脉微弱者。

桂枝茯苓胶囊 guìzhīfúlíngjiāonáng 中成药。见《中华人民共和国药典》2010 年版一部。桂枝 240 克，茯苓 240 克，牡丹皮 240 克，桃仁 240 克，白芍 240 克。以上五味按胶囊工艺制成胶囊 1000 粒。功能活血化瘀消癥。用于妇人瘀血阻络所致的癥块、闭经、痛经、产后恶露不尽；子宫肌瘤，慢性盆腔炎包块，痛经，子宫内膜异位症，卵巢囊肿见上述证候者。也可用于女性乳腺囊性增生属瘀血阻络者，症见乳房疼痛、乳房肿块、胸胁胀闷，或用于前列腺增生属瘀阻膀胱者，症见小便不爽、尿细如线，或点滴而下、小腹胀痛。口服。一次 3 粒，饭后服。经期停服。3 个月为一疗程，或遵医嘱。孕妇忌服。偶见药后胃脘不适或隐痛，停药后可自行消失。

桂枝茯苓丸 guìzhīfúlíngwán ❶《金匮要略》方。桂枝、茯苓、牡丹皮、桃仁、芍药各等分。蜜丸，兔屎大，每服 1～2 丸。功能活血化瘀，缓消癥块。治妇人宿有癥块，妊娠胎动，漏下不止，及瘀血而致的痛经经闭，癥积痞块等症。❷中成药。见《中华人民共和国药典》2005 年版一部。桂枝 100 克，茯苓 100 克，牡丹皮 100 克，赤芍 100 克，桃仁 100 克。以上五味粉碎成细粉，过筛，混匀。每 100 克粉末加炼蜜 90～110 克，制成大蜜丸，功能活血化瘀消癥。用于妇人宿有癥块，或血瘀经闭，经行腹痛，产后恶露不尽。口服。一次 1 丸，一日 1～2 次。孕妇慎用。

桂枝附子去桂加白术汤 guìzhīfùzǐqùguìjiābáizhútāng《伤寒论》方。炮附子三枚，白术四两，生姜三两，炙甘草二两，大枣十二枚。水煎，分三次服。治太阳病风湿相搏，身体疼烦，不能自转侧，不呕不渴，大便硬，小便自利者。本方又见于《金匮要略》，名白术附子汤。

桂枝附子汤 guìzhīfùzǐtāng《伤寒论》方。桂枝四两，炮附子三枚，生姜三两，大枣十二枚，炙甘草二两。水煎，分三次服。功能温阳逐湿。治太阳病，风湿相搏，身体疼烦，不能自转侧，不呕不渴，脉浮虚而涩者。

桂枝甘草龙骨牡蛎汤 guìzhīgāncǎolónggǔmǔlìtāng《伤寒论》方。桂枝一两，炙甘草、牡蛎、龙骨各二两。水煎，分三次服。治火逆证下后，又加烧针，心阳内伤，烦躁不安及心悸怔忡等症。

桂枝甘草汤 guìzhīgāncǎotāng《伤寒论》方。桂枝四两，炙甘草二两。水煎顿服。治发汗过多，心阳不足，心下悸，欲得按者。

桂枝加大黄汤 guìzhījiādàhuángtāng《伤寒论》方。桂枝三两，大黄二两，芍药六两，生姜三两，甘草二两，大枣十二枚。水煎，分三次服。治太阳病误下，邪陷太阴，表证未罢，腹满疼痛，大便燥结不通。

桂枝加附子汤 guìzhījiāfùzǐtāng《伤寒论》方。桂枝、芍药、炙甘草、生姜各三两，大枣十二枚，炮附子一枚。水煎，分三次服。治太阳病发汗太过，汗出不止，恶风，小便难，四肢微急，难以屈伸，及寒疝腹痛，手足冷，身痛不仁。

桂枝加葛根汤 guìzhījiāgěgēntāng《伤寒论》方。葛根四两，麻黄三两，芍药二两，生姜三两，炙甘草二两，大枣十二枚，桂枝二两。水煎，分三次服，取微似汗。治太阳病，头痛发热，汗出恶风，项背强者。

桂枝加桂汤 guìzhījiāguìtāng《伤寒论》方。桂枝五两，芍药三两，生姜三两，炙甘草二两，大枣十二枚。水煎，分三次服。治奔豚证，气从少腹上冲心。

桂枝加厚朴杏子汤 guìzhījiāhòupòxìngzǐtāng《伤寒论》方。桂枝、芍药、生姜各三两，厚朴、炙甘草各二两，杏仁五十枚，大枣十二枚。水煎，分三次服。治头痛发热，汗出恶风，脉浮缓而兼喘咳者。

桂枝加黄芪汤 guìzhījiāhuángqítāng《金匮要略》方。桂枝、芍药、甘草、黄芪各二两，生姜三两，大枣十二枚。水煎，分三次服，饮热稀粥，取微汗。治黄汗，两胫自冷，腰以上有汗，腰髋弛痛，如有物在皮中状，甚则不能食，身疼重，烦躁，小便不利及黄疸脉浮，有表虚症状者。

桂枝加芍药生姜人参新加汤 guìzhījiāsháoyàoshēngjiāngrénshēnxīnjiātāng 又名桂枝新加汤。《伤寒论》方。桂枝三两，芍药四两，炙甘草二两，人参三两，大枣十二枚，生姜四两。水煎，分三次服。治伤寒发汗后，身疼痛，脉沉迟者。

桂枝加芍药汤 guìzhījiāsháoyàotāng《伤寒论》方。桂枝三两，芍药六两，炙甘草二两，大枣十二枚，生姜三两。水煎，分三次服。治太阳病误下，邪陷太阴，表证未罢，腹满时痛者。

桂枝麻黄各半汤 guìzhīmáhuánggèbàntāng《伤寒论》方。又名麻桂各半汤。桂枝一两十六铢，芍药、生姜、炙甘草、麻黄各一两，大枣四枚，杏仁二十四枚。水煎，分三次服。治太阳病，风寒郁于肌表，不得外达，症如疟状，发热恶寒，热多寒少，一日二三度发，面赤，身痒，无汗。也用于荨麻疹之无汗者。

桂枝去桂加茯苓白术汤 guìzhīqùguìjiāfúlíngbáizhútāng《伤寒论》方。芍药三两，炙甘草二两，生姜、白术、茯苓各三两，大枣十二枚。水煎，分三次服。治太阳病，服桂枝汤或下后，仍头项强痛，发热无汗，心下满，微痛，小便不利者。

桂枝去芍药加附子汤 guìzhīqùsháoyàojiāfùzǐtāng《伤寒论》方。桂枝三两，炙甘草二两，生姜三两，大枣十二枚，炮附子一枚。水煎，分三次服。治太阳病误下后，脉促，胸满，微恶寒者。

桂枝去芍药加蜀漆牡蛎龙骨救逆汤 guìzhīqùsháoyàojiāshǔqīmǔlìlónggǔjiùnìtāng《伤寒论》方。桂枝三两，炙甘草二两，生姜三两，大枣十二枚，牡蛎五两，蜀漆三两，龙骨四两。水煎，分三次服。治伤寒，误以火熨，心阳将亡，惊狂，卧起不安者。

桂枝去芍药汤 guìzhīqùsháoyàotāng《伤寒论》方。桂枝三两，炙甘草二两，生姜三两，大枣十二枚。水煎，分三次服。治太阳病误下后，表证未解，脉促，胸满者。

桂枝人参汤 guìzhīrénshēntāng《伤寒论》方。桂枝、炙甘草各四两，白术、人参、干姜各三两。水煎，分三次服。功能温中祛寒，兼散表邪。治太阳病外邪未解，而屡下之，以致协热而利，利下不止，心下痞硬者。

桂枝芍药知母汤 guìzhīsháoyàozhīmǔtāng 《金匮要略》方。桂枝、知母、防风各四两，白术、生姜各五两，芍药三两，炮附子二枚，麻黄、炙甘草各二两。水煎，分三次服。治风湿痹证，郁而化火，肢节肿痛灼热，脚气冲心，脚肿麻木，头眩短气，心烦欲吐。

桂枝汤 guìzhītāng ❶《伤寒论》方。桂枝三两，芍药三两，炙甘草二两，生姜三两，大枣十二枚。水煎，分三次服，服后避风，少顷，饮热稀粥以助药力，使其微微汗出。功能解肌发表，调和营卫。治外感风寒表虚证，症见发热头痛、汗出恶风、鼻鸣干呕、口不渴、舌苔薄白、脉浮缓。❷即《金匮要略》之阳旦汤。详该条。

桂枝新加汤 guìzhīxīnjiātāng 即桂枝加芍药生姜人参新加汤。详该条。

gun

滚刺筒 gǔncìtǒng 皮肤针之一。由筒柄与滚筒两部分组成。筒壁密布短针，使用时手持针柄，在需要刺激的部位做来回滚动，适用于刺激面积较大的部位。

滚地龙 gǔndìlóng 见《广东中草药》。为鸡骨香之别名。详该条。

滚山虫 gǔnshānchóng 中药名。见《云南中草药》。别名地罗汉、滚山珠。为球马陆科动物滚山球马陆 Glomeris SP. 的全虫。主产于云南。咸、温。舒筋活血，接骨止痛。治跌打损伤、骨折、关节脱臼，研粉，黄酒送服，1.5～3克。

滚山珠 gǔnshānzhū 见《云南中草药》。即滚山虫。详该条。

滚痰丸 gǔntánwán 即礞石滚痰丸。详该条。

滚摇 gǔnyáo 推拿手法。患者仰卧，两髋膝屈曲，使膝尽量靠近腹部，医者一手扶患者两膝部，一手扶两踝部，先旋转滚动腰部，再用力牵拉双下肢，使之伸直。常用于腰痛等。

guo

郭玉 guōyù 东汉针灸学家。广汉雒（今四川广汉县北）人。《后汉书》记载他曾从程高学医，并在汉和帝时任太医丞，针灸技术高超，为贫苦人民治病很尽心力。他曾指出，封建贵族的病之所以不易治愈，是由于他们自作主张，不知调养身体，筋骨柔弱，不能用药，好逸恶劳等。

国公酒 guógōngjiǔ 中成药。见《中华人民共和国药典》2010年版一部。当归、羌活、牛膝、防风、独活、牡丹皮、广藿香、槟榔、麦冬、陈皮、五加皮、姜厚朴、红花、天南星（矾制）、枸杞子、白芷、白芍、紫草、盐补骨脂、炒青皮、炒白术、川芎、木瓜、栀子、炒苍术、炒枳壳、乌药、佛手、玉竹、红曲。以上30味，与适量的蜂蜜和红糖，用白酒回流提取3次，合并滤液，静置3～4个月，吸取上清液，过滤，灌封，即得。散风祛湿，舒筋活络。用于风寒湿邪闭阻所致的痹病，症见关节疼痛、沉重、屈伸不利、手足麻木、腰腿疼痛；也用于经络不和所致的半身不遂、口眼歪斜、下肢痿软、行走无力。口服。一次10毫升，一日2次。孕妇忌服。

腘 guó 膝弯。委中穴所在部位。《素问·骨空论》："膝痛，痛及拇指治其腘。"

裹帘 guǒlián 医疗用具。出《医宗金鉴·正骨心法要旨》。以白布量患处之长短阔窄和病势之需要予以缠裹。即绷带。

过 guò ❶超越。有直中之意。《金匮要略·

肺痿肺痈咳嗽上气病脉证并治》："风中于卫，呼气不入；热过于荣，吸而不出。"❷病变所在，病。《灵枢·胀论》："其过焉在？"《素问·脉要精微论》："诊法常以平旦……故乃可诊有过之脉"。❸疏通，祛除。《灵枢·周痹》："痛从上下者，先刺其下以过之。"

过冬青 guòdōngqīng　荔枝草之别名。详该条。

G

过肛针 guògāngzhēn　检查，治疗痔漏的一种工具。见清·高梅溪《外科图说》卷一。有针及针套两件，用于肛门病的切开或穿刺。类似现代的探针。

过经 guòjīng　见《伤寒论·辨太阳病脉证并治》。伤寒病程中，一经的证候转入另一经的变化。如太阳表证已经解除，而出现少阳经的证候，就称作太阳病过经。

过经不解 guòjīngbùjiě　过了传经的日期，病仍未愈。《伤寒论·辨太阳病脉证并治》："太阳病，过经十余日，反二三下之，后四五日，柴胡证仍在者，宜先与小柴胡汤。呕不止，心下急，郁郁微烦者，为未解也，与大柴胡汤则愈。"

过梁针 guòliángzhēn　治疗癫狂等精神疾患的 14 个经验效穴。见《中医杂志》。①天灵：在腋窝前缘直上 1 寸，向内旁开 0.5 寸，垂膊取之。微向外针5～6 寸。②腋灵：在腋窝前缘直上 0.5 寸，肌腱下缘处。针 5～6 寸。③屈委阳：在屈肘横纹端之稍外方，针 1.5～3 寸。④尺桡：在前臂伸侧腕横纹至肘横纹的中点。针 1.5～3 寸。⑤中桡：在上肢伸侧，腕横纹上 4 寸。针 1～2.5 寸。⑥寸桡：在上肢伸侧，腕横纹上 2 寸。针 1～2.5 寸。⑦脑根：在外踝与跟腱之间凹陷处。针 1～2.5 寸。⑧中平：在膝下 5 寸，胫骨和腓骨之间。针 2～6 寸。⑨阴委一：在股外侧，腘横纹上 1 寸，股二头肌腱与股外侧肌之间

凹陷处。针3～5 寸。⑩阴委二：在阴委一上 1 寸。针 3～5 寸。⑪阴委三：在阴委二上 1 寸。针3～5 寸。⑫四连：在阴委三上 1 寸。针 3～5 寸。⑬五灵：在阴委三上 2 寸。针 3～5 寸。⑭灵宝：位于阴委三上 3 寸。针 3～5寸。以上各穴针刺深度应据患者肥瘦虚实而定，不必拘泥。

过期不产 guòqībùchǎn　病名，见清·阎纯玺《胎产心法》。亦称过期妊娠。指妊娠足月后逾期半月不产，或月经周期规律，而按末次月经计算，超过 42 周而未产者。多因气虚或血虚气滞所致。若平素体虚气弱、妊娠足月，无力送胎下行而逾期不产者，治宜大补元气，促胎外出，方用保元汤（《胎产心法》）加川牛膝、枳壳。若孕妇气血虚弱，血虚则子宫濡润不足，不能滑利，儿难转身，血虚则气滞，气血运行不畅，无力送胎下行者，治宜补血行滞，方用补血行滞汤（《胎产心法》：当归、川芎、白芍、熟地黄、香附、桃仁、枳壳、砂仁、紫苏、生姜、大枣）。

过期经行 guòqījīngxíng　即经行后期。详该条。

过期流产 guòqīliúchǎn　病名。怀孕后胚胎死亡已超过 1～2 个月，而仍稽留在子宫腔内，表现为子宫不增大，反而缩小，有时伴有阴道流血或流褐色分泌物，尿妊娠试验为阴性者。治疗见死胎不下条。

过期饮 guòqīyǐn　《济阴纲目》方。当归、白芍药、熟地黄、香附各二钱，川芎一钱，红花七分，桃仁六分，莪术、木通各五分，炙甘草、肉桂各四分。水煎服。治血虚气滞，月经过期。

过山风 guòshānfēng　南蛇藤之别名。详该条。

过山龙 guòshānlóng　南蛇藤之别名。详该条。

过山香 guòshānxiāng 九里香之别名。详该条。

过坛龙 guòtánlóng 乌脚枪之别名。详该条。

过塘莲 guòtánglián 三白草之别名。详该条。

过膝风 guòxīfēng 病名。鹤膝风之左右膝交替发病者。《医宗金鉴》卷七十："膝眼风……单膝生者轻，双膝生者重。若左膝方愈，复病右膝，右膝方愈，复病左膝，名过膝风。"证治详鹤膝风条。

过用 guòyòng 过度使用或过度发挥作用。病因学说认为，自然界风寒暑湿燥火六气，以及人之饮食五味、起居劳逸、情志喜怒、男女房室等，在适度的范围内都是正常生命活动所必须的条件，也是保障和促进身体健康的必要活动。上述因素变化过度或活动过强，超出人体的承受能力，称为过用，是引起疾病的基本原因。

ha

虾蟆 hāma 中药名。出《神农本草经》。为蛙科动物泽蛙 *Rana limnocharis* Boie 的全体。分布于华东、中南、西南地区。甘、寒。清热解毒，健脾消积。治痈肿热疖、瘰病、焙、研末掺或调敷。治泻痢、疳积，内服：烧存性研末，每次 1 ~ 2 克，一日 3 次；或入丸剂。本品含氨基酸类、甾类、胆碱及吲哚类衍生物。

虾蟆草 hāmacǎo 见《药物图考》。为荔枝草之别名，详该条。

虾蟆瘟 hāmawēn 病名。出《温病条辨》卷一。即时毒。详该条。

哈蟆油 hāmayóu 药名。见《药材资料汇编》。又名田鸡油、蛤蚂油、哈士蟆油。为蛙科动物中国林蛙 *Ranatemporaria chensinensis* David 或黑龙江林蛙 *R. amurenisis* Boulenger 雌性的干燥输卵管。甘、咸，平。入肺、肾经。补肾益精，润肺养阴。治病后虚弱，产后无乳，肺痨咳嗽吐血，盗汗，神经衰弱。煨汤服：3 ~ 9 克。主含蛋白质，脂肪仅占 4% 左右，糖占 10%，尚含硫、磷、维生素 A、维生素 B、维生素 C、雌酮、17-β-雌二醇、17-β-羟甾醇脱氢酶等。蛤蟆油可促使雌幼鼠提前进入性成熟期。本品对小鼠发育有良好影响。

蛤蟆草 hámacǎo 荔枝草、委陵菜二药之别名。各详该条。

蛤蟆浆 hámajiāng 即蟾酥。详该条。

蛤蟆酥 hámasū 即蟾酥。详该条。

hai

孩儿参 háiérshēn 太子参之别名。详该条。

海蚌含珠 hǎibànghánzhū 铁苋之别名。详该条。

海藏神术散 hǎicángshénzhúsǎn 即神术汤。详该条。

海草 hǎicǎo 海带之别名。详该条。

海带 hǎidài 中药名。出《嘉祐补注本草》。别名海马蔺、海草。为大叶藻科植物大叶藻 *Zostera marina* L. 的全草。主产于辽宁、山东。咸，寒。消痰软坚，利水消肿。治瘿瘤瘰病、脚气浮肿及水肿，煎服：4.5 ~ 9 克。本品含碘、大叶藻素、维生素 B_2 及鞣质等。醚提取物在体外对结核杆菌有抑制作用。

海带根 hǎidàigēn 中药名。见福建《医药卫生》1972 年 1 期。为海带科植物海带 *Lam-*

inaria japonica Aresch. 的根状固着器。化痰，镇咳，平喘，降压。治慢性气管炎、咳喘、高血压病，煎服：15～30克。粗提液对豚鼠有平喘作用，对大鼠和猫有止咳作用。

海风藤 hǎifēngténg 中药名。出清·叶小峰《本草再新》。别名风藤。为胡椒科植物细叶青蒌藤 *Piperkadsura*（Choisy）Ohwi 的藤茎。主产于福建、台湾。辛、苦，微温。入肝经。祛风湿，通经络。治风寒湿痹、关节不利、腰膝疼痛、筋脉拘挛，煎服：6～12克。本品含细叶青蒌藤素、细叶青蒌藤烯酮、细叶青蒌藤醌醇、细叶青蒌藤酰胺、β-谷甾醇、豆甾醇及挥发油。细叶青蒌藤素有抑制肿瘤作用。

海浮石 hǎifúshí 中药名。出《本草从新》。别名浮石、浮海石。为火山喷出的岩浆凝固形成的多孔状石块，或胞孔科动物脊突苔虫、瘤苔虫等的骨骼。前者产于广东、福建、山东、辽宁等地，药材称为浮石；后者产于浙江、福建、广东，药材称为石花。咸，寒。入肺、肾经。清肺化痰，软坚通淋。治肺热喘咳、咯血、瘰疬、尿路结石，煎服：9～15克。浮石主含氧化硅，另含铝、钾、钠、氯、镁等。

海浮石滑石散 hǎifúshíhuáshísǎn《医学从众录》方。海浮石、杏仁、滑石各四钱，薄荷二钱。为末，每服二钱，百部煎汤送服。治小儿风温燥热而致的咳嗽痰喘。

海蛤壳 hǎigéqiào 即蛤壳。详该条。

海狗肾 hǎigǒushèn 中药名。出《本草图经》。别名腽肭脐。为海狗科动物海狗 *Callorhinus ursinus*（L.）或海豹科动物海豹 *Phocavitulina*（L.）的雄性外生殖器。海狗产于加拿大、夏威夷群岛等地，海豹在我国辽宁有产。咸，热。入肾经。暖肾壮阳，益精补髓。治阳痿、性欲减退、体弱畏冷、腰膝痿弱，煎服：3～9克，或研末吞服1～1.5克。

本品含雄性激素、蛋白质、脂肪等。

海金沙 hǎijīnshā 中药名。出《嘉祐补注本草》。为海金沙科植物海金沙 *Lygodium japonicum*（Thunb.）Sw. 的孢子。主产于广东、浙江。甘、咸，寒。入小肠、膀胱经。清热利水，通淋排石。治尿路感染、结石，小便淋漓涩痛，尿血，肾炎水肿。煎服：6～15克，包煎。本品含脂肪油及海金沙素。

海金沙草 hǎijīnshācǎo 中药名。出《本草纲目》。别名海金沙藤、左转藤。为海金沙科植物海金沙 *Lygodium japonicum*（Thunb.）Sw. 的全草。分布于华东、中南、西南及陕西、河南等地。甘，寒。清热解毒，利水通淋。治感冒发热、咽喉肿痛、腮腺炎、黄疸、湿热肿满、肠炎、痢疾、小便短赤涩痛、淋浊、带下、肾炎水肿，煎服：15～30克。捣敷，治烫伤、丹毒。全草含氨基酸、糖类、黄酮苷和酚类。煎剂在体外对金黄色葡萄球菌、溶血性链球菌及痢疾杆菌、伤寒杆菌、大肠杆菌、绿脓杆菌等有抑制作用。

海金沙散 hǎijīnshāsǎn ❶《医学发明》方。牵牛一两半（半生用，半炒用），甘遂、海金沙各五钱。为细末，每服二钱，饭前温水调服。治脾湿太过，通身肿满，喘不得卧，腹胀如鼓。❷《证治准绳》方。海金沙、肉桂、炙甘草各二钱，赤茯苓、猪苓、白术、芍药各三钱，泽泻五钱，滑石七钱，石韦一钱。为末，每服三钱，加灯心三十茎，水煎服。治小便淋漓涩痛。❸《世医得效方》方。海金沙、滑石各一两，甘草二钱五分。为末，每服二钱，麦冬或灯心煎汤调服。治膏淋，小便脂腻如膏。

海金沙藤 hǎijīnshāténg 即海金沙草。详该条。

海蛎子壳 hǎilìzǐké 牡蛎之别名。详该条。

海龙 hǎilóng 中药名。出《本草纲目拾遗》。别名水雁、海蛇。为海龙科动物刁海龙 Solenognathus hardwickii（Gray）、拟海龙 Syngnathoides biaculeatus（Bloch）等，除去皮膜及内脏的全体。刁海龙主产于广东，拟海龙主产于福建、广东。甘，温。归肝、肾经。温肾壮阳，化结消肿。治阳痿、不育等症，功用与海马相似，煎服：3～9克。孕妇忌服。

海马 hǎimǎ 中药名。出《本草拾遗》。别名水马、马头鱼。为海龙科动物克氏海马 Hippocampus kelloggi Jordanet Snyder 或刺海马 H. histrix Kaup、大海马 H. kuda Bleeker 等除去皮膜及内脏的全体。主产于广东、福建、台湾等地。甘，温。入肾、肝经。温肾壮阳，化结消肿。治阳痿、遗尿、虚喘、癥瘕、瘰疬、跌打损伤，煎服：3～9克；研末吞服：1.5～3克。研末敷，治疗疮肿毒。孕妇忌服。克氏海马醇提物对雌小鼠有雌激素样作用，商品海马提取液对雄小鼠则表现雄激素样作用。

海马蔺 hǎimǎlìn 海带之别名。详该条。

海螵蛸 hǎipiāoxiāo 中药名。出《本草纲目》。别名乌鲗骨、乌贼鱼骨。为乌贼科动物金乌贼 Sepia esculenta Hoyle 或无针乌贼 Sepiella maindronide Rochebrune 等的骨状内壳。主产于浙江、福建、广东、山东、江苏、辽宁沿海地区。咸，涩，温。入脾、肾经。收敛止血，固精止带，制酸。治崩漏、吐血、便血、遗精、带下、胃痛吞酸。内服：煎汤，4.5～9克；研末，1.5～3克。治疮疡，湿疹，创伤出血。研末掺。本品含碳酸钙、壳角质、黏液质和少量氯化钠、磷酸钙、镁盐等。

海泉 hǎiquán 经外奇穴名。见《针灸大成》。位于舌系带中点。主治消渴、呕吐、重舌肿胀、呃逆等。点刺出血。

海蛇 hǎishé 海龙之别名。详该条。

海桐皮 hǎitóngpí 中药名。出《开宝重定本草》。别名刺桐皮。为豆科植物刺桐 Erythrina variegata L. var. orientalis（L.）Merr. 的干皮。主产于广西、云南、福建。苦，平。入肝、脾经。祛风通络，化湿杀虫。治风湿顽痹、麻木、腰膝疼痛、跌打损伤，煎服：6～15克。治龋齿痛，煎水含漱；顽癣，和蛇床子研末，猪脂调敷。本品含刺桐灵碱、下箴刺桐碱、氨基酸及有机酸。生物碱有箭毒样横纹肌松弛作用，对中枢有镇静作用。水浸剂对多种皮肤真菌和金黄色葡萄球菌均有抑制作用。毒性表现主要为对心脏的抑制，用量过大可引起心律紊乱和血压降低。

海桐皮汤 hǎitóngpítāng《医宗金鉴》方。海桐皮、透骨草、乳香、没药各二钱，酒当归一钱五分，川椒三钱，川芎、红花各一钱，威灵仙、白芷、甘草、防风各八分。为粗末，布包煎汤，熏洗患处。治跌打损伤、筋骨扭挫、疼痛不止。

海芋 hǎiyù 中药名。出《本草纲目》。别名野芋、痕芋头。为天南星科植物海芋 Alocasia odora（Roxb.）C. Koch 的根茎。分布于广东、广西、台湾、福建、湖南、四川、贵州。辛，寒，有毒。解毒消肿。治流感、肺结核、肠伤寒、瘴疟，煎服：4.5～9克。需与米同炒至黄色，去米，久煎（3小时以上）去毒，方可内服。捣敷，治痈疖肿毒，蛇、虫咬伤。本品生食或煎煮时间过短，服后可引起舌肿麻木，甚者有中枢神经中毒症状。孕妇忌服。本品含生物碱、甾醇类、皂草毒及海芋素。皂草毒系刺激性有毒成分，对热、氧化剂不稳定，用石灰水煮可除去。

海藻 hǎizǎo 中药名。出《神农本草经》。为马尾藻科植物羊栖菜 Sargassum fusiforme（Tarv.）Setch. 或海蒿子 S. pallidum（Turn.）C. Ag. 的全草。产于福建、浙江、山东、辽宁。苦，咸，寒。入肝、胃、肾经。消痰软坚，

海藻

利水消肿。治瘿瘤瘰病、脚气浮肿及水肿，煎服：6～12克。反甘草。羊栖菜和海蒿子均含藻胶酸、甘露醇、钾、碘等。可降低兔血清胆固醇及减轻动脉粥样硬化。商品海藻水浸剂对麻醉犬、兔有降压作用。所含碘化物可预防和纠正由于缺碘所引起的甲状腺功能不足。

海藻玉壶汤 hǎizǎoyùhútāng 《外科正宗》方。海藻、贝母、陈皮、昆布、青皮、川芎、当归、半夏、连翘、甘草、独活各一钱，海带五分。水煎服。治瘿瘤初起，或肿或硬，而未破者。

海州常山 hǎizhōuchángshān 臭梧桐之别名。详该条。

han

蚶子壳 hānziké 瓦楞子之别名。详该条。

鼾声 hānshēng 属生理者，在熟睡后即发出呼吸粗鸣声。即鼻鼾。详该条。属病理者，多见于慢性肥厚性鼻病，或痰阻心包、神识昏迷的患者，鼾声如雷。喉病出现鼾声，多见于紧喉风（如软腭麻痹）、喉瘤（血管瘤或增殖腺肥大）等。

含腮 hánsāi 病症名。见清·吴溶堂《保婴易知录》。小儿初生时，腮内生如米豆大一小疱，次日渐大，如有所含，故名含腮。若不早治，则可蚀破腮颊。宜先以盐汤洗净患处，然后用二金散（鸡内金、郁金等分）吹之。

含羞草 hánxiūcǎo 中药名。见萧步丹《岭南采药录》。别名怕羞草、感应草。为豆科植物含羞草 Mimosa pudica L. 的全草。分布于华东、华南、西南地区。甘，微寒，有小毒。安神，清热，消积，解毒。治失眠、肠炎、胃炎、小儿疳积、目赤肿痛，煎服：6～9克。捣敷治痈肿、带状疱疹。孕妇忌服。本品含含羞草碱，是一种毒性氨基酸，食之可使大鼠或小鼠生长停滞，脱毛，发生白内障。根煎剂对小鼠有明显止咳作用，在体外对金黄色葡萄球菌等有抑制作用。

韩保昇 hánbǎoshēng（9世纪）五代时期本草学家。蜀（今四川）人。曾任蜀翰林学士。对药物品种、性味有研究，治病用药也很有经验。根据蜀统治者孟昶的要求，曾与蜀诸医士共同以《新修本草》为基础，校正增删，并加注释，编成《重广英公本草》20卷，后被称为《蜀本草》。

韩懋 hánmào 明代医学家。字天爵。四川泸州人。曾到峨眉山等地求师学医。著有《韩氏医通》一书，强调四诊在鉴别病症上的重要性，对书写病案作了较全面的规定和改进。

韩氏医通 hánshìyītōng 医书。2卷。明·韩懋撰于1522年。上卷分绪论、六法兼施、脉诀、处方、家庭医案五章，下卷为悬壶医案、药性裁成、方诀无隐、同类勿药四章。作者发展了医案程式，重视四诊对病症的鉴别，创用三子养亲汤等常用效方，在临床上对于补法的运用尤有心得。新中国成立后有排印本。

韩天爵 hántiānjué 见韩懋条。

韩维康 hánwéikāng 见韩文海条。

韩文海 hánwénhǎi 唐代医学家。一说名信杭或维康。7世纪时应藏王松赞干布的聘请，到西藏传授医学，并与其他医家共同编成《无畏武器》7卷，在西藏流传，后佚散。对祖国各民族医学的交流起了促进作用。

韩信草 hánxìncǎo 向天盏之别名。详该条。

韩信杭 hánxìnháng 见韩文海条。

韩祗和 hánzhīhé 北宋医家。精心研究伤寒学，于1086年（哲宗元祐元年）著《伤寒微旨论》2卷，专门辨析《伤寒论》的辨证用药，间附方论，对仲景学说颇有发挥，受到后世医家的推崇。

寒 hán ❶病因六淫之一。寒属阴邪，易伤阳气。寒邪外束，与卫气相搏，阳气不得宣泄，可见恶寒、发热、无汗等症。《素问·热论》："今夫热病者，皆伤寒之类也……人之伤于寒也，则为病热。"寒气侵入，阻滞气血活动，成为痛证原因之一。《素问·痹论》："痛者，寒气多也，有寒故痛也。"❷指机能衰退的病症。参见内寒条。❸六气之一。为自然气候。

寒包火 hánbāohuǒ 亦称寒包热。外感风寒，内有积热，寒包于外，热郁于内的病症。临床除有风寒表证外，常兼见哮喘、咳嗽、失音、目赤肿痛、牙龈肿痛等症。

寒包热 hánbāorè 即寒包火。详该条。

寒痹 hánbì 痹证的一种。出《灵枢·寿夭刚柔》等篇。风寒湿邪侵袭肢节、经络，其中又以寒邪为甚的痹证。又名痛痹。症见四肢关节疼痛，痛势较剧，遇寒更甚，得热减轻，可兼见手足拘挛。治宜温经散寒，兼疏风祛湿，参以益火。用茯苓汤（《医部全录》：赤茯苓、桑白皮、防风、官桂、川芎、芍药、麻黄）、五积散等方加减。本症包括风湿性关节炎、类风湿性关节炎及痛风等病症。又《张氏医通》卷六将寒痹作为皮痹的又名。参见皮痹条。

寒喘 hánchuǎn 病症名。①阳虚寒盛所致的气喘。见《万病回春·喘急》。症见气喘而四肢逆冷，脉象沉细等。治宜温肺散寒，助阳纳气，用九味理中汤（《万病回春》：缩砂、干姜、苏子、厚朴、桂皮、陈皮、甘草、沉香、木香）加附子等药。②风寒外束喘的简称。常兼见表寒症状，宜加味三拗汤（《世医得效方》：麻黄、陈皮、桂皮、杏仁、五味子、甘草）及五味子汤（《东医宝鉴》：麻黄、五味子、杏仁、橘红、干生姜、桂皮、甘草）等方以宣肺散寒。

寒喘丸 hánchuǎnwán ❶原名紫金丹。《普济本事方》方。白砒（水飞）一钱五分，豆豉（用水略润片刻，以纸沾干，研成膏）一两五钱。研极细末，混匀为丸，麻子大，每服十五丸，小儿酌减，冷茶水送服，临睡时服。治多年寒喘，发作时不能眠。❷见《江西中医药》1956年2期。砒石2份，豆豉17份，糯米粉1份。水丸，每服三至五厘。治寒喘。

寒疮 hánchuāng 即猫眼疮。详该条。

寒毒下利 hándúxiàlì 病症名。见《卫生宝鉴·补遗》。因寒毒所致的下利。症见脐下寒，腹胀满，大便或黄白，或清黑，或有清谷。治用理中汤，或四逆汤，或白通汤。参见寒泄、下利条。

寒呃 hán'è 呃逆的一种。见《景岳全书》卷十九。由寒邪犯胃或脾胃虚寒所致。症见呃声连续，朝宽暮急，手足清冷，脉迟无力。治宜温中散寒。可用丁香散、理中加丁香汤（《景岳全书》：人参、白术、干姜、丁香、炙甘草）或温胃饮。若脾肾虚寒者，宜温补脾肾，可用归气饮（《景岳全书》：熟地、茯苓、扁豆、干姜、丁香、陈皮、藿香、炙甘草）、理阴煎加减。

寒府 hánfǔ 指膝阳关穴。《素问·骨空论》："鼠瘘寒热，还刺寒府，寒府在附膝外解营。"在膝外骨间，屈伸之处寒气喜中，故名寒府。

寒格 hángé 伤寒误治变证。出《伤寒论·辨厥阴病脉证并治》。伤寒误用吐、下后，阳气受损，阴寒格拒阳气，升降失常，寒热错杂而饮食入口即吐。用干姜黄芩黄连人参汤。

寒膈 hángé 噎膈的一种。出《肘后方》卷三。又称恐膈。症见脘腹胀满、食不消化、呃逆、腹部苦冷、肠鸣、绕脐痛、消瘦。参见噎膈条。

寒霍乱 hánhuòluàn 病症名。见《症因脉治·霍乱》。又称寒气霍乱。多因阳气素虚，内伤生冷，外感寒湿所致。症见上吐下泻，吐利清水，或如米泔水，不甚秽臭，腹痛轻微，恶寒，四肢清冷，口唇及指甲青紫，脉沉紧或沉伏。本证可见于急性胃肠炎、霍乱、副霍乱等疾病。治宜温中散寒化湿，轻者可用藿香正气散，重者用理中汤、四逆汤等方加减。

寒积 hánjī 病症名。见《证治准绳·杂病》。寒邪留积于里所致的病症。症见腹中疼痛，必以手按或以物顶住稍可，口吐清水。方用附子理中汤。本证可见于慢性胃炎，胃十二指肠溃疡，胃肠功能紊乱等病。

寒积腹痛 hánjīfùtòng 病症名。见《症因脉治》卷四。因脾胃阳虚，伤于生冷，身受寒邪，寒积凝滞所致。症见腹痛绵绵，得热痛减，得寒更甚，痛则下利，脉多沉迟或沉紧。治宜温运脾阳，散寒行气。用治中汤或豆蔻丸（《症因脉治》：草豆蔻、吴茱萸、益智仁、甘草、青皮、半夏、神曲、麦芽）等方加减。

寒极生热 hánjíshēngrè 出《素问·阴阳应象大论》。根据阴阳转化的观点，认为阴寒之证在一定的条件下会变生热象，有如冬寒转化为春温、夏暑。在病理变化中，如寒证发展到寒极阶段，可格阳于外，虚火浮动，出现阴盛格阳的假热现象。

寒结 hánjié 寒气袭于肠道而致的大便秘结。见《医碥·大便不通》。即冷秘，详该条。参见阴结条。

寒结胸 hánjiéxiōng 见明·陶华《伤寒全生集·结胸》。见寒实结胸条。

寒痉 hánjìng 病名。外感风寒而致的痉证，多见于小儿。清·吴鞠通《解儿难》："风寒咳嗽致痉者，寒痉也。用杏苏散。"

寒厥 hánjué 厥证之一。因阳虚阴盛而引起的厥证。出《素问·厥论》等篇。一名冷厥（《类证活人书·问手足逆冷》）。症见手足厥冷，恶寒蜷卧，下利清谷，口不渴，或身冷蜷卧，腹痛面赤，指甲青暗，甚则昏厥，舌多质淡苔润，脉多微细。治宜温阳益气为主，血虚寒凝者，宜兼养血和营。方用四逆汤、通脉四逆汤、附子理中汤、当归四逆汤等。参见厥证条。

寒厥心痛 hánjuéxīntòng 病名。见金·张元素《活法机要·心痛证》。即冷心痛。详该条。

寒冷腹痛 hánlěngfùtòng 病症名。见《圣济总录·心腹门》。又名寒气腹痛。因脾胃虚寒或感受寒邪所致。症见腹痛绵绵，得寒更痛，得热稍缓，脉沉迟。治宜温中散寒，理气止痛。可用厚朴温中汤、桂香散（《证治准绳》：当归、吴茱萸、青皮、木香、丁香、干姜）、理中汤等方加减。

寒痢 hánlì 病症名。见《医学入门》卷五。指痢疾之属寒者。《诸病源候论·痢病诸候》称为冷痢。多由天热贪凉，多食生冷不洁之物，寒气凝滞，脾阳受损所致。症见痢下纯白，或白多红少，质稀气腥，或如冻胶，脉迟，苔白等。治宜理中汤加诃子、肉豆蔻、木香、砂仁等。若痢下白如鸭溏，肠鸣下坠不甚者，可用不换金正气散加乌梅、陈皮。若肢冷便清者，用姜附汤、理中汤。日久则用黄连补肠汤（《医学入门》：黄连、茯苓、川芎、酸石榴皮、地榆、伏龙肝）等方。

寒凉派 hánliángpài 金元时代医学上的一个学派。详见金元四大家条。

寒六合汤 hánliùhétāng 《医垒元戎》方。川芎、当归、干地黄、芍药、干姜、附子。水煎服。治虚寒脉微自汗，气难布息，清便自调。

寒秘 hánmì 病名。见《奇效良方·秘结门》。即冷秘。详该条。

寒能去热 hánnéngqùrè 用苦寒的药物以治疗热证。如表里火热俱盛，大热烦躁，甚则发斑，小便黄赤，吐血，鼻出血及疮疡疔毒等实热证，用黄连解毒汤以泻火解毒。

寒疟 hánnüè 疟疾之一。出《素问·疟论》。多因寒气内伏，秋凉再感疟邪所致。症见先寒后热，寒多热少或但寒不热，腰背头项痛，无汗，脉弦紧等。治宜温解。方用柴胡桂姜汤加减。

寒呕 hán'ǒu 呕吐的一种。见《三因极一病证方论》卷十一。又称寒吐、寒气呕吐。因胃气虚寒，或复感寒邪所致。症见食久呕吐，或遇寒即吐，面青，手足清冷，脉沉、细、迟，或弦。治宜温胃散寒。可用温中白术丸（《奇效良方》：炒白术、半夏、干姜、丁香）、吴茱萸汤、理中汤、四逆汤等方。

寒癖 hánpǐ 古病名。见《诸病源候论·癖病诸候》。胁肋间有弦索状拱起，遇冷即觉疼痛，脉弦而大等症状。多由寒邪水饮相夹停阻而成。可选用硇砂煎丸（《卫生宝鉴》：黑附子、木香、补骨脂、荜茇、硇砂）。

寒气腹痛 hánqìfùtòng 见《医方考·腹痛》。即寒冷腹痛。详该条。

寒气霍乱 hánqìhuòluàn 见《症因脉治·霍乱》。即寒霍乱。详该条。

寒气呕吐 hánqì'ǒutù 见《症因脉治》卷二。即寒呕。详该条。

寒雀粪 hánquèfèn 五灵脂之别名。详该条。

寒热错杂 hánrècuòzá 寒证与热证交错在一起，同时出现。如上热下寒、上寒下热、表热里寒、表寒里热等证。参见各条。

寒热往来 hánrèwǎnglái 证名。见《诸病源候论·冷热病诸候》。亦称往来寒热。忽寒忽热，寒与热互相往来，一天可发作数次。《类证活人书》："往来寒热者，阴阳相胜也。阳不足则先寒后热，阴不足则先热后寒。"如见于伤寒发病过程中，伴口苦、咽干、目眩、胸胁胀满、脉弦等症，属于少阳经证，通常称为半表半里证。治以小柴胡汤和解为主。若气郁化火，而见寒热往来，似疟非疟，伴呕吐吞酸、嘈杂、胸胁痛、小腹胀、头晕目眩等症，治宜疏肝解郁，以逍遥散为主方。亦有阴虚阳胜，或阴阳俱虚，而见寒热往来者，一般表现为时寒时热，或昼发而夜静，或昼静而夜作，多见于虚损一类疾病。

寒疝 hánshàn 病名。出《金匮要略·腹满寒疝宿食病脉证并治》。①腹中拘挛、绕脐疼痛、出冷汗、恶寒肢冷、甚则手足麻木、周身疼痛的病症，其脉沉紧。多因寒邪凝滞腹内所致。治宜温里散寒，行气除湿。以天台乌药散加减。②以阴囊冷痛为主的疝症。由寒湿之邪侵犯肝经所致（见《儒门事亲》卷二）。其症阴囊寒冷，硬结如石，疼痛，日久可继发不育。即附睾结核。治宜暖肝散寒。方用吴茱萸汤加附子、胡芦巴、台乌药、茴香等。

寒伤形 hánshāngxíng 出《素问·阴阳应象大论》。寒邪能伤人形体。因寒为阴邪，其性凝滞，收缩。外感寒邪，阳气不得宣泄，则出现头痛、恶寒、无汗、肢体疼痛、脉浮紧；寒邪客于筋脉肌肉，使络脉急引，气血受阻，见痉挛疼痛，或麻痹胀痛等。二者均是形体受寒邪所伤的表现。

寒胜则浮 hánshèngzéfú 出《素问·阴阳应象大论》。浮，浮肿或虚胀。寒为阴邪，易伤阳气，阴邪盛阳气虚，则水湿运行不畅，故出现胀满浮肿。如脾阳虚的腹胀便溏，脾肾阳虚的水肿等，均属寒证。

寒湿 hánshī ❶病邪。致病则阻滞阳气的运行，血流不畅，见肌肤疼痛、关节挛痹等症。❷病症。由于湿困脾胃，损伤脾阳，或患者平素脾肾阳虚而致水饮内停。可见畏寒肢冷、腹胀、泄泻或浮肿等症。

寒湿霍乱 hánshīhuòluàn 病名。见《霍乱论·病情》篇。多因脾胃素虚，中阳不振，寒湿内盛或暑夏贪凉，过食生冷所致。症见腹痛吐泻，吐利清水，或如米泔水，不甚秽臭，口和不渴，四肢清凉等。临床表现有寒偏胜或湿偏盛之分。治宜辛温散寒或芳香宣化为主。

寒湿脚气 hánshījiǎoqì 脚气病的一种。见《三因极一病证方论·脚气总治》。由寒湿外侵，经气不行，血脉不和所致。症见脚膝软弱，行动无力，顽木浮肿，或拘挛疼痛，或恶寒肢冷。治宜温经除湿为主，兼予活血、通络、舒筋。可用木瓜牛膝丸（《三因方》：木瓜、川乌、牛膝、萆薢、茴香、羌活、青皮、青盐、狗脊、巴戟、海桐皮）、酒浸牛膝丸（《景岳全书》：牛膝、川椒、虎骨、附子）、独活汤（《景岳全书》：独活、麻黄、川芎、熟附子、牛膝、黄芪、人参、当归、白芍、白茯苓、白术、杜仲、干姜、肉桂、木香、甘草）、胡芦巴丸（《类证治裁》：胡芦巴、补骨脂、木瓜）等方。

寒湿久痹 hánshījiǔbì 由寒湿侵袭所致的慢性痹证。因寒邪使气血凝泣不通，湿邪又黏腻滞着不移，两邪相合，可致肌肤疼痛，关节挛痹，并有痛处固定、病程缠绵的特点，故名。

寒湿凝滞经闭 hánshīníngzhìjīngbì 经闭证型之一。寒湿与血搏结，冲任胞脉闭阻引起的闭经。常兼见小腹冷痛，形寒肢冷，白带量多。偏寒者，多见带下清稀如水，脉迟，宜温经散寒，用温经汤。偏湿者，多兼腹胀、便溏或下肢浮肿，宜燥湿化浊，用朱丹溪治湿痰方（苍术、白术、半夏、茯苓、香附、滑石、当归、川芎）。

寒湿凝滞痛经 hánshīníngzhìtòngjīng 痛经证型之一。因寒湿伤及冲任胞宫，血被寒凝，经血下行受阻。症见下腹冷痛或绞痛，得热痛减，经血色黯，夹有血块，经行涩滞不畅。宜温经祛湿，活血止痛。用少腹逐瘀汤，或用益母草、干姜、胡椒水煎服。虚寒者，症见经血色淡，质稀，小腹隐痛，喜得温热，宜温经补虚，用小营煎、当归建中汤等。

寒湿头痛 hánshītóutòng 头痛病症之一。见《兰室秘藏》卷中。由寒湿上蔽清阳，血行凝涩，脉络挛急所致。症见头痛而重，天阴易发，胸闷，肢体困重，舌苔白腻，脉缓。治宜散寒祛湿。可用羌活胜湿汤、芎辛汤等方。参见头痛条。

寒湿眩晕 hánshīxuànyūn 见《症因脉治》卷二。详见暑湿眩晕条。

寒湿腰痛 hánshīyāotòng 腰痛的一种。见《丹溪心法》。多因寒湿阻滞经络，气血不畅所致。症见腰部冷痛重着，转侧不利，见热则减，见寒则增，不渴便利，饮食如故，脉沉紧等。治宜祛寒湿，温经络。方用术附汤、渗湿汤（方见伤湿腰痛条）、五积散；外用摩腰丹等。参见腰痛条。

寒实 hánshí 寒邪结滞于内的病症。主要症状有口中和、四肢冷、小便清长、腹痛拒按、大便结、舌苔白、脉沉弦等。

寒实结胸 hánshíjiéxiōng 病症名。出《伤寒论·辨太阳病脉证并治》。明·陶华《伤寒全生集》称寒结胸。症见身不热，口不渴，胃脘胀硬而痛，脉沉紧或沉迟。治宜祛寒开结。方用三物白散。体质偏虚，症状较轻者，用枳实理中丸。参见结胸条。

寒水石 hánshuǐshí 中药名。出《吴普本草》。为天然产的红石膏与方解石。据考证，古代本草所载的寒水石，应为芒硝的天然晶体。辛、咸，大寒。清热泻火。治热病壮热烦渴，咽喉肿痛。煎服：9～15克。治丹毒，烫伤，煅研细末调敷。红石膏含硫酸钙或碳酸钙。方解石主含碳酸钙。

寒嗽 hánsòu 咳嗽的一种。见《素问病机气宜保命集》。因外感寒邪伤肺，或饮食生冷伤脾所致。症见咳嗽，痰白带泡沫，面白，脉紧或弦细；冬月受寒，可有恶寒发热，无汗鼻塞。治宜温肺疏解。可用小青龙汤、紫苏饮子（《杂病源流犀烛》：苏叶、杏仁、桑皮、青皮、陈皮、五味子、麻黄、甘草、人参、半夏、姜）等方。

寒痰 hántán 痰证之一种。①素有痰疾，又感寒凉而喘咯咳唾者（见元·王珪《养生主论》）。症见痰色白而清稀、舌苔白润、脉滞弦，并可见形寒肢冷。治宜温肺化痰。②阳虚寒湿相搏的痰证。多见足膝酸软、腰背强痛、肢节冷痹、骨痛。亦名虚痰（见《医学入门》卷五）。又名冷痰（见《诸病源候论》卷二十）。治宜温通经脉以散寒湿。③痰湿在肾经者。症见脉沉、面黑、小便急痛、足寒冷、心多恐怖，其痰有黑点，量多而稀（见《医宗必读》）。治宜健脾温肾化痰。参见痰证条。

寒啼 hántí 即寒夜啼。详该条。

寒吐 hántù 见《石室秘录》。即寒呕。详该条。

寒温条辨 hánwēntiáobiàn 即《伤寒温疫条辨》。详该条。

寒无犯寒 hánwúfànhán 出《素问·六元正纪大论》。季节用药的一般规律，是药物治疗的基本原则之一。一般指寒冬时无实热证，不要随便使用寒药，以免损伤阳气。但确实里有实热结滞，则不在此限，所谓"攻里不远寒"。

寒下 hánxià 下法之一。用于里热实证的治法。症见大便秘结、脘腹胀满、潮热谵语、口干作渴、舌苔焦黄、脉滑数有力，或饮食积滞、积水等。所用药物多属苦寒，如大黄、芒硝、番泻叶等。代表方有大承气汤、小承气汤、调胃承气汤等。孕妇、新产妇及久病体弱者忌用此法。正气虚弱的患者有必要应用时，应配合扶正药同用。

寒痫 hánxián 病名。感寒即发的痫证。小儿脾胃内伤，外感风寒，结于胸膈。症见忽然仆倒，不省人事，口涌痰涎。治宜温中化痰。用导痰汤。并可灸膻中、内关、涌泉、劳宫。

寒邪眩晕 hánxiéxuànyūn 见《症因脉治》。详见风寒眩晕条。

寒泄 hánxiè 病症名。见《素问病机气宜保命集》。又名寒泻、鹜溏。因寒邪客肠胃所致。症见肠鸣腹痛，便泻稀水清澈，或色如鸭粪，或食物不化，或便下青黑，四肢冷，口不渴，苔白，脉沉迟。治宜温中散寒。用附子理中汤、大已寒丸（《丹溪心法》：荜茇、肉桂、干姜、高良姜）、八味汤（《丹溪心法》：吴萸、干姜、陈皮、木香、肉桂、丁香、人参、当归）等。

寒泻 hánxiè 见《证治要诀》卷八。即寒泄。详该条。

寒心痛 hánxīntòng 病名。见《医学心悟》卷四。即冷心痛。详该条。

寒牙痛 hányátòng 病症名。素体阳虚，复感风寒而致的牙齿疼痛。症见时恶风寒，患牙得热痛减，脉迟缓。治宜疏风散寒。可选用麻黄附子细辛汤加减。参见牙痛条。

寒夜啼 hányètí 病症名。见《证治准绳》。又名寒啼。内脏虚寒，症见曲腰而啼，面色青白，腹痛，四肢不温。治宜温中祛寒。用参附汤。

寒疫 hányì ❶指时行寒疫。详该条。❷指时疫而见阴寒证候者。详见时疫条。

寒因寒用 hányīnhányòng 反治法之一。治疗真热假寒的方法。例如患者身大热、口大渴、大汗出、脉洪大、四肢逆冷，其中四肢逆冷是假寒，余证是真热，用白虎汤热服。

寒因热用 hányīnrèyòng 反治法之一。出

《素问·至真要大论》。寒凉药治热证，反佐以热而发挥作用。或称寒因寒用。例如实热证热郁于里，出现四肢厥逆的假寒症状时，服用寒凉药常被吐出，佐以温热药或寒药热饮，则不格拒。《素问注证发微》："寒以治热，而佐以热药，乃寒因热用也。"参见寒因寒用条。

寒郁 hányù　证名。郁证之一。见《景岳全书·杂证谟》。因寒邪内郁所致。症见呕吐清水、腰腹痛、癫疝癥瘕、下利清白等。治宜温散，可选用理中汤、五积散等方。参见郁证。

寒则留之 hánzéliúzhī　针灸治疗法则。出《灵枢·经脉》。属于寒证，如寒邪束表、寒滞经络、脾胃虚寒等证，针刺时宜多留针。

寒则气收 hánzéqìshōu　寒性收缩，使阳气不得宣泄。故寒在皮毛腠理，则毛窍收缩，卫阳闭束，出现恶寒、无汗等症。《素问·举痛论》："寒则气收""寒则腠理闭，气不行，故气收矣"。

寒则收引 hánzéshōuyǐn　收引，挛缩。寒邪侵入人体，留滞于经络、关节、肌肉之间，则络脉收缩，筋肉拘急，气血流行被阻，因而发生疼痛。《素问·举痛论》："寒气入经而稽迟，泣而不行。客于脉外则血少，客于脉中则气不通，故卒然而痛。"

寒战 hánzhàn　见《素问玄机原病式·六气为病》。即战栗。详该条。

寒胀 hánzhàng　病症名。见《兰室秘藏·诸腹胀大皆属于热论》。因脾胃虚寒，或寒湿郁遏所致。症见腹部胀满、不欲饮食、呕吐、心烦、四肢厥冷、脉迟弱。治宜温中祛寒。用中满分消汤或朴附汤（《世医得效方》：附子、厚朴、木香、生姜、红枣）、大正气汤（《赤水玄珠》：藿香、厚朴、陈皮、半夏、白术、槟榔、枳壳、桂枝、干姜、甘草）等。

寒者热之 hánzhěrèzhī　治法之一。出《素问·至真要大论》。寒证要用温热的方药治疗。寒证有表寒、里寒之别。治表寒证，宜用辛温解表的汗法以发散风寒；治里寒证，则用温中祛寒、回阳救逆等温法以祛寒温里。

寒证 hánzhèng　八纲辨证之一。外感或内伤所致的寒性证候。有表寒证、里寒证、虚寒证、实寒证之分。详各条。

寒中 ❶hánzhōng　邪在脾胃而为里寒的病症。出《素问·金匮真言论》等篇。多因脾胃虚寒，邪从寒化，或由劳倦内伤传变而成。症见脘腹疼痛、肠鸣泄泻等。治以温中散寒为主。用沉香温胃丸（《内外伤辨惑论》：附子、巴戟、干姜、茴香、沉香、甘草、当归、吴茱萸、人参、白术、白芍、白茯苓、良姜、木香、丁香）加减。❷hánzhòng　类中风类型之一（见《医宗必读·类中风》）。由于暴中寒邪所致。症见身体强直、口噤不语、四肢战摇、猝然眩晕、身无汗等。治宜温里散寒。用干姜附子汤或附子理中汤加减。重症先用苏合香丸以开其闭。

薅菜 hàncài　中药名。出《本草纲目》。别名干油菜。为十字花科植物薅菜 *Rorippa montana*（Wall.）Small 的全草。我国各地均有分布。辛，凉。清热利尿，活血解毒。治感冒、咳嗽、咽痛、麻疹、水肿、风湿痹痛、跌打损伤，煎服：15～30克，鲜品30～60克。捣敷，治蛇伤、疗疮痈肿。本品含薅菜素及薅菜酰胺。薅菜素对兔和小鼠有祛痰作用，对豚鼠有平喘作用，在体外对肺炎球菌和流感杆菌有抑制作用。

汉方简义 hànfāngjiǎnyì　书名。王邈达撰。作者将《伤寒论》113方基本上按《尚论篇》编次，对各方的方义、配伍应用、加减法、药物的作用等分别作简要的阐析。同时根据张仲景"因病立方"的原则，病、方兼释。其释病部分本于《伤寒尚论辨似》，释方部分宗于《本经疏证》，书末附汉方补遗三方。1955～1956年，该书分别由新医书局、上海卫生出版社出版。

汉方新解 hànfāngxīnjiě 医书。日本汤本求真撰。撰年不详。作者意在以西医学理论解说中医（尤其针对张仲景学说），"以期东西两派医学之融合统一"。全书收方110首，主要系仲景方。每方除述药物、剂量、用法外，更分治验、方证概说、腹证、图解、适应证等项。每药均详其现代药理，并博引中日医家之说，于张仲景和吉益东洞之立论尤为推崇。书中重视腹诊，其诊断"以腹证为主，脉证次之，此外自觉他觉症状又次之"。对瘀血证颇多阐发，自谓对下瘀血丸、大黄䗪虫丸、抵当丸解说最具心得。现有1930年徐柏生译本。

汉方医学 hànfāngyīxué 见汉医条。

汉防己 hànfángjǐ 防己之处方名。详该条。

汉防己汤 hànfángjǐtāng 即防己黄芪汤。详该条。

汉桃叶 hàntáoyè 七叶莲之别名。详该条。

汉医 hànyī 日本人称中医为汉医或汉方医学。我国医学传入日本已有一千多年的历史。这期间两国医学交流不断发展。日本研究汉医的著作比较丰富。现在还有不少研究汉医的学术团体，出版不少汉方医学杂志。

汗 hàn ❶汗液。五液之一。津液代谢的产物。《灵枢·五癃津液别》："天暑衣厚则腠理开，故汗出"。《素问·宣明五气》："心为汗"。亦称"汗为心液"。因心血由津液所化，汗由津液所泄，故大汗不但散热过多而耗气，而且会伤及津液，损于心血。❷出汗。《素问·玉机真脏论》："身汗得后利，则实者活"。❸汗法。《素问·热论》："其未满三日者，可汗而已"。

汗斑 hànbān 即紫白癜风。详该条。

汗毒 hàndú 即发颐。详该条。

汗法 hànfǎ 又称发汗法。八法之一。通过开泄腠理、调和营卫、发汗祛邪以解除表邪的治法。《素问·阴阳应象大论》："其在皮者，汗而发之"。这是汗法的应用原则和立论根据。汗法有退热、透疹、消水肿、祛风湿等作用。主要适用于外感表证及具有表证的痈肿、麻疹、水肿早期（上半身肿较显著）等。发汗解表以汗出邪去为目的，如发汗太过，往往损伤津液，甚则大汗不止，导致虚脱。凡心力衰竭、吐泻失水、出血、津液亏损者均禁用。如果体质虚弱而确需发汗解表时，宜配合益气、滋阴等药。

汗家 hànjiā 平素易出汗的人。《伤寒论·辨太阳病脉证并治》："汗家重发汗，必恍惚心乱，小便已，阴疼，与禹余粮丸"。

汗巾提法 hànjīntífǎ 正骨手法。见清·胡廷光《伤科汇纂》。用于颈椎半脱位。令患者正坐于桌旁低处，头齐桌面，医者坐于桌上，双脚踏患者两肩，并用布巾卜兜患者下颔及枕后部作结，交于左右耳部，并系于医者项部，双手上提，两脚下踏，借以拔伸，使半脱位之骨复位。

汗空 hànkōng 空同孔。汗孔，亦称毛孔、玄府。《素问·水热穴论》："所谓玄府者，汗空也"。

汗窍 hànqiào 体表出汗的孔窍。即毛孔。

汗淅疮 hànxīchuāng 病名。出《外科启玄》。胖人多汗，久不洗浴，淹淅肌肤，因而成疮，甚则皮破血出，痛不可忍。即间接性皮炎。用真蛤粉、滑石粉各等分撒疮上。经常保持皮肤清洁，可以预防发病。

汗下并用 hànxiàbìngyòng 即汗法与下法并用。是对既有表证，又有里实的治法。症见发热，微恶风寒，头痛，胸膈烦热，大便秘结，苔黄白，脉浮滑数等，用凉膈散以解表清里。

汗血 hànxuè 病症名。见《诸病源候论·

血病诸候》。又名血汗。汗出色淡红如血。亦即肌衄。详该条。

汗疹 hànzhěn 即痱疮。详该条。

汗证 hànzhèng 证名。见《医学正传》。汗出异常的证候。一般分自汗、盗汗两类。《景岳全书·杂证谟》："汗出一证，有自汗者，有盗汗者。"由于病情不同，汗证有阴汗、阳汗之分，并有战汗、狂汗、红汗、漏汗、阴盛格阳汗、亡阳汗、绝汗、头汗、额汗、心汗、腋汗、手足汗、无汗、偏沮等多种。详各条。

旱葱 hàncōng 藜芦之别名。详该条。

旱地拔葱 hàndìbácōng 练功方法。见杜自明《中医正骨经验概述》。适用于腰膝、腿胯部疾患。方法有三种。其一双手拔葱势：取骑马式，躬腰俯头，两手下伸，握拳如拔葱状，再挺腰抬头，两臂上托，至前平举时开拳，掌心向上，然后徐徐收至胸前，握拳后放置腰间。其二单手拔葱势：两足分开，与肩同宽，两手握拳提于两胁，然后一手开拳，自同侧乳部斜向对侧脚尖外侧，徐徐插下，再移至同侧脚尖外侧，与此同时作深呼气，继之擒拿如拔葱状，同侧下肢用力下蹬，上肢用力上提后收至腰间，作深吸气。其三双合势：单手拔葱势和双手拔葱势结合进行。

旱莲草 hànliáncǎo 即墨旱莲。详该条。

旱莲灸 hànliánjiǔ 药物发泡灸之一。用新鲜旱莲草捣烂，敷贴有关穴位，使之发泡的方法。敷贴时间约3~4小时，以局部起泡为度。适用于疟疾等。

旱苗法 hànmiáofǎ 人痘接种法之一。取天花患者痘痂研极细末，置曲颈银管之一端，对准鼻孔吹入，以达种痘预防天花的目的。一般至七日而发热，为种痘已成。此法以其简便而多用，但因苗入刺激鼻黏膜，鼻涕增多，往往冲去痘苗而无效，后多不用。

颔 hàn 位于颈的前上方，相当于颏部的下方，结喉的上方。《素问·刺热》："热争则腰痛，不可用俯仰，腹满泄，两颔痛。"

颔厌 hànyàn 经穴名。代号GB4。出《针灸甲乙经》。属足少阳胆经。位于鬓发中，当头维穴与曲鬓穴沿鬓发弧形连线的上1/4折点处。主治偏头痛、惊痫、眩晕、耳鸣等。平刺0.5~0.8寸。

háng

杭菊 hángjú 菊花商品之一种，见菊花条。

颃颡 hángsǎng 咽后壁上的后鼻道，是人体与外界进行气体交换的必经通路。足厥阴肝经过此处。《灵枢·忧恚无言》："颃颡者，分气之泄也……人之鼻洞涕出不收者，颃颡不开，分气失也。"相当鼻咽部。

沆瀣丹 hàngxièdān 又名集成沆瀣丹。《幼幼集成》方。川芎、大黄、黄芩、黄柏各九钱，薄荷、枳壳各四钱五分，滑石、牵牛子、连翘、赤芍药各六钱，槟榔七钱五分。蜜丸，芡实大，每服一至二丸。治小儿胎毒，面赤目闭，口疮疰腮，喉痹乳蛾，身体壮热，斑疹丹毒，小便黄赤，大便闭结等症。

hao

蒿芩清胆汤 hāoqínqīngdǎntāng 《重订通俗伤寒论》方。青蒿一钱五分至二钱，竹茹三钱，制半夏一钱五分，赤茯苓三钱，黄芩一钱五分至三钱，枳壳、陈皮各一钱五分，碧玉散（即滑石、甘草、青黛）三钱。水煎服。功能清胆利湿，和胃化痰。治寒热如疟，寒轻热重，胸痞作呕，舌红苔白腻，脉濡数者。

蚝壳 háoké 牡蛎之别名。详该条。

毫针 háozhēn 针具名。出《灵枢·九针十二原》等篇。古代毫针长 1 寸 6 分（又作 3 寸 6 分），尖细如蚊虻之喙，治邪客于经络所致的痛痹等病症。现代的毫针是用不锈钢制造的，为目前临床最常用。针身长度有 0.5、1.0、1.5、2.0、2.5、3.0、4.0 寸等几种，以 1.5 寸为常用，4 寸以上至 1 尺多长的称芒针。粗细规格有 26、28、30、32 号等几种，以 28 或 30 号为常用，26 号以上的称巨针。

好忘 hàowàng 即健忘。详该条。

he

诃黎勒 hēlílè 诃子之别名。详该条。

诃黎勒散 hēlílèsǎn 《金匮要略》方。煨诃黎勒十枚。为末，米汤调服。治肠虚不固而致的气利，症见每有矢气，大便随即而下。

诃子 hēzǐ 中药名。出宋·苏颂等《本草图经》。别名诃黎勒。为使君子科植物诃子 Terminalia chebula Retz. 的果实。主产于云南。苦、酸、涩、平。入肺、大肠经。涩肠，敛肺，降火利咽。治久泻、久痢、脱肛、便血、崩漏、带下、遗精、尿频、久咳虚喘、久嗽失音，煎服：3~9克。止泻宜煨用。本品含鞣质，其中主要成分为诃子酸，诃黎勒酸，1、3、6-三没食子酰葡萄糖和 1、2、3、4、6-五没食子酰葡萄糖。煎剂在体外对金黄色葡萄球菌、链球菌以及痢疾杆菌、伤寒杆菌、白喉杆菌、绿脓杆菌等有抑制作用。对菌痢或肠炎形成的黏膜溃疡有收敛作用。诃子素有罂粟碱样的平滑肌解痉作用。诃子有一定的抗实验性肿瘤作用。

诃子皮散 hēzǐpísǎn 即诃子散第三方。见诃子散条。

诃子散 hēzǐsǎn ❶《三因极一病证方论》方。炮诃子、炙甘草、厚朴、炮姜、草果、陈皮、炒良姜、茯苓、炒神曲、炒麦芽各等分。为粗末，每服二钱，水煎服。治脾胃虚寒，腹痛难忍，及霍乱吐利。❷《素问病机气宜保命集》方。生诃子、煨诃子、木香各五钱，黄连、甘草各三钱。为末，以白术、芍药、甘草煎汤调服。治泄泻日久，泻下稍减，腹痛渐缓者。❸《兰室秘藏》方。原名诃子皮散。罂粟壳五分，橘皮五分，干姜六分，诃子七分。为粗末，水煎，空腹热服。治虚寒泄泻，饮食不化，肠鸣腹痛，脱肛，久痢。

呵欠 hēqiàn 即欠。详该条。

禾髎 héliáo 经穴名。代号 LI19。出《针灸甲乙经》。别名长频、长髎。属手阳明大肠经。位于鼻孔外缘直下，与人中穴相平处。主治鼻塞流涕、鼻出血、面神经麻痹。直刺或斜刺0.3~0.5寸。

合 hé ❶配合、符合。指脏腑的表里内外关系。《素问·五脏生成》："心之合脉也……肝之合筋也……"❷应当、相宜。《伤寒论·辨阳明病脉证并治》："阳明病，面合色赤。"❸密闭、闭拢。《素问·诊要经终论》："地气合。"❹全、满。《本草纲目》："合身糜烂。"❺特定穴之一——合穴。《素问·痹论》："六腑有合。"❻通盒。亦作合子，指盛药的器具。另见 gě。

合病 hébìng 见《伤寒论·辨太阳病脉证并治》。指伤寒病"或两经同病，或三经同病"（《医学心悟·合病并病》）。

合刺 hécì 出《黄帝内经太素》。即合谷刺，详该条。

合二气 hé'èrqì 即和阴阳。详该条。

合法 héfǎ 推拿手法。用两手拇指指腹分别从两个穴位向中间合拢，其起点和止点多在穴位上。常用于小儿推拿。

合谷 hégǔ 经穴名。代号 LI4。出《灵枢·本输》。别名虎口。属手阳明大肠经。原穴。

位于手背第一、二掌骨之间，当第二掌骨桡侧之中点；或当拇、食指并拢时，在肌肉最高处。主治头面、五官病症，发热，感冒，消化不良，痛经，滞产，瘾病，神经衰弱。直刺0.5～1寸。灸3～5壮或5～10分钟。

合谷刺 hégǔcì　古刺法。五刺之一。《灵枢·官针》：“合谷刺者，左右鸡足，针于分肉之间，以取肌痹，此脾之应也。”指针刺直达分肉，然后提至皮下，再向左右斜刺，形如鸡爪的刺法，用以治疗肌肉痹症。古人称肌肉重叠会合处为“谷”，故名。

合谷疔 hégǔdīng　即虎口疔。详该条。

合谷疽 hégǔjū　即虎口疔。详该条。

合骨 hégǔ　骨名。足内踝的俗称。《医宗金鉴·正骨心法要旨》：“在内者名内踝，俗名合骨。”

合欢花 héhuānhuā　中药名。出《本草衍义》。别名夜合花。为豆科植物合欢 *Albizia julibrissin* Durazz. 的花或花蕾。甘、苦、平。理气解郁，养心安神。治肝气郁结，胸闷，胁痛，失眠。煎服：4.5～9克。

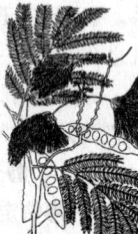

合欢花

合欢皮 héhuānpí　中药名。出《本草拾遗》。别名合昏皮、夜合皮。为豆科植物合欢 *Albizzia julibrissin* Durazz. 的树皮。主产于湖北、四川、江苏、浙江、安徽。甘，平。入心、肝经。宁心，解郁，活血，消痈。治心神不安、忧郁失眠、心烦、肺痈咳吐脓血、跌打损伤，煎服：6～12克。治痈疖肿痛，煎服或研末外敷。本品含鞣质、皂苷。

合昏皮 héhūnpí　即合欢皮。详该条。

合剂 héjì　中药合剂为中药复方的水煎浓缩液，或中药提取物以水为溶媒配制而成的内服液体制剂。是在汤剂基础上发展和改进的，保持了汤剂用药特点，服用量较汤剂小，可以成批生产，省去临时配方和煎煮的麻烦。

合架风 héjiàfēng　病症名。牙龈病之不能张口者。多由阳明火毒炽盛所致。《重楼玉钥》卷上：“此症生在上下牙床两根头勾合之处。起一红核肿痛，牙关紧闭，不能开口。”治宜以刀针刺破红肿处，外吹冰硼散。内服清胃散、黄连解毒杨、五味消毒饮等加减。

合颅 hélú　见《针灸资生经》。脑户穴别名。详该条。

合邪 héxié　两种或两种以上的邪气结合侵犯人体，或病症表现出其病因有两种以上的邪气。如湿温、燥热、风寒湿等。

合穴 héxué　五输穴之一。出《灵枢·九针十二原》。十二经各有一个合穴，即尺泽（肺）、曲池（大肠）、足三里（胃）、阴陵泉（脾）、少海（心）、小海（小肠）、委中（膀胱）、阴谷（肾）、曲泽（心包）、天井（三焦）、阳陵泉（胆）、曲泉（肝）。临床常用于六腑病变等。

合阳 héyáng　经穴名。代号 BL55。出《针灸甲乙经》。属足太阳膀胱经。位于小腿后面，当腘横纹中点直下2寸处。主治腰膝痛，带下，崩漏，疝气等。直刺1～2寸。灸3～5壮或5～10分钟。

合阴 héyīn　指营卫在夜半会合。《灵枢·营卫生会》：“夜半而大会，万民皆卧，命曰合阴。”马莳注：“合阴者，皆静而卧，真阴胜之候也。”

合阴阳 héyīnyáng　即和阴阳。详该条。

合治内腑 hézhìnèifǔ　针灸术语。出《灵枢·邪气脏腑病形》。合，指下合穴，即六腑有病选取相应的下合穴进行治疗。如胃病取足三里，大肠病取上巨虚，小肠病取下巨虚，膀胱病取委中，三焦病取委阳，胆病取阳陵泉等。参见下合穴条。

合子草 hézǐcǎo 中药名。出《本草拾遗》。别名盒儿藤、无白草。为葫芦科植物合子草 *Actinostemma lobatum*（Maxim.）Maxim. 的全草。我国大部分地区均有分布。淡、凉。利尿，消肿。治肾炎水肿、腹水肿胀、小儿疳积，煎服：15～30克。捣敷治蛇咬伤。

何扳之 hébānzhī 见何梦瑶条。

何炳元 hébǐngyuán （1861—1929）近代医学家。字廉臣，别号印岩。浙江绍兴人。何氏研读中西医书，进行中西对照，认为西医未必全足可取，中医学不可忽视。曾任绍兴医学会会长，《绍兴医报》编辑。编著《中风新诠》《新医宗必读》《内科证治全书》《药学汇讲》《妇科证释》《新方要诀》《全国名医验案类编》等多种医书，在保存和整理中医学术上有一定贡献。

何澹庵医案 hédàn'ānyī'àn 医案著作。清·何游撰。以内科杂病为主。何氏诊病善于辨证溯因，治法推崇叶天士，处方能随证化裁，不泥于古，但记叙较为简略。后收入《中国医学大成》中。

何廉臣 héliánchén 见何炳元条。

何梦瑶 hémèngyáo （1694—?）清代医家。字扳之，号西池。广东南海人。著有《医碥》等书。

何其伟 héqíwěi 清末医家。字书田，上海青浦人。家中数代业医，继家业而由儒通医。撰有《救迷良方》，刊于1887年，主述戒烟之方。另有《医学妙谛》，刊于1893年，仿《金匮要略》，论述杂证，分门别类，引述《内经》及名家之论，并附方剂。其子长治亦有医名。

何人饮 hérényǐn 《景岳全书》方。何首乌三钱至一两，人参三至五钱或一两，当归二至三钱，陈皮二至三钱，生姜三至五片。水煎，或酒、水同煎，疟发前两小时服。治气

血两亏，久疟不止，面色萎黄，舌质淡，脉缓大而虚。

何若愚 héruòyú 金代医家，善针灸。他探讨经络之原，针刺之理，作《流注指微论》，原书已佚。后为便于记诵，于贞元元年（1153）取其义作《流注指微赋》，流传至今，对普及针灸知识有一定作用。

何首乌 héshǒuwū 中药名。出《日华子诸家本草》。别名地精、红内消、赤首乌、小独根。为蓼科植物何首乌 *Polygonum multiflorum* Thunb. 的块根。主产于河南、湖北、贵州、四川、江苏、广西等地。苦、甘、涩，微温。入肝、肾经。制首乌：补肝肾，益精血。治血虚、眩晕、耳鸣失眠、须发早白、腰膝酸软、肢体麻木、遗精、崩漏带下。生首乌：润肠通便，解毒，截疟。治肠燥便秘、瘰疬，久疟。煎服：6～12克。煎浓汁涂治疮疖、疥癣。本品含大黄酚、大黄素、大黄酸与卵磷脂等。煎剂能降低大鼠血清胆固醇。所含蒽醌类化合物能促进肠蠕动，有泻下作用。

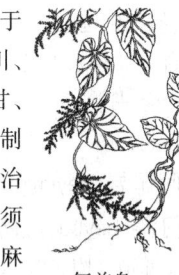

何首乌

何首乌散 héshǒuwūsǎn 《太平惠民和剂局方》方。荆芥穗、蔓荆子、威灵仙、何首乌、炙甘草、防风、干呵蚁草各五斤。为末，每服一钱，食后温酒或沸汤调下。治脾肺风毒攻冲，遍身疥癣痒痛，或生瘾疹，搔之成疮，肩背拘急，肌肉顽麻，手足皲裂，及头面生疮，紫白癜、顽麻等风。见《仙传外科集验方》，即荣卫返魂汤。

何首乌丸 héshǒuwūwán ❶《世医得效方》方。何首乌一两半，防风、黑豆（去皮）、荆芥、地骨皮各一两，桑白皮、天仙藤、苦参、赤土各半两（一方有藁本一两）。为细末，炼蜜为丸，梧桐子大，每服三十至四十丸，食后茶清送下。治肺风鼻赤面赤。

❷《疡医大全》方。何首乌四两，荆芥、威灵仙、防风、炒蔓荆子、炒车前子、炙甘草各二两。为细末，水泛为丸，每服一钱五分，淡酒送下，早、晚各一次。治脓窠疮。本方名见《普济方》。

何西池 héxīchí　见何梦瑶条。

何炫 héxuàn（1662—1722）　清代医家。字嗣宗，号令昭，奉贤（今属上海）人。家中19代业医，承家学，医术高明，屡起沉疴，且性善好施。著有《何氏虚劳心传》《何嗣宗医案》《何氏伤寒纂要》等，今存。尚有《伤寒本义》《金匮要略本义》及《保产全书》等，已佚。子鸿堂、王模继承其业。

何印岩 héyìnyán　见何炳元条。

何游 héyóu　清代医家。号澹阉，丹徒（今江苏镇江附近）人。世医出身，家藏医书甚多，继承家学，通内、外、针灸等科，在当地颇有名望。撰有《医案》，刊于1875年。另有《医学折衷论》《何氏十三方注解》等著述，未见刊行。子修业、孙梦熊、婿余京皆继其业。

和法 héfǎ　八法之一，一名和解法。用疏通调和的药袪除少阳（半表半里）病邪或调和脏腑气血的方法。包括疏肝解郁、和解少阳、调和肝脾、调和肝胃。《医学心悟》："有清而和者，有温而和者，有消而和者，有补而和者，有燥而和者，有润而和者，有兼表而和者，有兼攻而和者，和之义则一，而和之法变化无穷焉。"

和剂局方 héjìjúfāng　即《太平惠民和剂局方》之简称。详该条。

和解法 héjiěfǎ　即和法。详该条。

和解少阳 héjiěshàoyáng　和法之一。治疗外感热性病邪在半表半里（少阳经）的方法。症见寒热往来，胸胁苦满，口苦，咽干，目眩。用小柴胡汤。

和髎 héliáo　经穴名。代号 SJ22。出《针灸甲乙经》。属手少阳三焦经。位于耳廓根前方，鬓发后缘处，避开动脉取穴。主治头痛，耳鸣，颞颌关节炎。向下斜刺0.3～0.5寸。

和胃 héwèi　又称和中。治疗胃气不和的方法。胃气不和表现为胃脘胀闷、嗳气吐酸、厌食、舌淡苔白等症，用陈皮、姜半夏、木香、砂仁等药。

和胃降逆 héwèijiàngnì　治法。用具有行气和胃作用的方药以降逆，治疗胃气上逆证的治法。

和胃理气 héwèilǐqì　理气法之一。治疗气、痰、食、湿等病邪阻滞中脘的方法。症见脘腹胀闷、吞酸或吐酸水、嗳气等，用枳实、陈皮、姜半夏、炒莱菔子、煅瓦楞子等药。

和血息风 héxuèxīfēng　息风法之一。治疗肝风内动偏于血虚的方法。热性病后期耗伤阴血，出现唇焦舌燥、筋脉拘急、手足蠕动，或头目眩晕、脉细数等症，用生地、白芍、麦冬、鸡子黄、龟甲、鳖甲、牡蛎、钩藤等药。

和血息风汤 héxuèxīfēngtāng　《医学衷中参西录》方。当归30克，黄芪18克，阿胶12克，防风、荆芥、川芎各9克，白芍6克，红花3克，生桃仁4.5克。水煎服。功能养血和血，扶正袪邪。治产后受风发搐。

和阴阳 héyīnyáng　小儿推拿方法。出陈氏《小儿按摩经》。又名合阴阳、合二气。用拇指由小儿腕横纹两端向中间合推，有和气血、消痰涎等作用。

和中 hézhōng　即和胃。详该条。

河白草 hébáicǎo　杠板归之别名。详该条。

河车大造丸 héchēdàzàowán　即大造丸。详该条。

河车封髓丹 héchēfēngsuǐdān　《症因脉治》卷三方。天门冬、熟地黄、人参、紫河车。

为丸服。治腰痛遗精，小便时时变色，足挛不能伸，骨痿不能起，房劳精竭者。

河间六书 héjiānliùshū 即《刘河间医学六书》。详该条。

河豚中毒 hétúnzhòngdú 河豚鱼古称鯸鲐鱼，又名鯸鲅鱼、小玉斑、大玉斑、乌狼等。指因误食河豚鱼中毒。出《金匮要略》。症见呕吐，腹痛，腹泻，大便带血，继则口唇舌头及肢端麻木，眼睑下垂，肢体瘫软，心律失常。严重者可迅速出现呼吸、循环衰竭。治宜中西医结合抢救。《本草纲目》载有解河豚毒药，如荻芽、芦花、蒌蒿、胡麻油、白扁豆、大豆汁、橄榄、五倍子、槐花、橘皮、黑豆汁、紫苏汁、青黛汁、蓝汁、蜈蚣、羊蹄叶等，可参考应用。

荷包草 hébāocǎo 马蹄金之别名。详该条。

荷梗 hégěng 中药名。出清·叶小峰《本草再新》。别名藕杆。为睡莲科植物莲 *Nelumbo nucifera* Gaertn. 的叶柄或花柄。微苦，平。入肝、脾、胃。清热解暑，通气行水。治暑湿胸闷、泄泻、痢疾、白带，煎服：9～15克。本品含莲碱、原荷叶碱、树脂、鞣质等。

荷叶 héyè 中药名。出《食疗本草》。为睡莲科植物莲 *Nelumbo nucifera* Gaertn. 的叶。苦、涩，平。入肝、脾、胃经。解暑清热，升发清阳，散瘀止血。治中暑、暑湿泄泻、吐血、衄血、便血、尿血、崩漏，煎服：3～9克。鲜品：15～30克。荷叶炭：3～6克。止血，焙炭用。本品含莲碱、荷叶碱，又含莲苷、异槲皮苷等。荷叶碱类对平滑肌有解痉作用。

核骨 hégǔ ❶又名覈骨，俗称孤拐。即足外踝。《医宗金鉴·正骨心法要旨》："在外者为外踝，俗名核骨。"❷第一跖趾关节内侧的圆形突起。《医宗金鉴·正骨心法要旨》："足大指本节后内侧圆骨努突者，一名

核骨。"

核桃楸皮 hétaoqiūpí 中药名。见《中药志》1961年版。别名楸皮、楸树皮。为胡桃科植物核桃楸 *Juglans mandshurica* Maxim. 的枝皮或干皮。产于河南、河北、陕西、黑龙江、吉林、甘肃等地。苦，寒。清热燥湿，明目。治湿热泄泻、痢疾、白带、急性结膜炎、麦粒肿、骨结核，煎服：4.5～9克。本品含苷类及大量鞣质等。

核桃仁 hétaorén 即胡桃仁。详该条。

盒儿藤 hérténg 合子草之别名。详该条。

髃骬骨 héyúgǔ 骨名。即胸骨剑突。详胸骨条。

髃骬 héyú 见《针灸甲乙经》。鸠尾穴别名。详该条。

覈骨 hégǔ 骨名。即足外踝骨，详核骨条。

鹤草芽 hècǎoyá 见《全国中草药汇编》。即仙鹤草根芽。详该条。

鹤顶 hèdǐng 经外奇穴名。见清·廖润鸿《针灸集成》。别名膝顶。位于髌底的中点上方凹陷处，屈膝取穴。主治膝关节炎、下肢麻痹或瘫痪、脚气。直刺0.8～1寸。灸3～7壮或5～15分钟。

鹤节 hèjié 病名。见《世医得效方》卷十二。即鹤膝风。详该条。

鹤虱 hèshī 中药名。出《新修本草》。为菊科植物天名精 *Carpesium abrotanoides* L. 的果实。主产于河南、山西。苦、辛，平。有小毒。入脾、胃经。杀虫。治蛔虫病、蛲虫病、虫积腹痛，煎服：3～9克。本品含挥发油，主成分为天名精内酯、天名精酮等。煎剂在体外能杀死鼠蛲虫，酊剂能杀死犬绦虫。天名精内酯使小鼠先呈短暂兴奋，随即变为静止、四肢弛缓麻痹；对兔有降温、降压作用。

鹤膝风 hèxīfēng 病症名。见薛己《外科心法》卷五。又名膝游风、游膝风、鹤节、膝

H

眼风、膝疡、鼓槌风等。因病后膝关节肿大，形如鹤膝，故名。多由三阳亏损，风邪外袭，阴寒凝滞而成。病初多见形寒发热，膝部微肿，步履不便，疼痛；继之局部红肿焮热，或色白漫肿；日久关节腔内积液肿大，股胫变细，溃破后脓出如浆或流黏性黄液，愈合缓慢。初期身热肿痛者，以五积散治之，并配合白芥子外敷及葱熨，或艾灸，或外敷回阳玉龙膏。久则局部色白肿痛，宜温阳散湿、扶正祛邪，选服大防风汤、独活寄生汤，痛甚酌加乳香。溃后可用芙蓉叶、菊花叶各15克，拌大麦米饭，捣匀贴敷，或以豆腐渣蒸熟敷贴。

hei

黑斑 hēibān 病症名。外感热病斑出发黑之表现。由热毒炽盛所致。证属危重。可选用化斑汤、升麻葛根汤、玄参升麻汤、黑膏、黑奴丸等方。参见斑条。

黑丑 hēichǒu 牵牛子之表面呈棕黑色者。详该条。

黑大豆 hēidàdòu 中药名。出宋·苏颂等《本草图经》。别名乌豆。为豆科植物大豆 *Glycinemax*（L.）Merr. 的黑色种子。甘，平。入脾、肾经。利水祛风，活血解毒。治水肿，风痹，脚气，产后风痉，痢疾，解乌头、附子毒。煎服：9～30克。治痈疮肿毒，研末调敷或煎汁涂。本品含较丰富的蛋白质、脂肪、糖类以及胡萝卜素、B族维生素等。还含大豆黄酮苷、染料木苷和多种大豆皂苷。

黑大豆皮 hēidàdòupí 中药名。出《本草纲目》。别名稽豆衣、黑豆衣。为豆科植物大豆 *Glycinemax*（L.）Merr. 的黑色种皮。甘，凉。养血疏风。治阴虚烦热、盗汗、头痛眩晕、风痹，煎服：9～15克。本品含矢车菊苷、飞燕草素－3－葡萄糖苷、乙酰丙酸、

果胶和多种糖类。

黑带 hēidài 病症名。又名带下黑（《诸病源候论》）。指阴道经常流出黑豆水样稠黏或稀或腥臭的液体，或赤白带中杂有黑色。多因内热熏蒸，伤及任带二脉，肾水亏虚所致。宜泻火清热为主。用利火汤（《傅青主女科》：大黄、白术、茯苓、车前子、王不留行、黄连、焦栀子、知母、石膏、刘寄奴）。参见肝经湿热带下。

黑疸 hēidǎn 病症名。出《金匮要略·黄疸病脉证并治》。多因疸证经久不愈，肝肾虚衰，瘀浊内阻所致。症见身黄不泽、目青、面额色黑、心中懊恼、肤燥、搔之不觉、大便黑、膀胱急、足下热、脉浮弱，甚则腹胀，如有水状，面浮，脊痛不能正立。治宜扶正、补肝肾为主，攻邪、化瘀浊为辅。方用硝石矾石散、黑疸方（《杂病源流犀烛》：茵陈蒿、栝楼根）合滋补肝肾药。

黑疔 hēidīng 即耳疔。详该条。

黑豆衣 hēidòuyī 即黑大豆皮。详该条。

黑儿茶 hēi'érchá 孩儿茶之别名。详该条。

黑风内障 hēifēngnèizhàng 五风内障之一。见《秘传眼科龙木论》。简称黑风。较少见。《世医得效方》："此与绿风相似，但时时黑花起，乃肾受风邪，热攻于眼。"参见绿风内障条。

黑骨芒箕 hēigǔmángjī 乌脚枪之别名。详该条。

黑胡椒 hēihújiāo 胡椒未除去外果皮者。详该条。

黑脚蕨 hēijiǎojué 乌脚枪之别名。详该条。

黑筋 hēijīn 推拿六筋穴之一。又称肾筋。详六筋条。

黑睛 hēijīng 又名黑眼、黑珠、乌珠、神珠、青睛。位于白睛的前部正中。形圆无色透明，因能透见其内黄仁之棕褐色而得名。若发生病变，失去正常之透明，则影响视

力。黑睛内应于肝，为五轮中之风轮。

黑铅丹 hēiqiāndān 即二味黑锡丹，详该条。

黑苏子 hēisūzǐ 即紫苏子。详该条。

黑苔 hēitāi 舌苔色黑，有寒热之分，多属里证、重证。苔黑而干燥是热炽津枯，苔黑而湿润属阳虚寒盛。

黑头草 hēitóucǎo 鸡肝散之别名。详该条。

黑锡丹 hēixīdān 《太平惠民和剂局方》方。沉香、炮附子、酒炒胡芦巴、阳起石、炒茴香、煨补骨脂、肉豆蔻、川楝子、木香各一两，肉桂五钱，黑锡、硫黄各二两。糊丸，梧桐子大，每服三四十丸。功能温肾阳，散阴寒，镇逆气，定虚喘。治肾阳衰弱，肾不纳气，胸中痰壅，上气喘促，四肢厥逆，冷汗不止，舌淡苔白，脉沉微，奔豚，气上冲胸，胁腹胀满；寒疝腹痛，肠鸣泄泻；男子阳痿精冷，腰膝乏力；女子血海虚寒，带下清稀等症。

黑逍遥散 hēixiāoyáosǎn 见《医略六书·女科指要》。清·徐大椿方。柴胡五分，当归三钱，白芍药、白术、茯苓各一钱五分，甘草五分，生地黄五钱。为粗末，每服二钱，加生姜、薄荷少许，水煎服。治肝郁脾虚，妇女崩漏，脉弦虚数者。

黑眼 hēiyǎn 即黑睛。《灵枢·大惑》："筋之精为黑眼。"详该条。

黑芝麻 hēizhīma 即黑脂麻。详该条。

黑脂麻 hēizhīma 中药名。出《本草纲目》。别名胡麻仁、黑芝麻。为胡麻科植物脂麻 *Sesamum indicum* DC. 的黑色种子。甘，平。入肝、肾、大肠经。补肝肾，润五脏。治肝肾不足，虚风眩晕，头痛，耳鸣，血虚麻木，肠燥便秘，病后虚弱，妇人乳少。煎服：9～15克。本品含脂肪油可达60%，系油酸、亚油酸、棕榈酸、软脂酸等的甘油酯、甾醇、芝麻素等，还含叶酸、烟酸、卵磷脂、蛋白质和多量的钙。种子提取物口服

能降低大鼠血糖。

黑珠 hēizhū 即黑睛。详该条。

hen

痕芋头 hényùtóu 即海芋之别名。详该条。

heng

胻骨 hénggǔ 骨名。即骺骨。详该条。

胻骨伤 hénggǔshāng 病名。见《医宗金鉴·正骨心法要旨》。胻骨包括胫骨、腓骨。多因跌打、碰撞所伤，表现为局部肿胀、疼痛，甚至折骨锋穿破皮肉，功能丧失。也可有异常活动、骨声。无移位者可用小夹板固定；移位者可在麻醉下进行手法复位，夹板夹缚固定。开放性骨折应妥善处理伤口，然后按一般骨折处理。初服复元活血汤加味，肿痛减轻后服正骨紫金丹，骨折愈合后及时进行功能锻炼。

横产 héngchǎn 见《诸病源候论》。又名觅盐生、讨盐生。指分娩时儿手先下。

横刺 héngcì 即沿皮刺。详该条。

横骨 hénggǔ 经穴名。代号 KI11。出《针灸甲乙经》。别名下极。属足少阴肾经。位于耻骨联合上缘中点旁开0.5寸处。主治小便不利，遗尿，疝气，遗精，阳痿等。直刺1～1.5寸。灸3～5壮或5～10分钟。

横户 hénghù 见《针灸甲乙经》。阴交穴别名。详该条。

横门 héngmén 推拿穴位名。出《陈氏小儿按摩经》。位于掌侧腕横纹中点的近心侧稍上方处。自横门推向板门，止吐；自板门推向横门，止泻。

横纹 héngwén 推拿穴位名。即大横纹。详该条。

横痃 héngxuán 病名。见《外科正宗》。梅毒发于两腿合缝间，左名鱼口，右名便毒。证治见杨梅疮条。

脂 héng 骨名。即胻骨。小腿胫、腓骨之统称。《素问·骨空论》："胻骨空在骨之上端。"《医宗金鉴·正骨心法要旨》："胻骨，即膝下踝上之小腿骨，俗名臁胫骨者也。其骨二根，在前者名成骨，又名骬骨，其形粗；在后者名辅骨，其形细，又俗名劳堂骨。"

hong

烘 hōng 中药炮制法之一，亦称焙。用微火加热，使药物干燥的方法。如菊花、金银花等放在烘房或烘柜内，使药物干燥而不焦黑。空气潮湿时，可用此法防潮。

烘干 hōnggān 中药学名词。属中药炮制方法之一，将药材加温，使其中的水分汽化蒸发而干燥的方法，包括焙干、烤干等。参见各条。

红暴牙狼 hóngbàoyáláng 野牡丹之别名。详该条。

红背叶 hóngbèiyè 一点红之别名。详该条。

红鼻 hóngbí 病名。《冯氏锦囊秘录》卷六："肺风红鼻方：枇杷叶四两，连翘二两，栀子四两，玄参一两，桑白皮一两，共为细末，每服二钱，甘草汤下。"即酒齄鼻。详该条。

红柴 hóngchái 苏木之别名。详该条。

红大戟 hóngdàjǐ 中药名。《中华人民共和国药典》2005 年版一部将本药作为新药收载。为茜草科植物红大戟 Knoxia valeriauoideas Thorel et Pitard 的干燥块根。主产于广西、云南、广东、福建。苦，寒，有小毒。归肺、脾、肾经。泻水逐饮，攻毒消肿散结。用于胸腹积水、二便不利、痈肿疮毒、瘰疬痰核。

红灯果 hóngdēngguǒ 菝葜之别名。详该条。

红豆 hóngdòu 赤小豆之别名。详该条。

红豆蔻 hóngdòukòu 药名。出《药性论》。又名红蔻。为姜科植物大高良姜 Alpiniagalanga Willd. 的干燥成熟果实。主产于广东、广西、云南。辛，温。归脾、肺经。温中燥湿，行气止痛，醒脾消食。治脘腹冷痛、呕吐、吞酸、噎膈反胃、食积腹胀、腹痛泄泻、饮酒过多，煎服：3~6 克。果实含挥发油，内有蒎烯、桉叶素、丁香油酚、芳樟醇。又含乙酰氧基胡椒酚乙酸酯和乙酰氧基丁香油酚乙酸酯，二者均有明显的抗实验性胃溃疡作用。挥发油对皮肤和黏膜有刺激性，内服有驱风作用；本品石油醚提取物给家兔灌服有祛痰作用。

红根 hónggēn 丹参之别名。详该条。

红根子 hónggēnzi 星宿菜之别名。详该条。

红管药 hóngguǎnyào 中药名。见《全国中草药汇编》。别名山白菊、田边菊、山马兰。为菊科植物三褶脉马兰 Aster ageratoides Turcz. 的全草及根。分布几遍全国。苦、辛，凉。疏风，清热，解毒。治风热感冒、支气管炎、扁桃体炎、腮腺炎、乳腺炎、鼻衄，煎服：15~60 克。捣烂敷，治疗疮肿毒、蛇虫咬伤、外伤出血。全草含槲皮素、山柰酚及它们的糖苷。根还含甾体皂苷。煎剂在动物试验中有镇咳、祛痰、平喘及增强肾上腺皮质功能的作用，并能促进小鼠甲状腺对碘[131] 的积聚，增加甲状腺的活力。在体外对金黄色葡萄球菌、卡他球菌、变形杆菌和痢疾杆菌有抑制作用。

红果子 hóngguǒzi 山楂之别名。详该条。

红孩儿 hóngháir 薯莨之别名。详该条。

红汗 hónghàn 病症名。①伤寒太阳病，脉浮紧，发热身无汗者，当汗出而愈。也有在鼻衄后自愈者，此种鼻衄被称为红汗（《伤寒论条辨》）。参见自衄条。②血汗之别称（《杂病源流犀烛·诸血源流》）。详汗血条。

红旱莲 hónghànlián 中药名。见《江苏植物药材志》。别名湖南连翘、金丝蝴蝶、大金雀。为藤黄科植物黄海棠 Hypericum ascyron L. 的全草。主产于江苏。苦，寒。平肝，止血，消肿，解毒。治肝火头痛、吐血、咯血、衄血、子宫出血，煎服：4.5 ~ 9 克。治跌打损伤、疮疖，捣敷或取汁涂。本品含挥发油，主成分为 α-丁香烯。还含槲皮素、山奈酚、金丝桃苷、芸香苷、异槲皮苷等。

红花 hónghuā 中药名。出《新修本草》。别名红蓝花、草红花。为菊科植物红花 Carthamus tinctorius L. 的筒状花冠。主产于河南、浙江、四川。辛，温。入心、肝经。活血通经，祛瘀止痛。治经闭、痛经、产后瘀阻作痛、癥瘕积聚、冠心病心绞痛、关节酸痛、跌打损伤，煎服：3 ~ 9 克。孕妇忌服。本品含红花苷、红花醌苷等。煎剂有兴奋动物子宫作用。醇提取物可缩小狗实验性心肌梗死范围。口服红花油有抗动物高脂血症作用。

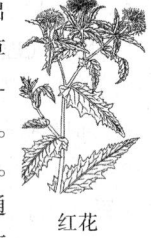

红花

红花草疮 hónghuācǎochuāng 病名。因过食红花草（江南农村食用蔬菜之一，致病量多在 1 ~ 2 斤）致胃肠运化失调，湿热内生，兼感风热，郁于肌肤而成。疮生于面部和手背，可累及颈部和四肢，往往对称。疮起突然掀红肿胀，甚则有瘀斑、水泡，或糜烂、溃疡、坏死等，伴有疼痛、麻木、紧绷、烧灼、瘙痒等感觉。治宜清热凉血，疏风解毒。内服普济消毒饮，或外用蒲公英 30 克，煎汤湿敷；破溃者涂青黛膏。

红花当归散 hónghuādāngguīsǎn 《云岐子保命集论类要》（元·张璧撰）方。红花、当归尾、紫葳、牛膝、甘草、苏木各二两，白芷、桂心各一两五钱，赤芍药九两，刘寄奴五两。为末，每服三钱，空腹热酒调服。治妇人月经不行，或血瘀腰腹疼痛。

红茴香根 hónghuíxiānggēn 中药名。见《浙江天目山药用植物志》。为木兰科植物狭叶茴香 Illicium lanceolatum A. C. Smith 的根。分布于长江中下游以南各地。苦、辛，温，有毒。祛风除湿，散瘀止痛。治跌打损伤、风湿痹痛、腰腿痛，煎服：3 ~ 6 克。外敷治痈疽肿毒。内服过量可引起中毒，出现眩晕、恶心、呕吐、腹泻、狂躁不安、抽搐、呼吸困难，甚至因惊厥而死亡。孕妇忌服。

红景天 hóngjǐngtiān 中药名。见《中华人民共和国药典》2010 年版一部。为景天科植物大花红景天 Rhodiola crenulata（Hook. f. et Thoms.）H. Ohba 的干燥根及根茎。甘、苦，平。归肺、心经。益气活血，通脉平喘。治气虚血瘀，胸痹心痛，中风偏瘫，倦怠气喘。煎服：3 ~ 6 克。

红蓝花 hónglánhuā 即红花。详该条。

红狼毒 hónglángdú 即狼毒。详该条。

红灵酒 hónglíngjiǔ 验方。见《外伤科学》（广州中医学院）。当归、肉桂各 60 克，红花、川椒、干姜各 30 克，樟脑、细辛各 15 克。以 95% 酒精 1 千克浸泡 7 天备用。每日用棉花蘸药酒在患处揉擦两次，每次擦 10 分钟。治脱疽，冻疮等。

红灵散 hónglíngsǎn 中成药。见《中华人民共和国药典》2010 年版一部。人工麝香、冰片各 71.4 克，雄黄、硼砂各 142.8 克，煅金礞石 95.2 克，朱砂、硝石（精制）各 238.1 克。以上七味，按散剂工艺制成。口服，一次 0.6 克，一日 1 次，孕妇禁用。功能祛暑，开窍，避瘟，解毒。用于中暑昏厥、头晕胸闷、恶心呕吐、腹痛泄泻。

红漏 hónglòu 出董炳《避水集验要方》。①指月经。②指经漏。

红炉点雪 hónglúdiǎnxuě 痨瘵（结核病）治疗专书。又名《痰火点雪》，4卷。明·龚居中撰。刊于1630年。书中以肺肾阴亏、心肝火炽为痨瘵的病因病理，以滋肾清肺，柔肝降火为主治原则。卷一至二主论痨瘵（痰火）的各种主证和兼证治疗；卷三介绍治疗方法与杂症补遗；卷四为痨瘵的灸法禁忌及保健气功疗法。新中国成立后有排印本。

红脉 hóngmài 指月经。宋·齐仲甫《女科百问》十三问："经脉来时，俗称为红脉。"

红米 hóngmǐ 红曲之别名。详该条。

红棉散 hóngmiánsǎn ❶《寿世保元》方。枯矾、炉甘石各五分，干胭脂粉二分五厘，冰片一分，麝香少许。为末，取少许涂耳内，日三至四次。治聤耳，流脓流水。❷《证治准绳》方。①人参二钱五分，天麻、僵蚕、麻黄、全蝎各二钱，炙甘草、朱砂各一钱五分。为粗末，每服五分，加干胭脂少许，水煎服。治小儿感冒风寒，发热，及变蒸、惊风、丹毒等。②白矾二钱，胭脂五分。为末，取少许吹耳内。治小儿胎热聤耳，与耳内生疮流脓。

红膜 hóngmó 即赤膜。详该条。

红木香 hóngmùxiāng 中药名。出《本草纲目拾遗》。别名内红消、紫金皮。为木兰科植物长梗南五味子 Kadsura longipedunculata Finet et Gagn. 的根或根皮。产于江西、浙江、江苏、福建等地。辛，温。行气，活血，止痛。治脘腹胀痛、筋骨疼痛、痛经，煎服：9~15克。治跌打损伤，研末调敷。孕妇忌服。

红内消 hóngnèixiāo 何首乌之别名。详该条。

红娘子 hóngniángzǐ 药名。出《本草图经》。又名樗鸡、红娘虫。为蝉科动物红娘子 Huechys sanguinea DeGeer 的干燥全虫。分布于华东、华南及四川、云南等地。味苦、

辛，平。有毒。归心、肝、胆经。活血破瘀，攻毒散结。治血瘀经闭、不孕、腰痛及淋巴结结核，炒、炙后研末入丸散，1~3克。治瘰疬、癣疮，研末作饼敷贴。体弱者及孕妇忌服。含斑蝥素（cantharidin）等。斑蝥素对多种移植性肿瘤有明显抑制作用，并可延长实验动物存活时间；对皮肤、黏膜有发赤、发泡作用。中毒主要损害肾小管。

红芪 hóngqí 中药名。《中华人民共和国药典》2005年版一部将本药作为新药收载。为豆科植物多序岩黄芪 Hedysarum polybotrys Hand.-Mazz. 的干燥根。甘，温。归肺、脾经。补气固表，利尿，托毒排脓，敛疮生肌。用于气虚乏力、食少便溏、中气下陷、久泻脱肛、便血崩漏、表虚自汗、气虚水肿、痈疽难溃、血虚萎黄、内热消渴、慢性肾炎蛋白尿、糖尿病。煎服：9~30克。

红铅 hóngqiān 指初朝月经。明·万全《广嗣纪要》："月事初下，谓之红铅。"

红曲 hóngqū 中药名。出《饮膳正要》。别名红米。为曲霉科真菌紫色红曲霉 Monascus purpureus Went 寄生在粳米上而成的红曲米。主产于福建、广东。甘，温。入肝、脾、大肠经。活血化瘀，健脾消食。治产后恶露不净、瘀滞腹痛、食积饱胀、赤白痢，煎服：6~12克。

红色裂纹舌 hóngsèlièwénshé 舌象。舌质红而有纹裂。为里热内迫，肺胃阴伤，宜甘寒泻火，育阴生津。

红痧 hóngshā 痧证之一。见《杂病源流犀烛·痧胀源流》。指痧证而见肌肤发出红点如麻疹疹点者。多属痧毒郁于肌表所致。治宜用粹刮法以泄痧毒，服荆芥汤（《痧胀玉衡》：荆芥、防风、川芎、陈皮、青皮、连翘）以解表、散郁、解毒。

红参 hóngshēn 人参商品之一种。详该条。

红升丹 hóngshēngdān《医宗金鉴》方。

朱砂、雄黄各五钱，水银、白矾各一两，火硝四两，皂矾六钱。上药研细混匀，入罐内密封，加热炼制，取其结晶，用时研末，每用少许，撒于疮口，以膏药覆盖。功能拔毒去腐，生肌长肉。治一切疮疡溃后，疮口坚硬，肉黯紫黑，或有脓不净者。

红石土 hóngshítǔ　赤石脂之别名，详该条。

红丝疔 hóngsīdīng　疔疮的一种。见《证治准绳》。又名红线疔、血丝疔。因火毒凝聚，或破伤感染所致。多起于手脚，初起局部红肿热痛，继而红线由上臂前侧或小腿内侧向上走窜，重者可伴寒热、头痛、乏力。相当于急性淋巴管炎。治宜清热解毒。内服五味消毒饮；亦可沿红线挑刺，使微出血；或用三棱针在红线尽头刺破放血，以泄其毒。

红藤 hóngténg　中药名。见《浙江中药手册》。别名大活血、血通、大白通。为大血藤科植物大血藤 Sargentodoxa cuneata（Oliv）Rehd. etWils. 的茎藤。主产于湖北、四川、江西、河南、江苏。苦，平。入肝、大肠经。清热解毒，祛风活血。治肠痈、乳痈、风湿痹痛、经闭腹痛，煎服：9～15克。孕妇忌服。本品含鞣质。煎剂对金黄色葡萄球菌、乙型链球菌、卡他球菌及大肠杆菌、绿脓杆菌均有抑制作用。

红藤煎 hóngténgjiān　验方。见《中医临床经验汇编》。红藤、紫花地丁各30克，乳香、没药、大黄、连翘、延胡索各9克，牡丹皮6克，金银花12克，生甘草3克。水煎服。功能清热解毒，活血消肿。治肠痈脓未成，或脓已成而未溃破者。

红土 hóngtǔ　赤石脂之别名。详该条。

红霞映日症 hóngxiáyìngrìzhèng　即血翳包睛。详该条。

红线疔 hóngxiàndīng　即红丝疔。详该条。

红小豆 hóngxiǎodòu　即赤小豆。详该条。

红岩七 hóngyánqī　岩白菜之别名。详该条。

红眼 hóngyǎn　即天行赤眼。详该条。

红眼病 hóngyǎnbìng　病名。见上海中医学院编《五官科学》。为天行赤眼之俗称，详该条。

红腰子 hóngyāozǐ　即红药子。详该条。

红药 hóngyào　雷公藤之别名。详该条。

红药子 hóngyàozǐ　中药名。出宋·苏颂等《本草图经》。别名赤药、红腰子、荞麦七、金荞仁。为蓼科植物翼蓼 Pteroxygonum giraldii Datmm. et Diels 的块根。产于山西、河南、陕西、四川。苦，微寒。归肝经。清热凉血，散瘀止痛。用于瘟毒发斑、吐血衄血、目赤肿痛、肝郁胁痛、经闭痛经、癥瘕腹痛、跌仆损伤、痈肿疮病。煎服：6～12克；外用：捣涂或研末调涂。

红枣 hóngzǎo　即大枣。详该条。

荭草 hóngcǎo　中药名。出《名医别录》。别名东方蓼、水荭草。为蓼科植物红蓼 Polygonum orientale L. 的全草。分布几遍全国。辛，凉，有小毒。祛风利湿，活血止痛。治风湿痹痛、痢疾，煎服：15～30克。本品的叶含牡荆素、异牡荆素、荭草素、异荭草素、荭草苷、槲皮苷、异槲皮苷等。牡荆素有一定程度的抗癌活性。

荭草实 hóngcǎoshí　水红花子之别名。详该条。

虹彩 hóngcǎi　解剖名。见《眼科易和》。即黄仁。详该条。

虹叶 hóngyè　乌桕叶之别名，详该条。

洪脉 hóngmài　脉象之一。脉来如波涛汹涌，来盛去衰。《脉诀汇辨》："洪脉极大，状如洪水，来盛去衰，滔滔满指。"多主热邪盛。热病伤阴，阴虚于内，阳盛于外则脉洪，但应指有力。

洪肿 hóngzhǒng　症名。出《金匮要略·水气病脉证并治》。水肿之剧者。《诸病源候论》列有身面卒洪肿候。本症可见于风水、皮水、石水等病，也可见于脚气、肤胀、鼓胀及肠覃、石瘕等病症。

hou

齁喘 hōuchuǎn 病症名。见《医说》卷四。也称齁齁。属哮证范畴。齁与齁齁因气喘时鼻息声高气粗而命名。多因过食鱼虾盐食，内有积痰寒饮所致，常随气候变化而发病。症见喘息有声，胸闷气塞，但坐不得卧，甚至坐卧不得等。治疗宜察病情，外寒与内饮相搏者，用小青龙汤；肺有积热，热为寒束者，用越婢汤；痰涎结聚，用甜瓜蒂研末服以探吐；肺中积冷，用紫金丹吞服，或用定喘汤加减。甜瓜蒂与紫金丹有毒，用宜审慎。

齁齁 hōuhē 病症名。见《医说》卷四。又名齁齁。指小儿哮喘，痰鸣，喉间若拽锯之声。多由暑湿之邪郁而为热，因热生风，因风生痰，风痰相搏，上壅而成。体实者，宜祛风化痰，用知母汤（《证治准绳》知母、贝母、甘草、羌活、滑石、大黄、小麦、麻黄、苦葶苈、诃子肉、薄荷）；体虚者，宜益气化痰，用贝母丸（贝母、天南星、人参、茯苓、炙甘草、白附子、皂角子）。

齁齁 hōuxiā 即齁齁。详该条。

喉闭 hóubì 见《三因方》。即喉痹。详该条。

喉痹 hóubì 病名。出《素问·阴阳别论》等篇。一作喉闭。广义为咽喉肿痛病症的统称。《杂病源流犀烛》卷二十四："喉痹，痹者，闭也，必肿甚，咽喉闭塞。"但通常所说的喉痹，多指发病及病程演变不危急，咽喉红肿疼痛较轻，并有轻度吞咽不顺或声音低哑、寒热等症。外感、内伤均可引起，外感以风热居多，内伤以阴虚为常见。风热者，宜清咽利膈汤（方见喉痈条）加减，或

选用六神丸、喉症丸。阴虚者，用六味地黄丸、二阴煎加减。

喉疔 hóudīng 病名。见《医学心悟》。发于喉关两旁或喉关里之疔疮。多因肺胃火燔，痰热内侵，久郁化火，火毒上冲，结于咽喉所致。初起但觉咽喉麻痒，迅即大痛，或有寒热等全身症状。通常以疔色红者轻，紫者重，色黑者最重。治宜泻火解毒，散结消肿。方用清瘟败毒饮加减。

喉蛾 hóu'é 即乳蛾。详该条。

喉风 hóufēng 病名。咽喉多种急性病之泛称。多因风热搏结于外，火毒炽盛于内，肺失清肃，火动痰生，痰火邪毒停聚咽喉所致。症见咽喉肿痛连及项颊，迅即痰涎壅盛，语声难出，吞咽、呼吸均感困难，甚则牙关紧闭，神志不清，咽喉内外俱肿，继续发展可致窒息。类似扁桃体周围脓肿、咽后壁脓肿、急性会厌炎、喉部水肿、喉白喉等。历代医学家对本病命名、分证众说纷纭，但多分为急喉风、烂喉风、锁喉风、缠喉风等。见各条。

喉疳 hóugān 病名。见《外科启玄》。为疳生咽喉。常发于喉关外，上腭或悬雍垂之两旁；咽后壁少见。多因外受风热，热灼肺阴，咽喉失养；或胃经蕴热，火热上攻咽喉；或肾阴亏损，相火上炎（旧时有因杨梅结毒于咽）所致。初起咽嗌干燥，或有毛草刺喉感，或如物塞喉，喉部潮红疼痛，继则腐溃而呈点状分散，多少大小不等，大如赤豆，小如芥子，四周围以红晕，日久腐烂，色灰白或色紫，腐衣叠若虾皮，臭腐，声音嘶哑，气急痰鸣，或呕吐酸水，哕出甜涎，身发寒热。颇类奋森氏咽峡炎、咽部梅毒等病。风热者，宜疏风清热，方用银翘散加减。胃热者，宜清热解毒，方用黄连解毒汤。阴虚火旺者，宜滋阴降火，方用知柏地黄丸。杨梅结毒者，宜解毒祛腐，方用五宝散（《医宗金鉴》：石钟乳、朱砂、琥珀、冰

片、珍珠）。

喉关 hóuguān 位于口咽部，由扁桃体、悬雍垂、舌根等组成，相当于咽峡部位。喉关以内为关内，有喉底（咽后壁）、会厌等；喉关以外为关外，有上腭、面颊内侧和齿龈等。喉关为呼吸饮食的孔道，上通颃颡，是防御病邪自口鼻而入的关隘。《世医得效方》："双蛾风者，有二枚在喉关两边。"

喉关痈 hóuguānyōng 病名。多因肺胃积热，邪毒痰火客于咽喉所致。症见喉关上或上后方红肿疼痛，使喉核向前下推移，悬雍垂水肿，讲话时口如含物，带鼻音，疼痛连及耳窍，咽肿如塞，吞咽困难，饮水时常向鼻腔反流，恶寒发热，便秘口臭，纳呆失眠等。治宜疏表解毒，泻热消肿。参见喉痈条。

喉核 hóuhé 即扁桃体。咽前柱（舌腭弓）和咽后柱（咽腭弓）之间的突出核体。与悬雍垂和舌根等组成喉关。

喉花 hóuhuā 即悬雍垂。《杂病源流犀烛》："以喉花即为蒂中。"详悬雍垂条。

喉间溃烂 hóujiānkuìlàn 证名。见《景岳全书》卷二十八。症有虚实之别。属于虚者，多由阴虚于下，火炎于上，虚火上冲咽喉所致。症见咽喉溃烂，疼痛不剧，久而不愈，局部腐臭，全身有阴虚兼症。治宜滋阴降火。方用知柏地黄丸、大补阴丸等。属于实者，多由肺胃热蕴，毒火上冲咽喉所致。症见咽喉溃烂，疼痛甚剧，色红，寒热大作，便秘口臭。治宜宣肺解毒，清胃泻火。方用清咽利膈汤（方见喉痈条）加减。并保持口腔清洁，常以银花、薄荷、连翘、甘草煎水漱口，外吹冰硼散。

喉科 hóukē 临床科目之一。专论治咽、喉、口、齿等疾患，故又称咽喉科、喉咙科、咽喉口齿科。宋代分医学为九科，口齿兼咽喉科是其中之一（见《宋史》），明代更分咽喉口齿科为口齿和喉咙两科（见《类经》）。从

那时起，中医学就有了专门的喉科和喉科医生。

喉科大成 hóukēdàchéng 喉科著作。4 卷。清·马渭龄撰于 1840 年。书中介绍喉风、喉疳、喉痧等三十余种喉科病，列述治疗方剂近百首。现存清刻本。

喉科秘钥 hóukēmìyào 喉科著作。2 卷。清·郑西园撰，许佐廷增订。成书于 1868 年。上卷首刊喉证要说，阐明喉证成因及治疗原则；次载喉证歌诀及方药。下卷为喉证图说，以图示文，详明各种喉证的诊治方药。

喉科入门 hóukērùmén 见中国医学入门丛书条。

喉科心法 hóukēxīnfǎ 喉科著作。2 卷。清·沈善谦撰。约刊于 19 世纪末。卷上为论说，包括病原、诊法、辨证及咽喉、口、舌病症的临床特征、善候、恶候等；卷下列载作者的经验效方。书中提出治疗喉症的八字秘诀，即"轻、透、薤、降、镇、润、养、阴"，对喉科临床有一定参考价值。

喉科指掌 hóukēzhǐzhǎng 医书。6 卷。清·张宗良撰。刊于 1757 年。该书论述咽喉病的证治，首为诊治大纲、分经、针穴、选方及制药等；次分咽喉病为 8 门，共 73 病，有论有方，并附以图说，内容比较丰富。有近代刊本。

喉瘤 hóuliú 病名。见《医宗金鉴》。肿瘤生于咽喉。多因元气素虚，嗜食炙煿太过，肺经郁热，痰凝气滞或恼怒伤肝，肝气郁结，气滞血瘀而成。症见喉关一侧或两旁形如龙眼而突起，红丝相裹，顶部大，根蒂小，表面光滑，不犯不痛，吞咽不利，或声音嘶哑，甚至呼吸困难或窒息。因肺经郁热者，治宜清肺宣散，祛痰散结，方用益气清金汤（《医宗金鉴》：桔梗、黄芩、浙贝、麦冬、牛蒡、人参、茯苓、陈皮、栀子、薄

H

荷、甘草、紫苏、竹叶）。因郁怒伤肝者，治宜疏肝解郁，活血祛瘀，方用逍遥散合桃红四物汤加减。

喉咙 hóulóng　解剖部位名。①似指今之气管。②咽喉之俗称。泛指今之口咽部和喉咽部。参见咽喉条。

喉咙草 hóulóngcǎo　中药名。见《中国药用植物志》。别名天星草、满天星。为报春花科植物点地梅 Androsace umbellata（Lour.）Merr. 的全草。我国大部分地区有分布。苦、辛，寒。清热解毒，消肿止痛。治咽喉疼痛、鹅口疮、眼结膜炎、跌打损伤，煎服：15～30克。全草含皂苷、鞣质、酚类物质等。醇浸液能加强豚鼠和兔离体心脏的收缩力，兴奋兔及大鼠子宫平滑肌。

喉鸣 hóumíng　症状名。喉中有声。如哮鸣、喉中水鸡声、喉中鸣等均是，多见于喘病时。临证时宜脉症互参、详审虚实，分别选用金匮肾气丸、苏子降气汤、三子养亲汤、麻杏石甘汤、小青龙汤等加减化裁。

喉痧 hóushā　即疫喉痧。详该条。

喉癣 hóuxuǎn　病名。见《景岳全书》。又名肺花疮、天白蚁。癣发于咽喉，以其形似苔癣，故名。多因肝肾亏虚，相火上亢，肺阴耗损；或过食煎炒炙煿，醇酒厚味，致胃中积热，胃火熏肺。其症初觉咽喉干燥，痒而微痛，色暗晦，满喉红丝缠绕，如海棠叶背之脉，久则渐腐烂，腐衣叠若苔藓，吞咽疼痛，晨轻暮重，至夜尤甚，潮热盗汗，声音嘶哑。治宜滋阴降火，方用知柏地黄汤或四物汤加女贞、玄参、人参等；或清咽喉，祛风热，方用广笔鼠粘汤（《医宗金鉴》：生地、浙贝、玄参、甘草、牛蒡子、花粉、射干、连翘、僵蚕、竹叶）加减。

喉痒 hóuyǎng　证名。见《太平圣惠方》卷三十五。多因阴虚火灼，咽喉失养，或胃火熏肺所致。症见咽喉痒，微疼或微肿，常为

其他咽喉疾病（如喉癣、喉疳等）之兼证。宜用滋阴降火、利咽、清胃解毒等法，并当治其本病。

喉嗌 hóuyì　即咽。详该条。

喉喑 hóuyīn　病症名。喑，即失音。由喉部疾患所致之失音。临床上常可分为暴喑和久喑，详见暴喑、久喑条。另有舌喑，系指中风所致舌强转动不灵，语言謇涩者，参见中风条。

喉痈 hóuyōng　病名。出《诸病源候论》。痈疡发于咽喉部位。多因六腑不和，血气不调，风邪客于喉间，为寒所折，气壅而不散，结而成痈。由于发生部位不同，命名各异。发于喉关者，名喉关痈；发于喉关里者，名里喉痈；发于舌下，如生一小舌样，喉肿痛者，名䜌舌喉痈。详各条。喉痈发病迅速，常见恶寒高热、痰涎壅盛、呼吸困难等症。类似扁桃体周围脓肿、咽后壁脓肿等病。治宜疏表解毒，清热消肿。用清咽利膈汤（《喉科紫珍集》：银花、连翘、牛蒡子、薄荷、荆芥、防风、桔梗、甘草、黄连、黄芩、栀子、玄明粉、玄参、大黄）加减。外吹冰硼散。或待脓成后，于高肿处以刀针刺破以泄脓毒。经常保持咽喉口腔清洁，另以银花、薄荷、甘草、连翘、桔梗煎水漱口。

喉肿 hóuzhǒng　症状名。即咽喉肿痛。

猴儿草 hóurcǎo　寻骨风之别名。详该条。

猴姜 hóujiāng　骨碎补之别名。详该条。

猴枣 hóuzǎo　中药名。见王一仁《饮片新参》。为猴科动物猕猴 Macaca mulatta Zimmermann 胆囊的结石。产于印度、马来半岛及南洋群岛等地。苦、咸，寒。入心、肺、肝、胆经。消痰镇惊，清热解毒。治痰热喘咳，痰厥，惊痫，瘰疬，痈疽。研末冲服：0.3～0.9克。

猴枣散 hóuzǎosǎn　验方。见《全国中药成药处方集》。猴枣12克，羚羊角3克，天竺

黄9克，川贝母6克，沉香3克，礞石3克，麝香1.3克，硼砂3克。为末，每服0.3～0.6克，冲服。治中风痰厥而致的喘促昏仆，语言謇涩，癫狂惊痫，及小儿急惊，壮热神昏，喘咳痰盛，四肢抽搐。

瘊子 hóuzǐ　即疣。又称千日疮。详该条。

吼病 hǒubìng　即小儿哮喘。详该条。

后 hòu　❶大便。《素问·脉解》："得后与气则快然如衰。"❷肛门。《难经·五十七难》："里急后重，数至圊而不能便。"❸切脉部位。指尺部。《素问·脉要精微论》："前以候前，后以候后。"第二个后字，指下半身后的疾病。❹形容脉象之应手，左右上下不齐。《素问·三部九候论》："一候后则病，二候后则病甚，三候后则病危。所谓后者，应不俱也。"

后顶 hòudǐng　经穴名。代号DU21。出《针灸甲乙经》。别名交冲。属督脉。位于头正中线上，百会穴后1.5寸处。主治头痛、目眩、失眠、癫痫。沿皮刺0.5～1寸。

后关 hòuguān　见《类经图翼》。听会穴别名。详该条。

后曲 hòuqū　见《外台秘要》。瞳子髎别名。详该条。

后山骨 hòushāngǔ　骨名。见《医宗金鉴·正骨心法要旨》。又名枕骨。即枕外隆凸。

后神聪 hòushéncōng　经外穴名。代号EX–HNl。见《类经图翼》。位于头正中线前后发际之中点处，或于百会穴后1寸处取穴。主治头痛、眩晕、中风、癫痫等。沿皮刺0.5～1寸。灸1～3壮或3～5分钟。

后天之本 hòutiānzhīběn　指脾胃而言。人体出生后的生长发育、生命活动所需的物质和能量，要靠脾胃之气吸收水谷精微以滋养供给，故脾胃被称为后天之本。详见脾主后天条。

后天之精 hòutiānzhījīng　即水谷之精。由饮食物所化生，赖以维持生命活动和促进机体生长发育的基本物质。

后听会 hòutīnghuì　经外奇穴名。见《常用新医疗法手册》。位于翳风穴直上5分凹陷处，适与听会穴相平。主治耳鸣、耳聋。向前下方斜刺1～1.5寸。

后溪 hòuxī　经穴名。代号SI3。出《灵枢·本输》。属手太阳小肠经。输穴。位于手掌尺侧，微握拳，当第五掌指关节后的远侧掌横纹头赤白肉际 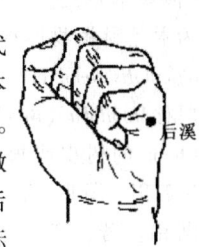 处。主治头痛、耳鸣、耳聋、盗汗、癫痫、精神病、疟疾、落枕、急性腰扭伤。直刺0.5～1寸。灸5～10分钟。本穴为八脉交会穴之一，通督脉。

后下 hòuxià　煎药法之一。气味芳香的药物，如薄荷、木香、砂仁等，是借其挥发油取效的。如煎煮过久，则其有效成份可挥发失效，故宜在其他药物将煎好时才放入，稍煎即可。另外，大黄后下，可使其泻下作用更显著。

后泄 hòuxiè　病症名。即泄泻。《素问·举痛论》："寒气客于小肠，小肠不得成聚，故后泄腹痛矣。"《类经》卷五："脾肾虚寒，故为后泄。"详泄泻条。

后血 hòuxuè　病症名。即便血。《灵枢·百病始生》："阴络伤则血内溢，血内溢则后血。"详便血条。

后血海 hòuxuèhǎi　经外奇穴名。见《常用新医疗法手册》。位于血海穴直上1.5寸处。主治剪刀腿。直刺1～3寸。

后阴 hòuyīn　即肛门。详该条。

后重 hòuzhòng　❶古病名。即大瘕泄。《难经·五十七难》："有大瘕泄，名曰后重。"详大瘕泄条。❷证名。腹痛急迫，肛门重坠不适。《医宗必读·痢疾》："邪迫而后重者，至圊稍减，未几复甚，芍药汤；虚滑而后重者，圊后不减，以得解愈虚故也，真人养脏汤；下后乃后重者，当甘草缓之，升麻举之。"参见里急后重、虚坐努责条。

厚朴 hòupò　中药名。出《神农本草经》。别名川朴。为木兰科植物厚朴 *Magnolia officinalis* Rehd. etWils. 或凹叶厚朴 *M. biloba*（Rehd. etWils.）Cheng 的树皮或根皮。主产于四川、湖北、浙江、贵州、湖南。苦、辛，温。入脾、

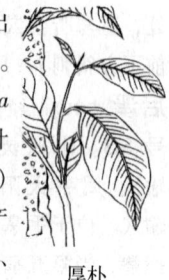

厚朴

胃、肺、大肠经。温中下气，燥湿消痰。治脘腹痞满胀痛、呕吐、泻痢、食积、痰饮咳喘，煎服：3～9克。本品含厚朴酚、四氢厚朴酚、异厚朴酚、挥发油及生物碱。厚朴煎剂对金黄色葡萄球菌、肺炎球菌、甲型链球菌、乙型链球菌、痢疾杆菌、大肠杆菌、伤寒杆菌及常见致病性皮肤真菌有抑制作用。生物碱有箭毒样肌肉松弛及降低血压作用。醇提取物和厚朴酚对实验性胃溃疡有抑制作用。

厚朴半夏汤 hòupòbànxiàtāng　即四七汤，详该条。

厚朴大黄汤 hòupòdàhuángtāng《金匮要略》方。厚朴一尺，大黄六两，枳实四枚。水煎，分两次服。治支饮胸满，兼有腑实便秘者。

厚朴花 hòupòhuā　中药名。见《饮片新参》。别名川朴花。为木兰科植物厚朴 *Magnolia officinalis* Rehd. et Wils. 或凹叶厚朴 *M. biloba*（Rehd. etWils.）Cheng 的花蕾。主产于四川、湖北、浙江等地。微苦，微温。入脾、胃经。理气宽中，芳香化浊。治胸脘痞闷、胃痛、食欲不振，煎服：3～9克。

厚朴麻黄汤 hòupòmáhuángtāng《金匮要略》方。厚朴五两，麻黄四两，石膏如鸡子

大，杏仁、半夏各半升，干姜、细辛各二两，小麦一升，五味子半升。水煎，分三次服。治痰饮咳逆上气、胸满、喉中不利，其脉浮者。

厚朴三物汤 hòupòsānwùtāng《金匮要略》方。厚朴八两，大黄四两，枳实五枚。水煎，分三次服。治腹满痛而大便秘者。

厚朴温中汤 hòupòwēnzhōngtāng《内外伤辨惑论》方。厚朴一两，干姜七分，陈皮一两，赤茯苓、草豆蔻、木香、炙甘草各五钱。为粗末，每服五钱匕，加生姜三片，水煎服。功能温中行气，燥湿除满。治脾胃寒湿，脘腹胀满，或胃寒作痛等。

候 hòu　❶气候、时节。《素问·六元正纪大论》："终之气，阳气布，候反温。"《素问·六节脏象论》："五日谓之候，三候谓之气，六气谓之时，四时谓之岁。"❷证候、征兆。《素问病机气宜保命集》："凡觉中风，必先审六经之候。"❸诊脉的部位。《素问·三部九候论》："故人有三部，部有三候……三候者，有天有地有人也。"❹诊察、推测。《素问·四时刺逆从论》："刺伤人五脏必死，其动则依其脏之所变，候知其死也。"

候气 hòuqì　针刺术语。①等候针下得气的方法。《针灸大成》："用指之法，候气为先。"在进针后经运针未得气的情况下，一般均留针不动，静候片刻，再予手法刺激，以使得气。②指掌握病气变化而施针治疗的时机。《素问·离合真邪论》："候气奈何？……方其来也，必按而止之，止而取之，无逢其冲而泻之。"即用针的时机在于及早终止并祛除入侵之邪，勿待邪气鼎盛之时或邪气已衰而泻之。

hu

呼欠 hūqiàn　即欠。详该条。

呼吸补泻法 hūxībǔxièfǎ 针刺补泻法之一，以进出针时配合患者呼吸来区分补泻的一种方法。《素问·离合真邪论》："吸则内（进）针……候呼引针，呼尽乃去，大气皆出，故命曰写（泻）。""呼尽内针……候吸引针，气不得出……令神气存，大气留止，故命曰补。"即呼气时进针，吸气时出针为补；吸气时进针，呼气时出针为泻。

呼吸静功妙诀 hūxījìnggōngmiàojué 气功功法。意念随呼吸上下的一种静功功法。为明代医家龚廷贤所编订，见于《寿世保元》。其功法：每日子、午、卯、酉时，于静室中，厚褥铺于榻上，盘脚跌坐，瞑目不视，以绵塞耳，心绝念虑，以意随呼吸一往一来，上下于心肾之间，勿急勿徐，任其自然。坐一炷香时间后，觉得口鼻之气似无出入，然后缓缓伸足开目，去耳塞，下榻行数步，偃卧榻上，少睡片时起床，啜粥半碗，不可过劳恼怒。

呼吸行气 hūxīxíngqì 行气法之一。针刺时配合患者呼吸来控制针感传导的方法。《金针赋》："病在上，吸而退之；病在下，呼而进之。"是指病位在所取穴位的上方，宜在患者吸气时提针，使气上行；病位在所取穴位的下方，宜在患者呼气的插针，使气下行之意。

忽思慧 hūsīhuì 元代蒙古族营养学家。曾任元代宫廷饮膳太医，主管宫廷贵族的饮食烹调。根据多年经验，结合本草知识，编成《饮膳正要》一书，是我国现存较早的一部关于饮食营养方面的著述。

狐臭 húchòu 病名。出《肘后方》卷六。又名胡臭、体气、腋气。即腋臭。为湿热内郁或遗传所致。腋下汗液有特殊臭味，其他如乳晕、脐部、外阴、肛周亦可发生。大部分患者同时伴有油耳朵症状。以枯矾粉干扑；或密陀僧散加枯矾粉外搽；或龙眼核十二枚，胡椒五十四枚，研末干扑。

狐惑 húhuò 病名。又作狐蜮。多因湿邪浸淫，热毒郁遏，甚则酝酿成蜃。《金匮要略·百合狐惑阴阳毒病脉症并治》："狐惑之为病，状如伤寒，默默欲眠，目不得闭，卧起不安，蚀于喉为惑，蚀于阴为狐。不欲饮食，恶闻食臭，其面目乍赤乍黑乍白。"尤以咽喉及前后阴蚀烂为主症，患者神情恍惚，惑乱狐疑，故以为名。治宜清热化湿，泻火解毒。蚀于咽喉则声喝，内服甘草泻心汤；蚀于前阴，用苦参汤外洗；蚀于后阴，用雄黄烧烟熏。

狐疝 húshàn 病症名。出《灵枢·五色》。又名小肠气、阴狐疝。多因肝气失于疏泄而发。病发时腹内部分肠段滑入阴囊，阴囊时大时小，胀痛俱作，如狐之出没无常，故名。即腹股沟疝。治宜疏肝理气。用导气汤（《杂病源流犀烛》：川楝子、木香、茴香、吴茱萸）化裁。

胡臭 húchòu 即狐臭。详该条。

胡黄连 húhuánglián 中药名。出《新修本草》。别名假黄连、胡连。为玄参科植物胡黄连 *Picrorhiza scrophulariiflora* Pennell 的根茎。产于四川、云南、西藏。苦，寒。入肝、胃、大肠经。退虚热，清疳热，泻火解毒。治骨蒸劳热、小儿疳积发热、黄疸、泻痢、痔疮，煎服：1.5～9 克。本品含胡黄连素、胡黄连苦苷 Ⅰ、Ⅱ、Ⅲ 及香草酸等。提取物有利胆作用。水浸剂对常见致病性皮肤真菌有抑制作用。

胡黄连散 húhuángliánsǎn ❶《太平圣惠方》方。①胡黄连、龙骨、枯矾各五钱，铅粉一分。为末，每服二分五厘至五分，米汤调服。治小儿疳痢，日久不愈，肌肉消瘦，面黄发焦。②胡黄连、犀角各一分，麝香五分。为末，以羊肝一具，研取汁，生地黄汁二合，蜜半合调匀，再以竹叶煎汤，调服药汁一茶匙。治小儿疳热，口渴干瘦。❷《圣济总录》方。胡黄连、黄连、龙胆草各二两，桑螵蛸、知母、秦艽、柴胡、枳壳、人参、桔梗、射干、白术各一两。炒黄研末，冲服。治急劳发热羸瘦，颊赤口干，心神烦躁。❸《证治准绳》引茅先生方。胡黄连、麦冬、葛根、玄参、炙甘草、炙枇杷叶各等分。为粗末，每服一钱，加生姜一片，蜜三五滴，水煎服。治小儿热渴及疳渴。

胡椒 hújiāo 出《新修本草》。为胡椒科植物胡椒 *Piper nigrum* L. 的果实。商品有白胡椒和黑胡椒之分。主产于广东、广西、云南。辛，热。入胃、大肠经。温中祛寒，下气消痰。治脘腹冷痛、寒痰食积、呕吐、泄泻、冷痢。内服：煎汤，1.5～3 克；粉剂，0.6～1.5 克。治受寒腹痛泄泻，亦可用粉放膏药内敷贴脐部；哮喘，用粉放膏药内贴肺俞穴。本品含胡椒碱、胡椒新碱、胡椒明碱，又含挥发油。咀嚼本品，可使血压暂时升高。适量内服可促进消化液分泌和肠胃蠕动，并驱除肠内积气。胡椒碱及其衍化物有广谱的抗癫痫作用，对大发作型效果较好，混合型也有效。

胡连 húlián 胡黄连之简称。详该条。

胡芦巴 húlúbā 中药名。出《嘉祐补注本草》。别名芦巴、苦豆。为豆科植物胡芦巴 *Trigonella foenum graecum* L. 的种子。主产于河南、安徽、四川。苦，温。入肾经。温肾阳，祛寒湿，止痛。治寒疝小腹痛引睪丸、腰酸腰痛、阳痿、泄泻、痛经、寒湿脚气、胸腹胀满，煎服：4.5～9 克。本品含胡芦巴碱、胆碱、牡荆素及其葡萄糖苷。种子油中有催乳成分，但无性激素样作用。去油后的种子有致泻作用。

胡萝卜 húluóbo 药名。出《日用本草》。又名黄萝卜、胡芦菔。为伞形科植物胡萝卜 *Daucus carota* L. var *sativa* DC. 的根。全国各地均有栽培。甘、辛，平。入脾、肝、肺经。健脾和中，滋阴明目，化痰止咳，清热解毒。治脾虚食少、体虚乏力、脘腹疼痛、泄泻、痢疾、视物昏花、雀目、咳喘、百日咳、咽喉肿痛、麻疹。煎汤：30～120 克；或生食，或捣汁服。治水痘、疖肿、汤火伤、痔疮、脱肛，煮熟捣敷，或切片烧热敷。根含 α-、β-、γ-、ε-胡萝卜素，番茄烃，伞形花内酯，咖啡酸，绿原酸，维生素 B_1、维生素 B_2，挥发油等。油中含蒎烯、樟烯等。本品对兔、狗有降血糖作用。

胡麻仁 húmárén 黑脂麻之别名。详该条。

胡慎柔 húshènróu （1572—1636）明末医僧。法名释住想，毗陵（今江苏常州）人。博通经史儒学，因患痨而随舍了吾、周慎斋等人习医，颇有所得，常将周慎斋所言与平素临证经验随时记录，临终前将手札及平生著述授予石震，由石氏订正刊刻，名《慎柔五书》，其中主要包括痨病的诊治经验。

胡荽 húsui 芫荽之别名。详该条。

胡桃隔 hútáogé 分心木之别名。详该条。

胡桃夹 hútáojiā 分心木之别名。详该条。

胡桃青皮 hútáoqīngpí 中药名。出《开宝重定本草》。别名青龙衣、青胡桃皮。为胡桃科植物胡桃 *Juglans regia* L. 未成熟果实的外果皮。我国大部分地区有栽培。苦、涩，平。治胃、十二指肠溃疡及胃炎疼痛。用未成熟的青皮核桃 6 斤，打碎，装瓶内，加入 60 度烧酒 10 斤，密封曝晒 20～30 日，过滤去渣，加入单糖浆 1350 毫升，每次服 10 毫升，每日 1～2 次。治久痢不止。青胡桃皮 30 克，炒研细末，早晨服 9 克。煎水洗，治痈肿疮毒。本品含胡桃叶醌、α-和 β-氢化胡桃叶醌。胡桃叶醌能止血，氢化胡桃叶醌有抗菌作用。

胡桃仁 hútáorén 出《本草纲目》。别名胡桃肉、核桃仁。为胡桃科植物胡桃 *Juglans regia* L. 的种仁。主产于河北、山西、山东。

甘，温。入肺、肾经。温补肺肾，润肠通便。治虚性喘咳、腰痛脚弱、阳痿、遗精、耳鸣、小便频数、大便燥结，煎服：9～15克。本品含脂肪油、糖类及钙、磷、铁、胡萝卜素、核黄素等。能对抗组织胺所致的支气管平滑肌痉挛，并有镇咳作用。

胡桃肉 hútáoròu 即胡桃仁。详该条。

胡桃油 hútáoyóu 中药名。见《现代实用中药》。为胡桃科植物胡桃 *Juglans regia* L. 的种仁榨取之脂肪油。治绦虫病。炖温服：10～20毫升。外用涂搽，治疥癣、冻疮；滴耳，治中耳炎。本品主成分为亚油酸、亚麻酸及油酸的甘油酯。

胡颓叶 hútuíyè 胡颓子叶之简称。详该条。

胡颓子 hútuízi 中药名。出《本草经集注》。别名卢都子、蒲颓子。为胡颓子科植物胡颓子 *Elaeagnus pungens* Thunb. 的果实。分布于长江流域以南各地。酸、涩，平。收敛，止泻，止血。治泄泻、痢疾、食欲不振、咯血、血崩，煎服：9～15克。本品含鞣质、有机酸及草酸盐等。

胡颓子叶 hútuíziyè 中药名。出《本草拾遗》。别名胡颓叶、蒲颓叶、潘桑叶。为胡颓子科植物胡颓子 *Elaeagnus pungens* Thunb. 的叶。酸，平。入肺经。止咳平喘，祛湿，止血。治咳嗽、哮喘、肺结核咳血，煎服：9～15克。煎剂在体外对金黄色葡萄球菌、肺炎球菌、痢疾杆菌、大肠杆菌等均有抑制作用。

胡菓 húxǐ 苍耳之别名。详该条。

葫芦茶 húluchá 中药名。出清·何谏《生草药性备要》。别名金剑草、咸鱼草。为豆科植物葫芦茶 *Desmodium triquetrum*（L.）DC. 的全草。分布于福建、广东、广西、云南等地。苦、涩，凉。清热解毒，利湿杀虫。治感冒发热、咽痛、肺痈、肠炎、痢疾、黄疸、水肿、风湿疼痛、小儿疳积、钩虫病，煎服：15～30克。煎剂在体外对金黄色葡萄球菌有抑制作用。

葫芦瓜 húluguā 即壶卢。详该条。

葫芦罐 húluguàn 马兜铃之别名。详该条。

湖南连翘 húnánliánqiào 红旱莲之别名。详该条。

鹕眼凝睛 hú yǎn níng jīng 病名。见《世医得效方》。又名鱼睛不夜。为风热毒邪壅阻，涩滞眼络所致。症见目珠日渐胀起，赤痛坚硬，"若庙堂凶神之目，犹鹕鸟之眼珠，赤而凝定"（《审视瑶函》），转动失灵，视力锐减，甚至失明。可兼见身热项强、睑面赤燥等。宜祛风清热，泻火解毒。内服泻肝汤加减，外贴摩风膏（《医宗金鉴》：黄连、细辛、当归、杏仁、防风、松脂、白芷、黄蜡、麻油）于胞睑及太阳穴。

虎耳草 hǔ'ěrcǎo 中药名。出宋·王默庵《履巉岩本草》。别名石荷叶、金钱吊芙蓉、金丝荷叶、耳聋草。为虎耳草科植物虎耳草 *Saxifraga stolonifera*（L.）Meerb. 的全草。分布于华东、华南、西南及湖南、湖北、河南等地。微苦、辛，寒，有小毒。清热，解毒，凉血。治化脓性中耳炎，鲜草取汁滴耳；口腔溃疡，取汁涂。治湿疹、风疹瘙痒，煎服并外洗。治肺痈、肺热咳嗽、吐血，煎服：9～15克。本品含挥发油、生物碱、熊果酚苷等。鲜叶含虎耳草素、槲皮苷。熊果酚苷对大鼠和人均有利尿作用，其水解后的苷元对苯二酚具有抑菌作用。

虎蓟 hǔjì 大蓟之别名。详该条。

虎口 hǔkǒu 见《针灸甲乙经》。合谷穴别名。详该条。

虎口百丫 hǔkǒubǎiyā 即虎口疔。详该条。

虎口疔 hǔkǒudīng 病名。出《疡科证治准绳》卷二。又名合谷疔、虎口百丫、丫叉毒、手叉发、病蟹叉、虎口疽、合谷疽、手丫刺、丫刺毒、虎丫毒、虎口毒、擘蟹毒、拍蟹毒、丫指等。生于手大指、次指歧骨间合谷穴处。由阳明经湿热凝结而成。初起黄色小泡，或结豆粒硬块，焮赤肿痛，根深坚韧，或漫肿色青，木痛坚硬。重者可继发红丝疔。即化脓性腱鞘炎。参见疔、疽各条。

虎口毒 hǔkǒudú　即虎口疔。详该条。

虎口疽 hǔkǒujū　即虎口疔。详该条。

虎口纹 hǔkǒuwén　出《奇效良方》。指食指掌侧靠拇指一侧的脉纹。详小儿指纹条。

虎潜丸 hǔqiánwán　又名健步虎潜丸。《丹溪心法》卷三方。黄柏八两，陈皮二两，龟板四两，干姜五钱，知母、熟地黄、白芍药各二两，锁阳一两五钱，虎骨一两。糊丸或蜜丸，每服三钱。功能滋阴降火，强壮筋骨。治肝肾不足，筋骨痿软。

虎丫毒 hǔyādú　即虎口疔。详该条。

虎掌 hǔzhǎng　天南星之别名。详该条。

虎杖 hǔzhàng　中药名。出《名医别录》。别名斑杖、斑根、酸筒杆、紫金龙、大叶蛇总管。为蓼科植物虎杖 *Polygonum cuspidatum* Sieb. et Zucc. 的根茎。产于华东、华中、西南及陕西等地。微苦，微寒。入肝、胆、肺经。祛

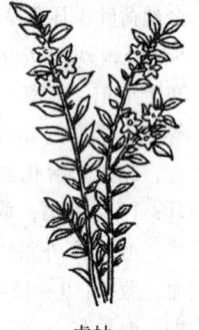

虎杖

风利湿，散瘀定痛，止咳化痰。治风湿性关节炎、黄疸、胆结石、支气管炎、肺炎、淋浊、瘀阻经闭、产后恶露不下、咳嗽痰多，煎服：9～15克。治跌打损伤、烧烫伤，鲜根捣汁涂或研末撒敷；阴道炎，煎液外涂或冲洗。孕妇忌服。本品含大黄素、大黄素甲醚、大黄酚、虎杖苷等。煎剂在体外对金黄色葡萄球菌、绿脓杆菌、伤寒杆菌及福氏痢疾杆菌等有抑制作用。虎杖苷能镇咳、降低血压、扩张冠状血管、增加冠脉流量，可轻度增强心肌的收缩力。

琥珀 hǔpò　中药名。出《雷公炮炙论》。别名血珀。为古代松树等树脂的化石。产于云南、河南、广西、福建、贵州、辽宁等地。甘，平。入心、肝、小肠经。镇惊安神，利水通淋，活血散瘀。治惊风、癫痫、惊悸、失眠、小便不利、血淋、尿血、闭经、癥瘕、产后瘀滞腹痛，研粉冲服：0.9～1.5克。治创伤出血，研末撒。本品主含树脂、挥发油，尚含琥珀松香酸、琥珀树脂醇、琥珀酸等。

琥珀抱龙丸 hǔpòbàolóngwán ❶《幼科发挥》方。琥珀、天竺黄、檀香、人参、白茯苓各一两五钱，枳实、麸炒枳壳、胆南星、山药各一两，朱砂五钱，甘草三两，金箔一百片。为末，腊雪溶水（如无，取新汲或长流水）为丸，芡实大，约重五分，阴干，金箔为衣，每服一丸，薄荷煎汤送服。治小儿诸惊，四时感冒，寒温风暑，温疫邪热，躁烦不宁，痰嗽气急及疮疹欲出发搐。如慢惊风及元气弱者，去枳实、枳壳，加当归、川芎各二两。❷见《全国中成药处方集》（济南方）。牛黄、琥珀各7.5克，雄黄1.5克，赤茯苓15克，胆南星30克，全蝎、朱砂各4.5克，天竺黄10.5克，麝香0.6克，僵蚕9克。为细末，炼蜜为丸，每丸重1.5克，每服一丸。治内热痰感，惊风抽搐，咳喘气粗，神昏不醒。本方系《小儿药证直诀》抱龙丸加味而成。

户门 hùmén　出《难经·四十四难》。七冲门之一。指牙齿。食物在口内首先要通过牙齿的咀嚼，如门户一样，故称。

护场 hùchǎng　证名。见《证治准绳》。即疔疮周围红肿不散漫，有此者易治。反之为不护场，难治。

护膝骨 hùxīgǔ　骨名。即膑骨。详该条。

hua

花颠 huādiān 病名。见清·周贻观《秘珍济阴》。一名花癫。指妇女相火过旺，欲火妄炽，肝风易动的病症。患者情欲过于激动，严重者往往赤身露体，不识羞耻，表情痴笑无常，甚则出现夜间四肢抽搐，牙关拘紧等症。治宜泻肝火，补肾水。用散花丹（《辨证录》：柴胡、栀子、白芍、当归、生地、熟地、玄参、天花粉、陈皮、茯神）或知柏地黄丸等。有因癫狂而裸体者，不属本病。参见癫狂条。

花癫 huādiān 见《辨证录》。俗称花痴。即花颠。详该条。

花椒 huājiāo 中药名。出元·吴瑞《日用本草》。别名川椒、蜀椒。为芸香科植物青椒 Zanthoxylum schinifolium Sieb. et Zucc. 或花椒 Z. bungeanum Maxim. 的果皮。

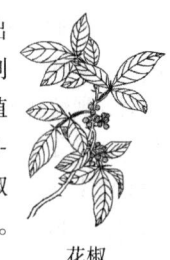
花椒

主产于辽宁、河北、山西、陕西、甘肃、河南、四川等地。辛，温，有小毒。入脾、胃、肾经。温中，止痛，燥湿，杀虫。治胃腹冷痛、呕吐、泻痢、风寒湿痹、疝痛、虫积腹痛、蛔虫病，煎服：3~6克。治蛲虫病，取煎液灌肠；治阴痒，煎水洗；外用治湿疹瘙痒。花椒果实含挥发油，油中含牻牛儿醇等。青椒果实含爱草脑、佛手柑内酯等。小量牻牛儿醇对兔离体肠管呈兴奋作用，大量则抑制。稀醇液还有局部麻醉作用。煎剂在体外对链球菌、葡萄球菌、肺炎球菌、白喉杆菌、伤寒杆菌、宋氏痢疾杆菌、绿脓杆菌和霍乱弧菌等均有抑制作用。

花龙骨 huālónggǔ 龙骨之处方名。详该条。

花旗参 huāqíshēn 药名。见《中国药用植物志》。为西洋参之别名，详该条。

花乳石 huārǔshí 即花蕊石。详该条。

花蕊石 huāruǐshí 中药名。出《嘉祐本草》。别名花乳石。为变质岩类岩石蛇纹大理岩的石块。产于陕西、河南、河北等地。酸、涩，平。入肝经。化瘀，止血。治咯血吐血、衄血、便血、崩漏。煎服：4.5~9克；一般煅，研末冲服，一次量0.3~0.9克。研末外用，治创伤出血。本品含大量钙、镁的碳酸盐，并混有少量的铁盐、铝盐与酸不溶物。

花蕊石散 huāruǐshísǎn 《十药神书》方。煅花蕊石。为末，每服三至五钱，冲服。治咳血。

花生衣 huāshēngyī 药名。见《安徽中草药》。为豆科植物落花生 Arachis hypogaea L. 的种皮。甘、微苦、涩，平。止血。治血友病，类血友病，原发性及继发性血小板减少性紫癜，肝病出血证，术后出血，癌肿出血，胃、肠、肺、子宫等出血。内服：煎汤，10~30克；或制成糖浆、片剂服。花生衣的止血作用比花生高出50倍。它能对抗纤维蛋白的溶解，又有促进骨髓制造血小板的功能，还有加强毛细血管收缩以及调节凝血因子缺陷的作用。

花溪恒德老人 huāxīhéngdélǎorén 见虞传条。

花癣 huāxuǎn 病名。见《外科启玄》。多因风热郁肺，随阳气上升而成。生于面部或眉间，初起痞瘰，渐成细疮，时痛时痒，搔起白屑，春季易发。即颜面单纯糠疹。外搽土槿皮酊。

华勇 huàfū 见华佗条。

华盖 huágài 经穴名。代号RN20。出《针灸甲乙经》。属任脉。位于胸骨中线上，平第一肋间隙处。主治咳嗽、气喘、胸痛、咽喉痛。沿皮刺0.5~1寸。灸3~5壮或5~10分钟。

H

华盖散 huágàisǎn 《太平惠民和剂局方》方。苏子、赤茯苓、桑白皮、橘皮、杏仁、麻黄各一两，甘草五钱。为粗末，每服二钱，水煎服。治肺感寒邪，咳嗽上气，痰气不利，胸腹烦满，项背拘急，声重鼻塞，头目眩晕。也用于小儿肺炎，急性支气管炎。

华荠苎 huájìzhù 石香薷之别名。详该条。

华色 huásè 面部有明润的色泽。面有华色，是心气充足，精神内守的表现。《素问·解精微论》："夫心者，五脏之专精也，目者其窍也，华色者其荣也。"

华山参 huáshānshēn 药名。见《陕西中草药》。又名热参。为茄科植物漏斗泡囊草 *Physochla inainfundibularis* Kuang 的干燥根。分布于陕西、山西、河南等地。甘、微苦、热；有毒。平喘止咳，温中，安神镇惊。用于慢性支气管炎、寒痰咳喘、虚寒腹泻、心悸失眠、易惊，煎服：0.1～0.2 克。不宜多服、久服，过量易致中毒，可出现口渴、咽喉灼热、瞳孔散大、烦躁等中毒症状。不宜与黑豆、卤水同用。忌铁器。青光眼者忌服，孕妇慎用。

华洋脏象约纂 huáyángzàngxiàngyuēzuǎn 医书。3 卷，附录 1 卷。清·朱沛文编撰于 1892 年。该书汇集中西医有关人体结构、解剖图谱，参述己见编著而成。卷上为五脏六腑形态、部位、功能，卷中为眼、耳、鼻及骨骼结构、功能，卷下为十二经脉、气血营卫等生理作用与西医脏腑解剖图谱。所引资料先中后西，中医自《内经》迄清代诸家论述均有摘录，内容较为丰富、系统，并指出前人对脏腑记载上的一些错误。附录为有关诊病、读书等杂论。

滑伯仁 huábórén 见滑寿条。

滑精 huájīng 病症名。见《景岳全书·杂证谟》。又名精滑（《丹溪心法》）。多因思欲不遂，房事过度，肾元亏损，精关不固所致；少数则因下焦湿热而起。治宜补肾培元，固摄精关。方用苓术菟丝丸（《景岳全书》：白茯苓、白术、莲肉、五味子、山药、杜仲、炙草、菟丝子）、坎离丸（《医学入门》：黄柏、知母、地黄）、左归饮、右归饮、金锁固精丸等。因湿热、痰壅所致者，详见湿热遗精、痰壅遗精条，参见遗精条。

滑可去着 huákěqùzhuó 用滑利通淋的药物，治疗湿热凝结的淋证。例如石淋，尿中夹砂石，排尿困难，或尿时疼痛，或腰痛难忍，尿色黄赤而浑浊或带血，苔黄白腻，脉数，用葵子散（《证治准绳》：冬葵子、石楠、榆白皮、石韦、木通）加滑石、金钱草、海金沙等以利水通淋。

滑脉 huámài 脉象之一。脉往来流利，应指圆滑，如珠走盘。《脉经》："滑脉往来前却流利，展转替替然与数相似。"主痰饮、食积、实热等证。又主妊娠，健康人亦可见。

滑肉门 huáròumén 经穴名。代号 ST24。出《针灸甲乙经》。属足阳明胃经。位于腹正中线脐上 1 寸，旁开 2 寸处。主治胃痛、呃逆、呕吐、肠鸣、泄泻等。直刺 0.8～1.2 寸。灸 5～15 分钟。

滑石 huáshí 中药名。出《神农本草经》。为矿物滑石的块状体。产于江西、山东、江苏、陕西、辽宁等地。甘、淡、寒。入胃、肺、膀胱经。清热解毒，利水渗湿。治暑热烦渴、小便不利、淋痛、水肿、湿热泻痢、黄疸，布包煎服：10～20 克。治湿疹、痱子，研粉撒。本品主要含含水硅酸镁。滑石粉对皮肤、黏膜创面可有保护作用。内服能保护肠管，可镇吐、止泻、消炎及轻微阻止毒物吸收。

滑寿 huáshòu 元代著名医学家。字伯仁。原籍河南许昌，后迁居江苏仪真和浙江余姚。先从王居中学医，后从高洞阳学针灸。著有《十四经发挥》《读素问钞》《难经本义》《诊家枢要》等书。长于审证用药，尤长于针灸。对经络腧穴的考订有相当贡献，对针灸学的发展有一定影响。

滑苔 huátāi 舌面水液过多，甚至伸舌涎流欲滴，扪之湿而滑利的舌象。

滑胎 huátāi 出《经效产宝》。①病名。又称数堕胎。指连续发生三次以上自然流产者。即习惯性流产。多因气虚、肾虚、血热、外伤等以致如期而坠，或屡孕屡坠。验方：杜仲、川断、山药、糯米粉、枣泥为丸，从妊娠后开始服用，过易流产月份后，可考虑停药。②治法。使胎滑易产，令子易生。《经效产宝》用诃子丸（诃子、槟榔、川芎、吴茱萸），自妊娠七八个月服至分娩前，或用束胎丸（白术、枳壳），自妊娠八月服至临产。

滑泄 huáxiè 病症名。见《中藏经·论脾脏虚实寒热生死逆顺脉证之法》。多因泄久气陷下脱所致。症见泄泻不禁，日夜无度，饮食减少，手足厥冷或肿胀，形寒短气，消瘦，或发虚热。治宜固涩止脱，扶正祛邪。滑泄有寒者，称寒滑，可用扶脾丸、肉豆蔻饮（《世医得效方》：陈皮、肉豆蔻、五味子、赤石脂）、诃子丸（《证治准绳》：诃子皮、川姜、肉豆蔻、龙骨、木香、赤石脂、附子）、八柱散（《寿世保元》：人参、白术、肉蔻、干姜、诃子、大附子、粟壳、甘草）等。滑泄有热者，称热滑，可用固肠丸（《证治准绳》：吴茱萸、黄连、罂粟壳）、诃子散（刘河间方：诃子、木香、甘草、黄连、白术、芍药）等。

化斑 huàbān 温病热入营血，皮肤出现斑点与出血者，采用清热、凉血、解毒的治法，以防热毒继续深陷。常用化斑汤。

化斑解毒汤 huàbānjiědútāng《外科正宗》方。玄参、知母、石膏、人中黄、黄连、升麻、连翘、牛蒡子各等分，甘草五分，淡竹叶二十片。水煎服。治三焦风热上攻而致的火丹，延及全身痒痛者。也用于治疗接触性皮炎。

化斑汤 huàbāntāng《温病条辨》方。石膏一两，知母四钱，生甘草三钱，玄参三钱，犀角二钱，粳米一合。水煎服。功能清热凉血，滋阴解毒。治温病发斑、高热口渴、神昏谵语。

化虫丸 huàchóngwán《太平惠民和剂局方》方。铅粉、鹤虱、槟榔、苦楝根皮各五十两，枯矾十二两五钱。糊丸，如麻子大，小儿每服五丸。治肠中诸虫，发作时腹中疼痛，或成虫团，往来上下，痛剧时呕吐清水或吐蛔。

化风 huàfēng 疾病变化过程中出现风证的症状。如眩晕，震颤，四肢抽搐、强直，及至卒然昏仆等。《素问·至真要大论》："诸暴强直，皆属于风。"

化肝煎 huàgānjiān《景岳全书》方。青皮、陈皮、芍药各二钱，牡丹皮、炒栀子、泽泻各一钱五分，土贝母二至三钱。水煎服。治怒气伤肝，气逆动火，胁痛胀满，烦热吐衄等。

化火 huàhuǒ 病理性的各种机能亢进的表现。分虚实两类，实者为外邪所化，虚者由阴虚之变。凡外感六淫，内伤七情，或阴液亏损，或气血痰食阻滞，均可在一定条件下化火，出现病理性机能亢进，而同时津液消耗增加。临床表现参见实火和虚火条。

化积口服液 huàjīkǒufúyè 中成药。见《中华人民共和国药典》2010 年版一部。茯苓（去皮）、炒鸡内金、醋莪术、槟榔、鹤虱、海螵蛸、醋三棱、红花、雷丸、使君子仁。以上 10 味制成口服液，口服。1 岁以内，每次 5 毫升，每日 2 次；2~5 岁，每次 10 毫升，每日 2 次，5 岁以上，每次 10 毫升，每日 3 次，或遵医嘱。功能健脾导滞，化积除疳。用于脾胃虚弱所致的疳积，症见面黄肌瘦、腹胀腹痛、厌食或食欲不振、大便失调。

化橘红 huàjúhóng　中药名。出《识药辨微》。别名化州陈皮、柚皮橘红。为芸香科植物化州柚 Citrus grandis（L.）Osbeck-var. tomentosa Hort. 或柚 C. grandis（L.）Osbeck 的外果皮。主产于广东、广西等地。苦、辛，温。入脾、肺经。下气消痰，健胃化积。治咳嗽气喘、多痰、食积、噫气，煎服：3～6克。柚外果皮含挥发油、柚皮苷、新橙皮苷、枳属苷等。柚皮苷注射对小鼠、大鼠实验性炎症均有明显抗炎作用，并降低毛细血管通透性，增加毛细血管抵抗力。此外，对小鼠的 X 射线全身照射有一定的保护作用。

化脓灸 huànónngjiǔ　直接灸之一种。用艾炷直接置于穴上灸至皮肤起泡，并致局部化脓。这种灸法从化脓至结痂一般需 4～6 周时间，脱痂后留下永久性瘢痕，故亦称瘢痕灸。适用于哮喘、肺结核、瘰疬等慢性疾患。

化气 huàqì　❶泛指气化活动，为阳气所代表的机能。《素问·阴阳应象大论》："阳化气，阴成形。"❷指行气化滞的治法。如用理气药治腹胀，参见理气、消导各条。❸运气学说指土之化气。《素问·气交变大论》："化气不收，生气独治。"《类经》注："化气，土气也。"因生、长、化、收、藏五者，土居中，主化。

化气利水 huàqìlìshuǐ　即温阳利湿。详该条。

化热 huàrè　外感表证传里所表现的热性病变。风、寒、燥、湿等外邪侵入人体后，在初期阶段多有恶寒、苔薄白等表寒症状。病邪传入气分以后，则出现不恶寒反恶热、口渴唇干、心烦、便秘、尿赤、舌红苔黄、脉数等症状，显示病邪化热入里。《温热论》："盖伤寒之邪留恋在表，然后化热入里。"

化湿 huàshī　祛湿法之一。用芳香祛湿的药物以宣化上焦湿邪的方法。如湿邪在表，用疏表化湿；湿温时疫，喉痛胸闷，用清热化湿之类。参见各条。

化食丹 huàshídān　刘寄奴之别名。详该条。

化痰 huàtán　祛痰法之一。消解痰涎的方法。依据生痰的病因，化痰法约分六种：宣肺化痰，清热化痰，润肺化痰，燥湿化痰，祛寒化痰，治风化痰。详各条。

化痰开窍 huàtánkāiqiào　又称豁痰醒脑。开窍法之一。治疗痰证神昏的方法。分热痰、寒痰两种。热痰症见痰盛气粗、神昏谵语、身热烦躁、舌红苔黄，用牛黄丸、至宝丹。寒痰症见痰涎壅盛、神昏不醒、面色青白、手足冷、脉沉，用苏合香丸。

化痰青 huàtánqīng　九头狮子草之别名。详该条。

化饮解表 huàyǐnjiěbiǎo　表有风寒，内有水饮证的治法。症见恶寒发热、无汗、咳嗽喘促、痰多而稀、口不渴、苔白润、脉浮紧，处方由温化水饮与辛温解表药组成，如小青龙汤。

化瘀汤 huàyūtāng　《罗氏会约医镜》方。当归三至五钱，熟地黄二至三钱，白芍药、肉桂各二钱，川芎、桃仁各一钱，红花八分。水煎加酒服。治血积小腹疼痛，或因气逆经血不行，肚腹作痛。

化源 huàyuán　出《素问·六元正纪大论》。谓生化之源，通常指脾胃。《临证指南医案》："脾属阴，主乎血；胃属阳，主乎气……一阴一阳，互相表里，合冲和之德，而为后天生化之源也。"

化燥 huàzào　又称津伤化燥。因津液消耗而出现燥证的病理。由于热伤津液或素体阴亏、内热亢盛等原因，使邪气化燥，出现口干口渴、唇焦咽燥、便秘尿少、干咳、咯血或衄血等阴液不足的证候。参见内燥条。

化癥回生丹 huàzhēnghuíshēngdān　《温病条辨》方。人参六两，肉桂、两头尖、麝香、姜黄、蜀椒炭、虻虫、三棱、藏红花、苏子霜、五灵脂、降香、干漆、没药、香附、吴茱萸、延胡索、水蛭、阿魏、川芎、乳香、高良姜、艾叶炭各二两、公丁香、苏木、桃仁、杏仁、小茴香炭各三两，蒲黄炭一两，鳖甲胶一斤，熟地黄、白芍药、当归各四两，益母草膏、醋制大黄各八两。蜜丸，每服一钱五分，空腹温开水或黄酒送服。治疝母瘕结不散，妇女痛经闭经，产后瘀血腹痛，及跌打损伤有瘀滞者。

化痔栓 huàzhìshuān 中成药。见《中华人民共和国药典》2010 年版一部。次没食子酸铋 200 克，黄柏 92.5 克，冰片 30 克，苦参 370 克，洋金花 55.5 克。以上 5 味制成栓剂。患者取侧卧位，置入肛门 2～2.5 厘米处。一次 1 粒，一日 1～2 次。功能清热燥湿，收涩止血。用于大肠湿热所致的内外痔、混合痔。

化州陈皮 huàzhōuchénpí 即化橘红。详该条。

华氏按摩术 huàshìànmóshù 书名。1 册。杨华亭编，黄竹斋校。该书将小儿推拿的一些手法作了深入浅出的说明，并附图解，其中记载的一些方法多不见于其他同类著作中。可供研究推拿按摩参考。

华氏中藏经 huàshìzhōngzàngjīng 即《中藏经》。详该条。

华佗 huàtuó（？—208）东汉年末杰出的外科学家。又名旉，字元化。沛国谯（今安徽亳县）人。通晓内、外、妇、儿、针灸等科，尤其长于外科，在医学上有很高成就。据《后汉书》等史籍记载，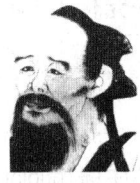

华佗

他曾创用酒服麻沸散进行全身麻醉，做腹腔肿物切除等手术。主张体育锻炼以增强体质，仿虎、鹿、熊、猿、鸟的动作，创"五禽戏"。其著述已佚，现存《中藏经》，是托名之作。

华佗夹脊 huàtuójiājí 经外穴名。代号 EX－B2。见承淡安《中国针灸学》。位于第一胸椎至第五腰椎各棘突下旁开 0.5 寸处，每侧 17 穴，左右共 34 穴。近增第一颈椎至第一胸椎各棘突之间旁开 0.5 寸处，左右共 14 穴，总计 48 穴，称为夹脊穴。主治及针灸法见下表。

华佗夹脊穴表

穴　　　位	主　　治	针　　法	灸　　法
颈 1～颈 7	头颈部疾患	稍偏向内直刺，颈胸部穴深 1～1.5 寸，腰部穴深 2～2.5 寸	艾炷灸 3～7 壮，艾条灸 5～15 分钟
颈 4～胸 1	上肢疾患		
颈 3～胸 9	胸廓及胸内脏器疾患		
胸 5～胸 12	上腹脏器疾患		
腰 1～腰 5	盆腔脏器疾患		
腰 2～腰 5、骶椎	下肢疾患、盆腔脏器疾患		

华佗穴 huàtuóxué 经外奇穴名。见《针灸学简编》。即华佗夹脊，详该条。

华佗再造丸 huàtuózàizàowán 中成药。见《中华人民共和国药典》2010 年版一部。本品为川芎、吴茱萸、冰片等药经加工制成的浓缩水蜜丸。口服，一次 4～8 克，一日 2～3 次；重症一次 8～16 克；或遵医嘱。功能活血化瘀，化痰通络，行气止痛。用于痰瘀阻络之中风恢复期和后遗症，症见半身不遂、拘挛麻木、口眼㖞斜、言语不清。

华岫云 huàxiùyún（？—1753）清代医家。字南田，锡山（今江苏无锡）人。师从叶天士，平素留心录其医案，累积叶氏医案以万计，分门辑成《临证指南医案》10 卷，并加以分析述评，弥补了叶氏本人鲜有著作留传的缺憾，影响很大。1752 年又将续补医案等

集成新作，未果而逝，后由岳廷璋续完，名
《续选临证指南医案》。

华阳隐居 huàyángyǐnjū 见陶弘景条。

华元化 huàyuánhuà 见华佗条。

huai

怀牛膝 huáiniúxī 牛膝的处方名。指产于河
南怀庆者。见牛膝条。

怀山药 huáishānyào 山药的处方习用名。
指产于河南怀庆者。见山药条。

怀娠 huáishēn 即妊娠。详该条。

怀中抱月 huáizhōngbàoyuè 练功方法之
一。见上海中医学院附属推拿学校《推拿
学》。两手交叉于胸前，向两侧分开后，指
端向下，掌心朝内，上身略前倾，两手由上
向下如抱物状，再向下而上徐徐抄起，仍收
回至胸前交叉。

淮木通 huáimùtōng 即川木通。详该条。

槐白皮 huáibáipí 中药名。出唐·甄权《药
性论》。别名槐皮。为豆科植物槐 Sophora ja-
ponica L. 的树皮或根皮的韧皮部。苦，平。
祛风除湿，消肿止痛。治中风强直、肌肤不
仁、口疮、牙痛、肠风下血，煎服：6~15
克。治汤火伤、痔疮，煎水洗。根含山槐素
葡萄糖苷及消旋山槐素。

槐豆 huáidòu ❶见《救荒本草》。望江南子之
别名。❷见《本草原始》。即槐角。各详该条。

槐花 huáihuā 中药名。出
《日华子诸家本草》。别名槐
米、槐蕊。为豆科植物槐 So-
phora japonica L. 的花或花
蕾。我国大部分地区均产。
苦，微寒。入肝、大肠经。
凉血止血，清肝泻火。治肠
风便血、痔血、脱肛、尿血、崩漏、吐血、
衄血、风热目赤、高血压病，煎服：5~9

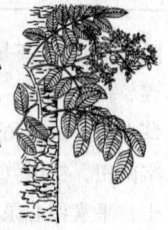
槐花

克。止血炒用。孕妇忌服。本品含芸香苷，
并含白桦脂醇、槐花二醇等。芸香苷对兔有
减少毛细血管通透性、预防实验性冻疮作
用，对小鼠有抗辐射作用，对实验性关节炎
有抗炎作用，对大鼠有解痉、抗溃疡作用，
对猫、犬有降压作用。

槐花散 huáihuāsǎn ❶《普济本事方》卷
五方。槐花、侧柏叶、荆芥穗、枳壳各等
分。为末，每服二钱，冲服。功能清肠止
血，疏风行气。治肠风下血，血色鲜红或粪
中带血。❷《洁古家珍》方。青皮、槐花、
荆芥穗各等分。为末，水煎，空腹热服。治
血痢久不止，腹中不痛，无里急后重。
❸《丹溪心法》方。苍术、厚朴、陈皮、当
归、枳壳各一两，槐花二两，甘草、乌梅各
半两。为末，每服五钱，水煎，空腹服。治
肠胃有湿，胀满下血。

槐角 huáijiǎo 中药名。出《本草备要》。别
名槐实、槐连豆。为豆科植物槐 Sophora ja-
ponica L. 的果实。苦，寒。入肝、大肠经。
清热润肠，凉血止血。治肠风下血、痔血、
崩漏、心胸烦闷、风眩欲倒、高血压病，煎
服：6~9克。孕妇忌服。本品含槐属苷、槐
属双苷、槐属黄酮苷和芸香苷。种子含金雀
花碱、苦参碱等。浸膏能使兔血糖升高，红
细胞减少。槐角有收缩子宫的作用，在体外
对葡萄球菌及大肠杆菌有抑制作用。

槐角丸 huáijiǎowán ❶《太平惠民和剂局
方》方。槐角十六两，炒枳壳、当归、地
榆、防风、黄芩各八两。糊丸或蜜丸，每服
二三钱，日二次。治大肠湿热，痔瘘肿痛，
大便下血。❷《扶寿精方》方。槐角子一
两，枳壳（麸炒）、黄芩（酒炒）、地榆、荆
芥、黄连、侧柏叶（酒浸）各五钱，黄柏
（酒浸）、防风、当归尾（酒洗）各四钱。为
细末，酒糊为丸，梧桐子大，每服五十至七
十丸，空腹，米汤送下。治肠风下血。

槐连豆 huáiliándòu 见《中药材手册》。为

槐角之别名。详该条。

槐米 huáimǐ 即槐花之花蕾。详该条。

槐皮 huáipí 出《肘后备急方》。即槐白皮。详该条。

槐蕊 huáiruǐ 即槐花。详该条。

槐实 huáishí 出《神农本草经》。即槐角。详该条。

槐榆煎 huáiyújiān 验方。见广州中医学院《外伤科学》。槐花、地榆、浙贝母、白芷、桔梗各9克，金银花、茵陈蒿各12克，土茯苓15克，甘草4.5克。水煎服。治初中期内痔出血，大便难。

槐枝 huáizhī 中药名。出《名医别录》。又名槐嫩蘖。为豆科植物槐 *Sophora japonica* L. 的嫩枝。苦，平。治崩漏、带下、胃痛、目赤、风痹，内服：煎汤，15~30克，或研末。煎水洗，治痔疮、阴囊湿痒、疥癞；烧取沥，涂，治癣。本品含芸香苷，其药理作用见槐花条。

踝部骨折 huáibùgǔzhé 病名。以局部肿胀严重，有瘀斑、剧痛和压痛为主要表现的胫腓骨下端与距骨组成的踝关节部的骨折。参见骨折条。

踝骨 huáigǔ ❶内踝、外踝的统称。❷指桡骨茎突。《医宗金鉴·刺灸心法要诀》："腕者……当外侧之骨，名曰高骨，一名锐骨，亦名踝骨。"

踝关节扭伤 huáiguānjiéniǔshāng 病名。因踝关节受到过度牵拉或扭转等外力的作用，导致以局部肿胀、压痛，足着地或被动外翻时疼痛加剧为主要表现的疾病。

坏病 huàibìng 伤寒病一再误用汗、吐、下或温针等治疗，使阴阳错杂，证候变乱，向坏处发展。《伤寒论·辨太阳病脉证并治》："太阳病三日，已发汗，若吐若下若温针，仍不解者，此为坏病。"

坏府 huàifǔ 病症名。脏腑有严重的内伤。《素问·宝命全形论》："弦绝者，其音嘶败；

木敷者，其叶发；病深者，其声哕。人有此三者，是为坏府。"

huan

貛油 huānyóu 验方。见《全国中药成药处方集》。貛油500克，冰片15克。将冰片研细，兑入炼净貛油内搅匀，涂患处。治烧伤烫伤，皮肤肿痛，浸淫溃烂，疼痛不止。

环肛漏 huángānglòu 病名。又名缠肠漏。多由结核病引起。症见漏管环绕肛门，偶可见双层漏管。宜用挂线疗法或手术治疗。

环跳 huántiào ❶经穴名。代号GB30。出《针灸甲乙经》。属足少阳胆经。侧卧屈股，当股骨大转子最高点与骶管裂孔连线的中外1/3交点处。主治腰腿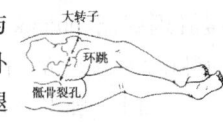痛、坐骨神经痛、下肢麻痹或瘫痪、髋关节疾患。直刺2~3寸。灸5~10壮或10~20分钟。❷指髋臼。《医宗金鉴·正骨心法要旨》："环跳者，髋骨外向之凹，其形似臼，以纳髀骨之上端如杵者也，名曰机，又名髀枢，即环跳穴处也。"

环跳骨脱出 huántiàogǔtuōchū 病名。即髋关节脱臼。清·赵廷海《救伤秘旨》："夫两环跳骨脱出……足短者易治，足长者难治。"指出了后脱臼和前脱臼的畸形特点。

环跳疽 huántiàojū 病名。见《外科理例》卷五。生于环跳穴的附骨疽。参见附骨疽条。

环跳流痰 huántiàoliútán 生于环跳部的流痰。见流痰条。

环握法 huánwòfǎ 关节损伤触诊检查法。适用于肩、髋、肘、膝关节脱位及软组织损伤的诊断。医者一手环握关节的半周，另一手做受检关节的缓和被动活动，注意握关节的手下感觉，借以判断伤情、检查脱臼的方位及施术后是否已复位。

环中 huánzhōng 经外奇穴名。代号 EX–LE1。见《中国针灸学》。位于环跳穴与腰俞穴连线之中点。主治坐骨神经痛、腰腿痛。直刺 2~3 寸。艾灸 5~15 壮或 10~30 分钟。

缓方 huǎnfāng 七方之一。方剂之和缓者。适用于体虚而患慢性病症的。有六种：药味多，互相制约，单独直达的力量小；应用无毒药物，使病邪缓解，免伤正气；药味薄，不求速效；应用甘缓药，缓慢发挥作用；用丸药缓缓攻逐邪气；用缓和药治本，增强抗病力，疾病自除。如补法中的四君子汤。

缓风 huǎnfēng 病症名。属脚气一类。《类证治裁·脚气》："脚气，壅疾也。多由蕴湿而成，经所谓缓风、湿痹也。"详脚气条。

缓肝理脾汤 huǎngānlǐpítāng 《医宗金鉴·幼科心法要诀》方。桂枝、人参、茯苓、白芍药、白术、陈皮、山药、扁豆、甘草。加煨姜、大枣，水煎服。治小儿慢惊，缓缓搐搦，时作时止，昏睡眼合，或睡卧露睛，大便色青，脉来迟缓，脾虚肝旺者。

缓脉 huǎnmài 脉象之一。一息四至，来去怠缓。若脉来和缓均匀，为平脉；若脉来弛缓、松懈，为病脉，多见于湿证或脾胃虚弱。《脉诀汇辨》："缓为胃气，不止于病，取其兼见，方可断证。浮缓伤风，沉缓寒湿，缓大风虚，缓细湿痹，缓涩脾薄，缓弱气虚。"《三指禅》将脉分为 27 种，"以缓为极平脉，余二十六为病脉。定清缓脉，方可定清病脉，精熟缓脉，即可以知诸病脉，脉之有缓，犹权度之有定平星也。"

缓下 huǎnxià 见润下。

缓则治本 huǎnzézhìběn 与急则治标相对而言。指在病势缓和、病情发展缓慢的情况下，治疗应针对本病的病机，或以培补本元为主，把针对症状的治疗放在相对次要的位置。例如阴虚发热的疾病，则阴虚为本，发热（包括五心烦热、失眠盗汗等兼症）为

标，治当养阴以退热。

huang

肓 huāng ❶肓膜。出《素问·腹中论》。见肓膜条。❷心下膈上的部位。《说文》注：心上膈下也。参膏肓条。

肓门 huāngmén 经穴名。代号 BL51。出《针灸甲乙经》。属足太阳膀胱经。位于腰部，当第一腰椎棘突下旁开 3 寸处。主治腹痛、肝脾肿大等。斜刺 0.5~0.8 寸。灸 3~7 壮或 5~15 分钟

肓膜 huāngmó 心下膈上的脂膜。出《素问·痹论》。王冰注："肓膜谓五脏之间，隔中膜也。"

肓募 huāngmù 经外奇穴名。《备急千金要方》："结气囊裹针药所不及，灸肓募随年壮。肓募二穴，从乳头斜度至脐，中屈去半，从乳头下行，度头是穴。"主治病后衰弱、萎黄、腹中积块疼痛等。灸 3~7 壮或 5~15 分钟。

肓俞 huāngshù 经穴名。代号 K116。出《针灸甲乙经》。属足少阴肾经。位于神阙穴（脐中）旁开 0.5 寸处。主治腹痛、泄泻、便秘、疝痛等。直刺 1~1.5 寸。灸 5~7 壮或 10~15 分钟。

肓之原 huāngzhīyuán 十二经原穴之一。①气海穴部位。如《灵枢·九针十二原》："肓之原出于脖胦（bóyāng 勃央）。"脖胦即肚脐，这里指气海穴，在脐下 1.5 寸处。《素问·腹中论》："肓之原在脐下。"②一说肓之原为关元穴部位。在脐下 3 寸处。

皇甫谧 huángfǔmì（215—282）魏晋间医家、文学家。字士安，自号玄晏先生。安定朝那（今甘肃灵台县）人。因患风痹而研究医学。根据《素问》《针经》《明堂孔穴针灸治要》等古代医学文献，编成《针灸甲乙经》，对经络理论、穴位位置的统一、名称、取穴法

等阐述颇详，是我国现存最早的针灸专书，对我国古代针灸学的发展有很大影响。此外还著有《帝王世纪》《高士传》《烈女传》《逸士传》《玄晏春秋》等。

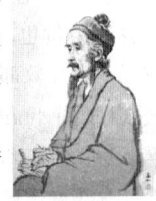

皇甫谧

皇甫士安 huángfǔshìān 见皇甫谧条。

黄柏 huángbǎi 中药名。出《本草纲目》。别名檗皮。为芸香科植物黄檗 *Phel lodendron amurense* Rupr. 或黄皮树 *P. chinense* Schneid. 的树皮。主产于东北及四川。苦，寒。入肾、膀胱、大肠经。泻火，燥湿，解毒。治热痢、泄泻、黄疸、痿痹、淋浊、带下，煎服：3～12克。浸液点眼，治目赤肿痛；研末调敷，治湿疹、口疮、痈疖、烫伤。本品含小檗碱、黄柏碱等。小檗碱体外试验对金黄色葡萄球菌、肺炎球菌、白喉杆菌、草绿色链球菌、痢疾杆菌以及某些常见的致病性真菌等均有抑制作用。

黄草 huángcǎo 石斛之别名。详该条。

黄带 huángdài 病症名。见《傅青主女科》。又名带下黄。阴道内经常流出淡黄稠黏的液体，甚则色如浓茶汁而有臭味。多因湿盛郁而化热，伤及任、带二脉所致。宜清热利湿，佐以补肾。用易黄汤（《傅青主女科》：黄柏、车前子、白果仁、芡实、山药）。参见肝经湿热带下、湿毒带下条。

黄丹 huángdān 铅丹之别名。详该条。

黄瘅 huángdān 病症名。出《素问·玉机真脏论》。即黄疸。详该条。

黄疸 huángdǎn 病症名。出《素问·平人气象论》。又称黄瘅。身黄、目黄、小便黄是其三大主症。多由感受时邪，或饮食不节，湿热或寒湿内阻中焦，迫使胆汁不循常道所致。详见阳黄、阴黄、急黄、瘟黄、痈黄、虚黄、胆黄、五疸、谷疸、酒疸、女劳疸、黑疸、黄汗、湿热黄疸、蓄血发黄等条。另有二十

八候、三十六黄等说法，可供参考。

黄疸草 huángdǎncǎo 马蹄金之别名。详该条。

黄疸二十八候 huángdǎn'èrshíbāhòu 出《诸病源候论·黄病诸候》。指黄病候、急黄候、黄汗候、犯黄候、劳黄候、脑黄候、阴黄候、内黄候、行黄候、癖黄候、噤黄候、五色黄候、风黄候、因黄发血候、因黄发痢候、因黄发痔候、因黄发癖候、因黄发病后小便涩兼石淋候、因黄发吐候、黄疸候、酒疸候、谷疸候、女劳疸候、黑疸候、九疸候、胞疸候、风黄疸候、湿疸候28种黄疸病候。

黄疸卷柏 huángdǎnjuǎnbǎi 地柏枝之别名。详该条。

黄帝八十一难经 huángdìbāshíyīnànjīng 即《难经》。详该条。

黄帝内经 huángdìnèijīng 医书。简称《内经》。以黄帝、岐伯等问答的形式写成。是我国现存最早的一部医著，成书约在战国时期，系较长时期的多人作品。原书18卷，即《素问》和《针经》（唐以后的传本改称《灵枢》）各9卷。书中以医药理论为主，兼及针灸、方药的治疗。在朴素的唯物主义观点指导下，阐述中医基础理论、辨证论治规律、病症等多方面内容，奠定了中医学的理论基础。详见素问、灵枢经条。

黄帝内经灵枢集注 huángdìnèijīnglíngshūjízhù 医书。9卷。清·张志聪集注。参见黄帝内经素问集注条。

黄帝内经灵枢经 huángdìnèijīnglíngshūjīng 即《灵枢经》。详该条。

黄帝内经灵枢注证发微 huángdìnèijīnglíngshūzhùzhèngfāwēi 即《灵枢注证发微》。详该条。

黄帝内经素问 huángdìnèijīngsùwèn 即《素问》。详该条。

黄帝内经素问集注 huángdìnèijīngsùwènjízhù

医书。9 卷。清·张志聪集注。该书与《黄帝内经灵枢集注》均由张氏和他的学生编注，对《内经》原文作了较详细的注释。新中国成立后有排印本。

黄帝内经素问吴注 huángdìnèijīngsùwènwúzhù 医经著作。又名《内经吴注》。24 卷。明·吴崑注。刊于 1594 年。该书依王冰所注《素问》之序，对《素问》全书（除二三篇）逐篇分段予以注释，注文比较简明。每篇之首简述该篇大意，颇能提纲挈领。

黄帝内经素问遗篇 huángdìnèijīngsùwènyípiān 即《素问遗篇》。详该条。

黄帝内经素问注证发微 huángdìnèijīngsùwènzhùzhèngfāwēi 即《素问注证发微》。详该条。

黄帝内经太素 huángdìnèijīngtàisù 医书。该书是《黄帝内经》的一种早期传本。原书经隋唐之际杨上善重予编注，共 30 卷，今已残缺。国内刊本只有 23 卷。此书保存了《内经》中一些原文的较早形态，并有注文考校字义、注释原文。此外，杨氏还引录一些古典医著的佚文，对研读《内经》有一定的参考价值。新中国成立后有排印本。

黄帝素问宣明论方 huángdìsùwènxuānmínglùnfāng 医书。又名《宣明论方》。15 卷。金·刘完素撰于 1172 年。该书将《素问》一书的病名与病候作了较系统的整理、分析，并制定了处方。这种结合临床治疗的方法，为《黄帝内经》的研究提供了新的途径，同时也体现出作者所倡导的偏重寒凉治法的特点。此书后收入《刘河间伤寒三书》中。

黄杜鹃 huángdùjuān 闹羊花之别名。详该条。

黄饭花 huángfànhuā 密蒙花之别名。详该条。

黄风内障 huángfēngnèizhàng 五风内障之一。简称黄风。《证治准绳》："瞳神已大而色昏浊为黄也。"由绿风内障恶化而成。药物或手术疗效都不理想，多致失明。

黄蜂入洞 huángfēngrùdòng 小儿推拿方法名。据文献记载，有六法：用食、中两指在小儿鼻翼两侧稍上的鼻骨边缘处，做上下揉动（见《小儿推拿学概要》）。用食、中两指轻轻放入小儿鼻孔内揉动（见《幼科推拿秘书》）。屈小儿手指，揉掌心劳宫穴（见《小儿按摩经》）。将两手拇指并拢向前，余四指随后，在小儿前侧屈侧部向上一捏、一放（见《小儿推拿秘旨》）。用拇指指关节或手掌大鱼际部按揉小儿耳孔（见明·周于蕃辑《秘传推拿妙诀》）。用手指揉小儿前臂屈侧部，从腕横纹盘旋至肘横纹（见《小儿推拿广意》）。能祛风寒，治感冒。

黄干苔舌 huánggāntāishé 舌苔黄而干燥。若苔黄干而薄，均匀布于舌面，多为外感化热，初入里而热伤津液。若黄厚而干，虽无芒刺糙裂，亦属内有实热（见《伤寒舌鉴》）。前者宜清热生津，后者当泻其实热。

黄瓜疽 huángguājū 即黄瓜痈。详该条。

黄瓜香 huángguāxiāng 地榆之别名。详该条。

黄瓜痈 huángguāyōng 病名。出《证治准绳》。又名黄瓜疽、肉龟。生于背部两旁的痈疽。由脾经火毒郁结而成。其症色红或不红，疼痛引心，肿高寸许，长数寸甚至尺余，状若黄瓜，故名，依症之不同分别按痈疽治之。参见外痈、疽各条。

黄汗 huánghàn 病名。出《金匮要略·水气病脉证并治》。多因汗出入水，壅遏荣卫，或湿热内盛，风、水、湿、热交蒸溢渗所致。症见头面四肢肿、身热不恶风、汗出沾衣、色黄如柏汁、腰髋弛痛、两胫冷、身疼重、小便不利、脉沉迟等。治宜调和营卫，方用芪芍桂酒汤（《金匮要略》：黄芪、芍药、桂枝、酒)、桂枝加黄芪汤等。

黄汗身肿 huánghànshēnzhǒng　病症名。《症因脉治》卷三:"黄汗身肿之症,身热胸满,四肢黄肿而渴,状如风水,汗出沾衣,色如柏汁,久不愈,必致痈脓。又有不恶风,小便利,若上焦寒,口多涎,身冷肿痛,状如周痹,胸中窒,不能食。又有两胫不冷,反发热,名历节。食已汗出,常见盗汗,汗出不凉,反发热,久久必甲错,生恶疮,身眶眶,胸中痛,剧者不能食,身疼重,烦躁,小便不利,皆黄汗肿症也。黄汗身肿之因,以汗出入水,水邪内侵,或汗出当风。汗与水皆寒湿之气,内结郁久,则成热成黄,而黄汗肿之症作矣。"多见沉脉。治用黄芪芍药苦酒汤、桂枝加黄芪汤等方。参见身肿、水肿条。

黄花菜根 huánghuācàigēn　萱草根之别名。详该条。

黄花地丁 huánghuādìdīng　蒲公英之别名。详该条。

黄花杜鹃 huánghuādùjuān　小叶枇杷之别名。详该条。

黄花夹竹桃 huánghuājiāzhútáo　中药名。见《广西药用植物图志》。别名台湾柳、酒杯花。为夹竹桃科植物黄花夹竹桃 *Thevetia peru-viaha* (*Pers.*) K. Schum. 的种子。我国南部各地均有栽培。辛、苦、温,有大毒。强心,利尿。治多种心脏病引起的心力衰竭、阵发性室上性心动过速、阵发性心房纤维颤动。种子提取物已制成片剂、注射剂。本品有剧毒,须遵医嘱用。中毒症状为恶心、呕吐、腹痛、腹泻、烦躁,随后四肢冰冷有汗,瞳孔放大,昏迷,心跳停止而死亡。本品含黄花夹竹桃苷甲、乙(合称黄夹苷),黄花夹竹桃次苷甲、乙,黄花夹竹桃黄酮素等。所含黄花夹竹桃苷甲、乙及黄花夹竹桃次苷甲、乙,均有洋地黄样强心作用,特点是作用迅速,维持时间短而蓄积性小。黄夹苷对动物离体肠管及子宫均有兴奋作用,内服吸收较差,而黄花夹竹桃次苷甲、乙口服吸收良好。

黄花夹竹桃叶 huánghuājiāzhútáoyè　中药名。见《广西药用植物图志》。为夹竹桃科植物黄花夹竹桃 *Thevetia peruviana* (*Pers.*) K. Schum. 的叶。辛、温,有毒。解毒,消肿。治蛇头疔,鲜叶捣烂,和蜜调敷。本品含强心苷、黄花夹竹桃苷 B,还含白坚皮醇。

黄花母 huánghuāmǔ　中药名。见《文山中草药》。别名黄花稔、拔脓消。为锦葵科植物白背黄花稔 *Sida rhombifolia* L. 的根和叶。分布于云南、贵州、四川、湖南、广东、广西、台湾、福建等地。甘、辛、凉。清热利湿,止痛排脓。治感冒发热、扁桃体炎、肠炎、痢疾、疟疾、泌尿系结石、胆道疾患、消化性溃疡、急性肠胃炎及腹腔手术后的疼痛。煎服:15～30 克。叶捣敷,治痈疖疔毒。根含生物碱及甾族化合物等。水提物有祛痰作用;叶含大量黏液质,可用作祛痰、润滑剂。本品对大鼠甲醛性关节炎有抗炎作用,对大肠杆菌有抑制作用。

黄花曲草 huánghuāqūcǎo　蟛蜞菊之别名。详该条。

黄花稔 huánghuārěn　黄花母之别名。详该条。

黄姜 huángjiāng　姜黄之别名。详该条。

黄芥子 huángjièzǐ　即芥子。详该条。

黄荆叶 huángjīngyè　中药名。出《本草纲目拾遗》。别名蚊枝叶、白背叶、姜子叶。为马鞭草科植物黄荆 *Vitex negundo* L. 的叶。苦、平。清热解表,利湿解毒。治感冒、中暑、呕吐、泄泻、痢疾、淋病,煎服:9～30 克。煎水洗,治湿疹、皮炎、脚癣;鲜叶捣敷,治蛇、虫咬伤。本品含紫花牡荆素、木犀草素-7-葡萄糖苷、对羟基苯甲酸及牡荆定碱等。还含挥发油,油中含 d-蒎烯、β-石竹烯、柠檬烯、桉叶素、对聚伞花素等。对大鼠甲醛性关节炎有抗炎作用。

黄荆子 huángjīngzǐ 中药名。出《本草纲目拾遗》。为马鞭草科植物黄荆 *Vitex negundo* L. 的果实。我国南方大部分地区均有分布。辛、苦，温。祛风除痰，理气止痛。治感冒、咳嗽、支气管炎、哮喘、胃痛、消化不良、肠炎、痢疾、疝气、痔漏，煎服：6～15克。粉剂，每次3～6克。本品含挥发油、黄酮类及香豆精类。煎剂能扩张豚鼠及小鼠支气管。在试管内对金黄色葡萄球菌、卡他球菌有抑制作用。

黄精 huángjīng ❶中药名。出《雷公炮炙论》。为百合科植物黄精 *Polygonatum sibiricum* Red-oute 或多花黄精 *P. cyr-tonema* Hua 等的根茎。全国各地山区均产。甘，平。入脾、肺、肾经。补脾润肺，养阴生津。治

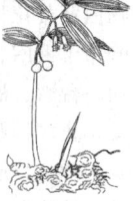

黄精

脾胃气虚，倦怠乏力，口干，消渴，燥咳，咯血及病后体弱。近代用治高血压病、冠心病心绞痛、白细胞减少症、再生障碍性贫血。煎服：9～15克。黄精流浸膏外涂，治股癣、足癣。黄精根茎含黏液质、烟酸、醌类。在试管内对抗酸杆菌有抑制作用，醇提水溶液对常见的致病性皮肤真菌有抑制作用。❷解剖名。又名睛珠。即晶状体。清·黄庭镜《目经大成》："膏中有珠，澄沏而软，状类水晶棋子，曰黄精。"正常为无色弹性透明体，似双凸面透镜，厚约4～5毫米，直径约9毫米。能将外界物体的反射光聚焦于眼底。病变时混浊。与瞳神同属于肾。

黄精丹 huángjīngdān 即九转黄精丹。详该条。

黄橘皮 huángjúpí 即橘皮。详该条。

黄坤载 huángkūnzài 见黄元御条。

黄喇叭花 huánglǎbahuā 闹羊花之别名。详该条。

黄蜡 huánglà 即蜂蜡之黄色者。详该条。

黄烂疮 huánglànchuāng 即王烂疮。详该条。

黄连 huánglián 中药名。出《神农本草经》。别名川连。为毛茛科植物黄连 *Coptis chinensis* Franch. 及其同属数种植物的根茎。主产于四川。

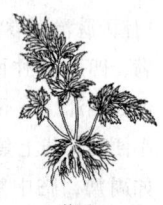

黄连

苦，寒。入心、脾、肝、胆、胃、大肠经。清热燥湿，泻火解毒。治热病烦躁，神昏谵语；湿热内蕴，痞满，呕逆，泻痢；心火亢盛的心烦、失眠、吐血、衄血，痈疖疮毒。内服：煎汤，2～5克；研末服，每次0.9～1.5克，日服二三次。研末涂，治湿疹及烫伤。本品含小檗碱、甲基黄连碱等。黄连生药受热愈高，则小檗碱含量愈低。体外试验：黄连或小檗碱对溶血性链球菌、脑膜炎双球菌、肺炎双球菌、金黄色葡萄球菌及史氏痢疾杆菌等有较强的抑菌作用；对志贺及福氏痢疾杆菌、肺炎杆菌、百日咳杆菌、鼠疫杆菌等亦有效；对变形杆菌、大肠杆菌、伤寒杆菌等则作用较差；对宋内痢疾杆菌、副伤寒杆菌、绿脓杆菌等则几无作用。对病毒、真菌、钩端螺旋体、阿米巴原虫、滴虫等也有抑制作用。单用易产生抗药性，宜入复方用。小檗碱口服后血浓度不易维持。毒性很小。

黄连涤暑汤 huángliándíshǔtāng 《医醇賸义》方。黄连五分，黄芩一钱，栀子一钱五分，连翘一钱五分，葛根二钱，茯苓二钱，半夏一钱，甘草四分。水煎服。治中暑突然昏倒、不省人事、身热口噤。

黄连阿胶汤 huánglián'ējiāotāng ❶《伤寒论》方。黄连四两，黄芩、芍药各二两，鸡子黄二枚，阿胶三两。前三药水煎，阿胶烊入。待稍冷纳鸡子黄搅和，分三次服。治阴虚火旺而致的心中烦，失眠，舌红苔燥，脉细数。❷《医方集解》引王好古方。黄连四两，黄柏一两，阿胶珠一两，栀子五钱，

水煎服。治伤寒热毒入胃，下利脓血者。

黄连膏 huángliángāo 《医宗金鉴》方。黄连、姜黄各三钱，当归尾五钱，生地黄一两。上药用香油十二两炸枯，去渣，下黄蜡四两溶化后，再将油滤净，涂患处。治鼻窍生疮，干燥疼痛。也用于老年性阴道炎。

黄连解毒汤 huángliánjiědútāng 《外台秘要》引崔氏方。黄连三两，黄柏、黄芩各二两，栀子十四枚。水煎，分两次服。功能泻火解毒。治三焦热盛，症见大热烦狂、口燥咽干、错语不眠，或吐衄发斑，痈肿疔毒，舌红苔黄，脉数有力。实验研究：有较强的抗菌作用，并能降低中毒性肝炎小鼠的血清转氨酶。

黄连上清丸 huángliánshàngqīngwán 中成药。见《中华人民共和国药典》2010 年版一部。黄连 10 克，防风、薄荷、黄柏（酒炒）、川芎、石膏、甘草各 40 克，栀子（姜制）、连翘、蔓荆子（炒）、荆芥穗、白芷、黄芩、桔梗各 80 克，菊花 160 克，大黄（酒炙）320克，旋覆花 20 克。上 17 味，以丸剂工艺制成。功能散风清热，泻火止痛。用于风热上攻，肺胃热盛所致的头晕目眩、暴发火眼、牙齿疼痛、口舌生疮、咽喉肿痛、耳痛耳鸣、大便秘结、小便短赤。口服。水丸或水蜜丸，一次3～6 克，大蜜丸一次 1～2 丸，一日 2 次。水丸每袋装 6 克，水蜜丸每 40 粒重 3 克，大蜜丸每丸重 6 克。孕妇慎用，脾胃虚寒者禁用。

黄连汤 huángliántāng ❶《伤寒论》方。黄连、炙甘草、干姜、桂枝各三两，人参二两，半夏半斤，大枣十二枚。水煎，分五次服。功能平调寒热，和胃降逆。治胸中有热，胃中有寒，升降失常，表里不和而致的胸中烦热，痞闷不舒，气上冲逆，欲呕吐，腹中痛，或肠鸣泄泻。❷《备急千金要方》方。黄连三两，当归二两，酸石榴皮、阿胶（烊化）、炮姜、炮黄柏各三两，炙甘草一两。水煎，分三次服。治赤白痢疾。

黄连丸 huángliánwán ❶《太平圣惠方》方。炒黄连、炙甘草、人参、赤石脂、龙骨、姜厚朴、炒枳壳、黄芩、茯苓各五钱，乌梅一分。蜜丸，麻子大，每服七丸。治小儿久痢。❷《丹溪心法》方。黄连、阿胶各二两，赤茯苓一两。黄连、茯苓为末，调阿胶为丸，每服三十丸，饭后服。治热毒蕴结肠胃，大便下血鲜红。❸《医学入门》方。黄连、黄柏、厚朴、当归、干姜、木香、地榆、阿胶，蜜丸，梧桐子大，每服二十丸。治便血。❹《杂病源流犀烛》方。黄连四两（分四份：一生研，一炒研，一炮研，一水浸晒研），黄芩、防风各一两。糊丸，每服五十丸，米泔浸枳壳水送服。治肠胃积热，大便下血，腹痛作渴，脉弦数者。

黄连温胆汤 huángliánwēndǎntāng 《六因条辨》（清·陆廷珍撰）方。黄连、半夏、陈皮、茯苓、甘草、生姜、竹茹、枳实。水煎服。治痰热内扰，失眠，眩晕，心烦，口苦等症。

黄连香薷饮 huángliánxiāngrúyǐn 即四味香薷饮。详该条。

黄连消毒散 huángliánxiāodúsǎn 《东垣试效方》方。又名黄连消毒汤、黄连消毒饮。黄连一钱，黄芪二钱，桔梗、黄芩、黄柏、藁本、防己各五分，防风、知母、独活、连翘、生地黄、当归尾各四分，甘草、人参各三分，苏木、陈皮、泽泻各二分，羌活一分。为粗末，水煎服。治痈疽疮疡，红肿热痛，憎寒壮热，大渴引饮，口苦唇焦，便秘烦躁，脉洪数。

黄连消毒饮 huángliánxiāodúyǐn 即黄连消毒散，详该条。

黄连泻心汤 huángliánxièxīntāng 即大黄黄连泻心汤。详该条。

黄连猪肚丸 huángliánzhūdǔwán 《三因极一病证方论》方。黄连、粱米、栝楼根、茯神各四两，知母、麦冬各二两。为细末，用猪肚一个洗净，入药末缝定，煮烂，取出药，

H

另研猪肚为膏，再少入蜜，和前药为丸，梧桐子大，每服五十丸，饭前服。治强中消渴。

黄龙汤 huánglóngtāng 《伤寒六书》方。大黄、芒硝、厚朴、枳实、人参、当归、桔梗、甘草。加姜、枣，水煎服。功能扶正攻下。治热病应下失下，心下硬满，下利纯清水，发热，烦躁，口渴，谵语，精神萎靡，属气血亏损，邪实正虚者。也用于老年性肠梗阻、肠麻痹等体力衰弱者。

黄米 huángmǐ 即秫米。详该条。

黄膜上冲 huángmóshàngchōng 即黄液上冲。详该条。

黄腻苔 huángnìtāi 苔色黄而黏腻，颗粒紧厚，如鸡子黄涂罩舌上，多为湿热结于中焦，或热邪与痰湿互结所致。宜清热化痰燥湿。

黄胖 huángpàng 病名。见《医学纲目》。又名食劳疳黄、黄肿、脱力黄。本病以全身肌肤萎黄，面浮足肿，神疲乏力为主证，或兼见恶心，呕吐黄水，毛发皆直，好食生米、茶叶、土炭等症。多见于钩虫病。详食劳疳黄条。

黄泡刺根 huángpāocìgēn 黄锁梅之别名。详该条。

黄芪 huángqí 中药名。出《神农本草经》。原作黄耆。为豆科植物黄芪 Astragalus membranaceus（Fisch.）Bunge 或内蒙古黄芪 A. mongholicus Bunge 等的根。主产于甘肃、东北各省及内蒙古等地。甘、温。入脾、肺经。补中益气，固表利水，托脓生肌。治脾胃虚弱，食少倦怠，气虚血脱，崩漏，带下，久泻脱肛，子宫脱垂，胃下垂，表虚自汗、盗汗，气虚浮肿，肾炎水肿，痈疽久不溃破，溃久不敛。补中益气宜炙用，固表、利水、托脓宜生用。煎服：9～15克，大剂可用30～60克。黄芪根含胆碱、甜菜碱、香豆素、黄酮化合物、皂苷、氨基酸等。内

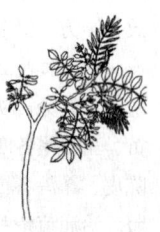

黄芪

蒙黄芪含黄酮苷，苷元有槲皮素、异鼠李素等。本品能增强机体抵抗力及非特异性免疫功能。在人和动物身上均有利尿作用，并能消减肾病综合征、慢性肾炎患者的尿蛋白。对动物则能降低血压，扩张血管。

黄耆 huángqí 即黄芪。详该条。

黄芪桂枝五物汤 huángqíguìzhīwǔwùtāng 《金匮要略》方。黄芪三两，芍药二两，桂枝三两，生姜六两，大枣十二枚。水煎，分三次服。治血痹证，症见肌肤麻木不仁，脉微而涩紧。

黄芪建中汤 huángqíjiànzhōngtāng 《金匮要略》方。桂枝三两，炙甘草三两，大枣十二枚，芍药六两，生姜三两，饴糖（烊化）一升，黄芪一两五钱。水煎，分三次服。治虚劳不足，腹中拘急，自汗或盗汗，短气，肢体困倦，脉虚大。

黄芩 huángqín 中药名。出《神农本草经》。为唇形科植物黄芩 Scutellaria baicalensis Georgi 的根。主产于辽宁、河北、内蒙古、山西等地。苦，寒。入肺、胆、脾、小肠、大肠经。清热燥湿，泻火解毒，止血安胎。治温病发热、烦渴、肺热咳嗽、湿热泄泻、痢疾、黄疸、热淋、高血压病，血热妄行、吐血、衄血、便血、崩漏，目赤肿痛，痈疖疮疡，胎动不安。煎服：3～9克。本品含黄芩苷元、黄芩苷、汉黄芩素、汉黄芩苷和黄芩新素等。煎剂在体外对葡萄球菌、链球菌、肺炎球菌、脑膜炎球菌、痢疾球菌、白喉球菌、绿脓球菌及结核杆菌均有抑制作用，对多种皮肤真菌及钩端螺旋体亦有抑制作用，对感染流感病毒的小鼠有一定保护作用。煎剂、酊剂及黄芩苷对麻醉犬、猫、兔均有降压作用。黄芩苷元及汉黄芩素有利尿作用。此外，黄芩还有利胆、解除平滑肌痉挛的作用。

黄芩

黄芩滑石汤 huángqínhuáshítāng 《温病条辨》方。黄芩、滑石、茯苓皮各三钱，大腹皮二钱，白蔻仁、通草各一钱，猪苓三钱。水煎服。治湿热内蕴，症见身痛，渴不多饮或不渴，汗出热解，继而复热，舌淡黄而滑，脉缓者。

黄芩汤 huángqíntāng ❶《伤寒论》方。黄芩三两，芍药、炙甘草各二两，大枣十二枚。水煎，分三次服。功能清热止利，和中止痛。治下利腹痛，身热口苦，或热利腹痛，舌红，脉弦数。❷《准治准绳·女科》卷四方。黄芩、白术各半两，当归二钱。作一服，水煎不拘时服。治妇人胎孕不安。

黄仁 huángrén 解剖名。出《银海精微》。又名睛帘、虹彩。即虹膜。位于黑睛之内，呈圆盘状。其色因人种而异，我国人多为棕褐色。中央有直径约 2.5～4 毫米大小之圆孔，随光线的强弱而缩展，称瞳神。黄仁居风轮之里层，病变常与肝胆有关。

黄氏响声丸 huángshìxiǎngshēngwán 中成药。见《中华人民共和国药典》2010 年版一部。薄荷、浙贝母、连翘、蝉蜕、胖大海、酒大黄、川芎、儿茶、桔梗、诃子肉、甘草、薄荷脑。上 12 味，以丸剂工艺制成。功能疏风清热，化痰散结，利咽开音。用于风热外束、痰热内盛所致的急慢性喉喑，症见声音嘶哑、咽喉肿痛、咽干灼热、咽中有痰，或寒热头痛，或便秘尿赤；急慢性喉炎及声带小结，声带息肉初起见上述证候者。口服。炭衣丸：一次 8 丸（每丸重 0.1 克）或 6 丸（每丸重 0.133 克）；糖衣丸：一次 20 丸，一日 3 次，饭后服用。儿童减半。

黄蜀葵根 huángshǔkuígēn 中药名。出《本草纲目》。为锦葵科植物黄蜀葵 Abelmoschus manihot（L.）Medic. 的根。甘、苦、寒。利水通乳，清热解毒。治水肿、淋病、乳汁不通，煎服：15～30 克。捣敷，治痈肿、腮腺炎、骨折。

黄蜀葵花 huángshǔkuíhuā 中药名。出《嘉祐补注神农本草》。为锦葵科植物黄蜀葵 Abelmoschus manihot（L.）Medic. 的花。除东北、西北外，各地均有分布。甘、寒。通淋、消肿、解毒。治砂淋，研末服，3～6 克。孕妇忌服。捣敷，治痈疽肿毒；浸油涂，治烫伤。

黄蜀葵叶 huángshǔkuíyè 中药名。见《福建民间草药》。为锦葵科植物黄蜀葵 Abelmoschus manihot（L.）Medic. 的叶。甘、寒。消肿、解毒。鲜叶捣烂敷，治痈疽、疔疮、腮腺炎、烫伤。研末敷，治刀伤出血。本品含维生素 C、维生素 B_1、烟酸、胡萝卜素等。

黄水疮 huángshuǐchuāng 病名。见《外科正宗》。又名滴脓疮。生于皮肤的一种传染性脓疱性疾病。由脾胃湿热过盛，兼受风邪相搏而成。初起皮肤患处先起红斑，继之成粟米样水疱，基底红晕，随即变为脓疱，痒而兼痛，搔破黄水淋漓，久则结痂而愈。多发于小儿头面、耳、项等处，有时蔓延不止，可延及全身。即脓疱疮。治宜祛风胜湿，清热凉血。宜服升麻消毒饮；湿热甚者，宜服芩连平胃汤。外治用青黛散。

黄松节 huángsōngjié 茯神木之别名。详该条。

黄锁梅 huángsuǒméi 中药名。出《滇南本草》。别名钻地风、黄泡刺根。为蔷薇科植物栽秧泡 Rubus ellipticus Smith var. obcordatus Focke 的根。主产于云南、四川等地。酸、涩、平。舒筋活络，消肿止痛，收涩止痢。治筋骨疼痛、痿软麻木、咽喉痛、牙痛、痢疾、肠风便血，煎服：9～15 克。

黄苔 huángtāi 舌苔之一。主里热证。黄色越深，表示邪热越重。微黄薄苔，为外感风热化热入里。黄厚干燥，为胃热伤津。若老黄而燥裂，则属热极。黄而厚腻，为脾胃湿热或肠胃积滞。舌质淡、苔微黄而润，则属脾虚有湿。色黄而淡润的厚苔是浊苔，多属湿滞所致。

黄苔黑斑舌 huángtāihēibānshé 舌象。黄苔有黑色斑点。主里热实证，多为胃肠实热，宜用通里攻下（见《伤寒舌鉴》）。

黄苔黑刺舌 huángtāihēicìshé 舌象。舌苔老黄而中有黑刺。乃脏腑热极之候。杂病为实热里结；外感为邪已传里，邪毒内陷已深。治宜白虎汤、大承气汤，交替服至苔刺退净。

黄苔黑滑舌 huángtāihēihuáshé 舌象。舌苔黄而中见黑滑苔，为阳明腑实证。若有腹痛便秘，虽然苔不干燥，仍可使用下法（见《伤寒舌鉴》）。

黄藤 huángténg 即藤黄连之别名。详该条。

黄藤木 huángténgmù 即雷公藤之别名。详该条。

黄土饼灸 huángtǔbǐngjiǔ 隔饼灸之一。出《备急千金要方》。取净土，水和为泥，制成6毫米厚的药饼，细针穿刺数孔，上置艾炷施灸。每灸一炷，即易一饼，施灸状数当以病情而定。适用于发背疔疽，对白癣、湿疹等也有一定疗效。

黄土汤 huángtǔtāng《金匮要略》方。甘草、干地黄、白术、炮附子、阿胶（烊化）、黄芩各三两，灶心土半升。水煎，分两次服。功能温阳健脾，养血止血。治脾气虚寒，大便下血，吐血，衄血，妇人血崩，血色黯淡，四肢不温，面色萎黄，舌淡苔白，脉沉无力者。

黄文东 huángwéndōng 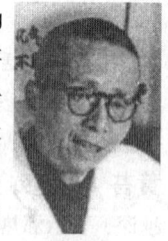（1902—1981）现代医家。字蔚春，江苏吴江人。毕业于上海中医专门学校。1931年任上海中医学校教务长。1955年后任上海中医学院内科教授、上海中医学院院长等。其精研《内经》和仲景著作，善取各家之长，突出以胃气为本，强调调整脏腑之间升清降浊功能及活血化瘀。著有《黄文东医

黄文东

案》（1977年），遗有《黄氏论医集》《金匮新辑》等稿。

黄香 huángxiāng 松香之别名。详该条。

黄省三 huángxǐngsān 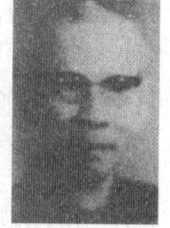（1882—1965），著名中医学家。广东番禺人。幼年随父学医，19岁行医故里，1910年迁居广州南关西横街，开办黄崇本堂行医。1924年赴香港，开始钻研西医理论，

黄省三

倡导中西结合的中华医学新体系，诊务繁忙，名闻省港。1955年回广州，历任中山医学院教授、中华全国中医学会理事、中华全国中医学会广东分会副理事长、全国政协委员等职。著有《流行新感冒试验新疗法》《白喉病等药物新疗法》《肺结核试验新疗法》等。在肾炎、肺结核、急性阑尾炎、流感等领域均有创见。

黄药脂 huángyàozhī 即黄药子。详该条。

黄药子 huángyàozǐ 中药名。出《本草图经》。别名黄药脂。为薯蓣科植物黄独 *Dioscorea bulbifera* L. 的块茎。主产于湖北、湖南、江苏等地。苦、平，有小毒。入心、肝经。消肿解毒，止咳平喘，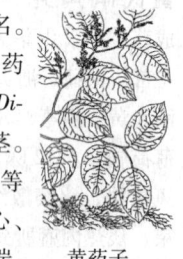

黄药子

凉血止血。治瘿瘤、瘰疬、喉痹肿痛、咳嗽气喘、吐血、咯血、衄血、食道癌、胃癌、乳腺癌，煎服：4.5～9克。捣敷或磨汁涂，治痈肿疮疖、蛇咬伤。肝功能不正常者慎用。内服量过大可出现流涎、呕吐、腹痛、腹泻、出汗、心悸、惊厥、昏迷等中毒症状。本品含皂苷、鞣质、黄独素和薯蓣皂苷元。对缺碘所致的甲状腺肿有一定疗效。煎剂在试管中对常见的致病性真菌有抑制作用。

黄液上冲 huángyèshàngchōng 病症名。出清·黄庭镜《目经大成》。又名黄膜上冲。多

由于火热毒邪炽盛所致。往往见于凝脂翳，瞳神缩小及外伤。症见风轮内黄色脓液积聚于下部，随症情加重而逐渐增高，甚至掩过瞳神。相当于前房积脓。治宜清热解毒为主。用犀角地黄汤加减，或羚羊角饮子（《审视瑶函》：羚羊角、犀角、防风、桔梗、茺蔚子、玄参、知母、大黄、草决明、甘草、黄芩、车前）。

黄油障 huángyóuzhàng 即黄油证。详该条。

黄油证 huángyóuzhèng 病症名。出《证治准绳》。又名黄油障。症因"湿热而起，生于气轮，状如脂而淡黄浮嫩，不肿不疼，目亦不昏，故人不求治，无他患，至老只如此"（《证治准绳》）。类似睑裂斑。

黄元御 huángyuányù 清代医学家。字坤载。山东昌邑人。曾对《灵枢》《素问》《难经》《伤寒论》等古典医籍加以注释。现存有《难经悬解》《伤寒悬解》《金匮悬解》《素灵微蕴》等书，对《内经》《难经》及仲景学说有所发挥。在医理上受张景岳影响较大，治病偏主温补。

黄占 huángzhàn 即黄蜡。见蜂蜡条。

黄肿 huángzhǒng 病名。出《丹溪心法·疸》。即黄胖。详该条。

黄竹斋 huángzhúzhāi (1886—1960)，著名中医学家。原名黄谦，又名维翰，字竹斋，又字吉人，晚号中南山人，又号诚中子。祖籍陕西临潼，后迁居西安府城，生于陕西省长安县。幼年家贫，发奋自学，博览地理、文学、数学、历法书籍，对西方哲学和自然科学也有涉猎，而最感兴趣、最想深入钻研的则是中医学。1914 年著成《伤寒杂病论新释》16 卷，1922 年完成《伤寒杂病论集注》18 卷，1924 年完成《针灸经穴图考》8 卷，1934 年

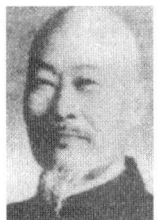

黄竹斋

完成《伤寒杂病记会通》18 卷。历任中央医馆编审委员、卫生署中医委员会委员、中医救护医院副院长、西北历史文物研究会会员、陕西文史研究馆馆员，1955 年调入北京，受聘为中医研究院西苑医院针灸科主任，并任卫生部针灸学术委员会委员。

癀走 huángzǒu 出《疮疡经验全书》。即疔疮走黄。详该条。

恍惚 huǎnghū 症名。见《伤寒论·辨太阳病脉证并治》。指神思不定、慌乱无主。由于七情内伤、外邪内干、发汗过多而损伤心气，以致精神不守。治宜养心安神。可选用朱砂安神丸、养心汤、定志丸等方。

hui

灰包菌 huībāojūn 马勃之别名。详该条。

灰色舌 huīsèshé 全舌灰色无苔。有寒证、热证之别。全舌纯灰无苔而少津，为里热证，伴见烦渴或二便俱闭，或昏迷，不省人事，脉沉伏，宜清热解毒，通里攻下。灰色无苔而舌润，为里虚寒证，伴见腹痛，呕吐，腹泻，手足冷，脉沉细，宜温中散寒。灰色舌亦可见于内夹寒食、冷痰、水饮者（见《伤寒舌鉴》）。

灰苔 huītāi 主里证，但有寒热之别：苔灰白而滑润，为三阴寒证，宜温阳散寒；苔灰黄而干燥，为里实热证，宜攻下泄热。

灰指甲 huīzhǐjiǎ 即油灰指甲。详该条。

恢刺 huīcì 古刺法名。十二节刺之一。《灵枢·官针》："恢刺者，直刺傍之，举之前后，恢筋急，以治筋痹也。"指在疼痛拘急的筋肉附近斜针刺入，并提插针体以缓解拘挛。用于治疗筋痹。

回肠 huícháng 人体部位名。出《灵枢·肠胃》。相当于解剖学的回肠和结肠上段。

回鹘文医学文献 huíhúwényīxuéwénxiàn 维医著作。作者不详。约成书于 9 世纪。主

要介绍当时维医常用药物，如牛角、石榴、雪鸡脑、狼骨、山羊胆汁、狗脑、茴香等。内容朴实，未涉及理论，反映了早期维医学的朴素面貌。现存手抄本。

回乳 huírǔ　即断乳。详该条。

回生集 huíshēngjí　医方著作。2 卷。清·陈杰辑，刊于 1807 年。选方以民间验方为主。卷上为内科诸病验方，卷下为外症、女科、小儿等病，共 400 余方。现有《珍本医书集成》本。此外，陈氏另有《续回生集》之作。

回旋灸 huíxuánjiǔ　艾灸法之一种。将艾条燃着的一端在施灸部位上方一定距离处做回旋运动，给患者以较大范围的温热刺激。适用于风湿痛，神经麻痹等。

回阳 huíyáng　治法。即回阳救逆。详该条。

回阳返本汤 huíyángfǎnběntāng　《伤寒六书·杀车槌法》方。熟附子、干姜、甘草、人参、麦冬、五味子、腊茶、陈皮。加葱白、黄连，水煎，临服时入蜂蜜，冷服。治阴盛格阳，烦躁面赤，恶热微渴，手足厥冷，脉微欲绝。

回阳九针穴 huíyángjiǔzhēnxué　指哑门、劳宫、三阴交、涌泉、太溪、中脘、环跳、足三里、合谷 9 穴。用以针治休克、晕厥等症。见《针灸聚英·回阳九针歌》。

回阳救急汤 huíyángjiùjítāng　《伤寒六书》方。熟附子、干姜、肉桂、人参、白术、茯苓、陈皮、炙甘草、五味子、制半夏。加生姜，水煎，临服入麝香三厘调服。功能回阳救逆，益气生脉。治寒邪直中三阴，恶寒蜷卧，四肢厥冷，身寒战栗，腹痛吐泻，不渴，或手足指甲唇青，或口吐涎沫，脉来沉迟无力，甚至无脉者。

回阳救逆 huíyángjiùnì　温法之一。救治阳气将脱的方法。症见汗出不止、四肢厥逆、气息微弱、脉微欲绝等，急用参附汤或四逆汤。

回阳玉龙膏 huíyángyùlónggāo　又名回阳玉龙散。《外科正宗》方。草乌、干姜各三两，赤芍药、白芷、制南星各一两，肉桂五钱。为末，热酒调敷。治阴疽流注、脚气、鹤膝风及风寒湿痹等属阴寒证者。

回阳玉龙散 huíyángyùlóngsǎn　即回阳玉龙膏。详该条。

茴香根 huíxiānggēn　药名。出《本草图经》。又名小茴香根。为伞形科植物茴香 Foeniculumvulgare Mill. 的根。我国大部分地区有栽培。辛、甘，温。入肝、胃经。散寒行气，止痛。治疝气痛、胃寒呕吐、脘腹胀痛、寒湿痹痛，煎服：9～15 克。本品含挥发油，内含莳萝油脑、α-和 γ-松油烯、α-和 β-蒎烯等。又含豆甾醇、伞形花内酯等。

茴香橘核丸 huíxiāngjúhéwán　中成药。见《全国中药成药处方集》（杭州方）。橘核、桃仁、昆布、川楝子、海藻、海带各 60 克，厚朴、木通、肉桂、延胡索、木香、枳实各 15 克，小茴香 24 克。糊丸，每服 6～9 克，日三次。治寒湿下注而致的小肠疝气、睾丸肿大、坚硬疼痛。本方由《济生方》橘核丸加味而成。

洄溪老人 huíxīlǎorén　见徐大椿条。

洄溪医案 huíxīyī'àn　医案著作。清·徐大椿撰。初未刻印，1855 年王士雄根据抄本编辑并加按语刊行。案中叙述方药不甚详明，而治法灵活多变，随证而施。有不少独到的临床见解，对读者有颇多启发。

蚘虫病 huíchóngbìng　出《金匮要略·趺蹶手指臂肿转筋阴狐疝蚘虫病脉证治》。即蛔虫病。详该条。

蚘厥 huíjué　厥证之一。出《伤寒论·辨厥阴病脉证并治》。蚘通蛔，即蛔厥。

蛔虫病 huíchóngbìng　九虫病之一。又称心虫病。蛔虫，《内经》称蛟蛕，《金匮要略》称蚘虫，《诸病源候论》称长虫。蛔虫寄生人体中，称蛔虫病。多因脾胃虚弱，杂食生冷甘肥油腻，或不洁瓜果蔬菜所致。症见腹痛，痛有休止；亦可痛处有肿块聚起，上下往来活动，虫动则痛作，虫静则痛止；虫痛攻心，类似于胆道蛔虫症；并可有面色㿠白或黄白相间，或有虫斑，消瘦，呕吐清水或蛔虫等。治疗以驱虫为主，脾胃虚弱，或夹积滞者，兼用健脾、消导等法。方用乌梅丸、化虫丸、万应丸等。

蛔动脘痛 huídòngwǎntòng　病症名。见《类证治裁》卷六。症见脘痛时作，痛时剧烈，面色苍白，四肢厥冷，或呕吐蛔虫，痛止后饮食如常，患者平时面黄肌瘦，或面有白斑。治宜驱虫，用乌梅丸或理中安蛔汤。亦可用乌梅肉、槟榔、苦楝根皮等煎汤内服，或以使君子肉炒服。

蛔疳 huígān　病名。出《婴童百问》。因生蛔虫日久而成的疳疾。患儿多形体羸瘦，精神不安，腹中作痛，皱眉多啼，呕吐清水，夜间磨牙，容易饥饿，并嗜食异物。治应驱蛔补脾，不宜滥施攻伐。可先用理中安蛔汤，继用化虫丸及肥儿丸调治。如有虫自口鼻出，可用乌梅丸煎服。

蛔厥 huíjué　病症名。厥证之一。指因蛔虫而引起的发作性腹痛、烦躁、手足厥冷病症。本病可见于胆道蛔虫症、蛔虫性肠梗阻等。治宜安蛔杀虫。方用乌梅丸、理中安蛔汤（《证治汇补》：人参、白术、茯苓、干姜、川椒、乌梅）等。参见厥证、虫咬心痛等条。参见厥证、蛔厥条。

会 huì　指腧穴。《灵枢·小针解》："节之交三百六十五会者，络脉之渗灌诸节者也。"因穴位为经络气血会聚之处，故名。参见腧穴条。

会额 huì'é　见《针灸甲乙经》。脑户别名。详该条。

会骨 huìgǔ　经穴别名。出《外台秘要》。即冲阳，详该条。

会维 huìwéi　见《针灸甲乙经》。地仓穴别名。详该条。

会厌 huìyàn　又名吸门。为七冲门之一。位于舌部及舌骨之后，形如一树叶，柄在下，能张能收。呼吸发音时会厌开启，饮食吞咽或呕吐时会厌关闭，以防异物误入气道。为声音之户。《灵枢·忧恚无言》："喉咙者，气之所以上下者也。会厌者，音声之户也。"《难经·四十四难》："会厌为吸门。"

会阳 huìyáng　经穴名。代号BL35。出《针灸甲乙经》。别名利机。属足太阳膀胱经。位于骶部，当尾骨下端旁开0.5寸处。主治腹痛、泄泻、便血、阳痿、带下、痔瘘等。直刺1～1.5寸。灸3～7壮或5～15分钟。

会阴 huìyīn　❶又名篡、下极、屏翳、海底。肛门与外生殖器之间的部位。❷经穴名。代号RN1。出《针灸甲乙经》。别名屏翳。《素问·气府论》称下阴别。属任脉。位于会阴部正中。主治窒息、前列腺炎、阴部瘙痒症、暴痛。直刺1～1.5寸。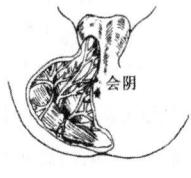

会原 huìyuán　见《针灸甲乙经》。冲阳穴别名。详该条。

会宗 huìzōng　经穴名。代号SJ7。出《针灸甲乙经》。属手少阳三焦经。郄穴。位于前臂伸侧，支沟穴尺侧旁开一横指处。主治耳聋、臂痛。直刺0.5～1寸。灸3～5壮或5～10分钟。

恚膈 huìgé　噎膈的一种。出《肘后方》卷四。又名思膈。因思虑气结所致。症见食不消化、中脘实满、嗳气吞酸、大小便不利。参见噎膈条。

秽浊 huìzhuó　污秽混浊之意。①腐败污秽之气及山岚瘴气等。②患者的排泄物、分泌物或身体散发的特殊气味。③湿热熏蒸的秽浊。《温热条辨·上焦篇》："脾郁发黄，黄极则诸窍为闭，秽浊塞窍者死。"

hun

昏厥 hūnjué　症状名。也称晕厥。突然昏倒，不省人事，四肢厥冷，移时方苏，醒后无失语、偏瘫等后遗症。

昏迷 hūnmí　病症名。见《太平惠民和剂局方》卷一。神识迷糊或不省人事的病症。多为邪阻清窍，神明被蒙所致。外感、内伤杂病见此，均属危急证候。本证可见于伤寒、温病、中风、厥证、癫痫、痉证等，详各条。外伤也可出现昏迷。

昏睡 hūnshuì　症状名。比昏迷轻的一种神志不清状态。患者日夜沉睡，仍能唤醒，偶可对答合理，但旋即复睡。多见于温病气分邪盛，湿浊内盛，入营入血之时。杂病多见于中风。

魂 hún　精神意识活动的一部分。《灵枢·本神》："随神往来者谓之魂"，"肝藏血，血舍魂"。说明精神活动以五脏精气为基础，具体指出魂与肝血的关系。由于肝不藏血，肝血不足等原因，可致魂不随神而动，出现梦游、呓语等病症。

魂门 húnmén　经穴名。代号 BL47。出《针灸甲乙经》。属足太阳膀胱经。位于背部，当第九胸椎棘突下旁开 3 寸处。主治呕吐、腹泻、消化不良、脊背痛等。斜刺，0.5～0.8 寸。禁深刺。灸 3～7 壮或 5～15 分钟。

混合痔 hùnhézhì　即内外痔。详该条。

混睛障 hùnjīngzhàng　病症名。见《审视瑶函》。又名气翳。由肝经风热或湿热，郁久伤阴，瘀血凝滞所致。症见一片灰白色混浊翳障，似磨砂玻璃样漫掩黑睛，严重时赤脉伸入，翳色暗红，视物不见，白睛红赤，抱轮暗红，刺痛流泪，羞明难睁。类似角膜实质炎。治宜祛风平肝，散瘀退翳。用地黄散（《审视瑶函》：生地黄、当归、熟地黄、大黄、谷精草、黄连、

白蒺藜、木通、乌犀角、玄参、木贼草、羌活、炙甘草）加减。湿热重，宜养阴清热除湿，用甘露饮（方见轮上一颗如赤豆条）加土茯苓。外治：点磨障灵光膏。

huo

活磁石 huócíshí　磁石之处方名。详该条。

活络丹 huóluòdān　又名小活络丹、小活络丸。《太平惠民和剂局方》卷一方。制川乌、制草乌、地龙、制南星各六两，乳香、没药各二两二钱。糊丸，每服五分；蜜丸，每服一钱，日一二次，温黄酒或温开水送服。功能祛风活络，除湿止痛。治风寒湿痹，肢体疼痛，麻木拘挛。

活络效灵丹 huóluòxiàolíngdān　《医学衷中参西录》方。当归、丹参、乳香、没药各 15 克。水煎服。治气血凝滞，心腹疼痛，癥瘕积聚，肢体疼痛，疮疡内痛等症。

活命饮 huómìngyǐn　即仙方活命饮。详该条。

活人总括 huórénzǒngkuò　即《伤寒类书活人总括》。详该条。

活血草 huóxuècǎo　茜草之别名。详该条。

活血化瘀 huóxuèhuàyū　治法。用具有活血化瘀作用的方药治疗血瘀证的方法。

活血剂 huóxuèjì　以活血化瘀药为主配伍组成，治疗瘀血证的理血剂。

活血解毒 huóxuèjiědú　治法。用具有活血化瘀、和营通络、祛除毒邪作用的方药及其他疗法治疗痈疡。

活血生新 huóxuèshēngxīn　即祛瘀活血。详该条。

活血藤 huóxuèténg　即血藤。详该条。

活血调经 huóxuètiáojīng　治法。用具有活血理气、调理月经作用的方药治疗气血不和所致月经不调病症。

H

活血通经 huóxuètōngjīng 理血法之一。用活血的药物治疗妇女病理性经闭或经行不畅的方法。临床上根据不同病因采取相应的治则。如气虚应以补气为主，血虚应以补血为主，肝肾虚应以补益肝肾为主，肝郁脾虚应以疏肝健脾为主，均应结合活血药物如丹参、红花、桃仁、川芎、当归、牛膝等，以加强通经之效。

活血通络 huóxuètōngluò 治法。也称为祛瘀通络。用具有活血化瘀、疏通经络作用的方药治疗瘀血凝滞、经络受阻所致病症。

活幼心法 huóyòuxīnfǎ 医书。又名《活幼心法大全》。9 卷。明·聂尚恒撰。刊于1616 年。卷一至七论述痘疹的证候诊治，并记述了作者本人的经验和医案；卷八论痧疹；卷九论儿科的惊风、吐泻等 6 种杂症。书中对痘疹各阶段证候的辨析较详，所提出的痘疹治疗原则创见颇多。现有近代刊本。

活幼心法大全 huóyòuxīnfǎdàquán 即《活幼心法》。详该条。

活幼新书 huóyòuxīnshū 医书。3 卷。元·曾世荣撰。刊于 1294 年。该书先将儿科疾病编成歌赋 75 首，次论儿科诸病症治及常用儿科方剂。现有《中国医学大成》本。

火 huǒ 五行之一。指一类阳性、热性的事物或亢进的状态。①生理性的火。为阳气所化，生命的动力，如少火、命门火等。②六淫病因之一。与暑热同性，但无明显季节性。参见暑条。③病理性的各种机能亢进的表现。参见化火条。

火把果 huǒbǎguǒ 赤阳子之别名。详该条。

火病失音 huǒbìngshīyīn 病症名。见《红炉点雪》卷二。失音之因于痨瘵（结核）者。此外，还有一般性的火病失音，其中更有虚火、实火之异。因于虚火者，多由肝肾阴亏，虚火上炎所致。治宜滋阴降火，用知柏地黄汤加减。因于实火者，多由肺胃火热上灼所致。治宜清热泻火，用清咽利膈汤加减。此外，亦有因于痰火者，宜清热涤痰，用黄连温胆汤加减。

火病咽痛 huǒbìngyāntòng 病症名。①由于肺胃实火上升所致者，其证发作迅速，疼痛剧烈，局部充血严重，甚至出现脓性分泌物，常伴有全身症状。脉数，苔黄而燥，治宜清热泻火，方用粘子解毒汤加减。即现代的急性咽炎。②专指结核性咽炎喉炎而言。《红炉点雪》卷二："若夫土衰水涸，则相火蒸炎，致津液枯竭。由是而咽喉干燥疼痛等证作矣。火病至此，实真阴失守，孤阳无根，冲浮于上，而乃至此。痰火诸证，孰甚于此。"治宜滋阴降火，方用知柏地黄汤加减。

火补火泻 huǒbǔhuǒxiè 即艾灸补泻。详该条。

火不生土 huǒbùshēngtǔ 火指命门火，即肾阳；土指脾胃。肾阳虚弱，命门火不足，不能温煦脾胃，致消化吸收和运化水湿功能降低，出现腰酸膝冷、畏寒、饮食不化、小便不利、浮肿、五更泄泻等脾肾阳虚症状，均属火不生土的病变。

火赤疮 huǒchìchuāng 病名。出《疮疡经验全书》。由心火妄动，或感酷暑火邪入肺伏结而成。初起为潦浆脓疱，破后黄水浸淫，遍体可生。治宜清热解毒除湿。内服解毒泻心汤（《外科真诠》：黄连、牛子、防风、荆芥、黄芩、栀子、玄参、木通、石膏、知母、滑石、甘草、灯心）。湿热偏盛者，宜清脾除湿饮。外治，未破者蝌蚪拔毒散（《医宗金鉴》：寒水石、净皮硝、川大黄、虾蟆子，用时以水调涂）。已破者石珍散（《外科正宗》：煅石膏、轻粉、青黛、黄柏末）。

火冲眩晕 huǒchōngxuànyūn 病症名。《症因脉治·内伤眩晕》："火冲眩晕之症，暴发倒仆，昏不知人，甚则遗尿不觉，少顷汗出而醒，仍如平人。"有实火、虚火、虚阳上浮之分。实火上冲,脉多洪数,宜用导赤各半汤、栀子清肝散、龙胆泻肝汤、火府丹、栀连导赤散、家秘泻白散、干葛清胃散等方。阴虚火旺、虚火上冲者,脉多细数,宜用天王补心丹、家秘肝肾丸、知柏天地煎、二冬二母丸等方。真阳不足、虚阳上浮者,脉浮大,重按无力,宜用八味肾气丸。参热晕、肝火眩晕、阴虚眩晕、阳虚眩晕等条。

火喘 huǒchuǎn 病症名。见《医林绳墨·喘》。①即火炎肺胃喘。多因胃有实火,膈上痰稠,痰火上冲于肺所致。临床以气喘时作,得食则减,食已则喘为特征。治宜清火涤痰为主,选用白虎汤、导痰汤、导水丸(《证治准绳》:大黄、黄芩、滑石、牵牛)等方加减。②冲脉之火上逆而致喘。见《东医宝鉴·喘》。多见于素有喘病或咯唾血痰,动则气促喘急者。治宜泄冲脉之火,用滋肾通关丸空腹吞服。

火疮 huǒchuāng 即烧伤。详该条。

火带疮 huǒdàichuāng 即缠腰火丹。详该条。

火丹 huǒdān 即丹毒。详该条。

火毒 huǒdú ❶火热之邪郁而成毒。在各种病症中,尤以外科的疮疡、肿毒为多见。❷指烫火伤感染。

火府 huǒfǔ 指小肠。心为火脏,小肠与心相表里,故称小肠为"火府"。

火疳 huǒgān 病症名。见《证治准绳》。又名火疡。因火毒上犯白睛,滞结为疳,症见白睛深部向外凸起暗红色颗粒,状如石榴子,逐渐长大,红赤疼痛,羞明流泪,视物不清,甚至影响瞳神、黑睛,发生病变,严重者可失明。治以清热解毒,凉血散结为主,可内服洗心散(《审视瑶函》:大黄、赤芍、桔梗、玄参、黄连、荆芥穗、知母、防风、黄芩、归尾)加减,外点五胆膏(《审视瑶函》:熊胆、鲭胆、鲤胆、猪胆、羊胆、川蜜各等分,

将胆、蜜入银铫或铜铫中,微火熬成膏)。

火罐 huǒguàn 拔罐疗法的一种工具。以其在罐中燃火排除空气,产生负压而吸着皮肤,故名。多用玻璃、金属、陶土、竹子等制成。参见拔罐疗法条。

火罐气 huǒguànqì 即拔罐法。详该条。

火极似水 huǒjísìshuǐ 火热极盛于里,郁遏阳气,不能布达体表,体表失于温煦而出现手足厥冷、战栗鼓颔等类似寒盛证候,即真热假寒证。《素问玄机原病式》:"表之阳气与邪热并甚于里,热极而水化制之,故寒栗也。虽尔,为热极于里,乃火极而似水化也。"

火咳 huǒké 咳嗽的一种。见《儒门事亲·嗽分六气毋拘以寒述》。又称火嗽。因火邪伤肺所致。症见久咳少痰,或痰中带血,烦渴面赤,胸胁痛,便秘等。属实火者,脉洪数或弦数,治宜清肺泻火,用泻白散、凉膈散等方。属虚火者,舌红少苔,脉细数无力,治宜滋阴降火,用滋阴清化丸、海青丸(《杂病源流犀烛》:海蛤粉、青黛、瓜蒌仁、诃子皮、香附、半夏、姜)等方。

火廓 huǒkuò 八廓之一。见八廓条。

火麻仁 huǒmárén 中药名。出元·吴瑞《日用本草》。别名大麻仁、麻子、麻子仁。为桑科植物大麻 Cannabis sativa L. 的种仁。产于黑龙江、辽宁、吉林、四川、甘肃、云南、江苏、浙江等地。甘,平,有小毒。入脾、胃、大肠经。润肠,止渴,通淋。治肠燥便秘、产后血虚便秘、消渴、热淋,煎服:9~15克。本品含胡芦巴碱、异亮氨酸三甲铵内酯、脂肪油(内含大麻酚)等。本品刺激肠黏膜,使分泌增多,蠕动加快,有泻下作用。醇提取物对麻醉猫及正常大鼠均有缓慢而显著的降压作用。

火逆 huǒnì 出《伤寒论》。误用烧针、熏、熨、灸等火法导致的变证。如《伤寒论·辨太阳病脉证并治》:"伤寒脉浮,医以火迫劫

之，亡阳，必惊狂，起卧不安者，桂枝去芍药加蜀漆龙骨牡蛎救逆汤主之。"柯琴注："伤寒者，寒伤君主之阳也，以火迫劫汗，并亡离中之阴，此为火逆矣。"

火热喘急 huǒrèchuǎnjí 证名。出《医宗金鉴·幼科杂病心法要诀》卷五十三。又名火喘。指火热之邪郁于肺胃，肺气郁滞不宣，痰浊夹热，阻塞气道所致的喘息。症见喘急而口干舌燥，面赤唇红。因于肺热者，宜清肺泄热，用凉膈散；因于胃热便结者，宜清热通便，用凉膈白虎汤。

火热迫肺 huǒrèpòfèi 即心火炽盛，灼伤肺阴。参见火盛刑金条。

火热头痛 huǒrètóutòng 见《医林绳墨》卷四。详火头痛条。

火伤风 huǒshāngfēng 病症名。见《类证治裁·伤风》。症见燥咳无痰、口干、咽痛、喘、舌红苔燥等。治以清散风火为主。方用桑菊饮、甘桔汤等加味。

火盛刑金 huǒshèngxíngjīn ❶火指肝火，与木火刑金同义。❷火指心火或火热之邪，心火炽盛可耗伤肺阴，引起喘咳痰血；热邪炽盛，热郁于肺或痰热阻肺可出现高热、呼吸急促、鼻翼煽动，甚或咳血、咯血等。

火嗽 huǒsòu 见《杂病源流犀烛·咳嗽哮喘源流》。详火咳条。

火痰 huǒtán 病症名。①嘈杂之一。《医学入门》卷五："痰病尤多生于脾……留于胃脘，多呕吐吞酸，嘈杂上冲，头面烘热，名曰火痰。"②即热痰。见《杂病源流犀烛·痰饮源流》。详该条。③即外感燥痰。见《症因脉治·痰症论》。详该条。

火头痛 huǒtóutòng 头痛病症之一。见明·张三锡《医学准绳六要》。又名火热头痛、火邪头痛。多由阳明胃火上冲所致。症见头部跳痛或胀痛，或痛连颊齿，或自耳前后痛连耳内，烦热，口渴，便秘，脉洪大。治宜清热泻火。可用白虎汤、玉女煎、一味大黄散等方。参见头痛条。本证可见于血管性头痛、耳源性头痛、齿源性头痛等多种疾病。

火陷 huǒxiàn 证名，陷证之一。见《疡科心得集》。多见于有头疽毒盛期。由火毒陷入营血所致。症见疮色紫暗、疮口干枯无脓、疼痛、根盘散漫、壮热口渴、烦躁谵语、便秘尿赤、舌绛脉数等。相当于脓毒血症。治宜清营凉血解毒。用清营汤、犀角地黄汤、黄连解毒汤，必要时加用安宫牛黄丸、紫雪丹。外治见有头疽条。

火硝 huǒxiāo 硝石之别名。详该条。

火邪经闭 huǒxiéjīngbì 病症名。见清·秦之桢《女科切要》。指内热火炽，血被热灼导致经闭。如肺被火刑，气壅热闭，以致经闭者，兼见喘嗽肩痛，治宜清金利气，方用清肺饮合地骨皮饮；心经火旺者，兼见夜多烦躁，治宜清心火，养心血，方用三和汤、导赤各半汤；虚者用清心莲子饮、补心丹；肝经火旺者，兼见胁肋刺痛，小腹火热上冲，治宜清血室之火，方用芩连四物汤合小柴胡汤；脾经血燥者，兼见大便干结，治宜滋阴清脾，方用《证治准绳》当归饮、栀连戊己汤。肾阴不足，火伏下焦而经血不通者，治宜滋阴壮水养血，方用知柏四物汤。

火邪头痛 huǒxiétóutòng 病症名。见《景岳全书》卷二十六。又名火头痛、火热头痛。详火头痛条。

火泄 huǒxiè 见《证治汇补·泄泻》。即热泻。详该条。

火泻 huǒxiè 见《医学入门》卷五。即热泻。详该条。

火心痛 huǒxīntòng 病名。见《类证治裁》卷六。即热心痛。详该条。

火性炎上 huǒxìngyánshàng 借用五行学说中阐述火焰上炎的现象，以比喻火邪致病时病变有趋势向上的特点。如火热伤肺见喘咳、咯血、鼻衄等症，火迫心神见头痛、呕吐、昏迷、谵妄等症，阴虚火旺见烦躁、咽痛、声嘶、齿龈出血、耳鸣等症，均属火性炎上的病变。

火炎肺胃喘 huǒyànfèiwèichuǎn　即火喘。《医学入门·痰类》：“得食则坠下，稠痰则止，食已入胃，反助火痰上，喘反大作。”详火喘条。

火眼 huǒyǎn　即风火眼。详该条。

火焰草 huǒyàncǎo　景天之别名。详该条。

火疡 huǒyáng　即火疳。详该条。

火郁 huǒyù　火热性的郁证。①五郁之一，指心火怫郁之症。出《素问·六元正纪大论》。《杂病源流犀烛》卷十八：“火郁之病，为阳为热，脏应心，腑应小肠、三焦，主在脉络，伤在阴分。”症见全身不适、少气、咽喉肿痛、口干舌苦、脘腹疼痛、目赤头晕、烦闷懊侬、潮热颧红、咳嗽痰喘、身生痱疮等。《证治汇补》卷二：“咳嗽痰喘，风疹潮热，此火郁也。治宜发之。发者，汗之也，升举之也。”可用发郁汤、发火汤或通火汤等方。参五郁、郁证条。②六郁之一。即热郁，详该条。

火郁喘 huǒyùchuǎn　见《杂病源流犀烛·咳嗽哮喘源流》。火邪郁阻于肺所致的气喘。多由邪火内蓄，肺气遏郁，失于宣散而成。症见气逆喘促、神情闷乱、四肢厥冷、脉象沉伏。治宜宣散蓄热为主。用逍遥散合左金丸加减。喘平后，再用六味地黄丸调理。

火郁发之 huǒyùfāzhī　治则之一。出《素问·六元正纪大论》。王冰注：“火郁发之，谓汗令疏散也。”火郁，指热邪郁而内伏；发，发泄、发散。如温热邪至气分，症见身热、心烦、口渴无汗、舌苔粗黄，须辛凉透达，使患者微汗，则气分热邪可以向外散发，亦即透卫泄热。又如火郁抑于内，非苦寒沉降之剂可治，用升阳散火汤使其势穷

则止。

火郁嗽 huǒyùsòu　见《丹溪心法》卷二。即劳嗽。详该条。

火郁汤 huǒyùtāng　❶《兰室秘藏》方。升麻、葛根、柴胡、白芍药各一两，防风、甘草各五钱。为粗末，每服五钱，入葱白三寸，水煎服。治火郁于脾，五心烦热。❷《证治汇补》方。连翘、薄荷、黄芩、栀子、葛根、柴胡、升麻、芍药。水煎服。治火郁于中，四肢发热，五心烦闷，皮肤发赤。

火针 huǒzhēn　针具名。出《千金要方》。长3~4寸，体粗圆，尖锐利，柄用角质或竹木包裹。用时先将针尖部烧红，故名。用法参见火针疗法条。

火针疗法 huǒzhēnliáofǎ　古称燔针焠刺。将火针烧红后刺入一定部位的治疗方法。操作时，对准患部速入速出。适用于痈疡、瘰疬、顽癣、痹痛等病症。

火证喉痹 huǒzhènghóubì　病名。见《景岳全书·杂证谟》卷二十八。喉痹之因于火者。由肝胆实火所致者，咽喉红肿明显，疼痛甚剧，壮热烦渴，口苦胁痛。治宜清泄肝胆实火。用龙胆泻肝汤加减。由阳明胃火炽盛所致者，咽喉肿痛，吞咽不利，烦渴引饮，大便秘结，恶热汗出。治宜清热泻火，解毒消肿。先用大承气汤，后用黄连解毒汤等加减。

火中 huǒzhòng　类中风之一。见《医宗必读·类中风》。多由将息失宜，心火暴甚，扰乱心神所致。症见猝然昏倒、不省人事、言语不出、口眼歪斜、面赤、烦渴、便秘等。治宜清心泻火，宣窍宁神。方用牛黄清心丸、凉膈散。若肾阴不足，虚火上炎者，选用六味地黄丸或灭火汤（玄参、沙参、白芥子、茯苓、熟地、山茱萸、麦冬、北五味）。痰多者，用贝母瓜蒌散加减。

火珠疮 huǒzhūchuāng　病名。见清·邹岳《外科真诠》。因心肝二经热毒炽盛而成。多

生于头皮，初起皮肤红赤，中心起明亮疱疹，其形如珠，灼痛似烙。类似头面部的带状疱疹。治宜凉血解毒。内服解毒泻心汤（方见火赤疮条），外用生萝卜汁加醋少许，和匀调涂。

火珠疔 huǒzhūdīng　即鼻疔中红者。详该条。

霍乱 huòluàn　病症名。出《素问·通评虚实论》等篇。以起病突然、大吐大泻、烦闷不舒为特征。以其"挥霍之间，便致缭乱"，故名。因饮食生冷不洁，或感受寒邪、暑湿、疫疠之气所致。有寒热之辨、干湿之分及转筋之变。详见寒霍乱、热霍乱、干霍乱、湿霍乱、霍乱转筋各条。本病可见于霍乱、副霍乱、细菌性食物中毒等疾病。

霍乱烦渴 huòluànfánkě　病症名。呕吐泄泻后烦躁口渴。多由吐泻后津液不足所致。《症因脉治》卷四又分为外感霍乱烦渴和内伤霍乱烦渴二种。外感烦渴可选用葛根清胃汤（《症因脉治》：黄连、葛根、升麻、甘草、生地、山栀、丹皮）、止渴汤（《症因脉治》：人参、麦冬、茯苓、桔梗、花粉、葛根、泽泻、甘草）；内伤烦渴可选用生脉散、六味地黄丸等。参见渴条。

霍乱论 huòluànlùn　医书。2卷。清·王士雄撰于1838年。1862年复予重订，改名《随息居重订霍乱论》。书中论述霍乱病情及防治，引述前人及作者本人治案，并介绍霍乱常用方药。新中国成立后有排印本。

霍乱转筋 huòluànzhuànjīn　病症名。出《诸病源候论·霍乱转筋候》。俗称吊脚痧。因霍乱吐泻之后津液暴失，气阴两伤，筋脉失养而成。其症轻者两腿挛缩，重则腹部拘急、囊缩舌卷。当辨寒热霍乱而施治，用木瓜汤、理中汤等方，或服金茎露（扁豆叶捣，绞汁一碗），用生蒜研贴脚心。

霍山石斛 huòshānshíhú　石斛商品之一种。

详该条。

豁痰醒脑 huòtánxǐngnǎo　即化痰开窍。详该条。

藿胆丸 huòdǎnwán　中成药。见《中华人民共和国药典》2010年版一部。是一种内服丸剂。主要成分为广藿香叶、猪胆粉。功能清热化浊，宣通鼻窍，用于风寒化热，胆火上攻引起的鼻塞欠通，鼻渊头痛。口服，一次3～6克，一日2次。

藿朴夏苓汤 huòpòxiàlíngtāng　《退思庐感证辑要》卷四方。藿香二钱，厚朴一钱，半夏一钱五分，赤茯苓三钱，杏仁三钱，薏苡仁四钱，白蔻仁六分，猪苓一钱五分，豆豉三钱，泽泻一钱五分。水煎服。功能宣畅气机，清热利湿。治湿温病，身热不渴，肢体倦怠，胸闷口腻，舌苔白滑，脉濡缓者。

藿香 huòxiāng　中药名。出《名医别录》。为唇形科植物广藿香 Pogostemon cablin（Blanco）Benth. 或藿香 Agastache rugosa（Fisch. etMey.）O. Ktze. 的全草。广藿香主产于广东，藿香主产于四川、江苏、浙江等地。辛，微温。入脾、胃、肺经。解暑化湿，理气和中。治感冒暑湿、头痛、湿阻中焦、胸脘痞闷、食欲不振、恶心、呕吐、泄泻，煎服：4.5～9克。广藿香含挥发油，其主要成分为藿香醇；藿香含挥发油，其主要成分为甲基胡椒酚。挥发油能促进胃液分泌，增强消化功能。浸出物（比煎剂好）在体外对常见致病性皮肤真菌有较强的抑制作用。

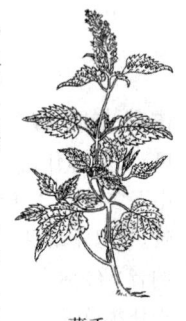

藿香

藿香正气散 huòxiāngzhèngqìsǎn　《太平惠民和剂局方》卷二方。大腹皮、白芷、紫苏、茯苓各一两，半夏曲、白术、橘皮、厚朴、桔梗各二两，藿香三两，甘草二两五钱。为粗末，每服二钱，加生姜三片，大枣一枚，水煎服。功能解表和中，理气化湿。治外感风寒，内伤湿滞，症见恶寒发热、头痛、胸膈满闷、腹痛呕吐、肠鸣泄泻、口淡、舌苔白腻等。也用于胃肠型感冒、急性胃肠炎、寒湿型胃及十二指肠溃疡、慢性结肠炎、妊娠恶阻等。

藿香正气水 huòxiāngzhèngqìshuǐ 即藿香正气散制成酊剂。

藿香正气丸 huòxiāngzhèngqìwán 即藿香正气散制成药汁丸或蜜丸。

ji

击仆 jīpū ❶古病名。出《灵枢·九宫八风》。亦称仆击。指突然仆倒的病症，即卒中。多由人体正气先虚，而为邪风入中所致。《医学纲目·肝胆部》中风："其卒然仆倒者，经称为击仆，世又称为卒中。"❷指击仆损伤而言。是外伤性的致病因素之一（见《灵枢·邪气脏腑病形》）。

饥不欲食 jībúyùshí 证名。出《素问·至真要大论》。指感觉饥饿而又不想进食。病在胃、肾。因胃虚有热所致者，宜六君子汤加黄连；因肾阴虚，虚火乘胃者，宜加肉桂、五味子；因热病后余热未尽而知饥不食者，脉多虚大，可用人参白虎汤。

机 jī 即髀枢。《素问·骨空论》："侠髋为机。"《医宗金鉴·正骨心法要旨》："髋骨外向之凹，其形似臼，以纳髀骨之上端如杵者也。名曰机。"参见髀枢条。

肌痹 jībì 病名。出《素问·痹论》等篇。又名肉痹。以肌肤证候为突出表现的痹证。《素问·长刺节论》："病在肌肤，肌肤尽痛，名曰肌痹。"多因伤于寒湿，除肌肤尽痛外，或见汗出，四肢痿弱，皮肤麻木不仁，精神昏塞。本病近似于皮肌炎。实证用五痹汤（以其中葛根、白芷为主，另加行气活血之品），虚证用神效黄芪汤（李东垣方：黄芪、甘草、人参、白芍、陈皮、蔓荆子）加减。

肌腠 jīcòu 又名肉腠、分、分理。肌肉的纹理。《素问·六元正纪大论》："肌腠疮疡"。

肌肤不仁 jīfūbùrén 症状名。指浅层肌肉有麻木的感觉。《金匮要略·中风历节病脉证并治》："邪在于络，肌肤不仁。"

肌肤甲错 jīfūjiǎcuò 症状名。出《金匮要略·血痹虚劳病脉证并治》。内有瘀血的一种外候。形容皮肤粗糙、干燥、角化，外观皮肤呈褐色，如鳞甲状。临床上常兼有身体羸瘦，腹满不能饮食，两目黯黑等症状。

肌极 jījí 又称肉极。《诸病源候论·虚劳病诸候》："肌极，令人羸瘦无润泽，饮食不生肌肤。"详肉极条。

肌腱 jījiàn 即筋，详该条。

肌衄 jīnǜ 血证的一种。见《证治要诀·诸血门》。血从毛孔而出。又称汗血。因气血虚，血随气散者，宜补气益血，可用当归补血汤、保元汤、黄芪建中汤等。因阴虚火旺者，宜养阴清火，可用凉血地黄汤。因肝胃火炽者，宜泻肝清胃，可用当归龙荟丸、竹叶石膏汤。又可用穿山甲炒，研细末外敷。如毛孔出血射出如箭者，称为血箭。详血箭条。

肌热 jīrè 证名。肌表有发热感觉。见《内外伤辨惑论》卷中。有虚实之分。实证多为外邪侵袭，阳明经脉受病。《景岳全书·伤寒典》："阳明经病，为身热，目疼，鼻干，不眠，脉洪而长，以阳明主肌肉，其脉挟鼻络于目，故为此证。"治宜去阳明在经之邪，宜柴葛解肌汤等方。虚证多为气虚或血虚所致。《证治准绳·杂病》："肌热，燥热，目赤面红，烦渴引饮，日夜不息，脉浮大而虚，重按全无，为血虚发热，证似白虎，唯脉不长实为辨也，误服白虎必危，宜当归二钱，黄芪一两。"《丹溪心法·发热》："肌热及去痰者，须用黄芩，肌热亦用黄芪……补中益气汤，治虚中有热或肌表之热。"参见发热、气虚发热、血虚发热等条。

肌肉 jīròu　司全身运动之组织。肌肉的营养从脾的运化水谷精微而得，为脾所主。《素问·痿论》："脾主身之肌肉。"肌肉丰满与否，与脾气盛衰有密切关系。

肌肉不仁 jīròubùrén　症状名。出《素问·痿论》等篇。肌肉麻木，不知痛痒冷热。本症可见于痿、痹、中风、麻风等病。

肌肉蠕动 jīròurúdòng　症状名。出《素问·调经论》。肌肉动如虫蠕的感觉。多因风湿或热伤脾，卫气不荣肌肉所致。《医学入门》卷一："脾受风湿则卫气不荣，而肌肉蠕动……脾热者，色黄而蠕动也。"《奇效良方》卷二："风热壅实，上攻头面，口眼㖞斜，语言不正，肌肉𥆧动，面若虫行。"若病轻而无其他见证者，称为微风，参该条。

肌肉软 jīròuruǎn　五软之一。脾主肌肉，脾虚则肌肉软，形体瘦弱。治宜补益脾胃。用人参养荣丸。

肌肉消瘦 jīròuxiāoshòu　症状名。《难经·十四难》："三损损于肌肉，肌肉消瘦，饮食不为肌肤。"多因脾气虚损，运化失常，饮食不长肌肉所致。本症可见于虚劳、久泻以及慢性消耗性疾病等。

鸡肠风 jīchángfēng　巴戟天之别名。详该条。

鸡胫茅根汤 jīchìmáogēntāng　《医学衷中参西录》方。生鸡内金 15 克，白术适量，鲜茅根 60 克。先将茅根煎汤数盅，加生姜 5 片，水煎服，早晚各一次。治水鼓、气鼓并病，兼治单腹胀，及单气鼓胀、单水鼓胀。

鸡胆 jīdǎn　中药名。出《名医别录》。为雉科动物家鸡 Gallus gallus domesticus Brisson. 的胆囊。苦，寒。消炎，止咳，祛痰，明目。治百日咳、慢性支气管炎，鲜鸡胆 1~3 个，取汁加白糖调服。治目赤流泪，取汁点眼。本品含胆汁酸、胆色素等。鹅去氧胆酸为胆汁中有效成分。药理作用与猪胆基本相似。

鸡蛋壳 jīdànké　即鸡子壳。详该条。

鸡儿肠 jī'ércháng　马兰之别名。详该条。

鸡肝 jīgān　中药名。出《名医别录》。为雉科动物家鸡 Gallus gallus domesticus Brisson. 的肝。甘，温。入肝、肾、脾经。补肝肾，明目，消疳，杀虫。治目暗、目翳、夜盲、小儿疳积、小儿遗尿、萎黄病、产后贫血、胎漏、妇人阴蚀，内服：煮食。

鸡肝散 jīgānsǎn　中药名。见《云南中草药》。别名黑头草、滇香薷。为唇形科植物四方蒿 Elsholtzia blanda (Benth.) Benth. 的全草。分布于广西、云南、贵州。辛、微苦，平。发汗解表，利湿止痒。治感冒、扁桃体炎、肠炎、痢疾、肾盂肾炎、肝炎，煎服：3~9 克。治湿疹、脚癣、创伤出血，鲜品捣敷。本品含挥发油，其主成分为香薷酮。

鸡骨常山 jīgǔchángshān　常山之处方名。详该条。

鸡骨香 jīgǔxiāng　中药名。出清·何克谏《生草药性备要》。别名滚地龙、驳骨消。为大戟科植物鸡骨香 Croton crassifolius Geisel. 的根。分布于我国南部至西南部。辛、苦，温。清热解毒，理气止痛。治胃痛、咽喉肿痛、风湿关节痛、疝痛、跌打损伤。煎服：9~15 克。

鸡冠花 jīguānhuā 中药名。出明·兰茂《滇南本草》。别名鸡髻花、鸡冠头。为苋科植物鸡冠花 Celosia cristata L. 的花序。全国各地均有栽培。甘、涩，凉。入肝、大肠经。收敛止血，止带止痢。治吐血、咳血、崩漏、痔血、赤痢、带下、血淋、砂淋、尿路感染，煎服：6～12克。花含山柰苷、苋色素、派立醇及多量硝酸钾。煎剂在试管内对人阴道滴虫有杀灭作用。

鸡冠头 jīguāntóu 即鸡冠花。详该条。

鸡冠苋 jīguānxiàn 青葙之别名。详该条。

鸡冠子 jīguānzǐ 中药名。出《本草拾遗》。为苋科植物鸡冠花 Celosia cristata L. 的种子。甘，凉。入肝经。凉血止血。治吐血、便血、赤白痢疾、崩带、淋浊，煎服：4.5～9克。本品含脂肪油。

鸡黄皮 jīhuángpí 鸡内金之别名。详该条。

鸡髻花 jījìhuā 即鸡冠花。详该条。

鸡脚草 jījiǎocǎo 凤尾草之别名。详该条。

鸡脚爪 jījiǎozhǎo 翻白草之别名。详该条。

鸡距子 jījùzǐ 枳椇子之别名。详该条。

鸡咳 jīké 即百日咳。详该条。

鸡卵黄 jīluǎnhuáng 即鸡子黄。详该条。

鸡盲 jīmáng 即雀目。详该条。

鸡蒙眼 jīméngyǎn 即雀目。详该条。

鸡鸣散 jīmíngsǎn ❶《类编朱氏集验医方》（宋·朱君辅集）方。槟榔七枚，陈皮、木瓜各一两，吴茱萸二钱，桔梗、生姜各五钱，紫苏三钱。为粗末，水煎服。功能宣散湿邪，下气降浊。治湿脚气，症见足腿肿重无力，行动不便，或麻木冷痛；及风湿流注，脚痛不可着地，筋脉肿大者。也用于丝虫病（象皮肿）。❷《三因极一病证方论》方。大黄一两，杏仁三十粒。为粗末，加酒，水煎服。治跌打损伤，血瘀凝积，及瘀久烦躁疼痛者。❸《伤科补要》方。当归尾五钱，桃仁三钱，大黄一两。酒煎，黎明时服。治胸腹蓄血。

鸡内金 jīnèijīn 中药名。出明·陈嘉谟《本草蒙筌》。别名鸡肫皮、鸡黄皮。为雉科动物家鸡 Gallus gallus domesticus Brisson. 的砂囊内壁。甘，平。入脾、胃、小肠、膀胱经。健脾胃，消食滞，止遗尿，化结石。治食积不化、脘腹胀满、小儿疳积、遗尿、遗精、胆结石、尿路结石。内服：煎汤，3～9克；研末吞服，每次1.5～3克。烧存性，研末，敷口疮。本品含胃激素、角蛋白等。口服能提高消化功能，作用和缓而持久。

鸡肉 jīròu 中药名。出《神农本草经》。为雉科动物家鸡 Gallus gallus domesticus Brisson. 的肉。甘，温。入脾、胃经。温中益气，补精填髓。治虚劳羸瘦、重病后纳呆食少、反胃、腹泻下痢、消渴、水肿、小便频数、崩漏、带下、产后乳少，内服：煨食或隔水蒸汁。本品每100克含蛋白质23.3克，脂肪1.2克，钙11毫克，磷160毫克，铁1.5毫克，维生素 $B_1$0.03毫克，维生素 $B_2$0.09毫克，尼克酸8毫克。还含维生素 A、C 及 E，胆甾醇，3-甲基组氨酸。

鸡舌香 jīshéxiāng 母丁香之别名。详该条。

鸡矢醴 jīshǐlǐ 《素问·腹中论》方。鸡矢白一两，米酒三碗。共煎，空腹热服，日二次。治鼓胀，心腹满，早食则不能晚食。

鸡矢藤 jīshǐténg 鸡屎藤之别名，详该条。

鸡屎藤 jīshǐténg 中药名。出清·何克谏《生草药性备要》。别名牛皮藤、鸡矢藤。为茜草科植物鸡屎藤 Paederia scandens（Lour.）Merr. 的全草。除东北、西北外，各地均有分布。甘、酸，平。祛风活血，化湿消积，解毒止痛。治风湿痹痛、跌打损伤、黄疸型肝炎、肠炎、痢疾、食滞、疳积，煎服：9～15克。治疗疮

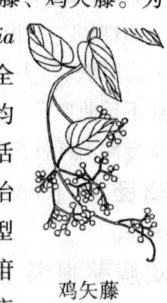

鸡矢藤

肿毒、毒虫咬伤，鲜叶捣敷。治胆、肾、胃肠绞痛，骨折及手术后痛，制成针剂注射或酊剂服用。本品含鸡屎藤苷、鸡屎藤次苷、挥发油等。蒸馏液对小鼠有镇痛作用。煎剂在体外对金黄色葡萄球菌和福氏痢疾杆菌有抑制作用。

鸡苏吹喉散 jīsūchuīhóusǎn 《疫喉浅论》（清·夏春农撰）方。鸡苏薄荷、僵蚕各五分，硼砂、芒硝各一钱，马勃三分，冰片一分。为末，吹患处。治疫喉初起，肿痛腐烂。

鸡头 jītóu 芡实之别名。详该条。

鸡头米 jītóumǐ 芡实之别名。详该条。

鸡胸 jīxiōng 又名龟胸。即胸骨突出，形如鸡胸的胸廓畸形。是由佝偻病形成的。又小儿久病喘咳，肺胀痰壅，可见胸高气促，与佝偻病的鸡胸有别。

鸡血 jīxuè 中药名。出《名医别录》。为雉科动物家鸡 Gallus gallus domesticus Brisson. 的血。咸，平。入心、肝经。祛风，活血，通络，解毒。治小儿惊风、痘疮不起、妇女下血不止，热饮之；筋骨折伤，和酒饮。治口面㖞斜，痈疽疮癣，蜈蚣、蜘蛛咬伤，局部涂敷。

鸡血藤 jīxuèténg 中药名。出《本草纲目拾遗》。别名血风藤、血藤。为豆科植物密花豆 Spatholobus suberectus Dunn 或香花崖豆藤 Millettia diclsiana Harms ex Diels 等的藤茎。前者主产于广西，后者主产于江西。苦、甘，温。入肝、肾经。补血行血，舒筋活血。治月经不调、经闭、痛经、腰膝酸痛、麻木瘫痪，亦治放射性白细胞减

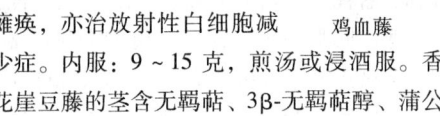

鸡血藤

少症。内服：9 ~ 15 克，煎汤或浸酒服。香花崖豆藤的茎含无羁萜、3β-无羁萜醇、蒲公英赛醇等。密花豆煎剂对实验性贫血家兔有补血作用。香花崖豆藤酊剂对大鼠实验性关节炎有显著抗炎作用。

鸡血藤膏 jīxuèténggāo 中成药。见《中药制剂手册》。鸡血藤 5 公斤，冰糖 2.5 公斤。制成膏滋，每服 15 ~ 24 克。治血不养筋，筋骨酸痛，手足麻木及月经量少。

鸡眼 jīyǎn 即肉刺。详该条。

鸡爪参 jīzhǎoshēn 隔山香之别名。详该条。

鸡肫皮 jīzhūnpí 鸡内金之别名。详该条。

鸡子黄 jīzǐhuáng 中药名。出《名医别录》。别名鸡卵黄。为雉科动物家鸡 Gallus gallus domesticus Brisson. 的蛋黄。甘，平。入心、肺、脾、肾经。养阴，宁心，润肺，补脾。治阴虚心烦不寐、胃逆呕吐，生鸡子黄 1 ~ 2 枚，冲服。治肺结核潮热、盗汗、咳嗽，鸡子黄煮熟，熬油内服。鸡子黄油外涂治烧、烫伤。

鸡子壳 jīzǐké 中药名。出《日华子诸家本草》。别名鸡蛋壳。为雉科动物家鸡 Gallus gallus domesticus Brisson. 的蛋壳。制酸，止血。治胃痛、吐酸、反胃、吐血、咳血、衄血、便血、佝偻病、手足搐搦症，内服：粉剂，每次 1.5 ~ 3 克，每日二三次，小儿酌减。本品含碳酸钙 90% 以上，还含碳酸镁、磷酸钙、胶质、有机物等。

鸡足针法 jīzúzhēnfǎ 刺法名。直刺一针，再左右各斜刺一针，共三针，形如鸡爪，故名。《灵枢·卫气失常》："重者，鸡足取之。"

奇 jī 单数，与偶相对。或余数。如奇方、奇制。《素问·至真要大论》："君一臣二，奇之制也。""汗者不以奇，下者不以偶。"《灵枢·官能》："阴阳不奇，故知起时。"《医方集解》："正方三百有奇。"

奇方 jīfāng 七方之一。药味合于单数或单味药的方。一般认为病因单纯而用一种主药

治疗的称奇方。如甘草汤。

积 jī 病症名。见《灵枢·百病始生》。胸腹内积块坚硬不移，痛有定处的一类疾患。《难经·五十五难》："积者，阴气也，其始发有常处，其痛不离其部，上下有所终始，左右有所穷处。"并有五积之分。积病多由起居不时，忧喜过度，饮食失节，脾胃亏损，气机不运，沉寒郁热，痰水凝结，瘀血蕴里，食积久滞，邪正相结而致。治宜破坚消积为主。参见积聚、癥瘕条。

积粉苔 jīfěntāi 舌上满布白苔，有如白粉堆积，揩之不干燥的舌象。

积风冷嗽 jīfēnglěngsòu 病症名。出《备急千金要方》卷五。风邪郁积于肺，复感寒邪而致的咳嗽。参见寒嗽条。

积聚 jījù 病症名。出《灵枢·五变》。腹内结块，或胀或痛的病症。《张氏医通》："积者五脏所生，其始发有常处，其痛不离其部，上下有所终始，左右有所穷处；聚者六腑所成，其始发无根本，上下无所留止，其痛无常处。"一般以积块明显，痛胀较甚，固定不移的为积；积块隐现，攻窜作胀，痛无定处的为聚。性质与癥瘕、痃癖相似。多由七情郁结，气滞血瘀，或饮食内伤，痰滞交阻，或寒热失调，正虚邪结而成。治宜散寒，消积，攻瘀，行气，扶正等法。详见心积、肺积、肝积、脾积、肾积等条。

积气 jīqì 病气郁积体内。多由正气不足，邪气乘虚侵袭而留止，阻碍了某些脏气的活动而产生相应的病症。

积热 jīrè 病症名。见元·朱震亨《幼科全书》。小儿表里遍身俱热，日久不止，颊赤口干，大小便涩，谓之积热。内因乳食肥甘，外因重被厚棉，炉火侵迫所致。此内外蕴积之热，先以三黄丸下之，后以凉惊丸调之。

积热便血 jīrèbiànxuè 病症名。见《丹溪心法附余》卷十一。热积肠胃，灼损阴络导致的大便出血。与热毒下血相类。《杂病源流犀烛·诸血源流》："有肠胃积热及因酒毒下血，腹痛作渴，脉弦数者，宜黄连丸，酒蒸黄连丸。"又"有实热积于内而便血者，宜当归承气汤。"参见便血、热毒下血等条。

积热泄泻 jīrèxièxiè 病症名。因多进膏粱厚味、醇酒炙煿、辛辣等物，热积肠胃而致的泄泻。《症因脉治》卷四："积热泄泻之症，发热口渴，肚腹皮热，时或疼痛，小便赤涩，泻下黄沫，肛门重滞，时结时泻。"脉多沉数，或见促结。治宜清肠胃积热，方用黄连枳壳汤、龙胆泻肝汤、清胃汤等。欲便不爽者，用大黄枳壳汤。元气虚者加人参。参见热泻条。

积水 jīshuǐ 体内储存的水液。为阴精的组成部分。《素问·解精微论》："水宗者，积水也，积水者至阴也，至阴者肾之精也。"指体内病理性水液的储留。

积心痛 jīxīntòng 病症名。积滞客于肠胃之间而心腹痛者。《三因极一病证方论·不内外因心痛证》："久积心腹痛，以饮啖生冷果实，中寒不能消散，结而为积，甚则数日不能食，便出干血，吐利不定，皆由积物客于肠胃之间，遇食还发，名积心痛。"《奇效良方·心痛门》："饮食劳逸，触忤悲类，使脏气不平，痞膈于中，食饮遁注，变乱肠胃，发为疼痛；或饮啖生冷果实，中寒不能消散，结而为积，遇食还发，名积心痛。"参见心痛等条。

积雪草 jīxuěcǎo 中药名。出《神农本草经》。别名落得打、崩大碗、铜钱草、马蹄草。为伞形科植物积雪草 *Centella asiatica* (L.) Urb. 的全草。产于广东、广西、四川、江苏、浙江、江西、福建、湖南等地。苦、辛，寒。归肝、脾、肾经。清热解毒，利湿，散瘀止痛。治感冒发热、中暑、扁桃体炎、尿路感染和结石、传染性肝炎、肠炎、痢疾、外伤疼痛，煎服：15～30克。外敷治疗疮肿毒、湿疹。本品含积雪草苷、羟基积雪草苷等皂苷。所含的苷对小鼠及大鼠有镇静、安定作用。积雪草苷能治疗皮肤溃疡、顽固性创伤、皮肤结核、麻风等。

积饮 jīyǐn 出《素问·六元正纪大论》。由饮邪留蓄不散所致。详见留饮条。

积症盗汗 jīzhàngdàohán 病症名。因小儿疳积所致的盗汗证。《幼科类萃·诸汗治法》："小儿无疾，但睡中遍身汗出如水，觉而经久不干，此名积症盗汗，脾冷所致。"宜先服三棱散消积，次用益黄散温服。

积滞 jīzhì 病症名。宿食不消，停积而滞的疾患。明·丁凤《医方集宜》："积滞之病，面色萎黄，腹胀浮肿，多睡少食，大便滞涩，小水如油，或吐泻酸臭，皆积之证也。"多由乳食哺养不节，过食生冷、甘肥、坚燥之物，脾胃不能消化，停滞肠胃。外为风寒所伤，滞而成积，积久不化则可出现长期低热不退，发热时间不规则，或朝热暮退，或夜重日轻，面黄消瘦，日久失治则成虚羸。治疗宜消积导滞以治标，补脾理气以治本。治标，积滞轻用保和丸加减，积滞重而大便秘结不通者，用小承气汤攻下宿食。治本，用异功散化裁。针灸：可取足三里、关元、内庭等穴。按摩：分阴阳，推三关，退六腑，推补脾土，推四横纹等。

积滞泄泻 jīzhìxièxiè 病症名。又称积结泻。因饮食积滞而致。《张氏医通·大小府门》："积滞泄泻，腹心绞痛方泻者是也，平胃散加磨积药。"参见食积泄泻条。

箕门 jīmén 经穴名。代号SP11，出《针灸甲乙经》。属足太阴脾经。位于大腿内侧，血海与冲门连线上，血海穴直上6寸处。主治小便不利、遗尿、下肢麻痹等。直刺0.5～1寸。灸3～5壮或5～10分钟。

箕门痈 jīményōng 病名。出《外科启玄》卷五。又名骨毒滞疮、腿发。系生于大腿内侧足太阴脾经箕门穴之痈，故名。证治见大腿痈、外痈条。

激光针灸 jīguāngzhēnjiǔ 用小功率输出的激光束产生生物刺激作用，以代替针刺或艾灸的治疗方法。以激光为刺激源，穴位为刺激点。它的刺激作用，包括光化作用后的化学刺激，光热作用后的热刺激和光压作用后的机械刺激。小剂量刺激具有兴奋作用，大剂量刺激具有抑制作用。其剂量的大小，多与激光的波长、功率、照射时间和照射部位等因素有关。临床上常用的二氧化碳激光，其波长为10.6μm，是一种远红外光，极易被生物组织所吸收（吸收系数为200），产生强而非穿透性的表面热，适用于穴位表面刺激；YAG激光，波长为1.06μm，为近红外激光，穿透生物组织的能力很强，能在生物组织内部产生热量；氦氖激光的穿透力介于上述两者之间。另有一种准分子激光，其输出为紫外光，主要为光化作用。激光应用于针灸临床，必须结合经络、穴位进行。适用于一般针灸适应病症，但要"对症下光"。本法无疼痛感染之虞，颇受患者欢迎。

激光针灸治疗仪 jīguāngzhēnjiǔzhìliáoyí 现代针灸仪器名。临床常用的有二氧化碳激光治疗仪和氦氖激光治疗仪两种。参见激光针灸条。

激经 jījīng 出《脉经》。又名垢胎、盛胎。指孕后仍按月行经，并无其他症状，又无损于胎儿，随胎儿渐长，其经自停，谓之激经。

吉吉麻 jíjímá 罗布麻之别名。详该条。

吉祥草 jíxiángcǎo 中药名。出《本草纲目》。又名解晕草、小青胆、玉带草、竹叶青、小叶万年青。为百合科植物吉神草 *Reineckea carnea* Kunth 的带根全草。分布于西南、华中、华南、华东和陕西等地。甘，凉。清肺止咳，凉血解毒。治肺热咳嗽、哮喘、咯血、吐血、衄血、便血、黄疸、疳积、火眼，煎服：9～15克（鲜品30～60克）。外敷治疮毒、跌打损伤。全草含甾体皂苷，苷元有薯蓣皂苷元、吉祥草皂苷元等。另含β-谷甾醇葡萄糖苷等。

极脉 jímài　即疾脉。详该条。

极泉 jíquán　经穴名。代号HT1。出《针灸甲乙经》。属手少阴心经。位于腋窝顶点，腋动脉搏动

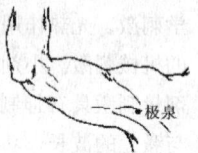

处。主治胸胁痛、心绞痛、上肢麻痹。直刺0.5～1寸。

极热伤络 jírèshāngluò　《金匮要略》："极寒伤经，极热伤络。"人身的经脉，直行的为经，横行的为络，经在里属阴，络在外属阳。热为阳邪，故极热则伤络，可发生出血、发斑等症。

急蛾 jí'é　即急乳蛾。详该条。

急方 jífāng　七方之一。是治疗急病重病的方剂。急方有四种：病势危急，应速救治的；汤剂荡涤作用较速的；药性剧烈，气味俱厚；急则治标的方剂。如开关散、四逆汤等。

急腹症 jífùzhèng　多种以急性疼痛为主的腹腔疾病的总称。包括急性阑尾炎、急性胰腺炎、急性肠梗阻、胃及十二指肠溃疡病急性穿孔、宫外孕等。这些疾病西医多以早期手术治疗为原则。新中国成立后，我国医务人员继承发扬祖国医学遗产，总结治疗厥心痛、肠痈、关格等病症的丰富经验，根据"六腑以通为用""通则不痛"等理论，创造性地制订出通里攻下、活血化瘀、清热解毒、行气除湿等辨证治疗急腹症的基本原则。中西医结合治疗，可使大部分患者免于手术而治愈。

急疳 jígān　即肾疳。详该条。

急喉痹 jíhóubì　病名。见《圣济总录》一百二十二卷。又名卒喉痹。多因肺胃积热，邪毒内侵，风痰上涌所致。症见咽喉肿痛、胸闷气促、吞咽不利、痰涎涌盛、声如拽锯、面红口赤、头痛身疼，甚而牙关紧闭、语言不出、汤水不下。类似于急性喉炎、化脓性扁桃体炎、扁桃体周围脓肿等。治宜清热毒，祛风痰。方用六味汤（见急乳蛾条）加减。

急喉风 jíhóufēng　病名。见《普济方》卷六十。又名紧喉风。指喉风之发病急骤，迅即咽喉肿塞者。多因嗜食膏粱厚味，醇酒炙煿太过；或肺胃热蕴，复受风热，火动痰生，痰火邪毒壅塞咽喉所致。包括喉部水肿、咽后壁脓肿等。初起咽喉迅速肿起，吞咽不利；继之则全喉焮赤肿痛、痰涎壅盛、喉部紧缩感、痰鸣气促、呼吸困难、声音嘶哑、咽喉肿塞、汤水难下，甚则窒息死亡。治宜消肿解毒，清热利咽。方用清瘟败毒饮加减。若神烦昏冒者，宜开窍豁痰，方用安宫牛黄丸。如果脓已成，可切开排脓，外吹冰硼散。如呼吸迫促而窒息者，可行气管切开术进行抢救。

急黄 jíhuáng　病名。黄疸中的一种危重病症。出《诸病源候论·急黄候》。多因湿热毒邪燔灼营血所致。症见卒然发黄，心满气喘，危及生命；或发病急骤，黄疸迅急加深，呈橘红色。严重者常兼见神昏谵语、高热烦渴、胸满腹胀、吐衄、便血及腹水等，脉弦滑数，舌红绛苔黄燥。治宜中西医结合抢救。以清热解毒、凉血开窍为主。方用《千金要方》犀角散、黄连解毒汤、神犀丹等。参瘟黄条。本病可见于急性、亚急性肝坏死，化脓性胆管炎及钩端螺旋体病之黄疸出血型等。

急解索 jíjiěsuǒ　半边莲之别名。详该条。

急惊风 jíjīngfēng　病症名。出《太平圣惠

方》。惊风的一种证型。以发病急为特征，突然高烧惊厥，烦躁不安，面红，唇赤，痰壅气促，牙关噤急，继而四肢抽搐，神识昏迷，头项强硬，甚则角弓反张，涕泪皆无。或时发时止，或持续不止。多因于内热炽盛，加之外为风邪郁闭，痰凝气滞，热极生风。宜先急救：以食指急掐患儿人中、合谷，或配合印堂、涌泉，并针刺中冲、少商，或合谷、太冲。施救时，如手足强直，不要强行牵引，宜候其抽搐缓解，神识转清。如高热不退，应设法降温，并结合病情，以镇肝息风、清心涤痰为大法。选用利惊丸（《小儿药证直诀》：天竺黄、青黛、轻粉、牵牛）、消惊丸（《古今医统》：人参、天麻、茯苓、朱砂、全蝎、僵蚕、羚羊角、犀角、南星、麝香）、泻青丸、抱龙丸（《小儿药证直诀》：胆南星、天竺黄、辰砂、雄黄、麝香）、五福化毒丹（汤氏方：元参、桔梗、赤苓、人参、马牙硝、青黛、甘草、麝香、龙胆草）等方。

急救回生丹 jíjiùhuíshēngdān 《医学衷中参西录》方。朱砂4.5克，冰片0.9克，薄荷冰0.6克，粉甘草3克。为细末，分3次服，开水送下，30分钟服一次。若吐剧者，于吐后急服，服后温覆得汗即愈。治霍乱吐泻转筋、痧证暴病、头目眩晕、咽喉肿痛、赤痢腹痛、急性淋证。

急救回阳汤 jíjiùhuíyángtāng ❶《医林改错》方。党参、附子各八钱，干姜、白术各四钱，甘草三钱，桃仁、红花各二钱。水煎服。治吐泻转筋，身出冷汗。❷《医学衷中参西录》方。党参24克，山药30克，白芍药15克，山茱萸24克，炙甘草9克，代赭石12克。水煎服，先用童便半盅炖热，送服朱砂1.5克，继服汤药。治霍乱吐泻，阴亏阳脱，神情淡漠，呼吸微弱。

急救仙方 jíjiùxiānfāng 方书。又名《救急仙方》。撰人不详，成书于北宋。原系道教

徒抄录的若干种方书的汇编。现有《四库全书》本和《道藏》本两种。四库本是自《永乐大典》中辑出的辑佚本，共6卷。内容包括发背、疔疮、眼科、痔证、杂疮与杂证（包括内妇儿科）的一些方剂。《道藏》本共11卷，卷一至五为妇产科方；卷六、七为《仙授理伤续断秘方》；卷八为疔疮方；卷九为痔疮方；卷十、十一为《上清紫庭追劳仙方论》。其中卷八、卷九与四库本略同。

急劳 jíláo 病名。见《太平圣惠方·治急劳诸方》。指虚劳病内有壅热者。症见憎寒体热、颊赤盗汗、心烦口干、咳嗽咯血、饮食不进，久则形体消瘦。治宜养阴益气，退热除蒸，可用退热汤（《圣济总录》：柴胡、青蒿、甘草、知母、龙胆、麦冬）、胡黄连散等方。痰盛喘嗽者，兼降气化痰，可用前胡饮（《奇效良方》：前胡、人参、官桂、白茯苓、柴胡、桔梗、旋覆花、甘草、麦冬、黄芩、生地黄、玄参、半夏、白术、厚朴）加减。本证可见于肺结核病、肺吸虫病等疾病。

急脉 jímài 经穴名。代号 LR12。出《素问·气府论》。属足厥阴肝经。位于大腿内侧，当气冲外下方，腹股沟股动脉搏动处，前正中线旁开2.5寸。主治少腹痛、月经不调、子宫脱垂、疝气、腿痛等。直刺0.5～0.8寸，避开血管。灸5～10分钟。

急乳蛾 jírǔ'é 病名。又名急蛾。即急性扁桃体炎。多因肺胃热壅，火毒之邪上冲咽喉所致。发病急剧，喉核红肿疼痛，表面有黄白色脓性分泌物，寒热大作，吞咽困难，咽部充血，口臭便秘。治宜疏风解毒，泻火消肿。方用六味汤（《喉科秘旨》：桔梗、甘草、荆芥、防风、僵蚕、薄荷）加减，或含化六神丸。

急下存阴 jíxiàcúnyīn 用承气汤一类的泻下剂迅速通便泄热，清除燥结，以保存津液，防止痉厥变证的方法。有釜底抽薪之意。适

用于急性热病壮热烦渴，大便秘结，舌苔黄燥或干黑起刺，脉沉实有力等实热证。参见阳明三急下、少阴三急下等各条。

急性肠梗阻 jíxìngchánggěngzǔ　急腹症之一。肠管急性梗阻不通的病变。属中医学关格或肠结范围。临床以腹痛呕吐、胀闷便闭为主，腹部拒按；晚期可吐出粪便，神志恍惚，常并发严重脱水、腹膜炎或中毒性休克。多可扪及腹部包块，或有瘀血便出，舌质暗红，苔多黄燥，脉弦紧或沉涩。治以开结通下为主，多选大承气汤等方，或辨证治疗，并须保持水与电解质平衡，保持有效的胃肠减压等。中西医结合治疗可使大部分患者避免手术而治愈；但对肠道肿瘤、畸形、绞窄疝等引起的肠梗阻等，仍应及时手术治疗。

急性阑尾炎 jíxìnglánwěiyán　急腹症之一。回盲部阑尾的急性化脓性感染。属肠痈范畴。发病先见上腹部疼痛，继而痛转右下腹部，压痛、反跳痛明显，伴有恶心、呕吐、发热等症。西医治疗原则是确诊后立即手术切除阑尾。中西医结合治疗一般分为三期：瘀滞期、蕴热期、毒热期。瘀滞期以行气活血为主，清热解毒为辅；蕴热期以清热解毒及行气活血并举，辅以通便或利湿药物；毒热期以清热解毒，通里攻下为主，行气活血为辅。方用大黄牡丹皮汤及红藤煎加减，并可用针灸疗法及局部外敷中药。在治疗过程中须严密观察血象、体温、体征等变化，必要时可配合应用抗生素、输液等，大部分患者可避免手术切除而治愈。

急性腰扭伤 jíxìngyāoniǔshāng　病名。以腰部不适或腰部持续性剧痛，不能行走和翻身，咳嗽、呼吸等腹部用力活动疼痛加重等为主要表现的腰部肌肉、韧带、筋膜、小关节突等组织急性扭伤的疾病。

急性胰腺炎 jíxìngyíxiànyán　急腹症之一。系胰腺的急性炎症。症见上腹部突发性剧痛、痛引肩背、恶寒发热、恶心呕吐、便秘尿黄、脉弦数。治宜清热燥湿，通里攻下，疏肝理气为主，用大柴胡汤。偏热重者，合黄连解毒汤；湿热发黄者，合茵陈蒿汤；痰热互结，胸腹硬满者，合大陷胸汤。并须保持水与电解质平衡，注意饮食调理等，合理使用止痛解痉剂，可使大部分患者避免手术而治愈。但伴有严重肠梗阻、中毒性休克，或巨大胰腺脓肿、假性胰腺囊肿及胆管括约肌有器质性梗阻者，宜手术治疗。

急性子 jíxìngzǐ　中药名。出《救荒本草》。别名凤仙花子。为凤仙花科植物凤仙 Impatiens balsamina L. 的种子。我国大部分地区均产。微苦，辛温，有小毒。入肺、肝经。活血通经，软坚消积。治闭经、积块、噎膈、骨梗咽喉，煎服：3~4.5克。孕妇忌服。本品含凤仙甾醇、帕灵锐酸、β-谷甾醇、槲皮素多糖苷、皂苷等。煎剂、酊剂、水浸剂对兔、豚鼠离体子宫及麻醉兔在体子宫均有兴奋作用。对雌小鼠有避孕作用。

急则治标 jízézhìbiāo　病有本标，治分缓急。急则治其标，缓则治其本。例如长期阴虚发热的患者，忽然喉头肿痛，水浆难下。这时阴虚发热是本，喉头肿痛是标。如果喉头肿痛严重，有窒息的危险，就要先治喉痛的标证，标病解除之后，再治疗阴虚发热的本病。

急者缓之 jízhěhuǎnzhī　治则之一。出《素问·至真要大论》。对拘急强直之证要使其平息缓解。例如寒邪侵袭，筋脉拘急，须用温经散寒法以缓之；因热邪侵袭，热盛动风，手足抽搐，须用泻火息风法；因肝风内动而见抽搐，须用平肝息风法。

急支糖浆 jízhītángjiāng　中成药名。主要成分：鱼腥草、金荞麦、四季青、麻黄、前胡、枳壳、甘草。具有清热宣肺，化痰止咳的功效，用以治疗急性支气管炎，以及其他咳嗽气喘疾患。

疾法 jífǎ　推拿方法名。指加快手法操作速度，以增强刺激。如对四肢麻痹症施以极其快速的摇动或其他活动，可促使其知觉恢复。

疾脉 jímài　脉象之一。又称极脉。脉来急速，较数脉尤甚，成人一息七八至。《脉诀汇辨》：“六至以上，脉有两称，或名曰疾，或名曰极，总是急速之脉，数之甚者也。”主阳极阴竭，元气将脱。见于急性热病、虚损劳伤者，多是危重证候。如孕妇无病见此脉，则为临产脉象，称离经脉。

疾医 jíyī　周代官方卫生机构分科医生之一种。据《周礼·天官》记载，周代医学分科有食医、疾医、疡医、兽医等几种。疾医大体相当于现在的内科医生。

集成沆瀣丹 jíchénghàngxièdān　《幼幼集成》方。即沆瀣丹。详该条。

集注难经 jízhùnànjīng　医经著作。又名《黄帝八十一难经注》。唐代杨玄操撰。5 卷，一作 9 卷。出《日本国见在书目录》及《文献通考》等。今佚，其佚文可见于《难经集注》。

蒺藜子 jílìzǐ　出《神农本草经》。刺蒺藜之别名。详该条。

己椒苈黄丸 jǐjiāolìhuángwán　即防己椒目葶苈大黄丸。详该条。

挤法 jǐfǎ　推拿手法名。又名挟按法。用单手或双手在治疗部位对称用力，向当中挤压。多用于治疗腱鞘囊肿等软组织损伤的疾患。

挤拧疗法 jǐnǐngliáofǎ　广泛流传于民间的外治法。因常用于治疗痧证，又称扭痧、拧痧、提痧、挤痧。按不同病情在太阳、印堂、大椎或颈侧以及华佗夹脊等处，用两指腹或屈曲两手指关节挤拧至皮下出血。有发散解表，通经疏郁作用。适用于中暑、外感风寒、晕车晕船等。

脊 jǐ　即脊椎骨。从第一胸椎棘突开始，计胸椎 12 节，腰椎 5 节，骶骨 5 节，共 22 节。有支持人体躯干及脏腑的作用，为督脉所过之处，《灵枢·经脉》：“挟脊，抵腰中。”

脊疳 jǐgān　病名。见《婴童百问》。疳疾患者背部肌肉消瘦，脊骨显露之证。“拍背如鼓鸣，脊骨如锯齿”，是对脊疳症状的描述。诸疳后期形体羸瘦，均可出现此证。应根据主病辨证论治。

脊骨 jǐgǔ　骨名。即脊柱骨。详该条。

脊梁骨 jǐliánggǔ　骨名。即脊柱骨。详该条。

脊内俞 jǐnèishù　见《针灸资生经》。中脊俞别名。详该条。

脊强 jǐqiáng　证名。出《灵枢·经脉》。脊部筋脉肌肉强急，身体不能前俯的症状。多由风邪乘袭，湿凝瘀阻或肾气亏损所致。

脊三穴 jǐsānxuè　经外奇穴名。见《针灸经外奇穴治疗诀》。后正中线后发际下 0.5 寸处一穴（近称“下哑门”穴），第一胸椎棘突下一穴，第五腰椎棘突下一穴。共 3 穴。组合应用，治脑脊髓膜炎、角弓反张、腰背神经痛。各直刺 0.5～1 寸。

脊髓损伤 jǐsuǐsǔnshāng　病名。直接或间接外力损伤脊髓所导致的损伤性疾病，是脊柱骨折脱位最严重的合并症。

脊痛 jǐtòng　证名。出《素问·玉机真脏论》等篇。指脊椎骨作痛。督脉和肾足少阴之脉均贯脊，膀胱足太阳之脉挟脊，抵腰中。如足太阳经受邪，风寒侵于督脉，症见脊痛，项强，甚则腰似折，项似拔等，治宜祛风散寒化湿，方用羌活胜湿汤、麻黄汤等加减。如因房劳过度，脊髓空虚，脊痛绵绵不已，宜补肾填精，强壮督脉，方用菟丝子丸、龟鹿二仙胶之类。如因跌扑损伤，瘀血留滞经脉，脊痛不可忍，治宜活血化瘀，方用地龙汤加味。

脊俞 jǐshù　见《针灸资生经》。脊中穴别名。

详该条。

脊中 jǐzhōng 经穴名。代号DU6。出《针灸甲乙经》。别名神宗、脊俞。属督脉。位于第十一胸椎棘突下凹陷中。主治癫痫、痔疮、便血、腰脊强痛。斜刺0.5~1寸。灸3~7壮或5~15分钟。

脊柱侧凸症 jǐzhùcètūzhèng 病名。即以脊柱的某一段持久地偏离身体中线，使脊柱向侧方凸出，呈弧形或"S"形为主要表现的疾病。

脊柱骨 jǐzhùgǔ 骨名。又名脊骨、脊梁骨。解剖学同名骨。由33节椎骨构成。是躯干的中轴，保护着脊髓。脊柱骨可划分为五部分，即颈椎7节，胸椎12节，腰椎5节，骶椎5节（合并为骶骨），尾椎4节（合并为尾骨）。

脊柱旋转复位法 jǐzhùxuánzhuǎnfùwèifǎ 推拿手法。用一手拇指按住棘突偏歪的一侧，向对侧顶推，另一手使脊柱向棘突偏歪的一侧旋转，两手协调动作。当脊柱旋转到一定范围时，即可觉察到拇指下棘突轻微错动，往往伴随"喀嗒"响声，以拨正偏歪之棘突，使相邻椎体恢复正常状态。常用于颈椎病、腰椎后关节紊乱及腰椎间盘突出症等。

脊椎法 jǐzhuīfǎ 计算脊椎骨的方法。《素问·气府论》："大椎至骶下凡二十一节，脊椎法也。"

齐 qí ❶同平。引伸为正常。《素问·五常政大论》："其收齐"。原文指收气与长、化之气相平，意即收气正常。❷通脐。肚脐。《素问·腹中论》："此久病也，难治。居齐上为逆，居齐下为从"。

忌口 jìkǒu 由于治疗的需要，要求患者忌食某些食物。《灵枢·五味》："肝病禁辛，心病禁咸，脾病禁酸……"《金匮要略》等书也有所强调。临床常见的，如水肿忌食盐、黄疸、腹泻忌食油腻等。此外，忌口还包括调节饮食，切忌暴饮暴食等。

忌奶 jìnǎi 见顾膺陀《妇科集》。忌奶者，即孕妇之乳，小儿饮之，易致吐泻等。

季德胜蛇药片 jìdéshèngshéyàopiàn 经验方。见《新编中成药手册》。又名南通蛇药。含七叶一枝花、半枝莲、蜈蚣等。每片重0.3克。被毒蛇咬伤后，首次20片，捻碎后用烧酒30毫升（儿童或不饮酒者酌减），加等量温开水送服；以后每6小时续服10片，至蛇毒症状明显消失为止。外用：本品用水调，外搽伤口周围。功能清热解毒，消肿止痛。治毒蛇、毒虫咬伤。

季经 jìjīng 见居经条。

季肋 jìlèi 同季胁。详该条。

季胁 jìxié ❶又名季肋、软肋。相当于侧胸第十一、第十二肋软骨部分。《灵枢·经脉》："胆足少阳之脉……其直者，从缺盆下腋，循胸，过季胁。"❷章门穴别名。见《针灸大全》。详该条。

季胁痛 jìxiétòng 证名。出《灵枢·经筋》。软肋部疼痛。多属肝虚。肝气虚常兼见胆怯善惊、疼痛绵绵不止、视物昏糊、耳鸣等，治宜四君子汤合乌梅丸等方加减。肝血虚常兼见时时烦热，口干，持续隐痛或有拘急感，头眩眼花，舌质红等，治宜一贯煎或补肝散等方。季胁痛亦可由肾虚所致，宜用加减八味丸（《证治准绳》：熟地、山药、山茱萸、茯苓、丹皮、泽泻、肉桂、五味子）等。

剂型 jìxíng 药物的制剂。中药的剂型有汤、酒、丸、散、膏、丹、锭、片、露、霜、胶、茶、曲等。

荠菜 jìcài 中药名。出《备急千金要方·食治》。别名香荠、菱角菜、荠草。为十字花科植物荠菜 *Capsella bursa-pastoris* (L.) Medic. 的全草。全国大部分地区均产。甘，凉。入肝、胃经。凉血止血，清热利水，降压。治吐血、咯血、便血、尿血、崩漏、感冒发热、痢疾、肾炎水肿、乳糜尿、高血压病，煎服：9～30克。本品含胆碱、乙酰胆碱、马钱子碱、芸香苷、木犀草素-7-芸香糖苷等。煎剂及流浸膏能使小鼠和兔出血、凝血时间缩短，能使大鼠、猫、兔子宫兴奋。醇提取物可使狗、猫、兔及大鼠血压下降。浸膏对狗、豚鼠的冠状血管有舒张作用，对大鼠人工胃溃疡有抑制作用。

荠菜花 jì cài huā　中药名。出《履岏岩本草》。为十字花科植物荠菜 Capsella bursa-pastoris（L.）Medic. 的花序。甘、淡、凉。健胃，止痢，止血。治痢疾、尿血、崩漏、乳食积滞，煎服：9～30克。花含橙皮素、芸香苷等。

荠草 jì cǎo　荠菜之别名。详该条。

济川煎 jìchuānjiān　《景岳全书》卷五十一方。当归三至五钱，牛膝二钱，肉苁蓉二至三钱，泽泻一钱半，升麻五分至一钱，枳壳一钱。水煎，食前服。治久病虚损，大便闭结不通。

济生拔粹 jìshēngbácuì　丛书。元·杜思敬辑。刊于1308年。辑录金元时期医著十九种（多为节本），包括《珍珠囊》《脾胃论》《医垒元戎》《此事难知》《阴证略例》《兰室秘藏》《卫生宝鉴》《杂类名方》等。是一部较早的中医丛书。

济生方 jìshēngfāng　医书。又名《严氏济生方》。10卷。南宋·严用和撰于1253年。内容包括中风、中寒等内、外、妇科疾病79篇，均先述病候，后记方剂。共选录作者试用有效方剂450余首。新中国成立后有影印本。

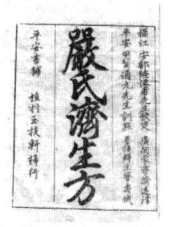

济生方

济生桔梗汤 jìshēngjiégěngtāng　即桔梗汤

第二方。见桔梗汤条。

济生橘皮竹茹汤 jìshēngjúpízhúrútāng　即橘皮竹茹汤第二方。见橘皮竹茹汤条。

济生肾气丸 jìshēngshènqìwán　原名加味肾气丸。《济生方》方。地黄五钱，山药、山茱萸、泽泻、茯苓、牡丹皮各一两，桂枝五钱，炮附子二个，牛膝五钱，车前子一两。蜜丸，每服三钱，日一二次。治肾阳不足，腰重，水肿，小便不利等症。也用于慢性肾小球性肾炎见有上症者。

济生豨莶丸 jìshēngxīxiānwán　即豨莶丸。详该条。

济世良方 jìshìliángfāng　方书。8卷。朱静一编。该书为验方汇编。卷一为本草便读及伤寒温病方；卷二至八为真中风、类中风、感冒等90余种各科疾病的验方选辑。1919年有铅印本。

济阳纲目 jìyánggāngmù　综合性医书。108卷。明·武之望撰于1626年。武氏编完妇科专著《济阴纲目》后，认为还应编一部利济于男性患者的书，遂广参博搜，"汇集众编，别异比类，总以议论特出独具卓识者择局录之……分门别类。或采其论证，而论必患证之原；或摘其治方，而方必尽治之变。"全书编辑体例悉仿《济阴纲目》。包括内科杂病、外科、伤科、五官、口齿等病症，道光年间张楠曾予以校注。1856年由姚锡三重印刊行。

济阴纲目 jìyīngāngmù　医书。5卷。明·武之望撰。刊于1620年。1665年汪琪重订为14卷，内容未变，仅加评注，为今之通行本。该书是在《妇科证治准绳》一书基础上改编整理而成。对于女科的经、带、胎、产诸病分列纲目，有论有方，引录资料丰富，选方也较实用。新中国成立后有排印本。

济众新编 jìzhòngxīnbiān　综合性医书。8卷。朝鲜·康命吉撰。刊于1799年。该书参阅《内经》《难经》及历代方书二十余种，删繁取要，间附己见，分类编成。卷一至七分述临床各科多种病症，首脉法，次证治。卷八为药性歌。另辑录《万病回春》《寿世保元》所载药性歌括，并新增药物83种。

既济汤 jìjìtāng ❶《杂病源流犀烛》卷三方。麦冬二钱，人参、竹叶、炙甘草、半夏、熟附子各一钱，生姜五片，粳米一百粒。水煎服。治霍乱吐泻后，虚烦不得眠。❷《医醇賸义》卷四方。当归、牛膝、瞿麦、车前子各二钱，肉桂、沉香各五分，陈皮一钱，泽泻一钱五分，薏苡仁、葵花子各四钱。炒研，水煎服。治膀胱胀，症见少腹满而小便癃。❸《医学衷中参西录》方。熟地黄、山茱萸各一两，山药、生龙骨、生牡蛎各六钱，茯苓、白芍药各三钱，附子一钱。水煎服。治大病后阴阳不相维系，阳欲上脱，或喘逆，或自汗，或目睛上窜，或心动悸，阴欲下脱，或失精，或小便不禁，或大便滑泻。

檵花 jìhuā 中药名。出《植物名实图考》。为金缕梅科植物檵木 Loropetalum chinense (R. Br.) Oeiv. 的茎叶或花。分布于华东、中南、西南等地区。甘、涩，平。止血，清热，解毒。治吐血、衄血、咯血、崩漏、痢疾、泄泻。煎服：茎叶 9～15 克；花 6～12 克。捣烂或研末敷，治外伤出血、痈疖溃疡；研末油调涂，治烧伤。叶含槲皮素、没食子酸和鞣质等，花还含异槲皮苷。干叶粉末有止血作用。煎液对金黄色葡萄球菌、福氏痢疾杆菌、伤寒杆菌等有抑制作用。

檵木根 jìmùgēn 即檵花根。详该条。

悸心痛 jìxīntòng 病症名。见《备急千金要方》卷十三。又名虚心痛。多因心脾不足所致。症见心痛而悸、痛有休止、喜按、得食减缓、饥则更痛、脉虚弱。治宜补益心脾。用归脾汤、黄芪建中汤、妙香散等。

寄生汤 jìshēngtāng 《妇人大全良方》卷十二方。桑寄生、秦艽、阿胶、糯米粉各半

两。先煮寄生、秦艽，去滓，入阿胶、糯米再煮，分三次，食前服。治妊娠五月后胎动不安。

檵花根 huā gēn 中药名，见《福建民间草药》。别名檵木根。为金缕梅科植物檵木 Loropetalum chinense (R. Br.) Oliv. 的根。苦、涩，微温。止血，活血，止泻。治吐血、咯血、衄血、崩漏、血瘀经闭、产后恶露不畅，跌打损伤，关节疼痛，泄泻，脱肛。煎服：9～15 克。孕妇忌服。煎剂在体外对金黄色葡萄球菌有抑制作用，对子宫有较强而持久的兴奋作用。

jia

加减补筋丸 jiājiǎnbǔjīnwán 《医宗金鉴·正骨心法要旨》方。熟地黄、白芍药、陈皮各二两，当归、红花、乳香、茯苓、骨碎补各一两，没药三钱，丁香五钱。为细末，炼蜜为丸，弹子大，每丸重三钱，每服一丸，无灰酒送下。治跌仆挫闪，筋伤血滞，青紫疼痛。

加减复脉汤 jiājiǎnfùmàitāng 《温病条辨》方。炙甘草、生地黄、白芍药各六钱，麦冬五钱，阿胶三钱，火麻仁三钱。水煎服。治温热病后期邪热久留，阴液亏虚，症见身热面红，手足心热，口干舌燥，或神倦，舌质鲜红，脉虚大者。

加减葳蕤汤 jiājiǎnwēiruítāng 《通俗伤寒论》方。葳蕤二至三钱，葱白二至三枚，桔梗一钱至一钱五分，白薇五分至一钱，豆豉三至四钱，薄荷一钱至一钱五分，炙甘草五分，大枣二枚。水煎服。功能滋阴清热，发汗解表。治素体阴虚，感冒风温，头痛身热，微恶风寒，无汗或有汗不多，舌赤，脉数，及冬温咳嗽，咽干痰结等。

加减银翘散 jiājiǎnyínqiàosǎn 《温病条辨》

方。金银花八分，连翘一钱，玄参五分，麦冬五分，犀角五分，竹叶三分。为粗末，每服五钱，水煎去渣，加入荷叶汁二三匙，内服，日三次。治疟邪逆传心包，症见发热昏狂、谵语烦渴、舌赤苔黄、脉弱而数。

加减驻景丸 jiājiǎnzhùjǐngwán《银海精微》方。车前子二两，当归、熟地黄各五钱，枸杞子、川椒、楮实子、五味子各一两，菟丝子半斤。糊丸，梧桐子大，每服三十丸，空腹酒或盐汤送服。治肝肾两虚，视物模糊。

加味导痰汤 jiāwèidǎotántāng《张氏医通》方。姜半夏、茯苓、陈皮、炙甘草、生姜汁、乌梅肉、天南星、枳实、人参、白术、黄芩、黄连、瓜蒌霜、桔梗、竹沥、大枣。水煎服。功能清热化痰。治湿热痰饮，眩晕痰窒。

加味三拗汤 jiāwèisān'àotāng《世医得效方》方。杏仁、五味子七钱半，陈皮一两，甘草三钱半，麻黄一两二钱，肉桂五钱。为粗末。每服四钱，加生姜三片，水煎服。功能宣肺散寒，止咳化痰。治肺感寒邪发喘。若喘甚，加马兜铃、桑白皮；夏季减麻黄。

加味肾气丸 jiāwèishènqìwán 即济生肾气丸。详该条。

加味四斤丸 jiāwèisìjīnwán《三因极一病证方论》方。肉苁蓉、牛膝、天麻、木瓜、鹿茸、熟地黄、菟丝子、五味子各等分。蜜丸，梧桐子大，每服五十丸。治肝肾不足，热淫于内，筋骨痿弱，行走无力，惊恐，潮热，饮食无味。

加味太一膏 jiāwèitàiyīgāo 即太乙膏。详该条。

加味乌药汤 jiāwèiwūyàotāng《济阴纲目》方。乌药、缩砂仁、木香、延胡索各一两，炒香附二两，炙甘草一两半。为末，每服七钱，加生姜三片，水煎，不拘时温服。功能行气止痛。治妇人经水欲来，脐腹疗痛。

加味逍遥散 jiāwèixiāoyáosǎn 即丹栀逍遥散。详该条。

加味逍遥丸 jiāwèixiāoyáowán 中成药。见《中华人民共和国药典》2010年版一部。柴胡、当归、白芍、白术（麸炒）、茯苓各300克，牡丹皮、栀子（姜炙）各450克，甘草240克，薄荷60克。以上九味，按水丸工艺制成。每100粒重6克。口服，一次6克，一日2次。功能疏肝清热，健脾养血。用于肝郁血虚，肝脾不和，胁肋胀痛，头晕目眩，倦怠食少，月经不调，脐腹胀痛。

加味泻白散 jiāwèixièbáisǎn《症因脉治》方。①桑白皮、地骨皮、桔梗、杏仁、防风、黄芩、瓜蒌仁、知母、薄荷、枳壳、橘红、甘草。为粗末，水煎服。治外感风邪伤肺，恶寒发热，咳嗽痰喘，腋下作痛，痛引缺盆，脉右寸浮紧。②桑白皮、地骨皮、甘草、黄芩、柴胡、钩藤、苏梗、桔梗、栀子。为粗末，水煎服。治恼怒伤肝，木火刑金，两胁下作痛，或见咳嗽气逆，寸口脉大。③桑白皮、地骨皮、陈皮、石膏、桔梗、黄芩、知母、甘草。为粗末，水煎服。治肺受热邪而致的肺胀，症见喘不得卧，短息倚肩，抬身撷肚，肩背痛，痛引缺盆，脉浮数。

夹板 jiābǎn 医疗器械。出《肘后方》。《证治准绳》有正夹和副夹之分。主要用于骨折复位后局部外固定。最早期用树皮、竹片制作，进而有竹帘、杉篱、腰柱、通木等各种类型的夹板。现选用塑性好、韧性强、弹性大与质轻的木材或塑料等，制成附有绒毡的各式夹板，并成批生产。

夹背穴 jiābèixué 经外穴名。①今指颈及背腰部各椎棘突之间旁开0.5寸处穴位。见华佗夹脊条。②位于第三、四胸椎棘突间旁开0.5寸处穴位。③指位于背部，当俯卧垂肘时，两肘尖连线中点旁开1.5寸处穴位。主治霍乱转筋。艾炷灸3～7壮。见《针灸集成》。

夹承浆 jiāchéngjiāng 经外奇穴名。见《千金要方》。别名颊夹。位于承浆穴旁开1寸，当下颌骨颏孔处。主治流涎，面神经麻痹，三叉神经痛等。直刺0.2～0.3寸。

夹持进针法 jiāchíjìnzhēnfǎ 双手进针法之一。操作时右手持针，将针尖轻点穴上，用左手拇、食二指夹持针身下端，露出针尖一二分，并协同用力，将针刺入穴位。适用于长针进针。

夹风伤寒 jiāfēngshānghán 病名。《活幼心书·决证诗赋》："孩子伤寒又夹风，目多泪泪脸腮红。太阳冷汗微生喘，口水如涎滴满胸。"治宜香苏饮加桂枝，疏风散寒。

夹挤分骨法 jiājǐfēngǔfǎ 中西医结合的正骨八法之一。用手指相对夹挤两骨间隙，使靠拢之骨折段的间隙分开，按单骨折对位即可。适用于双骨（如尺桡骨、胫腓骨、掌骨、跖骨）干部骨折，发生相互靠拢移位者。

夹惊吐 jiājīngtù 即小儿惊吐。详该条。

夹脑风 jiānǎofēng 见《太平圣惠方》卷四十。详头风条。

夹食伤寒 jiāshíshānghán 病名。一名伤寒夹食。《全生集·审证问因察形正名》："若头疼身热，恶寒拘急，恶心，中脘痞满，或吐或呕，或痛或泻，则知夹食伤寒也。"《通俗伤寒论·夹食伤寒》："夹食伤寒，一名伤寒夹食。""伤寒夹食，十常八九，或先伤食而后感寒，或先受寒而后伤食，或病势少间，强与饮食，重复发热，变证百出……头痛身热，恶寒无汗，胸痞恶心，嗳腐吞酸，甚或呕吐泄泻，或脘闷腹痛。"治宜先解表，后消食，或解表消积并用，如枳实栀子豉汤、香苏葱豉汤、藿香正气丸、大承气汤等方。

夹痰伤寒 jiātánshānghán 病名。一名风寒夹痰。《全生集·审证问因察形正名》："若身热恶寒，隐隐头痛，喘咳烦闷，胸胁体痛，左脉紧盛，右脉洪滑，或六脉沉伏者，则知是夹痰伤寒也。""其证喘咳身热，恶寒头痛，骨节痛，即是夹痰伤寒，必以痰药兼发散药中求之。"《通俗伤寒论·夹痰伤寒》："一名风寒夹痰。""外感风寒每涉于痰，多由素有痰积，或夹痰饮，或夹痰火，复感风寒及形寒饮冷所致。"可选用越婢加半夏汤、小青龙汤、瓜蒂散等方。参风寒夹痰。

夹血伤寒 jiāxuèshānghán 病名。一名伤寒夹瘀。《重订通俗伤寒论·夹血伤寒》："一名伤寒夹瘀。""内伤血郁，外感风寒，或脱衣斗殴，触冒冷风，又或跌仆打伤一时不觉，过数日作寒热，状如伤寒……头痛身热，恶寒烦渴，胸胁串疼，腹有痛处不移，或少腹痛处手不可按，乍寒乍热，夜有谵语，甚至昏厥不省，少顷复苏，苏后或复如狂，剧则疼极发狂，舌色紫暗，扪之滑润，或深紫而赤，甚或青紫。"治宜活血解表为主。轻则香苏葱豉，重则桂枝、桃仁。

夹阴伤寒 jiāyīnshānghán 病名。见明·陶华《伤寒全生集》卷一。指伤寒患者在病中因房事以致病势增剧。多因肾经虚损，复感寒邪所致。症见面赤微热，或不热而面青，小腹绞痛，足冷蜷卧，或吐或利，心下胀满，甚则舌卷囊缩，阴极发躁，脉沉微细，或反浮大无根。治宜温经，回阳，散寒。用麻黄附子细辛汤、参附再造汤（《重订通俗伤寒论》：高丽参、淡附片、桂枝、羌活、绵芪皮、细辛、甘草、防风），并灸关元、气海等穴。清·钱潢《伤寒溯源集》有"评陶（华）氏谬说"一节，对所谓夹阴伤寒提出不同意见，可供参考。

夹英疽 jiāyīngjū 即肋疽。详该条。

夹纸膏 jiāzhǐgāo ❶《医宗金鉴》方。铅

丹、轻粉、儿茶、没药、雄黄、血竭、五倍子、银珠、枯矾各等分。为末，根据疮面大小，取油纸两张，夹药于内，纸周围用浆糊粘住，纸上用针刺孔，用时先将疮口用葱、椒煎汤洗净拭干，然后贴患处，以纱布缚定。治臁疮腐烂臭秽，时时痒痛。❷中成药。见《济南市中药成方选集》。煅炉甘石 6 克，没药 18 克，当归 30 克，乳香 18 克，轻粉 15 克，樟脑 12 克，黄蜡 150 克，白蜡 180 克，猪脂 2 公斤。制成药膏，用法同上。治臁疮溃烂、红肿疼痛及下肢慢性溃疡等。

夹竹桃 jiāzhútáo 中药名。出《植物名实图考》。别名柳叶桃。为夹竹桃科植物夹竹桃 *Nerium indicum* Mill. 的叶。我国各地均有栽培。苦，寒，有大毒。强心利尿。治心脏病心力衰竭。研末服：每次 0.05 ~ 0.1 克，每日 1 ~ 2 次。应用时须严格掌握剂量，不宜多服久服。过量可致中毒，参见夹竹桃中毒条。孕妇忌服。本品含欧夹竹桃苷丙。有洋地黄样强心作用，属慢作用强心苷类。浸剂与醇提液对豚鼠、大鼠有利尿作用，后者对小鼠有镇静作用。

夹竹桃中毒 jiāzhútáozhòngdú 因煎服夹竹桃叶或注射其制剂过量引起中毒。症见头痛头晕，恶心呕吐，腹痛腹泻，烦躁谵语，汗出肢厥，脉搏不规则，瞳孔散大，对光反射迟钝，继则痉挛，昏迷，心跳停止而死亡。治疗应中西医结合，仿洋地黄叶中毒抢救。

挟按法 jiāànfǎ 推拿手法名。出《灵枢·刺节真邪》。即挤法。详该条。

挟瘿 jiāyǐng 即马刀挟瘿，详该条。

家韭子丸 jiājiǔzǐwán 《三因极一病证方论》方。家韭子六两，鹿茸四两，肉苁蓉、牛膝、熟地黄、当归各二两，巴戟天、菟丝子各一两五钱，杜仲、石斛、桂心、炮姜各一两。为末，酒糊为丸，梧桐子大，每服五十至一百丸，空腹盐汤或温酒送服。治阳气不足，遗尿遗精，小便白浊。

家秘肝肾丸 jiāmìgānshènwán 《症因脉治》方。当归、白芍药各三两，黄柏、知母各二两。为末，另以天门冬、地黄各六两，熬膏为丸。治肝肾精血不足，阴火上冲而致的呃逆，及肝肾阴虚火旺而致的喘咳腹胀。

嘉祐本草 jiāyòuběncǎo 本草著作。原名《补注神农本草并图经》，一名《嘉祐补注本草》。宋代医官编撰。包括正文 20 卷，目录 1 卷；图经 20 卷，目录 1 卷。书中以《开宝本草》为基础，加以补充修订，并搜集全国各地药物图形编成。原书已佚，但佚文及药图均收存于《证类本草》中。

嘉祐补注本草 jiāyòubǔzhùběncǎo 即《嘉祐本草》。详该条。

颊 jiá 在耳的前方，颧骨的外面部位。《素问·刺热》篇："脾热病者，先头重，颊痛。"

颊车 jiáchē ❶又名下牙床、牙床。即下颌骨部位。❷经穴名。代号 ST6。出《灵枢·经脉》。别名曲牙。属足阳明胃经。位于下颌角前上方一横指，当咀嚼时咬肌隆起、按之凹陷处。主治牙痛、三叉神经痛、腮腺炎、咬肌痉挛、面神经麻痹、下颌关节炎等。直刺 0.3 ~ 0.5 寸，或平刺 0.5 ~ 1 寸。

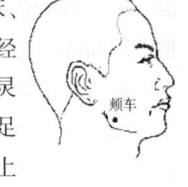

颊车蹉 jiáchēcuō 病名。出《千金要方》。即下颌关节脱臼。多因肝肾虚损，筋肉松弛，过度张口或外伤所致。通常分单侧脱与双侧脱，前者下颌歪向健侧，后者下颌向前下脱垂，影响闭口、言语和咀嚼，常有流涎现象。宜用手托法复位。肝肾虚损者可服十全大补汤，或六味地黄汤。外伤者可内服复元活血汤。忌咬硬物与大张口。

颊车骱 jiáchējiè 解剖部位名。见《医宗金鉴·正骨心法要旨》。即下颌骨之髁状突与颞骨关节窝所构成的关节。亦称颞颌关节。

颊里 jiálǐ 经外奇穴名。见《千金要方》。位于口腔内两侧颊黏膜上，口角旁开约 1 寸处。主治口腔炎、齿龈炎。斜刺 0.1～0.3 寸，出血。

甲疽 jiǎjū 病名。出《诸病源候论》。又名嵌甲。多因剪甲伤肌，或因穿窄鞋使甲长侵肉，致使气血阻遏不通，久之甲旁掀肿破烂，时渗黄水，胬肉高突，疼痛难忍，触又更甚。治宜剔甲；若溃烂难愈，按一般溃疡治疗。

甲乙经 jiǎyǐjīng 即《针灸甲乙经》。详该条。

甲子 jiǎzǐ 甲居十干首位，子居十二支首位。干支依次相配，如甲子、乙丑、丙寅之类，统称甲子。参见干支条。

胛 jiǎ 即肩胛部。《灵枢·经脉》："其支者，从膊内左右，别下，贯胛，夹脊内。"

假海芋 jiǎhǎiyù 卜芥之别名。详该条。

假寒 jiǎhán 病因和病理均属热而表现出寒的假象。参见真热假寒条。

假黄连 jiǎhuánglián 胡黄连之别名。详该条。

假黄藤 jiǎhuángténg 藤黄连之别名。详该条。

假蒟 jiǎjǔ 中药名。出《生草药性备要》。别名蛤蒌、假蒌、巴岩香。为胡椒科植物假蒟 Piper sarmentosum Roxb. 的全草。产于广西、广东、云南等地。苦、辛，温。温中散寒，祛风利湿，消肿止痛。治胃腹寒痛，风寒咳嗽，泄泻，牙痛，肾炎水肿。煎服：9～15 克。治风湿痹痛，跌打损伤。煎服或倍量浸酒，内服外搽。茎、叶水浸液对金黄色葡萄球菌、福氏痢疾杆菌等有抑制作用。

假决明 jiǎjuémíng 望江南之别名，详该条。

假蒌 jiǎlóu 假蒟之别名。详该条。

假绿豆 jiǎlùdòu 决明子之别名。详该条。

假热 jiǎrè 病因病理均属寒而表现出热的假象。参见真寒假热条。

假神 jiǎshén 症状名。危重患者突然出现精神、食欲等方面暂时"好转"的虚假表现，俗称回光返照。

假苏 jiǎsū 荆芥之别名。详该条。

假苔 jiǎtāi 即染苔。详该条。

假胎 jiǎtāi 病名。见《续名医类案》卷二十四。即假孕，指经闭腹大而无胎息可验的病症。包括气胎、血胎、痰胎。

假五味子 jiǎwǔwèizǐ 盐麸子之别名。详该条。

瘕疝 jiǎshàn 即疝瘕。详该条。

驾轻汤 jiàqīngtāng 《随息居重订霍乱论》卷下方。鲜竹叶、白扁豆各四钱，豆豉、石斛各三钱，枇杷叶二钱，橘红、木瓜各一钱，栀子一钱五分。水煎服。治霍乱后余邪未清，身热口渴，及余热内蕴，身冷脉沉，汤药不下而发呃者。

架梯复位法 jiàtīfùwèifǎ 正骨法。出《世医得效方》。适用于肩关节脱位的复位。用小梯两个相对竖立，用木棒一个横架梯股上固定，令患者站立，木棒置患肢腋下，垫以棉垫，医者握患肢肘腕用力牵引，然后使患臂内收，促其复位后加以固定。

嫁痛 jiàtòng 出《备急千金要方》卷三。凡女子新婚初次性交而阴户疼痛，名曰嫁痛。

jian

坚阴 jiānyīn ❶平相火、固肾阴的治法。梦中遗精多属相火妄动，肾气不固，用封髓丹平相火而固肾精。❷清热泻火法之一。叶桂《三时伏气外感篇》："寒邪深伏，已经化热，昔贤以黄芩汤为主方，苦寒直清里热，热伏于阴，苦味坚阴，乃正治也。"内热一清，阴分易于恢复，病势自解。

坚者软之 jiānzhěruǎnzhī　治法之一。出《素问·至真要大论》。对坚实的癥积要用削伐软坚的方药治疗。例如腹中瘀血阻滞，形成癥积，用破瘀消癥软坚之法。

肩 jiān　上臂和躯干连接的部分。即肩部的肩关节，具有主上肢回转活动的作用。

肩背痛 jiānbèitòng　证名。出《素问·脏气法时论》。肩背部筋脉、肌肉作痛。多因风湿或内伤脏腑、气血所致。参见肩痛、背痛条。

肩膊 jiānbó　❶又名骹。两肩及肩之偏后部分。《灵枢·终始》："肩膊虚者，取之上。"❷肩胛骨的别称。又名肩髆。

肩髆 jiānbó　即肩胛骨。详该条。

肩不举 jiānbùjǔ　症状名。出《灵枢·经筋》。多因风湿外袭或外伤所致。症见肩关节痛，臂不能上举，或兼颈项强急等。治宜祛风化湿为主，结合针灸、推拿治疗。

肩毒 jiāndú　病名。出《疡医大全》卷二十二。泛指肩部的痈疽。

肩峰下滑囊炎 jiānfēngxiàhuánángyán　病名。肩峰下滑囊由于损伤或长期受挤压、摩擦等机械性刺激，滑囊壁发生充血、水肿、渗出、增生、肥厚、粘连等，以肩部疼痛、运动受限和局部压痛为主要表现的无菌性炎症疾病。

肩甲骨 jiānjiǎgǔ　骨名。即肩胛骨。详该条。

肩胛 jiānjiǎ　❶背部两肩胛骨部位。❷指肩胛骨。

肩胛骨 jiānjiǎgǔ　骨名。见《医宗金鉴·正骨心法要旨》。又名肩甲骨、肩膊、肩髆、锨板子骨、琵琶骨、髀骨。解剖学同名骨。为三角形扁骨，是上肢带骨之一。贴附于胸部的后外侧，其关节盂与肱骨头构成肩关节。

肩胛骨骨折 jiānjiǎgǔgǔzhé　病名。以肩胛部周围肿胀、青紫、瘀斑、压痛明显，患肩不能活动，患肢不能抬高，活动患肢则疼痛加剧为主要表现的肩胛盂、肩胛颈、肩胛体及肩峰、喙突、肩胛冈的骨折。参见骨折条。

肩胛疽 jiānjiǎjū　病名。出《疡医准绳》卷三。又名太阴疽、肩后疽。系有头疽生于肩胛部者，多因手太阴肺经积热而致。

肩骱落下 jiānjièluòxià　病名。出《伤科大成》。即肩关节脱臼。多因跌闪等外力所致。局部有明显肿胀、疼痛，呈方肩，肘部不能贴胸，肩部正常活动受限。治宜采用足蹬法、扛抬法、肩头捐法等复位，并用绷带固定。内服活血化瘀、消肿止痛之剂，如桂枝汤（《伤科补要》方：桂枝、枳壳、陈皮、红花、香附、生地、归尾、延胡索、防风、赤芍、独活）或吉利散（《伤科大成》：当归、川芎、枳壳、陈皮、香附、草朴、木香、苏木、刘寄奴、落得打、三七、乳香、没药、萹蓄）。

肩井 jiānjǐng　经穴名。代号GB21。出《针灸甲乙经》。别名膊井，属足少阳胆经。位于肩上，当大椎穴与肩峰连线的中点处。主治肩臂酸痛、中风偏瘫、滞产、产后出血、乳腺炎、颈淋巴结结核等。直刺0.5～0.8寸。禁深刺，以免刺伤肺尖。灸3～7壮或5～15分钟。

肩髎 jiānliáo　经穴名。代号SJ14。出《针灸甲乙经》。属手少阳三焦经。位于肩部，肩髃后方，当臂外展时，于肩峰后下方呈凹陷处。主治肩臂痛、肩关节周围炎、上肢麻痹或瘫痪。直刺1～1.5寸。灸3～5壮或5～15分钟。

肩三针 jiānsānzhēn　经外穴名。见《常用新医疗法手册》。由肩髃、肩前（腋前皱襞尽头上1寸）、肩后（腋后皱襞尽头上1.5

寸）三穴组成。组合应用，主治肩关节周围炎、上肢麻痹或瘫痪。各直刺 1～1.5 寸。

肩锁关节脱位 jiānsuǒguānjiétuōwèi　病名。以肩部前侧疼痛、压痛为主要表现的锁骨外端与肩峰相连的关节的移位。参见脱位、脱臼条。

肩抬复位法 jiāntáifùwèifǎ　正骨手法。适用于髋关节脱臼的复位。以左髋关节为例：在腰麻或全麻下，患者仰卧，将臀部置于床的一端。一助手双手用力固定骨盆不动。另一助手抬平健肢不动。医者弯腰面对患者，以右肩放于患侧腘窝下，抬起患肢，双手紧抱大腿根部。另一助手在医者背后双手固定患肢小腿不动。此时医者用力直腰抬起患肢，与按压骨盆的助手对抗牵引。如感到股骨头滑动时，配合双手向远端托住，此时若听到复位的声响，即已复位。

肩痛 jiāntòng　证名。见《针灸甲乙经》卷十。肩关节、肩胛周围筋骨肌肉作痛。肩为手三阳经交会处，又与肺邻近。多由外感风湿所致。肩痛偏后，常与背痛并见，治宜祛风化湿，方用羌活胜湿汤加减。因肺受风热，肩痛偏前，痛连手臂者，治宜祛风清热，方用防风汤加减。因强力负重或跌仆损伤，痛有定处，伸屈不利，或痛牵颈项者，可结合伤科、推拿、针灸治疗。

肩头 jiāntóu　❶肩上高凸部。又名肩峰。《医宗金鉴·正骨心法要旨》："其臼含纳臑骨上端，其处名肩解，即肩膀与臑骨合缝处也。俗名吞口，一名肩头。"❷经外奇穴名。近代《针灸孔穴及其疗法便览》据以列作奇穴，名肩头。《针灸经外奇穴图谱》一名肩尖。位于肩部，肩锁关节之凹陷中，肩髃穴之内上方处。主治癣、齿痛、肩凝证、上肢麻痹或疼痛。直刺 0.5～1 寸。灸 3～7 壮或 5～15 分钟。

肩头掮法 jiāntóuqiánfǎ　正骨手法。见《伤科汇纂》卷一。适用于肩关节脱臼的整复。令患者立于低处，医者双手紧握患肢腕部，将肩头置于患侧腋下用力背起，并向前弯腰，利用肩头的力量使肱骨头复原，如觉有滑动感，即已复位。

肩外俞 jiānwàishù　经穴名。代号 SI14。出《针灸甲乙经》。属手太阳小肠经。位于背部，第一胸椎棘突下旁开 3 寸处。主治肩臂痛、落枕。向外斜刺 0.5～0.8 寸。灸 3～5 壮或 5～10 分钟。

肩息 jiānxī　证名。出《素问·通评虚实论》。形容抬肩以助呼吸的状态。多见于严重呼吸困难及哮喘病发作时。参见张口抬肩条。

肩髃 jiānyú　❶经穴名。代号 LI15。出《针灸甲乙经》。别名中肩井、扁骨、偏骨、尚骨、偏肩。属手阳明大肠经。位于肩部锁骨肩峰端与肱骨大结节之间，当上臂平举时，在肩峰前下凹陷处。主治肩臂痛、上肢麻痹或瘫痪、肩关节周围炎。直刺 1～1.5 寸。灸 3～5 壮或 5～10 分钟。❷泛指肩关节上方。《灵枢·经脉》："其别者，上循臂，乘肩髃。"

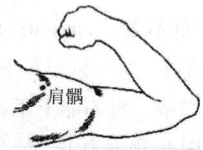

肩贞 jiānzhēn　经穴名。代号 SI9。出《素问·气穴论》。属手太阳小肠经。位于肩部后下方，臂内收时腋后纹头直上 1 寸处。主治肩胛疼痛、手臂不举、上肢麻木、耳鸣、齿痛、瘰疬、以及肩关节周围炎等。直刺 1～1.5 寸，不宜向胸侧深刺。灸 3～7 壮或 5～15 分钟。

肩中俞 jiānzhōngshù　经穴名。代号 SI15。出《针灸甲乙经》。属手太阳小肠经。位于背部，第七颈椎棘突下（即大椎穴）旁开 2 寸处。主治肩臂痛、咳嗽、气喘、落枕。斜刺 0.5～0.8 寸。灸 3～7 壮或 5～15 分钟。

兼证 jiānzhèng　兼夹的病症。按感受病邪及其相应的证候分主次，次者为兼。《温热论》："（温邪）在表初用辛凉轻剂，夹风则加入薄荷、牛蒡之属，夹湿加芦根、滑石之流。"此风和湿均属温热的兼证。又病之主证未除，又出现新的症状，而整个病情仍以原来主证为主的，也属兼证。

犍 jiān　五不男之一。古时男子阴茎被割以至不能生育者，称之为犍。参见五不男条。

煎 jiān　❶将药物加水煎煮。❷汤剂的另一种名称。如一贯煎。

煎厥 jiānjué　厥证之一。出《素问·生气通天论》等篇。内热消烁阴液而出现昏厥的病症。多因平素阴精亏损，阳气亢盛，复感暑热所致。症见耳鸣、耳聋、目盲，甚则突然昏厥。本病可见于脑血管痉挛、脑溢血、蛛网膜下腔出血等。参见中风、厥证条。又《素问·脉解》篇："肝气当治而未得，故善怒，善怒者名曰煎厥。"

煎药法 jiānyàofǎ　把中草药煎煮成汤剂的方法。要根据药剂的作用而掌握火候。如发表药、理气药多取其气，宜用较猛的武火急煎；补益药多取其味，宜用较弱的文火慢煎。同时要依据药物的性质、药味的多少及患者年龄大小而确定煎水量的多少。此外，还需留意先煎、后下、包煎等法。

茧唇 jiǎnchún　病名。见《疮疡经验全书》卷一。又名白茧唇、紧唇、沈唇。生于唇部的一种顽症。多由思虑伤脾，心火内炽，脾胃积热；或水亏火旺，火毒蕴结唇部所致。初起在口唇部出现豆粒大硬结，逐渐增大，白皮皱裂，形如蚕茧，或翻花如杨梅、如灵芝、如蕈状不一，溃破后时流血水，溃疡面高低不平，常覆有痂皮；后期可出现口干咽燥，形体消瘦。治疗：早期治宜润燥生津，内服清凉甘露饮（《医宗金鉴》：麦冬、知母、黄芩、石斛、枳壳、枇杷叶、银柴胡、犀角、生地、茵陈蒿、甘草、灯心、淡竹

叶）；若唇燥、便秘，宜通便泄热，内服凉膈散；若阴虚火旺，内服沙参麦冬饮或加减八味丸。外治：以蟾酥锭醋磨调敷。本病相当于唇癌。

茧唇风 jiǎnchúnfēng　即茧唇。详该条。

剪刀草 jiǎndāocǎo　中药名。见王一仁《饮片新参》。别名土薄荷、节节花。为唇形科植物光风轮 *Clinopodium confine（Hance）O. Ktze.* 或瘦风轮 *C. gracile（Benth.）Matsum.* 等的全草。主产于江苏、浙江、福建、江西等地。苦、辛、凉。祛风清热，散瘀消肿。治感冒、肠炎、细菌性痢疾、荨麻疹，煎服：15～30克。捣敷，治痈疮肿毒。

剪脐法 jiǎnqífǎ　即断脐法。详该条。

剪绒花 jiǎnrónghuā　瞿麦之别名。详该条。

睑废 jiǎnfèi　即上胞下垂。详该条。

睑弦 jiǎnxián　又名胞弦、眼弦、目眶、眼楞。即睑缘。为上下胞睑的边缘。生有排列整齐的睫毛，与胞睑共同起保护作用。参见胞睑条。

简便验方 jiǎnbiànyànfāng　❶方书。又名《简要至宝》。2卷。清·胡其重（易庵）辑。此编分中风中寒中气诸方、中寒伤寒瘟疫诸方、中暑昏冒诸方等22门，汇录内、外、妇、儿各科"济急救危，至简要便"验方。现存雍正七年（1729）新安汪氏重校刊本，道光二十二年（1842）张谦吉重订本。❷《保安堂三补简便验方》之简称。

简明肛肠病学 jiǎnmínggāngchángbìngxué　肛肠科著作。柏连松编撰。作者根据多年临床实践和教学体会，结合现代医学及国内外有关肛肠疾病的资料文献编成。全书分三部分。上、下两篇系统论述各种常见肛门、直肠疾病之病因、病理、症状、诊断、治疗、预防和保健，并重点介绍中西医结合治疗肛肠疾病的成就和方法，对痔、瘘两大类疾病阐论尤详。诊治方面重视辨证，突出中医特

色。附篇以问答形式简释肛肠科疾病之重要内容及疑难点，并配有插图。1985 年由上海科学技术出版社出版。

简明医毂 jiǎnmíngyīgòu　综合性医书。8卷。明·孙志宏撰。刊于 1629 年。书中介绍了内、外、妇、儿、五官、啮等临床各科病症治，述证简要而方治详备，多个人经验。作者于自序中谓："其书备而不冗，约而不漏，义类浅显，人人可解，若射必有毂，故命曰《简明医毂》。"

简明中医内科学 jiǎnmíngzhōngyīnèikēxué　书名。南京中医学院内科教研组编。该书分总论与各论两部分。总论包括病因、诊法、治疗法则等内容。各论介绍了 73 种内科病症的诊治，采用中医病名。全书论述简明，文字浅显，每病之后附有医案选录，可供临床参考。1959 年由上海科学技术出版社出版。

简明中医学 jiǎnmíngzhōngyīxué　书名。①河北新医大学医教部编。内容包括中医基本知识，常用中草药简介，常见证候、疾病的治疗，共三部分。书中对病症的分型比较简要，治疗选项切于实用，并收集了各地的一些医疗经验和单方验方。1971 年由人民卫生出版社出版。②中国人民解放军武汉部队后勤部卫生部编。此书分述中医学基础理论、中药方剂及临床各科疾病。不少篇章有中西医结合的内容，方药治疗部分注意选收单方验方及中草药方、针灸、外治法等。1972 年由湖北人民出版社出版。

简易备验方 jiǎnyìbèiyànfāng　验方著作。即《订补简易备验方》，又名《万病验方》。16 卷。明·胡正心等撰。刊于 1641 年。书中集录中风、伤寒、温疫、暑证等 59 类，包括各科病症的单方验方。现存明刊本。

见肿消 jiànzhǒngxiāo　白蔹、商陆、鬼箭羽之别名。详各条。

间隔灸 jiàngéjiǔ　即间接灸。详该条。

间谷 jiàngǔ　见《针灸甲乙经》。二间穴别名。详该条。

间接灸 jiànjiējiǔ　艾炷灸之一种。又称间隔灸、隔物灸。艾炷与穴位皮肤之间衬隔物品的灸法。如隔姜灸、隔蒜灸、隔盐灸、隔附子饼灸等，根据病症选用。详各条。

间经 jiànjīng　见《玉峰郑氏女科秘传·经候》："经血平时常二、三、四月一行，饮食如常，动作不衰，腹中不痛，面色不改，名间经。"

间日疟 jiànrìnüè　疟疾之一。隔日发作一次的疟疾。《素问·刺疟》篇有疟"间日而作"的记载。《圣济总录·疟病门》名为间日疟。参见疟疾条。

间使 jiànshǐ　经穴名。代号 PC5。出《灵枢·本输》。属手厥阴心包经。位于前臂屈侧，腕横纹上 3 寸处，桡侧腕屈肌腱与掌长肌腱之间。主治心悸、心动过速、心律不齐、心绞痛、胸痛、疟疾、癫痫、精神病。直刺 0.5～1 寸。灸 3～5 壮或 5～10 分钟。

间歇运针法 jiànxiēyùnzhēnfǎ　针刺得气后每隔一定时间断续地给予捻转或提插等操作，使患者的针感得到保持或加强。每次运针或时间间隔可视病情而定。

间脏 jiànzàng　疾病传变不传于所胜之脏，而是间隔一脏，传于其所生之脏。如心病传脾，脾传肺，肺传肾，肾传肝，肝传心，母子相传。《难经·五十三难》："间脏者，传其子也。"按五行学说，间脏其气相生，虽病亦微。

建里 jiànlǐ　经穴名。代号 RN11。出《针灸甲乙经》。属任脉。位于腹正中线，脐上 3 寸处。主治胃脘痛、腹胀、腹泻、呕吐、食欲不振、急慢性胃炎。直刺 0.5～1 寸。灸 5～7 壮或 10～20 分钟。

建瓴汤 jiànlíngtāng　《医学衷中参西录》方。山药、怀牛膝各 30 克，代赭石 24 克，龙骨、牡蛎、生地黄各 18 克，白芍药、柏子仁各 12 克。铁锈水煎服。治肝阳上亢而致的头目眩晕，耳鸣目胀，心悸健忘，失眠多梦，脉弦硬而长。也用于高血压病属肝阳上亢者。

剑针 jiànzhēn 器械名。《喉科心法》卷下："四边亦有锋，铜铁制成。备通脓管之用，取其迅速，痰包亦用此破。"出《针灸大成》，即铍针。详该条。

健步虎潜丸 jiànbùhǔqiánwán 即虎潜丸。详该条。

健脾 jiànpí 治法。补法之一。亦称补脾、益脾。治疗脾虚、运化功能减弱的方法。用于面色萎黄、疲倦无力、饮食减少、食后腹胀、大便稀薄，舌淡苔白，脉弱等脾气虚弱证候。常用党参、莲子、白术、茯苓、山药、薏苡仁等药。方如参苓白术散。

健脾化湿 jiànpíhuàshī 治法。用具有补益脾气、祛湿化浊作用的方药治疗脾虚湿困证。

健脾利水 jiànpílìshuǐ 治法。用具有补脾益气、利水渗湿作用的方药治疗脾虚水泛证。

健脾疏肝 jiànpíshūgān 治疗肝气郁结引起脾不健运的方法。临床用于两胁胀痛、不思饮食、腹胀肠鸣、大便稀溏、舌苔白腻、脉弦等肝盛脾虚证候。常用白术、茯苓、薏苡仁、山药等健脾药，柴胡、青皮、木香、佛手等疏肝药。方用逍遥散之类。

健脾丸 jiànpíwán 《证治准绳·类方》方。炒白术二两半，木香、黄连、甘草各七钱半，茯苓二两，人参一两半，炒神曲、陈皮、砂仁、炒麦芽、山楂、山药、煨肉豆蔻各一两。为细末，蒸饼为丸，绿豆大，每服五十丸，空腹陈米汤送下，日二次。功能补益脾胃，理气运滞。治脾胃虚弱，饮食不化，脘腹痞胀，大便溏薄等症。

健身桩功 jiànshēnzhuānggōng 气功功法。是一种站桩功法。由北戴河气功疗养院推广，对各种慢性病有一定治疗效果。其功法：姿势采取站、坐、卧 3 种，以站式为主，坐式为辅。站式姿势有：混元桩、前推式、伏按式、手托式、扶助式、休息式。坐式姿势有：环抱式、自然式、手托。意念活动有：存想和假借两项。存想，包括立意、守意和用意；假借，是指意念活动借助外部景物达到精神放松、心旷神怡之境地。

健忘 jiànwàng 病症名。见《太平圣惠方》卷四。又称善忘、好忘、多忘。指前事易忘。多因思虑过度，心肾不足，脑力衰退所致。治宜滋养心肾为主。选用茯神散、枕中丹、定志丸、归脾汤、六味地黄丸等方加减。

健胃 jiànwèi 加强胃的消化功能的治法。胃主纳食，以和降为顺。健胃常结合降气行气。如丁香、白豆蔻、砂仁、川朴、陈皮等。夹湿浊，可加芳香化湿药；夹食滞，可加消食导滞药；兼气虚，可加健脾益气药。

楗 jiàn 股骨。又名髀骨，大腿骨。《素问·骨空论》："辅骨上横骨下为楗。"

腱鞘囊肿 jiànqiàonángzhǒng 病名。发生于关节附近或腱鞘内的囊性肿物，主要表现为局部肿物，自觉症状可不明显，或因囊肿发生的部位不同而症状不同。

鉴真 jiànzhēn （686—763）唐代名僧。扬州江阳县（今扬州市）人。本姓淳于。公元 701 年出家。曾钻研医药，长于中药的鉴别和炮炙。应日僧荣睿、普照的邀请，东渡传经，不仅把中国的建筑、雕塑、壁画、刊刻等艺术传入日本，而且为人治病，把中医药也传到日本。后逝于日本。对日本汉方医药学的发展有一定影响，在中日医药交流上有所贡献，受到日本人民的尊敬和纪念。

箭杆风 jiàngǎnfēng 见清·刘士季《草木

便方》。山姜之别名。详该条。

箭头草 jiàntóucǎo 见《普济方》。紫花地丁之别名。详该条。

jiang

江瓘 jiāngguàn 明代医学家。字民莹。安徽歙县人。编有《名医类案》,广泛搜集《史记》到明代的名医医案一百多种,并把家藏的秘方列入,用20年时间编成。其子江应宿又有所增补,对明以前医案做了汇集和整理。

江涵暾 jiānghántūn 清代官吏兼医生。字笔花,浙江归安(今浙江吴兴)人。早年在广东当官,中年后潜心研究医学。曾采集张仲景、李杲、张景岳、程钟龄等医家论述,编成《笔花医镜》(1824年),通俗易懂,便于初学者参考,为较有影响的医学入门书。

江考卿 jiāngkǎoqīng 晚清(19世纪)骨伤科医家。字国兴。清华(今江西婺源)人。精于跌打损伤,常有奇验,闻名于一时。《婺源县志》记有其用手术治疗类似泌尿结石及睾丸摘除等,并曾进行过骨移植术,以治疗粉碎性骨折。

江民莹 jiāngmínyíng 见江瓘条。

江苏金钱草 jiāngsūjīnqiáncǎo 连钱草之别名。详该条。

江子 jiāngzǐ 巴豆之别名。详该条。

姜春华 jiāngchūnhuá (1908—1992)中医内科学家。江苏南通人。出身于中医世家,早年随父侍诊。1926年到上海行医,并师从上海名医陆渊雷。受其影响,自学西医学大学教材,勤求古训,汇合新知。抗日战争期间,执教于上海复兴中医专科学校及新中国医学院,撰有

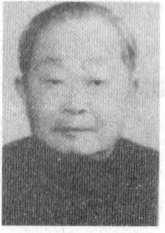
姜春华

《中医学基础》《中医诊断学》《中医病理学》等专著。1954年,受上海第一医学院之聘,任中医教研室主任兼华山医院中医科主任。提出"辨证与辨病相结合"的理论和"扭转截断"治疗温病的学术观点。临诊擅治外感病,对哮喘、肾炎、心脏病等顽疾总结出不少有效方药。1972年调中山医院从事中医临床和教学工作,倡导成立"活血化瘀"研究组并担任组长,开展微循环、血液流变学、电镜观察、动物实验等研究获得成果。著有《肾与命门》《活血化瘀》《阴阳原始》等,获上海市中医、中西医结合科研成果一等奖。另有专著《肾的研究》(被日本译成日文)《中医治疗法则概要》《伤寒论识义》《姜春华论医集》等。

姜附汤 jiāngfùtāng 《医宗必读》卷六方。干姜、熟附子各三钱。水煎服。功能温中回阳。治中寒证,症见身体强直、口噤不语、四肢战掉、突然眩晕、身无汗。

姜黄 jiānghuáng 中药名。出《新修本草》。别名黄姜。为姜科植物姜黄 Curcuma longa L. 的根茎。产于四川、福建。辛、苦,温。入脾、肝经。活血行气,通经止痛。治胸胁疼痛、风湿痹痛、闭经、痛经、跌打损伤,煎服:

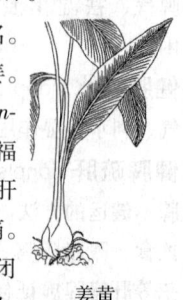
姜黄

3~9克。本品含挥发油、姜黄素。煎剂及姜黄素对犬有利胆作用,并可增进食欲。挥发油及姜黄素对金黄色葡萄球菌有抑制作用。煎剂尚有镇痛作用。

姜黄散 jiānghuángsǎn ❶《女科证治准绳》卷一方。①姜黄、白芍药各二钱,玄胡索、牡丹皮、当归各一钱五分,莪术、红花、桂心、川芎各一钱。水酒同煎服。治妇人血脏久冷,月经不调,脐腹刺痛。②姜黄二两,炮附子一两,桂枝、赤芍药、红蓝花子、三棱各五钱,木香、牡丹皮、醋炒芫花、郁李

仁、没药各二钱五分。为末，每服一钱，酒煎服。治妇人血脏久冷，腹胀疼痛，小便浓白如泔。❷《中医临证备要》方。姜黄、羌活、白术、甘草。为末，冲服。治风冷乘袭足太阳经，背痛板滞，牵连项后，肩胛不舒，兼有恶寒。

姜皮 jiāngpí 药名。出《本草图经》。即生姜皮，详该条。

姜糖饮 jiāngtángyǐn 《中国药膳》方。老姜10克，红糖15克。将老姜洗净切丝，开水浸泡5分钟左右，再加红糖搅匀，趁热顿服，服后卧床盖被取汗。功能发汗解表，祛风散寒。治感冒风寒初起，发热恶寒，头痛身疼，口不渴，无汗，苔白，脉浮紧。

姜汁制 jiāngzhīzhì 中药加辅料炒制的炮制法之一。又称姜汁炙，即将净药材或切制品（生片）加生姜榨汁或干姜煎汁拌匀，置锅内，用文火炒至姜汁被吸尽，或至规定程度时取出、晾干的炮制方法。

姜子叶 jiāngzǐyè 黄荆叶之别名。详该条。

将军 jiāngjūn 蟋蟀、大黄之别名。详各条。

将军之官 jiāngjūnzhīguān 即肝。肝主谋虑。《素问·灵兰秘典论》："肝者，将军之官，谋虑出焉。"将肝比喻为将军之深谋熟虑，故称。急躁善怒或恐惧胆怯与肝失却正常功能有关。

浆水散 jiāngshuǐsǎn 《素问病机气宜保命集》方。半夏二两，炮附子五钱，干姜五钱，良姜二钱五分，桂枝五钱，炙甘草五钱，为粗末，每服三五钱，浆水煎，和滓热服。治霍乱阳虚，呕吐泄泻，身凉肢冷，汗多脉微。

僵 jiāng 直挺、不灵活。《灵枢·癫狂》："癫疾始作，先反僵。"《素问·厥论》："太阳厥逆，僵仆呕血善衄。"

僵蚕 jiāngcán 出《备急千金要方》。即白僵蚕。详该条。

僵蛹 jiāngyǒng 中药名。见《中草药通讯》1972年6期。为蚕蛹经白僵菌 Beauveria bassi-ana（Bals.）Vuill. 发酵的制成品。镇惊清热，止咳化痰。治高热惊厥、癫痫、流行性腮腺炎、上呼吸道感染、慢性支气管炎、遗尿、荨麻疹、高血清胆固醇。制成片剂服：每片0.3克，成人每日20～30片，分3次服。本品含蚕蛹油，油内含多种不饱和脂肪酸。僵蛹中所含的草酸铵能对抗番木鳖碱所致的小鼠惊厥。在体外能抑制金黄色葡萄球菌、大肠杆菌、绿脓杆菌生长，对小白鼠肉瘤180有抑制作用。

降 jiàng 治法，出《素问遗篇·刺法论》。①凡气血上逆，阳气过亢、虚火上炎所致的证候，可采用降法。如和胃降逆、滋阴降火、平肝潜阳等均属本法范围。②药物的沉降作用。如苏子、枳实、寒水石等。

降法 jiàngfǎ 推拿手法名。见曹锡珍《外伤中医按摩疗法》。向下拉或深部用力按压一类的手法，使有突出或高凸形状的病变部位恢复原状。

降可去升 jiàngkěqùshēng 用沉降的药物，以治疗邪气上逆的病症。如咳嗽气上逆，痰多而稠，苔微黄，脉滑，用苏子降气汤。

降逆下气 jiàngnìxiàqì 理气法之一。与顺气同义。是治疗肺胃之气上逆的方法。例如肺气上逆，咳嗽哮喘，痰多气急，用定喘汤；胃虚寒而气上逆，呃逆不止，胸中不舒，脉迟，用丁香柿蒂汤。

降气 jiàngqì 理气法之一。又称下气。治疗气上逆的方法。适用于喘咳、呃逆等症。常用药物如苏子、旋覆花、半夏、丁香、代赭石等。降逆下气亦属于本法范围。

降香 jiàngxiāng 中药名。出《本草纲目》。又名降真香、紫藤香。为豆科植物降香檀 Dalber-gia odorifera T. Chen 的根部心材。产于海南。进口降香为印度黄檀 D. sissoo Roxb. 的心材。

J

辛，温。入肝、脾经。行气散瘀，止血定痛。治呕吐、心胃气痛、胸胁气血瘀滞疼痛、冠心病心绞痛、吐血、咯血、跌打损伤，煎服：3～15克。研末敷，治创伤出血。印度黄檀的心材含黄檀素等。对兔有微弱的抗凝作用；能显著增加离体兔心冠脉流量，减慢心律，轻度增加心跳振幅，不引起心律不齐。

降真香 jiàngzhēnxiāng 见《经史证类备急本草》。即降香，详该条。

绛矾丸 jiàngfánwán 《重订广温热论》方。煅皂矾、苍术各五钱，厚朴八钱，陈皮六钱，炒甘草三钱。为末，煮红枣肉为小丸，姜半夏粉一两为衣，每服钱半或二钱，淡姜汤送下，日二次。功能运脾化湿。治脾胃不健，气滞湿蓄，萎黄浮肿，心悸气促，肢体懈惰，食积痞块，小便不利等症。

绛雪园得宜本草 jiàngxuěyuándéyíběncǎo 见得宜本草条。

绛雪园古方选注 jiàngxuěyuángǔfāngxuǎnzhù 医方著作。又名《十三科古方选注》。清·王子接撰于1732年。3卷。该书选录古代医家方剂，分为条目（系按《伤寒论》主要方剂予以分类）、伤寒科、内科、内科丸方、女科、女科丸方、外科、幼科、痘疹科、眼科、咽喉科、折伤科、金镞科、祝由科、符禁科等类加以整理，对名方方义、药味、配伍等予以注释。并编《得宜本草》以切实用。该书分类与注释对临床医家多有裨益，但对其祝由、符咒亦应客观地区别对待。

酱瓣豆草 jiàngbàndòucǎo 马齿苋之别名。详该条。

jiao

交肠 jiāocháng 病名。大便时有尿液从肛门流出，小便时有粪质自尿道排出。《证治要诀·大小腑门》："交肠之病，大小便易位而出。盖因气不循故道，清浊混淆。宜五苓散、调气散各一钱，加阿胶末半钱，汤调服，或研黄连阿胶丸为末，加木香末少许，再以煎汤送下。"本病类似直肠膀胱瘘。

交冲 jiāochōng 见《针灸甲乙经》。后顶穴别名。详该条。

交感脱精 jiāogǎntuōjīng 病症名。见《石室秘录》卷二。性交时突然虚脱者。男女皆可发生。因下元不足，虚阳外脱所致。急宜进行口对口人工呼吸，煎大剂独参汤或救脱汤灌服。

交骨不开 jiāogǔbùkāi ❶交骨指耻骨。古人认为未产前其骨合，临产时其骨开，若此骨不开，则难娩出。多因元气虚弱，胎前失于调养，以致气血不能运达所致（见《妇人良方》）。❷交骨指骶尾关节部。分娩时，这一关节可被动地有一定的活动余地，使骨盆下口张大。如这一关节活动有障碍，可影响分娩。治疗可用开骨散（龟板一具炙酥，当归50克，川芎50克，血余炭10克，共为细末，每服15克，水煎温服），或开门丹（红芽柞木尖7个，当归100克，川芎50克，党参100克）。

交合 jiāohé 指性交。出《素女经》。

交会穴 jiāohuìxué 有两条或两条以上经脉交会通过的穴位，出《针灸甲乙经》。如中府为手、足太阴之会，大椎为三阳经及督脉之会等。交会穴多分布于头面和躯干部。临床上用以治疗本经和与之交会经脉的病变。

交接出血 jiāojiēchūxuè 见《医学入门》。指女子性交出血。多因肝火妄动，不能藏血，脾虚不能摄血所致。宜调补肝脾。用补中益气汤，或归脾汤加伏龙肝。应检查局部有无病变。

交筋 jiāojīn 即阴蒂。出汉·马王堆医书《合阴阳方》。

交经八穴 jiāojīngbāxué 出《针经指南》。

即八脉交会穴，详该条。

交经缪刺 jiāojīngmiùcì 出金·窦汉卿《标幽赋》。即缪刺。参详该条。

交胫 jiāojìng 病症名。出《千金要方》。又名行胫相交。小儿生下，一脚或双脚不能伸直，至步行时两脚相交，举足则外出，落足则内入，为先天性胫骨畸形。

交泰丸 jiāotàiwán 《韩氏医通》方。黄连、肉桂。蜜丸。治心肾不交，怔忡失眠。本方原书无方名。

交通心肾 jiāotōngxīnshèn 治疗心肾不交的方法。心肾不交，症见心悸心烦、头晕失眠、健忘遗精、耳鸣耳聋、腰酸腿软、小便短赤，舌质红，脉细数。用生地、麦冬、百合、枸杞子、女贞子、旱莲草、何首乌等药，或用交泰丸。

交信 jiāoxìn 经穴名。代号K18。出《针灸甲乙经》。属足少阴肾经。位于小腿内侧，内踝上2寸，胫骨内侧缘后方，复溜穴前0.5寸处。主治月经不调、崩漏、便秘、疝气、子宫脱垂等。直刺1～1.5寸。灸3～5壮或5～10分钟。本穴为阴跷（脉）之郄穴。

交阳 jiāoyáng 病症名。郁热外达而致的出汗。《伤寒直格》卷下："世所谓交阳者，非阴寒交热以为阳热也，乃怫热蓄之于里而郁热乃发，则交传出之于表之阳分，是谓交阳，而后作汗也。"可用凉膈散调之，甚者宜黄连解毒汤。

交仪 jiāoyí 见《针灸资生经》。蠡沟穴别名。详该条。

胶 jiāo 用动物的皮、骨、甲、角等加水反复煎煮，浓缩后制成干燥的固体块状物。多用为补养药。如驴皮胶（阿胶）、虎骨胶、龟甲胶、鹿角胶等。

胶艾四物汤 jiāo'àisìwùtāng 即芎归胶艾汤。详该条。

胶艾汤 jiāo'àitāng 即芎归胶艾汤。详该条。

胶剂 jiāojì 中药剂型。将动物皮、骨、甲或角用水煎取胶质，浓缩成稠胶状，经干燥后制成的固体块状内服制剂。

胶囊剂 jiāonángjì 中药剂型。药物装于空心胶囊中制成的制剂的统称。分硬胶囊剂、软胶囊剂、微囊剂等。硬胶囊剂是将一定量的药材提取物、药材提取物加药材细粉或辅料制成的均匀粉末或颗粒充填于空心胶囊中制成；软胶囊剂是将一定量的药材提取物加适宜的辅料混合均匀，密封于球形或椭圆形或其他形状的软质囊材中，用压制法或滴制法制成；微囊剂是利用天然或合成的高分子材料（囊材），将固体或液体药物包封成直径为1～5000微米的微小胶囊。

胶圈套扎注射法 jiāoquāntàozāzhùshèfǎ 痔结扎疗法之一。操作同单纯结扎法。不用丝线，而是以血管钳将胶圈套扎于痔核基底，再注射内痔枯萎液。术后同单纯结扎法。

椒饼灸 jiāobǐngjiǔ 隔饼灸之一。用胡椒末和面粉等量，调制成3毫米厚的薄饼，中央按成凹陷，放入药末（丁香、肉桂、麝香等份）少许，上置艾炷施灸。适用于风湿痹痛，肌肤麻木等。

椒疮 jiāochuāng 病名。见《证治准绳》杂病第七册。即沙眼。多因眼部受风热毒邪侵染，加之脾胃素有积热，致眼睑脉络壅滞，气血失和而发。症见眼睑内面发生红色细小颗粒，状如花椒，自觉眼部涩痒痛，羞明流泪。治宜祛风清热，散瘀通络。内服清脾凉血汤（《医宗金鉴》：荆芥、防风、赤芍、玄参、陈皮、蝉蜕、苍术、白鲜皮、连翘、生大黄、厚朴、甘草、竹叶）或归芍红花散（《审视瑶函》：当归、大黄、栀子仁、黄芩、红花、赤芍、甘草、白芷、防风、生地黄、连翘）；外点黄连西瓜霜眼药水（硫酸黄连素 0.5 克，西瓜霜 5 克，月石 0.2 克，硝苯汞 0.002 克，蒸馏水 100 毫升）。睑内颗粒累累成片者，当施劀法。本症属慢性传染性眼病，严重时可损害胞睑、黑睛，甚者可以致盲。必须重视防治。

椒目 jiāomù 中药名。出《本草经集注》。别名川椒目。为芸香科植物青椒 Zanthoxylum schinifolium Sieb. et Zucc. 或花椒 Z. bungeanum Maxim. 的种子。主产于辽宁、河北、山西、陕西、甘肃、河南、四川等地。苦、辛，寒，有毒。入脾、膀胱经。去水，平喘。治水肿胀满、痰饮喘息，煎服：1.5～4.5 克。

蛟蛕 jiāohuí 蛕通蛔，即蛔虫。出《灵枢·厥病》。详见蛔虫病条。

角 jiǎo 五不女之一。又名角花、角花头多指阴蒂过长。杨志一《生育问题》："阴核过大，性欲一动，亦能自举，状如阴中有角，故以角症名之。"

角法 jiǎofǎ 即拔罐法。见《肘后方》。因古代用兽角制成的杯罐作拔罐工具，故名。详见拔罐法条。

角弓反张 jiǎogōngfǎnzhāng 症状名。见《诸病源候论·风病诸候》。项背高度强直，使身体仰曲如弓状，故名。多见于痉病、破伤风等。参见痉、破伤风条。

角蒿 jiǎohāo 中药名。出《新修本草》。别名羊角草、羊角蒿。为紫葳科植物角蒿 Incarvillea sinensis Lam. 的全草。分布于东北、华北及山东、河南、陕西、甘肃、四川、青海等地。辛、苦，平，有小毒。治口疮、齿龈腐烂、耳疮，烧灰研末撒；疥疮，烧灰研末，油调涂；风湿痹痛，煎汤熏洗。

角花 jiǎohuā 多指阴蒂过长。详角条。

角花头 jiǎohuātóu 多指阴蒂过长。详角条。

角树子 jiǎoshùzǐ 楮实之别名。详该条。

角孙 jiǎosūn 经穴名。代号 SJ20。出《灵枢·寒热病》。属手少阳三焦经。位于耳尖上方之发际处，折曲耳廓取穴。主治目翳、急性结膜炎、腮腺炎、偏头痛、项强。沿皮刺 0.3～0.5 寸。

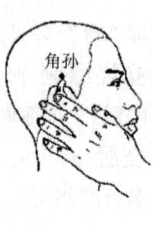
角孙

挢引 jiǎoyǐn 指按摩和导引法。出《史记·扁鹊仓公列传》。挢是举起、翘起和矫正的意思，引即导引。唐·司马贞《史记索隐》："挢……谓为按摩之法，夭挢引身，如熊顾鸟伸也。"

绞肠痧 jiǎochángshā ❶痧证之一。见《杂病源流犀烛·痧胀源流》。即搅肠痧。详该条。❷即干霍乱。见《症因脉治》卷四。详该条。

绞股蓝 jiǎogǔlán 药名。出《救荒本草》，又名七叶胆、落地生、小苦药。为葫芦科植物绞股蓝 Gynostemma pentaphyllm (Thunb.) Mak. 的根状茎或全草。分布于陕西南部及长江以南各省区。苦，寒。消炎解毒，祛痰止咳，补虚涩精，抗衰老。治慢性支气管炎咳嗽咯痰、气喘、肾虚梦遗。煎服：10～30 克；研粉吞服：3～6 克。绞股蓝总苷片及口服液为治疗各种肿瘤的辅助药，亦可防治高血压、糖尿病、动脉粥样硬化、高脂血症、溃疡及失眠、头痛等。绞股蓝总皂苷对实验性高脂血症有明显降血脂作用，但能升高高密度脂蛋白；降低糖尿病动物血糖；对肝损伤大鼠有保肝作用；并能抗疲劳、抗缺氧，缩小实验性心肌梗死范围。此外，还能防治实验性胃溃疡，增强免疫功能，并有明显的抗衰老作用。

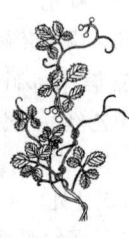
绞股蓝

绞痛 jiǎotòng 症状名。指脏腑的剧烈疼痛，痛如绞割。

脚病 jiǎobìng 病名。足部皮肤及趾甲以炎性、增生性为主的皮肤病。多因代谢障碍或生物、物理刺激而引起。主要有胼子（胼胝）、趾甲各病、足瘊子等，都可以用修脚术治疗。

脚垫 jiǎodiàn　病名。出《外科真诠》。多因鞋袜不适，长时磨擦，气血受阻，肌肤失营而成。其症见足底皮肤增厚，顽硬如板，行路作痛，影响步履。治宜温水浸泡后，外涂乌梅膏。亦可用修脚的起、分（剥离）等法修治。

脚跟骨伤 jiǎogēngǔshāng　病名。见明·异远真人《跌损妙方》。多因坠跌、压砸所伤，跟部肿痛，横径变宽，压痛明显，不能行走及站立。治宜麻醉下手法复位，夹缚固定。方用复元活血汤化裁，减轻肿痛可服正骨紫金丹，骨折愈合用海桐皮汤，配合功能锻炼。

脚跟痛 jiǎogēntòng　见《医学入门》卷四。详足跟痛条。

脚拐毒 jiǎoguǎidú　即外踝疽。详该条。

脚盘出臼 jiǎopánchūjiù　病名。出《证治准绳》。即踝关节脱臼。因跌扑、扭伤所伤，严重肿胀，明显畸形，脚跟向后突转，疼痛剧烈；甚则皮下瘀血严重，不能活动。用挪踝入臼法复位，内服复元活血汤，外敷栀乳散；肿痛好转后，用海桐皮汤外洗。

脚气 jiǎoqì　病名。见《备急肘后方》卷三。古名缓风。又称脚弱。因外感湿邪风毒，或饮食厚味所伤，积湿生热，流注于脚而成。其症先起于腿脚，麻木，酸痛，软弱无力，或挛急，或肿胀，或枯萎，或胫红肿，发热，进而入腹攻心，小腹不仁，呕吐不食，心悸，胸闷，气喘，神志恍惚，言语错乱。治宜宣壅逐湿为主，或兼祛风清热。可用鸡鸣散等方。《千金方》提出可用大豆、乌豆、赤豆等食饵辅治。脚气有干脚气、湿脚气、寒湿脚气、湿痰脚气、脚气冲心等不同类型，详各条。

脚气冲心 jiǎoqìchōngxīn　脚气危证之一。见《外台秘要》卷十八。又称脚气攻心、脚气入心。指脚气病见心悸、气喘、呕吐诸症者，甚或可见神志恍惚，语言错乱。由于邪毒上攻心胸所致。湿脚气而见攻心者，由于湿毒上攻，多伤阳，急宜温阳散寒，逐湿泄毒，用吴茱萸汤合千金半夏汤（《千金要方》：半夏、桂心、干姜、甘草、人参、细辛、附子、蜀椒）加减。干脚气而见攻心者，由于湿火上攻，治宜宣壅逐湿，凉血清火，用吴茱萸汤合牛黄清心丸，或用犀角散（《证治准绳》：犀角屑、枳壳、沉香、槟榔、紫苏、麦冬、赤茯苓、木香、防风、石膏）加减。

脚气疮 jiǎoqìchuāng　病名。出《医宗金鉴》卷七十一。又名脚湿气、臭田螺。多由脾胃二经湿热下注，或传染而得。初起趾间出现小水疱，瘙痒明显，搓破后流水，因反复发作趾间糜烂，擦去表皮，显露鲜红色糜烂面；甚者肿烂疼痛，流脓淌水，可引起足踝及小腿浮肿。另一种为趾间干痒，皮肤粗糙脱屑和皲裂。即脚癣。糜烂流水者服萆薢渗湿汤，感染肿痛者服黄连解毒汤。外治：糜烂流水用六一散、枯矾外掺。干燥、皲裂用醋泡方（见鹅掌风条）。

脚气攻心 jiǎoqìgōngxīn　见《奇效良方》卷三十九。即脚气冲心。详该条。

脚气入腹 jiǎoqìrùfù　病症名。见《备急千金要方》卷七。指脚气从足上入于腹，属脚气危证之一。症见腹部不仁，腹胀，胸闷，气喘等。可选用千金半夏汤、茱萸汤、苏子降气汤、沉香降气汤等方。参见脚气条。

脚气入心 jiǎoqìrùxīn　见《医宗金鉴》卷三十九。即脚气冲心。详该条。

脚气治法总要 jiǎoqìzhìfǎzǒngyào　脚气病专著。1卷。宋·董汲约撰于十一世纪末。

原书已佚，今存者系《永乐大典》中的辑佚本，析为 2 卷。书中重点论述脚气病病因与治法，附有内服方、外用方 46 首及若干医案。收入 1958 年商务印书馆排印的《董汲医学论著三种》中。

脚气肿满 jiǎoqìzhǒngmǎn 病症名。见《诸病源候论·脚气病诸候》。脚气病之一。由风湿毒气搏于肾经所致。症见足胫肿胀，腹满，甚则遍身肿满，喘促烦闷，小便不利。治宜祛风逐湿，宣通壅滞。可用风引大豆汤、汉防己散等方。

脚弱 jiǎoruò 病症名。①即脚气。见《太平圣惠方》卷四十五。②脚膝软弱之证（包括脚气）。见《中藏经·论脚弱状候不同》。

脚湿气 jiǎoshīqì 即脚气疮。详该条。

脚踏莲花生 jiǎotàliánhuāshēng 即逆生。详该条。

脚心痛 jiǎoxīntòng 证名。见《证治要诀·脚气》。亦称足心痛。脚底中心正当肾经涌泉穴处作痛。多因肾虚湿着，命门之火失于温煦敷布所致。若足心及踝骨热痛者，宜立安丸（《类证治裁》：牛膝、杜仲、故纸、黄柏、茴香）或肾着汤合六味丸。若肥人足心痛，乍立则痛甚，行动则痛缓者，属湿痰流注，宜肾着汤合二妙散等方。

脚鱼壳 jiǎoyúké 即鳖甲之别名。详该条。

脚趾骱失 jiǎozhǐjièshī 病名。见《伤科补要》。即趾关节脱臼。因跌扑所致，局部明显肿胀，趾骨凸向一侧，疼痛剧烈，活动受限。治宜手法复位，内服复元活血汤，外用海桐皮汤外洗。

脚肿 jiǎozhǒng 水肿病常见症状。见《证治要诀·肿》。多因水湿下注于肾所致。治宜辨别阴阳虚实，调治肾气为主。参见水肿条。

搅肠痧 jiǎochángshā 病症名。见《世医得效方》卷二。又名绞肠痧。即干霍乱。详见干霍乱条。

校正医书局 jiàozhèngyīshūjú 宋代于 1057 年由官方设立的校订和刊刻医药书籍的机构。它是在我国活版印刷术的发明和推广等条件下出现的。这个机构曾对《素问》《伤寒论》等宋以前的古典医籍进行校订和印行。

jie

疖 jiē 病名。出《刘涓子鬼遗方》。又名热疖。即毛囊和皮脂腺的急性炎症。由内蕴热毒或外触暑热而发。本病肿势局限，色红、热痛、根浅，出脓即愈。治宜清热解毒。参见外痈条。

接法 jiēfǎ 正骨八法之一。出《医宗金鉴·正骨心法要旨》。接是连接、接续的意思，即运用手法或借助器械使断骨复续，陷者复起，碎者复完，突者复平的方法。

接骨膏 jiēgǔgāo 验方。①见《中西医结合治疗骨与关节损伤》。龙骨、骨碎补、鹿角霜各 180 克，制乳香、制没药各 30 克，血竭、䗪虫、炙豹骨各 60 克，自然铜、红花、白芷、肉桂各 120 克，续断、紫荆皮、当归各 240 克，麝香 2.4 克。软膏，摊贴患处。治骨折。②见《外伤科学》（广东中医学院）。五加皮、地龙各 30 克，乳香、没药、䗪虫、骨碎补、白及各 15 克。为末，蜜或酒调成糊状，外敷。治骨折损伤。

接骨金粟兰 jiēgǔjīnsùlán 九节茶之别名。详该条。

接骨木 jiēgǔmù 中药名。①出《新修本草》。别名扦扦活、公道老。为忍冬科植物接骨木 *Sambucus williamsii* Hance 的茎枝。产于江苏、福建、四川、广西、浙江等地。甘、苦，平。祛风活血，止痛利水。治风湿痹痛、跌打骨折、腰扭伤、肾炎水肿。煎服：9～15 克，或浸酒服；外用捣敷。治创伤出血，研末撒；风疹，煎水洗浴。孕妇忌服。煎剂对小鼠有镇痛及镇静作用。❷九节茶之别名。详该条。

接骨手法 jiēgǔshǒufǎ　骨伤治法之一。即正骨手法，详该条。

接骨藤 jiēgǔténg　买麻藤之别名。详该条。

接骨仙桃 jiēgǔxiāntáo　即仙桃草。详该条。

接骨续筋药膏 jiēgǔxùjīnyàogāo　经验方。见《中医伤科学讲义》（上海中医学院）。自然铜、荆芥、防风、五加皮、皂角、没药、桂枝各60克，白及、血竭、硼砂、螃蟹末各120克，骨碎补、接骨木、红花、赤芍药各60克。为末，饴糖或蜂蜜调敷。治骨折、骨碎及筋断、筋裂等严重筋骨损伤症之中期。

接脊 jiējǐ　经外奇穴名。出《太平圣惠方》。位于第十二胸椎棘突下凹陷中。主治小儿消化不良、痢疾、脱肛等。斜刺0.5～1寸。灸1～3壮或5～15分钟。

接经行气法 jiējīngxíngqìfǎ　行气法之一。又称循经接气法。指按照经脉循行方向，在其穴位上依次针刺，以使针感向一定部位传导的方法。如针刺足三里穴，欲使针感达胃，则可从足三里、梁丘、伏兔、髀关等穴循经而上，依次针刺。也可不按穴位针刺，即其针感在哪里终止，就在哪里下针相接。

痎疟 jiēnüè　❶病症名。出《素问·疟论》等篇。即疟疾。详该条。后世对痎疟有不同的理解。①疟疾的通称。《圣济总录·疟病门》："痎疟者，以疟发该时，或日作，或间日乃作也……寒热瘅疟，动皆有时，故《内经》统谓之痎疟。"②指间日疟。东汉·许慎《说文解字》："痎，二日一发疟也。"清·王筠《说文句读》："谓隔一日（发）也。"③指老疟、久疟。《丹溪心法》："痎疟，老疟也。"《医学纲目》卷六："久疟者，痎疟也，以其隔二三日一发，缠绵不去。"④指邪未尽而复发于四季的疟疾。《诸病源候论·痎疟候》："夫痎疟者……其病秋则寒甚，冬则寒轻，春则恶风，夏则多汗。"❷传尸病的别称（见《外台秘要·传尸》）。详见传尸劳、劳瘵条。

节 jié　古解剖名。即关节。见《伤科汇纂》。详该条。

节菖蒲 jiéchāngpú　即九节菖蒲。详该条。

节骨草 jiégǔcǎo　木贼之别名。详该条。

节节红 jiéjiéhóng　赶风柴之别名。详该条。

节节花 jiéjiéhuā　剪刀草之别名。详该条。

洁净腑 jiéjìngfǔ　治法之一。出《素问·汤液醪醴论》。净腑，指膀胱。即用通利小便的方药清除膀胱（下焦）潴积的水液，恢复膀胱的正常气化功能。为治疗水肿病方法之一，亦常用于治疗膀胱湿热而小便不利者。方如五苓散、五皮饮、八正散等。

结代 jiédài　结脉、代脉的总称。泛指缓而不整的脉象。《灵枢·岁露论》："此两邪相传，经气结代者矣。"详结脉、代脉条。

结缔组织外痔 jiédìzǔzhīwàizhì　病名。外痔之一种。见《中西医结合治疗肛门直肠疾病》。症见肛门部皮瓣赘生，有异物感，无痛痒，但热邪盛时则痛而肿胀。一般不需治疗。疼痛时可用熏洗法。余参外痔条。

结核 jiéhé　病名。出《千金要方》卷二十三。多因风火气郁，或湿痰气郁凝结，肿块生于皮里膜外，形如果核，坚而不痛。相当于急慢性淋巴结炎，淋巴结结核及部分皮下肿物。若因风火气郁结聚，初起伴有寒热者，用荆防败毒散解其表，继进连翘解毒饮（连翘、栀子、桔梗、赤芍、当归、玄参、射干、黄芩、红花、天花粉、葛根、陈皮、甘草）。若因湿痰气郁凝结者，宜行气化痰，用五香流气饮（银花、僵蚕、连翘、羌活、独活、瓜蒌仁、小茴香、藿香、丁香、木香、沉香、甘草）。

结喉 jiéhóu　颈部正前方向前突起处，相当于喉头的甲状软骨部位。男性的结喉突出，女性的结喉不明显。《灵枢·骨度》："结喉以下至缺盆中长四寸。"

结脉 jiémài　脉象之一。脉来迟缓而呈不规则间歇。《脉经》："结脉往来缓，时一止，复来。"主阴盛气结，气壅痰滞，积聚癥瘕。《诊家正眼》："结属阴寒，亦由凝质。"

结舌 jiéshé　又名连舌、绊舌。由于舌系带缩短，舌尖受其牵绊，以致舌头转动、伸缩不灵，妨碍吮乳，幼儿稍大，说话吐词不清。可用消毒钝头小剪刀将舌系带剪开，在剪口搽以枯矾水，收敛止血。切不可误伤舌体，以免出血不止。

结胸 jiéxiōng　病症名。出《伤寒论·辨太阳病脉证并治》。邪气结于胸中，而出现心下痛、按之硬满的病症。多因太阳病攻下过早，以致表热内陷，与胸中原有水饮结聚；或不因误下，由太阳内传阳明，阳明实热与腹中原有水饮互结而成。根据病因和临床表现的不同，可分为大结胸、小结胸、热实结胸、寒实结胸、水结胸、血结胸等。详各条。

结阳 jiéyáng　证名。因气血不畅而引起的四肢浮肿。《素问·阴阳别论》："结阳者肿四支。"《宣明论方·结阳证》："四肢肿，四肢热胜则肿。四肢者，谓诸阳之本。结阳者，故不行于阳脉，阳脉不行，故留结也。"治宜犀角汤等方。参见水肿条。

结阴 jiéyīn　古病名。便血之一种。《素问·阴阳别论》："结阴者，便血一升。再结二升，三结三升。"《圣济总录·大小便门》认为是阴气内结所致，治用地榆汤（地榆、甘草、砂仁）。《卫生宝鉴》用平胃地榆汤（见便血条）。《张氏医通》则认为是厥阴肝血内结所致，用补中益气汤倍黄芪加炮姜。

结扎法 jiézāfǎ　利用线（药制丝线或普通丝线）的张力，促使患部气血不通，使所要除去的组织坏死脱落，达到治愈的目的。适用于赘疣、痔核等。如头大蒂小的赘疣，可在根部用线作双套结扣扎紧。血瘤和癌肿禁用。

结扎疗法 jiézāliáofǎ　痔疾外治法。在《五十二病方》中已有结扎方法治疗痔核的记载，即"牡痔居窍旁……絜以小绳，剶以刀"。此法是利用线的张力，通过结扎和药物的作用，阻断患部血运，使病变组织坏死、脱落而达到治疗目的。现代又分单纯结扎法、结扎注射法、胶圈套扎法3种。本法尚可用于小疣赘的治疗。

结扎注射法 jiézāzhùshèfǎ　内痔疗法之一。适用于2、3期内痔。操作同单纯结扎法。所不同者是，在结扎痔核后再注射10%明矾液或内痔枯萎液，并压榨该痔核使呈薄片状。术后处理同单纯结扎法。

结者散之 jiézhěsànzhī　治法之一。出《素问·至真要大论》。对结聚之证要使其消散。例如痰热互结心下，胸脘痞满，按之则痛，宜小陷胸汤以宽胸散结；又如瘿瘤、瘰疬，须用软坚散结法以散之。

桔梗 jiégěng　中药名。出《神农本草经》。别名苦桔梗、玉桔梗。为桔梗科植物桔梗 *Platycodon grandiflorum* (Jacq.) A. DC. 的根。主产于安徽、江苏、河北、河南、湖北、辽宁、吉林、内蒙古。

桔梗

苦、辛，平。入肺经。宣肺祛痰，利咽排脓。治外感咳嗽、痰多不爽、咽喉肿痛、音哑、胸满痞闷、肺痈咳吐脓血，煎服：3～9克。本品含多种桔梗皂苷，植物甾醇，桔梗聚糖，桔梗酸等。口服能刺激胃黏膜，反射性引起支气管腺体分泌增多而起祛痰作用。水或醇提取物可降低兔血糖。水浸剂在体外能抑制絮状表皮癣菌。

桔梗白散 jiégěngbáisǎn 即白散。详该条。

桔梗汤 jiégěngtāng ❶《伤寒论》方。又名甘桔汤。桔梗一两，甘草二两。水煎，分三次服。治少阴病咽喉痛。❷《太平惠民和剂局方》卷四方。桔梗、姜半夏、陈皮各十两，炒枳实五两。为粗末，每服二钱，加生姜五片，水煎服。治胸胁胀满、寒热呕哕、心下痞坚、短气烦闷、痰逆恶心、饮食不下。❸《济生方》卷八方。又名济生桔梗汤。桔梗、贝母、当归、栝楼仁、枳壳、薏苡仁、桑白皮、防己各一两，甘草、杏仁、百合各五钱，黄芪一两五钱。为粗末，每服四钱，加生姜五片，水煎服。治肺痈、心胸气壅、咳吐脓血、心神烦闷、口干多渴、两脚肿满、小便赤黄。❹《活法机要》（金·张元素）方。桔梗、白术各一两五钱，半夏曲二两，陈皮、枳实、茯苓、厚朴各一两。为末，每服一两，水煎服。治气热上冲，食后暴吐，脉浮而洪。

睫毛 jiémáo 生于上下眼弦，排列整齐，有屏蔽灰尘及遮障强光的作用。

截肠 jiécháng 病名。见《外科大成》。即脱肛。详该条。

截根疗法 jiégēnliáofǎ 即挑治疗法。详该条。

截疟 jiénüè ❶治疟疾的方法之一。在疟疾发作前的适当时间，用药物或针刺等方法，以制止疟疾的发作。❷经外奇穴名。见《针灸经外奇穴治疗诀》。位于乳头直下4寸。主治疟疾，胸胁窜痛等。灸3~5壮或5~10分钟。

截疟七宝饮 jiénüèqībǎoyǐn 原名七宝散，元·张璧《云岐子保命集论类要》方。常山、姜厚朴、青皮、陈皮、甘草、槟榔、草果仁各等分。为粗末，每服五钱，水酒合煎，疟发前两小时服。功能燥湿，劫痰，截疟。治疟疾数发不止，体壮，痰湿盛，舌苔白腻，脉弦滑浮大。

解表法 jiěbiǎofǎ 又名疏表。通过发汗以解除肌表之邪，故名。针对病症的寒热，可分辛温解表和辛凉解表。详各条。

解毒 jiědú 泛指解除体内或体表的毒素。通常包括：血分热毒，宜凉血解毒。详该条。寒邪极盛成毒，常用温中散寒而祛之。解除蛇虫犬兽螯咬所致的毒害。排除误食或接触的毒物，或解除所致的毒害。按特定的炮制方法减除药物的毒性，或通过药物的配伍协调而缓和药物的毒性。

解毒丹 jiědúdān 验方。见《中医外科学简编》（中医研究院）。青黛、黄柏各6克，煅石膏60克。为末，麻油调敷患处。治湿毒疮，湿疥疮等。

解毒清热汤 jiědúqīngrètāng《赵炳南临床经验集》方。蒲公英、野菊花、大青叶各30克，紫花地丁、蚤休、天花粉各15克，赤芍药9克。水煎服。治疗疖、痈、急性丹毒初期，及一切体表感染初期。

解毒汤 jiědútāng《血证论》卷八方。大黄、枳壳、连翘、甘草各一钱，黄连、黄芩、炒栀子、防风各三钱，黄柏、赤芍药各二钱。水煎服。治脏毒，症见肛门肿痛，大便不通者。

解肌 jiějī 出《伤寒论·辨太阳病脉证并治》。即解除肌表之邪。是针对外感证初起有汗的治法。针对病症的寒热而采用辛温解肌法或辛凉解肌法。辛温解肌如桂枝汤，辛凉解肌如柴葛解肌汤。

解肌透痧汤 jiějītòushātāng 丁甘仁《喉痧证治概要》方。荆芥穗、前胡各一钱五分，蝉蜕、马勃各八分，桔梗、射干各一钱，甘草五分，葛根、牛蒡子、鲜竹茹、连翘各二钱，僵蚕、豆豉、浮萍各三钱。水煎服。治痧麻初起，恶寒发热，咽喉肿痛，遍体酸痛，烦闷泛恶等症。

解剪 jiějiǎn 经外奇穴名。见《常用新医疗法手册》。位于血海穴直上 4.5 寸，向后旁开 1.5 寸处。主治剪刀腿。直刺 1～2 寸。

解痉 jiějìng 又称镇痉。用平肝、镇潜、祛风的药物解除震颤、手足痉挛（抽搐）及角弓反张（项背强硬向后，反张如弓状）等症。参见息风条。

解颅 jiělú 病名。出《诸病源候论》。又名囟解、囟开不合。小儿到一定年龄，囟门应合而不合，头缝开解，以致囟门较正常为大，或可见囟门部稍稍隆起。正常小儿的颅骨缝，大都在出生 6 个月时开始骨化，后囟在 2～4 个月时闭合，前囟在 1～1.5 岁时闭合。如延迟不合，多由父母精血不足，以致小儿先天肾气虚弱，不能充养脑髓而成。多见于脑积水、佝偻病等。治以培补气血，滋肾充髓为主。宜内服扶元散（《医宗金鉴》：人参、白术、茯苓、茯神、黄芪、熟地、山药、炙甘草、当归、白芍、川芎、菖蒲、生姜、大枣）。外用封囟散（《医宗金鉴》：柏子仁、天南星、防风等分），以猪胆汁调匀，摊纱布上贴于囟门。针灸：取肾俞、气海、大杼、三阴交、复溜、足三里。

解麻药方 jiěmáyàofāng《华佗神医秘传》方。人参、茯苓各五钱，生甘草三钱，陈皮、菖蒲各五分，半夏、白薇各一钱。水煎服。用于外科手术后，解麻药之效而回苏。

解剖 jiěpōu 用器械剖割尸体，以了解人体内部各器官的形态、位置、构造及其相互关系。我国在两千多年前就开始有解剖知识。《灵枢·经水》："若夫八尺之士，皮肉在此，外可度量切循而得之，其死可解剖而视之，其脏之坚脆，腑之大小……皆有大数。"但由于长期受封建礼教的束缚，限制了这门学科的发展。

解索脉 jiěsuǒmài 七怪脉之一。脉象忽疏忽密，节律紊乱，如解索之状。

解围元薮 jiěwéiyuánsǒu 麻风病专书。4 卷。明·沈之问撰于 1550 年。内容包括麻风病（风癞）的病因，三十六风、十四癞及其与经络的关系，治疗方剂等。作者对该病辨证与治疗的论述较详。新中国成立后有排印本。

解溪 jiěxī 经穴名。代号 ST41。出《灵枢·本输》。属足阳明胃经。经穴。位于足背踝关节前横纹中点，当跗长伸肌腱和趾长伸肌腱之间凹陷处。主治头痛，头晕，癫狂，足背痛，足下垂等。直刺 0.5～1 寸。灸 5～10 分钟。

解郁 jiěyù 与疏郁理气义同。详该条。

芥菜子 jiècàizǐ 即芥子。详该条。

芥子 jièzǐ 中药名。①出《名医别录》。别名芥菜子、黄芥子。为十字花科植物白芥 *Sinapis alba* L. 或芥 *Brassica juncea*（L.）Czern et Coss. 的种子。全国各地均产。辛，温。入肺经。温肺散寒，利气豁痰，消肿止痛。治胃寒吐食，心腹疼痛；肺寒咳喘，痰多胸闷；痰滞经络，关节麻木、疼痛。煎服：3～9 克。治阴疽、流痰、扑损瘀血、关节疼痛，研末，醋调敷。本品含黑芥子苷、芥子酶、芥子酸、芥子碱等。芥子泥对皮肤有刺激作用。内服可作刺激性祛痰药，过量可引起胃肠道炎症。②白芥子之简称，详该条。

疥疮 jièchuāng 病名。出《刘涓子鬼遗方》卷五。一种传染性瘙痒性皮肤病。多因风湿热邪郁于皮肤，接触传染而成。隋·巢元方已分辨出疥虫为其病源体。本病以手指缝最为多见，亦常见于肘窝、腋下、小腹、腹股沟、臀、腿等处，甚则遍及全身。皮损为针头大小的丘疹和水泡，痒甚，故体表常见抓痕和结痂。据抓后有无滋水，又有干疥、湿疥之称。如因搔破皮肤引起继发感染化脓者，则称脓窝疥。以外治为主。可以花椒 9 克，地肤子 30 克煎汤外洗，再选用蛇床子散、臭灵丹（《医宗金鉴》：硫黄末、油核桃、生猪脂油、水银）、硫黄软膏等外擦。新中国成立后由于大力开展爱国卫生运动，卫生条件改善，本病比较少见。

疥疮一扫光 jièchuāngyīsǎoguāng《全国中药成药处方集》方。砒石1.5克，胡桃仁24克，水银3克，大枫子肉30克。先将砒石轧成细面，再将大枫子肉、胡桃仁轧成细泥，将砒石、水银撒入碾细，成油坨形，每次用3克，用布包裹，火上烤热，在胸前轻擦。日一次，擦五日隔一日，第七日再如前法擦。待胸口处起粟粒状则愈。功能杀菌消毒止痒。治干疥、湿疥、脓窠疥，刺痒流水。

骱 jiè 古解剖名。又称骨髎。即关节。见《伤科补要》。详该条。

jin

金篦 jīnbì 见《外台秘要》。即针拨内障之金针。

金篦刮目 jīnbìguāmù 即金针拨障法。详该条。

金不换 jīnbúhuàn 土大黄之别名。详该条。

金不换膏 jīnbúhuàngāo 中成药。川芎、牛膝、大黄、生川乌、生草乌、香附、续断、桑枝、防风、羌活、山药、白芷、远志、桃仁、白蔹、熟地黄、天麻、何首乌、当归、杜仲、桃树枝、威灵仙、乌药、穿山甲、苍术、赤芍药、独活、槐树枝、柳树枝、苦参、大枫子、红花、橘皮、麻黄、细辛、蜈蚣、五加皮、榆树枝、连翘、荆芥穗、僵蚕、青风藤、金银花、血竭、樟脑、乳香、没药、轻粉、香油、黄丹。制成膏药，贴患处。治手足麻木，腰腿酸痛，跌仆损伤。本方为《古今医鉴》金不换神仙膏加减。

金茶匙 jīncháshi 向天盏之别名。详该条。

金钗石斛 jīnchāishíhú 石斛商品之一种。

详该条。

金疮 jīnchuāng 出《金匮要略·疮痈肠痈浸淫病脉证并治》。即金创。详该条。

金疮痓 jīnchuāngjìng 即破伤风。详该条。

金疮小草 jīnchuāngxiǎocǎo 白毛夏枯草之别名。详该条。

金创 jīnchuàng 病名。见《神农本草经》卷中。又名金疮、金伤、金刃伤、金疡。指由金属器刃损伤肢体所致创伤。亦有将伤后夹感毒邪溃烂成疮者称为金疮或金疡。本病轻者皮肉破溃，疼痛，流血；重者伤筋，血流不止，疼痛难忍，并常因出血过多，引起面色苍白、头晕、眼黑、脉芤或细微等虚脱症状。轻伤者，外敷封口药〔《医宗金鉴》：乳香、没药、儿茶、当归、杉皮炭、麝香、片脑、猪狲苧叶（无此叶，用葛叶、毛藤子叶亦可）〕，包扎即可。重伤者，急救止血包扎，清创缝合。如系失血过多，必要时应输血补液。伤筋断骨者，可进行整复治疗。

金顶龙芽 jīndǐnglóngyá 仙鹤草之别名。详该条。

金沸草 jīnfèicǎo 中药名。出《神农本草经》。别名旋覆梗。为菊科植物条叶旋覆花 Inula linariifolia Turcz. 或旋覆花 Inula japonica Thunb. 的全草。我国大部分地区均有分布。苦、辛、咸，温。入肺、大肠经。降气化痰止咳，利水除湿。治痰多咳嗽、水肿、外治疔疮肿毒，煎服：4.5～9克。本品含旋覆花素。

金沸草散 jīnfèicǎosǎn《太平惠民和剂局方》方。旋覆花、麻黄、前胡各三两，荆芥穗四两，炒甘草、姜半夏、赤芍药各一两（《类证活人书》无麻黄，有细辛）。为粗末，每服三钱，加生姜三片，枣一个，水煎，不拘时服。治外感风寒，咳嗽喘满，痰涎不利。

金疳 jīngān 病名。见《证治准绳·杂病》

第七册。又名金疡、白睛粒起。由肺火炽盛引起。症见白睛表面隆起灰白色小泡样颗粒，周围赤丝环绕，眼部碜涩不适，畏光流泪。类似泡性结膜炎。治宜清泻肺火。用桑白皮汤（《审视瑶函》：桑白皮、泽泻、黑玄参、甘草、麦冬、黄芩、旋覆花、菊花、地骨皮、桔梗、白茯苓）。反复发作，经久不愈者，多属肺燥阴伤，宜养阴润燥，用养阴清肺汤加减。

金刚根 jīngānggēn 菝葜之别名。详该条。

金刚丸 jīngāngwán 《素问病机气宜保命集》卷下方。草薢、杜仲、肉苁蓉、菟丝子各等分。为末，酒煮猪腰子同捣为丸，每服三钱。治肾虚骨痿。

金钩子 jīngōuzǐ 枳椇子之别名。详该条。

金狗脊 jīngǒujǐ 狗脊之处方名。详该条。

金龟莲 jīnguīlián 罗锅底之别名。详该条。

金果榄 jīnguǒlǎn 中药名。出《本草纲目拾遗》。别名地苦胆、金线吊葫芦。为防己科植物金果榄 Tinospora capilipes Gagnep. 或青牛胆 Tinospora sagittata（Oliv.）Gagnep. 的块根。主产于广西、湖南。苦，寒。入肺、大肠经。清热解毒，利咽止痛。用于咽喉肿痛、痈疽疔毒、泄泻、痢疾、脘腹热痛。治急性咽喉炎、扁桃体炎、口腔炎、肺热咳嗽、急性胃肠炎、细菌性痢疾、胃痛，煎服：3～9克。治疗疮肿毒、蛇咬伤，煎服并磨汁涂。金果榄块根含掌叶防己碱、咖伦宾等。煎剂对钩端螺旋体有抑制作用。掌叶防己碱有刺激动物垂体促肾上腺皮质激素分泌的作用。对家兔离体子宫有兴奋作用。

金花内障 jīnhuānèizhàng 病名。又名金星内障。"因肝经风热冲于目，致使瞳仁锁如不开，后渐成障膜，如金花之样。端然失明，惟见三光"（佚名氏《眼科统秘》）。本病类似现代眼科之瞳孔闭锁及膜闭，或由虹膜睫状体炎引起的并发性白内障等。

金黄散 jīnhuángsǎn 即如意金黄散。详该条。

金鸡爪 jīnjīzhǎo 白芷之别名。详该条。

金剑草 jīnjiàncǎo 葫芦茶之别名。详该条。

金津玉液 jīnjīnyùyè 经外奇穴名。见《针灸大成》。位于舌系带两侧的静脉上。左名金津，代号 EX-HN12；右名玉液，代号 EX-HN13。主治喉炎、扁桃体炎、口腔溃疡、急性胃肠炎等。点刺出血。

金井 jīnjǐng 即瞳神。详该条。

金橘 jīnjú 出《本草纲目》。为芸香科植物金橘 Fortunella margarita（Lour.）Swingle 或金弹 F. crassifolia Swingle 的果实。分布于我国南部各地。辛、甘，温。理气，解郁，化痰。治胸闷郁结、食滞纳呆，煎汤或泡茶服，适量。本品含金柑苷。金橘所含维生素 C 80% 存于果皮中。

金橘叶 jīnjúyè 中药名。出清·叶小峰《本草再新》。为芸香科植物金橘 Fortunella margarita（Lour.）Swingle 或金弹 F. crassifolia Swingle 的叶。苦、辛，微寒。疏肝，开胃，散结。治噎膈、瘰疬、乳部肿块，煎服：3～9克。叶含川陈皮素、红橘素及多量维生素 C 等。

金匮发微 jīnkuìfāwēi 书名。4 卷。曹家达注。刊于 1936 年。作者注解《金匮要略》能结合个人临床心得，力求提要钩玄，分析精义，并部分地校订了原文，纠正了前人的一些错误或不当注解。1956 年该书与《伤寒发微》由上海千顷堂书局出版合刊本，题名《曹氏伤寒金匮发微合刊》。

金匮方歌括 jīnkuìfānggēkuò 医书。6 卷。清·陈元犀撰于 1811 年。作者遵从其父陈修园之嘱，用诗歌形式简要介绍《金匮要略》的方剂组成、药用剂量、主治及药物煎服法等，并附方解。新中国成立后有排印本。

金匮方论衍义 jīnkuìfānglùnyǎnyì 医书。3

卷。元·赵以德撰。撰年不详。该书注释《金匮要略》原文颇详，原刊本甚少流行。目前有周扬俊补注本，称为《金匮玉函经二注》。

金匮钩玄 jīnkuìgōuxuán　医书。3 卷。元·朱震亨撰，明·戴元礼校补。该书以内科杂病为主，兼及妇人、小儿、喉科、外科一些病症。书中分证论治，条理清晰，词旨简明，较充分地反映了朱氏以补阴为宗的学术经验。戴氏所补订的内容，亦颇精当可取。此书曾因避清·康熙名讳，将"钩玄"改为"钩元"。又《薛氏医案》收入该书，改名《平治荟萃》。新中国成立后有排印本。

金匮钩元 jīnkuìgōuyuán　即《金匮钩玄》。详该条。

金匮辑义 jīnkuìjíyì　即《金匮玉函要略辑义》。详该条。

金匮肾气丸 jīnkuìshènqìwán　即肾气丸。详该条。

金匮心典 jīnkuìxīndiǎn　即《金匮要略心典》。详该条。

金匮悬解 jīnkuìxuánjiě　医书。22 卷。清·黄元御编撰。刊于 1754 年。黄氏认为，《金匮要略》治内伤杂病大旨以扶阳气、运化脏腑气血功能为主，而后世又有滋阴之说，遂推崇"阳自阴升，阴由阳降"之理，颇有见地。但在论治方面多从温燥立法，有其片面性。书中逐篇诠释《金匮要略》原文，并详述四诊九候之法。现有《黄氏医书八种》等版本。

金匮要略 jīnkuìyàolüè　即《金匮要略方论》。详该条。

金匮要略方论 jīnkuìyàolüèfānglùn　医书。简称《金匮要略》。3 卷。东汉·张仲景撰于 3 世纪初。作者原撰《伤寒杂病论》。经晋·王叔和整理后，其古传本之一名《金匮玉函要略方》，共 3 卷。后北宋校正医书局根据当时所存的蠹简文字重予编校，取其中以杂病为主的内容，仍厘订为 3 卷，改名《金匮要略方论》。全书共 25 篇，方剂 262 首，所述病症以内科杂病为主，兼有部分外科、妇产科等病症。该书总结了东汉以前的丰富临床经验，提供了辨证论治及方药配伍的一些基本原则，介绍了不少实用有效的方剂，为临床医学奠定了基础。现有多种刊本及注本。

金匮要略浅注 jīnkuìyàolüèqiǎnzhù　医书。10 卷。清·陈念祖撰。刊于 1803 年。该书的体例和编法与《伤寒论浅注》大致相同。作者选集前人《金匮要略》注本中的一些注文，结合己见以求阐明要旨。陈氏删去原整理本最后三篇，并于"妇人杂病脉证"中增补"妇人阴挺论"等内容。新中国成立后有排印本。

金匮要略释义 jīnkuìyàolüèshìyì　书名。湖北中医学院主编。此书以词解、释义的形式为主，帮助读者理解《金匮要略》原文，每篇附概说和结语。为切于临床实用，删去原本最后三篇。该书于 1963 年初版，1973 年复由上海人民出版社刊印，并将其列为《中医临床参考丛书》之一。

金匮要略五十家注 jīnkuìyàolüèwǔshíjiāzhù　医书。24 卷。吴考槃编，刊于 1931 年。吴氏集古今《金匮要略》注本 53 种，择其精要，诠释各篇条文，间附个人见解。末附《素灵药义》一卷。

金匮要略心典 jīnkuìyàolüèxīndiǎn　医书。简称《金匮心典》。3 卷。清·尤怡纂注。刊于 1732 年。该书阐注《金匮要略》文笔简炼，说理清楚，力求得其典要，抉其精义。对于少数费解的原文，宁缺而不作强解。尤氏校正

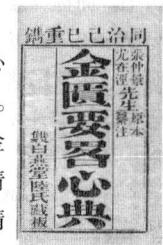

金匮要略心典

了一些传写之误，删去《金匮要略》后三篇以及后人增添的一些内容，在注本中有相当影响。新中国成立后有排印本。

金匮要略译释 jīnkuìyàolüèyìshì 医书。南京中医学院金匮教研组选编。该书对《金匮要略》原文论析较详，每篇前有概说，后有结语。篇内条文则一一校勘、提要、词解、语译、浅释、选注，并加按语。广泛参考有代表性的各家注释，并能结合古今医家临床实践分析方药，便于读者深入领会。1959 年由江苏人民出版社出版。

金匮翼 jīnkuìyì 医书。8 卷。清·尤怡撰。刊于 1768 年。该书是为了补充作者所撰的《金匮心典》（系《金匮要略》的注释）而作。书中专论内科杂病，共分 48 门，参考历代方书，参以个人心得。论述简要清楚，选方也切于实用。新中国成立后有排印本。

金匮玉函经 jīnkuìyùhánjīng 医书。《伤寒杂病论》古本之一。8 卷。经北宋校正医书局校定。内容与宋本《伤寒论》基本相同，但体例、编次有所不同。作为一种古传本，在校勘和研究《伤寒论》方面有一定的参考价值。新中国成立后有影印本。

金匮玉函经二注 jīnkuìyùhánjīng'èrzhù 医书。详见金匮方论衍义条。

金匮玉函要略方 jīnkuìyùhányàolüèfāng 见金匮要略方论条。

金匮玉函要略辑义 jīnkuìyùhányàolüèjíyì 医书。简称《金匮辑义》。6 卷。日本·丹波元简撰于 1806 年。编者采辑徐彬、程林、沈明宗、魏荔彤诸家及《医宗金鉴·订正金匮要略注》等注本释文，结合个人心得，逐条阐析仲景原文，考订较详，并参考古今方书，增补了一些效方。新中国成立后有排印本。

金匮折衷 jīnkuìzhézhōng 书名。又作《金匮讲义》。杨步澄编述于 1935 年。此书以朱丹溪《金匮钩玄》、尤在泾《金匮心典》、赵以德《金匮方论衍义》、徐忠可《金匮要略论注》、陈修园《金匮要略浅注》为指归，兼取喻嘉言、高士宗之长，融以作者心得汇辑而成。书中对《金匮要略》沿革及注家亦予以阐发，并指出其多以甘药调燮为治等诸多特点。此书系华北国医学院讲义之一，现存 1935 年华北国医学院铅印本。

金兰循经 jīnlánxúnjīng 医书。见十四经发挥条。

金铃子 jīnlíngzǐ 川楝子之别名。详该条。

金铃子散 jīnlíngzǐsǎn 《太平圣惠方》方。金铃子、延胡索各一两。为末，每服三钱，酒调服。功能疏肝泻热，理气止痛。治肝气郁滞，气郁化火而致的胃脘胸胁疼痛、疝气疼痛、妇女经行腹痛。

金炉底 jīnlúdǐ 密陀僧之别名。详该条。

金毛狗 jīnmáogǒu 狗脊之别名。详该条。

金门 jīnmén 经穴名。代号 BL63。出《针灸甲乙经》。别名关梁。属足太阳膀胱经。郄穴。位于足外侧缘，外踝前下方，当第五跖骨粗隆后上方之凹陷处。主治头痛、眩晕、癫痫、腰膝痛、足底痛等。直刺 0.3～0.5 寸。灸 5～10 分钟。

金礞石 jīnméngshí 礞石商品之一种。详该条。

金破不鸣 jīnpòbùmíng ❶肺气损伤而声音嘶哑的病机。肺在五行属金，故称。肺主行气，肾主纳气，二脏均与发声有关。肺肾阴亏则肺燥而热郁，阴液不能上承，咽喉失于濡润，故声音嘶哑。多见于晚期结核病。❷即久疟。详该条。

金气肃降 jīnqìsùjiàng 借用五行学说以说明肺的生理特点。肺属金，主气。肺气宜清肃下降，气化活动正常才能滋养皮毛，通调三焦水道。

金钱白花蛇 jīnqiánbáihuāshé 药名，见

《饮片新参》。又名金钱蛇、小白药蛇、寸白蛇、银蛇。为眼镜蛇科动物银环蛇 Bungarus multicinctus Blyth 幼蛇去除内脏的干燥体。主产于广东、广西。甘、咸，温，有毒。入肝、脾经。搜风活络，定惊止痉。治半身不遂、口眼㖞斜、四肢麻木、抽搐痉挛、关节酸痛；类风湿性关节炎、小儿惊风、破伤风、麻风、疥癞、梅毒、恶疮。内服：煎汤，3~4.5克，研末服，0.6~0.9克，亦可入丸剂或浸酒。本品主含蛋白质、脂肪及鸟嘌呤核苷（Guanoside）。头部毒腺中含有强烈的神经毒，包括 α-、β-、γ-环蛇毒素等。并含溶血成分及血细胞凝集成分（不含出血性毒），毒液中还含胆碱酯酶、蛋白酶、ATP酶等。银环蛇的几种环蛇毒素作用于突触前神经末梢部位，可抑制神经末梢释放乙酰胆碱，对呼吸系统、神经系统，特别是呼吸中枢有抑制作用；危重病例也能出现严重的心肌损害。毒液中的 α-环蛇毒素作用于突触后膜，可阻止乙酰胆碱与胆碱受体结合。

金钱薄荷 jīnqiánbòhe　即连钱草之别名。详该条。

金钱草 jīnqiáncǎo　大金钱草、连钱草之别名。各详该条。

金钱花 jīnqiánhuā　旋覆花之别名。详该条。

金钱癣 jīnqiánxuǎn　即圆癣。详该条。

金荞麦 jīnqiáomài　中药名。出《植物名实图考》。别名开金锁、金锁银开、天荞麦。为蓼科植物野荞麦 Fagopyrum ditotrys（D. Don）Hara 的干燥根茎及块根。分布于陕西、江苏、浙江、江西、河南、湖北、湖南、广东、广西、四川、云南等地。涩、微辛，凉。清热解毒，排脓祛瘀。治肺脓疡、肺炎、咽喉肿痛、痛经、痢疾、手足关节不利、筋骨酸痛，煎服：15~45克。研末醋调敷，治痈疖肿毒。本品含有效成分双聚原矢车菊素1%~2%。酊剂或煎剂在体外对金黄色葡萄球菌、福氏痢疾杆菌、伤寒杆菌、绿脓杆菌等有抑制作用。

金荞仁 jīnqiáorén　红药子之别名。详该条。

金雀根 jīnquègēn　中药名。出《本草纲目拾遗》。别名土黄芪、阳雀花根。为豆科植物锦鸡儿 Caragana sinica（Buchoz）Rehd. 的根。产于浙江、江苏、四川等地。甘，微温。入肺、脾经。补气，利尿，活血调经，降压。治体虚乏力、浮肿、盗汗、月经不调、白带、高血压，煎服：15~30克。醇提物对猫有中枢性降低血压作用。

金刃伤 jīnrènshāng　即金创。详该条。

金伤 jīnshāng　即金创。详该条。

金石斛 jīnshíhú　石斛商品之一种。详该条。

金实不鸣 jīnshíbùmíng　❶指肺气实而声音嘶哑的病机。肺在五行属金，故称。多由于感受外邪而致。有寒热之分：外感风寒，内遏于肺，寒气凝滞，肺气失宣，开合不利，可突然声音嘶哑。风热燥邪灼伤肺阴，或寒郁化热，煎熬津液，痰热交阻，肺失清肃，亦见声音嘶哑。肺有蕴热，复感外寒，热受寒束，肺气失于宣畅亦音哑。❷即暴喑。详该条。

金水宝胶囊 jīnshuǐbǎojiāonáng　中成药。见《中华人民共和国药典》2010年版一部。本品为发酵虫草菌粉经加工制成的硬胶囊。补益肺肾，秘精益气。用于肺肾两虚，精气不足，久咳虚喘，神疲乏力，不寐健忘，腰膝酸软，月经不调，阳痿早泄；慢性支气管炎、慢性肾功能不全、高血脂症、肝硬化见上述证候者。口服。一次3粒，一日3次；用于慢性肾功能不全者，一次6粒，一日3次。

金水宝片 jīnshuǐbǎopiàn　中成药。见《中华人民共和国药典》2010年版一部。本品为发酵虫草菌粉经加工制成的薄膜衣片。取发酵虫草菌粉500克，加入适量的辅料，混匀，制成颗粒，干燥，压制成 1000 片，包薄膜衣即得。补益肺肾，秘精益气。用于肺肾两虚，精气不足，久咳虚喘，神疲乏力，不寐健忘，腰膝酸软，月经不调，阳痿早泄；慢性支气管炎、慢性肾功能不全、高血脂症、肝硬化见上述证候者。口服。一次 2 片，一日 3 次；用于慢性肾功能不全者，一次 4 片，一日 3 次；或遵医嘱。

金水六君煎 jīnshuǐliùjūnjiān 《景岳全书》卷五十一方。当归二钱，熟地黄三至五钱，陈皮一钱五分，半夏二钱，茯苓工钱，炙甘草一钱，生姜三至五片。水煎服。治肺肾虚寒，水泛成痰，症见咳嗽呕恶，喘逆多痰，痰带咸味。

金水相生 jīnshuǐxiāngshēng ❶肺金和肾水是母子关系。参见肺肾相生条。❷即肺肾同治。详该条。

金丝荷叶 jīnsīhéyè 虎耳草之别名。详该条。

金丝蝴蝶 jīnsīhúdié 红旱莲之别名。详该条。

金笋 jīnsǔn 肉苁蓉之别名。详该条。

金锁匙 jīnsuǒshi ❶《外科正宗》卷二方。焰硝一两五钱，硼砂五钱，龙脑香二分五厘，僵蚕一钱，雄黄二钱。为末，吹喉。治喉闭、缠喉风，痰涎壅塞，口噤不开，汤水不下。❷中药名。瓜子金之别名。详该条。

金锁固精丸 jīnsuǒgùjīngwán 见《医方集解》。沙苑蒺藜、芡实、莲须各二两，龙骨、牡蛎各一两。为末，莲肉煮粉为糊丸，每服三钱。功能固肾涩精。治肾关不固，遗精滑泄。

金锁银开 jīnsuǒyínkāi 金荞麦之别名。详该条。

金汤匙 jīntāngshi 石韦之别名。详该条。

金陀僧 jīntuósēng 即密陀僧。详该条。

金挖耳 jīnwā'ěr 半枝莲之别名。详该条。

金仙证论 jīnxiānzhènglùn 气功专著。20 章。清·柳华阳撰。专言小周天功夫，包括炼丹、正道浅说、炼己真论、小周天药物直论、小周天鼎器直论、风火经、效验说、总说、图说、顾命说、风火炼精赋、禅机赋、妙诀歌、论道德冲和、火候次序、任督两脉图、决疑、危险说、后危险说。高双景评价此书说："余开卷读之，心目通明，不觉手舞足蹈，涣然冰释，其中道理次序犹如亲口相传，而论小周天功法不杂一字。"此书学术地位与明·伍守阳著作相匹敌。

金线吊芙蓉 jīnxiàndiàofúróng 即虎耳草之别名。详该条。

金线吊葫芦 jīnxiàndiàohúlú 即金果榄之别名。详该条。

金线钓乌龟 jīnxiàndiàowūguī 千金藤、白药子二药之别名。详各条。

金星内障 jīnxīngnèizhàng 病名。见《疡医大全》卷十一。即金花内障。详该条。

金疡 jīnyáng ❶即金疳。详该条。❷即金创。详该条。

金腰莲 jīnyāolián 罗锅底之别名。详该条。

金液丹 jīnyèdān ❶《太平惠民和剂局方》卷五方。硫黄十两。研细，入沙罐内密封，慢火烧养七昼夜，取出再研，为糊丸，梧桐子大，每服三十至一百丸。治久寒痼冷，劳伤虚损，腰肾久冷，心腹积聚，胁下冷癖，腹中诸虫，失精遗溺，形羸乏力，脚膝疼弱，冷风顽痹，上气衄血，咳逆寒热，霍乱转筋，虚滑下利，痔漏湿䘌生疮，下血不止，及妇人血结寒热，阴蚀疳痔。❷又名稀痘丹。中成药。见《北京市中药成方选集》。白芷、麦冬、甘草各 30 克，人参、生地黄、连翘、黄连、玄参各 60 克，川芎、白芍药、紫草茸各 90 克，黄芪、炒白术、金银花、当归各 150 克，茯苓 180 克。蜜丸，每服 3 克。治小儿出痘，内热火盛，口渴心烦，灰陷不起，久不灌浆。

金银花 jīnyínhuā　中药名。出宋·王默庵《履巉岩本草》。别名忍冬花、双花、银花。为忍冬科植物忍冬 *Lonicera japonica* Thunb.、红腺忍冬 *Lonicera hypoglauca* Miq.、山银花 *Lonicera confusa* DC. 或毛花柱忍冬 *Lonicera dasystyla* Rehd. 的花蕾。我国大部分地区均产。甘，寒。入肺、胃、心经。清热解毒，疏散风热。治风热感冒、温病初期咽喉肿痛、急性结膜炎、大叶性肺炎、痢疾、流行性乙型脑炎、钩端螺旋体病、痈疖脓肿、丹毒、急性乳腺炎、阑尾炎，煎服：6～15克。花蕾含木犀草素及其葡萄糖苷，还含肌醇、皂苷、鞣质等。有效成分为绿原酸与异绿原酸的混合物。煎剂及醇浸液在试管内对金黄色葡萄球菌，溶血性链球菌，肺炎球菌，脑膜炎球菌，伤寒、痢疾和人型结核杆菌及钩端螺旋体均有抑制作用。体外和体内实验均有抗流感病毒作用。高压消毒或久煮均能影响其抗菌效力。

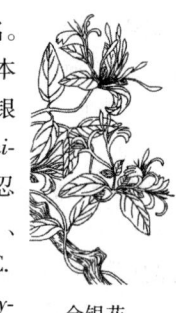
金银花

金樱子 jīnyīngzǐ　中药名。出《雷公炮炙论》。别名野石榴、糖罐子、糖刺果。为蔷薇科植物金樱子 *Rosa laevigata* Michx. 的果实。主产于广东、湖南、浙江、江西等地。酸、甘，涩，平。入肾、膀胱、大肠经。固精缩尿，涩肠止泻。治滑精、遗尿、小便频数、自汗盗汗、腹泻、崩漏带下、慢性肾炎、高血压病、子宫脱垂，煎服：6～12克。本品含柠檬酸、鞣质、树脂、皂苷等。煎剂对流感病毒、金黄色葡萄球菌、大肠杆菌、绿脓杆菌、痢疾杆菌等均有抑制作用。果实口服有促进胃液分泌、帮助消化和收敛止泻作用。

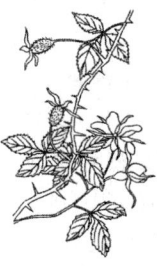
金樱子

金郁 jīnyù　五郁之一种，详五郁条。

金郁泄之 jīnyùxièzhī　治则之一。出《素问·六元正纪大论》。王冰注："金郁泄之，谓解表、泄小便也。"金郁，指肺气不利；泄，宣泄。如因肺气不利，不能通调水道，以致咳嗽气喘而水肿，须用宣通水道法。如风寒袭肺，肺失肃降，鼻塞喉痒，咳嗽痰多，须用宣肺化痰法。

金元四大家 jīnyuánsìdàjiā　指金元时期（1115～1368年）的刘完素（守真）、张从正（子和）、李杲（东垣）、朱震亨（丹溪）四位著名的医学家。在学术上他们各有特点，代表了四个不同的学派：刘完素认为疾病多因火热而起，倡"六气火化"之说，治疗疾病多用寒凉药，世称寒凉派；张从正认为治病应着重在驱邪，"邪去则正安，不可畏攻而养病"，治病善于应用汗、吐、下三法，世称攻下派；李杲认为"人以胃气为本"，长于温补脾胃，世称补土派；朱震亨认为"阳常有余，阴常不足"，治病多用滋阴降火的办法，世称养阴派。他们的学术主张在当时以及后世都有较大影响。

金盏银盘 jīnzhǎnyínpán　中药名。见《广东中药》Ⅱ。别名一包针、盲肠草、粘身草、虾钳草。为菊科植物金盏银盘 *Bidens bitenata*（Lour.）Merr. et Sheriff. 的全草。主产于广东、广西等地。甘、淡，平。疏表，清热解毒，散瘀消肿。治外感发热、咽喉肿痛、肠痈、肠炎、小儿腹泻，煎服：9～30克，鲜品60～90克。煎水洗治疮疡、疥癞、痔疮。三叶鬼针草全草含蒽醌苷等。醇浸液在体外对革兰阳性菌有抑制作用。

金针拨障法 jīnzhēnbōzhàngfǎ　又称金篦刮目、开金针法。即针拨白内障术。《外台秘要》记载某些内障"宜金篦决，一针之后，豁若开云而见日"。历代眼科医籍也多所详述。随着中西医结合工作的发展，手术器械、手术方法改进，减少了并发症，提高了疗效。方法：在角膜颞下方，距角膜约 4 毫米处做一约 2.5 毫米长切口，用一特制的拨障针从切口进入眼内，将混浊的晶状体拨离瞳孔，下沉在眼内直下方，以达到恢复视力的目的。本法手术时间短，恢复快，痛苦少，对老年性白内障、年高体弱者更为合适。

金子久医案 jīnzǐjiǔyī'àn 医书。清·金有恒（子久）撰。约成书于 1895 年。治案分门别类予以编辑，其中以温病医案居多，记述分析较详。对重证、险证多连续记载其病情变化及治法，介绍比较清楚，对后学颇有启发。

金镞 jīnzú 我国古代官方卫生机构医学分科的一种。是专门治疗刀、枪、箭伤的一个学科。宋太医局把金镞与书禁（咒禁）合为一科。

津 jīn ❶人身体液的组成部分。来源于饮食，随三焦之气出入于肌肤腠理之间，以温养肌肉，充润皮肤。津出于腠理则为汗，下达膀胱即为尿。若腠理闭，津不能出，则下降于膀胱而小便增多；反之，汗多则津不化水下行，小便就会减少，由此而进行生理性的体液调节。病理上，津伤者汗尿减少；汗尿排泄过多，也会伤津。《灵枢·决气》："腠理发泄，汗出溱溱，是谓津。"❷指唾液。

津亏热结证 jīnkuīrèjiézhèng 证候名。津液亏虚，热邪内结，以发热口渴、唇舌干燥、躁烦不宁、小便不利、大便秘结、舌红苔黄、脉数等为常见的证候。

津气 jīnqì ❶即津。❷津，津液；气，阳气。如热伤津气，即津液与阳气两伤。

津气亏虚证 jīnqìkuīxūzhèng 证候名。津液不足，正气亏虚，以神疲气短、烦渴欲饮、皮肤干燥、眼球凹陷或汗出量多、舌红苔干、脉细无力等为常见的证候。

津窍 jīnqiào 舌下廉泉穴和玉英穴（或作金津穴和玉液穴）为分泌津液的孔道，故称津窍。《灵枢·胀论》："廉泉、玉英者，津液之道也。"

津伤化燥 jīnshānghuàzào 即化燥。详该条。

津血同源 jīnxuètóngyuán 津和血均为饮食精气所化，同属人体的阴液。它们在生理上互相作用，互相转化，参与周身体液的调节，病理上则互相影响。《灵枢·营卫生会》："故夺血者无汗，夺汗者无血。"因大汗则津泄，故对失血、贫血者不宜发汗。临床所见大汗、大吐或大泻等津液耗伤者，往往相继表现为心悸气短、肢冷脉细等心血亏虚证候。

津液 jīnyè ❶饮食精微通过胃、脾、肺、三焦等脏腑的作用而化生的营养物质。在脉内的，为组成血液的成分；在脉外的，遍布于组织间隙之中。津和液通常并提，但二者在性质、分布和功用方面，均有不同之处。详各条。❷泛指一切体液及其代谢产物。《素问·灵兰秘典论》："膀胱者，州都之官，津液藏焉。"又《灵枢·决气》："腠理发泄，汗出溱溱，是谓津。"从而说明尿与汗均由津液化生，并对体液有调节作用。

津液亏虚证 jīnyèkuīxūzhèng 证候名。津液亏损，脏腑组织失却濡养，以口燥咽干、唇焦或裂、渴欲饮水、小便短少、大便干结、舌红少津、脉细数无力等为常见的证候。

津液之腑 jīnyèzhīfǔ 指膀胱。膀胱是贮藏水液的器官，故称。《灵枢·本输》："肾合膀胱，膀胱者，津液之腑也。"

筋 jīn 肌腱。附于骨节的叫筋，包于肌腱外的叫筋膜。筋性坚韧刚劲，对骨节肌肉等运动器官有约束和保护功能。《灵枢·经脉》：

"筋为刚"。筋和筋膜的功能是由肝所主，并由肝血濡养。《素问·痿论》："肝主身之筋膜。"肝的精气盛衰与筋力的强弱有密切关系。参见肝合筋条。

筋痹 jīnbì　痹证之一种。出《素问·长刺节论》等篇。指筋脉拘挛，关节疼痛，不能行走的病症。由风寒湿邪侵袭于筋所致，久延不愈，可引起肝痹。参见肝痹条。

筋疳 jīngān　即肝疳。详该条。

筋缓 jīnhuǎn　证名。出《灵枢·邪气脏腑病形》篇。指筋脉弛缓，不能随意运动之症。多因肝肾亏虚、过食酸味或湿热所伤。本证可见于痿、痹及虚劳病症。

筋会 jīnhuì　八会穴之一。《难经·四十五难》："筋会阳陵泉。"阳陵泉为胆经合穴，肝主筋，与胆相为表里，故称筋会阳陵泉。凡筋肉拘急或弛缓不收等症，皆可酌情取用。

筋急 jīnjí　证名。出《素问·五脏生成》。指筋脉拘急不柔，屈伸不便。多因体虚受风寒及血虚津耗，筋脉失养所致。治宜五积散、四物汤等。本证可见于破伤风、痉病、痹、惊风等。参见各条。

筋疬 jīnlì　瘰疬的一种。见《外科正宗》。多由忧愁思虑，暴怒伤肝而致。核生颈旁，质较硬，大小不等，常伴寒热，每遇劳、怒则加重。治宜清肝解郁。用柴胡清肝汤（柴胡、黄芩、生地、白芍、当归、川芎、连翘、牛蒡子、防风、天花粉、甘草）。

筋瘤 jīnliú　病名。出《灵枢·刺节真邪》。原作"筋溜"。溜、瘤相假，是为筋瘤。因怒动肝火，血燥筋挛所致。瘤体坚而色紫，青筋盘曲，甚则筋露如蚯蚓。相当于浅表静脉瘤、静脉曲张等。治宜清肝、养血、舒筋。内服清肝芦荟丸（《外科大成》：川芎、当归、白芍、生地、青皮、芦荟、昆布、海粉、黄连、甘草节、牙皂）。亦可用手术治疗或放射疗法。

筋挛 jīnluán　症名。出《素问·脉要精微论》等篇。指肢体筋脉收缩抽急，不能舒转自如。多因外感寒湿，或血少津亏，经脉失于荣养所致。本症可见于中风、痹病、麻风、破伤风、痉病等。

筋脉拘急 jīnmàijūjí　症名。指肢体筋脉收缩抽急，屈伸不利。多因阴血耗伤，外邪乘袭，筋脉失养所致。

筋疝 jīnshàn　病症名。见《儒门事亲》卷二。因肝经湿热，房劳伤肾而致。其症见阴茎疼痛急缩，或痒或肿，或破溃流脓，或兼阳痿，并有白色黏液随小便排出。治宜清泄湿热为主。用龙胆泻肝汤或黄连解毒汤。肿溃者外用黄连膏。愈后应益肾调理。

筋缩 jīnsuō　❶经穴名。代号DU8。出《针灸甲乙经》。属督脉。位于第九胸椎棘突下凹陷中。主治胃痛、肝炎、胆囊炎、癫痫、神经衰弱、腰背痛。斜刺0.5～1寸。灸3～7壮或5～10分钟。❷症名。指筋脉挛急不舒，疼痛不止。见《脉经》卷三。

筋惕肉𥆧 jīntìròurún　症名。出《伤寒论·辨太阳病脉证并治》。指筋肉抽掣跳动。多因血虚或津液耗伤，筋脉失养；或因伤寒寒湿伤阳，水气不化所致。

筋痛 jīntòng　症名。出《灵枢·经筋》。指筋脉疼痛。可因血少、气血痹阻或津液耗损，筋失滋养所致。

筋痿 jīnwěi　❶出《素问·痿论》等篇。痿证的一种。"肝主身之筋膜"，故亦称筋痿。由于肝热而阴血不足，筋膜干枯所致。症见筋急拘挛，渐至痿弱不能运动，伴有口苦、爪枯等。治宜清热、补血、养肝。可用家秘肝肾丸、补血荣筋丸等方加减。参见痿条。❷见《杂病源流犀烛·色欲伤源流》。即阴痿。因欲念妄动或房劳过度等，使肝肾阴亏，以致宗筋弛纵，发生阴茎不举的筋痿症。

筋之府 jīnzhīfǔ 指膝部。膝为诸筋会集之处，是筋会阳陵泉穴之所在，故名。临床所见的韧带松弛，膝屈伸无力，步履艰难者，是肝肾不足，筋力衰惫的表现。《素问·脉要精微论》："膝者筋之府，屈伸不能，行则偻附，筋将惫矣。"

紧按慢提 jǐn'ànmàntí 针刺手法名。出金·窦汉卿《金针赋》。紧，作急解；按，指下按（插）。紧按慢提，就是急插缓提的意思。紧按刺激较重，慢提刺激较轻，故亦称重插轻提。

紧喉风 jǐnhóufēng 即急喉风。详该条。

紧脉 jǐnmài 脉象之一。脉来绷急，状如车绳转索，多见于寒邪、痛证、宿食。《濒湖脉学》："紧为诸痛主于寒，喘咳风痫吐冷痰，浮紧表寒须发越，紧沉温散自然安。"

紧提慢按 jǐntímàn'àn 针刺手法名。出金·窦汉卿《金针赋》。紧，作急解；按，指下按（插）。紧提慢按，就是急提缓插的意思。紧提刺激较重，慢按刺激较轻，故亦称重提轻插。

堇菜地丁 jǐncàidìdīng 紫花地丁之别名。详该条。

锦灯笼 jǐndēnglong 见《山西中药志》。为挂金灯之别名。详该条。

锦纹大黄 jǐnwéndàhuáng 见《备急千金要方》。为大黄之处方名。详该条。

尽根牙 jìngēnyá 又名白齿。俗称大牙。方凹如臼，长于牙槽两旁，上下各三。主要具有磨碎食物作用。在上左者属胆，下左属肝，上右属大肠，下右属肺。该部位有病时，可作为辨证施治的参考。

进针 jìnzhēn 针刺术语。一般用右手持针，左手辅助，两手互相配合，使针尖迅速透过皮肤，并刺至适当深度。《灵枢·九针十二原》："右主推之，左持而御之。"临床常配

合指切、夹持、舒张、撮捏等押手方法帮助进针，以减轻疼痛。

近代中医流派经验选集 jìndàizhōngyīliúpàijīngyànxuǎnjí 书名。上海中医学院编。该书刊登报告论文 11 篇。介绍丁甘仁、王仲奇、朱南山、陈筱宝、张骧云、范文虎、费绳甫、恽铁樵、徐小圃、奚咏裳、夏应堂等各医学流派的学术渊源和临床经验，着重介绍诸家所长。其中审病论证、立方用药对读者颇有启发。该书对充分发扬各学术流派的专长、特色，取其精华，继承祖国医学遗产是有现实意义的。1962 年由上海科学技术出版社出版。

近时十便良方 jìnshíshíbiànliángfāng 方书著作。又名《新编近时十便良方》《备全古今十便良方》，简称《十便良方》。40 卷。宋·郭坦撰。刊于 1195 年。书名"十便"，指该书对读者有十种便利。主要以选方用药少而精，多用常见药品的原则，以应随时随地之需。此书载述多种药物、辨药及炮制，介绍各种病症之方治，计 2000 余方，并附记出处，另载杂方、脉诀、养生、服食等。今存本内容已不全。

近视 jìnshì 病名。见《审视瑶函》。即能近怯远症。详该条。

近效术附汤 jìnxiàozhúfùtāng 即术附汤。详该条。

近血 jìnxuè 出《金匮要略·惊悸吐衄下血胸满瘀血病脉证并治》。指在排便时先有便血。出血部位多在直肠或肛门，血色多鲜红。参见肠风、脏毒、痔、肛漏各条。

近者奇之 jìnzhěqízhī 用药法则。指病在上部、浅表的，或新近得病，病程短的，以作用较单纯的奇方治之。《素问·至真要大论》："近者奇之，远者偶之。"张景岳："近者为上为阳，故用奇方，用其轻而缓也。"

浸洗剂 jìnxǐjì 将药煎汤，浸洗全身或局部。

可以"疏其汗孔，宣导外邪"（《圣济总录》）。如《金匮要略》苦参汤等。

浸洗疗法 jìnxǐliáofǎ　外治法。用药物煎汤，浸洗患部，以治疗各种癣病、跌损肿痛、脱肛、阴挺等病症的方法。

浸淫疮 jìnyínchuāng　病名。出《金匮要略》。由心火脾湿凝滞不散，复感风邪，郁于肌肤而致。初起形如粟米，瘙痒不止，搔破流黄水，蔓延迅速，浸淫成片，甚者身热。即急性湿疹（包括传染性湿疹样皮炎）。治宜祛风胜湿，清热凉血。内服升麻消毒饮或消风散。外用青黛散或黄连粉（《金匮要略》：黄连单味）、三石散外敷。

禁 jìn　❶通噤。口噤不开。《素问·至真要大论》："诸禁鼓栗，如丧神守，皆属于火。"❷闭结不通。《素问·六元正纪大论》："太阳所至，为流泄禁止。"❸活动受限制。《素问·六元正纪大论》："关节禁固"。❹控制。《丹溪心法》："脾泄日久，大肠不禁，此脾已脱。"❺古代祝由一类的治病法。即用迷信祝祷，通过患者精神作用而已病的方法。

禁方 jìnfāng　即秘方。过去在私有观念支配下，某些保存不传的秘方称禁方。新中国成立后，在中国共产党的感召下，医者打破私有观念，公开秘方，所谓禁方、秘方已失去原来"禁""秘"的意义。

禁灸穴 jìnjiǔxué　禁用直接灸的穴位。大多在重要器官或动脉邻近处，如眼区的睛明、丝竹空，动脉处的人迎、经渠等。《针灸甲乙经》最早记载禁灸24穴，《医宗金鉴》增至47穴。

禁针穴 jìnzhēnxué　古人认为禁用针刺的穴位。《素问·刺禁论》有专篇论述。这些穴位多处于重要脏器或动脉附近，易因针刺不当造成不良后果。今针具改进，穴位解剖部位明确，只要消毒严密，针刺的方向、深度适当，不少古代禁针穴位已可针刺。

噤风 jìnfēng　脐风三证之一。又名著噤。临床以目闭口噤，啼声难出，口吐白沫，不能吮乳，二便不利为主要证候。参见脐风条。

噤口痢 jìnkǒulì　病名。见《丹溪心法·痢》。痢疾患者饮食不进或呕不能食。多由疫痢、湿热痢演变而成，或见于疫痢、湿热痢病程中的某一阶段，是比较严重的痢疾证候。多因湿浊热毒蕴结肠中，邪毒亢盛，胃阴受劫，和降失常；或因久病脾胃两伤，中气败损所致。症见不思饮食，呕恶不纳，下痢频繁，肌肉瘦削，胸脘痞闷，舌绛，苔黄腻等。本病可见于中毒性痢疾等。治疗可选用清热解毒、辟秽降逆和养阴益气等法。大抵初痢噤口，为热瘀在胃口，宜用香连丸、莲肉各半，米汤调下，或以人参（姜汁炒）二分，黄连一分为末，终日细细呷之，如吐则再服。若久痢口噤不食，宜大剂参术，佐以茯苓、甘草、藿香、木香、煨葛根之属，大补胃气或兼以行滞。

jing

茎缩 jīngsuō　症状名。阴茎内缩之症。属阴缩范围。《类证治裁·阳痿附茎缩》："有阴茎内缩，乃肝之筋受寒，四逆汤加参、桂。"详阴缩条。

茎纵 jīngzòng　见《类证治裁·阳痿》。即阴纵。详该条。

京菖蒲 jīngchāngpú　九节菖蒲之处方名。详该条。

京骨 jīnggǔ　经穴名。代号BL64。出《灵枢·本输》。属足太阳膀胱经。原穴。位于足外侧缘，当第五跖骨粗隆前下方赤白肉际处。主治头痛、项强、腰腿痛等。直刺0.3~0.5寸。灸3~5分钟。

京门 jīngmén　经穴名。代号GB25。出《针灸甲乙经》。别名气府，气俞。属足少阳胆经。肾之募穴。位于第十二肋骨游离端下方。主治腹胀、腹泻、肾炎等。直刺0.3～0.5寸。灸3～5壮或5～10分钟。

经崩 jīngbēng 病名。亦名经血暴下。指月经来潮量多，其势如堤坝之崩决。《最新三字达生续编》："经血忽然大下不止，名曰经崩。"参见血崩条。

经闭 jīngbì 病名。出《妇人大全良方》卷一。女子年龄超过18周岁以上仍不见月经来潮，或来过月经，但又连续闭止3个月以上，除外妊娠、哺乳期等生理性闭经，均称之为经闭。多由血亏、肾虚、气滞、血瘀、寒湿凝滞等原因所致。参见各条。

经闭浮肿 jīngbìfúzhǒng 病症名。经闭之后发生肢体肿胀的病症。多因寒湿之邪伤及冲任胞脉，血壅经隧，气机不行，水失运化所致。症见经闭不行，继而四肢浮肿。宜调经活血。用小调经散（《医宗金鉴》：当归、白芍、没药、琥珀、桂心、细辛、麝香，共为细末，每服五分，姜汁、温酒各半调服）。

经别 jīngbié ❶经脉另行别出而循行在身体较深部的分支。出《灵枢·经别》。十二经脉有各自的经别，合称十二经别。其循行方式，自正经经脉分出，经躯干、脏腑、头项等处，最后仍归于正经经脉中。在循行过程中，六阳经的经别复注入原来的阳经，六阴经的经别则注入与其表里相合的阳经。其作用主要是加强表里两经在躯体深部的联系，并能通达某些正经未能循行的器官和部位，以补其不足。❷《灵枢》篇名。专论正经别行的支脉，故名。

经迟 jīngchí 即经行后期。详该条。

经刺 jīngcì 古刺法名。①九刺之一。《灵枢·官针》："经刺者，刺大经之结络经分也。"指于经脉结聚不通之处（如压痛、瘀血等）进行针刺的方法。②指某一经脉有病时，在该经经脉上进行针刺。《灵枢·禁服》："不盛不虚，以经取之，名曰经刺。"

经断 jīngduàn 即经水断绝。详该条。

经断复来 jīngduànfùlái 病名。见《医宗金鉴·妇科心法要诀》。俗称倒开花。妇女月经已断一年以上，而又见经血者。如无其他明显症状，属营血有余。若伴有其他明显症状，多因血热下迫，内扰冲任所致。宜清热为主，用芩心丸，或益阴煎（生地、知母、黄柏、龟板、砂仁、炙甘草）。若经血量过多，热随血去，以致冲任虚损不能固摄者，用十全大补汤、八珍汤以调补气血。若因怒气伤肝，肝不藏血，用逍遥散以疏肝理血。若因忧思伤脾，血失统摄者，用归脾汤健脾，以引血归经。肝脾俱伤，则用以上两方斟酌加减。本病应注意排除癌症可能。

经断前后诸症 jīngduànqiánhòuzhūzhèng 病症名。妇女更年期月经将断未断时，出现一些综合性的病症。多因肾气衰弱，冲任虚损，精血不足，以致脏腑经络失于濡养和温煦，临床症状参见更年期综合征条。如见头昏目眩，心烦易怒，情志失常，手足心发热，月经量多或经漏淋漓不断，耳鸣心悸，或潮热汗出，颧红口干等症，为真阴亏损，阳失潜藏，宜滋阴潜阳，用六味地黄汤加龙骨、牡蛎、龟板、白芍、沙苑蒺藜、石决明之类。若见失眠怔忡或情志失常者，为心肾不交，宜滋肾宁心安神，用补心丹。若见畏寒喜暖，腰脊痛，腿软腹冷者，为肾阳不足，冲任督带失于温煦，宜温阳补肾，用右归丸加人参、补骨脂、仙茅、淫羊藿等。若见神志烦乱，善悲欲哭，呵欠频作者，为阴血亏耗，不能濡养五脏，火动内扰之脏躁证，宜甘润滋补；调养心脾，用甘麦大枣汤。可酌加枣仁、茯神以安神，竹茹除烦，陈皮理气；或加生地、麦冬以滋心肾之阴，白芍敛肝和脾，黑芝麻以养肝肾而润大肠等。

经方 jīngfāng 汉代以前的方剂称经方。其说有三：一指后汉·班固的《汉书·艺文志》医家类记载经方十一家，这是指汉以前的临床著作。二指《素问》《灵枢》和《伤寒论》《金匮要略》的方剂。三专指《伤寒论》《金匮要略》所记载的方剂。一般所说的经方，多遵第三说。

经方实验录 jīngfāngshíyànlù 医案著作。3卷。曹颖甫著，姜佐景整理。刊于1937年。此书系汇集曹氏临床应用张仲景《伤寒论》和《金匮要略》两书之方的病案而成。共收经方验案92例，其中包括16例由其门人经治的验案。曹氏善用经方，疗效较著。门人姜佐景掇拾编辑，加以解说，复经曹氏本人审阅，并进行批注，从中可以反映出曹氏的治病风格和经验。对研究经方之运用有较高参考价值。现存初刊本及1947年重印本。1979年由上海科学技术出版社再行出版。

经后吐衄 jīnghòutùnǜ 病症名。见《医宗金鉴·妇科心法要诀》。又名倒经。多因肺胃虚热未尽，血热不得归经所致。症见月经后从口鼻中出血，量少，色鲜红。宜清肺胃虚热。用麦冬汤加生地、沙参、牛膝。

经筋 jīngjīn ❶出《灵枢·经筋》。即十二经筋。筋会于节，故经筋所行之部虽然多与经脉相同，但其结盛之处，则以四肢溪谷之间为最多。十二经筋具有联缀四肢关节，维络周身，主司关节运动的作用。它的病变多表现为痹痛、拘挛等运动障碍病症。❷《灵枢》篇名。本篇专论经筋有关问题，故名。

经尽 jīngjìn 病邪在某经传变至尽。《伤寒论·辨太阳病脉证并治》："太阳病，头痛至七日以上自愈者，以行其经尽故也。"参见传经尽条。

经来成块 jīngláichéngkuài 病症名。见《竹林女科证治》。多因气滞血瘀或血寒凝泣，以致月经来时多含血块。血瘀者，症见小腹痛不可忍而拒按。宜化瘀调经。用延胡索20克，蒲黄15克，五灵脂15克。共为细末，每服10克，酒调服。若寒凝者，症见经来成块、色黑黯无光、小腹胀疼、口唇麻木，宜温经散寒，用内补当归丸（《证治准绳》：当归、阿胶、白芷、续断、干姜、川芎、炙甘草、熟地、附子、白芍、肉桂、吴茱萸、白术、蒲黄，共为细末，蜜丸，每服10克，空腹温酒送下）。

经来发狂 jīngláifākuáng 即经来狂言谵语。详该条。

经来发热 jīngláifārè 即经行发热。详该条。

经来浮肿 jīngláifúzhǒng 病症名。见《竹林女科证治》。多因脾虚水湿不化，泛溢肌肤而致。宜调理脾胃，行气利水。用木香调胃汤（《竹林女科证治》：木香、陈皮、车前子、甘草、三棱、莪术、红豆蔻、大腹皮、砂仁、苍术、木通、萆薢、山楂、姜皮）。

经来狂言谵语 jīngláikuángyánzhānyǔ 病症名。见《竹林女科证治》。又名经来发狂。多因月经来时偶触烦怒，肝气逆乱，血随气逆，上攻于心。症见神志紊乱，妄有所见，狂言谵语，甚至不知人事。治宜疏肝宁心。方用麝香散（《竹林女科证治》：麝香、朱砂、甘草、木香、人参、茯神、桔梗、柴胡、远志）加减，或用茯神丸（《竹林女科证治》：茯神、茯苓、远志、砂仁、朱砂）。

经来呕吐 jīnglái'ǒutù 病症名。见《竹林女科证治》。多因饮后水聚不化，或胃弱食伤停滞所致。如伤于水饮者，呕吐物多夹水，宜温中化饮，用丁香散（公丁香、干姜、白术，共为细末，每服5克，米汤调服）。如食伤停滞者，兼见胃痛，宜消食导滞，用香砂六君子汤。

经来色淡 jīngláisèdàn 病症名。见《竹林女科证治》。多因气血俱虚，脾肾阳虚，运化功能减弱而致。《女科经纶》引朱丹溪语："色淡者，虚而有水混之也。"治宜补气血以调经。用八珍汤加黄芪、香附、生姜，兼常服六味地黄丸。兼寒者加干姜、附子。

经来色黑 jīngláisèhēi 病症名。指月经来时色黑灰或如黑豆汁样。《竹林寺女科秘方》："此属虚弱血衰之症，如见面色青，嗜睡，或卧不安，五心烦热，口舌干，头目眩晕，小腹作痛者，宜服调经丸。若沉黑色败，由于虚寒者，宜补中益气汤、理中汤、归脾汤等温之。"

经来色紫 jīngláisèzǐ 病症名。见《竹林女科证治》。多因情志失调，肝郁化火，郁火伤气，气热灼血，以致月经色紫，稠黏，证属实热。治宜清热调经。方用四物连附汤（四物汤加黄连、香附）。

经来下肉胞 jīngláixiàròubāo 即经如虾蟆子。详该条。

经来下血胞 jīngláixiàxuèbāo 即经如虾蟆子。详该条。

经量 jīngliàng 经期排出的血量。一般为50～100毫升左右。由于个人的体质、年龄、生活条件及气候、地区等不同，经量也会稍有增减，此属正常的生理范围。如有病理变化，则血量过多或过少，参见月经过多、月经过少条。

经乱 jīngluàn 即经行先后无定期。详该条。

经络 jīngluò 人体气血运行的通道。包括经脉和络脉两部分，其中直行干线称为经脉，由经脉分出网络全身各个部位的分支称为络脉。《灵枢·经脉》："经脉十二者，伏行分肉之间，深而不见……诸脉之浮而常见者，皆络脉也。"通过经络系统的联系，人体内外、脏腑、肢节联为一个有机的整体。

经络感传现象 jīngluògǎnchuánxiànxiàng 又称经络敏感现象或针灸感应现象。感觉沿经络循行路线传导的现象。这种现象可在针、灸、按压穴位或在练气功过程中出现，其感觉可为酸胀、麻木，也可有流水感、电麻感、抽痛感，呈双向性的线状或带状传导，可被机械压迫或注射某些麻醉药物所阻断。经络感传现象对于探讨经络实质有重要意义。

经络经穴测定仪 jīngluòjīngxuécèdìngyí 针灸仪器名。一种通过测定皮肤电阻诊察脏腑经络功能变化和穴位位置的仪器。种类很多，但其主要组成部分均由电源、电流针（微安表）、控制电量的可变电阻和接触人体的两个电极等组成。测定脏腑经络功能时，主要是通过原穴、井穴及背俞穴进行。探测穴位位置则以皮肤电阻大小为标志，电阻小处为穴位。

经络敏感人 jīngluòmǐngǎnrén 对针刺特别敏感的人。这种人接受针刺或电针时，沿经络循行路线出现感传现象或皮肤反应，十二经脉中有六条经以上出现全经传导，其余的感传也通过肘膝关节以下，即称经络敏感人。通过大量普查，各地陆续发现这类敏感人。国外亦有报道。

经络敏感现象 jīngluòmǐngǎnxiànxiàng 即经络感传现象。详该条。

经络全书 jīngluòquánshū 书名。4册。分前后两编。前编系明·沈子禄撰于1566年，后编为明·徐师鲁撰于1576年。后经清·尤乘重辑，刊于1689年。前编名"分野"，记述全身体表部位的名称共88条，逐一详审博考《内经》等书文字，并论述其经络的循行交会；后编名"枢要"，又分原病、阴阳、脏腑、营卫、经络、常经（即十二经）、奇经、人迎气口、三部、诊脉、清浊、虚实、客感、传变14篇。考《内经》以下有关经络的各家论述加以发挥，对经络学说中的术语进行了较系统的整理。书末附有音释。

经络伤 jīngluòshāng 病名。见《圣济总录·伤折门》。外伤引起经络气血损伤的病症。有伤气、伤血两方面。轻者脉道不畅，气机不顺，血流受阻，局部轻度肿痛；重者脉道破裂，血离经脉，或瘀留体内，气机受阻，或血溢体外，伤前明显肿胀、疼痛。治疗参见内损及跌打损伤条。

经络现象 jīngluòxiànxiàng 见经络感传现象条。

经络学说 jīngluòxuéshuō 中医学用以阐述人体气血运行及表里联系、内外统一的基础理论，是在长期医疗实践的基础上逐步形成和发展起来的。经络是运行全身气血、联系脏腑肢节、沟通上下内外、调节身体各部组织器官的通路，使人体进行着有机联系的整体活动。它和藏象学说密切相关，广泛应用于生理、病理、诊断、治疗等方面，是中医理论体系的重要组成部分。特别是在针灸学科方面，联系和应用尤为广泛。早在中医古典医著《内经》《针灸甲乙经》等书中，对经络学说已有较详细的记述。此后，历代中医文献不断地有所补充和发挥。近年来经络感传的研究、经络敏感人的相继发现以及针刺麻醉效果的肯定，对深入研究经络开辟了前进的道路。但对经络的实质，目前还存在不同的见解。如有人根据经络分布和穴位疗效，探讨其与周围神经系统的关系；有人认为穴位主治机能的区分情况，符合神经节段的划分，并由此说明经络与神经节段的一致性；还有人认为经络是中枢神经系统内特殊机能排列在人体局部的投射，由此解释针刺一个穴位能够引起一条感应路线的现象。此外，还有经络—内脏—皮层相关说，经络与神经、体液调节机能相关说，类传导假说等。还有学者从生物电现象提出经络实质是人体内电通路的看法；有学者从生物控制论的观点出发，认为经络与血管系、淋巴系统相关，是人体的综合发生系统等等。有关经络的实质和原理仍在深入探索中。

经络学说的理论及其运用 jīngluòxuéshuō delǐlùnjíqíyùnyòng 书名。上海市中医学会编。该书是上海市中医学会在其举办的经络学说专题讲座的讲稿基础上，经过集体讨论编写的一部经络学专书。共 3 篇，上篇为经络学说总论，又分基本概念和经络功能与作用两章；中篇列述十二经脉、奇经八脉、经别、经筋、络脉和皮部；下篇为经络学说在临床各科的运用；末为总结，并附子午流注及灵龟八法。该书虽然进行了较系统的整理工作，但对于古代某些唯心论缺乏批判的态度。1960 年由上海科学技术出版社出版。

经络之海 jīngluòzhīhǎi 指冲脉和任脉。《灵枢·五音五味》："冲脉、任脉，皆起于胞中，上循背里，为经络之海。"

经络之气 jīngluòzhīqì 即经气。详该条。

经络之研究 jīngluòzhīyánjiū 经络著作。日本长滨善夫、丸山昌郎编于 1950 年，承淡安译于 1955 年。作者根据其在临床上发现的一位眼科患者，在针刺各经络的原穴时，所表现的感传现象基本上与十二经脉的走行一致，而得出经络确实存在的结论。该书即其考察报告的总结，书中附有若干图表。1955 年由千顷堂书局出版。

经脉 jīngmài ❶气血运行的主要通道，是经络系统中直行的主要干线。《灵枢·海论》："经脉者，内属于腑脏，外络于肢节。"分为十二经脉和奇经八脉两大部分，详各条。❷《灵枢》篇名。主要叙述经脉循行及"是动病""所生病"。

经脉图考 jīngmàitúkǎo 针灸经脉专著。4卷。清·陈惠畴撰于 1838 年。卷一总论人体内景，周身骨度及经脉循行要穴等；卷二～三为十二经脉循行，经穴主病、图象及歌诀；卷四论奇经八脉的循行、主病及诸部经络循行，对于全身各部的经络分布考证较详。书中的经脉、经穴插图亦较细致。对一些穴位的考证提出了个人看法。现存 1878 年初刊本。

经脉循行 jīngmàixúnxíng 针灸学术语。指经脉在特定的路线运行。

经脉之海 jīngmàizhīhǎi 指冲脉。《素问·痿论》："冲脉者，经脉之海也。"参见冲脉条。

经期 jīngqī ❶指月经的周期。一般以 28 天左右为一次月经的周期。但由于个人的体质、年龄、生活条件及气候、地区的不同，月经周期也会有所差异。凡周期在 21～35 天之间的，均属正常范围。❷指一次行经的时间。一般以 3～7 天为正常。如持续时间延长或过短，则属病态。

经期超前 jīngqīchāoqián 即经行先期。详该条。

经期错后 jīngqīcuòhòu 即经行后期。详该条。

经期落后 jīngqīluòhòu 即经行后期。详该条。

经期延长 jīngqīyáncháng 病症名。月经周期基本正常，行经超过 7 天以上，甚至淋漓半月方净的病症。多由气虚、血瘀、血热所致。

经气 jīngqì 运行于经脉中之气，亦称脉气。是先后天精气的结合物，运行、输布全身，不但指经脉的运动功能和经脉中的营养物质，而且是机体生理功能的体现。《素问·离合真邪论》："真气者，经气也。"

经气不调 jīngqìbùtiáo 病名。见《圣济总录》卷一百五十一。即月经不调。详该条。

经前便血 jīngqiánbiànxuè 病症名。指每月行经前一二日大便下血。多因素嗜辛辣燥血之品，热郁肠中，经行前胞中气血充盛，引动肠中伏热，迫血妄行所致。症见经前大便下血、面赤唇干、咽燥口苦、渴喜冷饮、经行量少、色紫红稠黏。宜清热凉血止血。方用约营煎（《景岳全书》：生地、赤芍、甘草、续断、地榆、槐花、黄芩、芥穗炭、乌梅）。大便燥结者，去乌梅，加麻仁、郁李仁；热甚者，去乌梅，加栀子、黄连。

经前期紧张综合征 jīngqiánqījǐnzhāngzōnghézhēng 病名。经行前一周左右出现烦躁易怒、倦怠嗜睡、头昏头痛、偏头痛、乳房胀痛、喉痛声嘶、胸闷、腰腹酸胀、浮肿、腹泻、关节痛、荨麻疹、皮肤瘙痒等症状，月经去后骤然减轻或消失的病症。多由肝肾失调，影响冲任。若肝气郁滞，症见经前乳房胀痛，头晕头痛或偏头痛，胃纳不佳等，宜疏肝解郁，用丹栀逍遥散加减，或配合针刺合谷、三阴交、太冲。若肾阴不足，症见腰膝酸软、口干颧红、盗汗等，宜滋阴补肾，用六味地黄汤。

经渠 jīngqú ❶经穴名。代号 LU8。出《灵枢·本输》。属手太阴肺经。经穴。位于掌后桡骨茎突内侧缘，腕横纹上 1 寸处。主治咳嗽，气喘，胸痛。直刺 0.2～0.3 寸，避开桡动脉。❷古代全身遍诊法三部九候部位之一。为手太阴肺经动脉，中部天，以候肺气。

经如虾蟆子 jīngrúhámazǐ 病症名。又名经来下肉胞、经下血胞、经来下血胞。《妇科易知》："经水过期，其人腹大如鼓，月经来时血中夹物如虾蟆子，并见昏迷不知人事者，宜气血双补法，用十全大补汤。"相当于葡萄胎。宜中西医结合治疗。

经色 jīngsè 月经的颜色。正常经血为黯红色，开始较浅淡，以后逐渐加深，最后又转为淡红而净。如有病理变化，经色也会相应的发生改变，可作为临床辨证的参考。

经史证类备急本草 jīngshǐzhènglèibèijíběncǎo 药物学著作。简称《证类本草》。31 卷。宋·唐慎微撰于 11 世纪末。（大观二年1108）刊印时由艾晟补入陈承《本草别说》的内容，称为《经史证类大观本草》。（政和六年1116）曹孝忠等重行校刊，合并为 30

卷，称为《政和经史证类备用本草》。（绍兴二十九年 1159）王继光等再次校订增补，名《绍兴校定经史证类备急本草》，32 卷。此后又有多种刊本，书名也有变更，但基本内容没有很大改动。该书总结了北宋以前药物学的成就，纂集了《神农本草经》以后的各种主要本草著作内容，对于本草学的基本理论及各种药物的名称、药性、主治、产地、采收、炮制、附方等记述颇详。收载药物 1746 种（各种刊本数字略异），分为 13 类。现有人民卫生出版社影印本（《重修政和经史证类备急本草》）。

经始 jīngshǐ　经穴别名。出《针灸甲乙经》。即少冲，详该条。

经水断绝 jīngshuǐduànjué　又名经断、绝经。①妇女到五十岁左右，由于肾气衰，天癸竭，冲任胞脉俱虚，月经断绝。此乃生理现象，不属病态。②病理性月经停止，即经闭。出《金匮要略·妇人杂病脉证并治》。多因虚、积冷、结气所致。

经水后期 jīngshuǐhòuqī　见《陈素庵妇科补解》。即经行后期。详该条。

经水或多或少 jīngshuǐhuòduōhuòshǎo　病症名。见《竹林寺女科秘方》。亦名经水乍多乍少。多因肝郁脾虚，久而阴虚生热，冲任失调所致。症见经来血量或多或少，兼见面色萎黄、头目眩晕、饮食不思、五心烦热等。治宜先用清凉散（黄芩、知母、当归、丹皮、茯苓、白芍）退去烦热，后用调经四物汤（四物汤加香附、砂仁、丹皮、黄芩、生姜）。

经水先后无定期 jīngshuǐxiānhòuwúdìngqī　见《傅青主女科》。即经行先后无定期。详该条。

经水先期 jīngshuǐxiānqī　见《傅青主女科》。即经行先期。详该条。

经隧 jīngsuì　指经络的通道。《素问·调经论》："五脏之道皆出于经隧以行血气。"

经外奇穴 jīngwàiqíxué　即经外穴。详该条。

经外穴 jīngwàixué　穴位分类名。又名经外奇穴、奇穴。十四经穴以外的经验效穴。经外穴在《内经》中已有一些记载，如《素问·刺疟》篇"刺十指间""刺舌下两脉"等。后《千金要方》《外台秘要》等书记载更多，至《针灸大成》等书专列"经外奇穴"一门。这些穴位，一般说都是从阿是穴的基础上发展而来，其中少数穴位后来还补充到十四经穴中，如风市、膏肓俞等。近年来新发现的某些经外穴，有称新穴者。

经效产宝 jīngxiàochǎnbǎo　产科专著。又名《产宝》。3 卷。唐·昝殷撰于 852 年。原书共 52 篇，371 方。今存本为 41 篇，374 方。论述妊娠、难产及产后诸病的治疗方药，可供产科临床参考。书后附有宋代附刻的《续编》1 卷，内载唐宋年间周颋、郭稽中等人的产科方论。新中国成立后有影印本。

经行便血 jīngxíngbiànxuè　即差经。详该条。

经行发热 jīngxíngfārè　病症名。见《陈素庵妇科补解》。又名经来发热，包括经行潮热。指每值经期或行经前后出现以发热为主症的病症。多因经期感受外邪，营卫失调，或因血热、阴虚所致。感受寒邪者，症见发热恶寒、无汗，宜发散表寒，用四物汤加麻黄。感受风邪者，症见发热恶风、自汗，宜调和荣卫，用四物汤加桂枝。无表邪而血热者，症见但发热而不恶寒，肌肉灼热，宜清热凉血，用地骨皮饮加胡黄连。阴虚内热者，症见午后潮热盗汗或手足心热，宜养阴清热，用六神汤（《御药院方》：生地、当归、白芍、川芎、黄芪、地骨皮）。若经后发热，兼见脾虚肝热症状者，宜理脾清肝，用丹栀逍遥散。

经行腹痛 jīngxíngfùtòng 即痛经。详该条。

经行后期 jīngxínghòuqī 病名。又名经期错后、经迟、经期落后、经水后期、过期经行。月经来潮比正常周期推迟一周以上。多因血虚、血寒、肾虚、气滞和血瘀等所致。

经行或前或后 jīngxínghuòqiánhuòhòu 即经行先后无定期。详该条。

经行尿频 jīngxíngniàopín 病症名。经行期间小便次数增多，甚者日数十次。多由肾阳虚和湿热内结所致。若因肾虚膀胱失约，气化无力，症见经行小便频数、形寒肢冷、腰膝酸软、便溏浮肿，治宜益气固肾，收摄膀胱，方用缩泉丸加味。若因阴虚火旺，热入膀胱夹湿，阻滞气机，症见小便频数、淋漓不爽、短赤热痛、五心烦热、口干便燥，治宜滋阴清热祛湿，方用知柏地黄汤加味。

经行衄血 jīngxíngnǜxuè 病症名。见《医宗金鉴·妇科心法要诀》。多因肝郁化火犯肺，或阴虚肺热，络脉损伤，经期血随火上逆所致。症见行经期间衄血。肝火犯肺者，兼见急躁易怒、头痛胁疼、口苦咽干、心烦等症。宜平肝泻热，用丹栀逍遥散加郁金。阴虚者，兼见午后潮热、咳嗽颧红、手足心热等症。宜养阴清热，用犀角地黄汤，加减麦冬汤（麦冬、甘草、粳米、大枣、生地、玄参、知母、茅根）。

经行身痛 jīngxíngshēntòng 病症名。见《医宗金鉴·妇科心法要诀》。多因风寒表邪郁阻经络，营卫失调，或因失血过多，筋脉失养所致。症见经行时或经行前后发热恶寒，身体疼痛。若身痛而胀，无汗者，为表实，宜发散表邪，用麻黄四物汤。若发热恶寒，身痛不胀而有汗者，为表虚，宜调和荣卫，用桂枝四物汤。若无寒热而身痛者，为血脉壅滞，阻塞不通所致，宜疏通经脉，用四物汤加羌活、桂枝。若失血过多而身痛者，为血虚不能荣养筋脉，宜补血荣筋，用黄芪建中汤。

经行头痛 jīngxíngtóutòng 病症名。亦名经来头痛，经行辄头痛。每逢经期或经行前后出现的以头痛为主的病症。多由气血虚弱、阴虚肝旺、肝郁气滞、血瘀、痰湿所致。若素体虚弱，或大病久病，失血伤气，经行时阴血下注冲任，气血益感不足，髓海失养，症见头痛头昏、心悸气短、神疲倦怠、经血量少，治宜益气养血，方用八珍汤加细辛、蔓荆子；若素体阴虚或房劳所伤，肝肾亏损、精亏血少，经行或经后阴血益虚，肝阳偏亢，阳盛风动，上扰清空，症见巅顶掣痛、头目昏眩、烦躁易怒、口苦咽干，治宜滋阴养血，柔肝息风，方用杞菊地黄丸加钩藤、蒺藜；若情志内伤，肝气郁结，气滞不宣，血行不畅，瘀阻作痛，症见头两侧胀痛、胸胁苦满、时太息、经来不爽、经色暗，治宜疏肝解郁，和血理气，方用柴胡疏肝散；若瘀血内阻络脉，使清窍不利，不通而痛，症见头痛剧烈，痛如锥刺，治宜活血通窍，方用通窍活血汤；若脾虚中州失运，不能散津布液，聚为痰湿，经行而脾气益虚，升降失司，浊邪上扰清窍，症见头重昏痛、胸闷泛恶，治宜化痰降浊，方用半夏白术天麻汤。

经行吐血 jīngxíngtùxuè 病名。见《红线女博识摘腴》。多因积热损伤胃络，经行之时血气上逆所致。症见经行时周期性的吐血，或经血量减少。治宜清泻胃热，引血下行。用三黄四物汤（《医宗金鉴》：当归、白芍、生地、川芎、大黄、黄芩、黄连）。虚热证用顺经汤（《傅青主女科》：当归、地黄、白芍、丹皮、茯苓、沙参、荆芥穗），或犀角地黄汤。

经行先后无定期 jīngxíngxiānhòuwúdìngqī 病名。又名经行或前或后、经乱、经水先后无定期。指月经来潮或提前，或错后，经期不规律。多因肝郁、肾虚等所致。肝郁者，兼见抑郁不乐，胸乳胀闷不舒，或小腹胀痛，经量或多或少，治宜疏肝解郁，方用逍遥散、柴胡疏肝散等。肾虚者，兼见头晕耳鸣、腰膝酸软、夜尿较多、大便不实、面色晦暗、月经量少、色淡质稀，宜补肾温阳，方用固阴煎加肉桂、附子、补骨脂，或用定经汤加减。

经行先期 jīngxíngxiānqī 病名。又名月经先期、经水先期、经早等。指月经来潮比正常周期提前一周以上，甚或一月两至者。多因血热、气虚、肝郁等所致。

经行泄泻 jīngxíngxièxiè 病症名。出《陈素庵妇科补解》。又名经来泄泻。多因脾肾阳虚，当经行之时脾肾更虚，水湿自盛，影响脾胃消化吸收而致。症见经期大便泄泻、神疲食减、腹胀或浮肿等，治宜健脾渗湿。用参苓白术散。如肾阳偏虚者，症见大便溏薄、五更泄泻、腰膝酸软、小便清长，治宜温肾健脾，用健固汤（《傅青主女科》：人参、白术、茯苓、薏苡仁、巴戟天），水煎送服四神丸。

经穴 jīngxué ❶十四经穴的简称。详该条。❷五输穴之一。出《灵枢·九针十二原》。十二经各有一个经穴，即经渠（肺）、阳溪（大肠）、解溪（胃）、商丘（脾）、灵道（心）、阳谷（小肠）、昆仑（膀胱）、复溜（肾）、间使（心包）、支沟（三焦）、阳辅（胆）、中封（肝）。临床应用较广。

经血妄行 jīngxuèwàngxíng 病症名。一指经血不按期循经而行。二指逆经。陈稚泉《妇科心得》："女子经血妄行或吐血，或唾血，或口内血腥，用四物凉膈散加生韭自然汁服之。"

经俞 jīngshù 杨上善曰："经俞者，谓经之穴也。"指五输穴中的经穴和俞穴。《素问·水热穴论》："秋刺经俞。"

经早 jīngzǎo 见《景岳全书·妇人规》。即经行先期。详该条。

经证 jīngzhèng 伤寒病分类方法之一。伤寒病邪在某经的证候，如太阳病的恶寒、头痛、发热，阳明病的身壮热、烦渴、自汗，少阳病的寒热往来、心胸烦闷等，均属经证。

经质 jīngzhì 指月经的性状。正常月经一般不稀，不稠，不凝结，无血块，无特殊气味。经质的病理改变，可作为临床辨证的参考。

荆防败毒散 jīngfángbàidúsǎn ❶《外科理例》方。荆芥、防风、人参、羌活、独活、前胡、柴胡、桔梗、枳壳、茯苓、川芎、甘草各一钱。水煎服。治疮疡时毒，肿痛发热，左手脉浮数。《摄生众妙方》亦有本方，但无人参。❷《杂病源流犀烛·内伤外感门》卷二十方。羌活、独活、柴胡、前胡、人参、桔梗、枳壳、茯苓、川芎、荆芥、薄荷、人中黄、牛蒡子各一钱，防风一钱半。水煎缓服，加金汁一匙尤妙。治撚头瘟（又名虾蟆瘟），喉痹失音，项大腹胀，如虾蟆状。

荆防解毒汤 jīngfángjiědútāng《医宗金鉴》方。防风、荆芥穗、薄荷叶、连翘（去心）、炒牛蒡子、犀角、黄连、黄芩、大青叶、人中黄。加灯心、芦根，水煎服。治麻疹出后忽然收没，疹毒内攻，烦渴谵语，甚则神昏。

荆防牛蒡汤 jīngfángniúbàngtāng《医宗金鉴》方。荆芥、防风、牛蒡子、金银花、陈皮、天花粉、黄芩、蒲公英、连翘（去心）、皂角刺各一钱，柴胡、香附、甘草各五分。水煎服。治乳痈初起肿痛，寒热往来，烦躁口渴。

荆芥 jīngjiè 中药名。出《吴普本草》。又名假苏。为唇形科植物荆芥 Schizonepeta tenuifolia (Bench.) Briq. 的全草。主产于江苏、浙江、江西、湖北、河北等地。辛，微

温。入肺、肝经。解表祛
风，止血透疹，消疮毒。治
感冒发热，头痛鼻塞；咳
嗽，咽喉肿痛；麻疹透发不
畅，荨麻疹；吐血，衄血，
便血，崩漏，产后血晕；痈
肿，疥疮瘰疬。煎服：4.5
~9克。解表生用，止血炒

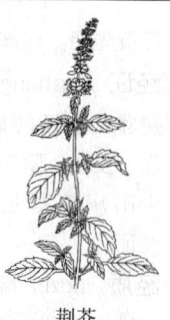

荆芥

炭用。花穗名荆芥穗，功用与荆芥相同，而
发散力量较强。全草含挥发油，主要成分为
右旋薄荷酮、右旋柠檬烯、左旋胡薄荷酮
等。煎剂在试管内能抑制结核杆菌。炒黑成
炭后，能使出血时间和凝血时间缩短。

荆芥连翘汤 jīngjièliánqiàotāng ❶《增补
万病回春》卷五方。荆芥、柴胡、川芎、当
归、生地黄、芍药、白芷、防风、薄荷、栀
子、黄芩、桔梗、连翘各等分，甘草量减
半。为粗末，水煎服。治鼻渊。❷《杂病源
流犀烛·内伤外感门》方。荆芥、连翘、防
风、当归、川芎、白芍药、柴胡、黄芩、枳
壳、栀子、白芷、桔梗各七分，甘草五分。
水煎服。治风热上攻，耳肿疼痛，或流
脓水。

荆芥穗 jīngjièsuì 中药名。为唇形科植物荆
芥 *Schizonepeta tenuifolia* Briq. 的干燥花穗。
辛、微温。归肺、肝经。解表散风，透疹。
用于感冒、头痛、麻疹、风疹、疮疡初起。
煎服：5~10克。

荆芥穗炭 jīngjièsuìtàn 中药名。为荆芥穗
的炮制加工品。辛、涩、微温。归肺、肝
经。收涩止血。用于便血、崩漏、产后血
晕。煎服：5~10克。

荆芥炭 jīngjiètàn 中药名。为荆芥的炮制加
工品。辛、涩、微温。归肺、肝经。收涩止
血。用于便血、崩漏、产后血晕。煎服：
5~10克。

惊风 jīngfēng 儿科常见病症。临床以四肢

抽搐或意识不清为主要特征。隋唐时与痫证
混称。如《千金要方》《外台秘要》均以惊
痫、风痫、食痫命名。至宋·钱乙《小儿药
证直诀》始创惊风之名，并分急惊风和慢惊
风两类。其后医家根据慢惊风的演变又有慢
脾风之称。在《幼幼新书》《幼科发挥》等
书中列举惊风变证，如惊退而哑、急惊风变
成痫、急惊风成瘫等，认识了惊风的后遗
症。由于惊风主证为强直与痉挛，故有的医
家把痉与惊作为通用名词。如《温病条辨》
就有"痉为惊风"的说法。习惯上凡抽搐、
痉挛，见于小儿者为惊风，见于成人者为痉
病。惊风可因多种原因所引起，但以外感时
邪、内蕴痰热、大病之后及肝脾肾受病为主
要发病因素。一般急惊风发病急骤；慢惊风
多由久病而来，也可由急惊风转变而成。详
见急惊风、慢惊风条。

惊风八候 jīngfēngbāhòu 出《古今医统》。
八候，是惊风临床证候的概括。搐，即手臂
伸缩；搦，即十指开合；掣，即肩头相扑；
颤，即手足动摇震颤；反，即身向后仰；
引，即手若开弓；窜，即两目发直；视，即
眼露白睛而不灵活。总称为搐、搦、掣、
颤、反、引、窜、视八候。由于惊风有急慢
之分，病情有轻有重，病程有久有暂，因而
在证候的表现上有所不同，不一定八候俱
备。有的只是手足抽动，并无身体强直或角
弓反张等现象；有的发作时间较短，有的发
作时间较长。临床应参照其他各种病情进行
分析。

惊风辨证必读书 jīngfēngbiànzhèngbìdúshū
儿科著作。清·庄一夔（在田）等撰。此书
系《福幼编》《急惊风证论》《治验录》三书
合刊本。介绍了作者治疗急慢惊风的临床心
得、方药及验案。现存清刻本。

惊风四证 jīngfēngsìzhèng 急惊风的四种证
候。出《古今医鉴》。即惊、风、痰、
热。惊，指昏谵惊叫、恐惧不安；风，指牙关紧

闭、口角牵引、窜视搐搦、项背反张；痰，指痰涎壅盛、满口痰沫，或痰鸣如锯；热，指高热谵妄、唇颊焮红、二便秘涩、口渴饮冷。四者各有偏盛，但又相互联系。《医宗金鉴·幼科杂病心法要诀》："心热肝盛，一触惊受风，则风火相搏，必作急惊之证。"说明小儿因惊吓再外感风邪，内蕴痰热，痰盛热极，往往就会出现惊风。

惊风先兆 jīngfēngxiānzhào 病症名。见《幼科释谜》。指小儿惊厥发生的前期症状。表现为神志不定、恍惚惧人、扎眼上视、左顾右盼、伸手握拳、闷郁努气、情态不如寻常等。

惊疳 jīnggān 即心疳。详该条。

惊膈嗽 jīnggésòu 病症名。《证治准绳》："小儿患惊风，惊止而嗽作，谓之惊膈嗽。"多由风热夹痰，壅逆于肺所致。治以清肺豁痰为主。可用泻白散加竺黄、贝母调治。

惊膈吐 jīnggétù 即小儿惊吐。详该条。

惊后瞳斜 jīnghòutóngxié 病症名。小儿惊风后，眼球斜向一侧。多属肝经阴血受损，目系失养所致。治宜养血益肝。用丹参、白芍、阿胶、地黄、党参等药煎服。

惊积 jīngjī 病症名。小儿积食化热，热极生风。多由于饮食不节所引起。经常腹胀肠鸣，低烧潮热，以午后夜间为甚，睡眠不安，烦躁易惊，甚则手足抽搐，大便干燥秘结，或稀稠酸臭。治宜调理肝脾，清热和胃。可用保和丸加白术及清热和胃丸（《医宗金鉴》：川连、栀子、竹茹、麦冬、连翘、山楂、神曲、麦芽、陈皮、枳实、大黄、甘草）加减化裁。更应着重调整饮食，注意喂养方法。

惊悸 jīngjì 证名。①无故自惊，恐惧而悸动不宁，名为惊悸（见《诸病源候论·虚劳病诸候》）。心虚者，宜养心安神，镇惊定悸，用安神定志丸、平补镇心丹。心热者，宜清

心降火，用朱砂安神丸。夹痰热者，宜化痰清热，用黄连温胆汤。②突然心悸欲厥，时作时止的病症（见《医学正传》）。参见心悸、怔忡条。③因惊而悸。见《三因极一病证方论·惊悸证治》。

惊痢 jīnglì 病症名。小儿受惊而致的下利腹泻。症见腹痛，便下青色稠黏，心烦不食。多由外受惊恐，肝气逆乱，阻滞气机，湿浊内停，下注肠道所致。治宜温肝燥湿。用左金丸。

惊热 jīngrè 病症名。出《普济方》卷三百八十四。小儿遍身发热，但不太高。颜面有时发青，身上有汗。夜间烦躁多惊，心悸不宁。由于发热而又易惊惕，故称为惊热。此证有因热而生惊的，有因惊而生热的，皆由心经、肝经内热所致。以清热泻火为治。用导赤散加菊花、钩藤、黄连。

惊伤胁痛 jīngshāngxiétòng 病症名。见《医宗必读》卷八。因受惊伤及肝气所致的胁痛。治宜通阳疏肝理气。可用桂枝散（《本事方》：桂枝、枳壳、姜、枣）加减。

惊水 jīngshuǐ 病症名。惊风引起的水肿。《普济方·婴孩诸热痘肿门》："惊水者，前后重叠受惊，致令心火燥盛，饮水过多，停积于脾，其候四肢肿，身上热。"治宜健脾利水。用平胃散合五皮饮加减。

惊瘫 jīngtān 病症名。惊风后四肢瘫痪。因风毒流入经络、骨节而成。《证治准绳》："小儿心惊不常，及遍身肿痛，或手足不随，此为惊瘫之候。"治宜疏风透毒。用防风汤。

惊啼 jīngtí 病症名。出《颅囟经》。又名胎惊夜啼。此证与惊风有别。由于肝气未充，胆气怯而易惊，引起啼哭惊惕。如包裹衣着不当，感受风寒，或哺乳不当，饮食不节，也会引起啼哭惊惕。应详细审视检查，是受惊、受风，还是腹痛，以及有无其他原因等，都要加以分析，然后论治。

惊啼壮热 jīngtízhuàngrè 病症名。见《太平圣惠方》卷八十二。小儿壮热惊厥而啼。由热邪炽盛，上窜于心，灼伤阴液而成。常兼有面黄颊赤，神志恍惚不宁。治宜清热安神，可选用钩藤散。

惊惕狂躁 jīngtìkuángzào 病症名。出《小儿药证直诀》。疮疹蕴热积毒，余毒上攻，惊惕狂躁不宁，口齿烦燥，或咽干口舌生疮。宜清热化毒，用五福化毒丹。

惊痫 jīngxián ❶指急惊风发作。《小儿卫生总微论方》："小儿惊痫者……轻者但身热面赤，睡眠不安，惊惕上窜，不发搐者，此名惊也。重者上视身强，手足拳，发搐者，此名痫也。"参见急惊风条。❷小儿痫证的类型之一。《千金要方》："起于惊怖大啼，乃发作者，此惊痫也。"参见风痫条。❸泛指惊风、痫证各种病症（见《古今图书集成·医部全录》）。

惊则气乱 jīngzéqìluàn 气乱，指心气紊乱。心主血、藏神，大惊则心气紊乱，气血失调，出现心悸、失眠、心烦、气短，甚则精神错乱等症状。《素问·举痛论》："惊则气乱……惊则心无所倚，神无所归，虑无所定，故气乱矣。"

惊者平之 jīngzhěpíngzhī 出《素问·至真要大论》。①惊悸怔忡、心神慌乱的一类病症，可用重镇安神法或养心安神法以平定之。②小儿惊风抽搐一类病症，可用镇惊平肝法，如磁朱丸之类平之。

惊振内障 jīngzhènnèizhàng 病名。见《秘传眼科龙木论》。又名惊振翳。由眼受剧烈震击、穿刺，或热、电等损伤，致使睛珠变浊而成内障。相当于外伤性白内障。初起宜清热消瘀，明目退障。用经效散（柴胡、犀角、赤芍、当归尾、大黄、连翘、甘草梢），或石决明散（方见宿翳条）加红花、归尾之类。翳定障老，尚存光感色觉者，可手术治疗。

惊振外障证 jīngzhènwàizhàngzhèng 病症名。《证治准绳·杂病》："目被物撞触而结为外障也。"泛指因目外伤而引起的外障眼疾。

惊振翳 jīngzhènyì 即惊振内障。详该条。

睛 jīng ❶眼球。《济生方》："睛之色赤者，病在心。"❷视觉功能。《灵枢·邪气脏腑病形》："十二经脉，三百六十五络，其血气皆上于面而走空窍，其精阳气上走于目而为睛。"

睛光瞎 jīngguāngxiā 病症名。见《青囊真秘》卷一。即睁光瞎。详该条。

睛帘 jīnglián 即黄仁。详该条。

睛明 jīngmíng 经穴名。代号BL1。出《针灸甲乙经》。别名泪孔。属足太阳膀胱经。位于眼内眦角上方0.1寸处。主治目赤肿痛、迎风流泪、夜盲、泪囊炎、角膜炎、视神经炎、近视等眼病。直刺，固定眼球，沿眶缘缓刺0.5～1寸。

睛明

睛明骨 jīngmínggǔ 骨名。构成跟眶的诸骨。《伤科汇纂》："两眼眶骨，即左右睛明骨。"《医宗金鉴·正骨心法要旨》："睛明骨，即目窠四围目眶骨也。"

睛珠 jīngzhū 解剖名。①即眼珠。见《银海精微》。详该条。②即晶状体。见《中西汇通医经精义》。又名黄睛。详该条。

精 jīng ❶泛指构成人体和维持生命活动的基本物质。《素问·金匮真言论》："夫精者，身之本也。"由饮食水谷化生的精微，又称"水谷之精""后天之精"。《灵枢·大惑》："五脏六腑之精气皆上注于目而为之精……精散则视歧。"❷指生殖之精。即先天之精。《灵枢·决气》："两神相搏，合而成形，常先身生，是谓精。"

精宫 jīnggōng ❶志室穴别名。《医学入门》："精宫，专治梦遗，十四椎下各开三寸。"详志室条。❷命门穴别名。见《循经考穴编》。详该条。

精寒 jīnghán　病症名。见《辨证录·种嗣门》。又称精冷。其症见泄精清冷，多影响生育。多因命门和心包火衰所致。治宜温补心肾。用温精毓子丹、胜寒延嗣丹等方。

精滑 jīnghuá　病症名。见《济生方·虚损》。即滑精。详该条。

精冷 jīnglěng　病症名。见《古今医统·原始要终论》。又称精寒。详该条。

精灵 jīnglíng　即精宁。详该条。

精露 jīnglù　见《针灸甲乙经》。石门穴别名。详该条。

精明之府 jīngmíngzhīfǔ　指头部。《素问·脉要精微论》："头者，精明之府。"《医部全录·头门》注："诸阳之神气上会于头，诸髓之精上聚于脑，故头为精髓神明之府。"

精宁 jīngníng　推拿穴位名。又名精灵。①位于腕背横纹的桡侧端。有祛风化痰，治急惊等作用。《小儿按摩经》："掐精宁穴，气吼痰喘，干呕痞积用之。"②位于手背第4～5掌骨间，距掌指关节半寸处，约与外劳宫相平。治痰壅，气促，气攻。③在无名指及小指夹缝的连结处。用揉法，有行气破积等作用（《小儿推拿学概要》）。④精宁与威灵为一个穴组，所以这两穴的位置有时有互换的情况。见《小儿按摩经》《小儿推拿广意》《厘正按摩要术》。

精气 jīngqì　同正气，泛指生命的精华物质及其功能。《素问·通评虚实论》："邪气盛则实，精气夺则虚。"具体如生殖之精。《素问·上古天真论》："丈夫八岁，肾气实，发长齿更；二八肾气盛，天癸至，精气溢泻，阴阳和，故能有子。"又如饮食化生的精微物质——营气、卫气等。《素问·经脉别论》："饮入于胃，游溢精气，上输于脾。"

又《灵枢·营卫生会》："营卫者，精气也。"

精气夺则虚 jīngqìduózéxū　出《素问·通评虚实论》。精气，指人体的正气。疾病过程中正气过度耗损，则表现为虚证。症见面色苍白、神疲体倦、心悸气短、自汗盗汗、脉细弱无力等。

精窍 jīngqiào　男性尿道口。《寓意草》："其实漏病乃精窍之病。"

精伤 jīngshāng　病名。指精气、精血耗损的疾患。

精少 jīngshǎo　病症名。见《辨证录·种嗣门》。《诸病源候论·虚劳病诸候》称虚劳少精。指性交时泄精少，甚至只一二滴，影响生育。由于先天不足，或房室不节，劳心过度，以致耗损精气。治宜补精填髓。用生髓育麟丹（《辨证录》：人参、山茱萸、熟地、桑椹子、鹿茸、龟胶、鱼鳔、菟丝子、山药、当归、麦冬、北五味、肉苁蓉、紫河车、柏子仁、栀子）、添精嗣续丸（《辨证录》：人参、鹿角胶、龟板、山药、栀子、山茱萸、麦冬、菟丝子、肉苁蓉、熟地、鱼鳔、巴戟、北五味、柏子仁、肉桂）等。参见遗精、梦遗、滑精等条。

精神内守 jīngshénnèishǒu　出《素问·上古天真论》。指精气内存，神不妄动，以保持充沛的正气，从而抗拒病邪的伤害。与《素问遗篇·刺法论》的"正气存内，邪不可干"前后互参，可以看出古人的养生与防病思想的概况。

精室 jīngshì　即命门。由于命门是人身精神所寄藏的地方，在男子为藏精之处，在女子是维系胞宫的所在，故又称精室。通常指男子藏精之处。

精脱 jīngtuō　指肾精的虚损脱失。《灵枢·决气》："精脱者，耳聋。"《类经》卷四注："肾藏精，耳者肾之窍，故精脱则耳聋。"

精微 jīngwēi　精华微细。饮食经消化吸收者，为水谷精微。《灵枢·五味》：“谷始入于胃，其精微者，先出于胃之两焦，以溉五脏。”

精血 jīngxuè　维持人体生命活动的营养物质的统称。血本源于先天之精，而生成于后天饮食水谷；精的形成亦靠后天饮食所化生，故有“精血同源”之说。精血的盈亏决定人体的健康与否。由于肾主藏精，肝主藏血，如精血不足，一般治以养肝补肾。

精血之海 jīngxuèzhīhǎi　指命门。见《景岳全书·传忠录》。命门藏元阴元阳，为化生精血之本原，故称其为精血之海。

精制狗皮膏 jīngzhìgǒupígāo　验方。见《中药制剂手册》。生川乌25千克，防己8千克，山柰8千克，透骨草、延胡索各5千克，干姜4千克，辣椒1千克，蟾酥9克，樟脑4千克，薄荷脑3千克，冰片1.5千克，冬青油1.75千克。辅料：橡胶、羊毛脂、凡士林、氧化锌、松香、汽油。制成橡皮膏，敷患处。治筋骨痛，急性扭挫伤，肌肉疼痛。

精制冠心颗粒 jīngzhìguànxīnkēlì　中成药。见《中华人民共和国药典》2010年版一部。制成颗粒剂。丹参456克，赤药、川芎、红花各228克，降香152克。功能活血化瘀。用于瘀血内停所致的胸痹，症见胸闷刺痛；胸闷、心前区刺痛；冠心病心绞痛见上述证候者。开水冲服。一次1袋，一日2～3次。每袋装13克。

精制冠心片 jīngzhìguànxīnpiàn　中成药。见《中华人民共和国药典》2010年版一部。丹参375克，赤芍、川芎、红花各187.5克，降香125克。制成片剂。功能活血化瘀。用于瘀血内停所致的胸痹，症见胸闷、心前区刺痛；冠心病心绞痛见上述证候者。口服。一次6～8片，一日3次。

精浊 jīngzhuó　浊病的一种。见《证治要诀·白浊》。多因酒色无度，败精瘀阻，或肾精亏损，相火妄动，败精夹火而出，或由于湿热流注精室而发病。症见尿道口常流米泔样或糊状浊物，滴沥不断，茎中或痒或痛，甚者如刀割火灼，但小便并不混浊。常以浊不夹血者为白浊，夹血者为赤浊。赤浊、白浊之久病不愈者，多为虚证。其中赤浊往往虚损更甚，相火更旺。尿出灼痛明显者以治火为主，选用抽薪饮、治浊固本丸、大分清饮（《景岳全书》：茯苓、泽泻、木通、猪苓、栀子、枳壳、车前子）等方；湿热流注精室，小便频数者，则宜渗利，可用五苓散合益元散；迁延日久，并无灼痛者，当以宁心固肾为主，用秘元煎或菟丝子丸加减；如命门火衰，可选用右归丸、桂附八味丸等方。参见浊条。

井疽 jīngjū　病名。出《灵枢·痈疽》。又名心漏疽、慢心锐毒。无头疽生于鸠尾穴或中庭穴或两穴之间者。初起如黄豆，肉色不变，逐渐增大无头，属无头疽范围。溃后易成瘘，长期不愈又称穿心冷瘘。治法参见无头疽条。

井口边草 jǐngkǒubiāncǎo　凤尾草之别名。详该条。

井穴 jǐngxué　五输穴之一。出《灵枢·九针十二原》。十二经各有一个井穴，即少商（肺）、商阳（大肠）、厉兑（胃）、隐白（脾）、少冲（心）、少泽（小肠）、至阴（膀胱）、涌泉（肾）、中冲（心包）、关冲（三焦）、窍阴（胆）、大敦（肝）。总称十二井穴。临床常用于急救。

颈 jǐng　古人把颈部分前、后两部分。前为颈部，后称项部。《素问·骨空论》：“大风颈项痛，刺风府。”

颈臂 jǐngbì　经外奇穴名。见《芒针疗法》。位于锁骨内1/3与外2/3交界处直上1寸，胸锁乳突肌锁骨头后缘处。主治上肢瘫痪、手臂麻木疼痛。直刺0.5～1寸。勿向下深刺，免伤肺尖。

颈复康颗粒 jǐngfùkāngkēlì　中成药。见《中华人民共和国药典》2010 年版一部。羌活、川芎、葛根、秦艽、威灵仙、苍术、丹参、白芍、地龙（酒炙）、红花、乳香（制）、黄芪、党参、地黄、石决明、花蕊石（煅）、黄柏、王不留行（炒）、桃仁（去皮）、没药（制）、土鳖虫（酒制）。制成颗粒剂。功能活血通络，散风止痛。用于风湿瘀阻所致的颈椎病，症见头晕、颈椎僵硬、肩背酸痛、手臂麻木。开水冲服。一次 1～2 袋，一日 2 次。饭后服用。

颈骨 jǐnggǔ　骨名。俗称天柱骨。《医宗金鉴·刺灸心法要诀》："颈骨者，头之茎骨，肩骨上际之骨，俗名天柱骨也。"详见旋台骨条。

颈肌扭伤 jǐngjīniǔshāng　病名。颈部某些筋肉受损而痉挛疼痛，活动受限的疾病。

颈脉 jǐngmài　颈部的脉管，相当于人迎脉搏动处。

颈脉动 jǐngmàidòng　出《灵枢·论疾诊尺》。结喉两旁的足阳明经人迎穴处动脉搏动亢进。可见于水肿、哮喘、怔忡等病症。参见有关各条。

颈细 jǐngxì　证名。见《幼科发挥》。颈细常伴有头倾而无力。多由胎元不足，精血亏虚所致。治宜填精益髓。用补肾地黄丸（方见头软条）。

颈项强急 jǐngxiàngqiángjí　症状名。即颈项肌肉筋脉牵强拘急。

颈痈 jǐngyōng　病名。出《素问·病能论》。痈生于颈项两旁，小儿较为多见。由外感风温，三焦郁火上攻而成。症见寒热交作，头痛项强，颈部核块形如鸡卵，漫肿热痛，包括颈部急性淋巴结炎。治宜散风清热，消肿解毒。内服牛蒡解肌汤，外以金黄散箍围。参见外痈条。

颈肿 jǐngzhǒng　症状名。出《灵枢·经筋》。颈部单侧或双侧肿胀粗大。多因气火郁逆或痰滞内结所致。

颈椎病 jǐngzhuībìng　病名。因颈椎间盘变性、颈椎骨质增生所引起的颈椎骨关节病变，并发颈丛、臂丛、椎动脉或颈髓及其相关联的神经组织病变而出现的综合征，以颈肩痛放射到头枕部或上肢，甚者出现双下肢痉挛、行走困难、以至于四肢瘫痪为主要表现，少数有眩晕、猝倒或一侧面部发热、出汗异常。

景天 jǐngtiān　中药名。出《神农本草经》。别名火焰草。为景天科植物景天 Sedum erythrostictum Miq. 的全草。分布于我国西南及湖北、陕西、山西、河北、辽宁、吉林、浙江等地。苦，寒。入肝经。清热，解毒，止血。治烦热惊狂、目赤涩痛、吐血、咯血，煎服：15～30 克。治风疹、漆疮、煎水洗；外伤出血、痈疮肿毒，鲜草捣汁涂。

景天三七 jǐngtiānsānqī　中药名。见《江苏药材志》。别名土三七、八仙草、吐血草。为景天科植物景天三七 Sedum aizoon L. 的根或全草。产于西北、华北、东北至长江流域。甘、微酸，平。止血化瘀，安神镇痛。治血小板减少性紫癜、衄血、吐血、咯血、尿血、子宫出血，心悸，烦躁失眠，煎服：9～30 克。治外伤出血、跌打损伤、烧烫伤，鲜品捣敷。全草含生物碱、齐墩果酸、谷甾醇、没食子酸、景天庚糖及黄酮类等。根含熊果酸、齐墩果酸、谷甾醇等。

景岳全书 jǐngyuèquánshū　医书。64 卷。明·张介宾撰。刊于 1640 年。全书分传忠录、脉神章、伤寒典、杂证谟、妇人规、小儿则、麻疹论、痘疹诠、外科钤、本事正、新方、古方、外科方等。择取诸家精要，对辨证论治作了较系统的分析，充分阐发其"阳非有

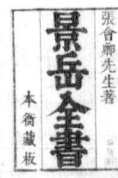

景岳全书

余，真阴不足”的学说和经验。治法以温补为主，创制新方二卷。立论和治法有独到之处。新中国成立后有排印本。

净府 jìngfǔ 即膀胱。详该条。

净制 jìngzhì 中药炮制方法。用挑选、筛选、风选、水选等方法，除去原药材非药用部分及杂质，选取药用部分，并达到净药质量标准的方法。

胫 jìng 出《灵枢·经脉》。①泛指小腿。②胫骨。

胫腓骨干双骨折 jìngféigǔgànshuānggǔzhé 病名。以患肢疼痛剧烈、肿胀、功能障碍，触摸压痛明显，纵轴叩击痛，能触及骨擦音和异常活动等为主要表现的胫骨结节、腓骨小头以下及胫腓骨远端内、外踝以上骨折。参见骨折条。

胫骨 jìnggǔ 骨名。出《灵枢·经脉》。又名骭骨、成骨。解剖学同名骨。位于小腿内侧。

胫骨干骨折 jìnggǔgāngǔzhé 病名。以患肢疼痛剧烈、肿胀、功能障碍，触摸压痛明显，纵轴叩击痛，骨擦音和活动异常等为主要表现的胫骨结节以下及胫骨内、外踝以上的骨折。参见骨折条。

胫骨髁骨折 jìnggǔkēgǔzhé 病名。以膝部明显瘀肿、疼痛、功能障碍，可有膝内、外翻畸形等为主要表现的胫骨髁骨折。参见骨折条。

胫肿 jìngzhǒng 症状名。指小腿浮肿。出《素问·脏气法时论》。亦称足胫肿、足胕肿、足胫跗肿。为水肿病常见症状之一。详脚肿、水肿条。

痉 jìng 病名。出《灵枢·经筋》等篇。又称痓。以项背强急、口噤、四肢抽搐、角弓反张为主症。实证多因风、寒、湿、痰、火邪壅滞经络所致。虚证多因过汗、失血、素体虚弱、气虚血少、津液不足、筋失濡养、虚风内动而致。实证当以祛风为主，可兼扶正。虚证以益气养血为主，兼予息风。痉有

刚痉、柔痉、阳痉、阴痉、风痉、风痰痉、痰火痉、虚痉等名称，详各条。

痉病似天钓 jìngbìngsìtiāndiào 病症名。见《幼科发挥》。小儿痉病表现有项背强直，腰身反张，摇头掣疭，噤口不语，发热腹痛，目呆不省，病似天钓。可由寒邪壅闭经脉所致。汗出者用桂枝汤加葛根，无汗者用葛根汤。

静功 jìnggōng 气功功法。又称内功。采取坐、卧、站等外表上静的姿势，通过放松、入静、意守、调息等炼意、炼气等方法，以锻炼身体内部功能的一种静中有动的功法。静，指在练功时其外部形态上是固定姿势不动的，而其身体内部的脏腑、经络不断受到锻炼，从而得到充实。

静脉曲张外痔 jìngmàiqūzhāngwàizhì 病名。外痔的一种。即肛缘皮下静脉曲张。肛周可见椭圆或环状块物突起，慢性病程，症状不明显，常不需医治。

静香楼医案 jìngxiānglóuyī'àn 医案著作。清·尤怡撰。原系抄本，后经柳宝诒分门汇辑，加以按语，收入《柳选四家医案》中。内容包括内伤杂病、伏气、外感、外疡、妇人等32门。按语明确，说理简要。尤氏善用经方，灵活化裁，对复杂病机善于分清标本缓急，立法严谨。

炅 jiǒng 热。《素问·举痛论》："脉寒则缩踡……得炅则痛立止。"

炅则气泄 jiǒngzéqìxiè 出《素问·举痛论》。又称热则气泄。炅，即热之意。气泄，指阳气外泄。热则毛窍腠理疏松而多汗，阳气随汗散泄于外。

jiu

鸠尾 jiūwěi 经穴名。代号HN15。出《素问·气府论》。别名尾翳、䯏骬。属任脉。络穴。位于前正中线上，胸剑结合部下1寸。主

治癫痫、精神病、心绞痛、胃痛。直刺 0.3～0.8 寸。灸 3～5 壮或 5～10 分钟。本穴又为膏之原，参见十二原条。

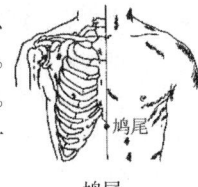

鸠尾

鸠尾骨 jiūwěigǔ 骨名。又名蔽心骨、心坎骨。即胸骨剑突。《医宗金鉴·刺灸心法要诀》："鸠尾者，即蔽心骨也。其质系脆骨，在胸骨之下歧骨之间。"

九步香 jiǔbùxiāng 隔山香、白芷二药之别名。详各条。

九虫病 jiǔchóngbìng 虫病的总称。出《诸病源候论》卷十八。指伏虫病、蛔虫病、白虫病、肉虫病、肺虫病、胃虫病、弱虫病、赤虫病、蛲虫病等。多因脾胃虚弱，杂食生冷、肥甘、油腻等物，或烹调失宜、虫卵不死等所致。治宜健脾益胃，驱虫消导。临床常见的有蛔虫病、白虫病、赤虫病、蛲虫病以及寸白虫病等，参见各条。

九刺 jiǔcì 古代的九种刺法。《灵枢·官针》："凡刺有九，以应九变。"不同刺法适应不同病变。分输刺、远道刺、经刺、络刺、分刺、大泻刺、毛刺、巨刺、淬刺。详各条。

九道脉 jiǔdàomài 脉象分类法之一。《脉诀》把二十四脉分为七表、八里、九道三类。九道脉即长、短、虚、促、结、代、牢、动、细 9 种脉。

九分散 jiǔfēnsǎn 《急救应验良方》方。乳香、没药、麻黄、马钱子各一两。为末，冲服，每服九分；外用以烧酒调敷。治跌打损伤，筋骨受损，红肿作痛。

九宫 jiǔgōng ❶古代将八方与中央定位九宫，见《灵枢·九宫八风》。九宫各有专名和数字（如下表）。金元时针灸家将八脉交会穴配合九宫数，成为灵龟八法。❷即九窍。出《玄女经》。包括耳、眼、鼻孔、口及前阴、后阴。

阴洛宫 四 （东南）	上天宫 九 （南）	玄委宫 二 （西南）
仓门宫 三 （东）	招摇宫 五 （中央）	仓果宫 七 （西）
天溜宫 八 （东北）	叶蛰宫 一 （北）	新洛宫 六 （西北）

九黄丹 jiǔhuángdān 验方。见广州中医学院《外伤科学》。制乳香、制没药、川贝母、牛黄、炒硼砂各 6 克，煅石膏 18 克，升丹 9 克，朱砂 3 克，冰片 0.9 克。为末，外敷。功能提脓拔毒，祛瘀去腐，止痛平胬。治痈疽已溃，脓流不畅，肿胀疼痛。

九节茶 jiǔjiéchá 中药名。出清·何克谏《生草药性备要》。别名接骨金粟兰、肿节风、接骨木。为金粟兰科植物草珊瑚 *Sarcandra glabra* (Thunb.) Nakai 的全株。分布于长江以南地区。辛、苦、平，有小毒。清热祛风，散瘀接骨。治感冒高热、肺热喘咳、肠痈、急性胃肠炎、细菌性痢疾、风湿骨痛、腰腿痛，煎服：9～15 克。治跌打、骨折、疮疡肿毒，内服并捣敷；烧烫伤，用叶研末，油调涂。叶含挥发油、鞣质等。果实含蹄纹天竺素鼠李葡萄糖苷。煎剂在体外对金黄色葡萄球菌、痢疾杆菌、大肠杆菌、绿脓杆菌、伤寒杆菌均有一定的抑制作用。叶抗菌作用较好，根茎部分新鲜的比干的好。体内试验，对兔金黄色葡萄球菌菌血症也有治疗作用。

九节菖蒲 jiǔjiéchāngpú 中药名。见《中药志》（1975 年版）。别名京菖蒲、节菖蒲。为毛茛科植物阿尔泰银莲花 *Anemone altaica* Mey. 的根茎。主产于陕西、河南、山西等地。辛、微温。入心、肝、脾经。开窍豁痰，健胃解毒。治热病昏迷、癫痫、痰厥、胸痞呕恶、气闭耳聋，煎服：1.5~6克。捣敷痈疽疮癣。

九卷 jiǔjuàn 见灵枢经条。

九空子 jiǔkōngzǐ 路路通之别名。详该条。

九孔螺 jiǔkǒngluó 石决明之别名。详该条。

九里明 jiǔlǐmíng 千里光之别名。详该条。

九里香 jiǔlǐxiāng 中药名。见萧步丹《岭南采药录》。别名千里香、过山香、月橘。为芸香科植物九里香 Murraya Paniculata（L.）Jack 的根及茎叶。分布于我国南部及西南部。辛、苦，微温，有小毒。入心、肝经。行气活血，止痛解毒。治风湿骨痛、跌打肿痛、胃痛，煎服：6~12克。鲜叶煎汤，擦洗湿疹；捣敷治牙痛及蛇虫咬伤。叶含挥发油、月橘素、8-去甲氧基月橘素等黄酮类和九里香素等香豆精类。茎皮含月橘香豆素、8-去甲氧基月橘素等。

九灵 jiǔlíng 《灵枢经》传本之一。详灵枢经条。

九气拈痛丸 jiǔqìniāntòngwán 中成药。香附500克，高良姜175克，莪术1000克，郁金250克，五灵脂500克，甘草125克，延胡索500克，橘皮250克，木香125克，槟榔250克。水丸。每服6~9克，每日1~2次。治寒气郁滞，胃脘疼痛，两胁胀满。本方为《鲁府禁方》拈痛丸加减。

九窍 jiǔqiào 即头部七窍与前、后阴。参见七窍、前阴、后阴各条。

九圣散 jiǔshèngsǎn 验方。见《天津市固有成方统一配本》。苍术45克，黄柏60克，紫苏叶60克，杏仁125克，乳香30克，没药36克，薄荷60克，轻粉15克，红升丹15克。为末，用花椒油调敷。治黄水疮、秃疮、臁疮流脓流水，肿痛溃烂，经年不愈者。

九炭方 jiǔtànfāng 验方。见《中华医学杂志》1973年1期。当归炭、白芍炭、蒲黄炭、牡丹皮炭、藕节炭、生地黄炭、阿胶珠、陈皮、制香附各9克，艾绒炭4.5克，贯众炭、棕榈炭各7.5克，续断15克。水煎服。治各种类型子宫出血。

九头狮子草 jiǔtóushīzicǎo 中药名。出《植物名实图考》。别名化痰青。为爵床科植物九头狮子草 Peristrophe japonica（Thunb.）Bremek. 的全草。分布于长江以南地区。辛、微苦，凉。解表清热，化痰解毒，镇痉。治感冒发热、咳嗽、咽痛、小儿高热惊风，煎服：9~30克。治痈疖肿毒，鲜品捣敷。

九味羌活口服液 jiǔwèiqiānghuókǒufúyè 中成药。见《中华人民共和国药典》2010年版一部。为九味羌活汤制成的口服液，一次20毫升，一日2~3次。功能与主治同九味羌活汤。

九味羌活汤 jiǔwèiqiānghuótāng 《此事难知》方。羌活、防风、苍术各一两五钱，细辛五钱，川芎、白芷、生地黄、黄芩、甘草各一两。水煎服。功能发汗祛湿，兼清里热。治外感风寒湿邪，恶寒发热，肌表无汗，头痛项强，肢体酸楚疼痛，口苦而渴者。

九味羌活丸 jiǔwèiqiānghuówán 中成药。见《中华人民共和国药典》2010年版一部。为九味羌活汤制成的水丸，姜葱汤或温开水送服，一次6~9克，一日2~3次。功能与主治同九味羌活汤。

九仙散 jiǔxiānsǎn 见《医学正传》。人参、款冬花、桑白皮、桔梗、阿胶珠、五味子各一钱，乌梅一个，贝母五分，蜜炙罂粟壳二钱。加生姜三片，水煎服。益气，敛肺，止咳。治久咳不已，肺虚气弱，咳甚则气喘自汗，脉虚数者。

九香虫 jiǔxiāngchóng 中药名。出《本草纲目》。为蝽科昆虫九香虫 Aspongopus chinensis Dallas 的干燥全体。主产于四川、贵州等地。

咸，温。入肝、肾经。理气止痛，温中助阳。用于胃寒胀痛、肝胃气痛、肾虚阳痿、腰膝酸痛，煎服：3~9克。体外试验对金黄色葡萄球菌、痢疾杆菌等有抑制作用。

九信草 jiǔxìncǎo 了哥王之别名。详该条。

九墟 jiǔxū 《灵枢经》传本之一。详灵枢经条。

九一丹 jiǔyīdān 又名二宝丹。《医宗金鉴》方。煅石膏九钱，升丹一钱。为末，撒于患处。功能提脓祛腐。治各种溃疡瘘管流脓未尽者。

九脏 jiǔzàng 五神脏与四形脏之合称。神脏指五脏，形脏指胃、大肠、小肠、膀胱。《素问·三部九候论》："故神脏五，形脏四，合为九脏。"

九针 jiǔzhēn 古代九种针具，即镵针、圆针、锃针、锋针、铍针、圆利针、毫针、长针和大针。《灵枢·官针》："九针之宜，各有所为，长短大小，各有所施也，不得其用，病弗能移。"说明九针的形状和用途各有不同，详见各条。

九制大黄丸 jiǔzhìdàhuángwán 《北京市中药成方选集》引吴鹤皋方。大黄。用黄酒拌，于铜罐中密闭，隔水加热，蒸三昼夜后，取出晒干，蜜丸。每服6克。治胃肠滞热，积聚凝滞，大便燥结，宿食不消。

九制香附丸 jiǔzhìxiāngfùwán 验方。见《丸散膏丹集成》。香附，分九等份，分别以酒、醋、盐水、童便浸，小茴香、益智仁、莱菔子、丹参煎汁及生姜汁浸。同艾绒酒煮，焙干研末，再酒煮神曲，糊丸，每服12克。治月经不调、崩漏带下、癥瘕积聚、胎前产后诸疾。

九种心痛 jiǔzhǒngxīntòng 出《金匮要略·胸痹心痛短气病脉证治》。后世有多种分类法。如：虫心痛、注心痛、风心痛、悸心痛、食心痛、饮心痛、冷心痛、热心痛、去来心痛（《千金要方》卷三十）。饮心痛、食心痛、风心痛、寒心痛、热心痛、悸心痛、虫心痛、忤心痛、痊心痛（明·王绍隆《医灯续焰》）。气心痛、血心痛、热心痛、寒心痛、饮心痛、食心痛、虚心痛、虫心痛、痊心痛（《医学心悟》卷三）。饮心痛、食心痛、寒心痛、火心痛、气心痛、血心痛、悸心痛、虫心痛、痊心痛（《类证治裁》）。

九转黄精丹 jiǔzhuǎnhuángjīngdān 又名黄精丹。《清内廷法制丸散膏丹各药配本》方。当归、黄精各三百二十两。经酒蒸后，制成蜜丸，每服三钱，日二次。治气血两亏，面黄肌瘦，腰腿无力，津液不足，饮食减少，精神倦怠。

久咳 jiǔké 出《素问·咳论》。又名久嗽、久咳嗽。指咳嗽经久不愈。久咳多痰者，多脾虚生痰之证；久咳少痰者，多属阴不足、肺有郁火之证。详见脾咳、肺虚咳嗽、火咳条。

久咳嗽 jiǔkésòu 见《诸病源候论》卷十四。详见久咳条。

久痢 jiǔlì 病名。见《丹溪心法·痢》。指痢疾日久不愈的病症。多因脾肾亏损，中气不足所致。症见大便常带黏液、血液，腹部隐痛，虚坐努责，甚至脱肛；并见肌肉消瘦、神疲乏力、食欲减退等。久痢脱肛，脾虚下陷，宜用三奇散（《证治准绳》：生枳壳、黄芪、防风）、补中益气汤；肾气不固，用桑螵蛸散加减；阴血已亏，湿热未尽，治宜养血清热，用驻车丸；脾肾阳虚，渐见滑脱者，治宜温补收涩，用桃花汤、真人养脏汤等。参见痢疾条。

久聋 jiǔlóng 耳聋久而不愈者。见《诸病源候论·久聋候》。多因肾虚，精血不足，不能上通于耳所致。治用补肾为主。参见耳聋条。

久疟 jiǔnüè 病症名。出《诸病源候论·久疟候》。因疟疾经久不愈，气血两亏，脾胃虚寒所致。治宜益气养血，温阳消阴为主。方用补中益气汤、人参养荣丸、附桂八味丸、何人饮等。

久热伤阴 jiǔrèshāngyīn 指邪热稽留不退，灼烁津液，以致阴液耗损。如肺胃津液受伤，则出现皮肤干燥、烦闷口渴、干咳无痰、舌红而干、少苔或无苔、脉细数或虚数。若伤及肝肾之阴，则出现暮热早凉、口干舌燥、手足颤动、心悸神疲、耳鸣、舌绛少苔或剥苔、脉细数等。

久嗽 jiǔsòu 见《诸病源候论》卷十四。详久咳条。

久泄 jiǔxiè 病症名。见《素问病机气宜保命集·泄泻》，即久泻，详该条。

久泻 jiǔxiè 病症名。又称久泄。指泄泻日久不愈者。《寿世保元·泄泻》：“大抵久泻，多由泛用消食利水之剂，损其真阴，元气不能自持，遂成久泻。”《张氏医通·大小府门》：“久泻，谷道不合，或脱肛，乃元气下陷，大肠不行收令而然。补中益气加诃子、肉果、五味、乌梅肉为丸，或四君子加防风、升麻。”参见泄泻条。

久喑 jiǔyīn 证名。喉喑之一。又名金破不鸣。《景岳全书·杂证谟》：“声由气而发，肺병则气夺。此气为声音之户也。肾藏精，精化气，阴虚则无气，此肾为声音之根也”。本病多属虚证，多因高声谈唱日久，或久咳不止，致气阴两亏；或肺肾阴亏，咽喉失于濡养所致。声带麻痹、慢性喉炎、喉癌等均可出现。属气阴两亏者，宜益气养阴，用八珍汤加减。属肺肾阴亏者，宜滋养肺肾，用杞菊地黄丸、左归饮等。

久痔 jiǔzhì 病名。出《太平圣惠方》。由脏腑积热毒，流注于大肠而致。症见肛边肿痒，脓血间下，经久不愈，或愈而复发。即肛漏。治疗见肛漏条。

灸草 jiǔcǎo 艾叶之别名。详该条。

灸疮 jiǔchuāng ❶因灸法不当，火毒伤及皮肤所发之疮（《刘涓子鬼遗方》）。可用甘草膏（甘草、当归、胡粉、羊脂、猪脂）外敷治之。❷灸法术语。指以艾炷直接灸灼穴位，使灸处皮肤起脓疮。《针灸资生经》：“凡着艾得疮发。”

灸疮膏药 jiǔchuānggāoyào 促发灸疮和保护疮面的膏药。据《医宗金鉴·刺灸心法要诀》载：以黄芩、黄连、白芷、金星草、乳香、淡竹叶、当归、薄荷、川芎、葱白各等分，用香油煎药去滓，再下铅粉熬成膏，专贴灸疮。日换 1 次。

灸法 jiǔfǎ 针灸疗法的一大类。用艾炷或艾条在体表穴位上烧灼、熏熨以防治疾病的方法。《素问·异法方宜论》：“脏寒生满病，其治宜灸焫。”具有温通经脉，调和气血的作用。灸法一般分艾炷灸和艾条灸两类。艾炷灸包括直接灸（化脓灸、非化脓灸）和间接灸（隔姜灸、隔盐灸、隔蒜灸、隔附子饼灸、长蛇灸）两种；艾条灸包括悬起灸（温和灸、雀啄灸、回旋灸）和实按灸两种。此外又有药物发泡灸、日光灸等。详各条。

灸法图 jiǔfǎtú 灸疗著作。敦煌出土卷子。约撰于唐代，撰人未详。现存残卷，书名原缺，后据内容新拟。现存人体正背面图 18 幅，每图旁示穴位、主治证候及灸治壮数。其中有些穴名不见于现存针灸书，如板眉、脚五舟、天门、聂俞等。说明唐代灸疗取穴范围较广。为现存最早的灸疗图谱。

灸膏肓腧穴法 jiǔgāohuāngshùxuéfǎ 针灸著作。又名《膏肓腧穴灸法》。1 卷。宋·庄绰撰。1128 年刊行。书中介绍膏肓穴的主治、部位及不同流派的取穴法等，并附有插图。

灸疗器 jiǔliáoqì 即温灸器。详该条。

韭菜子 jiǔcàizǐ 见《滇南本草》。即韭子，详该条。

韭子 jiǔzǐ 中药名。出《本草经集注》。又名韭菜子。为百合科植物韭 Allium tuberosum Rottler 的种子。辛、甘，温。入肝、肾经。温肾壮阳，固精。治阳痿、遗精、遗尿、小便频数、腰膝酸软冷痛、泻痢、白带、淋浊，煎服：3～9 克。治顽固性呃逆，炒或生研服，每次 9 克，日服两次。本品含硫化物、苷类、维生素 C 及生物碱。

酒杯花 jiǔbēihuā 黄花夹竹桃之别名。详该条。

酒刺 jiǔcì 病名。见《外科大成》。全称为肺风酒刺。即粉刺。详该条。

酒疸 jiǔdǎn 病名。亦称酒黄疸。见《金匮要略·黄疸病脉证并治》。多因饮酒过度，湿热郁蒸，胆热液泄所致。症见身目发黄、面发赤斑、心中懊恼热痛、鼻燥、腹满不欲食、时时欲吐等。治宜清利湿热，解酒毒。若脉浮滑、欲吐甚者，当先探吐。脉沉滑而腹满、大便秘者，当先下之，方如栀子大黄汤（《金匮要略》：栀子、大黄、枳实、豆豉）、葛花解醒汤、旺胆消酒汤（《辨证录》：柞木枝、山栀子、桑白皮、白茯苓、白芍、竹叶、泽泻）等。参见黄疸条。

酒毒喉风 jiǔdúhóufēng 病名。见《喉科秘旨》卷上。因于酒毒而成喉风。症见喉关内肿痛色红或黄、饮食难咽、面部红赤，或目睛上视、发热恶寒、头痛项强。治宜清热除湿，解酒毒。用葛根、栀子、花粉、茵陈、车前草、丹皮、枳椇子、薄荷、桔梗、芥穗等煎服。

酒黄疸 jiǔhuángdǎn 病症名。见《金匮要略·黄疸病脉证并治》。即酒疸。详该条。

酒剂 jiǔjì 药物剂型之一。古称酒醴，现称药酒。药物浸入酒内，经过一定时间，或隔汤煎煮，滤去渣，取液服。如《金匮要略》鸡矢醴，现代的虎骨木瓜酒等。

酒齄鼻 jiǔzhābí 病名。出《魏书·王慧龙传》。古名鼻赤。《素问·热论》："脾热病者，鼻先赤。"又名鼻齄、肺风、齄齄、赤鼻、鼻准红、肺风粉刺。由脾胃湿热上熏于肺所致。症见鼻准发红，久则呈紫黑色。甚者可延及鼻翼，皮肤变厚，鼻头增大，表面隆起，高低不平，状如赘疣。重症称为肺风或肺风粉刺，鼻部疹起如黍，色赤肿痛，破后出粉白汁，日久皆成白屑。治宜清热，凉血，散结。内服凉血四物汤（《医宗金鉴》：当归、生地、川芎、赤芍、黄芩、赤茯苓、陈皮、红花、甘草、五灵脂、姜、酒），外搽颠倒散（《医宗金鉴》：大黄、硫黄各等分，水调敷）。亦可用七星针轻叩患处，日一次。

酒制 jiǔzhì 中药炮制法。用酒作为辅料来对药材进行加工炮制。包括酒炙、酒炖、酒蒸、酒煎等，参见各条。

酒醉花 jiǔzuìhuā 洋金花之别名。详该条。

旧德堂医案 jiùdétángyī'àn 医案著作。清·李用粹撰。该书选辑医案六十余条，多属内科杂病。作者强调"医贵精详"。其治案辨证审脉较细致，能掌握病之标本缓急，析证立方。按语或有艰涩之弊。后收入《三三医书》中。

救兵粮 jiùbīngliáng 赤阳子之别名。详该条。

救荒本草 jiùhuāngběncǎo 医书。明·朱橚等撰。4 卷（又有 2 卷本、14 卷本）。刊于 1404 年。作者曾对山野常见可供食用的野生与家种植物四百余种，进行了调查和种植驯化。在此基础上，为了提供荒年代替食品和辨图识物的依据，将每种植物外形编绘图说，记述其性味、用途及食用的部位、方法等。由于其中三分之二的植物是一般本草书中所未载，因而在一定程度上丰富了本草学的内容，在食疗和营养学方面也有相当贡献。

救急散 jiùjísǎn 即雷击散。详该条。

救急十滴水 jiùjíshídīshuǐ 即十滴水。详该条。

救急稀涎散 jiùjíxīxiánsǎn 《圣济总录》方。皂荚（削去黑皮）四枚，白矾一两。为极细末，病轻者服半钱，重者服三钱匕，温水调，灌下。功能开关催吐。治中风闭证，痰涎壅盛，昏昏若醉，心神瞀闷，四肢不收，或倒仆不省，或口角似斜，微有涎出；亦治喉痹。

救军粮 jiùjūnliáng 赤阳子之别名。详该条。

救里 jiùlǐ 治法。同回阳救逆，详该条。

救伤秘旨 jiùshāngmìzhǐ 伤科专著。1卷。附《救伤秘旨续刻》1卷。清·赵廷海撰。刊于1852年。书中叙述因拳脚所致损伤与骨折辨证治疗手法及验方，还记述了武术点穴致损的救治方法（共载34穴）。新中国成立后有排印本。

救脱 jiùtuō 救治虚脱的方法。分救阳、救阴两种：为亡阳证用参附汤、四逆汤之类回阳救逆，救阳，为亡阴证用生脉散加龙骨、牡蛎等，救阴。

救阳 jiùyáng 治法。挽救亡阳的治法。同回阳救逆，详该条。

僦贷季 jiùdàijì 传说中黄帝时期的名医。据《素问》等书记载，他是岐伯的祖师，善于通过察色和诊脉来治疗疾病。

ju

拘 jū ❶拘泥。有所顾忌的意思。《素问·五脏别论》："拘于鬼神者，不可与言至德。"❷肢体上的筋肉痉挛，抽急收缩，不能伸展自如。《素问·生气通天论》："缓短为拘。"

拘急 jūjí 症状名。出《素问·六元正纪大论》。肢体牵引不适或自觉紧缩感，以至影响活动。多见于四肢、两胁及少腹。四肢拘急，属筋病。多因六淫外邪伤及筋脉，或血虚不能养筋所致。两胁拘急，多因肝气失于疏泄，经络不得通利，治宜疏肝通络为主。少腹拘急，多因肾阳不足，膀胱之气不化，常见腰痛、小便不利，治宜温肾阳，助气化为主。

拘挛 jūluán 症状名。出《素问·缪刺论》。一作痀挛。属筋病。多因阴血不足，风寒湿热侵袭以及瘀血留滞所致。其状四肢牵引拘急，活动不能自如。参见拘急条。

居经 jūjīng 出《脉经》。又名季经、按季。妇女身体无病，而月经每三个月一行者。属正常生理范围。

居髎 jūliáo 经穴名。代号GB29。出《针灸甲乙经》。属足少阳胆经。阳跷、足少阳之会。位于髂前上棘与股骨大转子最高点连线的中点处。主治腰腿痛、月经不调、带下、疝气以及坐骨神经痛、下肢瘫痪等。直刺0.5~1寸。灸5~7壮或5~15分钟。

居气 jūqì 运气术语。指少阳间气。因少阳为君火，故尊之而称为居气。即君火之气，无所不居之意。所谓间气是分司于司天在泉之左右的。司天在泉之气，主一年的气化；间气之气，主六十日的气化。《素问·至真要大论》："少阴司天为热化，在泉为苦化。不司气化。居气为灼化。"

疽 jū 病名。出《灵枢·痈疽》。疮面深而恶者为疽。是气血为毒邪所阻滞，发于肌肉筋骨间的疮肿。宋以前的疽仅指无头疽，自宋《卫济宝书》始见有头疽的描述。现按疽病早期的有头与无头，分为有头疽和无头疽两类。详各条。

痀挛 jūluán 出《灵枢·邪客》。即拘挛。详该条。

局部选穴法 júbùxuǎnxuéfǎ 选穴法之一。在病变局部选穴治疗的方法。如额痛选印堂、攒竹，胃痛选中脘、梁门等。

局方安肾丸 júfāngānshènwán 即安肾丸第一方，详该条。

局方发挥 júfāngfāhuī 医书。1卷。元·朱震亨约撰于14世纪中。对宋代官修的《和剂局方》，该书以问答体例进行了评论。指出其选方多属温补和辛香燥热之剂，未免失之于偏，并着重阐发了滋阴降火的治疗法则。新中国成立后有影印本。

局方牛黄清心丸 júfāngniúhuángqīngxīnwán 即牛黄清心丸第一方。见牛黄清心丸条。

局方至宝丹 júfāngzhìbǎodān 即至宝丹。详该条。

局方至宝散 júfāngzhìbǎosǎn 中成药。见《中华人民共和国药典》2010年版一部。水牛角浓缩粉200克，牛黄50克，玳瑁100克，人工麝香10克，朱砂100克，雄黄100克，琥珀100克，安息香150克，冰片10克。以上9味，玳瑁、安息香、琥珀分别粉碎成细粉，朱砂、雄黄分别水飞成极细粉，将水牛角浓缩粉、牛黄、人工麝香、冰片研细，与上述粉末配研，过筛，混匀即得。清热解毒，开窍镇惊。用于热病、热入心包、热盛动风，症见高热惊厥、烦躁不安、神昏谵语及小儿急热惊风。口服。一次2克，一日2次；小儿3岁以内一次0.5克，4~6岁一次1克；或遵医嘱。

菊花 júhuā 中药名。出《神农本草经》。别名甘菊。为菊科植物菊 Chrysanthemum morifolium Ramat. 的头状花序。主产于安徽（滁菊）、浙江（杭菊）等地。甘、苦，凉。入肺、肝经。疏风清热，平肝明目，解毒。治外感风热、头痛、眩晕、目赤、疔疮、肿毒，煎服：6~9克。本品含菊苷、黄酮类及挥发油。煎剂或浸剂在体外对金黄色葡萄球菌、乙型溶血性链球菌杆菌、痢疾杆菌、变形杆菌、伤寒杆菌及大肠杆菌等有抑制作用。菊花制剂对离体兔心有明显扩张冠脉及增加冠脉流量的作用。浸膏可使小鼠毛细血管抵抗力增强。菊花尚有中枢镇静和解热作用。

菊花茶调散 júhuāchátiáosǎn 《银海精微》卷下方。川芎、荆芥、细辛、甘草、防风、白芷、薄荷、羌活、菊花、僵蚕、蝉蜕。为末，茶水调服。功能疏散风热，清利头目。治风热上攻，头晕目眩及偏正头痛。若风热偏盛，去细辛、羌活，加蔓荆子、钩藤。

菊花甘草汤 júhuāgāncǎotāng 《外科十法》方。白菊花、生甘草各四两。水煎顿服，渣随即再煎服。治疗毒。

菊花决明散 júhuājuémíngsǎn 《原机启微》卷下方。菊花、草决明、石决明、木贼草、防风、羌活、蔓荆子、炙甘草、川芎、石膏（另研细）、黄芩各五钱。为细末，每服二钱，水煎，食后连末服。功能疏风清热，凉肝明目。治目病日久，白睛微变青色，黑睛微白，黑白之间赤环如带，视物不明，昏如雾露中，睛白高低不平，其色不泽，口干舌苦，眵多羞涩。

菊花清燥汤 júhuāqīngzàotāng 《外科正宗》卷四方。菊花二钱，当归、生地黄、白芍药、川芎、知母、贝母、地骨皮、麦冬各一钱，柴胡、黄芩、升麻、犀角、甘草各五分。加竹叶、灯心各二十件，水煎，食后服。治少阳相火与外湿相搏而致的石榴疽，生于肘尖上一寸，初起黄粟小泡，根便开大，色红坚硬，肿如覆碗，皮破泛出，叠如榴子，令人寒战，犹如重症。

菊花通圣散 júhuātōngshèngsǎn 《证治准绳·类方》第七册方。菊花一两半，滑石三两，石膏、黄芩、甘草、桔梗、牙硝、黄连、羌活各一两，防风、川芎、当归、赤芍药、大黄、薄荷、连翘、麻黄、白蒺藜、芒硝各半两，荆芥、白术、栀子各二钱半。为粗末，每服三钱，加生姜三片，水煎，食后服。功能疏风清热，凉肝明目。治风热暴肿，两睑溃烂或生风粟。

菊花叶 júhuāyè 中药名。出《名医别录》。为菊科植物菊 Chrysanthemum morifolium Ramat. 的叶。我国大部分地区有栽培。清肝，明目，解毒。治头风、目眩、疔疮、痈肿。内服：煎汤，15~30克，或捣汁服。外用：捣敷。

菊三七 júsānqī 中药名。见《上海常用中草药》。别名土三七、菊叶三七。为菊科植物三七草 Gynura segetum（Lour.）Merr. 的根。产于四川、云南、广东、广西、江苏、江西、湖南、贵州等地。甘、苦，温。散瘀止血，消肿。治跌打损伤、吐血、咯血、衄血、尿血、便血、崩漏、产后瘀血腹痛。内服：煎汤，6~9克；粉剂，1.5~3克。治创伤出血，研细末外敷。本品含生物碱、有机酸、鞣质。菊三七能显著缩短小鼠出血与凝血时间，有止血作用。

菊叶三七 júyèsānqī 即菊三七。详该条。

橘白 júbái 中药名。出清·张秉成《本草便读》。为芸香科植物橘 Citrus reticulata Blanco 果皮的白色内层部分。微苦，甘，平。和胃化湿。治脘腹胀闷、消化不良。煎服：3~4.5克。

橘核 júhé 中药名。出《日华子诸家本草》。别名橘米、橘仁。为芸香科植物橘 Citrus reticulata Blanco 的种子。主产于福建、浙江、江西、四川等地。苦，平。入肝、肾经。理气，止痛，散结。治小肠疝气、睾丸肿痛、腰痛、乳痈初起，煎服：3~9克。

橘核丸 júhéwán 《济生方》方。炒橘核、海藻、昆布、海带、炒川楝子、炒桃仁各一两，姜厚朴、木通、炒枳实、炒延胡索、桂心、木香各半两。酒糊丸，梧桐子大，每服七十丸，空腹盐酒或盐汤送下。功能行气破滞，消坚散结。治睾丸肿胀，偏有大小，或坚硬如石，或引脐腹绞痛，甚则阴囊肿胀，或成疮毒，轻则时出黄水，甚则成痈溃烂。

橘红 júhóng 中药名。出《本草纲目》。别名芸红。为芸香科植物橘 Citrus reticulata Blanco 果皮的外层红色部分。辛、苦，温。入肺、脾经。温肺化痰，理气燥湿。治寒咳嗽多痰、胸膈胀闷、呕吐、嗳气，煎服：3~9克。成分参见橘皮条。

橘红

橘红痰咳液 júhóngtánkéyè 中成药。见《中华人民共和国药典》2010年版一部。化橘红300克，百部（蜜炙）、茯苓、半夏（制）各30克，白前50克，甘草10克，苦杏仁100克，五味子20克。功能理气化痰，润肺止咳。用于痰浊阻肺所致的咳嗽、气喘、痰多；感冒、支气管炎、咽喉炎见上述证候者。口服。一次10~20毫升。

橘红丸 júhóngwán 中成药。见《中华人民共和国药典》2010年版一部。化橘红75克，陈皮、苦杏仁、瓜蒌皮、浙贝母、地黄、麦冬、石膏、茯苓各50克，半夏（制）、桔梗、紫苏子（炒）、紫菀各37.5克，款冬花、甘草各25克。制成丸剂。功能清肺化痰，止咳。用于痰热咳嗽，痰多，色黄黏稠，胸闷口干。口服。水蜜丸一次7.2克，小蜜丸一次12克，大蜜丸一次2丸（每丸重6克）或4丸（每丸重3克），一日2次。

橘筋 újīn 见《中药材手册》。即橘络。详该条。

橘络 júluò 中药名。出清·赵其光《本草求原》。别名橘丝、橘筋。为芸香科植物橘 Citrus reticulata Blanco 果皮内层的筋络。主产于四川、福建、浙江。甘、苦，平。入肝、肺经。理气，通络，化痰。治气滞经络，咳嗽胸胁痛，痰中带血。煎服：2.4~4.5克。

橘米 júmǐ 见《四川中药志》。橘核之别名。

详该条。

橘皮 júpí 中药名。出《神农本草经》。别名陈皮、黄橘皮。为芸香科植物橘 Citrus reticulata Blanco 及其栽培变种的成熟干燥果皮。主产于四川、浙江、福建等地。辛、苦，温。入脾、肺经。理气健脾，燥湿化痰。治脘腹胀满、消化不良、呕吐、呃逆、胸闷、咳嗽痰多。煎服：3～9克。本品含挥发油、橙皮苷、新橙皮苷、柑橘素等。挥发油对胃肠有温和的刺激作用，可促进消化液分泌，排除肠内积气，并有轻度祛痰作用。橙皮苷类似维生素P，有抗炎、抗溃疡及利胆作用。还含有新福林类升高血压物质。

橘皮半夏汤 júpíbànxiàtāng《太平惠民和剂局方》卷四方。橘皮、半夏（煮）各七两。为粗末，每服三钱，加生姜十片，水煎服。治肺胃虚弱，好食酸冷，寒痰停积，呕逆恶心，涎唾稠黏，咳嗽吐痰，手足厥冷，目眩身重，饮食减少，昏愦闷乱，中寒停饮，喉中涎声，干哕不止。

橘皮汤 júpítāng《金匮要略》方。橘皮四两，生姜八两。水煎，分三次服。治胃气虚寒而致的干呕呃逆、手足不温等症。

橘皮竹茹汤 júpízhúrútāng ❶《金匮要略》方，橘皮二斤，竹茹二升，大枣三十枚，生姜八两，甘草五两，人参一两。水煎，分三次服。功能益气清热，降逆止呕。治久病体弱，或胃虚有热，气逆不降而致的呃逆或干呕。❷又名济生橘皮竹茹汤。《济生方》方。赤茯苓、橘皮、枇杷叶、麦冬、竹茹、半夏各一两，人参、炙甘草各五钱。为粗末，加生姜五钱，水煎服。治胃热多渴、呕哕不食。

橘仁 júrén 见《药材学》。即橘核。详该条。

橘丝 júsī 即橘络。详该条。

橘叶 júyè 中药名。出《本草纲目》。别名青橘叶。为芸香科植物橘 Citrus reticulata Blanco 的叶。苦，平。入肝经。疏肝行气，消肿散结。治胁痛、疝气、乳痛、乳房结块。煎服：6～15克；鲜者60～120克。

咀片 jǔpiàn 即饮片。详该条。

举按寻 jǔ'ànxún 切脉时用不同的指力和手法候测脉象。轻指力而浮取为举，重指力而沉取为按，中度指力或移动手指寻找为寻。《诊家枢要》："持脉之要有三：曰举，曰按，曰寻。轻手循之曰举，重手取之曰按，不轻不重委曲求之曰寻。"

举胎四物汤 jǔtāisìwùtāng《医宗金鉴》卷四十六方。当归、白芍药、熟地黄、川芎、人参、白术各二钱，陈皮、升麻各一钱。水煎服。治转胞，症见妊娠七八月饮食如常，小便不通，小腹胀急疼痛。

举元煎 jǔyuánjiān《景岳全书》卷五十一方。人参、黄芪各三至五钱，炙甘草一至二钱，升麻五至七分，白术一至二钱。水煎服。治气虚下陷，血崩血脱，亡阳垂危等证。

蒟酱 jǔjiàng 中药名。出《新修本草》。别名青蒌、青蒟、蒟青、土荜茇、芦子。为胡椒科植物蒟酱 Piper betle L. 的果穗。产于云南、广东、广西等地。辛，温。温中下气，散结消痰。治脘腹冷痛、吐泻、咳逆上气，煎服：3～6克。治牙痛，研末掺。

蒟酱叶 jǔjiàngyè 中药名。出《新修本草》。别名蒟叶、青老叶、蒌叶。为胡椒科植物蒟酱 Piper betle L. 的叶。辛、微甘，温。祛风温中，消肿止痒。治风寒咳嗽、哮喘、胃痛、妊娠水肿，煎服：9～15克。治湿疹、疥、癣、脚癣，研末撒或煎水洗。本品含挥发油，其成分为丁香油酚、胡椒酚、蒌叶酚等，还含多种氨基酸、抗坏血酸、铁（25毫克%）等。水提取物在体外对金黄色葡萄球菌及变形杆菌、伤寒杆菌、大肠杆菌等和常见致病性真菌均有抑制作用。所含蒌叶酚及挥发油也有抗菌作用。

蒟蒻 jǔruò 中药名。出《开宝重定本草》。为天南星科植物魔芋 *Amorphophallus rivieri Durieu* 的块茎。分布于广西、云南等地。辛，温，有毒。化痰散结，行瘀消肿。治痰嗽、积、疟疾、瘰疬、经闭。近来用治癌肿、脑瘤。煎服：9～15克，须煎3小时。治跌打损伤、痈肿、疔疮、丹毒、毒蛇咬伤、烧烫伤，醋磨涂或煮熟捣敷。内服过量或煎煮时间不足可引起中毒，表现为舌、咽喉灼热、痒痛、肿大。本品含魔芋甘露聚糖（Koniacmannan）约50%，蛋白质30%，淀粉以及葡萄糖、甘露糖、果糖、蔗糖等。魔芋甘露聚糖对贲门癌、结肠癌细胞代谢有干扰作用。温浸液对动物有乙酰胆碱样作用（扩张末梢血管、兴奋肠管）。

巨刺 jùcì 古刺法。九刺之一。《灵枢·官针》："巨刺者，左取右，右取左。"指左侧有病取右侧穴，右侧有病取左侧穴的交叉刺法。用以治疗经脉的病变。

巨骨 jùgǔ 经穴名。代号LI16。出《素问·气府论》。属手阳明大肠经。位于锁骨肩峰端与肩胛冈之间凹陷处。主治肩胛痛、肩关节周围炎。直刺0.5～1寸。灸3～7壮或5～15分钟。

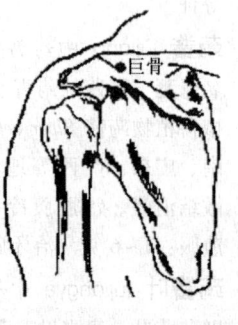

巨骨

巨髎 jùliáo ❶经穴名。代号ST3。出《针灸甲乙经》。属足阳明胃经。位于面部，瞳孔直下（眼平视），平鼻翼下缘处。主治面神经麻痹、面肌痉挛、鼻塞、鼻出血、三叉神经痛等。直刺0.3～0.5寸。❷见《针灸甲乙经》。丝竹空穴别名。详该条。

巨阙 jùquē 经穴名。代号RN14。出《针灸甲乙经》。属任脉。心之募穴。位于腹正中线脐上6寸处。主治呕吐、呃逆、胃脘痛、惊悸、癫痫、精神病、胆道蛔虫症。向下斜刺0.5～1寸。灸3～5壮或5～10分钟。

巨阙俞 jùquēshù 经外奇穴名。见《千金翼方》。位于后正中线第四、五胸椎棘突之间。主治咳嗽、气喘、心脏病、肋间神经痛等。向上斜刺0.5～1寸。灸3～7壮或5～15分钟。

巨虚上廉 jùxūshànglián 见上巨虚条。

巨虚下廉 jùxūxiàlián 见下巨虚条。

巨针 jùzhēn 古代针具名。《灵枢·热病》："偏枯，身偏不用而痛……巨针取之。"形似毫针，针身粗而长。参见毫针条。

拒按 jù'àn 疼痛部位因按压而痛增。属里实证。《景岳全书》："痛有虚实……辨之之法，但当察其可按者为虚，拒按者为实。"多用于胸腹部。

剧痛 jùtòng 症状名。疼痛剧烈，难以忍受的表现，常伴有面色苍白或青紫，大汗出等症。

锯草 jùcǎo ❶见《中国药用植物图鉴》。为洋蓍草之别名。❷见《内蒙古中草药》。为蓍草之别名。详各条。

锯痕症 jùhénzhèng 病名。即肉疙瘩。详该条。

聚开障 jùkāizhàng 病症名。见《证治准绳·杂病》。即聚散障。详该条。

聚毛 jùmáo 亦称丛毛、三毛。生于足大趾第一节背面皮肤上。

聚泉 jùquán 经外奇穴名。见《针灸大成》。位于舌面正中点。主治舌强、舌肌麻痹、味觉减退、口干等。直刺0.1～0.2寸，或点刺出血。

聚散障 jùsànzhàng 病症名。又名聚开障、星月聚散、浮萍障。多因肝肾阴虚，虚火上炎所致。症见黑睛生翳，"或圆或缺，或厚或薄，如云似月，或数点如星，痛则见之，不痛则隐，聚散不一，来去无时，或一月数发，或一年数发"（《证治准绳》）。治宜养阴清热。用生熟地黄丸（《审视瑶函》：川牛膝、石斛、枳壳、防风、生地黄、熟地黄、杏仁、羌活、白菊花）或杞菊地黄丸。

聚星障 jùxīngzhàng　病症名。见《证治准绳·杂病》。由肝火内炽，风热外侵，风火相搏，上攻于目，或肝肾阴虚，虚火上炎所致。黑睛生翳，呈细颗粒状，聚散如星，抱轮红赤，沙涩疼痛，羞明流泪；严重者可成花翳白陷、凝脂翳等。治宜祛风清热或滋阴降火。用石决明散（方见宿翳条）或海藏地黄散（《审视瑶函》：大黄、熟地黄、玄参、沙苑蒺藜、防风、谷精草、黄连、生地黄、白蒺藜、犀角、蝉蜕、木贼草、甘草、羌活、当归身）。

juan

蠲 juān　❶通捐。祛除、除去。《素问遗篇·刺法论》："泻盛蠲余，令除斯苦。"《针灸大成》："蠲邪扶正"。❷通涓。清洁。

蠲痹汤 juānbìtāng　❶《杨氏家藏方》卷四方。酒当归、羌活、姜黄、芍药、炙黄芪、防风各一两五钱，炙甘草五钱。为粗末，加生姜五片，水煎服。功能益气和营，祛风除湿。治风痹，症见身体烦疼，项背拘急，肩肘痛重，举动艰难，手足麻痹等。❷《医学心悟》卷三方。羌活、独活各一钱，桂心五分，秦艽一钱，当归三钱，川芎七分，炙甘草五分，海风藤二钱，桑枝三钱，乳香、木香各八分。水煎服。治风寒湿痹。

卷柏 juǎnbǎi　中药名。出《神农本草经》。别名长生草、万年松。为卷柏科植物卷柏 *Selaginella tamariscina*（Beauv.）Spring 或垫状卷柏 *Selaginella puluinata*（Hock. et. Grev.）的全草。主产于山东、辽宁。辛，平。入肝、心经。生用活血通经，治经闭、癥瘕、跌打损伤、炒炭止血，治吐血、便血、尿血、子宫出血。煎服：4.5～9克。孕妇忌服。叶含芹菜素、穗花杉双黄酮、扁柏双黄酮等。煎剂对金黄色葡萄球菌有抑制作用。

卷法 juǎnfǎ　推拿手法名。出《灵枢·刺节真邪》。即捏法。《灵枢·刺节真邪》："大热遍身，狂而妄见、妄闻、妄言，视足阳明及大络取之。虚者补之，血而实者泻之，因其偃卧，居其头前，以两手四指挟按颈动脉，久持之，卷而切推，下至缺盆中，而复止如前，热去乃止，此所谓推而散之者也。"详捏法条。

卷帘疔 juǎnliándīng　舌疔之一。见舌疔条。

卷舌痈 juǎnshéyōng　舌痈之一。见舌痈条。

jue

决渎之官 juédúzhīguān　指三焦。因其有疏通水道的作用，故名。《素问·灵兰秘典论》："三焦者，决渎之官，水道出焉。"

决明夜灵散 juémíngyèlíngsǎn　《证治准绳》方。石决明末、夜明砂末各二钱，生猪肝一两。切开猪肝，将前二药和匀放入，用线缠牢，加米泔水煎，睡前连肝带药汁服。治夜盲证。

决明子 juémíngzǐ　中药名。出《神农本草经》。别名草决明、马蹄决明、假绿豆、假花生。为豆科植物决明 *Cassia obtusifolia* L. 或小决明 *Cassia tora* L. 的种子。主产于安徽、江苏、浙江、广西、广东、四川。苦，凉。入肝、肾经。清肝明目，润肠通便。治目赤肿痛、羞明多泪、青盲内障、高血压头痛、肝炎、肠燥便结，煎服：9～15克。新鲜种子含蒽醌化合物：大黄酚、大黄素-6-甲醚、美决明子素、决明素等。水浸剂和乙醇浸剂对麻醉狗、猫、兔、大鼠均有降压作用。醇提取物在体外对葡萄球菌及白喉杆菌、伤寒杆菌等有抑制作用。

绝产 juéchǎn 出《脉经》。①妇女因病而终身不孕。②用药物、手术等方法达到终身不孕的目的。《千金要方》名为断产。

绝骨 juégǔ 见《千金要方》。悬钟穴别名。详该条。

绝汗 juéhàn 又称脱汗，出《素问·诊要经终论》等篇。为病危时阴阳离决的见症之一。通常有以下几种情况：气绝者，汗出如珠，著身不流；气散者，汗出如油，喘而不休；虚极则冷汗不止。《灵枢·经脉》："六阳气绝，则阴与阳相离。离则腠理发泄，绝汗乃出。"治宜回阳救脱，用参附、龙牡之类。

绝经 juéjīng 即经水断绝。详该条。

绝经妇女骨质疏松症 juéjīngfùnǚgǔzhìshū sōngzhèng 病名。绝经期后由于雌激素水平低下，导致骨吸收亢进，全身骨量减少，骨骼脆性增加，极易发生骨折的，一种与绝经有关的代谢性骨病，属于原发性骨质疏松症。临床表现为绝经后妇女出现腰背四肢疼痛，腰膝酸软，或足跟痛，疼痛呈慢性持续性钝痛，严重时可出现驼背，身高缩短，活动受限，脊柱变形或压缩性骨折。若肾精亏损者，用左归丸；若阴虚内热，用知柏地黄丸；若阴阳两虚，用二仙汤；若脾肾虚，用大补元煎。

绝经前后诸证 juéjīngqiánhòuzhūzhèng 病名。妇女在绝经前后出现以烘热面赤，汗出，烦躁易怒，头晕目眩，耳鸣心悸，失眠健忘，腰背酸痛，手足心热，伴有月经紊乱等为主要表现的疾病。

绝阳 juéyáng 见《针灸甲乙经》。商阳穴别名。详该条。

厥 jué 病症名。详厥证条。

厥逆 juénì 病症名。①四肢厥冷。《伤寒论·辨少阴病脉证并治》："少阴病，下利清谷，里寒外热，手足厥逆，脉微欲绝……通脉四逆汤主之。"②胸腹剧痛，而见两足暴冷，烦而不能食，脉大小皆涩的病症（见《灵枢·癫狂》）。③久头痛的一种。《素问·奇病论》："人有病头痛，以数岁不已……当有所犯大寒，内至骨髓，髓者以脑为主，脑逆故令头痛，齿亦痛，病名曰厥逆。"参见厥证、头痛、头风条。

厥逆头痛 juénìtóutòng 头痛病症之一。见《兰室秘藏》卷中。又称脑逆头痛（《世医得效方》）。因寒邪犯脑所致。症见头痛连及齿痛。治宜温散寒邪。用羌活附子汤（《证治准绳》：黄芪、麻黄、羌活、苍术、防风、升麻、甘草、黑附子、白芷、白僵蚕、黄柏）、白附子散（《世医得效方》：麻黄、天南星、乌头、白附子、朱砂、麝香、干姜、全蝎）等方。参见头痛条。

厥气 juéqì 逆乱之气，泛指一些继发性病因。如阴阳失调、气血逆乱、痰浊闭阻、食积停滞或暴痛等，它们出现在病变过程中，又可致四肢厥冷、精神失常或突然昏仆等病症。《素问·阴阳应象大论》："厥气上行，满脉去形。"

厥热胜复 juérèshèngfù 病症名。伤寒邪传厥阴，阴阳消长的一种临床表现。由阴阳胜复所致。《伤寒论·辨厥阴病脉证并治》："伤寒病，厥五日，热亦五日，设六日，当复厥，不厥者自愈。"《伤寒论集辨》："厥五日，热亦五日，阴阳胜复无偏也。当复厥不厥，阳气胜也。阳主生，故自愈可知也。"阳胜则热，阴胜则厥。一般以厥多热少为病进，厥少热多为病退。参见厥阴病条。

厥疝 juéshàn 病名。出《素问·五脏生成》篇。多因脾虚，肝气乘之上逆而致。症见腹中有逆气上冲，胃脘作痛，足冷，呕吐，不能进食，少腹痛引睾丸。治宜健脾疏肝降逆。用逍遥散合吴茱萸汤化裁。

厥心痛 juéxīntòng 古病名。心痛类型之一。出《灵枢·厥病》。症见心痛彻背，如有物从后触其心，痛如锥刺，休息时减轻，动作时加剧，并可见手足逆冷汗出，面色青黑无神，善叹息，胸腹胀满，眼目直视等症。有寒厥心痛、热厥心痛之分。详见热心痛、冷心痛条。

厥阳 juéyáng 见《针灸甲乙经》。飞扬穴别名。详该条。

厥阳独行 juéyángdúxíng 出《金匮要略·脏腑经络先后病脉证并治》。厥，指气逆失调，因阳气偏胜，阴分不能维系而孤阳上越。如高血压的肝阳上亢证，表现为面赤、汗出、烦躁、易怒、舌红、脉弦，甚至昏仆、肢冷等。

厥阴病 juéyīnbìng 《伤寒论》六经病之一。它是阴阳消长、邪正进退的关键，所以常出现寒热错杂的证候。主要有上热下寒与厥热胜复两类情况。上热下寒者，症见消渴，气上撞心，心中疼热，饥而不欲食，下利及吐蛔等，治宜清上温下，用乌梅丸、干姜黄芩黄连人参汤等方。厥热胜复者，可预测病情的进退。厥多热少为病进，厥少热多为病退，故其治法当以扶阳抑阴为主。阳虚寒厥，见脉微恶寒、手足厥冷者，治宜回阳救逆，如四逆汤、通脉四逆汤之类；血虚寒厥，见手足厥寒、脉细欲绝者，治宜养血和营，通阳散寒，如当归四逆汤、当归四逆加吴茱萸生姜汤之类。阳气内郁，以致手足厥逆，心下痞塞，胸胁苦满，或腹中痛，脉弦有力者，治宜疏肝泄热退厥，如四逆散之类。

厥阴寒证 juéyīnhánzhèng 厥阴病证型之一。包括阳虚寒厥和血虚寒厥。详厥阴病条。

厥阴热证 juéyīnrèzhèng 邪热郁于厥阴经而出现的热厥、热利等证候。《伤寒论·辨厥阴病脉证并治》："伤寒脉滑而厥者，里有热，白虎汤主之。""热利下重者，白头翁汤主之。"均属厥阴热证。参见厥阴病条。

厥阴头痛 juéyīntóutòng 头痛病症之一。①指伤寒厥阴病头痛。见《兰室秘藏》卷中。主证为头痛项痛、干呕、吐涎沫、四肢厥冷等。宜用吴茱萸汤。②头痛表现在厥阴经脉循行部位者。见《冷庐医话·头痛》。主证为痛在头顶。用吴茱萸为引经药。参见头痛条。

厥阴为阖 juéyīnwèihé 经脉生理特点。出《灵枢·根结》。厥阴是阴经之里，故为阖。

厥阴俞 juéyīnshù 经穴名。代号BL14。出《铜人腧穴针灸图经》。《千金要方》称阙俞。属足太阳膀胱经。位于背部，当第四胸椎棘突下旁开1.5寸处。主治心动过速、心律不齐、心绞痛、咳嗽、胸闷、失眠等。微向脊柱斜刺0.5～0.8寸。禁深刺。灸3～7壮或5～15分钟。

厥证 juézhèng 病症名。简称厥。出《素问·厥论》等篇。①泛指突然昏倒，不省人事，但大多能逐渐苏醒的一类病症。《素问·厥论》有以六经形证立名的巨阳、阳明、少阳、太阴、少阴、厥阴之厥等，可供参考。历代文献又有尸厥、薄厥、煎厥、痰厥、食厥、气厥、血厥等名称，详见各条。②指四肢寒冷。《伤寒论·辨厥阴病脉证并治》："厥者，手足逆冷是也。"有寒厥、热厥、蛔厥等区别，详见各条。③指癃证之危重者。《素问·奇病论》："有癃者，一日数十溲，此不足也。身热如炭，颈膺如格，人迎躁盛，喘息气逆，此有余也。太阴脉细如发者，此不足也……病名曰厥。"

橛骨 juégǔ ❶骨名。即尾骨。出《素问·骨空论》。详尾骶骨条。❷长强穴别名（见《针灸聚英》）。详该条。

爵床 juéchuáng 中药名。出《神农本草经》。别名小青草、孩儿草、野万年青。为爵床科植物爵床 *Rostellularia procumbens*（L.）Nees 的全草。分布于秦岭以南，东至江苏、台湾，南至广东，西南至云南。咸、辛、寒。清热解毒，利湿消肿，活血止痛。治感冒发热、咳嗽、喉痛、痢疾、黄疸、肾炎浮肿、小儿疳积，煎服：9～15 克。治痈疽疔疮、跌打损伤，煎服或捣敷。本品含生物碱，并含爵床定 C、D 等木脂体。对痢疾杆菌有抑制作用。

蹶 jué 通厥。颠扑、跌倒。《史记·扁鹊仓公列传》："齐郎中令循病，众医皆以为蹶，入中而刺之。"《金匮要略》："病跌蹶，其人但能前，不能却。"《吕氏春秋·重己》："多阴则蹶，多阳则痿。"

jun

君臣佐使 jūnchénzuǒshǐ 是方剂组成的基本原则。方剂的组成有一定的规律，就是君、臣、佐、使的配合。《素问·至真要大论》："主病之谓君，佐君之谓臣，应臣之谓使。"君是指方中治疗主证、起主要作用的药物，按照需要可用一味或几味。臣是协助主药或加强主药功效的药物。佐是协助主药治疗兼证，或抑制主药的毒性和峻烈之性，或是反佐的药物。使具有引导各药直达病变部位或调和各药的作用。例如，麻黄汤是治疗伤寒表证的方剂，其中麻黄是君药，发汗解表，桂枝是臣药，协助麻黄解表，杏仁是佐药，助麻黄平喘，甘草是使药，调和诸药。目前，有把君臣佐使改为主药、辅药、佐药、引药的，这样更切近实用。

君火 jūnhuǒ 指心火。因心为君主之官，故名。《素问·天元纪大论》："君火以明，相火以位。"君火居于上焦，主宰全身；相火居于下焦，温养脏腑，以潜藏守伏为宜。君火和相火在人体内，一主后天，一主先天，各安其位，共同维持机体的正常活动。

君药 jūnyào 指方剂配伍中的主药。《素问·至真要大论》："主病之谓君。"君药是针对主证发挥主要作用的药物。参见君臣佐使条。

君主之官 jūnzhǔzhīguān 即心。《素问·灵兰秘典论》："心者，君主之官，神明出焉。"君主，是对古代国家元首的一种称呼。心主神明，是人体生命活动的主宰，故以君主之官喻其在脏腑中的重要位置。

菌灵芝 jūnlíngzhī 即灵芝草。详该条。

皲裂疮 jūnlièchuāng 病名。即皮肤裂口。出《外科启玄》。因肌热骤被寒冷风燥所逼，致血脉阻滞，肤失濡养而成；并与经常磨擦、压力、浸渍等有关。多发于手掌、手指尖或足跟、足底两侧等处。患部皮肤枯燥、增厚发硬，并有长短深浅不一的裂口，深者可出血、疼痛。治宜地骨皮、白矾煎汤，洗之使软，次涂润肌膏或贴太乙膏。

峻补 jùnbǔ 治法。补法之一。用峻猛补益药治疗气血大虚或阴阳暴脱的方法。极度虚弱和危重证候，非大剂峻猛补药不足以挽救垂危。故称。如产后亡血，用十全大补汤；峻补元阳，用参附汤之类。

峻下 jùnxià 下法之一。用峻烈泻下药攻逐里实的方法。适用于正气未衰者。如通导大便，荡涤实热，用大承气汤；攻逐水饮，用十枣汤；攻逐冷积，用三物备急丸。

浚川丸 jùnchuānwán 《证治准绳》方。大戟、芫花、沉香、檀香、木香、槟榔、莪术、大腹皮、桑白皮各五钱，黑白牵牛各一两，巴豆三十五粒。糊丸，麻子大，每服十七丸。治水肿及单腹胀满，气促食减。

ka

卡法 kǎfǎ 正骨手法之一。用于骨折后有即将披裂、分离的碎骨片或重叠错位者。以拇食二指钳住伤处，逐渐加大力量，使碎骨片被卡严，牢附于主骨上；如系重叠错位之骨折，应在牵拉开后，用卡法使断端对齐平复。施术结束时应缓缓松手，否则卡好之骨易复弹出。

咯血 kǎxuè 病症名。见《儒门事亲·咯血衄血嗽血》。指喉中觉有血腥，一咯即出血块或鲜血。多因阴虚火旺或肺有燥热所致。治宜滋阴降火，可用沙参麦冬汤、桑杏汤、六味地黄丸合茜根散加减。亦有指痰中带血丝为咯血者（见《血证论》）。多由心经火旺，血脉不得安宁所致。治宜清心为主。并应结合其他症状，辨证施治。

kai

开宝本草 kāibǎoběncǎo 药学书。北宋初期，宋政府曾两次修订本草，即《开宝新详定本草》20 卷（973 年）和《开宝重定本草》20 卷（974 年），统称《开宝本草》。共收药 983 种，是在《新修本草》基础上增补内容及注释而成。原书均佚，但佚文尚收于《证类本草》中。

开宝新详定本草 kāibǎoxīnxiángdìngběncǎo 即《开宝本草》。详该条。

开宝重定本草 kāibǎochóngdìngběncǎo 即《开宝本草》。详该条。

开闭 kāibì 即开窍。详该条。

开达膜原 kāidámóyuán 用消除秽浊药攻逐伏于膜原间的病邪。温疫或疟疾初起，邪伏膜原，憎寒壮热，或一日一次，或一日三次，发无定时，胸闷呕恶，头痛烦躁，舌苔垢腻，脉弦数。用达原饮。

开法 kāifǎ 推拿手法。见《类经》。①即拇指平推法。参见平推法及天门条。②对屈曲痉挛、活动不利的肢体关节施以展开活动的手法。如活动腕关节，名开腕缝。

开鬼门 kāiguǐmén 出《素问·汤液醪醴论》。鬼门，指汗孔。开鬼门，即汗法。详该条。

开阖补泻法 kāihébǔxièfǎ 针刺补泻法之一。是以出针后开、闭针孔区分补泻的一种方法。《素问·刺志论》："入（刺）实者，左手开针空（孔）也；入虚者，左手闭针空也。"即出针后轻轻按揉，使针孔闭合，不令经气外泄者为补；反之，出针时边退边摇，出针后不按针孔，使邪气外出者为泻。

开喉箭 kāihóujiàn 朱砂根之别名。详该条。

开金锁 kāijīnsuǒ 金荞麦之别名。详该条。

开噤散 kāijìnsǎn 《医学心悟》方。人参、姜黄连各五分，石菖蒲七分，丹参三钱，石莲子、陈皮、茯苓（此三药原书无用量），陈米一撮，冬瓜仁一钱五分，荷叶蒂二个。水煎服。治噤口痢疾，症见下痢呕逆，不能饮食。

开噤通关 kāijìntōngguān 开闭法之一。治疗中风牙关紧闭、昏迷不省的方法。如用开关通窍药（冰片、天南星等分为细末）擦臼齿龈上，使口噤自开；用通关散搐鼻取嚏，促其苏醒。

开痞 kāipǐ 理气法之一。用辛香行气药以开散痞结的治法。适用于胸、胁、脘、腹等处胀闷。

开窍 kāiqiào 又称开闭。治疗邪阻心窍，神志昏迷的方法。适用于邪盛气实的闭证。有凉开、温开的不同。常用辛香走窜的麝香、冰片、苏合香、石菖蒲等。分清热开窍、化痰开窍、逐寒开窍等法。详各条。

开提 kāití 开，祛表里之邪；提，升清阳之气。属解表清里法。适用于外有表证而里热亦盛的病症。如患者原有表证，过早服泻下药，致病邪下陷导致热泻，并见身热、口渴、喘而汗出等。处方中解表药与清里药同用，如葛根黄芩黄连汤。葛根解肌祛邪，升其清气；黄连清里热而止下利；甘草调和诸药，使气升邪却，表解里和，诸症自愈。

开天门 kāitiānmén 推拿方法。详天门条。

开胃 kāiwèi 消法之一。即帮助消化、增进食欲的治法。详醒脾、消食导滞、补脾益气等条。

开心果 kāixīnguǒ 娑罗子之别名。详该条。

开胸顺气丸 kāixiōngshùnqìwán 中成药。见《中药制剂手册》。槟榔180克，牵牛子250克，陈皮、三棱、莪术、厚朴各60克，皂角30克，木香45克。水丸，每服3～9克，每日1～2次。功能消积化滞。治饮食停滞，气郁不舒，胸痞腹胀，胃脘疼痛。本方为《寿世保元》利气丸加减。

开璇玑 kāixuánjī 小儿推拿方法名。出清·杨光斗《幼科集要》。璇玑指胸中、膻中、气海穴。法用两手大指蘸姜葱热汁，在患儿胸前左右横推至两乳上近胁处共361次。再依次从心坎用两大指左右分推至胁肋，从心坎推下脐腹；再用热汁入右手掌心合儿脐上，左右推挪；再用两手自脐中推下少腹，各64次；最后用两大指蘸汁推尻尾穴，至命门两肾间。治小儿气促，风寒痰闭，夹食腹痛，呕吐泄泻，发热抽搐，昏迷不醒。

开郁 kāiyù 与疏郁理气义同。详该条。

kan

坎宫 kǎngōng 推拿部位名。①位于两眉上缘。出《小儿推拿广意》。多用分推法，能治外感风寒或内伤等症。②八卦之一。见八卦条。

坎离砂 kǎnlíshā 即坎粒砂。详该条。

坎粒砂 kǎnlìshā 原名坎离砂。验方。见《中药制剂手册》。防风、透骨草、川芎各250克，当归185克，米醋3公斤，生铁屑50公斤。前五味水煎浓缩，将生铁屑煅红，趁热倾入药汁中，至药液吸尽为度。每用30克，置大碗内，加米醋二羹匙，迅速拌匀，装入布袋内，待药物发热后，熨敷患处。治感受风寒，四肢麻木，腰腿筋骨疼痛，小肠疝气，阴寒腹痛。

坎炁 kǎnqì 脐带的别名。详该条。

顑 kǎn 即腮。《灵枢·杂病》："顑痛，刺手阳明与顑之盛脉出血。"

kang

康平伤寒论 kāngpíngshānghánlùn 见古本康平伤寒论条。

康治本伤寒论 kāngzhìběnshānghánlùn 《伤寒论》节编本。1卷。相传原书为我国唐代手抄卷子本，书末有"唐贞元（乙）酉岁写之"字样。今仅存65条、50方。此本于19世纪中叶在日本发现。现存日刊本和中医古籍出版社影印本。

扛板归 kángbǎnguī 即杠板归。详该条。

扛抬法 kángtáifǎ 正骨手法。适用于肩关节脱位的整复。令助手站于患者背后，持木杠放于患者腋窝内，并使后端稍高于患肩。前端由医者一手握住向上抬起，同时令患肢屈肘成直角，另一手紧握患肘向外下方牵引，至杠两端抬平，将木杠外展，同时内收患侧肘关节，听到复位的响声，整复即成功。

亢害承制 kànghàichéngzhì 五行学说内容之一。《素问·六微旨大论》："亢则害，承乃制。"指过亢而为害者，须抵御而令其节制。五行学说认为，事物有生化的一面，也有克制的一面，用以解释人体生理平衡的调节。若有生而无克，势必亢盛之极而为害，因此应该抵御这种过亢之气，令其节制，才能维持阴阳气血的正常升发与协调。

亢阳 kàngyáng 阳气亢盛。一般指阴气不足，阳气独亢的病理现象。如肝阴虚，肝阳上亢；肾阴虚，命火偏旺等。

抗白喉合剂 kàngbáihóuhéjì 天津市传染病院方。见《中华医学杂志》1973 年 3 期。生地黄 11 克，玄参 15 克，黄芩 18 克，连翘 18 克，麦冬 9 克。制成合剂，内服。治局限性咽白喉，扩散型咽白喉，单纯喉白喉。实验研究：本品有一定的抑菌与中和毒素作用。

抗感颗粒 kànggǎnkēlì 中成药。见《中华人民共和国药典》2010 年版一部。金银花、赤芍各 700 克，绵马贯众 233 克。按颗粒剂工艺制成。每袋装 10 克，开水冲服，一次 10 克，一日 3 次。小儿酌减或遵医嘱。清热解毒。用于外感风热引起的感冒，症见发热、头痛、鼻塞、喷嚏、咽痛、全身酸痛乏力。孕妇慎服。

抗骨增生胶囊 kànggǔzēngshēngjiāonáng 中成药。见《中华人民共和国药典》2010 年版一部。熟地黄 175 克，女贞子（盐制）、炒莱菔子各 58 克，鸡血藤、肉苁蓉（盐制）、狗脊（盐制）、骨碎补、牛膝、淫羊藿各 117 克。以上 9 味，制成胶囊。每粒装 0.35 克。口服，一次 5 粒，一日 3 次。功能补腰肾，强筋骨，活血止痛。用于骨性关节炎肝肾不足、瘀血阻络证，症见关节肿胀、

麻木、疼痛、活动受限。

抗痨丸 kàngláowán 验方。见《儿科学》（上海中医学院）。十大功劳叶 15 克，铁包金 9 克，穿心莲 15 克，穿破石 6 克，甘草 6 克，牛蒡子 6 克。为丸，每服 6~9 克。治肺结核。

抗老防衰丹 kànglǎofángshuāidān 施今墨经验方。见《新编中成药手册》。黄芪、枸杞子、葡萄干、紫河车、茯苓、丹参、何首乌、桑椹。丸剂，每服 6 克（60 粒），一日二次。功能补固精气，通调脉络，抗老防衰。治脏腑功能减退、精神气血损耗所致的早衰证。症见精神疲惫、记忆力减退、心悸气短、食欲不振、腰腿酸软、耳聋眼花、须发早白等。

連翹

抗矽片 kàngxīpiàn 天津市第一中心医院方。见《天津医药》1975 年 5 期。党参、鸡内金各 15 克，瓜蒌、白果、木贼各 30 克，薤白、熟大黄各 9 克，金钱草 120 克，胎盘粉 3 克。片剂，每服 2 克，日二次，治矽肺。

kao

尻 kāo 尾骶部的通称。《素问·刺腰痛》篇："足太阳脉令人腰痛，引项脊尻背如重状。"

尻骨 kāogǔ 骨名，即尾骶骨。详该条。

靠山 kàoshān 推拿穴位名。①即阳溪穴。《小儿推拿秘旨》："靠山穴，在大指下掌根尽处腕中。能治疟疾，痰壅。"②即合谷穴（见《小儿推拿广意·杂症门》）。

靠山红 kàoshānhóng 见《东北常用中草药手册》。满山红之别名。详该条。

ke

苛痒 kēyǎng 证名。见《疮疡》。泛指顽固性皮肤病的奇痒证候。

柯琴 kēqín 清初医学家。字韵伯，号似峰。浙江慈溪人，后迁居江苏常熟。对《伤寒论》很有研究。撰有《伤寒论注》，用六经分篇、以证分类、以类分方的方法研究和编注《伤寒论》，使辨证论治法则更切实用。又撰《伤寒论翼》《伤寒附翼》，主张六经分证应包括杂病在内。三书合为《伤寒来苏集》。在伤寒著作中颇有影响。

柯似峰 kēshìfēng 见柯琴条。

柯韵伯 kēyùnbó 见柯琴条。

颏 kē 承浆以下至下颌骨下缘的部位。俗称下巴或下巴颏。

颏夹 kējiá 承浆穴别名。详该条。

髁骨 kēgǔ 即髋骨。详该条。

咳 ké 病名。出《素问·咳论》。《济生方·咳嗽》："经云五脏六腑皆令人咳，非独肺也。由是观之，皮毛始受邪气，邪气先从其合，然后传为五脏六腑之咳，外则六淫所伤，内则七情所感。"《杂病源流犀烛·咳嗽哮喘源流》："有声无痰曰咳，非无痰，痰不易出也。病在肺，肺主声，故声先而痰后……因咳有痰，重在咳，肺为主。急宜顺气，肺恶温燥。橘红、贝母、桔梗、桑皮、知母、麦冬、紫菀为要药。"详嗽、咳嗽条。

咳喘 kéchuǎn 证名。出《素问·六元正纪大论》。即咳嗽兼气喘之症。又名咳逆上气。详该条。

咳逆上气 kénìshàngqì 证名。见《金匮要略·肺痿肺痈咳嗽上气病脉证并治》。指咳嗽气逆，呼吸急促。本证有虚实之分：因外感六淫或痰饮内停者，多属实证；因久病咳喘或大病耗伤元气者，多属虚证。其发病与肺脾肾密切相关，肺气壅滞或虚耗，脾失健运，肾不纳气等，均可致病。迁延日久，并可导致心气虚衰。《诸病源候论·久咳逆上气候》："肺感而寒，微者则成咳嗽，久咳逆上气。虚则邪乘于气，逆奔上也。肺气虚极，

邪则停心，时动时作，故发则气奔逆乘心，烦闷欲绝，少时乃定，定后复发，连滞经久也。"参咳嗽、喘证条。

咳逆 kénì 证名。出《素问·六元正纪大论》。指咳嗽见气上逆的疾患。参见咳嗽条。

咳逆倚息 kénìyǐxī 症状名。即咳嗽气喘，不能平卧的表现。

咳嗽 késòu 病名。出《素问·五脏生成》篇。宋以前，咳、嗽同义。《素问病机气宜保命集》："咳谓无痰而有声，肺气伤而不清也。嗽是无声而有痰，脾湿动而为痰也。咳嗽谓有痰而有声，盖因伤于肺气，动于脾湿，咳而为嗽也。"自此以后，或据《内经》咳、嗽、咳嗽为同义辞，或据刘氏将咳、嗽、咳嗽分开。咳嗽的发生，或因外邪犯肺，或因脏腑内伤而涉及肺。故有"咳嗽不止于肺，而不离乎肺"之说。治疗原则，外感者以祛邪宣肺为主，内伤者以调理脏腑为主。咳嗽的分类，从病邪分，有伤风咳嗽、风寒咳嗽、风热咳嗽、伤燥咳嗽、燥热咳嗽、痰饮咳嗽、寒嗽、热嗽、湿咳、暑咳、火咳、食咳、瘀血咳、时行嗽等；从脏腑分，有肺咳、心咳、肝咳、脾咳、肾咳、大肠咳、小肠咳、胃咳、膀胱咳、三焦咳、胆咳、劳嗽、气嗽等；从咳嗽的时间和咳的特点分，有久咳、五更嗽、夜嗽、干咳嗽、呷嗽、哑嗽、顿嗽等。详各条。

咳唾脓血 kétuònóngxuè 症状名。即咳脓血。为肺痈主证之一。参肺痈条。

咳血 kéxuè 证名。见《济生方》。指血因咳嗽而出，或痰中带血，或纯血。又称嗽血、咳嗽血。多因外感风邪不解，化热化燥，损伤肺络，或肝火犯肺所致。《医林绳墨·血论》："从嗽而来于肺者为咳血。"因外感者，症见喉痒咳嗽，痰中带血，口干鼻燥，或身热骨楚，治宜祛风清肺，宁络止血，可用千金麦冬汤（《千金方》：麦冬、桔

梗、桑白皮、半夏、生地、紫菀、竹茹、麻黄、甘草、五味子)、桑杏汤等方加减。肝火犯肺者，症见咳嗽阵作，痰中带血或纯血鲜红，胸胁刺痛，心烦易怒，便干，舌红，苔黄，脉弦数，治宜泻肝清肺，和络止血，可用柴胡连梅散(《血证论》：柴胡、人参、黄芩、甘草、黄连、白芍、当归)，或泻白散合黛蛤散。本症可见于支气管扩张、肺炎、肺结核、肺癌等疾病。

可保立苏汤 kěbǎolìsūtāng 《医林改错》方。黄芪一两五钱，党参、酸枣仁各三钱，甘草、白术、当归、白芍药、枸杞子各二钱，山茱萸、补骨脂各一钱，核桃一个。水煎服。治病久气虚，四肢抽搐，角弓反张，眼珠上翻，口流涎沫，不省人事。

渴 kě 证名。出《素问·疟论》等篇。口渴的简称。指自觉口咽干燥而欲饮的感觉。病因以肺胃有热、阴虚津少多见。此外，血虚或水湿、痰饮、瘀血阻滞，或脾虚不能输精，肾虚水津不化，使津液不能上承，亦可引起。肺胃有热口渴，症见渴喜冷饮、便秘、尿赤、苔黄、脉数等，治宜清热泻火，选用抽薪饮(《奇效良方》：黄芩、石斛、木通、栀子、黄柏、枳壳、泽泻、细甘草)、清肺饮子(《奇效良方》：茯苓、猪苓、泽泻、琥珀、车前子、木通、瞿麦、萹蓄、通草、灯心)、白虎汤、承气汤等方。阴虚津少口渴，症见咽干口燥、烦热升火、唇红、舌少津、脉细等，治宜养阴生津，选用增液汤、五汁饮、沙参麦冬汤等方。血虚口渴，多见于大出血后，症见口唇淡白、面色㿠白、头晕目眩、舌淡、脉虚芤等，治宜补气益血，选用当归补血汤、八珍汤等方。水湿停留口渴，症见渴不欲饮、胸闷纳呆、腹胀胀肿、小便不利、苔腻、脉濡等，治宜燥湿利水，选用胃苓汤、五皮饮等方。痰饮水停口渴，症见渴而胸闷、短气心悸、泛吐痰涎等，治宜温阳化饮，选用苓桂术甘汤等方。

瘀血内阻口渴，症见口渴、但欲漱水而不欲咽，并伴唇萎、舌紫、脉涩等，治宜活血祛瘀，选用桃红四物汤、血府逐瘀汤等方。脾虚口渴，症见渴而喜热饮，稍饮即止，肢体困倦，尿清便溏等，治宜健脾助运，选用理中汤、七味白术散等方。肾阳虚衰口渴，症见形寒怯冷、短气肢肿、腰酸肢冷、小便清长或淋漓不尽、脉沉、舌淡等，治宜温阳补肾，选用真武汤、金匮肾气丸等方。口渴频饮，并伴多食、多尿等症者为消渴，详该条。

渴不欲饮 kěbúyùyǐn 症状名。即自觉口中干燥但不想饮水的症状。多见于湿邪偏盛，或温病的营血分阶段。

客 kè ❶侵入人体的外邪。亦称客气。《灵枢·小针解》："客者，邪气也。"《素问·至真要大论》："客者除之。"❷侵犯、中。《素问·玉机真脏论》："风寒客于人"。❸寄居、留止。《灵枢·邪气脏腑病形》："邪气入而不能客，故还之于腑。"❹形容后见于寸口的脉象。与主相对。《素问·阴阳类论》："先至为主，后至为客。"

客气上逆 kèqìshàngnì 即邪气上逆。例如外感表虚证误用攻下，胃气虚而邪未解，乘虚上逆。《伤寒论·辨太阳脉证并治》："伤寒中风，医反下之，其人下利日数十行，谷不化，腹中雷鸣，心下痞硬而满，干呕，心烦不得安……但以胃中虚，客气上逆，故使硬也。"

客热 kèrè 病症名。小儿发热，进退不定，如客之往来，故名。元·朱丹溪《幼科全书》："客热者，邪妨于心也。心若受邪则热形于额。故先起于头面，次而身热，恍惚多惊，闻声则恐，良由真气虚而邪气胜也。邪气既胜，则真气与之交争，发热无时，进退不定，如客之往来也。"

客忤夜啼 kèwǔyètí 病症名。见《三因极一病证方论》。小儿忽受惊吓，或见生人后夜间啼哭，面色变化不定，睡中惊惕，口吐白沫，反侧瘛疭，状如惊痫，但眼不窜视。治法参见小儿客忤条。

客邪 kèxié 泛指侵害人体的邪气。因邪气从外而来，故名。

客者除之 kèzhěchúzhī 治则。出《素问·至真要大论》。凡外来邪气（六淫、疫疠、饮食积滞）客于人体，应当驱除。如疏风、散寒、清暑、祛湿、消导等法。

客主加临 kèzhǔjiālín 运气术语。指每年轮转的客气加在固定的主气之上，推测气候的复杂性。其法：以司天客气加临于主气的第三气（三之气）上，其余五气自然以次相加。相加后如客主之气相生，或客主同气，便为相得；如客主之气相克而又以主气克客气的，为不相得，客气克主气的仍为相得。《素问·五运行大论》："气相得则和，不相得则病。"

客主人 kèzhǔrén 上关穴别名。《素问·气府论》："客主人各一"。王冰注："客主人，穴名也，在耳前上廉起骨，开口有空。"所指即上关穴。详该条。

kong

空腹服 kōngfùfú 又称平旦服。即在早晨未进食前服药。治四肢血脉病或驱虫药都宜空腹服。《神农本草经》："病在四肢血脉者，宜空腹而在旦。"

空窍 kōngqiào 空，即孔。泛指体表的孔窍。包括九窍、汗窍、津窍、精窍等。

空沙参 kōngshācān 南沙参之别名。详该条。

孔伯华 kǒngbóhuá（1885—1955）现代医家。名繁棣，山东曲阜人。他热爱中医事业，1929年被选为全国医药团体联合会临

时主席，反对国民党政府消灭中医政策。热心中医教育，1934年与萧龙友合办北京国医学院。他擅长治疗温病，尤善用石膏，故有"石膏孔"之称。著有《时斋医话》等。

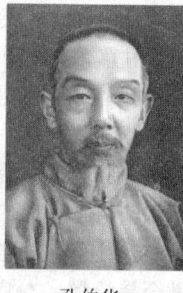
孔伯华

孔圣枕中丹 kǒngshèngzhěnzhōngdān 枕中丹之旧名。见枕中丹条。

孔穴 kǒngxué 即穴位。详该条。

孔最 kǒngzuì 经穴名。代号LU6。出《针灸甲乙经》。属手太阴肺经。郄穴。位于前臂屈侧，尺泽穴与太渊穴的连线上，腕横纹上7寸。主治咳嗽、气喘、咯血、咽痛、肘臂痛。直刺0.5～1寸。灸5～10分钟。

恐 kǒng 七情之一。因恐惧过度引致脏气病变。《素问·阴阳应象大论》："恐伤肾。"《灵枢·口问》："大惊卒恐则血气分离，阴阳破散，经络厥绝，脉道不通。"《素问·举痛论》："恐则气下。"内脏病变可出现气怯惊恐。《灵枢·本神》："肝气虚则恐。"

恐膈 kǒnggé 见《三因极一病证方论》卷八。即寒膈。详该条。

恐伤肾 kǒngshāngshèn 出《素问·阴阳应象大论》。大惊卒恐则精神内损，肾气受伤，气陷于下。肾主藏精，肾气损则精气怯，可致惶恐不安，骨酸痿弱，滑精或小便失禁等。《灵枢·本神》："恐惧而不解则伤精，精伤则骨酸痿厥，精时自下。"

恐则气下 kǒngzéqìxià 气下，正气下陷。肾藏精，司二便，恐惧过度则伤肾气，出现二便失禁、遗精、滑泄等正气下陷的病症。《素问·举痛论》："恐则气下……恐则精却，却则上焦闭，闭则气还，还则下焦胀，故气不行矣。"

控睾 kònggāo 病名。出《灵枢·四时气》。

多由寒邪侵袭下焦所致。症见少腹疼痛连及睾丸。治宜温里散寒行气。用天台乌药散。

控脑痧 kòngnǎoshā 病名。①鼻中流臭黄水。伴有鼻内发干，嗅觉减退，偶有少量鼻出血。相当于萎缩性鼻炎。为湿热郁结所致。治疗见鼻藁条。②鼻渊的重症，参见鼻渊条。

控涎丹 kòngxiándān《三因极一病证方论》方。又名子龙丸、妙应丸。甘遂、大戟、白芥子各等分。为细末，面糊为丸，梧桐子大，每服五至十丸，姜汤送服。功能祛痰逐饮。治痰饮伏在胸膈上下，忽然颈项、胸背、腰胯隐痛不可忍，筋骨牵引作痛，走而不定，或手足冷痹，或头痛不可忍，或神志昏倦多睡，或饮食无味，痰唾稠黏，夜间喉中痰鸣，多流涎唾等症。

kou

扎脉 kōumài 脉象之一。脉浮大中空，如按葱管。《脉经》："扎脉浮大软，按之中央空，两边实。"《伤寒论》："脉弦而大，弦则为减，大则为扎。"多见于大出血。

口 kǒu 指整个口腔，包括口唇、舌、齿、腭等。下连气管、食道。口是饮食物摄入的门户，为脾之外窍。脾胃功能调和，则口食知味，唾液分泌正常。《灵枢·脉度》："脾气通于口，脾和则口能知五谷矣。"口唇、舌与喉咙、会厌等协调动作而发出声音。口也是气体出入的门户之一，亦有助肺行呼吸的作用。口腔是经脉循行的要冲，手阳明大肠经、足阳明胃经、足太阴脾经、手少阴心经、足少阴肾经、手少阳三焦经、足少阳胆经、足厥阴肝经以及督脉、任脉、冲脉均循行于此。脾开窍于口，其华在唇。《素问·五脏生成》："脾之合肉也，其荣唇也。"故临床上常观察口唇之变化以诊察脾之病变。

口齿类要 kǒuchǐlèiyào 医书。1 卷。明·薛己撰，约刊于 16 世纪中期。书中记载了口、舌、齿、唇、喉等病症的辨证治疗，内容简要。现有影印本。

口臭 kǒuchòu 口内之气秽浊而臭。多见于虚火郁热蕴于胸胃，或见于饮食味厚者，或齿痛、肺痈者。治以清胃泻火为主，方用加减甘露饮、加减泻白散、升麻黄连丸等。

口疮 kǒuchuāng 病名。《素问·气交变大论》已有"民病口疮"之说。《医贯》："口疮上焦实热，中焦虚寒，下焦阴火，各经传变所致。"症见口腔内唇、颊、上腭等处黏膜出现淡黄色或灰白色之小溃疡，单个或多个不等，呈椭圆形，周围红晕，表面凹陷，局部灼痛，反复发作，影响进食和吞咽。诸经之热皆应于心，心火上炎，熏蒸于口，则口舌生疮，治宜泻火、清心，方用导赤散加减。脾热生痰，痰火互结，上炎于口，亦生口疮，治宜清热祛痰，方用二陈汤加减。若因脾肾两虚，兼有虚热者，口腔失于濡养而生口疮，治宜补脾益肾，选用四君子汤、六味地黄汤等加减。

口唇 kǒuchún 即唇。详该条。

口唇紧缩 kǒuchúnjǐnsuō 即唇紧。详该条。

口唇险症 kǒuchúnxiǎnzhèng 口唇反卷、口张气直、口如鱼口、颤摇不定、口不复闭等，均属危重证候。

口淡 kǒudàn 口内有淡而无味的感觉。多属脾胃虚。治宜健脾益气为主。

口服液 kǒufúyè 中药剂型之一。以中药汤剂为基础，提取药物中有效成分，加入矫味剂、抑菌剂等附加剂，并按注射剂安瓿灌封处理工艺制成的一种无菌或半无菌的口服液体制剂。它是汤剂、糖浆和注射剂 3 种剂型相结合的一种新型口服制剂。

口甘 kǒugān　即口甜。《素问·奇病论》："病有口甘者，病名为何……名曰脾瘅……治之以兰，除陈气也。"详口甜条。

口疳 kǒugān　病名。多指小儿疳疾，由于湿热内蕴，胃阴不足，以致口舌生疮。治宜清利湿热。用青黛散（青黛、儿茶、黄连、木通、甘草）加减，煎汤内服。

口紧 kǒujǐn　即唇紧。详该条。

口噤 kǒujìn　症名。牙关紧急，口不能张开的症状。见《金匮要略·痉湿暍病脉证并治》。多因内有积热，外中风邪，痰郁气滞，经络受阻所致。可见于中风、痉病、惊厥等。

口苦 kǒukǔ　口内感觉常有苦味。属实热证。多因肝胆有热，胆气蒸腾而致。《伤寒论》："少阳之为病，口苦，咽干，目眩。"《灵枢·四时气》："胆液泄则口苦。"宜分实热虚热论治。

口糜 kǒumí　症名。口腔内泛现白色糜点。《素问·气厥论》："膀胱移热于小肠，鬲肠不便，上为口糜。"多因阳旺阴虚，膀胱水湿泛溢，脾经湿热瘀郁，久则化为热毒，湿热熏蒸胃口，以致满口糜烂。治宜泻热除湿，用导赤散。若中气不足者，方用六君子汤、参苓白术散等，并以冰硼散擦患处。常用银花、甘草、薄荷煎汤漱口。

口软 kǒuruǎn　五软之一。口唇为脾所主，多由小儿乳食不足，脾胃气虚所致。症见唇色淡白，咀嚼无力，时流清涎，酌用归脾汤以补脾。

口酸 kǒusuān　患者自觉口有酸味。多见于消化不良。

口甜 kǒutián　又称口甘。多属脾胃湿热。常可见于平素嗜食甘肥厚味的消渴患者。《素问·奇病论》："夫五味入口，藏于胃，脾为之行其精气，津液在脾，故令人口甘也。此肥美之所发也，此人必数食甘美而多肥也……转为消渴。"

口吐涎 kǒutùxián　胃寒或痰湿困脾所出现的症状，也见于中风患者。《伤寒论》："干呕，吐涎沫，头痛者，吴茱萸汤主之。"《金匮要略·中风历节病脉证并治》："邪入于脏，舌即难言，口吐涎。"

口咸 kǒuxián　多属肾虚。为肾液上乘之象。

口香 kǒuxiāng　患者自觉口香。可见于消渴病重症。

口形六态 kǒuxíngliùtài　以口部外形的六种变化，作为辨证的参考。张（口开不闭），主病虚。噤（口闭不开），主病实。僻（左右喎斜，口角缓急），主肝经风痰。撮（上下唇紧聚），主邪正交争，正虚邪盛。振（寒栗鼓急，上下振摇），主阳气虚。动（开合频繁），主胃气将绝。

口炎清颗粒 kǒuyánqīngkēlì　中成药。见《中华人民共和国药典》2010年版一部。天冬、玄参、甘草、麦冬、金银花，以上五味按颗粒剂工艺制成。口服，一次2袋，一日1~2次。功能滋阴清热，解毒消肿。用于阴虚火旺所致的口腔炎症。

口眼喎斜 kǒuyǎnwāixié　症名。出《灵枢·经筋》。亦称口眼歪斜。多由经脉空虚，风邪乘袭所致。可见于中风、面瘫等。

寇宗奭 kòuzōngshì　宋代药学家。曾在湖南澧州当县吏。用十余年功夫编写《本草衍义》一书，上呈朝廷，因此被政府派在收买药材机构中任辨验药材的工作。其著述反映他注重实地调查和民间经验，提出许多鉴别药物真伪、优劣的方法，阐述并扩充了不少药物的临床应用范围，对服食炼丹的迷信说法进行批判。对其后本草学的发展有相当影响。

蔻壳 kòuké　白豆蔻壳之处方名。详该条。

蔻仁 kòurén　中药名。即白豆蔻。详该条。

ku

枯筋箭 kūjīnjiàn　病名。出《外科正宗》。又名疣子。由肝失血荣，以致筋气外发而成。初起如赤豆大，质硬，日久表面微呈枯槁，逐渐碎裂，蓬松为刺状，形如花蕊，多生于手足胸乳部位。即寻常疣。根蒂细小的，宜用药线齐根系紧，不久自落；根大顶小的，以艾火灸之，使其枯落。参见千日疮条。

枯萝卜 kūluóbo　即地骷髅。详该条。

枯痦 kūpéi　白痦之重证者。详该条。

枯痔法 kūzhìfǎ　痔疮外治法之一。出《太平圣惠方》。适用于二三期内痔。即采用具有腐蚀作用的药物如灰皂散（《外科学讲义》：新出窑石灰、楠皂自然水、黄丹、楠皂）、三品一条枪等敷于痔体或插入内痔，使其枯萎、坏死、脱落。因可致砒中毒，现已少用。

枯痔散 kūzhìsǎn　验方。见《外伤科学》（广东中医学院）。砒石、硼砂、硫黄、雄黄各6克，白矾60克。除硫黄外，其他各药混合煅制，然后加入硫黄研粉，用时将药粉掺涂患处。用于内痔。

苦 kǔ　❶痛苦。《灵枢·师传》："开之以其所苦"。❷疾病。《素问·血气形志》："知手足阴阳所苦。"❸脏腑为邪所困，难以忍受之意。《素问·脏气法时论》："肝苦急，急食甘以缓之。"❹患。《脉经》："苦膝痛"。❺五味之一。详见五味所入条。

苦草 kǔcǎo　益母草、穿心莲二药之别名。详各条。

苦灯笼 kǔdēnglong　鬼灯笼之别名。详该条。

苦地胆 kǔdìdǎn　中药名。出清·何克谏《生草药性备要》。别名天芥菜、地胆头、草鞋底。为菊科植物地胆草 Elephantopus scaber L. 的全草。分布于福建、广东、广西、云南、贵州等地。苦、辛，寒。清热解毒，利水消肿。治风热感冒、咽喉肿痛、目赤肿痛、黄疸、痢疾、淋病、肝硬化腹水、肾炎水肿，煎服：9～15克，鲜者30～60克。捣敷治乳腺炎、疔疮、痈疖、湿疹、蛇虫咬伤。孕妇慎服。全草含去氧地胆草素、异去氧地胆草素、蛇麻脂醇及其乙酸酯等。

苦地丁 kǔdìdīng　中药名。见《中药志》（1961年版）。别名地丁草。为罂粟科植物地丁紫堇 Corydalis bungeana Turcz. 的全草。分布于甘肃、陕西、山西、山东、河北、辽宁等地。苦，寒。清热解毒。治疗疮痈肿及其他化脓性感染，煎服或捣敷患处。治温病发热烦躁、黄疸、急性传染性肝炎、肾盂肾炎，煎服：9～15克，鲜者30～60克。本品含苦地丁甲、乙、丙、丁素等多种生物碱。注射剂在体外对链球菌、肺炎球菌、葡萄球菌、痢疾及大肠杆菌等有抑制作用。水提取物及注射剂能抑制流感病毒及单纯疱疹病毒。

苦碟子 kǔdiézi　中药名。见《全国中草药汇编》。为菊科植物抱茎苦荬菜 Ixeris sonchifolia (Bge.) Hance 的当年生幼苗。分布于东北及内蒙古等地。苦、辛，平。清热解毒，止痛。治肠炎、痢疾、头痛、牙痛、胸腹痛、外伤及中小手术后疼痛，煎服：15～30克。治黄水疮，研末，香油调敷。本品含黄酮类。对小鼠有镇静、镇痛作用，对动物的平滑肌有解痉作用，并有一定的抗炎作用。

苦丁茶 kǔdīngchá　中药名。出《本经逢原》。为冬青科植物枸骨 Ilex cornuta Lindl. 或大叶冬青 I. latifolia Thunb. 等的嫩叶。产于江苏、浙江、福建、广西等地。苦，寒。入肝、肺、胃经。散风热，清头目。治头痛、齿痛、目赤、热病烦渴、痢疾，煎服：4.5～9克。治水火烫伤，捣汁涂，或研末麻油调敷。枸骨叶含咖啡碱。大叶冬青叶含熊果酸、β-香树脂醇、蛇麻脂醇、蒲公英赛醇等。枸骨对豚鼠离体心脏有增加冠脉流量及增强心肌收缩力的作用。

苦丁香 kǔdīngxiāng 瓜蒂之别名。详该条。

苦豆 kǔdòu 胡芦巴之别名。详该条。

苦豆根 kǔdòugēn 山豆根之处方名,苦甘草之别名。详各条。

苦豆子 kǔdòuzi 中药名。见《新疆中草药手册》。为豆科植物苦豆子 Sophora alopecuroides L. 的种子。分布于内蒙古、新疆、西藏等地。苦,寒,有毒。清热燥湿,杀虫。治胃痛吐酸、腹痛、腹胀、细菌性痢疾,炒至冒烟呈黑色后研末内服,每次5粒。治疮疖、溃疡,煎水外洗;湿疹、顽癣,用干馏油配10%软膏外擦。如过量或炒制不合要求,可出现头晕、恶心、呕吐、烦躁等副作用。本品含苦参碱、槐果碱、槐定碱、苦豆碱等。

苦甘草 kǔgāncǎo 中药名。见《内蒙古中草药》。别名苦豆根。为豆科植物苦豆子 Sophora alopecuroides L. 的根。产于内蒙古、新疆、西藏等地。苦,寒。清热解毒。治痢疾、咳嗽、牙痛,煎服:3~9克。治湿疹、皮肤瘙痒,煎汤熏洗或煎服;烫伤,研末,油调敷。

苦骨 kǔgǔ 苦参之别名。详该条。

苦寒清气 kǔhánqīngqì 清热法之一。用苦寒药清气分热邪。如春温初起,发热不恶寒(或微恶寒)、骨节疼痛、口渴汗少、小便黄、舌质红、苔黄、脉数,用黄芩汤。

苦寒清热 kǔhánqīngrè 清法之一。又称苦寒泄热。即用苦寒药物清除里热的治法。如临床见身热、头痛、口渴、小便黄的里热证,可用黄芩汤等方。如里热严重,兼见谵语发狂,或吐血、衄血、发癍,苔黄或干黑起刺,脉沉数有力者,可用黄连解毒汤等方。

苦寒燥湿 kǔhánzàoshī 用苦寒药物祛除湿热病邪的方法。临床用于腹痛腹胀、大便稀烂热臭,舌苔黄腻等肠胃湿热证候。常用黄连、黄芩、黄柏、枳壳、猪苓等。

苦蒿 kǔhāo 青蒿之别名。详该条。

苦金盆 kǔjīnpén 罗锅底之别名。详该条。

苦桔梗 kǔjiégěng 桔梗之处方名。详该条。

苦葵 kǔkuí 龙葵之别名。详该条。

苦楝皮 kǔliànpí 中药名。出《证类本草》。为楝科植物楝 Melia azedarach L. 或川楝 Melia toosendan sieb. et Zucc. 的根皮。分布于华北、华东、中南、西南地区。苦,寒,有小毒。入肝、脾、胃经。驱虫,疗癣。治蛔虫、钩虫及鞭虫病,煎服:4.5~9克。不宜连续服用。治蛲虫病,研末蜜丸,纳入肛门内;阴道滴虫病,煎汤外洗或制成栓剂外用;疥疮、头癣,研末调敷。内服过量易引起头昏、恶心、呕吐、腹痛、面红等中毒症状。本品含苦楝素。能麻痹猪蛔虫头部神经环,使之不能附着于肠壁,故有驱蛔作用。对胃有刺激性,胃溃疡、胃炎患者慎用。大剂量能损害肝脏。有一定蓄积性,不宜连续使用。

苦榴皮 kǔliúpí 秦皮之别名。详该条。

苦荬菜 kǔmǎicài 中药名。出《嘉祐补注神农本草》。别名盘儿草。为菊科植物苦荬菜 Ixeris denticulata（Houtt.）Stebb. 的全草。我国大部分地区有分布。苦,凉。清热,解毒,消肿。治肺痈、乳痈、疖肿、血淋、带下,煎服:6~12克。

苦荞头 kǔqiáotóu 中药名。见《贵州民间方药集》。别名荞叶七。为蓼科植物苦荞麦 Fagopyrum tataricum（L.）Gaertn. 的根及根茎。我国东北、西北、西南等地均有栽培。甘、苦,平。健胃顺气,除湿止痛,解毒。治胃痛、消化不良、痢疾、腰腿疼痛、疮痈肿毒,煎服:9~30克。本品含芸香苷等。

苦参 kǔshēn 中药名。出《神农本草经》。别名苦骨、牛参。为豆科植物苦参 Sophora flavescensAit. 的根。全国各地均产。苦,寒。入肺、心、肝、大肠、小肠经。清热燥湿，杀虫止痒利尿。治湿热痢疾、黄疸、疳积、痔血、小便黄赤不利、尿有余沥、赤白带下，煎服：4.5～9克。治湿热疮毒、皮肤瘙痒、疥癣麻风，煎洗或内服。治滴虫性阴道炎，煎水洗；烫伤，研末香油调敷。反藜芦。

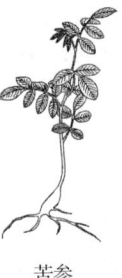

苦参

本品含右旋苦参碱、异苦参碱、右旋氧化苦参碱及苦参醇等。苦参碱及氧化苦参碱对小鼠实验性肿瘤有抑制作用。醇提取物、总黄酮及氧化苦参碱均有抗实验性心律失常作用。醇浸膏在体外有抗滴虫作用。

苦参汤 kǔshēntāng ❶《千金要方》卷五方。苦参八两，地榆、黄连、王不留行、独活、艾叶各三两，竹叶二升。为粗末，水煎洗患处。治小儿疮疡。❷《疡科心得集》方。苦参、蛇床子、白芷、金银花、野菊花、黄柏、地肤子、菖蒲。水煎，入猪胆汁，洗患处。治各种疥癞风癣。

苦温平燥 kǔwēnpíngzào 润燥法之一。治疗外感凉燥表证的方法。《素问·至真要大论》："燥淫于内，治以苦温，佐以甘辛。"药用杏仁、陈皮、苏叶、半夏、枳壳、前胡、桔梗等，代表方如杏苏散。

苦温燥湿 kǔwēnzàoshī 用苦温药物祛除寒湿病邪的方法。临床用于胸闷呕吐、恶心、腹胀、大便清稀，苔白腻等中焦寒湿证。常用厚朴、苍术、半夏、白蔻仁等。

苦杏仁 kǔxìngrén 即杏仁。详该条。

苦薏 kǔyì 野菊之别名。详该条。

库房 kùfáng 经穴名。代号ST14。出《针灸甲乙经》。属足阳明胃经。位于第一肋间隙，距胸正中线4寸处。主治咳嗽，气喘，咳唾脓血，胸胁胀等。向外斜刺或平刺0.5～0.8寸，禁深刺。灸5～10分钟。

kua

胯骨 kuàgǔ 骨名。即髋骨。详该条。

胯骨出 kuàgúchū 病名。即髋关节脱臼。出《仙按理伤续断秘方》。又名大腿根出臼、臀骱骨出、臀骱脱臼、大腿骨骱脱、环跳骨出臼、环跳骨脱出、胯骨骱脱臼。患处肿胀、疼痛、活动障碍。有粘膝和不粘膝畸形。前者即后脱臼，又称臀上出、足短形、出向外，患肢呈内收、屈曲、内旋、缩短畸形；后者为前脱臼，又称裆内出、足长形、出向内，患肢呈屈曲、外展、外旋、延长畸形。宜在麻醉下用肩抬法，或绳索悬吊法，或脚牮法复位，给予固定。服七厘散或复元活血汤，肿消痛减后，以五加皮汤和海桐皮汤外洗，配合功能锻炼。

跨骨 kuàgǔ 骨名。即髋骨。详该条。

骻骨 kuàgǔ 骨名。即髋骨。详该条。

kuan

宽喉法 kuānhóufǎ 推拿手法。双手从患者背后穿过腋下，伸向胸前，以食、中、无名指按住锁骨上缘，肘臂压住患者胁肋，前胸紧贴于患者的背部，医者两手用力向左右两侧拉开，两肘臂和胸部把患者胁肋及背部压紧，三方面同时用力。适用于各种咽喉疾患引起的吞咽困难等症。

宽筋藤 kuānjīnténg 中药名。❶见《南宁市药物志》。又名伸筋藤、舒筋藤、大松身。为防己科植物中华青牛胆 *Tinospora sinensis* (Lour.) Merr. 的茎藤。分布于广东、广西等地。微苦，凉。舒筋活络，祛风除湿。治风湿痹痛、坐骨神经痛、腰肌劳损、跌打损伤，煎服：9～30克。捣敷治乳腺炎、无名肿毒。孕妇及产后慎服。本品含氨基酸、糖类。❷伸筋草之别名。详该条。

宽胸 kuānxiōng　治法。与疏郁理气义同。详该条。

宽中 kuānzhōng　与疏郁理气义同。详该条。

宽中汤 kuānzhōngtāng《类证治裁》卷三方。陈皮、茯苓、半夏、枳实、山楂、神曲、白术、厚朴、莱菔子、生姜。水煎服。功能化痰消食,行气除满。治气虚中满。

髋骨 kuāngǔ　骨名。又名胯骨、跨骨、胯骨、髁骨。解剖学同名骨。左右髋骨与骶骨通过韧带形成一个完整的骨性环,即骨盆。髋骨由髂骨、坐骨和耻骨组成。

髋骨穴 kuāngǔxué　经外穴名。EX-LE1。见《类经图翼》。位于大腿前外侧,当梁丘两旁各1.5寸。一侧2穴,左右共4穴。主治膝关节炎、腿痛、下肢瘫痪等。直刺0.5~1寸。灸3~5壮或10~15分钟。

髋关节脱位 kuānguānjiétuōwèi　病名。即股骨与髋臼构成的关节脱位。以髋关节肿胀、积血、疼痛、功能丧失为主要表现。先天发育异常所致的髋关节脱位,是一种发育异常所致的畸形疾病。

髋关节一过性滑膜炎 kuānguānjiéyīguòxìnghuámóyán　病名。即以髋关节疼痛、不适、肿胀等为主要表现的髋关节滑膜短暂非特异性炎症性疾病。

款冬花 kuǎndōnghuā　中药名。出《神农本草经》。别名冬花。为菊科植物款冬花 Tussilago farfara L. 的花蕾。主产于河南、甘肃、山西、陕西。辛,微苦,温。入肺经。润肺下气,化痰止咳。治咳逆喘息、喉痹,

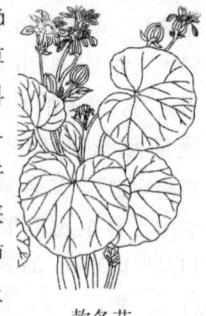
款冬花

煎服:5~9克。本品含款冬二醇、芸香苷、金丝桃苷、三萜皂苷、挥发油及鞣质等。煎剂在动物试验中有镇咳与轻度的祛痰、平喘作用;醚提取物对胃肠平滑肌有抑制作用,并能兴奋呼吸,升高血压。

kuang

狂 kuáng　精神病的一种类型。出《灵枢·癫狂》等篇。多因七情郁结,五志化火,痰蒙心窍所致。症见少卧不饥,狂妄自大,甚至怒骂叫号,毁物殴人,越墙上屋,不避亲疏,力大倍常,舌红苔黄腻,脉弦大滑数等。治宜涤痰开窍,泻火攻积。用生铁落饮、礞石滚痰丸、大承气汤等加减。参见癫狂条。

狂汗 kuánghàn　症状名。见《温疫论》。是瘟疫、温热病欲作汗解时的症状。多见于体质充盛之人,阳气冲击,不能顿开,故忽然狂躁,坐卧不安,少时大汗淋漓,邪从汗解,脉静身凉而愈。

狂犬伤 kuángquǎnshāng　病名。出《马王堆汉墓医书》。即疯犬咬伤,猘犬伤。《诸病源候论》:"其猘狗(即疯狗)啮疮,重发则令人发狂乱,如猘狗之状。"狂犬咬伤后,其毒素侵入人体,一般潜伏期短者8~10天,长者可达几个月至1年以上。伤口愈深,愈近头部,潜伏期愈短。发病最初表现为乏力、头痛、呕吐、食欲差,喉部有紧缩感;1~2天后出现狂躁,恐惧,吞咽和呼吸困难及恐水症状;数日后出现全身瘫痪,瞳孔散大等危象。初起服扶危散(《疡科选粹》:儿胎发、新香附、野菊花)并常啜杏仁,防毒攻心;或人参败毒散加地榆、黑竹根,煎服。咬伤部位要彻底清创,外敷玉真散。被犬咬伤后,现都采取预防措施,注射破伤风抗毒血清和狂犬疫苗。

狂言 kuángyán　症状名。出《灵枢·癫狂》。病态性言语粗鲁狂妄,失去理智的症状。多为心火炽盛所致的实证。

匡 kuàng 同眶。眼眶。《素问·玉机真脏论》："目匡陷"。《素问·刺禁论》："刺匡上陷骨中脉。"

矿灰 kuànghuī 石灰之别名。详该条。

kui

葵房 kuífáng 即向日葵花托。详该条。

葵子 kuízǐ 冬葵子之简称。详该条。

葵子茯苓散 kuízǐfúlíngsǎn 《金匮要略》方。冬葵子一斤,茯苓三两。为末,每服一方寸匕,日三次。功能利湿安胎。治妊娠有水气,身重,小便不利,洒淅恶寒,起即头眩。

魁蛤壳 kuígéké 中药名。见《本草品汇精要》。为瓦楞子之别名。详该条。

溃疡 kuìyáng 症名。见《外科理例》。《外科发挥》:"溃疡,谓疮疡已出脓者。"一切疮疡自溃或切开后,尤其是久溃不敛者,均称为溃疡。其证多虚。治以补气血为主,方用八珍汤、十全大补汤之类。如脓溃后,局部掀肿大痛者,为内热未除,仍以清热解毒为主。西医所称溃疡,系由组织坏死而产生的皮肤或黏膜缺损,愈合较慢,与本症不尽相同。

溃疡病急性穿孔 kuìyángbìngjíxìngchuānkǒng 病名。急腹症之一。属中医学胃脘痛、厥心痛范围。多由平素脾胃虚寒,肝气犯胃,复加饮食不节,情志不畅,气血骤闭而发。症见胃脘部突发性剧烈疼痛,迅及全腹,腹硬拒按,汗出肢冷,恶心呕吐,气促脉数或脉微欲绝,舌苔薄白,后则转黄;晚期热邪伤阴,易于亡阴亡阳,并发中毒性休克,少数患者湿热未尽,遗有腹腔残余脓肿。治疗分三期进行。第一期为穿孔发生到穿孔闭合,由于中焦气血骤闭,治宜疏通气血,缓急止痛,防止郁热扩散。以针刺为主,取足三里、中脘、梁门、天枢、内关诸穴,配合半坐卧位,禁食,胃肠减压及输液以扶正祛邪。第二期从穿孔闭合到腹腔渗液完全吸收,以清热解毒、峻泄实热为主。用凉膈散或大柴胡汤化裁,清除腹腔感染。第三期为胃肠气血已和,热邪渐退,可按病情继续用药。上述疗法能使大部分患者免于手术而治愈。但若中毒性休克、复杂性穿孔、腹腔渗液多者,或用非手术疗法积极治疗观察10小时无效,且病情恶化者,均应行手术治疗。

溃疡去腐法 kuìyángqùfǔfǎ 治法。见《医宗金鉴》。又名搜脓法、蚀脓法。各类痈疽、疮疡溃后之腐肉脓毒及时排除的方法。若病程长,溃疡面积大,腐肉多,则应手术切除。若面积较小,可外用提脓去腐药五五丹直撒溃疡面,或掺于膏药、油膏上盖贴。若为窦道、漏管,可黏附于药线上插入,直至腐去为止。面部禁用。

溃疡生肌法 kuìyángshēngjīfǎ 治法。出《刘涓子鬼遗方》。又名收口法。即促进体表溃疡愈合的方法。痈疽溃后毒尽而肌肉不生,形成溃疡,多由气血衰虚或治疗失当所致。治宜健脾益气养血为主。溃疡面大者,可选用补中益气汤、当归补血汤、八珍汤等随证化裁,并配合外用生肌散(膏)。若溃疡面较小,单用生肌散(膏)即可。此法必待腐尽脓清方可用之。

溃疡丸二号 kuìyángwán'èrhào 天津南开医院方。见《中西医结合治疗急腹症》。乌贼骨15克,甘草15克,川楝子9克,香附6克,陈皮15克,白芍药9克,瓦楞子15克。蜜丸,每服9克,日2～3次。治肝郁型溃疡病,症见胸胁胀痛,嗳腐吞酸,胃纳不佳,口苦易怒,脉弦紧或弦细。

溃疡丸三号 kuìyángwánsānhào 天津南开医院方。见《中西医结合治疗急腹症》。乌贼骨15克,川楝子9克,延胡索9克,桃仁6克,蒲黄3克,赤芍药9克。蜜丸,每服9

克，日2~3次。治瘀血型溃疡病，症见痛有定处，痛如针刺，食后痛甚，眼周晦暗，大便黏黑，脉弦涩或弦紧。

溃疡丸四号 kuìyángwánsìhào 天津南开医院方。见《中西医结合治疗急腹症》。乌贼骨15克，白及9克，花蕊石9克，地榆炭9克，煅牡蛎9克，煅龙骨9克。蜜丸，每服9克，日2~3次。治瘀血型溃疡病（症见溃疡丸三号方）有明显出血者。

溃疡丸一号 kuìyángwányīhào 天津南开医院方。见《中西医结合治疗急腹症》。乌贼骨18克，甘草12克，干姜12克，吴茱萸15克，砂仁15克，乌药9克，延胡索9克，肉桂3克。蜜丸，每服9克，日2~3次。治脾虚型溃疡病，症见面黄消瘦，胸脘痞闷，腹胀，剑突下、右上腹有轻度压痛，腹泻或便秘，食不化，嗳气，脉沉缓无力或沉细。

臀腰 kuìyāo 病症名。见《诸病源候论》卷五。卒然伤腰致痛，谓臀腰。参见闪挫腰痛条。

kun

坤顺丹 kūnshùndān 即八宝坤顺丹。详该条。

昆布 kūnbù 中药名。出《吴普本草》。为海带科植物海带 *Laminaria japonica* Aresch. 或翅藻科植物鹅掌菜 *Ecklonia kurome* Okam. 等的叶状体。产于山东、辽宁等地。

昆布

咸、寒。入肝、胃、肾经。软坚散结，消痰利水。治瘿瘤、瘰疬、水肿、脚气、睾丸肿痛，煎服：6~12克。海带含藻胶酸、昆布素等多糖类，还含甘露醇，无机盐（碘、钙、钴、氟、钾等），海带氨酸，维生素 B_1、维生素 B_2、维生素 C、维生素 P 及胡萝卜素等。可以纠正因缺碘所致之甲状腺机能不足。海带氨酸具有降压作用。昆布素有降低血脂作用。

昆仑 kūnlún 经穴名。代号BL60。出《灵枢·本输》。属足太阳膀胱经。经穴。位于足部，当外踝尖与跟腱水平连线之中点凹陷处。主治头痛、目眩、项强、滞产、腰背痛、坐骨神经痛、踝关节疾患等。直刺0.5~0.8寸。灸5~10分钟。

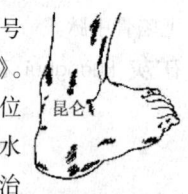
昆仑

昆明山海棠片 kūnmíngshānhǎitángpiàn 中成药。见《中华人民共和国药典》2010年版一部。本品为昆明山海棠经加工制成的浸膏片。祛风除湿，舒筋活络，清热解毒。用于类风湿性关节炎，红斑狼疮。口服。一次2片，一日3次。肾功能不全者慎用。

kuo

廓清饮 kuòqīngyǐn 《景岳全书》方。枳壳二钱，厚朴一钱五分，大腹皮一钱，白芥子五分，莱菔子一钱，茯苓二钱，泽泻二钱，陈皮一钱。水煎服。治三焦壅滞，胸膈胀满，身体肿胀，小便不利等症。

L

la

拉法 lāfǎ 正骨手法之一。用于骨折、脱臼出现重叠移位的基本方法。用双手分别握紧骨折之上、下两端，或借助器械做对抗牵拉，以纠正重叠移位，达到整复。

拉牛入石 lāniúrùshí 穿破石之别名。详该条。

蜡疗法 làliáofǎ　特殊疗法。用蜡的温热、机械和其他各种因素综合作用于人体，引起局部或全身反应，以治疗疾病的方法。

蜡梅花 làméihuā　中药名。出《本草纲目》。为蜡梅科植物蜡梅 Chimonanthus Prae Cox（L.）Link 的花蕾。产于江苏、浙江、四川、贵州等地。酸、涩，平。解暑生津，顺气止咳。治热病烦渴、脘痛、胸闷、咳嗽，煎服：3～6克。浸麻油外搽，治烫火伤。本品含挥发油，其主要成分为桉叶素、龙脑等。又含洋蜡梅碱，可引起哺乳动物强烈抽搐，作用类似番木鳖碱。

蜡树皮 làshùpí　中药名。见《中药志》。秦皮之别名。详该条。

蜡丸 làwán ❶丸剂的一种。用蜂蜡熔化为黏合剂，与药料细粉混合制成。其目的是取其迟化，使药物徐缓崩解，延长疗效，或由于方剂中含有毒性或刺激性较强的药物，蜡制丸可使药效缓慢发挥，防止中毒和减轻对胃肠的刺激。❷通常指以蜡制壳的丸剂，蜡壳起防潮防腐等作用。

辣椒 làjiāo　出《植物名实图考》。为茄科植物辣椒 Capsicum frutescens L. 的果实。辛，热。入心、脾经。温中，散寒，健胃。治寒滞腹痛、食欲不振、呕吐、泻痢、风湿疼痛，研末服：0.9～2.4克。治冻疮、疥癣，煎水洗。本品含辣椒碱、二氢辣椒碱、辣椒红素等。种子含龙葵碱及龙葵胺等。辣椒可刺激入舌的味觉感受器，反射性地增加胃的运动。内服可增进食欲，改善消化。

辣蓼草 làliǎocǎo　中药名。见《江苏植物药材志》。为蓼科植物辣蓼 Polygonum flaccidum Meissn. 或水蓼 P. hydropiper L. 的全草。全国各地均产。辛，温。温中化湿，消肿止痛。治痢疾、泄泻、腹痛、小儿疳积、风湿疼痛，煎服：

15～30克。治湿疹、顽癣，煎水洗；蛇咬伤，捣烂外敷。水蓼全草含挥发油、水蓼素、槲皮素、槲皮苷、金丝桃苷、芸香苷等黄酮类。茎、叶含鞣质。水蓼煎剂在体外对金黄色葡萄球菌、福氏痢疾杆菌及伤寒杆菌等有抑制作用，所含的苷能加速血液凝固，其叶有麦角样作用，可用于子宫出血及其他内出血。

lai

来复丹 láifùdān《太平惠民和剂局方》引杜先生方。硝石、硫黄、玄精石各一两，五灵脂、青皮、橘皮各二两。醋煮米糊为丸，梧桐子大，每服三十丸，空腹粥饭送下。治夏季贪食生冷，暑热内伏，霍乱吐泻，脘腹疼痛。

来复汤 láifùtāng《医学衷中参西录》方。山萸萸 60 克，龙骨 30 克，牡蛎 30 克，白芍药 18 克，党参 12 克，甘草 6 克。水煎服。治外感及大病后期元气欲脱，症见寒热往来、虚汗淋漓，或发热汗出、目睛上窜，或喘逆，或怔忡，或气虚不足以息者。

莱菔子 láifúzǐ　中药名。出元·朱震亨《本草衍义补遗》。别名萝卜子。为十字花科植物萝卜 Raphanus sativus L. 的种子。辛、甘，平。入肺、胃经。下气化痰，消食除胀。治咳嗽痰喘、食积气滞、胸闷腹胀、便秘、下痢

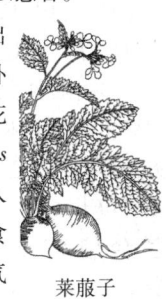
莱菔子

后重，煎服：4.5～9克。生研服，吐风痰；醋研敷，消肿毒。本品含莱菔素、脂肪油、挥发油。莱菔素在体外对葡萄球菌及大肠杆菌有抑制作用。

厉 lài　古同癞，即癞病。厉，本作疠。即麻风。《史记·范雎传》："漆身为厉。"《素问·风论》："疠者，有荣气热胕，其气不清，故使其鼻柱坏而色败，皮肤疡溃。"所

述的症状与麻风类似。

癞病 làibìng　病名。出《诸病源候论》卷三十七。即疠风。详该条。

癞格宝草 làigébǎocǎo　天名精之别名。详该条。

癞蛤蟆 làiháma　即蟾蜍。详该条。

癞蛤蟆酥 làihámasū　即蟾酥。详该条。

癞蟆皮 làimápí　即蟾皮。详该条。

癞头疮 làitóuchuāng　病名。见《外科真诠》卷上。即白秃疮。详该条。

lan

兰茂 lánmào　（1397—1496）明代药学家。字廷秀。云南嵩明县杨林村人。精于医药，著述较多。《滇南本草》一书是现存古代地方性本草书籍中较完整的一种，反映了他在医药上的丰富实践经验和对民间经验的重视。

兰室秘藏 lánshìmìcáng　医书。3 卷，金·李杲撰。刊于 1276 年。此书分述饮食劳倦、中满腹胀、心腹痞、胃脘痛、眼耳鼻、内障眼、口齿咽喉、妇人疮疡等 21 门病症，其中对脾胃病的论述尤为后世所重。书中的治疗方剂多属李氏创制，药味虽较多，但配伍精当，切于实用。新中国成立后有影印本。

兰台轨范 lántáiguǐfàn　医书。8 卷。清·徐大椿撰于 1764 年。卷一为通治方，卷二至八为杂病、时病、妇科、儿科病症证治。辨证治疗以《内经》《难经》《伤寒杂病论》等古典医籍的论述为本，取材比较严谨。书中对病

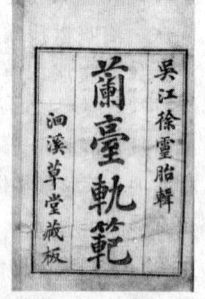

兰台轨范

名、病症、方药、主治和配伍等内容论析简要，颇有条理。但作者否认宋以后医学的发展，思想上有崇古非今的一面。新中国成立后有排印本。

兰廷秀 lántíngxiù　见兰茂条。

阑门 lánmén　出《难经·四十四难》。七冲门之一。指大、小肠交界部位。形容此处如门户间的门阑，故称。

阑尾二号 lánwěi'èrhào　遵义医学院方。见《中西医结合治疗急腹症》。红藤 60 克，三棵针 30 克，大黄（后下）15 克，牡丹皮 15 克，川楝子 15 克，芒硝（冲）6 克。水煎服。每日 2 剂，分 4 次服。功能清热，祛瘀，攻下。治成脓型（相当于伴有局限性腹膜炎的急性阑尾炎）及较轻的破溃型（指阑尾炎穿孔形成弥漫性腹膜炎）阑尾炎。

阑尾化瘀汤 lánwěihuàyūtāng　天津南开医院方。见《中西医结合治疗急腹症》。川楝子 15 克，延胡索 9 克，牡丹皮 9 克，桃仁 9 克，木香 9 克，金银花 15 克，大黄（后下）9 克。水煎服。功能行气活血，清热解毒。治急性阑尾炎瘀滞期，症见不寒不热或仅有微热，脘腹胀闷，嗳气纳呆，恶心反胃。气滞重则腹痛绕脐走窜。血瘀重则痛有定所，痛处拒按，或可出现肿块。脉弦紧或涩或细，舌苔白，舌质正常或有紫斑。本期多属急性单纯性阑尾炎或腹膜炎、阑尾脓肿炎症消散后期。

阑尾清化汤 lánwěiqīnghuàtāng　天津南开医院方。见《中西医结合治疗急腹症》。金银花 30 克，蒲公英 30 克，牡丹皮 15 克，大黄（后下）15 克，川楝子 9 克，赤芍药 12 克，桃仁 9 克，生甘草 9 克。水煎服。功能清热解毒，行气活血。治急性阑尾炎蕴热期，症见低热或午后发热，口渴，腹痛重，食欲不佳，便秘，尿黄赤。本期多见于较重的单纯性阑尾炎或阑尾脓肿早期或轻型腹膜炎者。

阑尾清解汤 lánwěiqīngjiětāng　天津南开医院方。见《中西医结合治疗急腹症》。金银花 60 克，蒲公英 30 克，大黄（后下）24

克，冬瓜仁 30 克，牡丹皮 15 克，木香 9 克，川楝子 9 克，生甘草 9 克。水煎服。功能清热解毒，行气活血。治急性阑尾炎毒热期，症见发热，微恶寒或不恶寒，口渴，面红目赤，唇干舌燥，呕恶不能食，腹胀痛拒按，甚至腹皮硬，大便秘结，小便赤涩或尿痛，脉洪滑数大或弦数有力，舌苔黄燥或黄腻，舌质红绛或尖红。本期多属严重坏疽性阑尾炎或合并腹膜炎者。

阑尾三号 lánwěisānhào 遵义医学院方。见《中西医结合治疗急腹症》。红藤 60 克，牡丹皮 9 克，皂角刺 9 克，炙穿山甲 6 克，金银花 15 克，桃仁 9 克，川楝子 15 克。水煎服。每日 1 剂或 2 剂，分 2 次或 4 次服。功能活血破瘀，清热排脓。治脓肿型阑尾炎（相当于阑尾周围脓肿）。

阑尾穴 lánwěixué 经外奇穴名。代号 EX—LE7。见《新中医药》1957 年 20 期。位于小腿前外侧面，足三里穴下约 2 寸，压痛明显处是穴。主治急慢性阑尾炎、急慢性肠炎、下肢瘫痪。直刺 1～1.5 寸。

阑尾一号 lánwěiyīhào 遵义医学院方。见《中西医结合治疗急腹症》。①红藤 60 克，紫花地丁 30 克，川楝子 15 克。水煎服，每日 1 剂，分两次服。功能理气，活血，清热。治瘀滞型阑尾炎（相当于急性单纯性阑尾炎）。②红藤 30 克，金樱子根 30 克。服法、治症同上。

蓝矾 lánfán 见《中药材手册》。胆矾之别名。详该条。

蓝蝴蝶 lánhúdié 见《广州药物志》。为鸢尾之别名。详该条。

蓝花菜 lánhuācài 鸭跖草之别名。详该条。

蓝花柴胡 lánhuācháihú 见《广西中草药》。大叶蛇总管之别名。详该条。

榄核莲 lǎnhélián 见《广东中草药》。为穿心莲之别名。详该条。

烂边舌 lànbiānshé 即舌烂。详该条。

烂疔 làndīng 疔疮的一种。出《千金要方》卷二十三。由皮肤破损染毒，或湿热火毒蕴蒸肌肤而发。多见于手足部，初起患处胀痛，周围呈暗红色，迅速漫延成片，继则疼痛剧烈，患肢水肿，皮肤出现水泡，溃后流出淡棕色浆水，皮肉腐坏，周围转为紫黑色，疮面略呈凹形，重症可伴高热、头痛、神昏、谵语。相当于气性坏疽。治宜清热解毒利湿。用黄连解毒汤、犀角地黄汤、三妙丸合方化裁。初起皮色暗红者以玉露散（方见疔疮条）外敷；如皮色紫黑，可用蟾酥丸或白降丹调涂患处。

烂喉丹痧 lànhóudānshā 即疫喉痧。详该条。

烂喉风 lànhóufēng 病名。见《咽喉经验秘传》。因喉风而咽喉腐溃者。多因肺胃热毒炽盛，熏灼咽喉所致。症见咽喉肿痛腐溃，色灰白或灰黄，易拭去，边缘不齐，口出臭秽之气，舌咽疼痛，身发寒热。类似奋森氏咽峡炎等。治宜解毒，泻热，消肿。方用清瘟败毒饮加减。参见急喉风条。

烂喉痧方 lànhóushāfāng 即锡类散。详该条。

烂喉疫痧 lànhóuyìshā 病名。见《疫痧草》。即疫喉痧。详该条。

烂眶眼 lànkuàngyǎn 病症名。见《银海精微》卷四。即目眶岁久赤烂。

烂舌边 lànshébiān 即舌烂。详该条。

烂腿 làntuǐ 即臁疮。详该条。

烂弦风 lànxiánfēng 即眼弦赤烂。详该条。

lang

郎耶草 lángyécǎo 狼把草之别名。详该条。

郎中 lángzhōng 古代南方对医生的一种称谓。此名称始自宋代，相沿至今。

狼把草 lángbǎcǎo 中药名。出《本草拾遗》。别名郎耶草、豆渣草、一包针。为菊科植物狼把草 Bidens tripartita L. 的全草。全国大部分地区有分布。苦、甘，平。养阴益肺，清热解毒。治气管炎、肺结核、扁桃体炎、咽喉炎、肠炎、痢疾，煎服：6～15克。治疖肿、湿疹、皮癣，捣敷或绞汁搽。本品含木犀草素及其葡萄糖苷、紫铆花素-7-葡萄糖苷、东莨菪素及挥发油等。浸剂对动物有镇静、降压及利尿、发汗作用。

狼毒 lángdú 中药名。出《神农本草经》。别名红狼毒、绵大戟。为瑞香科植物瑞香狼毒 Steuera chamaejasme L. 的根。产于内蒙古、山西、河南、青海、甘肃、陕西等地。辛、苦，平，有大毒。入肝、脾经。逐水祛痰，散结止痛，杀虫。治水肿腹胀、痰食、虫积、心腹疼痛、痰饮、积癖、咳逆上气，煎服：1～2.5克，多入丸、散用。治淋巴结结核、疥癣，磨汁涂，或研末调敷。内服过量，可致中毒，参见狼毒中毒条。孕妇忌服。畏密陀僧。本品含狼毒苷、茴芹香豆素、异茴芹香豆素、异佛手柑内酯、牛防风素等。狼毒苷对金黄色葡萄球菌、链球菌有抑制作用，毒性较低。

狼毒中毒 lángdúzhòngdú 见《肘后方》卷七。因服药或误服狼毒过量引起的中毒。症见呕吐、腹泻、腹痛、头晕，严重可致休克。冲捣药物可产生接触性皮炎。解狼毒药物，《千金要方》载有杏仁、蓝汁、白蔹、盐汁等，《证治准绳》用山豆根、赤小豆、黑蛤粉、生姜汁等外敷；民间以醋、姜汁煮后含漱等，可参考。

狼尾草 lángwěicǎo 珍珠菜之别名。详该条。

狼牙草 lángyácǎo 仙鹤草之别名。详该条。

狼牙草根芽 lángyácǎogēnyá 仙鹤草根芽之别名。详该条。

榔玉 lángyù 槟榔之别名。详该条。

莨菪根 làngdànggēn 中药名。出《本草纲目》。为茄科植物莨菪 Hyoscyamus niger L. 的根。苦，寒，有大毒。治疟疾，烧存性，研末服：0.3～0.6克。外用治癣，捣烂，和蜜敷。本品含天仙子胺、天仙子碱、去水阿托品、托品碱和四甲基二氨基丁烷等生物碱。药理见天仙子条。

莨菪叶 làngdàngyè 中药名。见朱中德《科学的民间药草》。为茄科植物莨菪 Hyoscyamus niger L. 的叶。分布于我国北部和西南部。苦，寒，有大毒。镇痛，解痉，止泻。治胃痛、神经痛、气管炎咳喘、腹泻，研末服：每次0.09～0.15克。以本品少许，混烟叶中点燃，吸烟含口内，治牙痛。本品含生物碱，主要为天仙子胺、天仙子碱和阿托品，另含天仙子苦苷。药理见天仙子条。

莨菪中毒 làngdàngzhòngdú 莨菪别名天仙子、闹羊花、黄杜鹃、羊踯躅等。因药用或误服莨菪叶、根、花枝或子过量可引起中毒。症见面红、烦躁、哭笑不止、谵语幻觉、口干肤燥、瞳孔散大、脉数等，严重者可致昏睡、肢强挛搐，甚则昏迷、休克。宜中西医结合救治。《千金要方》卷二十四载解莨菪毒药，如荠苨、甘草、升麻、蟹、犀角等，可参考。

莨菪子 làngdàngzǐ 天仙子之别名。详该条。

lao

劳 láo ❶病症名。虚劳的简称。《金匮要略·血痹虚劳病脉证并治》："夫男子平人，脉大为劳。极虚亦为劳。"详见虚劳条。❷致病因素之一。指过度劳累。《素问·举痛论》："劳则气耗。"

劳复 láofù 出《伤寒论·辨阴阳易差后劳

复病脉证并治》。又称差后劳复。差，病愈。指病初愈，气血尚未平复，或余热未清，须适当调养。若过早操劳，或七情所伤，饮食失宜，房劳不节，使正气受损，则易导致疾病复发。

劳宫 láogōng　经穴名。代号 PC8。出《灵枢·本输》。别名掌中、五里。属手厥阴心包络经。荥穴。位于第二、三掌骨之间（一说三、四掌骨间），握拳时当中指尖抵掌处。主治昏迷、晕厥、中暑、呕吐、口舌生疮、心绞痛、精神病。直刺 0.3~0.5 寸。灸 3 壮或 3~5 分钟。

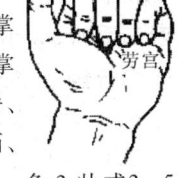

劳汗 láohàn　证名。出《素问·生气通天论》："劳汗当风，寒薄为皶，郁乃痤。"指劳动时出汗的现象，渐而用于表述稍劳即汗出之证。该证多属脾气弱，中气不足。治宜补中益气汤加减。

劳极 láojí　病名。见《医学正传》卷三。即劳瘵。详该条。

劳倦 láojuàn　属内伤病症。又名劳伤。多因七情内伤，起居不节，劳伤脾气，气衰火旺，故见困乏懒言，动则喘乏，表热自汗，心烦不安等。《素问·调经论》："有所劳倦，形气衰少，谷气不盛，上焦不行，下脘不通，胃气热，热气熏胸中，故内热。"

劳咳 láoké　病症名。见《医学入门》卷五。详劳嗽条。

劳淋 láolìn　淋证之一。淋证之遇劳即发者。《诸病源候论·淋病诸候》："其状尿留茎内，数起不出，引小腹痛，小便不利，劳倦即发。"或小便淋漓不已，涩痛不甚，因劳倦过度而发。《医宗必读》论淋分脾劳与肾劳二候。脾劳宜健脾益气为主，用补中益气汤、归脾汤等方加减。肾劳宜扶虚补肾，常用方药如六味地黄丸、金匮肾气丸等。参见淋条。

劳疟 láonüè　疟疾之一。出《金匮要略·疟病脉证并治》。①指久疟。正气虚衰，或因久患劳损，又感疟邪所致。见《诸病源候论·劳疟候》。症见微寒微热，或发于昼，或发于夜，遇小劳即发，并伴气虚多汗，饮食少进。治宜补虚截疟。用补中益气汤加鳖甲、牛膝、制首乌、乌梅等。若虚热明显，津液衰少，口干舌燥者，用柴胡去半夏加栝楼汤（《金匮要略》：柴胡、人参、黄芩、甘草、栝楼根、生姜、大枣）。②指疟母（《证治要诀·疟寒热》）。

劳热 láorè　病症名。见《丹溪心法·发热》。指虚劳发热。主要由气血亏损，或阳衰阴虚等所致。骨蒸潮热、五心烦热等，均为常见的热象；而阴、阳、血、气不同病因所致的劳热，则各有其特征。参见阴虚发热、阳虚发热、血虚发热、气虚发热等条。

劳伤 láoshāng　即劳倦。详该条。

劳伤月经过多 láoshāngyuèjīngguòduō　病症名。经期劳伤过度，冲任受损引起的月经过多。表现为月经量增多，连绵不止，血色黯淡、面色萎黄、体倦乏力或腹部酸坠等。治宜固冲止血。方用安冲汤（《医学衷中参西录》：白术、龙骨、牡蛎、黄芪、生地、白芍、茜草、续断、海螵蛸）。

劳嗽 láosòu　咳嗽的一种。见《肘后备急方》卷三。又名劳咳、虚劳咳嗽、火郁嗽。①泛指因虫啮肺所致的肺劳咳嗽，及因劳倦、酒色过度、损伤内脏所致的咳嗽。虫啮肺而致肺劳久嗽者，宜百部膏加减。肺肾阴虚火炎者，宜琼玉膏、滋阴清化丸、金水六君煎。肺脾虚寒者，久嗽多痰，怯冷，宜加味理中汤（《类证治裁》：理中汤加陈皮、茯苓、细辛、法半夏、五味子、大枣）。参见脾咳条。②仅指肺劳咳嗽，又名疰嗽。宋·张锐："劳嗽者……疰嗽者是已。"参见痨瘵、肺劳条。

劳损 láosǔn 病症名。因劳倦而致阴阳、气血、脏腑虚损的一类病症，劳为因，损为证。亦作劳与虚损的统称。参见劳倦、虚劳、虚损各条。

劳堂骨 láotánggǔ 骨名。腓骨的俗称。

劳则气耗 láozéqìhào 气耗，精气耗损。疲劳过度、气喘、汗出过多等使精气耗损，出现倦怠乏力、精神萎靡等症。《素问·举痛论》："劳则气耗……劳则喘息汗出，外内皆越，故气耗矣。"

劳瘵 láozhài ❶病症名。见《三因极一病证方论·劳瘵叙论》。一作痨瘵。又有劳极、传尸劳、传尸、尸注、殗碟、转注、鬼注等名。《济生方·劳瘵》："夫劳瘵一证，为人之大患。凡患此病者，传变不一，积年染痁，甚至灭门。"说明本病病程缓慢而互相传染。由于劳伤正气，正不胜邪，而感瘵虫所致。症见恶寒，潮热，咳嗽，咯血，饮食减少，肌肉消瘦，疲乏无力，自汗盗汗，舌红，脉细数等。治宜滋阴降火，清肺杀虫。可选用润神散（《三因方》：人参、黄芪、炙甘草、桔梗、麦冬）、黄芪饮子（《世医得效方》：黄芪、当归、紫菀、石斛、地骨皮、人参、桑白皮、附子、鹿茸、款冬花、半夏、甘草）、百部清金汤（《理虚元鉴》：百部、地骨皮、人参、麦冬、桔梗、生地、丹皮、芍药、茯苓、甘草）、鳖甲地黄汤、黄连饮（《世医得效方》：黄连、童便）等方加减。可见于结核病等。❷虚损之重症。《杂病源流犀烛·虚损痨瘵源流》："五脏之气，有一损伤，积久成痨，甚而为瘵。痨者，劳也，劳困疲惫也。瘵者，败也。羸败凋敝也。虚损痨瘵，其病相因。"

劳者温之 láozhěwēnzhī 出《素问·至真要大论》。虚劳属气虚的，用甘温药物调养。例如中气不足而身热有汗、渴喜热饮、少气懒言、舌嫩色淡、脉虚大，须用甘温除热法。

劳蒸 láozhēng 病症名。见《三因极一病证方论·劳瘵诸证》。即蒸病。详该条。

牢脉 láomài 脉象之一。脉似沉似伏，重按实而弦长。主阴寒积聚，如癥瘕、痞块、疝气等。《濒湖脉学》："寒则牢坚里有余，腹心寒痛木乘脾。"

老白毛 lǎobáimáo 白头翁之别名。详该条。

老妇行经 lǎofùxíngjīng 妇女年过五十仍然行经者。如身体无病为气血盛实有余；若经来较频，一月二三次，血量反见增多者，则属病态。多因气虚、肝肾不足、冲任虚损、血失统摄所致。治宜补气养血，大补肝肾。方用安老汤（《傅青主女科》：人参、黄芪、当归、熟地、白术、山茱萸、阿胶、芥穗炭、甘草、香附、木耳炭）。并应注意有无癌变。

老妇血崩 lǎofùxuèbēng 病名。见《傅青主女科》。即年老血崩。

老复丁 lǎofùdīng 古代养生术语。意为返老还童。《通俗编》："《急就章》云，长乐无极老复丁。"《参同契》："老翁复丁壮也。"

老鸹筋 lǎoguājīn 老鹳草之别名。详该条。

老鹳草 lǎoguàncǎo 中药名。出《本草纲目拾遗》。别名五叶草、破铜钱、老鸹筋、鹳子嘴。为忧牛儿苗科植物牻牛儿苗 *Erodium stephanianum* Willd. 或老鹳草 *Geranium wilfordii* Maxim. 等的全草。主产于河北、山东、山西、云南、四川、湖北等地。苦、微辛，平。祛风活血，通经活络，清热解毒。治风湿性关节炎、坐骨神经痛、急性胃肠炎、痢疾，煎服：9～15克。治跌打肿痛、疮疖初起，鲜品捣敷。牻牛儿苗全草含挥发油、槲皮素及鞣质。煎剂或浸膏有止泻作用。煎剂在试管内对金黄色葡萄球菌、肺炎球菌、链球菌、痢疾杆菌等多种细菌以及流感病毒均有抑制作用。

老虎脚爪草 lǎohǔjiǎozhǎocǎo 毛茛之别名。详该条。

老黄苔 lǎohuángtāi 苔色黄而晦暗，主阳热亢盛。

老老恒言 lǎolǎohéngyán 养生类著作。清·曹庭栋著，全书共5卷。初刻于乾隆三十八（1773）年，后因遭兵燹板毁，同治九年（1870年）重刻。又名《养生随笔》。前两卷详晨昏动乱之宜，后两卷列居处备用之要，末附粥谱一卷，皆为调养治疾之需。全书有论有法，周详实用。作者主张养生应顺应自然规律，适应日常生活习惯，把养生的实践寓于日常生活起居琐事之中。同时重视调摄脾胃，认为"古人养老调脾之法，服食即当药饵"，故而把饮食调摄、起居调摄与调理脾胃联系起来，提出一系列保养方法。此外该书极力推崇食粥，认为"粥能益人，老人尤宜""每日空腹食淡粥一瓯，能推陈致新，生津致胃，所益非细。"全书所列粥谱100方，多数采自其他方书，曹氏自己又创制14方加入，并按药物气味不同，分为上、中、下三品，对于老年养生防病有重要参考价值。

老淋 lǎolìn 淋证之一。见清·陈修园《医医偶录·膀胱部》。指老人淋证。老人精气已衰，患淋多属虚证。《医贯》谓老人精竭复耗，大小便牵痛如淋，用八味丸加车前、牛膝，或萆薢分清饮加减。老人气虚下陷成淋，用补中益气汤加木通、泽泻（见《张氏医通》）。参见淋条。

老龙 lǎolóng 推拿部位名。出《小儿推拿广意》。位于中指远端背面靠指甲根处。掐此穴治惊风昏迷。

老蒙花 lǎoménghuā 即密蒙花。详该条。

老母猪藤 lǎomǔzhūténg 乌蔹莓之别名。详该条。

老人便结 lǎorénbiànjié 病症名。老人大便坚涩或不通。《景岳全书·杂证谟》："老人便结，大都皆属血燥。盖人年四十而阴气自半，则阴虚之渐也，此外则愈老愈衰，精血日耗，故多有干结之证。治此之法无他，惟虚者补之，燥者润之而尽之矣。然亦当辨其虚实微甚及有火无火，因其人而调理之可也。凡润燥等剂如导滞通幽汤、苁蓉润肠丸、搜风顺气丸、东垣润肠丸、卫生润汤丸、元戎四物汤、三仁丸、百顺丸之类皆可选用。又豕膏为润燥之神剂，最当随宜用之。其有大虚大热者，宜用阳结治法。许学士治年老虚人便秘，只用火麻仁、苏子仁各半，研取汁服之，更煮粥食之，不必服药而秘愈。"《济生方·大便》："年高之人以致秘结者，非少壮比，多服大黄恐伤真气，后方所载有威灵仙丸最佳。"《世医得效方·秘涩》："老人脏腑秘，不可用大黄，老人津液少，所以脏腑秘涩，更服大黄以泻之，津液皆去，定必再秘甚于前。只可服宽润大肠之药，更用槐花煎汤淋洗亦效。更有老人发热而大腑秘涩，或因多服丹药，脾胃虚弱，蒸化不行，遂为脏腑积热，须用神保圆，得通泻一行，热亦即退。"《辨证录·大便闭结门》："人有大便秘结者，其症口干舌燥，咽喉肿痛，头目昏晕，面红烦躁，人以为火盛闭结也，谁知是肾水之涸乎……此等之症，老人最多，正以老人阴衰干燥，火有余而水不足耳，治法但补其肾中之水，则水足以济火，大肠自润矣。方用濡肠饮。"《张氏医通·大便不通》："老人血枯便闭，用生地黄、当归身、鲜首乌各四两，广皮一两，熬膏炖热服半小杯，不通，三五次效。"参见虚秘条。

老人眼昏 lǎorényǎnhūn 病名。见《东医宝鉴》卷一。指老花眼，参详该条。

老人腰痛 lǎorényāotòng 病症名。见《医宗必读·腰痛》。多因肝肾不足所致。《临证指南医案·腰腿足痛》龚商年按："有老年腰痛者，他人但撮几味通用补肾药以治，先生独想及奇经之脉隶于肝肾，用血肉有情之品。鹿角、当归、苁蓉、薄桂、小茴以温养下焦。"也可选用二至丸、右归丸等方，或外用摩腰膏热摩腰部。

老肉板睛 lǎoròubǎnjīng 病名。见清·佚名《眼科捷径》。即胬肉攀睛。

老鼠疮 lǎoshǔchuāng 即瘰疬、鼠疮。详各条。

老鼠花 lǎoshǔhuā 即芫花之别名。详该条。

老痰 lǎotán 痰证的一种。①见《丹溪心法》卷二。又名郁痰。多由火邪熏于上焦，肺气被郁，津液凝而成痰，积久胶固，故名。症见痰结成黏块，凝滞咽间，稠黏难咯，咽之不下，兼见毛焦、咽干、口燥、咳嗽喘促，色白如枯骨等。治宜开郁降火，咸寒软坚，润肺消痰。重者用吐法。参见痰证条。②燥痰日久而成者（见《医学入门》卷九）。参见燥痰条。

老鸦蒜 lǎoyāsuàn 石蒜之别名。详该条。

老鸦眼睛藤 lǎoyāyǎnjīngténg 乌蔹莓之别名。详该条。

老咽痛 lǎoyāntòng 病名。泛指长期不愈的慢性咽痛。见《外科理例》卷六："老咽痛，日晡甚，以补中益气汤加酒炒黄柏、知母，数剂而愈。"

老子禁食经 lǎozǐjìnshíjīng 古代文献。见《隋书·经籍志》。1卷，已佚。

le

乐梧冈 lèwúgāng （1661—1742）清代药学家。字凤鸣，北京人。1702年创办北京同仁堂药店，注重地道药材和炮制质量，很快即赢得信誉。1723年前后开始提供清廷御药房药品。子孙继其业，迄今200余年，享

誉中外。

lei

雷丰 léifēng 清末医学家。字少逸。浙江衢县人。其父习医于程芝田，雷丰承父业，以医术闻名。长于温病学。著有《时病论》一书，所载治法和成方多具疗效，流传很广。子大震，学生江诚、程子曦等亦以医名。

雷公 léigōng ❶传说中黄帝时期的名医。《素问》《灵枢》中有黄帝与雷公谈论医药、针灸的记述。❷后人也称南北朝药学家雷敩（著有《雷公炮炙论》）为雷公。

雷公救疫丹 léigōngjiùyìdān 见《急救异痧奇方》。即雷击散。详该条。

雷公炮炙论 léigōngpáozhìlùn 药书。3卷。刘宋·雷敩撰，胡洽重订。约成书于5世纪。是现存较早的一部制药专书。该书记载了约300种药物的炮制加工方法和制药基本知识。原书已佚，其内容散见于《证类本草》《雷公炮制药性赋解》等书中。

雷公炮炙药性解 léigōngpáozhìyàoxìngjiě 药书。6卷。明·李中梓约撰于1662年以前。书中除介绍了333种药物的性味、主治外，还附有《雷公炮炙论》中关于药物炮炙方面的记述。现有排印本。

雷公藤 léigōngténg 中药名。见《中国药用植物志》。别名黄藤木、断肠草、红药。为卫矛科植物雷公藤 Tripteterygium wilfordii Hook. f. 的全株。产于浙江、安徽、江西、福建、广东、广西、湖南、台湾。苦、寒，有大毒。消炎解毒。治风湿性关节炎，捣烂敷（半小时除去，否则起泡）；治烧伤，煎水，搽伤面。本品历来多供外用，内服不慎，易致中毒，可引起恶心、呕吐、腹痛、腹泻、血压下降，甚则心跳及呼吸抑制而死亡。近年来临床实验表

明，内服雷公藤制剂对风湿性及类风湿性关节炎、红斑狼疮、麻风反应、肾炎等均有效。但须在医生指导下使用为妥。本品根含具有抗白血病作用的雷公藤内酯醇和雷公藤内酯二醇，还含雷公藤定碱、南蛇藤肉桂酰胺碱、南蛇藤酰胺碱。

雷公藤中毒 léigōngténgzhòngdú 病名。因不当服食雷公藤所致，以剧烈腹痛、指甲青紫等为主要表现的中毒类疾病。

雷公药对 léigōngyàoduì 药物学著作。4 卷（一作 2 卷）。作者不详，托名雷公。约成书于公元 2 世纪初。陶弘景认为，该书在药物主治及品方面较《神农本草经》有所补充，并论及药物的佐使相须。原书已佚。

雷公药性赋 léigōngyàoxìngfù 即《珍珠囊药性赋》。详该条。

雷火神针 léihuǒshénzhēn 药艾条之一。出《本草纲目》。所含药物以沉香、木香、乳香、茵陈、羌活、干姜、穿山甲、麝香等为主。属实按灸。适用于风寒湿痹，寒性腹痛，痛经等。

雷击片 léijīpiàn 即雷击散制成片剂。

雷击散 léijīsǎn 《急救异痧奇方》（撰人未详，清·陈念祖原评）方。又名丹平散、救急散、累济散、雷公救疫丹、暑疫散。皂角三钱五分、细辛、朱砂、雄黄各二钱五分，薄荷、藿香各三钱，枯矾、白芷各一钱，桔梗、防风、青木香、贯众、陈皮、半夏曲、甘草各二钱。为末，每用二至三分，吹鼻，再用五分至一钱，姜汤冲服。治一切痧症，吐泻腹痛；中暑卒倒，牙关紧闭。

雷廓 léikuò 八廓之一。见八廓条。

雷少逸 léishàoyì 见雷丰条。

雷实 léishí 出《吴普本草》。即雷丸。详该条。

雷氏慎修堂医书三种 léishìshènxiūtángyīshūsānzhǒng 丛书名。又名《医学三书》。

刊于 1887 年。包括清代三种医著。即《时病论》《医家四要》和《医法心得》。

雷头风 léitóufēng 病名。①见《素问病机气宜保命集·大头论》。多由风邪外袭或痰热生风所致。其症头面起核块肿痛，或憎寒壮热，或头痛，头中如雷鸣。治宜清宣升散。可用清震汤。由于痰热者，可用祛痰丸（《杂病源流犀烛》：姜制皂角、半夏、大黄、橘红、桔梗、天麻、黄芩、薄荷、青礞石、白芷、甘草）。憎寒壮热者，可用荆防败毒饮。此外，根据病势缓急，有大雷头风和小雷头风之分（见《证治准绳·杂病·七窍目》）。参见头痛条。②《秘传眼科龙木论》有雷头风内障，俗称雷头风，详该条。

雷丸 léiwán 中药名。出《神农本草经》。别名竹苓、雷实、竹铃芝。为多孔菌科植物雷丸 Polyporus mylittae Cook. et Mass. 的菌核。主产于四川、贵州、云南、湖北、广西、浙江、陕西。苦，寒，有小毒。入胃、大肠经。杀虫。治绦虫病、钩虫病、蛔虫病、脑囊虫病，研粉服：每次 3 ~ 6 克，每天 2 ~ 3 次。本品主要成分为一种蛋白酶，称雷丸素。在碱性溶媒中，其分解蛋白质的作用最大，浸出液在体外能杀死绦虫。煎剂在试管中有抗阴道滴虫作用。

雷敩 léixiào 刘宋时药学家。生平籍贯不详。据《通志·艺文略》等书记载，他著有《雷公炮炙论》一书，对我国古代的药物炮炙方法、宜忌等方面做了总结。原书已佚，其内容散见于后世的本草书中，对我国药物炮炙学的发展有较大影响。

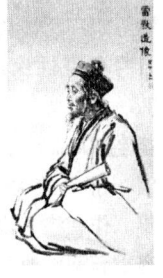

雷敩

肋骨 lèigǔ 骨名。左右各 12 条，后端皆与胸椎相连，上 5 条前端与胸骨相连，中 5 条前端融合成一条而连于胸骨，下 2 条前端游离，合而构成胸廓。

肋疽 lèijū 病名。见《刘涓子鬼遗方》。又名夹荧疽。由肝经火毒郁怒结聚而成。初起肿块如梅李，色紫暗或嫩红，肿痛可及肩肘部。相当于肋骨骨髓炎、肋骨结核、肿瘤等。治宜清热解毒，疏肝理气。用柴胡清肝饮，外敷乌龙膏（方见内踝疽条）。若已成脓，宜服托里透脓散，外用浮海散（《外科十法》：制乳香、制没药）。

泪 lèi 眼泪。五液之一。具清洁和滋润眼球的作用。《素问·宣明五气》曰"肝为泪"。肝开窍于目，若非因悲泣而泪出者，多属病状，辨证论治多与肝有关。

泪孔 lèikǒng 见《针灸甲乙经》。睛明穴别名。详该条。

泪窍 lèiqiào 即泪堂。详该条。

泪堂 lèitáng 又名泪窍。即泪点。《银海精微》："大眦有窍，名曰泪堂。"为泪小管的开口。

类编伤寒活人书括指掌图论 lèibiānshānghánhuórénshūkuòzhǐzhǎngtúlùn 医书。见伤寒图歌活人指掌条。

类风湿性关节炎 lèifēngshīxìngguānjiéyán 病名。以关节病变引起肢体严重畸形，关节滑膜炎及浆膜、心肺、皮肤、眼、血管等结缔组织广泛性炎症为主要表现的慢性全身性自身免疫性疾病。属于中医学"痹"的范畴。参见痹条。

类经 lèijīng 医书。32 卷。明·张介宾撰，刊于 1624 年。作者将《内经》全书内容重新调整改编，按类分为摄生、阴阳、藏象、脉色、经络、标本、气味、论治、疾病、针刺、运气、会通共 12 类。每类又分若干小类，并附注释。由于内容以类相从，故名《类经》，是学习和研

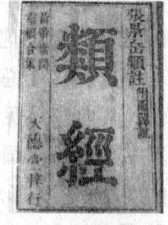

类经

究《内经》的一部重要参考书。新中国成立后有排印本。

类经附翼 lèijīngfùyì 医书。详见类经图翼条。

类经图翼 lèijīngtúyì 医书。11 卷。明·张介宾撰，刊于 1624 年。该书以图表结合论述以阐析运气和针灸，作为补充《类经》的作品。其中针灸部分首论经络、腧穴，次载针灸要穴歌及诸证灸法等，广泛征引有关文献，有一定的参考价值。作者另有《类经附翼》4 卷，分"医易""律原""求正录"和"针灸赋"等部分。新中国成立后有排印本。

类证活人书 lèizhènghuórénshū 医书。22 卷（一作 20 卷）。宋·朱肱撰于 1108 年。初名《无求子伤寒百问》，又名《南阳活人书》。作者分述伤寒各种相类证候和一些杂病症治，并介绍妇人、小儿伤寒及其治疗方药等，颇多发明。原书经宋·王作肃予以增注，改名《增释南阳活人书》。新中国成立后有排印本。

类证普济本事方 lèizhèngpǔjìběnshìfāng 即《普济本事方》。详该条。

类证治裁 lèizhèngzhìcái 医书。8 卷。清·林佩琴撰于 1839 年。作者对内科杂病、妇科以及外科等病症，根据其不同的病因和临床表现详予辨析，并介绍具体治法及应用方剂。对于其中的不少病症，附述了个人治案，可供学医者借鉴。该书博采诸家之长，取材较为审慎，在临床参考书中颇具影响。新中国成立后有排印本。

类中 lèizhòng 病症名。见《景岳全书·杂证谟》。即类中风。详该条。

类中风 lèizhòngfēng 病症名。简称类中。①指风从内生，而非外中风邪的中风病症（见《医经溯洄集·中风辨》）。多由肾阴不足，心火炽盛，肝阳偏亢，肝风内动；或气虚、气逆；或血脉痹阻；或湿痰壅盛，化热

生风，亦可由外邪引动而发病。主症为猝然昏仆、口眼歪斜、半身不遂、言语謇涩等。常见于脑血管意外，单纯口眼歪斜，亦可见于面神经麻痹。临床按病情轻重，有中经络和中脏腑之分。中经络者，一般无神志改变，症见口眼歪斜，言语不利，或半身不遂等。如因外邪引动而发，宜祛风通络，养血和营，用牵正散、大秦艽汤加减；由于肝风内动者，宜平肝息风，用镇肝息风汤或天麻钩藤饮加减。中脏腑者，症见突然昏倒，不省人事，病情较重。又有闭证和脱证的区别。闭证见牙关紧闭，两手握固等症，先宜宣窍开闭，用至宝丹或苏合香丸灌服；并配合育阴潜阳、清肝息风、豁痰等法，用羚羊角汤（《医醇賸义》：羚羊角、龟板、生地、白芍、丹皮、柴胡、薄荷、菊花、夏枯草、蝉衣、红枣、生石决）或导痰汤加减。脱证见口开、手撒、眼合、遗尿、声如鼾或汗多等症，急用大剂参附汤以扶正固脱。中风后遗症以半身不遂较为多见，宜益气活血，祛风化痰通络，用补阳还五汤加减，并可结合针灸、推拿等治疗。②指类似中风的八种病症。《医宗必读·类中风》指火中、虚中、湿中、寒中、暑中（中暑）、气中、食中、恶中（中恶）。临床表现可类似中风，而实非中风。

leng

冷喘 lěngchuǎn 病证名。阳气虚衰、内寒偏盛所致的气喘。《古今医鉴》卷四："冷喘则遇寒而发。"可用止喘丸等方。参见寒喘等条。

冷饭团 lěngfàntuán 即土茯苓之别名。详该条。

冷服 lěngfú 中草药煎剂待冷却后服，以充分发挥其疗效。如寒剂冷服，适用于大热证；热剂冷服，适用于假热真寒证（见清·景日昣《嵩厓尊生书》）。

冷疳 lěnggān 参见冷热疳条。

冷汗 lěnghàn 证名。①汗出而冷者。见《医碥·汗》。多因阳虚而不敛所致，治宜温补。有因热聚于内所致者，宜凉血清热。也有因痰证而自汗者，宜顺气化痰。②又名阴汗。见《类证活人书》卷四。详见阴汗条。

冷灸 lěngjiǔ 相对热灸而言，指不用任何热源进行灸治的方法，如药物发泡灸等。

冷厥 lěngjué 见《类证活人书》卷四。即寒厥。详该条。

冷泪 lěnglèi 病症名。多因肝肾两虚，精血亏耗，招引外风所致。椒疮或鼻部疾病引起泪道狭窄或闭塞等亦可造成。其眼不红痛，无时泪下，迎风更甚，泪液清稀无热感。属肝肾两虚者，宜补益肝肾；泪道阻塞者，可酌情探冲与手术治疗。

冷痢 lěnglì 见《诸病源候论·痢病诸候》。详见寒痢条。

冷淋 lěnglìn 淋证之一。①《诸病源候论·淋病诸候》名为寒淋。《圣济总录·诸淋门》："其状先寒颤，然后便溺成淋，谓之冷淋也。"多由肾虚而冷气客于下焦所致。治宜温肾兼以通利。方用肉苁蓉丸（《医宗必读》：肉苁蓉、熟地、山药、石斛、牛膝、官桂、槟榔、附子、黄芪、黄连、细辛、甘草）、生附散（《医学入门》：附子、滑石、木通、半夏、瞿麦、生姜、灯心）等。②指小便频数，溺色如泔的病症（《中藏经·论淋沥小便不利》）。③血淋属于下元虚冷者（《证治要诀·淋》）。症见小便淋沥有血而色瘀暗。服寒凉药则病情加重，宜服金匮肾气丸或泽泻散（《医宗必读》：泽泻、鸡苏、石韦、赤苓、蒲黄、当归、琥珀、槟榔、枳壳、桑螵蛸、官桂）加减。

冷庐医话 lěnglúyīhuà 医书。5卷。清·陆

以涩撰。刊于 1897 年。作者自称该书系"摭拾闻见，随笔载述"。卷一～二记述医范、医鉴、诊法、用药以及对古今医家、医书的评论。卷三～五分门搜集历代名医治案，参以己见，推究原委，详其利弊。文笔浅近生动，分析颇有识见。新中国成立后出版排印本，并将作者所著《冷庐杂识》中有关医学部分择要编入。

冷秘 lěngmì 病症名。见《圣济总录·大小便门》。又名阴结、寒结。指因脾肾阳虚，阴寒凝结，温运无力所致的大便秘结。症见唇淡口和，四肢不温，腰腹觉冷，或腹中冷痛，喜热恶寒，小便清长，舌胖苔白，脉细无力。治宜补肾温阳。用半硫丸或肾气丸加苁蓉、牛膝等。

冷气心痛 lěngqìxīntòng 病名。见《圣济总录》卷五十六。即冷心痛。详该条。

冷热疳 lěngrègān 病名。指热疳（又名肥热疳）和冷疳（又名瘦冷疳）。通常以疳之新久和证候表现偏于外（体表）、偏于热或偏于内（脏腑）、偏于寒鉴别。疳之新者为热疳，疳之久者为冷疳。《幼科证治准绳》："热疳病多在外。鼻下赤烂，头疮湿痒，五心烦热，掀衣气粗，渴引冷水，烦躁卧地，肚热脚冷，潮热往来，皆热疳也。冷疳病多在内。利色无常，其沫青白，肢体软弱，目肿面黧；又一证躁渴卧地，似有热状，惟饮食不进，滑泄无已，亦冷疳也……然热者，虚中之热；冷者，虚中之冷。治热（疳）不可妄表过凉，治冷（疳）不可峻温骤补。"热疳用黄连丸（《幼科准绳》：黄连、花粉、乌梅肉、杏仁、石莲子，牛胆汁浸糊丸），冷疳用益黄散加减。

冷热利 lěngrèlì 病症名。冷热之邪相杂，损伤胃肠而致的腹泻，又名冷热泻。《诸病源候论》："小儿先因饮食，有冷气在肠胃之间，而复为热气所伤，而肠胃宿虚，故受于热，冷热相交，而走下利，乍黄乍白，或水或谷，是为冷热利也。"治宜和胃止泻。用胃苓汤加减。

冷痰 lěngtán 痰证之一。①因气虚阳虚，脾胃无力宣行水谷，致痰水结聚于胸膈，浸渍于肠胃者。见《诸病源候论·痰饮诸病候》。②风袭肺脾，阴寒内盛之痰证。见《不居集》卷十七。③即寒痰。详该条。

冷痛 lěngtòng 痛处有冷感，局部喜热的症状。为里寒的表现。可见于胃痛、腹痛、痹证等。

冷哮 lěngxiào 病症名。见《类证治裁·哮症论治》。寒痰水饮所致的哮吼。多由外感风寒，邪入肺俞，寒饮内停，痰浊壅聚，阻滞气道而成。症见呼吸急促、喉中有哮鸣声、咳吐清稀黏痰、胸膈窒闷、面色灰黯、舌苔白滑、脉浮紧，可兼见表证。治宜温肺散寒，豁痰利窍，用射干麻黄汤、三子汤、温肺汤（《类证治裁》：白芍、半夏、五味子、细辛、枳壳、肉桂、姜、枣）等方。若冷痰凝固者，可酌用冷哮丸。本证除内服药物外，可结合灸法或外治法。前人认为冷哮有二，一是中外皆寒，一是寒包热。寒包热引起的哮，见热哮条。

冷哮丸 lěngxiàowán 《张氏医通》方。麻黄、生川乌、细辛、蜀椒、生白矾、皂角（去皮、子，酥炙）、半夏曲、胆南星、杏仁、生甘草各一两，紫菀、款冬花各二两。为末，姜汁调神曲末，为糊丸，每服一至二钱，生姜煎汤送服。治寒痰内结，哮喘时作，感寒即发，胸膈痞满，不能平卧，咳吐痰涎甚多，舌苔白滑。

冷心痛 lěngxīntòng 病名。出《备急千金要方》卷十三。又名冷气心痛、寒厥心痛、寒心痛。症见心痛暴发，心痛彻背，背痛彻心，或痛势绵绵不休。可伴手足厥逆，通身冷汗出，便溺清利，或大便利而不渴，气微力弱，脉沉细无力等。急宜温肾扶阳散寒。

方用姜附汤加肉桂；兼呕者，用吴茱萸汤等方。

li

厘正按摩要术 lízhèng'ànmóyàoshù 推拿专著。4 卷。清·张振鋆辑。刊于 1889 年。该书是在明·周于蕃《小儿推拿秘诀》一书基础上广泛引录各种文献予以校订补辑而成。内容较周氏原著更为丰富和系统。对于小儿科疾病的证治理论、推拿手法、取穴图说，各种小儿病的推拿治疗以及胸腹按诊等，都有较详细的说明。新中国成立后有排印本。

梨 lí 中药名。又名快果、蜜父。为蔷薇科植物白梨或沙梨等栽培种的果实。甘、微酸，微寒。入肺、胃经。生津润燥，清热化痰。治热病津伤烦渴，消渴，肺热咳嗽，吐血，噎膈，反胃，便秘。内服：生啖、捣汁或熬膏服。

梨膏 lígāo 《中药制剂手册》方。秋梨 100 千克、麦冬、百合、贝母各 1 千克，款冬花 720 克，冰糖 20 千克，水煎浓缩成清膏。每清膏 300 克，加入炼蜜 300 克，共熬至滴水成珠为度，每服 15 克，温开水冲服，日二次。功能滋阴润肺，化痰止咳。治阴虚咳嗽，咽干口渴，音哑气喘，或自汗盗汗。

梨皮 lípí 中药名。出《滇南本草》。为蔷薇科植物白梨或沙梨等的果皮。甘、涩，凉。清热生津，润肺。治暑热烦渴、咳嗽、久痢不止，煎服：鲜品15～30 克。

犁头草 lítóucǎo 中药名。见《江西民间草药》。别名瘰背草、犁嘴草。为堇菜科植物犁头草 Viola japonica Langsd. 的全草。分布于华东与江西、湖南等地。微辛、苦，寒。清热解毒，凉血消肿。治痈疽、疔疮、目赤、咽痛、急性黄疸型肝炎，煎服：9～15

克；鲜品 30～60 克。

犁嘴草 lízuǐcǎo 犁头草之别名。详该条。

黎洞丸 lídòngwán 即嵘峒丸。详该条。

篱障花 lízhànghuā 见《中国树木分类学》。木槿花之别名。详该条。

藜芦 lílú 中药名。出《神农本草经》。别名旱葱、毒药草、七厘丹。为百合科植物藜芦 *Veratrum nigum* L. 或毛穗藜芦 *V. maackii* Regel 的根及根茎。全国大部分地区有产。苦、辛，寒，有大毒。入肺、胃经。吐风痰，杀虫毒。治中风痰壅、癫痫、喉痹。内服：研末，0.3～0.6 克。多入丸、散剂。治疥、癣，研末加生油，调成软膏外涂。内服宜慎，孕妇忌服。过量易中毒，参见藜芦中毒条。反人参、沙参、丹参、紫参、苦参、细辛、芍药。本品含介芬胺、秋水仙碱等。总碱有明显而持久的降低血压作用，但因毒性过大，临床很少应用。本品有杀灭血吸虫成虫及幼虫的作用，若与木香同用，效果更好。

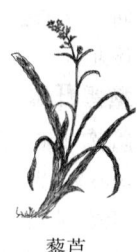

藜芦

嵘峒丸 lídòngwán 又名黎洞丸。见《外科全生集》卷四。牛黄二钱五分，儿茶、血竭、三七、天竺黄、大黄、乳香、没药各二两，雄黄、阿魏各一两，藤黄、冰片各二钱五分，山羊血五钱（一方为麝香）。糊丸，每服五分，内服或外敷。治跌打损伤，痈疽流注。

藜芦中毒 lílúzhòngdú 因药服或误服藜芦过量引起中毒。症见胃部灼热疼痛、流涎、恶心、剧烈呕吐、腹泻、无力、出汗，严重者可有便血、意识丧失、谵妄、四肢痉挛、震颤、血压下降、心律失常及呼吸抑制。治宜中西医结合救治。《千金要方》卷二十四载有煮葱汁等解藜芦毒。可参考。

黧黑斑 líhēibān 证名。见《外科正宗》卷四。又名面黧黯、黧黑黯黯。由肾亏火旺，血虚不荣，火燥结滞或肝郁气滞所致。发于面部，女性多见。皮损呈黄褐或淡黑色斑块，形状大小不一，枯暗无光泽，境界清楚，不高出皮肤。即黄褐斑，包括皮肤黑变病。治宜滋肾养血。用知柏地黄丸或加味逍遥丸。

黧黑黯黯 líhēigǎnzèng 即黧黑斑。详该条。

蠡沟 lígōu 经穴名。代号 LR5。出《灵枢·经脉》。别名交仪。属足厥阴肝经。足厥阴络穴。位于小腿前内侧，内踝尖直上 5 寸，近胫骨内侧缘处。主治月经不调，带下，崩漏，遗精，疝气，小便不利等。直刺 0.3 ~ 0.5 寸。灸 3 ~ 5 壮或 5 ~ 10 分钟。

蠡实 líshí 马蔺子之别名。详该条。

李濒湖 lǐbīnhú 见李时珍条。

李川父 lǐchuānfù 见李濂条。

李当之 lǐdāngzhī 三国时药学家。一作李谠之，是著名外科学家华佗的弟子。对本草学有一定研究，著有《李当之药录》《李当之药方》《李当之本草经》。这些药物学著作虽然都已散佚，但有的内容曾被后世药物学著作所引用。

李东璧 lǐdōngbì 见李时珍条。

李东垣 lǐdōngyuán 见李杲条。

李杲 lǐgǎo（1180—1251）著名医学家，金元四大家之一。字明之，自号东垣老人。河北正定人。学医于张元素。他提出"胃气为本"的理论，认为"内伤脾胃，百病由生"，治疗强调调理脾胃，自制补中益气汤等新方剂。他总结前人经验所创立

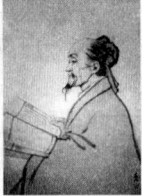
李杲

的补土法对后世影响很大，对中医学理论的发展作出了很大贡献。代表著作有《脾胃论》《内外伤辨惑论》《兰室秘藏》等。

李核仁 lǐhérén 中药名。出《吴普本草》。又名李仁、李子仁。为蔷薇科植物李 Prunus salicina Lindl. 的种子。苦，平。入肝、肺、大肠经。散瘀，化痰，利水，润肠。治跌打损伤、瘀血作痛、瘀饮咳嗽、脚气、水肿、肠燥便秘，煎服：3 ~ 9g。研末调敷，治蝎子螫伤。孕妇慎用。本品含苦杏仁苷。

李纪方 lǐjìfāng 清代医家。字伦青，湖南衡山人。因得到其外祖父王慎微秘传的白喉验方而擅长治疗白喉，并于 1882 年编撰成《白喉全生集》，刊于 1883 年。

李健斋 lǐjiànzhāi 见李梴条。

李俊良 lǐjùnliáng（？—1856）太平天国医生。广西人。原做药材生意，兼通医理。洪秀全在永安染疾，他为之治疗，亲自调剂而愈，被封为国医。1853 年升为擢检点，曾在南京征聘医士，选办药材，任内医长，并曾率诸医为东王杨秀清诊治眼病。

李濂 lǐmián 明代文人。字川父。河南祥符（开封）人。曾任山西佥事等官职，以古文著名于当时。著述较多，在医学方面，有《医史》一书，主要从古代文献中选收名医传记，是现存最早的医史人物传记专书。

李濂医史 lǐmiányīshǐ 医史著作。原名《医史》。10 卷。明·李濂撰。刊于 1515 年。该书编录明代以前的名医共 72 人的传记，其中卷一 ~ 五从历代史书（从《左传》《史记》至《元史》）中辑录医家列传；卷六 ~ 十参考有关文献，补写了张仲景、王叔和等一些古代医家的传记。

李明之 lǐmíngzhī 见李杲条。

李念莪 lǐniàné 见李中梓条。

李时珍 lǐshízhēn（1518—1593）明代杰出的医药学家。字东璧，号濒湖。蕲州（今湖北蕲春）人。父亲李言闻是当地名医。他继承家学，尤其重视本草，并富有实践精神，虚心向劳动人民群众学习。曾参考历代有关医药书籍八百余种，结合自身经验和调查研

究，历时 27 年编成《本草纲目》一书，收药 1892 种，是我国明以前药物学的总结性巨著。其中纠正前人错误甚多，在动植物分类等许多方面有突出成就，对其他有关学科（生物学、化学、矿物学、地质学等）也作出一定贡献。在国内外得到很高的评价，已有几种文字的译本或节译本。另著有《濒湖脉学》《奇经八脉考》等书。

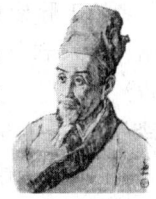

李时珍

李士材 lǐshìcái 见李中梓条。

李世绩 lǐshìjī（583—669）唐代医家。字懋功，又名李勣，曹州离狐（今山东曹县）人。唐太宗、高宗时身居要职。657 年曾领导并参与《新修本草》的编写和颁行工作。个人撰有《本草药疏》和《脉经》。

李世英 lǐshìyīng 南宋医家。字少颖。世代精于外科，从事医疗五十余年，有丰富的外科治疗经验。整理家传积世秘方，参考古今诸家论说，（于淳祐二年 1242）编成《痈疽辨疑论》2 卷。

李守先 lǐshǒuxiān（1736—?）清针灸学家。字善述。河南长葛人。少学针 6 年未尝稍懈，然不敢轻试于人。1786 年以针刺疟大有效而始自信。因见针灸专书多古奥难窥，撰《针灸易学》（1789 年）2 卷，前论古人针法，后述亲历治验及心得见解，浅显易读，便于后学。

李斯炽 lǐsīchì（1892—1979）现代医家。四川成都人。从成都名医董雅庵习医，历任四川国医学院副院长、院长，四川医学院中医教研室主任，成都中医学院院长等。钻研中医典籍及历代各家论述，造诣颇深。临床经验十分丰富，注重辨证与辨病结合，吸取西医之长，对水肿、肺脓肿、

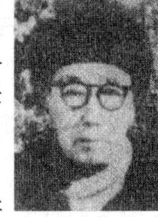

李斯炽

心包炎等治疗有独到见解。主要著作有《中医内科杂病讲义》（1955 年）《李斯炽医案》（1978 年）等。

李嗣立 lǐsìlì 见李迅条。

李汤卿 lǐtāngqīng 元末医家。与刘完素三传弟子王青字同时。学宗刘完素、张子和，尤重经络运气学说。创轻、清、暑、火、解、甘、淡、缓、寒、调、夺、湿、补、平、荣、涩、和、温十八剂。于病症立名，不循旧说。撰《心印绀珠经》，述经络、运气、脉法、病症、伤寒及方药等。后世评其书"微而藏，约而达"，足见其简明实用。

李涛 lǐtāo（1901—1959）现代医史学家。字友松，良乡（今北京房山）人。毕业于北京医学专门学校，曾在协和医学院细菌科、中文部兼中外医史课。1935 年与王吉民等发起建立中华医学会医史委员会。1946 年任北京医学院医史学科教授、教研室主任，《中华医史杂志》主编。著有《医学史纲》（1940 年），是一部中西医史合编教材。发表医史论文百余篇，对发掘中国古代医学成就多有贡献。

李惺庵 lǐxīng'ān 见李用粹条。

李修之 lǐxiūzhī 见李用粹条。

李迅 lǐxùn 宋代名医。字嗣立。福建泉州人。以医闻名，重视单方、验方，尤其留心搜集背疽方剂。编著有《集验背疽方》，对于背疽的发病、诊断、用药、禁忌等均有论述，所汇集的方剂不少具有简便验廉的特点。

李言闻 lǐyánwén 明代医家。字子郁，号月池。蕲州（今湖北蕲春）人。名医李时珍之父，精研医药，对李时珍很有影响。著有《四诊发明》《痘疹证治》等书，已佚。曾对宋代崔嘉彦的《脉学举要》加以删补。

李延是 lǐyángāng（1628—1697）清代医家。初名彦员，字我生，一字期叔，号辰

山，华亭（今上海松江）人。长于脉学，曾汇集脉学文献 70 余种，结合家学及个人经验，编成《脉诀汇辨》，刊于 1662 年。其引用诸书皆注明出处，便于考证。另补订贾所学所编的《药品化义》《辨药指南》二书，均成于 1644 年。

李梴 lǐyán 明代医学家。字健斋。江西南丰人。撰有《医学入门》，论述外感、内伤、杂病及临床各科疾病，简要易懂，在医学普及方面有一定贡献。但过于强调学医必先通儒理，是其偏见。

李用粹 lǐyòngcuì 清代医学家。又名惺庵，字修之。上海人。博采前人方书，编成《证治汇补》一书，汇集了古人对内科杂证的诊治论述，条理清晰，也较详尽实用。另有《旧德堂医案》，由弟子唐玉书整理成书。

李知先 lǐzhīxiān 南宋医家。字元象，陇西（今属甘肃）人。取《南阳活人书》所述诸证，一证作一歌或二三歌，于乾道二年（1166 年）著成《伤寒类证活人书括》4 卷。

李中立 lǐzhōnglì 明代官吏兼本草学家。字正宇，华亭（今上海松江）人。曾中进士，任大理寺评事等官职，兼通医术，尤精于本草，于 1593 年编撰成《本草原始》，刊于 1612 年，为继《图经本草》之后的一部优秀本草图谱，可谓我国较早的一部生药学性质的本草著述。

李中梓 lǐzhōngzǐ（1588—1655）明代医学家。字士材，号念莪。华亭（今上海松江）人。他根据《内经》《伤寒论》等古典医籍，参考其他名医著述，结合自己多年临证经验，编著了《内经知要》《医宗必读》《士材三书》《颐生微论》，对医学普及有一定贡献。

李中梓医案 lǐzhōngzǐyìàn 医案著作。明·李中梓撰。该书共收医案 50 多则，不分门类，不立标题，大多为内科杂病疑难治案。

作者长于脉诊和辨证，处方灵活，案语明晰。初未刊行，后收入李延昰《脉诀汇辨》中。

李子毅 lǐzǐyì 清代医家。字庆申，湖北蕲水人。擅长诊治瘰疬等证，撰有《瘰疬法门》一书，对瘰疬之鉴别、内治、外治、禁用宜忌、饮食服药均有论述，并附自己临床经验和所集验方，为论述此类病症的专书。

里寒 lǐhán 即脏腑的寒证。多因阳气不足，或外寒传里所致。主要证候有畏寒肢冷、面色苍白、腰膝酸冷、大便溏泄、小便清长、舌质淡、苔白润，脉沉迟或微细等。

里寒格热 lǐhángérè ❶体内阴阳失调，下寒格拒上热。如虚寒久痢，误用寒凉，可出现食入即吐的症状。《伤寒论》：“伤寒，本自寒下，医复吐下之，寒格，更逆吐下，若食入口即吐。”❷同阴盛格阳。详该条。

里喉痈 lǐhóuyōng 病名。痈疡发于喉关之里。多因肺胃热蕴，痰火邪毒上冲咽喉所致。症见喉关内、喉底或两侧漫肿疼痛，焮红高肿，吞咽困难，汤水难入，迅即肿塞咽喉，身发寒热，呼吸迫促。本病相当于咽后壁脓肿等。治宜疏表解毒，清热消肿。方用清咽利膈汤加减。参见喉痈条。

里急后重 lǐjíhòuzhòng 证名。出《难经·五十七难》。其状腹痛窘迫，时时欲泻，肛门重坠，便出不爽。多因湿热气滞所致。为痢疾主症之一。详见痢疾条。

里内庭 lǐnèitíng 经外奇穴名。见《中国针灸学》。位于足底，当第二、三趾骨间，与内庭穴相对处。主治足趾疼痛，小儿惊风，癫痫，胃痛等。直刺 0.3～0.5 寸。艾炷灸 3～5 壮或 5～10 分钟。

里热 lǐrè 多指胃肠、肺胃实热或肝胆郁热。因外邪传里化热，或内郁生热。症见发热、不恶寒反恶热、口渴引饮、烦躁或心烦口苦、小便短赤，舌质红苔黄，脉洪数或弦数有力等。

里实 lǐshí 又称内实。①外邪化热入里，结于胃肠，出现壮热、烦渴、腹痛、便秘等腑实证候。②泛指人体内部气血郁结、停痰、食滞、虫积等。

里虚 lǐxū 脏腑气血虚衰。表现为少气懒言、心悸神疲、头晕视蒙、食少肢倦、腰酸腿软、失眠梦遗、舌淡嫩、脉虚弱等症。

里证 lǐzhèng 八纲辨证之一。①外感病表邪内传入里，已无恶寒症状而出现高热或潮热、神昏、烦躁、口渴、腹胀或痛、大便泄泻或秘结、小便短赤或不利、舌苔黄干、脉沉数等。②内脏病变，与外感相对而言。如肝病的眩晕、胁痛，心病的心悸、怔忡，脾病的腹胀、泄泻等。

里证出表 lǐzhèngchūbiǎo 病邪从里透达于肌表。主要表现为先有内热烦躁、咳逆胸闷等里证，继而发热汗出，皮肤痧疹逐渐透露，烦躁减轻，显示病邪由里出表的趋势，为病情好转的征象。

理法 lǐfǎ 推拿手法名。又名缕法。用手握住肢体，然后一松一紧，自上而下循序移动，多用于四肢部。有理顺筋脉的作用。

理筋手法 lǐjīnshǒufǎ 外治手法。用于纠正因扭挫伤而致的筋络扭曲及翻转、挛缩，达到舒筋活络，恢复正常的效果。基本手法包括按法、摩法、揉法、捏法、推法、拿法、提法、抖法、弹法等，参见各条。

理苓汤 lǐlíngtāng 《张氏医通》方。干姜、人参、白术、炙甘草、猪苓、茯苓、泽泻、桂枝。水煎服。治胃虚食滞，喘胀浮肿，小便不利。

理气 lǐqì 运用具有行气解郁、降气调中、补中益气作用的药物，治疗气滞、气逆、气虚的方法。气虚用补益中气药，见补气条。气滞宜疏，气逆宜降，故又分疏郁理气、和胃理气、降逆下气等。详各条。

理气和胃 lǐqìhéwèi 治法。用具有理气行滞、和胃宽中作用的方药治疗胃失和降、胃气停滞证的治法。

理气化痰 lǐqìhuàtán 治法。用具有理气行滞、祛痰作用的方药治疗气滞痰凝证、痰气互结证的治法。

理气健脾 lǐqìjiànpí 治法。用具有理气行滞、补气健脾作用的方药治疗脾失健运所致病症的治法。

理气宽肠汤 lǐqìkuānchángtāng 遵义医学院方。见《中西医结合治疗急腹症》。当归15克，桃仁6克，青陈皮各6克，乌药9克。水煎服。功能通络活血，顺气宽肠。治痞结型、瘀结型肠梗阻。用于梗阻轻微、体质虚弱或年高不宜急下者。

理气行滞 lǐqìxíngzhì 治法。指用具有调理气机、疏通阻滞作用的方药治疗气滞证的治法。

理气止痛 lǐqìzhǐtòng 治法。用具有理气行滞作用的方药以止痛，治疗气机阻滞导致疼痛的方法。

理伤续断方 lǐshāngxùduànfāng 即《仙授理伤续断秘方》。详该条。

理虚元鉴 lǐxūyuánjiàn 医书。2卷。明·汪绮石撰，约刊于17世纪。作者根据其多年治疗虚劳（结核病）的经验，认为虚劳和肺、脾、肾三脏有关，并提出阴虚和阳虚两种类型的理论。书中论述虚劳的证治颇多经验之谈。新中国成立后有排印本。

理血 lǐxuè 治理血分病的方法。包括补血、凉血、温血、祛瘀活血、止血等。详各条。

理阴煎 lǐyīnjiān 《景岳全书》方。熟地三钱至二两，当归二至七钱，炙甘草一至二钱，炒干姜一至三钱（或加肉桂一至二钱）。水煎服。治真阴不足或素多劳倦，忽感寒邪后不能解散，症见发热，或头身疼痛，或面赤舌焦，或虽渴而不喜冷饮，或背心肢体畏寒，脉无力者。

理瀹骈文 lǐyuèpiánwén 外治法专书。又名《外治医说》。不分卷。清·吴尚先撰。刊于1870年。外治法以膏药（薄贴）为主。正文部分用骈体文形式论述了伤寒、中风、痹症等多种常见病症

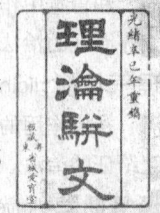

理瀹骈文

的外治法，并用注文详予解释。选方大多简便验廉，有较高的实用价值。新中国成立后有影印本。

理中 lǐzhōng 调理中焦脾胃的方法。多指脾胃虚寒证用温中祛寒法治疗。详见温中祛寒条。

理中安蛔汤 lǐzhōng'ānhuítāng 《类证治裁》方。人参三钱，白术、茯苓、干姜各一钱半，炒川椒十四粒，乌梅三个。水煎服。治气冲心痛，饥不欲食，吐蛔者。

理中化痰丸 lǐzhōnghuàtánwán 《明医杂著》方。人参、白术、干姜、甘草、茯苓、姜半夏。水丸，梧桐子大，每服四五十丸。治脾胃虚寒，痰涎内停，呕吐少食，或大便不实，饮食难化，咳吐痰涎。

理中汤 lǐzhōngtāng ❶《伤寒论》方。又名人参汤、治中汤、人参理中汤。即理中丸作汤剂。治证同理中丸，详该条。❷《增补万病回春》卷二方。砂仁、炒干姜、苏子、厚朴（姜汁炒）、官桂、陈皮、炙甘草各一钱，沉香（水磨）、木香（水磨）各五分。为粗末，加生姜三片，水煎去滓，入沉香、木香汁服。治寒喘。若脉细手足冷，加附子。❸《增补万病回春》卷三方。人参、茯苓、白术、炒干姜、陈皮、藿香、丁香、姜半夏、炒砂仁、官桂各二分。为粗末，加生姜三片，乌梅一个，水煎徐徐服。治胃寒，呕吐清水冷涎。❹《症因脉治》卷二方。人参、白术、炮姜、炙甘草、陈皮。水煎服。

治气虚喘逆有寒者。

理中丸 lǐzhōngwán 《伤寒论》方。人参、白术、炙甘草、干姜各三两。蜜丸，鸡子黄大，每服一丸；或水煎，分三次服。功能温中祛寒，补益脾胃。治脾胃虚寒证，腹痛，泄泻，呕吐，口不渴，腹满食少，舌淡苔白，脉沉细或迟缓者。也用于慢性结肠炎、胃及十二指肠溃疡见上症者。

鲤鱼 lǐyú 药名。为鲤科动物鲤鱼的肉或全体。甘，平。入脾、肾经。健脾开胃，利水消胀，下气通乳。治病后体虚，食欲不振，水肿胀满，黄疸，水泻，痢疾，咳嗽气逆，乳汁不通。内服：煮食。鲤鱼肉每100克含蛋白质17.3克，脂肪5.1克，钙25毫克，鳞175毫克，铁1.6毫克，维生素$B_2$0.1毫克，尼克酸3.1毫克，并含组织蛋白酶、肌酸等。鲤鱼含的氨基酸以谷氨基、甘氨酸、组氨酸为多。

鲤鱼鳞 lǐyúlín 药名。为鲤科动物鲤鱼的鳞。止血散瘀。治吐血，衄血，崩漏，带下，瘀滞腹痛。炒存性，研末服，3～6克。本品含鱼鳞硬蛋白。

鲤鱼汤 lǐyútāng 《备急千金要方》卷二方。鲤鱼一尾（约重二斤），白术五两，生姜、芍药、当归各三两，茯苓四两。为粗末，先煮鲤鱼至熟，澄清取汁，煎药分五次服。治妊娠腹胀满，胎间有水气。

历代名医蒙求 lìdàimíngyīméngqiú 医史书。2卷。宋·周守忠撰于1220年。该书记述宋以前医人医事，资料大多辑自历代史书、医籍及其他杂著。书中不仅叙述历代名医事迹和医林掌故，而且记载有民间和劳动人民治疗某些疑难病症的案例。新中国成立后有影印本。

历节 lìjié 痹证的一种。见《金匮要略·中风历节病脉证并治》。又名历节风、白虎风、白虎历节、痛风。由风寒湿邪侵入经脉，流

注关节所致。症见关节肿痛，游走不定，痛势剧烈，屈伸不利，昼轻夜重。邪郁化热，则关节红肿热痛。因历节痛势剧烈或游走不定，故文献有将本病归属痛痹、行痹者。治宜祛风散寒为主。用乌头煎、仓公当归汤（《杂病症治》：当归、附子、独活、麻黄、细辛、防风）等方。化热者，兼清热凉血，用桂枝芍药知母汤、千金犀角散（《张氏医通》：犀角、羚羊角、前胡、黄芩、栀子仁、大黄、升麻、射干、豉）。

历节风 lìjiéfēng 见《诸病源候论》卷二。即历节。详该条。

厉 lì 疫病。《素问·六元正纪大论》："民乃厉""厉大至"。

厉兑 lìduì 经穴名。代号 ST45。出《灵枢·本输》。属足阳明胃经。井穴。位于足第二趾末节外侧，距趾甲角 0.1 寸处。主治发热、咽喉肿痛、鼻衄、失眠、癫病、精神病等。浅刺 0.1 寸，或点刺出血。灸 3 壮或 3~5 分钟。

厉疽 lìjū 即厉痈。详该条。

厉痈 lìyōng 病名。《灵枢·痈疽》："发于足傍，名曰厉痈，其状不大，初如小指发，急治之。"又名厉疽。多由足三阳经湿热下注或足三阴经亏损所致。若初起红肿疼痛，破溃有脓，属湿偏胜，为顺证，易治；若初起患部色暗，痛不显，不易成脓，或溃脓清稀，属阴气凝结，为逆证，难治。初起俱宜服仙方活命饮以消之，外用隔蒜灸；将溃宜服人参养荣汤；溃烂则按溃疡处理。

立迟 lìchí 五迟之一。小儿周岁后仍迟迟不能站立。由于肝肾虚弱或哺养不当，影响筋骨的发育，以致膝胫软而无力。应注意喂养，如确系虚弱，宜滋补肝肾。可用六味地黄丸加枸杞、鹿角胶之类。

立法处方 lìfǎchǔfāng 是辨证论治过程的重要一环。通过辨证，确定为某种病证后，根据其病因病机和脏腑所属，订立治疗原则（立法），并据以选用方药（处方）。如风温病初起，邪在肺卫，乃立辛凉解表之法，处以辛凉之剂银翘散，并随症加减。

利 lì ❶通利之意。《伤寒论·辨太阳病脉证并治》："太阳病，小便利者，以饮水多，必心下悸。小便少者，必苦里急也。"❷病症名。指泄泻。《伤寒论·辨太阳病脉证并治》："太阳病，桂枝证，医反下之，利遂不止。"参见泄泻条。❸病症名。指痢疾。《金匮要略·呕吐哕下利病脉证并治》："热利下重者，白头翁汤主之。"参见下利、痢疾条。

利胆排石片 lìdǎnpáishípiàn 中成药。见《中华人民共和国药典》2010 年版一部。金钱草、茵陈各 250 克，黄芩、木香、郁金各 75 克，大黄、槟榔各 125 克，麸炒枳实、姜厚朴各 50 克，芒硝 25 克，以上 10 味，按片剂工艺压制成 1000 片。口服：排石，一次 6~10 片，一日 2 次；炎症，一次 4~6 片，一日 2 次。功能清热利湿，利胆排石。用于湿热蕴毒，腑气不通所致胁痛、胆胀，症见胁肋胀痛，发热，尿黄，大便不通；胆囊炎、胆石症见上述症状者。体弱、肝功能不良者慎用；孕妇禁用。

利胆丸 lìdǎnwán 验方。见《中西医结合治疗急腹症》。茵陈 125 克，龙胆草、郁金、木香、枳壳各 90 克。共研细末，加鲜猪胆汁 500 克（先将胆汁熬浓到 250 克），拌入药末中，加适量蜂蜜，做成丸药，每丸 9 克，早晚各服一丸。功能疏肝理气，清热利胆。治胆石症。

利尿 lìniào 通利小便的治法。即利湿，详该条。

利尿穴 lìniàoxué 经外穴名。见《中医杂志》1964 年 6 期。位于腹正中线，脐下 2.5 寸处。主治尿潴留，遗尿，痢疾，肠炎。直刺 1~1.5 寸。灸 3~7 壮或 5~15 分钟，或用手指按揉。止泻穴与本穴同位。

利气 lìqì 即行气。详该条。

利窍 lìqiào 治法之一。①通利大小便的治法，常用药如车前子、冬葵子、郁李仁、柏子仁、火麻仁、滑石之类。②同开窍，详该条。

利湿 lìshī 用渗湿利水药使湿邪从小便排出的方法。有淡渗利湿、温阳利湿、滋阴利湿、清暑利湿、清热利湿、温肾利水等法。详各条。

利湿排石汤 lìshīpáishítāng 天津南开医院方。见《中西医结合治疗急腹症》。金钱草30克，海金沙15克，冬葵子9克，琥珀（冲）1.5克，石韦9克，萹蓄9克，瞿麦9克，萆薢15克，车前子9克，滑石9克，甘草6克。水煎服。功能清热利湿，通淋化石。治输尿管结石。

利水 lìshuǐ 即利湿，详该条。

利咽 lìyān 治法。利咽药大多具有辛凉通利或甘寒滋润或清热化痰的属性，适用于急慢性咽喉肿痛，或咽中如物阻隔，或痰涎黏稠难咯的不适症状。代表方如利咽解毒汤、利咽散等。

利咽解毒颗粒 lìyānjiědúkēlì 中成药。见《中华人民共和国药典》2010年版一部。板蓝根、金银花、连翘、薄荷、牛蒡子（炒）、山楂（焦）、桔梗、大青叶、僵蚕、玄参、黄芩、地黄、天花粉、大黄、浙贝母、麦冬。每袋装20克（相当于饮片19克）或6克（无蔗糖，相当于饮片19克）。开水冲服，每次1袋，每日2～3次。功能清肺利咽，解毒退热。用于外感风热所致的咽痛、咽干、喉核红肿、两腮肿痛、发热恶寒；急性扁桃体炎、急性咽炎、腮腺炎见上述证候者。

沥胞生 lìbāoshēng 即沥浆生。详该条。

沥浆产 lìjiāngchǎn 即沥浆生。详该条。

沥浆生 lìjiāngshēng 又名沥胞生、沥浆产。相当于早期破水。清·阎纯玺《胎产心法》："有沥浆生，其浆流一二日不产，俟流浆渐少方生，倘浆来过多，恐胞干难产。"若浆血已涸，元气受损，产妇神疲困顿，急用人参、当归煎服以助血气，不宜妄用催生耗气之品。

沥青疮 lìqīngchuāng 病名。因体质关系，接触沥青而发。以颜面、颈、手指及前臂等暴露部位多见。初起为光泽红斑，干燥灼痛或瘙痒；继则肿胀，皮肤起丘疹和水泡；严重者水泡破裂，糜烂，滋水。如损及结膜，则白睛变赤，羞明流泪，视力模糊。少数可反复发作，皮肤粗燥，呈棕黑色，起丘疹和黑头粉刺，并形成多发性疖病。即接触性皮炎。治宜清热凉血解毒为主。内服清瘟败毒饮。外以清凉膏（《医宗金鉴》：水泼开石灰末一升，加水四碗，搅浑澄清，取清汁一碗，加香油一碗，以筷顺搅数百转，令稠黏如糊），蘸扫伤处；或野菊花、蒲公英煎汤湿敷。湿烂者用青黛散，麻油调涂。

沥血腰痛 lìxuèyāotòng 见《证治要诀》。即瘀血腰痛。详该条。

疠 lì ❶疠气，又称疫疠之气、毒气、异气、戾气或杂气。为具有强烈传染性的致病邪气。古人认为，它的产生及致病流行与久旱、酷热等反常气候有关。❷疫疠。某些烈性传染病。❸麻风病。《素问·风论》："疠者，有荣气热附，其气不清，故使其鼻柱坏而色败，皮肤疡溃。"

疠风 lìfēng 病名。出《素问·风论》。又名疠大风、癞病、大风恶疾、大麻风、麻风。因体虚感受暴疠风毒，或接触传染，内侵血脉而成。初起患处麻木不仁，次成红斑，继则肿溃无脓，久之可蔓延全身肌肤，出现眉落、目损、鼻崩、唇裂、足底穿等重症。即麻风。治宜祛风化湿，活血杀虫。服保安万灵丹发汗，后改用神应消风散（《医宗金鉴》：全蝎、白芷、人参）。本病为慢性传染性皮肤病，必须隔离治疗。

疠气 lìqì 即戾气。详该条。

疠疡风 lìyángfēng 病名。出《诸病源候论》卷三十一。为风邪湿热郁于皮肤而成。多发于颈旁、胸背、腋下等处，其色紫白，斑点群集相连，可蔓延扩大，痒感不甚，夏重冬轻。即花斑癣。外治用密陀僧散；亦可用雄黄、硫黄、明矾各等分，研末外搽。

疠疡机要 lìyángjīyào 麻风病专书。3卷。明·薛己撰。刊于16世纪中期。该书对麻风病的本证、变证、兼证与类证的辨证治疗以及验案方药分别作了介绍。书中治案颇多，论述病候条目清晰。后收入《薛氏医案》中。

戾气 lìqì 又名疠气、疫疠之气、毒气、异气、杂气。见《温疫论》。有强烈传染性的病邪，包括一切温疫病和某些外科感染的病因。通过空气和接触传染。戾气有多种，某一特异的戾气可引起相应的疾患。

荔仁 lìrén 即荔枝核。详该条。

荔香散 lìxiāngsǎn 《景岳全书》方。荔枝核、大茴香各等分。为末，每服二三钱，酒调服。治疝气疼痛，及小腹胀痛。

荔枝 lìzhī 中药名。出《本草拾遗》。又名丹荔、勒荔、丽枝。为无患子科植物荔枝 Litchi chinensis Sonn. 的果实。分布于福建、广东、广西、云南等地。甘、酸，温。入脾、肝经。生津止渴，补脾养血，理气止痛。治烦渴、脾虚泄泻、病后体弱、胃痛、呃逆，煎服：15～30克。捣敷，治瘰疬溃烂、疔疮肿毒；烧存性，研末撒，治外伤出血。果肉含葡萄糖66%，还含蛋白质、脂

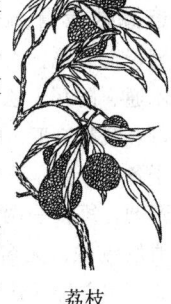

荔枝

肪、多种维生素、有机酸等。

荔枝草 lìzhīcǎo 中药名。出《本草纲目》。别名蛤蟆草、过冬青。为唇形科植物雪见草 Salvia plebeia R. Br. 的全草。分布于华东、中南及西南地区。辛，凉。清热解毒，利水，凉血。治咽喉肿痛、腹水、肾炎水肿、小便不利、咯血、尿血、崩漏、血小板减少性紫癜，煎服：9～15克。治痈肿，鲜草捣敷并内服。本品含高车前苷、粗毛豚草素、楔叶泽兰素及其7-葡萄糖苷等黄酮类，山-羟基苯乳酸、原儿茶酸。

荔枝核 lìzhīhé 中药名。出《本草衍义》。别名荔仁、枝核。为无患子科植物荔枝 Litchi chinensis Sonn. 的种子。主产于广东、广西。甘、微苦，温。入肝、肾经。温中，理气，止痛。治胃气冷痛、疝气痛、睾丸肿痛、妇女血气刺痛，煎服：4.5～9克。本品含皂苷、鞣质、α-（亚甲环丙基）甘氨酸。α-（亚甲环丙基）甘氨酸给小鼠皮下注射，可降低血糖及肝糖元。

疬子颈 lìzǐjǐng 即瘰疬，详该条。

栗子痔 lìzizhì 病名。见《疮疡经验全书》卷七。以痔形如栗，故名。痔核颜色紫红，相当于内痔发生嵌顿者。治疗参见内痔条。

痢风 lìfēng 病症名。见《太平惠民和剂局方》卷一。患痢后发生的鹤膝风。参见鹤膝风条。

痢疾 lìjí 病名。见《济生方》。《内经》称肠澼，《伤寒杂病论》以痢疾与泄泻通称为下利。又名滞下。为夏秋季常见的急性肠道疾患之一。多因外受湿热疫毒之气，内伤饮食生冷，积滞于肠中所致。主症以大便次数增多而量少，腹痛，里急后重，下黏液及脓血样大便为特征。治分虚实。实证用清热化湿，凉血解毒，消积导滞等法；虚证用补中益气，收涩固脱等法。本病的分类，从病因分，有暑痢、湿热痢、寒痢、热痢等；从大

便性状分，有赤痢、白痢、血痢、赤白痢、脓血痢、五色痢等；从病情轻重和病程分，有疫痢、毒痢、气痢、噤口痢、休息痢、奇恒痢、久痢、虚痢等。详各条。

痢疾草 lìjícǎo 委陵菜、小飞扬草二药之别名。详各条。

lian

连骸 liánhái 膝部内外两侧的骨隆起，相当于股骨内外上髁部位。《素问·骨空论》："侠膝之骨为连骸。"

连理汤 liánlǐtāng 《张氏医通》方。炮姜、人参、炒白术、炙甘草、黄连、茯苓。水煎服。治外感暑邪，内伤生冷，泄泻口渴，呕吐酸水等。

连梅安蛔汤 liánméi'ānhuítāng 《通俗伤寒论》方。胡黄连一钱，炒川椒十粒，雷丸三钱，乌梅二枚，黄柏八分，槟榔二枚。水煎服。治蛔厥，症见饥不欲食，食则吐蛔，甚则蛔动不安，脘痛烦躁，昏乱欲死。

连梅汤 liánméitāng 《温病条辨》方。黄连二钱，乌梅、麦冬、生地黄各三钱，阿胶（烊化）二钱。水煎服。治暑热伤阴而致的口渴引饮，与筋失濡养而致的四肢麻痹。

连朴饮 liánpòyǐn 又名王氏连朴饮。《霍乱论》方。厚朴二钱，黄连、石菖蒲、半夏各一钱，豆豉、焦栀子各三钱，芦根二两。水煎服。功能清热化湿，调和肠胃。治霍乱，湿热阻于胃肠，症见呕吐泄泻，胸闷，不思饮食，舌苔黄腻等。也用于急性胃肠炎、伤寒等见上述症状者。

连钱草 liánqiáncǎo 中药名。出清·吴继志《质问本草》。别名金钱草、金钱薄荷、江苏金钱草。为唇形科植物活血丹 *Glechoma longituba* （Nakai）Kupr. 的全草。主产于江苏、浙江等地。苦、辛，微寒。入肝、肾、膀胱经。利湿通淋，利尿，清热解毒，散瘀消肿。治黄疸、尿路感染、尿路结石、肾炎水肿、感冒咳嗽、风湿关节痛，煎服：15～30克。治腮腺炎、疮疡肿毒、跌打损伤，捣敷。本品含挥发油，主成分为左旋蒎莰酮。还含熊果酸、胆碱、鞣质等。煎剂对大鼠、兔有明显的利尿作用。在体外对金黄色葡萄球菌、伤寒杆菌、痢疾杆菌、绿脓杆菌有抑制作用。

连壳 liánqiào 即连翘。详该条。

连翘 liánqiào 中药名。出《神农本草经》。别名连壳、落翘。为木犀科植物连翘 *Forsythia suspensa* （Thunb.）Vahl 的果实。主产于山西、河南、陕西、山东。苦，微寒。入肺、心、小肠经。清热解毒，消肿排脓。治风热感冒、咽喉肿痛、温病初起、湿热入营、高热烦渴、神昏发斑、斑疹、疮疡肿毒、乳痈、瘰疬、丹毒、热淋、小便不利，煎服：6～15克。果实含连翘酚、甾醇化合物、皂苷（无溶血性）等。种子含三萜皂苷。煎剂在体外对金黄色葡萄球菌、链球菌、肺炎球菌、白喉杆菌等均有抑制作用。连翘酚对金黄色葡萄球菌、志贺痢疾杆菌有较强的抑制作用。水浸剂对常见致病性皮肤真菌有抑制作用。煎剂有一定的镇吐作用。注射液对动物有降压、利尿与抗炎作用。

连翘败毒膏 liánqiàobàidúgāo 中成药。连翘、金银花、大黄各500克，桔梗、甘草、木通、防风、玄参、白鲜皮、黄芩、浙贝母、紫花地丁、白芷、赤芍药、蒲公英、栀子各375克，天花粉、蝉蜕各250克。制成膏剂，每服一两。治诸疮初起，红肿热痛，溃烂流脓，无名肿毒，丹毒疱疹，痛痒不止。本方为《证治准绳》连翘败毒散加减。

连翘败毒散 liánqiàobàidúsǎn 《证治准绳》方。羌活、独活、连翘、荆芥、防风、柴胡、升麻、桔梗、甘草、川芎、牛蒡子、当归尾、红花、苏木、天花粉。水酒同煎，去滓温服。治发颐初肿，痈疽初发，憎寒壮热等。

连翘败毒丸 liánqiàobàidúwán 即连翘败毒膏制成蜜丸。

连翘汤 liánqiàotāng 《云岐子保命集论类要》（元·张璧撰）方。连翘、升麻、芒硝（冲）各一两，玄参、芍药、白蔹、防己、射干各八钱，大黄（后下）二钱，甘草六钱，杏仁四十个。水煎服。治产后乳痈。

连舌 liánshé 即结舌。详该条。

连肾发 liánshènfā 即下搭手。详该条。

连珠疳 liánzhūgān 即舌生泡。详该条。

莲房 liánfáng 中药名。出《食疗本草》。别名莲壳、莲蓬壳。为睡莲科植物莲 Nelumbo nucifera Gaertn. 的成熟花托。苦、涩、温。入肝经。消瘀止血。治瘀血腹痛、血崩、月经过多、胎漏下血、血淋、尿血，煎服：4.5~9克。治黄水疮、天疱疮、乳头裂，烧存性，研末涂。消瘀生用，止血烧存性用。本品含少量胡萝卜素和微量莲子碱。动物实验：莲房能缩短出血时间，炒炭后效果更显著。体外试验：能抑制金黄色葡萄球菌生长。

莲花须 liánhuāxū 即莲须。详该条。

莲蓬壳 liánpéngqiào 即莲房。详该条。

莲蓬子 liánpéngzǐ 即莲子。详该条。

莲壳 liánqiào 即莲房。详该条。

莲蕊须 liánruǐxū 即莲须之处方名。详该条。

莲实 liánshí 即莲子。详该条。

莲心 liánxīn 莲子心之简称。详该条。

莲须 liánxū 中药名。出明·李中梓《本草通玄》。别名莲花须、莲蕊须。为睡莲科植物莲 Nelumbo nucifera Gaertn. 的雄蕊。甘、涩，平。入心、肾经。清心、固肾、涩精。治遗精、滑精、尿频、遗尿，煎服：3~5克。本品含槲皮素、木犀草素、异槲皮苷、木犀草素葡萄糖苷及生物碱。煎剂在体外对金黄色葡萄球菌、变形杆菌有抑制作用。

莲子 liánzǐ 出《本草经集注》。别名藕实、莲实、莲蓬子。为睡莲科植物莲 Nelumbo nucifera Gaertn. 的种子。甘、涩，平。入心、脾、肾经。养心益肾，健脾止泻。治心悸、失眠、遗精、淋浊、久泻、虚痢、崩漏、白带，煎服：6~15克。莲子含多量淀粉、棉子糖，还含蛋白质、脂肪、钙、磷、铁等。子荚含荷叶碱、N-去甲基荷叶碱、氧化黄心树宁碱及 N-去甲亚美罂粟碱。

莲子心 liánzǐxīn 中药名。出南唐·陈士良《食性本草》。别名莲心。为睡莲科植物莲 Nelumbo nucifera Gaertn. 的胚芽。苦，寒。入心、肾经。清心安神，涩精，止血。治热病神昏谵语、心烦失眠、遗精、吐血、高血压，煎服：2~5克。本品含莲心碱、非晶性生物碱 Nn-9 等多种生物碱，又含金丝桃苷及芸香苷等。莲心碱对猫有短暂降压作用。非晶性生物碱 Nn-9 具较强的降压作用。去甲基乌药碱则具有显著的平滑肌松弛作用。

廉 lián 侧边。《灵枢·经脉》："肺手太阴之脉……循臂内上骨下廉。"

廉姜 liánjiāng 中药名。出《本草拾遗》。为姜科植物华良姜 Alpinia chinensis Rosc. 的根茎。分布于四川、贵州、云南、湖北、湖南、广东、广西、福建等地。辛，温。温胃散寒，消食止痛。治胃痛胀闷、噎膈吐逆、腹痛腹泻，煎服：15~30克。

廉泉 liánquán 经穴名。代号 RN23。出《灵枢·刺节真邪》。别名本池、舌本。属任脉。位于前正中线上，喉结上方与舌骨下方之间的凹陷处。主治哑、失音、咳嗽、咽喉肿痛、舌炎、舌肌麻痹。向舌根部刺0.5~1寸。灸3~5分钟。

蔺法 liánfǎ 眼科手术方法之一。翻转胞睑，用三棱针或小锋针等针锋轻轻刮刺患处，或以灯草或龙须草之细棘刺，滚转拖刮患处，以消瘀滞。用于椒疮、粟疮等病症。目前已少用。

濂珠 liánzhū 出《增订伪药条辨》。珍珠之处方名。详该条。

臁疮 liánchuāng 病名。见《疮疡经验全书》。又名烂腿、裙边疮。多由湿热下注，瘀血凝滞经络所致。局部常有破损或湿疹等病史。本病生于小腿臁骨（胫骨）部位，初起痒痛红肿，破流脂水，甚则腐烂，皮肉灰暗，久不收口，严重者可累及骨质。即小腿慢性溃疡。治宜清利湿热，和营解毒。用草薢化毒汤，外用金黄膏掺九一丹外贴。久不收口者，用类纸膏加缠缚法，或用细白砂糖撒满，胶布牢贴。

敛疮止痛 liǎnchuāngzhǐtòng 治法。即用具有扶正和络、敛疮止痛作用的方药减轻疼痛，促进疮口愈合，以治疗疼痛明显而经久不愈之疮疡的治法。

敛肺止咳 liǎnfèizhǐké 收涩法之一。治疗久咳肺虚的方法。症见呛咳日久、痰少、呼吸迫促、自汗、口舌干燥、脉虚数，用五味子汤（党参、五味子、麦冬、杏仁、橘红、生姜、红枣）。

敛汗固表 liǎnhàngùbiǎo 收涩法之一。治疗表虚多汗的方法。如气虚自汗、心悸惊惕、短气烦倦、脉大无力，用牡蛎散、玉屏风散；阴虚盗汗，午后潮热、口干唇燥、舌质红、脉细数，用当归六黄汤或六味地黄汤加牡蛎、浮小麦、糯稻根等。

敛阴 liǎnyīn 治法。收敛阴气的治法。适用于阴津耗散而病邪已衰退的证候。如热性病热退身凉，余邪已清，但夜间还有虚寒，可用山茱萸、五味子加入止汗剂中。

炼丹 liàndān ❶道家应用金、石等矿物作原料，以一定方法炼制据云可使人长生的丹药。❷气功的练功，亦称炼丹，即炼内丹。

炼气 liànqì 气功术语。道家运用呼吸吐纳以求长生的方法。南朝刘宋时期鲍照有诗："服食炼气读仙经。"

炼形 liànxíng 养生术语。道家养身的方法。传说老子有九丹、八石、引气炼形的方法（《列仙传》）。

恋眉疮 liànméichuāng 病名。《外科启玄》卷七。又名链眉疮。多由婴儿禀受遗热所致。婴儿出生后，眉间皮肤出现糜烂，流水、结痂、脱屑，其状如癣，瘙痒不止，时轻时重，常年不愈。即婴儿脂溢性湿疹。外用百药煎15克，生白矾6克，研细，麻油调敷；亦可用黑豆馏油制剂外搽。

链眉疮 liànméichuāng 即恋眉疮。详该条。

楝实 liànshí 中药名。出《神农本草经》。即川楝子。详该条。

liang

良方温经汤 liángfāngwēnjīngtāng 即温经汤第二方。见温经汤条。

良附丸 liángfùwán ❶《良方集腋》（清·谢元庆编集）方。高良姜、香附各等分。为末，米汤为丸，每服二钱。治肝郁气滞，胃部寒凝而致胁痛、腹痛、胃脘痛及胸闷不舒者。❷验方。见《全国中药成药处方集》。高良姜12克，香附125克，沉香30克，木香9克，干姜60克，当归、青皮各90克。水丸，每服3～4.5克。治寒凝气滞，肝胃不和，胸胁胀满，脘腹疼痛。

良姜 liángjiāng 高良姜之简称。详该条。

凉膈白虎汤 liánggébáihǔtāng《医宗金鉴》方。大黄、朴硝、甘草、连翘、栀子、黄芩、薄荷叶、石膏、知母、粳米。水煎服。治肺胃热盛，喘急，口干舌燥作渴，面赤唇红。

凉膈散 liánggésǎn《太平惠民和剂局方》

方。连翘二斤半，大黄、甘草、芒硝各二十两，栀子、黄芩、薄荷各十两。为粗末，每服二钱，加竹叶七片，蜂蜜少许，水煎服。功能清热解毒，泻火通便。治外感热病，肺胃热盛，症见高热头痛、烦躁口渴、面赤唇焦、咽喉肿痛、口舌生疮、大便秘、小便赤。

凉开 liángkāi 即清热开窍。详该条。

凉血 liángxuè 清热法之一。是清血分热邪的治法。适用于热性病热入血分，迫血妄行，症见吐血、衄血、便血、尿血、神昏谵语、舌色紫绛，或斑色紫黑等。常用方药如犀角地黄汤。

凉血地黄汤 liángxuèdìhuángtāng ❶《兰室秘藏》方。黄芩、荆芥穗、蔓荆子各一分，黄柏、知母、藁本、细辛、川芎各二分，黄连、羌活、柴胡、升麻、防风各三分，生地黄、当归各五分，甘草一钱，红花少许。为粗末，水煎，空腹服。治肾阴虚相火旺而致的血崩。❷《外科大成》方。生地黄、当归尾、地榆、槐角、黄连、天花粉、甘草、升麻、赤芍药、枳壳、黄芩、荆芥。水煎服。功能清热凉血。治血栓痔，肛门周围痈疽等。

凉血解毒 liángxuèjiědú 属清热解毒法。适用于温疫、温毒等热毒炽盛之证。症见高热烦躁、头痛如劈、昏狂谵语、口渴口臭，或斑疹色紫，或咽喉溃烂，或头面肿大等。代表方如清瘟败毒饮。

凉血散血 liángxuèsànxuè 清法之一。用于温热邪气深入血分，迫血妄行，动血耗血，吐血，便血，或发斑疹等症。其治疗方剂如犀角地黄汤。叶桂《温热论》："入营犹可透热转气……入血就恐耗血动血，直须凉血散血。"

凉营清气汤 liángyíngqīngqìtāng《喉痧证治概要》（丁甘仁撰）方。鲜石斛、鲜生地、生石膏各八钱，玄参、连翘各三钱，栀子、牡丹皮、赤芍药各二钱，薄荷叶、甘草各八分，黄连、犀角尖（磨冲）各五分，茅根、芦根、金汁（冲）各一两，鲜竹叶三十张。水煎服。治疫喉痧，症见痧麻密布，壮热烦躁，渴欲冷饮，甚则谵语妄言，咽喉肿痛腐烂，脉洪数，舌红绛或黑糙无津。

梁门 liángmén 经穴名。代号ST21。出《针灸甲乙经》。属足阳明胃经。位于腹正中线脐上4寸，旁开2寸处。主治胃脘痛、呕吐、泄泻、消化不良、胃下垂等。直刺0.5~1寸。灸3~5壮或5~10分钟。

梁丘 liángqiū 经穴名。代号ST34。出《针灸甲乙经》。属足阳明胃经。郄穴。位于大腿前外侧，髂前上棘与髌底外侧端连线上，髌底上2寸处。主治胃痛、膝痛、乳腺炎等。直刺1~1.5寸。灸3~5壮或5~10分钟。

两地汤 liǎngdìtāng《傅青主女科》方。生地黄、玄参各一两，白芍药、麦冬各五钱，地骨皮、阿胶各三钱。水煎服。治月经先期量少，由于肾脏火旺水亏者。

两点加压法 liǎngdiǎnjiāyāfǎ 骨折固定方法之一，适用于有侧方移位的肱骨、股骨干骨折。用两个压垫，相对放于侧方移位骨折的内外凸出点，并于压垫上放好夹板，用绳带紧缚三道，使其侧方移位之骨折端逐渐复位。

两钓骨 liǎngdiàogǔ 左右颞骨的下颌关节窝。《医宗金鉴·正骨心法要旨》："两钓骨名曲颊，即上颊之合钳，曲如环形，以纳下牙车骨尾之钩者也。"

两感伤寒 liǎnggǎnshānghán 阳经与阴经同时感受寒邪而致病。出《素问·热论》。《注解伤寒论·伤寒例》成无己注："表里俱病者，谓之两感。"《通俗伤寒论·两感伤寒》有回阳、温通、健运等法，用附子理中汤、桂枝加附子汤、香砂二陈汤（《重订通俗伤寒论》：白檀香、姜半夏、茯苓、砂仁、广皮、炙草）等方。

两面针 liǎngmiànzhēn 中药名。本品为芸香科植物两面针 Zanthoxylum nitidum (Roxb.) DC. 的干燥根。苦、辛，平，有小毒。入肝、胃经。行气止痛，活血化瘀，祛风通络。用于气滞血瘀引起的跌仆损伤，风湿痹痛、胃痛、牙痛、毒蛇咬伤；外治汤火烫伤。煎服：5～10 克。外用适量，研末调敷或煎水洗患处。

两胠疼痛 liǎnggūténgtòng 证名。腋下胁上部疼痛。《金匮要略·腹满寒疝宿食病脉证并治》："趺阳脉微弦，法当腹满，不满者必便难，两胠疼痛，此虚寒从下上也，当与温药服之。"参胁肋痛条。

两手撮空 liǎngshǒucuōkōng 症状名。简称撮空。指患者神昏时两手向空中作抓物状。常与循衣摸床等症同时出现。不论实证或虚证，多属病情危重。《普济本事方》卷九："又有人病伤寒，大便不利，日晡发潮热，手循衣缝，两手撮空，直视喘急……若大便得通而脉弦者，庶可治也。与小承气汤，一服而大便利，诸疾渐退，脉且微弦，半月愈。"《张氏医通·神志门》："循衣撮空摸床，多是大虚之候，不问杂病伤寒，以大补之剂投之，多有得生者。"

两头尖 liǎngtóujiān 竹节香附之别名。详该条。

两胁里急 liǎngxiélǐjí 症状名。出《素问·至真要大论》。两侧胁部里急牵紧。

两胁痛 liǎngxiétòng 证名。为肝、胆、肺、脾等内脏病变时所常见的一种症状。《灵枢·本脏》："肝大则逼胃迫咽，迫咽则苦膈中，且胁下痛……脾大则苦膜胁而痛。"时邪或痰瘀阻滞肺络，湿热蕴结肝胆，均可导致一侧或两侧胁痛。参见肝郁胁痛、湿热胁痛、肺邪胁痛、死血胁痛等条。

两虚相得 liǎngxūxiāngdé 人体正气先虚，复感受虚邪，两虚相合而发病的原因、病理。正气虚是形成疾病的内在因素，六淫邪气是引起疾病的外部因素。《素问·评热病论》："邪之所凑，其气必虚。"《灵枢·百病始生》："故邪不能独伤人。此必因虚邪之风与其身形两虚相得，乃客其形。"

两阳合明 liǎngyánghémíng 指阳明的含义及其阳气旺盛的特点。《素问·至真要大论》："阳明何谓也？岐伯曰：两阳合明也。"两阳指太阳、少阳。太阳与少阳相合，阳气明盛，故称为阳明。高士宗《素问直解》："有少阳之阳，有太阳之阳，两阳相合而明，则中有阳明也。"

两阴交尽 liǎngyīnjiāojìn 指厥阴的含义及其阴尽阳生的特点。《素问·至真要大论》："厥阴何也？岐伯曰：两阴交尽也。"两阴指太阴、少阴。厥阴在太阴、少阴之后，太、少二阴交尽，阴气已极，阳气得生，故称厥阴。《素问直解》："由太而少，则终有厥阴。有太阴之阴，有少阴之阴，两阴交尽而有厥阴也。"

liao

寮刁竹 liáodiāozhú 见《广东中药》。徐长卿之别名。详该条。

髎 liáo ❶同窌。多用于命名骨骼孔隙上的穴位，如八髎、巨髎、禾髎等。❷髋的别称。

了哥王 liǎogēwáng 中药名。见萧步丹《岭南采药录》。别名山棉皮、九信草、雀儿麻。为瑞香科植物南岭荛花 Wikstroemia indica (L.) C. A. Mey. 的根或根的内皮。分布于长江以南各地。苦、微辛，寒，有毒。清热解毒，祛风散瘀，利水消肿。治肺炎、支气管炎、扁桃体炎、腮腺炎、淋巴结炎、疮疡肿毒，风湿痛、跌打损伤、麻风，急、慢性肾炎。煎服：4.5～9克、宜久煎4小时以上。外用：鲜品捣敷。孕妇忌服。中毒症状为剧烈呕吐、腹泻。本品的根皮含南荛苷、荛花素、西瑞香素、树脂酸等。煎剂在体外对金黄色葡萄球菌、溶血性链球菌、绿脓杆菌和伤寒杆菌有抑制作用，对小鼠实验性肿瘤有一定的抑制作用。南荛苷对狗有利尿作用。所含树脂酸有较强的泻下作用。

lie

列缺 lièquē 经穴名。代号 LU7。出《灵枢·经脉》。属手太阴肺经。络穴。位于桡骨茎突上方，距腕横纹1.5寸处；或以两手虎口交叉（一手食指押在另一手的桡骨茎突上），当食指尖处是穴。主治头痛、咳嗽、咽痛、项强等。沿皮刺0.5～1寸，灸3～5壮或5～10分钟。本穴为八脉交会穴之一，通任脉。

lin

邻近选穴法 línjìnxuǎnxuéfǎ 选穴法之一。指在病变部位附近选穴治疗的方法。如头部病选攒竹、天柱，颊部病选翳风、天容，眼疾取上星、目窗等。

林佩琴 línpèiqín 清代医学家。字云和，号羲桐。江苏丹阳人。钻研医学数十年。晚年采集各家之长，结合自己的临证经验，编著成《类证治裁》一书。强调治病先要识证和辨证，引用诸家论述，取裁较审慎，切于实用，流传较广。

林屋散人 línwūsǎnrén 见王维德条。

林屋山人 línwūshānrén 见王维德条。

林羲桐 línxītóng 见林佩琴条。

林云和 línyúnhé 见林佩琴条。

临产 línchǎn 出《诸病源候论》卷四十三。又名临蓐、临盆、临月、临草、卧蓐、坐蓐、坐草、草蓐、上草、免蓐。指临近生产，进入分娩期。

临产六字真言 línchǎnliùzìzhēnyán 出《达生篇》。即"睡、忍痛、慢临盆"六字。古代以此六字概述临产时应注意的事项。

临床常用中草药手册 línchuángchángyòngzhōngcǎoyàoshǒucè 书名。湖南中医学院编。该书介绍常用中药330多种。根据药物主要功用分为18类。特别重视其临床应用部分，并将主要效用概括为四字，附以常用药方，供临床参考。由人民卫生出版社出版。

临盆 línpén 见《女科撮要》。即临产。

临泣 línqì 经穴名。位于头部者称头临泣，位于足部者称足临泣。详各条。

临证指南 línzhèngzhǐnán 详临证指南医案条。

临证指南医案 línzhèngzhǐnányī'àn 医案著作。简称《临证指南》。10卷。清·叶桂撰，叶氏门人华岫云等整理。刊于1766年。前8卷为内科杂病，后3卷为妇科与幼科。以病为纲，分为89门，体现了叶氏治病辨证细致，善于抓住主证，立法处方中肯，用药灵活而有法度的特点。其中温病治案尤多，吴瑭《温病条辨》取材于此颇多。新中国成立后有校印本。

淋 lìn 病症名。出《素问·六元正纪大论》。清·顾靖远《顾松园医镜》："淋者，欲尿而不能出，胀急痛甚；不欲尿而点滴淋沥。"通常是指小便急迫、短、数、涩、痛的病症。初起多因湿热结聚，流注膀胱；若日久不愈，或年老体弱，亦可由中气下陷，肾虚气化无力所致。一般热者宜清，涩者宜利，陷者宜升，虚者宜补。常用八正散、五淋散、补中益气汤、知柏地黄汤、济生肾气丸等。根据病因与证候之不同，淋又分为气淋、劳淋、血淋、膏淋、石淋、冷淋等多种。详见各条。本证可见于泌尿系感染、结石、结核与前列腺炎、丝虫病等多种疾病。

淋闷 lìnbì 出《素问·六元正纪大论》等篇。即淋秘。详该条。

淋秘 lìnmì 病症名。见《金匮要略·五脏风寒积聚病脉证并治》。《素问·六元正纪大论》称淋闷。淋，小便涩痛，淋漓不爽；秘，小便秘涩难通。详见淋、癃闭条。

淋渫法 lìnxièfǎ 外治法。出《圣济总录》。适用于外伤疼痛肿胀之证。用桂附散（《圣济总录》：桂去粗皮，生附子去皮脐，白矾、细辛去苗叶，白芷、五加皮、桑叶），水煎沸，浸洗患处。

淋浊 lìnzhuó ❶淋病与浊病的合称。详见淋、浊条。❷性病之一种（见《赤水玄珠·赤白浊》）。症见尿时阴茎痛，精浊下滴如败脓，有恶臭。治宜解毒败浊。用八正散加草薢、土茯苓等。参见淋条。

蔺道人 lìndàorén 唐代僧人，骨伤科医学家。长安（今陕西西安）人。唐会昌年间（841～846年）四处游走，并为人医治骨伤疾患。撰有《仙授理伤续断秘方》，是我国现存较早的骨伤科专书。在正骨手法、脱臼、骨折处理等方面有较突出的贡献。

ling

灵磁石 língcíshí 磁石之处方名。详该条。

灵道 língdào 经穴名。代号HT4。出《针灸甲乙经》。属手少阴心经。经穴。位于前臂掌侧，当尺侧腕屈肌腱桡侧缘，腕横纹上1.5寸处。主治心绞痛、失语、癔病、腕臂痛、尺神经痛。直刺0.3～0.5寸。灸3～5分钟。

灵根 línggēn 即舌。详该条。

灵龟八法 língguībāfǎ 又名灵龟飞腾、飞腾八法、奇经纳卦法。其法以奇经八脉的八穴为基础，配合八卦、九宫和天干、地支的变易，来推算人体气血盛衰情况，决定某日某时治病应取的穴位。一般取主穴和配穴各一个。从总体来看，此法认识到人体经脉气血受自然界日、时变异的影响，有一定的合理因素，但因采取了机械的治疗模式，有待今后在科学研究和临床实践中进一步探讨。

灵龟飞腾 língguīfēiténg 即灵龟八法。详该条。

灵枢 língshū 即《灵枢经》。详该条。

灵枢经 língshūjīng 医书。又名《灵枢》《黄帝内经灵枢》，为《内经》组成部分之一。原书9卷，共81篇，又名《针经》，别称《九卷》。隋唐之际出现多种不同名称的传本，包括《九灵》《九墟》和《灵枢》。宋代以后原本及传本大多散佚，现存《灵枢》传本系南宋史崧据其家藏9卷本重新编校，改为24卷。该书与《素问》所论述的内容相近，尤详于经络、针灸而略于运气学说，在介绍基础理论和临床方面则与《素问》内容互有补充阐发，是研究我国战国时期医学理论、特别是针灸疗法的重要文献，素为历代医家所重视。现有多种刊印本。参见黄帝内经条。

灵枢经白话解 língshūjīngbáihuàjiě 书名。陈璧琉、郑卓人合编。是《灵枢》语释本的一种。该书按照原书的编次，每篇首列题解，然后逐节先引原文，后加语译及必要的注文。释文浅要，可供研究学习《灵枢》参考。1962年由人民卫生出版社出版。

灵枢经语释 língshūjīngyǔshì 医书。山东中医学院编。是《灵枢》语释本的一种。按原书编次，每篇分本篇大意、原文及词解等项。所译原文对于理解学习《灵枢》有一定帮助。1962年由山东人民出版社出版。

灵枢素问节要浅注 língshūsùwènjiéyàoqiǎn

zhù 医书。又名《灵素节要浅注》，12 卷。清·陈念祖集注，刊于 1865 年。该书分类选辑《内经》原文，加以浅要注释，共分道生、藏象、经络、运气、望色、闻声、问察、审治、生死、杂论、脉诊、病机 12 类。现有《陈修园医书十六种》本。

灵枢注证发微 língshūzhùzhèngfāwēi 医书。又名《黄帝内经灵枢注证发微》。9 卷。明·马莳注，刊于 1588 年。该书是《灵枢》全注本中的一种。原文据南宋史崧传本分为 81 篇，注释体例与《素问注证发微》同，书中附有人体经脉腧穴图解。

灵台 língtái 经穴名。代号 DU10。出《素问·气府论》王冰注。属督脉，位于第六、七胸椎棘突之间。主治咳嗽、气喘、痈疽、疔疮、脊背痛。向上斜刺 0.5～1 寸。灸 3～7 壮或 5～15 分钟。

灵仙 língxiān 威灵仙之简称。详该条。

灵墟 língxū 经穴名。代号 KI24。出《针灸甲乙经》。属足少阴肾经。位于第三肋间隙，距胸正中线 2 寸处。主治咳嗽、气喘、呕吐、肋间神经痛、乳腺炎等。向外斜刺或平刺 0.5～0.8 寸，禁深刺。灸 3～5 壮或 5～10 分钟。

灵芝草 língzhīcǎo 中药名。出明·兰茂《滇南本草》。别名木灵芝、菌灵芝。为多孔菌科植物紫芝 *Ganoderma japonicum*（Fr.）Lloyd 或赤芝 *G. lucidum*（Leyss. ex Fr.）karst 的全株。紫芝分布于华南与浙江、福建等地，赤芝分布于华东、西南、华南与河北、山西。现多用人工培育。甘，平。入心、肺、肝、肾、经。补气安神，止咳平喘。治虚劳、咳喘、头晕失眠、消化不良、慢性气管炎、白细胞减少症、高胆固醇血症。内服：煎汤，6～12 克；粉剂，每次 0.9～1.5 克。日服二次，或浸酒饮。紫芝及赤芝均含麦角甾醇、甘露醇、树脂等。紫芝含甜菜

碱、γ-三甲胺基丁酸等生物碱。赤芝含 15 种氨基酸，4 种肽和 4 种生物碱。水提液、乙醇提取液对小鼠有止咳、祛痰作用。赤芝发酵液和菌丝体均有明显的强心作用，可提高小鼠耐缺氧的能力，改善心肌供血。灵芝注射液有较弱的降血清胆固醇与保肝作用。

灵脂 língzhī 五灵脂之简称。详该条。

苓甘五味姜辛汤 línggānwǔwèijiāngxīntāng 《金匮要略》方。茯苓四两，甘草、干姜、细辛各三两，五味子半升。水煎，分六次服，日三次，功能温肺化饮。治服桂苓五味甘草汤后，冲气已平，寒饮未去，而反咳嗽胸满者。近代常用于慢性支气管炎，肺气肿等证属寒痰者，具有散中有收，开中有合，标本兼顾，温肺化饮之功。

苓桂术甘汤 língguìzhúgāntāng 即茯苓桂枝白术甘草汤。详该条。

铃铛菜 língdāngcài 玉竹之别名。详该条。

铃兰 línglán 中药名。见《东北药用植物志》。别名草玉铃。为百合科植物铃兰 *Convallaria keiskei* Miq. 的全草及根。分布于东北及河北、山东、河南、陕西、山西等地。苦，温，有毒。温阳利水。治充血性心力衰竭、浮肿。内服：煎汤，1～3 克；研末吞，一次 0.3 克，一日量为 1 克。应用过量可出现房室及室内传导阻滞，使用时应注意心律变化。急性心肌炎忌用。本品含铃兰毒苷、铃兰毒醇苷、铃兰苦苷等。全草浸剂或醇提取物有强心作用（根部及叶柄作用最强），与毒毛旋花子苷相似，口服吸收不恒定，故需注射给药。铃兰有镇静乃至催眠作用。

铃医 língyī 又名走方医。指旧往来于民间的一种医生。他们一般能使用一种或几种方法（草药、针灸、推拿手法等）为人治病。由于多以串铃招呼病家，故名。

凌霄花 língxiāohuā 中药名。出《新修本草》。别名堕胎花。为紫葳科植物紫葳 *Camp-*

sis grandiflora（Thunb.）Loisel. 花。主产于江苏、浙江等地。辛、酸，寒。入肝、心包经。破瘀通经，凉血祛风。治瘀滞经闭、痛经、癥瘕、血热皮肤瘙痒，煎服：3～9克。研末搽，治湿癣。孕妇忌服。

凌云骨 língyúngǔ 骨名。额骨额鳞的额面。《医宗金鉴·正骨心法要旨》："凌云骨，在前发际下，即正中额骨。"

陵草 língcǎo 零陵香之别名。详该条。

菱 líng 中药名。出《名医别录》。为菱科植物菱 *Trapa bispinosa* Roxb. 的种子。甘，凉。生食：清热，除烦，止渴。熟食：益气健脾。本品除含丰富的淀粉、葡萄糖、蛋白质外，还含有抗腹水肝癌 AH-13 作用的麦角甾四烯-4、6、8（14）、22-酮-3 和 22-二氢豆甾烯-4-酮-3、6 以及 p-谷甾醇。体内试验醇浸出液对艾氏腹水癌有抗癌作用。

菱角菜 língjiǎocài 荠菜之别名。详该条。

菱壳 língké 中药名。出《本草纲目拾遗》。为菱科植物菱 *Trapa bispinosa* Roxb. 的果壳。甘、涩，平。止泻，收敛，解毒，消肿。治泄泻、痢疾、便血、胃溃疡。内服：煎汤，30～60克；烧存性，研末油调敷，治痔疮、天泡疮、黄水疮及无名肿毒；煎水洗，治脱肛。本品含鞣质等。

羚角钩藤汤 língjiǎogōuténgtāng《通俗伤寒论》方。羚羊角一钱五分，桑叶二钱，川贝母四钱，鲜生地五钱，钩藤、菊花、茯神、白芍药各三钱，生甘草八分，鲜竹茹五钱。水煎服。功能平肝息风，清热止痉。治肝经热盛，热极动风而致的高热不退、烦闷躁扰、手足抽搐，甚至神昏，发为痉厥，舌绛而干，脉弦而数，及妊妇子痫、产后惊风等症。

羚翘解毒丸 língqiáojiědúwán 中成药。金银花、连翘各 375 克，桔梗、牛蒡子、薄荷各 250 克，竹叶、荆芥穗各 185 克，甘草、豆豉各 155 克，羚羊角 7.5 克。蜜丸，每服 6～12克，日二次。治外感风热、憎寒发热、四肢酸懒、头痛咳嗽、咽喉肿痛。本方为《温病条辨》银翘散加味。

羚羊角 língyángjiǎo 中药名。出《神农本草经》。为牛科动物赛加羚羊 *Saiga tatarica* L. 的角。主产于新疆。咸，寒。入肝、心经。平肝息风，清热镇惊，解毒。治热盛神昏、痉厥、谵语、发狂、头痛、眩晕、目赤翳膜。内服：研末服，0.3～0.6克；磨汁服，0.9～1.5克；或镑片另煎冲服，1～3克。本品含磷酸钙及多量含硫量极少的角蛋白。煎剂对人工发热兔有解热作用，对小鼠有轻度抗惊厥作用，并有镇痛和增强动物耐缺氧的作用。

羚羊角散 língyángjiǎosǎn ❶《济生方》方。羚羊角、独活、炒枣仁、五加皮各五分，炒薏苡仁、防风、酒当归、川芎、茯神、杏仁各四分，木香、炙甘草各二分五厘。为粗末，每服四钱，加生姜五片，水煎服。治妊娠中风，头项强直，筋脉挛急，言语謇涩，痰涎不消，或子痫搐搦，不省人事。❷《太平圣惠方》方。①羚羊角、犀角、防风、茯神、柴胡、麦冬、人参、葛根、炙甘草、炒枳壳各一分，石膏、龙齿各五钱。为粗末，每服三钱，水煎服。治伤寒阳痉，身热无汗，恶寒，头项强直，四肢疼痛，烦躁心悸，睡卧不宁。②羚羊角、蘘荷各一两，栀子仁七枚，牡丹皮、赤芍药、黄连各一分，犀角五钱。为粗末，每服一钱，水煎去滓服。治小儿中蛊毒，腹内坚如石，面目青黄，小便淋漓。

羚羊角汤 língyángjiǎotāng《医醇賸义》方。羚羊角、菊花各二钱，龟甲、石决明各八钱，生地黄六钱，白芍药、柴胡、薄荷、蝉蜕各一钱，夏枯草、牡丹皮各一钱五分，大枣十枚。水煎服。治肝肾不足，肝阳上亢，肝风内动，症见头痛如劈、痛连目珠、眩晕、手指震颤，甚则四肢抽搐者。

零陵香 línglíngxiāng　中药名。出《本草拾遗》。别名陵草。为报春花科植物灵香草 *Lysimachia foenum – graecum* Hance 的带根全草。产于广东、广西、四川、贵州等地。辛、甘，温。祛风寒，止痛。治感冒头痛、胸腹胀满、下利，煎服：4.5～9克。治牙痛，研末掺或煎水含漱。治蛔虫病，4.5～15克，水煎，睡前一次服。

领 lǐng　颈项部。《灵枢·痈疽》："疽者，上之皮夭以坚，上如牛领之皮。"

liu

刘纯 liúchún　明代（14世纪）医家。字宗厚，祖籍淮南，后移居咸宁（今属陕西）。精于医学，根据《素问》及张仲景《伤寒论》的医理，补入后世方治，编成《伤寒治例》一书。另将明代医家徐用诚《医学折衷》加以增益，改名为《玉机微义》。此外，还著有《医经小学》等书。

刘方明 liúfāngmíng　见刘昉条。

刘昉 liúfǎng　（约1080—1150）宋代官吏，兼长医书编辑。字方明。广东海阳（今潮安县）人。1124年任龙图阁（国家存放图书典籍等的处所）学士，故人又称他刘龙图。重视儿科学，曾主持编写《幼幼新书》一书。该书内容丰富，对小儿初生护理以至各种疾患的证治记述很详，并采集不少民间单方、验方，在我国儿科学史上有相当地位。

刘翰 liúhàn　（919—990）宋代医官。临津（今河北临津）人。曾任后周翰林医官。963年宋廷太常寺考试医官，以刘翰为优。972年任尚药奉御。973年奉命与马志等人一起校定本草，编成《开宝新详定本草》20卷。979年升任翰林医官使。

刘河间 liúhéjiān　见刘完素条。

刘河间医学六书 liúhéjiānyīxuéliùshū　医学丛书。简称《河间六书》。金·刘完素等撰，明·吴勉学等编校。刊于14世纪。包括刘完素所撰《黄帝素问宣明论方》《素问玄机原病式》《素问病机气宜保命集》《伤寒直格论方》《伤寒标本心法类萃》及马宗素撰《伤寒医鉴》。

刘寄奴 liújìnú　中药名。出《新修本草》。别名六月霜、化食丹。为菊科植物奇蒿 *Artemisia anomala* S. Moore 的全草。主产于浙江、江苏、江西等地。辛、苦，温。入心、肝、脾经。活血通经，消食除胀。治经闭腹痛、产后瘀阻、跌打损伤、食积腹胀、肠炎、痢疾，煎服：9～15克。鲜草捣烂敷，治乳腺炎；研末外用，治创伤出血。孕妇忌服。本品含挥发油。

刘涓子 liújuānzǐ　（约370—450）晋末外科医家。京口（今镇江）人。善医学，尤精外科术。义熙六年（410）隋刘裕北征，有被创者以药涂之即愈。后居秣陵，撰《刘涓子鬼遗方》10卷，永元元年（499）由龚庆宣编定。今存本5卷，分述痈疽病因与鉴别诊断、金创外伤治法，以及疔、癣、发秃等，是中国现存最早的外科专书。其判断化脓性感染与否、脓已成之波动感、面危险三角、纸捻引流、肠脱出治疗等技术均达到了先进水平。

刘涓子鬼遗方 liújuānzǐguǐyífāng　我国现存较早的外科专著。原书10卷，现存5卷。晋末刘涓子传，南齐·龚庆宣整理。约撰于5世纪。托名"黄父鬼"所遗。该书分述痈疽病因与鉴别，金疮外伤治法，痈疽、发背、妇人妒乳、乳结肿等病的治疗，黄父痈疽论，痈疽药方以及疥癣、面瘖、发颊、瘰疬、小儿头痛、热毒、竹木所刺、火伤等病治方。反映了古代外科成就和医疗经验，但内容编排较凌乱。新中国成立后有影印本。

刘奎 liúkuí 清代官吏兼医家。字文甫，号松峰，山东诸城人。先为官，中年之后研读家藏医书，尤其对疫病颇有研究。认为疫病范围很广，除温疫外，还有杂疫、寒疫等，与其子刘秉锦于1790年编撰《松峰说疫》。同年，父子二人还将吴又可《温疫论》一书分类论述，参以己见，编成《温疫论类编》。

刘龙图 liúlóngtú 见刘昉条。

刘梦得 liúmèngdé 见刘禹锡条。

刘守真 liúshǒuzhēn 见刘完素条。

刘完素 liúwánsù （约1120—1200）金代著名医学家，金元四大家之一。字守真，自号通玄处士。河间（今河北河间县）人。又称刘河间。著有《素问玄机原病式》《素问病机气宜保命集》《素问要旨论》《伤寒直格》《伤寒标本心法类萃》《宣明论方》《三消论》等书。重视《内经》理论，并有所发挥。根据当时疾病流行，医者用辛燥法治疗无效等情况，提出火热为导致多种证候的原因（"六气皆从火化"），总结热性病的治疗原则，提出辛凉解表和泻热养阴的疗法。后世称他为寒凉派的倡导者，并为明清温热学派的形成奠定了基础。

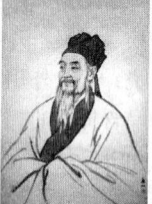

刘完素

刘文泰 liúwéntài 明代医官。故里不详。曾于1503年奉孝宗命任总裁修定本草，两年后成《本草品汇精要》42卷。该书以《政和本草》为蓝本，载药1815种，分24项，并予提要说明，附彩图1358幅，精美逼真。后因治孝宗病，药后孝宗烦躁而殁，遭遭成，《本草品汇精要》存内府。1937年虽有排印本行世，但彩图只有摹绘流传。

刘禹锡 liúyǔxī（772—842）字梦得。河南洛阳人。重视民间防治疾病的经验，编有《传信方》。

留罐法 liúguànfǎ 拔罐法的一种。亦称坐罐法。拔罐后让火罐留在吸着的穴位上不去动它。一般留置10~15分钟。镇痛效果较好。此法吸着力强，夏季或皮肤较嫩的部位留罐时间不宜过长，否则皮肤上会出现水泡。

留气法 liúqìfǎ 针刺手法名。或称流气法。《金针赋》："留气之诀，痃癖癥瘕，刺七分，用纯阳，然后乃直插针，气来深刺，提针再停。"其法先进针0.7寸，行紧按慢提9数，得气后进入1寸深处，略作伸提，再退回原处。

留求子 liúqiúzǐ 使君子之别名。详该条。

留行子 liúxíngzǐ 即王不留行。详该条。

留饮 liúyǐn 痰饮病的一种。出《金匮要略·痰饮咳嗽病脉证并治》。因饮邪日久不化，留而不去，故名。留饮积蓄而不散者，名积饮。症可由留积部位不同而异。如饮留于背，影响督脉阳气上升则背寒；饮留于胁，肝胆气机失畅则胁下痛引缺盆；饮留于胸，胸阳受遏则短气而喘；饮留经络则四肢历节痛；饮留于脾则腹肿身重；饮留于肾则囊肿、足胫肿。如中阳不复，旧饮虽暂得排泄，新饮又可再留积，故迁延难愈。治疗先当逐饮，后宜健脾温肾，扶正化饮。参见痰饮条。

留针 liúzhēn 针刺术语。出《灵枢·终始》。针刺入穴位得气后，根据病情的需要将针留置穴内不动，经过一定时间再行出针。《灵枢·阴阳清浊》："故刺阴者，深而留之。"留针时间的长短应根据病情而定，一般为20分钟左右，长者可达数小时。

留针拔罐法 liúzhēnbáguànfǎ 拔罐法之一。将针留于穴内，针柄上捻裹酒精棉球，先将棉球点燃，利用火焰热力排去空气，使罐内产生负压，将罐吸着皮肤。参见拔罐法条。

留针补泻 liúzhēnbǔxiè 针刺手法。在留针的同时采用不同的操作手法来进行补泻。留针的补法，是静以久留，以气至为故，宜轻微地捻转，得气之后根据补气多少适时出针。《素问·离合真邪论》："静以久留，以气至为故。如待所贵，不知日暮。其气以至，适而自护。"泻法的留针在于散邪，故气之后应持续捻转，使邪气尽散，即行出针。《素问·针解》："刺实须其虚者，留针，阴气隆至，乃去针也。"

流金凌木 liújīnlíngmù 病症名。清·黄庭镜《目经大成》："此症无甚大弊，但三处两处似膜非脂，从气轮（属肺金）而蚀风轮（属肝木），故曰流金凌木。状如胬肉攀睛，然色白而薄，位且不定。"类似假性翼状胬肉。

流浸膏剂 liújìngāojì 中药剂型。将药材用适宜的溶剂提取，蒸去部分溶剂，调整浓度至规定标准的制剂。

流泪症 liúlèizhèng 病症名。非情志因素而两眼时时流泪的病症。可分冷泪和热泪。详各条。

流气饮 liúqìyǐn《太平惠民和剂局方》方。炮大黄、川芎、菊花、炒牛蒡子、细辛、防风、栀子、炒白蒺藜、黄芩、炙甘草、玄参、蔓荆子、木贼各一两，苍术二两，草决明一两五钱。为末，每服二钱五分，睡前冷酒调服。治肝血不足，风热上攻，眼目昏暗，视物不明，眼前黑花，当风多泪，怕光羞明，眵多赤肿，隐涩难睁，或生障翳，倒睫拳毛，眼眩赤烂。

流气饮子 liúqìyǐnzi《全生指迷方》方。苏叶、乌药、青皮、桔梗、茯苓、当归、芍药、黄芪、枳实、半夏、防风各五钱，炙甘草、川芎、橘皮各三分，槟榔一两，木香一分。为粗末，每服五钱，加生姜三片，大枣一枚，水煎服。治气攻肩背胁肋，走注疼痛，及痞胀呕喘，浮肿脚气。

流痰 liútán 病名。骨关节慢性破坏性疾病兼有脓肿者。见清·余景和《外证医案汇编》。本病变在破坏过程中少有新骨形成。脓肿形成后可以流窜，溃后脓液稀薄如痰，故称流痰。近代认为本病是无头疽的一种，相当于骨与关节结核。多发于儿童和青年，患者常有肺结核病史，发病部位以脊椎、髋关节多见，其次为膝、踝、肩、肘、腕关节。因病位不同又有龟背痰、环跳流痰、鹤膝痰、穿踝痰等名称。其病因多为先天不足，或久病肾阴亏损，骨髓不充，外邪乘虚而入，痰浊凝聚；或跌扑损伤，气血不和。病初局部酸胀微肿，不红、不热、不痛；久则漫肿疼痛，成脓，周围肌肉萎缩；后期由于阴亏火旺，可有午后潮热盗汗、身困无力、少食，溃流清稀脓液及败絮样物，久则疮口凹陷，周围色紫，形成窦道，不易收口。初期宜补益肝肾，温经化痰为主，用阳和汤之类；中期宜扶正托毒；后期疮溃脓成，难于收口，当重在扶正。气血亏损者，用人参养荣汤；阴虚火旺者，用大补阴丸之类；窦道形成，应配合外用七仙条（《药奁启秘》：白降丹、红升丹、熟石膏、冰片）或千金散（经验方：制乳香15克，制没药15克，飞朱砂15克，煅白矾6克，赤石脂15克，炒五倍子15克，煅雄黄15克，醋制蛇含石15克）粘附药线插入管内，亦可行手术治疗。

流涎 liúxián 病症名。口角流涎，难以控制。多为脾热或脾胃虚寒，升降失常，不能收摄所致。参见脾热多涎、脾冷多涎、脾虚多涎等条。

流行性乙型脑炎 liúxíngxìngyǐxíngnǎoyán 病名。由乙型脑炎病毒引起、蚊子传播的急性传病。属于暑温的范围。多发于夏秋之际。其特征是发病急，病情变化大。临床表现为高热、头痛、呕吐、嗜睡、惊厥、昏迷等。如以突然惊厥、昏迷而发病，则为暑风、暑厥。暑热之邪可夹有湿邪，先由卫分而入，即传阳明气分，进而气营两燔，蒙闭清窍，风火相煽，甚则内闭外脱。中医治疗可取得较好的效果。治法：以辛凉清透、芳香化浊为主，初起邪尚在表，用新加香薷饮；热重者，用白虎汤加银花、连翘、菊花、鲜藿香、鲜佩兰以清热解毒，芳香化湿。如暑湿内陷，出现昏迷、惊厥，应急予芳香开窍，平肝息风，可用甘露消毒丹加石膏、知母、钩藤、桑枝之类；如高热持续，深度昏迷，四肢痉挛极重者，可选安宫牛黄丸、紫雪丹、至宝丹；心力衰竭，用生脉散；呼吸衰竭，可取膻中、中府、肺俞等穴，用10%人参注射液穴位注射。与此同时，必须中西医密切配合，严密观察病情变化，加强支持疗法及护理工作，防止继发感染和褥疮的发生。

流饮 liúyǐn 病名。出《诸病源候论·痰饮病诸候》。①即狭义痰饮。详痰饮条。②指痰饮流注无定者。《杂病源流犀烛·痰饮源流》："流饮，饮水流行，遍体俱注无定在是也。宜三花神祐丸。"参见痰饮条。

流注 liúzhù 病名。见《仙传外科集验方》。肢体深部组织的化脓性疾病。由于其毒邪走窜不定，随处可生，故名。常因气血虚弱使肢体深部发病，肌肉组织结块或漫肿，有单发或多发，久而成脓，溃后脓尽可愈。由于发病原因、部位及表现的不同，又分为湿痰流注、瘀血流注、暑湿流注、缩脚流注等。详各条。

流注八穴 liúzhùbāxué 出《针经指南》。即八脉交会穴。详该条。

流注疬 liúzhùlì 病名。为瘰疬生于遍身者。又名千岁疮。《医宗金鉴》："生于遍身，漫肿而软，囊内含硬核者，名流注疬。"详瘰疬条。

流注指要赋 liúzhùzhǐyàofù 针灸著作。又名《窦太师流经指要赋》《通玄指要赋》。1卷。元·窦杰撰。刊于1232年。内容主要是根据临床常用43个针灸要穴之主治编成的歌赋。后附针灸补泻等几篇短论。现存1936年与《外科精义》合刊的《丛书集成》影印本。

硫黄 liúhuáng 即石硫黄。详该条。

瘤 liú 病名。见东汉许慎《说文解字》。又名瘤赘。中医文献记载，瘤的名目较多。《三因极一病证方论》载有六瘤，即骨瘤、脂瘤、肉瘤、脓瘤、血瘤、石瘤。多因七情劳欲，复感外邪，脏腑失调，聚瘀生痰，随气留滞凝结而成。症见体表出现肿物，界限分明，色白而肿痛，赘生物如拳如榴；有的可破溃化脓，病程漫长。治宜化痰行瘀，软坚散结。宜根据瘤的不同病理而选方。参见气瘤、肉瘤、脂瘤、血瘤、筋瘤等各条。

瘤赘 liúzhuì 出《疡科选粹》。即瘤。详该条。

柳花散 liǔhuāsǎn 《外科正宗》方。黄柏一两，青黛三钱，肉桂一钱，冰片二分。为末，搽在口内疮面。治口疮斑点，表面黄白色，周围颜色淡红，甚则舌光陷露龟纹，口不渴，脉虚细。

柳选四家医案 liǔxuǎnsìjiāyī'àn 医书。清·柳宝诒选评。刊于1904年。包括尤在泾《静香楼医案》2卷；曹仁伯《继志堂医案》2卷；王旭高《环溪草堂医案》3卷；张仲华《爱庐医案》24条。柳氏编选医案，按病类拟定总目，总目下根据不同的病症又分子目，便于读者查阅。医案以内科杂病为主，理、法、方、药较为完备，按语亦较简明中肯。新中国成立后有排印本。

柳叶 liǔyè 中药名。出《神农本草经》。为杨柳科植物垂柳 Salix babylonica L. 的叶。我国大部分地区均有分布。苦，凉。清热解毒，透疹，利尿。治疗疮疖肿毒、慢性气管炎、湿热黄疸、痧疹透发不畅、尿道炎、膀胱结石、甲状腺肿、乳腺炎，煎服：9～15

克，鲜品 30～60 克。亦可熬膏外涂。治漆疮、皮肤瘙痒，煎水洗。

柳叶桃 liǔyètáo　夹竹桃之别名。详该条。

柳州医话 liǔzhōuyīhuà　清·魏之琇著。见魏之琇条。

六腑 liùfǔ　❶胆、胃、大肠、小肠、三焦、膀胱六个器官的合称。具有出纳、转输、传化水谷的共同功能。《灵枢·本脏》："六腑者，所以化水谷而行津液者也。"❷推拿部位名。出陈氏《小儿按摩经》。①位于前臂屈侧尺侧边，自肘至腕一线（《小儿按摩经》）。②位于前臂伸侧，自肘至腕一线（《幼科铁镜》）。常用推法。旧法强调：男儿在左臂自肘推至腕，称退下六腑，性凉，主泻。女孩则在右臂自腕推至肘，称推上六腑。现不分男女，皆推左手，取退下六腑之法。治脏腑热，遍身潮热，大便秘结，小便赤涩，神志昏沉，热泻等。

六腑咳 liùfǔké　五脏咳证日久，累及其相应六腑，气机失司而发生的综合病症。《素问·咳论》："六腑之咳奈何？安所受病？五脏之久咳乃移于六腑。脾咳不已，则胃受之，胃咳之状，咳而呕……"参见五脏咳条。

六腑气 liùfǔqì　六腑气化功能失调的特征。《灵枢·九针论》："六腑气，胆为怒，胃为气逆哕，大肠小肠为泄，膀胱不约为遗溺，下焦溢为水。"

六腑以通为用 liùfǔyǐtōngwéiyòng　《素问·五脏别论》："六腑者，传化物而不藏。"指出了六腑共同的生理功能特点，举凡胃的腐熟水谷、主降浊，胆的疏泄胆汁，小肠的泌别清浊，大肠的传泻糟粕，膀胱的排泄小便，三焦的通调水道等，都是传而不藏的。要使六腑的出纳、消化、转输等主要功能得以正常进行，必须保持其通畅无阻。后世从大量的临床实践中总结出"六腑以通为用"

的理论，对六腑病症的治疗具有指导意义。

六合 liùhé　经别按十二经脉的表里关系分成的六对组合，故名。即以足太阳经别、足少阴经别为一合，足少阳经别、足厥阴经别为二合，足阳明经别、足太阴经别为三合，手太阳经别、手少阴经别为四合，手少阳经别、手厥阴经别为五合，手阳明经别、手太阴经别为六合。见《灵枢·经别》。

六合定中丸 liùhédìngzhōngwán　中成药。藿香 24 克，赤茯苓 72 克，紫苏叶 24 克，厚朴 72 克，枳壳 72 克，甘草 72 克，香薷 24 克，桔梗 72 克，麦芽 288 克，白扁豆 24 克，木瓜 72 克，谷芽 288 克，木香 54 克，橘皮 72 克，神曲 288 克，檀香 54 克，山楂 72 克。蜜丸，每服 18 克，或水丸，每服 6 克，日二次。治中暑夹湿，发热发冷，头痛胀满，恶心呕吐，腹痛泄泻，四肢酸懒。本方为《医方易简新编》原方加减。

六和汤 liùhétāng　《太平惠民和剂局方》方。砂仁、半夏、杏仁、人参、炙甘草各一两，茯苓、藿香叶、姜汁炒白扁豆、木瓜各二两，香薷、姜厚朴各四两。为粗末，每服四钱，加生姜三片，枣一枚，水煎，不拘时服。治心脾不调，气不升降，霍乱转筋，呕吐泄泻，寒热交作，痰喘咳嗽，胸膈痞满，头目昏痛，肢体浮肿，嗜卧倦怠，小便赤涩，并伤寒阴阳不分，冒暑伏热烦闷，或成痢疾，中满烦渴畏食，妇人胎前产后。

六极 liùjí　出《金匮要略·脏腑经络先后病脉证并治》。六种极度虚损的病症。《诸病源候论·虚劳候》："六极者，一曰气极，令人内虚，五脏不足，邪气多，正气少，不欲言。二曰血极，令人无颜色，眉发堕落，忽忽喜忘。三曰筋极，令人数转筋，十指爪甲皆痛，苦倦不能久立。四曰骨极，令人酸削，齿苦痛，手足烦疼，不可以立，不欲行动。五曰肌极，令人羸瘦无润泽，饮食不生肌肤。六曰精极，令人少气，噏噏然内虚，五脏气不足。发毛落，悲伤喜忘。"《千金要方》以六极为气极、脉极、筋极、肉极、骨极、精极。

六筋 liùjīn 推拿穴位名。见陈氏《小儿按摩经》。位于腕部掌侧，自桡侧起至尺侧，依次分别为赤筋（浮筋）、青筋（阳筋）、总筋、赤淡黄筋（心筋）、白筋（阴筋）、黑筋（肾筋）。《小儿按摩经》："六筋专治脾肺热，遍身湿热大便结，人事昏沉总可推。"

六经 liùjīng 出《内经》。太阳经、阳明经、少阳经、太阴经、少阴经、厥阴经的合称。按十二经脉的走向分为手六经和足六经。《伤寒论》以足六经及其所属脏腑的生理、病理、症状等，作为外感热病辨证分型的纲领。参见六经辨证条。

六经辨证 liùjīngbiànzhèng 《伤寒论》的辨证方法。六经，即太阳、阳明、少阳、太阴、少阴、厥阴。是东汉·张仲景在《内经》六经的基础上，结合外感热病传变情况总结出来的六个辨证纲领，亦即外感病过程中六个深浅阶段的综合证候。六经彼此间是互相联系的，可以合病、并病和互相传变，不能截然分开。

六经病 liùjīngbìng 指《伤寒论》中的太阳病、阳明病、少阳病、太阴病、少阴病、厥阴病。分称三阳病、三阴病。《伤寒来苏集》："六经之为病，不是六经之伤寒，乃六经分司诸病之提纲，非专为伤寒一证立法也。"《伤寒论》把外感热病在演变过程中所产生的各种证候，依据所侵犯的经络、脏腑、病变的部位、受邪的轻重、邪正的盛衰，分成阴、阳、表、里、寒、热、虚、实，归纳为六个不同的证候类型，并指出各经的主要脉证、传变规律和治疗方法是辨证论治的基本法则。有关六经病的理、法、方、药，对内科杂病和其他各科的一些病症有重要的借鉴和参考意义。详见太阳病、阳明病、少阳病、太阴病、少阴病、厥阴病各条。

六经伤寒辨证 liùjīngshānghánbiànzhèng 书名。4 卷。清·蔡宗玉辑，林昌彝补方。刊于 1873 年。蔡氏用分经辨证的形式，论述伤寒在临床过程中所表现的各种证候。每一证候采用归纳《伤寒论》原文等形式，介绍发生诸证的病因、病理和治法，并根据兼证、脉象的不同，对比所述证候的同中之异。后林氏在此基础上汇辑了治疗方剂，并将全书予以补订，增加了有关温病、疫痧、霍乱等证治内容。

六经提纲 liùjīngtígāng 伤寒病六经辨证的纲领。是从《伤寒论》条文中提出来的。清·柯琴《伤寒来苏集》卷一："仲景作论大法，六经各立病机一条，提揭一经纲领，必择本经至当之脉症而表章之。"六经提纲为："太阳之为病，脉浮，头项强痛而恶寒。""阳明之为病，胃家实也。""少阳之为病，口苦，咽干，目眩也。""太阴之为病，腹满而吐，食不下，自利益甚，时腹自痛，若下之，必胸下结硬。""少阴之为病，脉微细，但欲寐也。""厥阴之为病，消渴，气上撞心，心中疼热，饥而不欲食，食则吐蛔，下之利不止。"

六君子汤 liùjūnzǐtāng 《妇人良方》方。陈皮一钱，半夏一钱，茯苓二钱，甘草一钱，人参二钱，白术二钱。水煎服。功能益气化痰。治脾胃气虚而兼痰湿，症见气短咳嗽，痰白清稀。也用于慢性气管炎而见上症者。

六科证治准绳 liùkēzhèngzhìzhǔnshéng 即《证治准绳》。详该条。

六醴斋医书十种 liùlǐzhāiyīshūshízhǒng 丛书名。清·程永培辑。刊于 1794 年。包括《褚氏遗书》《肘后备急方》《元和纪用经》《苏沈良方》《十药神书》《加减灵秘十八方》《韩氏医通》《痘疹传心录》《折肱漫录》和《慎柔五书》。

六六蛇药 liùliùshéyào 杭州药物试验场方。见《赤脚医生杂志》1974 年 3 期。半边莲 250 克，巴豆霜、黄柏、青木香、姜半夏各 125 克，蜈蚣 40 克。水丸。每服 1 克，重症加倍，如服药 6 小时后仍无大便，可再服用，至腹泻为止。治毒蛇咬伤。

六六之节 liùliùzhījié 节，度数。古人以甲子纪天度，六十日甲子一周而为一节，六节为六个甲子，即六个六十天，合为一岁，故称。《素问·六节藏象论》："天以六六之节，以成一岁。"

六脉 liùmài ❶三阴三阳经脉的合称。《素问·阴阳类论》："此六脉者，乍阴乍阳，并属相并。" ❷六种脉象。《难经·四难》："非有六脉俱动也，谓浮、沉、长、短、滑、涩也。" ❸两手寸关尺三部脉的合称（见《脉经》）。

六气 liùqì ❶人体气、血、津、液、精、脉六种基本物质。因其均发生于后天水谷精气，故名（《灵枢·决气》）。❷风、热（暑）、湿、火、燥、寒等六种气候，亦称六元（《素问·天元纪大论》）。

六曲 liùqū 神曲之别名。详该条。

六神曲 liùshénqū 神曲之处方名。详该条。

六神丸 liùshénwán ❶雷氏方。见《全国中成药处方集》。麝香 4.5 克，牛黄 4.5 克，冰片 3 克，珍珠 4.5 克，蟾酥 3 克，雄黄 3 克。水丸，百草霜为衣，每服 30 毫克，日 1～2 次，噙化或温开水送服；外敷时取开水或米醋溶成糊状。功能解毒，消肿，止痛。治烂喉丹痧，喉风，乳蛾，咽喉肿痛，咽下困难，痈疽疮疖。❷《景岳全书》引《良方》方。神曲、炒麦芽、茯苓、炒枳壳、煨木香、炒黄连各等分。糊丸，桐子大，每服五十丸。治食积兼热，赤白痢疾，或腹痛不食，久而不止。

六味地黄汤 liùwèidìhuángtāng 即六味地黄丸作汤剂。

六味地黄丸 liùwèidìhuángwán 原名地黄丸，又名六味丸。《小儿药证直诀》方。熟地黄八钱，山药四钱，山茱萸四钱，茯苓三钱，泽泻三钱，牡丹皮三钱。蜜丸，每服三钱，日二次，开水或淡盐水送服。功能滋补肝肾。治肝肾阴虚，虚火上炎而致的腰膝酸软、头目眩晕、耳鸣耳聋、盗汗遗精，或骨蒸潮热，或手足心热，或消渴，或虚火牙痛，舌燥喉痛，舌红少苔，脉细数。也用于慢性肾炎、高血压病、糖尿病、神经衰弱、甲状腺功能亢进、早期老年性白内障、肺结核等属肝肾阴虚者。实验研究：本方能明显降低肾性高血压大白鼠血压，改善肾功能；还能改善动物神经系统和性腺的功能障碍，使肝糖元含量增加，红细胞代谢恢复正常。

六味回阳饮 liùwèihuíyángyǐn 《景岳全书》方。人参一至二两，熟地黄五钱至一两，当归三钱，制附子、炮姜各二至三钱，炙甘草一至二钱。水煎服。治热性病伤阴耗阳而致的阴阳将脱证。

六味丸 liùwèiwán 即六味地黄丸。详该条。

六阳脉 liùyángmài ❶手足三阳经脉（《灵枢·经脉》）。❷正常脉象之一。两手寸关尺脉象一向比较洪大，但无病态。

六一散 liùyīsǎn 即益元散第一方。见益元散条。

六译馆医学丛书 liùyìguǎnyīxuécóngshū 《六译馆丛书》的一部分。廖平撰辑。刊于 1913～1923 年。作者辑录和收集多种古典或古佚医籍，并对其中不少著作内容进行了考释、整理和评注。包括《黄帝内经明堂》《黄帝内经太素诊皮篇补证》《杨氏太素诊络篇补证》《黄帝太素人迎脉口诊补证》《杨氏太素三部九候篇诊法补证》《平脉考》《经脉考证》《仲景三部九候诊法》《伤寒总论》《伤寒平议》《伤寒古方订补》《难经经释补正》《脉学辑要评》《药治通义辑要》等22种。

六因条辨 liùyīntiáobiàn 书名。3卷。清·陆廷珍撰于1868年。陆氏以风、寒、暑、湿、燥、火六因为纲，融汇前人学说，参附己见，采用条辨形式分别论述春温、伤暑、中暑、中热、伏暑、秋燥、冬温、温毒、伤湿、暴感风寒、伤风、风温等多种病症，颇有临床心得，内容较简要。后收入《珍本医书集成》。

六阴脉 liùyīnmài ❶手足三阴经脉（《灵枢·经脉》）。❷生理性异常的一种脉象。两手寸关尺各部脉象一向比较沉细，但无病态。

六淫 liùyín 风、寒、暑、湿、燥、火六种病邪的合称。六气太过、不及或不应时，影响到人体的调节适应机能及病原体的孳生传播，成为致病的邪气，属于外感病（包括一些流行病和传染病）的病因。六淫致病，自外而入，临床以表证较为突出。《三因极一病证方论》："然六淫天之常气，冒之则先自经络流入，内合于脏腑，为外所因。"

六郁 liùyù 见《丹溪心法·六郁》。气、湿、热、痰、血、食六种郁证的总称。郁是运行不畅而停滞。六郁各有其症状表现。气郁为胸胁痛，脉沉而涩；湿郁为周身重痛或关节疼痛，遇阴雨即发，脉沉而细；热郁为瞀闷烦心，尿赤，脉沉而数；痰郁为动则喘息，脉沉而滑；血郁为四肢无力，便血，脉沉而芤；食郁则宿食积滞，嗳酸，腹胀，不思饮食。六郁以气郁为主，气机通畅则诸郁皆舒，痛闷可除。朱丹溪创用越鞠丸治六郁，其重点就是行气解郁。

六元 liùyuán 出《素问·天元纪大论》。以其为三阴、三阳之本元，故名。即六气。详该条之②。

六月菊 liùyuèjú 旋覆花之别名。详该条。

六月霜 liùyuèshuāng 刘寄奴之别名。详该条。

六脏 liùzàng ❶指心、肝、脾、肺、肾（左肾）、命门（右肾）。《难经·三十九难》："五脏亦有六脏者，谓肾有两脏也，其左为肾，右为命门。"❷指心、心包络、肝、脾、肺、肾（《此事难知》卷上）。

六轴子 liùzhóuzǐ 中药名。见王一仁《饮片新参》。别名闹羊花子。为杜鹃花科植物羊踯躅 *Rhododendron molle*（Bl.）G. Don 的果序。产于江苏、安徽、浙江、湖南、湖北、河南。苦，温，有大毒。祛风，止痛，散瘀消肿。治风湿痹痛、跌打损伤，煎服：0.3~0.9克，或入丸散。研末调敷，治痈疔疮毒。内服过量易致中毒，参见闹羊花条。孕妇忌服。本品含八里麻毒素。混悬液、浸剂、酊剂对小鼠均有镇痛作用。注射液可使狗、猫心率减慢，血压亦下降。

long

龙伯坚 lóngbójiān（1900—1983）中医学家。原名毓莹，号伯坚。长沙府攸县人，龙璋之子。1916年入湘雅医学专门学校，1923年毕业，先后任湘军军医处处长、长沙仁术医院医师、湖南肺病疗养院院长等。1931年赴美国哈佛大学进修，获公共卫生硕士学位。1933年回国，任湖南省卫生处处长等职。1949年参与湖南和平解放工作。中华人民共和国成立后任中央卫生研究院中医研究所所长、一级研究员。1957年被错定为"右派"，后调中国医学科学院医学情报所。长期从事《黄帝内经》的研究整理，著有《黄帝内经概论》《黄帝内

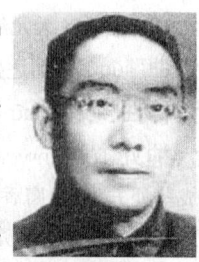
龙伯坚

经素问集解》《黄帝内经灵枢集解》等。

龙齿 lóngchǐ 中药名。出《神农本草经》。为古代大型哺乳动物如象类、犀牛类、三趾马等的牙齿化石。主产于河南、河北、山西、内蒙古等地。涩、凉。入心、肝经。镇惊安神，除烦热。治惊痫、癫狂、心悸、失眠、烦热不安，煎服：9～15克，打碎先煎。本品主含碳酸钙、磷酸钙。

龙唇发 lóngchúnfā 即唇疔。详该条。

龙胆 lóngdǎn 中药名。出《神农本草经》。别名龙胆草、胆草。为龙胆科植物条叶龙胆 *Gentiana manshurica* Kitag. 或三花龙胆 *G. triflora* Pall. 的根及根茎。主产于东北、江苏、浙江。苦、寒。入肝、胆经。泻肝胆实火，除下焦湿热。治头痛，目赤，咽喉、耳内肿痛，黄疸，胁痛，小儿惊痫，尿路感染，睾丸肿痛，阴部湿痒。煎服：3～6克。本品含龙胆苦苷、龙胆宁碱，龙胆苦苷等可刺激味觉感受器，反射性促进胃液分泌。煎剂在体外对绿脓杆菌、痢疾杆菌、金黄色葡萄球菌有抑制作用；龙胆宁碱有镇静、降低体温等中枢抑制作用，对实验性大鼠关节炎有抗炎作用。

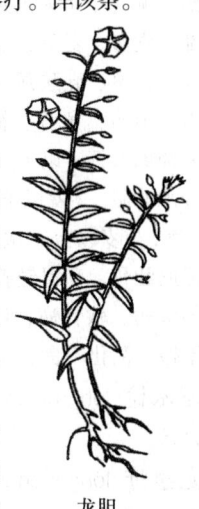

龙胆

龙胆草 lóngdǎncǎo 龙胆之别名。详该条。

龙胆泻肝汤 lóngdǎnxiègāntāng 《兰室秘藏》方。龙胆草三分，柴胡、泽泻各一钱，车前子、木通各五分，生地黄、当归各三分（近代方有黄芩、栀子）。水煎服。功能泻肝经湿热。治肝经实火而致的胁痛，口苦，目赤，耳聋，耳肿；肝经湿热下注而致的小便淋浊，阴肿，阴痒，妇女带下。也用于急性结膜炎、急性中耳炎、鼻前庭或外耳道疖肿、急性胆囊炎、带状疱疹、高血压属肝经实火者，与急性尿路感染、急性盆腔炎属湿热下注者。

龙胆泻肝丸 lóngdǎnxiègānwán 即龙胆泻肝汤制成水丸。

龙骨 lónggǔ 中药名。出《神农本草经》。别名花龙骨。为古代大型哺乳动物如象类、犀牛类、三趾马等的骨骼化石。产于河南、河北、山西、陕西、山东、内蒙古、湖北、四川、云南、广西、青海等地。甘、涩、平。入心、肝、肾经。平肝潜阳，镇惊安神，固涩。治惊痫、头昏目眩、心悸、失眠、遗精、泄泻、虚汗、崩漏、带下，煎服：15～30克，先煎。镇静多生用，固涩多煅用。外用生肌敛疮。研末掺，治溃疡久不收口。本品主含碳酸钙、磷酸钙，尚含铁、钾、钠、氯化物等。

龙虎草 lónghǔcǎo 大戟之别名。详该条。

龙虎交战 lónghǔjiāozhàn 古刺法。见《金针赋》。其法是进针后先左转（大指向前）九次，后右转（大指向后）六次，反复交替施行。有疏通经气的作用。适用于治疗疼痛性疾患。

龙虎散 lónghǔsǎn 验方。见《中西医结合治疗骨与关节损伤》。麻黄、䗪虫、制草乌、制附子、全蝎、苏木各15克，当归、苍术各30克。共研细末，每服3克，早晚各一次；或制成药酒服用。治陈旧性损伤，或受风寒湿引起的腰腿疼痛。

龙虎升降 lónghǔshēngjiàng 古刺法。见《针灸问对》。亦称龙虎升腾。其法是进针后先在浅部左盘一圈，紧按至中部，随即慢提至浅部，右盘一圈，如此反复九次，然后将针轻插至深部，先右后左盘旋，各紧提慢插六次。最后据情使用按法，按之在前，使气在后；按之在后，使气在前。有调和阴阳、宣通经络的作用。适用于一切经络壅滞，气血不通之证。

龙虎升腾 lónghǔshēngténg　即龙虎升降。详该条。

龙虎丸 lónghǔwán　验方。见《全国中药成药处方集》。牛黄、巴豆霜、砒石各0.9克，朱砂0.3克。糊丸，朱砂为衣，每服0.15克。治神志失常，癫痫发狂。

龙疽 lóngjū　即中搭手。详该条。

龙葵 lóngkuí　中药名。出唐·甄权《药性论》。别名苦葵、天茄子。为茄科植物龙葵 Solanum nigrum L. 的全草。我国各地均有分布。苦，寒，有小毒。清热解毒，散结，消肿利尿，抗癌。治痈肿疔疮、丹毒、天

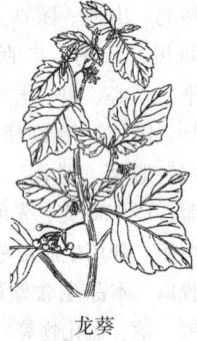

龙葵

疱疮、跌打损伤、捣敷；治感冒发热、咽喉肿痛、慢性气管炎、小便不利、水肿、淋浊、白带、皮肤湿疹、瘙痒、煎服或煎水洗。近用于治疗癌症。煎服：15～30克。本品含澳洲茄碱和澳洲茄边碱等。煎剂在体外对金黄色葡萄球菌、痢疾杆菌、伤寒杆菌、变形杆菌、大肠杆菌、绿脓杆菌均有抑制作用。

龙葵根 lóngkuígēn　中药名。出宋·苏颂等《本草图经》。为茄科植物龙葵 Solanum nigrun L. 的根。苦、微甘，寒。清热利湿，散血消肿。治痢疾、淋浊、白带，煎服：9～15克。捣敷治痈疽肿毒、跌打损伤。本品含少量澳洲茄边碱。

龙雷之火 lóngléizhīhuǒ　指寄藏于肝肾等处的相火。龙为阳物而藏于坎水之中，雷为震卦而属木。龙的腾起，雷的击发，其声势迅猛，故医家以龙雷之火喻藏于肝肾等处之相火。《医学正传》卷一："然而相火固无定

体，在上则寄于肝、胆、胞络之间，发则如龙火飞跃于霄汉而为雷霆也，在下则寓于两肾之内，发则如龙火鼓舞于湖海而为波涛也。"参见相火条。

龙鳞草 lónglíncǎo　排钱草之别名。详该条。

龙门 lóngmén　出《脉经》卷九。指已婚未产妇女的阴道外口。

龙牡壮骨颗粒 lóngmǔzhuànggǔkēlì　中成药。见《中华人民共和国药典》2010年版一部。党参、麦冬、炒白术、醋五味子、煅牡蛎、大枣、乳酸钙、维生素 D_2、黄芪、醋龟甲、山药、龙骨、茯苓、甘草、炒鸡内金、葡萄糖酸钙。以上16味按颗粒剂工艺制成，开水冲服。2岁以下一次5克，2～7岁一次7克，7岁以上一次10克，一日3次。功能强筋壮骨，和胃健脾。用于治疗和预防小儿佝偻病、软骨病，对小儿多汗、夜惊、食欲不振、消化不良、发育迟缓也有治疗作用。

龙木论 lóngmùlùn　医书。见秘传眼科龙木论条。

龙泉疔 lóngquándīng　即人中疔。详该条。

龙舌草 lóngshécǎo　卤地菊之别名。详该条。

龙芽败酱 lóngyábàijiàng　败酱草之别名。详该条。

龙眼根 lóngyǎngēn　升麻之别名。详该条。

龙眼核 lóngyǎnhé　中药名。出明·兰茂、范洪《滇南本草图说》。为无患子科植物龙眼 Dimocarpus longan Lour. 的种子。涩，平。止血定痛，理气散瘀。研末敷，治创伤出血；油调涂，治烫伤、癣疮。治疝气、瘰疬病，煎服：3～9克。本品含肥皂草素及脂肪油，油中含二氢苹婆酸等。

龙眼肉 lóngyǎnròu　中药名。出《开宝重定本草》。别名桂圆肉。为无患子科植物龙眼 Dimocarpus longan Lour. 的假种皮。主产于广西、福建、广东、台湾等地。甘，温。入

心、脾经。补心安神，养血益脾。治健忘、失眠、惊悸、气血不足、体虚力弱等，煎服：9～15克。本品含葡萄糖、蔗糖、酒石酸、腺嘌呤、胆碱、蛋白质、脂肪、维生素 B_1、维生素 B_2、维生素P、维生素C。煎剂在体外对痢疾杆菌有抑制作用。

龙衣 lóngyī　蛇蜕之别名。详该条。

龙渊 lóngyuān　见《针灸甲乙经》。然谷穴别名。详该条。

龙爪草头 lóngzhǎocǎotóu　石蒜之别名。详该条。

聋 lóng　病名。聋者，"无闻也"（《说文》）。"耳不听五声之和曰聋"（《康熙字典》）。参见耳聋条。

聋聩 lóngkuì　即耳聋。详该条。

癃 lóng　见《史记·平原君虞卿列传》。即癃。详该条。

癃 lóng　病症名。又名癃。①指小便不利。《素问·宣明五气》："膀胱不利为癃。"详癃闭条。②指小便频数。《素问·奇病论》："有癃者，一日数十溲。"③淋的古称。宋·戴桐《六书故》："癃淋实一声也，人病小便不通者，今谓之淋，古作癃。"④指罢（音义同疲）癃病。见《史记·平原君虞卿列传》。

癃闭 lóngbì　病症名。出《素问·五常政大论》。又名癃、闭癃。指排尿困难，点滴而下，甚则闭塞不通的病症。本症可见于各种原因引起的尿潴留。实证多因肺气壅滞，气机郁结或水道瘀浊阻塞；虚证多因脾肾阳虚，津液不得输化所致。参见小便不利、转胞、关格各条。

癃疝 lóngshàn　病名。《医宗金鉴》："少腹痛引阴丸，小便不通者，为癃疝也。"治宜行气利水。内服茴楝五苓散（五苓散加小茴香、川楝子、葱白、青盐）。

lou

蒌贝养营汤 lóubèiyǎngyíngtāng　《温疫论》方。知母、天花粉、贝母、瓜蒌、橘红、白芍药、当归、苏子。加生姜，水煎服。治温病下后阴伤，痰涎壅盛，胸膈不清者。

蒌根 lóugēn　天花粉之别名。详该条。

蒌叶 lóuyè　蒟酱叶之别名。详该条。

楼公爽 lóugōngshuǎng　见楼英条。

楼全善 lóuquánshàn　见楼英条。

楼英 lóuyīng　（1320—1389）明代医学家。一名公爽，字全善。浙江萧山人。认真好学，钻研医学三十年。其学术思想以《内经》等古典医著为本，并认为千变万化之病态都离不开阴阳五行。著有《医学纲目》一书，对疾病按阴阳脏腑加以分类归纳，有纲有目，对后世有一定影响。

蝼蛄 lóugū　中药名。出《神农本草经》。别名土狗。为蝼蛄科昆虫蝼蛄 *Gryllotalpa africana* de Beaurois 或大蝼蛄 *G. unispina* Saussure 的干燥全体。主产于江苏、浙江、山东、河北、安徽、辽宁等地。咸、寒，有小毒。入胃、膀胱经。利水退肿。治水肿，小便不利。内服：煎汤，3～4.5克；焙干研末吞，每次2克，日服3次。孕妇忌服。蝼蛄血淋巴中有多种游离氨基酸，以丙氨酸、组氨酸、缬氨酸含量较多，睾丸中以脯氨酸为最多。

蝼蛄窜 lóugūcuàn　流痰病的一种。出《疮疡经验全书》。发于前臂及腕部的骨关节，因其内溃穿头较多，如蝼蛄窜穴，故名。包括前臂及腕关节骨结核。证治参见流痰条。

蝼蛄疖 lóugūjiē　病名。见《外科大成》。又名鳝拱头。由暑热生疖失治所致。多发于小儿头皮，初起为毛囊炎，渐成疖肿，根底坚硬，继之形成脓肿而有波动，久则溃破脓出，脓泄不畅，根底坚硬不易消退；疮内衣膜相裹，愈而又发，亦有疮口经久不敛，使头皮串空者。即穿掘性毛囊炎。用五味消毒饮。外治宜进行扩创，将串空头皮剪通，使无藏脓之处；并贴千捶膏，五日换一次，直至治愈。

漏 lòu ❶五不男之一。指男子精关不固，常自遗泄而影响生育者。参见五不男条。❷泪流不止的病症。《素问·刺禁论》："为漏为盲"。❸指瘘管。出《素问·生气通天论》。漏通瘘。多因热毒瘀结，气血亏损，荣卫运行失职而成。症见疮破久不收口，成管，流脓水，以瘰疬破溃、肛周脓肿成瘘最多，其他部位亦可发生。本病治疗随部位和病因不同而异，以外治法为主。外用药线引流，肛瘘可用挂线疗法。虚者配服调补气血之剂。

漏疮 lòuchuāng 即肛漏。详该条。

漏底伤寒 lòudǐshānghán 病症名。指"外感证一起，即直肠洞泻，不因攻下而自利者"（《通俗伤寒论·漏底伤寒》）。有夹风、夹寒、夹热、夹食之别，当辨证论治。

漏谷 lòugǔ 经穴名。代号SP7。出《针灸甲乙经》。别名太阴络。属足太阴脾经。位于内踝尖与阴陵泉的连线上，内踝尖直上6寸，胫骨内侧缘后方处。主治消化不良、腹胀、肠鸣、小便不利、丹毒、脚气、下肢麻痹等。直刺1~1.5寸。灸3~5壮或5~10分钟。

漏汗 lòuhàn 证名。《伤寒论·辨太阳病脉证并治》："太阳病，发汗，遂漏不止，其人恶风，小便难，四肢微急，难以屈伸者，桂枝加附子汤主之。"故后人称为漏汗。漏汗不止，可导致阳气外脱，阴液内竭，出现小便短少，四肢拘急，甚至筋惕肉瞤，身振振欲擗地等症。治以扶阳固表为主。方用桂枝加附子汤、真武汤等。

漏睛 lòujīng 病症名。出《原机启微》。又名漏睛脓出、窍漏症、眦漏。由心经郁热或风热上攻内眦。症见内眦处按之沁沁脓出；甚者内眦近鼻隆起一核，红肿焮痛拒按，结聚生疮成脓，甚至久不愈合，形成瘘管。相当于泪囊炎。治宜疏风清热，泻火解毒。视热邪轻重不同，可选服竹叶泻经汤（《证治准绳》：柴胡、栀子、羌活、升麻、炙草、黄芩、黄连、大黄、茯苓、赤芍、泽泻、草决明、车前子、青竹叶）或三黄汤。外治：局部敷如意金黄散，或补漏生肌散（枯矾、轻粉、血竭、乳香）。日久不愈者手术治疗。

漏睛脓出 lòujīngnóngchū 即漏睛。详该条。

漏疬 lòulì 见《证治准绳》。为瘰疬破溃成瘘久不敛者。详见瘰疬条。

漏芦 lòulú 中药名。出《神农本草经》。为菊科植物祁州漏芦 *Rhaponticum uniflorum* (L.) DC. 或禹州漏芦 *Echinops latifolius* Tausch. 的根。主产于河北、辽宁、山西。苦、寒。入胃经。清热解毒，消肿排脓，下乳。治乳痈、疔肿、乳汁不通、风湿性关节炎、热毒血痢，煎服：5~9克。孕妇慎用。外用：捣敷。祁州漏芦根含挥发油。

漏芦

漏乳 lòurǔ 病名。即产后乳汁自出。详该条。

漏食泄 lòushíxiè 见明·汪机《医学原理》。即禄食泻。详该条。

漏下 lòuxià 病症名。出《诸病源候论》卷三十八。指妇人经血非时而下，淋漓不断。多因劳伤血气，冲任之脉虚损所致。参见气虚崩漏条。

漏项 lòuxiàng 病名。见《疡医大全》。为颈部瘰疬破溃难愈者。参见瘰疬条。

lu

卢经裒腋 lújīngpóuyè 书名。2卷。日本加藤博撰。刊于1721年。作者谓医道以《内》《难》为宗，不明医经则医术无由；《难经》概括《内经》，言要义密，而注之者瑕瑜互见。遂旁参诸家，择其精粹，间附己意，以成此书。其《难经》正文以滑寿《难经本义》为主，若有不足，则择诸家善者从之。前列总论与图解，次演《难经》正文而详为阐注，兼取诸家之长而删其繁芜。对意见分歧与所出己见者均予标示。后附《或问》一篇，对众说纷纭、莫衷一是者，自设问答，予以辨析。现存日刻本及影印本。

芦巴 lúbā 胡芦巴之简称。详该条。

芦根 lúgēn 中药名。出《神农本草经》。别名苇根。为禾本科植物芦苇 Phragmites communis Trin. 的根茎。主产于安徽、江苏、浙江、湖北等地。甘，寒。归肺、胃经。清热生津，除烦，止呕，利

芦根

尿。治热病烦渴、牙龈出血、鼻出血、胃热呕哕、肺热咳嗽、肺痈、热淋涩痛。煎服：15～30克；鲜品用量加倍，或捣汁用。本品含薏苡素、天门冬酰胺及多量维生素 B_1、维生素 B_2、维生素 C。

芦根饮 lúgēnyǐn 《千金要方》方。芦根、竹茹各一升，粳米三合，生姜三两。水煎，当茶饮。治热病后期呕吐哕逆。

芦荟 lúhuì 中药名。出《药性论》。为百合科植物库拉索芦荟 Aloe barbadensis Miller.、好望角芦荟 A. ferox Miller 或同属植物叶中的液汁经浓缩的制成品。产于广东、广西、福建等地。苦，寒。入肝、胃、大肠经。泻热通便，凉肝消积，杀虫。治热结便秘及习惯性便秘、肝火头痛、目赤、惊痫、闭经、小

儿疳热虫积，入丸、散：2～5克。治疥癣、湿癣，研末调涂。孕妇忌服。库拉索芦荟叶新鲜液汁含芦荟大黄素苷，有刺激性泻下作用。水浸剂有轻度促进创伤愈合的作用。醇提取物可抑制小鼠实验性肿瘤的生长。

芦荟肥儿丸 lúhuìféi'érwán 《医宗金鉴》方。五谷虫、白扁豆、山药、神曲各二两，芦荟、胡黄连、黄连、芜荑各一两，山楂、使君子各二两五钱，银柴胡一两二钱，麦芽一两六钱，鹤虱八钱，肉豆蔻七钱，槟榔五钱，虾蟆四个，朱砂、麝香各二钱。醋糊为丸，每服一钱。治小儿肝疳，面目爪甲皆青，眼生眵泪，隐涩难睁，腹大青筋，身体羸瘦，口渴烦躁，粪青如苔。

芦茎 lújīng 中药名。出《备急千金要方》，为芦苇属禾本科植物芦苇 Phragmites australis (Cav.) Trin. ex Steud. 的嫩茎。生于河流、池沼岸边浅水中，全国大部分地区都有分布。味甘，性寒，无毒，入心、肺经，治肺痈烦热。水煎服，15～30g。

炉底 lúdǐ 即密陀僧之别名。详该条。

炉甘石 lúgānshí 中药名。出《外丹本草》。别名甘石、羊甘石。为菱锌矿的矿石。产于广西、四川、云南、湖南等地。甘，平。解毒，明目去翳，收湿敛疮。治目赤翳障、烂弦风眼，水飞点眼用。治湿疹、疮疡脓水淋漓或久不收口，研末撒。本品主含碳酸锌。外用能部分吸收创面分泌物，有中度的防腐、收敛、保护皮肤的作用。

颅 lú 即头骨。详该条。

颅息 lúxī 经穴名。代号SJ19。出《针灸甲乙经》。别名颅囟。属手少阳三焦经。位于耳廓后，翳风穴与角孙穴沿耳轮连线的中、上1/3交界处。主治头痛、耳鸣、耳聋。沿皮刺0.3～0.5寸。

颅囟 lúxìn 经穴别名。出《针灸甲乙经》。即颅息。详该条。

L

颅囟经 lúxìnjīng 儿科书。托名周穆王时"师巫"所传（一作东汉·卫汛撰）。唐宋之际曾有人修订，明代以后此书已佚。今存者为清代的《四库全书》辑佚本。2卷，论述小儿脉法、病源及惊痫、癫、疳痢、火丹等病的症治。文字简略，是现存较早的儿科专著。现有《当归草堂医学丛书》本。

颅胀 lúzhàng 病症名。头皮光滑，额角胀大的病态。清·程杏轩《医述》："颅胀，与囟填不同……头皮光急，额角胀大，乃肝肾虚热上冲。治用地黄汤重剂以镇之。"

卤地菊 lǔdìjú 中药名。见《福建民间草药》。别名龙舌草。为菊科植物卤地菊 Wedelia prostrata（Hook. et Arn.）Hemsl. 的全草。分布于广东、福建、台湾、浙江等地。甘，平。清热解毒。治白喉、急性扁桃体炎、支气管炎、肺炎、百日咳、鼻衄、高血压病，煎服：9～15克，鲜品30～60克。治乳腺炎、疔疮痈肿，鲜品捣敷。

卤碱 lǔjiǎn 中药名。出《本草纲目》。别名卤咸、卤盐。为盐卤凝结而成的氯化镁等物质的结晶。苦、咸，寒。强心，利尿，镇静，消炎，降血压。治克山病、大骨节病、地方性甲状腺肿、风湿性关节炎、矽肺、高血压病，内服：每次1～2克，每日2～3次，以开水溶化后冷服。部分患者服后胃部有烧灼感，肠鸣增加，或出现轻度腹泻，如症状加重，可酌情减量或停药。本品能改善慢性克山病和某些心脏病患者的心脏功能。对狗心和离体兔心有扩张冠脉作用。对垂体后叶素引起的急性心肌缺血有一定的预防作用。对大鼠有利尿作用。

卤咸 lǔxián 即卤碱。详该条。

卤盐 lǔyán 即卤碱。详该条。

鲁疮 lǔchuāng 即天花。详该条。

鲁府禁方 lǔfǔjìnfāng 方书。又名《鲁府秘方》。4卷。明·龚廷贤撰（一作刘应泰编）。刊于1594年。该书系作者在明宗室鲁王府任职时所录之验方汇编，由鲁王府刊行，故以为书名。书中列病名110余种，下附治疗方剂。现有《珍本医书集成》本，题作龚廷贤编，刘应泰校正。

鲁府秘方 lǔfǔmìfāng 见鲁府禁方条。

鲁之俊 lǔzhījùn （1911—1999），江西黎川人。1933年毕业于北平陆军军医学校医科。1940年加入中国共产党。曾任广西军医院军医、广东军医总院主任军医。1938年参加八路军。1939年到延安。曾任八路军军医院医务主任、院长，白求恩国际和平医院院长兼外科主任，延安中国医科大学教授，中央军委卫生部副部长，晋冀鲁豫军区卫生部第一副部长。新中国成立后历任西南军政委员会卫生部副部长，西南行政委员会卫生局局长。1955年负责筹建卫生部中医研究院，为第一任院长，后任名誉院长，中华医学会副会长，世界针灸联合会筹备委员会执行主席。是第三届全国人大代表。1944年学习中医针灸，从事中医药的研究、推广工作，编有《针灸讲义》，1950年改名为《新编针灸学》并出版。

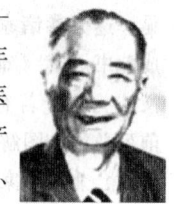

鲁之俊

櫖罟子 lǔgǔzǐ 中药名。出《本草纲目》。别名露兜笋、假菠萝。为露兜树科植物露兜树 pandanus tectorius Soland. 的果实。产于广东、广西等地。甘，凉。止咳，利湿，解毒。治咳嗽、小便不利、痢疾，煎服：30～60克。

陆九芝 lùjiǔzhī 见陆懋修条。

陆懋修 lùmàoxiū 清代医学家。字九芝。江苏元和人。世医出身。读医书较多，编著有《世补斋医书》，指出一些医家著述互相抄袭的情况，对不少医家评论较多，其中虽有中肯之处，但由于过分推崇张仲景，并泥于五运六气说，反对王清任实地观察人体内脏，反映了较浓厚的复古尊经的保守思想。

陆氏三世医验 lùshìsānshìyīyàn 医案著作。又名《习医钤法》。5 卷。陈·陆岳及其子消愚、孙祖愚撰。刊于 1838 年，内载一世医案 66 例，二世 39 例，三世 63 例，后附陆氏自制各方。医案详载症状、病因及望、闻、问、切辨证过程，治疗能抓住主症，或舍证从脉，或舍脉从证，随证处方，灵活化裁。如胎逆重用大黄峻下，痢疾用补塞法等。治法寓变于常，颇有特色。

陆瘦燕 lùshòuyàn （1909—1969）现代针灸学家。本姓李，字昌，因从舅姓而改姓陆，江苏昆山人。得父传而精于针术，行医于昆、沪两地。新中国成立后在上海市公费医疗第五门诊部工作。1956年执教于上海中医学院，曾任上海市针灸研究所所长，为国家科委委员。著有《针灸正宗》一集（1950 年）、二集（1951 年）、《经络学图说》及《刺灸法汇论》（1959 年）、《腧穴学概论》（1961 年）、《针灸腧穴图谱》（1961 年）。

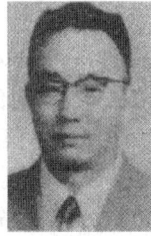

陆瘦燕

陆以湉 lùyǐtián （19 世纪）清代医家。字定圃，浙江桐乡人。医术精工，博极群书。所撰《冷庐医话》，后世有较高评价。另撰《再续名医类案》，未见刊行。

陆英 lùyīng 中药名。出《神农本草经》。为忍冬科植物蒴藋 Sambucus chinensis Lindl. 的花。分布于华北、华东、华南、西南及陕西、甘肃、宁夏等地。苦、辛，寒。祛风除湿，散瘀消肿。治风湿痹痛、水肿脚气、跌打损伤，煎服：9～15 克。煎水洗，治风疹瘙痒。

陆渊雷 lùyuānléi （1894—1955）民国时期医家。字彭年，江苏川沙人。曾任教于中国医学院、中医专门学校，新中国成立初任上海卫生局中医顾问。受中西医汇通学派影响，对中医学术有一定研究，并试图以西医学说来印证中医学术见解。其代表作为《伤寒论今释》及《金匮要略今释》。

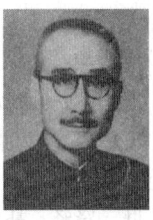

陆渊雷

鹿骨 lùgǔ 中药名。出《名医别录》。为鹿科动物梅花鹿或马鹿的骨骼。甘，微热。补虚羸，强筋骨。治虚劳、风湿痹痛，煎服：15～30 克，或浸酒服。

鹿酱 lùjiàng 败酱草之别名。详该条。

鹿胶 lùjiāo 鹿角胶之简称。详该条。

鹿角 lùjiǎo 中药名。出《神农本草经》。为鹿科动物梅花鹿 Cervus nippon Temminck 或马鹿 Ceves elaphus Linnscus 等雄体已骨化的角。主产于东北和河北、北京等地。咸，温。入肝、肾经。温补肝肾，活血消肿。治阳痿、滑精、腰膝酸痛、崩漏。煎汤：6～15 克；研末吞，3～5 克。治阴证疮疡，内服并醋磨涂。本品含骨胶原、磷酸钙、碳酸钙及氯化物等。

鹿角胶 lùjiǎojiāo 中药名。出《神农本草经》。别名白胶、鹿胶。为鹿角煎制而成的胶质块。主产于东北和山东、北京、上海等地。甘、咸，温。入肝、肾经。补肾阳，益精血，止血。治虚劳羸瘦、腰膝无力、阳痿滑精、吐血、衄血、尿血、崩漏、再生障碍性贫血，烊化冲服：3～6 克。本品含骨胶原及其部分水解产物、钙等。

鹿角胶丸 lùjiǎojiāowán 《医学正传》方。鹿角胶一斤，鹿角霜、熟地黄各半斤，牛膝、茯苓、菟丝子、人参各二两，当归四两，白术、杜仲各二两，炙虎胫骨、炙龟板各一两。为末，另将鹿角胶用好酒三盏烊化，为丸，梧桐子大，每服一百丸，空腹姜、盐汤送服。治血气虚弱，两足痿软，不能行动。

鹿角霜 lùjiǎoshuāng　中药名。出《本草品汇精要》。为鹿角经煎制鹿角胶后的残角。主产于东北和山东、北京等地。咸，温。入肝、肾经。补虚助阳。治腰膝酸痛、脾胃虚寒、食少便溏、崩漏、带下，煎服：9～15克。本品含可溶胶与多量钙质。

鹿茸 lùróng　中药名。出《神农本草经》。为鹿科动物梅花鹿 Cervus nippon Temminck 雄体未骨化而带茸毛的幼角。主产于东北和河北、北京等地。甘、咸，温。入肝、肾经。壮肾阳，补精血，强筋骨。治阳痿、滑精、腰膝酸冷、精亏血虚、眩晕、耳聋、虚寒崩漏带下、小儿发育不良，研末吞服：1～2克。本品含鹿茸精、雌酮、雌二醇、三磷酸腺苷、卵磷脂、脑磷脂和多种氨基酸及脂肪酸。鹿茸精为强壮剂，能提高工作能力，改善睡眠和食欲，减少疲劳。鹿茸能促进生长发育、促使溃疡和创口愈合。家兔服用后，能增加红细胞、血红蛋白及网织红细胞。中等剂量能使心跳加强，心率加快，输出量增加。

鹿肉 lùròu　中药名。出《名医别录》。为鹿科动物梅花鹿或马鹿的肉。甘，温。补五脏，调血脉。治虚劳羸瘦、产后无乳，煮食。本品每 100 克含粗蛋白质 19.77 克，脂肪 1.92 克。

鹿衔草 lùxiáncǎo　中药名。出《滇南本草》。为鹿蹄草科植物鹿蹄草 Pyrola calliantha H. Andres 或卵叶鹿蹄草 P. decorata H. Andres 等的全草。主产于浙江、安徽。甘、苦，温。入肝、肾经。祛风湿，补肾，止血。治风湿痹痛、肾虚腰痛、淋浊、吐血、衄血、月经过

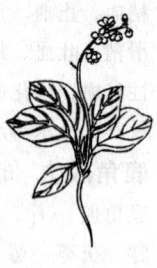

鹿衔草

多，煎服：9～15克。孕妇忌服。治外伤出血、虫蛇咬伤，鲜品捣烂外敷。叶含鹿蹄草素，为抑菌有效成分。还含熊果苷、高熊果苷、异高熊果苷、梅笠草灵、氢醌及鞣质等。浸剂可增强衰弱蛙心搏动，使心率恢复正常；可使狗、兔等血管扩张，血压下降。叶的作用较根、茎强。煎剂在体外对葡萄球菌、痢疾杆菌、伤寒杆菌、绿脓杆菌等有抑制作用。

鹿血 lùxuè　中药名。出《备急千金要方》。为鹿科动物梅花鹿或马鹿血的干燥品。咸，温。补虚，和血。治虚损腰痛、贫血、心悸、失眠、肺痿吐血、崩中、带下，炒枯研末和酒服，3～6克。

禄食泻 lùshíxiè　病症名。见《丹溪心法》卷二。又名漏食泄。多因脾胃虚所致。症见食毕即肠鸣腹急，尽下所入食物，泻后宽快，经年不愈。治用快脾丸（《证治要诀类方》：生姜、橘皮、甘草、丁香、砂仁）或五味丸（《证治要诀类方》：益智仁、苁蓉、巴戟、人参、五味子、骨碎补、土茴香、白术、覆盆子、龙骨、熟地、牡蛎、菟丝子）。

路边草 lùbiāncǎo　中药名。见《全国中草药汇编》。为牛筋草之别名。详该条。

路边姜 lùbiānjiāng　中药名。见《四川中药志》。

路边菊 lùbiānjú　中药名。①见萧步丹《岭南采药录》。为野菊之别名。②见《生草药性备要》。为蟛蜞菊之别名。③见《上海常用中草药》。为马兰之别名。

路路通 lùlùtōng　中药名。出《本草纲目拾遗》。别名枫果、枫球子、九空子。为金缕梅科植物枫香 Liquidambar formosana Hance 的果实。主产于江苏、浙江、江西、福建、台湾等地。苦，平。入肝、肾经。行气活血，通络利水。治胃痛腹胀、风湿痹痛、月经不调、乳汁不通、水肿胀满、小便不利，

煎服：5～9 克。孕妇忌服。本品含挥发油。治荨麻疹、湿疹、皮炎，煎服或煎水洗；痈疽、痔漏、疥癣，烧存性，研末调敷。

潞党参 lùdǎngshēn　见《医学衷中参西录》。党参之处方名。详该条。

鹭鸶咳 lùsīké　即百日咳。详该条。

鹭鸶咳丸 lùsīkéwán　即鹭鸶涎丸去鹭鸶涎，加苏子二两，瓜蒌皮二两，白芥子四钱，龙涎香五分，麝香二分。治症同鹭鸶涎丸。参见鹭鸶涎丸条。

鹭鸶涎丸 lùsīxiánwán　验方。见《全国中药成药处方集》。杏仁、焦栀子、生石膏、煅蛤粉、天花粉各 60 克，甘草 12 克，麻黄 24 克，青黛、射干各 30 克，细辛 15 克，炒牛蒡子、鹭鸶涎各 90 克。蜜丸，弹子大，每服一丸。治小儿百日咳。

露 lù　❶中药炮制法之一。将药物露置户外，任其日晒夜露。❷药物剂型之一。参见露剂条。

露丹 lùdān　病名。为小儿满面发红的疱疹性疾患。《幼幼集成》："小儿生后，百日内外，半岁以上，忽然眼胞红肿，面青黯色，夜间烦啼，脸如胭脂。此因伏热在内，发于外，初则满面如水痘，脚微红而不壮，出没无定，次至颈项，赤如丹砂，名曰露丹。"治宜疏解伏热。用三解散（《证治准绳》：人参、防风、天麻、茯神、郁金、白附子、大黄、赤芍、黄芩、僵蚕、全蝎、枳壳、甘草）加薄荷或灯心煎汤服。

露兜竻 lùdōulè　簕莒子之别名。详该条。

露蜂房 lùfēngfáng　中药名。出《神农本草经》。别名蜂房、马蜂窝、蜂巢。为胡蜂科昆虫大黄蜂 Polistes mandarinus Saussure 或其同属近缘昆虫的巢。全国大部分地区均产。甘，平，有毒。入肝、胃经。祛风，攻毒，杀虫。治风痹、头风、惊痫、瘾疹瘙痒，煎服：2.4～6 克。治乳痈、瘰疬、疮疡，研末

调敷或煎服。治湿疹、头癣，研末油调涂。肾功能不全者忌服。本品主含蜂蜡、树脂、有毒的蜂露油。醇、醚及丙酮浸出物能促进血液凝固，利尿。

露剂 lùjì　药物加水蒸馏，收集所得的澄明、具芳香性的液体。如金银花露（单味成药）。

lǚ

驴皮胶 lǘpíjiāo　阿胶之别名。详该条。

驴嘴风 lǘzuǐfēng　即唇风，详该条。

闾尾 lǘwěi　即龟尾。详该条。

吕复 lǚfù　明代医家。鄞县（今浙江宁波）人。少年贫苦，因母病学医，日夜攻读，后临证治病。他曾对《素问》《灵枢》《难经》《脉经》及本草等古代医家著作有所评论。著有《内经或问》《灵枢经脉笺》等书，均佚。

吕留良 lǚliúliáng　（1629—1683）明末清初思想家。崇德（今浙江桐乡）人。明亡，曾图谋复兴，事败削发为僧。32 岁时与名医高鼓峰研读医书，治病重温补，曾评注《医贯》，撰有《东庄医案》一卷。

吕细 lǚxì　见《针灸聚英》。太溪穴别名。详该条。

侣山堂类辨 lǚshāntánglèibiàn　医论著作。2 卷。清·张志聪撰于 1670 年。上卷大多采用问答的形式杂论医理，对脏腑功能、病原、病症、病种、证治、方剂等予以辨析，说理简明扼要。作者对古医书和医家谬误之说颇多纠正，对六经和脏腑的功能有所发挥。下卷主要阐述药性和方剂配伍。该书收入《医林指月》中。

捋法 lǚfǎ　推拿手法名。出《金匮要略·杂疗方》。在患者肢体的外侧面，由近端推向远端。《寿世保元·发痧》："先将儿两手自

臂挱下，血聚指头方刺。"

缕法 lǚfǎ 推拿手法之一。见曹锡珍《外伤中医按摩疗法》。即理法。详该条。

膂 lǚ 背部脊柱骨左右两侧的肌肉群。《素问·疟论》："邪气客于风府，循膂而下。"

膂骨 lǚgǔ 骨名。又名杼骨。指第一胸椎棘突。《灵枢·骨度》："膂骨以下至尾骶二十一节，长三尺。"

稑豆衣 lǔdòuyī 黑大豆皮之处方名。详该条。

虑 lǜ 谋虑、思虑。《灵枢·本神》："因思而远慕谓之虑。"

绿豆 lǜdòu 中药名。出《开宝重定本草》。别名青小豆。为豆科植物绿豆 *Phaseolus radiatus* L. 的种子。甘、凉。入心、胃经。消暑，解毒。预防中暑，作清凉饮料。治疮毒痈肿，煎服：30～60克。解乌头、巴豆毒，绿豆120克，生甘草60克，煎汤冷服。本品含蛋白质、脂肪、糖类、胡萝卜素、硫胺素、核黄素、尼克酸和磷脂等。绿豆衣对葡萄球菌有抑制作用。

绿豆

绿豆皮 lǜdòupí 中药名。出《本草纲目》。又名绿豆衣、绿豆壳。为豆科植物绿豆的种皮。甘、寒。清热解毒，利尿，退翳。治痈肿疮毒、斑疹、麻疹合并肠炎、水肿腹胀、目翳，煎服：4.5～12克。本品含牡荆素、β-谷甾醇。体外试验，对葡萄球菌有抑制作用。

绿豆叶 lǜdòuyè 中药名。出《本草纲目》。为豆科植物绿豆的叶。苦、寒。治疔毒、斑疹，捣汁服，30～60克；霍乱吐泻，捣汁和醋服。治风癣、干疥，捣烂和醋少许，纱布包擦患处。

绿豆饮 lǜdòuyǐn 《证治准绳·幼科》方。绿豆粉一两，黄连、葛根、甘草各半两。为细末，每服五分至一钱，温豉汤调下。用于误服热毒之剂，烦躁闷乱，或作吐，或狂渴。

绿萼梅花 lǜ'éméihuā 中药名。见《本草纲目拾遗》。别名绿梅花。为蔷薇科植物梅 *Prunus mume* Sieb. et Zucc. var. viridicalyx Makino 的花蕾。主产于江苏、浙江。酸、涩，平。入肝、胃经。疏肝解郁，开胃生津，化痰散结。治肝郁气滞，胸胁胀闷，脘腹疼痛，梅核气，食欲不振，暑热烦渴。煎服：3～6克。用治瘰疬，鸡蛋开一孔，入本品7朵，封口蒸熟，去花食蛋，每日一枚，连服七日。本品含挥发油，主要成分为苯甲醛、异丁香油酚、苯甲酸。

绿矾 lǜfán 中药名。出《日华子诸家本草》。别名青矾、皂矾。为水绿矾的矿石或化学合成品。产于山东、湖南、甘肃、新疆、陕西、安徽、浙江、河南等地。酸、涩，寒。入肝、脾经。燥湿，杀虫，补血。治黄肿胀满、疟疾、痢疾、疳积、贫血，煅研细末，饭后吞服0.3～0.9克，或入丸、散。治湿疹、疥癣，研末调搽或煎汤熏洗；烂弦风眼，煅研细，泡汤澄清点洗。服药期间忌饮茶。本品主含水硫酸亚铁。硫酸亚铁有治疗缺铁性贫血的作用。

绿风 lǜfēng 即绿风内障。详该条。

绿风内障 lǜfēngnèizhàng 五风内障之一。见《太平圣惠方》卷三十三。简称绿风，又名绿水灌珠。多因肝胆风火上扰，或阴虚阳亢，气血不和等引起。症见瞳神气色浊而不清，散大呈淡绿色，视力减退，看灯光似有彩虹环绕，眼珠胀痛，牵连眼眶、头额、鼻颊作痛，恶心呕吐，抱轮红赤。相当于青光眼。为"青风变重之证，久则变为黄风"（《证治准绳》（一）杂病第七册），易致失明。治宜清热平肝息风，用绿风羚羊饮（《医宗金鉴》：黑参、防风、茯苓、知母、黄芩、细辛、桔梗、羚羊角、车前子、大黄）加减；滋水涵木，用明目地黄丸加减；

滋养肝肾，调补气血，可用绿风还睛丸（《医宗金鉴》：甘草、白术、人参、茯苓、羌活、防风、菊花、生地黄、蒺藜、肉苁蓉、山药、牛膝、青葙子、密蒙花、菟丝子、木贼、川芎）加减。

绿梅花 lǜméihuā 绿萼梅花之简称。详该条。

绿升麻 lǜshēngmá 即升麻。详该条。

绿水灌珠 lǜshuǐguànzhū 即绿风内障。详该条。

葎草 lǜcǎo 中药名。出《新修本草》。别名割人藤、拉拉藤。为桑科植物葎草 Humulus scandens（Lour.）Merr. 的全草。除新疆和青海外，全国各地均有分布。甘、苦，寒。清热，利尿，解毒。治热淋、石淋、小便不利、腹泻、痢疾、肺结核、潮热盗汗、肺热咳嗽、肺脓疡，煎服：9～18克。捣敷治痈疖肿毒；煎水洗，治湿疹、瘙痒。叶含木犀草素－7－葡萄糖苷、大波斯菊苷、牡荆素、挥发油、鞣质等。球果含律草酮、蛇麻酮等。煎剂在体外对金黄色葡萄球菌、肺炎球菌、大肠杆菌、绿脓杆菌、变形杆菌等均有抑制作用。

luan

挛急 luánjí 症名。出《灵枢·经脉》等篇。义同拘急。详见拘急条。

卵 luǎn 即睾丸。《灵枢·经脉》："筋急则引舌与卵。"

卵缩 luǎnsuō 症名。见《灵枢·经脉》。即囊缩。详该条。

lun

轮上一颗如赤豆 lúnshàngyīkērúchìdòu 病症名。见《证治准绳·杂病》。又名风轮赤豆。多由肝经积热，气血瘀滞所致。常见于体弱小儿。症见黑睛上有颗粒突起，白睛一束，赤脉直上黑睛，绕布颗粒，故状如红豆，并有抱轮红赤，羞明流泪等。类似束状角膜炎。治疗常用清热泻肝养阴等法。可用龙胆泻肝汤或甘露饮（《和剂局方》方：天冬、麦冬、黄芩、枇杷叶、枳壳、石斛、生地黄、熟地黄、甘草、茵陈）加减。

luo

罗布麻 luóbùmá 中药名。见《陕西中草药》。别名吉吉麻、泽漆麻。为夹竹桃科植物罗布麻 Apocynum venetum L. 的全草及根。分布东北、华北、西北及河南等地。甘、苦，凉，有小毒。降压，强心，利尿。治高血压眩晕头痛、失眠梦多、急慢性心功能不全、改善充血性心力衰竭之症状、体征和心率，治心、肝、肾性的水肿腹胀，煎服：6～12克。本品对黏膜的刺激性较强，过量易致恶心、呕吐、肠鸣、腹泻。全草含新异芸香苷。叶含芸香苷、儿茶精、蒽醌等。根含加拿大麻苷、毒毛旋花子苷元等。叶煎剂对肾型高血压犬有持久的降压作用。加拿大麻苷有的类似毒毛旋花子苷的强心作用。

罗锅底 luóguōdǐ 中药名。见《云南中草药选》。别名金龟莲、金腰莲、苦金盆。为葫芦科植物大籽雪胆 Hemsleya macrosperma C. Y. Wu 或雪胆 H. amabilis Diels 等的块根。产于云南、四川。苦，寒，有小毒。清热解毒，消肿止痛。治咽喉肿痛、牙痛、目赤肿痛、泻痢、尿路感染、疔肿。内服：煎汤，6～9克；粉剂，0.6～0.9克。过量有呕吐、腹泻反应。雪胆块根含雪胆皂苷甲、乙，苦味成分雪胆素甲、乙。雪胆素在体外对金黄色葡萄球菌、溶血性链球菌、福氏痢疾杆菌、伤寒杆菌以及结核杆菌等有较强的抑制作用。

罗汉果 luóhànguǒ 中药名。见萧步丹《岭南采药录》。为葫芦科植物罗汉果 *Momordica grosvenori* Swingle 的果实。主产于广西。甘，凉。清肺止咳，润肠通便。用于肺火咳嗽、咽痛失音、肠燥便秘、支气管炎、百日咳、扁桃体炎、咽喉炎、急性胃炎、肠燥便秘，煎服：9～15 克。本品含多量葡萄糖。

罗晃子 luóhuǎngzǐ 凤眼果之别名。详该条。

罗谦甫 luóqiānfǔ 见罗天益条。

罗青散 luóqīngsǎn 元·沙图穆苏《瑞竹堂经验方》卷五方。蒲黄五钱，青黛、芒硝、甘草各三钱。为末，每服一钱，冲服。治单双乳蛾。

罗桑曲佩 luósāngqūpèi 清末藏医学家。故里不详。于清道光年间（1821～1850）编写藏文《藏医学选编》。原书分 121 章，论述了藏医学的基础理论、切脉法及小便诊法、临床各科病症、老年补养法、药物、方剂及治法，较完整地反映了藏医学独特的理论体系及诊治方法，是我国第一部被译成汉文的藏医学著作。

罗氏会约医镜 luóshìhuìyuēyījìng 医书。20 卷。清·罗国纲辑。刊于 1789 年。作者采辑《内经》以下的历代医学文献，予以会要约编成书。卷一脉法，卷二治法精要，卷三至五论伤寒、瘟疫，卷六至十三分述多种杂证，卷十四至十五妇科，卷十六至十八本草，卷十九至二十列述儿科、疮科、痘科病症。该书融汇古说，结合己见，多平正可取，辨证细致，治法强调切于病症，并附个人化裁新方。新中国成立后有排印本。

罗天益 luótiānyì 元代医学家。字谦甫。河北正定人。从李杲学医十余年，继承李杲学说，并集录诸家之说，结合自己的经验良方，撰有《卫生宝鉴》一书。

罗知悌 luózhìtì（1243?—1327）元代医家。字子敬，号太无，钱塘（今浙江杭州）人。是金代名医刘完素的弟子。除继承刘氏之学外，还吸取了金代另两位名家张子和与李杲的学说，参以己见，别有新说，传于弟子朱震亨，为后来创建丹溪学派奠定了基础。

萝卜地丁 luóbodìdīng 即甜地丁。详该条。

萝卜子 luóbozǐ 即莱菔子。详该条。

萝芙木 luófúmù 中药名。见《中国药用植物志》。别名鱼胆木、羊屎果。为夹竹桃科植物萝芙木 *Rauvolfia verticil-lata*（Lour.）Baill. 的根。主产于广西、云南。苦，寒，有小毒。清热降压，活血解毒。治感冒发热，高血压引起的头痛、眩晕、失眠。煎服：6～9克。捣敷治跌打损伤、毒蛇咬伤。本品含利血平、阿吗碱、萝芙木碱等。萝芙木总碱有温和持久的降压作用，并有镇静和安定作用，可使心率减慢。萝芙木碱对动物和人都有明显的抗心律不齐作用。我国产的萝芙木根总碱的降压作用比印度产萝芙木总碱强，副作用相似，有嗜睡、口干、乏力、鼻塞等。

萝藦 luómó 中药名。出《本草经集注》。别名婆婆针线包、奶浆藤。为萝藦科植物萝藦 *Metaplexis japonica*（Thunb.）Mak. 的全草或根。分布于我国西南、西北、华北、东北、东南部。甘、辛，平。补气益精，消肿解毒。治虚损劳伤、阳痿、遗精、白带、乳汁不足，煎服：6～15 克。捣烂外敷，治丹毒、疮肿、蛇虫咬伤。本品含酯型苷，从中可分得萝藦苷元、肉珊瑚苷元、去酰牛皮消苷元等多种妊烯型苷元成分。

螺 luó 五不女之一，属女性外阴先天畸形。明·万全《广嗣纪要·择配篇》："阴户外纹如螺蛳样，旋入内。"影响性交与生育。

螺疔 luódīng 病名。指疔之一。生于手指螺纹处，又称螺纹疗。详见指疗条。

螺丝骨 luósīgǔ 骨名。足踝骨的俗称。

螺纹疗 luówéndīng 即螺疗。详该条。

瘰疬 luǒlì 病名。出《灵枢·寒热》。又名鼠瘘、老鼠疮、疬子颈等。小的为瘰，大的为疬。多因肺肾阴虚，肝气久郁，虚火内灼，炼液为痰，或受风火邪毒，结于颈项、腋、胯之间。初起结块如豆，数目不等，无痛无热，后渐增大串生，久则微觉疼痛，或结块相互粘连，推之不移。若溃破则脓汁稀薄，其中或夹有豆渣样物质，此愈彼起，久不收口，可形成窦道或瘘管。相当于淋巴结核、慢性淋巴结炎。初期宜疏肝解郁，软坚化痰。用逍遥散合二陈汤加味或消瘰丸。后期以滋肺补肾为主。用六味地黄丸加沙参、麦冬等。如属风热结毒，应以祛风清热为主，佐以软坚散结。用防风消毒饮（《医宗金鉴》：防风、荆芥、桔梗、牛蒡子、连翘、甘草、石膏、薄荷、枳壳、川芎、苍术、知母）。未溃者，外用阳和解凝膏；已溃者，外用丹药或生肌散等。

络 luò ❶泛指各类络脉。如罗网状，无处不到，由大而小。通常分别络、浮络和孙络等。详各条。《灵枢·经脉》："诸脉之浮而常见者，皆络脉也。"它的作用是加强表里经脉的联系，并通达经脉未能行经的器官和部位。❷专指别络。《素问·调经论》："先客于皮肤，传入于孙脉，孙脉满则传入于络脉，络脉满则输于大经脉。"❸联络。《灵枢·经脉》："肺手太阴之脉，起于中焦，下络大肠。"

络刺 luòcì 古刺法。九刺之一。《灵枢·官针》："络刺者，刺小络之血脉也。"指浅刺皮下浮络以治疗各种血热、血瘀病症的方法。目前临床用三棱针等浅刺放血，属本法范围。

络脉 luòmài 由经脉分出的网络全身的分支。广义的络脉包括十五络、络脉及孙络几部分，其中紧连十二正经及任督脉分支的共十四条，加上"脾之大络"，合称十五络；由十五络分出的网络全身的分支称络脉，即狭义的络脉；由络脉再分出的更细的分支称孙络。《灵枢·脉度》："支而横者为络，络之别者为孙。"

络却 luòquè 经穴名。代号 BL8。出《针灸甲乙经》。别名强阳、脑盖。属足太阳膀胱经。位于头正中线入前发际 5.5 寸，旁开 1.5 寸处。主治眩晕、耳鸣、鼻炎、癫狂等。沿皮刺 0.3～0.5 寸。

络石藤 luòshíténg 中药名。出《本草拾遗》。别名爬山虎、吸壁藤。为夹竹桃科植物络石 *Trachelospermum jasminoides* (Lindl.) Lem. 的茎藤。主产于江苏、安徽、湖北、山东。

络石藤

苦，微寒。入心、肝、肾经。祛风通络，化瘀，止血。治风湿痹痛、筋脉拘挛、痈肿、喉痹、产后恶露不行、跌打损伤，煎服：6～12 克。治外伤出血，鲜叶捣敷。本品含牛蒡苷、络石糖苷等。煎剂在体外对金黄色葡萄球菌、福氏痢疾杆菌、伤寒杆菌有抑制作用。

络穴 luòxué 络脉从本经分出处的穴位。据《灵枢·经脉》记载，十五络脉各有一个络穴，总称十五络穴。具有主治表里相合两经疾患的作用。参见十五络穴条。

落地惊 luòdìjīng 即初生不啼。详该条。

落地珍珠 luòdìzhēnzhū 茅膏菜之别名。详该条。

落花生 luòhuāshēng 中药名。出《滇南本草图说》。又名长生果、花生。为豆科植物落花生的种子。我国各地都有栽培。甘，平。入肺、脾经。润肺，和胃，补脾。治燥咳、反胃、浮肿、脚气、产妇乳少。内服：

煎汤，60～90克；煮或生研冲汤服。落花生油治蛔虫性肠梗阻，内服，60～80毫升。种子含脂肪油、含氮物质、蛋白质、氨基酸、卵磷脂、嘌呤、胆碱等。

落翘 luòqiào 即连翘。详该条。

落枕 luòzhěn 即失枕。详该条。

ma

麻出红肿 máchūhóngzhǒng 麻疹透齐，疹子红肿太甚者，为毒火壅遏所致。治宜清热解毒。用银翘散去芥穗、豆豉，加紫草、紫花地丁。

麻促脉 mácùmài 十怪脉之一。《世医得效方》："脉如麻子之纷乱，细微至甚。盖卫枯荣血独涩。轻者三日死，重者一日殂矣。"指脉来细微如麻丝，急促而零乱，主荣卫枯绝。参见十怪脉条。

麻毒入营 mádúrùyíng 麻疹热邪炽盛，深入营血，内陷心包。症见疹子融合成片而色紫暗，高热，烦渴，谵妄，神昏，痉厥，撮空，舌绛起刺，或口、鼻、二便出血。治宜清营凉血。用清营汤或清瘟败毒饮加减，加服神犀丹。

麻毒陷肺 mádúxiànfèi 病症名。麻疹出疹或疹回时感受风邪，以致麻毒内陷于肺。即麻疹合并肺炎。症见高热，咳嗽，气促，痰鸣，鼻翼煽动，面唇青紫。治宜宣肺透邪，清热解毒。可用麻杏甘石汤加味治之。热甚者，加知母、黄芩、板蓝根、鱼腥草、金银花、连翘等；咳甚痰多者，加瓜蒌、桑白皮、地骨皮、桔梗等。此证传变迅速，治疗须结合各阶段的病理特点，必要时采用中西医结合措施，并加强护理。

麻沸散 máfèisǎn 《华佗神医秘传》方。羊踯躅三钱，茉莉花根一钱，当归一两，菖蒲三分。水煎服。用于外科麻醉。

麻风 máfēng 即疠风。详该条。

麻根疮 mágēnchuāng 病名。出《外科启玄》。多由肾虚、气血不足所致。疮生足后跟下部，色赤皮烂，筋脉外露，状似麻根，故名。治宜补肾养血。内服十全大补汤、肾气丸，外搽轻乳生肌散（《医宗金鉴》：石膏、血竭、乳香、轻粉、冰片）。

麻骨风 mágǔfēng 买麻藤之别名。详该条。

麻桂各半汤 máguìgèbàntāng 即桂枝麻黄各半汤。详该条。

麻桂饮 máguìyǐn 《景岳全书》方。肉桂一至二钱，当归三至四钱，炙甘草一钱，陈皮适量，麻黄二至三钱。加生姜五至七片，水煎服。治伤寒、温疫、阴暑、疟疾等阴寒气胜而邪不能散者。

麻后牙疳 máhòuyágān 病症名。麻疹后期牙龈腐烂。乃胃中伏毒上窜所致。多见于体质薄弱的婴儿。宜用犀角地黄汤加火麻仁、滑石清泄胃肠之火，外用锡类散涂敷。

麻黄 máhuáng 中药名。出《神农本草经》。为麻黄科植物草麻黄 *Ephedra sinica* Stapf 或中麻黄 *E. intermedia* Schrenk et C. A Mey. 或木贼麻黄 *Ephedra equisetina* Bge. 的草质茎。主产于山西、河北、甘肃、辽宁等地。苦、辛，温。入肺、膀胱经。发汗，平喘，利水。治风寒感冒，发热无汗，风疹身痒，支气管炎，哮喘，肺炎及肾炎初期水肿。煎服：2～9克。高血压与失眠患者忌用。草麻黄茎含左旋麻黄碱，其次为右旋麻黄碱等。木贼麻黄含左旋

麻黄

麻黄碱和右旋伪麻黄碱等。中麻黄含麻黄碱等。麻黄碱和伪麻黄碱对支气管平滑肌有松弛作用，对横纹肌有兴奋作用。麻黄碱能使心率加快，外周血管收缩、血压升高，此作用缓和而持久。对大脑、脑干及脊髓均有兴奋作用，大量可致失眠、不安和震颤。挥发油对流感病毒有抑制作用，其乳剂对发热兔有解热作用。麻黄碱反复应用，可产生快速耐受性。

麻黄附子汤 máhuángfùzǐtāng ❶《金匮要略》方。麻黄三两，甘草二两，炮附子一枚。水煎，分三次服。治少阴虚寒，身面浮肿，小便不利，脉沉小者。本方也见于《伤寒论》，名麻黄附子甘草汤。❷《杂病源流犀烛》方。麻黄、附子、人参、白术、炙甘草、干姜各等分。水煎服。治中寒证，症见身体强直，口噤不语，四肢战颤，突然眩晕，身无汗，脉沉细或紧涩者。

麻黄附子细辛汤 máhuángfùzǐxìxīntāng 原名麻黄细辛附子汤。《伤寒论》方。麻黄二两，附子一枚，细辛二两。水煎，分三次服。功能温经助阳，解表散寒。治素体阳虚，外感风寒，症见无汗恶寒较甚，发热较轻，脉不浮反沉者。

麻黄根 máhuánggēn 中药名。出《本草经集注》。为麻黄科植物草麻黄 *Ephedra sinica* Stapf 或木贼麻黄 *E. equisetina* Bge.、中麻黄 *E. intermedia* Schrenk et Mey. 的根及根茎。主产于内蒙古、辽宁、山西、河北、陕西、甘肃等地。甘，平。入心、肺经。止汗。治自汗，盗汗。煎服：3～9 克。本品含伪麻黄碱。麻黄根浸膏静脉注射能使动物血压下降。

麻黄加术汤 máhuángjiāzhútāng《金匮要略》方。麻黄三两，桂枝二两，炙甘草一两，杏仁七十个，白术四两。水煎，分三次服，取微汗。治湿家身烦疼。

麻黄连轺赤小豆汤 máhuángliányáochìxiǎodòutāng《伤寒论》方。麻黄二两，连轺（即连翘根）二两，杏仁四十个，赤小豆一升，大枣十二枚，生梓白皮一升，生姜二两，炙甘草二两。水煎，分三次服。功能解表，清热，利湿。治伤寒瘀热在里，小便不利，身发黄者。

麻黄汤 máhuángtāng《伤寒论》方。麻黄三两，桂枝二两，杏仁七十个，炙甘草一两。水煎，分三次服，服后取微汗。功能发汗解表，宣肺平喘。治外感风寒表实证，症见发热恶寒，头痛身疼，无汗而喘，脉浮紧。也用于支气管炎、支气管哮喘、风湿性关节炎等见有上症者。

麻黄细辛附子汤 máhuángxìxīnfùzǐtāng 即麻黄附子细辛汤。详该条。

麻黄杏仁甘草石膏汤 máhuángxìngréngāncǎoshígāotāng 又名麻杏甘石汤。《伤寒论》方。麻黄四两，杏仁五十个，炙甘草二两，石膏半斤。水煎，分两次服。功能宣泻郁热，清肺平喘。治热邪壅肺，发热，咳嗽气喘，甚则鼻翼煽动，口渴，有汗或无汗，脉浮滑而数。也用于急性气管炎与大小叶肺炎等属肺热作喘者。

麻黄杏仁薏苡甘草汤 máhuángxìngrényìyǐgāncǎotāng 又名麻杏苡甘汤。《金匮要略》方。麻黄五钱，炒杏仁十个，薏苡仁五钱，炙甘草一两。为粗末，每服四钱，水煎服。功能发汗解表，祛风湿。治风湿一身尽疼，发热，午后较甚者。

麻科合璧 mákēhébì 麻疹专著。又名《郁谢麻科合璧》。1 卷。清·杨开泰编于 1740 年。该书系杨氏将其师沈氏所得江西《郁氏遗书》与另一师谢永奇祖传治麻专书《瘄子要领》合编而成。书中分论麻疹之调治、避忌、辨证和用药，以及杂症 83 种。

麻科活人全书 mákēhuórénquánshū 麻疹专著。4 卷。清·谢玉琼撰于 1748 年。此书系综合多种麻疹著作，予以删补编订而成。书中详述麻疹的病因、病理、辨证、治则与用药。末附刘齐珍所辑《麻疹论》及医案。内容丰富，为有影响之麻疹专著。1936年朱礼堂曾附有评注，此评注本1957年由上海卫生出版社出版。

麻柳皮 máliǔpí 枫柳皮之别名。详该条。

麻木 mámù 证名。见《素问病机气宜保命集》。麻，非痛非痒，肌肉内如有虫行，按之不止，搔之愈甚；木，不痛不痒，按之不知，掐之不觉，如木厚之感。由气血俱虚，经脉失于营养；或气血凝滞；或寒湿痰瘀留于脉络所致。治疗总以补助气血、培本为主，不可专用消散。若夹痰湿瘀血为患，属重症；高血压病者觉拇指及食指麻木，多系中风的先兆，要加强防治。

麻仁丸 márénwán ❶即《伤寒论》麻子仁丸。❷《洁古家珍》方。枳壳、川芎各一分，麻仁半分。蜜丸，温水送服；或水煎服。治风秘。❸《博济方》方。枳壳、槟榔、菟丝子、山药、防风、山茱萸、肉桂、车前子各一两五钱，木香、羌活各一两，郁李仁、大黄、麻仁各四两。蜜丸，梧桐子大，每服十五至二十丸，睡前服。治冷热壅结，津液亏少，大便干结，或老年风秘。

麻仁滋脾丸 márénzīpíwán 即麻子仁丸。详该条。

麻舌 máshé 即舌痹。详该条。

麻杏甘石汤 máxìnggānshítāng 即麻黄杏仁甘草石膏汤。详该条。

麻杏苡甘汤 máxìngyǐgāntāng 即麻黄杏仁薏苡甘草汤。详该条。

麻药 máyào《喉症全科紫珍集》方。川乌、草乌、何首乌、烧盐各五钱，半夏、全蝎、白芷各三钱，天南星、细辛各一钱五分，川椒二十一粒。为末，吹患处。用于咽喉手术麻醉。

麻药法 máyàofǎ 用中药进行麻醉的方法。我国关于使用麻醉药的记载很早，见《列子·汤问》。公元2世纪，华佗应用酒服麻沸散的麻醉方法施行外科手术。元·危亦林强调，正骨要"先用麻药服，待其不识痛处，方可下手。或服后麻不倒，可加曼陀罗花及草乌"。危氏除应用曼陀罗花外，常用草乌散，后世多沿用并有改进，中西医结合应用曼陀罗、樟柳碱等于临床。

麻油 máyóu 中药名。出《本草经集注》。别名香油。为胡麻科植物脂麻 Sesamu indicum DC. 的种子榨取的脂肪油。甘，凉。润燥通便，解毒，生肌。治肠燥便秘、蛔虫痛、食积腹痛。内服：生用或熬熟，30~60毫升。涂搽治皮肤皲裂。本品含棕榈酸、软脂酸、油酸、亚油酸、花生酸、廿二酸、廿四酸等的甘油酯、植物甾醇、芝麻素、芝麻林素、芝麻酚、维生素 E 等。大量黑芝麻油能抑制大鼠的肾上腺皮质功能。

麻疹 mázhěn 病名。出元·滑伯仁《麻证新书》。简称麻。又名瘄子、痧子。由麻疹病毒引起的传染病，以体表皮疹状如麻粒而得名，多见于婴幼儿。发病主要在脾、肺两经，对其他脏腑亦有影响。先见发热、咳嗽、眼泪汪汪、口腔颊内与唇内黏膜上有累累如粟之白点，发热三天左右于耳后、颈、面出现疹点，自上而下及于四肢，至手脚心为出齐。一般分为初热期、见形期、收没期三个阶段。初热期治宜宣肺透疹，用宣毒发表汤或银翘散；见形期宜清热解毒，用紫草红花饮（紫草根、西红花、连翘、银花、黄连、浙贝、枇杷叶、板蓝根、竹叶、木通、甘草）；收没期治宜生津养阴，兼清余毒，用沙参麦冬汤加减。由于麻疹轻重兼夹不同，临床分为麻疹顺证、麻疹逆证、麻疹险证等，参见各条。

麻疹备要方论 mázhěnbèiyàofānglùn 麻疹专著。1卷。清·吴砚丞撰。刊于1853年。

书中简要介绍麻疹的病因、脉症、各种兼证、禁忌及方药等。现有《中国医学大成》本。

麻疹闭证 mázhěnbìzhèng　各种因素使麻疹不能透发，邪毒闭阻于内的证候。如外感风寒，内热炽盛，饮食积滞，痰湿过盛等，都能使肺气受阻，腠理闭塞，影响麻疹的透发，出现疹当出不出，见点不透，或收没太快等。宜宣肺透疹，结合兼证，佐以疏风解表、清热解毒、消食导滞、清肺祛痰等法，随证施治。或用芫荽一把，加酒适量水煎，温擦皮肤，促使麻疹外透。亦可由体虚气弱，不能抗毒外出，症见疹色淡白，隐而不透，面白唇青，形倦神怠，四肢不温，泄泻，舌淡苔白，脉微弱等。宜益气和中，活血透毒。用补中益气汤加红花等。

麻疹喉痛 mázhěnhóutòng　病症名。疹毒上攻咽喉的证候。多由表邪郁遏，疹毒不能舒发，或里热炽盛，上攻于喉所致。其症轻者咽喉肿痛，重者汤水难下。表郁者，宜清解透邪，用玄参升麻汤。里热炽盛者，宜清里解毒，用凉膈消毒饮（《医宗金鉴》：荆芥、防风、连翘、薄荷、黄芩、山栀、甘草、芒硝、大黄、牛蒡子）。

麻疹逆证 mázhěnnìzhèng　麻疹患者由于正虚邪盛，而在各阶段中病情逆转的各种表现。如疹出不畅，或疹出即收，或疹色紫黯，并见壮热咳剧，气急痰鸣，鼻煽胸高，口唇青紫，脉洪大疾数。属热毒攻肺。用麻杏石甘汤加贝母、蒌仁、竹沥、黄芩、地骨皮。若疹色紫黑，形成斑块，舌质干绛起刺，是邪毒窜入营血，用犀角地黄汤加紫草、大青叶。若神昏谵语，痉厥抽搐，是邪毒内陷心包，选用安宫牛黄丸或紫雪丹。若肤色苍白、疹点黯淡不红、昏睡肢厥、舌苔白滑、脉象沉微等，属元气虚弱，不能透邪外出，用补中益气汤加减。此外，凡疹出而

收没太早，或出疹过程中忽然收没；或逾期不收，身仍壮热；或疹收后并见壮热、喘咳、泄泻等，均属麻疹逆证，宜结合具体病情辨证论治。

麻疹全书 mázhěnquánshū　麻疹专著。又名《麻证新书》《麻证全书》。4卷。原题元·滑寿撰，实系清人托名之作。书中内容大多辑自《麻科活人全书》。卷一至二论麻疹证候及辨治，卷三至四为麻疹的治疗方剂。

麻疹失音 mázhěnshīyīn　病症名。麻疹声音嘶哑，多由热毒闭塞清窍。一般治法同麻疹喉痛，参详该条。疹没失音者，多兼津液亏损，肺津不布。治宜润肺生津，清利咽喉。用玄参、麦冬、儿茶、牛蒡子、蝉蜕、桔梗、杏仁、胖大海、射干、薄荷之类，或用清喉饮。

麻疹顺证 mázhěnshùnzhèng　麻疹患者正气充沛而邪毒较轻的表现。在发病过程中，患者神气清爽，身热和缓，咳嗽而气不促。发热三四日开始出疹，先见于头、面，次及胸、背、四肢，疹点匀净，色泽红活，无其他合并证候。疹点在三天内透齐，渐次隐没，热退咳减，胃纳转佳，渐趋康复。

麻疹险证 mázhěnxiǎnzhèng　通常指麻疹患者邪盛正衰，麻毒内陷，证情险恶。参见麻疹逆证、麻毒陷肺条。

麻证全书 mázhèngquánshū　见麻疹全书条。

麻证新书 mázhèngxīnshū　见麻疹全书条。

麻症齁齃 mázhēnghōuhē　病症名。指麻疹呼吸困难，喉中痰鸣的证候。林介烈《麻疹全书》："麻属肺胃，如喉中有痰，齁齃而鸣者，其症属痰火之候。"治宜清肺消痰。用除热清肺汤（《张氏医通》：石膏、玄参、生地黄、赤芍药、贝母、栝楼根、麦冬、甘草）加减。

麻症集成 mázhèngjíchéng 麻疹专著。4卷。清·朱载杨撰。刊于1879年。卷一至二汇辑前人有关麻疹的论述，卷三至四为治疗麻疹的方剂。

麻子 mázǐ 即火麻仁。详该条。

麻子仁 mázǐrén 即火麻仁。详该条。

麻子仁丸 mázǐrénwán 又名麻仁丸、麻仁滋脾丸、脾约麻仁丸、脾约丸。《伤寒论》方。麻子仁二升，芍药半斤，炙枳实半斤，大黄一斤，炙厚朴一尺，杏仁一升。蜜丸，梧桐子大，每服十丸，日三次。功能润肠通便。治胃肠燥热，大便秘结，小便频数。也可用于习惯性便秘。

马宝 mǎbǎo 中药名。见王一仁《饮片新参》。别名马结石。为马科动物马 Equus caballus L. 的胃肠结石。主产于河北、内蒙古、新疆、甘肃、云南、贵州、西藏和东北等牧区。甘、咸，凉。入心、肝经。镇惊化痰。治高热动风、手足抽搐、惊痫癫狂、痰热咳喘，研末服：0.6～1.5克。

马㼋儿 mǎbàor 中药名。出《救荒本草》。别名马交儿、土白蔹。为葫芦科植物马㼋儿 Melothria indica Lour. 的根或叶。分布于江苏、福建、广东等地。甘、苦，微寒。清热利湿，解毒散结。治急性肠炎、痢疾、尿路感染和结石、咽喉肿痛，用根煎服：9～15克。治痈疽疔疮、淋巴结结核、湿疹，用根、叶捣敷或煎水洗。

马鞭草 mǎbiāncǎo 中药名。出《名医别录》。为马鞭草科植物马鞭草 Verbena officinalis L. 的全草。全国大部分地区均产。苦，微寒。入肝、脾经。清热利水，破血消肿，杀虫。治水肿腹胀、黄疸型肝炎、痢疾、久疟、关节酸痛、闭经、癥瘕积聚，煎服：15～30克。捣敷治痈肿疮毒、跌打损伤。孕妇忌服。本品含马鞭草苷、鞣质、挥发油。水及醇提取物有消炎、镇痛作用。

马勃 mǎbó 中药名。出《名医别录》。别名马屁勃、灰包菌。为灰包科植物脱皮马勃 Lasiosphaera fenzlii Reich.大颓马勃 Calvatia gigantea (Batsch. ex Pers.) Lloyd 或紫颓马勃 C. lilacina Lloyd 的子实体。主产于内蒙古、甘肃、江苏、湖北等地。辛，平。入肺经。清

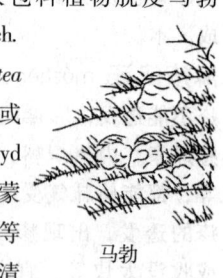

马勃

肺，利咽，止血。治咽喉肿痛、咳嗽失音、吐血、咯血、衄血，煎服：1.5～4.5克。包煎。外敷治创伤出血、冻疮。脱皮马勃子实体含马勃素、麦角甾醇及磷酸钠等。外用止血效果不亚于明胶海绵。煎剂在体外对金黄色葡萄球菌、肺炎球菌、变形杆菌、绿脓杆菌等有抑制作用。

马齿菜 mǎchǐcài 马齿苋之别名。详该条。

马齿苋 mǎchǐxiàn 中药名。出《本草经集注》。别名马齿菜、酱瓣豆草。为马齿苋科植物马齿苋 Portulaca oleracea L. 的全草。分布于全国各地。酸，寒。入胃、大肠经。

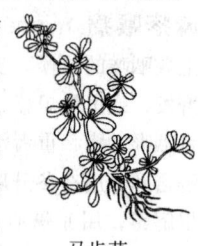

马齿苋

清热利湿，凉血解毒。治细菌性痢疾、急性胃肠炎、急性阑尾炎、淋病、白带、便血、痔血，煎服：9～30克，鲜品30～60克。治疗疮肿毒、丹毒、湿疹，捣烂敷或煎水洗。本品含多量左旋去甲肾上腺素、多巴胺和钾盐。还含小量的多巴和多种维生素等。煎剂在体外对痢疾杆菌有抑制作用，但多次接触培养后，能产生显著的抗药性。提取液或鲜马齿苋汁有兴奋子宫作用。

马刀 mǎdāo 病名。出《灵枢·痈疽》。为瘰疬成串而生，其形长如马刀形，质坚硬，或生于耳下，延至缺盆，或生肩上，延至胁下，参见瘰疬条。

马刀挟瘿 mǎdāoxiéyǐng 病名。又名病串。《灵枢·痈疽》："其痈坚而不溃者，为马刀挟瘿。"即瘰疬成串，质坚，其形长如马刀者，称马刀；挟颈所生者，其状如缨络，故称挟瘿。参见瘰疬条。

马兜铃 mǎdōulíng 中药名。出唐·甄权《药性论》。别名葫芦罐、臭铃铛、水马香果。为马兜铃科植物北马兜铃 Aristolochia contorta Bge. 或马兜铃 A. debilis Sieb. et Zucc. 的果实。主产于辽宁、黑龙江、河北、山东、陕西等地。苦、微辛，寒。入肺、大肠经。清肺降气，止咳平喘。治肺热咳喘、咯血、声音嘶哑、肠热痔血，煎服：4.5～9克。本品含挥发油，种子含马兜铃碱、马兜铃酸、马兜铃子酸及木兰花碱等。煎

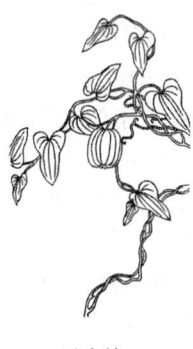

马兜铃

剂口服对麻醉兔有弱的祛痰作用，对离体豚鼠支气管有一定的解痉作用。体外对金黄色葡萄球菌与常见致病性皮肤真菌有抑制作用。

马兜铃藤 mǎdōulíngténg 天仙藤之别名。详该条。

马蜂窝 mǎfēngwō 露蜂房之别名。详该条。

马甘合剂 mǎgānhéjì 经验方。见《天津医药》1973年2期。马齿苋3500克，甘草500克。水煎浓缩，加淀粉2000克，制成颗粒，每服2克，日两次。治宫颈糜烂。

马哈金达 mǎhājīndá 唐代医学家。8世纪人。汉族，长期居住西藏。曾把金城公主带到西藏去的中医药书籍译成藏文，后其他医家以此为基础，再度编纂，并参考其他外来医学，编成《月王药诊》，为现存最早的藏医文献，在西藏流传很广，对汉藏医药的交

流起到很大的作用。

马蓟 mǎjì 大蓟之别名。详该条。

马交儿 mǎjiāor 即马㽡儿。详该条。

马结石 mǎjiéshí 即马宝。详该条。

马兰 mǎlán 中药名。出《本草拾遗》。别名鱼鳅串、路边菊、鸡儿肠。为菊科植物马兰 Kalimeris indica（L.）Sch. Bip. 的全草或根。分布于我国南部。辛，凉。入肝、胃、肺经。凉血止血，清热利湿，解毒消肿。治吐血、衄血、肠炎、痢疾、黄疸、水肿、急性咽炎、扁桃体炎，煎服：15～30克。治外伤出血，疮疖肿毒，捣烂敷。全草含挥发油，油中含乙酸龙脑酯、甲酸龙脑酯等。

马莲子 mǎliánzǐ 即马蔺子。详该条。

马蔺子 mǎlìnzǐ 中药名。出《新修本草》。别名蠡实、马莲子。为鸢尾科植物马蔺 Iris pallasii Fisch. var. chinensis Fisch. 的种子。主产于江苏、辽宁、河北、北京等地。甘，平。清热利湿，凉血止血。治黄疸、泻痢、吐血、衄血、血崩，煎服：4.5～9克。种皮中含有抗癌的有效成分马蔺子甲素。

马木通 mǎmùtōng 即关木通。详该条。

马脾风 mǎpífēng 病症名。见《幼科发挥》。即小儿的急性喘证。属重症。症见胸高气壅，肺胀喘满，鼻翼煽动，二便秘结，神气闷乱。乃寒邪闭肺，郁而化热，肺气不宣所致。先宜宣肺清热，用五虎汤（麻黄、炒杏仁、石膏、甘草、细茶、桑白皮、生姜、葱白）；继宜利下痰涎，用一捻金、苏葶丸。

马屁勃 mǎpìbó 马勃之别名。详该条。

马钱子 mǎqiánzǐ 中药名。出《本草纲目》。别名番木鳖。为马钱科植物马钱 Strychnos nux-vomica L. 或云南马钱 S. pierriana A. W. Hill 的干燥种子。主产于印度、越南、缅甸、泰国，我国云南等地亦产。苦，寒，有大毒。入肝、脾经。通络，止痛，消肿散

M

结。治风湿疼痛、筋络拘挛、半身不遂、小儿麻痹后遗症，内服：0.3～0.6克，炮制（油炸法或砂烫法）后入丸、散用。治痈疽肿毒，醋磨涂或研末调敷；面神经麻痹，切薄片，置胶布上，贴患侧面部。未经炮制或剂量过大易致中毒，甚至死亡。本品含生物碱，主要为番木鳖碱（士的宁）和马钱子碱。番木鳖碱口服后很快吸收，对脊髓有强烈的兴奋作用，能引起强直性惊厥。马钱子碱有箭毒样肌肉松弛作用和较强的止咳作用。

马茄子 mǎqiézi 蕤仁之别名。详该条。

马莳 mǎshí 明代医学家。字玄台（一说字仲化）。浙江绍兴人。对《内经》很有研究。将《素问》《灵枢》重新加以分卷和注释，编注成《黄帝内经素问注证发微》与《黄帝内经灵枢注证发微》各9卷。后者为《灵枢》最早的全注本。

马氏眼药 mǎshìyǎnyào 又名马应龙眼药。经验方。见《北京市中药成方选集》。炉甘石270克，麝香4.5克，珍珠3.6克，熊胆5.1克，硇砂2.7克，冰片72克，硼砂5.4克，琥珀4.5克。研粉，用玻璃棒蘸凉开水，再蘸药粉少许，点于大眼角内。治暴发火眼，红肿刺痛，或气蒙火蒙，胬肉攀睛，迎风流泪，眼边赤烂等。

马蒁 mǎshù 郁金之别名。详该条。

马蹄 mǎtí 荸荠之别名。详该条。

马蹄草 mǎtícǎo 积雪草之别名。详该条。

马蹄金 mǎtíjīn 中药名。见《四川中药志》（1960年版）。别名荷包草、黄疸草、小金钱草。为旋花科植物马蹄金 Dichondra repens Forst. 的全草。分布于长江流域至南部各地。辛，凉。清热利湿，解毒消肿。治黄疸型肝炎、胆囊炎、痢疾、胆结石、泌尿系结石、肾炎水肿。煎服：15～30克。捣敷治乳腺炎、疔疮肿毒。

马蹄决明 mǎtíjuémíng 决明子之处方名。详该条。

马蹄香 mǎtíxiāng 土细辛之别名。详该条。

马桶癣 mǎtǒngxuǎn 病名。过敏体质，接触新漆马桶而发。臀部皮肤潮红，境界清楚，继则出现丘疹、水疱，瘙痒，破则糜烂浸淫，日久结痂、脱屑，反复发作。即接触皮炎。应避免再用马桶，外用青黛散，冷水调成糊状外敷。流水多或红肿明显者，用蒲公英60克或桑叶、生甘草各30克煎汤，待冷后湿敷。

马头鱼 mǎtóuyú 海马之别名。详该条。

马王堆汉墓医书 mǎwángduīhànmùyīshū 1973年湖南长沙马王堆三号汉墓出土帛书中医学著作的总称。其中包括医方、经脉著作与《导引图》等多种用帛书写成的医学著作。其墓葬年代为公元前168年。书写年代约为秦汉之际，著作年代约在春秋战国至汉代以前。所存内容大多不见于现存文献，是一批重要的医史文物。

马尾黄连 mǎwěihuánglián 即马尾连。详该条。

马尾连 mǎwěilián 中药名。出《本草纲目拾遗》。别名马尾黄连。为毛茛科植物多叶唐松草 Thalictrum foliolosum DC. 或高原唐松草 T. cultratum Wall. 等的根茎及根。主产于四川、云南等地。苦，寒。入大肠、肝、胆经。清热燥湿，泻火解毒。治痢疾、肠炎、肝炎、眼结膜炎，煎服：3～9克。治痈肿疮疖，研末撒或调敷。本品含小檗碱、掌叶防己碱、药根碱、木兰花碱等。小檗碱药理见黄连条。

马玄台 mǎxuántái 即马莳。详该条。

马牙 mǎyá 病名。见《尤氏喉科秘书》。又名上皮疹。初生小儿牙龈起白色小泡，状如脆骨者。过去有用挑破治疗，局部保持清洁。实际多数不治自愈，一般百日后婴儿即不患此病。

马应龙麝香痔疮膏 mǎyīnglóngshèxiāngzhìchuānggāo 中成药。见《中华人民共和国药典》2010 年版一部。人工麝香、珍珠、硼砂、人工牛黄、煅炉甘石粉、冰片、琥珀。以上 7 味制成软膏，外用，涂擦患处。功能清热燥湿，活血消肿，去腐生肌。用于湿热瘀阻所致的各类痔疮、肛裂，症见大便出血，或疼痛、有下坠感；亦用于肛周湿疹。

马应龙眼药 mǎyīnglóngyǎnyào 即马氏眼药。详该条。

马志 mǎzhì（10 世纪）宋代医家。初为道士，通晓医药，曾与刘翰共同治愈宋太宗病。973 年奉命参校本草，新增药品百余种。编成《开宝新详定本草》20 卷。后为太医。

马仲化 mǎzhònghuà 即马莳。详该条。

马宗素 mǎzōngsù（约 12 世纪）金代医家。平阳（今山西临汾）人。对热性病有研究，撰有《伤寒医鉴》1 卷，反对《南阳活人书》中用温热药治伤寒，推崇刘完素用寒凉之法。

蚂蚱 màzha 见《内蒙古中草药》。即蚱蜢。详该条。

mai

埋藏疗法 máicángliáofǎ 又称埋植疗法。指在穴位皮下组织内埋藏羊肠线、药片、钢圈等的治疗方法。操作时，选定部位，常规消毒，用缝针、腰椎穿刺针或特制的埋线针埋线。其他则需切开皮肤，剪去少量脂肪后放入埋植物，并予缝合、包敷。适用于哮喘、慢性支气管炎、溃疡病、腰背腿痛、关节炎、小儿麻痹后遗症等。因埋入的物品不同，又有埋线疗法、埋药疗法等称。

埋线疗法 máixiànliáofǎ 埋藏疗法之一。详该条。

埋药疗法 máiyàoliáofǎ 埋藏疗法之一。详该条。

埋针疗法 máizhēnliáofǎ 将针较长时间留置于穴位皮下的治疗方法。操作时，选定穴位，按皮内针操作要求进针后，令患者活动局部肢体，如无不适，则用胶布固定。每次埋针 1～5 天。适用于神经性头痛、胃痛、高血压、神经衰弱等。

埋植疗法 máizhíliáofǎ 即埋藏疗法。详该条。

买麻藤 mǎimáténg 中药名。出《本草纲目拾遗》。别名麻骨风、大节藤、接骨藤。为买麻藤科植物小叶买麻藤 Gnetnm parvifolium（Warb.）C. Y. Cheng 的茎藤。主产于广东、广西、福建、江西、湖南。微苦，平。祛风活血，消肿止痛。治风湿痹痛、腰肌劳损、跌打损伤、蛇咬伤，煎服：6～9 克，鲜品 15～30 克。捣敷治骨折。本品含生物碱。已分离出有效成分买麻藤碱盐酸盐。生物碱对豚鼠支气管平滑肌有解痉作用。煎剂和脂溶性生物碱在体外对肺炎球菌、链球菌、流感杆菌等有抑制作用。

迈步穴 màibùxué 经外奇穴名。见《常用新医疗法手册》。位于髀关穴直下 2.5 寸处。主治小儿麻痹后遗症、偏瘫。直刺 1.5～2 寸。

麦冬 màidōng 中药名。出《神农本草经》。别名麦冬、寸冬。为百合科植物麦冬 Ophiopogon japonicus（Thunb.）Ker-Gawl. 的块根。主产于浙江、四川。甘、微苦，寒。入心、肺、胃经。清心润肺，养胃生

麦冬

津。治热病心烦失眠、津伤口渴、肺燥干咳、虚劳咳嗽、咯血、衄血、肺痈、消渴、肠燥便秘、咽白喉，煎服：6～12 克。近试用于治疗冠心病。本品含多种沿阶草苷，还含 β-谷甾醇及葡萄糖苷、豆甾醇等。注射液可明显提高小

M

鼠耐缺氧能力。

麦粒灸 màilìjiǔ 灸法术语。指用麦粒大小的艾炷施灸，故名。一般作直接灸用。

麦冬 màiméndōng 麦冬之别名。详该条。

麦冬汤 màiméndōngtāng 《金匮要略》方。麦冬七升，半夏一升，人参二两，甘草二两，粳米三合，大枣十二枚。水煎，分六次服。功能益胃生津，降逆下气。治胃有虚热，津液不足，气火上逆而致的肺痿，症见咳唾涎沫、气喘短气、咽干口燥、舌干红少苔、脉虚数。

麦冬饮子 màiméndōngyǐnzi 《宣明论方》方。麦冬二两、瓜蒌、知母、炙甘草、生地黄、人参、葛根、茯神各一两。为粗末，每服五钱，加竹叶数片，水煎服。治上消，口渴多饮，胸满，心烦，短气。

麦蘖 màiniè 麦芽之别名。详该条。

麦味地黄丸 màiwèidìhuángwán 原名八仙长寿丸。《医级》方。熟地黄、山药、泽泻、牡丹皮、茯苓、山茱萸、麦冬、五味子。蜜丸。功能滋阴，敛肺，止遗。治肺肾阴虚咳喘带血、潮热盗汗、梦遗滑精、咽干、眩晕耳鸣、腰膝酸软、消渴。

麦芽 màiyá 中药名。出《本草纲目》。别名麦蘖、大麦芽。为禾本科植物大麦 Hordeumvulgare L. 的成熟果实经发芽制成。甘、平。入脾、胃经。行气消食，健脾开胃，回乳消胀。治食积、脘腹胀满、食欲不振、断乳时乳汁郁积、乳房胀痛。煎服：9～15克；回乳，60～120克。生麦芽健脾和胃，疏肝行气，用于脾虚食少，乳汁郁积。炒麦芽行气消食，回乳，用于食积不化，妇女断乳。焦麦芽消食化滞，用于食积不消，脘腹胀痛。研末制成糖浆，用于急慢性肝炎的肝痛、厌食等症。本品含淀粉酶、转化糖酶、维生素B、磷脂、麦芽糖、葡萄糖等，还含禾草碱。所含消化酶及维生素B有助消化

作用。

脉 mài ❶脉管。气血运行的通道。《素问·脉要精微论》："夫脉者，血之府也。"《灵枢·决气》："壅遏营气，令无所避，是谓脉。"脉与心密切相连，为心气所推动。《素问·痿论》："心主身之血脉。" ❷脉搏，脉象。《灵枢·邪气脏腑病形》："按其脉，知其病。" ❸脉法。参见切脉、脉诊条。❹五不女之一，指女子无月经或因月经不调等原发性不孕症。详见五不女条。

脉痹 màibì 病名。①指风寒湿邪阻滞血脉所致的痹证。出《素问·痹论》。症见皮肤变色，皮毛枯萎，肌肉顽痹等。治宜导痹通脉。②指热痹。《医宗必读·痹》："脉痹即热痹也。"参见热痹条。

脉从四时 màicóngsìshí 指脉应四时阴阳变化而动。四时有春温、夏热、秋凉、冬寒的变化，正常脉象而呈微弦、微洪、微浮、微沉之象，反映人体气血活动适应四时变化，有病也较轻浅。《素问·玉机真脏论》："脉从四时，谓之可治。"

脉管 màiguǎn 血液运行的通道。简称脉。详该条。

脉会 màihuì 八会穴之一。《难经·四十五难》："脉会太渊。"太渊为肺经腧穴。肺朝百脉，本穴位于寸口，寸口为脉之大会，候诊脉气之处，故称脉会太渊。凡脉病皆可酌情取用。

脉经 màijīng 脉学著作。10卷。西晋·王叔和撰。为我国现存最早的脉学专著。此书集汉以前脉学之大成，选取《内经》《难经》以及张仲景、华佗等有关论述，分门别类，在阐明脉理的基础上联系临床实际。全书分述三部九候，寸口脉，二十四脉，脉法，伤寒、热病、杂病、

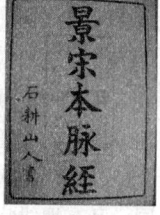

脉经

妇儿病症的脉证治疗等。新中国成立后有影印本。

脉静 màijìng 出《素问·平人气象论》。指脉来和缓平静。如伤寒表症，脉象和缓平静，为不传经。《伤寒论》："伤寒一日，太阳受之，脉若静者，为不传。"

脉诀 màijué 脉学著作。①宋·崔嘉彦撰。又有《崔氏脉诀》《崔真人脉诀》《紫虚脉诀》等名。1卷。作者用通俗易晓的文笔，以四言歌诀的形式阐述脉理，便于初学者习诵，对后世脉学有相当影响。此书后经明·李言闻删补，改名《四言举要》，其子李时珍将其辑入《濒湖脉学》中。②指《王叔和脉诀》，详该条。

脉诀阐微 màijuéchǎnwēi 见辨证录条。

脉诀汇辨 màijuéhuìbiàn 脉学著作。10卷。清·李延昰撰于1664年。作者认为，世传《王叔和脉诀》言辞鄙俚，错误颇多。遂汇集诸家脉学论著，结合其叔父李中梓所传的脉学见解予以辨证。书中阐述作者研究脉学的心得，兼谈望、闻、问三诊，并选录李中梓医案若干条，以脉参证，体现脉诊在临床诊治方面的灵活应用。全书内容比较详备。新中国成立后有排印本。

脉诀刊误 màijuékānwù 脉学著作。又名《脉诀刊误集解》，2卷，元·戴起宗撰。戴氏认为，当时流传颇广的高阳生《脉诀》有语意不明、立义偏异之处，并存在不少错误。遂以《内经》、《难经》、张仲景、华佗、王叔和及历代有关论述对《脉诀》原文予以考订，观点颇多可取之处。此书后经明·汪机补订。新中国成立后有排印本。

脉诀刊误集解 màijuékānwùjíjiě 即《脉诀刊误》。详该条。

脉诀考正 màijuékǎozhèng 见濒湖脉学条。

脉口 màikǒu 即寸口。《灵枢·终始》："持其脉口、人迎，以知阴阳有余不足，平与不平。"

脉逆四时 màinìsìshí 脉象不能与四时气候相应，即不符合春弦、夏洪、秋毛、冬石的四时脉象，称为脉逆四时。《素问·平人气象论》："脉有逆从四时，未有脏形，春夏而脉瘦，秋冬而脉浮大，命曰逆四时也。"《素问·玉机真脏论》："脉逆四时，为不可治……所谓脉逆四时者，春得肺脉，夏得肾脉，秋得心脉，冬得脾脉；甚至皆悬绝沉涩者，命曰逆四时。"

脉气 màiqì ❶脉中的精气。《素问·经脉别论》："食气入胃，浊气归心，淫精于脉，脉气流经，经气归于肺……"❷即经气。详该条。

脉色合参 màisèhécān 诊法。切脉与望诊相互参合印证，以明病情。《灵枢·邪气脏腑病形》："色脉形肉不得相失也……色青者，其脉弦也；赤者，其脉钩也；黄者，其脉代也；白者，其脉毛；黑者，其脉石。见其色不得其脉，反得其相胜之脉则死矣；得其相生之脉，则病已矣。"脉象与五色诊候在主病机理方面有共通之处，两者合参互证，既可确诊疾病，又可判断病情的顺逆死生。故《素问·五脏生成》说："能合脉色，可以万全。"

脉舍神 màishěshén 心藏神而主血脉，脉为血之府，故神亦舍于脉中。《灵枢·本神》说："心藏脉，脉舍神。"又《素问·八正神明论》："血气者，人之神。"《灵枢·营卫生会》："血者，神气也。"血行脉中，故脉舍神。

脉说 màishuō 脉学著作。2卷。清·叶霖撰。上卷选取《内经》《难经》《脉经》等论脉内容，阐明新义，并分述脉机、妇人脉法、幼儿诊法、奇经八脉、脉色兼察等；下卷分析30种脉象，末附清脉、浊脉。

脉数急 màishuòjí 即弦数脉。太阳表证，脉弦数，有躁烦、恶心症状者，为病传少阳之候。《伤寒论》："伤寒一日，太阳受之……颇欲吐，若躁烦，脉数急者，为传也。"

脉痿 màiwěi　痿证的一种。出《素问·痿论》。亦称心痿。由于心气热，火炎于上，血气随之上逆，下部血脉空虚所致。症见四肢关节如折，不能举动，足胫软弱，不能着地站立。治宜清心泻火，养血活血。用导赤各半汤（《症因脉治》：生地、木通、川连、甘草、黄芩、山栀、犀角磨冲）、四物汤等方加减。参见痿条。

脉无胃气 màiwúwèiqì　脉来失去从容和缓及正常的节律，表现出弦劲绷急，坚硬搏指，或浮散无根，杂乱不匀等。表示胃气将绝，五脏真气败露，生命垂危。《素问·平人气象论》："脉无胃气亦死。所谓无胃气者，但得真脏脉，不得胃气也。"

脉象 màixiàng　脉动应指的形象。包括频率、节律、充盈度、通畅的情况及动势的和缓、波动的幅度等。王叔和《脉经》根据这些征象总结出24种脉，李时珍《濒湖脉学》发展为27脉，李士材再增入疾脉，合28种脉。

脉象主病 màixiàngzhǔbìng　与脉象相应的病症。如浮脉主表证，沉脉主里证，迟脉主寒证，数脉主热证等。

脉学发微 màixuéfāwēi　脉学著作。4卷。恽铁樵撰于1926年。卷一专论脉诊以外的诊法，包括望诊、察呼吸、分析病状等；卷二为脉学概论、原理等，并释十字脉象（指大、浮、动、数、滑、沉、涩、弱、弦、微）；卷三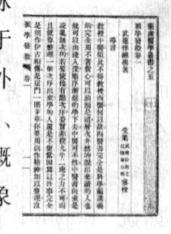

脉学发微

至四结合病例分析促、结、代、浮、沉、迟、数诸脉。全书用中西汇通的观点阐述脉理，解释脉要，但不免有牵强附会、联系欠当的缺陷。

脉要图注 màiyàotúzhù　脉学著作。一名《脉要图注详解》。4卷。清·贺升平辑，刊于1783年。此书包括脉学总论内容，各科脉法，运气，二十八脉，奇经八脉，骨度，经脉，络脉，经别，经筋以及形身、脏腑、营卫、颜色、声音、五行等诊法。作者博采众说，并附插图。

脉要图注详解 màiyàotúzhùxiángjiě　即《脉要图注》。详该条。

脉以胃气为本 màiyǐwèiqìwéiběn　有胃则生，无胃则死。"脉弱以滑，是有胃气，命曰易治。"（《素问·玉机真脏论》）所以脉有无胃气是判断病情和预后的重要依据。《素问·平人气象论》说："平人之常气禀于胃，胃者平人之常气也。人无胃气曰逆，逆者死。""人绝水谷则死，脉无胃气亦死。"有胃气的脉，在平人应不浮不沉，不疾不徐，从容和缓，节律一致，脉体冲和，应指有力。春胃微弦，夏胃微钩，长夏胃微弱，秋胃微毛，冬胃微石，皆为平脉。胃气少为病脉，无胃气为死脉。故脉以胃气为本。《望诊遵经》："凡诊脉有胃气者生，无胃气者死。"可见诊脉有无胃气对判断病情吉凶很有意义。

脉因证治 màiyīnzhèngzhì　医书。2卷（一作4卷）。旧题元·朱震亨撰。该书介绍各科临床病症，共70篇，各证论述的次序为脉诊、病因、证候及治法，故名脉因证治。该书一般认为并非朱氏原著，而系采集《丹溪心法》《活法机要》《格致余论》等书的有关内容编成。新中国成立后有排印本。

脉语 màiyǔ　脉学著作。一名《脉学精华》。2卷。明·吴崑撰。刊于1584年。该书论脉简要，别具见地。作者对太素脉基本上持批判态度。书末附脉案格式，对医者提出了病案书写的具体要求。

脉诊 màizhěn 即切脉。详该条。

脉证合参 màizhènghécān 辨证过程中把脉象和证候互相参照，推断病情的方法。一般来说，脉证一致为顺，相反为逆。例如阳热证见浮数脉，虚弱证见细弱脉，属于顺证。若阳热证见沉细脉，虚弱证见洪大脉，就是脉证相逆，说明表里邪正错综复杂，病情较重，属于逆证。在这种情况下，辨证必须透过现象看本质，以确定脉证的从舍。参见舍证从脉、舍脉从证各条。

脉之大会 màizhīdàhuì 指寸口手太阴肺脉为十二经脉之气会聚之处。《难经·一难》："寸口者，脉之大会，手太阴之动脉（原作脉动，据《脉经》卷一改）也。"《灵枢·营卫生会》亦有"营行脉中，卫行脉外，营周不休，五十而复大会"以及"行于阳二十五度，行于阴亦二十五度，一周也，故五十度而复大会于手太阴矣"之语，皆言寸口手太阴为脉之大会。又，肺朝百脉，五脏六腑十二经脉之气皆出于胃而变见于气口，所以称寸口为脉之大会。

脉痔 màizhì 病名。出《五十二病方》。《诸病源候论》卷三十四："肛边生裂，痒而复痛，出血者，脉痔也。"即肛裂。详该条。

man

悗 mán 病症名。以烦闷、惑乱为主症。《灵枢·五乱》："清浊相干，乱于胸中，是谓大悗。"《脾胃论》："心乱而烦，病名曰悗。悗者，心惑而烦闷不安也。"

蛮姜 mánjiāng 出《履巉岩本草》。为高良姜之别名。详该条。

满江红 mǎnjiāng 中药名。出《本草纲目》。别名红浮萍、草无根。为满江红科植物满江红 *Azolla imbricata*（Roxb.）Nakai 的全草。分布于我国西南、华南、华中等地区。辛，寒。入肺、膀胱经。祛风，利湿，透疹。治风湿疼痛、风瘙瘾疹、麻疹透发不出、带下、小便不利，煎服：3～9 克。

满山红 mǎnshānhóng 中药名。①见《东北常用中草药手册》。别名映山红、靠山红、山崩子。为杜鹃花科植物兴安杜鹃 *Rhododendron dauricum* L. 的叶。分布于东北、内蒙古。辛、苦，温。止咳祛痰。治急慢性支气管炎、支气管喘息。煎服：3～15 克；鲜品 15～30 克。本品含挥发油，其主要成分为大牻牛儿酮等，还含杜鹃素、去甲杜鹃素、东莨菪素等。大牻牛儿酮对小鼠有止咳作用，杜鹃素有祛痰作用。叶提取物的水溶部分及挥发油部分对豚鼠有平喘作用。煎剂或醇提取液在体外对金黄色葡萄球菌、甲型链球菌、绿脓杆菌等有抑制作用。椵木毒素可引起狗呕吐、呼吸抑制、心跳微弱及血压剧降等。②迎山红之别名。详该条。

满山黄 mǎnshānhuáng 见《浙江民间常用草药》。为一枝黄花之别名。详该条。

满天星 mǎntiānxīng 天胡荽、喉咙草之别名。详各条。

曼陀罗花 màntuóluóhuā 洋金花之别名。详该条。

曼陀罗中毒 màntuóluózhòngdú 病名。曼陀罗别名洋金花、枫茄花。因服曼陀罗过量引起中毒，症见面红烦躁、哭笑不止、谵语幻觉、口干肤燥、瞳孔散大、脉数等；严重者可致昏睡、肢强挛搐，甚则休克、昏迷。治疗宜中西医结合。中药以清热解毒为主。常用绿豆衣、银花、连翘、甘草等。民间有多食黄糖、口含米醋等解毒法，可参考。

曼陀罗子 màntuóluózǐ 中药名。出《本草纲目》。为茄科植物白曼陀罗 *Datura metel* L. 或毛曼陀罗 *D. innoxia* Mill. 等的种子。产于江苏、福建、广东等地。辛、苦，温，有毒。止痛，平喘。治风湿痹痛、跌打损伤、胃痛、咳喘，煎服：0.15～0.3克，或浸酒服。儿童忌用。过量或生吃易致中毒，中毒症状见洋金花、曼陀罗中毒条。白曼陀罗和毛曼陀罗的种子均含天仙子碱、天仙子胺等。药理见洋金花条。

蔓荆子 mànjīngzǐ 中药名。出《本草经集注》。为马鞭草科植物蔓荆 *Vitex trifolia* L. 的果实。主产于山东、浙江、江西、福建等地。苦、辛、微寒。入肝、胃、膀胱经。疏散风热，清利头目。治风热感冒、偏正头痛、目赤肿

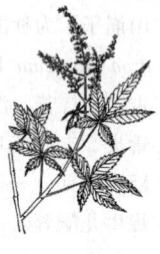

蔓荆子

痛，煎服：5～9克。本品含少量蔓荆子碱。

慢肝风 màngānfēng 又名婴儿目涩。《幼幼新书》："月内目闭不开，或肿，羞明，或出血者，名慢肝风。"为心脾蕴热，复感风邪所致。治宜疏风清热。用明目饮（《证治准绳》：山栀仁、净香附、夏枯草）。

慢肝惊风 màngānjīngfēng 慢惊风的一种证型。出《本草纲目》。症见抽搐兼有目如橘黄，上视，不乳食，气虚欲脱等。多因泄泻日久，损伤脾胃，肝失营养，虚阳上犯所引起。治法见慢惊风条。

慢疳 màngān 参见甘疳条。

慢惊风 mànjīngfēng 儿科常见病症。出《小儿药证直诀》。慢惊风的抽搐表现为缓慢无力，时发时止。一般体温不高，面色淡黄，或青白相间。多合目昏睡，或睡时露睛。神情倦怠，懒言少语。大便色青，或下利清谷。脉来沉缓，或沉迟无力。本病多由于气血不足，肝盛脾虚所致。往往在一些严重的慢性疾患的后期，正气虚弱的情况下出现此证。应注意扶正，以调理肝脾，佐以清心涤痰为大法。选用理中汤、惺惺散（《古今医统》：人参、茯苓、木香、扁豆、炙全

蝎、陈仓米、天麻）、醒脾散（《证治准绳》：全蝎、白附子、天麻、炙草、人参、茯苓、石菖蒲、木香、石莲肉、白术）、温白丸（《小儿药证直诀》：人参、防风、白附子、僵蚕、全蝎、南星、天麻）、朱砂安神丸等方。

慢惊夹痰 mànjīngjiātán 病症名。慢惊风夹有热痰者。由于病久脾损阴消，以致虚火亢盛，烦渴喜饮；水谷停蓄，痰浊易生，形成痰热相兼，虚中夹实的半阴半阳证候。其症见午后身热，口渴烦饮，胸脘胀闷，呼吸气促，泛吐痰涎，心烦不寐，时发抽搐。治法：《明医杂著》以二陈为主，脾虚有热痰，加白术、黄芩、黄连；风痰稠结，加南星、贝母、枳实；胃虚生痰，加白术、麦芽、竹沥。

慢惊自汗 mànjīngzìhàn 病症名。慢惊风，阳气大亏，自汗不止，遍身冰冷，面色苍白。治宜回阳救急。用固真汤，或参附汤加龙骨、牡蛎、黄芪、五味、干姜。

慢脾风 mànpífēng 病名。出《小儿卫生总微论方》。简称脾风。指小儿由于吐泻过度，正气虚弱，出现闭目摇头，面唇青黯，额头出汗，神昏嗜睡，四肢厥冷，手足蠕动等症。属于慢惊的范围，而主要是脾阴耗损，脾阳衰竭，故名。宜温中补脾，固本回阳。可用参附汤频服，继用附子理中汤加味调治。

慢心锐毒 mànxīnruìdú 病名。出《外科证治全生集》。即井疽。详该条。

mang

芒刺舌 mángcìshé 即舌起芒刺。详该条。

芒硝 mángxiāo 中药名。出《名医别录》。别名盆硝。为矿物芒硝经煎炼而得的精制结晶，主含含水硫酸钠（$Na_2SO_4 \cdot 10H_2O$）咸、苦、寒。入胃、大肠经。泻热通便，润

燥软坚，清火消肿。治实热积滞，大便燥结，肠痈肿痛。入汤剂或开水溶化服：6～12克。治目赤肿痛，以溶液点眼；丹毒、痈肿，水化涂敷；咽痛、口疮，研细末吹搽；痔疮肿痛、乳痈，水煎熏洗。孕妇忌服。畏三棱。本品主含含水硫酸钠，内服后可在肠内形成高渗溶液，引起机械性刺激而导泻。

芒芋 mángyù 泽泻之别名。详该条。

芒针 mángzhēn 针具名。取法于古代长针，针身细长，形如麦芒，故名。现用的芒针与毫针相似，但较长，参见毫针条。

芒针疗法 mángzhēnliáofǎ 用芒针深刺穴位的治疗方法。使用时，以右手持针柄捻转，左手扶持针体下压协同缓慢进针，一般腹部用直刺，腰、臀、肘、膝关节部用斜刺，头面、胸背部用沿皮刺。适用于精神病、风湿痹痛、月经不调等。

芒子 mángzǐ 巴豆之别名。详该条。

盲 máng 出《素问·生气通天论》。即失明。指目茫茫无所见。病因复杂。有先天与后天之分。凡后天严重的内外障和外伤均可致盲。

盲肠草 mángchángcǎo 金盏银盘、鬼针草二药之别名。详各条。

mao

猫儿刺 māorcì 枸骨叶之别名。详该条。

猫儿眼睛草 māoryǎnjīngcǎo 泽漆之别名。详该条。

猫蓟 māojì 小蓟之别名。详该条。

猫眼疮 māoyǎnchuāng 病名。见《医宗金鉴》卷七十四。因内蕴血热，外受风热或风寒触发。多发于头面手足，起红斑成片，或有水泡，有的形如猫眼。即多形红斑、虹膜红斑。风热者，服升麻消毒饮；风寒者，又名寒疮，服当归四逆汤。

猫眼根 māoyǎngēn 白狼毒之别名。详该条。

猫爪草 māozhuǎcǎo 中药名。见《中药材手册》。为毛茛科植物小毛茛 Ranunculus ternatus Thunb. 的块根。产于河南、江苏、浙江、广西等地。甘、辛，温，有小毒。归肝、肺经。解毒散结。治瘰疬、肺结核、淋巴结炎、咽喉炎，煎服：15～30克（瘰疬并熬膏外敷）。治疟疾，鲜根捣烂，于疟发前2小时敷内关穴。

毛虫药 máochóngyào 一点红之别名。详该条。

毛慈菇 máocígū 即山慈菇。详该条。

毛刺 máocì 古刺法。九刺之一。《灵枢·官针》："毛刺者，刺浮痹皮肤也。"是一种浅刺皮肤的方法，故名。用来治疗皮肤麻木不仁等。

毛大丁草 máodàdīngcǎo 中药名。见《中国药用植物志》。别名兔耳风。为菊科植物毛大丁草 Gerbera piloselloides Cass. 的全草。分布于江西、福建、广东、四川、云南等地。苦、辛，平。入肺、肾经。清热止咳，利水，散瘀解毒。治感冒发热、咳嗽痰多、水肿、淋浊、泻痢，煎服：9～15克。治跌打损伤、毒蛇咬伤，捣烂敷。根含毛大丁草醛、毛大丁草酮、双毛大丁草酮等。

毛地梨 máodìlí 光慈菇之别名。详该条。

毛冬青 máodōngqīng 中药名。见《广西中草药》。为冬青科植物毛冬青 Ilex pubescens Hook. et Arn. 的根。分布于广东、广西、安徽、福建、江西、浙江、台湾等地。苦，平。活血通脉，清热解毒。治冠心病心绞痛、心肌梗死、血栓闭塞性脉管炎、肺热咳嗽、咽喉炎、扁桃体炎、中心性视网膜炎，煎服：30～90克。治烧烫伤、痈肿疮疖，研末调涂或煎液湿敷。本品含黄酮苷、酚性成分、甾醇、鞣质、三萜类。黄酮苷可降低血

M

压，3，4-二羟基苯乙酮静脉注射可增加麻醉狗冠脉及脑血流量，抑制血小板聚集。

毛冬青叶 máodōngqīngyè 中药名。见《广西中草药》。为冬青科植物毛冬青 *Ilex pube-scens* Hook. et Arn. 的叶。苦、涩，平。清热解毒。治烧烫伤，水煎：3～9克，冷服，并用纱布蘸药液湿敷。治外伤出血、痈肿疮疖，研末撒或捣敷。本品含熊果酸、齐墩果酸。

毛风藤 máofēngténg 白毛藤之别名。详该条。

毛茛 máogèn 中药名。出《本草拾遗》。别名野芹菜、起泡草、老虎脚爪草。为毛茛科植物毛茛 *Ranunculus japonicus* Thunb. 的全草。我国大部分地区有分布。辛，温，有毒。退黄、截疟，平喘。治黄疸，捣烂敷于列缺或内关穴；治疟疾，敷于大椎或内关穴（发作前 3～6 小时用）；治哮喘，敷于大椎或肺俞穴；治风湿关节痛，敷于痛处附近穴位。均用鲜品。敷后如有灼热感或起泡，即应除去，起泡处敷消毒纱布。一般不作内服。本品含原白头翁素，对革兰阳性和阴性细菌、白色念珠菌都有抑制作用。有强烈刺激作用，接触皮肤可引起炎症和水泡，内服可引起剧烈胃肠炎。并可对抗组织胺引起的支气管痉挛和回肠收缩。

毛茛灸 máogènjiǔ 药物发泡灸之一。用新鲜毛茛茎叶捣烂，敷贴有关穴位使之起泡的方法。敷贴时间约 1～2 小时，以局部起泡为度。适用于疟疾，黄疸等。

毛姑 máogū 山慈菇之别名。详该条。

毛姑朵花 máogūduǒhuā 白头翁之别名。详该条。

毛际 máojì 前阴上方长阴毛的皮肤边缘部。《素问·骨空论》："任脉者，起中极之下，以上毛际。"

毛姜 máojiāng 骨碎补之别名。详该条。

毛孔 máokǒng 即汗孔。见汗空条。

毛麝香 máoshèxiāng 中药名。出清·何克谏《生草药性备要》。别名香草、麝香草。为玄参科植物毛麝香 *Adenosma glutinosum* (L.) Druce 的全草。分布于我国南部。辛、苦，温。疏风活络，行气散瘀，解毒止痒。治小儿麻痹症初期、风湿痹痛、腹痛，煎服：9～15 克。治跌打损伤、疮疡、湿疹，捣敷或水洗。本品含黄酮苷、酚类、三萜、氨基酸、挥发油。

茅草根 máocǎogēn 即白茅根。详该条。

茅膏菜 máogāocài 中药名。出《本草拾遗》。别名捕虫草、滴水不干、落地珍珠。为茅膏菜科植物茅膏菜 *Drosera peltata* Smith. var. *glabrata* Y. Z. Ruan 的全草。分布于长江、珠江流域及西藏南部。甘、辛，平，有毒。祛风除湿，活血止痛。治风湿痹痛、跌打损伤、胃痛、赤白痢、小儿疳积，煎服：3～9 克。不可多服与久服，孕妇忌服。本品含矶松素、茅膏醌、羟萘醌、氢化萘醌等。叶还含氢氰酸。

茅根 máogēn 白茅根之简称。详该条。

茅莓 máoméi 中药名。出《本草拾遗》。别名天青地白草、薅田藨。为蔷薇科植物茅莓 *Rubus parvifolius* L. 的茎叶。分布几遍全国。甘、苦，凉。活血止痛，清热解毒。治跌打损伤、出血、痈疮肿毒、湿疹，煎服：9～18 克。外用：研末敷，鲜叶煎水洗或捣敷。煎剂在体外对金黄色葡萄球菌有抑制作用。

茅针花 máozhēnhuā 白茅花之处方名。详该条。

冒 mào ❶用手按住。《伤寒论·辨太阳病脉证并治》："病人叉手自冒心。"❷恍恍惚惚。《素问·气交变大论》："郁冒蒙昧，心痛暴喑。"❸犯、冲犯。《素问·五脏生成》："下厥上冒，过在足太阴、阳明。"

冒寒 màohán 病名。见《丹溪心法附余·伤寒》。感冒之一种。症见遍体酸疼，头亦微痛，畏寒发热而无汗，脉象举之有余。治

M

宜辛温解表。

冒暑 màoshǔ 病症名。指感受暑热，传入肠胃而致的病症。见《丹溪心法》卷一。《医林绳墨》："冒暑者，其人元气有余，但不辞辛苦，暑热冒于肌表，而复传入于里，以成暑病也。是则腹痛水泻，口渴欲饮，心烦躁热，胃与大肠受之，宜以黄连香薷饮、天水散或六和汤。"参见暑病条。

冒暑眩晕 màoshǔxuànyūn 病症名。见《世医得效方》卷三。即中暑眩晕。详该条。

冒眩 màoxuàn 证名。见《金匮要略·痰饮咳嗽病脉证并治》。即眩冒。详该条。

瑁 mào 中药名。出《开宝重定本草》。即玳瑁。详该条。

瞀 mào ❶目不明，眼花。《医宗金鉴·杂病心法要诀》："头卒大痛，目瞀凶。"❷心中闷乱。《素问·至真要大论》："食已而瞀。"❸闷热、闷重。《素问·至真要大论》："肩背瞀热。"《素问·气交变大论》："肩背瞀重。"❹昏蒙、昏迷。《素问·至真要大论》："诸热瞀瘛，皆属于火。"《儒门事亲》："眩瞀不知人。"

瞀闷 màomàn 症名。出《素问·六元正纪大论》。昏昧兼烦闷的证候。

瞀热 màorè 症名。出《素问·至真要大论》。闷乱烦热之状。

mei

玫瑰花 méiguīhuā 中药名。出明·姚可成《食物本草》。别名刺玫花。为蔷薇科植物玫瑰 *Rosa rugosa* Thunb. 初放的花。主产于江苏、浙江、福建、四川。甘、微苦，温。入肝、脾经。疏肝理气，和血调经止痛。治胸闷、胃脘胁肋胀痛、吐

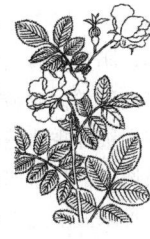

玫瑰花

血略血、月经不调，煎服：1.5～6克。鲜花含挥发油（玫瑰油），其主要成分为香茅醇、牻牛儿醇等。还含槲皮苷、苦味质、鞣质等。煎剂能解除小鼠口服吐酒石的毒性。玫瑰油有促进大鼠胆汁分泌的作用。

枚 méi 处方中某些果实或块根类药物的计数单位。如大枣三枚（去核）。一般应以大小适中者为度。为保证用量准确，后世对这类药大部分已改用重量单位，如附子、乌头、桃仁、杏仁等。

眉本 méiběn 指攒竹穴。《素问·气穴论》："眉本二穴。"王冰注："攒竹穴也。"详攒竹条。

眉冲 méichōng 经穴名。代号BL3。出《脉经》。别名小竹。属足太阳膀胱经。位于头前部，当攒竹直上入前发际0.5寸处。主治头痛、眩晕、鼻塞、癫痫等。沿皮刺0.3～0.5寸。

眉风癣 méifēngxuǎn 病名。见《疡医大全》卷十。由肝血不足，风湿外侵所致。症见眉中瘙痒，搔破流水，甚至蔓延额上、眼胞处。即脂溢性皮炎。治法参见面游风条。

眉眶痛 méikuàngtòng 见《丹溪心法》。即眉棱骨痛。详该条。

眉棱骨痛 méilénggǔtòng 病症名。见《证治要诀·眼眶骨痛》。《丹溪心法》称眉眶痛。多因风热外干，痰湿内郁所致。常与阳明头痛、少阳头痛并见。治以祛风、清火、涤痰为主，方用选奇汤（《杂病源流犀烛》：防风、羌活、黄芩、甘草）、导痰汤加减。如因肝经血虚所致者，当滋阴养肝，用生熟地黄丸稍佐风药治之。

眉头 méitóu 指攒竹穴。《素问·骨空论》："从风憎风，刺眉头。"王冰注："谓攒竹穴也。"详攒竹条。

梅核气 méihéqì 病名。见《赤水玄珠》卷三。多由肝郁气滞痰凝，咽部痰气互结所

致。患者自觉咽喉如有梅核堵塞（亦即《金匮要略》所谓"咽中如有炙脔"），吞之不下，吐之不出。常兼胸脘痞闷，气郁不畅，呃逆恶心。多见于癔病、慢性咽炎等。治宜疏肝、解郁、散结。用半夏厚朴汤加减。

梅花冰片 méihuābīngpiàn 冰片之处方名。详该条。

梅花点舌丹 méihuādiǎnshédān 《外科全生集》方。熊胆、冰片、雄黄、硼砂、血竭、葶苈子、沉香、乳香、没药各一钱，珍珠三钱，牛黄、麝香、蟾酥、朱砂各二钱。药汁丸，绿豆大，金箔为衣（现多不用），每服一丸，以葱白打碎，陈酒送服；或用醋化开，外敷。治疗毒恶疮，无名肿毒，红肿痈疖，咽喉肿痛。

梅花针 méihuāzhēn 皮肤针之一。因针柄一端集针五枚，形如梅花，故名。参见皮肤针条。

梅花针疗法 méihuāzhēnliáofǎ 见皮肤针疗法条。

梅片 méipiàn 冰片之处方名。详该条。

梅氏验方新编 méishìyànfāngxīnbiān 医方书。8卷。清·梅启照辑。刊于1878年。该书原为梅氏在刊行《验方新编》16卷本时续补的8卷（即24卷本）。其后又有单行本，改为此书名。书中仿《验方新编》体例，补辑了临床各科民间验方，还辑入《叶天士眼科》及《痧症全书》等内容。现有近代刊本。

梅苏丸 méisūwán 即冰霜梅苏丸。详该条。

煤炭中毒 méitànzhòngdú 俗称煤气中毒。因吸入煤、木炭及其他含碳物质不完全燃烧产生的一氧化碳中毒。急性中毒者，症见皮肤、指甲和黏膜，特别是口唇，呈樱红色，头晕头痛，心悸乏力，甚则神志昏迷，痉挛，呼吸困难，直至死亡。如昏迷时间过长，即使得救，也常因脑部损害而有智力减退、瘫痪等后遗症。慢性中毒者，可见面色苍白，四肢无力，消化不良，神经痛，视野缩小及各种神经衰弱症状。对急性中毒者，抢救时应速将患者移至新鲜空气处，吸氧及中西医结合救治。平时要加强预防宣传教育，用煤气须警惕漏气，煤矿、车间、住房须注意通风。

霉变 méibiàn 为中药生霉、腐败、腐烂等现象的统称。

霉疮秘录 méichuāngmìlù 性病专著。2卷。明·陈司成撰。刊于1632年。系汇集历代医家有关方论，结合家传及个人多年治疗梅疮临证经验编成。内容包括总例、或问、治验、方法、宜忌五部分。系统论述梅疮传染途径、起因、症状及治法，记述病案29例，选辑验方49首，并有药食禁忌。所论梅毒传染途径及用生生乳（砒及轻粉）治疗梅毒等，皆属创见。该书为我国现存最早的梅毒专著，流传较广。现存初刻本及清以后多种刊本，尚有日刻本。

霉滴净片 méidījìngpiàn 验方。见《中草药通讯》1973年3期。雄黄937.5克，青黛625克，硼砂1250克，老鹳草2500克，玄明粉468.75克，蛇床子1250克，樟脑156.25克，冰片125克。片剂，每片0.5克，每次一片，塞入阴道。治霉菌性、滴虫性阴道炎及一般阴道炎。

霉酱苔 méijiàngtāi 即舌苔红中发黑，又带黄色，类似霉酱颜色。

霉菌性阴道炎 méijūnxìngyīndàoyán 病名。由白色念珠菌引起的阴道炎。临床表现为外阴奇痒，甚至溃烂疼痛，白带量多，呈凝乳样，阴道壁有白色伪膜覆盖，擦掉后可见黏膜发红等。治疗以阴道局部冲洗上药为主，如用细叶香薷蒸馏液，或一枝黄花（《中草药通讯》1957年6期）治疗。参见带下、阴痒各条。

men

门齿 ménchǐ　即板齿。详该条。

门冬清肺饮 méndōngqīngfèiyǐn 《内外伤辨惑论》方。紫菀茸一钱五分，白芍药、甘草各一钱，人参、麦冬各五分，当归三分，五味子三个。水煎服。治脾胃虚弱，气促而弱，精神短少，衄血吐血。

扪 mén　循摸，属切诊的范围。《素问·举痛论》："视其主病之脉，坚而血及陷下者，皆可扪而得也。"

扪法 ménfǎ　❶刺法名。出针后，以手指扪按穴位，掩闭针孔，无令正气外泄的方法。补法多用之。《针经指南》："扪者，凡补者，出针时用手扪闭其穴也。"《针灸问对》："补时出针，用手指掩闭其穴，无令气泄，故曰扪以养气。"适用于补法。❷推拿手法。见《保生秘要》。两手擦热后迅速地将一手按放在某一穴位上。有散寒通络等作用。

闷瞀 mènmào　证名。出《素问·玉机真脏论》。心胸满闷烦乱，眼目昏花的症状。

闷脐生 mènqíshēng　即闷气生。详该条。

闷气生 mènqìshēng　见清·王伯龙《养儿宝》。又名草迷、闷脐生。指婴儿生下闷绝不啼。相当于新生儿窒息。即初生不啼。详该条。

闷痛 mèntòng　症状名。郁闷不舒的疼痛，多见于胸部。因痰浊、湿热之邪阻滞上焦，气机不畅所致，亦与情绪不舒、气郁胸中有关。

meng

虻虫 méngchóng　中药名。出《本草经集注》。又名牛虻、瞎蠓。为虻科昆虫中华虻 *Tabanus mandarinus* Schi. 或复带虻 *T. bivittatus* Matsum. 等同属近缘昆虫雌虻的干燥全体。产

于广西、四川、浙江、湖南、湖北、山西、河南、辽宁等地。苦，微寒，有毒。入肝经。破血逐瘀，散结通经。治血滞经闭、癥瘕积聚、跌打瘀痛。煎服：1.5～3 克；研末吞服，每日 0.3～1.0 克。孕妇忌服。

矇昧 méngmèi　证名。一作蒙昧。指神情昏昧，意识不清，如有物蒙蔽之状。

礞石 méngshí　中药名。出《嘉祐补注神农本草》。为变质岩类岩石绿泥石片岩（青礞石）或云母片岩（金礞石）的石块或碎粒。青礞石产于湖南、湖北、四川、江苏、浙江，金礞石产于河南、河北等地。咸，平。入肝、肺、胃经。除痰下气，镇肝止痉。治咳嗽喘急、顽痰内结、癫痫、狂躁、惊风，煎服：3～6 克。青礞石主要成分为镁、铝、铁及硅酸。金礞石主要成分为钾、镁、铝、硅酸及钒。

礞石滚痰丸 méngshígǔntánwán　中成药。见《中华人民共和国药典》2005 年版一部。金礞石（煅）40 克，沉香 20 克，黄芩、熟大黄各 320 克。功能逐痰降火。用于痰火扰心所致的癫狂惊悸，或喘咳痰稠，大便秘结。口服：一次6～12 克，一日 1 次。原名滚痰丸。见《绛雪园古方选注》。

猛疽 měngjū　病名。又名结喉痈。多因肺肝热蕴，邪毒痰火上冲咽喉所致。《灵枢·痈疽》："痈发嗌中，名曰猛疽。"症见咽红，肿甚疼痛，汤水难下，呼吸不利，寒热大作。本病包括急性会厌炎、咽后壁脓肿、喉部水肿等。治宜解毒，泻火，消肿。方用黄连解毒汤加减。或以刀针于高肿处刺破出脓毒，外吹冰硼散。

蒙花珠 ménghuāzhū　见《中药材手册》。即新蒙花。详该条。

蒙药正典 méngyàozhèngdiǎn　即《蒙医本草图鉴》。详该条。

蒙医本草图鉴 méngyīběncǎotújiàn　蒙药书。又名《蒙药正典》。占布拉道尔吉用藏

文撰于 19 世纪。载药 879 种。按药物性能分为 8 部 24 类。重点论述产地、形态、性味、功能、主治、药用部分、采集时间及炮制法。附药物图谱 576 幅。1988 年内蒙古人民出版社出版时，将书名改为《无误蒙药鉴》。

蒙医成方选 měngyīchéngfāngxuǎn 方名。武绍新编。此书汇集蒙医成方 1011 首，按性能、功能及病种分为 32 类。每方分处方、制法、功用、用法用量、贮藏诸项，或加禁忌、附注项。总论中简要介绍蒙药概括、蒙药与方剂、蒙药剂型等。将医药术语意译为汉语时，参照并借用了中西医药名词术语，一时无借词者，采用音译加注。全部方名均用音译传统名称，书后附蒙汉文对照。1984 年由内蒙古人民出版社出版。

蒙医药简史 měngyīyàojiǎnshǐ 民族医学书。吉格木德编。三章。主要论述汉代匈奴至 20 世纪蒙医药在各个时期的发展概况、蒙医药学家及蒙医药著作，并对各个时期的蒙医家及著作进行分析和历史评价。1985 年由内蒙古人民出版社出版。

蒙医药选编 měngyīyàoxuǎnbiān 民族医书。蒙古达来王旗蒙医老布僧确泊勒著。成书于 19 世纪。全书 121 章。内容包括临证各科、基础理论、药物、治疗等。曾以藏文木刻版印行。1983 年由内蒙古医学院中医系蒙医教研室用蒙文出版。

孟河 mènghé (17 世纪下半叶至 18 世纪初) 清代医家。字介石。江苏江宁人。长于儿科诸证，于 1725 年撰《幼科直言》一书 (1726 年刻行)，其书简明不繁，采取直言无隐之意，并辑有儿科验方。

孟诜 mèngshēn (约 621—713) 唐代医药学家。汝州梁县 (今河南临汝) 人。长于食疗和养生术。撰有《食疗本草》《必效方》。原书已佚，散见于《证类本草》等文献中。

梦花 mènghuā 即新蒙花。详该条。

梦生 mèngshēng 即初生不啼。详该条。

梦失精 mèngshījīng 出《金匮要略·血痹虚劳病脉证并治》。即梦遗。详该条。

梦魇 mèngyǎn 病症名。即魇，详该条。

梦遗 mèngyí 病症名。见《普济本事方》卷三。又名梦失精。因梦交而精液遗泄的病症。多因见色思情，相火妄动，或用心过度，心火亢盛所致。病多在心，故有"有梦治心，无梦治肾"之说。治宜清心宁神为主。用清心莲子饮、妙香散、定志丸等。如日久心病及肾者，宜养阴清心，益肾固精，用知柏八味丸、大造丸、金锁固精丸。若兼有湿热者，参见湿热遗精、遗精条。

梦游 mèngyóu 症状名。在睡梦中无意识地起床行走，或从事某些活动，醒来对此一无所知的症状。

梦与鬼交 mèngyǔguǐjiāo 通常指女子梦交，详该条。

mi

眯目 mīmù 见《太平圣惠方》卷三十三。①指微细异物入目。②上下眼睑微微闭合之状。

猕猴桃 míhóutáo 中药名。出《开宝重定本草》。别名藤梨、阳桃、羊桃。为猕猴桃科植物猕猴桃 Actinidia chinensis Planch. 的果实。分布于长江流域以南各地。甘、酸，寒。入胃、肾经。解热，止渴，通淋。治烦热、消渴、食欲不振、消化不良、黄疸、尿路结石、痔疮，煎服：30～60 克。本品含 11% 糖及维生素、猕猴桃碱等。

猕猴桃根 míhóutáogēn 中药名。见《福建民间草药》。别名藤梨根。为猕猴桃科植物猕猴桃 Actinidia chinensis Planch. 的根或根皮。苦、涩，寒。清热利尿，活血消肿。治肝炎、水肿、风湿关节痛、丝虫病、带下，亦用治胃癌、乳腺癌，煎服：30～60 克。治疮疖、瘰疬、跌打损伤，鲜根皮捣敷。

米仁 mǐrén 中药名。见《本草崇原》。为薏苡仁之别名，详该条。

米仁根 mǐréngēn 即薏苡根。详该条。

觅盐生 mìyánshēng 即横产。详该条。

秘传眼科龙木论 mìchuányǎnkēlóngmùlùn 医书。10 卷。撰人不详，约为宋元间人编集。该书主要辑录宋代以前的若干眼科著作而成。其中包括《龙木论》《眼论审的歌》《三因方》等书的眼科方剂，以及针灸常用穴位、药性主治等。书末附《葆光道人眼科龙木集》1 卷。新中国成立后有排印本。

秘传证治要诀 mìchuánzhèngzhìyàojué 即《证治要诀》。详该条。

秘方 mìfāng 即禁方。详该条。

秘元煎 mìyuánjiān 《景岳全书》卷五十一方。炒远志八分，炒山药、炒芡实、炒枣仁、金樱子各二钱，炒白术、茯苓各一钱五分，炙甘草一钱，人参一二钱，五味子十四粒（畏酸者不用）。水煎服。治遗精带浊。

密蒙花 mìménghuā 中药名。出《开宝重定本草》。别名水锦花、老蒙花、黄饭花。为马钱科植物密蒙花 *Buddleiao fficinalis* Maxim. 的花蕾或花穗。主产于湖北、四川、陕西、河南等地。甘，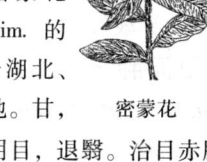　密蒙花　微寒。入肝经。清肝明目，退翳。治目赤肿痛、多眵多泪、目翳、畏光、烂眼，煎服：3 ~ 9 克。花穗含刺槐素、刺槐苷等。刺槐素有维生素 P 样作用，能减轻小鼠甲醛性炎症，松弛大鼠离体肠平滑肌。

密陀僧 mìtuósēng 中药名。出《千金翼方·本草》。别名炉底、金陀僧、金炉底，为粗制的氧化铅块状物。产于广东、湖南、湖北、福建等地。咸、辛，平，有毒。入肝、脾经。燥湿杀虫，敛疮，坠痰镇惊。治湿疹、腋臭、疥癣、痈疽、溃疡久不收口，研细末撒或调涂。治痰积惊痫，煎服：1.5 ~ 3 克。一般多研末，入丸、散服。外用为主，内服宜慎。不宜与狼毒同用。密陀僧膏和水浸剂在体外对多种皮肤真菌有抑制作用。外用可减轻炎症。

密陀僧散 mìtuósēngsǎn 《外科正宗》方。雄黄、硫黄、蛇床子各二钱，密陀僧、石黄各一钱，轻粉五分。为末，醋调搽患处。治紫白癜风与汗斑。

蜜蜂毒素 mìfēngdúsù 见《药材学》。即蜂毒。详该条。

蜜果 mìguǒ 见《群芳谱》。无花果之别名。详该条。

蜜煎导 mìjiāndǎo 原名蜜煎方。《伤寒论》方。食蜜七合。微火煎，稍凝如饴状，捏作锭，大如指，长约二寸，每用一条，纳入肛门中。治燥屎不下，为导便法之一。

蜜煎方 mìjiānfāng 即蜜煎导。详该条。

蜜蜡 mìlà 出《神农本草经》。即蜂蜡。详该条。

蜜糖 mìtáng 见《本草蒙筌》。即蜂蜜。详该条。

蜜丸 mìwán 中药剂型。药材细粉以蜂蜜为黏合剂制成的丸剂。

蜜香 mìxiāng 见《南方草木状》。为沉香之别名。详该条。

蜜制 mìzhì 中药炮制方法。也称蜜炙，将净药材或切制品（生片）加入定量的稀释炼蜜，混合均匀，闷透，置锅内，用文火炒至规定程度时，取出放凉的炮制方法。

mian

绵大戟 miándàjǐ 狼毒之别名。详该条。

绵茵陈 miányīnchén 茵陈蒿之处方名。详该条。

绵枣儿 miánzǎor 中药名。出《救荒本草》。又名天蒜、鲜白头。为百合科植物绵枣儿 Scilla sinensis（Lour.）Merr. 的鳞茎或全草。全国大部分地区有分布。甘、苦，寒。活血解毒，消肿止痛。治肠痈、腰腿痛、跌打损伤。煎服：3～9 克。治乳痈，捣敷并煎服。鳞茎含海葱原苷甲与一种有毒糖苷。根茎或叶醇提取物的水溶液有洋地黄样强心作用。根提取液对犬有明显利尿作用，对离体小鼠子宫有显著的兴奋作用。

棉花疮 miánhuāchuāng 即杨梅疮。详该条。

棉花根 miánhuāgēn 中药名。见《上海常用中草药》。为锦葵科植物陆地棉 Gossypium hirsutum L. 或草棉 G. herbaceum L. 等的根或根皮。甘，温。入脾、肺经。补虚，止咳，平喘。治体虚咳喘、子宫脱垂，煎服（蜜炙用）：根 30～50 克，根皮 9～30 克。孕妇慎服。本品含棉酚、半棉酚和两者的衍生物，甜菜碱，少量挥发油等。棉酚有男性避孕作用，对性生活无影响。停药后精子数可以恢复。棉酚排泄较慢。少数人服后发生低血钾性肌无力或低血钾性心功能紊乱。棉酚又有止咳与抗病毒作用。棉花根煎剂长期饲喂动物，能引起中毒，心肌有浊肿、变性，可导致内脏出血，死亡。

兔乳 miǎnrǔ 即分娩。详该条。

兔身 miǎnshēn 即分娩。详该条。

面尘 miànchén 证名。出《素问·至真要大论》。面色灰暗，如蒙上尘灰。有实证和虚证之分，实证多因燥邪所伤或伏邪内郁，常伴有口苦咽干等症状；虚证多由久病肝肾阴虚，常伴有头晕耳鸣、五心烦热、腰酸、遗精等症状。

面浮 miànfú 症状名。面部虚浮微肿。多属虚证。《古今医统·面部门》："面浮属脾土肺金……面浮则为虚。因脾伤劳役，饮食失节，水土不调，脾气输散不常，肺气传布失度，故面虚浮，眼下如卧蚕之状，或有气喘，皆其候也，此正气不足，脉必虚弱或浮而无力。"《景岳全书·面病》："面肿有虚实，肿者为实，浮者为虚……虚浮者，无痛无热而面目浮肿。此或以脾肺阳虚，输化失常，或以肝肾阴虚，水邪泛滥。"脾肺阳虚者，宜补中益气汤；肝肾阴虚，水湿上泛者，宜六味、八味地黄汤。参见面肿条。

面黚黯 miàngānzèng 即黧黑斑。详该条。

面根藤 miàngēnténg 中药名。见《分类草药性》。别名小旋花、兔耳草、狗儿蔓。为旋花科植物打碗花 Calystegia hederacea Wall. 的全草或根茎。分布于全国各地。甘、淡，平。健脾利尿，调经止血。治脾虚消化不良、小儿疳积、淋病、月经不调、白带、咯血、衄血、尿血，煎服：15～30 克。根茎含咖伦宾、掌叶防己碱。花含三叶豆苷、山柰酚-3-半乳糖苷。叶含山柰酚-3-半乳糖苷。

面垢 miàngòu 出《伤寒论·辨阳明病脉证并治》。指面部污秽，如蒙尘垢，洗之不去的证候。多因感受暑邪，胃热熏蒸，或积滞内停所致。

面髎 miànliáo 出《针灸甲乙经》。承泣穴别名。详该条。

面目浮肿 miànmùfúzhǒng 证名。见《金匮要略·肺痿肺痈咳嗽上气病脉证并治》。面目无痛无热，虚浮作肿。多属虚证。因脾肺阳虚，输化失常所致者，宜健脾益气为主，方用参苓白术散、归脾汤、十全大补汤等加减；因肝肾阴虚，阳气上浮所致者，宜补肝肾，敛虚阳，方用六味地黄汤、八味地黄汤等加减。此外，亦有因湿热上聚或阳明实热所致者，当以清泄为主。因水气所致者，详见水肿条。

面色苍黑 miànsècānghēi 症状名。见《中藏经·察声色形证决死法》。亦称面色黧黑。

指面部泛现晦黑的病色。多因肾气耗损，血气失荣于面所致。可见于阴黄、黑疸等病，肾上腺皮质功能减退亦多有此症状。如伴见身肿或额黑者，显示病情危重，预后不良。

面色㿠白 miànsèhuǎngbái　症状名。面色白而面目虚浮的表现，常见于脾肾阳虚之证。

面色晦暗 miànsèhuì'àn　症状名。面色或白、或青、或黄、或黑而色黯，缺少光泽的表现，常见于久病而正气亏虚之人。

面色黧黑 miànsèlíhēi　见《金匮要略·痰饮咳嗽病脉证并治》。详面色苍黑条。

面色萎黄 miànsèwěihuáng　症状名。见《中藏经·脏腑虚实寒热见于面色》。指面部呈现枯萎晦黄的病色。多因脾胃虚弱，气血不能上荣所致。常见于慢性消耗性疾病及贫血、失血、营养不良等疾病。

面条树 miàntiáoshù　灯台树之别名。详该条。

面脱 miàntuō　证名。面部肌肉消脱的垂危证候。多由正气大虚，气血耗竭所致。《素问·玉版论要》："色夭面脱，不治。"

面王 miànwáng　❶见《针灸甲乙经》。素髎穴别名。详该条。❷即鼻准。详该条。

面无血色 miànwúxuèsè　面部缺少血气红活润泽的病色，常伴见口唇、指甲色淡白等血虚症状。可见于各种失血病症。《金匮要略·惊悸吐衄下血胸满瘀血病脉证并治》："病人面无血色，无寒热，脉沉弦者衄；浮弱，手按之绝者，下血；烦咳者必吐血。"

面游风 miànyóufēng　病名。见《疡科选粹》。多由平素血燥，过食辛辣厚味，胃蕴湿热，外受风邪所致。初起面目浮肿或发红，痒如虫行。风甚者肌肤干燥，时起白屑；湿甚者破流脂水，瘙痒难堪。即脂溢性皮炎或湿疹。风甚者宜凉血消风，服消风散。湿甚者宜利湿清热，服龙胆泻肝汤。外搽摩风膏。

面针疗法 miànzhēnliáofǎ　针刺面部特定穴位的一种治疗方法。它是在《灵枢·五色》所载面部望诊部位的基础上发展而来的。针刺得气后，留针 10～30 分钟，每隔 5～10 分钟捻转一次，亦可用皮内埋针法。一般常见病症均可取其相应穴位治疗。面针穴位见下表。

面 针 穴 位 表

区　别	穴　名	部　位　及　取　法
额区	首面（单穴）	在额正中部，当眉心至前发际正中连线的上、中三分之一交界处
	咽喉（单穴）	当眉心至前发际正中线的中、下三分之一交界处，即首面与肺点连线的中点
	肺　（单穴）	当两眉内侧端连线的中点
鼻区	心　（单穴）	在鼻梁骨最低处，正当两眼内眦连线的中点
	肝　（单穴）	在鼻梁骨最高点之下方，当鼻正中线与两颧连线之交叉处，即心点与脾点连线的中点
	脾　（单穴）	在鼻尖上方，当鼻端准头上缘正中处
	胆　（双穴）	在鼻梁骨外缘偏下方，当肝点的两旁、目内眦直下、鼻梁骨下缘处
	胃　（双穴）	在鼻翼中央偏上方，当脾点的两旁，胆点直下，两线交叉处
眼区	膺乳（双穴）	在目内眦稍上方，鼻梁骨外缘凹陷处
口区	子宫、膀胱（单穴）	在人中沟上，当人中沟的上、中三分之一交界处
	股里（双穴）	在口角旁五分，当上、下唇吻合处
耳区	背　（双穴）	在耳屏前方，当耳屏内侧与下颌关节之间

区　别	穴　名	部　位　及　取　法
颧区	小肠（双穴）	在颧骨内侧缘，当肝、胆点的同一水平线上
	大肠（双穴）	在颧面部，当目外眦直下方，颧骨下缘处
	肩（双穴）	在颧部，当目外眦直下方，颧骨上缘处
	臂（双穴）	在颧部后上方，当肩点之后方，颧骨弓上缘处
	手（双穴）	在颧骨后下方，当臂点之下方，颧骨弓下缘处
颊区	股（双穴）	当耳垂与下颌角连线的上、中三分之一交界处
	膝（双穴）	当耳垂与下颌角连线的中、下三分之一交界处
	膝髌（双穴）	当下颌角上方凹陷处
	胫（双穴）	下颌角之前方，下颌骨上缘处
	足（双穴）	在胫点前方，目外眦直下方，下颌骨上缘处
	肾（双穴）	在颊部，当鼻翼水平线与太阳穴直下垂线的交叉处
	脐（双穴）	在颊部，当肾点之下方约七分处

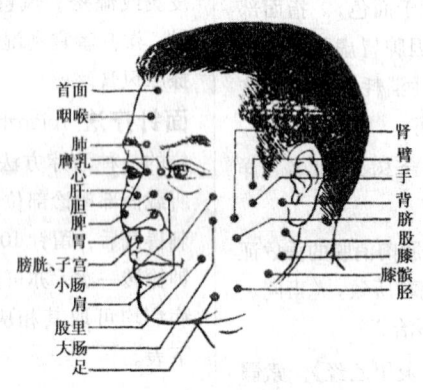

面针穴位分布图

面针麻醉 miànzhēnmázuì 以针刺面部特定穴位达到手术镇痛效果的方法。临床根据手术部位及涉及的内脏选取相应穴位，并以"肺主皮毛""心主神明"的理论，加用肺穴止切皮痛，心穴镇静安神。参见面针疗法及针刺麻醉条。

面肿 miànzhǒng 症状名。指面部作肿。与面浮属虚者相对而言。《素问·平人气象论》："面肿曰风。"多因食后冒风，或风热相搏，上攻头面所致。《景岳全书·面病》："面肿有虚实，肿者为实，浮者为虚。实肿者，或热或痛，乃因风火上炎，此以邪之有余也，脉必紧数，证必寒热。风则散之，火则清之，壅滞秘结则通之利之，邪去而肿自消也。"

miao

苗窍 miáoqiào 即五官，是五脏的外候，故名。详见五官条。

妙济丸 miàojìwán 中成药。见《中华人民共和国药典》2010年版一部。黑木耳（醋制）300克，当归、续断、川牛膝（酒蒸）、苍术、土茯苓各32克，酒白芍10克，川芎12克，木瓜16克，盐杜仲20克，木香、丁香、母丁香各6克，盐小茴香、制乳香各8

克，茯苓、龟甲（制）各 50 克。以上 17 味按丸剂工艺制成大蜜丸，每丸重 6 克。用黄酒送服，每次 1 ~ 2 丸，一日 2 次。强筋壮骨，祛湿通络，活血止痛。用于四肢麻木拘挛，骨节疼痛，腰酸腿软。

妙香散 miàoxiāngsǎn 《太平惠民和剂局方》方。麝香一钱，煨木香二两五钱，山药、茯苓、茯神、黄芪、远志各一两，人参、桔梗、炙甘草各五钱，朱砂三钱。为末，每服二钱，温酒调服。治心气不足，志意不定，惊悸恐怖，悲忧惨戚，虚烦少睡，喜怒无常，夜多盗汗，饮食无味，头目昏眩。

妙应丸 miàoyīngwán 即控涎丹。详该条。

mie

灭敌刚片 mièdígāngpiàn 中成药。蛇床子浸膏 2000 克，白陶土 6000 克，氯化钠 500 克，硼酸 197 克，苯佐卡因 72 克，硬脂酸镁 39 克。制成片剂，将药片送入阴道底部，每次一片。治阴道滴虫病。本方为《金匮要略》蛇床子散加味。

ming

名方类证医书大全 míngfānglèizhèngyīshū dàquán 方书名。简称《医书大全》（又作《医方大全》）。24 卷。刊于 1446 年。明·熊宗立辑。该书是在《南北经验医方大成》基础上扩充、分类编辑而成。共分病症 68 门。包括临床各科。每门又细分小类，每类之前有简要的论述，但以选方为主。共收 2200 余方。所选各方大多切于实用。

名医别录 míngyībiélù 药书。简称《别录》。3 卷。梁·陶弘景辑。汇集《神农本草经》以后的诸家本草著述编录而成。其中除补充阐发《神农本草经》365 种药物外，又新增了 365 种药物。原书早佚，主要内容收载于《证类本草》及《本草纲目》中。

名医类案 míngyīlèi'àn 医书。12 卷。明·江瓘父子编辑。成书于 1552 年。后经清·魏之琇等重校，亦即当前的流通本。全书集录历代名医治案，按病症分类编纂，分列 205 门，包括急慢性传染病，其他内科杂病，外、妇、儿科等多种病症。病案记录较详，辨证、方药亦较妥当。间附编者按语。有的医案带有迷信色彩。新中国成立后有影印本。

明党参 míngdǎngshēn 中药名。见王一仁《饮片新参》。别名粉沙参。为伞形科植物明党参 *Changium smyrnioides* Wolff 的根。主产于安徽、江苏、浙江。甘、微苦、微寒。润肺化痰，和中养胃。治肺热咳嗽，咯痰不爽，胃虚呕吐，食少口干，消化不良。煎服：6 ~ 12 克。

明耳目法 míng'ěrmùfǎ 养生功法。见《遵生八笺》。其功法为：常用手按两眉后小穴中，27 次；再用手心和手指摩两眼和颧骨上，再向后揉耳，共 30 次。作毕，用手自耳向额按摩 27 次，到眉中和发际。同时要咽唾液。常做可耳目清明。

明矾 míngfán 白矾之处方名。详该条。

明矾压缩疗法 míngfányāsuōliáofǎ 痔疗法。肛门消毒后，在局麻下将 8% ~ 10% 明矾液注射入痔核内，再用血管钳将痔核压缩成薄片状，最后痔核坏死、脱落。

明光 míngguāng 见《针灸甲乙经》。攒竹穴别名。详该条。

明灸 míngjiǔ 即直接灸。详该条。

明目 míngmù 治法。用具有祛风、清热、凉血、化瘀、养血、益气、滋阴、健脾、补肝肾等作用的方药或其他疗法以祛邪扶正，提高视力，治疗以视物不清为主证之病症的治法。

明目地黄丸 míngmùdìhuángwán ❶《审视瑶函》卷五方。熟地黄四两，生地黄、山药、泽泻、山茱萸、牡丹皮、柴胡、茯神、当归、五味子各二两。蜜丸，每服三钱。治肾虚目暗不明。❷中成药。熟地黄八两，茯苓、牡丹皮、泽泻、菊花、当归、枸杞子、刺蒺藜、白芍各三两，石决明、山药、山茱萸各四两。蜜丸，每服三钱，日二次。治肝肾虚热而致的目涩羞明，视物模糊，内障云翳，迎风流泪，夜盲等症。本方为《万病回春》原方加减。

明目上清丸 míngmùshàngqīngwán 中成药。黄连、大黄、桔梗、甘草、荆芥、栀子、生石膏、菊花、枳壳、黄芩、当归、连翘、蝉蜕、车前子、玄参、橘皮、薄荷、赤芍药、白蒺藜、天花粉、麦冬各五两。水丸，每服二钱，日二次。功能清热散风，明目止痛。治上焦热盛而致的眼目昏暗，迎风流泪，畏光羞明。本方为《万病回春》清上明目丸加减。

明堂 míngtáng ❶即鼻。《灵枢·五色》："明堂者，鼻也。"❷针灸模型表明腧穴的志点。人体经脉孔穴图，旧称"明堂图"或"明堂孔穴图"。《医说》："今医家记针灸之穴，为偶人点志其处，名明堂。"

明天麻 míngtiānmá 天麻之处方名。详该条。

明医杂著 míngyīzázhù 医书。6卷。明·王纶撰，薛己注。刊于1549年。此书系王氏医学杂著。卷一至三医论部分，论述发热、劳瘵、泄泻、痢疾、咳嗽、痰饮等内科杂病以及妇产科、眼耳鼻齿等病症的证治，并分析李杲、朱震亨的治法及方论等，末附滑寿《诊家枢要》。卷四专谈风证，卷五介绍小儿诸证及用药，卷六为附方。此书后收入《薛氏医案》中。

明医指掌 míngyīzhǐzhǎng 综合性医书。又名《明医指掌图》。10卷。明·皇甫中撰注，王肯堂订补，邵达参校。撰年不详。该书体例仿效吴恕《伤寒活人指掌图》，用歌赋、论述相结合的形式编成。卷一病机赋、经络总抄及龚云林"药性歌"，卷二至七内科杂病，卷八为五官、外科病，卷九妇人病，卷十小儿病。每证先列歌括，次论述，再次脉法，并附成方。颇多可取之处。

鸣天鼓 míngtiāngǔ 自我推拿方法名。即击探天鼓。《河间六书》："双手闭耳如鼓音，是谓鸣天鼓也。由脉气流行而闭之于耳，气不得泄，冲鼓耳中，故闻之也。"其法以两掌掩两耳，食指、中指叩击枕部，由骨导发出的声音者，道家称为"鸣天鼓"。

瞑 míng ❶闭眼。《灵枢·寒热病》："阴气盛则瞑目。"❷古与眠通。《灵枢·营卫生会》："故昼精而夜瞑。"

命蒂 mìngdì 又名坎厼。脐带的别名。

命关 mìngguān ❶小儿指纹的诊断部位之一。指纹透达食指第三节为命关，表示病情危重，可能危及生命，故名。❷经外奇穴名。见《扁鹊心书》。位于胁下，以中脘穴至乳中穴连线为底边，向外侧作一等边三角形，其顶角是穴。主治疟疾，胁痛，黄疸，呕吐，腹胀，水肿等。灸5～10壮或10～30分钟。❸推拿部位名。见指三关条。

命火 mìnghuǒ 即命门之火的简称。详该条。

命门 mìngmén ❶生命的关键之意。是先天之气蕴藏所在，人体生化的来源，生命的根本。命门之火体现肾阳的功能，包括肾上腺皮质功能。《难经·三十六难》："命门者，诸神精之所舍，原气之所系也，故男子以藏精，女子以系胞。"命门有二说：一指右肾。《难经·三十六难》："肾两者，非皆肾也，其左者为肾，右者为命门。"一指两肾，具体体现于两肾之间的动气（虞抟《医学正传》）。❷经穴名。出《针灸甲乙经》。别名属累、精宫。属督脉。位于第二腰椎棘突下凹陷中。主治腰脊痛，遗精，阳痿，月经不调，痛经，带下，慢性腹泻，下肢麻痹。直刺0.5～1寸。灸3～7壮或5～15分钟。❸石门穴别名，见《针灸甲乙经》。详该条。❹两眼睛明穴部位的别称。《灵枢·根结》："太阳根于至阴，结于命门。命门者，目也。"

命门火衰 mìngménhuǒshuāi 同肾阳虚衰。详该条。

命门火旺 mìngménhuǒwàng 即肾火偏亢。详该条。

命门之火 mìngménzhīhuǒ 简称命火，即肾阳。是生命本元之火，寓于肾阴之中，为性机能和生殖能力的根本。还能温养五脏六腑，与人身的生长、发育、衰老有密切关系。脏腑有命火的温养，才能发挥正常的功能。尤其是脾胃，需要命门火的温煦，才能发挥正常的运化机能。

miao

缪慕台 miàomùtái 见缪希雍条。

缪希雍 miàoxīyōng （1546—1627？）明代医学家。字仲淳，号慕台。江苏常熟人。精于本草，推崇《神农本草经》，前后用30余年对之逐条加以参订注疏，撰成《神农本草经疏》。另有《先醒斋医学广笔记》，在内、外、妇、儿等科疾病的临床方面颇多心得，对本草炮炙也有一定贡献。

缪仲淳 miàozhòngchún 见缪希雍条。

缪刺 miùcì 古刺法。出《素问·缪刺论》，又称交经缪刺。指左侧有病取右侧穴，右侧有病取左侧穴的交叉刺法。本法与巨刺的不同之处，主要在于巨刺刺经，缪刺刺络。临床一般以浅刺井穴和呈现瘀血的络脉为主。用以治疗络脉的病变。

缪刺论篇 miùcìlùnpiān 《素问》篇名。缪刺，针刺法之一，以其与经刺法有不同之处，故名。凡病在经脉，则刺其经穴，是谓经刺（又名巨刺）；病在络脉，则刺其皮络，是谓缪刺。本篇主要论述各经络脉发病所采取之缪刺方法。

mo

摸法 mōfǎ 正骨八法之一。出《医宗金鉴·正骨心法要旨》。医者单手或双手手指或手掌仔细地触摸检查受伤部位及其周围组织，用以判断骨之断、碎，筋之强、柔，肌肤之寒、热，肿痛之软、硬，有否移位或畸形等，作为治疗依据。适用于全身各关节、骨骼、肌肉、肌腱损伤的诊断和治疗。

膜 mó ❶体内形如薄皮的组织。如耳膜、筋膜等。《素问·痿论》："肝主身之筋膜。"❷膜原。《素问·痹论》："卫者……熏于肓膜，散于胸腹。"详见膜原条。❸病症名。眼生片状薄膜，通常伴有血丝，从白睛发出，侵向黑睛，甚至遮盖瞳神，影响视力。一般以血丝疏密和红赤的浓淡不同，又有赤膜和白膜之分。详各条。

膜韧膏 mórèngāo 验方。见广东中医学院《外伤科学》。白凤仙花、栀子、细辛、红花、独活、当归、制乳香、制没药、羌活、苏木、樟脑各620克，甘草、公丁香、血余炭、石膏、山柰各300克，红黏谷子900克，血竭150克。为末，蜜调外敷。治跌打损伤。

膜入冰轮 mórùbīnglún 即膜入水轮。详该条。

膜入水轮 mórùshuǐlún 病症名。又名膜入冰轮。指黑睛宿翳掩及瞳神者。《世医得效方》："此因黑睛上生疮，稍安其痕不没，侵入水轮，虽光未绝，终亦难治。"详见宿翳条。

膜原 móyuán 又名募原。①胸膜与膈肌之间的部位。《素问·举痛论》："寒气客于肠胃之间，膜原之下。"王冰注："膜，谓膈间之膜；原，谓膈肓之原。"丹波元简认为："盖膈幕（膜）之系，附著脊之第七椎，即是膜原也。"（《医滕附录·募原考》）②温病辨证指邪在半表半里的位置。《温疫论》："其邪去表不远，附近于胃……邪在膜原，正当经胃交关之所，故为半表半里。"

摩法 mófǎ 推拿手法。见《灵枢·病传》。用手掌面或手指指面附着于一定部位上，以腕关节连同前臂作轻缓而有节律的盘旋摩擦。用手掌进行者，称为掌摩法；用手指进行者，称为指摩法。有理气和中、活血止痛、散瘀消积等作用。常用于消化道疾患及软组织急性损伤肿痛者。

摩腹 mófù 推拿方法名。用手掌摩动腹部。为内伤调补之法。

摩脊法 mójǐfǎ 小儿推拿方法名。可预防痘疹。亦可用治小儿惊风发搐等症。

摩面 mómiàn 自我推拿方法。即浴面法。

摩目 mómù 自我推拿方法。即熨目。

摩脐法 móqífǎ 小儿推拿方法名。

摩胁 móxié 推拿方法名。见《圣济总录》卷一百九十九。抚摩两侧胁肋部。有消食导滞、疏肝利气等作用。

摩腰丹 móyāodān 《医学入门》方。附子尖、川乌尖、天南星、朱砂、干姜各一钱，雄黄、樟脑、丁香、麝香各五分。蜜丸，芡实大，每次一丸，姜汁化开烘热，置掌中摩腰上。治寒冷腰痛。

磨障灵光膏 mózhànglíngguānggāo 《原机启微》方。黄连一两，铅丹三两，当归二钱，麝香、乳香各五分，轻粉、硇砂、白丁香各一钱，龙脑少许，乌贼骨一钱，炉甘石

六两。蜜制成膏，以水化开，点患处。治胬肉攀睛。

抹法 mǒfǎ 推拿手法。用拇指指腹或手掌面紧贴皮肤，略用力作上下或左右缓慢的往返移动。有舒气活血作用。常用于头部、颈项及胸腹部。

末 mò ❶四肢或四肢末梢。《灵枢·杂病》："痿厥为四末束悗。"《灵枢·九针十二原》："治之者反取四末。"❷标病或标部。《灵枢·寒热》："鼠瘘之本，皆在于脏，其末上出于颈腋之间。"《灵枢·邪客》："必先明知十二经脉之本末。"❸针尖。《灵枢·九针论》："故为之治针，必以大其头而锐其末。"❹中草药的枝叶。《素问·移精变气论》："治以草苏草荄之枝，本末为助。"❺粉末。如细末、粗末等。

末药 mòyào 即没药。详该条。

没石子 mòshízǐ 即没食子。详该条。

没食子 mòshízǐ 中药名。出唐·李珣《海药本草》。别名无食子、没石子。为没食子蜂幼虫寄生于壳斗科植物没食子树 *Quercus infectoria* Olivier 幼枝上所产生的虫瘿。产希腊、土耳其、伊朗等地。苦，温。入肺、脾、肾经。固气、涩精，敛肺、止血，生肌。治泻痢不止、便血、遗精、咳嗽、咯血，煎服：6~12克。②治创伤出血及疮疡久不收口。研末撒或调敷。本品含没食子鞣质、没食子酸、没食子酸及树脂等。有收敛、止泻作用。

没药 mòyào 中药名。出唐·甄权《药性论》。别名末药。为橄榄科植物没药树 *Commiphora myrrha* Engl. 或爱伦堡没药树 *Balsamodendron ehrenbergianum* Berg. 茎干皮部渗出的油胶树脂。主产于索马里、埃塞俄比亚。苦，平。入肝经。活血行瘀，止痛生肌。治跌扑伤痛、脘腹疼痛、风湿痹痛、痈疽肿痛、经闭、痛经，煎服：3~9克。溃疡

久不收口，研末敷。孕妇忌服。本品含 α-和 β-罕没药酸，α-、β-和 γ-没药酸，没药次酸，α-和 β-罕没药酚，罕没药树脂。另含挥发油。水浸剂对堇色毛菌等皮肤真菌有抑制作用。含油树脂部分能降低实验性动脉粥样硬化兔的血胆固醇含量，防止斑块形成。

没药散 mòyàosǎn ❶《博济方》（宋·王衮编）方。没药、红花、延胡索、当归各等分。为末，每服二钱，冲服，治妇女血瘀腹痛。❷《洁古家珍》方。铅粉、风化大灰各一两，枯矾三钱，没药、乳香各一钱。为末，撒于伤处。功能止血定痛。治刀箭伤。❸《活法机要》（元·朱震亨撰）方。炒虻虫一钱，炒水蛭二钱，麝香少许，没药一钱。为末，用四物汤加鬼箭羽、红花、延胡索煎汤调服。治血瘀结聚，胸胁或少腹疼痛。❹《云岐子保命集论类要》方。血竭、没药、桂心、当归、蒲黄、红花、木香、延胡索、干漆、赤芍药各等分。为末，每服二钱，热酒送服。治血瘀而致的脐腹疼痛，及产后恶露不行，儿枕痛。❺《证治准绳》方。没药二两，虎骨四两。为末，每服五钱，温酒调服。治遍身百节风虚劳冷，麻痹困弱，走注疼痛，日夜不止。

茉莉花 mòlihuā 出《本草纲目》。为木犀科植物茉莉 *Jasminum sambac*（L.）Ait. 的花。产于江苏、四川、广东等地。辛、甘、温。理气和中。治下痢腹痛，煎服：1.5～4.5克。本品含挥发油、茉莉花素等。

莫枚士 mòméishì（1862—1933）清末医家。字文泉，浙江归安（今属吴兴）人。先通于经学，后改习医。常以经学之法治医学，其所著医书有《研经言》《神农本草经校注》《经方例释》等。书中多考证古代的资料，以经解经，甚至从文字训诂学来解释医药名词，间有新见。

墨尔根·绰尔济 mò'ěrgēn·chuò'ěrjì 明末著名蒙族骨科医生。善于用手法结合医疗器械治疗骨折。

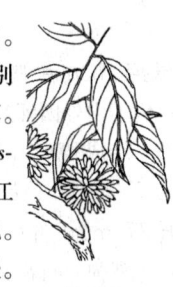

墨旱莲

墨旱莲 mòhànlián 中药名。见王一仁《饮片新参》。别名旱莲草、墨汁草、止血草。为菊科植物鳢肠 *Eclipta prostrata* L. 的全草。主产于江苏、浙江、江西、广东等地。甘、酸、寒。入肝、肾经。凉血止血，补益肝肾。治吐血、咳血、尿血、便血、血痢、崩漏、眩晕、耳鸣、腰痛，煎服：6～12克。治外伤出血，捣烂或晒干研末敷；皮肤湿痒，煎水洗；水田皮炎，捣烂敷。本品含皂苷、鞣质、鳢肠素及多种噻吩化合物。叶含蟛蜞菊内酯等。

墨汁草 mòzhīcǎo 见《医学正传》。即墨旱莲。详该条。

mou

眸 móu ❶指瞳神，详该条。❷指眼珠。参见目珠条。

眸子 móuzi 即瞳仁。

mu

母病及子 mǔbìngjízǐ 五行学说术语。用五行相生的母子关系说明五脏之间的病理关系。如肝木为母，心火为子，肝阳上亢，可发展为心火亢盛；又如脾土为母，肺金为子，脾胃虚弱，也可致肺气不足。

母丁香 mǔdīngxiāng 中药名。出《雷公炮炙论》。别名鸡舌香。为桃金娘科植物丁香 *Syzygium aromaticum*（L.）Merr. et Perry 近成熟的果实。辛，温。温中，散寒，降逆。治暴心气痛、胃寒呕逆、小儿疳积，煎服：1.5～4.5克。治龋齿痛、牙宣、口臭，煎水

M

含漱。畏郁金。本品含挥发油，主要成分为丁香油酚。

母疟 mǔnüè 病名。《三因极一病证方论·疟病不内外因证》："亦有数年不差，百药不断，结成癥癖在腹胁，名曰老疟，亦曰母疟。"即疟母、老疟。参见各条。

母气 mǔqì 五行学说术语。在五行相生关系中，任何一行都具有生我、我生两方面的联系。生我者为母气，如木生火，则木是火的母气。余类推。

牡丹皮 mǔdānpí 中药名。出金·张元素《珍珠囊》。别名丹皮、粉丹皮。为毛茛科植物牡丹 Paeonia suffruticosa Andr. 的根皮。主产于安徽、四川、甘肃、陕西、湖北、湖南、山东、贵州等地。辛、苦、微寒。入心、肝、肾经。清热凉血，活血散瘀。治热病发斑、吐血、衄血、骨蒸劳热、经闭痛经、癥瘕、跌损瘀血、痈肿疮毒，亦可治高血压，煎服：6～12克。孕妇慎用。本品含牡丹酚、牡丹酚苷、牡丹酚原苷、芍药苷、挥发油等。煎剂在体外对金黄色葡萄球菌、链球菌、白喉杆菌、痢疾杆菌、伤寒杆菌等有抑制作用。煎剂、牡丹酚和除去牡丹酚的煎剂对实验动物均有降压作用。牡丹酚对小鼠有镇静、催眠、镇痛、解热、抗炎、解痉和抗惊厥作用。

牡丹皮

牡蒿 mǔhāo 中药名。出《名医别录》。别名齐头蒿、野塘蒿、土柴胡。为菊科植物牡蒿 Artemisia japonica Thunb. 的全草。主产于江苏、四川等地。微苦，平。清热解表。治感冒发热、小儿疳热、疟疾、潮热，煎服：4.5～9克。捣敷外伤出血；煎水洗治湿疹、风疹。本品含挥发油，油中含䂑䂑烯、α-及β-蒎烯、柠檬烯、石竹烯、桉叶素等。乙醇或丙酮提取物在体外有抗红色毛癣菌的作用。

牡荆沥 mǔjīnglì 中药名。出《本草拾遗》。别名牡荆汁。为马鞭草科植物牡荆 Vitex negundo L. var. cannabifolia (Sieb. et Zucc.) Hand.-Mazz. 的茎汁。甘，凉。入肺、肝、胃经。清热，化痰，止痉。治中风口噤、痰热惊痫、头晕目眩、喉痹、热痢，内服：20～40毫升。制剂点滴治火眼。

牡荆实 mǔjīngshí 即牡荆子。详该条。

牡荆叶 mǔjīngyè 中药名。出《名医别录》。为马鞭草科植物牡荆 Vitex negundo L. var. cannabifolia (Sieb. et Zucc.) Hand.-Mazz. 的叶。辛、苦，平。入肺经。疏风解表，祛痰止咳平喘，化湿消滞。治感冒发热、风湿痛、中暑腹痛、吐泻、痢疾、咳喘、慢性支气管炎，煎服：9～15克。煎水熏洗，治湿疹，皮炎，脚气；捣汁涂，治头癣，脚癣。叶含挥发油，其组成与牡荆子挥发油基本一致。对小鼠有祛痰、镇咳作用。

牡荆汁 mǔjīngzhī 即牡荆沥。详该条。

牡荆子 mǔjīngzǐ 中药名。出《本草经集注》。别名牡荆实。为马鞭草科植物牡荆 Vitex negundo L. var. cannabifolia (Sieb. et Zucc.) Hand.-Mazz. 的果实。分布于华东及江西、湖南、四川、广东、广西、贵州。辛、微苦，温。祛痰止咳，化湿消滞，理气止痛。治慢性支气管炎、中暑吐泻、消化不良、痢疾、肠炎、胃痛、疝痛、白带，煎服：6～9克。本品含黄酮苷和少量挥发油，油中含α-蒎烯、柠檬烯、桉叶素等。挥发油对小鼠有祛痰镇咳作用。煎剂对豚鼠支气管有解痉作用，在体外对金黄色葡萄球菌等有抑制作用。

牡蛎 mǔlì 中药名。出《神农本草经》。别名蚝壳、海蛎子壳、左牡蛎。为牡蛎科动物长牡蛎 Ostrea gigas Thunb. 或大连湾牡蛎 O. talienwhanensis Grosse 等的贝壳。产于山东、江苏、福建、广东、浙江、河北、辽宁等地。咸、涩，微寒。入肝、胆、肾经。生用：平肝潜阳，安神。治眩晕，惊痫，抽搐，心悸，失眠。煅用：收涩，软坚，制酸。治自汗、益汗、遗精、崩漏、带下、瘰疬、瘿瘤、癥瘕痞块、胃酸过多，煎服：9～30克。生用宜先煎。本品主含碳酸钙、磷酸钙及硫酸钙。钙盐有抗酸及轻度的镇静、消炎作用。

牡蛎散 mǔlìsǎn ❶《太平惠民和剂局方》方。煅牡蛎、黄芪、麻黄根各一两。为粗末，每服三钱，加浮小麦百余粒，水煎服。功能固表敛汗。治气阴不足，自汗，盗汗，心悸，短气，虚烦，体倦。❷《世医得效方》方。牡蛎、川芎、熟地黄、茯苓、龙骨各一两，续断、当归、艾叶、人参、五味子、地榆各五钱，甘草一分。为粗末，每服二钱，加生姜三片，大枣一枚，水煎服。治产后恶露淋漓不绝，胸闷气短，四肢乏力，不思饮食，头目昏重，五心烦热，面黄体瘦。

牡疟 mǔnüè 疟疾之一。出《金匮要略·疟病脉证并治》。"牡"系"牝"字之讹。详见牝疟条。

牡痔 mǔzhì 病名。《诸病源候论》："肛边生鼠乳出在外者，时时出脓血者是也。"相当于肛漏。参见肛漏条。

拇指同身寸 mǔzhǐtóngshēncùn 指寸法之一。见《千金要方》。取本人拇指屈侧指节横纹两端间宽度为一寸。

木笔花 mùbǐhuā 辛夷之别名。详该条。

木鳖子 mùbiēzǐ 中药名。出《开宝重定本草》。别名土木鳖、木别子。为葫芦科植物木鳖子 *Momordica cochinchinensis* (Lour.) Spr. 的成熟种子。主产于广西、四川、湖北。苦、微甘，凉。有毒。消肿止痛，解毒散结。治痈肿、瘰疬、痔瘘、脚气肿痛、

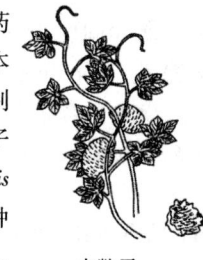

木鳖子

干癣、牛皮癣、秃疮，外用醋磨涂或研末调敷。内服慎用，煎服：0.6～1.2克，或入丸、散。用时去壳取仁。本品含木鳖子酸、齐墩果酸、甾醇及皂苷等。水或醇浸液对麻醉动物有降压作用。大鼠口服或皮下注射木鳖子皂苷，能抑制实验性足踝浮肿，有抗炎作用。木鳖子皂苷有溶血作用。木鳖子素有较大毒性。

木防己 mùfángjǐ 中药名。出唐·甄权《药性论》。别名土防己、青藤根。为防己科植物木防己 *Cocculus trilobus* (Thunb.) DC. 的根。我国除西北外，南北各地均有分布。苦、辛，寒。入膀胱、脾、肾经。祛风止痛，利水消肿。治风湿痹痛、水肿、脚气，煎服：6～9克。捣烂外敷治毒蛇咬伤。本品含木兰花碱、木防己碱、木防己胺等。木防己碱对发热兔有解热作用。动物中毒时常死于呼吸衰竭。木防己胺对中枢神经系统有抑制作用。木兰花碱作用见青木香条。

木防己汤 mùfángjǐtāng 《金匮要略》方。木防己三两，石膏十二枚，桂枝二两，人参四两。水煎，分两次服。治膈间支饮，喘满，心下痞坚，面色黧黑，脉沉紧。

木芙蓉花 mùfúrónghuā 中药名。出《本草纲目》。别名三变花、水芙蓉。为锦葵科植物木芙蓉 *Hibiscus mutabilis* L. 的花。主产于浙江、江苏等地。辛，平。入肺、肝经。清热解毒，散瘀止血。治痈肿、疔疮初起，捣敷或研末调敷，已化脓者煎服。治肺痈、肺热咳嗽、吐血、崩漏，煎服：9～15克。本品含异槲皮苷、芸香苷等黄酮苷。色红时含矢车菊苷等花色苷。煎剂在体外对金黄色葡萄球菌、绿脓杆菌与伤寒杆菌有抑制作用。

木芙蓉叶 mùfúróngyè 中药名。出《本草纲目》。别名铁箍散、芙蓉花叶。为锦葵科植物木芙蓉 *Hibiscus mutabilis* L. 的叶。除东北、西北外，广布全国各地。苦、微辛，

M

平。清热解毒，消肿止痛。治痈疽、疔疮、带状疱疹、汤火灼伤，捣敷或研末调敷。煎剂在体外对金黄色葡萄球菌有抑制作用。

木附子 mùfùzǐ 盐麸子之别名。详该条。

木瓜 mùguā 中药名。出《雷公炮炙论》。为蔷薇科植物贴梗海棠 Chaenomeles Speciosa (Sweet) Nakai 的果实。主产于安徽、浙江、湖北。酸、涩、温。入肝、脾、胃经。和胃化湿，舒筋活络。治吐泻腹痛、腓肠肌痉挛、湿痹、

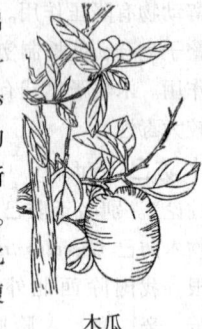

木瓜

脚气，煎服：6~9克。本品含皂苷、黄酮类、鞣质、维生素C、苹果酸、酒石酸、柠檬酸。煎剂对小鼠蛋清性关节炎有消肿作用。本品还有保肝、抗菌作用。

木瓜汤 mùguātāng 《医学入门》方。木瓜二钱，茴香三分五厘，吴茱萸二两，炙甘草二分。为粗末，每服四钱，加生姜、紫苏叶，水煎，入盐少许温服。治霍乱转筋，吐泻胸闷。

木瓜藤 mùguāténg 薜荔之别名。详该条。

木蝴蝶 mùhúdié 中药名。出《本草纲目拾遗》。别名千张纸、玉蝴蝶。为紫葳科植物木蝴蝶 Oroxylum indicum (L.) Vent. 的种子。主产于云南、广西、贵州。苦，寒。入肺、肝、胃经。清肺，疏肝，和胃，生肌。治咳嗽音哑、咽喉肿痛、肝胃气痛，煎服：1.5~3克。治痈毒不敛，贴患处。本品含脂肪油、黄芩苷元、木蝴蝶苷A和B等。

木患子 mùhuànzǐ 即无患子。详该条。

木黄连 mùhuánglián 十大功劳之别名。详该条。

木火刑金 mùhuǒxíngjīn 五行归类中，肝属木，肺属金。由于肝火过旺，耗灼肺阴，出现干咳，胸胁疼痛，心烦，口苦目赤，甚或咯血等，均属肝木化火而加剧肺金病症的变化。

木姜子根 mùjiāngzǐgēn 豆豉姜之别名。详该条。

木槿花 mùjǐnhuā 中药名。出《日华子诸家本草》。别名篱障花、猪油花、朝开暮落花。为锦葵科植物木槿 Hibiscus syriacus L. 的花。主产于江苏、湖北、四川等地。甘、苦，凉。入脾、大肠经。清热凉血，解毒消肿。治痢疾、痔血、白带，煎服：3~9克。捣敷或研末调敷，治痈肿疮疖。本品含肥皂草苷、黏液质。动物实验证明，花粉有致敏作用。

木槿皮 mùjǐnpí 中药名。出《本草纲目》。别名川槿皮。为锦葵科植物木槿 Hibiscus syriacus L. 的树皮或根皮。主产于四川。甘，平。入脾、大肠经。清热利湿，杀虫止痒。治痢疾、白带，煎服：3~9克。治疥、癣、阴囊湿疹，研末调敷或煎水熏洗。根皮含鞣质、黏液质。根与茎的醇提液在试管内能抑制金黄色葡萄球菌、枯草杆菌、痢疾杆菌与变形杆菌。

木克土 mùkètǔ 五行学说的一种相克关系。肝属木，脾胃属土。指肝气过亢，影响脾胃。相克本属正常范围内的制约，但近人已习惯把木克土与木乘土混同。参见肝气犯胃条。

木莲果 mùliánguǒ 木馒头之别名。详该条。

木灵芝 mùlíngzhī 即灵芝草。详该条。

木馒头 mùmántou 中药名。出《本草纲目》。别名薜荔果、木莲果。为桑科植物薜荔 Ficus pumila L. 的花托及果实。产于四川、江苏、浙江、广东、广西。甘，平。补肾固精，活血通乳。治肾虚遗精、阳痿、乳汁不下、乳糜尿、久痢、经闭，煎服：6~15克。花托含芸香苷等。

木棉花 mùmiánhuā 中药名。出清·何克

谏《生草药性备要》。别名攀枝花、斑芝花。为木棉科植物木棉 Gossampinus malabarica（DC.）Merr. 的花。产于广东、广西等地。甘，凉。清热利湿。治肠炎、细菌性痢疾，煎服：9～15克。本品含鞣质及木棉胶。

木芍药 mùsháoyào 即赤芍、牡丹皮二药之别名。各详该条。

木舌 mùshé 病症名。见《圣济总录》卷一百八十。又名木舌胀、木舌风、死舌。由心脾积热上冲所致，多见于小儿。症见舌肿胀，木硬满口，不能转动，无疼痛。初起憎寒壮热者，治宜疏表祛邪，用荆防败毒散加减。热毒重者，治宜泻火解毒，用黄连解毒汤加犀角（磨汁冲服）。若心经火盛所致，则舌胀满口，色紫如猪肝，饮食难进，不能言语，坚硬疼痛，失治则危。先用皂荚、僵蚕等分为末，吹少许入鼻中，口自开而涎自出，急于舌上刺去恶血，盐水漱去，用紫雪丹、竹沥调匀抹入口中。继用犀角地黄汤。外吹冰硼散。

木舌风 mùshéfēng 即木舌。详该条。

木舌胀 mùshézhàng 即木舌。详该条。

木肾 mùshèn 病名。睾丸肿而不痛。明·万全《育婴秘诀》："卵肿不痛者，此湿也，又名木肾。"治宜软坚利气。用金茱丸（《幼科准绳》：金铃子、吴茱萸）；或用瓜蒌（连皮带子）、荜茇、生姜、葱白，同煎热服。

木通 mùtōng 中药名。出唐·甄权《药性论》。别名通草、八月炸藤。为木通科植物木通 Akebia quinata（Thunb.）Decne. 或三叶木通 A. trifoliata（Thunb.）Koidz、白木通 A. trifoliata（Thunb.）Koidz. Var. australis（Diels）Rehd. 的茎。主产于四川、湖北、湖南、广西等地。苦，寒。入心、小肠、膀胱经。清心降火，利尿，通乳。治口舌生疮、咽喉疼痛、心烦不眠、尿赤涩痛、淋病、水肿、乳汁不通，煎服：3～6克。孕妇慎服。木通和三叶木通茎均含豆甾醇、β-谷甾醇和 β-谷甾醇葡萄糖苷。木通茎还含多种木通皂苷、白桦脂醇、内消旋肌醇等。木通浸剂口服有利尿作用，醇提液能抑制多种革兰阳性菌以及痢疾杆菌和伤寒杆菌等。

木喜条达 mùxǐtiáodá 借用五行学说阐述树木生发的特性来比喻肝胆的生理特点。肝胆主疏泄升发，疏泄则能助脾胃消化吸收，升发则能使气机舒畅。故肝木喜畅达而不宜抑郁，肝郁则产生胁下痛、嗳气不舒等症。

木香 mùxiāng 中药名。出《神农本草经》。别名广木香。为菊科植物木香 Aucklandia lappa Decne. 的根。主产于云南、四川。辛、苦，温。入肝、脾、胃经。行气止痛，温中和胃。治中寒气滞、脘腹胀痛、呕吐、泄泻、痢疾。生用行气止痛，煨用止泻。内服：煎汤，1.5～6克，不宜久煎；研末服，每次0.6～0.9克。本品含挥发油，内有木香内酯、二氢脱氢木香内酯等。还含木香碱等。生物碱对豚鼠支气管与小肠平滑肌有明显解痉作用。作用最强的是去内酯油与二氢脱氢木香内酯。可用于支气管哮喘。木香还可抗溃疡、抗菌，对心血管系统也有一定作用。木香烯内酯及白桦脂醇均有抗癌活性。

木香

木香槟榔丸 mùxiāngbīnlángwán ❶《儒门事亲》方。木香、槟榔、青皮、陈皮、莪术、黄连各一两，黄柏、大黄各三两，香附、牵牛子各四两（《卫生宝鉴》有枳壳）。水丸，小豆大，每服三十丸，饭后生姜汤送服。治积滞内停，脘腹痞满胀痛，大便秘结及赤白痢疾，里急后重等。❷《太平惠民和剂局方》方。郁李仁、酥炙皂角、半夏曲各二两，槟榔、麸炒枳壳、木香、麸炒杏仁、青皮各一两。为末，另用皂角四两，以浆搓揉熬膏，更入熟蜜少许和丸，梧桐子大，每服五十丸，饭后生姜煎汤送服。治痰食停滞，三焦气滞而致的脘腹痞满，气喘少食，大便秘结。

木香大安丸 mùxiāngdà'ānwán 《证治准绳》方。木香、黄连、陈皮、白术、枳实、山楂各三钱，连翘二钱，神曲、麦芽各三钱，砂仁、莱菔子各二钱。糊丸，每服一钱，米汤送服。治小儿食滞，肢体微热，大便酸臭，嗳气恶食，心烦不寐，口干作渴。

木香调气散 mùxiāngtiáoqìsǎn ❶《医宗必读》方。白豆蔻、丁香、檀香、木香各二两，藿香、炙甘草各八两，砂仁四两。为末，每服二钱，盐水送服。治气滞，胸膈虚痞，恶心呕逆，宿冷腹痛。❷《杂病源流犀烛》方。①白蔻仁、木香、藿香、砂仁、甘草。为粗末，水煎服。治脘腹胀满。②木香、乌药、香附、枳壳、青皮、陈皮、厚朴、川芎、苍术各一钱，砂仁五分，桂枝、甘草各三分。为粗末，加生姜三片，水煎服。治气郁，胸满胁痛，脉沉涩。

木香调气饮 mùxiāngtiáoqìyǐn 即木香调气散之药品作饮服。

木香化滞汤 mùxiānghuàzhìtāng 《内外伤辨惑论》方。当归尾、炒枳实各四两，陈皮、干姜、木香各六分，柴胡七分，草豆蔻、炙甘草各一钱，半夏一钱五分，红花少许。为粗末，加生姜，水煎服。治忧郁气结于中脘，腹中微痛，心下痞满，不思饮食。

木香流气饮 mùxiāngliúqìyǐn ❶《太平惠民和剂局方》方。半夏二两，陈皮、姜厚朴、青皮、甘草、香附、紫苏叶各一斤，人参、赤茯苓、木瓜、石菖蒲、白术、白芷、麦冬各四两，草果仁、肉桂、莪术、大腹皮、丁香皮、槟榔、木香、藿香叶各六两，木通八两。为粗末，每服三钱，加生姜三片，大枣二枚，水煎服。治气滞痞满不通，胸膈膨胀，口苦咽干，呕吐少食，肩背腹胁刺痛，喘急痰嗽，面目虚浮，四肢肿满，大便秘结，小便赤涩。❷《外科正宗》方。川芎、当归、紫苏、桔梗、陈皮、青皮、乌药、黄芪、枳实、茯苓、防风、半夏、白芍各一钱，甘草节、大腹皮、木香、槟榔、泽泻、枳壳各五分，加生姜三片，大枣一枚，水煎，食远服。治流注瘰疬，及郁结为肿；或血气凝滞，遍身走注作痛；或心胸痞闷，嗌咽不利，胁腹膨胀，呕吐不食，上气喘急，咳嗽痰盛；或四肢面目浮肿。病在下者，加牛膝一钱。

木香破气散 mùxiāngpòqìsǎn 《杂病源流犀烛》方。香附四两，乌药、姜黄各二两，炙甘草、木香各五钱。为末，每服二钱，盐汤送服。治中焦气滞，腹胁刺痛。

木香顺气散 mùxiāngshùnqìsǎn 《证治准绳》引《医学统旨》方。木香、香附、槟榔、醋炒青皮、陈皮、姜厚朴、炒苍术、炒枳壳、砂仁各一钱，炙甘草五分。为末，加生姜三片，水煎，饭前服。治气滞腹痛。

木香顺气汤 mùxiāngshùnqìtāng ❶《医学发明》方。木香三分，姜厚朴四分，青皮、陈皮、益智仁、茯苓、泽泻、生姜、半夏、吴茱萸各二分，当归五分，升麻、柴胡各一分，草豆蔻、苍术各三分。为粗末，作一服，水煎，饭前服。治气滞不宣，胸膈痞闷，腹胁胀满，大便不利。❷验方。见《外伤科学》（广州中医学院）。木香、香附、苍术、厚朴、枳壳各9克，陈皮6克，甘草4.5克。水煎服。治跌仆伤气，气郁不舒。

木香顺气丸 mùxiāngshùnqìwán 《中药制剂手册》引《医学统旨》方。木香、炒枳壳、橘皮、醋炙香附、炒槟榔、苍术、砂仁、姜厚朴、炒青皮各一两，甘草五钱。药汁糊丸，每服三钱。治气滞不舒，胸膈痞闷，两胁胀痛，饮食无味，及停食积聚，倒饱嘈杂等。

木郁 mùyù　五郁之一种，详五郁条。

木郁化风 mùyùhuàfēng　五行归类中，肝属木，主风。由于肝气郁结，耗伤肝血，血虚风动，出现眩晕、舌麻、震颤、痉厥等肝风证候，故称。

木郁化火 mùyùhuàhuǒ　五行归类中，肝属木，木郁即肝郁。由于肝郁引起阴血亏损，或素有内热而出现肝火症状，故称。临床表现有头痛，眩晕，面赤，目痛，呕血，咳血，甚则发狂等。

木贼 mùzéi　中药名。出《嘉祐补注本草》。别名锉草、节骨草、木贼草。为木贼科植物木贼 *Equisetum hiemale* L. 的地上部分。主产于东北、陕西。甘、苦、平。入肝、大肠经。散风、

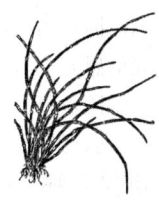

木贼

退翳，止血。治目赤肿痛、角膜云翳、肠风下血，煎服：3～9克。本品含犬问荆碱、鞣质、阿魏酸、二甲砜、山柰酚葡萄糖苷、皂苷与较大量的有机结合的硅酸等。牲畜食后可致中毒，引起共济失调、震颤及肌强直，大量维生素 B 有解毒作用。

木贼草 mùzéicǎo　即木贼。详该条。

目 mù　即眼，为视觉器官。《素问·金匮真言论》：“肝……开窍于目。”《灵枢·脉度》：“肝气通于目，肝和则目能辨五色矣。”眼的生理功能与肝有密切的关系，临床上从眼睛的变化可推测肝病，或眼病治肝。视觉功能必须有心神的作用和五脏精气的不断濡养。《灵枢·五癃津液别》：“五脏六腑，心为之主，耳为之听，目为之候……故五脏六腑之津液尽上渗于目。”参见眼条。

目胞 mùbāo　即胞睑。详该条。

目本 mùběn　即目系。详该条。

目闭不开 mùbìbùkāi　病症名。出《证治准绳·杂病》。多为胞睑受邪的证候。《张氏医通》卷八：“足太阳之筋为目上纲，足阳明之筋为目下纲，热则筋纵目不开，助阳和血汤；然又有湿热所遏者，则目胞微肿，升阳除湿防风汤；真阳不能上升者，则喜暖怕凉，补中益气汤；肝虚者则闭目不欲见人，金匮肾气丸。”又有初生儿眼不开者，多由秽汁浸渍于目所致，用真熊胆和人乳加水蒸汁擦胞睑上，并服地黄散凉血解毒。

目不瞑 mùbùmíng　病症名。出《灵枢·邪客》等篇。瞑，即闭目。不能闭目，有失眠的意思。多属阴虚，亦可由于阴气盛，阳气不能入于阴，阴阳不相交所致。详不寐条。

目赤烂眦 mùchìlànzì　病症名。又名风眼。《诸病源候论》卷二十八：“此由冒触风日，风热之气伤于目，而眦睑皆赤烂，见风弥甚，世亦云风眼。”参见眼弦赤烂条。

目窗 mùchuāng　经穴名。代号 GB16。出《针灸甲乙经》。别名至荣。属足少阳胆经。位于瞳孔直上入前发际 1.5 寸，头正中线旁开 2.25 寸。主治头痛、目眩、目赤痛、鼻塞、惊痫等。平刺 0.3～0.5 寸。

目唇 mùchún　即睑弦。详该条。

目飞血 mùfēixuè　病症名。又名白睛飞血、赤脉贯布。俗称铺红。《诸病源候论》：“足厥阴经脉之血气虚，而为风热所乘，故血脉生于白睛之上，谓之飞血。”系指白睛赤丝血脉成片布散之候。常见于椒疮、火疳等多种眼病。参见各条。

目风泪出 mùfēnglèichū　病症名。《诸病源候论》卷廿八：“若被风邪伤肝，肝气不足，故令目泪出。”即迎风流泪，详该条。

目干涩 mùgānsè　病症名。多由肺阴不足，虚火上炎，或肝肾阴亏，以及肝虚血少等所致。目内干燥少津，滞涩不适。宜结合眼部与全身症状辨证论治，分别选用养阴清热、滋养肝肾、补肝养血等法。

目裹 mùguǒ　即眼睑。

M

目昏 mùhūn　病症名。又名目昧。《灵枢·大惑论》："五脏六腑之精气，皆上注于目而为之精。"如久病虚羸，气血两亏，肝肾不足，精血暗耗，心营亏损，神气虚乏，脾胃虚弱，运化失调，情志不舒，肝失条达，气滞血瘀，玄府闭塞，风、火、痰、湿上扰清窍，以及头眼部外伤，均可使眼失去五脏六腑精气的正常濡养，以致目昏。症见视物模糊不清。宜结合眼与全身症状辨证论治。

目窠 mùkē　窠，即窝穴。眼的凹陷处，包括眼眶、上下眼胞。《灵枢·水胀》："水始起也，目窠上微肿，如新卧起之状。"

目窠上微肿 mùkēshàngwēizhǒng　证名。出《灵枢·水胀》等篇。指两眼胞浮肿。《金匮要略》称为目窠上微拥。由脾不制水，肾不化气，或外感风邪与水气相搏所致。参见目窠条。

目连劄 mùliánzhā　见《小儿药证直诀》。指两眼时时眨动的证候。参见小儿劄目、目痒、目涩、疳疾上目等条。

目昧 mùmèi　即目昏。《素问·至真要大论》："目昧眦疡。"详目昏条。

目内眦 mùnèizì　即内眼角。见眦条。

目锐眦 mùruìzì　即外眼角。见外眦条。

目𥆧 mùrún　病症名。清·黄庭镜《目经大成》卷二："此症谓目睑不待人之开合，而自牵拽振跳也。"即胞轮振跳，详该条。

目涩 mùsè　病症名。眼干燥滞涩，或似异物入目，涩痛不适者。《诸病源候论》："液竭者，则目涩。"又谓"脏腑劳热，热气乘于肝，而冲发于目，则目热而涩也，甚则赤痛。"说明阴亏液竭及脏腑劳热均可致目涩。详目干涩及目沙涩条。

目沙涩 mùshāsè　症名。见《原机启微》。多由风热、肝火、阴虚火旺或异物入目所致。眼内沙涩，有异物感。多伴有羞明流泪，红赤痒痛等。常见于外障眼病。宜结合眼部及全身症状辨证论治，分别选用祛风清热、平肝泻火、养肝清热等法。异物入目者，首当清除异物。

目上纲 mùshànggāng　即上眼睑。纲，网维，约束之意。足太阳膀胱经起于目内眦，其分支的经筋布于上睑，具有司眼睑开阖的作用。《灵枢·经筋》："太阳为目上纲。"

目上弦 mùshàngxián　详目弦条。

目视无光 mùshìwúguāng　症名。目无光彩、神情疲乏之状。见《景岳全书》卷二十七。因真阴不足，但无火证，给人以目视无光的感觉，且常常伴有自觉乏力困倦等症。宜滋阴益肾，补养气血，用杞菊地黄丸、人参养营汤等加减。

目视无神 mùshìwúshén　证名。见秦伯未《中医临症备要》。即目视无光，详该条。

目痛 mùtòng　病症名。见《素问·缪刺论》等篇。一般以日间痛属阳，夜间痛属阴。痛而烦闷为气实，痛而恶寒为气虚。隐隐而痛，时作时止为阴虚火动；痛如针刺，持续无间为火邪有余。痛而干涩不适为津液耗损或水亏血虚；赤痛而多分泌物，眵泪胶黏为风热壅盛。二便清利，目微赤痛为虚火上浮；二便不利，头目痛甚为实火内燔。痛而拒按，喜冷敷为实；痛而喜按，热熨则舒为虚。

目系 mùxì　又名眼系、目本。眼球内连于脑的脉络。《灵枢·大惑论》："故邪中于项，因逢其身之虚，其入深，则随眼系以入于脑。入于脑则脑转，脑转则引目系急。目系急则目眩以转矣。"相当于视神经等。

目下纲 mùxiàgāng　即下眼睑。属足阳明胃经经筋所主。《灵枢·经筋》："阳明为目下纲。"

目下弦 mùxiàxián　详目弦条。

目眩 mùxuàn　又名眼弦。分目上弦和目下弦，分别为上、下睑缘。睑缘生睫毛，靠内眦处为泪小管的两个开口，外连眼睑，内连睑结膜，有保护眼球和防御外伤的作用。在脏腑的连系上，与脾胃有关。

目疡 mùyáng 病症名。见《审视瑶函》。多因火毒郁结，邪热上攻所致。症见胞睑生疮，初起微痒微肿，渐致赤烂，甚至成脓，或伴寒热交作等。治疗宜清热消肿，泻火解毒。可选服加减四物汤（方见风赤疮痍条），或仙方活命饮加减，外用眼疮药（青黛、黄柏、黄连、血竭、乳香）掺患处。

目痒 mùyǎng 病症名。风火、湿热、血虚及邪退正复、气血得行等均可引起眼痒，重者痒若虫行，奇痒难忍。因风者，宜祛风散邪，用驱风一字散（《审视瑶函》：川乌、川芎、荆芥穗、羌活、防风）加减。属风热者，宜疏风清热，用银翘散加减。属湿热者，宜清热除湿，用三黄汤加减。属血虚生风者，宜养血祛风，用四物汤加荆芥穗、白蒺藜等。目久病，气血渐复而痒，勿需治疗。参见椒疮、眼弦赤烂等条。

目疣 mùyóu 即眼胞痰核。详该条。

目晕 mùyūn 病症名。①沿黑睛、白睛交界处出现的环状混浊。②观灯时有彩环，类似今之虹视现象。

目直 mùzhí 症名。定眼直视。《小儿药证直诀》："热入于目，牵其筋脉，两眦俱紧，不能转视，故目直也。"临床所见均属肝风窜动之证，如急惊风、惊痫等。

目中不了了 mùzhōngbùliǎoliǎo 症名。目视昏蒙不清。多由阳明腑热炽盛，邪热上蒸所致。《伤寒论·辨阳明病脉证并治》："伤寒六七日，目中不了了，睛不和，无表里证，大便难，身微热者，此为实也，急下之，宜大承气汤。"《伤寒论本义》："其目昏暗蒙昧，若隔云雾而不了了明白者，此证名为睛不和也。阳明热盛，循经络而发其昏蒙之象，以致睛失其光，此内热盛而为实。"

参阳明腑证条。

目珠 mùzhū 即眼珠。详该条。

目珠俱青 mùzhūjùqīng 即白睛青蓝。详该条。

募 mù ❶募穴。《难经·六十七难》："五脏募皆在阴，而俞在阳者。" ❷膜。《灵枢·邪客》："人有募筋。"

募筋 mùjīn 筋膜。《灵枢·邪客》："地有林木，人有募筋。"

募穴 mùxué 募有聚集的意思。脏腑之气聚集于胸腹部的穴位。出《素问·奇病论》。募穴有十二个，即中府（肺）、巨阙（心）、膻中（心包）、期门（肝）、章门（脾）、京门（肾）、日月（胆）、中脘（胃）、天枢（大肠）、关元（小肠）、石门（三焦）、中极（膀胱）。常用于诊断和治疗本脏腑的疾患。

募原 mùyuán 即膜原。《灵枢·岁露论》："其内搏于五脏，横连募原。"详膜原条。

暮食朝吐 mùshízhāotù 病症名。见朝食暮吐条。

na

拿法 náfǎ 推拿手法。用拇指和食、中指，或用拇指和其余四指的指腹相对用力，紧捏筋脉或穴位，如提物状。用五指捏拿的又称抓法。常用于颈项、肩背及四肢部。有疏通经络、镇痉止痛、开窍醒神等作用。

内 nà 古同纳。①受纳、纳入。《灵枢·营气》："营气之道，内谷为宝。"②进针、下针。《素问·八正神明论》："以息方吸而内针。"《素问·调经论》："候呼内针。"③房事、性交。《灵枢·终始》："新内勿刺，新刺勿内。"《灵枢·淫邪发梦》："厥气……客于阴器，则梦接内。"另见 nèi。

纳呆 nàdāi 症状名。食欲不振，无饥饿感或饥不欲食等症状。常见于伤食、脾失健运、胃阴虚等病症。

纳气 nàqì 即补肾纳气，详该条。

捺正 nàzhèng 正骨手法之一。出《仙授理伤续断秘方》。医者一手或双手在拔伸的基础上将骨折断端或关节脱位外突之骨按归原位，从而使骨折断端的分离、重叠、成角畸形、侧方移位及关节脱位得到矫正。

nai

奶积 nǎijī 即乳食积滞。详该条。

奶浆果 nǎijiāngguǒ 无花果之别名。详该条。

奶米 nǎimǐ 王不留行之别名。详该条。

奶脾 nǎipí 即乳食积滞。详该条。

奶哮 nǎixiào 病名。见《幼幼集成》。小儿齁喘之发于哺乳期者，其症气喘促而连续，不能以息，久延不已。多因伤乳而得。伴痰涎壅盛，喘息有声。先用山楂、神曲、麦芽煎汤服，以消乳食；次用越婢加半夏汤，以定其喘。奶哮遇气候寒暄不时则发作连绵不已，但可自行缓解。于未发时可预防之，宜服补肾地黄丸加五味子补骨脂。

奶癣 nǎixuǎn 病名。见《外科正宗》。又名胎癣、乳癣。多为体质过敏，风湿热蕴阻肌肤而成。多发于婴幼儿头面部，有时可延及其他部位。形如粟米，散在或密集，疹色红，搔起白屑，其形如癣，无流水的称干癣，偏于风热盛；皮肤起粟，瘙痒无度，破则流水，浸淫成片，甚则延及遍体称湿癣，偏于湿热重。即婴儿湿疹。风热盛者宜清热祛风，湿热重者宜清热祛湿。均可用消风导赤汤（《医宗金鉴》：生地、赤茯苓、牛蒡、白鲜皮、金银花、南薄荷叶、木通、黄连、甘草）加减或五宝散（《医宗金鉴》：石钟乳、朱砂、珍珠、冰片、琥珀）。外治：干癣用润肌膏，湿癣用青黛散。

奶汁草 nǎizhīcǎo 蒲公英之别名。详该条。

nan

南板蓝根 nánbǎnlángēn 中药名。出《新修本草》。为爵床科植物马蓝 Baphicacanthus cusia（Nees）Bremek. 的干燥根茎及根。分布于浙江、江西、湖南、西南及华南等省区。苦，寒。归心、胃经。清热解毒，凉血。用于温病发斑、丹毒、流感、流脑，煎服：9～15克。

南瓜 nánguā 药名。出《滇南本草》。又名番瓜。为葫芦科植物南瓜 Cucurbita moschata（Duch.）Poiret 的果实。我国各地广泛栽培。甘，平。入脾、胃经。消炎止痛，解毒，杀虫。治肺痈，南瓜500克，牛肉250克，煮熟食（勿加盐、油）；治糖尿病，南瓜250克煮熟，每晚服食；蛔虫病，南瓜生食，成人每次500克，儿童250克，两小时后再服泻剂，连服两天；解鸦片毒，生品捣汁饮。治干性肋膜炎，肋间神经痛，煮熟敷；烫火伤，生品捣敷。南瓜瓤捣敷，治烫伤、创伤。果肉含瓜氨酸，精氨酸，天冬酰胺，胡芦巴碱，腺嘌呤，维生素 B、C，戊聚糖，甘露醇等。

南瓜子 nánguāzǐ 见《现代实用中药》。又名白瓜子。为葫芦科植物南瓜 Cucurbita moschata（Duch.）Poiret 的种子。甘，温。驱虫。治绦虫病、蛔虫病、血吸虫病，去皮生食，或微炒研末，空腹服，每次60～120克，两小时后再服泻剂；或连皮捣碎入煎剂服。本品含南瓜子氨酸，煎剂在体外对牛肉绦虫、猪肉绦虫的中段或后段节片有麻痹作用，而对其头及未成熟节片则无此作用，故与槟榔有协同作用。水溶液在体外能杀死蛲虫或蛔虫。南瓜子并能抑制血吸虫幼虫的生长发育。

南沙参 nánshāshēn 中药名。出《本经逢原》。又名泡沙参、空沙参。为桔梗科植物轮叶沙参 *Adenophora tetraphylla*（Thunb.）Fisch. 或杏叶沙参 *A. axilliflora* Borb. 等的根。主产于安徽、江苏、浙江、贵州、四川、云南等地。甘、微寒。入肺、胃经。养阴清肺，祛痰，益气。治肺热燥咳、咯痰不爽、气阴不足、烦热口干、虚火牙痛，煎服：9～15克。反藜芦。轮叶沙参的根含三萜皂苷。杏叶沙参的根含皂苷及花椒毒素。煎剂对兔有祛痰作用。浸剂对离体蟾蜍心脏有强心作用，对奥杜益氏小芽胞癣菌、羊毛状小芽胞癣菌等皮肤真菌有一定抑制作用。

南蛇藤 nánshéténg 中药名。出《植物名实图考》。又名过山风、穿山龙、过山龙。为卫矛科植物南蛇藤 *Celastrus orbiculatus* Thunb. 的藤茎。我国大部分地区有分布。甘、苦，温。祛风活血，止痛平喘。治风湿疼痛、四肢麻木、跌打损伤、痢疾，煎服：9～15克。治毒蛇咬伤，煎服并捣烂，加白酒、雄黄少许，调敷。

南藤 nánténg 出《开宝重定本草》。即石南藤，详该条。

南天竹子 nántiānzhúzǐ 中药名。出《本草纲目拾遗》。又名天竺子、天烛子、南竹子。为小檗科植物南天竹 *Nandina domestica* Thunb. 的果实。产于江苏、浙江、广西等地。苦、涩、微甘，平，有小毒。入肺经。止咳平喘。治咳嗽、哮喘、百日咳，煎服：3～9克。本品含南天竹碱及其甲醚、南丁宁碱等。南天竹碱及其甲醚能兴奋中枢神经系统，使反射活动亢进，使肌肉痉挛；对离体及在体蛙心有抑制作用。

南通蛇药 nántōngshéyào 又名季德胜蛇药。详季德胜蛇药片条。

南五味子 nánwǔwèizǐ 中药名。出《本草纲目》。为木兰科植物华中五味子 *Sehisandra sphenonthera* Rehd. et Wils. 的干燥成熟果实。主产于湖北、陕西、山西及华中、西南等地。酸，甘，温。归肺、心、肾经。收敛固涩，益气生津，补肾宁心。用于久嗽虚喘、梦遗滑精、遗尿尿频、久泻不止、自汗盗汗、津伤口渴、短气脉虚、内热消渴、心悸失眠，煎服：1.5～6克。

南细辛 nánxìxīn 见《医林纂要·药性》。为杜衡之药材名。详该条。

南星 nánxīng 见《本草纲目》。为天南星之简称，详该条。

南雅堂医案 nányǎtángyī'àn 医书。清·陈念祖撰。该书选录陈氏平生治案，原系抄本。百余年后，其后人于1920年重新编辑删订，予以刊行。全书共8卷，因病症分为五十余门，包括内、儿、妇各科多种病症治案。其治法师古而不泥古，每能灵活化裁。

南雅堂医书全集 nányǎtángyīshūquánjí 即《陈修园医书十六种》。详该条。

南阳活人书 nányánghuórénshū 即《类证活人书》。详该条。

南竹子 nánzhúzǐ 见《广西中药志》。为南天竹子之简称，详该条。

南烛子 nánzhúzǐ 中药名。出《本草纲目》。又名乌饭果。为杜鹃花科植物乌饭树 *Vaccinium bracteatum* Thunb. 的果实。产于江苏、浙江等地。酸、甘，平。益肾，补气，固精。治体虚气弱、遗精滑精、带下、久泻、久痢，煎服：6～12克。本品含糖及苹果酸等。

难产 nánchǎn 见《诸病源候论》。又名产难。指胎儿娩出困难，为各种异常产的总称。多因气滞、气虚、血滞等原因所致。杨子建《十产论》中所说的伤产、催产、冻产、偏产、横产、倒产、碍产等，均属难产范围。

难乳 nánrǔ 病名。出《诸病源候论》。指小儿不能吮乳。如因小儿初生，风热从脐而入，流入心脾，以致舌厚唇燥，不能吮乳，宜用五福化毒丹。如因小儿初生，口中秽血咽入腹中，以致胸腹痞满，短气急促，不能吮乳，宜用四磨汤。

难经 nànjīng 医书。原名《黄帝八十一难经》。3 卷（或分为 5 卷）。原题秦越人撰。成书约在东汉以前（一说在秦汉之际）。该书以假设问答、解释疑难的方式编纂而成。论述以基础理论为主，也分析了一些病症。其中 1～22 难论脉，23～29 难论经络，30～47 难论脏腑，48～61 难论病，62～68 难论穴道，69～81 难论针法。全书内容简要，辨析亦颇精微。诊法以"独取寸口"为主，对经络学说和脏腑中命门、三焦等论述则在《内经》的基础上有所推衍和发展。现有多种刊本、注本。

难经本义 nànjīngběnyì 医书。2 卷。元·滑寿撰。刊于 1366 年。作者鉴于《难经》原书有文字缺漏、编次错乱的情况，而历代注本又不够理想，遂参考元以前《难经》注本及有关医籍诠注《难经》，对其中的部分内容予以考订辨论，释义能融汇诸家，结合个人见解予以发挥，在《难经》注本中影响较大。新中国成立后有排印本。

难经汇注笺正 nànjīnghuìzhùjiānzhèng 医经著作。3 卷。卷首 1 卷。张寿颐撰于 1923 年。该书继承滑寿《难经本义》与徐大椿《难经经释》之成果，参考历代《难经》注文，结合张氏个人心得，将《难经》予以全面校注与笺正，引用资料颇多，有较高学术价值。新中国成立后有排印本。

难经集注 nànjīngjízhù 医书。5 卷。原题宋·王惟一撰。明·王九思等辑。该书集录

三国时吴·吕广，唐·杨玄操，宋·丁德用、虞庶、杨康候等有关《难经》的注文汇编而成。全书按脉诊、经络、脏腑、疾病、腧穴、针法等次序分为 13 篇，为现存最早的《难经》集注本。新中国成立后有排印本。

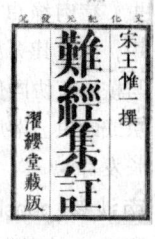

难经集注

难经经释 nànjīngjīngshì 医书。2 卷。清·徐大椿撰于 1727 年。作者注释《难经》，以《内经》理论为本，对照《内经》《难经》二书有关内容，阐发义理及其学术渊源，颇有参考价值。但作者提出"《难经》之必不可违乎《内经》"的观点是错误的，书中并有一些主观牵强的解释。

难经疏证 nànjīngshūzhèng 医经著作。又名《黄帝八十一难经疏证》。2 卷。日本·丹波元胤撰于 1819 年。该书首列其父丹波元简《难经题解》一篇。作者征引各家学说，结合本人见解补其剩义，然后分别将八十一难予以疏证。于疏证方面主要参考《难经集注》《难经本义》《难经经释》等书。所撰按语又补充了注文之不足，并在一定程度上考订了《难经》原文。新中国成立后有排印本。

难经悬解 nànjīngxuánjiě 医经著作。2 卷。清·黄元御撰。刊于 1756 年。黄氏精研《难经》，多有心得，逐段注释而成此书。其注文简明扼要，并能以《内经》理论两相对照。现存《黄氏医书三种》本等。

难经正义 nànjīngzhèngyì 医经著作。①9 卷。明·马蒔撰于万历年间。刊于 1580 年。陈懿德序云："玄台以考究之妙心，察前晰后，击节廓蒙，于八十一难又发其变通之用，而合于越人、仓公、继樱宁之步。"今有万历间刊本，残存 1～5 卷。②6 卷。清·叶霖撰。刊于 1894 年。叶氏认为，《难经》一书"理趣深远，非浅学得窥堂奥"。遂参

考诸家学说，以《内经》原文对照排比、诠释发挥。全书辨论精要，考证颇详。现有《珍本医书集成》本。

nang

囊虫病 nángchóngbìng 病名。感染囊虫引起的寄生虫病。以痰核包囊，癫痫样发作，视力障碍等以及检查发现囊虫为主要表现。参见癫痫条。

囊虫丸 nángchóngwán 验方。见《新编中成药手册》。茯苓、水蛭（滑石烫）、干漆（炭）、晋丸、大黄、僵蚕或蚕蛹、桃仁、黄连、牡丹皮、川乌、芫花（醋制）、橘红、五灵脂流浸膏。制成蜜丸，每丸重 5 克，每服 1 丸，每日 2～3 次，饭后温开水送下。治脑囊虫病。

囊缩 nángsuō 证名。出《素问·热论》。又名卵缩（见《中藏经》）。指阴囊上缩。本证常与舌卷并见于危重病。辨证有寒热之分。因阳明热盛，邪传厥阴所致者，宜急下存阴，方用大承气汤。因寒邪直中少阴所致者，宜四逆汤、当归四逆汤等。参见阴缩条。

囊脱 nángtuō 即脱囊。详该条。

囊痈 nángyōng 病名。见《外科理例》卷三。又名肾囊痈。多由肝肾两经湿热下注，或外湿内浸，蕴酿成毒。症见身发寒热，口干饮冷，阴囊红肿热痛，甚而囊皮紧张光亮，重坠而痛，久则成脓。宜清热利湿。用龙胆泻肝汤。成脓时则切开排脓，或上方加穿山甲、皂刺。溃脓后肿痛不减者，宜滋阴除湿，用滋阴除湿汤（《外科正宗》：川芎、当归、白芍、熟地、柴胡、黄芩、陈皮、知母、贝母、泽泻、地骨皮、甘草）。外治同外痈。切开排脓时，注意勿损伤睾丸。

nao

硇砂 náoshā 中药名。出《新修本草》。为紫色石盐晶体（紫硇砂，又名红硇砂）或氯化铵矿石（白硇砂）。产于青海、甘肃、新疆等地。咸、苦、辛，温，有毒。入肝、脾、胃经。消积软坚，破瘀，去翳。治噎膈反胃、癥瘕积块、痰饮咳嗽、妇女经闭，研末服：0.3～0.9 克，一般多入丸、散用。治痈肿、疗疮、息肉、赘疣，研末敷；目翳，研细粉点眼。孕妇忌服。紫硇砂主要含氯化钠。白硇砂主要含氯化铵，尚含钙、镁、硫酸盐等。

蛲虫病 náochóngbìng 九虫病之一。出《诸病源候论》卷十八。又名肾虫病。因蛲虫寄生于肠道所致，小儿患者较多。症见夜晚肛痒，甚则影响睡眠，烦惊不安。治疗以驱虫为主，内服大黄、黑白丑、使君子合方、化虫丸等。外用百部液、大蒜液灌肠。并勤换衣裤，注意卫生，以防自身再感染。

脑 nǎo 奇恒之腑之一。又名髓海、头髓。指颅腔中的髓质，下通脊髓。《说文》："脑，本作匘，头髓也。"《灵枢·海论》："脑为髓之海，其输上在于其盖，下在风府。"脑与全身骨髓有密切联系。《素问·五脏生成》："诸髓者，皆属于脑。"脑是精髓和神明高度汇聚之处，人的视觉、听觉、嗅觉、感觉、思维记忆力等，都是由于脑的作用。《素问·脉要精微论》："头者，精明之府，头倾视深，精神将夺矣。"《脾胃论》："张洁古曰：视听明而清凉，香臭辨而温暖，此内受脑之气而外利九窍者也。"《本草纲目》强调："脑为元神之府。"金正希曰："人之记性皆在脑中。"因此，脑是人体极其重要的器官，是生命要害的所在。

脑崩 nǎobēng 即重症鼻渊。详见鼻渊条。

脑风 nǎofēng 病名。出《素问·风论》。多因风邪上入于脑所致。属头风一类疾患。其症见项背怯寒，脑户极冷，痛不可忍等。治宜温散为主。方用神圣散、羌活附子汤、当归四逆汤等。参见头痛、头风条。

脑盖 nǎogài 见《针灸甲乙经》。络却穴别名。详该条。

脑盖骨 nǎogàigǔ 骨名。又名天灵盖。详该条。

脑疳 nǎogān 病名。出《颅囟经》。疳疾患儿头部生疮，或毛发焦枯等局部病症。多因气血不足或感染所致。与脑部疾患（如脑炎、大脑发育不全、脑病后遗症等）有别。应以治疳为主，并兼治其标。

脑骨伤 nǎogǔshāng 病名。出《千金要方》。脑骨一般包括囟骨、巅顶骨、顶骨、凌云骨、山角骨、后山骨。由于跌打、碰撞等暴力所致。一般常见头颅骨折和头脑损伤。损伤时可伴有局部肿胀，甚则颅骨凹陷，眼结膜出血，耳鼻道出血或流出脑脊液，昏睡不知人事；伤重者可立即死亡。损伤后有的可出现暂时性昏迷，逐渐清醒，但以后留有头痛、头昏、恶心、呕吐和嗜睡；严重者可清醒一段时间，再陷于昏迷，两瞳孔不对称，并伴有抽搐、惊厥、脉数而弱，呼吸不规则，以至死亡。治宜手术急救，辨证施治，投以宣窍开闭药，如紫雪丹、至宝丹、苏合香丸等；如恶心、头晕、呕吐者，可用柴胡细辛汤；中期宜平肝息风，如天麻钩藤饮。

脑寒 nǎohán 即重症鼻渊。详见鼻渊条。

脑后发 nǎohòufā 即脑疽。详该条。

脑户 nǎohù 经穴名。代号DU17。出《素问·刺禁论》。别名匝风、会额、合颅。属督脉。位于头正中线上，风府穴直上1.5寸，当枕骨粗隆上缘凹陷处。主治枕神经痛、失眠、癫痫、项强。平刺0.5～0.8寸。

脑疽 nǎojū 病名。出宋·李迅《集验背疽方》。又名对口、脑后发、项中疽。生于脑后枕骨之下、大椎穴之上的痈疽。多因湿热毒邪上壅，或阴虚火炽，或肾水亏损所致。初起红肿疼痛，脉洪数有力，易溃易敛。若局部漫肿，皮厚色暗，难溃难敛，为阴精消涸，《灵枢》名为脑烁。若毒邪壅盛，可成陷症。证治参见陷症条。

脑空 nǎokōng 经穴名。代号GB19。出《针灸甲乙经》。别名颞颥。属足少阳胆经。位于枕外隆凸的上缘外侧，头正中线旁开2.25寸，平脑户穴。主治感冒，头痛，眩晕，耳鸣，癫痫，精神病等。平刺0.3～0.5寸。

脑立清丸 nǎolìqīngwán 《新编中成药手册》方。磁石、赭石、珍珠母、清半夏、酒曲、炒酒曲、牛膝、薄荷脑、冰片、猪胆汁。水丸，每10粒重1.1克，每服10粒，一日2次。功能平肝潜阳，醒脑安神。治肝阳上亢，头晕目眩，耳鸣口苦，心烦不眠及高血压病。

脑漏 nǎolòu 即重症鼻渊。详见鼻渊条。

脑鸣 nǎomíng 证名。头内如虫蛀鸣响。见明·楼英《医学纲目·肝胆部》。亦称天白蚁。一般常伴耳鸣、目眩等症。多因髓海虚衰，或因火郁，湿痰阻遏所致。治宜分别虚实，实者当泻，用凉膈散、礞石滚痰丸等方；虚者当补，用独参汤、保元汤、地黄丸、济生鹿茸丸（《张氏医通》：鹿茸、牛膝、五味子、石斛、巴戟肉、附子、川楝肉、山药、肉桂、杜仲、泽泻、沉香）等方。外治可用茶子末吹鼻中。

脑逆头痛 nǎonìtóutòng 见《世医得效方·头痛》。即厥逆头痛。详该条。

脑髓 nǎosuǐ 脑和脊髓的合称。《灵枢·经脉》："人始生，先成精，精成而脑髓生。"《医林改错》："精汁之清者，化而为髓，由脊骨上行入脑，名曰脑髓。"参见脑、髓各条。

脑转耳鸣 nǎozhuàn'ěrmíng 病症名。头目眩晕而兼耳鸣。《灵枢·海论》："髓海不足则脑转耳鸣，胫酸眩冒。"系由肾精虚损，髓海不足所致。可见于内耳性眩晕（梅尼埃病）等。

闹羊花 nàoyánghuā 中药名。出《本草纲目》。别名黄杜鹃、黄喇叭花、一杯倒。为杜鹃花科植物羊踯躅 Rhododendron molle（BL.）G. Don 的花序。主产于江苏、浙江、湖南等地。辛，温，有大毒。入肝经。祛风、除湿、镇痛。治风湿痹痛、伤折疼痛，煎服：0.6~1.5 克。捣烂擦皮肤顽癣、鬎鬁头。亦可用于手术麻醉。多服可致中毒，症状见恶心，呕吐，腹泻，心跳缓慢，血压下降，动作失调，呼吸困难，严重者可因呼吸停止而死亡。孕妇忌服。花含毒性成分梫木毒素和石楠素。混悬液、浸剂、酊剂均有镇痛作用。

闹羊花子 nàoyánghuāzǐ 六轴子之别名。详该条。

闹鱼花 nàoyúhuā 醉鱼草之别名。详该条。

臑 nào 上臂内侧肌肉。《灵枢·经脉》："大肠手阳明之脉……上臑外前廉，上肩，出髃骨之前廉。"

臑骨 nàogǔ 骨名。即肱骨。《医宗金鉴·正骨心法要旨》："臑骨，即肩下肘上之骨也。"

臑骨伤 nàogǔshāng 病名。见《医宗金鉴·正骨心法要旨》。臑骨即肱骨。多因跌扑、坠撞所伤。局部肿胀、疼痛，活动受限，甚则出现假关节或有骨擦音。有折端移位者，宜手法整复，夹缚固定；无移位者，夹缚固定，服复元活血汤。肿痛减轻后改服正骨紫金丹，后期进行功能锻炼。骨折愈合后，用海桐皮汤温洗患部。

臑会 nàohuì 经穴名。代号 SJ13。出《针灸甲乙经》。别名臑窌、臑交。属手少阳三焦经。位于肩峰后下缘直下 3 寸，三角肌后缘处。主治肩臂痛，甲状腺肿，上肢麻痹。直刺 1~1.5 寸。灸 3~5 壮或 5~10 分钟。

臑交 nàojiāo 出《针灸甲乙经》。臑会穴别名，详该条。

臑窌 nàoliáo 见《针灸甲乙经》。臑会穴别名，详该条。

臑俞 nàoshù 经穴名。代号 SI10。出《针灸甲乙经》。属手太阳小肠经。位于腋后纹头直上，肩胛冈下缘凹陷处。主治肩背痛、肩关节周围炎、上肢瘫痪。直刺或斜刺 0.5~1.5 寸。灸 3~7 壮或 5~15 分钟。

臑痈 nàoyōng 病名。出《疡医证治准绳》卷三。臑即上臂，臑痈指痈生于上臂者。由风温或风火凝结而成。其症轻而结肿如鹅卵者，称藕包毒。参见外痈条。

nei

内 nèi 里面。与外相对。《素问·调经论》："阳虚则外寒，阴虚则内热。"另见 nà。

内缠喉风 nèichánhóufēng 病名。缠喉风以咽喉内红肿疼痛等为主要症状者。多由脏腑积热，火毒上炎所致。症见咽喉内红肿疼痛，胸闷气急，甚者红肿疼痛连及胸前，发热恶寒。《咽喉经验秘传》："恶寒恶痛名阴毒，内外五形气短促，胸前红肿作多寒，若有红丝针贵速。"治宜清热泻火，消肿解毒。可选用清瘟败毒饮、五味消毒饮等加减。参见缠喉风条。

内吹 nèichuī 病名。见《寿世保元》。吹乳之一种。指妊娠期乳痈，临床较少见。多由怀孕后期胎气旺，热邪郁蒸而成。溃后难收口，治疗中应注意保胎。参见乳痈条。

内吊 nèidiào 病名。见《外科大成》。因寒邪凝滞肝肾二经而成。症见阴囊肿痛连及少腹，冷汗自出，甚者睾丸上缩，痛止则还纳原位。治宜散寒止痛，用乌梅散（《医宗金鉴》：乌梅、甘草、延胡索、钩藤、乳香、没药）。

内钓 nèidiào　病症名。见《婴童百问》。婴幼儿的一种抽搐证。由于受风受惊所引起。有偏于热盛或偏于寒盛的不同。明·万全《育婴家秘》有"外感风热则为天钓，内伤寒冷则为内钓"之说。内钓以抽搐、腹痛较剧为特征。痛时曲腰，喘促，唇黑，囊肿，抽掣，惊叫，手足蹉曲，时作时止，目有红丝血点，大便色青。为寒热夹杂之证。治宜疏风散寒，止痛息风。可服保元丹，并用木香丸（《医宗金鉴》：木香、青黛、槟榔、肉豆蔻、麝香、千金子、蝦蟆）加减。

内钓似病 nèidiàosìxián　病症名。见《外科发挥》。小儿内钓，表现为腹痛多啼，唇黑囊肿，伛偻反张，眼内有红筋白斑者，为寒气壅结而成。治宜温经散寒。参见内钓条。

内风 nèifēng　❶古病名。指因房劳汗出，风邪乘袭的病症。出《素问·风论》。❷指肝风。与外风相对而言。见《临证指南医案·中风》。

内关 nèiguān　经穴名。代号PC6。出《灵枢·经脉》。属手厥阴心包经。络穴。位于前臂屈侧，腕横纹上2寸处，桡侧腕屈肌腱与掌长肌腱之间。主治呃逆、呕吐、胃脘痛、胸胁痛、疟疾、心悸、健忘、失眠、休克、心动过速或过缓、心律不齐、心绞痛、无脉症、癫痫、精神病、癔病等。直刺0.5~1寸。灸3~5壮或5~10分钟。本穴为八脉交会穴之一。通阴维脉。

内关外格 nèiguānwàigé　脉象。脉过于尺下部位，为阳气关闭于内，阴气被格拒于外，故称。《难经·三难》："遂入尺为复，为内关外格，此阴乘之脉也。"

内寒 nèihán　因阳气虚弱，脏腑功能衰退而引起水液运化障碍、浊阴潴留的病症。阳虚则阴盛，阴盛则内寒。脾主运化水湿，肾主水液调节，肾阳为人身阳气之本，故本证实由脾肾阳虚所致。临床表现为吐泻、腹痛、手足逆冷，或水肿痰饮等。本证患者之痰涎涕唾与小便以澄沏清冷或大便稀薄为特点。《素问·至真要大论》："诸病水液，澄沏清冷，皆属于寒。"

内红消 nèihóngxiāo　红木香之别名。详该条。

内踝 nèihuái　骨名。又名合骨。出《灵枢·本输》。解剖学同名骨，即胫骨下端向内的骨突。

内踝尖 nèihuáijiān　经外奇穴名。代号EX—LE8。见《备急灸法》。位于内踝之高点处。主治牙痛，小腿内侧肌群痉挛等。灸3~5壮或5~10分钟。

内踝疽 nèihuáijū　病名。见《证治准绳》。《灵枢》名为走缓，俗称鞋带疽。《外科真诠》："内踝疽生于足踝近腕之处，内属三阴经，外属三阳经，俱由寒湿下注，血凝气滞而成。初起坚硬漫肿，皮色不变，时时隐痛，难于行立。"早期宜温经燥湿，方用疮科流气饮（《医宗金鉴》：人参、厚朴、桔梗、防风、紫苏、黄芪、枳壳、当归、白芍、肉桂、乌药、甘草、川芎、木香、白芷、槟榔）加牛膝、木瓜、防己；外治用隔蒜灸。欲作脓者，内服十全大补汤，外敷乌龙膏（《医宗金鉴》：百草霜、白及、白蔹、百合、百部、乳香、没药、麝香、糯米、陈粉子）。如已破溃，则按疮疡治疗。

内经 nèijīng　即《黄帝内经》。详该条。

内经辨惑提纲 nèijīngbiànhuòtígāng　医经类著作。陈无咎撰，约成书于1931年。作者深研《内经》，对其疑难问题予以辨析、解惑。前二编均先列提纲加以阐论，内容包括言气、言脏、言诊、言病、言变、言输、举针等，并辨《素问》58 篇之惑。第三编《皮部论》等 10 篇为"续"，《天元纪大论》等七篇为"伪"，《刺法论》《本病论》二篇为"纂"。论辨精辟，不落窠臼。现存 1984 年浙江科学技术出版社排印本。

内经辑要 nèijīngjíyào 医经著作。南京中医学院医经教研组编。该书选辑《黄帝内经》中的重要内容，分为阴阳五行、摄生、藏象、经络、病能、诊法、论治、运气 8 章，逐章予以语译、注释，并加按语，为学习《黄帝内经》的参考书籍。1959 年由上海科技卫生出版社出版。

内经教学参考资料 nèijīngjiàoxuécānkǎozīliào 医书。南京中医学院医经教研组编。系根据该院教材《内经辑要》所补充编写的教学参考书。分别介绍《内经》有关阴阳五行、摄生、脏象、经络、病能、诊法、论治、五运六气等内容，分章分段进行讲解。1959 年由江苏人民出版社出版。

内经类证 nèijīnglèizhèng 医经著作。秦伯未原编，余瀛鳌重订。此书由秦氏初编于 1929 年，编者将《内经》病症予以分类汇编，由上海中医书局出版。1961 年原编者门人余氏予以补充修订，将《内经》病症分为 44 类 311 种病候，病类之后撰按语一篇予以阐论，使读者在探讨各类病症过程中认识中医理论的完整性。1962 年该书由上海科学技术出版社出版。

内经评文 nèijīngpíngwén 医学丛书。为《素问评文》24 卷（附《遗篇》）和《灵枢评文》12 卷的合称。清·周学海评注。刊于1896 年。内容依通行本《内经》的编次排列，选品评文章的方式，用注文与旁注予以评述。现有《周氏医学丛书》2 集本。

内经入门 nèijīngrùmén 见中国医学入门丛书条。

内经十讲 nèijīngshíjiǎng 医经类著作。任应秋著。此书概括作者多年研究《内经》之心得。对书名、成书时代、所引古代文献、学术思想、理论体系等十个问题进行了深入系统的研究。全书议论恢弘，不乏精辟之言。后附"色脉诊""八纲辨证""补泻赘言""临证点滴"等论述。现存 1978 年北京中医学院排印本。后被收入《任应秋论医集》。

内经拾遗 nèijīngshíyí 即《增补内经拾遗方论》。详该条。

内经拾遗方论 nèijīngshíyífānglùn 即《增补内经拾遗方论》。详该条。

内经释义 nèijīngshìyì 医经著作。北京中医学院主编。系全国中医院校第二版《内经》统编教材。其总论分导论、藏象、经络、病机、诊法、治则 6 篇，详阐《内经》理论体系与全书要旨。其原文部分选取重要、有代表意义的《素问》《灵枢》《难经》若干篇原文予以注释，间附按语，是《内经》教材中较好、影响较大的一种。1964 年由上海科学技术出版社出版。

内经素问校正 nèijīngsùwènjiàozhèng 医经类著作。2 卷。清·于鬯（醴尊）撰。于氏本非医家，于经学甚有功底。此书着重将《素问》之疑难及误注加以校正，共 97 则，每能披聋醒聩，径得旨蕴。如释《生气通天论》"溃溃乎若坏都"之"都"字曰："都字盖本作'陼'，二者并谐'者'声，论假借之例亦无不通。《说文》阜部云：'陼'如渚。者、陼、邱，水中高者也。《字通》作'渚'"。似这等言必有据、不作妄说之校正，对研究《素问》者足资参鉴。该书统收于《香草续校书》中。1963 年中华书局出版影印本。

内经吴注 nèijīngwúzhù 见黄帝内经素问吴注条。

内经知要浅解 nèijīngzhīyàoqiǎnjiě 医经类著作，秦伯未（之济）撰。秦氏邃于《内经》，学验俱富。书名"浅解"，意在深入浅出，由博返约，颇得"知其要者，一言而终"之趣。该书首先对《内经知要》各篇予以题解，使知要领。其语译信达而雅，其词解准确有据，于"体会""应用"两项着力尤雄。或决千古之疑而独树异帜，或采先哲之善而补救其失。撷取前贤精论多所补正，阐发己见不乏独到之论。1957 年由人民卫生出版社出版。

内经知要 nèijīngzhīyào 医书。2 卷。明·李念莪辑注。全书分道生、阴阳、色诊、藏象、脉诊、经络、治疗、病能等。原文辑自《内经》，由李氏结合基础、临床理论加注阐析，内容简要，条理清楚。1764 年薛生白重校加按，亦即后世的流通本。新中国成立后有排印本。

内科滕约编 nèikēshèngyuēbiān 见中国医学约编十种条。

内廉 nèilián 指内侧缘。《灵枢·经脉》："肾足少阴之脉……出腘内廉，上股内后廉。"

内淋 nèilìn 即膏淋。详该条。

内漏 nèilòu 证名。《诸病源候论》："凡金疮通内，血多内漏。若腹胀满，两肋胀，不能食者死。瘀血在内，腹胀脉牢大者生。"相当于外伤引起的内出血。只要手术急救及时，可以治疗。

内热 nèirè ❶阴液耗损过度出现的热性证候。临床表现为潮热、夜热或五心烦热、盗汗、心烦口渴、大便干结、小便短赤、舌红苔少，脉细数等。《素问·调经论》："阴虚则内热。"❷邪热入里出现的里热证。临床表现为面红目赤、心烦发热或神昏谵妄、口渴喜冷饮、大便闭结、小便短赤，舌红苔黄燥，脉沉实等。❸内，通纳。一种局部加热

的方法。如用熨法或火针、灸法等达到温暖、散寒的目的。《灵枢·寿夭刚柔》："刺寒痹者，内热。"

内热头痛 nèirètóutòng 病症名。见《医宗金鉴·幼科杂病心法要诀》。为胃中郁热而引起的头痛。因小儿脾胃脆嫩，过食肥甘厚腻，引起脾胃消化功能失调，积滞化热，热极生火，火性上炎，循足阳明经上行而致。症见鼻干目痛，上至头额，下至齿颊，痛无定时。治宜疏风清热。用菊花茶调散。

内伤 nèishāng ❶病因之一。泛指内损脏气的致病因素。如七情不节、饮食饥饱、劳倦、房事过度等。❷病名。见《外台秘要》。与内损同，由撞击跌扑、强力负重或其他因素伤及脏腑气血的一类病症。

内伤不得卧 nèishāngbùdé wò 病症名。某些内伤病引起的失眠。《症因脉治》具述肝火、胆火、肺壅、胃不和、心血虚、心气虚等所致不得卧。其中除肺壅不得卧系喘咳倚肩，卧下气逆，属于喘证范围外，其他五种原因所引起的不得卧均属于内伤。详不寐和有关各条。

内伤呃逆 nèishāng'ènì 病症名。见《症因脉治·呃逆论》。脏腑不调及情志失常、伤食等引起的呃逆症。因中气不足所致者，宜六君子汤。因胃气损伤，食滞中焦者，宜枳术汤、苍朴二陈汤。因膏粱积热，胃火上冲者，宜栀连平胃散。因胃寒饮冷、水寒上逆者，宜丁香柿蒂汤、理中汤、苓桂术甘汤。因怒动肝火者，宜加味柴胡汤。因肝肾阴亏者，宜知柏地黄丸、家秘知柏天地煎、家秘肝肾丸等方。参见呃逆条。

内伤咳嗽 nèishāngk sòu 病症名。见《景岳全书·杂证谟》。肺脏虚弱或他脏累肺所致的咳嗽。《医宗必读·咳嗽》："劳役情志伤其内，则脏气受伤，先由阴分而病及上焦，此自诸脏而后传于肺也。"其表现为起

病缓慢，咳声轻微，并有脏腑虚损及气虚血亏等症，多属虚证或虚实夹杂。治宜调理脏腑为主。《医门法律·咳嗽门》：“内伤之咳，治各不同，火盛壮水，金虚崇土，郁甚舒肝，气逆理肺，食积和中，房劳补下，用热远热，用寒远寒，内已先伤，药不宜峻。”由于内伤性质和脏腑病变的不同，有肺经咳嗽、脾经咳嗽、心经咳嗽、肝经咳嗽、肾经咳嗽、气虚咳嗽、血虚咳嗽等。详各条。

内伤呕吐 nèishāng'ǒutù 病症名。见《症因脉治·呕吐论》。脾胃虚弱，或邪滞脾胃所致的呕吐。如胃寒呕吐、胃热呕吐、痰饮呕吐、食积呕吐等。详各条。

内伤嗽血 nèishāngsòuxuè 病症名。见《症因脉治》卷二。内伤肺络的咳嗽吐血。多因肺胃积热，痰火上冲，或房劳精竭，肾火刑金，或思虑伤脾，脾火消阴，或郁怒伤肝，肝火怫郁，或用心太过，心火妄动所致。其症身无表邪，咳嗽吐血。肺胃积热，胃火上冲者，治宜清金降火，选用泻白散、清胃汤、化痰丸等。房劳精竭，肾火刑金者，先用犀角地黄汤，血止后选用归芍天地煎、三才丹等。脾阳不足，土不生金者，用加味归脾汤；脾阴不足，土中之火刑金，用加味戊己汤。怒动肝火，木火刑金者，用柴胡饮子；肝血不足者，用加味补肝散。心火妄动者，导赤各半汤；心血不足者，用天王补心丹。肾火不足，阳虚不能摄血者，用八味肾气丸等。本证可见于慢性支气管炎、支气管扩张症、肺部结核、肺部肿瘤、肺淤血等疾病。参见嗽血条。

内伤头痛 nèishāngtóutòng 头痛病症之一。见《景岳全书》卷二十六。脏腑、气血内伤，或痰湿瘀滞所致的一类头痛。其特点为起病较缓，时作时止，并有脏腑气血不足或内邪的表现。内伤头痛有气虚头痛、血虚头痛、阴虚头痛、阳虚头痛、肾虚头痛、瘀血头痛、痰湿头痛、痰厥头痛、痰火头痛、伤食头痛、伤酒头痛、肝阳头痛、肾厥头痛、太阴头痛、少阴头痛等。详各条。参见头痛条。

内伤吐血 nèishāngtùxuè 病症名。见《症因脉治》卷二。多因胃热络伤，或心、脾、肝、肾劳损所致。《临证指南医案·吐血》：“内因起见，不出乎嗔怒郁勃之激伤肝脏，劳形苦志而耗损心脾，及恣情纵欲以贼肾脏之真阴真阳也。”其症身无表邪，脉不浮大，时而呕吐纯血。因胃热络伤者，吐血量多，鲜瘀相杂，兼见胸闷作痛，嘈杂便秘，苔黄腻，脉滑数。宜清胃泻火，用三黄泻心汤加侧柏叶、白及之类。因郁怒伤肝者，吐血鲜红，头痛目赤，口苦心烦，胸胁引痛。治宜清肝凉血，用化肝煎合茜根散加减。因心脾损伤者，吐血气短，憔悴声怯，心悸少寐。治宜补养心脾，用归脾汤。因阴虚火旺者，吐血盗汗，耳鸣遗精。治宜壮水制火，用六味地黄丸加蒲黄、藕节、阿胶、五味子之属。因阳虚血不归经者，血色暗淡，怕冷肢凉。治宜温中补阳，用理中汤加木香，或八味丸以引火归原。参见吐血、劳伤吐血等条。

内伤胃脘痛 nèishāngwèiwǎntòng 病症名。见《症因脉治·胃脘痛论》。临床有因积冷、积热、脾胃虚寒、阴虚及食积、痰饮、气滞、瘀血、虫积等所致的胃痛。寒积胃痛，多由胃阳不足，冷饮内伤，阴寒凝结所致。症见胃脘疼痛、遇寒加剧、手足逆冷、二便清利、口吐涎沫、脉迟。治宜温中散寒为主。用良附丸、豆蔻丸（方见寒积腹痛条）或术附汤加厚朴、草豆蔻等加减。若只因脾胃虚寒而致者，则胃痛多在空腹时加剧，得食得暖稍见缓解，喜按，肢倦乏力，纳少便溏，脉沉细无力。治宜补脾温阳为主。用黄芪建中汤、理中丸等加减。如脾肾虚衰，不能摄血而见吐血或便血者，可用黄土汤等。热积胃痛，多由胃热炽盛，或情志郁结，久而化火。症见胃痛时作、痛势迫切、脘部有灼热感，口渴唇燥，身热面赤，便秘多汗，或烦躁易怒、脉数等。治宜清热疏导为主。用清中汤（《症因脉治》：黄连、山栀、半夏、草豆蔻、陈皮、白茯苓、甘草）、化肝煎、调胃承气汤等加减。热痛由阴虚所致者，症见胃痛嘈杂似饥、口干少津、大便艰涩、舌红或苔中剥、脉弦细数，可用六味丸、一贯煎、养胃汤（《证治准绳》：苍术、厚朴、半夏、藿香、草果仁、茯苓、人参、甘草、橘红）等。其他见食滞脘痛、痰饮胃脘痛、气郁脘痛、瘀血胃脘痛等各条。

内伤蓄血 nèishāngxùxuè 病症名。蓄血由于内伤所致者。其症见胸胁或小腹急痛，宜桃仁承气汤或抵当汤，随痛之高下选用之。体虚者，可略加桂、附；若下血瘀滞，色晦不鲜者，酌加温补气血之品。参见瘀血条。

内伤腰痛 nèishāngyāotòng 腰痛的一种。见《症因脉治》卷。肝脾肾虚损，或湿痰、瘀血、内伤所致的腰痛。一般病程较久，虚证为多。治宜培补脾肾为主，或佐养肝，并可随症加用燥湿化痰、活血化瘀之品。详肾虚腰痛、虚劳腰痛、湿痰腰痛、瘀血腰痛等条。参见腰痛条。

内湿 nèishī 指体内水湿停滞。由脾肾阳虚，运化水湿功能障碍所致。临床表现为食欲不振、腹泻、腹胀、尿少、面黄、浮肿、舌质淡苔润、脉濡缓等。

内实 nèishí 即里实。详该条。

内实外虚 nèishíwàixū 详内痛外快条。

内视 nèishì 气功术语。又称反观内照。即闭双目，内视身体的某一部位，义在意守。

内疏黄连汤 nèishūhuángliántāng 《素问病机气宜保命集》方。黄连、芍药、当归、槟榔、木香、黄芩、栀子、薄荷、桔梗、甘草各一两，连翘二两。为粗末，每服一两，水

煎服。先服一二剂，次服加大黄一钱，再服加二钱，以利为度。治呕哕气逆，发热心烦，脉沉而实，及疮疡肿硬，皮不变色。

内损 nèisǔn 病名。出《肘后方》。又名内伤。多因跌打、坠堕、碰撞、用力举重、旋转闪挫等外伤较重，损及肢体深部组织和内脏而致。多发生于头或胸腹部。一般有伤气、伤血与伤脏腑之分。若伤处肿胀不明显，痛无定处为伤气；若伤部疼痛显著，皮色发红或青紫，甚则血溢妄行，出现发热寒战、呕血、便血、尿血、咳血等为伤血；若胸肋或腹中疼痛剧烈，伴有昏厥、吐血、便血等为伤脏腑。治宜采取适当手法外治，伴伤气者用复元通气散，伤血、损及内脏者以化瘀活血为主，可服蒲黄散（蒲黄、当归、赤芍、肉桂）。若偏于中下部瘀血重者，可服桃仁承气汤。

内庭 nèitíng 经穴名。代号 ST44。出《灵枢·本输》。属足阳阴胃经。荥穴。位于足背第二、三趾间，趾蹼缘后方赤白肉际处。主治发热、头痛、牙痛、咽喉肿痛、腹痛、腹泻、痢疾等。直刺或斜刺 0.5～0.8 寸。灸 3～5 壮或 5～10 分钟。

内痛外快 nèitòngwàikuài 痛证辨证之一法。快与痛相对而言，指内有邪气实而作痛，外则不痛，表示邪实于里。《难经·四十八难》："内痛外快，为内实外虚。"

内托 nèituō 又称托法。用内服药治疗疮疡的三大治法之一。是运用补益气血的药物，扶助正气，托毒外出，以免毒邪内陷的方法。托毒透脓法适用于疮疡中期毒邪盛而正气未虚，尚未溃破者，用黄芪、当归、川芎、穿山甲片、白芷、皂角刺等。补托法适用于正气虚不能托毒外出，以致疮形平塌，根脚散漫，难以溃破，或溃后脓汁稀少，坚肿不消，出现身热、精神不振、面色萎黄、脉数无力等症，用黄芪、白术、茯苓、党参、炙草、当归、白芍、皂角刺、白芷、银

花、连翘、桔梗、陈皮等。

内外踝伤 nèiwàihuáishāng 病名。见《证治准绳》。多因跌打或扭压所伤，局部肿胀、疼痛，压之痛剧，活动受限，并有骨擦音，外翻或内翻畸形。治宜麻醉下手法复位，夹缚固定，服复元活血汤；肿痛减轻时，改服正骨紫金丹；后期配合功能锻炼。

内外伤辨 nèiwàishāngbiàn 即《内外伤辨惑论》。详该条。

内外伤辨惑论 nèiwàishāngbiànhuòlùn 医书。又名《内外伤辨》。3卷。金·李杲撰。刊于1247年。书中对内伤饮食劳倦与外伤风寒两类疾病的各种疑似证候进行辨析，并论述了以饮食劳倦为主的一些内科病症的辨证论治。治法强调扶助脾胃。该书后收入《东垣十书》中。

内外痔 nèiwàizhì 病名。见《外科大成》。又名混合痔。指生于肛门齿线上下（肛门内外）的痔。参见内痔、外痔各条。

内陷 nèixiàn ❶邪气亢盛，正气不能驱邪外出，邪气因而迅速深入营分、血分的病理过程。多见于急性热病，如麻疹等。《温热经纬》："病在卫分……以邪从气分下行为顺，邪入营分内陷为逆也。"❷伤寒表证未罢而误下之，遂成结胸或痞证。亦属表邪内陷。

内消 nèixiāo ❶治疗方法名。又称外科消法。用内服药治疗疮疡的三大方法之一。是运用消散的药物，使初起尚未化脓的肿疡得到消散，但仍应辨证施治。如有表证者须解表，里实者须通里，热毒蕴结者须清热解毒，寒邪凝聚者须温通，湿邪阻滞者须祛湿，有气滞者须行气，有血瘀者须行瘀和营等。运用此法，可使脓未成者消散，或症状减轻。疮形已成，则不宜使用本法，以免毒散不收，损伤气血，致使肿疡破溃后难以收口。❷病症名。①消渴的一种。出《诸病源候论·内消候》。症见多食，不渴而小便多。参见消渴条。②即强中。《张氏医通·消瘅》："肾消之病，古曰强中，又名内消。"参见下消、强中条。

内消瘰疬丸 nèixiāoluǒlìwán 《疡医大全》方。夏枯草八两，玄参五两，青盐五两，海藻、浙贝母、薄荷叶、天花粉、海蛤粉、白蔹、连翘、熟大黄、甘草、生地黄、桔梗、枳壳、当归、硝石各一两。糊丸，梧桐子大，每服三钱。治痰凝气滞而致的瘰疬痰核，颈项瘿瘤，皮色不变，或肿或痛。

内养功 nèiyǎnggōng 气功功法。为静功基本功种之一。在操作中强调腹式呼吸，呼吸停顿，舌体起落，意守丹田，配合默念字句等内容。通常有侧卧式、仰卧式、平坐式与壮式四种姿势。常用呼吸法有吸停呼、吸呼停、吸停吸呼三种。意守部位以下丹田、膻中、脚趾三者为主。作用主要是静心宁神，培补元气，调和气血，协调脏腑。适用于消化道疾病、神经衰弱等慢性病及手术后康复。

内因 nèiyīn 病因分类之一，指喜、怒、忧、思、悲、恐、惊七情过激，成为致病因素。

内迎香 nèiyíngxiāng 经外奇穴名。代号EX-HN9。见《扁鹊神应针灸玉龙经》。位于鼻孔内，当鼻翼软骨与鼻甲交界的黏膜上。主治目赤肿痛，中暑，昏厥等。点刺出血。

内痈 nèiyōng 证名。见《诸病源候论》。发于脏腑或胸腹腔内的痈肿。因发病部位不同而命名各异，如肝痈、肠痈、胃脘痈等。详各条。

内燥 nèizào 由于阴津耗伤而出现的燥证。多在热病后期，或吐泻、出汗、出血过多，损伤津液所致；也有因营养障碍、瘀血内阻，致使津血不能滋润而起。临床表现为骨蒸潮热、心烦口渴、唇舌干燥、皮肤皱裂、毛发不荣、肌肉消瘦、大便秘结、小便短少等阴虚血少之证。

内障 nèizhàng 主要发生于瞳神及眼内的疾病。一般以虚证居多，尤以肝肾不足、气血两亏为常见。此外，阴虚火旺，或情志失调，气滞血瘀，风火痰湿上扰清窍，以及外伤等，亦可致病。常自觉眼前如蚊蝇飞舞，黑花飘荡，视灯火如彩虹，视物昏蒙，夜盲，甚至暴盲等。一般患眼外观无特殊病症，但亦有见瞳神大小、形状、颜色改变者。本病比较复杂，需结合全身症状辨证论治。除用药物、针灸等，有的尚需手术治疗。

内治 nèizhì 服药以治体内发生的多种病症。《素问·至真要大论》："内者内治，外者外治。"

内痔 nèizhì 病名。出《外台秘要》。生于肛门齿线以上的痔疮。临床多见便血、痔核突出，伴有肛门部不适。根据痔核大小、脱出程度、能否还纳及还纳难易分为三期。如痔核嵌顿于肛外，即为嵌顿性内痔。继发感染而治法不当者可形成肛漏。便血过多可造成贫血。治宜清热凉血，滋阴润燥，疏风利湿。选用槐角丸。外治可分别采用结扎、枯痔等法。

内痔注射疗法 nèizhìzhùshèliáofǎ 内痔治法之一。用于各期内痔与混合痔之内痔部分。常用对痔核具有坏死作用的药物（如枯痔油、枯脱油）或能使痔核硬化萎缩的药物（如5%～8%明矾液、5%鱼肝油酸钠等）。对内痔出血者尤宜。

内眦 nèizì 又名目内眦、大眦，即内眼角（上下眼睑在鼻侧连结部）。是足太阳膀胱经的起点，有睛明穴。眦角上下睑弦各有一泪窍（泪小点）。《灵枢·经脉》："膀胱足太阳之脉，起于目内眦，上额，交巅。"参见眦条。

nen

嫩双钩 nènshuānggōu 见上海中医学院《中草药学》。钩藤之处方名。详该条。

neng

能近怯远症 néngjìnqièyuǎnzhèng 病症名。见《审视瑶函》。即近视眼。系阴有余而阳不足之证。亦可由先天而来。眼外观无明显异常，视近物清晰，视远则模糊，重者眼内可并发严重病变，甚至失明。治宜补益肝肾。服驻景丸加减方（方见青盲条），或定志丸（《审视瑶函》：远志、菖蒲、人参、白茯神）加减。青少年用梅花针疗法有一定疗效。治疗无效者，验光配镜。

能远怯近症 néngyuǎnqièjìnzhèng 病症名。见《审视瑶函》。即远视眼。系阴不足而阳有余之症。亦可由先天而来。眼外观无明显异常，视近物模糊，视远反清晰，甚者视远近皆困难。老年出现能远怯近，称老视或老花眼。治宜滋阴明目。用杞菊地黄丸。治疗无效者，验光配镜。

ni

泥鳅 níqiū 中药名。出《滇南本草》。又名鳅鱼、鱼鳅。为鳅科动物泥鳅 *Misgurnus anguillicaudatus*（Cantor）的全体。我国南北各地均有分布。甘，平。入脾、肝、肾经。补益脾肾，利水，解毒。治消渴、传染性肝炎、小儿盗汗、水肿、泄泻、小便不利、淋病、阳事不举、痔疾、疥癣。内服：烘干研粉，每次6～9克，每日3次；或用100～250克煨汤服。醋炙为末敷，治久疮。本品可食部分每100克含蛋白质9.6克，脂肪3.7克，碳水化物2.5克，钙28毫克，磷72毫克，铁 0.9 毫克。又，全体 100 克中含维生素 A70 国际单位，维生素B$_1$30 微克，维生素B$_2$440 微克，尼克酸 4 毫克。

泥鳅疔 níqiūdīng　病名。见《医宗金鉴》。指疗之一，又名泥鳅痈、泥鳅疽。一指通肿，色紫焮热，形如泥鳅，痛连肘臂。即化脓性腱鞘炎。治同疔疮，详该条。

泥鳅疽 níqiūjū　即泥鳅疔。详该条。

泥鳅痈 níqiūyōng　即泥鳅疔。详该条。

倪维德 níwéidé（14 世纪）明初医家。字仲贤，祖籍河南开封，后迁居江苏吴县（今苏州）。家世以医闻名，少时学儒，后承家业，医术高明而医德高尚，为人治病有请必赴。因见眼科书少而不全，著《原机启微》，为现存较早的眼科专书。

逆产 nìchǎn　见《诸病源候论》卷四十三。即逆生。详该条。

逆传 nìchuán　与顺传相对而言。病症不按一般规律发展。如温热病从卫分证迅即发展至心包证候。《温热论》："温邪上受，首先犯肺，逆传心包。"

逆传心包 nìchuánxīnbāo　出《温热论》。温邪犯肺之后，不顺传气分而径入心包。主要证候有高热、神昏、谵语、心烦、舌绛、脉数等。

逆经 nìjīng　病名。见《医宗金鉴·妇科心法要诀》。包括经行衄血、经行吐血、经后吐衄。经期或行经前后出现周期性口鼻出血的病症。出现在经前或经期者，多属内热壅盛，迫血上行之实热证，宜泻热凉血，用三黄四物汤（《医宗金鉴》：当归、川芎、地黄、白芍、大黄、黄芩、黄连）、顺经汤（《傅青主女科》：当归、熟地、白芍、丹皮、茯苓、沙参、黑芥穗）等。出现在经后，多属阴虚血热内扰，宜养阴清热，用犀角地黄汤等。

逆流挽舟 nìliúwǎnzhōu　外感夹湿型痢疾的治法。除有痢疾主证外，兼有恶寒、发热、头痛、身痛、无汗等表证。用人参败毒散治疗。本方疏表除湿，寓散于通，使表解而里滞亦除。亦即前人所谓从表陷里者仍当由里出表，如逆水中挽船上行之意，故称逆流挽舟。但本方药味多辛燥，非典型病例不宜应用。

逆生 nìshēng　出《千金要方》卷二。又名逆产、倒产，俗名脚踏莲花生、踏盐生。指分娩时儿足先下。相当于足位分娩。

逆证 nìzhèng　因正虚邪盛，病情不按一般规律发展，突然加重而出现的证候。如麻疹病风寒闭束，疹暗淡不透，咳喘鼻扇；或热毒壅滞，谵语烦躁，疹色紫赤；或气虚神乏，疹出浅淡，稀落难出；或下利不止等均是。

逆治 nìzhì　即正治。详该条。

逆注 nìzhù　见《针灸甲乙经》。温溜穴别名。详该条。

蟗疮 nìchuāng　病名。指妇人阴户生疮。详见阴蚀条。

腻粉 nìfěn　出《传家秘宝方》。为轻粉之别名。详该条。

腻苔 nìtāi　苔质致密，颗粒细腻，中心稍厚，周边较薄，擦之不去，刮之不脱，舌面如罩着一层黏液，呈油腻状。为胃中阳气被阻，痰湿内盛之候，多见于湿浊、痰饮、食积、顽痰等一类病症。

溺 nì　❶即尿。《灵枢·五癃津液别》："水下留（流）于膀胱，则为溺与气。"详见尿条。❷沉溺的意思，如沉于水而死亡的称溺毙。

溺白 nìbái　指小便浑浊色白。出《素问·至真要大论》。多属膀胱水道之热。详见便浊条。

溺赤 nìchì　出《素问·至真要大论》。即小便黄赤。详该条。

N

溺血 nìxuè 病症名。见《素问·气厥论》。即尿血。详该条。

溺浊 nìzhuó 浊病之一。见《类证治裁·淋浊》。《素问·至真要大论》称溺白。小便混浊不清，而溺时并无尿道涩痛。溺浊而色白如泔浆者称白浊，溺浊而色赤者称赤浊。白浊多因脾胃湿热下流膀胱所致。尿出如泔，并伴胸脘满闷、口干口渴、舌苔黄腻、脉滑数等症。治宜清热利湿。选用萆薢分清饮加减。如日久不愈，导致心脾不足，气虚下陷者，则伴神疲乏力、面色淡白、脉软弱等症，治宜养心健脾，升清固涩，用补中益气汤、秘元煎等。如肾阴不足，虚火内亢者，常兼见烦热咽干、舌质红、脉细数，治宜滋阴清热，选用知柏八味丸、大补阴丸等。如肾阳不足，下元虚寒，常兼见精神萎靡、面白肢冷、舌质淡、脉沉细，治宜温肾固涩，用鹿茸补涩丸（《杂病源流犀烛》：鹿茸、人参、黄芪、菟丝子、桑螵蛸、莲肉、茯苓、肉桂、山药、附子、桑皮、龙骨、补骨脂、五味子）等。赤浊多由湿热蕴结下焦，血分受灼，脉络损伤所致。初起多属实证，可于上述有关方中酌加清火凉血药。日久若见心经虚热或肾气虚耗时，宜兼加补心益肾药。参见尿血、浊条。本病可见于乳糜尿、泌尿系炎症、结核、肿瘤、磷酸盐尿等多种疾病。

nian

年老经水复行 niánlǎojīngshuǐfùxíng 病症名。见《傅青主女科》。妇人年五十外或六七十岁，本已绝经而忽然又再行经者。多因肝脾损伤，血失藏摄，或精伤而动命门之火，气郁而肝火妄动，两火交并，迫血妄行所致。症见下血色紫有块。治宜补益肝肾健脾。方用安老汤加贯众炭末冲服。同时应做妇科检查，排除癌变可能。

年未老经水断 niánwèilǎojīngshuǐduàn 年虽未老而月经断绝。多因素体虚弱、早婚、产育过多等耗伤精血，肾气虚衰，或忧思过度，劳伤心脾，阴血暗耗所致。肾虚者，症见面色晦暗，头晕耳鸣，腰膝酸软等。宜补肾益精，养阴调经。用左归饮、当归地黄饮（当归、熟地、山药、杜仲、牛膝、山茱萸、炙甘草）、六味地黄丸等。血亏者，症见面色萎黄，皮肤不润，饮食日少，精神疲惫等。宜补血养阴，扶脾宁心。用益经汤（《傅青主女科》：熟地、白术、山药、当归、白芍、生枣仁、丹皮、沙参、柴胡、杜仲炭、人参），或十全大补丸、归脾丸等。参见经闭条。

拈痛汤 niāntòngtāng 即当归拈痛汤。详该条。

拈痛丸 niāntòngwán 《鸡峰普济方》卷十一方。五灵脂、木香、当归、高良姜、莪术各等分。为末，炼蜜为丸，梧桐子大，每服五至十丸，空腹木香煎汤送下。功能活血行气，散寒止痛。治九种心痛。《奇效良方》变有本方，但无高良姜。

黏汗 niánhàn 见《诸病源流犀烛·诸汗源流》，即油汗。

黏鱼须 niányúxū 中药名。出《救荒本草》。别名铁丝灵仙、铁丝根。为百合科植物华东菝葜 Smilax sieboldii Miq. 的根茎及根。分布于辽宁、山东、安徽、江苏、浙江、福建、台湾等地。甘，温。祛风，活血，消肿。治风湿疼痛、关节不利，煎服：4.5～9克。捣敷疮肿毒。根茎含有皂苷、鞣质、树脂等。

捻法 niǎnfǎ 推拿手法名。出《备急千金要方》。用拇指和食指指腹捏住一定部位，对称用力，做均匀和缓的捻线状搓揉。《保赤推拿法》："捻者，医以两指摄儿皮，微用力而略动也。"本法多用于指、趾小关节及浅表肌肤部。主疏通关节，使气血畅行。

捻衣摸床 niǎnyīmōchuáng 症名。见循衣摸床条。

捻转补泻法 niǎnzhuǎnbǔxièfǎ 针刺补泻法之一。是以捻转幅度的大小、频率的快慢和次数的多少区分补泻的一种方法。《灵枢·官能》："泻必用员，切而转之……补必用方……微旋而徐推之。"一般以捻转的幅度较小（180°左右），频率较慢，次数较少者为补；捻转幅度较大（360°以上），频率较快，次数较多者为泻。亦有以捻转的方向区分补泻者。金·窦汉卿《标幽赋》："迎夺右而泻凉""随济左而补暖"，意指右转为泻，左转为补。

捻转法 niǎnzhuǎnfǎ 针刺时，针体左右旋转的手法。操作时，一般以右手拇、食两指持住针柄，进行一前一后的交替运动，捻转幅度的大小应视病情而定。一般在180°左右的，称小幅度捻转；360°以上的，称大幅度捻转。过度的单向捻转，往往会发生肌肉纤维缠绕针体，造成滞针，应注意避免。

碾挫伤 niǎncuòshāng 病名。由于钝性物体推移挤压与旋转挤压等外力直接作用于肢体，造成皮下及深部组织出血、变性、坏死的严重损伤性疾病。

niao

尿 niào ❶尿液。又名溺、溲、小便、小溲、前溲、小水、水泉、下泉。尿为津液之余，其产生源于肾的化气，经膀胱气化而排出，又与脾对水湿的运化、三焦的通调水道、小肠的泌别清浊等脏腑功能密切相关。尿的排泄，对整体津液代谢有重大影响。《灵枢·五癃津液别》："水下留（流）于膀胱，则为溺。"❷指排尿。

尿胞 niàobāo 即膀胱。详该条。

尿白 niàobái 症名。小儿小便初下色黄赤，良久转白，或状如米泔者。由于乳食伤脾，脾不散精，湿热内蕴，清浊相干，下注膀胱所致；亦有由肺脾气虚而致者。脾胃湿蕴者，治宜健脾分利，用胃苓丸。肺脾气虚者，宜培补中气，用补中益气汤。

尿白碱 niàobáijiǎn 即人中白。详该条。

尿后余沥 niàohòuyúlì 症状名。见《医学入门·小便不禁》。又称小便余沥。小便后仍有余沥点滴不净的症状。久病体弱者见之，多因肾虚胞寒而膀胱气化不利所致。新病排尿不畅而有余沥涩痛者，称小便赤涩，多因膀胱湿热所致。

尿来 niàolái 小儿夜间小便不禁的病症。《古今医统》："又有尿来者，亦由膀胱冷，夜属阴，小便不禁，胞里有出，谓之尿来也。"治法参见小儿遗尿条。

尿瘘 niàolòu 多因产伤、妇科手术损伤、疮疡等所致。以女性膀胱或输尿管与阴道之间有瘘道相通，导致尿液从阴道排出的疾病。一般以外科修补手术治疗为主，结合补益气血，固肾健脾方药。

尿门无孔 niàoménwúkǒng 病症名。先天性畸形，尿道无孔，以致新生儿小便不能排出。宜用外科手术治疗。

尿石二号 niàoshí'èrhào 遵义医学院方。见《中西医结合治疗急腹症》。金钱草30克，石韦15克，车前子15克，木通6克，瞿麦12克，萹蓄15克，栀子12克，大黄（后下）9克，滑石9克，甘草梢6克。水煎服。治湿热型尿路结石。

尿石一号 niàoshíyīhào 遵义医学院方。见《中西医结合治疗急腹症》。金钱草30~60克，海金沙（全草）30克，石韦30克，车前子15克，木通6克。水煎服。治气结型尿路结石。

尿血 niàoxuè 病症名。出《金匮要略·五脏风寒病脉证并治》。又名溲血、溺血。指小便出血，小便红赤甚至尿出纯血。多因肾阴不足，心肝火旺，下移小肠，或脾肾两亏，血失统摄所致。阴虚火旺者，症见小便红赤或纯血鲜红，腰腿酸软，耳鸣目花，心烦口干，舌质红，脉细数，治宜滋阴清火，凉血止血，可用阿胶散、导赤散、知柏地黄丸合小蓟饮子等方。脾肾两亏者，症见尿血淡红，面色萎黄，饮食减少，腰酸肢冷，舌质淡，脉虚软，治宜健脾补肾，益气摄血，可用补中益气汤、无比山药丸加减。尿血而痛者为血淋，详血淋条。

nie

捏法 niēfǎ ❶推拿手法。动作与拿法相似，但需将肌肤提起。分两种：一种用拇指和食、中两指相对，夹提腰背部皮肤，双手交替捻动，向前推进。一种手握空拳状，用食指中节和拇指指腹相对，夹提皮肤，双手交替捻动，向前推进。常用于治疗食欲不振、消化不良、腹泻、失眠及小儿疳积等。❷正骨手法之一。适用于骨关节错位及骨折移位，但无重叠者的整复；亦可用于治疗软组织损伤。医者用单手或双手的拇指及其余四指在患部相对紧捏，并酌情配合上挺、下抠等动作。

捏积 niējī 即捏脊。详该条。

捏脊 niējī 推拿方法。又名捏积。儿科按摩法之一。《肘后方·治卒腹痛方》："拈取其脊骨皮，深取痛引之，从龟尾至顶乃止。未愈更为之。"有调整阴阳，通理经络，促进气血运行，改善脏腑功能等作用。常用于治疗食欲不振、消化不良、腹泻、失眠及小儿疳积等症症。其法令小儿俯伏母膝或俯卧床上，术者将两食指作90°屈曲，从小儿尾骶部长强穴起，将腰椎部的皮肤肌肉往上推，然后以两拇指交替向下压捏，食、拇二指互相配合，沿着脊椎正中线的督脉不断向上推

捏，直至颈椎部大椎穴止，捏六遍。从第三至第五遍时，当推捏到腰椎部则间歇地用隐力把皮肤向上提拉，约提拉四五次（提拉时或可闻肌肉松弛啪啪的声音），但捏到胸椎部则不宜提拉。捏完第六遍后，用两大拇指同时从命门穴向腰外侧的肾俞穴慢慢按压（称为分法）。每天一次，7天为一疗程。

捏腕骨入髎法 niēwàngǔrùliáofǎ 正骨手法。见清·胡廷光《伤科汇纂》。适用于腕关节脱位的整复。医者握患者的手指（前脱手心向上，后脱手心向下）向远端牵引，同时另一手拇指下压尺桡骨下端或突出的腕骨，即可复位。

聂久吾 nièjiǔwú（1572—?）明代儿科医家。名尚恒，又字惟贞，江西清江人。少习儒，万历年间（1573~1619年）以乡进士出任福建汀州宁化县事。暇日究心医学术，博览方书，终精于医，而尤擅治痘疹。晚年归乡，以著述自娱，著有《活幼心法大全》9卷、《痘门方旨》8卷、《痘科慈航》3卷，刻有《奇效医术》2卷。

嚙齿 nièchǐ 即龄齿。详该条。

嚙舌 nièshé 证名。出《灵枢·口问》。由肝风内动所致。症见病中自咬舌头，出血不止。治宜重镇息风。用镇肝息风汤。

颞颥 nièrú ❶指眼眶的外后方，当蝶骨颞面部位。❷脑空穴别名（见《针灸甲乙经》）。详该条。

ning

宁坤丸 níngkūnwán 即宁坤至宝丹。详该条。

宁坤至宝丹 níngkūnzhìbǎodān 又名宁坤丸。中成药。益母草、香附、当归、白术、川芎、青皮、乌药、杜仲、黄芩、党参、熟地黄、甘草、茯苓、丹参、砂仁、木香、肉

桂、延胡索、枸杞子、柴胡、沉香。蜜丸。治月经不调，赤白带下，胸满脘胀，腰腹疼痛。本方为《卫生鸿宝》原方加减。

宁嗽化痰汤 níngsòuhuàtántāng《证治准绳·类方》第二册方。桔梗、枳壳（麸炒）、半夏（姜汤泡）、陈皮、前胡、葛根、茯苓、炒杏仁、桑白皮、麻黄（冬季加，夏季减）各一钱，紫苏一钱二分，甘草四分。加生姜三片，水煎服。功能宣肺散寒，化痰止咳。治感冒风寒，咳嗽鼻塞。

宁嗽汤 níngsòutāng《杂病源流犀烛·脏腑门》卷一方。桔梗、半夏、枳壳、陈皮、前胡、葛根、桑白皮、茯苓、苏叶、杏仁、甘草。加姜、枣，水煎服。治外感风寒而致的咳嗽。

宁心开窍 níngxīnkāiqiào 治法。通常以重镇安神、化痰开窍与平肝息风三类药物组方，达到既开窍醒神，又宁心安神、息风镇痉的目的，多用于治疗痫证、小儿惊风等。如五痫丸。

拧痧 níngshā 外治法。见挤拧疗法条。

凝脂翳 níngzhīyì 病症名。见《证治准绳》第七册。因风热毒邪外侵，肝胆实火内炽，风火毒邪搏结于上所致。黑睛生翳，色带鹅黄，状若凝脂，头眼剧痛，目赤羞明，泪热眵稠，发展迅猛，可溃穿黑睛，甚至失明。类似化脓性角膜炎。治宜清肝泻火解毒。用四顺清凉饮子（《审视瑶函》：当归身、龙胆草、黄芩、桑皮、车前子、生地黄、赤芍、枳壳、炙甘草、熟大黄、防风、川芎、川黄连、木贼草、羌活、柴胡），或龙胆泻肝汤加蒲公英、羚羊角、大黄、丹皮等。

níu

牛蒡解肌汤 niúbàngjiějītāng《疡科心得集》方。牛蒡子、薄荷、荆芥、连翘、栀子、牡丹皮、石斛、玄参、夏枯草。水煎服。治风热而致的头面、颈项疮疡，牙痛等。

牛蒡子 niúbàngzǐ 中药名。出宋·苏颂《本草图经》。别名恶实、鼠粘子、大力子。为菊科植物牛蒡 Arctium lappa L. 的果实。主产于东北与河北、浙江。辛、苦，寒。入肺、胃经。

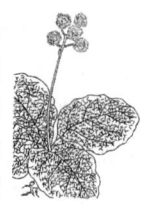

牛蒡子

疏风，透疹，利咽，消肿。治风热感冒、咳嗽、疹出不畅、咽喉肿痛、血热便秘，煎服：6～12 克。本品含牛蒡苷、异牛蒡酚等。煎剂在体外对金黄色葡萄球菌有抑制作用。水浸剂对多种致病真菌有抑制作用。提取物能降低大鼠血糖。

牛参 niúshēn 苦参之别名。详该条。

牛黄 niúhuáng ❶中药名。出《神农本草经》。别名犀黄、西黄。为牛科动物牛 Bos taurus domesticus Gmelin 胆囊中的结石。全国各地均产，以西北、西南、东北等地较多。苦、甘，凉。入心、肝经。清心开窍，豁痰定惊，清热解毒。治热病高热烦躁、神昏谵语、惊痫发狂，小儿惊风抽搐、咽喉肿痛、口舌生疮、痈肿疔毒。研末服：0.15～0.35 克。一般入丸散用，孕妇慎服。本品含胆酸、去氧胆酸、胆甾醇、卵磷脂等。对动物有镇静、抗惊厥、利胆作用，并能防止毒物对肝脏的损害。❷三十六种黄之一。见《太平圣惠方·治三十六种黄证候点烙论并方》。

牛黄抱龙丸 niúhuángbàolóngwán 中成药。胆南星 30 克，茯苓 15 克，僵蚕 9 克，全蝎 4.5 克，天竺黄 10.5 克，牛黄 1.2 克，琥珀 7.5 克，雄黄 1.5 克，朱砂 4.5 克，麝香 0.6 克。蜜丸，每服 1.5 克，日 1～2 次。治小儿风痰壅盛而致的壮热神昏，惊风痉厥，牙关紧闭，两手握固。本方为《太平惠民和剂局方》小抱龙丸加味。

牛黄承气汤 niúhuángchéngqìtāng 《温病条辨》方。安宫牛黄丸两粒，热汤化开，调生大黄末三钱。先服一半，不效再服。治阳明温病，邪闭心包，症见身热便秘，神昏舌謇者。

牛黄降压胶囊 niúhuángjiàngyājiāonáng 中成药。见《中华人民共和国药典》2010 年版一部。为牛黄降压丸制成的胶囊，口服。一次 2~4 粒，一日 1 次，功能主治同牛黄降压丸。

牛黄降压丸 niúhuángjiàngyāwán 中成药。见《中华人民共和国药典》2010 年版一部。羚羊角、水牛角浓缩粉、冰片、党参、决明子、黄芩提取物、薄荷、珍珠、人工牛黄、白芍、黄芪、川芎、甘松、郁金。以上 14 味制成小蜜丸或大蜜丸，口服，小蜜丸一次 20~40 丸，日 1 次；大蜜丸一次 1~2 丸，日 1 次。功能清心化痰，平肝安神。用于心肝火旺、痰热壅盛所致的头晕目眩、头痛失眠、烦躁不安，或高血压病见上述症状者。

牛黄解毒片 niúhuángjiědúpiàn 验方。见《中药制剂手册》。大黄、石膏各 12 公斤，黄芩 9 公斤，桔梗 6 公斤，甘草、雄黄各 3 公斤，冰片 1.5 公斤，牛黄 300 克。制成片剂，每服 1.2 克，日两次。功能清热解毒，散风止痛。治肝胃蕴热所致的头目眩晕、口鼻生疮、风火牙疼、暴发火眼、咽喉疼痛、疳腮、耳肿、大便秘结、皮肤刺痒等。

牛黄解毒丸 niúhuángjiědúwán 验方。见《北京市中药成方选集》。大黄、石膏、连翘、金银花、朱砂各 30 克，赤芍、黄连、黄芩、钩藤、黄柏、栀子、当归尾、冰片、雄黄各 15 克，防风、麦冬、甘草各 9 克，桔梗 12 克，牛黄、薄荷冰各 3 克，麝香 1.5 克。蜜丸，每服 3 克，日两次。治三焦火盛而致的头晕目赤、咽干咳呛、风火牙疼、大便秘结等。

牛黄清心丸 niúhuángqīngxīnwán ❶又名局方牛黄清心丸。《太平惠民和剂局方》方。白芍、麦冬、黄芩、当归、防风、白术、柴胡、桔梗、川芎、茯苓、杏仁、神曲、蒲黄、人参、羚羊角、麝香、冰片、肉桂、大豆黄卷、阿胶珠、白蔹、干姜、牛黄、犀角、雄黄、山药、甘草、大枣。蜜丸，金箔为衣（现多不用），每服一钱。功能镇惊安神，化痰息风。治心气不足，惊恐虚烦，神志昏乱，言语不清，头目眩晕，胸中郁热，痰涎壅盛，癫痫惊风。❷又名万氏牛黄清心丸。《痘疹世医心法》方。牛黄二分五厘，黄连五钱，黄芩三钱，栀子三钱，郁金二钱，朱砂一钱五分。为末，腊雪水调神曲为丸，每服四分五厘，灯心草煎汤送服。功能清热解毒，开窍安神。治温邪初陷心包，高热烦躁，神昏谵语；小儿惊风，痰涎壅盛，手足抽搐；中风，痰火闭结，神昏言语不清。

牛黄上清丸 niúhuángshàngqīngwán 中成药。黄连 24 克，生石膏 120 克，黄芩 75 克，薄荷 45 克，莲子心 60 克，白芷 24 克，桔梗 24 克，菊花 60 克，川芎 24 克，赤芍 24 克，当归 75 克，黄柏 15 克，荆芥穗 24 克，栀子 75 克，大黄 120 克，甘草 15 克，连翘 75 克，朱砂 18 克，雄黄 18 克，牛黄 3 克，冰片 15 克。蜜丸，每服 6 克。治心胃火盛，口舌生疮，牙龈肿痛，风火眼赤，大便燥结。本方为《医学入门》原方加减。

牛黄丸 niúhuángwán 《医宗金鉴》方。①黑牵牛、白牵牛各七钱五分，胆南星、枳实、姜半夏各五钱，牙皂二钱，大黄一两五钱。蜜丸，每服五分至一钱，姜汤送服。治痰盛而致的急惊风。②牛黄、珍珠、天竺黄、青黛、地龙、炮白附子、琥珀、僵蚕各三钱，麝香少许，苏合油、香油各五钱。为末，甘草煮汁，苏合油、香油和药为丸，黄豆大，金箔为衣（现多不用），每服一丸，薄荷煎汤送服。治小儿通睛，瞻视偏斜，看东反西，视左反右。

牛黄消炎片 niúhuángxiāoyánpiàn 中成药。见《中华人民共和国药典》2010 年版一部。人工牛黄 4.8 克，蟾酥 2.9 克，天花粉、雄黄、珍珠母、大黄各 9.6 克，青黛 3.8 克。以上 7 味制成糖衣片或薄膜衣片，口服。一次 1 片，一日 3 次，小儿酌减；外用研末，调敷患处。功能清热解毒，消肿止痛。用于热毒蕴结所致的咽喉肿痛、疔、痈、疮疖。

牛黄溢金丸 niúhuángyìjīnwán 验方。见《耳鼻咽喉科学》（武汉医学院）。黄柏 125 克，玄明粉 30 克，硼砂 30 克，牛黄 1.2 克，薄荷脑 1.5 克。蜜丸，含服，日 3 次。治急慢性咽炎。

牛黄镇惊丸 niúhuángzhènjīngwán 中成药。天麻、防风各 3 克，白附子、僵蚕、薄荷、钩藤、天竺黄、法半夏、朱砂、胆南星、珍珠、雄黄各 1.5 克，全蝎 4.5 克，牛黄 1.2 克，琥珀 0.9 克，麝香、冰片各 0.6 克。蜜丸，每服 1.5 克，日 1~3 次。治风痰壅盛，小儿惊风，高热抽搐，牙关紧闭，烦躁不安。本方为《婴童百问》牛黄丸加减。

牛角花 niújiǎohuā 淫羊藿之别名。详该条。

牛筋草 niújīncǎo 中药名。出《本草纲目拾遗》。别名蟋蟀草、路边草、扁草、千斤草。为禾本科植物牛筋草 Eleusine indica（L.）Gaertn. 的全草。分布于全国各地。甘、淡、平。入肝经。清热解毒，祛风利湿，散瘀止血。治伤暑发热、小儿急惊、风湿性关节炎、黄疸、痢疾、淋浊，煎服：9~15 克。治跌打扭挫伤、外伤出血，鲜草捣敷。本品含硝酸盐、亚硝酸盐等。煎剂对乙型脑炎病毒有抑制作用。

牛虻 niúméng 虻虫之别名。详该条。

牛皮藤 niúpíténg 鸡屎藤之别名。详该条。

牛皮癣 niúpíxuǎn 病名。见《世医得效方》。由风湿热毒蕴郁肌肤所致；或因营血不足，血虚风燥，肌肤失养而成；与情志失调亦有一定关系。大多发于颈项处，又名摄领疮，亦可发生在肘窝、腘窝、上眼睑、会阴、大腿内侧等处。初起皮肤有瘙痒，继之出现针头大小不规则之扁平丘疹，皮色如常或呈淡褐色，进而融合成片，皮肤干燥，肥厚浸润，有阵发性奇痒，入夜更甚。治宜活血疏风，清热祛湿。内服当归饮子。外用疯油膏（轻粉、东丹、飞朱砂）、黑豆馏油制剂外搽，或用熏药疗法、针灸疗法。

牛人参 niúrénshēn 豨莶之别名。详该条。

牛舌大黄 niúshédàhuáng 羊蹄之别名。详该条。

牛屎虫 niúshǐchóng 蜣螂之别名。详该条。

牛尾巴花 niúwěibāhuā 青葙之别名。详该条。

牛尾花子 niúwěihuāzǐ 青葙子之别名。详该条。

牛膝 niúxī 中药名。出《神农本草经》。别名怀牛膝。为苋科植物牛膝 Achyranthes bidentata Blume 的根。主产于河南。苦、酸、平。入肝、肾经。生用活血，行瘀，消肿。治经闭、癥瘕、产后瘀积腹痛、淋痛、尿血、喉痹、痈肿。酒制补肝肾，强筋骨。治寒湿痿痹、腰脊酸痛、足膝软弱，煎服：4.5~9克。孕妇忌服。本品含三萜皂苷、多量钾盐、促脱皮甾酮、牛膝甾酮。醇浸液对大鼠实验性关节炎有抑制作用，对小鼠实验性疼痛（扭体反应）有一定缓解作用。流浸膏对多种动物子宫有兴奋作用。

牛至 niúzhì 中药名。见《中药志》（1961 年版）。别名土香薷、土茵陈。为唇形科植物牛至 Origanum vulgare L. 的全草。分布于新疆、甘肃、陕西、河南及长江以南各地。辛、凉。解表，理气化湿。治感冒发热、胸闷、吐泻、黄疸、水肿、小儿疳积，煎服

3～9克。治跌打损伤、皮肤瘙痒，捣敷或煎水洗。茎、叶含挥发油，内有百里香酚、香荆芥酚、乙酸牻牛儿酯等。还含黄酮苷和咖啡酸等多种羧酸。酊剂有明显利尿作用，可使尿量与尿中氯化物排泄增加。浸剂有祛痰作用。

扭法 niǔfǎ 推拿手法。用指夹住肌肤，反复扭转，使局部皮肤呈现紫红色。多用于肩颈部和腰背部，有排除风邪的作用。本法与揪法相似，但揪法有转动。

扭痧 niǔshā 外治法。见挤拧疗法条。

扭伤 niǔshāng 病名。多因旋转外力超越关节的正常活动范围所致。常见于肩、腕、膝、踝等关节处。伤后局部肿胀、疼痛，活动受限，皮色紫青，但无骨折及关节脱位。治宜活血化瘀，舒筋通络。用壮筋养血汤（《伤科补要》：白芍、当归、川芎、川断、红花、生地、丹皮、牛膝、杜仲）或复元活血汤。外敷栀乳散，或海桐皮汤熏洗。

钮扣风 niǔkòufēng 病名。出《外科正宗》卷四。由汗出受风，与湿相搏，风湿凝滞肌肤而成。初起形如粟米，瘙痒，破流滋水；甚则疮面湿烂，浸淫成片，蔓延项背。即脂溢性皮炎或湿疹。治宜疏风清热利湿。内服消风散，外撒青黛散。

钮子七 niǔzǐqī 珠儿参之别名。详该条。

nong

农吉利 nóngjílì 中药名。见《中医方药学》。别名芝麻响铃铃。为豆科植物野百合 *Crotalaria sessiliflora* L. 的全草。分布于华东、中南及西南地区。苦、淡、平，有毒。解毒抗癌，止咳平喘，利湿消积。用于皮肤鳞状上皮癌、食道癌、子宫颈癌等，以本品制成注射液，肌肉注射或口服片剂与糖浆。皮肤癌亦可用鲜草捣成糊状（干品研粉，水调成糊）涂敷患处。治慢性气管炎，痢疾，小儿黄疸、疳积。煎服：15～30克。本品含野百合碱等，对小鼠及大鼠的某些实验性肿瘤均有一定的抑制作用，但毒性大，对肺、肝、肾均有损害。半胱氨酸和蛋氨酸对其有解毒作用。

浓缩丸 nóngsuōwán 丸剂剂型之一。在丸剂的基础上，将处方中大部分药材提炼浓缩成浸膏，再与其余部分药材细粉混合而制成。具有体积小、剂量小、含有效成分高、便于服用等优点。

脓窝疮 nóngwōchuāng 病名。出《外科正宗》卷四。由湿热二气交感，蕴蒸皮肤而成；或因湿疹、痱子等感染所致。好发于颜面、手臂、小腿等处，初起红斑或小疱，旋即变成黄豆大水疱，渐成脓疱，疱周红赤，疱壁较厚，破后凹陷成窝，干燥结痂渐愈；亦有反复发生经久不愈者，可伴有身热、口渴等全身症状。即脓疱疮。治宜清热利湿解毒。内服黄连解毒汤或升麻消毒饮。外用蛇床子散、青黛散或红油膏（凡士林、九一丹、东丹）。

脓窝疥 nóngwōjiè 疥疮之继发感染化脓者。详见疥疮条。

脓血痢 nóngxuèlì 病名。出《诸病源候论·痢疾诸候》。指痢疾排出脓血稠黏物较多者。多因积热蕴结，血化为脓所致。参见热痢、赤白痢条。

弄产 nòngchǎn 证名。妊娠后期胎忽乱动，而脉象并无分娩的征兆。周登庸《续广达生篇》："怀孕六七个月或八九个月，偶略曲身，胎忽乱动，二三日间或痛或止，或有水下，惟腰不甚痛，脉未离经，名曰弄产。"

弄舌 nòngshé ❶症名。出《疮疡经验全书》。又名吐舌、舒舌。心脾积热引起者，症见时时舒舌于口处，旋伸旋缩，左右吐弄，舌红胀满，口舌生疮，渴而喜冷，治宜泻心脾两经之热，用泻黄散加胡黄连、木通。咽喉肿痛，痰涎壅塞，声音嘶哑，舌出不收，时时搅动，常欲手扪者，即弄舌喉风，急用三棱针刺去恶血，内服清咽利膈汤（方见喉痈条）。肝风上扰者，内服清咽利膈汤加钩藤、白芍，外用冰硼散加人中白、马勃、柿霜吹于舌上。由脾肾虚热引起者，症见舌不红肿，时吐出口外，渴喜热饮，口角流涎，大便不实，治宜补益脾肾，用异功散加牛膝、黄柏、补骨脂。若喉内如松子或鱼鳞状而不堵塞者，治宜用知柏地黄丸加牛膝，外用蜜炙附子，噙咽其汁治之。❷即吐弄舌，详该条。

nu

胬肉 nǔròu 出《千金翼方》。即胬肉攀睛。详该条。

努肉攀睛 nǔròupānjīng 即胬肉攀睛。详该条。

胬肉攀睛 nǔròupānjīng 病症名。见《审视瑶函》。又名努肉攀睛、胬肉、攀睛、瘀肉攀睛、赤筋板睛等。即翼状胬肉。多因心肺二经风热壅盛，气滞血瘀所致，亦可由阴虚火旺引起。症见淡赤努肉由眦角发出，似昆虫翼状，横贯白睛，渐侵黑睛，甚至掩及瞳神，自觉碜涩不适，影响视力。治宜疏风清热，滋阴降火，通络散瘀。可选用栀子胜奇散（《审视瑶函》：白蒺藜、蝉蜕、谷精草、甘草、木贼、黄芩、草决明、菊花、山栀子、川芎、荆芥穗、羌活、密蒙花、防风、蔓荆子），或知柏地黄丸加赤芍、红花之类。外点磨障灵光膏。胬肉侵及瞳神者可手术治疗。

怒 nù 七情之一。恼怒过度可引起脏腑气血病变。《素问·阴阳应象大论》："暴怒伤阴"，"怒伤肝"。脏腑气血病变可出现情绪急躁易怒。《素问·四时刺逆从论》："血气上逆，令人善怒。"《素问·举痛论》："怒则气上。"《灵枢·本神》："肝气虚则恐，实则怒。"

怒膈 nùgé 见《三因极一病证方论》卷八。即气膈。详该条。

怒伤肝 nùshānggān 出《素问·阴阳应象大论》。大怒不止则肝气上逆，血随气而上溢，可致面赤、气逆、头痛、眩晕，甚而吐血或昏厥卒倒等。

怒则气上 nùzéqìshàng 气上，指肝气上逆或肝阳上亢。肝藏血，喜条达而恶抑郁。若精神过度刺激，则肝气过于升发而上逆，出现胸胁胀满，头痛头晕，目赤肿痛，甚则肝血失藏，血随气升而出现昏厥、呕血等症。《素问·举痛论》："怒则气上……怒则气逆，甚则呕血及飧泄，故气上矣。"

nü

女金丹 nǚjīndān 又名不换金丹、胜金丸。《韩氏医通》方。人参、炒白术、茯苓、炙甘草、当归、川芎、白芍、白薇、牡丹皮、白芷、藁本、桂心、延胡索、没药、石脂（赤白均可）各一两，香附（米醋浸三日，略炒）十五两。前十五味除石脂、没药外，皆酒浸三日，烤干，蜜丸，弹子大，每次一丸，清晨以薄荷汤或茶灌漱咽喉后细嚼，温酒或白开水送下，食物、干果压之。四十九丸为一剂，以月经平调，受妊为度，妊中三日服一丸，产后二日服一丸，百日止。治妇人子宫虚寒不孕，带浊血崩，胎死腹中，气满烦闷，脐腹作痛，月经不通，中风口噤，痢疾消渴，败血上冲，寒热头痛，血热血泄，神昏迷闷，产后伤寒虚烦，及半身不遂，男子下虚无力等。

女科 nǚkē ❶指妇产科。❷医书。为《傅青主女科》的简称。详该条。

女科产后编 nǔkēchǎnhòubiān 见傅青主女科条。

女科撮要 nǔkēcuōyào 妇科专著。2 卷。明·薛己撰，刊于 1548 年。上卷列述经候不调、经漏不止等 15 类妇科疾病的证治和方药，下卷介绍保胎、小产等 15 类产科疾病的证治和方药。每类疾病后附有作者治案。现有《薛氏医案》本。

女科辑要 nǔkējíyào 妇科专著。①清·沈尧封撰。2 卷。刊于 1850 年。又名《沈氏女科辑要》。记述女科证治，并附有西医学说，1933 年张寿颐将此书注释，名《沈氏女科辑要笺正》。②清·周纪常撰。8 卷。刊于 1823 年。该书简要引录各家女科论述，并附辑《竹林寺产科》《达生编》等内容。

女科经纶 nǔkējīnglún 妇科专著。8 卷。清·肖埙撰。刊于 1684 年。该书汇辑历代有关妇科著作中的理论和证治，共列病症 163 种，引录各家论述（没有附方），并附作者按语，论述颇有条理。现有排印本。

女科秘诀大全 nǔkēmìjuédàquán 妇科专著。5 卷。清·陈莲舫编于 1909 年。作者指出："妇人阴性偏拗，幽居多郁，七情所染，坚不可破，且面加粉饰，语多隐讳，仅凭切脉一端下药岂能免误?"遂选集诸家论说，结合临证实践，分经脉、胎前、产后、杂证予以论述。理法方药章法井然，所附按语亦有见地。现有 1914 ~ 1923 年广益书局石印本。

女科切要 nǔkēqièyào 妇科专著。8 卷。清·吴本立（道源）纂辑，刊于 1773 年。作者上采前贤，旁取时论，分门别类，纂辑成书。卷 1 ~ 2 论调经与妇科杂病，卷 3 ~ 4 论广嗣与妊娠诸疾，卷 5 论生产及难产救治，卷 6 ~ 8 论产后诸疾。所论疾病脉因证治、理法方药，皆约而达，简而精。曹炳章谓其"方全法备，简明切要"。现存初刻本及中国医学大成本等。

女科入门 nǔkērùmén 见中国医学入门丛书条。

女科证治准绳 nǔkēzhèngzhìzhǔnshéng 妇科专著。5 卷。明·王肯堂撰《证治准绳》中的一种，又名《女科准绳》。该书以《校注妇人良方》为基础，广泛收集各家学说，对明以前妇科学成就作了系统的整理。分治法总论、调经门、杂证门、胎前门与产后门 5 大类，每类分列若干病症，对于病因、辨证、治疗论述颇详，是一部资料比较丰富的妇科著作。

女科准绳 nǔkēzhǔnshéng 即《女科证治准绳》，详该条。

女劳疸 nǔláodǎn 病名。黄疸病的一种。出《金匮要略·黄疸病脉证并治》。多因劳累或房劳过度所致。症见身目发黄，傍晚手足心热而恶寒，额上黑，少腹满急，大便色黑，小便自利等。本病多见于黄疸病后期，肝肾两虚而兼瘀浊内阻者。治宜补肾化瘀。用硝石矾石散加补肾药。如偏肾阴虚合六味地黄丸、左归丸等，偏肾阳虚合金匮肾气丸、右归丸等。若脾肾两亏，可合减黄丹（《辨证录》：白茯苓、山药、人参、白术、芡实、苡仁、菟丝子、车前子、生枣仁）等。如见鼓胀，预后不良。参见黄疸条。

女膝 nǔxī 经外奇穴名。见《癸辛杂识》。别名女须。位于足后跟部，跟骨中央。跟腱附着部下缘处。主治吐泻转筋，牙槽风，齿龈炎，精神病等。直刺 0.2 ~ 0.3 寸。灸 3 ~ 7 壮或 5 ~ 15 分钟。

女须 nǔxū 见《癸辛杂识》。女膝穴之别名。详该条。

女阴溃疡 nǔyīnkuìyáng 病名。外阴部因细菌、病毒感染，或其他原因而发生大小不等溃疡面。多发生于小阴唇内、外两侧，有烧灼痛或奇痒，溃疡面有较多脓样分泌物。局部可用珍珠散。详见阴蚀条。

女贞实 nǚzhēnshí 即女贞子。详该条。

女贞叶 nǚzhēnyè 中药名。出《本草纲目》。为木犀科植物女贞 Ligustrum lucidum Ait. 的叶。微苦，平。清热，消炎，祛风，散血。治支气管炎，小儿肺炎，痢疾。煎服：30～60克。取汁含漱，治口腔炎、咽喉肿痛。熬膏涂，治烫伤、风热赤眼。醋煮贴，治诸恶疮肿。本品含齐墩果苷、毛柳苷、木犀臭蚁醛苷、丁香苷等。

女贞子 nǚzhēnzǐ 中药名。出明·张介宾《本草正》。别名女贞实。为木犀科植物女贞 Ligustrum lucidum Ait. 的果实。主产于浙江、江苏、湖南、福建、四川等地。甘、苦，凉。入肝、肾经。滋补

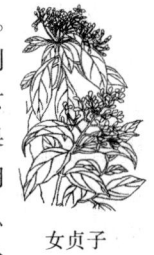

女贞子

肝肾，明目乌发。用于眩晕耳鸣、腰膝酸软、须发早白、目暗不明，煎服：6～12克。本品含齐墩果酸、甘露醇、大量葡萄糖、女贞子苷、毛柳苷、齐墩果苷等。女贞子可提高免疫功能，抑制变态反应，促进造血功能，降血脂和血糖，保护染色体，抗指质过氧化，抗血卟啉衍生物光氧化作用，并可抗癌。齐墩果酸能护肝、抗炎，齐墩果苷能降压、解痉。

女子胞 nǚzǐbāo 出《素问·五脏别论》。奇恒之府之一。又名胞宫、胞脏、子宫、子脏。女子胞有主月经、受孕、孕育胎儿的功能，它包括妇女整个内生殖器官，与肝、肾、心、脾有密切关系。冲任二脉皆起于胞中，冲为血海，任主胞胎。妇女发育成熟，冲任脉旺盛，就有月经来潮和生育能力。《素问·上古天真论》："女子……二七而天癸至，任脉通，太冲脉盛，月事以时下，故有子。"

女子梦交 nǚzǐmèngjiāo 病症名。出《金匮要略·血痹虚劳病脉证并治》。亦名梦与鬼交。指妇人睡则梦中交合的一种病症。多因摄养失宜，气血不足；或为七情所伤，心血亏损，神明失养所致。症见梦交、头痛、头晕、精神恍惚，甚则喜怒无常，妄言妄见等。治宜养心安神，方用柏子养心丸、桂枝龙骨牡蛎汤等。

衄血 nùxuè 病症名。①泛指非外伤所致的某些外部出血病症。《灵枢·百病始生》："阳络伤则血外溢，血外溢则衄血。"如眼衄、耳衄、鼻衄、齿衄、舌衄、肌衄等，都属衄血。②专指鼻出血。《丹溪心法·咳血》："衄血者，鼻中出血也。"详鼻衄条。

nüe

疟 nüè 病症名。出《素问·疟论》等篇。即疟疾。详该条。

疟疾 nüèjí 病名。以间歇性寒战、高热、出汗为特征的一种疾病。古人观察到，本病多发于夏秋季节及山林多蚊地带。《素问·疟论》等篇称为疟、痎疟，《金匮要略》称为疟病，《太平圣惠方》卷七十四称为疟疾。因兼感病邪、体质强弱及表现证候不同，大致有如下分类：按临床证候分为风疟、暑疟、湿疟、痰疟、寒疟、温疟、牝疟、牡疟、瘴疟、疟母、痎疟等，按发作时间分为间日疟、三日疟、三阴疟、久疟等，按诱发因素和流行特点分为劳疟、虚疟、瘴疟、疫疟、瘴气等。病发时，治疗以截疟为主，在辨证选方中加常山、草果、蜀漆、青蒿等，并可选用针刺，或配合吸鼻、敷穴等疗法。病情控制后，要注意预防复发。

疟疾草 nüèjícǎo 水蜈蚣之别名。详该条。

疟门 nüèmén 经外奇穴名。见《江苏中

医》1961 年 11 期。位于手背第三、四掌指关节之间，前 0.5 寸赤白肉际处。主治疟疾。斜刺0.5～1 寸。

疟母 nüèmǔ 又名劳疟。指疟疾日久不愈，顽痰夹瘀，结于胁下形成的痞块。《金匮要略·疟病脉证并治》："此结为癥瘕，名曰疟母。"本病相当于久疟形成的脾脏肿大。治宜活血通络，行气消坚为主。久病体虚，当攻补兼施，如芎归鳖甲饮（《张氏医通》：当归身、白芍、川芎、茯苓、半夏、橘皮、鳖甲、乌梅、姜、枣）、补中益气汤加鳖甲、四兽饮等均可选用。

nuan

暖肝 nuǎngān 温阳法之一。以温补肝肾的药物治疗肝肾虚寒引起的小腹疼痛、疝气等病症的一种方法。常用当归、肉桂、小茴香、沉香、吴茱萸等，如暖肝煎。

暖肝煎 nuǎngānjiān 《景岳全书·新方八阵》方。当归二至三钱，枸杞三钱，小茴香二钱，肉桂一至二钱，乌药二钱，沉香一钱，茯苓二钱，生姜三至五片。水煎服。功能温补肝肾，行气逐寒。治肝肾阴寒，小腹疼痛，疝气等。

暖肝散寒 nuǎngānsànhán 治法。用具有温阳行气，散寒止痛作用的方药治疗寒滞肝脉证。

暖宫散寒 nuǎngōngsànhán 治法。用具有温阳散寒暖宫作用的方药治疗寒凝胞宫证。

暖脐膏 nuǎnqígāo 验方。见《古今医方集成》（吴克潜编）。当归、白芷、乌药、小茴香、大茴香、香附各120 克，木香60 克，乳香、母丁香、没药、肉桂、沉香各30 克，麝香4.5 克。制成膏药，贴脐部。治寒凝气滞，少腹冷痛。脘腹痞满，两胁膨胀，或大便溏泄。

nuo

挪法 nuófǎ 推拿手法名。见曹锡珍《外伤中医按摩疗法》。把手掌平压在治疗部位上，然后如握拳状，将此部位的肌肤提住，稍停，再放手前移，如此不断重复。

挪踝入臼法 nuóhuáirùjiùfǎ 正骨手法。见《伤科汇纂》。适用于踝关节错位的整复。伤肢内旋，外踝向上，医者环握足部向远端牵引，同时用两拇指压捏腓骨端，余指外翻足部使其复位，再使关节屈伸活动数次即可。

糯稻根 nuòdàogēn 即糯稻根须。详该条。

糯稻根须 nuòdàogēnxū 中药名。出《本草再新》。别名糯稻根。为禾本科植物糯稻 *Oryza sativa* L. var. *glutinosa* Matsum. 的根茎及根。甘，平。入肺、肝、肾经。止汗，退虚热。治自汗，盗汗，肺痨虚热，慢性肝炎，肾炎蛋白尿，煎服：30～60 克。

糯粟 nuòsù 即秫米。详该条。

ou

欧希范五脏图 ōuxīfànwǔzàngtú 解剖著作。宋·吴简（一作灵简）编。北宋庆历年间（1041～1048），编者和有关人员共解剖50 具尸体，对这些尸体的喉部、胸腹腔脏腑进行详细观察比较，并由绘工宋景画成图谱。解剖的对象都是反抗北宋统治阶级而被逮捕杀害的义士。欧希范便是其中的首领，故以之命名。原书已佚。

呕 ǒu 症状名。出《素问·诊要经终论》。

①即呕吐。指胃内之物上涌而出，有声有物。《卫生宝鉴·补遗》："有物有声，名曰呕。"详呕吐条。②食入即吐出，称为呕。《医宗必读·呕吐哕》："后世更为分别，食刹则吐谓之呕。刹者，顷刻也。食才入口，即便吐出。"

呕胆 ǒudǎn 出《灵枢·四时气》。即呕苦。详该条。

呕苦 ǒukǔ 症名。出《灵枢·四时气》等篇。又称呕胆。呕吐苦水之谓。病在胆经。宜用柴胡清胆汤（《症因脉治》：柴胡、黄芩、半夏、陈皮、甘草、竹茹）、左金丸等方。

呕乳 ǒurǔ 症名。指新生儿呕乳。《幼科发挥》："初生小儿，胃小而脆，容乳不多，为乳母者，量饥而与之，勿令其太饱可也。"

呕吐 ǒutù 症名。出《素问·六元正纪大论》。指饮食、痰涎从胃中上涌，自口而出。古代文献多以有声无物为呕，有物无声为吐，有物有声为呕吐。现一般不区分，而将有声无物者称为干呕。呕吐为胃气失于和降所致，脾胃虚弱、寒邪犯胃、湿热蕴蒸、痰饮内伏、饮食积滞均可导致胃气上逆呕吐。除呕出食物外，尚有吐苦水、吐清水、吐痰涎、吐蛔等不同情况。治宜和胃降逆，用橘皮汤、小半夏汤等方。临证当辨虚、实、寒、热、痰、食，分别立法选方。详见寒呕、热呕、痰呕、食呕、气呕、水逆、干呕、呕苦、吐清水、吐涎沫、吐蛔各条。

呕吐苦水 ǒutùkǔshuǐ 证名。见《症因脉治》卷二。即呕苦。详该条。

呕血 ǒuxuè 病症名。出《素问·举痛论》等篇。指血随呕吐而出，血出有声。因恼怒伤肝者，呕血而见胸胁痛，治宜疏肝泻火，可用柴胡疏肝散加酒大黄，或丹栀逍遥散。因饮酒过多，积热动血者，宜泻火止血，可用葛黄丸（《杂病源流犀烛》：黄连、葛花、大黄）。因饮食、劳倦损伤脾胃者，宜健脾摄血，可用是斋白术散（宋·王璆《是斋百一选方》：人参、白术、黄芪、茯苓、山药、百合、姜、枣）。因房劳伤肾，下虚上盛而呕血者，兼见烦躁口渴，面赤足冷，宜以补肾为主，可用加减八味丸（《证治准绳》：六味地黄丸加肉桂、五味子）合生脉散。参见吐血条。

偶刺 ǒucì 古刺法名。十二节刺之一。《灵枢·官针》："偶刺者，以手直心若背，直痛所，一刺前，一刺后，以治心痹，刺此者傍针之也。"指内脏有病时，以手按其前（胸）后（背），在其压痛处进针。因此法一前一后各刺一针，故名。用于治疗心痹等。针宜斜刺，以免刺伤内脏。

偶方 ǒufāng 七方之一。药味合于双数或由两味药组成的方。一般认为病因较为复杂，需要用两种以上的双数药味来治疗的为偶方，如金匮肾气丸。

藕 ǒu 出《神农本草经》。为睡莲科植物莲 Nelumbo nucifera Gaertn. 根茎的肥厚部分。甘、寒。入心、脾、胃经。清热生津，凉血散瘀。治热病烦渴、咯血、衄血、吐血、便血、尿血，内服：250～500克，分数次生吃，亦可捣汁或煮浓汁服。本品含淀粉，并含天冬素、焦性儿茶酚、右旋没食子儿茶精、新绿原酸、无色飞燕草素、五色矢车菊素及维生素 C 等。

藕

藕包毒 ǒubāodú 即臑痈之轻症。见臑痈条。

藕杆 ǒugǎn 即荷梗。详该条。

藕节 ǒujié 中药名。出唐·甄权《药性论》。别名藕节疤。为睡莲科植物莲 Nelumbo nucifera Gaertn. 根茎的节部。甘、涩、平。入肝、肺、胃经。止血，化瘀。治吐血、衄血、咳血、尿血、便血、血痢、崩漏，煎服：炒炭9～15克，鲜品30～60克。本品含鞣质、天冬素及淀粉等。

藕节疤 ǒujiébā 即藕节。详该条。

藕实 ǒushí 即莲子。详该条。

pa

爬山虎 páshānhǔ 络石藤之别名。详该条。

爬岩香 páyánxiāng 石南藤之别名。详该条。

怕日羞明 pàrìxiūmíng 症状名。见《秘传眼科龙木论》。清·康维恂《眼科菁华录》："怕日羞明症，虚实两境施，目疼并赤肿，络滞气行迟，火炽兼脾燥，心肝脾辨之，但分邪实治，病亦不难驱，不疼不赤肿，单为血家虚。"

怕羞草 pàxiūcǎo 即含羞草。详该条。

pai

拍法 pāifǎ 推拿手法。用虚掌或手指有节律地平稳拍打体表的一定部位。有单手拍和双手拍两种。可松弛肌肉，调整机能。常用于肩背及腰部。

拍蟹毒 pāixièdú 即虎口疔。详该条。

排风藤 páifēngténg 白毛藤之别名。详该条。

排脓汤 páinóngtāng 《金匮要略》方。甘草二两，桔梗三两，生姜一两，大枣十枚。水煎，分两次服。治内痈，脓从呕出。

排脓托毒 páinóngtuōdú 治法。简称排托。即内托中的托毒透脓法。详内托条。

排气饮 páiqìyǐn 《景岳全书》方。陈皮、藿香、枳壳各一钱五分，香附、乌药各二钱，厚朴、泽泻各一钱，木香七分或一钱。水煎热服。治气逆食滞，胀满疼痛。

排钱草 páiqiáncǎo 中药名。见《福建民间草药》。别名钱串草、龙鳞草、午时合。为豆科植物排钱树 *Desmodium pulchellum*（*L.*）Benth. 的叶。分布于福建、台湾、广东、广西、云南等地。微苦，平。祛风，化瘀，消肿。治感冒、风湿性关节炎、跌打损伤，煎汤，6～15克，或浸酒服。孕妇忌服。全草含蟾毒色胺、禾草碱等。

排石颗粒 páishíkēlì 中成药。见《中华人民共和国药典》2010年版一部。连钱草、盐车前子、木通、徐长卿、石韦、忍冬藤、滑石、瞿麦、苘麻子、甘草。功能清热利水，通淋排石。用于下焦湿热所致的石淋，症见腰腹疼痛、排尿不畅或伴有血尿；泌尿系结石见上述证候者。开水冲服。一次1袋，一日3次。

排石汤六号 páishítāngliùhào 遵义医学院方。见《中西医结合治疗急腹症》。简称排石汤。虎杖（或三棵针）30克，木香15克，枳壳15克，大黄15克，金钱草（或茵陈）30克，栀子12克，延胡索15克。水煎服。每日1剂，体壮证实者可日服2剂。用药后疼痛加剧，可能是排石的象征，应注意观察。功能清热利湿，行气止痛，利胆排石。治湿热型胆囊炎、胆石症（相当于急性化脓性胆囊炎、梗阻性胆管炎，总胆管结石引起之梗阻及感染）。

排石汤五号 páishítāngwǔhào 遵义医学院方。见《中西医结合治疗急腹症》。金钱草30克，木香9克，枳壳9克，黄芩9克，川楝子9克，大黄6克。水煎服。每日1剂，体壮证实者可日服2剂。用药后疼痛加剧，可能是排石的象征，应注意观察。功能疏肝理气，利胆排石。治气郁型胆囊炎胆石症（相当于不伴有明显梗阻与感染的总胆管、肝胆管及胆囊结石，及某些慢性胆囊炎的早期阶段）。

pan

攀睛 pānjīng 出《原机启微》。即胬肉攀睛。详该条。

攀索叠砖 pānsuǒdiézhuān 正骨方法。见《医宗金鉴·正骨心法要旨》。用绳横结挂于高处，下叠砖左右各三块，患者立砖上，双手攀绳，医者按扶患部，助手抽患者足下一砖，令患者直身挺胸，少顷再各抽一砖，如法三次，其足着地，使气舒瘀散，则陷者能起，曲者复直，加以竹帘围裹固定，仰卧，腰以下以枕垫之，勿左右移动。适用于胸腰椎骨折、错位而致陷下或侧弯者。亦可治疗闪腰岔气。

攀枝花 pānzhīhuā 木棉花之别名。详该条。

盘肠气痛 pánchángqìtòng 病症名。出《婴童百问》。又名盘肠气钓啼。以腹痛、曲腰、干啼为临床特征的小儿病症。多为胎气怯弱，小肠积冷所致。《普济方》："盘肠气发先腰曲，无泪叫啼眼干哭；口开脚冷上唇乌，额上汗流珠碌碌。"治宜行气止痛。用白豆蔻散（《医宗金鉴》：白豆蔻、砂仁、青皮、陈皮、炙甘草、香附、莪术），以紫苏煎汤调服。外用熨脐法（淡豆豉、生姜、葱白、盐，共炒热，熨脐）。

盘肠痔 pánchángzhì 病名。出《疮疡经验全书》。气血虚损，湿热侵入大肠所致。症见直肠脱出二三寸，痔核如棉子大，肿痛溃脓，可延及阴部，过劳易发。外用麻凉膏（张觉人撰《外科十三方考》：川乌、草乌、生南星、野芋头、芙蓉叶）。参见脱肛、翻花痔各条。

盘法 pánfǎ 针刺术语。入针后，手持针柄作360°轻盘摇转的一种辅助方法。见《针经指南》。常用于腹部或四肢肌肉丰满处的穴位，与其他手法配合，有促使针下得气的作用。

盘肛痈 pángāngyōng 病名。出《医门补要》。肛门痈肛门周围有数处溃脓者。即肛门周围脓肿。参见肛门痈条。

盘龙参 pánlóngshēn 中药名。出《植物名实图考》。别名双瑚草、一叶一枝花。为兰科植物绶草 Spiranthes sinensis (Pers.) Ames 的根或全草。全国大部分地区有分布。甘、苦，平。益阴清热，润肺止咳。治病后虚弱、神经衰弱、肺结核咯血、咽喉肿痛、糖尿病，煎服：6～15克。治蛇咬伤、汤火伤、带状疱疹，捣敷或研末调敷。

盘龙七 pánlóngqī 小叶蛇总管之别名。详该条。

盘疝 pánshàn 病名。《诸病源候论》："腹中疼，在脐旁，名曰盘疝。"多由感寒气滞所致。治宜散寒理气。用芍药甘草汤加肉桂、香附。

蟠蛇疬 pánshélì 见《疡科证治准绳》卷三。又名蛇盘疬。为瘰疬绕项串生，如蛇盘绕。详见瘰疬条。

pang

庞安常 páng'āncháng 见庞安时条。

庞安时 páng'ānshí 宋代医学家。字安常。蕲州蕲水（今湖北蕲春）人。精于伤寒学，著《伤寒总病论》。另有《难经解义》《本草补遗》《验方集》等，皆佚。

胖大海 pàngdàhǎi 中药名。出《本草纲目拾遗》。别名大海子。为梧桐科植物胖大海 Stercuia scaphigera Wall. 的种子。主产于越南、泰国、印度尼西亚、马来西亚。甘、寒。入肺、大肠经。清肺利咽，润肠通便。治肺热咳嗽、咽喉肿痛、音哑、热结便秘。煎服：2~3枚；或沸水泡汁服。本品含胖大海素、西黄芪胶黏素及收敛性物质。水浸出液对兔有缓泻作用，以种仁的作用最强。此外，还有利尿、镇痛作用。种仁溶液（去脂干粉制成）对猫有降压作用。

胖舌 pàngshé 舌体稍胖大，色淡而嫩，舌边有齿痕，多属脾虚。舌色深红而肿大满口，是心脾二经有热。舌肿胖，色青紫而暗，多见于中毒。参见舌胀大条。

pao

脬气不固 pāoqìbúgù 脬，膀胱的别称。膀胱之气虚弱，不能约束小便的病变。膀胱与肾相表里，故此证与肾阳虚有关。症见小便淋漓不断，或小便失禁，或遗尿等。

炮 páo 中药炮制法之一。把药物放在高温的铁锅内急炒，直至药物焦黄爆裂。如干姜、附子、天雄等，经炮后其烈性可减弱。

炮制 páozhì 又称炮炙。泛指药材的加工处理，如切饮片、炙、煅、蒸、淬等。药物炮制，早在《内经》和《神农本草经》已有记载，至宋·雷敩著成《雷公炮炙论》，是我国最早的制药专书。炮制的目的在于：清除杂质，易于保存。可用洗、漂、烘、晒及阴干等法。便于制剂和服用。如代赭石、磁石、牡蛎、鳖甲等采用煅制，使质地松脆，易于研碎，有助于煎出有效成分。清除或减低药物的毒性和副作用。如生半夏要用生姜制过，巴豆去油等。改变药物性能，加强疗效。如生地清热凉血，经用酒蒸晒成为熟地后，就变为温性而滋肾补血；常山用醋制，催吐的作用加强，用酒制可减弱其催吐的作用。炮制总分为水制、火制、水火合制。水制有洗、漂、泡、渍、水飞等；火制有煅、炮、煨、炒、烘、焙、炙等；水火合制有蒸、煮、淬等。详各条。

炮炙 páozhì 即炮制。详该条。

泡 pào 中药炮制法之一。用水浸泡药物。如枳壳、芍药等放在水里浸泡，使之柔软，便于切片。当归、桔梗等浸湿后放置容器中，经过一段时间才切片，叫做伏。桃仁、杏仁等放在沸汤内浸泡易于去皮尖，叫做焯。

泡服 pàofú 煎服法之一。即焗服。对含有挥发油或容易出味，用量较少，久煎失效的药物，如西红花、肉桂、番泻叶等可用泡服法。泡时用半杯开水或将煮好的一部分药液趁热浸泡（加盖，以减少挥发油的挥发）。

泡沙参 pàoshāshēn 南沙参之别名。详该条。

泡腾片 pàoténgpiàn 中药剂型。含碳酸氢钠和有机酸，遇水可放出大量二氧化碳而呈泡腾状的片剂。

泡竹叶 pàozhúyè 番泻叶之别名。详该条。

pei

胚 pēi 指妊娠之始。《千金翼方》卷十一："凡儿在胎，一月胚，二月胎……"

胚胎 pēitāi 孕育在母体内发育初期的幼体。详胎条。

衃 pēi 又名衃血。凝聚成紫黑色的瘀血。《灵枢·杂病》："衄而不上，衃血流，取足太阳。"

衃血 pēixuè 见衃条。

培土生金 péitǔshēngjīn 也称补脾益肺。土指脾，金指肺。借五行相生的理论，用补脾益气的方药补益肺气的方法。临床多用于咳嗽日久，痰多清稀，兼见食欲减退、大便溏、四肢无力、舌淡脉弱等肺虚脾弱证候。

瘔瘰 pēiléi 病名。出《疡医准绳》卷五。

即隐疹。详该条。

佩兰 pèilán 中药名。出清·叶小峰《本草再新》。别名省头草。为菊科植物兰草 *Eupatorium fortunei* Turcz. 的茎叶。主产于江苏、浙江、河北、山东等地。辛，平。入脾、胃、肺经。化湿，解暑。治湿阻中焦，胃脘痞闷、恶心呕吐、泄泻、口甘等症，或感受暑湿或湿温初起，寒热头痛、身困、胸闷、纳呆。煎服：3～9克。本品含延胡索酸、琥珀酸、甘露醇、蒲公英甾醇等。全草含挥发油，油中含对－聚伞花素、乙酸橙花醇酯、5-甲基麝香草醚等。挥发油在体外对流感病毒有抑制作用。

配穴法 pèixuéfǎ 针灸术语。针灸临床治病时穴位相互配合的方法。常用的有俞募配穴法、表里配穴法、原络配穴法、远近配穴法等。详各条。

pen

喷雾剂 pēnwùjì 中药剂型。不含抛射剂，将内容物借助手动泵的压力以雾状形态喷出的制剂。

喷雾疗法 pēnwùliáofǎ 外治法。将药物的溶液或极细粉末经喷雾器或雾化器等形成药物蒸气、雾粒或汽溶胶，供呼吸道吸入或局部喷洒，以治疗疾病的方法。

盆腔炎 pénqiāngyán 病名。系子宫、输卵管、卵巢、子宫旁组织及盆腔腹膜等部位炎症的总称，以输卵管炎较为多见。根据发病过程及临床表现，有急慢性之分。主要症状为发热恶寒，少腹疼痛，带下多，月经不调等。这些证候分别归属于带下、痛经、月经不调、不孕症、癥瘕、产后发热等范畴。急性期以发热恶寒为主，兼有小腹疼痛，带下，苔黄脉数等，宜清热利湿，化瘀解毒，用大黄牡丹皮汤加减。若以带下为主症者，

脾虚湿盛用完带汤加减。湿从热化，用龙胆泻肝汤加减。以痛经或癥瘕为主症者，当活血止痛，化瘀散结，用桂枝茯苓丸加减，常用千年健、追地风、续断、桑寄生、川椒、白芷、艾叶、羌活、独活、赤芍、当归尾、防风、乳香、没药、红花、血竭、透骨草、五加皮作腹部敷药法（上药为粗末，装纱布袋内，蒸30分钟，乘热敷下腹部，一日一次），或用红藤汤（红藤、败酱草、桃仁、赤芍、公英）作煎剂保留灌肠。其他可结合辨证治疗。

盆硝 pénxiāo 芒硝之别名。详该条。

peng

蓬莪术 péng'ézhú 中药名。出唐·侯宁极《药谱》。别名莪术、山姜黄、广术。为姜科植物莪术 *Curcuma aeruginosa* Roxb. 的根茎。主产于广西、四川。苦、辛，温。入肝、脾经。行气破血，消积

蓬莪术

止痛。治癥瘕积聚、血瘀经闭、跌打损伤、饮食积滞，脘腹胀痛，煎服：4.5～9克。孕妇忌服。近用莪术注射液注射子宫颈癌局部，两三天内出现局部病灶坏死。本品含挥发油，其主要成分为桉叶素及蓬莪术酮、蓬莪术环氧酮等多种倍半萜类等。注射液对小鼠肉瘤180有抑制作用。挥发油在体外对金黄色葡萄球菌、溶血性链球菌、大肠杆菌等有抑制作用。临床上主要供瘤内注射，用于宫颈癌、外阴癌、皮肤癌、唇癌。注射局部有刺激性痛。对胃肠道有兴奋作用，可用于气胀性腹痛。

蓬莱丸 pénglái wán 《串雅内编》卷一方。苍术八两，姜半夏、柴胡、黄芩、姜厚朴、陈皮、枳实、羌活、苏叶、木通各四两，炒山楂、炒莱菔子各六钱。鲜荷叶煎汤，加神曲六两，糊丸，朱砂、雄黄为衣，每服三

钱。治感冒，头痛寒热，中暑，赤白痢，腹痛水泻，瘟疫时症。

硼砂 péngshā 中药名。出《日华子诸家本草》。别名月石。为矿物硼砂经精制而成的结晶。主产于青海、西藏。甘、咸，凉。入肺、胃经。解毒防腐，清热化痰。治咽喉肿烂、口舌生疮，与冰片等研粉吹患处；目赤肿痛，制成眼药点眼。治热痰咳嗽、噎膈，研末服，0.9～1.5 克。本品为含水四硼酸钠。

蟛蜞菊 péngqíjú 中药名。出清·赵其光《本草求原》。别名路边菊、水兰、黄花曲草。为菊科植物蟛蜞菊 *Wedelia chinensis* (Osb.) Merr. 的全草。分布于广东、广西、福建、台湾。甘、淡，凉。清热解毒，祛瘀消肿。治白喉、扁桃体炎、百日咳、肺炎、痢疾、痔疮、跌打扭伤，煎服：15～30 克。捣敷，治疗疮疖肿。叶含蟛蜞菊内酯，并含异黄酮类化合物。

捧耳摇头 pěng'ěryáotóu 小儿推拿方法。出《幼科铁镜》。又名揉耳摇头、丹凤摇头。先用两手拇、食指揉捏小儿两耳垂，再用两手捧住小儿头部，轻轻摇动。有镇惊、退热、祛风散寒等作用。

pi

披肩 pījiān 医疗器械。见《医宗金鉴·正骨心法要旨》。用熟牛皮一块，长五寸，宽三寸，两头各开二孔，夹于伤处，以棉绳穿之，紧紧缚定。适用于肩部骨折、断碎，尤其是肱骨颈部骨折的固定。

砒石 pīshí 中药名。出《开宝重定本草》。别名人言、信砒、信石。为天然的砷华矿石，或为毒砂、雄黄等含砷矿石的加工制成品（经升华而得的精制品，名砒霜）。产于江西、湖南、广东、贵州等地。辛、酸，大

热，有大毒。杀虫，蚀疮去腐，平喘化痰，截疟。外用治痔疮、瘘管、瘰疬、牙疳、癣疮、溃疡腐肉不脱。治寒喘、疟疾、休息痢，内服：入丸散 3～6 毫克（砒霜 0.3～1 毫克），每日一次。本品有剧毒，内服时需与绿豆或豆腐同煮后应用，不能多服或持续服，以防中毒。孕妇忌服用。本品主要成分为三氧化二砷，具有砷剂的基本药理和毒理。外用亦可自黏膜面吸收，如应用不当，可致急性中毒，出现呕吐、淘米水样腹泻、蛋白尿、血尿、眩晕、麻痹、惊厥、休克，甚至死亡。

砒霜 pīshuāng 别名白砒，即三氧化二砷，俗名称砒霜或信石，三氧化二砷的纯品为白色结晶性粉末，易升华。微溶于水，较难溶于酸中，但又会溶于盐酸中，生成三氯化砷或其他砷化合物，易溶于碱。不纯的砒霜往往带有红色或红黄色的块状结晶或颗粒，其中含有少量的硫化砷，俗称红砷。劫痰，蚀疮，去腐，截疟，蚀腐，杀虫。主寒痰、哮喘、疟疾、休息痢、痔疮、瘰疬、走马牙疳、癣、疮、痈疽、恶疮。

砒霜中毒 pīshuāngzhòngdú 病名。即三氧化二砷中毒。急性中毒，或因突然吸入大量砒粉尘，证见咳嗽、胸痛、呼吸困难；或因药用、误服过量所致，证见烦躁如狂，心腹绞痛，头旋，欲吐不吐，或剧烈吐泻，面色青黑，四肢逆冷，甚则迅速昏迷，导致死亡。慢性中毒，可见各种皮肤损害，毛发脱落，腹痛腹泻，黄疸及肢体麻木痛等。治疗宜中西医结合拯救。《本草纲目》卷 4 载解砒毒药，有米醋、乌桕根、白芷、郁金、胡粉、白扁豆、蚤休、黑铅、鳌鱼鱿、蓝汁、荠苨汁、酱汁、绿豆汁、豆粉、大豆汁、杨梅树皮汁、冬瓜藤汁、早稻杆灰汁、地浆、井泉水、鸭血、羊血、雄鸡血、胡麻油等，可参考。

铍针 pīzhēn 九针之一。出《灵枢·九针十

二原》。形如剑，长4寸，宽2.5分。是一种切开疮疡排脓放血的工具。

霹雳火 pīlìhuǒ 古代治疗疗疮的一种方法。见《疡科证治准绳》卷二。在铁桶内放置烧红的鹅卵石，将醋泼在石上，再以患处复桶上，四周以衣被盖护，勿令泄气，以患处出汗为度。

皮痹 píbì 病名。出《素问·痹论》。由风寒湿乘虚袭于皮肤所致。《张氏医通》卷六："皮痹者，寒痹也。邪在皮毛，瘾疹风疮，搔之不痛，初起皮中如虫行状。"宜疏风养血，用秦艽地黄汤（《证治准绳》：秦艽、荆芥、防风、羌活、蔓荆子、白芷、升麻、大力子、当归、白芍、生地、川芎、甘草）。

皮部 píbù ❶指十二皮部。经脉在体表皮肤的分部。《素问·皮部论》："皮有分部，脉有经纪……欲知皮部以经脉为纪者，诸经皆然。"王冰注："循经脉以行止所主，则皮部可知。"十二经脉及其络脉循行在体表的相应区域，称为十二皮部。经络学说认为，病邪由表及里地入侵和传变，会形成由内而外的反映，如疼痛的部位及其放射方向、皮肤的异常色泽、疹点和敏感点等，都与皮部有关。❷见《针灸甲乙经》。承扶穴别名。详该条。

皮腠 pícòu 指皮肤腠理，为人体卫外的屏障。《素问·六元正纪大论》："寒气及体，君子周密，民病皮腠。"

皮肤不仁 pífùbùrén 证名。又称肌肤不仁。肌肤麻木，不知痛痒的症状。多由邪入于肌肤，气血运行不畅所致。《诸病源候论·风不仁候》："其状，搔之皮肤如隔衣是也，诊其寸口脉缓，则皮肤不仁。"可见于中风后遗症、痹证等疾患。

皮肤针 pífūzhēn 针具名。亦称梅花针、七星针、小儿针等。一般所用之皮肤针为针柄一端固定若干枚短针，使用时以腕力弹刺穴位。因刺激仅及皮肤，故名。参见皮肤针疗法条。

皮肤针疗法 pífūzhēnliáofǎ 用特制的皮肤针刺激体表部位以治疗疾病的方法。具有多针浅刺的特点。临床上因所用针具不同，又称为梅花针疗法或七星针疗法。操作时用右手持住针柄，进行均匀、有力的弹叩，先轻后重，直至局部皮肤潮红或微量出血。本法适用范围很广，对头痛、高血压、近视、痛经、肋间神经痛、神经衰弱、胃肠疾患及局限性皮肤疾患有较好疗效。

皮毛 pímáo 体表皮肤和附着于皮肤的毫毛的合称。皮毛与肺敷布的卫气有密切关系。肺卫之气足，则肌表固密，身体抵抗力强，不易受外邪侵袭。肺卫之气虚，则皮毛腠理疏松，易受风寒侵袭，而出现呼吸系统症状。肌表不固，津液外泄，还可以发生自汗、盗汗等症状。参见肺合皮毛条。

皮内针 pínèizhēn 针具名。一种专用于皮下埋藏的小型针具。有颗粒式和撳钉式两种。颗粒式皮内针尾端如麦粒，身长有5分、1寸两种，粗细如毫针；撳钉式皮内针亦名撳针，针长1~2分，针尾绕成圆形，状如图钉。参见皮内针疗法条。

皮内针疗法 pínèizhēnliáofǎ 又称埋针疗法。将皮内针浅刺穴位皮下并留置较长时间以治疗疾病的方法。临床操作时，首先应选易于固定而又不影响肢体活动处（如背部、四肢或耳部等）的穴位。如用颗粒式或环式皮内针，可横刺；如用撳针，则直刺。若无不适，即可以胶布固定。据情留置1~7天，夏季宜酌减，以防感染。留置期间可嘱患者自行按压，以加强刺激。本法对神经性头痛、高血压、胃痛、神经衰弱等疗效较优。

皮水 píshuǐ 水肿病的一种。出《金匮要略·水气病脉证并治》。多由脾虚湿重、水溢皮肤所致。症见发病缓慢，全身水肿，按之没指，其腹如鼓，无汗，不渴，脉浮等。治宜通阳、健脾、利水。用防己茯苓汤、蒲灰散（《金匮要略》：蒲灰、滑石）等方。参见水肿条。

皮硝 píxiāo 朴硝之别名。详该条。

枇杷膏 pípágāo ❶《验方新编》方。鲜枇杷叶五十六片，大梨（去皮核）二个，白蜜（先熬，滴水成珠，大便溏泄者以白糖代）半盅，大枣半斤，莲子肉四两。功能润肺止咳。治劳伤虚损，吐血咳嗽，发热，身体瘦弱，四肢酸软，精神疲倦，腰背疼痛，不思饮食等。如咳嗽痰多者，加川贝母一两；吐血者，加藕节二十一个。❷《全国中药成药处方集》方。鲜枇杷50克，收成清膏，加冰糖，每服9～15克，开水和服。功能清热润肺。治咳嗽，干呕气逆，咽痛声哑及痰中带血等症。

枇杷叶 pípáyè 中药名。出《名医别录》。为蔷薇科植物枇杷 Eriobotrya japonica (Thunb.) Lindl. 的叶。主产于广东、江苏、浙江、福建、湖北等地。苦，微寒。入肺、胃经。清肺止咳，和胃降逆。

枇杷叶

治肺热咳喘、咯血、衄血、胃热呕吐、呃逆，煎服：6～9克，刷去毛用。叶含皂苷、熊果酸、苦杏仁苷、鞣质等。鲜叶含挥发油。煎剂对金黄色葡萄球菌有抑制作用。苦杏仁苷作用见巴旦杏仁条。

啤酒花 píjiǔhuā 中药名。见《中国药用植物图鉴》。别名忽布、香蛇麻。为桑科植物啤酒花 Humulus Lupulus L. 的雌花序。新疆北部有野生，东北、华北及山东等地有栽培。苦，微凉。健胃安神，化痰止咳，抗结核。治消化不良、食欲减退、失眠、肺结核、结核性胸膜炎、慢性气管炎，煎服：1.5～4.5克。治淋巴结核、外科伤口感染，以提取物制成软膏或油剂外涂。本品含葎草

酮、异葎草烯酮、蛇麻酮、挥发油、芸香苷、异槲皮苷、黄花苷、鞣质等。蛇麻酮、葎草酮及含异葎草酮的酒花素，在体外对结核杆菌、枯草杆菌、金黄色葡萄球菌等有抑制作用。啤酒花对兔的实验性动脉粥样硬化有治疗作用，并使血压轻度下降。提取液对中枢神经系统的作用：小量镇静，中量催眠，大量麻痹。

琵琶骨 pípágǔ 骨名。即肩胛骨。详该条。

脾 pí ❶五脏之一。其经脉络胃，与胃相为表里，在体合肉，开窍于口。脾主运化水谷精微和水湿；统摄血液，使其能正常地循行于经脉，不使外溢；主四肢、肌肉的营养活动。脾与胃为营血化生之源，被称为后天之本。❷推拿部位名。见脾经条。

脾痹 píbì 内脏痹证之一。出《素问·痹论》等篇。因肌痹日久不愈，复感外邪，或饮食不调，脾气受损所致。症见四肢懈惰，呕吐清水，胸闷气窒，腹胀，不欲饮食，咳嗽等。治宜益气温中，健脾消滞。用白术汤（《证治准绳》：白术、厚朴、防风、附子、橘皮、白鲜皮、五加皮）、枳实消痞丸、参苓白术散等方。

脾病 píbìng 五脏病候之一。见《素问·脏气法时论》等篇。泛指脾脏发生的多种病症。多由饮食劳倦所伤，脾失健运，水湿不化，或脾阳虚衰，中气下陷等所致。临床表现有腹胀腹痛，肠鸣泄泻，面黄肌瘦，食少难化，肢倦乏力，水肿，脱肛等。若脾虚不能统血，可发生便血、妇女崩漏等疾患。治当根据病情，选用健脾化湿、温阳运脾、补益中气、益气摄血等法。

脾常不足 píchángbùzú 小儿病理特点之一。见《育婴家秘》。脾为后天之本，生化之源，主司运化水谷精微。人的气血、营卫来源，肌肉的丰满，筋骨的健壮等，皆与脾胃有密切的关系。由于小儿处于生长发育阶

段，对水谷精气的需要量比成人相对为高。而脾胃运化功能尚未健全，故称之为"脾常不足"。所谓不足，是指谷气自然不足，即谷气不能适应生长发育需要；所谓自然，乃指小儿生理现象。因此，在脾常不足的生理情况下，就容易发生脾胃的疾病。详见肺常不足条。

脾虫病 píchóngbìng 见《普济本事方·诸虫飞尸鬼疰》。即寸白虫病。详该条。

脾瘅 pídān 病名。出《素问·奇病论》。指因多食肥甘，脾热而浊气上泛，口中甜腻之证。日久可变为消渴。治疗以芳香辟浊为主，方用兰香饮子（《证治准绳》：石膏、知母、生甘草、人参、兰香、防风、升麻、桔梗、连翘、半夏、白豆蔻）。脉弦滑，嘈杂口甘者，属痰火，用滚痰丸；脾胃虚热，不能收敛津液而口甘者，当补脾气，用补中益气汤加减。

脾肚发 pídùfā 即上发背。详该条。

脾肺两虚 pífèiliǎngxū 脾主运化，饮食精微之气上输于肺以养全身。脾与肺二者关系至为密切，故往往互相影响，两脏同病。临床表现为面色少华、手足不温、倦怠食少、便溏、咳嗽、短气、痰多、舌淡嫩苔白、脉虚或虚数等证候。多见于脾气不足而肺气弱者。如小儿慢性消化不良，易合并感冒、气管炎等。临床多从补脾益肺治疗，脾气旺则肺气易复，即为培土生金之法，常用参苓白术散加减。

脾风 pífēng 病症名。①即慢脾风。详该条。②发搐后变疟者，为脾风（《幼科发挥》）。③指脾受风邪所致病症。出《素问·风论》。

脾风多涎 pífēngduōxián 病症名。出《太平圣惠方》卷八十九。指小儿因脾经有风而致多涎的症状。乃风邪上逆，引起脾胃气机不和，以致涎液上壅，乳汁不下，甚则昏昏多睡。治宜调和脾胃，疏风豁痰。

脾疳 pígān 五疳之一。又名疳积、食疳、肥疳。由于喂养不当，引起脾胃虚损，营养不良。初期面黄肌瘦，能食易饥，大便时干时稀，睡眠不安，多汗，龂齿，爱俯卧。此由积滞所致。《证治准绳》："积为疳之母，所以有积不治，乃成疳候。"治积宜调理脾胃，用保和丸加味。如历久不愈，日见羸瘦，面色萎黄，胸膈壅闷，肚腹胀大，乳食不多，经常腹泻，大便酸臭，神倦体乏，懒言少动，疳积已成。应以消疳健脾为治，可用肥儿丸、参苓白术散加减。

脾合肉 píhéròu 五脏与五体相合之一。肌肉的营养从脾的运化吸收而得，肌肉丰满与消瘦，与脾气盛衰有密切关系。《素问·五脏生成》："脾之合肉也，其荣唇也。"

脾合胃 píhéwèi 脏腑相合之一。脾和胃同是消化、吸收和输布饮食物及其精微的主要脏腑。脾主运化，胃主受纳腐熟；脾为脏属阴，其性喜燥恶湿；胃为腑属阳，其性喜润恶燥；脾主升清，胃主降浊。二者在功能上互相配合，经脉上互相络属，构成表里关系。《灵枢·本输》："脾合胃，胃者五谷之腑。"由于一纳一运的互相配合，才能完成消化、吸收和输布精微的任务。

脾积 píjī 古病名。见《脉经》卷八。王叔和根据《难经》中"脾之积名曰痞气，在胃脘覆大如盘，久不愈，令人四肢不收，发黄疸，饮食不为肌肤"的论述，又补充了脉浮而长，食后胀满，脘腹有圆块突起，腹满，呕吐，泄泻，肠鸣，四肢沉重，足肿发冷等症。参见痞气条。

脾经 píjīng ❶足太阴脾经之简称。详该条。❷推拿部位名。出陈氏《小儿按摩经》。又名脾、脾土。①位于拇指远端指骨的腹面。治饮食不进，面黄瘦弱，泄泻等症。②位于拇指桡侧缘（《幼科铁镜》）。

脾经咳嗽 píjīngkésòu 见《症因脉治》卷

二。即脾咳。详该条。

脾咳 píké 出《素问·咳论》。又称脾经咳嗽。症见咳嗽，右胁下痛，痛引肩背，甚则不能动，动则咳剧。可用升麻汤（《医宗必读》：升麻、苍术、麦冬、麻黄、黄芩、大青、石膏、淡竹叶）、栀连二陈汤、六君子汤加枳壳、桔梗。

脾冷多涎 píléngduōxián 病症名。又名捏破涎漏儿。《普济方》："脾之液为涎，脾气冷不能收制其津液，故流出渍于颐上。"治宜温中健脾。用益黄散、理中丸。

脾气 píqì 指脾的运化（包括升清）功能及统摄血液的功能。

脾气不升 píqìbùshēng 指脾气衰弱，不能升清。多因脾阳虚，中气不足所致。症见面色不华、眩晕、易汗、短气、食少、倦怠、腹胀、便溏或眼花、视蒙、耳聋、食不知味、舌嫩、苔白、脉虚缓等。若因湿浊食滞以致脾气不升，则见头重如蒙、怠倦、不欲食、腹胀或腹痛，舌苔厚腻，脉沉缓。

脾气不舒 píqìbùshū 指脾胃出现消化机能障碍。多由肝失疏泄或湿困脾阳所致，亦有因饮食积滞而致者。主要证候有脘腹胀闷、食不消化、厌食、呃逆等。

脾气下陷 píqìxiàxiàn 同中气下陷。详该条。

脾气虚 píqìxū 通常指脾虚，详该条。

脾热多涎 pírèduōxián 病症名。指脾经风热上蒸多涎。《太平圣惠方》："儿多涎者，风热毒气，在于脾脏，积聚成涎也。若涎多，则食不下，涎沫结实而生壮热也。"治宜清泄热。用泻黄散或竹叶石膏汤。

脾舍 píshè 见《针灸甲乙经》。地机穴别名。详该条。

脾肾泻 píshènxiè 病名。见《医学从众录·泄泻》。又称脾肾泻。为脾肾虚弱，每于五更将明时而腹泻。

脾肾阳虚 píshènyángxū 肾阳不足，命门火衰，火不生土则脾阳失健，成为脾肾两脏阳气俱虚的证候。临床表现为腰酸膝冷、畏寒、饮食不化、小便不利或夜尿频、浮肿或五更泄泻等症。

脾失健运 píshījiànyùn 指脾运化功能失常。脾主运化，脾阳虚则运化失职，不能升清。轻则出现腹胀纳呆、肠鸣、泄泻等消化不良症状；久则面黄肌瘦、四肢无力；若水湿困阻则四肢浮肿，或水湿成痰成饮，产生其他痰证或饮证。

脾实 píshí 证候名。见《景岳全书》卷一。指脾为邪气所壅滞。多由饮食积滞所致。症见胀满气闭，或有身重。治宜消导、运脾等法。

脾俞 píshù 经穴名。代号 BL20。出《灵枢·背腧》。属足太阳膀胱经。位于背部，当第十一胸椎棘突下旁开 1.5 寸处。主治呕吐、呃逆、胃痛、腹胀、鼓胀、泄泻、痢疾、胃下垂、肝炎、贫血、出血性病症、带下等。斜刺 0.5～0.8 寸。灸 3～7 壮或 5～15 分钟。

脾统血 pítǒngxuè 脾的主要功能之一。指脾有统摄血液，使之运行于经脉之中，不致外溢的功能。《难经·四十二难》："脾……主裹血，温五脏"；《血证论》："脾阳虚则不能统血，脾阴虚又不能滋生血脉。"脾主中焦，化生营气，营行脉中，血由气摄，脾虚则营气化生不足，影响统摄血液的功能，容易引起各种出血疾患。

脾土 pítǔ ❶指脾。脾于五行属土，故名。❷推拿部位名。见脾经条。

脾为生痰之源 píwèishēngtánzhīyuán 痰饮证的病机。脾主运化，若脾虚运化失职，则水湿停滞，积而成痰。《医宗必读·痰饮》："按痰之为病，十常六七，而《内经》

叙痰饮四条，皆因湿土为害，故先哲云'脾为生痰之源'……脾复健运之常，而痰自化矣。"

脾胃俱实 píwèijùshí 证候名。指脾胃两经俱实。《千金要方》："右手关上脉阴阳俱实者，足太阴与阳明经俱实也，病苦脾胀，腹坚，引胁下痛，胃气不转，大便难，时反泄利，腹中痛，上冲肺肝，动五脏，立喘鸣，多惊，身热汗不出，喉痹精少，名曰脾胃俱实也。"

脾胃俱虚 píwèijùxū 证候名。指脾胃两经俱虚。《千金要方》："右手关上脉阴阳俱虚者，足太阴与阳明经俱虚也。病苦胃中如空状，少气虚不足以息，四肢逆寒，泄注不已，名曰脾胃俱虚也。"

脾胃论 píwèilùn 医书。3卷。金·李杲撰。约刊于13世纪。李氏根据《内经》"人以水谷为本"的观点，强调补益脾胃的重要性，并结合内科杂病的辨证论治予以阐析。书中对饮食劳倦等引起的脾胃病，创用补中益气汤、升阳益胃汤等治疗方剂，具有较好的疗效。此书系作者创导脾胃学说的代表作，对后世影响较大。新中国成立后有影印本。1960年上海商务印书馆出版铅印本。

脾胃湿热 píwèishīrè 湿热之邪内蕴脾胃的病变。症见身目俱黄、腹胀脘痞、饮食减少、恶心、倦怠、尿少而黄，苔黄腻，脉濡数。黄疸型肝炎或其他急性肝胆疾患，皮肤病如湿疹、脓疱疮等，也和脾胃湿热有关。

脾胃虚寒 píwèixūhán 同脾阳虚。详该条。

脾胃阴虚 píwèiyīnxū 胃阴虚和脾阴虚的综合表现。脾与胃相表里，同主后天水谷营养的生化，故胃阴虚常引致脾阴虚亦虚，出现本证。参见胃阴虚、脾阴虚各条。

脾痿 píwěi 病症名。《医宗必读》："脾痿者，肉痿也。"详肉痿条。

脾恶湿 píwùshī 出《素问·宣明五气》。恶即畏恶。脾主运化水湿，湿盛则易伤脾阳，影响健运而产生泄泻、四肢困乏等症，所以说脾恶湿。

脾泄 píxiè 病症名。指泄泻因于脾病者。《难经·五十七难》："脾泄者，腹胀满，泄注，食即呕吐逆。"常兼见肢体重着，脘腹不适，面色虚黄。宜健脾调中，用建中汤或理中汤加减。宋·杨士瀛《仁斋直指方》主张用苍术、白术、厚朴、干姜、木香、生肉豆蔻等药。脾泄因于暑湿而发者，用香薷饮加减。

脾虚 píxū 泛指脾主运化，统摄血液，主肌肉，主四肢等各种机能不足的病症。脾为后天之本，故脾虚可致各脏气虚，使营血化生不足，但仍以脾气不运为基本见证。《素问·脏气法时论》："脾病者……虚则腹满肠鸣，飧泄，食不化。"参见有关脾虚各病症条。

脾虚带下 píxūdàixià 带下证型之一。由于脾虚（包括肝郁脾虚），脾失健运，湿聚下注，伤及任带二脉所致。症见带下量多，色白或淡黄，如涕如唾，连绵不断，兼见面色淡黄，精神疲倦，不思饮食，腰腹酸坠，或有下肢浮肿，大便不实等。宜健脾益气，升阳除湿。用完带汤。

脾虚多涎 píxūduōxián 病症名。脾气虚弱而多涎。《证治准绳》："小儿多涎，由脾气不足，不能四布津液而成。"症见神疲，面色萎黄，涎多清稀。治宜补益脾气。用补中益气汤或参苓白术散加减。

脾虚腹胀 píxūfùzhàng 病症名。脾虚运化不健所致的腹胀。因脾气素虚，饮食难化，凝积肠胃所致。治宜健脾消食为主。脾气不实者，宜参苓白术散；言语轻微者，宜四君子汤；心腹时胀，饮食难消者，加减枳术汤。参见腹胀条。

脾虚寒证 píxūhánzhèng 病症名。脾气、脾阳不足所出现的证候。治宜补脾温中为主。选用补脾汤、厚朴汤、白术汤等方。

脾虚经闭 píxūjīngbì 经闭证型之一。见《竹林女科证治》。因脾胃损伤，饮食日减，生化之源不足，难以生成经血。除经闭外，兼见食欲不振，脘腹痞满，大便不实。宜补脾胃，养气血。用补中益气汤加减。

脾虚生风 píxūshēngfēng 证候名。脾虚引起内风的证候。多由吐泻或药饵损脾所致。表现为手足微有抽搐，伴肢体逆冷，口鼻气微，昏睡露睛等。治宜温补脾胃。

脾虚湿困 píxūshīkùn 指脾虚导致内湿阻滞。脾主运化水湿，为胃行其津液，脾虚则运化功能低下，引起水湿停滞；水湿的停滞，又反过来影响脾的运化。症见饮食减少、胃脘满闷、大便溏泄，甚或恶心欲吐、口黏不渴，或渴喜热饮、肢体困倦，甚或浮肿，舌苔厚腻，脉缓等。

脾虚泄泻 píxūxièxiè 病症名。脾气素虚，或病后过服寒冷，或饮食不节，劳伤脾胃所致的泄泻。脉多微弱，或迟缓。治宜健脾温运。用理中汤、四君子汤、参苓白术散等方。

脾阳 píyáng 脾的运化功能及在运化活动过程中起温煦作用的阳气，是人体阳气在脾脏功能方面的反映。如脾阳虚，运化失职，可出现饮食不化、腹痛胀满、大便溏泄、四肢不温；或痰湿内阻，发生痰饮；或水湿停滞，四肢浮肿等病症。脾阳须命门火的温养，命火不足可引起脾阳虚的病症。

脾阳不振 píyángbúzhèn 同中阳不振。详该条。

脾阳虚 píyángxū 证候名。又称脾胃虚寒。因饮食失常、劳倦过度、久病或忧思伤脾等

所致。脾气既虚，又兼内寒，故除脾虚见证外，尚可见腹中冷痛，得温痛减，口泛清水，四肢欠温，畏寒喜暖，小便清长，舌淡胖嫩，舌苔白润，脉沉迟等，治宜健脾温中。

脾阴 píyīn ❶指脾脏的阴液（包括血液、津液等）。❷指脾脏本身，与胃阳相对而言，脾脏为阴，胃腑为阳。

脾阴虚 píyīnxū 指脾气散精不足。脾胃为后天之本，人体各部的濡养有赖脾气散精输布。若胃阴虚，或脾虚不运，阳损及阴，或饮食营养不足，均可使脾气散精无源而致本证。临床表现多有胃阴虚症状，并见饥不欲食、肌肉消瘦、体倦乏力等。多见于各类营养不良症。

脾约 píyuē 病名。出《伤寒论·辨阳明病脉证并治》。脾虚津少，肠液干燥，以致大便坚硬难出的病症。《注解伤寒论》："约者，俭约之约，又约束之约。胃强脾弱，约束津液，不得四布，但输膀胱，致小便数，大便难。"治以脾约麻仁丸。

脾约麻仁丸 píyuēmárénwán 即麻子仁丸。详该条。

脾约丸 píyuēwán 即麻子仁丸。详该条。

脾胀 pízhàng 病症名。出《灵枢·胀论》。见善哕、四肢烦闷、体重不能胜衣、卧不安等症。多因寒气乘脾所致。用姜术二仁汤（《医醇賸义》：炮姜、白术、茯苓、半夏、当归、薏仁、砂仁、厚朴、木香、广皮、生熟谷芽）等方。亦有以胀病而见上述证候者为脾胀。宜在治胀方中加脾经药，如升麻、苍术、葛根、白芍等（《杂病源流犀烛·肿胀源流》）。

脾之大络 pízhīdàluò 十五络脉之一。见《灵枢·经脉》。脉从渊液穴下三寸大包穴处分出，散布在胸胁部。本络脉发生病变，实

则浑身疼痛，虚则全身关节松弛无力。

脾中风 pízhòngfēng 古病名。又名脾脏中风。出《金匮要略·五脏风寒积聚病脉证并治》。指风邪入中于脾经而致的证候。主症为发热，形如醉人，皮目眴动，短气，腹满，身黄等。

脾主后天 pízhǔhòutiān 人体出生后的营养、发育，靠脾胃之气吸收水谷精微以供给，故称。《医宗必读》："一有此身，必资谷气，谷入于胃，洒陈于六腑而气至，和调于五脏而血生，而人资以为生者也，故曰后天之本在脾。"临床上，后天营养失调或因病伤及脾胃，以调理脾胃法治疗多能获效。

脾主口 pízhǔkǒu 出《素问·阴阳应象大论》。口主摄食，脾主消化，故口为脾之上窍。脾健则知饥欲食，食能知味；脾病则食欲不振，口味反常。《灵枢·脉度》："脾气通于口，脾和则口能知五谷矣。"

脾主升清 pízhǔshēngqīng 脾的功能之一。与胃主降浊的功能相对而言。脾胃对饮食物消化吸收输布的过程，食糜（浊）入胃，下灌入肠，脾则将精微（清）上输心肺，故脾的功能特点是升清。《素问·经脉别论》："饮入于胃，游溢精气，上输于脾，脾气散精，上归于肺。"

脾主四肢 pízhǔsìzhī 脾的功能之一。水谷清阳之气由脾气输布，充养四肢，四肢的功能活动与脾有密切关系，故称。《素问·太阴阳明论》："四肢皆禀气于胃，而不得至经，必因于脾，乃得禀也。"临床上脾气虚弱则见四肢乏力、消瘦或浮肿，脾受湿困则见四肢倦怠等，体现脾与四肢的关系。

脾主运化 pízhǔyùnhuà 脾的主要功能之一。运化包括两方面：一是运化精微，从饮食中吸收营养物质，使其输布于五脏六腑各器官组织；一是运化水湿，促进体内水液的运转和排泄，配合肺、肾、三焦、膀胱等脏腑，维持水液代谢的平衡。

脾足太阴之脉 pízútàiyīnzhīmài 即足太阴脾经。详该条。

痞 pǐ 痞气的简称。详该条。

痞根 pǐgēn 经外奇穴名。代号 EX－B4。见《医学入门》。位于第一腰椎棘突下，旁开3.5寸处。主治肝脾肿大，肠炎，疝痛，腰痛等。直刺 0.8～1.2 寸。灸 3～7 壮或5～15分钟。

痞积 pǐjī 病症名。见《医林绳墨·痞块》。指过食生冷油腻所致痞块。症见胸中满闷，膈塞不通等。参见痞气条。

痞块 pǐkuài 症名。见《丹溪心法·积聚痞块》。指腹腔内的积块。《杂病广要·积聚》："大抵积块者，皆因一物为之根，而血涎裹之，乃成形如杯如盘，按之坚硬也。食积败血，脾胃有之；痰涎之积，左右皆有之。"痞块即古代的积病与癥病。参见癥瘕积聚有关各条。一说："痞块，肝积也，肝经湿热之气聚而成也。外以大蒜、皂角、阿魏胶敷之，内以地黄汤加车前、木通服之"（明·周慎斋《慎斋遗书·痞块》）。

痞满 pǐmǎn 胸前堵闷或上腹饱胀的症状。参见痞气❷及痞胀条。

痞气 pǐqì ❶古病名。为五积之一，属脾之积。见《难经·五十六难》。多因脾虚气郁，痞塞不通，留滞积结而成。症见胃脘部有肿块突起，状如覆盘，肌肉消瘦，四肢无力等，日久不愈，可发黄疸。治宜健脾散滞。选用痞气丸（《三因方》：乌头、附子、赤石脂、川椒、干姜、桂心），或增损五积丸（见肥气条）。❷指胸前痞满不舒的症状。多由伤寒误用攻下，病邪不得外解，浊气结而未散所致，用半夏泻心汤或枳实理中丸（《医学心悟》）。

痞气丸 pǐqìwán 《三因极一病证方论》卷八方。炮乌头一分，炮附子、桂心各半两，赤石脂（煅、醋淬）、川椒（炒、出汗）、炮姜各二两。为细末，炼蜜为丸，梧桐子大，朱砂为衣，每服五至七丸，徐加至十丸，米汤送下。治脾积在胃脘，覆大如盘，久久不愈，病四肢不收，黄疸，饮食不为肌肤，心痛彻背，背痛彻心，脉浮大而长者。

痞胀 pǐzhàng 证名。见《张氏医通·腹满》。指胸脘痞满，腹胀如鼓的病症。多由湿热损伤脾阴，或中气下陷，升降失常，脾不输运所致，亦可由痞证久延，气血瘀阻而成。治宜根据病情，采用补脾理气，清利湿热，益阴和血，祛痰化浊或消补兼施，上下分消等法。

癖古 pǐgǔ 病名。见《诸病源候论·癖病诸候》。痞块生于两胁，时痛时止，亦有以痞块隐伏于两胁，平时寻摸不见，痛时才能触及为其特征。多由饮食不节，寒痰凝聚，气血瘀阻所致。临床一般以寒癖、饮癖、痰癖、悬癖等较为多见。详各条。

癖积 pǐjī 病名。与癖结相类。见《儒门事亲》卷三。多由水饮停结，痰瘀凝滞，食积内阻，寒热邪气搏结而成。多经久不瘥，积有岁年，故名癖积。症见胁下弦硬，有条块状物，胀痛或刺痛，或兼见喘息短气。治宜选用活血破瘀，逐饮化痰，理气消滞等法。

癖饮 pǐyǐn 见《诸病源候论·痰饮诸病候》。指悬饮。详该条。

脾生痰核 pìshēngtánhé 病名。出《证治准绳·杂病》。即眼胞痰核。详该条。

脾虚如球 pìxūrúqiú 病症名。出《证治准绳·杂病》。又名胞虚如球、悬毯。多由脾虚夹湿所致。症见胞睑浮肿，虚起如球，无赤痛，喜按。治宜补脾益气为主，佐以除湿。可选用神效黄芪汤（《审视瑶函》：蔓荆子、黄芪、人参、甘草、白芍、陈皮）或补中益气汤加减。

僻邪 pìxié 出《灵枢·本神》。泛指病邪。僻与邪均属不正之义，故合称。

pian

偏产 piānchǎn 见宋·杨子建《十产论》。指在分娩过程中，由于产妇用力不当或其他原因，使儿头偏左或偏右，不能即下。相当于儿头先露的异常分娩，包括仰顶生、胀后产等。

偏方 piānfāng 同单方。指药味不多，对某些病症具有独特疗效的方剂。

偏风 piānfēng 病症名。出《素问·风论》。偏枯的别称。详见偏枯条。

偏骨 piāngǔ 出《循经考穴编》。肩髃穴别名。详该条。

偏肩 piānjiān 出《针灸大成》。肩髃穴别名。详该条。

偏枯 piānkū 病症名。见《灵枢·刺节真邪》。又名偏风，亦称半身不遂。多由营卫俱虚，真气不能充于全身，或兼邪气侵袭而发病。症见一侧上下肢偏废不用，或兼疼痛，久则患肢肌肉枯瘦，神志无异常变化。参见半身不遂条。

偏历 piānlì 经穴名。代号LI6。出《灵枢·经脉》。属手阳明大肠经。手阳明络穴。位于前臂背面桡侧，当阳溪穴与曲池穴连线上，腕横纹上3寸处。主治鼻衄、目赤、咽喉肿痛、耳鸣。直刺或斜刺0.5～0.8寸。灸5～10分钟。

偏身青筋痧 piānshēnqīngjīnshā 病症名。痧证之一。《杂病源流犀烛·痧胀源流》："偏身青筋痧，痧发，面色如靛，满身青筋胀起，粗如筋，痛自小腹起，攻上胸胁，困倦不堪。切不可误认作虚，急刺曲池、委中出黑血，宜涤痧丸，以火酒下。"参见痧条。

偏身肿胀痧 piānshēnzhǒngzhàngshā 病症名。痧证之一。《痧胀玉衡·偏身肿胀痧》："痧者，暑热时疫恶毒之气，攻于里则为痰喘，为血瘀，昏迷沉重，不省人事。若元气壮实，内不受邪，不入于里，即散其毒于肌肤血肉，为肿为胀。若误饮热汤热酒，便成大害，此痧之暗者，宜从脉异处辨之。"治用刮痧、放痧，药用宝花散等。

偏渗小便不利 piānshènxiǎobiànbúlì 病症名。小便不利证之一。见《症因脉治》卷四。因水谷偏走大肠所致。主要症状为泄泻不止，腹中辘辘有声，或痛或不痛，小便量少或无，脉弦。因脾胃有热者，宜用清胃汤、黄连戊己汤合泻黄散、导赤各半汤等方。因脾胃有寒者，宜用理中汤。因脾虚气弱者，宜用四君子汤、补中益气汤等方。因胃中有痰者，宜用二陈平胃散。因小肠气滞者，宜用木通枳壳汤。参见小便不利条。

偏食 piānshí 偏嗜某种食味或食味过浓的不良习惯。《素问·五脏生成》："是故多食咸，则脉凝泣而变色；多食苦，则皮槁而毛拔；多食辛，则筋急而爪枯；多食酸，则肉胝而唇揭；多食甘，则骨痛而发落。"

偏头风 piāntóufēng 病症名。见《丹溪心法》。指头痛偏在一侧者。又名边头风、偏头痛。其痛多在颞部或头角，或左或右，或左右移换，有连目痛或痛久损目者，有恶心呕吐者，兼症不一。多因风邪袭于少阳，或肝虚痰火郁结所致。治宜祛风通络，疏肝豁痰，补肝养血诸法。可用清空膏、散偏汤、都梁丸等方。古代有以头痛偏左者，属风属血虚，或属血虚火盛，头痛偏右者，属痰属热，或属气虚夹痰的论述，其说可作参考。参见头风、头痛条。

偏头痛 piāntóutòng 又称头偏痛。①即偏头风。详该条。②泛指头痛偏于某一局部者。

偏坠 piānzhuì 病名。出《中藏经》。多因痰湿、瘀血、肝火亢盛所致。部分病例继发于腮腺炎之后。症见单侧睾丸肿大，疼痛下坠。因痰湿瘀血者，治宜橘核丸（《普济方》：橘核、海藻、昆布、海带、川楝子、桃仁、厚朴）；肝经火热者，宜龙胆泻肝汤。

平 pián 古通便、辩（辨）。意即辨别、治理。指言论明晰，条理精详。如平脉法，即辨脉法；平虚实，即辨虚实。另见553页 píng。

平脉 piánmài 动词。即辨别脉象。

胼胝 piánzhī 病名。出《诸病源候论》卷三十。因患处长期受压、磨擦，局部气血阻滞，皮肤失营而成。多见于掌跖突起部位，患处皮肤增厚，以中央为甚，呈黄白或淡黄褐色，触之坚硬或有疼痛，边缘不清。用刀削后敷水晶膏（石灰末15克，糯米50粒撒于灰上，浓碱水适量浸泡一昼夜后，将米取出，捣烂成膏）。本病俗惯叫跰子，参见脚垫条。

片 piàn ❶片剂。把药物细粉加入适量淀粉糊或米浆，压成片状。也可将药物浓缩流浸膏加淀粉适量混合，压成片状。❷将药切开之意。如生姜一片，约计一钱。

piao

飘麻 piāomá 病名。多见于5岁以下小儿的一种较轻的出疹性传染病。为外感风热引起的皮疹。《验方新编》："此皮肤小恙，不致伤人。"治宜散风清热，用银翘散加减。

瓢儿果 piáorguǒ 见《四川中药志》。为梧桐子之别名。详该条。

漂 piǎo 中医炮制法之一。将药物如海藻、肉苁蓉、附子、半夏等用清水浸漂，除去其毒性、盐分、杂质、腥味。

pin

频服 pínfú　服药方法之一。病在上部，药汤宜少量，分多次服。如咽喉痛，宜缓慢频频含咽。

频婆果 pínpóguǒ　出《岭外代答》。为凤眼果之别名。详该条。

品产 pǐnchǎn　见《医宗金鉴·妇科心法要诀》。指一产三婴。

品胎 pǐntāi　出《褚氏遗书》。指一孕三胎。

牝户 pìnhù　❶口的别称。《礼记·月令》："修键闭。"郑玄注谓："键，牡也；闭，牝也。"孔颖达再注"牝"字："凡锁器……受者谓之牝。"因为口是"受者"，故称牝户。《大戴礼记·易本命》："丘陵为牡，溪谷为牝。"口是一如溪谷之有孔下陷者，故称牝户。《医学正传》："口通地气，曰牝户。"详口条。❷指阴门，妇女的阴道外口。

牝疟 pìnnüè　病症名。疟疾之一。出《金匮要略·疟病脉证并治》。即牡疟。多因患者素体阳虚，疟邪伏于少阴所致。临床表现为发病时寒战较甚，寒多，无热或微热，面色淡白，发有定时。治宜辛温达邪。方用蜀漆散（《金匮要略》：蜀漆、云母、龙骨）、柴胡桂姜汤加蜀漆等。

牝脏 pìnzàng　出《灵枢·顺气一日分为四时》。即阴脏。详该条。

牝痔 pìnzhì　病名。《诸病源候论》："肛边肿，生疮而出血者，牝痔也。"即肛门周围脓肿及部分混合痔。参见痔、肛门痈各条。

ping

平 píng　❶指正常脉象。《素问·至真要大论》："论言人迎与寸口相应，若引绳小大齐等，命曰平。"❷指气血平和、饱满，阴阳平衡。《素问·生气通天论》："阴平阳秘"。❸平调、平治。《素问·调经论》："神气乃平"。《灵枢·根结》："上工平气"。❹剂名之一。性味平和的剂型为平剂。另见 pián。

平贝母 píngbèimǔ　中药名。《中华人民共和国药典》1995 年版将本药作为新药收载。也称平贝、北贝、贝母。由于川贝母资源较少，平贝母与川贝母在化学成分及功效等方面几乎相似，所以常作为川贝母的代用品进入国内药材市场，供各地药用。本品为百合科多年生草本植物平贝母 *Fritillaria ussuriensis* Maxim. 的干燥鳞茎。野生平贝母主产于黑龙江、辽宁、吉林等地区，山西、陕西、河北等地亦有引种，目前商品多为栽培品。苦、甘，微寒。入心、肺经。清热润肺，化痰止咳。用于肺热燥咳，干咳少痰，阴虚劳嗽，咳痰带血。煎服：3～9 克。研粉冲服，一次 1～2 克。本品主要有效成分为甾体生物碱类，目前已知的有 20 种单体生物碱。药理研究表明，平贝母确有镇咳、祛痰、平喘等良好功效。

平补平泻法 píngbǔpíngxièfǎ　针刺补泻法之一。为先泻后补的一种方法。《神应经》："平补平泻，须先泻后补，谓之先泻邪气，后补真气。"目前多以中等的捻转、提插为平补平泻。

平补镇心丹 píngbǔzhènxīndān《太平惠民和剂局方》方。酸枣仁二钱五分，车前子、茯苓、五味子、肉桂、麦冬、茯神各一两二钱五分，天冬、龙齿、熟地黄、山药、炙甘草各一两五钱，人参、朱砂各五钱（一方无五味子、茯苓、车前子、肉桂、人参、酸枣仁，有生地黄、苦桔梗、柏子仁、石菖蒲、当归）。蜜丸，梧桐子大，每服三十丸。治心气不足，神志恍惚，惊悸多梦，与肾气耗伤，四肢倦怠，足胫酸疼，遗精白浊等。

平旦服 píngdànfú　即早晨空腹服。详该条。

平地木 píngdìmù　紫金牛之别名。详该条。

平肝开郁止血汤 pínggānkāiyùzhǐxuètāng 《傅青主女科》方。白芍、白术、当归各一两，牡丹皮三钱，生地黄三钱，甘草二钱，三七三钱，荆芥炭二钱，柴胡一钱。水煎服。治肝气郁结而致的血崩，临床表现为阴道出血量多，少腹与胸胁胀痛，精神抑郁。

平肝息风 pínggānxīfēng　息风法之一。与镇肝息风同义。是治疗由于肝阳上亢而引动内风的方法。症见头部掣痛、头晕目眩、口眼歪斜、肢体发麻或震颤、舌头发硬、舌体偏斜抖动、语言不清，甚至突然昏倒、手足拘急或抽搐，苔薄质红，脉弦。可用钩藤、天麻、白蒺藜、菊花、蚯蚓、珍珠母、牡蛎、石决明等药。

平脉 píngmài　名词。又称常脉。即正常的脉象。亦即脉来有胃气、有神、有根。

平气 píngqì　一般指正常的气候。《素问·至真要大论》："平气何如？岐伯曰：谨察阴阳所在而调之，以平为期。"张隐庵注："平气，谓无上下之制胜，运气之和平也。"

平人 píngrén　出《素问·平人气象论》。指气血调和的健康人。古代诊法上利用健康人平静的呼吸和脉象等，与患者进行对比，作为判别病症的依据之一。

平推法 píngtuīfǎ　推拿手法。推法之一。分别以全掌、掌根、大鱼际或小鱼际为着力点，贴于胸、背或四肢一定部位上，用力向前做直线移动。

平胃地榆汤 píngwèidìyútāng 《卫生宝鉴》方。苍术、升麻、炮附子各一钱，地榆七分，

陈皮、厚朴、白术、干姜、茯苓（一方为赤茯苓）、葛根各五分，炙甘草、益智仁、人参、当归、炒神曲、白芍各三分，生姜三片，大枣二枚。水煎服。治阴气内结于肠而致的便血。

平胃散 píngwèisǎn　❶《太平惠民和剂局方》方。苍术五斤，厚朴、橘皮各三斤，甘草三十两。为末，每服二钱，加生姜二片，大枣二枚，水煎服。功能燥湿运脾，行气导滞。治脾胃不和，不思饮食，脘腹胀满，恶心呕吐，嗳气吞酸，或口觉无味，肢体倦怠，大便溏薄，舌苔白腻而厚者。❷《三因极一病证方论》方。厚朴、射干、升麻、茯苓各一两五钱，白芍二两，枳壳、大黄、炙甘草各一两。为粗末，每服三钱，水煎服。治胃热口干，呕哕烦闷，二便秘涩。

平息 píngxī　正常、平静的呼吸。诊法上，要求医者平静自己的呼吸，然后给患者诊脉。《素问·平人气象论》："医不病，故为病人平息以调之为法。"

平血饮 píngxuèyǐn　升麻葛根汤之别名。详该条。

平治荟萃 píngzhìhuìcuì 《金匮钩玄》的改名。详该条。

屏翳 píngyì　见《针灸甲乙经》。①会阴穴别名。②即会阴，详该条。

瓶尔小草 píng'ěrxiǎocǎo　中药名。出《植物名实图考》。别名独叶一枝枪、一支箭、矛盾草。为瓶尔小草科植物瓶尔小草 *Ophioglossum vulgatum* L. 或有梗瓶尔小草 *O. pedunculosum* Desv. 的全草。分布于长江下游、西南地区及湖南、陕西、台湾等地。甘、微酸，凉。入肺经。清热解毒，凉血镇痛。治肺热咳嗽、肺痈、肺痿、黄疸、吐血、胃痛，煎服：9～15 克。治痈疮肿毒、蛇咬伤，煎服并捣敷。叶含一支箭三糖苷。

po

朴硝 pòxiāo 中药名。出《神农本草经》。别名皮硝。为矿物芒硝经加工而得的粗制结晶。苦、咸，寒。入胃、大肠经。泻热通便，润燥软坚。❶治实热积滞，腹胀便秘。入汤剂或开水溶化服：4.5～9 克。❷治小儿食积，外敷脐部；乳痈初起，敷乳房。孕妇忌服。畏三棱。本品多作外用，内服都用精制品芒硝或玄明粉。成分、药理见芒硝条。

破故纸 pòatùzhù 补骨脂之别名。详该条。

破皮疮 pòpíchuāng 病名。见清·赵濂《医门补要》卷上。多因素体虚弱或病久脾虚，湿邪浸淫所致。患处皮破肉烂，色黑形陷，滋水淋漓，不易生肌，顽固难愈。治宜健脾渗湿为主。内服消风散，外撒青黛散或生肌散。

破气 pòqì 理气法之一。使用较峻烈的理气药散气结、开郁滞的方法。药用青皮、枳实等。

破伤风 pòshāngfēng 病名。见《仙授理伤续断秘方》。又名伤痉、金疮痉。多因外伤而中风邪，或伤愈或未愈即发寒发热，颜面肌肉痉挛，呈苦笑面容，牙关紧闭，舌强口噤，流涎；继则角弓反张，频频发作；后期说话、吞咽、呼吸俱感困难，甚则窒息。初期宜祛风定痉，服玉真散或五虎追风散，或脱凡散（蝉衣 30 克，研极细末），热黄酒送服，取微汗。外治宜清创、扩创及敷玉真散。后期当祛风、解毒、镇痉。用木萸散加减，并配合针灸。

破铜钱 pòtóngqián 老鹳草、天胡荽二药之别名。详各条。

破血 pòxuè 治法。使用祛瘀药中比较峻烈的药物，达到祛瘀的目的。如大黄、桃仁、红花、水蛭、虻虫等。

破瘀散结 pòyūsànjié 治法。用虫类等具有迅猛破血化瘀、消除癥积作用的方药治疗血瘀所致积聚病症的治法。

魄 pò 精神意识活动的一部分。《灵枢·本神》："并精而出入者，谓之魄。"《类经》："魄之为用，能动能作，痛痒由之而觉也。"魄属于本能的感觉和动作，如听觉、视觉、冷热痛痒感觉和躯干肢体的动作，新生儿的吸乳和啼哭等，都属魄的范围。这种功能与构成人体的物质基础——精是密切相关的，精足则体健魄全，魄全则感觉灵敏，动作正确。亦引伸为体魄、气魄等。

魄汗 pòhàn 证名。出《素问·生气通天论》。前人指汗液透发于肺者。因肺藏魄，外主皮毛，故名。

魄户 pòhù 经穴名。代号 BL42。出《针灸甲乙经》。属足太阳膀胱经。位于背部，当第三胸椎棘突下旁开 3 寸处。主治咳嗽、气喘、虚劳、颈项强痛、肩背痛等。斜刺 0.5～0.8 寸。禁深刺。灸 3～7 壮或 5～15 分钟。

魄门 pòmén 出《素问·五脏别论》。七冲门之一。指肛门。魄，古通粕。糟粕由肛门排出，故称。

pu

铺地锦 pūdìjǐn 地锦草之别名。详该条。

铺红 pūhóng 即目飞血。详该条。

铺灸 pūjiǔ 即长蛇灸。详该条。

仆参 púcān 经穴名。代号 BL61。出《针灸甲乙经》。别名安邪。属足太阳膀胱经。位于足跟的外侧面，当昆仑穴直下，跟骨外侧赤白肉际处。主治腰痛、脚气、下肢麻痹或瘫痪、足跟痛、癫痫等。直刺 0.3～0.5 寸。灸 5～10 分钟。

仆击 pújī 古病名。出《素问·通评虚实论》。即击仆。详该条。

葡萄疫 pútaoyì 病名。见《外科启玄》。由脾胃积热，热损血络，血热妄行，血从外溢，以致身起大小青紫斑点，色若葡萄，压之不褪色，尤以腿胫为甚；重则遍体均起，牙根腐烂出血甚多。多属坏血病。宜清胃凉血，轻则用清胃散，重则用消斑青黛饮。日久出血多者，令人虚羸，面色萎黄无华，疲劳无力，宜胃脾汤（《外科正宗》：白术、茯神、陈皮、远志、麦冬、沙参、五味子、甘草）。

葡萄痔 pútaozhì 即血栓痔。详该条。

蒲辅周 púfǔzhōu（1888—1975）现代医家。四川梓潼人。15 岁开始学中医，具有丰富的临床经验，治病强调辨证论治，擅长治疗温病、妇儿科疾病。1956年调卫生部中医研究院工作，历任内科主任、副院长等职，曾任全国政协第三、四届常

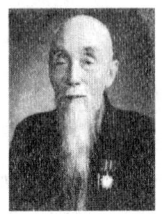

蒲辅周

委及国家科委中医专题委员会委员。所著《蒲辅周医案》《蒲辅周医疗经验》，系由学生根据其平日诊疗经验整理而成。

蒲辅周医案 púfǔzhōuyī'àn 医案著作，高辉远等整理，中医研究院革命委员会主编。该书收录蒲氏治疗内、妇、儿科及其他科疾病的医案 120 例，主要反映蒲氏所擅长治疗的危急、疑难病经验，如乙型脑炎、腺病毒肺炎、痢疾、麻疹和石瘕等的治疗理论和方法，以及临证强调辨证论治的特点。蒲氏立法用药强调"汗而毋伤，下而毋损，凉而毋凝，温而毋燥，补而毋滞，消而毋伐"，其配方严谨，药少、量轻、价廉。1972 年由人民卫生出版社出版。

蒲辅周医疗经验 púfǔzhōuyīliáojīngyàn 临床医著。中医研究院编。全书分论述、医话、方药杂谈、医案 4 部分。书中总结蒲氏关于时病、低烧、麻疹、乙型脑炎、痢疾、腺病毒肺炎、支气管炎、肾炎、疳积、妇科病的诊治经验，收录医话 33 篇，中药方剂论文数篇，选载蒲氏医案 108 则，大多为内、儿科危急疑难病症，兼及妇科等病。1976 年由人民卫生出版社出版，限国内发行。

蒲公英 púgōngyīng 中药名。出《新修本草》。别名婆婆丁、黄花、三七、黄花地丁、奶汁草。为菊科植物蒲公英 *Taraxacum mongolicum* Hand.- Mazz. 的带根全草。全国大部分地区均有分布。苦、甘、寒。入肝、胃经。清热解毒。治乳痈、肠痈、疮疖、目赤肿痛、喉痹、瘰疬、急性胆囊炎、胰腺炎、盆腔炎、肺炎、急性黄疸型肝炎、泌尿系统感染，煎服：9～15 克，外用：鲜品捣敷。本品含蒲公英甾醇、胆碱、菊糖和果胶等。注射液对金黄色葡萄球菌、溶血性链球菌、肺炎球菌、脑膜炎球菌、白喉杆菌、伤寒杆菌、痢疾杆菌、绿脓杆菌、变形杆菌等有抑制作用。水浸剂对多种皮肤真菌有抑制作用。醇提物对钩端螺旋体有抑制作用。动物试验有利胆作用。

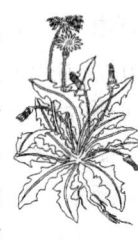

蒲公英

蒲黄 púhuáng 中药名。出《神农本草经》。为香蒲科植物水烛 *Typha angustifolia* L. 或宽叶香蒲 *T. latifolia* L. 等的花粉。全国大部分地区均有生产。甘，平。入肝、心经。活血祛瘀，止血。治瘀血阻滞，心腹刺痛，产后瘀痛，经闭，痛经，跌打损伤，疮疖肿毒。传统用法炒黑，治吐血、衄血、尿血、便

P

血、崩漏、带下，煎服：5～9克。③治重舌、口疮、创伤出血、湿疹，研末撒布或涂敷。孕妇忌服。宽叶香蒲的花粉含黄酮苷、β-谷甾醇、脂肪油等。煎剂对离体及在位子宫均有兴奋作用。水或醇浸液可使兔凝血时间缩短。煎剂在体外

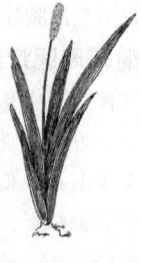

蒲黄

对结核杆菌有抑制作用，对豚鼠实验性结核病也有一定疗效。异鼠李素能解除小鼠离体肠管的痉挛。

蒲扇 púshàn 见《江苏药材志》。白果叶之别名。详该条。

蒲颓叶 pútuíyè 出《中藏经》。胡颓子叶之别名。详该条。

蒲颓子 pútuízǐ 见《本草纲目》。胡颓子之别名。详该条。

普济本事方 pǔjìběnshìfāng 医方书。又名《类证普济本事方》或《本事方》。10卷。南宋·许叔微撰。约刊于12世纪中期。该书主要收载内科常见病症共23类的治疗方剂和针灸法，约三百余方，均系试用有效者。各方之末

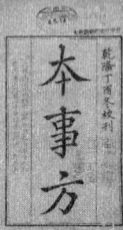

普济本事方

多附有作者的验案或论述。新中国成立后有排印本。

普济方 pǔjìfāng 医书。168卷。明·朱橚、滕弘等编。刊于15世纪初。该书系广泛集辑明以前的医籍编成。清初编《四库全书》时将该书收入，但改编为426卷。书中包涵内容颇广，主要有方脉总论、运气、脏腑、身形、诸疾、妇人、婴儿、针灸、本草等，共100余门，约6万余方。每种病症均有论有方，资料比较丰富。新中国成立后有排印本。

普济解毒丹 pǔjìjiědúdān 即甘露消毒丹。详该条。

普济消毒饮 pǔjìxiāodúyǐn 《东垣试效方》方。黄芩、黄连各五钱，橘红、玄参、甘草各二钱，连翘、牛蒡子、板蓝根、马勃各一钱，白僵蚕、升麻各七分，柴胡、桔梗各二钱，人参三钱（一方无人参，有薄荷七分）。为粗末，每服五钱，水煎服；或制成蜜丸，噙化。功能清热解毒，疏风散邪。治风热疫毒上攻的大头瘟证，症见恶寒发热，头面红肿焮痛，目不能开，咽喉不利，舌燥口渴，舌红，苔白兼黄，脉浮数有力；现用治流行性腮腺炎有良效。

qi

七宝美髯丹 qībǎoměirándān 又名七宝美髯丸。《医方集解》引邵应节方。何首乌二斤，茯苓、牛膝、当归、枸杞子、菟丝子各半斤，补骨脂四两。蜜丸。每服三钱，日两次，盐汤或酒送服。治肾水亏损、气血不足而致的须发早白，牙齿动摇，梦遗滑精，筋骨无力等。

七宝美髯颗粒 qībǎoměiránkēlì 中成药。见《中华人民共和国药典》2010年版一部。制首乌128克，当归、枸杞子（酒蒸）、菟丝子（炒）、茯苓、牛膝（酒蒸）各32克，补骨脂（黑芝麻炒）16克。以上7味按工艺制成颗粒剂。开水冲服，一次8克，一日2次。功能滋补肝肾。用于肝肾不足，须发早白，遗精早泄，头晕耳鸣，腰酸背痛。

七宝美髯丸 qībǎoměiránwán 即七宝美髯丹。详该条。

七宝散 qībǎosǎn ❶《银海精微》方。琥珀三钱，珍珠三钱，硼砂五分，珊瑚一钱五分，朱砂五分，硇砂五分，玉屑一钱，蕤仁三十粒，龙脑香一分，麝香一分。为末，点患处。治翳膜遮睛。❷《证治准绳》方。僵蚕十个，硼砂、雄黄各一钱，全蝎十个，明矾、皂角各一钱，胆矾五分。为末，吹喉。治喉闭及缠喉风。❸即截疟七宝饮之别名。

七表脉 qībiǎomài 脉象分类之一。《脉诀》把二十四脉分为七表、八里、九道三类。七表即浮、芤、滑、实、弦、紧、洪七种脉。

七成汤 qīchéngtāng《温疫论》方。补骨脂三钱，熟附子一钱，五味子八分，茯苓一钱，人参一钱，甘草五分。水煎服。治病后命门火衰，五更泄泻，脉迟细而弱者。

七冲门 qīchōngmén 消化道的七个冲要部位。即飞门、户门、吸门、贲门、幽门、阑门、魄门。《难经·四十四难》："唇为飞门，齿为户门，会厌为吸门，胃为贲门，太仓下口为幽门，大肠小肠会为阑门，下极为魄门，故曰七冲门也。"详各条。

七恶 qī'è 疮疡预后不良的七组证候。《太平圣惠方》："烦躁时嗽，腹痛渴甚，或泄利无度，或小便如淋，一恶也；脓血大泄，肿焮尤甚，脓血败臭，痛不可近，二恶也；喘粗短气，恍惚嗜睡，三恶也；目视不正，黑睛紧小，白睛青赤，瞳子上视者，四恶也；肩项不便，四肢沉重，五恶也；不能下食，服药而呕，食不知味，六恶也；声嘶色脱，唇鼻青赤，面目四肢浮肿，七恶也。"患疮疡时出现这些不良证候，亦可称逆证。临证若出现其中四项则危重难治。

七方 qīfāng 见成无己《伤寒明理论》。指七种组成不同的方剂。即大方、小方、急方、缓方、奇方、偶方、复方。详各条。方剂组成的分类最早见于《内经》。《素问·至真要大论》："治有缓急，方有大小……君一臣二，奇之制也；君二臣四，偶之制也……奇之不去则偶之，是谓重方。"至金代成无己才分为七方。

七怪脉 qīguàimài 亦称七死脉。疾病危重时所出现的七种特殊脉象。即釜沸脉、鱼翔脉、弹石脉、解索脉、屋漏脉、虾游脉、雀啄脉。详各条。

七加皮 qījiāpí 七叶莲之别名。详该条。

七节 qījié 即七节骨。详该条。

七节骨 qījiégǔ 推拿部位名。①又名七节。位于命门至尾骨端一线。向上推治泄泻，向下推治便秘等。②位于背部正中线，约当第七胸椎处。《幼科推拿秘书》："七节骨者，从颈骨数下第七节也。"又"七节骨穴，与心窝相对"。治泄泻、痢疾、伤寒后骨节痛等。

七厘丹 qīlídān 藜芦之别名。详该条。

七厘散 qīlísǎn《良方集腋》方。血竭一两，儿茶二钱，朱砂一钱二分，红花、乳香、没药各一钱，麝香、冰片各一分二厘。为末，每服七厘，黄酒或开水送服；或外用白酒调敷患处。功能活血散瘀，定痛止血。治跌仆损伤、闪腰岔气、骨折筋伤、创伤出血等所致的瘀滞作痛。

七气汤 qīqìtāng ❶《太平惠民和剂局方》方。人参、炙甘草、肉桂各一两，制半夏五两，生姜三片。为粗末，每服三钱，水煎服。治七情郁滞，内结积聚，心腹绞痛，不能饮食。❷《三因极一病证方论》方。制半夏五两，厚朴三两，白芍、茯苓各四两，桂心三两，紫苏、橘红各二两，人参一两。为粗末，每服四钱，加生姜七片，大枣一枚，水煎服。治七气郁结，霍乱吐泻，寒热眩晕，痞满咽塞。❸《全生指迷方》方。三棱、莪术、青皮、陈皮、香附、桔梗、藿香叶、桂心、益智仁各一两五钱，炙甘草三钱（《胡氏经效方》有沉香五钱，无陈皮）。为末，每服五钱，加生姜二片，大枣二枚，水煎服。治七情相干，气滞攻冲作痛。❹四七汤之别名。

七窍 qīqiào　头面部七个孔窍（眼、耳、鼻孔及口）。五脏的精气分别通达于七窍，五脏有病，往往能从七窍的变化中反映出来。《灵枢·脉度》："五脏常内阅于上七窍也。故肺气通于鼻，肺和则鼻能知臭香矣；心气通于舌，心和则舌能知五味矣；肝气通于目，肝和则目能辨五色矣；脾气通于口，脾和则口能知五谷矣；肾气通于耳，肾和则耳能闻五音矣。五脏不和，则七窍不通。"

七情 qīqíng　❶喜、怒、忧、思、悲、恐、惊七种情志活动，是人的精神意识对外界事物的反应。作为病因是指这些活动过于强烈或持久，引起脏腑气血功能失调而致病。《素问·举痛论》："怒则气上，喜则气缓，悲则气消，恐则气下……惊则气乱……思则气结。"又包括某些内脏病变而继发的病态情志活动。《灵枢·本神》："肝气虚则恐，实则怒。"❷药物配伍的七种不同作用。即单行、相须、相使、相畏、相恶、相杀、相反（《神农本草经》）。详各条。

七日风 qīrìfēng　脐风的俗称。详该条。

七日口噤 qīrìkǒujìn　即脐风。详该条。

七三丹 qīsāndān　验方。见《中医外科学讲义》（上海中医学院）。煅石膏、升丹（药用剂量比例 7:3）。为末，撒于疮面，或制成药线插入疮中。功能提脓祛腐。治骨关节结核、颈淋巴结核、骨髓炎等溃后腐肉难脱，脓水不净者。

七疝 qīshàn　病症名。七种疝病。出《素问·骨空论》。①五脏疝及狐疝、癥疝。见《黄帝内经素问注证发微》。②指厥疝、癥疝、寒疝、气疝、盘疝、胕疝、狼疝。见《诸病源候论》卷二十。③指寒疝、水疝、筋疝、血疝、气疝、狐疝、㿉疝。见《儒门事亲》卷二。详各条。

七伤 qīshāng　病症名。①指食伤、忧伤、饮伤、房室伤、饥伤、劳伤、经络营卫伤。（《金匮要略·血痹虚劳病脉证并治》）。②七种劳伤的病因。见《诸病源候论·虚劳候》。"一曰大饱伤脾……二曰大怒气逆伤肝……三曰强力举重，久坐湿地伤肾……四曰形寒、寒饮伤肺……五曰忧愁思虑伤心……六曰风雨寒暑伤形……七曰大恐惧，不节伤志。"③男子肾气亏损的七个症状。《诸病源候论·虚劳病诸候》："七伤者，一曰阴寒；二曰阴萎；三曰里急；四曰精连连（精易滑出）；五曰精少，阴下湿；六曰精清（精气清冷，精液稀薄）；七曰小便苦数，临事不卒（小便频数，淋漓不断，或尿中断）。"此外，《千金要方》《古今医鉴》等亦有记载，义略同。

七死脉 qīsǐmài　亦称七怪脉。详该条。

七损八益 qīsǔnbāyì　古代房中术的论述。《素问·阴阳应象大论》："能知七损八益，则二者可调；不知用此，则早衰之节也。"历代注家对此解说甚多，诸注殊义，但多为臆测与推论。马王堆出土的医籍《天下至道谈》破解了此疑。该书讲："气有八益，有七孙（损），不能用八益去七孙（损），则行年册（四十）而阴气自半也……"又说："八益：一曰治气，二曰致沫，三曰知时，四曰畜气，五曰和沫，六曰窃气，七曰待赢，八曰定倾。七损：一曰闭，二曰泄，三曰竭，四曰勿，五曰烦，六曰绝，七曰费。"书中逐一阐述了八益对行房的具体要求和七损的危害，并指出："故善用八益去七损，耳目聪明，身体轻利，阴气益强，延年益寿，居处乐长。"

七味白术散 qīwèibáizhúsǎn 即白术散第二方。见白术散条。

七味都气丸 qīwèidūqìwán 即都气丸。详该条。

七星剑 qīxīngjiàn 《外科正宗》方。野菊花、苍耳子、豨莶草、半枝莲、紫花地丁各三钱，麻黄一钱，紫河车二钱。酒煎服，取微汗。治各种疔疮初起，憎寒发热，恶心呕吐，肢体麻木或痒痛，烦躁或昏聩。

七星莲 qīxīnglián 地白草之别名。详该条。

七星针 qīxīngzhēn 皮肤针之一。因针柄一端集针七枚，故名。参见皮肤针条。

七叶安神片 qīyè'ānshénpiàn 中成药。见《中华人民共和国药典》2010年版一部。本品为三七叶提取的总皂苷制成的片剂。口服，一次50~100毫克，一日3次，饭后服或遵医嘱。功能益气安神，活血止痛。用于心气不足、心血瘀阻所致的心悸，失眠，胸痛，胸闷。

七叶莲 qīyèlián 中药名。见广州部队卫生部《常用中草药手册》。别名汉桃叶、七加皮、七叶藤。为五加科植物广西鹅掌藤 *Schefflera kwangsiensis* Merr. exLi 的茎或叶。分布于广东、广西、云南、贵州、福建、江西等地。苦、甘，温。祛风活络，消肿止痛。治风湿关节痛、跌打肿痛、消化性溃疡疼痛，煎服：9~15克。孕妇忌服。本品的注射剂对小鼠有明显镇痛、镇静和抗电休克作用，临床上对三叉神经痛有效，并可用于癫痫。对离体豚鼠回肠有解痉作用，可用于胆绞痛及痉挛性胃痛。

七叶藤 qīyèténg 七叶莲之别名。详该条。

七叶一枝花 qīyèyìzhīhuā 中药名。出明·陈嘉谟《本草蒙筌》。别名蚤休、重楼。为百合科植物华重楼 *Paris polyphylla* Smith var. *chinensis*（Franch.）Hara 或七叶一枝花 *P. polyphylla* Smith 的根茎。华重楼分布于华

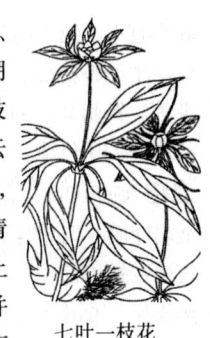

七叶一枝花

南、华东、西南及陕西、山西、甘肃、河南、湖北、西藏等地。七叶一枝花分布于四川、贵州、云南、西藏等地。苦，寒，有小毒。入心、肝经。清热解毒，消肿，定惊，止咳。治毒蛇咬伤，内服并捣敷创口周围；疮疖痈肿、腮腺炎，研末醋调涂患处，亦可煎服。治小儿高热惊风、流行性乙型脑炎、扁桃体炎、肺炎、咳喘，煎服：4.5~9克。过量可引起恶心、呕吐、头痛。七叶一枝花的根茎含蚤休苷、薯蓣皂苷等。水或醇提取物在体外对流感病毒有抑制作用。动物试验有平喘、止咳作用。蚤休苷有镇静、镇痛作用。

七珍丹 qīzhēndān 中成药。胆南星15克，僵蚕30克，天竺黄15克，全蝎30克，雄黄15克，巴豆霜6克，朱砂30克，麝香3克，寒食曲30克。水丸。周岁小儿每服0.1克，一日1~2次。治肝胃热盛，乳食停滞，发热腹胀，大便酸臭，及痰涎壅盛，惊风抽搐等。本方为《景岳全书》抱龙丸加味。

七制香附丸 qīzhìxiāngfùwán ❶《医学入门》方。香附十四两。分七等份，分别同当归二两酒浸，同莪术二两童便浸，同丹皮、艾叶各一两米泔水浸，同乌药二两米泔水浸，同川芎、延胡索各一两水浸，同三棱、柴胡各一两醋浸，同红花、乌梅各一两盐水浸。糊丸，梧桐子大，每服八十丸，睡前温酒送服。治妇女月经不调，结成癥瘕，或骨蒸发热，四肢无力。❷《验方新编》方。香附一斤（用米泔水、陈酒、童便、盐水、牛乳、黑豆水各泡一夜，晒干），茯神六两。蜜丸，弹子大，每服一丸。治心血亏损，心肾不交，夜梦遗精。

期门 qīmén 经穴名。代号 LR14。出《伤寒杂病论》。属足厥阴肝经。肝之募穴。位于

Q

乳头直下，第六肋间隙，前正中线旁开 4 寸处。主治胁肋痛、黄疸、呕吐、腹胀、乳腺炎等。斜刺 0.5～0.8 寸。禁深刺。灸 3～5 壮或 5～10 分钟。

漆疮 qīchuāng 病名。出《诸病源候论》。又名漆咬。因禀性畏漆，感受漆气而发。多发生在暴露部位，接触的皮肤突然红肿，焮热作痒，起小丘疹及水泡，抓破则糜烂流水；重者可遍及全身，并见形寒、发热、头痛等全身症状。治宜清热解毒。用化斑解毒汤或黄连解毒汤加银花、蝉衣、荆芥、苦参。外用鬼箭羽、生地榆等量煎水，待温湿敷；亦可用青黛散或三白散（《中医外科学简编》：杭粉、石膏、轻粉）撒布。

漆咬 qīyǎo 出朱仁康《实用外科中药治疗学》。即漆疮。详该条。

齐 qí ❶同平。引伸为正常。《素问·五常政大论》："其收齐"。原文指收气与长、化之气相平，意即收气正常。❷通脐。肚脐。《素问·腹中论》："此久病也，难治。居齐上为逆，居齐下为从。"

齐刺 qícì 古刺法。十二节刺之一，或称三刺。《灵枢·官针》："齐刺者，直入一，傍入二，以治寒气小深者。或曰三刺，三刺者，治痹气小深者也。"在患处正中刺一针，两旁各刺一针，三针齐下，故名。用于治疗范围较小、病位较深的寒痹。

齐德之 qídézhī 元代外科医家。籍贯不详。曾任医学博士、御药院外科太医。善于诊治疮肿痈疽等外证。采集《内经》以后的医学文献中诊治疮肿的论述，结合个人多年经验，编成《外科精义》一书。主张诊治疮肿应内外结合，重视全身症状在辨证上的意义，对其后疡科的发展有一定影响。

齐氏医案 qíshìyī'àn 书名。6 卷。清·齐有堂撰于 1806 年。该书兼有医案、医论。卷一、二阐述六经辩证，分经治病；卷三论述先天肾和命门学说；卷四、五论述后天脾胃学说及有关疾病的证治；卷六为妇、外、儿科治案。该书记录了齐氏的学术见解、临床经验和一些效方。

齐头蒿 qítóuhāo 即牡蒿之别名。详该条。

祁木香 qímùxiāng 土木香之处方名。详该条。

祁州一枝蒿 qízhōuyìzhīhāo 即小飞蓬之别名。详该条。

芪附汤 qífùtāng 《赤水玄珠》方。炙黄芪、炮附子各二钱。加生姜十片，水煎服。治阳气大虚，汗出不止，肢体倦怠。

岐伯 qíbó 见岐黄条。

岐骨 qígǔ 骨名。①左右第七肋软骨会合于胸骨处。《医宗金鉴·正骨心法要旨》："岐骨者，即两凫骨端相接之处，其下即鸠尾骨也。"②泛指骨骼连接成角之处。《伤科汇纂》："岐骨者，凡骨之两叉者，皆曰岐骨。"

岐黄 qíhuáng 岐伯与黄帝的合称。古代相传黄帝和岐伯研讨医药，创立了经方。我国现存最古老的医书《黄帝内经》，主要是以黄帝问、岐伯答的体裁写成的，故以后有称中医学为岐黄之术的说法。

其高者因而越之 qígāozhěyīn'éryuèzhī 治则。出《素问·阴阳应象大论》。高，指上部，如咽喉、胸膈、胃院等部位；越，升散、涌吐。指病所在上的病症，可用升散或涌吐方法治疗，如实热而痰壅遏上焦，用瓜蒂散。

其下者引而竭之 qíxiàzhěyǐn'érjiézhī 治则。出《素问·阴阳应象大论》。下，指下部，如腹部、二阴等部位；引，引导、通利；竭，祛除。指病邪在下的病症，用泻法、利法等疏导，使病邪从下而出。如阳明腑实用承气汤，太阳蓄水证用五苓散之类。

奇 qí 异常的、特殊的。如奇病、奇邪、奇经。《素问·玉版论要》："奇恒者，言奇病也。"《灵枢·根结》："奇邪离经，不可胜数。"《临证指南医案》："倘如情志感触，轻则奇损带淋，重则髓枯蓐损。"

奇恒痢 qíhénglì 病名。见清·陈修园《医学实在易》。指异于通常的痢疾。由阳邪壅盛，上攻心肺，下窜肠腑所致。症见下痢不重而神昏谵语，咽干喉塞，气呛喘逆等。本病发展迅速，属痢疾的危证。治宜泻阳救阴，用大承气汤等方急下逐邪。

奇恒之腑 qíhéngzhīfǔ 指脑、髓、骨、脉、胆、女子胞六者。前人认为这些都是贮藏阴精的器官，似脏非脏，似腑非腑，故称。奇恒，异于平常之意。《素问·五脏别论》："脑、髓、骨、脉、胆、女子胞，此六者，地气之所生也，皆藏于阴而象于地，故藏而不泻，名曰奇恒之府。"

奇经八脉 qíjīngbāmài 十二经脉以外的任脉、督脉、冲脉、带脉、阴跷脉、阳跷脉、阴维脉、阳维脉八条经脉。《难经·二十七难》："凡此八脉者，皆不拘于经，故曰奇经八脉也。"其内容最早散见于《内经》，如《素问·骨空论》等篇。具有联系十二经脉、调节气血的作用。详各条。

奇经八脉考 qíjīngbāmàikǎo 医书。1卷。明·李时珍撰。刊于1578年。书中汇集历代医籍中有关奇经八脉的循行、主病等论述，并有个人见解和发挥。新中国成立后有排印本。

奇经纳卦法 qíjīngnàguàfǎ 即灵龟八法。详该条。

奇效简便良方 qíxiàojiǎnbiànliángfāng 书名。简称《奇效良方》。4卷。清·丁尧臣辑。刊于光绪七年（1881）。丁氏按人体部位及疾病分为头面、耳目、妇女、小儿、痧症霍乱、便淋泻痢等18门，每门详分各证，汇辑简便验方。现存初刻本。1925年宏大书局出版石印本，简称为《奇效良方》。新中国成立后有铅印本，改题《民间简易良方》。

奇效良方 qíxiàoliángfāng 医方书。69卷。明·董宿原撰，方贤编定。刊于1470年。该书将临床各科方剂按不同的病症治则分为风、寒、暑等64门。门下再分小类，每类均先论后方，共载七千余方，尤以宋代至明初的医方收罗最多，同时还专门论述了针灸、正骨等治法。新中国成立后有排印本。

奇穴 qíxué 即经外穴。详该条。

奇验金箍散 qíyànjīnzhòusǎn《冯氏锦囊秘录》卷十九方。芙蓉叶二两，五倍子、白及、白蔹各四钱，大黄六钱。为末，用鸡蛋清少许，同醋调敷患处。治痈疽肿毒。

脐 qí 又名神阙。脐带脱落结疤后的陷窝。

脐疮 qíchuāng 病名。出《诸病源候论》卷五十。又名脐湿疮。患儿常先有脐湿，使皮肤破损，再感毒邪而引起。其症轻者，可见脐部红肿。重者脐部周围蔓延糜烂，脓水外溢，兼有发热、烦躁、唇红口干。治宜清热解毒，佐以疏风止痒。用青金散（《幼科准绳》：青黛、松香、蛤粉）干扑脐部。重者则须内服五味消毒饮。

脐带 qídài ❶连结胎儿和胎盘的管状物。长约50厘米，具有供给胎儿血液和营养物质代谢，保持胎儿在宫腔内的一定活动等作用。❷中药名。出《本草拾遗》。别名坎炁、命蒂。为初生婴儿的脐带。甘、咸，温。益肾，纳气，敛汗。治虚劳羸弱，气血不足，肾虚喘咳，盗汗。内服：煎汤，1~2条；焙干研末服，0.6~1.8克。本品含有硫酸软骨素，还含糖元和脂质。

脐带法 qídàifǎ 下胎毒法之一。旧用婴儿自体落下的脐带焙干为末，与蜜和匀，分作三五次涂乳母乳头上，使儿吮服，能使胎中热毒从大便而去。

脐风 qífēng 病名。出《千金要方》卷五。又名风搐、七日口噤、四六风、七日风。即新生儿破伤风。系由于断脐不洁，感染外邪所致。本病以全身各部发生强直性痉挛，牙关紧闭，面呈苦笑状为其特征。属于危重疾病，病死率高。新中国成立后，妇女、儿童得到保护。由于积极推广新法接生，已经全面控制了新生儿破伤风的发生。以往中医对于本病，以通经开闭、镇痉息风为治。常用方剂有撮风散（蜈蚣、全蝎尾、钩藤、麝香、僵蚕，用竹沥水送药）等。亦有用灯火燋法进行治疗。

脐风三证 qífēngsānzhèng 脐风的三种危证。《幼科发挥》："一曰撮口，二曰噤风，三曰锁肚，虽曰不同，皆脐风也。"详各条。

脐风散 qífēngsǎn 又名小儿脐风散。中成药。皂角、全蝎各60克，大黄125克，当归18克，牛黄3克，朱砂340克，巴豆霜6克。为末，每服0.06克，乳汁调服。治小儿脐风，宿食停水，呕吐痰涎，腹胀腹痛。本方为《清内廷法制丸散膏丹各药配本》原方加减。

脐漏 qílòu 病名。出清·邹岳《外科真诠》卷上。又名脐漏疮。多由脐痈久治不敛，形成漏管。症见脐中时流脓血臭水，久不收口。外用提脓去腐，腐去继以生肌收口之药。参见溃疡去腐法条。

脐漏疮 qílòuchuāng 即脐漏。详该条。

脐湿 qíshī 病症名。出《颅囟经》。又名脐湿肿。指新生儿脐带脱落后脐孔湿润不干，甚或有水溢出，或脐孔周围稍现红肿。由于断脐后护理不当，为水湿所侵而成。宜消毒后用龙骨粉或煅牡蛎、甘石粉干扑脐部。

脐湿疮 qíshīchuāng 即脐疮。详该条。

脐湿肿 qíshīzhǒng 即脐湿。详该条。

脐突 qítū 即初生儿肚脐突出。《证治准绳》："因初洗浴，系脐不紧，秽水浸入于内，产后旬日外，脐忽光浮如吹，捻动微响，间或惊悸作啼。"大多数不需治疗，但年龄在两岁以上，脐环直径过大者，则应考虑手术，并修补腹壁缺损。

脐下悸 qíxiàjì 证名。见《伤寒论·辨太阳病脉证并治》。以脐下跳动不宁为主症。多因发汗后心阳不振，水气上逆所致。治宜通阳利水。用茯苓桂枝甘草大枣汤。

脐下痛 qíxiàtòng 症状名。见《时方妙用》卷二。指脐腹部疼痛。《医学刍言》："脐下寒痛、火痛。寒痛乃肾阳虚而阴寒凝结，宜真武汤，或桂枝茯苓汤。又有火痛者，必小便不利，或小便点滴胀痛，宜五苓散送下通关丸。大便不通者，宜下之。"如脐下冷，撮痛，阴内冷如冰者，用延胡苦楝汤（见《金匮翼》）。参见腹痛条。

脐血 qíxuè 病症名。断脐后脐部有血渗出，经久不止，大都在出生后第一周脐带脱落前后发现。可因患儿脐带粗大，干缩后原结扎的脐部线结松脱而出血。渗血而无其他症状者，重新结扎脐带即可。

脐痈 qíyōng ❶病名。出《疮疡经验全书》卷三。生于脐部之痈。由心经火毒流入小肠积聚而成，或脐部搔抓后继发感染所致。症见脐部肿突，皮色或红或白。即脐部感染。治宜清热解毒利湿。用黄连解毒汤合四苓散，或导赤散加归尾、赤芍、银花。外治参见外痈条。此症如不能消散，可内溃穿透腹膜或形成漏管（见脐漏条），与一般外痈有别。❷即腹痈。详该条。

脐中 qízhōng 经穴名。代号RN8。出《针灸甲乙经》。又名神阙。别名气舍。属任脉。位于脐窝正中。主治虚脱，四肢厥冷，腹痛，腹泻，痢疾，脱肛。禁针。灸（隔盐或姜）5～10壮或20～30分钟。

脐中痛 qízhōngtòng 症状名。见《张氏医通》。指脐周部疼痛。《医学刍言》："脐中痛不可忍，喜按者，肾气虚寒也。宜通脉四逆加白芍。若脉沉实，口渴，腹满，便闭，是有燥屎，宜承气下之。"亦有因虫积引起者。

骑马痈 qímǎyōng　即悬痈。详该条。

骑竹马灸法 qízhúmǎjiǔfǎ　医书。见备急灸法条。

蛴螬 qícáo　中药名。出《神农本草经》。别名老母虫、土蚕。为金龟子科昆虫朝鲜黑金龟子 Holotrichia diomphalia Bates 及其近缘昆虫的幼虫。产于江苏、安徽、四川、河北、山东、河南和东北等地。咸，温，有毒。入肝经。活血，行瘀，解毒。治癥瘕积聚，折损瘀痛，经闭，破伤风，研末入丸、散服：1.5～6克。治痈疽，丹毒，研末调敷。本品水浸剂能兴奋离体兔子宫，对兔冠状血管、离体耳血管等皆有收缩作用。

蛴螬漏 qícáolòu　病名。出《诸病源候论》。多因悲思忧虑，情志所伤而得。症见颈部生结核，肿痛，推之移动，不易消散，全身寒热，心胸满痛不舒。相当于颈淋巴结结核。宜服玄参散（《太平圣惠方》：玄参、枳壳、木通、独活、犀角、川大黄、杏仁）。

痕疡疬 qíyánglì　病名。为生于乳房及两大腿根部的瘰疬。详见瘰疬条。

蟣针法 qízhēnfǎ　外治法之一。见《本草拾遗》。蟣即蚂蟥，又称蚂蝗、水蛭，其头部有毒腺，吮血时分泌一种毒液，使血不凝聚，故用此以吸取痈疽之血脓，称蟣针法。操作时取大蚂蝗一条，入笔管内，以管口对疮头，使蟣吸吮恶血，促其毒消散。如疮大，须换三四条。

蕲蛇 qíshé　见《本草纲目》。白花蛇之别名。详该条。

麒麟血 qílínxuè　血竭之别名。详该条。

岂刺 qícì　即关刺。详该条。

杞菊地黄丸 qǐjúdìhuángwán　《医级》方。枸杞子、菊花、牡丹皮、山茱萸、山药、泽泻、茯苓、熟地黄。蜜丸。功能滋补肝肾。治肝肾阴虚，视物不清及眼睛涩痛。

启膈散 qǐgésǎn　《医学心悟》方。沙参三钱，丹参三钱，茯苓一钱，川贝母一钱五分，郁金五分，砂仁壳四分，荷叶蒂二个，杵头糠五分。水煎服。治噎膈，症见咽食梗噎不顺，时发噫气或疼痛，或食入反出等。

启脾丸 qǐpíwán　又名人参启脾丸。《医学入门》方。人参、白术、茯苓、山药、莲子肉各一两，陈皮、泽泻、山楂、甘草各五分。蜜丸，弹子大，每服一丸，空腹米汤送服。治脾胃虚弱而致的腹胀，久泻不止，食欲不振。

启元子 qǐyuánzǐ　见王冰条。

起罐 qǐguàn　拔罐术语。拔罐后将火罐除去之意。起罐时常先用手指按压罐口边的皮肤，另以一手将罐体略向对侧扳动，使罐口与皮肤间形成一个孔隙，让空气进入罐内，火罐就可松脱。唯起罐时，用力宜轻缓，以免损伤皮肤。

起泡草 qǐpàocǎo　毛茛之别名。详该条。

起痿神丹 qǐwěishéndān　《串雅内编》卷一方。麦冬半斤，熟地黄一斤，玄参七两，五味子一两。水煎服。治痿症日久不愈。

气 qì　❶体内流动着的富有营养的精微物质，如水谷之气、呼吸之气等。❷泛指脏器组织的机能，如五脏之气、六腑之气等。又根据来源、分布和功能的不同，可分为原气、营气、卫气和宗气等，详各条。❸温病辨证的部位或阶段。参见气分证条。

气痹 qìbì　病症名。由于情志刺激等因素引发的痹证。《中藏经》："气痹者，愁思喜怒过多则气结于上，久而不消则伤肺，肺伤则生气渐衰而邪气愈胜。留于上则胸腹痹而不能食，注于下则腰脚重而不能行，攻于左则左不遂，冲于右则右不仁，贯于舌则不能言，遗于肠中则不能溺，壅而不散则痛，留而不聚则麻。"宜节忧思，慎喜怒；不能食者，用异功散加郁金、香附；腰脚重痛者，用蠲痹汤加减；半身不遂、口不能言者，治法参见中风、类中风等条。

气病 qìbìng　脏腑经络气机失调的病症。见《诸病源候论·气病诸候》。有虚实之分。虚由精气内夺，实由邪气偏盛。虚证可见气耗、气消、气脱等，实证可见气结、气郁、气乱、气逆等。气病与情志过极关系密切，如怒则气上，喜则气缓，悲则气消，恐则气下。并与寒热偏胜有关，如聚热则腠理开而气泄，聚寒则经络凝涩而气收。劳损可致元气虚衰，积聚可使气机壅阻。古有七气、九气等名。气病与肺肾疾患关系尤深，以肺主一身之气，肾为元气之根。血病与气亦有密切的联系，以气为血帅，气病常易导致血疾。参见气病各条。

气冲 qìchōng　经穴名。代号 ST30。出《针灸甲乙经》。别名气街。属足阳明胃经。位于腹正中线脐下 5 寸，旁开 2 寸处。主治疝气、小便淋漓、月经不调、带下、前列腺炎等。直刺 0.5 ~ 1 寸。灸 5 ~ 10 分钟。

气喘 qìchuǎn　病症名。①各种呼吸困难证候的通称。包括实喘与虚喘两类（见《景岳全书·杂病谟》）。详喘证条。②指精神因素所致的气喘。见《医学入门·喘》。多由七情所伤，气机郁结而致。症见呼吸急促而无痰声，甚则鼻张引息，或伴有躁怒、惊惕、郁闷等。治宜疏调气机，顺气解郁为主，用四七汤、四磨汤等方加减。参见喘证条。

气端 qìduān　经外奇穴名。代号 EX-LE12。见《千金要方》。位于两足十趾尖端，左右共 10 穴。主治昏迷、晕厥、脚气、足趾麻痹等。直刺 0.1 ~ 0.2 寸，或点刺出血。

气短 qìduǎn　见气少条。

气呃 qì'è　呃逆的一种。见《杂病源流犀烛·呃逆源流》。气机郁滞及气虚所致呃逆，通称气呃。因肺气郁痹，症见咽喉不利，面冷频呃者，宜宣肺气，用枇杷叶、川贝、郁

金、射干、通草、淡豉之类。因气郁而上逆者，宜调气解郁，可用调气平胃散（《杂病源流犀烛》：木香、檀香、乌药、蔻仁、砂仁、藿香、苍术、厚朴、陈皮、甘草）、气郁汤。因气虚而呃逆者，详见虚呃条。

气分 qìfēn　❶泛指气的范围及其病症。❷温热病卫、气、营、血辨证的实热阶段。参气分证条。

气分热 qìfēnrè　热在气分者，一般以实热为多，参见气分证条。属虚热者，宜清心莲子饮，或补中益气汤、升阳益胃汤之类。

气分证 qìfēnzhèng　温邪入里，未传入营分，影响人体气的生理功能所出现的证候类型。以发热不恶寒，舌苔转黄为特点。多从卫分证转来，或由伏热内发。气分以中焦阳明为主，也包括肺、胃、脾、胆、大肠等脏腑。热郁于肺而鼻煽气促，咳嗽痰黄；或热结胃肠而口渴引饮，大便秘结或下利；或湿热交困于中焦，胸闷脘满，舌苔腻滞；或热毒壅盛，或邪传少阳等，均属气分病变的范围。

气府 qìfǔ　见《针灸甲乙经》。京门穴别名。详该条。

气疳 qìgān　即肺疳。详该条。

气高 qìgāo　病症名。指胸满气喘不平。《素问·脉要精微论》："上盛则气高。"上盛可由病邪壅阻，致肺气胀满，亦可由真阳不固而上浮，见下虚上盛之证。《素问·脉解论》："所谓呕咳上气喘者，阴气在下，阳气在上，诸阳气浮，无所依从，故呕咳上气喘也。"参见喘证、虚喘、实喘等条。

气膈 qìgé　❶噎膈的一种。出《肘后方》卷四。又名怒膈。症见噎塞不通，胸胁逆满，嗳气腐臭。参见噎膈条。❷即气痞。详该条。

气功 qìgōng　一种用入静和调节呼吸等方式锻炼身体、防治疾病的方法。源于古代的

"吐纳导引"，现在一般分为静功、动功两大类。静功包括坐、卧、站等姿式，用调息、意守等方法调整呼吸之气，使其逐步达到缓、细、深、长，从而达到调摄真气的目的，如放松功、内养功等。动功为柔和而有节奏的肢体活动和自我按摩、自我拍击等方法。静功和动功的锻炼有疏通经络、调和气血的功效，可根据具体情况动静结合，适当选用。

气鼓 qìgǔ 病症名。见《杂病源流犀烛·肿胀源流》。①气机郁滞所致的鼓胀。见《万病回春·鼓胀》。症见胸腹鼓胀，中空无物，外皮绷急，叩之有声。甚则腹大皮厚，一身尽肿，青筋暴露，肤色苍黄等。治宜健脾行气为主。如调中健脾丸、分消散等。②气虚所致的全身肿胀。《石室秘录·内伤门》："气鼓乃气虚作肿，似水鼓而非水鼓也。"治用消气散（《石室秘录》：白术、薏仁、茯苓、人参、甘草、枳壳、山药、肉桂、车前子、莱菔子、神曲）等加减。参见鼓胀条。

气鼓法 qìgǔfǎ 正骨方法之一。适用于胸肋骨个别骨折及错位的整复。患者仰卧，背部垫高，令患者用力咳嗽或深呼吸，同时助手下压腹部，医者下压突出的骨端，借鼓气之力将陷内的骨折端或错位骨端鼓出，借以达到整复的目的。

气关 qìguān ❶小儿指纹的诊断部位之一。指纹伸延至食指第二节为气关，表示病邪较重。❷推拿部位名。指三关之一。位于食指中段指节的腹面。用揉法，可行气通窍。参见指三关条。

气海 qìhǎi ❶经穴名。代号RN6。出《针灸甲乙经》。别名脖胦、下肓。属任脉。位于正中线上，脐下1.5寸处。主治虚脱、厥逆、腹痛、泄泻、月经不调、痛经、崩漏、带下、遗精、阳痿、遗尿、尿潴留，并有强壮作用。直刺1～1.5寸。灸3～7壮或10～20分钟。本穴又为肓之原，参见十二原条。

❷①四海之一。指膻中。又名上气海。是宗气会聚发源之处。《灵枢·海论》："膻中者，为气之海。"②指丹田。又名下气海（《类经附翼》）。参见丹田条。

气海俞 qìhǎishù 经穴名。代号BL24。出《太平圣惠方》。属足太阳膀胱经。位于腰部，当第三腰椎棘突下旁开1.5寸处。主治腰痛，月经不调，痔疮，下肢瘫痪等。直刺1～1.5寸。灸3～7壮或5～15分钟。

气耗 qìhào 过劳而导致正气的耗损，为《内经》九种气机失常病症之一。《素问·举痛论》："劳则喘息汗出，外内皆越，故气耗矣。"《类经》注："疲劳过度，则阳气动于阴分，故上奔于肺而为喘，外达于表而为汗。阳动则散，故内外皆越而气耗矣。"本证常因过劳所致，临床可见短气乏力，四肢倦怠，动辄喘息汗出，甚则自汗、遗精、滑脱等。治疗应本"劳者温之"的原则，用四君子汤、补中益气汤等温阳益气。参见九气条。

气户 qìhù 经穴名。代号ST13。出《针灸甲乙经》。属足阳明胃经。位于锁骨下缘，前正中线旁开4寸。主治咳嗽、哮喘、呃逆、吐血、胸胁痛等。向外斜刺或平刺0.5～0.8寸，禁深刺。

气化 qìhuà 泛指阴阳之气化生万物。通常表示生理性的气机运行变化。如脏腑的功能、气血的输布、经络的流注等。又专用于概括某些器官的特殊功能，如三焦对体液的调节称"三焦气化"，膀胱的排尿功能称"膀胱气化"。《素问·灵兰秘典论》："膀胱者……气化则能出矣。"

气化不利 qìhuàbúlì 又称气化无权。由于阳气不足，不能使体内生化机能畅旺，而致消化、吸收不良，影响气、血、津、液等的化生和体液代谢产物的排出。狭义的常指由阳虚而引起水液代谢机能障碍，致痰饮内停，

水湿不化，小便不利等症。其中实证多在
腑，与膀胱、三焦有关；虚证多在脏，与
肺、脾、肾有关。

气化无权 qìhuàwúquán 即气化不利。详该
条。

气缓 qìhuǎn 气机失常而表现为弛纵涣散的
病理状态。为《内经》9种气机失常病症之
一。《素问·举痛论》："喜则气和志达，荣
卫通利，故气缓矣。"《类经》注："气脉和
调，故志畅达；荣卫通利，故气徐缓。然喜
甚则气过于缓，而渐至涣散。"喜为七情之
一，适度的喜乐能使心情舒畅，气血通达调
和。但大喜则使心神荡散，气机缓纵涣散，
而出现歌笑无常，甚则狂言多语等神志症
状，以及肢体缓纵等病候，治疗除调适情志
外，可用镇心安神等法。参见九气条。

气会 qìhuì 八会穴之一。《难经·四十五
难》："气会，三焦外一筋，直两乳内也。"
即膻中穴。膻中位于两乳之间，内部为肺。
肺主气，诸气皆属于肺，故称气会膻中。凡
诸气病皆可酌情取用。

气机 qìjī 泛指功能活动，用以概括各脏腑器
官的生理性或病理性活动。如气机失调，气
机阻滞等。

气机不利 qìjībùlì 泛指脏腑功能活动失调。
通常用以说明脏腑气化过程中升清降浊机能
紊乱，因而产生呃逆、咳喘、胸脘痞闷、腹
胀、腹痛、二便失调等症状。

气积 qìjī 病症名。见《儒门事亲·五积六
聚治同郁断》。多由忧思郁怒，气机不和，
日久聚而成积所致。症见胸闷嗳气，胁腹膨
胀或有块时隐时现，胀痛游走无定处等。治
宜疏肝理气。用大七气汤或四逆散加香附、
郁金、青皮、陈皮等。

气交 qìjiāo 阴阳二气的交会。《素问·四气
调神大论》："天地气交，万物华实。"

气街 qìjiē ❶经络之气通行的径路。全身分

四气街，《灵枢·卫气》："胸有气街，腹有
气街，头有气街，胫有气街。故气在头者，
止之于脑；气在胸者，止之于膺与背腧；气
在腹者，止之背腧与冲脉，于脐左右之动脉
者；气在胫者，止之于气街（冲）与承山、
踝上以下。"说明经络在头面、胸、腹、胫
的分部联系。❷指腹股沟部动脉处，如足阳
明胃经"从缺盆下乳内廉，下挟脐，入气街
中"。❸气冲穴别名。见《针灸资生经》。详
该条。

气结 qìjié 气机失常而表现为郁结不舒的病
理状态，为《内经》九种气机逆乱病症之
一。《素问·举痛论》："思则心有所存，神
有所归，正气留而不行，故气结矣。"由于
思虑过度、情志抑郁而致气机郁结不舒，痰
湿凝滞。治宜行气解郁。《杂病源流犀烛·
诸气源流》："有气结，痰在喉间吞吐不得，
膈痞呕恶者，宜四七汤。"参见九气条。

气结腹痛 qìjiéfùtòng 见《症因脉治·腹痛
论》，即气滞腹痛。详该条。

气绝 qìjué 古病名。十二经脏气衰竭败绝的
疾患。《难经·二十四难》："手足三阴三阳
气已绝，何以为候，可知其吉凶不？……三
阴气俱绝者，则目眩转，目瞑；目瞑者，为
失志，失志者则志先死。死即目瞑也。六阳
气俱绝者，则阴与阳相离，阴阳相离，则腠
理泄，绝汗乃出，大如贯珠，转出不流，即
气先死，旦占夕死，夕占旦死。"《备急千金
要方·肺脏》："扁鹊曰，气绝不治，喘而汗
出，二日死。气应于手太阴，太阴气绝，则
皮毛焦，气先死矣。"参见脉绝条。

气厥 qìjué ❶病理名词。指气逆。出《素
问·气厥论》。❷因气机逆乱而引起的昏厥
（见《丹溪心法·厥》）。有气虚、气实之分。
气虚而厥，证见眩晕昏仆、面色㿠白、汗出
肢冷、脉微弱等，治宜培补气血，用大补元
煎，甚则六味回阳饮、独参汤。气实而厥，
证见卒然昏仆、胸膈喘满、脉弦滑等。治宜

顺气开郁，用四磨饮、八味顺气散（《景岳全书》：人参、白术、茯苓、青皮、陈皮、白芷、台乌、甘草）、苏合香丸等。参见厥证条。❸即中气。见《证治要诀·厥》。

气厥头痛 qìjuétóutòng　病症名。因情志触发，气逆于上所致的头痛。见《丹溪心法附余·风热门》。症见头痛，头目昏眩，胸腹胀满，呕吐酸水等。治宜理气解郁，可用芎乌散加味。参见头痛条。

气口 qìkǒu　即寸口。《素问·经脉别论》："气口成寸，以决死生。"详该条。

气利 qìlì　即气痢。详该条。

气瘿 qìyǐng　病名。见《医宗金鉴》。生于颈两侧，推之可动，形圆而软，遇恼怒愤郁则肿大。参见瘿病条。

气痢 qìlì　病名。即气利。①痢疾之因于气虚者。症见下痢滑脱，大便随矢气而出。治宜温涩固脱。《金匮要略·呕吐哕下利病脉证并治》："气利，诃黎勒散主之。"②痢疾之因于气滞者。《医学入门》卷五："气痢如蟹沫，拘急甚者，用流气饮子、古黄连丸（《医学入门》：黄连、吴萸）、六磨汤（《医学入门》：沉香、木香、槟榔、乌药、枳壳、大黄）"。《世医得效方》卷六治气痢，泄如蟹渤，用牛乳、荜茇煎服。

气淋 qìlìn　淋证之一。出《脉经》卷八。又名气癃（《诸病源候论》）。由脾肾虚、膀胱热所致。症见小便涩痛，小腹胀满明显。有虚实之分。虚者中气不足，少腹坠胀而尿出无力，宜用补中益气汤，或八珍汤加杜仲、牛膝等。实者气滞不通，小便涩滞而脐下胀满疼痛较剧，宜用瞿麦汤（《医宗必读》：瞿麦穗、黄连、大黄、枳壳、当归、羌活、木通、牵牛、延胡索、桔梗、大腹皮、射干、桂心），或沉香散（《医宗必读》：沉香、石韦、滑石、当归、留行子、瞿麦、葵子、赤芍、白术、甘草）加青皮、乌药、小茴香

等。参见淋条。

气瘤 qìliú　病名。见《薛氏医案》。多因劳伤肺气，复被外邪所袭而成。瘤体软而不坚，皮色如常，无寒无热，喜怒时多增大或缩小。治宜益肺调气，化痰散结。用通气散坚丸（陈皮、半夏、茯苓、甘草、石菖蒲、炒枳实、人参、胆南星、天花粉、桔梗、川芎、当归、贝母、香附子、海藻、酒黄芩）。

气癃 qìlóng　见《诸病源候论·淋病诸候》。即气淋。详该条。

气乱 qìluàn　❶气机紊乱，失去正常的升降出入秩序，为《内经》九种气机失常病症之一。《素问·举病论》："惊则心无所倚，神无所归，虑无所定，故气乱矣。"《类经》注："大惊卒恐，则神志散失，血气分离，阴阳破散，故气乱矣。"本证由于情志因素所致者常见呼吸喘促，神志散乱，心慌汗出，脉来急速不匀。治宜平惊镇怯，安神定志。参见九气条。❷病症名。《小儿卫生总微论方》："吐泻于夏秋大热之时，伏暑伤冷，则心脏烦躁，小便不利，清浊不分，阴阳二气相干，名曰气乱……其证乘热伤冷，气逆而喘，腹胁胀满，身热脉乱，头痛体疼，如伤寒之状，上即大吐，下即大泄，重者四肢厥冷，脚胫转筋，法当调顺其气，分别清浊，升降阴阳。"

气轮 qìlún　五轮之一。即眼的白睛部分。《银海精微》："白睛为气轮，属肺金。"气轮疾患多与肺、大肠有关。

气门 qìmén　❶又名鬼门。即汗毛孔。汗孔是阳气散泄的门户，故称。《素问·生气通天论》："故阳气者，一日而主外……日西而阳气已虚，气门乃闭。"❷经外奇穴名。见《千金要方》。位于腹正中线脐下3寸，旁开3寸处。主治产后恶露不止、崩漏、不孕症、尿闭等。直刺1.5～3寸。灸3～7壮或5～15分钟。

Q

气秘 qìmì 病症名。见《济生方》卷四。由气滞或气虚所致的便秘。气滞者，多起于七情郁结，症见脘腹胀满，胸胁刺痛，嗳气，欲便而不得便。治宜顺气润肠，可用四磨汤、搜风润肠丸。老人可用橘杏丸（《类证治裁》：橘皮、杏仁）、二仁丸（《类证治裁》：杏仁、麻仁、枳壳、诃子肉）。肺气不降者用苏子降气汤加枳壳。气虚不运者，症见大便不出、精神倦怠、言语无力、舌淡、脉弱，治宜益气润肠，可用黄芪汤（《金匮翼》：黄芪、陈皮、麻仁）、威灵仙丸（《世医得效方》：黄芪、枳实、威灵仙）等。

气逆 qìnì 脏腑之气上逆。《素问·举痛论》："怒则气逆，甚则呕血及飧泄。"《素问·宣明五气》："胃为气逆、为哕、为恐。"

气呕 qì'ǒu 呕吐的一种。见《三因极一病证方论》卷十一。指因盛怒、忧思、情志不舒、脾气郁结所致的呕吐。症见胸膈胀满，不食常饱，食入呕吐，或饮食如常，半夜即吐。治宜行气和脾。可用藿香汤（《三因方》：藿香、人参、桂心、桔梗、木香、白术、茯苓、枇杷叶、半夏）、丁沉透膈汤、五膈宽中散等。

气痞 qìpǐ 气滞而痞胀的病症。①由外感表实证误下所致。《伤寒论·辨太阳病脉证并治》："脉浮而紧，而复下之，紧反入里则作痞，按之自濡，但气痞耳。"②又名气膈。见《医方考·痞门》。忧思郁结，营卫气机涩滞所致的痞症。症见腹部微痛、心下痞满、食欲减退等。治宜理气和营，解郁消痞。用木香化滞汤等。

气迫 qìpò 指主令之气不能应时而至，导致气候反常，成为致病因素。《素问·六节藏象论》："至而不至，此谓不及，则所胜妄行，而所生受病，所不胜薄之也，命曰气迫。"

气怯 qìqiè 即胆气虚怯或胆虚气怯。虚弱而惊慌的症状。由于中气不足，脾虚生痰，或痰湿夹热，阻碍了胆汁的疏泄和肝气的升发所致。临床表现为气短、心烦、失眠、惊悸不安、口苦、恶心等。

气疝 qìshàn 病名。出《诸病源候论》卷二。①因饮食寒温不适，气机阻塞而致的腹中疼痛，时轻时重。治宜理气为主。用荔香散。②因气郁而发作的阴囊坠痛。治宜疏肝理气。用导气汤（方见狐疝条）化裁。

气上 qìshàng 气机失常而表现为上逆的病理状态。为《内经》九种气机逆乱病症之一。《素问·举痛论》："怒则气逆，甚则呕血及飧泄，故气上矣。"《类经》注："怒，肝志也。怒动于肝，则气逆而上，气逼血升，故甚则呕血。肝木乘脾，故为飧泄。肝为阴中之阳，气发于下，故气上矣。"本证多因郁怒等情志因素而致肝气上亢或横逆，治宜平肝降逆或疏肝理气。参见九气条。

气少 qìshǎo 亦称气短。呼吸无力而浅表、急促的症状，患者自感气的交换不足。由气虚所致。

气舍 qìshè ❶经穴名。代号ST11。出《针灸甲乙经》。属足阳明胃经。位于颈部，人迎穴直下，锁骨内侧端的上缘，胸锁乳突肌的胸骨头与锁骨头之间凹陷处。主治咽喉肿痛，咳嗽，气喘，甲状腺肿，颈淋巴结结核等。直刺0.3～0.5寸。禁深刺。❷脐中穴别名，见《外台秘要》。详该条。

气胜形 qìshèngxíng 气质盛而形体瘦小的不协调状。人以元气为本，常人若元气充足，机能旺盛，形体虽瘦小而不为病。若形体羸瘦而气亢火盛，或喘急气满，则病属危重。《灵枢·寿夭刚柔》："平人而气胜形者寿，病而形肉脱，气胜形者死，形胜气者危矣。"

气收 qìshōu 气机失常而主要表现为收敛闭郁，不能正常宣发、疏布的病理状态。为

《内经》九种气机逆乱病症之一。《素问·举痛论》："寒则腠理闭，气不行，气收矣。"多因感受外寒或里寒过盛所致。《杂病源流犀烛·诸气源流》："有气收，胸寒上喘，腹不和者，宜分气紫苏饮。"参见九气、寒则气收条。

气嗽 qìsòu　病症名。见《肘后备急方》卷三。①咳嗽而见气机不利，胸膈满闷之症。见《太平圣惠方》。多因肺虚、邪气壅塞所致。治宜宣肺化痰，扶正祛邪。用五味子散（《太平圣惠方》：五味子、桂心、甘草、细辛、干姜、紫菀、麻黄、橘皮、大枣）、人参款花散（《赤水玄珠》：款冬花、人参、五味子、紫菀、杏仁、木香、槟榔、半夏、紫苏叶、桑白皮）等方。②七情内伤所致的咳嗽。见《杂病源流犀烛·咳嗽哮喘源流》。症见咳嗽气急，痰黏稠，或如败絮，咽喉作梗，如有物塞咽，吐不出，咽不下，脉浮洪滑数。治宜化痰解郁。用团参饮子（《杂病源流犀烛》：人参、半夏、紫菀、阿胶、百合、天冬、款冬花、杏仁、桑叶、细辛、甘草、五味子、姜）、苏子降气汤等方。

气随血脱 qìsuíxuètuō　详血脱、气脱条。

气痰 qìtán　痰证的一种。①即燥痰。见《医学入门》卷五。详燥痰条。②指素有痰疾，"因事逆意"而致喘咯咳唾者（见元·王珪《养生主论》）。③指梅核气。《杂病源流犀烛·痰饮源流》："气痰，七情郁结，痰滞咽喉，形如败絮，或如梅核，咯不出，咽不下，胸膈痞闷，宜清火豁痰丸（制大黄、白术、枳实、陈皮、山栀、半夏、黄连、黄芩、南星、贝母、连翘、花粉、茯苓、神曲、白芥子、玄明粉、青礞石、青黛、甘草、沉香、竹沥）"。参见痰证、梅核气条。

气藤 qìténg　血藤之别名。详该条。

气痛 qìtòng　病症名。出《灵枢·五色》。凡七情郁结，痰湿阻滞以及饮食劳伤等，均能导致气滞不通而引起疼痛。常发于胸腹腰胁等处。如气滞上焦，心胸痞痛，宜枳橘汤（《杂病源流犀烛》：枳壳、陈皮、姜）、清膈苍莎丸（《杂病源流犀烛》：苍术、制香附、黄连、黄芩）；气滞中焦，腹胁刺痛，宜木香破气散、撞气阿魏丸（《杂病源流犀烛》：莪术、丁香、青皮、陈皮、川芎、炙草、茴香、砂仁、肉桂、白芷、胡椒）；气滞下焦，疝瘕腰痛，宜四磨饮、木香槟榔丸。又如气滞于外，遍身刺痛，宜流气饮子、木香流气饮。气痛以实证居多，故治以开郁行气为主。若气滞而致血瘀，须加用活血化瘀药。

气脱 qìtuō　正气的耗损脱失。过汗、过下、亡血等，可致气失依附而处脱。《灵枢·决气》："气脱者，目不明。"气脱可见视物模糊、气息低微、面色苍白、脉微弱，甚至冷汗淋漓、昏不知人等。

气为血帅 qìwéixuèshuài　指气对血的推动、统摄和化生作用。气为阳，是动力；血为阴，是基础。气行血亦行，气虚血亦虚，气滞血亦滞，脾气虚则血失统摄而溢，气火盛则迫血妄行而泄。治疗上，补气摄血、行气活血、益气固脱等都是这种理论的运用（唐容川《血证论》）。

气味 qìwèi　即性味。指药物寒、热、温、凉四气和辛、甘、酸、苦、咸五味的基本属性。直接影响药物的作用与效能。

气味阴阳 qìwèiyīnyáng　四气、五味和升降浮沉的阴阳属性。四气中的热、温属阳，寒、凉属阴。五味（实际是六味）中的辛、甘、淡属阳，酸、苦、咸属阴。升、浮属阳，沉、降属阴。《素问·阴阳应象大论》："气味辛甘发散为阳，酸苦涌泄为阴。"

气郄 qìxì　见《针灸大全》。长强穴别名。详该条。

气下 qìxià　气机失常而主要表现为下陷不能正常上升的病理状态。为《内经》九种气机逆乱病症之一。《素问·举痛论》："恐则气下。"可由于惊恐伤肾以致下元虚衰，升腾无力而致，亦常由于脾气虚弱，中气升举无力而致，临床常见下腹胀坠，二便频数而排出不爽，短气乏力，甚则脱肛、子宫脱垂、疝气偏坠等，治疗宜温补脾肾，益气升阳。参见九气条。

气消 qìxiāo 气机失常而属于气消损耗散者，为《内经》九种气机失常病证之一。《素问·举痛论》："悲则心系急，肺布叶举，而上焦不通，荣卫不散，热气在中，故气消矣。"高士宗《黄帝素问直解》注："悲则心气并于肺，故心系急，心系上连于肺，故肺布叶举，肺位房上，主行荣卫阴阳之气。今肺布叶举，而致上焦不通，荣卫不散，则气郁于中，而致热气在中。悲则气消，以此故也。"临床常见胸胁拘迫、气促、语声断续、精神萎靡不振。治疗除调适情志外，应补肺益气，缓急和中，调和营卫。参见九气条。

气泄 qìxiè ❶出《素问·平人气象论》。即气泻。详该条。❷指肠道排气。❸九气之一。出《素问·举痛论》。详该条。

气泻 qìxiè 病症名。见《证治要诀·大小腑门》。又称气泄。气郁而泄泻的病症。多因郁怒挟食、肝气犯脾所致。症见胸膈痞闷，肠鸣腹痛，泻后痛缓，随后又作，恼怒则甚，苔薄，脉弦细。治宜疏肝理气，调和肝脾。用大七香丸（《证治要诀类方》：木香、檀香、甘松、丁皮、橘皮、砂仁、白豆蔻、三棱、莪术、大茴香）或木香调气散、排气饮（《景岳全书》：陈皮、木香、藿香、香附、枳壳、泽泻、乌药、厚朴）、痛泻要方。

气心痛 qìxīntòng 病名。见《医学心悟》卷三。多因大怒及七情之气作痛。实证见胸中气壅，攻刺作痛，游走不定。治宜理气降逆。用香苏散、沉香降气散等加减。虚证按之则痛减，脉大无力，治宜和中温脾，用六君子汤加减。

气虚 qìxū ❶泛指机能不足、元气虚弱之证。多由脏腑虚损，久病亏耗，劳倦过度，饮食失调或阴血损伤而累及气分所致。《素问·调经论》："血之所并为气虚。"一般症状有面色㿠白、头晕、气短、动则汗出、语声低微、倦怠乏力等，若气虚不能固摄，可致崩漏、便血等慢性出血，或气虚下陷而脱肛、子宫脱垂等。参见气虚不摄及五脏气虚各条。❷指肺虚。《素问·通评虚实论》："气虚者，肺虚也。"因肺主气，而肺气又受中焦脾土所生，故一般气虚皆以脾肺两亏为主。

气虚崩漏 qìxūbēnglòu 崩漏证型之一。多因素体虚弱，忧思伤脾，或饮食不节，以致中气下陷，冲任失固，血失统摄。症见突然阴道出血量多或淋漓不断、色淡红、质清稀、精神疲倦、气短懒言、不思饮食，或见面色㿠白、心悸、小腹空坠等。治宜补气摄血，健脾固冲。方用补中益气汤、举元煎等。

气虚痹 qìxūbì 痹证的一种。见《医学入门》卷五。多因气虚阳弱，寒湿内盛所致。症见四肢关节活动不利，身冷不温，或兼肢体麻木。治宜益气温阳为主。用川附丸（《医学入门》：川乌、附子、官桂、川椒、菖蒲、甘草、骨碎补、天麻、白术），或四君子汤加肉桂、附子。麻木症状较重者，可用神效黄芪汤（《证治准绳》：黄芪、人参、白芍、炙甘草、蔓荆子、陈皮）加减。

气虚不摄 qìxūbùshè ❶泛指脏气虚、统摄失职，可见自汗、遗精、泄泻、遗尿、崩漏、便血等。❷指气虚不能摄血而见各种出血症状。

气虚喘 qìxūchuǎn 病症名。见《证治汇补》卷五。元气不足或脾肺气虚所致的气喘。症见呼吸急促，似不能接续，身倦乏力，言语低微，动则汗出，喘逆更甚等。治宜补气平喘。用人参平肺散（《症因脉治》：桑白皮、知母、甘草、白茯苓、人参、地骨皮、青皮、陈皮、天冬、薄荷叶）、四君子汤等方。气虚有热，用参冬饮（《症因脉治》：人参、麦冬）；气虚有寒，用理中汤；气虚严重者，可用独参汤。参见虚喘条。

气虚耳聋　qìxū’ěrlóng　病症名。耳聋之因于气虚者，多见于年迈、病后等。症见耳鸣耳聋、少气倦怠、乏神心悸、口淡纳呆、脉弱无力。治宜补中益气。方用补中益气汤加减。参见耳聋条。

气虚耳鸣　qìxū’ěrmíng　耳鸣的一种。见《诸病源候论·耳鸣候》。由气血虚损，宗脉不足所致。症见耳鸣、右寸关脉大于左、无力倦怠、面色㿠白等。治用四君子汤、补中益气汤等。参见耳鸣条。

气虚腹痛　qìxūfùtòng　病症名。见《症因脉治》卷四。因久病气虚，或饮食不调，劳倦过度，损伤中气所致。症见腹痛绵绵，劳倦则甚，痛时喜按，饮食减少，面色萎黄，言语低微，呼吸气短，脉细涩或虚大。元气虚惫者，亦可见急疾之脉。治宜补气健中。可用香砂六君子汤、补中益气汤、小建中汤等方。

气虚滑胎　qìxūhuátāi　滑胎证型之一。孕妇有滑胎病史。孕后脾胃虚弱，中气不足，冲任不固，胎失所载，以致腰酸，腹胀，胎动下坠，或阴道下血，气短无力。治宜益气安胎。方用举元煎。若腰酸腹痛坠甚者，加杜仲、桑寄生；阴道下血者，加阿胶、艾炭。

气虚经行先期　qìxūjīngxíngxiānqī　经行先期证型之一。多因素体虚弱，忧思伤脾，或饮食不节，以致中气不足，冲任失固，经血妄行。症见经期提前，血量多，色淡红，质清稀，面色㿠白，精神疲倦，气短懒言，不思饮食，或心悸，小腹空坠等。治宜补气摄血，健脾固冲。方用补中益气汤、举元

煎等。

气虚热　qìxūrè　病症名。见《杂病源流犀烛·虚损痨瘵源流》。泛指脾胃气虚或脾肺气虚而致的虚热。多由饮食劳倦，内伤脾胃，以致气虚火旺，虚热内生。症见身热心烦，自汗恶寒，头痛体倦，懒于言语，动作则气喘乏力，脉洪大而虚等。治宜以甘温之剂培补中气。用补中益气汤或八珍汤加减。此外，有因暑湿伤气而致发热者，伴见四肢困倦、精神疲乏、心烦气促、口渴自汗、小便黄、脉虚等症，即《素问·刺志论》所谓"气虚身热，得之伤暑"。治宜清暑益气汤。若暑热之邪耗气伤津，症见身热脉虚，汗多，烦渴较甚者，治以清暑热，益气生津，宜用《温热经纬》清暑益气汤加减。

气虚头痛　qìxūtóutòng　头痛病症之一。见六朝·高阳生《脉诀》。由脾胃不足，气虚清阳不升所致。症见头痛耳鸣，九窍不利，神疲乏力，饮食无味，脉弱或大而无力，遇劳则头痛更甚。治宜健脾益气。可用补中益气汤，或四君子汤加黄芪、蔓荆子等。参见头痛条。

气虚痿　qìxūwěi　痿证的一种。见《证治汇补》卷七。由于劳倦内伤或病后饮食失调以致脾胃气虚，不能充养肢体所致。症见手足痿弱、举动无力。治宜补脾益气为主。四君子汤、二妙丸同用，或补中益气汤、六君子汤等加减。参见痿条。

气虚下陷　qìxūxiàxiàn　即中气下陷。详该条。

气虚小便不利　qìxūxiǎobiànbúlì　病症名。见《症因脉治》卷四。由于久病、劳倦过度、汗下太过等伤气所致。主要症状为气怯神疲，面色萎黄，言语低微，唇不焦，口不渴，欲小便而解不出，脉细弱。治宜补气为主。肺气不足者，用生脉散。中气不足者，用补中益气汤。膀胱气弱者，用人参车前

汤。参见小便不利条。

气虚心悸 qìxūxīnjì 心悸之一种。见《伤寒明理论·悸》。由于阳气虚所致。症见心下空虚，状若惊悸，多先烦后悸，脉大而无力。治宜温阳益气。可用小建中汤、真武汤、四逆汤加肉桂等。参见心悸条。

气虚眩晕 qìxūxuànyūn 眩晕的一种。见《丹溪心法》卷四。泛指各种因气虚阳衰、清阳不升所致的头晕，包括阳虚眩晕。脾气虚者，症见头晕眼花、神疲乏力、食少便溏、脉虚，遇劳则发。治宜益气健脾，用四君子汤、补中益气汤等方。阳虚者，详阳虚眩晕条。

气虚月经过多 qìxūyuèjīngguòduō 月经过多证型之一。多因素体虚弱，忧思伤脾，中气不足，冲任失固所致。症见经行血量过多，或行经时间延长，色淡，质稀，面色㿠白，精神疲倦，气短懒言，不思饮食，或心悸，小腹空坠等。治宜补气摄血，健脾固冲。方用补中益气汤、举元煎、归脾汤等。

气虚则寒 qìxūzéhán 阳气不足出现阴寒盛的病变。阳气不足则不能温养脏腑，致使脏腑的活动和代谢功能相应减弱，出现恶寒肢冷、神疲乏力、口淡不渴、面白舌淡、尿清便溏、脉沉迟或细弱等虚寒症状。《素问·调经论》："阳虚则外寒。"

气虚中满 qìxūzhōngmǎn 脾气虚弱引起腹部胀满的症状。脾胃居于中焦，主运化。若脾胃气虚，则运化功能失调，出现食欲不振、腹胀痞满，或兼大便溏泄等症状。

气虚自汗 qìxūzìhàn 病症名。见明·龚居中《红炉点雪》。由气虚表卫不固所致。症见自汗恶风、汗出身冷、疲乏无力、脉微而缓或虚大。治宜益气固表。可用玉屏风散、补中益气汤等方。参见自汗条。

气穴 qìxué ❶经穴名。代号KI13。出《针灸甲乙经》。别名胞门、子户。属足少阴肾经。位于腹正中线脐下3寸，旁开0.5寸处。主治月经不调、带下、不孕症、腹泻等。直刺1～1.5寸。灸3～5壮或5～10分钟。❷即穴位。详该条。

气血辨证 qìxuèbiànzhèng 内伤杂病的辨证方法之一。即以气、血的病症为纲进行辨证。属气血痰食辨证的一部分。详该条。

气血冲和 qìxuèchōnghé 指气血协调，运动通畅。气与血是相依相成的，血有赖于气的推动而流行，气也赖于血的供养而发挥作用，故有"气为血帅，血为气母"的说法。人体的正常生理活动有赖于气血功能的协调来维持，一旦失调，即可发病。《丹溪心法》："气血冲和，万病不生。一有怫郁，诸病生焉。"

气血两燔 qìxuèliǎngfán 燔，焚烧，指火盛。温热病气分的热邪未解，而营分血分热邪已盛，以致形成气血两燔之证。症见壮热、口渴、烦躁谵妄、斑疹透露，甚或吐血、衄血，舌绛苔黄，脉细数等。

气血两虚 qìxuèliǎngxū 气虚引致血虚或血虚引致气虚的证候。因气为血之帅，故气虚可致营血化生不足，或运血无力，或气虚不摄而失血；血为气之母，故血虚甚可致阳气无所依附而外脱。临床表现为面色苍白、头晕心悸、气短乏力、舌质淡嫩、脉细弱等，治宜气血双补。若气随血脱，则常以失血和气脱症状为主，急宜补气固脱。

气血失调 qìxuèshītiáo 气与血失去互相协调作用的病变。生理上，气血是相依相附的，气以生血，血以养气，气为血帅，血为气母。人若有病，气病可以影响血病，血病可以影响气病。如气滞可致血滞，血滞亦可致气滞，出现疼痛、血瘀等症状；气逆可致血逆而上溢，出现吐血、咯血、衄血等症状；气虚不能统摄血液，可使血不循经而见便血、尿血、月经不调、崩漏、皮下出血等症状。临床上凡是久痛、厥逆、月经不调、慢性出血等病症，多与气血失调有关。

气血双补 qìxuèshuāngbǔ 补法之一。以补气药与补血药并用治疗气血俱虚之证。气血俱虚多见面色苍白、头晕心悸、气短乏力、舌质淡嫩、脉细弱，用八珍汤。

气血痰食辨证 qìxuètánshíbiànzhèng 内伤杂病辨证方法之一。根据气、血、痰（饮）、食的病理特征，分别进行辨证。气的病症多指机能活动的紊乱、不足或障碍，如气虚、气滞、气逆、气厥等；血的病症多指血的生成不足或运行失常，如血虚、血瘀、出血和血厥等；痰可分痰证和饮证，其症繁多；食的病症主要指饮食失调所致的急性和慢性消化紊乱与营养代谢障碍，如宿食、食积和食厥等。

气血虚弱痛经 qìxuèxūruòtòngjīng 痛经证型之一。由于体质素虚，气血不足，经行之后气血更虚，以致胞脉失养，故多在经后小腹绵绵作痛，喜温喜按，经血量少，色淡质稀。宜补气养血，扶脾止痛。方用归建中汤，或红糖、生姜，蒸后口服。

气翳 qìyì 即混睛障。详该条。

气阴两伤 qìyīnliǎngshāng 即气阴两虚，详该条。

气阴两虚 qìyīnliǎngxū 又称气阴两伤。常见于热性病的过程中，如：温热病耗津夺液，出现大汗、气促、烦渴、舌嫩红或干绛、脉散大或细数，有虚脱倾向者。温热病后期以及内伤杂病，由于真阴亏损，元气大伤，而出现神疲形怠、少气懒言、口干咽燥、低热或潮热，或五心烦热、自汗、盗汗、舌红苔少、脉虚大或虚数者。温热病邪恋气分，汗出不彻，久而伤及气液，出现白㾦，其色枯白不亮。此外，亦可见于某些慢性消耗性疾病。

气营两燔 qìyíngliǎngfán 也称气营同病。燔，焚烧，指火盛，亦即气分和营分邪热炽盛。症见壮热、烦渴、神志昏迷、斑疹隐约可见，舌绛，苔黄燥等。

气营两清 qìyíngliǎngqīng 清热法之一。适用于热性病热邪入气分和营分的治法。症见高热、心烦、夜睡不宁、口渴、汗出、舌绛、苔黄而干、脉洪数等。可同时使用清气分和营分的药物，如石膏、知母、竹叶心、连翘、黄芩、石斛、生地、玄参等，常用清瘟败毒饮等。

气营同病 qìyíngtóngbìng 见气营两燔条。

气瘿 qìyǐng 病名。出《千金要方》。多因情志抑郁或水土因素所致。颈部生较大肿块，皮色如常，按之柔软，随喜怒而增大或缩小。相当于地方性甲状腺肿。治宜理气解郁，化痰软坚，健脾除湿。用四海舒郁丸（海带、海藻、昆布、海螵蛸、青木香、陈皮、海蛤粉）或海藻玉壶汤化裁。亦可选用碘剂、针灸及手术治疗。

气壅喉痹 qìyōnghóubì 病症名。多由痰毒邪火之气壅滞肺系，肺气闭郁，气机不利所致。症见咽喉肿痛，痰涎稠黏，身发寒热。治宜宣肺气，祛风痰，清热毒。用荆芥、防风、桔梗、蝉蜕、僵蚕、瓜蒌、陈皮、枳壳、法夏、黄芩、栀子等煎服。

气有余便是火 qìyǒuyúbiànshìhuǒ 出《丹溪心法》。阳气偏盛，呈现病理性的机能亢进，导致各种火症。如：由于阴液不足，阳气偏盛引起的目赤、咽痛、牙龈肿痛等虚火上炎证候。五志以及七情偏极而出现阳亢或气郁化火的肝火、胆火、胃火、心火等证候。

气俞 qìshù 见《针灸甲乙经》。京门穴别名。详该条。

气郁 qìyù 郁证之一种。见《丹溪心法·六郁》。由于情志郁结，肝气不舒所致。症见胸满胁痛、脉象沉涩。治宜疏肝解郁。可选用越鞠丸、气郁汤、木香调气散、七气汤等。临床上的各种郁证往往从气郁开始，故治疗亦须予以兼顾。

气郁汤 qìyùtāng ❶《证治准绳》方。香附三钱，苍术、橘红、制半夏、贝母、茯苓、川芎、紫苏叶（自汗则用子）、炒栀子仁各一钱，甘草、木香、槟榔各五分，生姜五片。水煎服。治气郁胸满胁痛，脉沉而涩。❷《杂病源流犀烛》方。香附、茯神、藿香、桔梗、木香、枳壳、厚朴、砂仁。水煎服。治气郁呃逆。

气郁脘痛 qìyùwǎntòng 病症名。见《类证治裁》卷六。又名肝胃气痛。多由情志不舒，肝气郁结，横逆犯胃所致。症见胃脘胀痛，呈游走性，常痛连两胁，按之痛减，嗳气频繁，或嘈杂吐酸等。治宜疏肝理气为主。因肝脾不升所致者，用疏肝培脾法；因肝胆气逆、胃失和降者，用泄肝和胃法；因肝胃阴伤、气滞所致者，用养阴柔肝理气法。如嘈杂吐酸水，可加左金丸、煅瓦楞、海螵蛸之类。

气郁胁痛 qìyùxiétòng 病症名。见《杂病源流犀烛·肝病源流》。多指肝气郁结所致的胁痛。详肝郁胁痛条。

气郁眩晕 qìyùxuànyūn 眩晕的一种。见《证治汇补》。多因七情郁结，气郁生痰所致。症见精神抑郁、心悸怔忡、面部时时发热、眉棱骨痛。治宜安神化痰。可用十四友丸（《证治要诀》：熟地、酸枣仁、白茯苓、茯神、阿胶、蛤粉、远志、人参、当归、肉桂、柏子仁、紫石英、黄芪、辰砂、龙齿）、茯神汤、玉壶丸（《世医得效方》：人参、麦冬、山药、前胡、熟地、枳壳、远志、白茯苓、茯神、半夏、黄芪、甘草）等方。

气郁血崩 qìyùxuèbēng 血崩证型之一。多因暴怒伤肝，血失所藏，气乱血动，冲任失调所致。症见突然阴道下血，量多，色紫红有块，烦躁易怒，胸胁不舒。宜止血以治其标，用固冲汤。待血量减少后，再以逍遥散加炒香附、青皮疏肝解郁，或用醋炒香附为细面，每次服10克，米汤送下。

气原 qìyuán 见《针灸甲乙经》。中极穴别名。详该条。

气胀 qìzhàng 病症名。出《素问·脉要精微论》。①七情郁结，气道壅塞而致的胀病。症见腹部胀满、四肢瘦削、饮食减少。治宜疏肝理气为主。可用沉香降气散（《仁斋直指方》）。②胀病的一种。腹大胀满而中空无物者，称气胀，又称鼓胀。中实有物者，称为蛊胀（见《医碥》卷三）。又《罗氏会约医镜》指出："凡病气胀者，若察其病，系食停、气滞、血逆、湿热等证，即因证而治之。或升降其气，或消导其邪，此皆治实之法也……若在中年之后，乃素多劳伤，或脉弱便泄，或身倦色悴，是皆虚损之证，当以培补为急。"提示了气胀治疗的大法。

气至病所 qìzhìbìngsuǒ 针刺术语。见《针经指南》。气是指针下的得气感应。感应通过一定的手法，使针感到达病变部位，由此获得更好的疗效，故称。

气治 qìzhì 出《素问·脉要精微论》。谓中气足，血脉调，有病易治。参见长脉条。

气痔 qìzhì 病名。出《诸病源候论》。由风冷之邪及忧思郁怒，使气滞三焦，邪结肛门而成。症见腹胁胀满、肛门肿痛、大便艰难、便血脱肛，每遇忧思郁怒易发。相当于内痔合并脱肛。治宜开郁散邪。用香苏散加味。

气滞腹痛 qìzhìfùtòng 病证名。见《赤水玄珠·腹痛门》。又称气结腹痛。因情志不舒，起居不慎，使气机郁滞所致。症见腹部胀痛，或攻痛不定，胸闷胁痛，嗳气或矢气后痛可减轻，七情不舒则疼痛加重。治宜疏肝解郁，理气止痛。气郁化火者兼以清火。可用木香顺气丸或四逆散、柴胡清肝饮等方。

气滞经闭 qìzhìjīngbì 病症名。属经闭证型之一。多因郁怒伤肝，肝气郁滞，气滞则血涩，瘀阻冲任胞脉，经血不得下达胞宫而致经闭。症见经闭不通、精神郁闷、烦躁易怒、胸胁小腹胀闷不舒。治宜行气开郁调经。方用乌药散、七制香附丸等。

气滞经行后期 qìzhìjīngxínghòuqī 经行后期证型之一。指郁怒伤肝，气机不畅，冲任胞脉血行受阻，以致月经错后，不能按月来潮。常兼见小腹及乳房胀痛拒按，月经量少，滞涩不畅。宜行气开郁。用加味乌药汤（方见气滞痛经条）、七制香附丸等。

气滞痛经 qìzhìtòngjīng 痛经证型之一。多因情志抑郁，气机不畅，气滞则冲任血行郁阻，不通则痛。症见经前或经行时下腹部胀甚于痛，或兼胸乳等处胀闷不舒，经行涩滞不畅。宜行气止痛。用加味乌药汤（《医宗金鉴》：乌药、砂仁、延胡索、木香、甘草、香附、槟榔片）、七制香附丸等。

气滞胃痛颗粒 qìzhìwèitòngkēlì 中成药。见《中华人民共和国药典》2010 年版一部。柴胡、枳壳、白芍、延胡索（炙）、香附（炙）、炙甘草。以上 6 味按颗粒剂工艺制成。开水冲服，每次 5 克，每日 3 次。功能舒肝理气，和胃止痛。用于肝郁气滞，胸痞胀满，胃脘疼痛。

气滞血瘀经闭 qìzhìxuèyūjīngbì 经闭证型之一。多因郁怒伤肝，肝气郁滞，气滞则血涩，瘀阻冲任胞脉，经血不得下达胞宫而致。偏于气滞者，症见精神郁闷、烦躁易怒、胸胁小腹胀甚于痛，宜行气舒郁调经，用乌药散（《妇人良方》：乌药、莪术、当归、桂心、桃仁、青皮、木香）。偏于血瘀者，症见小腹痛甚于胀，拒按，宜活血祛瘀，用通瘀煎（《景岳全书》：当归尾、山楂、香附、红花、乌药、青皮、木香、泽

泻）加桃仁、丹参、泽兰、牛膝。

气滞血瘀心悸 qìzhìxuèyūxīnjì 心悸之一种。多由气滞血瘀所致。症见心悸不安、短气喘息、胸闷或痛、舌色紫暗、脉涩等。清·王清任《医林改错》认为："心跳心慌，用归脾、安神等方不效，用血府逐瘀汤效佳。"治疗以活血化瘀为主。

气滞腰痛 qìzhìyāotòng 腰痛的一种。见《医学入门·腰痛》。因失志忿怒，郁闷忧思，或闪挫跌扑，筋脉气滞所致。症见腰痛胀满，连及腹胁，似有气走注，忽聚忽散，不能久立远行，脉沉弦或伏等。治宜行气疏滞为主。方用沉香降气汤、七香丸（《医学入门》：丁香、香附、甘草、甘松、益智仁、莪术、砂仁）、调气散（《丹溪心法》：藿香、甘草、缩砂、白豆蔻、丁香、白檀香、木香）等加减。日久者，宜理气养血。参见腰痛条。

气中 qìzhòng ❶类中风之一。见《太平惠民和剂局方·论诸风气中》。又名中气。多由七情气结，或怒动肝气，气逆上行所致。症见忽然仆倒，不省人事，牙关紧急，手足拘挛等。其状极似中风，但身凉不温，口内无涎声（或有痰涎亦不多），与中风不同。可见于癔病等疾患。治宜理气、散结、降逆。方用八味顺气散（《医宗必读》：白术、白茯苓、青皮、白芷、橘红、乌药、人参、甘草）、七气汤、木香调气散等。重者用姜汁调苏合香丸灌之，以开其闭。❷经外奇穴名。见《医学纲目》。位于脐下 4 寸，旁开1.5 寸处。主治腹痛、肠鸣、泄泻、月经不调等。直刺 1～1.5 寸。灸 3～7 壮或 5～15分钟。

气肿 qìzhǒng 病症名。见《丹溪心法·水肿》。水肿而见气郁为主者。多因气滞湿郁所致。症见皮厚色苍，四肢瘦削而腹胁膨满作胀，或痛连胸胁，或突然浮肿，或肿自上而下，其肿按之觉皮厚，随按随起。治宜理

气化湿，消肿除满。方用橘皮煎丸（《杂病源流犀烛》：橘皮、甘草、当归、萆薢、肉苁蓉、吴茱萸、厚朴、肉桂、巴戟、石斛、附子、牛膝、鹿茸、杜仲、干姜、阳起石、菟丝子）等。参见水肿条。

弃杖散 qìzhàngsǎn 验方。见《中西医结合治疗骨与关节损伤》。当归尾、姜黄、紫荆皮各125克，细辛、大黄、生川乌、皂角、肉桂、透骨草、丁香、白芷、红花各60克。共研细末，以蜂蜜或凡士林调成软膏，敷伤处。治各种损伤肿胀疼痛，及骨与关节损伤初期之瘀血凝滞。

泣 qì ❶眼泪。《灵枢·口问》："泣不止则液竭。"❷哭泣。《灵枢·五癃津液别》："悲哀气并，则为泣。"

qia

掐法 qiāfǎ 推拿手法名。用指甲按压穴位。为开窍解痉的强刺激手法。常用于晕厥、惊风等症。《厘正按摩要术》："掐之则生痛，而气血一止，随以揉继之，气血行而经络舒也。"

髂窝流注 qiàwōliúzhù 即缩脚流注。详该条。

qian

千柏鼻炎片 qiānbǎibíyánpiàn 中成药。见《中华人民共和国药典》2010年版一部。千里光、决明子各242克，羌活16克，麻黄81克，白芷8克，卷柏404克，川芎8克。以上7味制成糖衣片，口服。一次3～4片，一日3次。功能清热解毒，活血祛风，宣肺通窍。用于风热犯肺、内郁化火、凝滞气血所致的鼻塞、鼻痒气热、流涕黄稠，或持续鼻塞、嗅觉迟钝，以及急慢性鼻炎、急慢性

鼻窦炎见上述证候者。

千层楼 qiāncénglóu 贯叶连翘之别名。详该条。

千捶膏 qiānchuígāo 经验方。见上海中医学院《中医外科学讲义》。蓖麻子肉150克，松香粉300克，轻粉30克，东丹、银朱各60克，茶油48克。制成药膏，贴患处。功能消肿止痛，提脓祛腐。治痈疽疔疖疗。

千斤草 qiānjīncǎo 牛筋草之别名。详该条。

千金散 qiānjīnsǎn 即去腐散。详该条。

千金藤 qiānjīnténg 中药名。出《本草拾遗》。别名金线钓乌龟、天膏药。为防己科植物千金藤 Stephania japonica（Thunb.）Miers 的块根或茎藤。分布于华东、华中、西南、华南地区。苦，寒。清热泻火，利湿消肿。治咽喉肿痛、牙痛、胃痛、湿热淋浊、小便不利、水肿脚气、风湿痹痛，煎服：9～15克。捣敷治疮疖痈肿、跌打损伤。全株含轮环藤酚碱和千金藤碱等多种生物碱。轮环藤酚碱有横纹肌松弛作用，能被新斯的明所拮抗。它和千金藤碱均有神经节阻断作用。

千金苇茎汤 qiānjīnwěijīngtāng 即苇茎汤。详该条。

千金要方 qiānjīnyàofāng 即《备急千金要方》之简称。详该条。

千金翼方 qiānjīnyìfāng 医书。30卷。唐·孙思邈撰。成书于682年。该书为作者补充其所撰《千金要方》而编。首载本草，其次为妇产、伤寒、小儿病、养生、内科杂病、外科、色脉、针灸与禁经（祝由科）等。取材广博，大多辑自唐以前的古医书。现有影印本及多种排印点校本。

千金止带丸 qiānjīnzhǐdàiwán 中成药。香附、鸡冠花、椿根白皮各500克，木香、补骨脂、白芍、杜仲、砂仁、白术、续断、延胡索、青黛、小茴香、党参、煅牡蛎各120

克，川芎、当归各 240 克。水丸，每服 6 克。治气血两虚，下焦湿热，赤白带下，腹痛腰酸。本方为《济阴纲目》止带丸加减。

千金子 qiānjīnzǐ 中药名。出《开宝重定本草》。别名打鼓子、小巴豆。为大戟科植物续随子 Euphorbia lathyris L. 的种子。主产于河北、河南、浙江。辛，温，有毒。入胃、大肠、膀胱经。逐水消肿，破血散结。治水肿胀满、二便不利、痰饮经闭、癥瘕积聚，内服：1～2 克，去壳去油，入丸散用。外敷治毒蛇咬伤、疥、癣、疣赘。不宜久服、过量。服药时忌食碱、盐。体弱及孕妇忌服。本品含脂肪油，油中分离出续随子甾酯、巨大戟萜醇 20－棕榈酸酯等含萜的酯类化合物，又含马栗树皮素、白瑞香素等羟基香豆精类。续随子甾酯有峻泻作用。

千里光 qiānlǐguāng 中药名。出宋·苏颂等《本草图经》。别名千里及、九里明、一扫光。为菊科植物千里光 Senecio scandens Buch. –Ham. 的全草。分布于我国西北至西南部、中部、东南部。苦，凉。清热解毒，清肝明目。治上呼吸道感染、扁桃体炎、肺炎、菌痢、肠炎、阑尾炎、黄疸型肝炎、胆囊炎、钩端螺旋体病，煎服：15～30 克。治眼结膜炎、角膜炎，煎服并制成眼药水滴眼。捣敷及煎服，治疮疖肿毒；煎水洗，治湿疹，皮炎。本品含大量毛茛黄素、菊黄素。还含氢醌、对羟基苯乙酸、香荚兰酸、水杨酸等。另含生物碱。煎剂有广谱抗菌作用，对金黄色葡萄球菌、伤寒杆菌、副伤寒杆菌、痢疾杆菌与钩端螺旋体作用较强。

千里及 qiānlǐjí 千里光之别名。详该条。

千里香 qiānlǐxiāng 九里香之别名。详该条。

千年见 qiānniánjiàn 即千年健。详该条。

千年健 qiānniánjiàn 中药名。出《本草纲目拾遗》。别名千年见。为天南星科植物千年健 Homalomena occulta（Lour.）Schott 的根茎。主产于广西。辛、苦，温。入肝、肾经。祛风湿，强筋骨。治风寒湿痹，筋骨疼痛，手足拘挛、麻木，腰酸脚软，胃寒病。煎服：4.5～9 克。

千年老鼠屎 qiānniánlǎoshǔshǐ 天葵子之别名。详该条。

千屈菜 qiānqūcài 中药名。出《救荒本草》。别名对叶莲、败毒草。为千屈菜科植物千屈菜 Lythrum salicaria L. 的全草。我国大部分地区有分布。苦，凉。清热解毒，凉血止血。治泄泻、痢疾、便血、血崩，煎服：6～12 克。治外伤出血，研末外敷。本品含千屈菜苷、没食子酸鞣质与胆碱、光千屈菜碱、光千屈菜定碱、光千屈菜胺等多种生物碱。花尚含牡荆素等。煎剂在体外能抑制葡萄球菌、伤寒杆菌等，对痢疾杆菌尤为敏感。对离体肠管有解痉作用。根煎剂用于慢性痢疾，作为收敛或缓和剂。

千日疮 qiānrìchuāng 病名。出《外科启玄》。又名疣疮、瘊子。由风邪搏于肌肤而变生，或肝虚血燥，筋气不荣所致。本病好发于手背、指背、头皮等处。初起小如粟米，渐大如黄豆，突出皮面，色灰白或污黄，蓬松枯槁，状如花蕊，数目多少不一，少则一个，多则数十个，挤压时则有疼痛，碰撞或摩擦时易出血。即寻常疣。外用鸡肫皮擦之，或用鸦胆子仁捣烂涂敷。数目多时可用蕲艾灸之。

千岁疮 qiānsuìchuāng 即流注病。详该条。

千张树 qiānzhāngshù 喜树之别名。详该条。

千张纸 qiānzhāngzhǐ 木蝴蝶之别名。详该条。

扦扦活 qiānqiānhuó 接骨木之别名。详该条。

牵拉肘 qiānlāzhǒu 病名。又名曲脉骱、假性脱骱，即小儿桡骨小头半脱位。因牵拉所致。患肘伸屈不灵，前臂不能做屈伸、旋后活动，尤其不愿以手取物，桡骨小头压痛明显。治宜用牵拉肘复位法，或手翻托法复位。

牵拉肘复位法 qiānlāzhǒufùwèifǎ 正骨手法。适用于牵拉肘（小儿桡骨小头半脱位）的整复。以左肘为例：医者坐于患肢外侧，以右手拇指置于患肢远端背侧，余指对握掌侧，左手拇指压于桡骨小头部，余指对握肘后部，当右手持患臂做旋后同时牵引伸肘动作时，左手拇指下压桡骨小头，即可感到复位的滑动声，再作 2～3 次伸屈患肘的活动即可。

牵牛子 qiānniúzǐ 中药名。出《雷公炮炙论》。别名黑丑、白丑、二丑。为旋花科植物裂叶牵牛 Pharbitis nil（L.）Choisy 或圆叶牵牛 P. purpurea（L.）Voigt 的种子。全国大部分地区均产。苦、寒，有毒。入肺、肾、大肠经。泻下逐水，去积杀虫。治水肿、腹水、二便不利、脚气、痰饮咳喘、虫积腹痛，煎服：3～6 克。孕妇忌服。切勿与巴豆同用。本品含牵牛子苷、没食子酸、裸麦角碱等。未成熟种子含多种赤霉素及多种赤霉素葡萄糖苷。水、醇浸剂对小鼠皆有泻下作用，主要由于牵牛子苷在肠内分解后刺激肠道，引起腹泻。但煎剂则失去致泻能力。对蛔虫和绦虫有杀灭作用。

牵推法 qiāntuīfǎ 下颌关节脱臼整复法。又名手托法。《千金要方》："一人以手指牵其颐，以渐推之，则复入矣。推当疾出指，恐误啮伤人指也。"本法一直沿用至今。

牵推复位法 qiāntuīfùwèifǎ 正骨手法。适用于肘关节脱位。局麻后患者侧卧，患侧向上，屈曲肩、肘关节，一助手立于患者胸侧，双手紧握患腕，沿前臂纵轴方向牵拉，医者双手拇指顶住鹰嘴部，余指环勾住肱骨远端，配合助手对抗牵引，如感到复位的声响，即已复位。

牵引法 qiānyǐnfǎ 推拿手法名。即拉法。详该条。

牵正 qiānzhèng 经外奇穴名。位于耳垂前 0.5～1 寸处。主治面神经麻痹、腮腺炎。向前斜刺 0.5～1 寸。

牵正散 qiānzhèngsǎn《杨氏家藏方》（宋·杨倓撰）方。白附子、僵蚕、全蝎各等分。为末，每用一钱，热酒调服。功能祛风痰，止痉挛。治面瘫，口眼歪邪，面部肌肉抽动。

铅丹 qiāndān 中药名。出《神农本草经》。别名黄丹、广丹、东丹。为用铅加工制成的四氧化三铅粉末。产于河南、广东、福建、湖南、云南等地。辛、咸，寒，有毒。拔毒生肌。治痈疽疔疮，撒布或制油膏涂患处。

谦斋医学讲稿 qiānzhāiyīxuéjiǎnggǎo 医书。秦伯未撰于 1964 年。全书选录作者中医学术讲稿 12 篇，包括脏腑发病及用药法则、五行生克的临床运用、气血湿痰治法、种种退热法、温病、肝病、水肿、腹泻、感冒论治等专题。文中结合个人临床经验阐发中医学理论，深入浅出，并附治疗案例。

荨麻 qiánmá 中药名。出《本草图经》。别名蝎子草。为荨麻科植物麻叶荨麻 Urtica cannabina L. 或狭叶荨麻 U. angustifolia Fisch. ex Homem. 等的全草。分布于华北、东北、西北地区。辛、苦，微寒，有毒。祛风湿，和血，解痉。治风湿疼痛、产后抽搐、小儿惊风、荨麻疹，煎服：2～3 克。捣敷，治蛇咬伤。麻叶荨麻全草含多种维生素及鞣质。

前臂托板 qiánbìtuōbǎn 医疗器械。可限制已整复固定的前臂发生旋转及下垂，保持患肢于功能位置，以利于骨折愈合。多用木质材料制作，长度以鹰嘴到手指端，宽以前臂横径为度，并于远端做一圆柱状小把手，便于手握。用时置于患臂下，挂颈部，将患肢

悬于胸前。

前顶 qiándǐng　经穴名。代号DU21。出《针灸甲乙经》。属督脉。位于头正中线上，百会穴前1.5寸处。主治头痛、眩晕、颜面浮肿、鼻塞多涕、小儿惊痫。平刺0.5～0.8寸。

前谷 qiángǔ　经穴名。代号SI2。出《灵枢·本输》。属手太阳小肠经。荥穴。位于小指末节尺侧，当第五掌指关节前方，掌指横纹头赤白肉际处，握拳取穴。主治耳鸣、咽痛、少乳、手指麻木。直刺0.3～0.5寸。灸5～10分钟。

前关 qiánguān　见《太平圣惠方》。太阳穴之别名，详该条。

前后配穴法 qiánhòupèixuéfǎ　前指胸腹，后指背腰。前后穴位相配，称前后配穴法。如胃痛取腹部的中脘、梁门，背部的脾俞、胃俞；咳嗽气喘取胸部的膻中、天突，背部的定喘、肺俞等。以背俞穴和胸腹部的募穴相配者则称俞募配穴法。

前胡 qiánhú　中药名。出《雷公炮炙论》。为伞形科植物白花前胡 Peucedanum praeruptorum Dunn 或紫花前胡 Peucedanum decursivum（Miq）Maxim. 的根。主产于浙江、江西、安徽、湖南等地。苦、辛，微寒。入肺经。疏风清热，降气化痰。治风热感冒、肺热咳喘痰多，煎服：3～9克。白花前胡根含白花前胡甲素、乙素、丙素、丁素及前胡苷、甘露醇、挥发油。紫花前胡煎剂对麻醉猫有祛痰作用。白花前胡丙素能增加离体心脏冠脉流量。

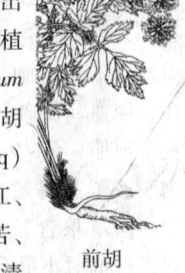

前胡

前列舒丸 qiánlièshūwán　中成药。见《中华人民共和国药典》2010年版一部。熟地黄、薏苡仁、冬瓜子、山茱萸、山药、牡丹皮、苍术、桃仁、泽泻、茯苓、桂枝、附子、韭菜子、淫羊藿、甘草。以上15味制成水蜜丸，或炼蜜制成大蜜丸。扶正固本，益肾利尿。用于肾虚所致的淋证，症见尿频、尿急、排尿滴沥不尽；慢性前列腺炎及前列腺增生症见上述证候者。口服。水蜜丸一次6～12克，大蜜丸一次1～2丸，一日3次。尿闭不通者不宜用本药。

前神聪 qiánshéncōng　经外奇穴名。见《类经图翼》。位于头正中线，入前发际4.5寸处；或于百会穴前0.5寸处取穴。主治中风、头痛、眩晕、癫痫、神经衰弱等。沿皮刺0.3～0.5寸。灸1～3壮或3～5分钟。

前溲 qiánsōu　即尿。详该条。

前阴 qiányīn　又称下阴。男、女外生殖器及尿道的总称。《素问·厥论》："前阴者，宗筋之所聚，太阴阳明之所合也。"

前阴漫肿 qiányīnmànzhǒng　病症名。见徐大椿《女科指要》。多因脾虚不能运化水湿，肝郁化热，湿热蕴结流注于厥阴，以致前阴漫肿、疼痛。因脾虚者，兼见倦怠乏力、食少便溏，治宜健脾利湿，方用四苓汤；因肝经湿热者，兼见心烦易怒、口苦胁痛、带多色黄，治宜疏肝解郁，清热利湿，方用丹栀逍遥散加减。

钱匕 qiánbǐ　古代量取药末的器具名。用汉代的五铢钱币量取药末至不散落者为一钱匕；用五铢钱币量取药末至半边者为半钱匕；钱五匕者，是指药末盖满五铢钱边的"五"字，以不落为度。一钱匕约今五分六厘，合2克强；半钱匕约今二分八厘，合1克强；钱五匕约为一钱匕的1/4，约今一分四厘，合0.6克。

钱串草 qiánchuàncǎo　排钱草之别名。详该条。

钱氏七味白术散 qiánshìqīwèibáizhúsǎn　即白术散第二方。见白术散条。

钱氏小儿药证直诀 qiánshìxiǎo'éryàozhèng

zhíjué　即《小儿药证直诀》。详该条。

钱乙 qiányǐ （约 1032—1113） 北宋著名儿科学家。字仲阳。郓州（今山东郓城县）人。专业儿科 40 年，临证经验丰富，曾任太医丞等职。治病不拘于古法，善于化裁古方和自制新方是他的临证特点之一。对儿科学的发展有较大影响。现存《小儿药证直诀》，是他的学生阎季忠收集整理他的论述和经验而成，其中提出儿科的五脏辨证法，并对不少儿科疾患有独到的论述。

钱仲阳 qiánzhòngyáng 见钱乙条。

潜阳 qiányáng 治疗阴虚而肝阳上亢的方法。肝阳上亢，出现头痛眩晕、耳鸣耳聋、肢体麻木或震颤等症时，可用牡蛎、生龙骨、生石决明、珍珠母、磁石、代赭石等质重镇坠的药物以收敛虚阳。本法常与平肝、滋阴等法同用。

潜斋医书五种 qiánzhāiyīshūwǔzhǒng 医学丛书名。清·王士雄撰。刊于 1854 年。包括《王氏医案》《医案续编》《霍乱论》《温热经纬》《随息居饮食谱》5 种。

潜镇 qiánzhèn 又名镇潜。镇静安神药和潜阳药合用，治疗因心神浮越表现惊悸失眠或肝阳上亢所致头痛眩晕的方法。镇潜药多为金石、介类质量下坠之品，如磁石、朱砂、生铁落、龙骨、牡蛎、珍珠母等。

潜趾 qiánzhǐ 病名。又名嵌甲。多由趾甲损伤、鞋窄等所致。症见趾甲嵌于甲沟内，疼痛殊甚。用修脚术修去嵌入的趾甲；若局部有炎症，按感染处理。

浅刺 qiǎncì 针刺时，针体进入组织较浅或仅及皮肤的程度。《灵枢·终始》："脉虚者，浅刺之。"又"痒者，阳也，浅而刺之。"一般皮肉浅薄之处或重要脏器附近的穴位，或病变部位较浅，或阳证、热证、虚证、新病或体质虚弱及感应灵敏患者，均适于浅刺。

欠 qiàn ❶证名。出《灵枢·口问》。又称呵欠、欠伸、呼欠。自觉困乏而伸腰呼气，常发生在过度疲劳时。如经常呵欠，称数欠，为气虚阳衰、肾气不充的表现。《灵枢·九针》："肾主欠。"治宜益气补肾。❷不足、短少之意。《灵枢·经脉》："小便数而欠。"

芡实 qiànshí 中药名。出《本草纲目》。别名鸡头、鸡头米。为睡莲科植物芡实 Euryale ferox Salisb. 的种仁。主产于山东、湖南、湖北、江苏等地。甘、涩、平。入脾、肾经。益肾固精，补脾止泻，祛湿止带。治遗精、滑精、尿频、遗尿、白浊、带下、脾虚久泻，煎服：9～15 克。种子含维生素 B_1、维生素 B_2、维生素 C 等。

茜草 qiàncǎo 中药名。出《神农本草经》。又名蘆茹、血见愁、活血草。为茜草科植物茜草 Rubia cordifolia L. 的根及根茎。主产于陕西、河北、河南、山东等地。苦、寒。入肝经。凉血止血，行血活络。治咯血、吐血、衄血、尿血、便血、崩漏、经闭、慢性支气管炎，煎服：6～9 克。治跌打损伤、疔肿，内服或鲜品捣敷。活血宜生用，止血多炒用。茜草根含紫茜素、伪紫茜素、茜草色素。煎剂对小鼠有镇咳、祛痰作用。水提取物能收缩子宫，温浸液能轻度缩短兔血凝时间。根在体外对葡萄球菌、卡他球菌、肺炎球菌及流感杆菌有抑制作用。提取物在体外、体内对某些实验性肿瘤有明显抑制作用。

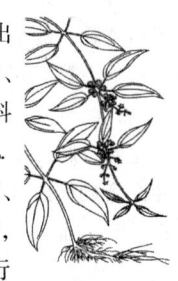

茜草

qiang

呛咳 qiāngké 即百日咳。详该条。

羌活 qiānghuó 中药名。出《神农本草经》。为伞形科植物羌活 *Notopterygium incisum* Tingex H. T. Chang 或宽叶羌活 *N. forbesii* Boiss. 的根茎和根。主产于四川、甘肃、青海。辛、苦、温。入膀胱、肾经。祛风胜湿，解表止痛。治感冒风寒、发热、头痛、风湿关节痛、破伤风、痈疽疮毒、荨麻疹，煎服：3～9 克。本品含挥发油。在体外对布氏杆菌有抑制作用。

羌活胜湿汤 qiānghuóshèngshītāng《内外伤辨惑论》方。羌活、独活各一钱，炙甘草、藁本、川芎、防风各五分，蔓荆子三分。水煎服。功能发汗，祛风胜湿。治湿气在表，症见头痛头重，腰脊重痛，或一身尽痛，难以转侧，恶寒微热，苔白脉浮。

蜣螂 qiāngláng 中药名。出《神农本草经》。别名推车虫、推粪虫、牛屎虫、铁甲将军。为金龟子科昆虫屎壳螂 *Cathar sius molossus* L. 的干燥虫体。主产于江苏、浙江、河北等地。咸，寒，有毒。入肝、胃、大肠经。定惊破瘀，通便攻毒。治惊痫、癫狂、癥瘕、便秘、淋病，煎服：1.5～3 克。焙焦研粉，油调搽，治疮疡、痔漏。孕妇忌服。本品含蜣螂毒素约 1%。蜣螂毒素对蟾蜍神经肌标本有麻痹作用。能使家兔血压先降后升、呼吸振幅增大、频率加快，并对肠管及子宫有抑制作用。

蜣螂注 qiānglángzhù 病名。见《医宗金鉴·外科心法要诀》。发于手指骨节，患指渐肿坚硬，形如蝉腹，又似蜣螂，故名。病指屈伸艰难，日久腐溃，脓水淋漓，疮口难敛。即关节结核。治同流痰条。

强巴·南杰札桑 qiángbā·nánjiézhásāng (1394—1475) 明代藏医学家。西藏昂仁人。藏医北方学派创始人，曾系统学习佛经、语言、文学、天文、历算、医学及工技，著述涉及各科。医学著作有《药学宝箱》《精简八支药方》《甘露源流》《所需可得》等。

强刺激 qiángcìjī 针灸术语。刺激强度较大的针灸方法。一般以粗针做高频率、大幅度、长时间的捻转提插，患者针感较为强烈，并向四周或远端扩散；艾灸则以大炷做多壮或长时间熏灸。适用于体质壮实，起病急骤的患者。

强肝汤（丸）二号 qiánggāntāng（wán）èrhào 山西省中医研究所方。见《新医药学杂志》1972 年 1 期。丹参 15～30 克，当归、白芍、郁金、党参、车前子、白术、茯苓各 9～15 克，败酱草、金银花各 12～30 克，茵陈 9～30 克，龙胆草 6～12 克，栀子、甘草各 6～9 克，香橼、炒莱菔子各 9～12 克。水煎服，或制成蜜丸。治慢性肝炎，用于湿热比较明显者，症见身重体倦，不思饮食，口干心烦，小便短赤，大便溏或结，舌苔黄腻，脉滑数、濡数或弦滑。

强肝汤（丸）一号 qiánggāntāng（wán）yīhào 山西省中医研究所方。见《新医药学杂志》1972 年 1 期。黄芪、丹参各 15～30 克，当归、白芍、郁金、党参、黄精、泽泻、生地黄、山药、山楂、神曲、茵陈各 9～15 克，秦艽 6～9 克，板蓝根 9～12 克，甘草 6～12 克。水煎服，或制成蜜丸。治慢性肝炎，用于气血不足、脾虚、肾虚、肝郁等证型，症见身体虚弱，腰酸，食欲不振，便溏，胁痛，苔白或舌红少苔，脉弦细、弦细数或虚软等。实验研究：有保护肝细胞，抗脂肪肝，轻度抑制肝纤维化，促进肝细胞再生，抑制血清转氨酶升高，抑制丙种球蛋白升高和促进白蛋白合成等作用。

强间 qiángjiān 经穴名。代号 DU18。出《针灸甲乙经》。别名大羽。属督脉。位于头部，后发际正中直上 4 寸。主治头痛、眩晕、失眠、癫痫、精神病。平刺 0.5～0.8 寸。

强阳 qiángyáng 见《针灸甲乙经》。络却穴别名。详该条。

强音穴 qiángyīnxué 经外奇穴名。见《常用新医疗法手册》。位于结喉旁2寸，当人迎穴后上方处。主治哑，失语。向舌根方向斜刺1~1.5寸。

强者泻之 qiángzhěxièzhī 治法之一。出《素问·至真要大论》。即实者泻之。对邪气亢盛、正气未虚的病症，用攻逐泻下的方药治疗。

强直 qiángzhí 证名。出《素问·至真要大论》。强，筋不柔和；直，肢体挺直，不能屈伸。强直指颈项、肢体僵硬，活动不自如。强直是痉病、破伤风、痫证等的主要症状。参见痉、破伤风、痫各条。

强直性脊柱炎 qiángzhíxìngjǐzhùyán 病名。一种主要累及脊柱、中轴骨骼和四肢大关节，以椎间盘纤维环及其附近结缔组织纤维化、骨化和关节强直为病变特点的慢性炎性疾病。

强中 qiángzhōng ❶病症名。出《诸病源候论·强中候》。阴茎勃起坚硬，久久不痿而精液自泄的病症。旧时多由过食金石"丹药"，以及火毒内盛，或性欲过度，肝肾阴亏阳亢所致。治宜滋阴泻火为主，用石子荠苨汤（《三因方》：黑豆、猪肾、荠苨、石膏、人参、茯神、磁石、知母、葛根、黄芩、花粉、甘草）、苁蓉丸（《三因方》：苁蓉、磁石、熟地、山茱萸、桂心、山药、牛膝、茯苓、黄芪、泽泻、鹿茸、远志、石斛、覆盆子、五味子、萆薢、破故纸、巴戟、龙骨、菟丝子、杜仲、附子）等。❷消渴病症之一。见《证治要诀·三消》。详见消肾条。

蔷薇根 qiángwēigēn 中药名。出《本草纲目》。为蔷薇科植物多花蔷薇 Rosa multiflora Thunb. 的根。苦、涩、凉。入脾、胃经。清热解毒，祛风，活血。治肺痈、消渴、痢疾、风湿关节痛、吐衄、便血、月经不调、白带、跌打损伤，煎服：4.5~12克。研末敷，治外伤出血、烫伤。本品含委陵菜酸、

根皮含鞣质。

蔷薇花 qiángwēihuā 中药名。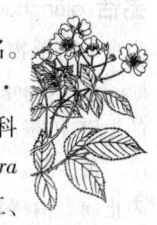出明·汪绂《医林纂要探源·药性》。别名白残花。为蔷薇科植物多花蔷薇 Rosa multiflora Thunb. 的花朵。主产于浙江、江苏等地。甘、凉。入胃、肝经。清暑，和胃，止血。治暑热、口渴、胸闷、胃呆、泻痢、吐血、口疮，煎服：3~6克。捣敷治创伤出血。本品含黄芪苷及少量挥发油。

蔷薇花

qiao

乔摩 qiáomó 即按摩。出《灵枢·病传》。又作矫摩。详见按摩条。

荞麦 qiáomài 出《千金要方·食治》。为蓼科植物荞麦 Fagopyrum esculentum Moench 的种子。甘、凉。入脾、胃、大肠经。降气宽肠，消积解毒。治肠胃积滞、腹痛、泄泻、痢疾；白浊、赤白带。磨粉炒黄，水调服，每次10~15克，一日数次。荞麦粉和醋调涂，治小儿丹毒、疮疖初起；水调敷，治烫伤。

瞧 qiáo ❶通焦。《脉经》："三瞧病者，腹胀气满，小腹尤坚，不得小便。"《灵枢·大惑论》："邪气留于上瞧，上瞧闭而不通。"❷肌肉不丰满。《灵枢·根结》："皮肉宛（同郁）瞧而弱。"

窍 qiào 指孔道。《灵枢·刺节真邪》："刺邪以手坚按其两鼻窍而疾偃。"《东垣十书》："耳者，肾之窍也。"

窍闭 qiàobì 病症名。系指耳窍闭。治法：属外伤者，宜内服凉血活血之剂。选用桃红四物汤、犀角地黄汤等加减。

窍阴 qiàoyīn 经穴名。位于头部者称头窍阴，位于下肢者称足窍阴。详见各条。

qie

切 qiē ❶切脉的简称。即按脉。《素问·三部九候论》："切而从之。"❷按压。《素问·调经论》："必切而出。"《素问·骨空论》："缺盆骨上切之坚痛如筋者灸之。"❸剧烈。《灵枢·邪气脏腑病形》："肠中切痛。"❹急速。《医方集解》："当大升浮气血，切补命门之下脱也。"❺制成切片。《伤寒论》："附子泻心汤方……上四味，切三味。"

切法 qiēfǎ 针刺术语。入针前先用左手拇指指甲掐（切）压穴位四周，然后下针的一种辅助方法。出《针经指南》。可以减轻针刺疼痛，促使得气。

切脉 qiēmài 诊查脉象的方法。又称脉诊、诊脉、按脉、持脉。是我国最早创用的诊断技术。古代有三部九候的遍诊法，人迎、寸口、趺阳三部诊法和寸口诊法等。后世则以寸口诊法为主，并根据脉的位置、次数、性状、形势等，分为多种（前人有二十四脉、二十八脉等几种分法），以诊察机体的病变。

切诊 qiēzhěn 四诊之一。包括脉诊和按诊，是医者运用手和指端的感觉，对患者体表某些部位进行触摸按压的检查方法。检查内容包括脉象的变化，胸腹的痞块，皮肤的肿胀，手足的温凉，疼痛的部位等。将所得材料与其他三诊互相参照，可作出诊断。特别是切脉，是临床上不可缺少的诊断方法。

茄根 qié gēn 中药名。出《开宝重定本草》。为茄科植物茄 Solanum melongena L. 的根和茎。我国大部分地区均产。甘、微苦，平。祛风通络，止血，止痛。治风湿疼痛、手足麻木、尿血、便血、龋齿痛、痔疮肿痛，煎服：15～30 克。煎水洗，治未溃冻疮。

怯 qiè ❶五不男之一。指男子阳痿而影响生育者。参见五不男条。❷指虚劳证。以虚劳血气虚衰，心常恐怯，故俗有怯证之称。

qin

钦饶诺布 qīnráonuòbù（1882—1965）现代藏医学家。西藏拉萨人。幼年为拉萨南阿曲扎乞寺喇嘛，后转入拉萨药王山学医。曾建议十三世达赖建立"门孜康"（即今藏医院），达赖委命其主持该组织。新中国成立后任首任藏医院院长。

芩连片 qínliánpiàn 中成药。见《中华人民共和国药典》2010 年版一部。黄芩、连翘、赤芍各 213 克，黄连、甘草各 85 克，黄柏 340 克。以上 6 味按片剂工艺压制成 1000 片，每片 0.55 克。口服，一次 4 片，一日 2～3 次。清热解毒，消肿止痛。用于脏腑蕴热，头痛目赤，口鼻生疮，热痢腹痛，湿热带下，疮疖肿痛。

芩连平胃汤 qínliánpíngwèitāng《医宗金鉴》方。黄芩一钱五分，黄连、姜厚朴、陈皮各一钱，炒苍术二钱，甘草五分。加生姜一片，水煎服。治燕窝疮，症见疮生于下颏，初起小者如粟，大者如豆，色红，热痒微痛，破渗黄水，形类黄水疮，浸淫成片。

芩连四物汤 qínliánsìwùtāng《古今医统大全》方。川芎、当归、白芍、生地黄各五钱，黄芩、黄连各二钱半。为粗末，水煎，空腹服。功能养血清热。治血虚火盛，喘咳声嘶；妇人血分有热，月经先期，经来量多，色紫黑者。

秦伯未 qínbówèi（1901—1970）现代医家。名之济，别号谦斋，上海浦东人。毕业于上海中医专门学校，曾任教于上海中国医学院、新中国医学院。新中国成立后曾任教于北京中医学院，并任卫生部中医顾问及政协商会议全国委员会委员。生平著述甚多，重要的有

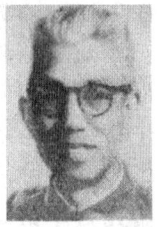
秦伯未

《谦斋医学讲稿》《内经知要浅解》《中医临证备要》《清代名医医案菁华》及《中医入门》等。

秦伯未医文集 qínbówèiyīwénjí 医论著作。吴大真、王凤岐整理。此书共收秦氏医学论文38篇。涉及中医基础理论、辨证论治、方药运用及中医工作等多方面内容，并收载秦氏有关医学之信函。1983年由湖南科学技术出版社出版。

秦昌遇 qínchāngyù 明代医家。字景明，上海人。因年轻时多病而学医，始通儿科，后精于内科，在当地闻名，求治的人很多。著有《症因脉治》《痘疹折衷》《幼科折衷》等书。

秦归 qínguī 当归之处方名。详该条。

秦艽 qínjiāo 中药名。出《神农本草经》。别名秦纠、左秦艽。为龙胆科植物秦艽 *Gentiana macrophylla* Pall、小秦艽 *Gentiana dahurica* Fisch.、粗茎秦艽 *Gentiana crassicaulis* Duthie ex Burkill 或麻花秦艽

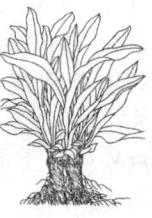

秦艽

Gentiana straminea Maxim. 的根。主产于甘肃、陕西、山西、河北、内蒙古、四川、云南等地。苦、辛、平。入胃、肝、胆经。祛风湿，通络止痛，清湿热，除虚热。治风湿痹痛、筋骨拘挛、湿热黄疸、肠风便血、骨蒸潮热、小儿疳热、肠燥便秘，煎服：3～9克。秦艽的根含秦艽碱甲（即龙胆宁碱）、秦艽碱乙（即龙胆次碱）和秦艽碱丙，还含挥发油等。秦艽碱甲有中枢神经抑制作用，对大鼠有镇痛和镇静作用，但大剂量时反而出现兴奋作用；对大鼠实验性关节炎有抗炎作用。此外，还有抗过敏性休克及抗组胺作用。

秦艽鳖甲散 qínjiāobiējiǎsǎn 《卫生宝鉴》卷五方。柴胡、鳖甲、地骨皮各一两，秦艽、当归、知母各五钱。为粗末，每服五钱，加青蒿五叶，乌梅一个，水煎服。功能滋阴养血，清热除蒸。治骨蒸劳热，症见肌肉消瘦，唇红颊赤，四肢困倦，盗汗，咳嗽，脉细数。

秦纠 qínjiū 即秦艽。详该条。

秦皮 qínpí 中药名。出《神农本草经》。别名蜡树皮、苦榴皮、梣皮。为木犀科植物苦枥白蜡树 *Fraxinus rhynchophylla* Hance、尖叶白腊树 *Fraxinus Chinensis* Roxb. var. *acuminata* Lingelsh. 或白蜡树 *Fraxinus Chinensis* Roxb. 等的树皮。主产于陕西、河北、河南、山西。苦、涩、寒。入大肠、肝、胆经。清热燥湿，凉肝明目。治细菌性痢疾、肠炎、白带、慢性气管炎，煎服：6～12克。治目赤肿痛，浸汁点眼或煎汁洗眼；治牛皮癣，煎水洗。本品所含马栗树皮素、马栗树皮苷和鞣质，体外试验能抑制痢疾杆菌；对大鼠实验性关节炎有消炎作用，并能促进尿酸排泄。此外，还有止咳、祛痰的功效，前者又能平喘。

秦越人 qínyuèrén 见扁鹊条。

梣皮 qínpí 即秦皮。详该条。

擒拿法 qínnáfǎ 推拿方法。①治疗咽喉肿胀、疼痛剧烈、影响进食的一种推拿方法。患者正坐，医生立于一侧，将患者的一侧上肢侧平举。医生用与患者同侧手的拇指指腹和患者拇指指腹对合，并向前压紧，食、中、无名指紧按患者虎口处（相当于合谷穴），另一手的拇指按住患者锁骨肩峰端处（相当于肩髃穴），食、中、无名指紧握腋窝。于此同时，将患者的上肢用力向后拉开。这时可将药汁或半流质饮食给患者缓缓咽下。②泛指捏、拿一类的推拿手法。

噙化 qínhuà 将药物含在口内溶化的服药法，多用于丸剂或锭剂。可按病情需要，含后将溶液缓缓吐出，如急性扁桃体炎，用山

豆根、玄参制成的丸剂；或含后将溶液咽下，如治肺阴虚证，用滋阴清肺止咳的丸剂之类。

寝汗 qǐnhàn　证名。出《素问·六元正纪大论》。即盗汗。详该条。

揿针 qìnzhēn　见皮内针条。

qing

青带 qīngdài　病症名。又名带下青（《诸病源候论》）。多因分娩后湿浊秽邪乘虚袭于胞脉，或因肝经湿热下注，伤及任带二脉所致。症见阴道流出青绿色黏液，气味臭秽，连绵不断。宜调肝清热利湿。用加减逍遥散（茯苓、白芍、柴胡、甘草、茵陈、陈皮、焦栀子）。参见肝经湿热带下、湿毒带下条。

青黛 qīngdài　中药名。出唐·甄权《药性论》。别名靛花。为爵床科植物马蓝 Baphicacanthus cusia（Necs）Bremek. 或豆科植物木蓝 Indigofera tinctoria L.、十字花科植物菘蓝 Isatis indigotica Fort.、蓼科植物蓼蓝 Polygonum tinctorium Ait. 等叶中干燥色素的制成品。咸，寒。入肝、肺经。清热解毒，凉血定惊。治热病发斑、吐血、衄血、咯血、肺热咳嗽、小儿发热惊痫。内服：1.5～3 克，多作散剂或冲服。外治疖腮、口腔炎、咽喉肿腐、黄水疮、湿疹，调涂患处。本品主含靛蓝、靛玉红，杂有碳酸钙等。所含的靛玉红（含量很低）对慢性粒细胞性白血病有效，且不抑制骨髓。青黛（木蓝）醇浸液在体外对炭疽杆菌、肺炎杆菌、痢疾杆菌和金黄色葡萄球菌等均有抑制作用。

青黛散 qīngdàisǎn　❶《颅囟经》卷上方。青黛、细辛各一钱，芦荟、黄连、瓜蒂、地龙各半钱，朱砂一字匕，麝香少许。为细末，吹鼻中。治小儿鼻流清涕，或鼻下赤痒。❷《杂病源流犀烛》卷二十二方。黄连、黄柏各三钱，牙硝、青黛、朱砂各六分，雄黄、牛黄、硼砂各三分，冰片一分。为末，先以薄荷末抹口中，再以药掺。治重舌及口舌生疮粟，兼治咽疮肿。❸验方。见《中医外科学讲义》（上海中医学院）。青黛、黄柏各60克，石膏、滑石各120克。为末，撒患处；或麻油调敷。功能收湿止痒，清热解毒。治一般皮肤病掀肿痒痛出水。

青娥丸 qīng'éwán　《太平惠民和剂局方》卷五方。胡桃肉二十个，大蒜（熬膏）四两，补骨脂八两，杜仲十六两。为丸，每服三钱。功能温肾阳，止腰痛。治肾虚腰痛如折，俯仰不利，转侧艰难。

青矾 qīngfán　绿矾之别名。详该条。

青防风 qīngfángfēng　防风之处方名。详该条。

青风 qīngfēng　即青风内障。详该条。

青风内障 qīngfēngnèizhàng　五风内障之一。见《秘传眼科龙木论》。简称青风。常由肝肾阴虚，风火升扰所致。症见瞳神呈淡青色，略微散大或不大，抱轮微红，头眼胀痛不甚，畏光流泪不明显，视力渐降，失治可变绿风。治宜养阴清热，平肝息风。用绿风羚羊饮（方见绿风内障条）加减。

青风藤 qīngfēngténg　中药名。见《本草图经》清风藤，《本草纲目》青藤、寻风藤。为防己科植物青藤 Sinomenium acutum（Thunb.）Rehd et Wils. 及毛青藤 Sinomenium acutum（Thunb.）Rehd. et Wils. var. cinereum Rehd. et Wils 的干燥藤茎。分布于河南、安徽、江苏、浙江、福建、广东、广西、湖北、四川、贵州、陕西等省区。苦、辛，平。入肝、脾经。祛风湿，通经络，利小便。用于风湿痹痛、关节肿胀、麻痹瘙痒，煎服 6～

青风藤

12克。

青蛤丸 qīnggéwán 《卫生鸿宝》卷一方。青黛、煅蛤粉各三钱。为细末，炼蜜为丸，指头大，每服三丸，唾前嚼化。治肝火犯肺，头晕耳鸣，咳痰带血，咽喉不利，胸胁作痛等症。

青果 qīngguǒ 橄榄之处方名。详该条。

青蒿 qīnghāo 中药名。出《神农本草经》。别名香蒿、苦蒿。为菊科植物黄花蒿 Artemisia annua L. 或青蒿 A. apiacea Hance 的全草。全国大部分地区均产。苦、辛、寒。入肝、胆经。清热解暑，除蒸截疟。治夏令感冒、中暑，温病后期夜热早凉，结核病潮热或原因不明的低热，煎服：6～12克，鲜品30～60

青蒿

克。治疟疾，煎服或晒干研末，于疟发前4小时服3克，连服5日。治皮肤瘙痒、荨麻疹，煎水熏洗。本品含挥发油、东莨菪素、东莨菪苷。黄花蒿还含青蒿素等。青蒿还含青蒿碱、芸香苷、绿原酸等。青蒿素口服容易吸收，对间日疟、恶性疟及脑型疟都有较好的疗效，是新型的抗疟药，临床上可用于抗氯喹恶性疟株感染的治疗。本品毒性很低，治疗指数较氯喹为大。缺点是对疟原虫配子体、红细胞前期和红细胞外期均无杀灭作用，因而易复发。

青蒿鳖甲汤 qīnghāobiējiǎtāng 《温病条辨》方。①青蒿、知母各二钱，鳖甲五钱，生地黄四钱，牡丹皮三钱。水煎服。功能养阴透热。治温病后期邪留阴分，夜热早凉，热退无汗。②青蒿三钱，鳖甲五钱，知母、桑叶、牡丹皮、天花粉各二钱。水煎，疟发前分两次温服。治少阳疟，邪热伤阴，暮热早凉，汗解渴饮，脉左弦者。

青蒿子 qīnghāozǐ 中药名。出《食疗本草》。别名草蒿子。为菊科植物黄花蒿 Artemisia annua L. 或青蒿 A. apiacea Hance 的果实。甘、寒。清热、杀虫。治劳热骨蒸、痢疾，煎服：3～6克。煎水洗，治疥癣、风疹。

青黄牒出 qīnghuángdiéchū 病症名。见《证治准绳·杂病》。又名青黄凸出。系眼之"风轮破碎，内中膏汁叠出"的证候。参见蟹睛条。

青黄凸出 qīnghuángtūchū 即青黄牒出。详该条。

青筋 qīngjīn 推拿六筋穴之一，又称阳筋。详六筋条。

青睛 qīngjīng 见《目经大成》。即黑睛。详该条。

青橘皮 qīngjúpí 即青皮。详该条。

青橘叶 qīngjúyè 橘叶之处方名。详该条。

青蒟 qīngjǔ 蒟酱之别名。详该条。

青灵 qīnglíng 经穴名。代号HT2。出《太平圣惠方》。属手少阴心经。位于肘内侧横纹头上3寸，肱二头肌内侧沟中。主治头痛、青光眼、胸胁痛。直刺0.5～1寸。灸3～5壮或5～10分钟。

青龙摆尾 qīnglóngbǎiwěi 古刺法。见金·窦汉卿《金针赋》。又名苍龙摆尾。其法是进针得气后，斜刺向病所，不进不退，持针勿转，向左右慢慢摆动针柄，如扶船舵状。一说是："行针之时，提针至天部（浅部），持针摇而按之。"（《针灸问对》）适用于经络气血壅滞之证。

青龙草 qīnglóngcǎo 百蕊草之别名。详该条。

青龙疽 qīnglóngjū 即中搭手。详该条。

青麻 qīngmá 苘麻之别名。详该条。

青盲 qīngmáng 病症名。多因肝肾亏衰，精血虚损，目窍萎闭所致。《诸病源候论》卷四十八："青盲者，谓眼本无异，瞳子黑白分明，直不见物耳。"指眼外观无异常而逐渐失明者。相当于视神经萎缩。治宜滋养肝肾，填精补髓，开窍明目。用杞菊地黄丸加减，或驻景丸加减方（楮实子、菟丝子、茺蔚子、枸杞子、车前子、五味子、木瓜、生三七、紫河车、寒水石）加鲜猪脊髓，并宜配合针灸疗法等。

青礞石 qīngméngshí 礞石商品之一种。详该条。

青木香 qīngmùxiāng 中药名。出明·陈嘉谟《本草蒙筌》。别名马兜铃根、独行根、臭拉秧子。为马兜铃科植物马兜铃 Aristolochia debilis Sieb. et Zucc. 的根。主产于浙江、江苏、安徽、河南等地。

青木香

苦、辛，寒。入肝、胃经。行气止痛，祛风湿，降血压，消肿毒。治胃痛、腹痛、疝气、风湿性关节炎、高血压病，煎服：3~9克。治毒蛇咬伤、痈肿疔疮，研末调敷或磨汁涂。本品含挥发油，其主要成分为马兜铃酮。此外尚含马兜铃酸A和C、青木香酸、木兰花碱等。煎剂、酊剂对小鼠有镇静作用。木兰花碱对麻醉猫、正常大鼠及肾性高血压狗均有明显降压作用，尤以舒张压降低更为显著。降压作用与神经节阻断有关。

青娘子 qīngniángzǐ 中药名。出《本草纲目》。别名芫青。为芫青科昆虫绿芫青 Lytta caraganae pallas 的全虫。产于江苏、浙江等地。辛，温，有大毒。攻毒，逐瘀。治痈疽瘰疬、狂犬咬伤、疥癣。本品以外用为主，不宜内服。含斑蝥素等。

青皮 qīngpí 中药名。出金·张元素《珍珠囊》。别名小青皮、青橘皮。为芸香科植物橘 Citrus reticulata Blanco 未成熟果实的外层果皮或幼果。主产于福建、浙江、四川。苦、辛，温。入肝、胆、胃经。疏肝破气，散结化滞。治胸胁胀痛、疝气、乳胀、乳房结块、胃痛、食积痞满、久疟结癖，煎服：3~9克。成分及药理参见橘皮条。

青皮散 qīngpísǎn《疡科选粹》卷四方。青皮、山甲珠、白芷、甘草、土贝母各八分。为末，温酒调服。治乳痈初起。

青藤根 qīngténggēn 木防己之别名。详该条。

青腿牙疳 qīngtuǐyágān 病名。见《医宗金鉴》。患牙疳而兼见下肢青肿，多因寒湿之气凝滞经脉，气血不畅，瘀郁于下，加之胃肠郁热，热毒上冲，灼伤齿龈所致。初起齿龈肿痛，渐致牙龈溃腐出脓血，甚者可穿腮破唇，两腿青肿，形如云片，色似茄黑，筋肉顽硬，步履艰难，兼见肢体疼痛，四肢浮肿。本病与坏血病类似。治宜散寒，活络，解毒。方用活络流气饮（《医宗金鉴》：苍术、木瓜、羌活、独活、麻黄、牛膝、山楂、附子、干姜、黄柏、乌药、槟榔、枳壳、甘草、黑豆、生姜）加减，或用六味地黄汤等。宜常吃新鲜蔬菜、水果等。

青蒌 qīngwěi 蒟酱之别名。详该条。

青葙 qīngxiāng 中药名。出《神农本草经》。别名野鸡冠、鸡冠苋、牛尾巴花。为苋科植物青葙 Celosia argentea L. 的茎叶。全国各地均产。苦，微寒。清热利湿，杀虫，止血。治疥疮、皮肤瘙痒、荨麻疹、妇女阴痒，煎水洗；创伤出血，捣烂敷。全草含碘质和多量草酸。

青葙子 qīngxiāngzǐ 中药名。出《神农本草经》。别名草决明、牛尾花子、狗尾巴子。为苋科植物青葙 Celosia argentea L. 的种子。苦，微寒。入肝经。清肝，明目去翳，降血压。治目赤肿痛、翳膜、高血压病、鼻衄，煎服：9~15克。青光眼患者慎服。本品含青葙子油脂、

青葙子

烟酸和丰富的硝酸钾。动物试验证实，本品有降血压作用。青葙子油脂有扩瞳作用。

青小豆 qīngxiǎodòu 绿豆之别名。详该条。

青叶胆 qīngyèdǎn 中药名。见《云南中草药》。又名肝炎草、青鱼胆、走胆药。为龙胆科植物云南当药 Swertia yunnanensis Burkill 或青叶胆 Swertia mileensis T. N. Ho et W. L. Shih的全草。分布于云南。苦、寒。清热解毒，利湿退黄。治急性黄疸型肝炎、胆囊炎、尿路感染、湿热泻痢、赤白带下、流行性感冒、疟疾发热、急性胃炎、急性咽喉炎、急性扁桃体炎，煎服：10～15g。云南当药含橄榄酸、氧蒽酮的羟基和甲氧基衍生物及其苷类，还含有具生理作用的内脂碳苷类和黄酮苷类。青叶胆含日本当药素（Smertia japonin）及当药素（Swertisin）。能显著降低大白鼠四氯化碳中毒性肝炎引起的血清谷丙转氨酶升高。对肝细胞有保护作用。保肝降酶的主要成分为齐墩果酸。还有抗炎活性。日本当药素也有降酶活性。

青藏高原药物图鉴 qīngzànggāoyuányàowùtújiàn 民族药学著作。青海高原生物研究所等编。3册。第一、二册载植物药309种，原植物378种。第三册载动物药77种。附图较多。重点叙述每种药物的生长分布、采集加工、药味及药用部分。分别于1972年、1976年和1978年由青海人民出版社出版。

青州白丸子 qīngzhōubáiwánzǐ《太平惠民和剂局方》卷一方。生半夏七两，生川乌五钱，生南星三两，生白附子二两。为末，盛绢袋内，置水盆中摆揉绢袋，使药粉渗出，以尽为度，将药置瓷盆中，日晒夜露，每日换清水搅之，如此三五日，去水，晒干，糊丸或水丸，绿豆大，每服5～15丸，生姜汤或薄荷汤送服。治风痰壅盛而致的呕吐涎沫、口眼㖞斜，手足瘫痪及小儿惊风等症。

轻方 qīngfāng 与重方相对而言。用药力较

经的药味组成，以治疗轻浅病症的方剂，如辛凉轻剂桑菊饮。

轻粉 qīngfěn 中药名。出《本草拾遗》。别名汞粉、腻粉、扫盆。为粗制的氯化亚汞结晶。产于湖北、河北、湖南、云南等地。辛、寒，有毒。入大肠、小肠经。外用杀虫，攻毒敛疮，内服逐水通便。治疥癣、瘰疬、梅毒、下疳、皮肤溃疡，配他药研末外掺。治水肿、鼓胀、大小便不利的实证，内服：0.1～0.2毫克，多入丸剂。因有强烈的毒性反应，故内服宜慎。孕妇忌服。外用有杀菌作用，也能抑制多种皮肤真菌。内服能制止肠内异常发酵，阻碍肠中电解质与水分的吸收而导致泻下。少量吸收后有利尿作用。过量或久服可致中毒，导致心、肝、肾病变。

轻剂 qīngjì 十剂之一。由轻清升散药物组成，具有解除肌表邪气作用的方剂。《沈氏尊生书·要药分剂》："徐之才曰：轻可去实，麻黄、葛根之属是也。"张从正曰："风寒之邪始客皮肤，头痛身热，宜解其表。《内经》所谓因其轻而扬之也。"

轻可去实 qīngkěqùshí 用轻清疏解的药物以治疗风温初起的表实证。如见头痛身热、微恶风寒、无汗、咳嗽、苔白、脉浮数等，用葱豉桔梗汤以疏风清热。

轻清疏解 qīngqīngshūjiě 用轻清上浮、疏解泄热的方药治疗上焦风热病症的治法。《温病条辨》："治上焦如羽，非轻不举。"故治上焦病症须轻清疏解。热本易伤津，发表过度则徒损正气，故宜疏解。常用药物有薄荷、牛蒡子、桑叶、菊花、桔梗、竹叶之属。常用方如桑菊饮等。

轻宣润燥 qīngxuānrùnzào 润燥法之一。治疗外感凉燥或温燥表证的方法。轻宣有轻度表散的意思。根据燥邪有温凉之别，用药各有不同。凉燥犯肺表现为头痛恶寒、咳嗽鼻

塞、咽干口燥，用杏苏散；温燥伤肺表现为头痛身热、干咳无痰、口渴咽干，用桑杏汤。

轻腰汤 qīngyāotāng 《辨证录》方。白术、薏苡仁各一两，茯苓五钱，防己五分。水煎服。治风湿腰痛，俯仰不利。

圊 qīng ❶又作清。厕所。《难经·五十七难》："里急后重，数至圊而不能便。"❷大便。《景岳全书》卷二十一："小肠热结则血脉燥，大肠热结则不圊。"❸排泄、泄泻。《伤寒论·辨厥阴病脉证并治》："必圊脓血。"

圊脓血 qīngnóngxuè 出《伤寒论·辨厥阴病脉证并治》。同清脓血。详便脓血条。

清 qīng ❶清凉、清冷。《素问·脉要精微论》："腰足清也。"❷清寒之病；清邪，即雾露之气。《素问·六元正纪大论》："热病生于上，清病生于下。"《伤寒论》："清邪中上，名曰洁也。"❸澄清。与浑相对。《伤寒论》："其小便清者，知不在里。"❹指大自然清阳之气或水谷精微。《素问·阴阳应象大论》："寒气生浊，热气生清。"《灵枢·动输》："胃为五脏六腑之海，其清气上注于肺。"❺指凉药，也是治病八法之一。《素问·五常政大论》："治温以清，冷而行之。"《医学心悟》："而论治病之方，则又以汗、和、下、消、吐、清、温、补八法尽之。"❻通圊。排泄。《伤寒论》："必清脓血。"《伤寒论》："清便下重，令便数难。"❼形容谷之不化。《伤寒论》："下利清谷，里寒外热。"

清便自调 qīngbiànzìtiáo 指排大便正常。《伤寒论·辨太阳病脉证并治》："伤寒，医下之，续得下利清谷不止，身疼痛者，急当救里；后身疼痛，清便自调者，急当救表。救里宜四逆汤，救表宜桂枝汤。"

清补 qīngbǔ 治法。补法之一。用甘润生津益气药治疗阴虚气弱的方法。如肺阴虚用沙参麦冬汤；久病体虚，身有余热，用生脉散、益胃散等。

清补并用 qīngbǔbìngyòng 治法。清热、补阴药合用的治法。具有补阴退热的作用。如燥伤肺胃，症见咽干口渴，或热，或干咳少痰者，用沙参麦冬汤。如肺肾阴亏，虚火上炎，症见咽喉燥痛，咳嗽气喘，痰中带血，手足烦热，舌红少苔，脉细数者，用百合固金汤。

清肠润燥 qīngchángrùnzào 润燥法之一。治疗大肠燥热而便秘的方法。患者大便干结，口臭唇疮，面赤，小便短赤，苔黄燥，脉滑实，用麻仁丸。

清肠泄热 qīngchángxièrè 以清热解毒与凉血或行气药相配，治疗大肠实热所致的痢证、大便秘结或热结旁流以及便血诸证。常用白头翁汤、芍药汤等。

清肠饮 qīngchángyǐn 《辨证录》方。金银花三两，当归二两，地榆、麦冬、玄参各一两，甘草、薏苡仁各三钱，黄芩二钱。水煎服。治肠痈，腹痛拒按，右腿屈而不伸者。

清炒 qīngchǎo 中药炮制法。将净药材或切制品（生片）置锅中，不加辅料，用文火炒至表面黄色；或用中火炒至表面焦黄色，断面色加深，取出，放凉的炒制法。参见炒条。

清代宫廷医话 qīngdàigōngtíngyīhuà 医话著作。陈可冀主编。该书收录清宫医话60题，内容多为清宫医药遗闻轶事，涉及养生、美容、诊治、调养以及有关人物。1987年由人民卫生出版社出版。

清代名医医案精华 qīngdàimíngyīyī'àn jīnghuá 书名。秦伯未编。书成于1928年。全书选辑清代叶桂、薛雪、吴瑭、张聿青等20多位医家约2000条医案，以内科杂病为主，兼及他科病症。以医家为纲，以病症为目，分类清楚。选案多属记录简要，方治切于病情，并对病理有一定阐发者。新中国成立后有排印本。

清代名医医话精华 qīngdàimíngyī yī'huà jīnghuá 书名。秦伯未编。刊于 1929 年。全书选辑清代喻昌、张璐、徐大椿、王士雄等 20 位医家笔记体裁的治案，以内科杂病为主，以医家为纲，以病症为目，每证分析较详。所选治例大多在病因、证候及辨证、立法处方等方面有独到之处。

清带汤 qīngdàitāng 《医学衷中参西录》方。生山药 30 克，生龙骨、生牡蛎各 18 克，海螵蛸（去净甲，捣）12 克，茜草 9 克。水煎服。功能固涩，收敛止带。治妇女赤白带下。单赤带，加白芍、苦参各 6 克；单白带，加鹿角霜、白术各 9 克。

清胆安神 qīngdǎn'ānshén 治法。清法之一。治疗胆热而致烦躁不得眠的方法。常用方如蒿芩清胆汤。

清胆利湿汤 qīngdǎnlìshītāng 天津南开医院方。见《中西医结合治疗急腹症》。柴胡 9～15 克，黄芩、半夏、木香、郁金、车前子、木通、栀子各 9 克，茵陈 15 克，生大黄（后下）9 克。水煎服。功能疏肝理气，清热利湿。治湿热型急性胆囊炎，症见右胁持续性胀痛，口苦，咽干，发热恶寒，目黄，身黄，尿黄浊或赤涩，大便秘结，舌红，苔黄腻或厚，脉弦滑、洪数。此型多属胆囊胰腺炎、总胆管结石或化脓性胆管炎。

清胆泻火汤 qīngdǎnxièhuǒtāng 天津南开医院方。见《中西医结合治疗急腹症》。柴胡、黄芩各 15 克，半夏 9 克，茵陈 30 克，栀子、龙胆草、木香、郁金各 9 克，生大黄（后下）9 克，芒硝（冲）9 克。水煎服。功能疏肝理气，通里利湿。治实火型急性胆囊炎，症见右胁持续性胀痛，口苦咽干，寒热往来，腹胀而满，舌红或绛，苔黄燥或有芒

刺，脉弦滑数或洪数。此型多属急性化脓性胆囊炎。

清胆行气汤 qīngdǎnxíngqìtāng 天津南开医院方。见《中西医结合治疗急腹症》。柴胡、黄芩、半夏、枳壳、香附、郁金、延胡索各 9 克，木香 9～12 克，白芍 15 克，生大黄（后下）9 克。水煎服。功能疏肝理气，缓急止痛。治气滞型急性胆囊炎，症见右胁绞痛或窜痛，常有口苦、咽干、头晕、食少等少阳证，舌尖微红，苔薄白或微黄，脉弦紧或弦细，一般无寒热或黄疸。此型多属胆绞痛或单纯性胆囊炎。

清法 qīngfǎ 八法之一。又称清热法。用寒凉药物以清解火热证的治法。《素问·至真要大论》："治热以寒""温者清之"。此法适用于热性病和其他热证。对热性病，有清卫分、清气分、清营分、清血分之分。对其他热病，则多根据脏腑辨证，针对某脏某腑的热证而立法处方。热证又有虚热和实热之分，实热证适用苦寒清热，虚热证多用甘凉清热。清法不宜久用，应病去即止。病后体虚与产后妇女须慎用。

清肺润燥 qīngfèirùnzào 治法。用具有清热宣肺、增液润燥作用的方药，治疗燥邪犯肺证、肺热阴虚证、肺燥郁热证。

清肺抑火膏 qīngfèiyìhuǒgāo 中成药。方药、主治同清肺抑火丸。每服 15～30 克，一日两次。详见清肺抑火丸条。

清肺抑火丸 qīngfèiyìhuǒwán 中成药。黄芩 697 克，栀子 399 克，知母 298 克，桔梗 399 克，苦参 298 克，前胡 197 克，天花粉 399 克，大黄 596 克，黄柏 197 克。蜜丸，每服 9 克；水丸，每服 6 克。功能清肺胃实热，用于咳嗽痰黄，咽喉疼痛，口干舌燥，大便秘结。本方为《寿世保元》清咽抑火汤加减。

清肺饮子 qīngfèiyǐnzi 《兰室秘藏·小便淋

《闭门》方。灯心草一分，通草二分，泽泻、瞿麦、琥珀各五分，萹蓄、木通各七分，炒车前子一钱，茯苓二钱，猪苓三钱。为粗末，每服五钱，水煎，食远服。治邪热在上焦气分，渴而小便闭涩不利。

清风藤 qīngfēngténg　即青风藤。详该条。

清肝明目 qīnggǎnmíngmù　以清肝热、养肝阴的方法治疗肝火旺盛，肝阴不足所致眼病。常用药物如白菊花、夏枯草、决明子、青葙子、白芍、枸杞子、女贞子、旱莲草之类。

清肝汤 qīnggǎntāng　《类证治裁》方。白芍一钱五分，当归一钱，川芎一钱，栀子四分，牡丹皮四分，柴胡八分。水煎服。治气滞胁痛。

清肝息风 qīnggǎnxīfēng　治法。用具有清肝泻火、平息风阳作用的方药治疗肝热动风证、肝阳化风证。

清肝泻肺 qīnggǎnxièfèi　治法。用具有清肝火、泻肺热作用的方药治疗肝火犯肺证、肝肺热盛证。

清肝泻火 qīnggǎnxièhuǒ　即泻肝。详该条。

清宫 qīnggōng　见清心条。

清宫汤 qīnggōngtāng　《温病条辨》方。玄参心三钱，莲子心五分，竹叶卷心、连翘心、犀角尖各二钱（磨汁冲服），连心麦冬三钱。水煎服。功能清心热，养阴液。治温病误用汗法，汗出过多耗伤心液，邪陷心包而致的神昏。

清骨散 qīnggǔsǎn　❶《证治准绳》方。银柴胡一钱五分，胡黄连、秦艽、鳖甲、地骨皮、青蒿、知母各一钱，甘草五分。水煎服。功能清阴分虚热。治阴虚潮热或低热日久不退，消瘦，唇红颧赤，舌红少苔，脉细数。❷《丹溪心法》方。生地黄、柴胡各二两，人参、防风、熟地黄、秦艽、赤茯苓各一两，胡黄连半两，薄荷七钱半。为末，每

服四钱，水煎服。治男子、妇人五心烦热，欲成劳瘵。

清喉利咽颗粒 qīnghóulìyānkēlì　中成药。见《中华人民共和国药典》2010年版一部。黄芩、西青果、桔梗、竹茹、胖大海、橘红、枳壳、桑叶、醋香附、紫苏子、紫苏梗、沉香、薄荷脑。制成颗粒剂。功能清热利咽，宽胸润喉。用于外感风热所致的咽喉发干、声音嘶哑；急慢性咽炎、扁桃体炎见上述证候者，有保护声带作用。开水冲服。一次1袋，一日2～3次。每袋装10克或5克（含乳糖）。

清喉饮 qīnghóuyǐn　中医研究院、天津市传染病院方。见《中药制剂手册》。地黄1035克，玄参1560克，麦冬935克，黄芩、连翘各1871克。制成合剂，每服10～15毫升，日4次。治局限性咽白喉、轻度中毒型白喉、急性咽炎、急性扁桃体炎与上呼吸道感染等。

清化暑湿 qīnghuàshǔshī　治法。用具有清热、解暑、利湿作用的方法治疗暑湿证。

清化汤 qīnghuàtāng　《寒温条辨》方。炒僵蚕三钱，蝉蜕十个，金银花、泽兰、黄芩各二钱，炒栀子、连翘、龙胆草、玄参、桔梗各一钱，橘皮八分，白附子、甘草各五分。水煎去渣，入蜜、酒冷服。治温病，壮热憎寒，体重气喘，口干舌燥，咽喉不利，头面忽肿，目不能开者。

清魂散 qīnghúnsǎn　《妇人大全良方》方。泽兰叶、人参、川芎各一钱，荆芥三钱（后世有炙甘草三分）。为末，每服一至二钱，温开水送服。治产后气血暴损，虚火妄动，血随火上，以致心神昏乱，口噤眼花，甚至闷绝而苏。

清火栀麦片 qīnghuǒzhīmàipiàn　中成药。见《中华人民共和国药典》2010年版一部。穿心莲800克，栀子、麦冬各100克，制成

片剂。功能清热解毒，凉血消肿。用于肺胃热盛所致的咽喉肿痛、发热、牙痛、目赤。口服。一次2片，一日2次。

清降汤 qīngjiàngtāng 《医学衷中参西录》方。生山药30克，清半夏9克，山茱萸15克，生赭石18克，炒牛蒡子6克，白芍12克，甘草4.5克。水煎服。功能滋阴潜阳，降逆。治疗因吐血不止所致阴分亏损，不能潜阳而作热，不能纳气而作喘。甚或冲气因虚上干，为呃逆、眩晕；心血因虚甚不能内荣，为怔忡、惊悸不寐；或咳逆，或自汗，诸虚证蜂起之候。

清解 qīngjiě 热性病治法之一。有清热解表、清热解毒、清热解暑等。详各条。

清解散 qīngjiěsǎn 《医宗金鉴·痘疹心法要诀》卷五十六方。防风、荆芥、炒牛蒡子、甘草、升麻、葛根、桔梗、黄连、黄芩、蝉蜕、紫草茸、川芎、前胡、山楂、木通、连翘。加生姜、灯心草，水煎服。功能辛凉透散，清热解毒。治小儿痘欲出而面赤心烦、口渴、手足抽搐。若无汗头痛、身痛、咳嗽喷嚏，加羌活、苏叶、白芷；若形气虚弱、面色浅淡、微热、四肢微温、倦怠嗜卧，加人参、黄芪。

清金 qīngjīn 清法之一。又称清金降火。治疗肺热所致肺气上逆的一种方法。症见咳嗽气逆，咯黄痰，口渴，身热，舌红苔黄，脉浮数等。可选用泻白散或银花、桑白皮、鱼腥草、前胡、枇杷叶等药。

清经散 qīngjīngsǎn 即清经汤。详该条。

清经汤 qīngjīngtāng 又名清经散。《傅青主女科》方。牡丹皮三钱，地骨皮五钱，白芍三钱，熟地黄二钱，青蒿二钱，茯苓一钱，黄柏五分。水煎服。治月经先期量多。

清净之府 qīngjìngzhīfǔ 出《难经·三十五难》。即胆。因胆所贮藏的胆汁清而不浊，故名。

清开灵口服液 qīngkāilíngkǒufúyè 中成药。见《中华人民共和国药典》2010年版一部。主要成分：胆酸、珍珠母、猪去氧胆酸、栀子、水牛角、板蓝根、黄芩苷、金银花。具有清热解毒、镇静安神的功效，用于外感风热时毒，火毒内盛所致高热不退、烦躁不安、咽喉肿痛、舌质红绛、苔黄、脉数者，及上呼吸道感染，病毒性感冒，急性化脓性扁桃体炎，急性咽炎，急性气管炎，高热等见上述症状者。

清空膏 qīngkōnggāo 又名青空膏。《兰室秘藏》方。川芎五钱，柴胡七钱，黄连、防风、羌活各一两，炙甘草五钱，黄芩三两。为末，每服二钱，冲服。治风湿热上壅头目，偏正头痛，年久不愈者。

清冷泉 qīnglěngquán 穴位名。因避李渊讳，改渊为泉。故《千金要方》渊作泉。即清冷渊。详该条。

清冷渊 qīnglěngyuān 经穴名。代号SJ11。出《针灸甲乙经》。别名清冷泉。属手少阳三焦经。位于上臂外侧，屈肘时肘尖（尺骨鹰嘴）直上2寸处。主治头痛、项强、肩臂痛。直刺0.5～1寸。灸5～10分钟。

清里法 qīnglǐfǎ 小儿推拿方法名。见《幼幼集成》卷三。治小儿发热，或乳食停滞，内成郁热，证见五心烦热，睡卧不宁，口渴多啼，胸满气急，面赤唇焦，大小便闭。具体方法：以鸡蛋一枚，去黄取清，以碗盛之，入麻油约与蛋等，再加雄黄细末一钱，搅极匀，复以妇女乱发一团，蘸染蛋清，拍小儿胃口。寒天以火烘暖，不可冷用。自胸口拍至脐轮止，约半时左右。仍以头发敷于胃口，以布扎之，一炷香久，取下不用。

清利三焦 qīnglìsānjiāo 治法。用具有清热、祛湿作用的方法治疗湿热弥漫三焦证。

清凉透邪 qīngliángtòuxié 温病治法之一。见《时病论》。如症见发热、口渴、小便黄、无汗、苔黄、脉数，可用鲜芦根、石膏、连翘、竹叶、淡豆豉、绿豆皮等清凉透邪，诸证可随汗出热退而解。

清凉油 qīngliángyóu 中成药。一种外用油膏，主要成分：薄荷脑、薄荷油、樟脑油、樟脑、桉油、丁香油、桂皮油、氨水。具有解毒止痒，提神醒脑的功效，用于治疗蚊叮虫咬，皮肤肿痒，头痛头胀等。

清淋颗粒 qīnglìnkēlì 中成药。见《中华人民共和国药典》2010 年版一部。瞿麦、萹蓄、木通、盐车前子、滑石、栀子、大黄、炙甘草各 111g。制成颗粒剂。功能清热泻火，利水通淋。用于膀胱湿热所致的淋证、癃闭，症见尿频涩痛、淋漓不畅、小腹胀满、口干咽燥。开水冲服。一次 1 袋。一日 2 次，小儿酌减。每袋装 10 克。

清络饮 qīngluòyǐn 《温病条辨》方。鲜荷叶边、鲜金银花、西瓜翠衣各二钱，鲜扁豆花一枝，丝瓜皮、鲜竹叶心各二钱。水煎服。治暑温，经发汗后余邪未解，症见身热口渴不甚，但头目不清，昏眩微胀，舌淡红，苔薄白。

清脓血 qīngnóngxuè 证名。出《伤寒论·辨厥阴病脉证并治》。详便脓血条。

清脾除湿饮 qīngpíchúshīyǐn 《医宗金鉴》方。赤茯苓、炒白术、炒苍术、黄芩、生地黄、麦冬、栀子、泽泻、甘草、连翘、茵陈蒿、炒枳壳、玄明粉各一钱，竹叶二十片，竹心二十根。水煎服。治湿热而致的火赤疮，症见初起小如芡实，大如棋子，水疱色赤，燎热疼痛，多生于下半身者。

清脾汤 qīngpítāng 即清脾饮。详该条。

清脾饮 qīngpíyǐn 原名清脾汤。《妇人良方》方。青皮、厚朴、草果、白术、柴胡、黄芩、制半夏、茯苓、炙甘草各五分，加生姜，水煎服。治妊妇疟疾，寒少热多，或但热不寒，口苦咽干，大便秘结，小便赤涩，脉弦数。《济生方》用治瘅疟。

清气 qīngqì ❶水谷精华的轻清部分。《灵枢·动输》："胃为五脏六腑之海，其清气上注于肺。"❷即清气分热。详该条。清·叶桂《温热论》："到气才可清气。"❸秋令清肃之气。《素问·五常政大论》："秋气劲切，甚则肃杀，清气大至，草木凋零。"

清气凉营 qīngqìliángyíng 治法。同气营两清，详该条。

清气分热 qīngqìfēnrè 清解气分热邪的方法。通常分辛凉清气与苦寒清气，详各条。

清气化痰丸 qīngqìhuàtánwán ❶《丹溪心法附余》引古庵方。半夏（汤洗七次）二两，陈皮、茯苓各一两半，薄荷、荆芥穗各五钱，黄芩（酒浸炒）、连翘、炒栀子仁、桔梗、炙甘草各一两。姜汁煎水糊丸，梧桐子大，每服五十丸，饭后、临卧各一次。治胸膈痞满，头目昏眩。❷《医方考》（明·吴崑撰）方。瓜蒌仁、黄芩、茯苓、枳实、杏仁、陈皮各一两，胆南星、制半夏各一两五钱。姜汁为丸，每服二至三钱。功能清热化痰，下气止咳。治痰热内结，咳嗽痰黄，稠厚胶黏，甚则气急呕恶，胸膈痞满，舌质红，苔黄腻，脉滑数者。

清热导滞 qīngrèdǎozhì 治法。用具有清热消食导滞作用的方药治疗食滞胃热证、食滞肠胃证。

清热法 qīngrèfǎ 见清法条。

清热攻下 qīngrègōngxià 治法。用具有清热攻下作用的方药治疗胃肠热结证。

清热固经汤 qīngrègùjīngtāng 验方。见《简明中医妇科学》。生地黄、地骨皮、炙龟甲、牡蛎、阿胶（烊化）、焦栀子、地榆、黄芩、藕节、棕榈炭、甘草。水煎服。治血热崩漏。

清热化湿 qīngrèhuàshī 治疗湿热病邪互结中上焦的方法。症见胸闷腹胀，纳呆口苦，或咽喉肿痛、小便黄赤、舌苔黄腻、脉濡数等湿热证候，多用甘露消毒丹或茵陈蒿汤之类加减治疗。

清热化痰 qīngrèhuàtán　化痰法之一。治疗热痰的方法。由于邪热壅肺，炼液成痰。症见咳嗽不利、咯痰黄稠、面赤烦热、舌红苔黄等。用葶苈、黄芩、桑白皮、瓜蒌皮、象贝母、芦根之类。

清热解表 qīngrèjiěbiǎo　属表里双解法。适用于里热较重而表证较轻的治法。症见高热、心烦口渴、微恶风寒、少汗或无汗、便秘、尿黄、苔黄白而干、脉滑数等，治宜三黄石膏汤。方中膏、连、芩、柏等能清里热，而麻黄、淡豆豉又可解表邪。

清热解毒 qīngrèjiědú　适用于温疫、温毒及多种热毒病症的治法。使用能清热邪、解热毒的方药，治疗热性病里热盛及痈疮、疔肿疔毒、斑疹等病症。常用药有黄连、黄芩、黄柏、石膏、连翘、板蓝根、蒲公英等，代表方有普济消毒饮、黄连解毒汤等。

清热解暑 qīngrèjiěshǔ　用清热药结合解暑药治疗外感暑热的方法。临床表现为头痛、身热、有汗、烦渴、小便黄赤，苔薄而黄，脉浮数等。常用药如鲜荷叶、扁豆花、青蒿、香薷、金银花、连翘、芦根、黄连等。

清热开窍 qīngrèkāiqiào　又称清心开窍。是治疗温热病神识昏迷的方法。此法多以芳香开窍药与清热药同用。适用于温病高热神昏、胡言乱语、烦躁不安、唇焦齿燥、四肢抽搐以及小儿热证惊厥等，用紫雪丹或安宫牛黄丸配合清营汤。

清热利湿 qīngrèlìshī　利湿法之一。治疗下焦湿热的方法。湿热蕴结下焦，症见小腹急胀、小便浑赤、溺时涩痛、淋漓不畅、舌苔黄腻，用八正散。

清热凉血 qīngrèliángxuè　治法。用具有凉血清热作用的方药治疗血热炽盛证、血分证。

清热润燥 qīngrèrùnzào　治法。用具有清热增液润燥作用的方药治疗温燥证。

清热生津 qīngrèshēngjīn　治法。用性味甘凉、具有清热生津作用的方药治疗火热伤津证、阴虚内热证。

清热通淋 qīngrètōnglìn　治法。用具有清泻膀胱火热、通利小便作用的方药治疗热淋、膀胱蓄热证。

清热泻火 qīngrèxièhuǒ　治法。用具有清除火热作用的方药治疗肺热炽盛证。

清热止血 qīngrèzhǐxuè　止血法之一。是治疗因血热妄行而出血的方法。例如胃热吐血，血色鲜红，口干咽燥，唇舌绛红，苔黄，脉洪数，用茜草根、阿胶、黄芩、侧柏叶、生地、小蓟等。

清上丸 qīngshàngwán　❶《赤水玄珠》方。石菖蒲、酸枣仁、胆南星、茯苓、黄连、半夏、神曲、橘红各一两，僵蚕、青黛、木香各五钱，柴胡七钱五分。竹沥打糊为丸，每服一钱五分，饭后茶水送服。治痰火眩晕。❷《杂病源流犀烛》方。熊胆一分，雄黄、薄荷、青盐各五分，硼砂一钱，胆矾少许。蜜丸，芡实大，每服一丸，含化。治咽喉热毒。

清暑利湿 qīngshǔlìshī　治疗夏季暑湿病的基本方法。暑多夹湿，故清暑常须利湿。症见发热、心烦、口渴、小便不利者，用六一散。

清暑益气 qīngshǔyìqì　对暑病耗伤津气的治法。例如，高热不退、口渴、烦躁汗多、神疲少气、苔黄白而干、脉虚数无力，可用《温热经纬》清暑益气汤。本方着力于益气生津，兼清暑邪。若虚人夹湿而病暑者，则以《脾胃论》清暑益气汤为宜。

清暑益气汤 qīngshǔyìqìtāng　❶《温热经纬》方。又名王氏清暑益气汤。西洋参一钱五分，西瓜翠衣一两，莲梗五钱，黄连一钱，石斛三钱，麦冬三钱，竹叶、知母、甘草各二钱，粳米五钱。功能清暑益气，养阴生津。治暑热耗气伤津，身热汗多，口渴心烦，体倦少气，脉虚数。❷《脾胃论》方。黄芪五分，苍术、升麻各一钱，人参、白术、陈皮、神曲、泽泻各五分，麦冬、当归、炙甘草各三分，黄柏二至三分，葛根二分，青皮二分五厘，五味子九枚。水煎服。治平素气虚，感受暑湿，脾湿不化，身热头痛，口渴自汗，四肢困倦，不思饮食，胸满身重，大便溏泄，小便短赤，苔腻脉虚。

清水艾条 qīngshuǐ'àitiáo 见艾条条。

清肃肺气 qīngsùfèiqì 治疗肺气上逆的方法。肺气以下行为顺，上逆则为喘为咳，故凡喘咳病症，均应降肺利气，使肺气能清肃下降，用药如旋覆花、前胡、苏子、枇杷叶、白前等。邪热迫肺，引致肺失清肃而上逆，则出现咳嗽气急、咯黄痰、口干渴、身热不恶寒、舌红苔黄、脉浮数等症。用桑白皮、鱼腥草、石膏、芦根、前胡、枇杷叶等清肺热以降肺气。

清涕 qīngtì 症状名。见《金匮要略》。指鼻涕清稀如水，喷嚏频频。

清胃黄连丸 qīngwèihuángliánwán 中成药。黄连、地黄、桔梗、玄参、牡丹皮、生石膏、知母、天花粉、连翘、赤芍各250克，黄柏、黄芩、栀子各625克，甘草125克。水丸，滑石为衣，每服9克，日两次。治胃肠热盛而致的头目眩晕，口燥舌干，咽喉肿痛，齿龈腐烂，大便秘结等。本方为《万病回春》滋阴清胃丸加减。

清胃降逆 qīngwèijiàngnì 治疗胃热呃逆的方法。临床用于因胃热而引起呃逆的证候。常用《温病条辨》新制橘皮竹茹汤。

清胃散 qīngwèisǎn 《兰室秘藏》方。当归身、黄连、生地黄各三分，牡丹皮五分，升麻一钱。为末，水煎去滓，冷服。功能清胃凉血。治胃有积热，上下牙痛，牵引头脑，满面发热，其牙喜寒恶热，或牙龈红肿溃烂，牙宣出血，或口气热臭，或唇舌颊腮肿痛等症。

清瘟败毒饮 qīngwēnbàidúyǐn 《疫疹一得》方。生石膏八钱至八两，生地黄二钱至一两，犀角（磨汁冲服）二至八钱，黄连一至六钱，栀子、桔梗、黄芩、知母、赤芍、玄参、连翘、竹叶、甘草、牡丹皮各适量。水煎服。功能清热解毒，凉血救阴。治火热证表里俱盛，症见大热烦躁、渴饮干呕、头痛如劈、昏狂谵语、发斑吐衄等。也用于乙型脑炎、流行性脑脊髓膜炎、败血症等见气血两燔者。

清泄里热 qīngxièlǐrè 治法。用具有清泻内脏邪热作用的方药治疗脏腑实热证。

清泄少阳 qīngxièshàoyáng 和法之一。以清热泄湿的药物治疗湿热病邪在半表半里（少阳）的方法。如症见往来寒热、口苦胁痛、胸闷欲呕、小便浑浊、舌质红、苔黄白腻、脉弦滑数等，用蒿芩清胆汤。

清泻肝胆 qīngxiègāndǎn 治法。用具有清肝利胆泻火作用的方药治疗肝胆火旺证。

清心 qīngxīn 又称清心涤热或清宫。是治疗热性病邪入心包的方法。热入心包，症见神昏谵语、高热、烦躁不安、舌质绛、脉细数，可用清宫汤使心包热邪向外透达而解。

清心涤热 qīngxīndírè 见清心条。

清心开窍 qīngxīnkāiqiào 即清热开窍。详该条。

清心莲子饮 qīngxīnliánzǐyǐn ❶《太平惠民和剂局方》方。黄芩、麦冬、地骨皮、车前子、炙甘草各五钱，石莲子、茯苓、黄芪、人参各七钱五分。为粗末，每服三钱，水煎服。功能益气阴，清心火，止淋浊。治心火上炎，肾阴不足，口舌干燥，遗精淋浊，遇劳即发，及热扰营血，血崩带下，烦躁发热。❷《幼幼集成》方。莲子二钱，茯苓一钱五分，益智仁、麦冬各一钱，人参、远志、石菖蒲、车前子各五分，白术六分，泽泻四分，甘草三分。加灯心草十茎，水煎服。治白浊。

清宣郁热 qīngxuānyùrè 治法。用具有清热泻火、理气解郁作用的方药治疗气郁化火证、热扰心神证。

清眩丸 qīngxuànwán 中成药。川芎、白芷各 60 克，薄荷、荆芥穗、石膏各 30 克。蜜丸，每服 6 克，日一两次。治风热上攻，头目眩晕，偏正头痛，鼻塞不通。本方来自《卫生宝鉴》上清散加减。

清咽润燥汤 qīngyānrùnzàotāng 清·夏云《疫喉浅论》方。杏仁、桑叶、牡丹皮、连翘、甘草、天花粉、浙贝母、牛蒡子。水煎，兑橄榄汁，温服。治疫蒸气分，咽喉红肿，上有细碎白点，身热有汗，口渴唇燥，心烦脉数，或秋燥致咽喉燥痛者。

清咽消毒饮 qīngyānxiāodúyǐn 清·夏云《疫喉浅论》方。金银花、连翘、犀角、栀子、黄连、牛蒡子、玄参心、人中黄、马勃、薄荷、绿豆衣、板蓝根。水煎频服。治疫喉腐烂，灼热汗少，神烦瘀隐，口渴，面赤项肿，脉弦数，舌苔干黄。

清咽泻白散 qīngyānxièbáisǎn 清·夏云《疫喉浅论》方。桑白皮、地骨皮、牛蒡子、瓜蒌皮、甘草、连翘、鲜枇杷叶、浙贝母，加鲜芦根，水煎服。治肺经热盛，疫喉红肿，痧出而不透，咳嗽气喘。

清阳不升 qīngyángbùshēng 指水谷化生的轻清阳气不能正常濡养头部、肌表、四肢。《素问·阴阳应象大论》："清阳出上窍"，"清阳发腠理""清阳实四肢"。清阳不升多因脾胃阳气不足，升清降浊的功能障碍所致。症见头晕眼花，视蒙、耳鸣耳聋，畏寒肢冷，困倦乏力，食不知味，纳减便溏，舌淡嫩、苔白，脉弱或虚等。

清胰二号 qīngyí'èrhào 遵义医学院方。见《中西医结合治疗急腹症》。生大黄（后下）15 克，厚朴 9 克，木香 9 克，延胡索 9 克，赤芍 15 克，栀子 9 克，牡丹皮 9 克，芒硝（冲）9 克。水煎服。每日 2 剂，分 3 ~ 4 次服。治重型胰腺炎（急性出血、坏死性胰腺炎）。

清胰三号 qīngyísānhào 遵义医学院方。见《中西医结合治疗急腹症》。生大黄（后下）15 克，栀子 9 克，木香 9 克，槟榔 9 克，白芍 15 克，延胡索 9 克，细辛 0.9 克，芒硝（冲）9 克。水煎服。治合并型胰腺炎（指合并有胆道疾病者）。

清胰汤 qīngyítāng 天津南开医院方。见《中西医结合治疗急腹症》。柴胡 15 克，黄芩 9 克，胡黄连 9 克，白芍 15 克，木香 9 克，延胡索 9 克，生大黄（后下）15 克，芒硝（冲）9 克。水煎服。功能疏肝理气，清热通便。治急性单纯性胰腺炎。

清胰一号 qīngyíyīhào 遵义医学院方。见《中西医结合治疗急腹症》。生大黄（后下）15 克，龙胆草 9 克，白芍 15 克，木香 9 克，延胡索 9 克。水煎，分两次服。治轻型胰腺炎（急性水肿性胰腺炎）。

清音丸 qīngyīnwán 中成药。玄参、桔梗、山豆根、胖大海、薄荷、硼砂、金果榄、射干、黄连各 30 克，金银花 45 克，麦冬 30 克，诃子肉 60 克，黄芩、栀子、锦灯笼、川贝母、甘草各 15 克。蜜丸，每服 3 克，日两次，含服。治肺胃热盛，咽喉肿痛，音哑声嘶，口干舌燥。本方为《兰台轨范》原方加减。

清营 qīngyíng 又称清营泄热。是清除热性病邪在营分的治法。热邪入于营分，症见高热、烦躁、夜睡不安、舌绛而干、脉细数、口渴不甚，可用清营汤清营解毒，泄热养阴。

清营汤 qīngyíngtāng 《温病条辨》方。犀角三钱、生地黄五钱、玄参三钱、竹叶心一钱、麦冬三钱、丹参二钱、黄连一钱五分、金银花三钱、连翘二钱。水煎服。功能清营解毒，泄热养阴。治温邪传营，身热烦渴，或反不渴，时有谵语，烦躁不眠，舌绛而干，脉细数，或斑疹隐隐。也用于流行性乙型脑炎、流行性脑脊髓膜炎、败血症等见有上症者。

清营透疹 qīngyíngtòuzhěn 清营分热结合透疹的治法。如症见高热烦躁、夜寐不安、口不甚渴、皮肤疹点隐隐、舌绛而干、苔少，脉细数。此热邪传入营分之候，可用细生地、麦冬、丹皮、大青叶等清营分热邪，用金银花、连翘、竹叶、牛蒡子等透疹。

清营泄热 qīngyíngxièrè 见清营条。

清燥救肺汤 qīngzàojiùfèitāng 《医门法律》方。桑叶三钱、石膏二钱五分、人参七分、甘草一钱、炒胡麻仁一钱、阿胶（烊化）八分、麦冬一钱二分、蜜炙枇杷叶一片、杏仁七分。水煎频服。功能清燥润肺。治温燥伤肺，头痛身热，干咳无痰，气逆而喘，咽喉干燥，鼻燥，胸满胁痛，心烦口渴，舌干无苔。

清瘴汤 qīngzhàngtāng 沈仲圭《中医经验处方集》方。柴胡、炒常山各二钱，生石膏一两，枳实、黄芩、青蒿、竹茹、半夏、陈皮、茯苓、知母、六一散（布包）各三钱，黄连一钱。水煎服。治温疟、瘴疟，症见热甚寒微，或壮热不寒，面红目赤，烦渴饮冷，胸闷呕吐，肢节烦疼，小便热赤，大便秘结或自利，甚则神昏谵语。

清者为营 qīngzhěwéiyíng 营，指营气。营气与卫气均源于水谷精微，其清稀部分化生为营气，浊浊部分则化生为卫气。《灵枢·营卫生会》："人受气于谷，谷入于胃，以传与肺，五脏六腑皆以受气，其清者为营，浊者为卫。"

清者温之 qīngzhěwēnzhī 治则。出《素问·至真要大论》。清稍次于寒，温稍次于热。即对偏于寒性的病症，可用温性的方药治疗。

清震汤 qīngzhèntāng ❶原名升麻汤。《素问病机气宜保命集》方。升麻、苍术各一两，干荷叶一个。为末，每服五钱，水煎服。治雷头风，症见头面疙瘩肿痛，头痛，头胀，头中或有响声等。❷《兰室秘藏》方。羌活、黄柏各一钱，升麻、柴胡、苍术、黄芩各五分，泽泻四分，麻黄根、猪苓、防风各三分，炙甘草、当归、藁本各二分，红花一分。水煎服。治小便色黄，臊臭淋漓，睾丸如冰，阴囊湿冷。❸《审视瑶函》方。升麻、赤芍、甘草、荆芥穗、葛根、薄荷、黄芩、荷叶、苍术各等分。水煎服。治雷头风。

清镇丸 qīngzhènwán 《素问病机气宜保命集》方。柴胡半斤，黄芩三两，人参六两，半夏半升，炙甘草二钱，生姜三两，大枣十二枚，青黛五钱。糊丸，梧桐子大，每服五十丸，生姜汤送服。治热嗽。

擎疽 qíngjū 病名。出《辨证录》。即手心毒。详该条。

苘麻 qīngmá 中药名。出《新修本草》。别名青麻、白麻。为锦葵科植物苘麻 *Abutilon theophrastii* Medic. 的全草或叶。分布几遍全国。苦，平。祛风解毒。治关节酸痛、痢疾、中耳炎，煎服：9～30克。治痈疽肿毒，鲜叶捣敷。叶含芸香苷。

qiong

穷骨 qiónggǔ 骨名。出《灵枢·癫狂》。即尾骨。详尾骶骨条。

琼酥散 qióngsūsǎn 《华佗神医秘传》方。蟾酥一钱，半夏六分，羊踯躅六分，川乌一钱八分，胡椒一钱八分，川椒一钱八分，荜茇二钱。为末，每服半分，陈酒调服。用于外科麻醉。

琼玉膏 qióngyùgāo ❶《洪氏集验方》(宋·洪景严撰)引申铁瓮方。人参二十四两，茯苓(二味研末)四十九两，生地黄(捣汁)十六斤，白蜜十斤。先以地黄汁同蜜熬沸，人参、茯苓末和匀成膏，每次二匙。功能养阴润肺。治虚劳干咳，咽燥咯血。❷《张氏医通》方。鲜生地四两，人参一两，茯苓一两，沉香五钱，琥珀五钱(后四味研末)。先以地黄熬膏，入冰糖溶化，再入诸药和匀成膏，每服数匙。治虚劳干咳，喉中血腥，胸中隐痛。

qiu

丘墟 qiūxū 经穴名。代号GB40。出《灵枢·本输》。属足少阳胆经。原穴。位于足背部，足外踝前下方，趾长伸肌腱外侧凹陷处。主治胸胁痛、胆道疾患、偏头痛、坐骨神经痛、足下垂、踝关节疾患等。直刺0.5~0.8寸。灸5~10分钟。

秋石 qiūshí 中药名。出《本草品汇精要》。为人中白或食盐的加工品。古代亦有用人尿、秋露水和石膏等加工制成。人中白加工成的淡秋石主产于华东，食盐加工成的咸秋石主产于安徽。咸，寒。入肺、肾经。滋阴降火。治骨蒸劳热、咳嗽、咳血、遗精、白浊、膏淋、带下，煎服：4.5~9克。治口疮、牙痛、咽喉肿痛，研末撒。主要成分为尿酸钙与磷酸钙。

秋应中衡 qiūyìngzhōnghéng 脉应四时之象。出《素问·脉要精微论》。谓秋脉浮毛，轻涩而散，如秤衡之象，高下必平。秋季阳气微下，阴气微上，其气来轻虚，以浮来急去散之。

秋燥 qiūzào 病名。见《医门法律·伤燥门》。新感温病的一种。是感受秋季燥气而发的热性病。一般病情较轻，传变较少，有凉燥、温燥之别。凉燥偏于寒，症见发热头痛、恶寒无汗、唇燥咽干、咳痰不爽、舌苔白薄而干，治宜辛开温润，疏邪宣肺，用杏苏散、葱豉汤等。温燥偏于热，症见发热、微恶寒、头痛肤干、咳嗽痰黏、咽鼻干燥、口渴尿黄，治宜辛凉甘润为主，方用桑杏汤、清燥救肺汤等。

蚯蚓 qiūyǐn 即地龙。详该条。

楸皮 qiūpí 见《中药志》。为核桃楸皮之简称。详该条。

楸树皮 qiūshùpí 见《甘肃中药手册》。为核桃楸皮之简称。详该条。

鳅肚疔 qiūdùdīng 即蛇腹疔。详该条。

球后 qiúhòu 经外奇穴名。见《眼科针灸疗法》。位于眶下缘外1/4与内3/4交界处。主治视神经炎、视神经萎缩、近视、青光眼、白内障、斜视。针刺时固定眼球，沿眶缘朝视神经孔方向直刺0.5~1寸，勿过深，勿捻转或提插。出针后局部轻轻压迫2~3分钟，以免出血。

球子草 qiúzǐcǎo 鹅不食草、水蜈蚣二药之别名。详各条。

裘吉生 qiújíshēng 见裘庆元条。

裘庆元 qiúqìngyuán (1873—1948) 近代医生。字吉生。浙江绍兴人。曾与何廉臣、曹炳章等创办《绍兴医学月报》，并创办《三三医报》、流通医药书籍公司，收集印刷古医书，积极参加反抗国民政府废止中医的活动。撰有《学医必读》，并编辑《三三医书》《珍本医书集成》等丛书。在保存整理中医学术方面有一定贡献。

衄 qiú 病症名。出《素问·气交变大论》。又名鼻衄、衄鼻、衄水。《素问玄机原病式》："衄者，鼻出清涕也。"由肺气亏虚，卫气失固，外感风寒所致。症见鼻中常流清涕，鼻塞，喷嚏。类似过敏性鼻炎。宜疏风宣肺。可用辛夷散加减。

衄鼻 qiúbí 病症名。见《千金翼方》。即衄。详该条。

衄水 qiúshuǐ 即衄。详该条。

qu

曲鬓 qūbìn 经穴名。代号GB7。出《针灸甲乙经》。属足少阳胆经。位于头颞部，耳前鬓角发际后缘的垂线与角孙穴水平线交点处。主治偏正头痛等。沿皮刺0.5~1寸。

曲差 qūchà 经穴名。代号BL4。出《针灸甲乙经》。别名鼻冲。属足太阳膀胱经。位于头正中线入前发际0.5寸，旁开1.5寸处。主治头痛、目眩、视力减退、鼻塞等。沿皮刺0.5~1寸。

曲池 qūchí ❶经穴名。代号LI11。出《灵枢·本输》。别名阳泽。属手阳明大肠经。合穴。位于尺泽与肱骨外上髁连线的中点，屈肘取穴。主治发热、咽喉肿痛、中暑、痢疾、高血压、荨麻疹、疮疖、湿疹、上肢麻痹、肘关节疾患。直刺1~1.5寸。灸3~7壮或5~15分钟。❷推拿穴位名。出《针灸大成》。又名洪池、拱池。即肘横纹正中的曲泽（心包经）穴处。《杂病源流犀烛》："臂弯名曲池。"

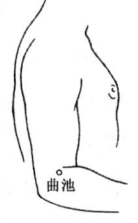

曲瞅骱 qūchǒujiè 解剖名。即肘关节。见《伤科补要》。

曲瞅骱假性脱骱 qūchǒujièjiǎxìngtuōjiè 即牵拉肘。详该条。

曲骨 qūgǔ 经穴名。代号RN2。出《针灸甲乙经》。属任脉。位于腹正中线上，脐下5寸，当耻骨联合上缘之凹陷处。主治小腹痛、月经不调、遗精、阳痿、遗尿、尿潴留。直刺0.5~1寸。

曲剂 qūjì 把药粉与面粉混合，使之发酵，切为块状。一般用水煎服。多入脾胃而助消化。如六神曲、半夏曲等。

曲颊 qūjiá 颊，即面的两旁，因其屈而向前，故称曲颊。相当于下颌骨角。《灵枢·本输》："手太阳当曲颊。足少阳在耳下曲颊之后。"

曲节 qūjié 见《针灸甲乙经》。少海穴别名。详该条。

曲鳅 qūqiū 即委中毒。详该条。

曲泉 qūquán 经穴名。代号LR8。出《灵枢·本输》。属足厥阴肝经。合穴。位于腘横纹头上方，半腱肌、半膜肌止端前缘凹陷中。主治少腹痛、泄泻、痢疾、遗尿、小便不利、疝气、子宫脱垂等。直刺1~1.5寸。灸3~5壮或5~10分钟。

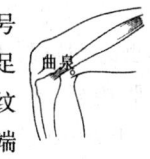
曲泉

曲术丸 qūzhúwán 《丹溪心法》方。神曲三两，苍术一两五钱，陈皮一两。为末，生姜汁煮神曲糊为丸，每服三钱。治宿食留饮而致的脘痛，吞酸嘈杂，或口吐清水。

曲牙 qūyá 颊车穴别名。《素问·气穴论》："曲牙二穴。"王冰注："颊车穴也。"详颊车条。

曲垣 qūyuán 经穴名。代号SI13。出《针灸甲乙经》。属手太阳小肠经。位于肩胛部，冈上窝内侧端，当臑俞与第二胸椎棘突连线的中点。主治肩臂痛、冈上肌腱炎、肩关节周围炎。直刺0.5~1寸。灸3~5壮或5~10分钟。

经穴名。代号PC3。出《灵枢·本输》。属手厥阴心包络经。合穴。位于肘横纹中点，

Q

肱二头肌肌腱尺侧缘凹陷处，微屈肘取穴。主治中暑、急性胃肠炎、四肢抽搐、肘臂痛等。直刺0.5～1寸，或点刺出血。

曲转处 qūzhuǎnchù 古解剖名。见《仙授理伤续断秘方》。即关节。详该条。

曲泽

曲泽1

驱虫 qūchóng 又称杀虫。使用具有驱杀寄生虫作用的药物，治疗人体寄生虫病的方法。如驱蛔虫选用使君子、槟榔、苦楝根皮、鹧鸪菜（红叶藻科）、石榴皮、雷丸、榧子等。驱蛲虫选用榧子、雷丸、芜荑、使君子、大蒜、苦楝根皮、百部、槟榔等。驱绦虫选用槟榔、南瓜子、仙鹤草根、雷丸、榧子、鸦胆子、蛇蜕等。驱钩虫选用雷丸、榧子、苦楝根皮、槟榔、土荆芥等。驱姜片虫选用槟榔、榧子等。

驱虫粉 qūchóngfěn 验方。见《儿科学》（上海中医学院）。使君子肉、生大黄（药用剂量比例8∶1），为末，冲服，每次剂量为年龄加0.3克，日3次，每日最大剂量不超过12克。用于驱蛲虫。

驱蛔汤二号 qūhuítāng'èrhào 天津南开医院方。见《中西医结合治疗急腹症》。柴胡9克，茵陈、牡蛎各15克，栀子、木香、枳壳、郁金各9克，枯矾3克。水煎服。功能利胆排蛔。治胆道蛔虫症，用于驱除胆道死蛔虫。

驱蛔汤三号 qūhuítāngsānhào 天津南开医院方。见《中西医结合治疗急腹症》。槟榔30克，使君子、苦楝皮各24克，雷丸9克，大黄（后下）9克，厚朴、枳壳各12克。水煎服。功能驱虫通便。用于驱除肠道蛔虫及胆道蛔虫。

驱蛔汤一号 qūhuítāngyīhào 天津南开医院方。见《中西医结合治疗急腹症》。槟榔30克，使君子30克，苦楝皮15克，乌梅5枚，

木香12克，枳壳6克，川椒、细辛、干姜各3克，玄明粉（冲）9克。水煎服。功能驱虫止痛。治胆道蛔虫症早期疼痛明显者。

驱绦汤 qūtāotāng 验方。见《方剂学》（广州中医学院）。南瓜子仁60～120克，槟榔30～60克。先将南瓜子仁略炒香，嚼烂吞服，隔1～2小时后再服槟榔煎成的浓汁，约4小时后腹泻，排出虫体；如无腹泻，可冲服玄明粉9克。如头节未被驱下，隔半月后再服。治绦虫病。

屈法 qūfǎ 推拿手法名。见《诸病源候论·风冷候》。是帮助活动功能障碍的关节屈曲的一类手法，多用于上、下肢关节。

呿 qū 又作欠。张口，张口运气。《灵枢·本输》："呿不能欠。"《脉经》："虚则欠欠。"

胠 qū 腋下胁上部位。《素问·咳论》："甚则不可以转，转则两胠下满。"

蛆 qū 即五谷虫。详该条。

蛆儿草 quércǎo 粉条儿菜之别名。详该条。

躯干 qūgàn 人体除头颈与四肢外的躯体部分。

躯壳 qūké 指身体，与精神相对而言。

蛐蛐 qūqū 蟋蟀之别名。详该条。

瞿麦 中药名。出《神农本草经》。别名野麦、剪绒花、竹节草。为石竹科植物石竹 *Dianthus chinensis* L. 或瞿麦 *Dianthus superbus* L. 的带花全草。主产于河北、河南、辽宁、湖北、江苏。苦，寒。

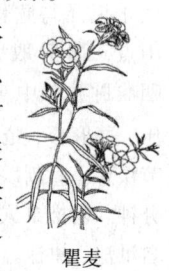

瞿麦

入心、肾、小肠、膀胱经。清热利尿，破血通经。①治小便不利，淋病，水肿，经闭，目赤障翳。煎服：4.5～9克。②煎水洗，治湿疹、疮毒。孕妇忌服。瞿麦鲜草含皂苷、少量生物碱及维生素A类物质。石竹花含挥发油，油中含丁香油酚、苯乙醇等。全草含

皂苷。瞿麦穗煎剂口服对兔有利尿作用，氯化物排泄也增加。

取痞丸 qǔpǐwán　又名取癖丸。详取癖丸条。

取癖丸 qǔpǐwán　《婴童百问》卷五方。甘遂、芫花、黑牵牛、肉桂、莪术、青皮、木香、桃仁、五灵脂各二两，巴豆霜一钱。糊丸，麻子大，每服一至二丸，姜、蜜煎汤送服。治小儿癖块大痛。

取嚏疗法 qǔtìliáofǎ　治法。将芳香辛窜之药末吹入患者鼻腔，通过药物对鼻黏膜的刺激，使之引起喷嚏反射，从而达到祛除病邪、治疗疾病的一种方法。多用于神昏厥脱或头面部疾病，也可用于癃闭、感冒等，还可用于某些胃肠病、尿潴留、黄疸、传染病的防治。晋代·葛洪《肘后备急方》："取皂荚豆大，吹其鼻中，嚏则气通矣。"

龋齿 qǔchǐ　即齿龋。详该条。

去腐散 qùfǔsǎn　又名千金散。验方。见《外伤科学》（广东中医学院）。制乳香、制没药、朱砂、醋制蛇含石、轻粉各15克。为末，掺疮面，或黏附纱条上，插入疮中。治各种疮疡腐肉不脱者。

去火毒 qùhuǒdú　中药炮制法之一。指除去膏药的火毒。膏药熬成后，如果立即涂贴皮肤上，能刺激皮肤，轻的发痒，重的起水泡，甚至引起溃烂。去火毒的方法有二：一是把刚制成的膏药放置阴凉地方若干时日。二是浸泡在井水或凉水内，几天后待用。

去来汤 qùláitāng　《辨证录》方。人参、茯苓、苍术各三钱，白术五钱，甘草、川乌各二钱，半夏一钱。水煎服。治气虚而微感寒湿之邪，邪冲心包，心痛忽作忽止，一日十数遍，饮食无碍，昼夜不安。

去油 qùyóu　中药炮制法之一。有的药物用火煨去油，如肉豆蔻可用湿纸包裹，火煨去油。有些不宜火煨去油的，如巴豆、续随子等，可放在吸水的纸内压榨去油，或研细加水，待油浮起，倒去水和油便得。其目的在于减低药物的烈性或毒性。

去宛陈莝 qùyūchéncuò　出《素问·汤液醪醴论》。指驱除郁积于体内的水液废物。宛，通郁；去宛，即去除郁积。陈莝，是陈旧铡碎的草，在此指人体的水液代谢废物。

去瘀生新 qùyūshēngxīn　治法。即祛瘀活血。详该条。

去爪 qùzhǎo　病名。出《灵枢·刺节真邪》。指水精不化，下注阴囊而致的阴囊肿大，内有积液。相当于鞘膜积液。治宜行气利水。用桂苓丸（桂枝、茯苓）加苍术、厚朴、黄柏、川乌等。

祛风 qūfēng　疏散风邪的统称。即祛除表里、经络、脏腑间留滞的风邪。风有外风、内风之分，外风宜散，内风宜息。祛风法用于外风。分为祛风除湿、疏风泄热、祛风养血、搜风逐寒等法。详各条。

祛风除湿 qūfēngchúshī　祛风法之一。是风湿之邪留滞经络、肌肉、关节等部位，出现游走性疼痛症状时的治法。可用羌活、独活、防风、秦艽、威灵仙、桑枝、五加皮等药。

祛风化痰 qūfēnghuàtán　治法。用具有祛风化痰作用的方药治疗风痰证的治法。

祛风解肌 qūfēngjiějī　治法。用具有疏风散邪而发汗作用较弱的方药治疗风邪侵袭肌表所见证候的治法。

祛风解痉 qūfēngjiějìng　治法。用具有祛风散邪、息风止痉作用的方药治疗风中经络证、风毒入络证等的方法。

祛风明目 qūfēngmíngmù　治法。用具有祛风明目作用的方药治疗风邪犯眼所致眼病的治法。

祛风养血 qūfēngyǎngxuè　祛风法之一。治疗风湿日久，血脉不和，肝肾亏虚的方法。

Q

症见腰膝冷痛、腿足屈伸不利或痹着不仁，用独活寄生汤。方中除了用祛风湿和补肝肾的药以外，还选用当归、白芍、川芎、熟地以和营养血，使血脉通利，滞留的风邪亦随之消除。《景岳全书》："医风先医血，血行风自灭。"

祛寒法 qùhánfǎ 即温法。详该条。

祛寒化痰 qùhánhuàtán 化痰法之一。治疗寒痰的方法。由于脾胃阳虚，寒饮内停，症见吐痰清稀、怕冷、手足不温、舌淡苔滑。用桂枝、茯苓、干姜、姜半夏、橘红等。

祛湿 qùshī 祛除湿邪的统称。分化湿、燥湿、利湿等法。湿在上焦宜化，在中焦宜燥，在下焦宜利。脾主运化水湿，治湿应注意健脾。详见化湿、燥湿、利湿各条。

祛湿健发汤 qùshījiànfàtāng 《赵炳南临床经验集》方。炒白术、萆薢、猪苓、白鲜皮、首乌藤各 15 克，泽泻、车前子、川芎、桑椹各 9 克，赤石脂、生地黄、熟地黄各 12 克。水煎服。治脂溢性脱发。

祛痰 qùtán 帮助排痰或祛除生痰病因的方法。分为化痰、消痰、涤痰三类。其中以化痰法为常用。

祛邪扶正 qùxiéfúzhèng 针对邪实而正稍虚的病情，以祛邪为主、扶正为辅的治则。取邪去则正自安之意。参见扶正祛邪条。

祛瘀活血 qùyūhuóxuè 又称去瘀生新、活血生新、化瘀行血。是祛除瘀血、疏通血脉的方法。血液由于阻滞而变为瘀血，须去除才能使血脉流畅。用桃仁、生地、丹皮、赤芍、当归、川芎、红花、三七、丹参等药。

祛瘀生新 qùyūshēngxīn 治法。用具有活血化瘀兼益气生血作用的方药以促进新血化生，治疗血瘀兼血虚证的治法。

祛瘀通络 qùyūtōngluò 治法。即活血通络，指用具有活血化瘀、疏通经络作用的方药治疗血瘀阻络证的治法。

祛瘀消肿 qùyūxiāozhǒng 治法。消法之一。治疗外伤瘀血的方法。如跌打损伤，伤处青肿疼痛，或腹部内伤，气血阻滞疼痛，用七厘散（血竭、麝香、冰片、没药、乳香、红花、朱砂、儿茶）、复元活血汤祛瘀活血，宣通气滞，瘀去气行则痛除肿消。

祛瘀止血 qùyūzhǐxuè 止血法之一。是去瘀血以止血的方法。例如：妇女崩漏证，下腹胀痛拒按，出血量多，色紫黑有块，块去痛减，舌苔灰暗，脉涩，用当归、川芎、白芍、蒲黄、山楂炭、桃仁、三七等。产后恶露淋漓日久不绝，颜色紫黑、有块，腹痛拒按，腹胀，舌边紫暗，用当归、川芎、益母草、赤芍、桃仁、炮姜等。恶露量多，加失笑散。

quan

全不产 quánbùchǎn 病名。出《备急千金要方》卷二。即原发性不孕症。详不孕条。

全虫 quánchóng 全蝎之别名。详该条。

全瓜蒌 quánguālóu 即瓜蒌。详该条。

全国名医验案类编 quánguómíngyīyàn'ànlèibiān 医案著作。何廉臣选编。刊于 1929 年。该书征集当时全国各地名医医案，共选辑三百余案。分上、下两集。上集为风寒、暑、湿、燥、火、四时六淫病案，下集为温疫、喉痧、白喉、霍乱、痢疫、痘疫六种传染病案。各案记录完整，包括患者姓名、年龄、职业及所患疾病的病名、原因、证候、诊断、疗法、处方、效果等。案后由何廉臣另加按语评述，对如何掌握这些病症的病机和辨证治疗，有一定的启发。

全国中草药汇编 quánguózhōngcǎoyàohuìbiān 药物著作。《全国中草药汇编》编写组编。分上、下两册，共收中草药 2200 种左右，各药均按名称、来源、形态、生境、栽培、采制、化学、药理、性味功能、主治用法、附方制剂等顺序编写，并附以墨线或彩色图。全书内容丰富，资料较为准确，并在一定程度上结合现代医学科学知识，绘图精致，可供科研和临床参考。

全国中药成药处方集 quánguózhōngyàochéngyàochǔfāngjí 药物著作。中医研究院中药研究所等编。该书根据全国25个大中城市中具有代表性或通用的中成药配本整理汇编而成。共收集成药配方两千余种。首为总论，略述中药炮制；次为各论，分内、外、妇、儿、五官、杂症六门，每门又根据不同药性分为补益、风痰、时感等类。每类分别记述有关成药配方，包括方名、生产地区、功能、主治、处方、制法、禁忌等。初步反映了我国中成药生产和临床应用的基本情况。1962年由人民卫生出版社出版。

全鹿丸 quánlùwán 《景岳全书》方。鹿（去皮及头蹄）、人参、白术、茯苓、炙甘草、当归、川芎、生地黄、熟地黄、黄芪、天冬、麦冬、枸杞、杜仲、牛膝、山药、芡实、菟丝子、五味子、锁阳、肉苁蓉、补骨脂、巴戟天、胡芦巴、续断、覆盆子、楮实子、秋石、陈皮、川椒、小茴香、沉香、青盐。蜜丸，每服三钱。治肾阳亏损而致的精神衰惫、神志不安、头眩耳聋、盗汗遗精、面色萎黄、腰膝无力，及妇女血亏，崩漏带下等症。

全生白术散 quánshēngbáizhúsǎn 即白术散第四方，详该条。

全生指迷方 quánshēngzhǐmífāng 方书名。又名《济世全生指迷方》。3卷。宋·王贶撰于12世纪初。明代以后原书失传。今本4卷，系编《四库全书》时从《永乐大典》辑出后改编而成。卷一为诊脉法；卷二至四为寒证、热证、风湿、疟疾、痹证、劳伤等20种内科病与若干妇科疾病的医论、方剂。内容以选方为主，并有论述以阐析病因、证

候。新中国成立后有《宋人医方三种》排印本。

全蝎 quánxiē 中药名。出五代·韩保升《蜀重广英公本草》。别名全虫、蝎子。为钳蝎科动物问荆蝎 Buthus martensii Karsch 的干燥全体。主产于河南、山东、河北、辽宁等地。甘、辛，平，有毒。入肝经。息风镇痉，攻毒散结，通络止痛。治惊风、癫痫、中风半身不遂、口眼歪斜、破伤风、风湿痹痛、偏头痛。内服：煎汤，3~6克；研末，0.6~0.9克。治疮疡肿毒瘰疬，适量，研末调敷。孕妇忌服。本品含蝎毒、三甲胺、甜菜碱、牛磺酸、卵磷脂及胆甾醇等。动物实验证明，全蝎有抗惊厥作用，也可使清醒动物镇静。浸剂及煎剂可显著而持久地降低血压。蝎毒可使呼吸麻痹。

全形 quánxíng 指形体健康无损。《素问·宝命全形论》："君王众庶，尽欲全形。"

全叶青兰 quányèqīnglán 中药名。见《陕甘宁青中草药选》。为唇形科植物全叶青兰 Dracocephalum integrifolium Bge. 的全草。分布于新疆、甘肃等地。辛，平。止咳，祛痰，平喘。治咳嗽、支气管炎、支气管哮喘，煎服：9~15克。地上部分含挥发油、木犀草素、木犀草素-7-葡萄糖醛酸苷、木犀草素-7-葡萄糖苷等。醇提取物对豚鼠有平喘作用，对小鼠有止咳、祛痰作用。

全幼心鉴 quányòuxīnjiàn 儿科著作。4卷。明·寇平撰。刊于1468年。卷一总论儿科医生之守则，服药须知，小儿的生理、血气、禀赋、保育、调理以及面部与手部望诊等；卷二论小儿脉法、初生儿的护理及常见病；卷三、四分论小儿诸病（以内科病症为主，包括痘疹），并附录《小儿明堂灸经》。书中除"选古方效用今日者"（见自序）予以汇集说明外，对面部及虎口三关、指纹望诊作了较细致的描述，并附图40余幅。

Q

全元起 quányuánqǐ 南北朝医学家。《南史·王僧孺传》记述他曾任太医侍郎，对《素问》加以注解，是《素问》的较早注解者。原书已佚，部分内容保存在《重广补注黄帝内经素问》的注文中，对研究《素问》有相当参考价值。

泉液 quányè 渊腋穴别名。详该条。

泉阴 quányīn 经外奇穴名。出《千金翼方》。位于耻骨联合上缘中点，旁开3寸处。主治疝气、睾丸炎等。直刺0.3~1寸。灸3~5壮或5~10分钟。

拳尖 quánjiān 经外奇穴名。见《太平圣惠方》。位于手背第三掌指关节之高点处，握拳取之。主治目痛，目翳等。灸3~5壮。

拳毛 quánmáo 即倒睫拳毛。详该条。

拳毛倒插 quánmáodàochā 即倒睫拳毛。详该条。

拳参 quánshēn 中药名。出《本草图经》。别名山虾、虾参、刀剪药、草河车。为蓼科植物拳参 *Polygonum bistorta* L. 的根茎。主产于河北、河南、山西、山东、陕西、湖北。苦、涩，微寒，有小毒。入肺、肝、大肠经。清热解毒，凉血止血，消肿散结。治热病惊痫、肝炎、细菌性痢疾、肠炎、慢性气管炎、痔疮出血、子宫出血，煎服：4.5~9克。煎水含漱，治口腔炎；醋磨汁搽，治痈疖肿毒。本品含鞣质15%~25%、没食子酸等。外用有一定的止血效果。试管内对金黄色葡萄球菌、大肠杆菌有抑制作用。

颧 quán 位于眼的外下方，在颜面部隆起的部分。《灵枢·经脉》："小肠手太阳之脉……斜络于颧。"

颧赤 quánchì 出《灵枢·五色》。指颧部泛现红色。多属肝肾阴亏，虚阳上浮所致。常见于久病及劳瘵等病症。治宜滋阴潜阳为主。

颧骨 quángǔ 骨名。出《灵枢·五变》。解剖学同名骨。在眼眶的下外侧，左右各一。

颧骨伤 quángǔshāng 病名。见《医宗金鉴·正骨心法要旨》。多因跌打等暴力所致。伤后轻者青肿硬痛，重者颧骨平塌或凹陷，可伴有牙关紧急、嚼物艰难、鼻孔出血、流泪或听觉障碍等。治宜清创、整复；内服正骨紫金丹；外用海桐皮汤熏洗，荜茇散漱口。

颧髎 quánliáo 经穴名。代号SI18。出《针灸甲乙经》。别名兑骨。属手太阳小肠经。位于目外眦直下，颧骨下缘之凹陷处。主治面神经麻痹、三叉神经痛。直刺0.3~0.5寸。

que

缺盆 quēpén 即锁骨上窝。经穴名。代号ST12。出《素问·气府论》。别名天盖。属足阳明胃经。位于锁骨上窝中央，前正中线旁开4寸。主治咳嗽、气喘、胸闷、颈淋巴结结核等。直刺或斜刺0.3~0.5寸，禁深刺。

缺盆骨 quēpéngǔ 骨名。出《素问·骨空论》。又名血盆骨。即锁骨。参见柱骨条。

缺盆疽 quēpénjū 即蠹疽。详该条。

缺乳 quērǔ 病名。见《济阴纲目》卷十三。指产后乳汁甚少或全无。多因产后气血亏虚，乳汁化源不足；或肝郁气滞，气血运行不畅，乳汁壅滞不行所致。气血亏虚者，乳房无胀痛感，唇色淡白，食少体倦，宜补气养血，佐以通乳，用通乳丹。肝郁气滞者，乳房胀满而痛，甚则身热，胸闷不舒，宜疏肝解郁通乳，用下乳涌泉汤（《清太医院配方》：当归、川芎、山甲珠、王不留行、、白芍、桔梗、甘草、通草、漏芦、青皮、柴胡、花粉、白芷、生地）加减。

阙 quē 又名阙中、印堂。《灵枢·五色》：

"阙者，眉间也。"古人认为这个部位可作为望肺部疾病的参考。

阙上 quēshàng　阙之上、天庭之下的部位。古人认为，可作为望诊咽喉病症的参考。《灵枢·五色》："阙上者，咽喉也。"近人报道，此处涂敷巴豆朱砂膏，可防治白喉。

阙俞 quēshù　即厥阴俞穴。《千金要方》："第四椎下两傍各一寸半，名阙俞。"

阙庭 quētíng　即天庭。《灵枢·五阅五使》："五官已辨，阙庭必张。"详见天庭条。

阙中 quēzhōng　同阙。《灵枢·五色》："阙中者，肺也。"详该条。

却谷食气篇 quègǔshíqìpiān　养生书。西汉帛书。1973年底长沙马王堆三号汉墓出土。原无书名，经马王堆汉墓帛书整理小组定名。原文残缺较多，内容主要是关于不食谷物，利用食气养生的一些记述。

雀斑 quēbān　病名。见《外科正宗》卷四。由火郁孙络血分，复感风邪凝滞；或肺经血热所致。发于颜面、颈和手背等处。皮肤呈黑褐色或淡黑色散在斑点，小如针尖，大如绿豆，数目多少不一，甚则延及满面。外用玉容散（《医宗金鉴》：皂角、浮萍、白梅肉、樱桃枝），水调搽患处，或白茯苓末，夜间敷之。

雀儿麻 quèrmá　了哥王之别名。详该条。

雀目 quèmù　病症名。出《诸病源候论》。又名雀目内障、鸡盲，俗称鸡蒙眼。即夜盲症。有先后天两种。先天者称高风雀目，多因肾阳不足，脾失健运所致；后天者多属肝虚雀目，由脾失健运引起，常出现于疳疾上目的早期。症见黑夜或暗处视物不清。治宜温补肾阳，健脾益气。用右归丸加健脾药；或益气健脾，杀虫消疳，用肥儿丸加减。并可以鲜猪肝入药或食用。

雀目内障 quèmùnèizhàng　即雀目。详该条。

雀舌 quèshé　病名。见《缪氏喉科》。由过食辛辣炙煿，热毒结于心胃两经所致。症见舌上复生小舌，状如雀舌。初感疼痛，继则发臭溃烂，可导致两腮红肿。治宜清心凉膈。用凉膈散加黄连、黄柏。并以三棱针挑破，吹锡类散。

雀舌草 quèshécǎo　地耳草之别名。详该条。

雀啄法 quèzhuófǎ　见提插法条。

雀啄灸 quèzhuójiǔ　悬起灸之一种。将艾条燃着的一端在施灸部位上做一上一下、急近忽远的一种灸法。形如雀啄，故名。适用于昏厥急救与一般虚寒性疾病。本法热感较强，要注意避免灼伤皮肤。

雀啄脉 quèzhuómài　七怪脉之一。脉象急数，节律不调，止而复作，如雀啄食之状。

qun

裙边疮 qúnbiānchuāng　即臁疮。详该条。

ran

然谷 rángǔ　经穴名。代号KI2。出《灵枢·本输》等篇。别名龙渊、然骨。属足少阴肾经。荥穴。位于足内侧缘，内踝前下方，舟骨结节下方赤白肉际处。主治咽喉肿痛、咳血、消渴、足底痛等。直刺0.5～1寸。灸5～10分钟。

然骨 rángú　见《针灸聚英》。然谷穴别名。详该条。

髯 rán　胡须。古人认为髯的多少及色泽的好坏与血气的盛衰有关。《灵枢·阴阳二十五人》："血气盛则髯美长，血少气多则髯短，故气少血多则髯少，血气皆少则无髯。"

燃照汤 ránzhàotāng《霍乱论》方。滑石四钱，豆豉三钱，焦栀子二钱，酒黄芩一钱五分，省头草一钱五分，制厚朴一钱，制半夏一钱。水煎，研入白蔻仁八分，温服。治暑疫夹湿，霍乱吐下，脘痞烦渴，恶寒肢冷，苔色白腻者。

冉雪峰 rǎnxuěfēng（1877—1962）现代医家。四川奉节人。幼习文学，后改习医学。从20多岁开始行医，有着丰富的医疗经验。新中国成立后任全国政协委员、卫生部中医研究院学术委员会委员。著有《八法效方举隅》《冉雪峰医案》等。

染苔 rǎntāi 又称假苔。舌苔为食物之色所染而掩盖原有的苔色。如食橄榄则苔黑，食枇杷则苔黄。诊察时应当注意仔细询问患者，以排除假象。

染易 rǎnyì 染，传染；易，交换，移易。染易指病邪由一些人传染给另一些人，由一地传播至另一地。《素问遗篇·刺法论》："五疫之至，皆相染易，无问大小，病状相似。"

rang

瀼泄 ràngxiè 病症名。①停饮积食所致的泄泻。见《医学入门·杂病》。②肾泄。见《杂病源流犀烛·泄泻源流》。即五更泄。详该条。

rao

荛花 ráohuā 中药名。出《神农本草经》。为瑞香科植物荛花 Wikstroemia canescens Meissn. 的花。分布于湖南、湖北、陕西、江西、云南等地。辛、苦、寒，有毒。泻水饮，破积聚。治痰饮咳逆上气、水肿、癥瘕。煎服：1.5~3克。孕妇忌服。

桡骨干骨折 ráogǔgànggǔzhé 病名。以桡骨干局部疼痛、畸形，骨软及骨擦音明显，前臂活动受限，旋转功能障碍等为主要表现的骨折。参见骨折条。

桡骨头半脱位 ráogǔtóubàntuōwèi 病名。桡骨头与肱骨小头构成的关节轻度脱位引起的功能障碍性疾病。参见脱位、脱臼条。

桡骨远端骨折 ráogǔyuǎnduāngǔzhé 病名。桡骨远端关节面以上2~3厘米内的桡骨骨折，以局部疼痛，伴压痛和瘀斑、功能障碍为主要临床表现。参见骨折条。

re

热 rè ❶六淫中与火同一属性的致病因素。《素问·五运行大论》："其在天为热，在地为火……其性为暑。"❷辨证的八纲之一，各种原因引致阳气亢盛的病症。《素问·阴阳应象大论》："阳盛则热。"❸治疗方法。如温法或祛寒法。《素问·至真要大论》："寒者热之。"❹药物寒热温凉的四气之一，指热气。

热闭 rèbì ❶泛指热邪壅闭于脏腑经络的病理。麻疹热毒内闭则疹点不透，麻毒内陷；邪热闭肺则咳逆喘促；膀胱热闭则小便痛涩，淋漓不通。❷由热邪内陷引起的闭证。参见闭条。

热痹 rèbì 痹证的一种。出《素问·四时刺逆从论》。①热毒流注关节，或内有蕴热，复感风寒湿邪，与热相搏的痹证。症见关节红肿热痛，可有发热、口渴。多见于风湿性关节炎、类风湿性关节炎、痛风等。治宜清热祛湿，宣痹止痛。用桂枝芍药知母汤、犀角散（《千金要方》：犀角、黄连、升麻、山栀、茵陈）等方加减。②指脉痹。《张氏医通》卷六："脉痹者，即热痹也……其证肌肉热极，皮肤如鼠走，唇口反裂，皮肤色变。"参见脉痹条。

热病 rèbìng　病症名。出《素问·热论》等篇。①泛指一切外感引起的热性病，义同广义伤寒。参见伤寒、温病条。②伤寒病五类疾患之一。见《难经·五十八难》。③夏季伏气所发的暑病。清·柳宝诒《温热逢源》："伏气所发者，名为热病，而以暴感而病者，仍名曰暑病。"

热炽津伤 rèchìjīnshāng　病机。温热入里，正邪斗争剧烈，功能亢盛，里热壅盛，灼伤津液的病理变化。

热喘 rèchuǎn　病症名。见《古今医鉴·喘急》。肺热炽盛所致的喘证。多由肺受热灼，水津不能下行，痰火壅阻气道所致。症见气喘、痰多黄稠、烦热胸满。治宜清肺泻热涤痰为主。用双玉散（刘河间：寒水石、石膏、人参汤调下）、泻火清肺汤（《万病回春》：黄芩、枳实、栀子、桑白皮、麦冬、沉香、朱砂、陈皮、杏仁、赤茯苓、苏子、贝母、竹沥）等方。如肺有热邪，又外感于寒，中有积痰，亦可导致气喘，通常称寒包热喘，往往遇寒即发，治宜宣解郁热，用麻黄定喘汤（《张氏医通》：麻黄、杏仁、厚朴、款冬花、桑皮、苏子、甘草、半夏、黄芩）。

热疮 rèchuāng　病名。出《肘后方》。由风热外感或肺胃积热上蒸所致。易发生在上唇、口角和鼻孔周围。患处皮肤出现密集成簇的小水泡，形如粟米，或如小豆，疱液澄清，渐变混浊，可有瘙痒灼痛，一周左右消退，愈后常可复发。治宜清热散风。内服辛夷清肺饮（《医宗金鉴》：辛夷、甘草、煅石膏、知母、栀子、黄芩、枇杷叶、升麻、百合、麦冬）加减，外搽黄连膏或金黄膏。

热毒 rèdú　❶多指外科痈疡等病症的主要病理因素。❷即温毒（见《重订广温热论·论温热本症疗法》）。详该条。

热毒痢 rèdúlì　病名。痢疾之因骤受暑湿热毒所致者。见《医学传灯》。《医门法律》："又有骤受暑湿之毒，水谷倾囊而出，一昼夜七八十行，大渴引水自救，百杯不止，此则肠胃为热毒所攻。"若里急后重者，宜大黄、黄连、甘草，大剂频服；若无里急后重，宜芩芍调中汤加黄连、肉桂。参见痢疾、毒痢等条。

热毒下血 rèdúxiàxuè　便血的一种。见《丹溪心法附余·火门》。多因热毒蕴结大肠，迫血妄行而致。症见便血鲜红、腹痛、肛内灼热、口干舌燥。治宜清热解毒，凉血止血。可用黄连丸、凉血地黄汤、芍药黄连汤（张洁古方：芍药、黄连、当归、大黄、肉桂、甘草）等方。

热呃 rè'è　呃逆的一种。见《丹溪心法·呃逆》。由胃火上逆或痰火郁遏所致。症见呃声有力、面赤烦渴、口干舌燥、舌苔黄、脉洪大而数。治宜和胃降火。可用安胃饮（《景岳全书》：陈皮、山楂、麦芽、木通、泽泻、黄芩、石斛）加减。便秘者，可用凉膈散。若属胃有痰火者，可用半黄丸（《杂病源流犀烛》：半夏、南星、黄芩）加减。

热烦啼 rèfántí　病症名。小儿热伏心经，烦躁而啼。又名胎热伏心啼。多由热扰心神所致。明·万全《片玉心书》："其哭无泪，见灯则喜而止。"治宜清心养阴。用导赤散加麦冬、栀子。惊啼恍惚、面赤唇红者，用导赤散加黄连、灯心草、蝉蜕（见《普济方》）。

热敷疗法 rèfūliáofǎ　外治法。将发热的物体置于身体的患病部位或特定部位，产生温热效果，以防治胃肠疾患、腰腿痛、痛经、冻疮、乳痈等的方法。

热敷止痛法 rèfūzhǐtòngfǎ 外治法。见《外台秘要》卷二十九。即在未破皮之软组织损伤处用药物进行热敷，藉以散瘀消肿、活络止痛。可用海桐皮汤热敷。

热伏冲任 rèfúchōngrèn 指热邪伏于冲脉和任脉的病机。热伏冲任可使阴精暗耗，肾阴亏损，或迫血妄行。临床表现为低热、腰酸痛、下腹疼痛、崩漏等。

热服 rèfú 指中药煎剂乘热服下，以充分发挥其疗效。热剂热服，适用于大寒证；寒剂热服，适用于假寒真热证（见清·景日昣《嵩崖尊生书》）。

热府 rèfǔ 见《千金要方》。风门穴别名。详该条。

热膈 règé 噎膈的一种。出《诸病源候论》卷十三。又称喜膈。症见胸痛短气、腰背痛、水谷不消、不能多食、消瘦、口烂生疮、五心热、或发热、四肢沉重。参见噎膈条。

热化 rèhuà ❶寒邪化热入里，寒从热化。❷伤寒少阴病从一身手足厥冷转为一身手足尽热的热化证（《伤寒论》）。❸五运六气术语。《素问·至真要大论》："少阴司天为热化。"

热霍乱 rèhuòluàn 病症名。见《医学纲目·伤寒部》。又称热气霍乱。多因内伤饮食厚味，或外感暑热、湿热，秽臭郁遏中焦所致。症见腹中绞痛、呕吐泄泻、泻下臭、胸闷、心烦、发热、口渴、小便黄赤、舌苔黄腻、脉洪数或沉数。治宜清热化湿、辟秽泄浊。可用连朴饮、黄连香薷饮、燃照汤等方。

热极生风 rèjíshēngfēng 亦称热盛风动。指温热病高热时出现昏迷、筋脉强急、抽搐、甚至角弓反张等症。多因邪热炽盛，伤及阴血，热灼肝经所致。临床多见于小儿高热惊厥、流行性脑脊髓膜炎、乙型脑炎、中毒性菌痢及败血症等。

热极生寒 rèjíshēnghán 出《素问·阴阳应象大论》。阴阳转化的观点认为，阳热的病症在一定条件下会转化为阴寒的病症，有如夏热转变为秋凉冬寒。一般由热转寒多因正气耗伤，属病情逆转。如热性病热极伤阴，阴竭而至阳脱，可出现四肢厥冷、大汗淋漓、脉微欲绝的亡阳证；亦可因热邪深伏，出现热深厥深的假寒现象。

热疖 rèjiē 即疖。详该条。

热结 rèjié 热邪聚结而出现的病理现象。如热结于胃肠，则出现腹痛、大便燥结，甚则潮热谵语、脉沉实等症。若热邪搏结血分，则出现蓄血证。《温病条辨》："热结旁流，非气之不通，不用枳朴，独取芒硝入阴以解热结。"《伤寒论》："太阳病不解，热结膀胱，其人如狂，血自下，下者愈。"

热结膀胱 rèjiépángguāng 出《伤寒论》。膀胱被邪热困扰，出现血热相搏的实证。膀胱为足太阳经之腑，伤寒太阳病不解，化热入里，与血相搏，结于膀胱，症见下腹部硬满、拘急不舒、小便自利、发热而不恶寒、神志如狂等。

热结旁流 rèjiépángliú 证名。见《瘟疫论·大便》。外感热病而见阳明腑实证，肠内有燥屎内结，而又见下利纯臭水。宜用大小承气汤下其实热。参见阳明病条。

热结胸 rèjiéxiōng 见明·陶华《伤寒全生集·辨伤寒结胸》。见热实结胸条。

热厥 rèjué 厥证之一。①邪热过盛，阴分不足所致的厥证（见《素问·厥论》等篇）。症见手足心热、身热、溺赤等。②因邪热过盛，阳郁于里不能外达的厥证（见《类证活人书》卷四）。症见初病身热头痛，继则神志昏聩，手足厥冷，脉沉伏，按之滑，或畏热，或渴欲饮水，或扬手掷足，烦躁不得眠，胸腹灼热，便秘尿赤等。治宜宣通郁热。轻症用四逆散，重症用白虎汤、大承气汤、双解散、凉膈散等。参见厥证、阳厥条。

热厥头痛 rèjuétóutòng 病症名。因热盛气逆所致的头痛。见《证治准绳·头痛》："热厥头痛，虽严寒犹喜风寒微来。腹处或见烟火，其痛复作。"由热邪上攻、经气厥逆所致。症见头痛积年不愈，烦热，虽值严冬，犹喜微凉，其痛见凉便止。见烟火近温暖则复作而痛甚。治宜清泄，用清上泻火汤，或选奇汤加川芎、柴胡、黄连、生地、当归、黄柏、知母、荆芥、芽茶等药，后用补气汤。参见头痛条。

热厥心痛 rèjuéxīntòng 病名。见金·张元素《活法机要·心痛证》。即热心痛。详该条。

热泪 rèlèi 病症名。多由风热外袭、肝肺火炽或阴虚火炎所致，异物入目亦可引起。《银海精微》："肿痛赤涩泪出者，此热泪也。"泪下有热感，甚至泪热如汤，常伴有红赤、肿痛、羞明等症。多见于外障眼病。治疗当按主症分别选用疏风清热、养阴平肝、凉血祛瘀等法。异物入目者，应及时清除异物。

热痢 rèlì 病症名。出《金匮要略·呕吐哕下利病脉证并治》。指痢疾之属热者。多因肠腑热盛，积滞不清所致。症见身热腹痛，里急后重，痢下赤白，烦渴引饮，小便热赤，舌苔黄腻，脉滑数有力等。治宜清热凉血解毒。常用白头翁汤等方。

热淋 rèlìn ❶淋证之一。见《诸病源候论·淋病诸候》。多因湿热蕴结下焦而成。症见小便短数，热赤涩痛，伴有寒热、腰痛、小腹拘急胀痛。治以清热利湿为主。用八正散或导赤散、五淋散（《丹溪心法》：赤苓、赤芍、栀子、生甘草、当归、黄芩）等。参见淋条。❷诸淋的总称（见《医学心悟·热淋》）。

热秘 rèmì 证名。见《圣济总录·大小便门》。热结大肠所致的大便秘结。症见身热面赤、恶热喜冷、口舌生疮、口燥唇焦、小便黄赤、舌苔黄、脉数实。治宜清热攻下。用凉膈散或三黄枳术丸、木香槟榔丸等方。参见阳明腑证条。

热能去寒 rènéngqùhán 用温热的药物以治疗寒证。如治疗脾胃虚寒，症见食不消化、呕吐清水、大便清稀、舌淡苔白、脉沉细，可用附子理中丸。

热呕 rè'ǒu 呕吐的一种。见《三因极一病证方论》卷十一。因脾胃积热或热邪犯胃所致。症见食入即吐、吐多涌猛、面赤、心烦喜冷、口渴便秘、小便黄赤、脉多洪数。本症可见于腹腔脏器炎症，如急性胃炎、胆囊炎、胰腺炎、肝炎等。治宜清热泻火，和胃止呕，可用小柴胡汤、竹茹汤（《世医得效方》：葛根、半夏、甘草、竹茹、姜）、栀连正气散（《症因脉治》：山栀、黄连、藿香、厚朴、广皮、半夏、甘草、苍术、竹茹、白茯苓）、大黄甘草汤等方。

热迫大肠 rèpòdàcháng 急性、热性的腹泻病变。因热邪下迫大肠，大肠传导失常所致。症见腹痛、泻下如注、粪便黄臭、肛门灼热、尿黄短、舌苔黄干、脉滑数。

热气霍乱 rèqìhuòluàn 见《症因脉治·霍乱》。即热霍乱。详该条。

热扰胸膈证 rèrǎoxiōnggézhèng 证候名。指邪热扰于胸膈，以胸中烦热、懊恼、发热口渴、躁扰不宁、咳嗽气喘、吐黄痰、舌红苔黄、脉数等为常见的证候。

热入心包 rèrùxīnbāo 温热病内陷营血阶段的证型之一。主要症状有高热、神昏、谵语，甚则昏迷不醒、四肢厥逆，或见抽搐等。可见于各型脑炎、化脓性脑膜炎、大叶性肺炎、中毒性痢疾、中暑等急性热病的极期。

热入血分 rèrùxuèfēn 邪热侵入血分的病症。热入血分是温热病入血的深重阶段，容易消耗阴血和迫血妄行。临床表现为发热夜重，神志昏迷，躁扰不安或抽搐，而以斑疹、出血、舌色深绛、神昏躁扰等为特征。《温热论》："入血就恐耗血动血，直须凉血散血。"

热入血室 rèrùxuèshì 病名。出《伤寒论》。妇女在经期或产后感受外邪，邪热乘虚侵入血室，与血相搏所出现的病症。症见下腹部或胸胁下硬满，寒热往来，白天神志清醒，夜晚则胡言乱语、神志异常等。《金匮要略》有如下记载："妇人中风，七八日往来寒热，发作有时，经水适断，此为热入血室，其血必结，故使如疟状，发作有时，小柴胡汤主之。""妇人伤寒发热，经水适来，昼日明了，暮则谵语，如见鬼状者，此为热入血室，治之无犯胃气及上二焦，必自愈。""妇人中风，发热恶寒，经水适来，得之七八日，热除，脉迟，身凉和，胸胁满如结胸状，谵语者，此为热入血室也。当刺期门，随其实而取之。""阳明病，下血谵语者，此为热入血室，但头汗出，当刺期门，随其实而泻之，濈然汗出者愈。"

热伤肺络 rèshāngfèiluò 肺络被火热病邪所伤，引起咳嗽或咯血的病变。有实热、虚热之分。实热属新病，多因外邪郁而化热，热伤肺络，症见咯血量多、发热面赤、舌红苔黄、脉滑数；虚热属慢性病，多因平素肺肾阴亏，虚火灼肺所致，症见咯血量少，或仅痰中带血，时作低热，午后潮热，两颧潮红，舌质嫩红苔少，脉细数等。

热伤风 rèshāngfēng 病名。伤风有热象者。《赤水玄珠》卷一："热伤风，咳嗽喉疼、面热，此素有痰火郁热在内，热极生风或为风寒所束，不得发越。此热为本，寒为标。治宜清热散寒。经云，火郁则发之。"又曰：

"风寒外束者可发，二陈汤加桔梗、天花粉、玄参、薄荷、酒芩、前胡。"《类证治裁·伤风》："热伤风，咳而咽痛，鼻塞吐痰，消风散加减。"参见风热感冒、火伤风条。

热伤筋脉 rèshāngjīnmài 因高热或久热灼伤营阴，筋脉失养，出现四肢拘挛、痿软、瘫痪等症。

热伤气 rèshāngqì 出《素问·阴阳应象大论》。暑热侵人则腠理开而多汗，开泄太过，伤津耗气。《素问·举痛论》："炅则腠理开，荣卫通，汗大泄，故气泄。"

热伤神明 rèshāngshénmíng 证同热入心包。二者都是热性病因高热而出现神志症状的病变。热入心包是指病变部位，热伤神明是针对神志症状。参见热入心包条。

热深厥深 rèshēnjuéshēn 热厥证的一种特殊征象。出《伤寒论·辨厥阴病脉证并治》。即热邪越深伏，则手足厥冷的程度越甚。可见于温热病深重阶段，高热昏迷而手足逆冷，这是由于正伤热伏，阳气被热邪阻抑，不能向四肢透达的缘故。

热胜则肿 rèshèngzézhǒng 出《素问·阴阳应象大论》。指阳热偏胜出现局部肿痛的现象。热郁于肌肤腠理，气血壅塞，热盛则血聚成脓，表现为红肿热痛，故疮疡属热者必红肿。

热盛气分 rèshèngqìfēn 指气分的热邪炽盛。症见壮热不恶寒、面赤、心烦、大汗、大渴、舌苔黄干、脉洪大。

热实结胸 rèshíjiéxiōng 病症名。见《类证活人书》卷十。明·陶华《伤寒全生集》称热结胸。症见脘腹满硬痛、发热烦渴、懊恼、昏闷、口燥便闭、脉沉滑等。治宜开结泄热。随证选用柴胡陷胸汤（《通俗伤寒论》：柴胡、姜半夏、川连、桔梗、黄芩、瓜蒌仁、枳实、姜汁）、三黄泻心汤、大陷胸汤等。参见结胸条。

热俞五十九穴 rèshùwǔshíjiǔxué 经络腧穴。出《素问·气穴论》等篇。治热病的五十九个腧穴。头上五行（中行为督脉，傍四行为足太阳经），每行五穴（中行为上星、囟会、前顶、百会、后顶五穴，次两旁二行各五穴，为五处、承光、通天、络却、玉枕，又次两旁二行各五穴，为头临泣、目窗、正营、承灵、脑空），共二十五穴，能散越诸阳经上逆的热邪；大杼、膺俞（中府）、缺盆、背俞（风门），左右共八穴，泻胸中之热；气街、三里、上巨虚、下巨虚，左右共八穴，泻胃中之热；云门、髃骨（肩髃）、委中、髓空（腰俞），左右共八穴，泻四肢之热；心、肝、脾、肺、肾五脏背俞之旁，左右共十穴，以泻五脏之热。

热嗽 rèsòu 咳嗽的一种。见《外台秘要》卷九。因伤于热郁，积热灼肺所致。症见咽喉干痛、鼻出热气、咳嗽痰不多、色黄稠黏、屡咳难出，或带血丝，或有发热。治宜清热润肺。用黄连化痰饮（《杂病源流犀烛》：黄连、梨汁、藕汁、莱菔汁、生薄荷叶汁）。或见咳嗽多痰，色黄腥臭，胸脘满闷，烦热面赤，脉数。治宜清热豁痰，用小陷胸汤、芩半丸（《杂病源流犀烛》：黄芩、半夏）等方。

热痰 rètán 痰证的一种。出《诸病源候论》卷二十。①素有痰疾，因"饮食辛辣烧炙煎煿、重裀厚褥及天时郁勃"引发喘咯咳唾者（见元·王珪《养生主论》）。②痰迷于心者。多因痰热相搏，聚而不散所致。症见痰色黄稠浊或带赤，结如胶而坚，咯之难出，兼见脉洪面赤、烦热心痛、喜笑、癫狂、嘈杂、懊憹、怔忡、口干唇燥等。治宜清心、泻热、导痰。用清气化痰丸、清热导痰汤、礞石滚痰丸等，并可选用吐法，以清膈涌痰。③又名火痰（《杂病源流犀烛·痰饮源流》）。详该条。

热啼 rètí 即热夜啼。详该条。

热无犯热 rèwúfànrè 出《素问·六元正纪大论》。季节用药的一般规律。在炎热夏季，如无寒证者，就不要随便使用热药，以免伤津化燥。但如确属表寒证，则不在此限，所谓"发表不远热"。

热痫 rèxián 病名。见《太平圣惠方》卷八十五。内有积热所致的痫证，多见于小儿。由于乳食伤胃，胃肠积热，热甚则风盛痰壅。症见口眼相牵、手足抽掣、腰背强直、口中吐沫、鼻里作声、颈项反张、壮热啼哭。治宜退热除痫。用紫金锭、钩藤饮（人参、全蝎、羚羊角、天麻、钩藤、甘草）加减。

热哮 rèxiāo 病症名。见《类证治裁·哮症论治》。积痰蒸热所致的哮吼。多由痰热胶固，肺气壅逆所致。症见喘急、喉有痰鸣声、胸高、气粗息促、咳痰黄稠、胸膈烦闷、面赤自汗、口渴喜饮、舌红苔黄腻、脉滑数，或兼见表证。治宜宣肺清热，祛痰定喘。用定喘汤、桑白皮汤等。若因受寒引起者，为寒包热证，宜散寒以解郁热，可用越婢加半夏汤等方。

热邪 rèxié 病因之一。致病特点是出现热性阳性的实证。如发热息粗，红肿，焮痛，便秘等。《灵枢·刺节真邪》："阳胜者则为热。"

热邪传里 rèxiéchuánlǐ 又称表热传里。外邪不从表解而化热入里的病变过程。外感六淫之证，传里的症状为恶风寒消失，但发热更甚，目赤，胸中烦闷，口渴引饮，烦躁，甚则谵语，大便秘结，舌红苔黄，脉数等。

热邪阻肺 rèxiézǔfèi 热邪壅阻于肺，发生高热喘咳的病机。主要证候有发热、咳嗽、痰稠黄或痰中带血，甚则呼吸迫促，胸胁作痛，舌边尖红，苔黄干，脉洪数或弦数。多见于支气管炎、肺炎等疾患。

热泄 rèxiè 见《杂病源流犀烛·泄泻源

流》。即热泻。详该条。

热泻 rèxiè 病症名。见《丹溪心法·泄泻》。又名热泄、火泻、火泄。因热迫肠胃所致。症见肠鸣腹痛，痛泻阵作，泻下稠黏，或注泻如水，或水谷不化，肛门灼痛，后重不爽，口渴喜冷，小便赤涩，脉数。治宜清热泻火。用黄芩汤或柴葛芩连汤（《症因脉治》：柴胡、干葛、黄芩、川连）、加味四苓汤（《寿世保元》：白术、白茯苓、猪苓、泽泻、木通、栀子、黄芩、白芍、甘草）、香连丸等方。气虚而有热者，可用卫生汤（《医学入门》：人参、白术、茯苓、陈皮、甘草、薏苡仁、泽泻、黄连）。

热心痛 rèxīntòng 病症名。出《千金要方·心脏》。又名热厥心痛、火心痛。因暑毒入心，或因常服热药、热食致热郁作痛。症见胃脘灼热剧痛，畏热喜冷，时作时止，或兼见面目赤黄、身热烦躁、掌中热、大便坚。治宜解郁泄热。用金铃子散或栀姜饮（《医学入门》：山栀、生姜），甚者可酌用大承气汤。参见厥心痛条。

热夜啼 rèyètí 病症名。见《幼科证治准绳》。又名热啼。因胎热、惊热、风热内犯于心所致。其症见仰身啼哭多泪，见灯火则烦啼更甚，面红溺赤，身热，身或有汗，口中气热。治宜清心宁神。用导赤散加黄连。

热因寒用 rèyīnhányòng 反治法之一。出《素问·至真要大论》。①用温热药治寒证，反佐以寒而发挥作用。例如阴寒证格热于外，服温热药常见格拒吐出，佐以少量寒药或热药凉服则不呕吐。《素问注证发微》："热以治寒，而佐以寒药，乃热因寒用也。"②用热药治疗真寒假热证。如《伤寒论·辨少阴病脉证并治》："少阴病，下利清谷，里寒外热，手足厥逆，脉微欲绝，身反不恶寒，其人面色赤……通脉四逆汤主之。"有人主张此乃热药用于外见热证，应改作热因热用。

热因热用 rèyīnrèyòng 反治法之一。以热药治疗真寒假热之法。例如患者四肢逆冷、下利清谷、脉沉细、面颊浮红、烦躁、口渴不欲饮，其中四肢逆冷、下利清谷、脉沉细是真寒，面颊浮红、烦躁、口渴是假热。用白通汤（葱白、干姜、附子）加猪胆汁煎汤冷服。

热淫 rèyín 淫，过甚。即热气过甚。《素问·至真要大论》："热淫所胜，平以咸寒，佐以苦甘，以酸收之。"

热郁 rèyù 郁证之一种。见《丹溪心法·六郁》。诸郁久延不愈，多可化热而成热郁。症见头昏目眩、口渴喜饮、唇舌干燥、小便黄赤，或肌热扪之烙手，脉沉数。治宜清热解郁。可选用热郁汤（《丹溪心法》：青黛、香附、苍术、川芎、山栀）或丹皮、石斛等药。

热则气泄 rèzéqìxiè 即炅则气泄，详该条。

热胀 rèzhàng 病症名。见《兰室秘藏·诸腹胀大皆属于热论》。因伤于酒食厚味，湿热蕴结于中，或气郁化火，邪盛阴虚所致。症见腹部胀满、大便干结、小便黄赤，或见发热，脉洪数。治宜泻火燥湿。用中满分消丸或当归龙荟丸等苦寒之剂。

热者寒之 rèzhěhánzhī 治法之一。出《素问·至真要大论》。指热证要用寒凉的方药治疗。热证有表、里、虚、实之不同。表热证用辛凉解表，疏散风热；里热证，实者用清法通里攻下，虚者则用甘凉养阴透热或滋阴清热等法。

热中 rèzhòng 病症名。①善饥能食，小便多的病症（见《灵枢·五邪》等篇）。属中消。又有多饮数溲为热中（见《素问·腹中论》王冰注）。亦有指热中即消瘅（见《杂病源流犀烛·三消源流》）。②以目黄为主证的病症。由于风邪入侵于胃，胃脉上系于目，又其人体肥而腠理致密，邪气不得外泄，故成为热中而致目黄（见《素问·风论》）。③由于饮食劳倦等损伤脾胃所致气虚火旺的病症（见《脾胃论》）。症见身热而烦，气喘，头痛，恶寒，或口渴，脉洪大（无力）等。治宜补中益气汤加减。

热灼肾阴 rèzhuóshènyīn 指肾阴被热邪所消耗的病变。多发生在温病后期。症见低热，手足心灼热，口齿干燥，耳聋，舌光绛干瘦，脉细数或虚数等。

ren

人胞 rénbāo 即紫河车。详该条。

人丹 réndān ❶验方。见《北京市中药成方选集》。甘草250克，木香45克，草豆蔻、槟榔、茯苓、砂仁、橘皮、小茴香、肉桂、青果各30克，丁香、红花各15克，薄荷冰27克，冰片9克，麝香0.3克。糊丸，每服一二十粒，温开水送服；平时每用2～3粒，嚼化。治中暑受热，恶心呕吐，腹痛泄泻，胸中满闷，晕车晕船，水土不服。❷验方。见《广州市地方药品标准规格汇编》。薄荷脑、儿茶各125克，小茴香、樟脑、桂皮、冰片、丁香、滑石各60克，木香、砂仁各30克，甘草1435克，桔梗1000克。水丸，朱砂为衣。服法、主治同上。

人痘接种法 réndòujiēzhòngfǎ 取天花患者痘痂制浆，接种于健康儿童，使之产生免疫力，以预防天花的方法。又名引痘法。相传10世纪的北宋时期已应用引痘法预防天花。到16、17世纪，人痘接种在国内已较普遍，并成为专业。其方法分为四种，即痘浆法、旱苗法、水苗法、痘衣法（见各条）。前三者都是接种于鼻孔，其痘苗又叫做鼻苗。痘衣法是穿用天花患者患病时所穿的衣服。人痘接种法是人类免疫学的先驱。这项技术17世纪开始，先后传播到俄国、土耳其、日本、阿拉伯等许多亚、欧、非国家。1717年

传到英国。直到1796年，英国人痘接种医师发明牛痘接种法后，才逐步被代替。1980年世界卫生组织宣布天花在全人类已经被消灭。我国发明的人痘接种与英国发明的牛痘接种各有其一定的历史地位。

人工呼吸 réngōnghūxī 以手按压患者胸廓，助其恢复呼吸的方法。《金匮要略·杂疗方》："救自缢死……徐徐抱解，不得截绳，上下安被卧之，一人以脚踏其两肩，手稍挽其发，常弦弦，勿纵之；一人以手按揉胸上，数动之……"说明我国早在东汉时期已有人工呼吸法的文献记载。

人工牛黄 réngōngniúhuáng 中药名。《中华人民共和国药典》2010年版将本药作为新药收载。本品由牛胆粉、胆酸、猪去氧胆酸、牛磺酸、胆红素、胆固醇、微量元素等制成。味苦，微甘。清热，解毒，化痰，定惊。用于痰热谵狂，神昏不语，小儿急热惊风，咽喉肿痛，口舌生疮，痈肿疔疮。每次0.15～0.35克，多作配方用。外用适量敷患处。

人面疮 rénmiànchuāng 疮疡病名。见《医学入门》。生于膝肘部位的一种疮疡，溃后疮面如人面。实为骨关节疾患穿溃皮肤而难愈之症。前人谓此症"眉目口眼皆具"，显然是观察描述上的附会；至于强调"疮口能食""积冤所致"等，则属荒谬之说。见于骨关节结核、化脓性关节炎等病。治疗参见疮疡、流痰、附骨疽各条。又《本草纲目》用贝母研末外敷，民间用猪里脊肉外贴。

人尿 rénniào 中药名。出《名医别录》。为健康人的小便，一般以10岁以下儿童的小便为佳。咸，凉。入肺、肝、肾经。滋阴降火，止血消瘀。治阴虚发热，劳伤咳血，吐血，跌打损伤，血瘀作痛。内服：取新鲜尿温饮1～2杯，或和汤药服。

人尿白 rénniàobái 即人中白。详该条。

人参 rénshēn 中药名。出《神农本草经》。为五加科植物人参 Panax ginseng C. A. Mey. 的根。主产于吉林、辽宁。甘、微苦，温。入脾、肺经。补气固脱，补肺益脾，生津安神。治重病、久病或大出血后

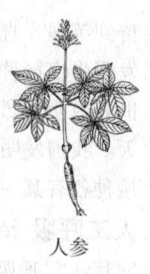

人参

虚脱，及津伤口渴、多汗，肺虚气短喘促，脾虚食少，倦怠，久泻，尿频，心悸怔忡，失眠。煎服：1.5～9 克（急救可用至 30 克），宜文火另煎，单服或冲服；粉剂：每次 0.9～1.5 克。反藜芦，畏五灵脂。人参商品药材，因产地、加工方法及野生与栽培之不同，而有野山参、移山参、白参、生晒参、红参、别直参（朝鲜参、高丽参）等不同名称。临床认为野山参、红参、别直参力量较胜。本品含多种人参皂苷。大部分皂苷水解后产生人参二醇或人参三醇，是人参的有效成分；小部分皂苷水解后产生齐墩果酸，其生理活性不强。又含挥发油，主要成分为 β-榄香烯、人参炔醇。还含胆碱、多种维生素和人参三糖等。人参能提高体力和脑力劳动的效率，有明显的抗疲劳作用。有抗应激作用，能提高机体对各种有害刺激（如温度或气压的过高、过低，各种有毒物质，细菌，放射线或移植癌等）的抵抗力。人参皂苷能增加核糖核酸、蛋白质的合成速率；轻度降低血糖水平；使脂质的合成速率增加，分解也增强。人参还有促性腺激素分必、促进骨髓细胞有丝分裂及刺激造血功能的作用；根及茎、叶都有抗利尿作用。

人参白虎汤 rénshēnbáihǔtāng 即白虎加人参汤。详该条。

人参败毒散 rénshēnbàidúsǎn 即败毒散。详该条。

人参鳖甲煎丸 rénshēnbiējiǎjiānwán 即鳖甲煎丸。详该条。

人参定喘汤 rénshēndìngchuǎntāng《太平惠民和剂局方》方。人参、麻黄、炙甘草、阿胶珠、半夏曲各一两，桑白皮、五味子各一两五钱，炙罂粟壳二两。为粗末，每服三钱，加生姜三片，水煎服。治咳喘气急，喉中痰声，胸满气逆，坐卧不安；亦治肺感寒邪，咳嗽声重，语音不出，鼻塞头昏。

人参豆蔻散 rénshēndòukòusǎn《证治准绳》方。人参、肉豆蔻、干姜、厚朴、甘草、陈皮各一两，川芎、桂心、诃子肉、小茴香各五钱。为末，每服三钱，加姜、枣，水煎服。治久泻不止。

人参蛤蚧散 rénshēngéjièsǎn《卫生宝鉴》方。人参二两，蛤蚧一对，杏仁五两，炙甘草五两，知母二两，桑白皮二两，茯苓二两，贝母二两。为末，每服三钱，冲服。治久病咳嗽喘满，痰稠而黄，或咯唾脓血，胸中烦热，或面目浮肿，脉浮而虚，渐成肺痿失音。

人参固本丸 rénshēngùběnwán 中成药。人参 1560 克，山药 6250 克，生地黄、熟地黄、天冬、麦冬、茯苓、山茱萸、牡丹皮、泽泻各 3125 克。蜜丸，每服 9 克，一日 2 次。治阴虚气弱，心悸气短，四肢酸软，腰痛耳鸣，虚弱骨蒸。本方为《景岳全书》原方加味。

人参归脾丸 rénshēnguīpíwán 即归脾丸。详该条。

人参胡桃汤 rénshēnhútáotāng《济生方》方。人参寸许，胡桃肉五个。加生姜五片，水煎服。治胸满喘急、不能睡卧。

人参黄芪散 rénshēnhuángqísǎn《卫生宝鉴》方。人参、桔梗各一两，秦艽、茯苓、地骨皮、生地黄各二两，知母、柴胡各二两五钱，桑白皮、紫菀、半夏、赤芍、炙甘草各一两五钱，天冬、炙鳖甲各三两，黄芪三两五钱。为粗末，每服三钱，水煎服。治虚

劳消瘦、四肢倦怠、五心烦热、咽干颊赤、潮热盗汗、咳嗽脓血、胸胁不利。

人参健脾丸 rénshēnjiànpíwán 又名健脾丸。中成药。人参、麦芽、白术、橘皮各60克，枳实90克，山楂45克。蜜丸或糊丸，每服9克。治脾胃虚弱，食欲不振，脘腹胀满，大便溏泄。本方为《济生方》白术饮加减。

人参鹿茸丸 rénshēnlùróngwán 中成药。人参75克，鹿茸60克，巴戟天、当归、杜仲、牛膝、菟丝子、茯苓、黄芪、龙眼肉、补骨脂、五味子、黄柏、香附各125克，冬虫夏草30克。蜜丸，每服9克。治肾精亏损，气血两亏，精神不振，目暗耳聋，遗精盗汗，腰腿酸软及妇女血寒，崩漏带下。本方为《圣济总录纂要》原方加减。

人参启脾丸 rénshēnqǐpíwán 即启脾丸。详该条。

人参羌活汤 rénshēnqiānghuótāng 《审视瑶函》方。赤茯苓、人参、羌活、独活、地骨皮、川芎、柴胡、桔梗、甘草、枳壳、前胡、天麻各等分。水煎服。治肝热而致的两眼涩痒昏蒙。

人参清镇丸 rénshēnqīngzhènwán 《内外伤辨惑论》方。柴胡、人参各一两五钱，黄芩、炙甘草、半夏各七钱五分，青黛六钱，天冬三钱，陈皮、五味子各二钱。糊丸，梧桐子大，每服三十至五十丸。治肺热咳嗽，痰多或喘。

人参石膏汤 rénshēnshígāotāng 《素问病机气宜保命集》方。人参五钱，石膏一两二钱，知母七钱，甘草四钱。为粗末，水煎服。治上消，烦渴多饮，不欲多食。

人参乌梅汤 rénshēnwūméitāng 《温病条辨》方。人参、莲子肉、炙甘草、乌梅、木瓜、山药。水煎服。治久痢伤阴，口渴舌干，微热微咳。

人参消风散 rénshēnxiāofēngsǎn 《卫生宝鉴》方。川芎、甘草、荆芥穗、羌活、防风、僵蚕、茯苓、蝉蜕、藿香叶、人参各二两，厚朴、陈皮各五钱。为末，每服二钱，茶水送服。治诸风上攻，头目昏痛，项背拘急，肢体烦疼，皮肤顽麻，瘙痒瘾疹。

人参须 rénshēnxū 中药名。出《本经逢原》。别名参须。为五加科植物人参 Panax ginseng C. A. Mey. 的细根。甘、苦，平。益气生津。治胃虚呕逆、口渴、咳嗽失血，煎服：3～9克。本品含人参皂苷。药理作用与人参近似。

人参养荣汤 rénshēnyǎngróngtāng 《太平惠民和剂局方》方。白芍三两，当归、橘皮、黄芪、肉桂、人参、白术、炙甘草各一两，熟地黄、五味子、茯苓各七钱五分，远志五钱。为粗末，每服四钱，加生姜三片，大枣二枚，水煎服。治积劳虚损，四肢沉滞，少气心悸，小腹拘急，腰背强痛，咽干唇燥等。

人参养荣丸 rénshēnyǎngróngwán 即人参养荣汤制成蜜丸。

人参养营汤 rénshēnyǎngyíngtāng 《温疫论补注》方。人参、麦冬、五味子、生地黄、当归、白芍、知母、陈皮、甘草。水煎服。治大病愈后，气阴两虚而自汗者。

人参叶 rénshēnyè 中药名。见曹炳章《增订伪药条辨》。别名参叶。为五加科植物人参 Panax ginseng C. A. Mey. 的叶。苦、甘，寒。归肺、胃经。补气，益肺，祛暑，生津。用于气虚咳嗽、暑热烦躁、津伤口渴、头目不清、四肢倦乏，煎服：3～9克。本品含人参皂苷、山柰酚、三叶豆苷、人参黄酮苷等。

人参再造丸 réncānzàizàowán 经验方。见《北京市中药成方选集》。蕲蛇、龟甲、玄参、麻黄、香附、穿山甲、天竺黄、白芷、地龙、大黄、威灵仙、熟地黄、羌活、姜黄、乌药、何首乌、茯苓、葛根、细辛、草豆蔻、紫豆蔻、藿香、赤芍、附子、虎骨、菊花、川芎、青皮、僵蚕、白术、黄芪、天麻、黄连、骨碎补、全蝎、白附子、防风、草萆薢、桑寄生、党参、沉香、肉桂、松香、没药、乳香、血竭、山羊血、母丁香、甘草、当归、麝香、牛黄、朱砂、犀角、人参、冰片。蜜丸，每服9克，一日2次。治中风口眼歪斜、言语不清、半身不遂。

人参紫金丹 rénshēnzǐjīndān 《医宗金鉴·正骨心法要旨》方。人参三钱，丁香一两，五加皮二两，甘草八钱，茯苓二钱，当归、血竭、骨碎补、五味子各一两，没药二两。蜜丸，每服三钱，日两次，淡黄酒化服。治跌仆闪撞而气虚者。

人苋 rénxiàn 铁苋之别名。详该条。

人言 rényán 砒石之别名。详该条。

人迎 rényíng ❶切诊部位之一。又称人迎脉。即结喉旁两侧颈总动脉搏动处。《灵枢·寒热病》："颈侧之动脉人迎。人迎，足阳明也，在婴筋之前。"❷左手寸口脉的别称。《脉经》："左为人迎，右为气口。"❸经穴名。代号ST9。出《灵枢·寒热病》。别名天五会。属足阳明胃经。位于颈部，喉结旁开1.5寸，胸锁乳突肌前缘处。主治高血压、咽喉肿痛、气喘、咯血、甲状腺肿等。直刺或斜刺0.5~0.8寸，避开颈总动脉。

人迎脉 rényíngmài 见人迎条。

人中 rénzhōng ❶指鼻唇沟。见《灵枢·经脉》。又名水沟。在鼻下方、唇上方的皮肤纵沟部。古人认为此处可作为望诊膀胱和子宫的参考。❷水沟穴别名。见《针灸资生经》。详水沟条。

人中白 rénzhōngbái 中药名。出《日华子诸家本草》。别名人尿白、尿白碱。为人尿自然沉结的固体物。咸，寒。入肺、肝、膀胱经。清热解毒，祛瘀止血。治咽喉肿痛、口舌生疮、牙疳，研末吹或调敷。治劳热，肺痿，咯血，衄血。煎服：3~9克。本品主要成分为磷酸钙和尿酸钙。

人中白散 rénzhōngbáisǎn 又名中白散。《外科正宗》方。人中白二两，儿茶一两，青黛、薄荷、黄柏各六钱，冰片五分。为末，每用少许，涂敷患处。治小儿牙疳，口舌生疮，口内溃烂，牙龈红肿。

人中疔 rénzhōngdīng 颜面部疔疮的一种。又名龙泉疔。生于人中穴。易发走黄，切忌挤压。参见疔疮条。

人中黄 rénzhōnghuáng 中药名。出《日华子诸家本草》。别名甘中黄、甘草黄。为甘草末置竹筒内，于人粪坑中浸渍后的制成品。甘，寒。入心、肾经。治伤寒热病、高热烦渴、热毒斑疹、咽喉肿痛、丹毒，煎服：6~9克，包煎。

人字草 rénzìcǎo 丁葵草之别名。详该条。

仁斋直指 rénzhāizhízhǐ 医书。又名《仁斋直指方论》《仁斋直指方》。26卷。宋·杨士瀛撰于1264年，是以介绍内科杂病症治为重点的临床综合性医书。序云："明白易晓，之谓直；发踪以示，之为指"，故名《仁斋直指》。作者据证释方，摘取诸家效方，参以家传经验，区别不同病症施方，给读者以规矩绳墨。全书析为七十九条，每条之后另有"附遗"，乃明·嘉靖年间朱崇正所续增。

仁斋直指方 rénzhāizhízhǐfāng 见仁斋直指条。

仁斋直指方论 rénzhāizhízhǐfānglùn 见仁斋直指条。

任应秋 rènyìngqiū （1914—1984）现代医家。字鸿滨，四川江津人。对古典文学有较深造诣，从师学医，曾于上海国医学校就读，侍诊于陆渊雷等名家。20世纪50年代后相继任重庆中医学校教务主任、北京中医学院中医系主任、国务院学位委员会中医评议组组长。热心中医教育，编撰有《中国医学史略》《伤寒论评译》《金匮要略语译》《内经十讲》《中医基础理论六讲》《论医集》《中医各家学说》等。

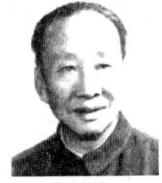

任应秋

忍冬花 rěndōnghuā 金银花之别名。详该条。

忍冬藤 rěndōngténg 中药名。出《本草经集注》。别名银花藤、金银藤。为忍冬科植物忍冬 Lonicera japonica Thub. 的茎叶。我国大部分地区均产。甘，寒。入肺、胃经。清热解毒，疏风通络。治温病发热、痢疾、肠炎、肝炎、风湿性关节炎、痈肿疮毒，煎服：9～30克。叶含忍冬苷、木犀草素、番木鳖苷等。茎含鞣质、生物碱。木犀草素对离体兔肠有解痉作用；能使大鼠下肢血流减少，猫、犬血压升高，并有抗炎作用；在体外能抑制葡萄球菌和枯草杆菌。

荏叶 rěnyè 出《名医别录》。为白苏叶之别名，详该条。

任脉 rènmài 奇经八脉之一。见《素问·骨空论》。其主行路线从会阴部开始，向前沿腹、胸正中线直上，至咽喉，向上到下颌部，环绕口唇，沿着面颊，到达目下。本脉的病候主要表现为男子疝气，女子月经不调、崩漏、带下、不孕、流产、癥瘕等。

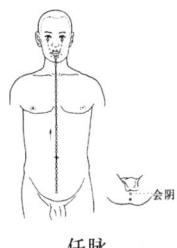

会阴

任脉

任脉络脉 rènmàiluòmài 十五络脉之一。《灵枢·经脉》："任脉之别，名曰尾翳，下鸠尾，散于腹。"从胸骨剑突下方的鸠尾穴处分出，向下散于腹部。本脉发生病变：

"实则腹部皮肤疼痛，虚则腹部皮肤瘙痒。"

任脉之别 rènmàizhībié 即任脉络。详该条。

任主胞胎 rènzhǔbāotāi 出《素问·上古天真论》王冰注。任，指任脉。任脉与冲脉同起于胞中。女子肾气充盛，发育成熟，冲任二脉气血流通，即有月经来潮和孕育胎儿的能力。任脉对孕育胎儿起着重要作用，故称。《十四经发挥》："任之为言妊也，行腹部中行，为妇人生养之本。"

妊娠 rènshēn 出《金匮要略·妇人妊娠病脉证并治》。又名妊子、重身、怀娠。指怀孕。

妊娠便血 rènshēnbiànxuè 病症名。汪喆《产科心法》："孕妇大便见血，亦是血热妄行。大凡血症上行为逆，下行为顺，宜服生地四物汤加麦冬、槐米、赤芍、甘草主之。"

妊娠遍身酸懒 rènshēnbiànshēnsuānlǎn 病症名。《叶氏女科证治》卷二："妊娠遍身酸懒，面色青黄，不思饮食，精神困倦，形容枯槁，此血少无以养胎也，宜四物汤。"

妊娠不语 rènshēnbùyǔ 出《妇人良方大全》卷十五。即子喑。详该条。

妊娠瘈疭 rènshēnchìzòng 病症名。见《妇人良方大全》卷十四。瘈为筋脉急而缩，疭为筋脉缓而伸。一缩一伸，手足相引，搐搦不已，发为瘈疭。多因孕后血聚养胎，肝肾不足，风火相炽，筋失濡养所致。宜平肝养血，用钩藤汤。热盛者，加山栀、黄芩；兼有风痰上涌者，加竹沥、南星、半夏；气血亏损者，宜八珍汤加钩藤、山栀；风邪急搐者，加全蝎、僵蚕。

妊娠喘 rènshēnchuǎn 病症名。见清·汪家谟《胎产辑萃》。因肺气素虚，孕后水气上乘于肺；或感受风寒，肺气失宣；或胎死不下，奔迫上冲；或火动胎元，气逆为喘。症见痰喘气急，夜卧不安等。肺气素虚者，

R

多卒然气喘发作，兼见四肢无力，宜补肺益气，用生脉散加减。感受风寒者，兼见发热恶寒，宜疏风散寒，用参苏饮。胎死不下者，胎动停止，胎心音消失，兼见面赤舌青，喘不得卧，用催生汤（桃仁、赤芍、丹皮、肉桂、茯苓）加川芎、当归。火动气逆者，兼见烦躁发热，用黄芩、香附末，水调服。

妊娠疮疡 rènshēnchuāngyáng 孕妇患痈疽疔毒之症，一般宜用调气安胎、托里解毒之剂。妊娠禁忌药须慎用。不可妄施通里泻下。

妊娠毒药伤胎 rènshēndúyàoshāngtāi 见清·轮应禅师《女科秘旨》。孕妇误服毒药，药毒入于胞脉，损伤胎元。症见腰痛腹坠，胎动不安。宜解毒安胎。用甘草、黑豆、淡竹叶浓煎频服，并根据所服毒药进行抢救。安胎法参见胎动不安条。

妊娠耳鸣 rènshēn'ěrmíng 病症名。见《叶氏女科证治》卷二。亦名胎前耳鸣。多因肾虚或肝胆火盛所致。孕后足少阴肾经不足，肾虚髓海不足则耳鸣，兼有头晕、目眩、腰酸。治宜滋阴补肾，方用猪肾丸（猪肾一对，青盐少许，蜜丸酒下）。因肝胆火盛鸣于午前者，多为实证，兼见头痛目眩、口苦咽干，治宜清肝胆之火，方用小柴胡汤加黄连、栀子；鸣于午后者，多属血虚，兼见心烦不宁，夜寐不安。治宜平肝补血，方用四物汤加白术、茯苓。

妊娠风痉 rènshēnfēngjìng 即子痫。详该条。

妊娠腹痛 rènshēnfùtòng 即胞阻。详该条。

妊娠感冒 rènshēngǎnmào 病名。妊娠期出现发热恶寒、头痛鼻塞、有汗或无汗等病症。多由孕妇体虚，外感风寒或风热之邪，邪气束表，营卫失和，正邪相争，肺失宣畅引起。

妊娠环跳穴痛 rènshēnhuántiàoxuétòng 病症名。清·阎纯玺《增补胎产心法》："妊娠环跳穴痛，属肾虚，宜六味地黄汤加杜、续或千金保孕丸。"

妊娠经来 rènshēnjīnglái 即激经。《证治准绳·女科》："大抵妊娠经来不多，而饮食精神如故，六脉和缓滑大无病者，血盛有余也，儿大能饮自不来矣。"

妊娠惊悸 rènshēnjīngjì 病症名。孕后心悸易惊、恐惧不安的病症。多因孕后心血不足，或阴虚火旺，或心阳不振等引起。症见心神不宁，心悸善惊，坐卧不安。

妊娠口舌生疮 rènshēnkǒushéshēngchuāng 病症名。因孕后血聚养胎，血热心火上炎所致。治宜清热泻火。方用东垣凉膈散。

妊娠口水不止 rènshēnkǒushuǐbùzhǐ 病症名。多由脾胃虚弱，脾虚不能运化水湿，水湿上泛而致口水流出不止，兼见脘腹胀满、胸闷、困倦乏力。治宜健脾益气，和胃渗湿。方用参苓白术散。

妊娠脉 rènshēnmài 孕妇的脉象。常见滑而冲和，或滑数搏指有力，或尺脉滑数，寸脉微小等，与常人脉有所不同。《素问·阴阳别论》："阴搏阳别，谓之有子。"《素问·平人气象论》："妇人手少阴脉动甚者，妊子也。"《素问·腹中论》："身有病而无邪脉。"《濒湖脉学》："滑而冲和，娠孕可决。"《医宗金鉴·四诊心法要诀》："滑疾而散，胎必三月；按之不散，五月可别。"均为妊娠脉。

妊娠尿血 rènshēnniàoxuè 病症名。出《诸病源候论》卷四十一。亦名胎前尿血。指孕妇尿中带血。多因孕后肾虚，或心经火盛，移热于小肠，热扰血分，渗入膀胱所致。肾虚者，兼见小便频数、血色淡红、腰膝酸软、头晕倦怠。治宜补肾固摄，方用六味地黄汤加阿胶、杜仲、血余炭；心经火盛者，兼见小便热赤、血色鲜红、心烦口渴、口舌生疮，治宜清热泻火，方用小蓟饮子。

妊娠呕吐 rènshēn'ǒutù 。出《金匮要略·妇人妊娠病脉证并治》。即恶阻。详该条。

妊娠乳痈 rènshēnrǔyōng 病名。出《诸病源候论》卷四十。乳头属肝，乳房属胃，由于妊娠乳肿失于治疗，或复伤气怒，令肝胃积热，血涩不通，气结不散，以致结聚成痈。治宜托里解毒，兼顾胎元，方用托里解毒汤（人参、黄芪、当归、芍药、白术、茯苓、陈皮、连翘、白芷、金银花、甘草），并结合外治法，参见乳痈条。

妊娠乳肿 rènshēnrǔzhǒng 病名。见《叶氏女科证治》卷二。亦名内吹、胎前乳肿、内吹乳。怀孕六七个月，因肝气不舒，气滞血瘀，经络不通，乳管阻塞，以致乳房胀硬疼痛，寒热并发。宜疏肝、理气、清热，用清肝解郁汤（《证治准绳》：人参、茯苓、熟地、芍药、贝母、川芎、山栀、白术、当归、柴胡、丹皮、陈皮、甘草），并结合外治法。

妊娠失音 rènshēnshīyīn 病症名。妊娠期间出现声音嘶哑，或不能出声，称为妊娠失音。参见子喑条。

妊娠水气 rènshēnshuǐqì 病症名。见《经效产宝》。即妊娠肿胀。详该条。

妊娠数坠胎 rènshēnshùozhuìtāi 病名。出《诸病源候论》。指妇女经常堕胎。相当于习惯性流产。参见堕胎条。

妊娠胎肥 rènshēntāiféi 病名。《陈素庵妇科补解》："妊娠身居富贵，口厌肥甘，忧乐不常，饮食不节，饱则即卧，贫闲久坐，血多饮溢，气壅痰生，致令胞胎肥厚……九月以后，儿已转身，可服催生如意散保产。"

妊娠吐血 rènshēntùxuè 病症名。出《诸病源候论》卷四十一。亦名胎前吐血。胃中积热，或肝郁化热，热伤胃络，气逆于上，血随气溢，则出现吐血。若吐血不止，易致堕胎。因胃中积热者，脘腹胀闷疼痛，吐血色红或紫暗，夹有食物残渣，大便色黑。治宜清胃止血。方用加味清胃散（当归、生地、升麻、丹皮、黄连、犀角、连翘、甘草）。肝火犯胃者，兼见口苦胁痛，心烦善怒，治宜平肝清热止血，方用丹栀逍遥散加止血药。

妊娠下血 rènshēnxiàxuè 病症名。出《金匮要略·妇人妊娠病脉证并治》。亦称胎前流血。指妊娠后阴道流血。包括激经、胎漏、胎动不安。详各条。

妊娠痫症 rènshēnxiánzhèng 即子痫。详该条。

妊娠小便不利 rènshēnxiǎobiànbúlì 病症名。出《诸病源候论》卷四十二。因小肠积热，热结膀胱，气化受阻；或脾肺气虚，通调转输失职，不能下输膀胱。小肠积热者，兼见口渴、心烦、尿赤，治宜清热行水，方用八正散。脾肺气虚者，兼见心悸气短、神疲无力，治宜补益脾肺，方用补中益气汤加减。

妊娠小便不通 rènshēnxiǎobiànbùtōng 病症名。出《诸病源候论》卷四十二。亦名转胞。指妊娠后期胎体渐长，压迫膀胱，以致排尿机能障碍，不得小便，兼见心烦不得卧，而饮食如常者，多因中气怯弱或肾虚不能化气行水，膀胱不利所致。气虚者兼见气短、头重眩晕，宜补中举胎，用补中益气汤；肾虚者兼见坐卧不安、畏寒肢冷、头晕，治宜温肾扶阳，用肾气丸。

妊娠泄泻 rènshēnxièxiè 病症名。出《妇人良方大全》卷十五。亦名胎前泄泻。孕妇脾肾素虚，外受风寒暑湿之邪，内伤饮食生冷；或肾阳不能上蒸脾土，脾失健运；及肝

R

气乘脾而致腹痛泄泻。

妊娠心腹胀满 rènshēnxīnfùzhàngmǎn 病症名。见《太平圣惠方》。素有虚寒，孕后复因感寒或内伤饮食，以致胃气壅滞，浊邪内阻，升降失调。症见心腹胀满，脘闷不思饮食。感寒者，兼见食后胀甚、喜按喜热，宜温中散寒，用香砂六君子汤。伤食者，兼见食后胀痛、嗳腐吞酸，宜消食化滞，用保和丸。

妊娠眩晕 rènshēnxuànyūn 病症名。见顾允若《妇科辑要》。多因素体肝肾不足，孕后血聚养胎，肝肾之阴益虚，肝阳偏亢，上扰清窍所致。症见头痛眩晕，耳鸣眼花，心烦急躁。治宜养阴清热，平肝潜阳。方用一贯煎、杞菊地黄汤等。

妊娠咽痛 rènshēnyàntòng 病症名。见《叶氏女科证治》卷二。亦名胎前咽干痛，多因孕妇胃中积热或有痰涎所致。宜清胃化痰。方用升麻桔梗汤（升麻、桔梗、甘草、玄参、防风）或东垣凉膈散。

妊娠腰痛 rènshēnyāotòng 病症名。出《诸病源候论》卷四十一。多因肾虚，或风冷乘袭，或跌仆闪挫，瘀血阻滞经络所致。甚则可致坠胎。肾虚者，兼见酸软无力，劳动则甚，宜温补肾阳，用青娥丸。风冷乘袭者，兼见腰部冷痛，遇寒则甚，宜祛风散寒，用四物汤加桑寄生、防风。闪挫损伤者，腰痛如刺，转侧不利，或痛有定处，宜活血止痛，补肾安胎，用通气散（先嚼胡桃肉一枚，后以炒补骨脂末9克，温酒送服）。

妊娠药忌 rènshēnyàojì 怀孕期，有些药物可能引起流产或损害母子，一般不得使用或慎用，称妊娠药忌。大致有以下几类：植物药：毒草类，如乌头、附子、天雄、侧子、野葛、羊踯躅、南星、半夏、大戟、芫花、常山。破血药类，如牛膝、桃仁、牡丹皮、茜根、干漆、瞿麦、芦茹、三棱、鬼羽箭、通草、红花、苏木。吐下滑利药类，如藜芦、巴豆、牵牛、皂荚、葵子、薏苡仁。辛温辛热药类，如厚朴、肉桂、干姜。动物药：毒虫类，如水蛭、芫青、斑蝥、地胆、蜘蛛、蝼蛄、蜈蚣、蛇蜕、虻虫。其他动物药类，如猬皮、牛黄、麝香、龟甲、鳖甲。矿物药类：代赭石、水银、锡粉、硇砂、砒石、芒硝、硫黄、雄黄。其中有些是剧毒药，如砒石、巴豆、斑蝥等都绝对禁用；有些经过炮炙可以使用，如生半夏用姜汁制成姜半夏，常用于怀孕初期的恶心呕吐。所以妊娠药忌是否完全禁忌，尚须进一步研究。

妊娠遗尿 rènshēnyíniào 病症名。见《妇人良方》。因膀胱有热，或肺气虚，或肝肾阴虚，热扰膀胱，以致尿出不知。若膀胱有热，兼见心烦便赤，宜泻火清热，用丹栀逍遥散或白薇散（白薇、白芍）。若肺气虚者，兼见少腹坠胀，宜补益脾肺，用补中益气汤加益智仁、桑螵蛸。若肝肾阴虚者，兼见神疲乏力、心烦不寐，治宜滋补肝肾，用六味地黄丸合桑螵蛸散。

妊娠脏躁 rènshēnzàngzào 病名。亦名孕悲。多由于孕后血聚养胎，阴虚血少津亏，五脏失于濡养，或心气虚，热乘心脾及肝气抑郁所致。清·阎纯玺《胎产心法》："妊娠脏躁，悲伤欲哭，象如神灵所作，数欠伸。盖肺志为悲，胎热火炎，肺不自持，故悲，属肺病燥也。胎前气血壅养胎元，则津液不能充润，而肺为之燥。"治宜养心宁神，和中缓急。用甘麦大枣汤治之。

妊娠肿胀 rènshēnzhǒngzhàng 病症名。妊娠六个月以后，如脾肾阳虚，水湿停聚，泛溢肌肤，可致肢体肿胀。根据肿胀部位、症状的不同，有子肿、子满、子气、皱脚之分。详各条。

妊娠中风 rènshēnzhòngfēng 病名。出《诸病源候论》卷四十二。多因孕后血虚，经络、脏腑失荣，中于风邪所致。中于经络者，症见肌肤不仁，手足麻木，口眼歪斜，甚则半身不遂；中于脏腑者，症见卒然昏倒，痰涎壅滞，不省人事。治宜补虚安胎，佐以祛风。方用增损八物汤（《证治准绳》：人参、黄芪、白术、甘草、当归、川芎、牛蒡子、赤芍、防风、荆芥穗、连翘、桔梗、葛根）。若口眼歪斜，手足顽痹者，宜养血祛风，佐以安胎，用防己散（《证治准绳》：防己、羌活、防风、麻黄、松木节、羚羊角、桂心、芥穗、薏苡仁、桑寄生、炙甘草）。若卒然昏倒，痰涎壅滞者，治宜搜风、开窍、祛痰，方用防风散（《证治准绳》：防风、葛根、桑寄生、羚羊角、细辛、当归、菊花、防己、秦艽、桂心、茯神、甘草）加竹沥。若中风不语，肢体强直，不省人事者，治宜祛风开窍，方用生犀角散（《证治准绳》：生犀角屑、麻黄、秦艽、甘草、防风、赤箭、羌活、当归、人参、葛根、赤芍、石膏）。

妊娠中暑 rènshēnzhòngshǔ 症名。见边继孝校刊《竹林女科证治》。妊娠中暑热之邪，症见发热口渴、自汗闷乱、昏愦倦怠、胎动不安。治宜清暑安胎。方用香薷饮，大渴多饮加麦冬、黄芩、花粉、五味子、栀子。

妊娠足痿 rènshēnzúwěi 病症名。《陈素庵妇科补解》："妊娠足痿乃阴血聚养胎元，不能荣润筋骨，故自膝脐之踝胫艰于履地，状如痿躄……宜养血滋荣，壮筋健骨，则两足自然有力。产后加温经强阴之药，宜大健步丸。"（熟地、砂仁、白术、苍术、山药、独活、黄柏、当归、白芍、远志、益智仁、香附、川断、茴香、杜仲、黄芩、虎胫骨）。

妊子 rènzǐ 即妊娠。详该条。

ri

日晡发热 rìbūfārè 证名。见《类证活人书》卷八。指下午 3～5 点左右发热。义同《伤寒论》"日晡所发潮热"。参见潮热条。

日光灸 rìguāngjiǔ 利用太阳能作为热源以治疗疾病的方法。其法有二：一是将艾绒平铺腹部，在日光下曝晒（见《夷坚志》卷十九），适用于虚寒性疾病。二是利用凸透镜（古用凹面铜镜）集聚阳光照射穴位，故又称透镜灸。适用治疗疟疾、牙痛等。

日华子 rìhuázǐ 唐代药学家。姓大，名明。四明（今浙江宁波）人。据《古今医统》《鄞县志》等文献记载，他精研药性，集诸家本草所用药，按寒温性味、花实虫兽分类，编成《大明本草》（又称《日华子诸家本草》），已佚。其条文散见于《本草纲目》中。

日日新 rìrìxīn 长春花之别名。详该条。

日晒疮 rìshàichuāng 病名。出《外科启玄》。由酷日曝晒所致。在皮肤暴露部位出现红斑，肿胀，甚者发生水泡，灼热、瘙痒、刺痛，轻者一两天逐渐消退，重者可伴有畏寒、发热、恶心等全身症状。即日光性皮炎。治宜清热消暑解毒。内服香薷饮或青蒿饮（《洞天奥旨》：青蒿捣碎，以冷水冲之，取汁饮之，将渣敷疮上），外搽柏黛散（《洞天奥旨》：黄柏、青黛）。

日月 rìyuè 经穴名。代号GB24。出《针灸甲乙经》。别名神光。属足少阳胆经。胆之募穴。位于乳头直下，前正中线旁开 4 寸，第七肋间隙中。主治胁肋痛，呕吐，呃逆，黄疸等。斜刺0.5～0.8寸。禁深刺。灸 3～5 壮或5～10分钟。

rong

戎盐 róngyán 中药名。出《神农本草经》。

别名大青盐。为卤化物类矿物石盐的结晶。主产于青海。咸，寒。入心、肾经。凉血，明目。治尿血，吐血，齿龈出血。煎服：0.9~1.5克。溶液点眼治目赤肿痛，风眼烂弦。本品主含氯化钠。

荣 róng ❶古通营，即营气。《素问·痹论》："荣者，水谷之精也。" ❷光华、润泽。《素问·五脏生成》："心之合脉也，其荣色也。" ❸营养濡润。《灵枢·邪客》："化以为血，以荣四末。" ❹显现。《素问·刺热论》："色荣颧骨，热病也。" ❺萌发。《素问·四气调神大论》："春三月……万物以荣。" ❻同荥，即荥穴。《素问·八正神明论》："刺必中其荥。"

荣枯老嫩 róngkūlǎonèn 望舌质的基本内容。荣枯是辨别津液和舌神。荣指舌有光彩，红活鲜明，润泽而有血色，活动灵敏，为津足有神，预后良好；枯指舌无光彩，枯晦干涩，活动迟滞，为津亏失神，预后较差。老嫩是辨别疾病的虚实。老是舌质纹理粗糙苍老，多属实证；嫩是舌质纹理浮胖娇嫩，多属虚证。

rou

柔痓 róuzhì 病症名。①肺热传肾所致骨强筋柔、肢体举动无力的病症。出《素问·气厥论》。②即柔痉，详该条。

柔肝 róugān 治法。亦称养肝。治疗肝阴虚，肝血不足的方法。症见视力减退、两眼干涩、夜盲、头晕耳鸣、或睡眠不熟、多梦、口干津少、脉弦细等。常用药物如当归、白芍、地黄、首乌、枸杞子、女贞子、旱莲草、桑椹子等。《类证治裁》："肝为刚脏，职司疏泄，用药不宜刚而宜柔，不宜伐而宜和。"故柔肝为补肝的常法。

柔肝息风 róugānxīfēng 治法。用具有滋阴养血柔肝、息风止痉作用的方药治疗肝阴血虚动风证。

柔痉 róujìng 痉病的一种。出《金匮要略·痉湿暍病脉证并治》。一作柔痓。多因感受风湿之邪所致。症见身热汗出，颈项强急，头摇口噤，手足抽搐，甚则角弓反张，脉沉迟等。治宜栝楼桂枝汤加减。《医醇賸义》认为，感风湿热邪亦可致柔痉，用白术苡仁汤。《丹溪心法》指阴痉。

揉耳摇头 róu'ěryáotóu 即捧耳摇头。详该条。

揉法 róufǎ ❶推拿手法。用手指指腹或手掌掌面在治疗部位上轻轻转动，带动该处皮下组织。有祛瘀活血、消肿散结等作用。《厘正按摩要术》："揉以和之。揉法以手宛转回环，宜轻宜缓，绕于其上也，是从摩法生出者。可以和气血，可以活筋络，而脏腑无闭塞之虞矣。" ❷正骨手法。又名拨络法。用于头颈、四肢与躯干的筋伤及胸腹部气血伤、瘀血凝滞之证。手法同上，亦可用拇指稍用力，与肌纤维纵轴相交的横向揉动。

肉痹 ròubì 即肌痹。详该条。

肉刺 ròucì 病名。出《诸病源候论》。又名鸡眼。因鞋紧窄，或足骨畸形，局部长期受压、摩擦，使皮肤角质增厚而成。多生于足底前端或足趾间，状如鸡眼，根部深陷，顶端硬凸，表面淡黄，受压则痛，影响行走。外敷鸡眼膏（水杨酸50克，章丹3克，苯唑卡因2克，白糖3克，以75%酒精调搽）。或修脚治疗：用刀将中央硬核起掉，然后将底部白膜逐层修净，见到红肉为度，敷橡皮膏。

肉苁蓉 ròucóngróng 中药名。出《神农本草经》。别名大芸、寸芸、金笋。为列当科植物肉苁蓉 Cistanche deserticola Y. C. Ma. 带鳞叶的肉质茎。主产于内蒙古。甘、咸、温。入肾、大肠经。补肾壮阳，润肠通便。治阳痿，遗精，不孕，腰膝冷痛，筋骨无力，肠燥便秘。煎服：6～9克。水或醇浸剂对麻醉狗、猫、兔均有降压作用。

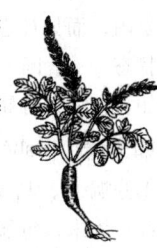
肉苁蓉

肉腠 ròucòu　肌肉的纹理。见肌腠条。

肉豆蔻 ròudòukòu　中药名。出唐·甄权《药性论》。别名肉果。为肉豆蔻科植物肉豆蔻 *Myristica fragrans* Houtt. 的种子。主产于马来西亚及印度尼西亚。辛，温，有小毒。入脾、胃、大肠经。温中行气，涩肠止泻。治脾胃

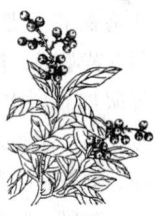
肉豆蔻

虚寒，脘腹胀痛，呕吐，久泻，久痢，煎服：3～9克。本品含挥发油，主成分为右旋莰烯、α－蒎烯。对胃肠道有刺激作用，呈现祛风效果。所含肉豆蔻醚为有毒成分，给猫一次大量服用可引起半昏迷状态，见瞳孔散大、惊厥等，终因肝损害而死亡。

肉独活 ròudúhuó　独活之处方名。详该条。

肉桂 ròuguì　中药名。出《新修本草》。别名玉桂、官桂、桂心。为樟科植物肉桂 *Cinnamomum cassia* Presl 的树皮。主产于越南，我国广东、广西、福建、云南亦产。辛、甘，大热。入肾、脾、心、肝经。补肾阳，暖脾胃，除积冷，通血脉。治肾阳不足，阳痿，尿频，腰膝冷痛，肾虚作喘，眩晕，胃腹冷痛，食少溏泄，妇女冲任虚寒，宫冷，痛经，闭经，阴疽漫肿不溃或溃久不敛。内服：煎汤，1～4.5克，后下；或研粉冲服，每次1～1.5克。孕妇忌服。本品含挥发油，主成分桂皮醛有镇静、解热作用；桂皮油对胃肠有缓和的刺激作用，可增强消化机能，排除积气，缓解痉挛性疼痛。

肉桂子 ròuguìzǐ　即桂丁。详该条。

肉果 ròuguǒ　肉豆蔻之别名。详该条。

肉苛 ròukē　病名。指肌肉顽木沉重，不知痛痒寒热之证。《素问·五常政大论》："寒客至，沉阴化，湿气变物，水饮内蓄，中满不食，皮痛肉苛，筋脉不利，甚则胕肿、身后痛。"《素问·逆调论》："人之肉苛者，虽近衣絮，犹尚苛也，是谓何疾？岐伯曰：荣气虚，卫气实也。荣气虚则不仁，卫气虚则不用，荣卫俱虚，则不仁且不用，肉如故也。"可见于痿、痹、中风、麻木等症。

肉里之脉 ròulǐzhīmài　❶指阳维之脉。《素问·刺腰痛论》："肉里之脉，令人腰痛，不可以欬，欬则筋缩急。"王冰注："肉里之脉，少阳所生，则阳维之脉气所发也。"❷指阳辅穴。张志聪注："肉者分肉，里面肌肉之文理也……足少阳阳辅穴，又名分肉，穴在太阳膀胱经之外，少阳绝骨穴之后，去足外踝四寸，乃其脉也。"

肉瘤 ròuliú　病名。出《千金要方》。思虑伤脾，脾气郁结所致。瘤体初如桃栗，渐大如拳，其根宽大，坚实柔韧，皮色不变，无热无寒。相当于肌纤维瘤。治宜健脾益气，开郁化痰。用归脾汤化裁。亦可手术切除。

肉轮 ròulún　五轮之一。指眼睑部。《医学入门》："肉之精曰肉轮。"肉轮属脾，其疾病多与脾胃有关。

肉瞤筋惕 ròurúnjīntì　症状名。筋惕肉瞤的别称。见《伤寒论大全》卷二。详筋惕肉瞤条。

肉烁 ròushuò　证名。指阳热亢盛，煎熬津液，久而肌肉消瘦者。《素问·皮部论》："热多则筋弛骨消，肉烁䐃破，毛直而败。"《素问·逆调论》："人有四肢热，逢风寒如炙如火者何也？岐伯曰：是人者，阴气虚，阳气盛……逢风而如炙如火者，是人当肉烁也。"本证可见于虚劳、消渴等。

肉脱 ròutuō　证名。出《素问·玉机真脏论》等篇。指肌肉瘦削如脱尽的症象。多因

精血内竭，中气虚衰所致。本证可见于虚劳、久病垂危与痿等。

肉痿 ròuwěi 痿证的一种。出《素问·痿论》等篇。"脾主身之肌肉"，故亦称脾痿。由于脾气热而致肌肉失养，或湿邪伤及肌肉所致。症见肌肉麻痹不仁，重症可见四肢不能举动。治宜清热利湿，健脾和胃。用栀连二陈汤加减。参见痿条。

肉郄 ròuqxì 穴名。见《针灸甲乙经》。承扶穴别名。详该条。

肉瘿 ròuyǐng 病名。出《三因极一病证方论》。多因郁结伤脾，脾气不行而致。症见颈部单个或多个肿块，状如覆碗，皮色如常，软如棉，硬如馒，始终不溃，可伴有性急多汗，心悸胸闷。包括甲状腺腺瘤及结节性甲状腺肿等病。治宜开郁化痰，佐以软坚。用海藻玉壶汤，外用阳和解凝膏掺桂麝散（《药蔹启秘》：麻黄、细辛、肉桂、牙皂、生半夏、丁香、生南星、麝香、冰片）。必要时可采用手术治疗。

肉皂角 ròuzàojiǎo 肥皂荚之别名。详该条。

肉柱 ròuzhù 见《针灸甲乙经》。承山穴别名。详该条。

ru

如疟 rúnüè 病症名。出《素问·至真要大论》。症似疟而实非疟疾（正疟）的一类证候。古人以发热无定时和脉不弦与疟疾鉴别。治疗外感似疟，当以外感论治。郁症似疟，见口苦呕吐、胁痛脉涩者，用逍遥散加吴茱萸、黄连、贝母，继以六味地黄汤加柴胡、芍药。肾虚已极，真阳上浮似疟，见恶寒发热、面赤如脂、口渴不甚、吐痰如涌、身以上热如烙、膝以下自觉冷者，治宜八味地黄汤冷饮，继以人参建中汤调理。

如丧神守 rúsàngshénshǒu 证名。指火郁于内，而见神志昏乱，心神不宁，惊惶不安状态。《素问·至真要大论》："诸禁鼓栗，如丧神守，皆属于火。"

如圣散 rúshèngsǎn ❶《证治准绳》方。①棕榈炭、乌梅肉各一两，炮姜炭一两五钱。为末，每服二钱，冲服。治冲任虚寒，崩漏下血，淋漓不断，血色淡而无血块者。②马蔺花、麦冬、白茅根、车前子、甜葶苈、苦葶苈、檀香、连翘各等分。为粗末，每服四钱，水煎服。治砂淋。❷《卫生宝鉴》方。①顽荆子、苦参、玄参、紫参、厚朴、荆芥、沙参、陈皮、麻黄各一两，蔓荆子、防风、白芷、威灵仙各二两，桃枝、柳枝各一把。为粗末，每剂三钱，煎汤热洗。治麻风。②麻黄五钱，芒硝二钱五分，麝香少许，樟脑少许。为末，搐鼻。治眼疼，偏头痛。

如意金黄散 rúyìjīnhuángsǎn 又名金黄散。《外科正宗》方。天花粉十斤，黄柏、大黄、姜黄、白芷各五斤，厚朴、陈皮、甘草、苍术、天南星各二斤。为末。外用药，不可内服。功能清热解毒，消肿止痛。治痈疡、疔肿、乳痈、丹毒，亦可用于跌打损伤。红肿热痛未成脓者，用茶水同蜜调敷；欲化脓者，用葱汁同蜜调敷。治丹毒、漆疮等，用板蓝根叶捣汁调敷，加蜜亦可。治烫火伤，用麻油调敷。

如银内障 rúyínnèizhàng 病症名。《证治准绳》："瞳神中白色如银也，轻则一点白亮如星似片，重则瞳神皆雪白而圆亮。圆亮者，一名圆翳内障。"详见圆翳内障条。

茹藘 rúlǜ 茜草之别名。详该条。

儒门事亲 rúménshìqīn 医书。15卷（一作14卷）。金·张子和撰。张氏为金元四大家之一，善用汗、吐、下三法。该书详细介绍他用三法的学术见解和各科多种病症的临床实践，有不少精辟的论述和创见，并附较多治案。全书论述病症分风、暑、火、热、湿、燥、寒、内伤、外伤、内积、外积共十形，内容比较丰富。但作者过于强调三法对各科临床的应用，甚至提出"汗、吐、下三法该尽治病"的片面观点。新中国成立后有排印本。

濡脉 rúmài 脉象之一。脉浮小而无力，轻按可得，重按反不明显。《脉经》："濡者，如帛衣在水中，轻手相得。"多见于亡血伤阴或湿邪留滞之证。

濡泄 rúxiè 病症名。出《素问·气交变大论》。又称濡泻、湿泻。详见湿泻条。

濡泻 rúxiè 见《素问·阴阳应象大论》。即濡泄。详该条。

乳 rǔ ❶乳房。《灵枢·经别》："手阳明之正，从手循膺乳。"详乳房条。❷哺乳。如乳母、乳子等。❸乳汁。如通乳。

乳癌 rǔ'ái 病名。以乳房部结块、质地坚硬、高低不平、病久肿块溃烂、脓血污秽恶臭、疼痛日增为主要表现，发生于乳房的癌类疾病。

乳瓣 rǔbàn ❶妇女发育后乳房内组织成瓣状，故名。即乳腺腺体。❷小儿呕出之乳积，细碎成块。

乳毒 rǔdú 病症名。出《刘涓子鬼遗方》。由肝胃湿热凝结而成。①指非孕期和非哺乳期罹患的乳房皮下脓肿、乳疖等。②产后乳痈。《外科大成》："有儿食乳名外吹，又名乳毒。"证治参见疖、乳痈各条。

乳鹅 rǔ'é 即乳蛾。详该条。

乳蛾 rǔ'é 病名。见《幼科金针》。又名蛾子、喉蛾、乳鹅。以其形似乳头，状如蚕蛾而得名。本病多因肺胃热壅，火毒熏蒸；或因气滞血凝，老痰肝火结成恶血；或因肝肾阴津亏损，虚火上炎，病发于喉核（即扁桃体）。发于一侧者名单乳蛾，发于两侧者名双乳蛾。症见喉核红肿疼痛，表面可见黄白色之脓性分泌物，口臭便秘，舌苔厚腻，汤水难咽，身发寒热。肺胃热壅者，宜疏风宣肺，消肿解毒，方用清咽利膈汤（方见喉痈条）加减。属痰浊肝火者，宜清热逐痰，方用指迷茯苓丸。属阴虚火旺者，宜滋阴降火，方用知柏地黄丸加减。发病急骤者名急乳蛾；若蛾如乳头，不甚疼痛，感寒易发，病难速愈者，名石蛾。详各条。

乳发 rǔfā 病名。出《刘涓子鬼遗方》。又名脱壳乳痈、发乳。本病较一般乳痈为重，溃则皮肉腐烂，迅速扩大，易成乳漏。相当于乳房部急性蜂窝织炎。参见乳痈条。

乳房 rǔfáng 出《素问·刺禁论》。与解剖学同名器官同。为足阳明胃经所过。其中央有乳头，属肝；周围有乳晕。

乳疳 rǔgān 病名。见《外科启玄》卷五。指乳部所生疮肿或结块经年不愈，或腐去半截，状如破莲蓬，痛楚难忍。包括乳岩、乳腺结核等慢性乳病。治法参见乳岩条。

乳根 rǔgēn 经穴名。代号ST18。出《针灸甲乙经》。别名薛息。属足阳明胃经。位于第五肋间隙，距胸正中线4寸处。主治少乳，乳腺炎，胸胁痛等。斜刺0.3～0.5寸，禁深刺。灸5～10分钟。

乳根

乳核 rǔhé 即乳中结核。详该条。

乳积 rǔjī 病名。见《证治准绳》。详见乳食积滞条。

乳疾灵颗粒 rǔjílíngkēlì 中成药。见《中华人民共和国药典》2010年版一部。柴胡、醋香附、青皮、赤芍、丹参、炒王不留行、鸡血藤、牡蛎、海藻、昆布、淫羊藿、菟丝子。以上12味制成颗粒剂。开水冲服。一次1～2袋，一日3次。孕妇忌服。功能疏肝活血，祛痰软坚。用于肝郁气滞、痰瘀互结所致的乳癖,症见乳房肿块或结节数目不等,大小不一,质软或中等硬,或经前疼痛;乳腺增生病见上述证候者。

乳剂 rǔjì 中药剂型。两种互不相溶的液体经乳化制成的非均匀分散体系的药剂。

乳疖 rǔjiē 病名。见《外科启玄》卷五。指乳部所生的疖肿。详疖条。

乳结核 rǔjiéhé 病症名。出《诸病源候论》卷四十。又名乳核、乳中结核。为乳病、乳癖、乳痨、乳岩等以乳房结块为早期特征的多种乳病之总称。证治因病而异,详各条。

乳痨 rǔláo 病名。①见《外科理例》。又名乳痰。多由肝气郁结,胃经痰浊凝结所致。初起乳房中生肿块,形如梅李,硬而不痛,皮色如常;数月后肿块逐渐增大,与皮肤粘连,隐痛,皮色转微红,肿块逐渐变软成脓,溃后脓汁稀薄,腐肉不脱,周围肤色暗红,病变可延及胸胁腋下。相当于乳房结核。治疗早期同乳癖,若化脓则兼用透脓散,溃后以调补气血为主。疮口按溃疡处理。②即哺露疳。详该条。

乳栗 rǔlì 即乳岩。详该条。

乳漏 rǔlòu 病名。出《诸病源候论》卷四十。系生于乳房或乳晕部的漏管。由于乳痈、乳发、乳痨等病治疗不当,以致久不收口,形成窦道。本病为疮口经久不敛,时流脓水或溢出乳汁。宜外用提脓去腐药,如红升丹之类作为药线插入,腐去则用生肌散以生肌收口,或手术切除管壁,促其愈合。乳晕部的漏管,可用挂线疗法。

乳麻 rǔmá 即奶麻。详该条。

乳衄 rǔnǜ 病症名。《疡医大全》卷二十:"妇女乳房并不坚肿结核,惟孔窍常流鲜血,此名乳衄。"多由忧思过度,肝脾受伤,血失统藏所致。相当于乳房腺管内乳头状瘤。治宜平肝扶脾,养血止血。内服黑逍遥散(逍遥散加生地或熟地)。

乳癖 rǔpǐ 病名。见《外科活人定本》卷二。多由思虑伤脾,郁怒伤肝,以致气滞痰凝而成。症见乳房生肿块,形如梅李、鸡卵或呈结节状,质硬,无痛,推之可移,不发寒热,皮色不变,可随喜怒消长。类似乳腺增生及乳腺良性肿瘤。治宜疏肝解郁,化痰消结。内服逍遥散加减。

乳癖消片 rǔpǐxiāopiàn 中成药。见《中华人民共和国药典》2010年版一部。鹿角、蒲公英、昆布、天花粉、鸡血藤、三七、赤芍、海藻、漏芦、木香、玄参、牡丹皮、夏枯草、连翘、红花。以上15味,制成糖衣或薄膜衣片。口服。小片一次5~6片,大片一次3片,一日3次。孕妇慎服。功能软坚散结,活血消肿,清热解毒。用于痰热互结所致的乳癖、乳痈,症见乳房结节数目不等,大小形态不一、质地柔软,或产后乳房结块、红热疼痛;乳腺增生、乳腺炎早期见上述证候者。

乳参 rǔshēn 山海螺之别名。详该条。

乳食积滞 rǔshíjīzhì 病名。指婴幼儿伤乳、伤食而致的胃肠病。单纯饮乳积滞者,多因啼叫未已,急于哺乳;或因患儿脾胃虚弱,哺乳不当所致,故有乳滞、乳积、伤乳食等名称。症见烦啼,睡眠不安,口中气热,口腔常有乳酸或馊臭气味,或吐出未消化的奶片,泄泻,或大便干结。治宜消乳和胃,用保和汤。乳食俱伤积滞者,兼见食不知味,胃纳欠佳,脘痞腹胀,或有潮热、低烧等症,日久失治,则形成虚羸。治宜消积导滞以治标,调理脾胃以治本。先用保和丸、平胃散加减,后用启脾丸、参苓白术散。本病可结合针灸、按摩捏脊等疗法。

乳嗽 rǔsòu 即百晬嗽。详该条。

乳痰 rǔtán 即乳痨。详该条。

乳头 rǔtóu 位于乳房中央突起的尖端部分。属肝,有病多按肝经病变治疗。

乳头风 rǔtóufēng 病名。见《疡科心得集》卷中。多由肝火不能疏泄，肝胃湿热蕴结而成。症见乳头、乳颈及乳晕部裂口，疼痛，揩之出血或流黏水，或结黄痂。易继发外吹乳痈。即乳头皲裂。治宜清肝泻火。内服龙胆泻肝汤，外搽生肌玉红膏。湿烂者可搽湿软膏（枯矾 20%，轻粉 10%，石膏 10%，凡士林 60%，调成软膏）。

乳细 rǔxì 中药炮制法之一。把药末放在乳钵内研成极细。点眼药和吹喉药一般都经用此法炮制。

乳香 rǔxiāng 中药名。出《名医别录》。别名熏陆香。为橄榄科植物卡氏乳香树 *Boswellia carterii* Birdw. 的胶树脂。主产于索马里、埃塞俄比亚。辛、苦，温。入心、肝、脾经。活血，行气，止痛。治瘀阻气滞的脘腹疼痛，风湿痹痛，跌打损伤，痛经，产后腹痛。煎服：3～9 克。治痈疽肿毒。煎服或研末外敷。孕妇忌服。本品含树脂、树胶、挥发油。树脂主含 α-β-乳香脂酸、α-β-香树脂醇及其衍生物。树胶主含多聚糖。挥发油中含蒎烯、二戊烯、α-水芹烯等。

乳悬 rǔxuán 病症名。出《疮疡经验全书》。产后两乳细小下垂，疼痛。由胃虚血燥所致。可用当归、川芎等量煎服，并口鼻熏吸药液热气。

乳癣 rǔxuǎn 即奶癣。详该条。

乳岩 rǔyán 病名。出《丹溪心法》卷五。又名石榴翻花发、乳栗。多见于中年以上妇女。由忧怒忧思，肝脾气逆所致。初起乳中结核大如枣栗，表面不平，坚硬不痛，后渐增大，始觉疼痛不止。未溃时，肿若堆栗或如覆碗，肿块处皮核相连，推之不移，乳头内陷。若顶透紫色，则渐溃烂，溃后状如岩穴，形似菜花，时流污水或出血。即乳腺癌。初宜疏肝理气，用逍遥散之类。久病者宜补养气血，通络化痰，用香贝养荣汤（《医宗金鉴》：白术、人参、茯苓、陈皮、熟地、川芎、当归、贝母、香附、白芍、桔梗、甘草、姜、枣）、小金丹（片）等。近用土贝母注射液，初获效果。

乳痈 rǔyōng 病名。出《肘后方》卷五。又名吹乳、妒乳、吹奶。多由肝气郁结，胃热壅滞而成。初起乳房出现硬结、胀痛，乳汁不畅，全身可有恶寒发热；继则肿块增大，焮红剧痛，寒热不退，蕴酿成脓。即急性乳腺炎。早期治宜疏肝清胃，通乳散结。常用栝楼牛蒡汤，外用金黄膏或蒲公英捣烂外敷。脓成宜呈放射状切开排脓。参见外痈条。

乳晕 rǔyùn 位于乳房中央，乳头的外围，其皮肤呈淡红色。怀孕时，乳晕皮肤色素沉着，色泽加深，可作妊娠诊断的参考。

乳蒸 rǔzhēng 即蒸乳。详该条。

乳汁不行 rǔzhībùxíng 病名。又名乳汁不通、乳脉不行。《三因极一病证方论》："产妇有二种乳汁不行，有气血盛而壅闭不行者，有血少气弱涩而不行者，虚常补之，盛当疏之。盛者当用通草、漏芦、土瓜根辈，虚者当用炼成钟乳粉、猪蹄、鲫鱼之属。"参见缺乳条。

乳汁草 rǔzhīcǎo 小飞扬草之别名。详该条。

乳汁自出 rǔzhīzìchū 病名。以哺乳期内乳汁不经婴儿吸吮而自然流出为主要表现的疾病。

乳滞 rǔzhì 病名。详见乳食积滞条。

乳中 rǔzhōng 经穴名。代号 ST17。出《针灸甲乙经》。属足阳明胃经。位于乳头中央，距前正中线 4 寸。用作胸腹部取穴定位的标志，两乳头间折为 8 寸。不针灸。

乳中结核 rǔzhōngjiéhé 症名。出《诸病源候论》。又名乳核。即乳房中硬结如核。可见于乳癣、乳疬、乳岩等。

入地金牛 rùdìjīnniú 中药名。出清·赵其光《本草求原》。别名两面针、上山虎。为芸香科植物光叶花椒 *Zanthoxylum nitidum* (Roxb.) DC. 的根及根皮。分布于中南地区及云南、福建、台湾。辛、苦，平，有小毒。祛风，活血，止痛，解毒。治风湿痹痛，腰肌劳损，胆道蛔虫症，胃痛，跌打瘀痛，煎水含漱，治牙痛；内服并研末外敷，治毒蛇咬伤。煎服：根，9～15克；根皮，4.5～9克。过量可引起头晕、腹痛、呕吐等中毒症状。禁与酸类食物同服；孕妇忌服。本品含光叶花椒碱，光叶花椒酮碱。根皮尚含香叶木苷。根水提取物的注射剂有浸润麻醉作用。

蓐劳 rùláo 病名。出《经效产宝》："产后虚弱，喘乏作寒热状，如疟，名曰蓐劳。"因产后气血耗伤，调理失宜，感受风寒，或忧劳思虑等所致。症见虚羸喘乏，寒热如疟，头痛自汗，肢体倦怠，咳嗽气逆，胸中痞，腹绞痛或刺痛。宜扶养正气为主。用六君子汤加当归。饮食渐进，正气恢复，其病自愈。

蓐风 rùfēng 病名。见《千金要方》卷三。又名在蓐中风、风痉。宋·李师圣《产育宝庆集》："产后为风邪所中，角弓反张，口噤不开，名曰蓐风，用药不得大发其汗。并忌转泻吐利……用华佗愈风散（方见产后中风条）最妙。"治疗参见破伤风条。

ruan

软坚散结 ruǎnjiānsànjié 治疗痰浊、瘀血等结聚而形成结块诸证的方法。如痰浊凝聚的瘰疬、瘿气，宜消痰软坚散结，常用浙贝母、海藻、昆布、牡蛎等；久疟而脾脏肿大，宜软坚破结，用醋制的鳖甲、三棱、莪术等。此外，热结胃肠的燥粪，用芒硝等咸寒软坚，亦属本法的范围。

软胶囊剂 ruǎnjiāonángjì 中药剂型。将一定量的药材提取物加适量的辅料，混合均匀，密封于球形或椭圆形或其他形状的软质囊材中，用压制法或滴制法制成的制剂。

软肋 ruǎnlèi 同季胁。详该条。

软瘫 ruǎntān 在儿科中指五软。详该条。

ruí

蕤仁 ruírén 中药名。出《雷公炮炙论》。别名扁核子、马茹子。为蔷薇科植物单花扁核木 *Prinsepia uniflora* Batal. 的果实。主产于陕西、山西、甘肃。甘，微寒。入肝、经。养肝明目。治目赤肿痛，羞明，流泪，失眠。煎服：5～9克。种仁含脂肪油。

锐发 ruìfà 耳前曲周部以下的头发。禾髎穴在此发尖处。《素问·气府论》："足少阳脉气所发者六十二穴……锐发下各一。"

锐眦 ruìzì 出《灵枢·经脉》等篇。即外眼角。见眦条。

瑞安陈氏白喉条辨 ruì'ānchénshìbáihóutiáobiàn 即《白喉条辨》。详该条。

瑞香花 ruìxiānghuā 中药名。出清·龙柏《药性考》。别名雪冻花、雪地开花。为瑞香科植物瑞香 *Daphne odora* Thunb. 的花。我国长江流域以南都有栽培。甘、咸，平。活血止痛。治风湿痛，咽喉肿痛，齿痛，跌打损伤。煎服：3～6克。本品有麻醉性，内服宜慎。全草含白瑞香苷、白瑞香素-8-葡萄糖苷及多量伞形花内酯。白瑞香苷可降低兔血液凝固性，还能促进体内尿酸的排泄。

run

润肺化痰 rùnfèihuàtán 化痰法之一。与润燥化痰同义。治疗燥痰的方法。由于外感温燥，或肺阴不足，虚火灼金，炼液为痰。症见咽喉干燥，哽痛呛咳，痰稠难咯，舌红苔黄而干。用贝母、瓜蒌、沙参、麦冬、梨皮之类。

润肌膏 rùnjīgāo 《外科正宗》方。麻油四两，当归五钱，紫草一钱。同煎，药枯滤清，将油再熬，加黄蜡五钱，溶化待冷，搽患处。治秃疮干枯，白斑作痒，脱发等。

润苔 rùntāi 舌苔湿润度正常的舌象。

润下 rùnxià 又称缓下。用于不宜峻下的肠燥津枯的病症。如老年人肠燥便秘或习惯性便秘，以及孕妇或产后便秘，采用的药物多属甘平而润滑，如火麻仁、郁李仁、蜂蜜等。又如大肠热结而津液枯燥的便秘，则用滋阴增液的药物，如玄参、麦冬、生地等，代表方有增液汤等。又称增液润下。参见增水行舟条。

润燥 rùnzào 用滋润药以治疗燥证的方法。《素问·至真要大论》："燥者润之。"燥证分内燥、外燥二种。外燥是外感燥气致病，内燥是内脏津液亏损之证。润燥分为轻宣润燥、甘寒滋润、清肠润燥、养阴润燥等。详各条。

润燥腐腻 rùnzàofǔnì 望舌苔的基本内容之一。润燥是诊察津液的盈亏。润指舌苔湿润，说明津液尚充，但若苔润而厚，则表明有湿邪。燥指舌苔干燥，不论见于何种舌苔，均表明津液已伤。腐腻主要是诊察胃阳的标志。腐是胃的阳气有余，能鼓动胃中浊气上升。腻是胃中阳气被湿浊阻滞，多有湿邪痰饮、食积顽痰为病。参见腐苔、腻苔条。

润燥化痰 rùnzàohuàtán 即润肺化痰。详该条。

rua

挼法 ruáfǎ 推拿手法。见《诸病源候论·

风头眩候》。手指掌略屈曲，置施治部位，快而急速地反复滑搓。《备急千金要方·居处法》："小有不好，即按摩挼捺，令百节通利，泄其邪气。"

ruo

弱刺激 ruòcìjī 刺激强度较小的针灸方法。一般以细针、低频率、小幅度、短时间地捻转提插，患者针感较微弱；艾灸则以小炷、少壮或用艾卷作短时间熏灸。适用于体质较弱、耐受性较差的患者。

弱脉 ruòmài 脉象之一。脉来细软而沉，柔弱而滑。见于气血不足的虚证。《四诊抉微》："弱脉阴虚阳气衰，恶寒发热骨筋痿，多惊多汗精神减。"

sai

腮 sāi 又名颐。位于口之外，颊之前，颐之上，颧骨之下。

腮岩 sāiyán 病名。以腮部出现菌状肿块，溃烂翻花，流血水臭秽为主要表现的癌类疾病。

腮痈 sāiyōng 病症名。又名腮含发、鱼腮毒、金腮疮。位于腮颌部的痈。多因阳明热结所致。症见腮颌部结肿焮痛，甚者可溃脓。治宜清泄胃府积热为主，若兼见二便不通者，用凉膈散；二便如常者，用漏芦汤。参见外痈条。

腮肿 sāizhǒng 即痄腮。详该条。

塞鼻疗法 sāibíliáofǎ 特殊疗法。将药物制成适当剂型塞入鼻内，通过鼻黏膜吸收，以治疗鼻部、头面部及口腔病症，以及乳痈、疟疾、哮病等的方法。

塞耳疗法 sāi'ěrliáofǎ 特殊疗法。将药末用纱布包裹，塞入耳内以治疗耳鸣、耳聋、脓耳、鼻血、疟疾等病症的方法。

塞法 sāifǎ 将药粉以纱布包裹，扎紧，或将药物制成锭剂填塞耳、鼻或阴道、肛门的一种外治法。用于阴道、肛门的，亦名坐药。如治疗慢性鼻旁窦炎，用川芎、辛夷、细辛、木通研细末，纱布裹少量塞鼻孔中。又如妇女滴虫性或霉菌性阴道炎，先用桃树叶煎水洗阴道，后以纱布蘸药粉（五倍子、蛇床子、黄柏、冰片，共为细粉，也可制成锭剂）二三分塞入阴道。

塞因塞用 sāiyīnsāiyòng 反治法之一。出《素问·至真要大论》。对闭塞不通之证，一般应采用通利的治法。但对某些现象是塞，而本质是虚的病症，则不但不能通，反而要用补法，故称。如中气不足、脾阳不运所致的脘满腹胀，命门火衰所致的尿闭症，气虚血枯、冲任亏损所致的月经不通等，应分别采用补脾、固肾、养血等方法治疗。

san

三拗汤 sān'àotāng《太平惠民和剂局方》方。甘草、麻黄、杏仁各等分。为粗末，每服五钱，加生姜五片，水煎服。功能宣肺，平喘，止咳。治感冒风寒，鼻塞声重，咳嗽痰多，胸满气短。

三白草 sānbáicǎo 中药名。出《新修本草》。别名白水鸡、过塘莲、白面姑。为三白草科植物三白草 *Saururus chinensis*（Lour.）Baill. 的根茎或全草。分布于长江以南各地。甘、辛，寒。清热利水，消肿解毒。治感冒发热，尿路感染，尿路结石，水肿，脚气，白带。煎服：15～30克。治痈肿疔疮，鲜品

捣敷。全草含挥发油，主成分为甲基正壬基甲酮。叶尚含槲皮素、芸香苷、金丝桃苷、异槲皮苷等黄酮类物质。煎剂在体外对金黄色葡萄球菌、伤寒杆菌有抑制作用。临床报道，用总生物碱制成的注射液治疗多种肿瘤，具有近期疗效，以淋巴系统恶性肿瘤效果较好。每天药量不宜超过100毫克。15～20天为一疗程。副作用除注射局部产生疼痛和硬结外，易引起白细胞及血小板降低，有出血倾向的患者忌用。

三百六十五会 sānbǎiliùshíwǔhuì 会，指穴位。《灵枢·九针十二原》："节之交，三百六十五会……所言节者，神气之所游行出入也。"意为人体有365个穴位，是经络气血出入会合的地方。

三百六十五络 sānbǎiliùshíwǔluò 全身络脉的约数。《灵枢·邪气脏腑病形》："十二经脉，三百六十五络，其血气皆上于面而走空窍。"

三痹 sānbì 指行痹、痛痹、着痹三种痹证。《素问·痹论》："风寒湿三气杂至，合而为痹也。其风气胜者为行痹，寒气胜者为痛痹，湿气胜者为着痹。"根据病邪的偏胜情况，选方用药有所不同。

三痹汤 sānbìtāng《妇人大全良方》方。独活、秦艽、川芎、熟地黄各三分，白芍、肉桂、茯苓、防风、细辛、当归、杜仲、牛膝、甘草、人参、黄芪、续断各五分。加生姜，水煎服。功能益肝肾，补气血，祛风湿，止痹痛。治肝肾气血不足，风寒湿痹，手脚拘挛。

三变花 sānbiànhuā 木芙蓉花之别名。详该条。

三补枳术丸 sānbǔzhǐzhúwán《古今医鉴》方。白术二两，橘皮、黄柏、枳实各一两，浙贝母八钱，山楂、茯苓、香附、黄芩、神曲、黄连各五钱，麦芽、甘草各三钱，桔

梗、连翘各二钱，砂仁一钱。水丸，每服二至三钱。治脾胃失调，消化不良，湿热痰盛，气逆胸满。

三部九候 sānbùjiǔhòu 古代脉诊方法之一。①全身遍诊法。把人体头部、上肢、下肢分成三部，每部各有上、中、下动脉。在这些部位诊脉，如果那部的脉出现独大、独小、独迟、独数，即表示该经的脏气有寒热虚实的变化。头部：上，两额动脉（太阳），候头部病变；中，两侧耳前动脉（耳门），候耳目病变；下，两颊动脉（地仓、大迎），候口齿病变。上肢：上，手太阴肺经动脉（寸口），候肺；中，手少阴心经动脉（神门），候心；下，手阳明大肠经动脉（合谷），候胸中。下肢：上，足厥阴肝经动脉（五里，妇女取太冲），候肝；中，足太阴脾经动脉（期门），候脾，候胃气，配足阳明胃经动脉（冲阳）；下，足少阴肾经动脉（太溪），候肾（《素问·三部九候论》）。②寸口诊法。寸口脉分寸、关、尺三部，每部以轻、中、重指力按分浮、中、沉（《难经·十八难》）。

三才封髓丹 sāncáifēngsuǐdān 又名三才封髓丸。《卫生宝鉴》方。天冬、熟地黄、人参各五钱，黄柏三两，砂仁一两五钱，炙甘草七钱五分。糊丸，梧桐子大，每服五十丸，酒苁蓉煎汤送服。功能补肾泻火，健脾开胃。治脾肾不足，遗精腰酸，食欲不振，精神疲乏等。

三才封髓丸 sāncáifēngsuǐwán 即三才封髓丹。详该条。

三才汤 sāncáitāng 《温病条辨》方。人参三钱，天冬二钱，生地黄五钱。水煎，分两次服。治暑温日久，气阴两伤，睡卧不安，不思饮食者。

三叉虎 sānchàhǔ 三丫苦之别名。详该条。

三承气汤 sānchéngqìtāng 大承气汤、小承气汤和调胃承气汤之总称。

三虫病 sānchóngbìng 出《诸病源候论》卷十八。长虫病、赤虫病、蛲虫病的合称。详各条。

三刺 sāncì 即齐刺。详该条。

三点加压法 sāndiǎnjiāyāfǎ 骨折固定方法之一。适用于肱骨及股骨干骨折出现成角畸形者。用三个压垫，定放于有成角移位骨折的相对三点，上放夹板，再扎缚三道，使其起到加压作用，以逐渐矫正其成角畸形，使之复位。

三豆饮 sāndòuyǐn 《世医得效方》方。赤小豆、黑豆、绿豆各一升，甘草五钱。水煎服。功能活血解毒。用于预防麻疹、水痘等流行性疾病。

三法 sānfǎ 指汗、吐、下三种治法。参见汗法、吐法、下法各条。

三分三 sānfēnsān 中药名。见《中药形性经验鉴别法》。别名山野烟、山茄子、大搜山虎。为茄科植物三分三 Anisodus acutangulus C. Y. Wu et C. Ch en 的根。产于云南。辛、苦，温，有大毒。麻醉，解痉止痛。治骨折，跌打扭伤，风湿骨痛。内服，或研末酒调敷。治胃痛，胆、肾、肠绞痛。煎服：0.3~0.9克。剂量过大可出现阿托品样中毒症状。心脏病心动过速及青光眼患者忌服。本品含天仙子胺、樟柳碱、山莨菪碱、天仙子碱、红古豆碱等多种生物碱。有阿托品样作用，能解除平滑肌痉挛，使瞳孔扩大、腺体分泌减少等。无中枢镇静作用。

三丰伐木丸 sānfēngfámùwán 即伐木丸。详该条。

三伏 sānfú ❶初伏、中伏、末伏的合称，是一年中最炎热的时候。夏至后第三个庚日为初伏，第四个庚日为中伏，立秋后初庚为末伏。❷指第三伏，即末伏。

三关 sānguān ❶小儿指诊法，又称指三关。

S

即风关、气关、命关，详各条。❷推拿穴位名。出陈氏《小儿按摩经》。又称大三关。①位于前臂桡侧缘（《小儿按摩经》）。②位于前臂伸侧（《幼科铁镜》）。常用推法，自腕推至肘，为推上三关；自肘推至腕，为退下三关。旧说男推上，女退下，现在皆推左手，取推上三关之法。寒证、虚证用之，能培补元气，发汗行气。治发热，恶寒无汗，四肢冷弱，痢兼赤白，因寒而引起的头痛、腹痛等。

三关纹 sānguānwén 望小儿掌指脉纹之一法。《医方集宜》卷之八："虎口乱纹多，须知气不和。色青惊积聚，下乱泻如何。青黑慢惊发，入掌内吊多。三关急通过，此候必沉疴。"

三光 sānguāng 古称日、月、星为天之三光。历代眼科对视力严重减退者，常以是否能见三光辨患眼有无光感。《秘传眼科龙木论》"目不辨人物，唯睹三光"，即指视力减退至仅存光感。

三花神佑丸 sānhuāshényòuwán 《宣明论方》方。甘遂、大戟、芫花（醋拌湿炒）各五分，牵牛子二两，大黄末一两，轻粉一钱。水丸，小豆大，初服五丸，日三次。治水湿肿胀，腹实喘满。

三化汤 sānhuàtāng 《素问病机气宜保命集》方。厚朴、大黄、枳实、羌活各等分。为粗末，每服三两，水煎，频频服之，以微利为度。治中风二便不通。

三黄宝蜡丸 sānhuángbǎolàwán 《医宗金鉴》方。藤黄、天竺黄、大戟、刘寄奴、血竭、孩儿茶、雄黄各三两，朴硝一两，当归尾一两五钱，铅粉、水银、乳香、麝香各三钱，琥珀二钱。蜡丸，每服五分至一钱。热黄酒调服，或外用香油化敷。治跌仆或金疮损伤，血瘀疼痛，及一切恶疮。

三黄凉膈散 sānhuángliánggsǎn 《喉症全科紫珍集》方。黄连四分，甘草五分，川芎七分，青皮八分，黄柏、黄芩、栀子、赤芍、薄荷、陈皮、天花粉、射干各一钱，金银花、当归各一钱五分，玄参二钱。加灯心、竹叶，水煎服。治咽喉壅肿疼痛，初起黄红，甚至紫黑，恶寒发热。

三黄片 sānhuángpiàn 见《中华人民共和国药典》2010 年版一部。大黄 300 克，盐酸小檗碱 5 克，黄芩浸膏 21 克。制成糖衣片，一次 4 片，一日 2 次，小儿酌减。功能清热解毒，泻火通便。用于三焦热盛，目赤肿痛，口鼻生疮，咽喉肿痛，牙龈出血，心烦口渴，尿赤便秘；急性胃肠炎，痢疾等。

三黄石膏汤 sānhuángshígāotāng 即石膏汤。详该条。

三黄汤 sānhuángtāng 即泻心汤。详该条。

三黄丸 sānhuángwán 即泻心汤作蜜丸。详泻心汤条。

三黄洗剂 sānhuángxǐjì 验方。见广州中医学院《外伤科学》。大黄、黄柏、黄芩、苦参各等分。为末，10～15 克，加入蒸馏水 100 毫升，医用石碳酸 1 毫升，摇匀，以棉签蘸搽，每日多次。功能消炎，止痒，收敛。治各种急性无渗出性皮炎，单纯性皮肤瘙痒等。

三黄油浸剂 sānhuángyóujìnjì 验方。见武汉医学院《外科学》。黄连、黄芩、黄柏等分。为末，取 20 克，加枯矾 5 克，置石蜡油或麻油 1000 毫升中，高压灭菌后，加入冰片 5 克。直接涂抹创面，或制成油纱布外敷包扎。治烧伤。

三黄枳朴丸 sānhuángzhǐpòwán 《幼科发挥》方。黄连、黄芩、黄柏各三钱，酒大黄五钱、炒枳实、姜厚朴、槟榔各二钱。酒糊丸，每服三钱，姜汤送服。治湿热痢疾，兼有食积者。

三黄枳术丸 sānhuángzhǐzhúwán 《幼科发

挥》方。黄芩、酒炒黄连、酒大黄、神曲、陈皮、白术各一两，枳实五钱。为末，荷叶浸水，煮粳米为糊丸。治伤食。

三加减正气散 sānjiājiǎnzhèngqìsǎn 《温病条辨》方。藿香三钱，厚朴二钱，茯苓皮三钱，陈皮一钱五分，杏仁三钱，滑石五钱。水煎服。治湿阻中焦，气机不宣，苔黄，脘痞，微有化热之象。

三荚草 sānjiácǎo 水蜈蚣之别名。详该条。

三甲复脉汤 sānjiǎfùmàitāng 《温病条辨》方。炙甘草、生地黄、白芍各六钱，生牡蛎、麦冬各五钱，阿胶、火麻仁各三钱，生鳖甲八钱，生龟甲一两。水煎服。治下焦温病，热邪伤阴，痉厥，心悸，舌干绛龟裂，脉细促。

三间 sānjiān 经穴名。代号 LI3。出《灵枢·本输》。别名少谷。属手阳明大肠经。输穴。微握拳，位于食指桡侧，第二掌指关节后方凹陷处。主治发热、咽喉肿痛、牙痛、腹胀、肠鸣。直刺 0.5～0.8 寸。

三焦 sānjiāo ❶六腑之一。是脏腑外围最大的腑，又称外腑、孤腑。有主持诸气，疏通水道的作用。《难经·三十一难》："三焦者，水谷之道路，气之所终始也。"《素问·灵兰秘典论》："三焦者，决渎之官，水道出焉。"分上焦、中焦、下焦三部。《灵枢·营卫生会》："上焦出于胃上口，并咽以上，贯膈而布胸中……中焦亦并胃中，出上焦之后……下焦者，别回肠，注于膀胱而渗入焉。"三焦手少阳经脉，与手厥阴心包经互相络属。❷温病学辨证纲领。《温病条辨》："肺病逆传，则为心包。上焦不治则传中焦，胃与脾也；中焦不治则传下焦，肝与肾也。始于上焦，终于下焦。"❸推拿部位名。用于治疗心气冷痛等。①位于总筋穴与天河水穴之间（《小儿推拿方脉活婴秘旨全书》）。②位于无名指中节的腹面（《小儿推拿广意》）。③位于中指中节的腹面（《幼科铁镜》）。④位于中指近端指骨的腹面（《推拿仙术》）。

三焦辨证 sānjiāobiànzhèng 温病辨证方法之一。清·吴鞠通根据前人经验，按温热病传变情况，划分为自上而下的三个阶段，即上焦、中焦、下焦，并作为辨证施治的提纲。初期属上焦肺、心包病变。手太阴肺病见发热恶寒、头痛、汗出而咳等。手厥阴心包病见神昏谵语，或舌謇肢厥、舌质红绛。高热极期属中焦脾、胃病变。足阳明胃经见发热不恶寒、汗出口渴、脉大。足太阴脾病见发热不扬、体痛且重、胸闷呕恶、苔腻脉缓等。末期属下焦肝、肾病变。足少阴肾病见身热面赤、手足心热、心烦不寐、唇裂舌燥。足厥阴肝病见热深厥深、心中憺憺、手足蠕动、抽搐等。

三焦病 sānjiāobìng 六腑病候之一。出《灵枢·邪气脏腑病形》。三焦的病变主要是气化失常，水道不通。症见腹部胀满，少腹尤甚，小便不利，甚则气喘、胸满、肿胀。若三焦气虚，则见短气、少气、腹寒、泄泻、遗尿等。治当根据病情不同，选用调气、行水、培补脾肾等法。

三焦经 sānjiāojīng 手少阳三焦经之简称。详该条。

三焦咳 sānjiāoké 出《素问·咳论》。症见咳而腹满，不欲饮食。可用异功散加减，或木香顺气丸、七气汤加黄连、枳实。

三焦手少阳之脉 sānjiāoshǒushàoyángzhīmài 即手少阳三焦经。详该条。

三焦俞 sānjiāoshù 经穴名。代号 BL22。出《针灸甲乙经》。属足太阳膀胱经。位于腰部，当第一腰椎棘突下旁开 1.5 寸处。主治腹胀、腹泻、水肿、鼓胀、遗尿、尿潴留、腰背强痛等。斜刺 1～1.5 寸。灸 3～7 壮或 5～15 分钟。

三焦郁 sānjiāoyù 郁证之一。《类证治裁》

卷三："三焦郁，口干不食，栀子仁姜汁浸，炒黑研细，以人参、麦冬、乌梅煎汤服。"参见郁证条。

三焦胀 sānjiāozhàng 病症名。出《灵枢·胀论》。因三焦俱病，气滞不行所致。症见腹部胀满而不坚硬，全身虚肿。治宜调气疏导，用木香调气散或槟榔汤等方。三焦气滞，水气不行，腹部胀满，小便不利，全身水肿者，宜疏导利水，可用通皮饮（《医醇賸义》：广皮、青皮、冬瓜皮、茯苓、当归、厚朴、枳壳、砂仁、泽泻、车前子、鲜姜皮），或在治胀方中加入三焦经药，如柴胡、连翘、地骨皮等。

三角风 sānjiǎofēng 常春藤之别名。详该条。

三角蒺藜 sānjiǎojíli 刺蒺藜之别名。详该条。

三金片 sānjīnpiàn 中成药。见《中华人民共和国药典》2005 年版一部。金樱根、菝葜、羊开口、金沙藤、积雪草。制成糖衣片，一次 3 片，一日 3 次。功能清热解毒，利湿通淋，益肾。治下焦湿热，热淋，小便短赤，淋漓涩痛。现代用于急慢性肾盂肾炎、膀胱炎、尿路感染属肾虚湿热下注者。

三颗针 sānkēzhēn 中药名。出《分类草药性》。别名刺黄连、刺黄柏。为小檗科植物拟豪猪刺 Berberis soulieana Schneid.、小黄连刺 B. wilsonae Hemsl.、细叶小檗 B. poiretii Sehneid. 等的根和茎。拟豪猪刺分布于陕西、甘肃、湖北、四川；小黄连刺分布于湖北及西南各地；细叶小檗分布于东北、河北、内蒙古。苦，寒。清热燥湿，泻火解毒。治细菌性痢疾，胃肠炎，副伤寒，黄疸，肝硬化腹水，泌尿系感染，急性肾炎，扁桃体炎，口腔炎，支气管肺炎，煎服：9～15 克。治中耳炎，目赤肿痛，煎水洗。小黄连刺和细叶小檗的根、茎均含小檗碱。小檗碱药理见黄连条。

三棱 sānléng 中药名。出《本草拾遗》。为黑三棱科植物黑三棱 Sparganium stoloniferum Buch. Ham. 的块茎。主产于江苏、河南等地。苦、辛，平。入肝、脾经。破血行气，消积止痛，治癥瘕结块，血滞经闭，痛经，产后瘀血腹痛，宫外孕，食积脘腹胀痛。煎服：4.5～9 克。孕妇忌服。

三棱草 sānléngcǎo 莎草之别名。详该条。

三棱汤 sānléngtāng《宣明论方》方。三棱二两，白术一两，莪术、当归各五钱，槟榔、木香各三钱。为末，每服三钱，冲服。治癥瘕疡癖，积聚不散，腹胀痞满，饮食不下。

三棱针 sānléngzhēn 针具名。与九针之锋针同。现用不锈钢制成，针身呈圆柱状，针尖呈三角形，三面有刃。临床用于点刺放血，治热病、瘀血疼痛等。

三里 sānlǐ 经穴名。位于上肢者称手三里，位于下肢者称足三里。详各条。

三毛 sānmáo 见聚毛条。

三妙散 sānmiàosǎn《医宗金鉴》方。槟榔、苍术、黄柏各等分。为末，干撒患处；湿癣以苏合香油调搽。功能渗湿止痒。治脐中出水与湿癣。

三妙丸 sānmiàowán《医学正传》方。黄柏四两，苍术六两，川牛膝二两。糊丸，梧桐子大，每服五十至七十丸，空腹姜、盐汤送服。治湿热下注，两脚麻木，或如火烙之热。

三奈 sānnài 即山奈。详该条。

三匹风 sānpǐfēng 蛇莓之别名。详该条。

三品 sānpǐn《神农本草经》对药物的分类法。没有毒性，可以多服久服，不会损害人体的列为上品；没有毒或毒性不大而可治病补虚的列为中品；有毒或性较峻烈而不能长期服用，足以祛除寒热邪气、破积聚的列为下品。这在当时有一定可取之处，但划分不够严格，如上品药中也有一些剧毒的药物在内，所以这样分类是比较粗略的。

三品一条枪 sānpǐnyītiáoqiāng《外科正宗》方。白砒一两五钱，明矾二两。为末，入小罐内，煅至青烟尽，白烟起，片刻，约上下通红，止火，放置一宿取出，加雄黄二钱四分，乳香一钱二分，共为细末，制成药条，插入患处。治痔漏、瘰疬、疔疮等。

三七 sānqī 中药名。出《本草纲目》。别名山漆、参三七、田七。为五加科植物三七 Panax notoginseng (Burk.) F. H. Chen 的块根。主产于云南、广西。甘、微苦，温。入肝、胃经。止血，散瘀，定痛。治咳血，吐血，衄血，便血，崩漏，产后血瘀腹痛，冠心病心绞痛。煎服：3～9克；研粉吞服：一次1～3克。外用适量。孕妇忌服。治跌打瘀痛，外伤出血，粉剂内服并外敷。无名肿痛，醋磨涂。本品含与人参皂苷相似的多种皂苷，水解后得人参二醇和人参三醇。另含黄酮苷。提取液能增加麻醉狗冠状动脉血流量，能对抗脑垂体后叶素引起的冠状动脉收缩作用，同时使心肌耗氧量减少。能缩短兔凝血时间，有止血作用。

三七

三七冠心片 sānqīguànxīnpiàn 新方。见《新医药学杂志》1973 年 10 期。三七 0.6克，延胡索 3 克，红花、制首乌、鸡血藤各9 克，没药 1.5 克。制成片剂。以上为一日量，分 3 次服用。治冠心病心绞痛。

三七伤药片 sānqīshāngyàopiàn 中成药。见《中华人民共和国药典》2010 年版一部。三七 52.5 克，制草乌（蒸）52.5 克，雪上一枝蒿 23 克，冰片 1.05 克，骨碎补 492.2克，红花 157.5 克，接骨木 787.5 克，赤芍87.5 克。各药按规定的工艺提取或研成粉末，混匀，压制成 1000 片，包糖衣制成。舒筋活血，散瘀止痛。用于急慢性挫伤、扭伤，及跌打损伤所致的关节痛、神经痛。

三仁汤 sānréntāng《温病条辨》方。杏仁五钱，滑石六钱，通草、白蔻仁、竹叶、厚朴各二钱，薏苡仁六钱，半夏五钱。水煎服。功能疏利气机，宣畅三焦，上下分消，清热利湿。治湿温初起，邪在气分，或暑温夹湿，头痛身重，面色淡黄，胸闷不饥，午后身热，舌白不渴，脉濡。也用于肠伤寒、胃肠炎、肾盂肾炎属热轻湿重者。

三日疟 sānrìnüè 疟疾之一。见《先醒斋医学广笔记》。亦称三阴疟。指隔两日发作一次的疟疾。《素问·疟论》有"间二日或至数日发"的记载。详见三阴疟条。

三三医书 sānsānyīshū 医学丛书。裘庆元辑。刊于 1924 年。3 集。每集 33 种，共 99种。内容包括中医基础理论、临床各科、针灸、本草、方书、医案、医话、医论等，以明、清时中医著作为主，并收入少数日本医家著作。大多篇幅短小，切于实用。

三商 sānshāng 经外奇穴名。见《江西中医药》1959 年 3 期。老商、中商、少商三穴的合称。老商位于拇指尺侧，距指甲根 0.1寸；中商位于拇指背侧正中，距指甲根 0.1 寸；少商位于拇指桡侧，距指甲根 0.1 寸。主治高热，流行性感冒，急性扁桃体炎，腮腺炎。点刺出血。

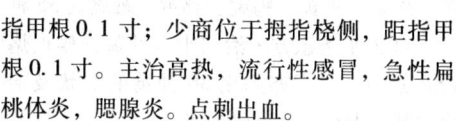

三肾丸 sānshènwán 验方。见《全国中药成药处方集》。鹿肾、狗肾、驴肾、黄芪、龟甲、人参、山茱萸、当归、附子、熟地黄、淫羊藿、茯苓、补骨脂、枸杞子、沙苑子、白术、鱼鳔、阿胶、杜仲、菟丝子、鹿茸、肉桂。蜜丸，每服 6 克，每日 1～2 次。治肾虚气弱，命门火衰而致的阳痿不举，腰腿酸痛，精神疲倦，食欲不佳。

三生饮 sānshēngyǐn《太平惠民和剂局方》

方。生南星一两，木香二钱，生川乌、生附子各五钱。为粗末，每服五钱，加生姜十五片，水煎服。治卒中昏不知人，口眼㖞斜，半身不遂，痰气上壅，六脉沉伏，或指下浮盛，兼治痰厥气厥，及气虚眩晕。

三圣散 sānshèngsǎn 《儒门事亲》方。防风、瓜蒂各三两，藜芦一分至一两。为粗末，每服五钱，韭汁煎去渣，徐徐温服。吐则停服。功能涌吐风痰。治卒中痰壅，癫狂烦乱，不省人事，或误服毒物尚未吸收者。

三十六黄 sānshíliùhuáng 指黄疸的36种病候。《外台秘要》首提三十六种黄，而未列举具体名称。后世医学文献对此有不同分类：一指心黄、肝黄、脾黄、肺黄、肾黄、鬼黄、奸黄、血黄、人黄、髓黄、痫黄、急黄、气黄、痫黄、白黄、阴黄、胆黄、惊黄、风黄、走精黄、酒黄、鸡黄、蚰蜒黄、火黄、走马黄、房黄、黑黄、厌黄、水黄、爪黄、肠黄、牸黄、气黄、猪黄、土黄、虾蟆黄36种黄（《圣济总录·三十六黄》）。二指肝黄、心黄、脾黄、肺黄、肾黄、胆黄、脑黄、行黄、癖黄、胃黄、鬼黄、奸黄、走马黄、立黄、黑黄、体黄、劳黄、脊禁黄、食黄、火黄、阴黄、气黄、煴黄、髓黄、房黄、血黄、忧黄、惊黄、花黄、疰黄、水黄、蛇黄、牛黄、鸦黄、鸡黄、蚰蜒黄36种黄（《太平圣惠方·治三十六种黄证候点烙论并方》）。二书亦列出36种黄的症状及治疗方药、点烙法，可供参考。

三石散 sānshísǎn 验方。见《中医外科学讲义》（上海中医学院）。制炉甘石、熟石膏、赤石脂各90克。为末，麻油或凡土林调搽患处。治湿疹，浸淫疮，及烫伤腐肉已化、新肌不生者。

三石汤 sānshítāng 《温病条辨》方。滑石、寒水石、杏仁、金银花各三钱，石膏五钱，竹茹、通草各二钱，金汁一酒杯。水煎，分两次服。治暑温蔓延三焦，邪在气分，身热汗出不解，烦闷欲呕，溺赤，舌滑微黄者。

三五七散 sānwǔqīsǎn 《世医得效方》方。人参、附子、细辛各三钱，甘草、干姜、山茱萸、防风、山药各五钱。为粗末，每服四钱，加生姜五片，大枣二枚，水煎服。治阳虚眩晕头痛，恶寒，耳鸣或耳聋。

三物白散 sānwùbáisǎn 即白散。详该条。

三物备急丸 sānwùbèijíwán 《金匮要略》方。大黄、干姜、巴豆霜各一两。蜜丸，黄豆大，每服三四丸。功能攻逐冷积。治胸腹胀痛，便秘不通，甚则气急，口噤，暴厥，无热象，无虚象者。也用于急性单纯性肠梗阻之属寒实证者。

三物香薷饮 sānwùxiāngrúyǐn 即香薷饮。详该条。

三消 sānxiāo 病症名。①上消、中消、下消的合称。见《丹溪心法·消渴》。详各条。②消渴、消中、肾消的合称。见《外台秘要·消中消渴肾消方》。参见消渴条。

三消汤 sānxiāotāng 《验方新编》方。党参、白术、当归、茯苓、生地黄各一钱，黄柏、知母、黄连、麦冬、天花粉、黄芩各七分，甘草五分。水煎服。治消渴，饮水不止。

三消饮 sānxiāoyǐn 《温疫论》方。槟榔、厚朴、芍药、甘草、知母、黄芩、大黄、葛根、羌活、柴胡。加姜、枣，水煎服。治温疫分传表里，膜原尚有余邪，症见达原饮证（见达原饮条），又兼见里证，舌上白苔，舌根渐黄至中央。

三丫苦 sānyākǔ 中药名。见萧步丹《岭南采药录》。别名三桠苦、三枝枪、三叉虎、消黄散。为芸香科植物三叉苦 Euodia lepta (Spreng.) Merr. 的根及叶。分布于广东、广西、福建。苦，寒。清热解毒，祛风止痛。治感冒高热，咽喉肿痛，肺热咳嗽，黄疸型肝炎，风湿痹痛，腰腿痛。煎服：根9～30克，叶9～15克。治痈疖，丹毒，跌打扭伤，蛇虫伤，鲜叶捣烂敷。治湿疹，皮炎，痔疮，叶煎水洗。叶含挥发油，其主要成分为α-蒎烯、糠醛。根含生物碱。煎剂在体外对痢疾杆菌有抑制作用。

三桠苦 sānyākǔ 即三丫苦。详该条。

三阳病 sānyángbìng 太阳病、阳明病、少阳病的简称。参见六经病条。

三阳合病 sānyánghébìng 太阳、少阳、阳明三经证候同时出现，但以阳明经为主。《伤寒论·辨少阳病脉证并治》："三阳合病，脉浮大，上关上，但欲眠睡，目合则汗。"《伤寒论·辨阳明病脉证并治》："三阳合病，腹满，身重，难以转侧，口不仁，面垢，谵语，遗尿，发汗则谵语甚，下之则额上生汗，手足逆冷。若自汗出者，白虎汤主之。"

三阳络 sānyángluò 经穴名。代号SJ8。出《针灸甲乙经》。属手少阳三焦经。位于前臂伸侧，腕横纹上4寸，支沟穴上1寸，尺桡骨之间。主治耳聋，失语，肩臂病。直刺0.5~1寸。灸3~5壮或5~10分钟。

三阳头痛 sānyángtóutòng 病症名。见《医垒元戎·三阳头痛》。太阳头痛、阳明头痛、少阳头痛三证的合称。详各条。

三阳五会 sānyángwǔhuì 见《针灸甲乙经》。百会穴别名。详该条。

三叶酸草 sānyèsuāncǎo 酢浆草之别名。详该条。

三一承气汤 sānyīchéngqìtāng 《宣明论方》方。大黄、芒硝（后入）、厚朴、枳实各五钱，甘草一两。加生姜，水煎服。治伤寒腹满咽干，烦渴谵妄，心下硬痛，小便赤涩，大便燥结，及热甚咳喘，口疮舌肿，喉痹痈疡，胃热发斑，小儿惊风，暴伤酒食等实热证。

三因 sānyīn 古代三类病因的合称，即内因、外因、不内外因。《三因极一病证方论》："然六淫天之常气，冒之则先自经络流入，内合于脏腑，为外所因；七情人之常性，动之则先自脏腑郁发，外形于肢体，为内所因；其如饮食饥饱，叫呼伤气，尽神度量，疲极筋力，阴阳违逆，乃至虎狼毒虫，金疮踒折，疰忤附着，畏压溺等，有背常理，为不内外因。"

三因方 sānyīnfāng 即《三因极一病证方论》的简称。详该条。

三因极一病源论粹 sānyīnjíyībìngyuánlùncuì 即《三因极一病证方论》。详该条。

三因极一病证方论 sānyīnjíyībìngzhèngfānglùn 医书。原题《三因极一病源论粹》，简称《三因方》。18卷。宋·陈言撰于1174年。该书首叙医学总论，并将三因（内因、外因、不内外因）作为论述的重点；总论后列述内、外、妇、儿各科病症，并附治疗方剂。全书的特点是将病症和三因密切结合，对研究病因和临床治疗均有参考价值。20世纪50年代后有排印本。

三阴病 sānyīnbìng 太阴病、少阴病、厥阴病的简称。参见六经病条。

三阴交 sānyīnjiāo 经穴名。代号SP6。出《针灸甲乙经》。属足太阴脾经。位于内踝尖直上3寸，胫骨内侧面后缘。主治泌尿、生殖系统疾患，腹痛，腹泻，神经衰弱，荨麻疹，神经性皮炎，下肢麻痹或瘫痪等。直刺1~1.5寸。灸3~7壮或5~15分钟。孕妇禁针。

三阴疟 sānyīnnüè 病名。疟疾之一。①即三日疟（《名医类案》）。多因元气内虚，卫气不固，疟邪潜伏于三阴，故名。治以扶正为主，兼以疏邪。参见三日疟、疟疾条。②疟发在处暑后、冬至前之三日疟（《杂病源流犀烛·疟疾源流》）。③疟发于夜间者（《医宗金鉴》）。治宜先用汗法，后按疟疾常法治疗。参见疟疾条。

三阴三阳 sānyīnsānyáng 出《素问·阴阳离合论》等篇。为少阳（一阳）、阳明（二阳）、太阳（三阳）、厥阴（一阴）、少阴（二阴）、太阴（三阴）之总称。

三阴头痛 sānyīntóutòng 病症名。太阴头痛、少阴头痛、厥阴头痛三证的合称。详各条。

三枝九叶草 sānzhījiǔyècǎo 淫羊藿之别名。详该条。

三枝枪 sānzhīqiāng 三丫苦之别名。详该条。

三指禅 sānzhǐchán 脉学书。3 卷。清·周学霆撰于 1827 年。周氏论脉，以缓脉为标，以浮、沉、迟、数为四大纲，共列 27 脉，用对比的方法分析各种脉象不同之点。论述各病能以脉诊结合病因、病理、证候，决定治法和方药，切于临床实用。20 世纪 50 年代有排印本。

三子养亲汤 sānzǐyǎngqīntāng 《韩氏医通》方。紫苏子、白芥子、莱菔子（原书三药无量，无固定比例，咳喘明显则以苏子为主药，痰多则以白芥子为主药，食滞则以莱菔子为主药）。每服三钱，水煎服。功能顺气降逆，化痰消滞。治气逆痰滞而致的咳嗽气喘，痰多胸痞，食欲不振，苔黏腻，脉滑者。

散刺 sǎncì 刺法之一。在穴位及其周围作分散的多点刺激。

散剂 sǎnjì 药物研成粉末为散。内服：粗末加水煮服，细末用白汤、茶、米汤或酒调服。外用：研成极细末，撒于患处，或用酒、醋、蜜等调敷于患处。

散脉 sǎnmài ❶脉象之一。脉浮散不聚，轻按有分散零乱之感，中按渐空，重按则无。《脉经》："散脉大而散，散者气实血虚，有表无里。"主元气离散，见于病情垂危阶段。

❷足太阴之别络以散行而上，故称。《素问·刺腰痛论》："刺散脉在膝前骨肉分间，络外廉束脉。"

散寒除湿 sànhánchúshī 治法。即用具有辛温祛寒燥湿作用的方药治疗寒湿阴滞证。

散偏汤 sànpiāntāng 《辨证录》方。白芍五钱，川芎一两，郁李仁、柴胡、甘草各一钱，白芥子三钱，香附二钱，白芷五分。水煎服。治偏头痛。

散星草 sànxīngcǎo 鹅不食草之别名。详该条。

散血草 sànxuècǎo 白毛夏枯草之别名。详该条。

散者收之 sànzhěshōuzhī 出《素问·至真要大论》。是方药学使用固涩法的理论根据。散，是耗散不固；收，是收摄固涩。例如心血亏损，以至心神浮越，心悸易惊，是心气不固，当养血安神，以收摄心气；久咳多汗是肺气不固，敛肺止咳，以固肺气而止咳止汗；遗精滑泄而经久不愈，是肾气不固，当固肾涩精，以固肾气而止遗泄。其他如脱肛、气虚不摄的崩漏、慢性出血，以至元气散越的亡阳虚脱等，均属此法的应用范围。一般来说，虚者可固，实者不可固；久者可固，暴者不可固；在上在表宜固其气，在下在里宜固其精，这是大法。

sang

桑白皮 sāngbáipí 中药名。出《药性论》。别名桑皮、桑根皮。为桑科植物桑 Morus alba L. 的根皮。主产于安徽、河南、浙江、江苏、湖南。甘、寒。入肺、经。泻肺平喘，利水，降压。治肺热咳喘，水肿，脚气，小便不利，高血压病，糖尿病。煎服：6～12 克。本品含桑根皮素、桑素、环桑素、伞形花内酯、东莨菪素、鞣质等。煎剂对兔有利尿作用。提取物对麻醉兔有明显的降压作用，对离体蛙心呈抑制作用，对离体兔耳血管有扩张作用，对小鼠有镇静作用。

桑柴火烘法 sāngcháihuǒhōngfǎ 外治法之一。见《外科大成》。适用于痈疽初起肿痛，坚而不溃或溃而不腐，新肉不生，疼痛不止者。有解毒止痛、消肿散瘀、助阳生肌之效。其法用新桑树根或桑木枝劈如指粗，约九寸长，一头燃着吹灭，用火向患处烘片时，火尽再换。每次烘二至四枝，每日烘二三次，以知热为度。

桑根皮 sānggēnpí 即桑白皮。详该条。

桑果 sāngguǒ 即桑椹。详该条。

桑寄生 sāngjìshēng 中药名。出《雷公炮炙论》。别名桑上寄生。为桑寄生科植物槲寄生 *Viscum coloratum* （Kom.） Nakai 或桑寄生 *Loranthus parasiticus*（L.） Merr. 的枝叶。主产于河北、辽宁、吉林、广东、广西。苦、甘，平。入肝、肾经。补肝肾，祛风湿，养血安胎，降血压。治腰膝酸痛，筋骨痿弱，风寒湿痹，妊娠胎动不安，胎漏下血，高血压病。煎服：9～15克。槲寄生的枝叶含齐墩果酸、内消旋肌醇、黄酮苷等。叶含黄槲寄生苷 A、B 及高黄槲寄生苷 B 等。桑寄生枝叶含萹蓄苷及槲皮素。本品对麻醉狗、猫有降压利尿作用，对离体豚鼠心脏有扩张冠脉作用。对离体实验性动脉硬化兔耳血管有扩张作用。对小鼠有镇静作用。煎剂或浸剂能抑制脊髓灰质炎病毒。

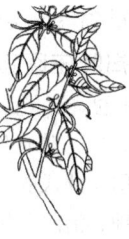

桑寄生

桑菊感冒片 sāngjúgǎnmàopiàn 中成药。见《中华人民共和国药典》2010 年版一部。桑叶 465 克，菊花 185 克，连翘 280 克，薄荷素油 1 毫升，苦杏仁 370 克，桔梗 370 克，甘草 150 克，芦根 370 克。以片剂的工艺制成。功能疏风清热，宣肺止咳。用于风热感冒初起，头痛，咳嗽，口干，咽痛。口服。一次 4～8 片，一日 2～3 次。

桑菊饮 sāngjúyǐn 《温病条辨》方。桑叶二钱五分，菊花一钱，杏仁二钱，连翘一钱五分，薄荷八分，桔梗二钱，甘草八分，苇根二钱。水煎服。功能疏风清热，宣肺止咳。治风温初起，症见咳嗽，身热不甚，口微渴，舌苔薄白，脉浮数。也用于上呼吸道感染、支气管炎属于风热犯肺者。

桑麻丸 sāngmáwán 又名扶桑丸。中成药。桑叶 500 克，黑芝麻 125 克。蜜丸或水丸，每服 9 克，日两次。功能补益肝肾，清头目，润脏腑。治肝经虚热，头眩目花，久咳不愈，津枯便秘，风湿麻痹，肌肤甲错。

桑皮 sāngpí 即桑白皮。详该条。

桑螵蛸 sāngpiāoxiāo 中药名。出《神农本草经》。别名螳螂子。为螳螂科昆虫大刀螂 *Paratenodera sinensis* de Saussure 或小刀螂 *Statilia maculata* Thunb. 薄翅螳螂 *Mantis religiosa* L. 等的干燥卵鞘。产于广西、云南、湖北、湖南及山东、浙江、江苏等地。甘、咸，平。入肝、肾经。补肾助阳，固精缩尿。治肾阳不足的遗精，早泄，白浊，白带，尿频，遗尿。煎服：5～9 克。卵囊附着的蛋白质膜上含柠檬酸钙的结晶。卵黄球含糖蛋白及脂蛋白。

桑螵蛸散 sāngpiāoxiāosǎn 《本草衍义》方。桑螵蛸、远志、菖蒲、龙骨、人参、茯神、当归、醋炙龟甲各等分。为末，每服二钱，睡前人参煎汤调服。功能调补心肾，固精止遗。治小便频数，或遗尿，滑精，精神恍惚，健忘等症。

桑上寄生 sāngshàngjìshēng 即桑寄生。详该条。

桑椹 sāngshèn 中药名。出《新修本草》。别名桑果、桑枣、桑椹子。为桑科植物桑 *Morus alba* L. 的果穗。甘、酸，寒。入心、

S

肝、肾经。滋补肝肾，养血祛风。治眩晕，失眠，耳聋，目昏，消渴，便秘。煎服：9～15克。本品含芸香苷、花青素苷、胡萝卜素、烟酸、糖类、脂肪油（主成分为亚油酸）及维生素 B_1、维生素 B_2、维生素 C。

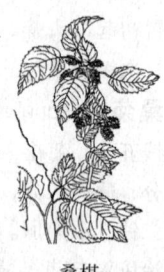

桑椹

桑椹膏 sāngshèngāo 又名文武膏。中成药。桑椹4800克，冰糖1980克。制成膏滋，每服9～15克。治血虚生风，血瘀风痹，老年肠枯便秘，夜眠不安，腰腿酸软，及肝肾亏损，须发早白。本方来自《素问病机气宜保命集》，原方治瘰疬。

桑椹子 sāngshènzǐ 即桑椹。详该条。

桑条 sāngtiáo 即桑枝。详该条。

桑杏汤 sāngxìngtāng 《温病条辨》方。桑叶一钱，杏仁一钱五分，沙参二钱，浙贝母、豆豉、栀子皮、梨皮各一钱。水煎服。功能清宣凉润。治外感温燥，头痛身热，口渴，干咳无痰，舌红，苔薄白而燥，右脉数大者。

桑叶 sāngyè 中药名。出《神农本草经》。别名冬桑叶、霜桑叶。为桑科植物桑 *Morus alba* L. 的叶。全国大部分地区均产。苦、甘、寒。入肺、肝经。疏风清热，清肝明目。治风热感冒，咳嗽，头痛，眩晕，咽喉红肿。煎服：4.5～9克。治目赤肿痛，煎服或煎水洗眼。本品含芸香苷、槲皮素、槲皮苷、桑苷、伞形花内酯、东莨菪素、东莨菪苷、胡芦巴碱、胆碱、挥发油等。对大鼠实验性糖尿病有降低血糖的作用。

桑枣 sāngzǎo 即桑椹。详该条。

桑枝 sāngzhī 中药名。出《本草图经》。别名桑条。为桑科植物桑 *Morus alba* L. 的嫩枝。苦、平。入肝经。祛风湿，通经络，利小便。治风湿性关节炎，四肢拘挛，脚气，

浮肿。煎服：9～15克。茎皮含桑素、环桑素、桑色烯、环桑色烯及白桦脂酸、鞣质等。木材中所含桑色素（morin）在体外有抗菌和抗病毒作用。体内试验有一定抗癌作用，并有明显致突变作用。

颡 sǎng 同额。详该条。

sao

臊 sào 五臭之一。臊为木臭，入通于肝，故为肝之臭。临床上患者的排泄物如小便、白带、汗液等出现腥臊，常是肝经湿热下注的征象。

扫盆 sǎopén 轻粉之别名。详该条。

扫叶庄医案 sǎoyèzhuāngyī'àn 医案著作。4卷。清·薛雪撰。该书以内科时病、杂病为主，兼有外、妇、儿科治案，按语较为简明。薛氏擅长治疗湿热病，对其病因、病理、治法分析尤详，有独到见解。现有《珍本医书集成》本。

扫帚子 sǎozhǒuzǐ 地肤子之别名。详该条。

se

色部 sèbù 脏腑及肢体分布于面部的色诊部位。分法很不一致。《灵枢·五色》以面部中央部位（自眉心至鼻端）分属五脏，六腑则分挟于两旁，其余头面、咽喉、四肢等各向上下内外依次排列。《素问·刺热》又以左颊配肝，右颊配肺，额以配心，颐以配肾，鼻居中央配脾。这些色部诊法，虽过去相沿运用，但其准确性如何，需进一步探讨。

色悴 sècuì 症状名。面色憔悴无华。为慢性病容，系久病脏腑气血耗伤所致。

色复 sèfù 劳复证之一。即房劳复。《重订广温热论·温热复症疗法》："房劳复者，即

女劳复，一名色复。"详房劳复条。

色厥 sèjué　厥证之一。指因纵欲过度致厥者。《类证治裁·厥症》："色厥乃纵欲竭精，精脱于下，气脱于上。独参汤。"参厥证条。

色脉合参 sèmàihécān　诊法。辨证过程中必须把脉象和病色的变化互相参照，进行分析，以推断病情的新久顺逆。例如患者面赤唇红，舌红苔黄，均属热邪盛的病色，若脉见洪数或滑数，为新病、为顺；若脉洪数而面色苍白的，则病重或久病，难治。《素问·脉要精微论》："征其脉小色不夺者，新病也；征其脉不夺，其色夺者，此久病也；征其脉与五色俱夺者，此久病也；征其脉与五色俱不夺者，新病也。"

色似胭脂症 sèsìyānzhīzhèng　病症名。见《证治准绳》。又名白睛溢血。多因热客肺经，血热妄行，溢于络外，或由剧咳、呕吐、外伤引起。症见白睛有不规则的片状鲜红色血斑，界线分明。治宜清肺散血。可用退赤散（《审视瑶函》：桑白皮、甘草、牡丹皮、黄芩、天花粉、桔梗、赤芍、归尾、瓜蒌仁、麦冬）加减。因外伤者，内服四物汤加桃仁、红花。因他病者，除针对病因治疗外，酌加通络散瘀之品。

色随气华 sèsuíqìhuá　色泽随五脏精气的盛衰而相应变化。色泽是五脏精气的外荣，上见于颜面，光泽明润，含蓄不露，为精气充足。如果重病或久病，脏气已衰，则出现枯槁、晦暗甚至真脏色败露的各种病色（见《四诊抉微》）。

色夭 sèyāo　皮色枯槁无华。见于久病、津液气血严重耗损的患者。《灵枢·决气》："液脱者，骨属屈伸不利，色夭。"

色泽 sèzé　指病态的肤色鲜明透亮。多为水液滞留体表之象。《素问·脉要精微论》："色泽者，当病溢饮。"

色诊 sèzhěn　望诊内容之一。观察颜面肤色的变化以了解病情的方法。诊察时以五色主病为重点，结合颜色的浮沉、散抟（tuán团，结聚之意）、泽枯和上下扩散的方向等。如色浅显为浮，主表病；色隐晦为沉，主里病。色淡而疏落为散，多为新病邪浅；色深而壅滞为抟，多为久病或邪盛。润泽为有胃气，枯槁为胃气衰败。病色上下扩展的方向，常与病变方向有关。临床上须注意结合四诊其他方面全面分析，才能作出较正确的判断。

泣 sè　音义同涩。凝泣，滞阻。《素问·五脏生成》："凝于脉者为泣。"《素问·汤液醪醴论》："荣泣卫除"。

涩肠固脱 sèchánggùtuō　同涩肠止泻。详该条。

涩肠止泻 sèchángzhǐxiè　收涩法之一。治疗大便滑泄的方法。如泻痢日久，大便不能控制，便脓血不净，血色暗红，脱肛不收，腹痛喜温喜按，脉迟弱，用真人养脏汤。

涩可去脱 sèkěqùtuō　用收敛的药物以治疗滑脱不固的疾病。如患者多汗或病后自汗，为卫气不固，用牡蛎散以敛汗固表。又如肾虚而遗精，用金锁固精丸以涩精止遗。

涩脉 sèmài　脉象之一。脉往来艰涩，如轻刀刮竹。《脉经》："涩脉细而迟，往来难且散，或一止复来。"主血少伤精，津液亏损，或气滞血瘀。可见于贫血、心功能不全等病症。

sha

杀虫 shāchóng　通常指驱虫。详该条。

杀血心痛 shāxuèxīntòng　出《妇人良方·调经门》卷一。即失血心痛。详该条。

沙姜 shājiāng　山柰之别名。详该条。

沙参麦冬汤 shāshēnmàidōngtāng　又名沙参麦冬饮。《温病条辨》方。沙参、麦冬各三钱，玉竹二钱，甘草一钱，桑叶、白扁豆、天花粉各一钱五分。水煎服。功能清养肺阴，生津润燥。治燥伤肺胃，津液亏损，症见咽干口渴、干咳少痰、舌红少苔。

沙参麦冬饮 shāshēnmàidōngyǐn 即沙参麦冬汤。详该条。

沙虱毒 shāshīdú 古病名。沙虱虫毒侵入所致的疾患。《肘后方·治卒中沙虱毒方》："山水间多有沙虱甚细，略不可见。人入水浴及水澡浴，此虫在水中着人身，及阴天雨行草中亦着人，便钻入皮里。初得之皮上正赤，如小豆黍米粟粒，以手摩赤痛如刺，三日之后，令百节疼痛，寒热，赤上发疮，此虫渐入至骨则杀人。"本病与恙虫病相类似。

沙石淋 shāshílìn 病名。见《世医得效方》。又称沙淋、石淋。以小便排出沙石为主症。《杂病源流犀烛·五淋二浊源流》："轻则为沙，重则为石。"详石淋条。

沙眼 shāyǎn 病名。即椒疮。详该条。

沙苑蒺藜 shāyuànjíli 即沙苑子。详该条。

沙苑子 shāyuànzǐ 中药名。见《中药志》（1959 年版）。别名潼蒺藜、潼沙苑、沙苑蒺藜。为豆科植物扁茎黄芪 Astragalus complanatus R. Br. 的种子。主产于陕西、山西。甘，温。入肝、肾经。补肝益肾，固精明目。治头晕，目花，遗精，早泄，尿频，遗尿，腰膝酸软。煎服：9~15 克。本品含维生素 A 类物质和鞣质等。

沙枣 shāzǎo 中药名。见《新疆中草药手册》。为胡颓子科植物沙枣 Elaeagnus angustifolia L. 的果实。常生于沙漠地区。分布于东北、华北及西北。酸、微甘，性凉。养肝益肾，健脾调经。治肝虚目眩，肾虚腰痛，脾虚腹泻，消化不良，带下，月经不调，煎服：15~30 克。本品含黄酮类。果肉含糖、蛋白质和少量鞣质及黏液质。从果实制得的胶质、鞣质的浓缩物有抗炎作用；对人工引

起腹泻的动物，有抑制小肠运动的功能，故可用于肠炎。

砂壳 shāké 砂仁壳之简称。详该条。

砂淋 shālìn 淋证之一。即石淋。《中藏经·论淋沥小便不利》："砂淋者，腹脐中隐痛，小便难，其痛不可忍，须臾从小便中下如砂石之类，有大如皂子，或赤或白，色泽不定。"详石淋条。

砂仁 shārén 中药名。出《本草原始》。别名缩砂仁、缩砂蜜、春砂仁。为姜科植物阳春砂 Amomum villosum Lour. 或海南砂 A. longiligulare T. L. Wu 的果实或种子。主产于广东、广西等地。辛，温。入脾、胃、肾经。化湿行气，温中止泻。治胃脘胀痛，食欲不振，恶心呕吐，泄泻，痢疾，妊娠恶阻，胎动不安。煎服：3~6 克。后下。阳春砂种子含龙脑、乙酸龙脑酯、樟脑、柠檬烯及皂苷等。

砂仁

砂仁壳 shārénké 中药名。见《中药志》。别名砂壳、春砂壳。为姜科植物阳春砂 Amomum villosum Lour. 的果壳。辛，温。入脾、胃经。行气宽中。治脾胃气滞，脘腹胀满，恶心呕吐。煎服：1.5~4.5 克。

砂石淋 shāshílìn 病名。砂淋与石淋的统称。见《世医得效方》卷八。详见砂淋、石淋条。

莎草根 shācǎogēn 即香附。详该条。

痧 shā ❶病症名。见《世医得效方》。又名痧气、痧胀。详见痧胀条。参见痧筋、痧块、暑痧、瘟痧、斑痧、乌痧、红痧、搅肠痧、抽筋痧、吊脚痧、疫痧条。❷证名。皮肤出现红点如粟，以指循皮肤稍有阻碍的疹点。清·邵新甫在《临证指南医案》按语中说："痧者，疹之通称，有头，粒如粟。"参见斑疹条。

痧筋 shājīn 证名。见《痧胀玉衡》卷上。指痧发时腿弯、肘弯上下怒张的静脉呈深青色、紫色或深红色。一般痧筋现者，毒入血分者多；乍隐乍现者，毒入气分者多；微现者，毒阻于气分者多；伏而不现者，毒结于血分者多。以三棱针刺痧筋出紫血，可排泄痧毒。

痧块 shākuài 证名。见《痧胀玉衡·痧块》。指痧症放痧后，痧毒未尽，聚结成块作痛，或现于胁下，或结于胸腹等。治宜分清毒结所在。毒结气分，宜用沉香、砂仁之类气分药疏理之；毒结血分，宜用桃仁、红花、茜草、三棱、降香、灵脂之类血分药破导之；毒与食滞互结，宜用莱菔子、槟榔之类消导之。

痧气 shāqì 痧的俗称。见《通俗伤寒论·伤寒兼痧》。详该条。

痧气丹 shāqìdān 又名痧药。中成药。天麻、麻黄、朱砂、雄黄各 108 克，大黄 185 克，甘草 140 克，苍术 90 克，蟾酥 27 克，丁香 18 克，麝香 9 克，糊丸或水丸，每服 0.6～0.9 克，日一两次；外用研细，吹鼻取嚏。功能祛暑辟秽，开窍解毒。治暑季贪凉饮冷，腹痛，霍乱吐泻，牙关紧闭，四肢逆冷。本方为《济世养生集》急救痧气丸加减。

痧药 shāyào 即痧气丹。详该条。

痧胀 shāzhàng 病症名。又名痧。见《痧胀玉衡·痧胀》。指夏秋之间因感受疫气、秽浊，而见身体寒热，头、胸、腹或闷或胀或痛，或神昏喉痛，或上吐下泻，或腰如带束，或指甲青黑，或手足直硬麻木等一类病症。因痧气胀塞胃肠，壅阻经络，故名痧胀。痧毒在气分者刮之；在血分者刺（放血）之；在皮肤者焠之；痧毒入脏腑者，宜荡涤攻逐之。痧无补法，总以开泄攻邪为主。参见痧症各条。

痧胀玉衡 shāzhàngyùhéng 痧症专书。3 卷。清·郭志邃撰于 1675 年。作者鉴于痧胀病症发病多、传变快，治不对症，预后不良，遂搜求前人有关学术经验，总其大纲，撮其要领，论述多种痧胀脉症及其治疗。书成后 3 年，又作后卷 1 卷，补充了不少痧胀的诊治内容。但郭氏对痧胀诸证分症过细，显得名目繁多。新中国成立后有排印本。

痧胀玉衡

痧子 shāzi 即麻疹。详该条。

翣舌 shàshé 病症名。见《喉科心法》。即舌暴肿。见舌肿条。

shan

山白菊 shānbáijú 红管药之别名。详该条。

山崩子 shānbēngzǐ 满山红之别名。详该条。

山慈菇 shāncígū 中药名。出《本草拾遗》。别名山慈姑、毛姑、毛慈姑。为兰科植物独蒜兰 *Pleione bulbocodioides* (Franch.) Rolfe 或杜鹃兰 *Cremastra variabilis* (Bl.) Nakai 等的假球茎。主产于四川、贵州等地。甘、微辛，寒，有小毒。入肝、脾经。清热解毒，消肿散结。治痈肿疔疮，瘰疬结核，毒蛇咬伤。近用治食道癌、淋巴瘤及白血病。煎服：3～9 克。外用：捣敷或醋磨涂。

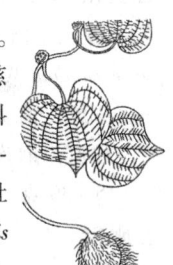

山慈菇

山地瓜 shāndìguā 白蔹之别名。详该条。

山东何首乌 shāndōnghéshǒuwū 即白首乌。详该条。

山豆根 shāndòugēn 中药名。出《开宝重定本草》。别名广豆根、苦豆根。为豆科植物柔枝槐 Sophora subprostrata chunet T. Chen 的根。主产于广西。苦，寒。入心、肺经。清热解毒，消肿止痛，利咽喉。治急性咽喉炎，扁桃体炎，牙龈肿痛，肺热咳嗽。

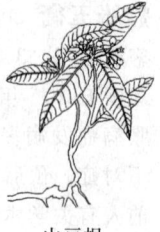

山豆根

煎服：3～6克。外敷治痈疮肿毒。现代用于治疗慢性肝炎、银屑病、癌症。本品含苦参碱、氧化苦参碱、臭豆碱和甲基金雀花碱等生物碱，并含紫檀素和三叶豆紫檀甘等黄西同类及槐花二醇、山豆根皂苷等。苦参碱在动物身上有抗癌活性，并有抗心律不齐的作用。紫檀素类也有抗癌作用。山豆根可增强免疫功能，抗溃疡，抗菌。

山豆根汤 shāndòugēntāng 《外科集验方》方。山豆根、凌霄根、栀子、竹叶、艾叶、灯心草。为粗末，酒或水煎服。治咽喉肿闭疼痛。

山矾根 shānfángēn 中药名。见《闽东本草》。别名土白芷。为山矾科植物山矾 Symplocos caudata Wall. ex A. DC. 的根。苦、辛、平。祛风，消炎，利湿，凉血。治风火头痛，黄疸，痢疾，腰背关节痛，血崩。煎服：15～30克。

山矾叶 shānfányè 中药名。出《本草纲目》。为山矾科植物山矾 Symplocos caudata Wall. ex A. DC. 的叶。分布于长江以南各地。酸、涩、微甘、平。清热，收敛，止血。治肺结核咯血，便血，久痢。煎服：9～15克。治烂弦风眼，煎水洗。

山根 shāngēn ❶鼻梁的别名。望诊则专指两目内眦间的位置。古人认为可作望诊心的参考，故又名王宫，又名颏，见鼻条。因其位于阙庭之下，又称为下极。《灵枢·五色》："王宫在于下极"，"下极者心也"。❷推拿部位名。见陈氏《小儿按摩经》。位于鼻根部。常用推、掐、揉等法，与其他穴位同用可发汗。也可作察色验病之处。《小儿按摩经》："山根若见脉横青，此病明知两度惊，赤黑因疲时吐泻，色红啼夜不曾停。"

山梗菜 shāngěngcài 中药名。出《救荒本草》。为桔梗科植物山梗菜 Lobelia sessilffolia Lamb. 的根或全草。分布于东北及山东、福建、台湾、云南、江西等地。辛，平，有小毒。宣肺化痰，利尿消肿，清热解毒。治支气管炎，肝硬化腹水，水肿。煎服：6～9克。捣敷治痈肿疔疮，毒蛇咬伤。本品含山梗菜碱等。为中枢兴奋药，特别是应用于呼吸衰竭（如新生儿窒息、麻醉药中毒等）时，其作用短暂。口服可引起呕吐，小量有祛痰作用。

山海螺 shānhǎiluó 中药名。出《本草纲目拾遗》。别名四叶参、乳参。为桔梗科植物羊乳 Codonopsis lanceolata Benth. et Hook. 的根。产于黑龙江、广西、浙江、江西、福建等地。甘，平。养阴润肺，补虚通乳，排脓解毒。治阴虚咳嗽，病后体弱，乳汁不足，肺痈，乳痈，肠痈，痈疮肿毒。煎服：15～30克。本品含芹菜素、木犀草素和两者的糖苷等黄酮类物质及皂苷。煎剂对小鼠有抗疲劳作用，能增加兔的红细胞及血红蛋白，降低白细胞总数，升高兔血糖水平。

山红枣 shānhóngzǎo 地榆之别名。详该条。

山黄连 shānhuánglián 白屈菜之别名。详该条。

山甲片 shānjiǎpiàn 穿山甲之处方名。详该条。

山姜 shānjiāng 中药名。①出《本草经集注》。别名箭杆风。为姜科植物山姜 Alpinia japonica Miq. 的根茎。分布于西南、华南及浙江、福建、台湾等地。辛、微苦，温。温中行气，祛风止痛。治胃腹冷痛，泄泻，食

S

积，风湿痹痛。煎服：3～9克，或浸酒饮。②大良姜之别名，详该条。

山姜黄 shānjiānghuáng 蓬莪术之别名。详该条。

山角骨 shānjiǎogǔ 骨名。即顶骨的顶结节。《医宗金鉴·正骨心法要旨》："山角骨，即头顶两旁棱骨也。"

山廓 shānkuò 八廓之一。见八廓条。

山岚瘴气 shānlánzhàngqì 见瘴条。

山莨菪 shānlàngdàng 中药名。见《全国中草药汇编》。别名唐古特东莨菪、藏茄、樟柳桠。为茄科植物甘青赛莨菪 *Anisodus tanguticus*（Maxim.）Pasch. 的根。分布于甘肃、青海、四川、西藏。苦、辛，温，有大毒。镇痛，解痉，止血，消肿。治消化性溃疡、胃肠炎、胃肠神经官能症、胆道蛔虫症、胆石症等引起的疼痛。煎服：0.3～0.6克。治跌打骨折，外伤出血，痈肿疮疖，研末撒或调敷。中毒时可出现口舌干燥、皮肤潮红、心跳加快、瞳孔散大、烦躁、昏迷等。本品含红古豆碱、天仙子胺、天仙子碱、山莨菪碱、樟柳碱。山莨菪碱有阿托品样作用，毒性比阿托品低，无蓄积作用。对中毒性休克，山莨菪碱有改善各脏器微循环障碍的作用。天仙子碱、樟柳碱等亦有类似作用。作用强度大于山莨菪碱而小于东莨菪碱。

山萝卜 shānluóbo 商陆之别名。详该条。

山绿豆 shānlǜdòu 望江南子之别名。详该条。

山马兰 shānmǎlán 红管药之别名。详该条。

山麦冬 shānmàidōng 中药名。《中华人民共和国药典》2005年版一部将本药作为新药收载。本品为百合科植物湖北麦冬 *Liriope spicata*（Thunb.）Lour. var. *prolifera* Y. T. Ma 或短葶山麦冬 *Liriope muscari*（Decne.）Baily

的干燥块根。夏初采挖，洗净，反复暴晒、堆置，至近干，除去须根，干燥。主产于湖北。甘、微苦，微寒。归心，肺，胃经。养阴生津，润肺清心。主治肺燥干咳，虚劳咳嗽，津伤口渴，心烦失眠，肠燥便秘。煎服：9～15g。

山梅根 shānméigēn 岗梅根之别名。详该条。

山棉皮 shānmiánpí 了哥王之别名。详该条。

山木蟹 shānmùxiè 荞草之别名。详该条。

山奈 shānnài 中药名。出《本草纲目》。别名三奈、沙姜。为姜科植物山奈 *Kaempferia galanga* L. 的根茎。主产于广西、广东、云南、台湾等地。辛，温。入脾、胃经。温中，行气，止痛。治胃寒痛，消化不良，腹痛泄泻。煎服：6～9克。治牙痛，研末擦或煎水含漱。本品含挥发油、山奈酚和山奈素。山奈酚对动物有消炎与维生素P样作用。根煎剂在试管中对常见皮肤致病性真菌有抑制作用。

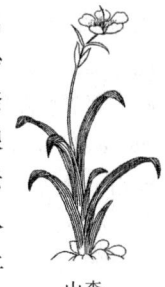

山奈

山葡萄 shānpútáo 即蛇葡萄。详该条。

山葡萄根 shānpútáogēn 即蛇葡萄根。详该条。

山漆 shānqī 即三七。详该条。

山茄子 shānqiézi 三分三之别名。详该条。

山稔子 shānrěnzi 中药名。出清·何克谏《生草药性备要》。为桃金娘科植物桃金娘 *Rhodomyrtus tomentosa*（Ait.）Hassk. 的果实。产于广东、广西、福建等地。甘、涩，平。养血止血，涩肠固精。治贫血，神经衰弱，吐衄便血，崩漏，痢疾，遗精。煎服：15～30克。

山扫条 shānsǎotiáo 一叶萩之别名。详该条。

山石榴 shānshíliu　野牡丹之别名。详该条。

山薯 shānshǔ　山药之别名，详该条。

山虾 shānxiā　拳参之别名。详该条。

山羊角 shānyángjiǎo　中药名。出清·陈士铎《本草新编》。为牛科动物青羊 *Naemorhedus goral* Hardwicke 的角。咸，寒。镇静，平肝，明目。治小儿惊痫，肝阳头晕，头痛，目赤肿痛，夜盲。内服：研末，3～6克；镑片煎汤，9～15克。动物实验表明，山羊角的退热、镇静作用较羚羊角略差。

山羊蹄 shānyángtí　酸模之别名。详该条。

山羊血 shānyángxuè　中药名。出明·倪朱谟《本草汇言》。为牛科动物青羊 *Naemorhedus goral* Hardwicke 的血。产于四川、广西、云南、黑龙江、河北、内蒙古等地。咸，温。入心、肝经。活血，散瘀，止血。治跌打损伤，筋骨疼痛，尿血，便血。研末酒化服：0.9～3克。

山药 shānyào　中药名。出唐·侯宁极《药谱》。又名山薯、怀山药。为薯蓣科植物薯蓣 *Dioscorea oposita* Thunb. 的块根。主产于河南、山西、河北、陕西。甘，平。入脾、肺、肾经。健脾止泻，补肺益肾。治脾虚泄泻，久痢，虚劳咳嗽，遗精、白带，小便频数，糖尿病。煎服：15～30克。本品含薯蓣皂苷元、多巴胺（Dopamine）、山药碱（Batatasine）、止杈素（AbscisinⅡ）、胆碱、鞣质和多种氨基酸、山药多糖等。山药对脾虚大鼠有健脾作用，还能增强小鼠免疫功能，降血糖，抗氧化。

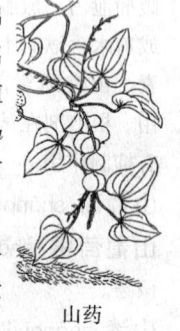

山药

山野烟 shānyěyān　三分三之别名。详该条。

山银花 shānyínhuā　中药名。《中华人民共和国药典》2005 年版一部将本药作为新药收载。又名华南忍冬、大银花、土银花、左银花、左转藤（广东）、土花、土忍冬（广东、广西）。本品为忍冬科植物从毡毛忍冬 *Lonicera macranthoides* Hand.-Mazz.、红腺忍冬 *Lonicera hypoglauca* Miq. 或华南忍冬 *Lonicera confusa* DC. 的干燥花蕾或初开的花。主产于广东、广西、海南。甘，寒。入肺、心、胃经。清热解毒，凉散风热。用于痈肿疔疮，喉痹，丹毒，热毒血痢，风热感冒。煎服：6～15克。

山油麻 shānyóumá　山芝麻之别名。详该条。

山萸肉 shānyúròu　山茱萸之处方名。详该条。

山楂 shānzhā　中药名。出元·朱震亨《本草衍义补遗》。别名棠林子、红果子。为蔷薇科植物山里红 *Crataegus pinnatifida* Bge. var. *major* N. E. Brown、山楂 *C. pinnatifida* Bge. 或野山楂 *C. cuneata* Sieb. et Zucc. 的果实。主产于山东、河北、河南、辽宁、江苏等地。酸、甘，微温。入脾、胃、肝经。消积，散瘀。治肉食积滞，肠炎，细菌性痢疾，疝气偏坠胀痛，痛经，产后瘀阻腹痛，小儿疳积。现代亦用于治疗高血压、高脂血症。煎服：9～12克。消积多炒用，散瘀宜生用。山里红的果实含山楂酸、柠檬酸、酒石酸、黄酮类、内酯及苷类。山楂的果实含柠檬酸、苹果酸、维生素C、鞣质、生物槲皮素（Bioquercetin）等。野山楂的果实含山楂酸、绿原酸、槲皮素、齐墩果酸、柠檬酸、苹果酸、维生素C、鞣质、皂苷等。口服山楂能增加胃中酶类分泌，促进消化，所含脂肪酶亦能促进脂肪类食物的消化。山楂能增加冠状动脉血流量，并能降血压，还有轻度降低胆固醇作用。煎

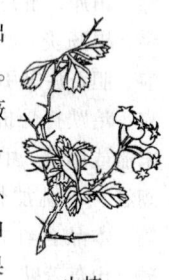

山楂

S

剂在体外对痢疾杆菌有抑制作用。

山楂化滞丸 shānzhāhuàzhìwán 中成药。见《中华人民共和国药典》2010 年版一部。山楂 500 克，6 神曲、麦芽各 100 克，莱菔子、槟榔、牵牛子各 50 克。以上 6 味制成大蜜丸，口服。一次 2 丸，一日 1～2 次。功能消食导滞。用于饮食不节所致的食积，症见脘腹胀满、纳少饱胀、大便秘结。

山楂叶 shānzhāyè 中药名。出《本草纲目》。本品为蔷薇科植物山里红 *Crataegus pinnatifida* Bge. var. *major* N. E. Br. 或山楂 *Crataegus pinnatifida* Bge. 的干燥叶。山里红多栽培于华北各地，山楂分布于东北、华北、江苏等地。味酸，性平，归肝经。活血化瘀，宣通心脉，理气舒络。用于气滞血瘀，胸闷憋气，心悸健忘，眩晕耳鸣及冠心病、心绞痛、高血脂症、脑动脉供血不足属上述证候者。煎服：3～10 克，或泡茶饮。近年来研究发现，本品具有降血压、降血脂、增加冠脉血流量、保护缺血心肌和强心等多种药理作用。

山芝麻 shānzhīma 中药名。见《福建民间草药》。别名岗油麻、山油麻、石秤砣。为梧桐科植物山芝麻 *Helicteres angustifolia* L. 的根。分布于江西、福建、广东、广西与西南等地。苦、微甘，寒，有小毒。清热解毒，止咳。治感冒高热，扁桃体炎，咳嗽，肠炎，痢疾。外敷痈肿疔疮。煎服：6～12 克。内服过量，可见头晕、恶心、腹泻等毒性反应。孕妇忌服。对金黄色葡萄球菌有抑制作用。

山枝子 shānzhīzǐ 栀子之别名。详该条。

山栀 shānzhī 即栀子。详该条。

山踯躅 shānzhízhú 杜鹃花之别名。详该条。

山茱萸 shānzhūyú 中药名。出《神农本草经》。别名山萸肉、蜀枣、药枣。为山茱萸

科植物山茱萸 *Cornus officinalis* Sieb. et Zucc. 的果肉。主产于浙江、河南、安徽、陕西、山西、山东、四川等地亦产。酸，微温。入肝、肾经。补益肝肾，涩精止汗。治眩晕耳鸣，腰膝酸痛，遗精尿频，虚汗不止，月经过多，漏下

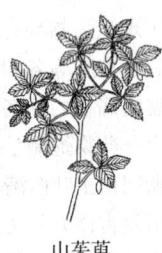

山茱萸

不止。煎服：6～12 克。本品含莫罗忍冬苷、7－甲基莫罗忍冬苷、当药苷、番木鳖苷、山茱萸苷，并含熊果酸、没食子酸和皂苷等。煎剂在体外能抑制金黄色葡萄球菌、志贺痢疾杆菌。山茱萸苷毒性很低，有较弱的拟副交感神经作用。

杉篱 shānlí 医疗器械。用杉木按伤处长短阔狭、曲直凹突之形，制成数根长条形的小夹板，两头各钻一孔，以绳联贯，骨折整复，竹帘围裹后，加用此板紧缚。取其坚韧挺直，使骨缝无离定脱走之患。今仍沿用，但多在伤处用布缠后，即直接用杉篱固定（不用竹帘）。适用于四肢骨折的固定。

删补名医方论 shānbǔmíngyīfānglùn 医方著作。8 卷。该书即《医宗金鉴》卷 26～33（亦有单行本）。共选录清以前临床常用方近 200 首，除记述方名、组成及主治外，每方均附方义的注释和历代医家对该方的论述。选方颇精，虽未分类，但切于实用，议论亦平允可取。

珊瑚 shānhú 药名。出《新修本草》。为矶花科动物桃色珊瑚 *Corallium japonicum* Kischinouye 等分泌的石灰质骨骼。产于台湾及南部沿海。甘，平，入心、肝经。安神镇惊，去翳明目。治惊风，癫痫，吐血，衄血。内服：研末，0.3～0.6 克。研细粉点眼，治目生翳障。本品含碳酸钙等。

珊瑚验方 shānhúyànfāng 蒙医方书。伊希丹金旺吉勒于 19 世纪用藏文诗的体裁编写而成。全书以《四部医典》赫依、希日、巴达

S

干理论为指导，论述了内、外、妇、儿、五官、皮肤等各科疾病，包括热病、传染病、瘟疫病在内的各种病症的治疗。载方剂220个，药物炮制法38种。1934年春，由俄罗斯阿格王叶西满日巴和闸门文书萨丹齐木德道尔吉译为蒙文，以手抄本传世。1977年由内蒙古人民出版社重译出版，改名为《蒙医药简编》。

珊瑚痔 shānhúzhì 病名。见《疮疡经验全书》卷七。指痔形如珊瑚者。相当于直肠息肉或肛周有多数赘皮外痔者。

膻中 shānzhōng ❶两乳之间正中部位。《灵枢·海论》：“膻中者，为气之海。” 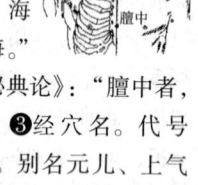 ❷指心包。《素问·灵兰秘典论》：“膻中者，臣使之官，喜乐出焉。” ❸经穴名。代号RN17。出《灵枢·根结》。别名元儿、上气海。属任脉。心包之募穴。位于胸骨中线上，平第四肋间隙，当两乳头连线的中点处。主治咳嗽，哮喘，呃逆，噎膈，心绞痛，少乳，乳腺炎。沿皮刺0.3～0.5寸。艾灸3～7壮或5～15分钟。本穴为八会穴之一——气会。

闪挫腰痛 shǎncuòyāotòng 腰痛的一种。见《丹溪心法》。多因举重劳伤，或挫闪坠落所致。《诸病源候论》称臂腰。症见举身不能俯仰，动摇不能转侧，动则痛增。治宜活血舒筋为主。方用乳香趁痛散（《仁斋直指方》：乳香、虎胫骨、龟甲、血竭、赤芍、当归、没药、防风、自然铜、白附子、辣桂、白芷、苍耳子、骨碎补、牛膝、槟榔、天麻、五加皮、羌活），四物汤加桃仁、红花、牛膝、肉桂、延胡索、乳香、没药之类。外敷伤膏。推拿、针灸等可增强疗效。参见腰痛条。

闪跌血崩 shǎndiēxuèbēng 病症名。出《傅青主女科》。多因登高跌坠，或闪挫受伤，以致冲任失固，恶血下流。腹部按之疼痛。宜行血祛瘀。用逐瘀止崩汤（《傅青主女科》：生地、大黄、赤芍、丹皮、当归尾、枳壳、炙龟甲、桃仁），或七厘散、益母膏等。若无瘀血内停，腹部按之不痛者，可按崩漏辨证治疗。

闪罐法 shǎnguànfǎ 拔罐法之一种。其法是当火罐吸着体表后，随即取下，又马上再予吸上，如此反复多次，直至局部皮肤潮红充血为止。参见拔罐法条。

闪腰岔气 shǎnyāochàqì 病证名。为腰部急性筋肉扭挫伤，包括腰椎间盘突出症。多因跌闪、扭挫或搬重物用力不当，伤及腰部或胸椎下段，使经络气血郁闭所致。症见腰部疼痛难忍，不能俯仰、转侧，局部无红肿，但有窜痛感。治宜行气通络。内服复元活血汤、复元通气散，或舒筋散（方见伤筋条）加牛膝、桃仁、续断，并配合针灸、按摩。

疝 shàn 病名。出《素问·大奇论》等篇。历代论疝涉及多种病症，名目繁多，众说不一。据文献记载，有五疝之说，即石疝、血疝、阴疝、妒疝、气疝（出《诸病源候论》）。又有七疝之说：《素问·骨空论》提出了七疝之名，但未指出具体名称；《诸病源候论》为厥疝、癥疝、寒疝、气疝、盘疝、腑疝、狼疝；《儒门事亲》为寒疝、水疝、筋疝、血疝、气疝、狐疝、㿉疝；《素问注证发微》为狐疝、㿉疝、心疝、肝疝、脾疝、肺疝、肾疝。疝的发病多与肝经有关，故有“诸疝皆属于肝”之说。根据临床表现，归纳为：①泛指体腔内容物向外突出的病症。多伴有气痛症状，故有疝气、小肠气、小肠气痛等病名。如突出于腹壁、腹股沟，或从腹腔下入阴囊的肠段。②生殖器、睾丸、阴囊部位病症。如男女外生殖器溃肿流脓，溺窍流出败精浊物，睾丸或阴囊的肿大疼痛等病症，或兼有腹部症状。包括水疝、癥疝、㿉疝、气疝、血疝、筋疝等。详各条。③腹部剧烈疼痛，兼有二便不通的病症。如"病在少腹，腹痛不得大小便，病名曰疝。"（《素问·长刺节论》）督脉为病，"从少腹上冲心而痛，不得前后（指大小便秘结），为冲疝。"（《素问·骨空论》）

疝瘕 shànjiǎ　病症名。出《素问·玉机真脏论》。又名瘕疝、蛊。①因风邪化热传于下焦，与湿相结而致。其症见小腹部热痛，溺窍流出白色黏液，类似前列腺炎。治宜用五苓散之类。②因风寒与腹内气血相结而致。其症见腹皮隆起，推之可移，腹痛牵引腰背，治宜茴香丸（《杂病源流犀烛》：茴香、胡芦巴、巴戟、川乌、川楝肉、吴茱萸）。

疝气 shànqì　即疝。详该条。

善悲 shànbēi　证名。又名喜悲。出《素问·刺腰痛》等篇。症见经常悲伤欲哭，不能自制。多见于妇人。由阴血不足，内脏虚燥所致。治宜养心润肺为主。方用甘麦大枣汤、生脉散、二冬膏等加减。心火旺者，可用黄连解毒汤。

善饥 shànjī　证名。指容易饥饿。出《素问·至真要大论》。多因胃热所致。宜清泄胃火，养阴生津，可用太清饮（《类证治裁》：知母、石斛、木通、石膏、麦冬）去木通，加生地、白芍，或用泻黄散、玉女煎等方。善饥多是消渴主症之一。详该条。

善惊 shànjīng　证名。又称喜惊。出《素问·刺疟》等篇。指遇事容易惊吓，或经常自觉惊慌。常伴见心悸不宁症状。多由心气虚或心火旺，肝阳上亢、胆虚及气血亏损所致。如突为外事所惊，以致目睛不转，不能言，短气，自汗，体倦，坐卧不安，睡多惊梦者，治宜养心安神为主，可选用琥珀养心丹（《杂病源流犀烛》：琥珀、龙齿、菖蒲、远志、人参、茯神、枣仁、当归、柏子仁、黄连、生地、朱砂、牛黄、猪心血）、黄连安神丸、妙香散等方。胆虚者，宜人参、枳壳、肉桂、五味子、枣仁、熟地、杞子、柏子仁等药。若肝阳上亢者，宜珍珠母丸。气血虚者，宜养心汤。痰浊阻滞者，宜十味温胆汤（《医碥》：半夏、枳实、陈皮、白茯苓、炒枣仁、远志、甘草、五味子、熟地、人参）、寿星丸（《杂病源流犀烛》：姜远志、人参、黄芪、白术、甘草、当归、生地、白芍、茯苓、陈皮、肉桂、胆星、琥珀、朱砂、五味子、猪心血）及控涎丹加远志、茯神等。

善恐 shànkǒng　证名。出《素问·刺腰痛》篇等。症见胆怯恐怖，甚则有如被人追捕之感。心、肾、肝、胃之伤皆能致恐。由于心病者，宜益心气，方用远志丸（《张氏医通》：远志、石菖蒲、茯苓、茯神、人参、龙齿、朱砂）、定志丸加减。肾阴虚者，宜补精髓，方用六味丸加远志、杞子等；若肾阳虚，加鹿角胶、肉桂等。胃虚者，宜补中气，方用四君子汤加木香等。由于肝胆虚者，宜养肝补胆，方用酸枣仁汤、补胆防风汤（《张氏医通》：防风、人参、细辛、甘草、茯神、独活、前胡、川芎、姜、枣）等。

善眠 shànmián　证名。出《素问·六元正纪大论》。即嗜卧。详该条。

善怒 shànnù　证名。又称喜怒。出《素问·脏气法时论》等篇。指容易发怒。病多在肝。肝实气滞者，善怒而胁痛腹满，治宜疏泄，可用柴胡疏肝散、四磨汤等。血少肝燥者，稍受刺激即易动怒，治宜养血柔肝，方用解怒平肝汤（《辨证录》：白芍、当归、泽泻、柴胡、荆芥、枳壳、丹皮、天花粉、甘草）、加味归芍汤（《辨证录》：当归、白芍、生地、麦冬、天花粉、炒栀子）。如肾水不足，肝火偏旺者，症见心烦易怒，至夜口干舌燥，睡眠短少。治宜滋补肾阴为主，方用润肝汤（《辨证录》：熟地、山茱萸、白芍、当归、五味子、玄参、丹皮、炒栀子）、萸芍熟地汤（《辨证录》：熟地、山茱萸、白芍）。

善色 shànsè 疾病反映在面部的色泽表现为明润含蓄者，表示脏气未衰，病较轻浅。《素问·五脏生成》所描述的"青如翠羽""赤如鸡冠""黄如蟹腹""白如豕膏""黑如乌羽"等，均属善色。

善忘 shànwàng 见《素问·玉机真脏论》等。即健忘。详该条。

鳝漏 shànlòu 病名。出《医说》。由于湿热内搏，外感风邪，滞于肌肤，留于血脉而成。常发于小腿肚。初期形如湿疮，痛痒相兼，破流黄水，疮口深如钉钻，缠绵难愈；若疮口受寒，则疮口肌肤发冷。治宜清热理湿祛风。用消风散或三妙丸内服，外用艾叶、老葱煎汤熏洗，再用黄蜡膏（《医宗金鉴》：龙骨、血竭、赤石脂、黄蜡、白胶香）调敷。

鳝鱼血 shànyúxuè 出《本草拾遗》。为鳝科动物黄鳝 *Monopterus albus*（Zuiew）的血。外敷治口眼㖞斜，顽癣；滴耳治慢性中耳炎；滴鼻治鼻衄。

shang

伤产 shāngchǎn ❶指伤胎难产。宋·杨子建《十产论》："伤产者，言怀胎未足月，有所伤动，以致忽然脐腹疼痛，或服催药过早，或产母努力太早，逼儿错路，不能正生。"❷指过月而产（清·汪嘉谟《胎产辑萃》）。

伤风 shāngfēng 病症名。①《伤寒论》之太阳中风。《时病论·伤风》："伤风之病，即仲景书中风伤卫之证也。"②感冒（《杂病源流犀烛·感冒源流》）。详见感冒条。

伤风发痉 shāngfēngfājìng 病症名。感冒风邪而致痉，多见于小儿。其症见发热，头痛，汗出，鼻鸣，干呕，四肢痉挛，目上视。治宜祛风解痉。用菊花、桑枝、葛根、防风、薄荷、连翘，随证加减为治。

伤风咳嗽 shāngfēngkésòu 咳嗽的一种。见《症因脉治》卷二。又名风嗽。因风邪伤肺所致。症见恶风自汗，或恶寒发热，鼻塞流涕，声重，喉痒咳嗽，脉浮。治宜疏风宣肺，化痰止咳。用羌活汤（《症因脉治》：羌活、防风、荆芥、桔梗、甘草、柴胡、前胡）、苏子杏仁汤（《症因脉治》：苏子、杏仁、桔梗、枳壳、防风、半夏、瓜蒌霜）、橘苏散（《赤水玄珠》：陈皮、苏叶、杏仁、五味子、半夏、桑白皮、贝母、白术、甘草、姜）、金沸草散等方。

伤风头痛 shāngfēngtóutòng 病症名。伤于风邪的头痛。《脉因证治·头目痛》："伤风头痛，或半边偏痛，皆因冷风所吹。"《医林绳墨·头痛》："有风寒克于头，令人鼻塞声重，自汗恶风，此伤风之头痛也。"《医学六要·头痛》："伤风头痛，脉缓而浮，或左脉微急，证兼鼻塞，眼胀目赤，伤风头痛也。宜解肌，冬月桂枝汤，余月十味芎苏饮。"参见感冒头痛条。

伤风吐泻 shāngfēngtùxiè 病症名。感受风寒而引起的吐泻。《小儿卫生总微论方》："伤风吐泻，身温，乍凉乍热，呵欠烦闷，多睡，口中气粗。"治宜驱散风寒，调和脾胃。用藿香正气散加减。《小儿药证直诀》：伤风吐泻身热，症见身热多睡、能乳食、呵欠烦闷、口中气热、饮水不止、吐痰、大便黄水。治宜生津散邪。用七味白术散加味。伤风吐泻身凉，症见吐泻、身凉、昏睡露睛、吐沫、泻青白色、不渴等。治宜健脾益气，温经回阳。用益黄散或理中汤加减。

伤风眩晕 shāngfēngxuànyūn 病症名。又称风晕。指感冒风邪及头风证所致的眩晕。《杂病源流犀烛·头痛源流》："伤风眩晕，必恶风自汗，或素有头风而发。宜芎荞散。"

参见风寒眩晕、风热眩晕、头风眩晕等条。

伤风腰痛 shāngfēngyāotòng 病症名。见《类证治裁·腰痛》。又称风腰痛。因风邪伤于肾经所致的腰痛如掣，或左或右，痛无定处，或连肩背，或牵引两足，或见寒热，脉浮。治宜祛风通络活血。可用独活寄生汤、五积散、小续命汤等方。伤风腰痛有风寒腰痛、风热腰痛、风湿腰痛之分。

伤谷 shānggǔ 伤食之一。《古今医鉴》卷四："食者有形之物，伤之则宜损其谷，其次莫如消导，重者宜吐宜下，枳术丸、保和丸、备急丹之类，量轻重择用。"《杂病源流犀烛·伤食不能食源流》："至于所伤之物既种种不同，宜各用主治之药。"伤谷轻者可用麦芽、谷芽、神曲、砂仁，甚者用鸡内金。参见伤食条。

伤寒 shānghán ❶病名。指广义伤寒。为多种外感热病的总称。《素问·热论》："今夫热病者，皆伤寒之类也。"又说："人之伤于寒也，则为病热。"《伤寒论》以伤寒命名，即包括多种外感热病在内。❷指狭义伤寒。为外受寒邪，感而即发的病变。《难经·五十八难》："伤寒有五，有中风，有伤寒，有湿温，有热病，有温病，其所苦各不同。"其中所称的伤寒，即狭义伤寒。《伤寒论·辨太阳病脉证并治》："太阳病，或已发热，或未发热，必恶寒，体痛呕逆，脉阴阳俱紧者，名曰伤寒。"这是指太阳表证，也是狭义伤寒。❸指冬季感寒所致病症。晋·王叔和《伤寒例》："冬时严寒，触冒之者，乃名伤寒耳。"又说："从霜降以后至春分以前，凡有触冒霜雾，中寒即病者，谓之伤寒。"它除了说明发病的原因外，还认为发病有一定季节性。又名正伤寒。

伤寒辨证 shānghánbiànzhèng 医书。4卷。清·陈尧道撰。刊于1679年。作者汇集宋元以来诸家学说，以阴阳表里虚实等中医基础理论分析和论证伤寒或与伤寒有关的一些杂病，末附方药治疗。新中国成立后有影印本。

伤寒表证 shānghánbiǎozhèng 伤寒病邪在表的病症。《伤寒论》称为太阳表证。例如："太阳病，脉浮紧，无汗发热，身疼痛，八九日不解，表证仍在，此当发其汗。"又如："太阳病，外证未解，脉浮弱者，当以汗解。"外证即表证的意思。参见太阳经病条。

伤寒补亡论 shānghánbǔwánglùn 医书。一作《仲景伤寒补亡论》。20卷（现存19卷）。宋·郭雍撰于1181年。作者鉴于当时所见《伤寒论》有所残缺，遂取《千金方》《类证活人书》以及庞安时、常器之诸家学说，参以己见作为补充，故题名"补亡"。但书中将仲景原文与后世注文互相掺混，又未能考证注文出处，是为该书的缺陷。新中国成立后有排印本。

伤寒不可汗 shānghánbùkěhàn 指伤寒禁汗之证。太阳病，尺脉迟或微，属里虚者禁汗。少阳病禁汗。妇人伤寒，经水适来或适断，热入血室禁汗。里虚，下利清谷，不可攻表。素体中虚里寒者禁汗。少阴病脉细沉数，病为在里，不可汗。厥阴病热厥者不可汗。咽喉干燥、淋家、疮家、衄家、亡血家、汗家等津液亏虚，阴阳不足者禁汗。

伤寒不可吐 shānghánbùkětù 指伤寒禁吐之证。太阳病应发汗，禁吐。少阳病禁吐。少阴病膈上有寒饮者禁吐。

伤寒不可下 shānghánbùkěxià 指伤寒禁下之证。太阳表证禁下。少阳病禁下。邪气尚浅，肠未燥实者不可下。阳明经证禁下。三阳合病，外证未解者不可下。结胸证其脉浮大者不可下。寒厥和虚家禁下。血虚致厥不可下。少阴病阳已虚，尺脉弱涩者不可下。妇人伤寒，经水适来或适断，热入血室者禁下。

伤寒潮热 shāngháncháorè 病症名。阳明

病主要证候之一。《伤寒明理论·潮热》："伤寒潮热，何以明之？若潮水之潮，其来不失其时也。一日一发，指时而发者，谓之潮热。"《伤寒全生集·潮热》："潮热属阳明，旺申未，一日一发，日晡时作，如潮候之有信，故曰潮热，专主胃腑实热，燥粪使然。渴甚大便，谵语，脉洪数有力者，用调胃承气汤攻之。"参见潮热条。

伤寒卒病论 shāngháncùbìnglùn 即《伤寒杂病论》。详该条。

伤寒大成 shānghándàchéng 丛书名。指清·张璐父子所撰的五种伤寒（或与伤寒有关的）论著，包括《伤寒缵论》《伤寒绪论》《诊宗三昧》（以上系张璐撰）《伤寒舌鉴》（张登撰）《伤寒兼证析义》（张倬撰。）

伤寒典 shānghándiǎn 医学著作。2卷（即《景岳全书》卷7~8）。明·张介宾撰。张氏据《内经》"今夫热病者，皆伤寒之类也"的理论，阐述伤寒多种病症，并从八纲的角度予以辨析。其治法部分主张"古法通变"，吸取《伤寒论》以后诸家的学术经验，并将有关方剂加以归类分析，是学习研究伤寒证治的参考读物。

伤寒耳聋 shānghán'ěrlóng 耳聋的一种。指因外感热病而丧失听力者。《医学心悟·耳》："凡伤寒邪热耳聋者，属少阳证。"《伤寒类证》："伤寒耳聋有二证：其一未持脉时，令其咳而不咳者，此必耳聋无闻也，此为重发汗虚故也，治以黄芪建中汤；其一少阳中风而耳无闻，邪在半表半里也，治以小柴胡汤。"参见耳聋条。

伤寒发黄 shānghánfāhuáng 病症名。指外感病邪而出现黄疸者。《景岳全书·杂证谟》："表邪发黄，即伤寒证也。凡伤寒汗不能透而风湿在表者有黄证，或表邪不解，自表传里而湿热郁于阳明者，亦有黄证。表邪未解者，必发热、身痛、脉浮、少汗，宜从

汗散；湿热内郁者，必烦热、脉缓滑、多汗，宜从分消清利；若阳明实邪内郁而痞结胀满者，宜先下之，然后清其余热。"又："伤寒发黄，凡表邪未清而湿热又盛者，其证必表里兼见，治宜双解，以柴苓汤或茵陈五苓散主之；若内热甚而表邪仍在者，宜柴苓煎主之；若但有湿热内实、胀闭等证，而外无表邪者，宜茵陈蒿汤主之；若因内伤劳倦致染伤寒者，亦多有发黄之证，但察其本无湿热实邪等证，即当以阴黄之法调补治之。"亦有指黄汗、黄疸、谷疸、酒疸、女劳疸五种黄疸为伤寒发黄。见《备急千金要方》卷十。参见黄疸有关条。

伤寒发微 shānghánfāwēi 医书。曹家达注。刊于1933年。作者结合个人运用《伤寒论》方的经验，融会仲景原文以阐述病理，分析经义，颇多可取，但亦间有片面观点。今人将此书与《金匮发微》合刊，于1956年由上海千顷堂书局出版，名为《曹氏伤寒金匮发微合刊》。

伤寒发微论 shānghánfāwēilùn 医书。又名《张仲景注解伤寒发微论》。2卷。宋·许叔微撰。许氏历述伤寒七十二证证治，介绍若干伤寒证候的用药法，并扼要辨析伤寒、中风、风温、温疟等病的脉证，为学习《伤寒论》的辅助读物。

伤寒发颐 shānghánfāyí 病名。《外科正宗》卷四："伤寒发颐亦名汗毒。此因原受风寒，用药发散未尽，日久传化为热不散，以致项之前后结肿疼痛，初起身热口渴者，用柴胡葛根汤清热解毒，患上红色热甚者，如意金黄散敷之。初起身凉不渴者，牛蒡甘桔汤散之。"参见发颐条。

伤寒附翼 shānghánfùyì 医书。见伤寒来苏集条。

伤寒腹胀 shānghánfùzhàng 病症名。指伤寒病邪传里所致的腹胀。又分热结膀胱腹

胀、阳明胃实腹胀及血蓄腹胀。《症因脉治·肿胀总论》：“伤寒腹胀之症，恶寒发热，自汗口渴，小便不利，小腹胀满，此热结膀胱之症。若里热不恶寒，自汗不大便，烦满燥实，此阳明胃实腹胀之症。若腹胀硬痛，小便自利，大便或黑，此蓄血腹胀之症也。”多因表邪不解，内传膀胱，或热结或血蓄下焦所致。治宜逐瘀、利水、攻下为主。如热邪入里，腹胀满，脉沉数，大便结者，宜承气汤；若寒热者，大柴胡汤；若热结膀胱腹胀，小便不利者，五苓散或羌活木通汤调六一散；若腹胀小便利，大便黑，宜桃仁承气汤。

伤寒贯珠集 shānghánguànzhūjí 医书。8 卷。清·尤怡编撰。刊于 1810 年。作者阐析伤寒六经病症，将治法分为正治法、明辨法、权变法、杂治法、刺法、清、下、温及生死法等。全书在诠释、分析仲景原文方面下了一些功夫，在《伤寒论》注本中颇有影响。新中国成立后有排印本。

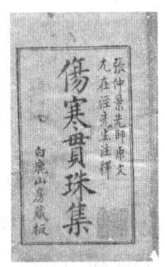

伤寒贯珠集

伤寒活人指掌图 shānghánhuórénzhǐzhǎngtú 即《伤寒图歌活人指掌》。详该条。

伤寒霍乱 shānghánhuòluàn 病症名。指内伤饮食兼感寒邪引起的霍乱。《张氏医通》卷四：“伤寒吐利，由邪气所伤，霍乱吐利，由饮食所伤，其有兼伤寒之邪，内外不和，加之头痛发热而吐利者，是伤寒霍乱也。”治宜理中、四逆之类，或藿香正气散，胃苓汤加半夏、藿香，平胃散加木瓜等方。

伤寒夹惊 shānghánjiājīng 病症名。小儿受惊，又感寒邪，或因伤寒郁久化热，热极风生而邪乘于心，发为搐搦者。其症多兼壮热，头痛，鼻塞流涕，畏寒拘急。治宜解表清热。用羌活汤（《张氏医通》：羌活、防风、荆芥、紫苏、川芎、赤芍、枳壳、山楂、木通、甘草、葱白、生姜）。

伤寒夹食 shānghánjiāshí 病名。即夹食伤寒。详该条。

伤寒家秘的本 shānghánjiāmìdìběn 《伤寒六书》之一。详该条。

伤寒兼惊 shānghánjiānjīng 病症名。小儿感受寒邪而兼发惊的病症。《诸病源候论》卷四十五：“伤寒是寒邪客于皮肤，搏于气血，使腠理闭密，气不宣泄，蕴集生热，故头痛、体痛而壮热也。其兼惊者，是热乘心，心主血脉，小儿气血软弱，心神易动，为热所乘，故发惊。惊不止，则变惊痫也。”可见于小儿感染性疾病而致的高热惊厥。参见急惊风条。

伤寒截江网 shānghánjiéjiāngwǎng 《伤寒六书》之一。详该条。

伤寒金镜录 shānghánjīnjìnglù 即《敖氏伤寒金镜录》。详该条。

伤寒金匮条辨 shānghánjīnkuìtiáobiàn 原书。23 卷。李彦师编著。作者遵照张仲景《伤寒杂病论》原序，将《伤寒论》和《金匮要略》合为一书，用注释、参证等方法，叙述张仲景对于急慢性病的医疗观点和辨证治法，注文比较简要，可供研究《伤寒杂病论》参考。1957 年由人民卫生出版社出版。

伤寒九十论 shānghánjiǔshílùn 医书。1 卷。宋·许叔微撰。该书载许氏经治医案 90 例，择《内经》《难经》《伤寒论》等医籍内容，结合个人见解加以病治分析，论述精要。

伤寒抉疑 shānghánjuéyí 医书。清·程云来问，喻嘉言答（此即《尚论后篇·答问篇》）。1768 年，程氏提出有关伤寒发病、病理、临床辨证和治疗等 16 疑问，喻氏一一予以答辨。28 年后，徐彬传录刊行，题名《伤寒抉疑》。

伤寒括要 shānghánkuòyào 医书。2 卷。

S

明·李中梓撰，刊于 1649 年。李氏曾撰《伤寒授珠》10 卷，后毁于兵火，"遂以授珠（指《伤寒授珠》）删繁去复，简邃选玄，仅得十之二……颜曰'括要'，谓括义详而征词简也"（见自序）。该书首为总论，继则以证为纲，末以方列证，是一部研究伤寒的参考读物。现有《珍本医书集成》本等。

伤寒来苏集 shānghánláisūjí 医书。8 卷。清·柯琴撰。系《伤寒论注》《伤寒论翼》《伤寒附翼》之总称。《伤寒论注》以证为主（如麻黄汤证、桂枝汤证等），将《伤寒论》原文归纳类聚，予以阐注。《伤寒论翼》列

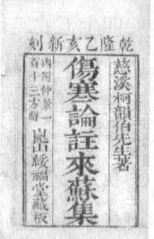

伤寒来苏集

述伤寒大法、六经、并病、合病及风寒、温暑、痉湿等证，并附平脉法、六经分证等。《伤寒附翼》论析《伤寒论》方。柯氏认为，"仲景之六经为百病立法"，书中颇多精辟的见解。新中国成立后有排印本。

伤寒类方 shānghánlèifāng 医书。不分卷。清·徐大椿撰于 1759 年。作者将《伤寒论》中 113 方分为桂枝汤、麻黄汤、葛根汤、柴胡汤、栀子汤、承气汤、泻心汤、白虎汤、五苓汤、四逆汤、理中汤及杂方共十二类。每类先论立方条文，后以同类方条文附述，末载"六经脉证"及"别证变证"，条理比较清楚。新中国成立后有影印本。

伤寒类书活人总括 shānghánlèishūhuórénzǒngkuò 医书。简称《活人总括》。7 卷。宋·杨士瀛撰。该书总括《伤寒论》《类证活人书》有关伤寒的论述，并参附杨氏个人学术见解，内容包括活人证治赋、伤寒总括、伤寒与伤寒多种证候的证治等，可供临床研究参考。

伤寒里证 shānghánlǐzhèng 外邪由表入里的病症。在《伤寒论》中，邪在三阳，以阳明为里。例如阳明病脉迟，身重短气，腹满

而喘，有潮热者，可攻里，宜承气汤。又如阳明病，但头汗出，身无汗，小便不利，口渴引饮，为瘀热在里，身必发黄，宜茵陈蒿汤。若病邪由三阳传入三阴，或直中少阴，是里虚寒证。例如少阴病，脉细沉数，病为在里，不可发汗。又如少阴病，下利清谷，里寒外热，手足厥逆，脉微欲绝，宜通脉四逆汤。阳明里证和三阴里证虽同属里证，但寒热虚实见证截然不同，当根据病情辨证施治。

伤寒六法 shānghánliùfǎ 伤寒病汗、吐、下、和、温、清六种治法。

伤寒六书 shānghánliùshū 医书。又名《陶氏伤寒全书》。6 卷。明·陶华撰。约成书于 15 世纪中期。为陶氏所撰六种伤寒著作的合称。每种列为一卷。包括《伤寒琐言》《伤寒家秘的本》《伤寒杀车槌法》《伤寒一提金》《伤寒截江网》《伤寒明理续论》。陶氏著作受朱肱《类证活人书》的影响较大，在分证和伤寒治法方面，较之前人有所发展。但六种著作的内容或有重复，某些证候的辨证或选方有不够严密之处。

伤寒论 shānghánlùn 医学著作。10 卷。东汉·张仲景撰于 3 世纪初。该书是作者所撰《伤寒杂病论》中有关伤寒病症为主的部分，原书经晋·王叔和整理，复经北宋校正医书局校订。现存较早的有明·赵开美影宋刻本《伤寒论》（简称宋本）和金·成无己《注解伤寒论》（简称成本）两种刊本。作者以六经（太阳、阳明、少阳、太阴、少阴、厥阴）辨证为纲，对伤寒各阶段的辨脉审证大法和立法、用药规律，以条文形式作了较全面的论述。该书总结了汉代以前有关急性热病与病症诊治的丰富经验，奠定了辨证论治的基础，对后世临床医学的发展具有深远的影响。现有多种刊本和注本。

伤寒论辨证广注 shānghánlùnbiànzhèngguǎngzhù 原书。14 卷。清·汪琥撰于 1680

年。汪氏根据《素问》"今夫热病者，皆伤寒之类也"的理论，析取《伤寒论》六经脉证中属于热病的原文，广泛参考各家学说，逐条予以辨注。其在治法上不泥守仲景成方，选列自晋迄明历代治疗热病的效方作为辅翼。汪氏纂注《伤寒论例》，图注手足阴阳六经经脉，并附热病针刺法及穴位图说等。作者复撰《中寒论辨证广注》，分上、中、下三卷，体例悉遵前书，逐条辨注《伤寒论》中属真寒证的原文。汪氏谓邪之传经者为热病，直中者为寒证，治疗时二者不宜混淆。其将仲景《伤寒论》析分为二，在编法上别开生面，对于读者学习和研究《伤寒论》有一定的参考价值。

伤寒论读 shānghánlùndú 医书。清·沈尧封撰于1765年。作者认为《伤寒论》所论伤寒，亦即《难经》所述伤寒。据此分析六经病症，并辨太阳证传经、病解和误治，对于临证识病、分辨相似证候有一定启发。末附脉法与《伤寒论》全部方剂。是研究《伤寒论》的参考读物。后编入《三三医书》中。

伤寒论方解 shānghánlùnfāngjiě 书名。中国医学科学院江苏分院中医研究所编著。该书诠释《伤寒论》方，除引述前人较好的方解外，能结合现代的临床使用经验，介绍具体方剂（包括药物组成、调剂用法、原书指正、前贤阐述、拟用剂量、适应证、禁忌证、补充讲解八项）。全书论述简要，条理清晰。1959年由江苏人民出版社出版。

伤寒论后条辨 shānghánlùnhòutiáobiàn 书名。又名《伤寒论后条辨直解》。15卷。清·程应旄撰于1670年。程氏以方有执《伤寒论条辨》为基础，根据个人对仲景原文的理解，"条其所条，辨其所辨"（见自序），并以仲景原文与《伤寒论条辨》《尚论篇》的篇次附于后，便于读者检阅。全书注解在前人基础上有一定的发挥。注文不够精

要，汪琥《伤寒论辨证广注》指出："闲话太多，举引经史百家之言及歌曲笑谈，无所不至。"是为该书之不足。

伤寒论后条辨直解 shānghánlùnhòutiáobiànzhíjiě 见伤寒论后条辨条。

伤寒论集注 shānghánlùnjízhù 原书。①清·张隐庵注释，高世栻纂集。6卷。成书于1683年。该书原为张隐庵所注释，惜稿未成而病逝，高世栻重予编撰补订而成。书中选录前人的一些注疏，并载张、高二氏的若干见解，有的解释比较牵强。②清·徐赤集注。10卷。成书于1727年。徐氏选取成无己、庞安时、方有执、喻嘉言、柯韵伯、周禹载、魏荔彤等人学说，结合个人见解诠释《伤寒论》原文。另有补篇4卷，论述伤寒部分病症与杂病，并附妇人伤寒、小儿伤寒、春温等。

伤寒论辑义 shānghánlùnjíyì 医书。7卷。日本·丹波元简撰于1801年。作者采辑自金·成无己以下数十家的注文，结合己见逐条阐析，将《伤寒论》原文依宋本予以考订，并参考古今方书增补了一些治疗方剂。新中国成立后有排印本。

伤寒论今释 shānghánlùnjīnshì 医书。8卷。陆渊雷撰于1930年。陆氏综合前人注疏，参考日人学说，对《伤寒论》用较浅显的理论予以分析、归纳和诠释。作者对仲景原著中的某些条文，试图用近代医学科学理论加以融汇，但因思想方法局限，掌握西医知识有限，故难免有其片面不足之处。新中国成立后有排印本。

伤寒论类方汇参 shānghánlùnlèifānghuìcān 书名。左季云撰于1927年。作者将《伤寒论》方分为桂枝场、麻黄汤、葛根汤、柴胡汤等十二类，并将有关加减及变化方附人介绍，每一处方下大多详列适应证、禁忌证、方药作用、服用法、药后反应、预后等，并

辨析和鉴别与此方配伍或作用近似的有关处方，是研究《伤寒论》方的参考读物。新中国成立后有排印本。

伤寒论浅注 shānghánlùnqiǎnzhù 医书。6卷。清·陈念祖撰。刊于1803年。该书在王叔和整理《伤寒论》原文的基础上删去平脉辨脉篇、伤寒序例、诸可诸不可等篇。编法的特点在于原文中加夹注诠解，注文以张隐庵、张令韶二家学说为主，兼采各家，以求阐明经旨，内容较为简明。新中国成立后有排印本。

伤寒论三注 shānghánlùnsānzhù 医书。16卷。清·周扬俊撰于1677年。在《伤寒论》注家中，周氏钦佩方有执和喻嘉言，遂以方氏《伤寒论条辨》、喻氏《尚论篇》两个注本为基础，加上个人见解，逐条予以注释，因名"三注"。在原文编次方面，较之方、喻亦有不少更动。作者强调伤寒病症应以风寒为重点，故将春温夏热、火劫、并病、合病、脏结、结胸、痞症、痉湿暍等另编于后。书中阐析仲景原文颇为精要。

伤寒论释义 shānghánlùnshìyì 书名。《中医临床参考丛书》之一。成都中医学院主编。该书以提要、释义为主，结合词解，选注诠释《伤寒论》。论述简明，选择诸家学说亦较精练。卷首概论部分能融会经义，使读者对六经辨证有一个纲领性的认识。该书原为中医学院试用教材，刊于1964年，后经修订，于1973年由上海人民出版社出版。

伤寒论条辨 shānghánlùntiáobiàn 医书。8卷。明·方有执撰。刊于1592年。方氏认为，《伤寒论》原著应是伤寒、杂病相兼，遂重予编注考订，删去"伤寒例"一篇，将太阳病归纳

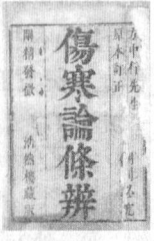
伤寒论条辨

为风伤卫、寒伤营、营卫俱伤三种。全书条辨《伤寒论》六经篇文比较详明，在《伤寒论》注本中颇有影响。新中国成立后有排印本。

伤寒论阳明病释 shānghánlùyángmíngbìngshì 书名。4卷。清·陆懋修撰。作者鉴于伤寒阳明病每多"中焦危急之候"，不容误诊或缓治，遂取《伤寒论》阳明病篇原文共78条予以诠释，选集前人有关阳明病的释文287条，对阳明病的证治作了较深入的归纳和总结，并提出"阳明无死证"的看法。对学习和研究阳明病症治有一定的参考价值。现有《世补斋医书》本。

伤寒论翼 shānghánlùnyì 医书。见伤寒来苏集条。

伤寒论注 shānghánlùnzhù 医书。见伤寒来苏集条。

伤寒明理论 shānghánmínglǐlùn 医书。4卷。金·成无己撰。约刊于1156年。作者扼要地辨析了伤寒50种证候的病象和病理，并选《伤寒论》常用方20首，分析其主治，强调方药配伍的关系。新中国成立后有排印本。

伤寒明理续论 shānghánmínglǐxùlùn 《伤寒六书》之一。详该条。

伤寒明理药方论 shānghánmínglǐyàofānglùn 见仲景全书条。

伤寒派 shānghánpài 古代医学的一个学术流派。汉代张仲景著成《伤寒杂病论》以来，后世医家对该书加以注释、发挥者颇多。仲景的伤寒学说得以不断发展。明清以来，温病学说逐渐兴起，并形成独立的学术派别。伤寒与温病之间的学术争鸣推动了伤寒学的发展。对外感热病尊张仲景伤寒学说的自成一派，后世称之为伤寒派。

伤寒入门 shānghánrùmén 见中国医学入门丛书条。

伤寒三阴证 shānghánsānyīnzhèng 泛指伤寒太阴、少阴、厥阴三阴经证候，与三阳经证相对而言。三阴均属虚寒证候。太阴为肠胃虚寒证；少阴为心肾虚证；厥阴为寒热胜复，上热下寒证。

伤寒杀车槌法 shānghánshāchēchuífǎ 《伤寒六书》之一。详该条。

伤寒舌鉴 shānghánshéjiàn 舌诊书。1卷。清·张登撰于1667年。作者取《观舌心法》（已佚）删繁正误，参入其父张璐与个人的治案，共得120图。包括多种舌苔，并载妊娠伤寒舌。全书论述察舌辨证，对临床有一定参考价值。但作者认为，"后人无先圣治病之能"，这种观点明显有误。新中国成立后有排印本。

伤寒十二经 shānghánshí'èrjīng 指伤寒十二经证候。伤寒六经证候中各有足经和手经的证候。如初病头项痛，腰脊强，恶寒，属足太阳；发热，面赤恶风，属手太阳；目疼，鼻干，不得卧，属足阳明；蒸热而渴，属手阳明；胸胁满痛，口苦，属足少阳；耳聋及痛，寒热往来，属手少阳；腹满自利而吐，属足太阴；口干，津不到咽，属手太阴；四逆自利，属足少阴；脉微，但欲寐，属手少阴；耳聋，囊缩，不知人，属足厥阴；烦满厥逆，属手厥阴。

伤寒琐言 shānghánsuǒyán 《伤寒六书》之一。详该条。

伤寒图歌活人指掌 shānghántúgēhuórénzhǐzhǎng 医书。一名《伤寒活人指掌图》。5卷（一作3卷）。元·吴恕撰于1337年。吴氏选宋·李知先《活人书括》中伤寒诸证歌括，复选辑《伤寒论》《南阳活人书》等伤寒专著内容，绘图列表编成。全书论述伤寒证治颇详。该书后经吴氏门人熊宗立续编补充，改为10卷本，书名《类编伤寒活人书括指掌图论》。

伤寒亡阳 shānghánwángyáng 病症名。①指伤寒杂病中所出现的亡阳证。《伤寒论·辨少阴病脉证并治》："病人脉阴阳俱紧，反汗出者，亡阳也。此属少阴，法当咽痛而复吐利。"亡阳证主要见汗出不止，恶寒蜷卧，四肢厥冷，脉微欲绝等。治宜温阳回阳，如四逆汤之类。②亡与无通。亡阳，即无阳。《伤寒论·辨少阴病脉证并治》："少阴病，脉微，不可发汗，亡阳故也。"又《伤寒论·辨太阳病脉证并治》："脉微弱者，此无阳也，不可发汗。"两者可以互证。

伤寒亡阴 shānghánwángyīn 病症名。指伤寒病误汗、动血或误下而致阴竭液脱的危候。阴，指津液与血。《伤寒论·辨少阴病脉证并治》："少阴病，但厥无汗，而强发之，必动其血，未知从何道出，或从口鼻，或从目出者，是名下厥上竭，为难治。"《伤寒寻源》："少阴便脓血，是感君火热化，奔迫太过，闭藏失职，关闸尽撤，不急治则亡阴。"《此事难知·下多亡阴》："下者，本所以助阴也。若阴受阳邪，热结有形，须当除去已败坏者，以致新阴。此所谓益阴而除火热邪气也。阳邪已去而复下之，反亡阴也。"亡阴常导致亡阳，治当急救真阴，或益气回阳救阴，或急下存阴。参见下厥上竭证、伤寒亡阳等条。

伤寒微旨论 shānghánwēizhǐlùn 医书。2卷。宋韩祗和约撰于1086年。原书已佚，后世刊印本系从《永乐大典》中辑录编成。全书自"伤寒源"至"劳复证"共15篇，论述辨脉、汗、下、温中等治疗大法，用药和某些病症的证治，并附方论、治案。韩氏在推衍《伤寒论》的学术经验方面，体现了一定的变化和发展。

伤寒温疫条辨 shānghán wēnyìtiáobiàn 医书。简称《寒温条辨》。6卷。清·杨璇撰于1784年。作者鉴于伤寒与温病易于混淆，遂采集诸家学说，针对伤寒、温病的病因、脉证、治法等一一予以详辨。其中选摘《温疫论》《伤寒辨证》二书论述尤多，并有所补充发挥。

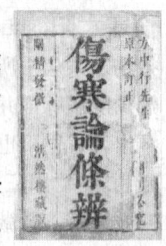

伤寒温疫条辨

伤寒心法要诀 shānghánxīnfǎyàojué 书名。3卷（即《医宗金鉴》卷36~38）。清·吴谦等编撰。作者鉴于《伤寒论》原著辞义深奥，条目繁多，为了帮助读者理解，使能触类旁通，遂将总论内容、六经辨证、伤寒常见病症、类伤寒、温疫、温病等，撮其要旨，编为歌诀，另加注释，便于学习记诵。

伤寒心镜 shānghánxīnjìng 书名。又名《伤寒心镜别集》《张子和心镜别集》。金·常德撰。全书为七篇短文，首论双解散用法，并讨论伤寒的一些治法，传经以及亢则害、承乃制等问题，后人将其附刊于《河间六书》之后。

伤寒蓄水证 shānghánxùshuǐzhèng 太阳腑证之一。膀胱为太阳之腑，太阳病不解，邪热随经入腑，与水相结，气化不行，而成蓄水证。症见脉浮发热，渴而小便不利，少腹满，或水入即吐（《伤寒论·辨太阳病脉证并治》）。治宜通阳化气，利水解表。用五苓散。

伤寒蓄血证 shānghánxùxuèzhèng 太阳腑证之一。太阳邪热随经入腑，瘀热结于下焦所致。症见少腹急结或少腹硬满，如狂或发狂，善忘，大便溏而黑腻如漆。由于病在血分，故小便自利（《伤寒论》太阳病、阳明病篇）。轻证用桃仁承气汤泄热行瘀，重证用抵当汤、抵当丸等逐血行瘀。蓄血证与蓄水证、阳明腑实证相似而不同，宜予细辨。凡少腹胀满，按之不痛，小便不利者为蓄水证；绕脐痛拒按，小便短涩，大便不通者为阳明腑实证；若按其少腹硬痛，大便色黑如漆，如狂发狂而小便自利者为蓄血证。参见

太阳腑病条。

伤寒悬解 shānghánxuánjiě 医书。14卷，卷首、卷末各1卷。清·黄元御撰。作者对王叔和整理《伤寒论》的编次颇多攻讦，并力图"于破裂纷乱之中条分缕析，复其次第"。书中将《伤寒论》所载113方分别六经病症，予以剖析贯串，注明本病、经病、腑病、脏病、坏病及传腑、传脏、入阳入阴等不同情况，并加以归纳整理，使之条理化。但其中不乏主观片面的观点。

伤寒一百十三方发明 shānghányībǎishísānfāngfāmíng 书名。又名《伤寒方论》。1卷。清·徐彬撰。刊于1667年。作者推崇喻嘉言《尚论篇》，但认为喻氏书略于方论，遂专辑方论，选录《尚论篇》中论证大意，分注于《伤寒论》113方之下，方解部分发挥己见以阐析仲景立方深意，并可从方论中体会辨证选方的精义。是一部学习研究《伤寒论》方的参考读物。

伤寒一提金 shānghányītíjīn 《伤寒六书》之一。详该条。

伤寒医鉴 shānghányījiàn 医书。1卷。金·马宗素撰。该书所论伤寒，多系温热范畴。载医鉴、脉证、六经传受及小儿疮疹等12条，每条先引《南阳活人书》，继引刘完素之说予以辨证，末以《素问》之文加强作者的观点。后人将此书编入《河间六书》。

伤寒阴证 shānghányīnzhèng 病症名。指伤寒病的太阴、少阴、厥阴证而言。参见太阴、少阴、厥阴条。

伤寒杂病论 shānghánzábìnglùn 医书。又名《伤寒卒病论》。16卷。东汉·张仲景撰。约撰于3世纪初。是一部论述伤寒和杂病的专著。该书曾经晋·王叔和整理。后将伤寒部分和杂病部分分为二书。北宋时校正医书局曾分别校订，计有《伤寒论》10卷、《金匮要略方论》3卷、《金匮玉函经》8卷三种

传本。详各条。

伤寒真方歌括 shānghánzhēnfānggēkuò
书名。6卷。清·陈念祖撰。陈氏将《伤寒论》方分经辨证，以诗歌的形式予以阐释，并对《伤寒论》原文作了一些归纳整理，末附魏念庭《伤寒论》跋语。该书与陈氏《伤寒医诀串解》合刊，1958年由上海科学技术出版社出版。

伤寒证治准绳 shānghánzhèngzhì zhǔn shéng 见伤寒准绳条。

伤寒直格 shānghánzhígé 医书。①旧题金·刘完素撰，葛雍编。又名《刘河间伤寒直格方论》。3卷（原为6卷，或称6集）。上卷叙干支配脏腑、病因、运气主病、脉诊等内容；中卷论伤寒六经传受，分析病症与治法；下卷集仲景麻黄汤、桂枝汤、益元散、凉膈散、黄连解毒汤等34方。汪琥认为："是书之作，实为大变仲景之法者也"（《伤寒论辨证广注》）。卷终有"伤寒传染论"一则，明确提出"秽气"、"秽毒"致病的观点，在治方和病因认识方面，较之前人有明显进步。但其中用运气学说解释伤寒病理，须予分析对待。②南宋·刘开撰。5卷。书未见。

伤寒指掌 shānghánzhǐzhǎng 医书。清·吴坤安撰于1796年。吴氏所说的伤寒，包括伤寒和温热二类病症。此书辨析伤寒、温热病之证治。伤寒推崇王宇泰、喻嘉言、柯韵伯等，温热悉遵叶天士、薛生白学说，条理清楚，论述颇精。原作后经邵仙根增写评语，多系经验之谈。新中国成立后有排印本。

伤寒准绳 shānghánzhǔnshéng 医书。《证治准绳》组成部分。又名《伤寒证治准绳》。8卷。明·王肯堂编撰。刊于1604年。卷首入门辨证诀，鉴别外感、内伤之发热，阐析伤寒及类伤寒证候在因、证方面的不同点。

卷一介绍伤寒总例，卷二至四列述六经病主要病症的方治，卷五至六为合病、并病及汗、下、吐后等病，卷七为劳复、食复、瘥后诸病、四时伤寒、妇人和小儿伤寒等，卷八分析伤寒脉法及伤寒治疗常用药的药性。该书引用前人学说颇多，临床部分吸取后人不少治疗方剂。作者在自序中称是书"为因证检书而求治法者设也"，故具有一定的临床参考价值。

伤寒总病论 shānghánzǒngbìnglùn 书名。6卷。宋·庞安时约撰于1100年。卷一叙述六经分证；卷二谈汗、吐、下、温、灸等治法；卷三论析与伤寒有关的一些杂症；卷四至五列述暑病、寒疫、温病等；卷六载伤寒杂方、妊娠杂方等。其处方用药在《伤寒论》的基础上参考诸家学说，并结合个人实践，有所补充和发挥。是一部研究《伤寒论》较早而有相当影响的著作。新中国成立后有排印本。

伤津 shāngjīn 即津液受伤。一般指热性病过程中，由于高热，出汗过多，或感受燥邪，肺胃津液耗伤而出现的证候。如肺津受伤，则见干咳无痰或痰少带血丝、鼻干咽燥、喉干痛。胃津受伤，则见烦躁、渴饮不止、咽干口燥等。

伤筋 shāngjīn 病名。出《素问·宣明五气》。筋，指肌腱、肌肉等软组织。伤筋为软组织损伤。多因跌打、扭挫所致。可分为扭伤和挫伤，也包括后世文献中筋断、筋走、筋转、筋翻、筋强等症。治宜活血化瘀，舒筋通络为主。方用舒筋散（《世医得效方》：延胡索、当归、官桂），并可针灸、按摩、拔火罐，外用海桐皮汤洗之。适当配合功能锻炼。

伤痉 shāngjìng 即破伤风。详该条。

伤酒 shāngjiǔ 见《证治要诀·伤酒》。因饮酒过度所致的病症。酒性热而有毒，如饮

S

酒过量，可见头晕头痛、恶心呕吐、躁动或昏睡，治宜和胃醒酒，可用缩脾饮、葛花解醒汤等。长期嗜酒不节或伤脾胃，而见胸膈痞塞、饮食减少、大便溏泄，治宜健脾利湿，可用胃苓汤、五苓散。脾肾两虚，用胃关煎、九气丹（《景岳全书》：熟地、制附子、肉豆蔻、焦姜、吴茱萸、补骨脂、荜茇、五味子、甘草）等方。伤阴血而见潮热动血，治宜凉血养阴，可用黄芩芍药汤（《景岳全书》：黄芩、芍药、甘草）、清化饮（《景岳全书》：芍药、麦冬、丹皮、茯苓、黄芩、生地、石斛）等方。伤酒严重者，可成癥积、黄疸、鼓胀，参见酒症、酒疸、水鼓各条。

伤酒头痛 shāngjiǔtóutòng 头痛病症之一。见《证治准绳·头痛》。又称中酒头痛。由嗜酒过量所致。症见头痛昏眩，恶心呕吐，口渴，甚则神昏，脉数。治宜和胃解醒。常用葛花解醒汤。参见头痛条。

伤科 shāngkē 诊治跌打损伤的一门专科。见清·沈昌惠《沈元善先生伤科》。伤科诊治疾病的范围比正骨科广泛，包括金创（金刃伤）、折疡（跌扑、骨折等伤）、汤火伤、虫兽伤等。

伤科补要 shāngkēbǔyào 医书。4 卷。清·钱秀昌撰。刊于 1808 年。该书是在《医宗金鉴·正骨心法要旨》基础上，参以作者的临床经验写成。对于人体要穴、骨度、脉诀、治金疮的理论与各部位伤科疾病治疗都作了说明，内容简明实用。书末附有若干验方。新中国成立后有影印本。

伤科汇纂 shāngkēhuìzuǎn 书名。12 卷。清·胡廷光撰于 1817 年。该书汇集清以前有关伤科文献。卷一至二为伤科总论，卷三为治伤手法与工具；卷四为伤科内证，卷五至六为骨伤，卷七至八列伤科方剂，卷九至十二为其他金刃器物损伤，虫兽啮伤与补遗。该书内容丰富，并附医案，可供伤科临床参考。原书为抄本，新中国成立后出版排印本。

伤科入门 shāngkērùmén 见中国医学入门丛书条。

伤冷乳 shānglěngrǔ 病症名。乳食生冷伤胃而致的呕吐。《幼科发挥》："伤冷乳者，所出清冷，面㿠白者是也。"治宜益胃和中。用益黄散，煨生姜煎汤调服。

伤力症 shānglìzhēng 病症名。见明·张三锡《医学六要》。因负重物所压，或持重远行致使有关内脏气血伤损而成。轻则身困乏力，气短懒言，纳食顿减；重则胸肋疼痛，口鼻出血。轻者治宜着重调养，兼益气养血，用八珍汤；重者应益气摄血，止血化瘀，用四君子汤加黄芪、当归、三七、焦蒲黄、丹参等。并积极进行体育锻炼，避免过度负重。

伤气 shāngqì 指外伤后由于气闭、气滞引起的病症。多因跌扑、挤压、坠堕、打击所致。气闭者，可见人事不省；气滞者，可见胸肋窜痛、呼吸牵掣作痛、心烦、气急、咳嗽等症。临床多为气血两伤，肿痛并见。气为血帅，治宜复元通气散为主，酌加活血之品内服，局部以舒筋通络手法治之。

伤热咳嗽 shāngrèkésòu 病症名。因湿热行令，热伤肺气所致的咳嗽。《症因脉治》卷二："伤热咳嗽之症，咽喉干痛，面赤潮热，夜卧不宁，吐痰黄浊，或带血腥臭，烦躁喘咳，每咳自汗。"脉洪数而滑。治宜家秘泻白散、柴胡饮子、栀连清肺饮、凉膈散加川贝母、犀角地黄汤加山栀黄芩等。又名热痰嗽。本证可见于支气管扩张、肺脓疡或慢性支气管炎急性发作时。

伤热乳 shāngrèrǔ 病症名。热乳伤胃而致的吐泻。《幼科发挥》："伤热乳者，物出热，面赤唇燥者是也。"临床多伴有四肢温，口渴等。治以清利和胃为主，宜六一散，煨生姜煎汤调服。

伤肉 shāngròu　伤食之一。《杂病源流犀烛·伤食不能食源流》："至于所伤之物，即种种不同，宜各用主治之药……伤肉，轻者山楂、阿魏，甚者硝石、硼砂。伤狗肉，杏仁、山楂。"《张氏医通》卷二："伤诸肉食，用草果、山楂。"亦可选用三黄枳术丸、三棱煎。狗肉伤亦可服芦根汁；食鸭肉不消，糯米泔水顿饮一盏即消；食生肉在胸膈不化必成癥瘕，捣马鞭草汁与生姜汁饮之。参见伤食条。

伤乳食 shāngrǔshí　病名。详乳食积滞条。

伤乳食吐 shāngrǔshítù　病症名。哺乳儿因乳食过饱或饮食不节引起的呕吐。伤乳吐（又名嗌乳），吐出物多夹奶片，伴有发热、腹胀等。伤食吐，吐出多为未消化食物，气味酸臭，伴有低烧潮热，厌食口臭等。治宜消食导滞。伤乳吐用藿香正气丸煎化去滓，小量频喂，并须缓缓哺乳，勿令过饱。伤食吐用保和丸加藿香、生姜煎服，并注意节制饮食。

伤乳吐 shāngrǔtù　病症名。又名嗌乳。详伤乳食吐条。

伤湿 shāngshī　受湿邪所伤而发病。分外感湿邪、湿浊内阻肠胃。见湿条。

伤湿腹痛 shāngshīfùtòng　病症名。因受湿邪所致腹痛。《杂病源流犀烛·腹少腹病源流》："伤湿腹痛，小便秘，大便泄，宜燥湿利水，宜胃苓汤。"参见腹痛条。

伤湿咳嗽 shāngshīkésòu　见《症因脉治》卷二。详见湿咳条。

伤湿腰痛 shāngshīyāotòng　腰痛的一种。见《证治准绳·诸痛门》。《丹溪心法》称湿腰痛。多因久坐湿之处，或为雨露所着而致。症见腰部冷痛沉重，如坐水中，逢阴雨或久坐则增剧，或更见身肿，脉缓等。治宜健脾化湿为主。方用渗湿汤（《和剂局方》：

苍术、白术、炙草、茯苓、干姜、橘红、丁香）、不换金正气散等。因有夹风、夹寒、夹热的不同，又当审因论治。参见腰痛、风湿腰痛、寒湿腰痛、湿热腰痛等条。

伤湿止痛膏 shāngshīzhǐtònggāo　验方。见《中药制剂手册》。骨碎补、生川乌、生草乌、山柰、公丁香、老鹳草、马钱子、白芷、干姜、肉桂、荆芥、五加皮、乳香、没药、落得打、防风、颠茄浸膏、冬青油、樟脑、薄荷脑、芸香膏、冰片（一方无落得打、芸香膏，有陵香草、白胶香）。以橡胶、汽油、羊毛脂、氧化锌、松香、椰子油、凡士林等辅料制成橡皮膏，外用贴患处。功能祛风湿，活血止痛。治风湿性关节炎、肌肉疼痛，关节肿痛，跌打损伤等症。

伤湿自汗 shāngshīzìhàn　病症名。见《三因极一病证方论·自汗证治》。多由湿邪阻遏所致。症见自汗恶风，声音重浊，身重体倦，关节疼痛，天阴转甚。治宜健脾益气。可用防己黄芪汤、羌活胜湿汤等方。也有脾胃湿热熏蒸而热胜湿者，治宜清热去火，方用当归六黄汤、黄芩芍药汤等加减。

伤食 shāngshí　见《丹溪心法·伤食》。又称食伤。泛指因饮食损伤脾胃所致的病症。因饮食不节或脾虚不运所致。初起多见胸脘痞闷、嗳气腐臭、厌食、恶心呕吐、泄泻、苔腻等，治宜健脾消食，可用保和丸、枳术丸等。伤食、饮食停积，日久不化，称为宿食，详见宿食病条。又文献记载伤谷食，轻者用麦芽、谷芽、神曲、砂仁，甚者用鸡内金；伤糯米，用大麦曲研末酒服；伤面食，用莱菔子、姜；伤肉食，轻者用山楂、阿魏，甚者用硝石、硼砂；伤狗肉，用杏仁、山楂；伤鱼鳖，用紫苏、陈皮、木香、姜汁；伤菜，用丁香、肉桂；伤瓜，用鳖鱼炙食，或瓜皮煎汤，可资参考。

伤食发热 shāngshífārè　病症名。食积内停所致的发热，多见于小儿。《证治汇补·发热》："伤食发热，必气口紧盛或沉伏，头疼，呕恶，噫气吞酸，胸口饱闷，或胀或痛，手不可按，蒸蒸然热，明知其热在内也，消导则已。"《金匮翼·发热统论》："食积者，当暮发热，恶闻食臭，时时嗳腐，其脉滑或实。《活人》所谓伤食令人头痛，脉数，发热，但左手人迎脉平和，身不疼是也。"治宜枳术丸、保和丸、枳实导滞丸、大柴胡汤等方。参发热条。

伤食腹痛 shāngshífùtòng 病症名。指多食不消，气机阻滞所致的腹痛。其症痛甚欲大便，利后痛减，脉多弦或沉滑。《医学正传·腹痛》："如饮食过伤而腹痛者，宜木香槟榔丸下之；如气虚之人伤饮食而腹痛，宜调补胃气并消导药，用人参、白术、山楂、神曲、枳实、麦芽、木香、砂仁之类。"或用六君子加木香、砂仁。参见腹痛、食积腹痛条。

伤食腹胀 shāngshífùzhàng 病症名。食物停滞而致的腹胀。多由脾胃功能失常，消化障碍所致。《幼科发挥》："有食饱伤胃而胀，法宜消导之，不可攻下也；有脾虚不能消食，食饱则胀者，此宜补脾，以助其传化可也。"消导用保和丸加枳壳、厚朴，补脾用香砂六君子汤。

伤食头痛 shāngshítóutòng 头痛病症之一。见《证治要诀·头痛》。由饮食停滞脾胃所致。症见头痛、胸脘痞闷、嗳腐吞酸、恶食，或见身热，脉滑实。治宜消食导滞。可用香砂枳术丸、治中汤、保和丸等方加减。参见头痛条。

伤食吐 shāngshítù 病名。详见伤乳食吐条。

伤食泻 shāngshíxiè 病名。见《丹溪心法·泄泻》。又名食泻、食泄。指伤于饮食，食物不化所致的泄泻。症见饱闷、嗳气腐臭、腹痛则泻、泻下不畅、泻后痛减，苔腻，脉弦紧。治宜消食和中。用保和丸、七香丸（《证治要诀类方》：甘松、益智、香附、丁香皮、甘草、砂仁、莪术）或红丸子（《证治要诀类方》：三棱、莪术、青皮、陈皮、干姜、胡椒）。虚者用治中汤加减。

伤暑 shāngshǔ 病症名。①夏月中暑病症的总称。《素问·刺志论》："气盛身寒，得之伤寒，气虚身热，得之伤暑。"②暑证之轻者。《医学心悟》卷三："伤暑者，感之轻者也……中暑者，感之重者也。"伤暑有阴暑、阳暑之分，详见各条。

伤暑腹痛 shāngshǔfùtòng 病症名。暑伤气分，脾经郁滞所致的腹痛。《杂病源流犀烛·腹少腹病源流》："暑伤气分，长夏腹胀，食减微痛，宜调脾疏肝。宜人参、广皮、白芍、茯苓、谷芽、益智仁。"《医钞类编·腹痛门》："盛暑而痛，或泄利并作，脉必虚豁，宜十味香薷饮及六和饮。"参腹痛条。

伤暑霍乱 shāngshǔhuòluàn 病名。见《张氏医通·霍乱》。因感受暑热所致。症见身热烦渴、气粗喘闷、上吐下泻、神情躁扰等，甚则昏闷，抽掣，厥逆少气，唇面爪甲皆青，六脉俱伏，吐出酸秽，泻下臭恶，便溺黄赤。此火伏于厥阴，如热极似阴之候。治宜急救回生丹、解毒活血汤等；轻者可选用香薷饮冷服，或竹叶石膏汤、六一散等方。参见热霍乱、霍乱条。

伤暑咳嗽 shāngshǔkésòu 病症名。感受暑邪所致的咳嗽。多因触冒暑湿，或热甚于中，或气虚身弱，偶感时行，内外相挟，蒸酿胸胃之间，上熏于肺所致。《古今医鉴·咳嗽》："伤暑咳者，脉数，烦热引饮，口燥，或吐涎沫，声嘶咯血。"《症因脉治》卷二："伤暑咳嗽之症，身热引饮，内热烦躁，外反恶寒，或身痛口渴，咳嗽身倦。"脉濡软或虚或数。若身热引饮，内热烦躁者，用石膏知母汤；身痛口渴，外反恶寒者，用十味香薷饮、泻白益元散；外冒暑邪，内伤积热者，用凉膈散；脉虚身热，虚身乏力之人，用清暑益气汤。参暑嗽条。

伤暑头痛 shāngshǔtóutòng 病症名。感受暑气所致的头痛。《世医得效方》卷二："伤暑头痛，浓煎葱白汤。"症见头胀痛、身热汗多、心烦口渴、面垢、舌苔腻或黄腻，脉微带数。治宜清暑渗湿。方用香薷散加茵陈、黄连、车前子等。参见头痛条。

伤暑吐泻 shāngshǔtùxiè 病症名。《幼幼集成》："气虚身热，得之伤暑。婴儿之患，夏秋为甚。"有阴阳二证。阴暑者，因暑而受寒，不慎口腹，过食生冷瓜果，凉茶冷水，以致寒凉受脏，而为呕吐、泻利、腹痛等症。治以温中为主，用加味五苓散；不应，用理中汤。阳暑者，外中热邪，内亦烦躁，呕吐泻泄。《幼科要略》："倘热气深伏，烦渴引饮，呕逆者，连香饮，黄连竹茹半夏橘皮汤。"

伤损腰痛 shāngsǔnyāotòng 病名。见《医宗金鉴》卷九十。因打仆、坠堕致使腰部筋肉受损，经脉气血瘀滞所致。症见腰部疼痛、肿胀、青紫，重者脊部亦痛，活动艰难。治宜活血祛瘀，舒筋通络。内服地龙散，或用复元活血汤化裁，并可采用针灸、按摩与药物熏洗。

伤胎 shāngtāi 病名。出《金匮要略·妇人妊娠病脉证并治》。指临产前羊水未破而先有阴道流血者。《张氏医通》："临月胞水不破，血先下者，此是伤胎，非产也。"

伤痛宁片 shāngtòngníngpiàn 中成药。见《中华人民共和国药典》2010年版一部。制乳香、制没药、甘松各6.5克，醋延胡索、细辛各13克，醋香附、山奈各65克，白芷120克。以上8味，按片剂工艺压制成1000片。每片重0.36克，口服。每次5片，每日2次。功能散瘀止痛。用于跌打损伤，闪腰

挫气，症见皮肤青紫、瘀斑、肿胀、活动受限。

伤血 shāngxuè 证名。指外伤后瘀血和失血的病症。前者多见瘀血肿块，胀痛固定不移；后者或因体内某部出血，或自诸窍溢于体外，出现头昏、心悸、口干诸症。宜中西医结合治疗。根据"血为气守"的理论，治以复元活血汤为主，酌加补气之剂。如严重出血，则治以活血止血补气之剂，并按中西医结合救治。

伤阳 shāngyáng 即阳气受伤。可由于病程中过用苦寒药，或因发汗、泻下过甚，伤及阳气。或寒邪直中，或内寒阴气偏胜。《素问·阴阳应象大论》："阴胜则阳病。"或暴喜伤阳，心神浮越，阳气易于耗散，出现心悸、怔忡、精神恍惚、失眠等症状。

伤阴 shāngyīn 即真阴耗损。可由于阳气偏亢，内灼阴液。《素问·阴阳应象大论》："阳胜则阴病。"亦可为伤津的进一步发展。如温热病后期肝肾的真阴受伤，病人出现低热、手足心灼热、神倦、消瘦、口干舌燥，或见咽痛、耳聋、颧红、舌干绛等症，脉多细数无力等。

伤脏腑 shāngzàngfǔ 因跌扑、坠堕、打击或金刃等严重外伤而引起内脏损伤。或因骨折断端内陷而刺伤脏腑。为危重证候，宜中西医结合救治。

伤燥咳嗽 shāngzàokésòu 咳嗽之一。见《症因脉治》卷二。因外感燥气耗伤肺津所致。多表现为燥热证候。详见燥热咳嗽条。

伤燥论 shāngzàolùn 医学著作。清·张节撰。刊于1909年。作者先以《内经》理论为指导，阐述伤燥的病原、病症、病脉、病忌与病辨，并列治疗方剂；后介绍与燥气有关的杂病，杂论燥气及其所产生病理、病症的关系，是一部叙述燥气为病的专著。

伤中 shāngzhōng ❶针刺伤膈膜。《素问·

诊要经终论》："中膈者，皆为伤中。"❷伤及中焦脾胃之气。过食腻滞，或嗜酒无度，或过食膏粱厚味，或劳倦过度而损伤脾胃的运化功能。

商陆 shānglù 中药名。出《神农本草经》。别名见肿消、山萝卜。为商陆科植物商陆 *Phytolacca acinosa* Roxb. 的根。主产于河南、湖北、安徽、陕西等地。苦，寒，有毒。入

商陆

肺、脾、肾、大肠经。泻下逐水，消肿散结。治水肿胀满，小便不利，血小板减少性紫癜。煎服：3～9克，久煎能减低毒性。治疮疡肿毒，用鲜品捣敷。孕妇忌服。本品含商陆碱、三萜皂苷等。商陆皂苷元有祛痰作用，生物碱部分有镇咳作用。煎剂与酊剂在体外对流感杆菌、肺炎双球菌有抑制作用。水浸剂对许兰氏、奥杜盎小孢子菌等皮肤真菌亦有抑制作用。

商陆中毒 shānglùzhòngdú 因服商陆过量引起中毒。症见恶心，呕吐，腹泻，头痛，语言不清，躁动，肌肉抽搐；严重者昏迷，休克，因心脏和呼吸中枢麻痹而死亡。治疗初期宜洗胃，导泻，服蛋清与活性炭。症情严重者宜中西医结合抢救。民间有用甘草、冷稀粥频服以止泻者，可参考。

商丘 shāngqiū 经穴名。代号 SP5。出《灵枢·本输》。属足太阴脾经。经穴。位于足内踝前下方凹陷处，当舟状骨结节与内踝尖连线之中点。主治胃痛，呕吐，腹痛，泄泻，黄疸，便秘，足踝疼痛等。直刺 0.3～0.5 寸。灸 5～10 分钟。

商曲 shāngqǔ 经穴名。代号 KI17。出《针灸甲乙经》。别名高曲。属足少阴肾经。位于腹正中线脐上 2 寸，旁开 0.5 寸处。主治腹胀，腹痛，腹泻，便秘等。直刺 1～1.5 寸。灸 3～5 壮或 5～10 分钟。

商阳 shāngyáng 经穴名。代号 LI1。出《灵枢·本输》。别名绝阳。属手阳明大肠经。井穴。位于食指末节桡侧，距指甲角 0.1 寸处。主治昏迷，发热，咽喉肿痛。浅刺 0.1～0.2 寸，或点刺出血。灸 1～3 壮或 3～5 分钟。

上胞下垂 shàngbāoxiàchuí 病症名。又名睢目、侵风、睑废。发病有先后天之分。先天者常由发育不全引起；后天者多因脾虚气弱，脉络失和，风邪客睑而成，亦可由外伤所致。症见上胞垂下，掩及瞳神，无力提起，妨碍视瞻。宜补脾益气，祛风通络为主。可选用补中益气汤或人参养荣汤，酌加僵蚕、全蝎、赤芍、牛膝等。可配合针灸按摩等疗法。有的可手术治疗。

上病下取 shàngbìngxiàqǔ 是一种与病气上下相反的治法。《素问·五常政大论》："气反者，病在上，取之下。"指病症的表现、部位偏于上，从临床主证所在部位以下的脏腑或体表，用药物或针灸进行治疗。如呃逆、反胃由于阳明腑实者，用承气汤法；虚喘用补肾纳气法；头晕取太冲、丰隆等。本法的运用当以谨守病机为前提，结合病因、脏腑、经络辨证，注意整体联系以及上下升降的调节。

上慈宫 shàngcígōng 见《针灸聚英》。冲门穴别名。详该条。

上搭手 shàngdāshǒu 病名。见《证治准绳》。又名上鼠疽。指有头疽生于肺俞穴者，因患者手由上可搭着而得名。治法参见发背条。

上丹田 shàngdāntián 出《素问·本病论》。指两眉间。后世作为气功意守的部位之一。参见丹田条。

上发背 shàngfābèi 病名。见明·龚居中《外科活人定本》。又名脾肚发。发背之一种。为有头疽生于天柱骨（即第七颈椎）之

S

下者。治法参见发背条。

上风市 shàngfēngshì 经外奇穴名。代号 GB31。见《常用新医疗法手册》。位于风市穴直上 2 寸处。主治小儿麻痹后遗症，偏瘫，坐骨神经痛。直刺 1~1.5 寸。灸 5~7 壮或 5~15 分钟。

上感冲剂 shànggǎnchōngjì 即感冒退热冲剂。详该条。

上工 shànggōng 古代对技术精良的医生的称谓。《灵枢·邪气脏腑病形》：“上工十全九。”意思是说，上工在治疗疾病上约有 90% 的治愈率。

上关 shàngguān 经穴名。代号 GB3。出《灵枢·本输》。别名客主人。属足少阳胆经。位于面部，下关穴直上，颧弓上缘凹陷处。主治耳鸣，耳聋，面神经麻痹，三叉神经痛，颞颌关节炎等。直刺 0.5~0.8 寸。

上海蛇药 shànghǎishéyào 验方。见《全国新药介绍》第四辑。万年青、穿心莲、旱莲草等制成片剂和针剂，针剂又分一号注射液（含强心甙）、二号注射液。片剂首次服 10 片，以后每 4 小时服 5 片；针剂每 4 或 6 小时肌肉注射 2 毫升，必要时可静脉给药。治蝮蛇、五步蛇、竹叶青咬伤，也可治眼镜蛇、蝰蛇、烙铁头、银环蛇等毒蛇咬伤。本品具解蛇毒、退热消炎、强心利尿作用，并能对抗蛇毒损伤毛细血管所致出血与溶血作用。

上寒下热 shànghánxiàrè ❶寒热错杂表现之一。一方面寒邪感于上，而见恶寒、恶心呕吐、舌苔白等；另一方面，热邪发于下，而见腹胀便秘、小便赤涩等。❷上、下各有不同的疾病，如上有痰饮喘咳的寒证，下有小便淋漓疼痛的热证。《灵枢·刺节真邪》：“上寒下热，先刺其项太阳。”

上焦 shàngjiāo ❶三焦之一。三焦的上部，从咽喉至胸膈部分。《灵枢·营卫生会》：“上焦出于胃上口，并咽以上，贯膈而布胸中。”上焦的主要功能是敷布水谷精气至全身，以温养肌肤、骨节，通调腠理。《灵枢·决气》：“上焦开发，宣五谷味，熏肤，充身，泽毛，若雾露之溉，是谓气。”❷温病辨证。指外感初期，邪在肺经。《温病条辨》：“凡病温者，始于上焦，在手太阴。”

上焦如雾 shàngjiāorúwù 出《灵枢·营卫生会》。上焦宣发中焦上输的水谷精气，充养身体各部，像雾露一样均匀地敷布于全身，故称。

上焦湿热 shàngjiāoshīrè 证候名。指湿热伤人初期阶段所反映的证候。其特点是热象不甚，重在于湿，病位主要在肺与皮毛。症见恶寒重，微发热，头重如裹，肢体困倦，胸闷无汗，苔白腻，脉濡缓。治宜行气化湿为主。常用藿朴夏苓汤、藿香正气散加减。

上焦主纳 shàngjiāozhǔnà 指上焦的主要功能是摄纳空气与饮食。《难经·三十一难》：“上焦者，在心下，下膈，在胃上口，主纳而不出。”

上睛明 shàngjīngmíng 经外奇穴名。代号 BL1。见《江苏中医》1962 年 5 期。位于睛明穴与攒竹穴连线之中点。主治迎风流泪，视神经萎缩，斜视，屈光不正。沿眶缘向眶尖直刺 1~1.5 寸。

上巨虚 shàngjùxū 经穴名。代号 ST37。原名巨虚上廉。出《灵枢·本输》。属足阳明胃经。大肠之下合穴。位于小腿前外侧，外膝眼（犊鼻穴）直下 6 寸（即足三里穴下 3 寸），胫骨前缘外开一横指处。主治腹痛，泄泻，痢疾，下肢麻痹，阑尾炎等。直刺 1~2 寸。灸 3~7 壮或 5~15 分钟。

上厥下竭 shàngjuéxiàjié 上厥指阴阳气不相顺接，而突然昏倒不省人事；下竭指下部真阴真阳衰竭。《素问·厥论》：“阳气衰于下，则为寒厥；阴气衰于下，则为热厥。”

上廉 shànglián ❶经穴名。代号LI9。出《针灸甲乙经》。属手阳明大肠经。位于前臂背面桡侧的上段，阳溪穴上9寸，或曲池穴下3寸处。主治头痛，胸痛，手臂麻木。直刺0.5～1寸。灸3～5壮或5～10分钟。❷上侧缘。廉即边缘。《灵枢·经脉》："大肠手阳明之脉，起于大指次指之端，循指上廉，出合谷两骨之间。"

上廉泉 shàngliánquán 经外奇穴名。代号RN23。见《新医疗法手册》。位于前正中线，下颏骨下1寸，即廉泉穴上1寸，当舌骨与下颌缘之间凹陷处。主治哑，流涎，舌下神经麻痹，扁桃体炎。向舌根方向斜刺0.5～1寸。

上髎 shàngliáo 经穴名。代号BL31。出《针灸甲乙经》。属足太阳膀胱经。位于骶部，当第一骶后孔处。主治月经不调，带下，腰骶痛，坐骨神经痛，下肢瘫痪等。直刺1～1.5寸。灸3～7壮或5～15分钟。

上马 shàngmǎ 即二人上马。详该条。

上门 shàngmén 见《针灸甲乙经》。幽门穴别名。详该条。

上明 shàngmíng 经外奇穴名。见《常用新医疗法手册》。位于眉弓中点垂线与眶上缘交点处。主治屈光不正，角膜白斑，视神经萎缩。轻压眼球向下，向眶缘缓慢直刺0.5～1.5寸，不提插。

上皮疹 shàngpízhěn 即马牙。详该条。

上品 shàngpǐn 《神农本草经》药物分类法中之一类。详三品条。

上气 shàngqì ❶证名。见《内经》五邪等篇。指气逆上壅的证候。多由外感六淫，痰气凝结，肺道壅塞所致。《诸病源候论·咳嗽上气候》："肺主气，气有余则喘咳上气……其状喘咳上气，多涕唾而面目胕肿，气逆也。"❷指人体上部之气。《灵枢·口问》："故上气不足，脑为之不满，耳为之善

鸣，头为之苦倾，目为之眩。"

上气不足 shàngqìbùzú 病机。指五脏六腑上升于头部的精气不足。《灵枢·口问》："故上气不足，脑为之不满，耳为之苦聋，头为之苦倾，目为之眩。"

上气海 shàngqìhǎi ❶膻中穴别名。见《类经图翼》。详该条。❷指膻中，见气海条。

上窍 shàngqiào 指眼、耳、口、鼻。《素问·阴阳应象大论》："清阳出上窍。"

上清丸 shàngqīngwán 见《北京市中药成方选集》。川芎、薄荷、荆芥各0.5千克，连翘、菊花、白芷各3千克，防风、桔梗、炒栀子各1千克，大黄3.5千克，黄柏2千克，黄芩5千克。为细末，水泛为丸，每服6克，温开水送下。功能清热散风，消肿止痛，治肺胃积热，风火牙疼，头目眩晕，大便秘结，小便黄赤。

上取 shàngqǔ 即从上施治。多指下病上取，或吐法。《灵枢·卫气失常》："其气积于胸中者，上取之。"参见下病上取、外取条。

上热下寒 shàngrèxiàhán ❶寒热错杂表现之一。患者在同一时期内，上部表现为热性、下部表现为寒性的证候。如外感病误用攻下，引致大泻不止，津液损伤，使热邪上升而咽喉痛，甚则咯黄痰或血痰；寒盛于下则泄泻、肢冷、脉沉迟。《灵枢·刺节真邪》："上热下寒，视其虚脉而陷之于经络者取之，气下乃止，此所谓引而下之者也。"❷指肾阳虚极，致阴寒盛于下，火不归原而虚阳上浮。参见虚阳上浮条。

上山虎 shàngshānhǔ 入地金牛之别名。详该条。

上盛 shàngshèng ❶人体上部邪气盛。《灵枢·卫气》："上盛则热痛。"❷指人迎浮盛的脉象。《素问·脉要精微论》："上盛则气高。"

上盛下虚 shàngshèngxiàxū 即上实下虚，

详该条。

上石疽 shàngshíjū 病名。见《医宗金鉴》。生于颈项两侧部的石疽，或左或右，小如豆栗，大如核桃，坚硬疼痛。参见石疽条。

上实下虚 shàngshíxiàxū ❶出《素问·三部九候论》等篇。又称上盛下虚。多由肝肾不足，阴虚于下，阳亢于上。既有腰膝酸软乏力、手足清冷、步履艰难等下虚证，又出现头痛头眩、目赤、胁痛、烦躁易怒等肝阳上亢的证候。❷亦指久病脾肾两虚，腹泻便溏者感受时邪，眼红痛痒，头痛恶风。

上鼠疽 shàngshǔjū 即上搭手。详该条。

上水鱼 shàngshuǐyú 病名。出《证治准绳》。指生于腘窝折纹两梢处的肿疡。由血热为外寒所束，血瘀凝结而成。症见肿如高埂，长若鱼形，色紫作痛。宜用砭法，并用二黄散（大黄、硫黄等分），香油调敷。参见委中毒条。

上损及下 shàngsǔnjíxià 虚损病由上部脏腑发展到下部脏腑的病变。虚损是因五脏久虚而产生的多种疾病的总称。自肺损开始，而损及心、胃、肝、肾，称上损及下；反之，自肾损开始，而损及肝、脾、心、肺的称下损上。《景岳全书·杂证谟》："按此上损下损之说，其义极精，然有未尽者……盖自上而下者，先伤乎气，故一损损于肺，则病在声息肤腠；二损损于心……自下而上者，先伤乎精，故一损损于肾……"

上脘 shàngwǎn ❶指胃脘上口贲门部。《金匮要略·腹满寒疝宿食病脉证并治》："宿食在上脘，当吐之，宜瓜蒂散。"❷经穴名。代号 RN13。出《针灸甲乙经》。属任脉。位于腹正中线脐上 5 寸处。主治呕吐、呃逆、胃脘痛，急慢性胃炎，胃、十二指肠溃疡，胃下垂，食道痉挛，癫狂痫等。直刺 1 ~ 1.5 寸。灸 5 ~ 7 壮或 10 ~ 15 分钟。

上下眼丹 shàngxiàyǎndān 病名。出《疮疡全书》。又名眼丹。多由心肝毒气上攻，壅而聚此。其症见整个胞睑漫肿赤痛，波及周围脸部组织，硬结拒按，常伴有寒热头痛等全身症状，病情重者，热毒可深入眼眶。故不同于针眼局限在睑缘之小疖。初起即用如意金黄散外敷，内服清心流气饮，兼服黄连解毒丸。

上消 shàngxiāo 消渴的一种。《素问·气厥论》称膈消、肺消，《丹溪心法·消渴》称上消，《证治要诀·三消》称消心。指以口渴引饮为主证的消渴，多属心胃火盛，上焦燥热。治宜润肺、清胃为主。方用人参白虎汤、消渴方、二冬汤等。参见消渴、三消条。

上星 shàngxīng 经穴名。代号 DU23。出《针灸甲乙经》。别名神堂。属督脉。位于头正中线上，入前发际 1 寸处。主治头痛，眩晕，目赤痛，鼻塞，鼻出血，癫痫。沿皮刺 0.5 ~ 1寸。灸 5 ~ 10 分钟。

上迎香 shàngyíngxiāng 经外奇穴名。又名鼻通、鼻穿。代号 EX－HN8。见《银海精微》。位于面部，当鼻翼软骨与鼻甲的交界处，鼻唇沟上端尽处。主治鼻炎。沿皮刺 0.5 ~ 1寸。向内上方平刺 0.3 ~ 0.5寸。

上杼 shàngzhù 见《循经考穴编》。大椎穴别名。详该条。

尚骨 shànggǔ 见《循经考穴编》。肩髃穴别名。详该条。

尚论篇 shànglùnpiān 医书。又名《尚论张仲景伤寒论》。8 卷。清·喻昌撰。初刊于1648 年。此书主要参考《伤寒论条辨》，但编次有所不同，内容有所补正。喻氏在伤寒六经中，以太阳为大纲；太阳经中又以风伤卫、寒伤营、风寒两伤营卫为大纲。全书提纲挈领，条理比较清楚。

尚论张仲景伤寒论 shànglùnzhāngzhòngjǐngshānghánlùn 即《尚论篇》。详该条。

尚药监 shàngyàojiān 北齐医官职称。属尚

S

药局，设4名，协助掌管尚药局事务。

尚药局 shàngyàojú 古代管理药品及其他有关事务的最高机构，南北朝时期、北魏等朝归属门下省。至唐属殿下省。局内设奉御2人，官阶五品下。直长2人，掌管为帝王配制药物，并由文武长官1人监督。药成后，要由医佐、奉御、殿中监、皇太子等先后尝过，然后才可送给皇帝服用。

shao

烧存性 shāocúnxìng 中药炮制法之一。把植物药烧至外部枯黑，里面焦黄为度，使药物一部分炭化，另一部分还能尝出原有的气味，即存性。烧存性是直接用火烧焦。另有炒存性，是用间接的火炒焦。两者操作上有所不同。

烧山火 shāoshānhuǒ 针刺手法，多属补法。出金·窦汉卿《金针赋》。其法是将预定针刺深度分为浅、中、深三层，操作时由浅至深，每层紧按慢提九数，然后退至浅层，称为一度。如此反复数度，至病人自觉某一局部或全身有温热感时出针，并揉闭其孔。本法有引经通气、益阳补虚的作用，适用于一切顽麻冷痹及虚寒之症。

烧伤 shāoshāng 病名。见《千金翼方》卷二十。又名火疮、汤火伤、汤泼火烧。是由接触物理和化学因素之高热而引起的外伤。轻浅者一般不影响内脏功能，仅在局部呈现红晕、起疮或腐烂；重者损害面大而深，皮焦肉烂，热毒之气炽甚，耗伤体内阴液。甚则热毒内攻，出现口渴、发热、神昏、便秘、小便不利等症。轻者只须外治，用地榆、大黄等量，冰片少许研末，香油调敷。重者宜内服清热解毒、凉营息风之剂。选用黄连解毒汤、犀角地黄汤、羚角钩藤汤等。若病久体虚者，宜补气养血，用八珍汤。外治包括清洗疮面、水疱处理、瘢痕处理，亦可涂敷上述药膏。

烧伤灵酊 shāoshānglíngdīng 中成药。见《中华人民共和国药典》2010年版一部。由虎杖、黄柏、冰片加工而成的酊剂。功能清热燥湿，解毒消肿，收敛止痛。用于各种原因引起的Ⅰ、Ⅱ度烧伤。外用，喷洒于洁净的创面，不需包扎。一日3~4次。

烧蚀疗法 shāoshíliáofǎ 外治法。用具有腐蚀性的药物点敷或点滴在病变部位上，以治疗皮肤上的疣、痣、瘤、鸡眼等的方法。

烧炭存性 shāotàncúnxìng 中药炮制方法。药材或切制品通过炒、煅至适宜程度制成炭时，又须保持药材固有性能的炮制方法。参见炒、煅各条。

烧针 shāozhēn 出《伤寒论》。即温针。

烧灼灸 shāozhuójiǔ 与温和灸相对而言。凡可使患者产生烧灼感觉的灸法，称之为烧灼灸，如化脓灸等。

芍药地黄汤 sháoyàodìhuángtāng 即犀角地黄汤。详该条。

芍药甘草附子汤 sháoyàogāncǎofùzǐtāng 《伤寒论》方。芍药、炙甘草各三两，炮附子一两。水煎，分三次服。治外感风寒，发汗不解，阴阳俱虚，反恶寒者。

芍药甘草汤 sháoyàogāncǎotāng 《伤寒论》方。白芍、炙甘草各四两。水煎，分两次服。功能缓急止痛。治腿脚挛急，或腹中疼痛。实验研究：有镇静、镇痛、松弛平滑肌等作用。

芍药黄连汤 sháoyàohuángliántāng 《活法机要》（元·朱震亨撰）方。芍药、黄连、当归各五钱，大黄一钱，肉桂五分，炙甘草二钱。为粗末，每服五钱，水煎服。治大便后下血，腹中痛。

芍药清肝散 sháoyàoqīnggānsǎn 《原机启微》方。白芍二分五厘，柴胡二分，白术、川芎、防风、桔梗、羌活各三分，前胡、薄荷、黄芩、炙甘草、荆芥各二分五厘，栀子、知母各二分，滑石、石膏各三分，大黄四分，芒硝三分五厘。水煎服。治眵多模糊，干涩怕光，赤脉贯睛，大便秘结。

芍药汤 sháoyàotāng 《素问病机气宜保命集》方。芍药一两，当归、黄连各五钱，槟榔、木香、甘草各二钱，大黄三钱，黄芩三分，肉桂一钱五分。为粗末，水煎服。治痢疾，便脓血，腹痛，里急后重。

芍药栀豉汤 sháoyàozhīchǐtāng 《云岐子保命集论类要》（元·张璧撰）方。芍药、当归、栀子各五分，豆豉半合。水煎服。治产后虚烦不眠。

少气 shǎoqì 证名。出《素问·玉机真脏论》。指言语无力，呼吸微弱短促。《景岳全书·杂证谟》："少气者，气少不足以言也。"多因五脏气虚，尤以肺气虚损、中气不足、肾气亏耗等多见。亦有因痰浊、水饮、食滞或气机阻滞而见少气者（见陆晋笙《鲟溪医述·病症辨异》）。

少冲 shàochōng 经穴名。代号HT9。出《针灸甲乙经》。别名经始。属手少阴心经。井穴。位于小指末节桡侧，距指甲根角0.1寸处。主治昏迷，晕厥，中暑，心悸，咽喉肿痛。浅刺0.1寸，或点刺出血。

少府 shàofǔ 经穴名。代号HT8。出《针灸甲乙经》。属手少阴心经。荥穴。位于手掌第四、第五掌骨间，握拳时当小指尖处。主治胸痛，心绞痛，心悸，心律不齐，小指拘挛。直刺0.3~0.5寸，灸3~5分钟。

少腹 shàofù 即小腹。详该条。

少腹拘急 shǎofùjūjí 证名。出《金匮要略·血痹虚劳病脉证并治》。患者自觉脐下有拘挛急迫的感觉。常并见小便不利。多由肾气虚寒，膀胱气化失司所致。治宜温补肾阳。用八味肾气丸之类。

少腹满 shàofùmǎn 出《素问·玉机真脏论》等篇。即小腹满。详该条。

少腹痛 shàofùtòng 证名。出《素问·五常政大论》等篇。即小腹痛（《杂病源流犀烛》）。详该条。亦指小腹两旁痛，为厥阴肝经所过之处。属肝气者，宜疏通；属肝虚者，当补益（《医学从众录》）。

少腹逐瘀汤 shàofùzhúyūtāng 《医林改错》方。小茴香七粒，干姜二分，延胡索一钱，没药一钱，当归三钱，川芎一钱，肉桂一钱，赤芍二钱，蒲黄三钱五分，五灵脂二钱。水煎服。功能活血祛瘀，温经止痛。治少腹血瘀积块疼痛或不痛，或疼痛而无积块，或少腹胀满，或经期腰酸、少腹胀，或月经不调，其色或紫或黑，或有瘀块，或崩漏兼少腹疼痛等。

少腹逐瘀丸 shàofùzhúyūwán 中成药。见《中华人民共和国药典》2010年版一部。当归、蒲黄各300克，五灵脂（醋炒）、赤芍各200克，小茴香（盐炒）、延胡索（醋制）、没药（炒）、川芎、肉桂各100克，炮姜20克。以上10味制成大蜜丸，温黄酒或温开水送服。一次1丸，一日2~3次。功能温经活血，散寒止痛。用于寒凝血瘀所致的月经后期、痛经、产后腹痛，症见月经错后、经行小腹冷痛、经血紫暗、有血块、产后小腹疼痛、喜热拒按。

少谷 shàogǔ 见《针灸甲乙经》。三间穴别名。详该条。

少关 shàoguān 见《针灸甲乙经》。阴交穴别名。详该条。

少海 shàohǎi 经穴名。代号HT3。出《针灸甲乙经》。别名曲节。属手少阴心经。合穴。位于肘横纹尺侧端与肱骨内上髁之间凹陷处。主治心绞痛，尺神经麻痹，肘关节疾患。直刺0.5~1寸。灸5~10分钟。

少火 shàohuǒ 正常的、具有生气的火，是维持人体生命活动的阳气。《素问·阴阳应象大论》："少火生气。"

少火生气 shàohuǒshēngqì 少火，指正常的阳气；又指气机，即各种机能。少火有生发气机、维持生命活动的作用。《素问·阴阳应象大论》："壮火之气衰，少火之气壮。壮火食气，气食少火。壮火散气，少火生气。"《医学正传》："少火生气，谓滋生元气……盖火不可无，变可少而不可壮也，少则滋助乎真阴，壮则烧灼乎元气。"

少商 shàoshāng 经穴名。代号 LU11。出《灵枢·本输》。属手太阴肺经。井穴。位于拇指末节桡侧，距指甲角旁开 0.1 寸处。主治昏迷，休克，发热，咽喉肿痛，腮腺炎，精神病等。浅刺 0.1 寸，或点刺出血。

少阳 shàoyáng 经脉名称之一。包括手少阳三焦经和足少阳胆经。与厥阴经互为表里。《素问·阴阳离合论》："厥阴之表，名曰少阳。"

少阳病 shàoyángbìng 《伤寒论》六经病之一。其病位既不在太阳之表，又不在阳明之里，而属半表半里证。少阳病主要脉证有往来寒热，胸胁苦满，不欲饮食，心烦喜呕，以及口苦，咽干，目眩，脉弦等。治宜和解少阳，扶正祛邪为主。小柴胡汤为其代表方。寒热往来是少阳病特有的热型。少阳病有汗、吐、下三禁，但有兼证时可以例外。少阳兼太阳表证时可兼用汗法，如柴胡桂枝汤；少阳兼阳明里证时可兼用下法，如大柴胡汤、柴胡加芒硝汤等。

少阳腑病 shàoyángfǔbìng 六经辨证术语。指少阳病热郁胆腑的证候。如口苦，咽干，目眩，胸闷呕吐。少阳腑病与少阳经病均属小柴胡汤主治范围。

少阳经病 shàoyángjīngbìng 六经辨证术语。指少阳病由于热郁而产生胸胁苦满、往来寒热、心烦、胁痛等症，热邪未入于里。治宜小柴胡汤。

少阳头痛 shàoyángtóutòng 头痛病症之一。①指伤寒少阳病头痛。见《兰室秘藏》卷中。主要证候为往来寒热，脉弦细。宜用小柴胡汤加减。②指头痛而在少阳经脉循行分布区（见《冷庐医话·头痛》）。痛的部位在两头角或颞部。用柴胡为引经药。参见头痛条。

少阴 shàoyīn 经脉名称之一。包括手少阴心经和足少阴肾经。与太阳经互为表里。《素问·阴阳离合论》："太阴之后，名曰少阴。"

少阴病 shàoyīnbìng 《伤寒论》六经病之一。可从三阳病传变而来，也可因外邪直中少阴而引起。由于肾阳衰微，阴寒内盛，其主要脉证有脉微细，但欲寐，恶寒蜷卧，下利清谷，四肢逆冷，甚至汗出亡阳等。治宜温经回阳。四逆汤为其代表方。少阴病除里虚寒证外，还有属阴虚火旺者，称为少阴热证，应和少阴寒证严格区分。其主要表现为心中烦、不得卧、舌红口燥、脉细数等，治宜滋阴清火，黄连阿胶汤为其代表方。

少阴三急下 shàoyīnsānjíxià 指急性热病少阴阴液耗伤，又见阳明燥实内结的三种急下证。《伤寒论·辨少阴病脉证并治》："少阴病，六七日，腹胀不大便者，急下之，宜大承气汤"；"少阴病，自利清水，色纯清，心下必痛，口干燥者，可下之，宜大承气汤"；"少阴病，得之二三日，口燥咽干者，急下之，宜大承气汤。"

少阴头痛 shàoyīntóutòng 头痛病症之一。见《兰室秘藏》卷中。因寒邪侵犯少阴经所致。症见头痛，足寒气逆，心痛烦闷，脉沉细。治宜温经散寒。可用麻黄附子细辛汤、独活细辛汤（《症因脉治》：独活、细辛、川芎、秦艽、生地、羌活、防风、甘草）等加减。参见头痛条。

少泽 shàozé　经穴名。代号 SI1。出《灵枢·本输》。别名小吉。属手太阳小肠经。井穴。位于小指末节尺侧，距指甲角旁开 0.1 寸处。主治昏迷，少乳，咽喉肿痛，鼻衄。浅刺 0.1 寸，或点刺出血。灸 3～5 壮。

绍兴本草 shàoxīngběncǎo　即《绍兴校定经史证类备急本草》之略称，详经史证类备急本草条。

绍兴校定经史证类备急本草 shàoxīng jiàodìngjīngshǐzhènglèibèijíběncǎo　详见经史证类备急本草条。

she

舌 shé　解剖学同名器官。又名灵根、心窍。位于口腔。内应于心，司味觉。与吞咽、发音有密切关系。《灵枢·脉度》："心气通于舌，心和则舌能知五味矣。"《灵枢·忧恚无言》："舌者，音声之机也。"舌之根部称为舌本，舌之尖部称为舌尖，舌之两侧称为舌旁，舌底经筋称为舌系，舌之中部称为舌中。观察舌的色、质、形、态、舌苔是中医望诊的重要内容之一，参见舌诊条。

舌本 shéběn　❶即舌根。见《灵枢·经脉》等篇。因多数经脉皆络于此，故与经络脏腑关系十分密切。如足太阴脾经连舌本，散舌下；足少阴之脉夹舌本；手少阴之别系舌本；足厥阴之脉络于舌本。参见舌条。❷风府穴别名。见《针灸甲乙经》。详该条。❸廉泉穴别名。见《针灸资生经》。详该条。

舌本出血 shéběnchūxuè　即舌衄。详该条。

舌本烂 shéběnlàn　即舌烂。详该条。

舌本强 shéběnqiáng　见《灵枢·经脉》等篇。即舌强。详该条。

舌痹 shébì　病症名。见《赤水玄珠·舌门》。又名麻舌、舌自痹。实证多由七情郁结，心火灼痰，滞涩经络所致，症见舌肿大而麻木不仁，不辨五味，或有疼痛，舌质紫赤，治宜清火涤痰，用温胆汤加黄连、木通。虚证多无故自痹，舌体麻木不仁，脉虚无力，宜养血温中，用四物汤合理中汤加远志。

舌边 shébiān　舌的边缘。属肝胆。色赤为肝胆有热，有瘀点多主内有蓄瘀。

舌颤 shéchàn　又称战舌。舌头颤动。多因内风或酒毒所致。舌淡红或淡白而蠕蠕微动，多属心脾两虚，血虚生风；舌紫红而颤动，多属肝风内动，热极生风；舌紫红，挺出颤动，可见于酒精中毒。

舌出 shéchū　病症名。出《伤寒论》。心火炽盛者，症见舌伸出口外不收，肿胀多涎，治宜清心泻火，涤痰开窍，用黄连解毒汤加竹沥、大黄、木通。热病后阴液伤而热未尽，症见舌伸长吐出口外，无力收缩，舌起裂纹，治宜养阴清热，用知柏地黄丸加龟甲、麦冬。胃气虚寒，舌出不收，四肢逆冷，口流清涎，脉象沉伏，治宜温胃摄涎，用理中汤加益智仁、白蔻仁。

舌出不收 shéchūbùshōu　病症名。指舌吐出口外不收。《证治准绳·杂病》："舌出不收，心经热甚及伤寒热毒攻心，及伤寒后不能调摄往往有之。"参见舌纵条。

舌疮 shéchuāng　病症名。见《外台秘要》。又名红点舌、坐舌风。因心胃积热熏蒸，或胎毒上冲所致者，症见舌上生疮，舌裂舌肿，时流鲜血，口臭便秘，脉实有力，治宜泻火解毒，用黄连解毒汤合导赤散。若虚火上炎者，多久治不愈，疮破成窟，四肢倦怠，脉虚大，治宜补中益气，用补中益气汤。若上盛下虚，腰膝酸软，小便频多者，治宜重镇摄纳，用黑锡丹。

舌疔 shédīng　病名。见《医宗金鉴》。生舌上者名卷帘疔，生舌下者名鹅鹑疔、蝎虎疔，生舌根者名赤疔，生舌尖者名鱼鳞风。由心经火毒所发者，症见舌生紫泡，其形如豆，坚硬疼痛。初起发热恶寒者，治宜泻火解毒，用蟾酥丸，噙化随咽；或配合黄连解毒汤，外吹冰硼散加牛黄、人中白末。化脓后治法同舌痈。若因瘟疫病所致者，治宜清解热毒，用清瘟败毒饮。外治同上。

舌短 shéduǎn 又称舌缩。舌体紧缩而难以伸张。兼见舌淡而苔白润，是寒凝经脉；舌红绛而干，无苔或有焦黑苔，是热病伤津。舌胖，黏腻而短，是痰湿阻闭。舌短缩强硬，神昏不语者，多属厥阴心包危重证候。

舌疳 shégān 病名。即舌菌。详该条。

舌根 shégēn 舌体靠近咽喉的部位，居于舌系带间。属肾。

舌骨 shégǔ 为一软骨，状如马蹄，系于舌根，筋脉相连。司舌之活动，与饮食和发音均有关系。

舌横 shéhéng 见《针灸甲乙经》。哑门穴别名。详该条。

舌红 shéhóng 舌质比正常的淡红色深，主热证。《伤寒舌鉴》："夫红舌者，伏热内蓄于心胃，自里而达于表也。"临床上根据红色的深淡，结合舌苔以辨别热的部位和轻重。一般来说，深红而有黄苔为实热，鲜嫩红色为虚热，嫩红无苔为阴虚火旺，鲜红起芒刺为营分有热，红而干为胃津已伤，舌尖红是心火上炎，舌边红是肝胆郁热。

舌红痈 shéhóngyōng 舌痈之一。见舌痈条。

舌缓 shéhuǎn 即舌瘖。详该条。

舌黄鹅口 shéhuáng'ekǒu 出《证治准绳·幼科》。即木舌。详该条。

舌黄风 shéhuángfēng 舌痈之一。见舌痈条。

舌尖 shéjiān 舌之尖部。属心。舌尖红，多主心火。见舌条。

舌謇 shéjiǎn 病症名。又名舌涩。多因脾胃积热，津液灼伤所致。症见舌体卷缩，转动不灵，言语不清。治宜清热生津，用导赤散加黄连、麦冬、玄参。若因中风、暑痉（流脑、乙脑）痰阻心窍，及其后遗症舌体转动不灵者，治宜豁痰开窍，用温胆汤加石菖蒲、胆南星、全蝎、天竺黄。

舌鉴辨正 shéjiànbiànzhèng 舌诊著作。2卷。清·梁玉瑜传，陶保廉录。书成于1894年。据该书凡例记载："四川万县王文选所刻《活人心法》四册，内有《舌鉴》。据云：合张（登）氏一百二十舌，《薛氏医案》三十六舌，梁邑段正谊瘟疫十三舌，择录一百四十九舌……今即取此为原本"，逐条予以辨正。卷首有全舌分经图，系明代良医所秘传。书中叙述各种病舌的证治比较简明。梁氏对原书拘执五行、以颜色生克推断病人预后的观点持批判态度。

舌鉴总论 shéjiànzǒnglùn 舌诊著作。原题清·徐大椿撰。简述白、黄、黑、灰、红、霉酱、紫、蓝等舌的病理与治法，并附妊娠伤寒舌，是一篇专谈舌诊的论文。有的刊本附有舌鉴图。现存《徐灵胎医学全书》等刊本。

舌绛 shéjiàng 舌色深红。是温病热邪传入营分的舌象。《温热论》："其热传营，舌色必绛。绛，深红色也。"初起绛色而有黄白苔，是邪在气分，未尽入营。全舌鲜绛，是心包络受病。绛而中心干，是胃火伤津。舌尖独绛，是心火盛。舌绛而有大红点，是热毒乘心，绛而光亮，是胃阴已亡。绛而干枯不鲜者为阴已涸，望之若干，手摸觉有津液，是津亏而湿热上蒸，或有痰浊。绛而黏腻，似苔非苔，是中焦有秽浊。绛而舌体瘦小，干有裂纹，光剥无苔，多属重证。

舌卷 shéjuǎn 病症名。出《素问·脉要精微论》："心脉搏坚而长，当病舌卷不能言。"

因心火上炎者，则舌卷曲不能言，心脉弦长有力，治宜清心泻火，用犀角地黄汤。因肝经热甚者，舌卷曲不伸而阴囊上缩，治宜清泻肝火，用龙胆泻肝汤去柴胡、当归，加白芍、板蓝根。因温邪内陷心包者，舌卷曲而舌色绛，舌上干燥起芒刺，治宜增液急下，用增液承气汤。以上均可用三棱针于少商穴刺血以泄热毒。

舌卷囊缩 shéjuǎnnángsuō　证名。见《难经·二十四难》。舌卷，舌体卷曲，不能伸直；囊缩，阴囊上缩。可见于热性病的危重阶段。因邪热内灼所致，症见烦渴、唇焦口燥、舌干无津者，可用急下存阴法，如承气汤等方。因少阴虚寒所致，症见下利清谷、口鼻气冷、四肢厥冷、舌卷短而润泽者，宜用温法，如四逆汤加吴茱萸、肉桂之类。

舌菌 shéjūn　病名。见《沈氏尊生书》。又名舌疳、舌岩。类似于舌癌。由七情郁结心脾二经，化火化毒所致。初起如豆如菌，头大蒂小，治宜泻心脾二经火毒，用导赤散加黄连、大黄。若热久阴伤，红烂无皮，朝轻暮重，疼痛不已，治宜养阴清热，用清咽润燥汤加犀角、黄连。若日久颈生肿块，时流臭涎，食少便溏者，治宜养血健脾，用归脾汤加白芍。若舌菌溃若烂棉，透舌穿腮，可突然破裂出血，引起死亡。

舌烂 shélàn　病症名。见《世医得效方》。又名烂舌边、舌本烂、边舌。由肝胃两经湿热者，症见舌边溃烂起白点、口苦善怒、小便短赤、脉象弦数，治宜清泻肝胆湿热，用龙胆泻肝汤。若由心脾热毒熏蒸者，则舌面和舌体溃烂，肿痛皆甚，妨碍饮食，治宜泻心脾之热毒，用导赤散合大黄黄连泻心汤。外用锡类散加儿茶末治疗。

舌裂 shéliè　证名。见《医学入门》。又名舌破。指舌有裂纹，甚或生疮。由心火上炎、化燥伤津或阴虚热盛所致。除舌裂外，可有口中干燥、心烦、舌痛等症。治宜清心泻火。用黄连泻心汤，外敷黄连末；若日久津液耗伤，治宜养阴清热，用清咽润燥汤加牛膝。

舌面如镜 shémiànrújìng　舌面无苔，光滑如镜。多因阴液耗伤所致，见于肝肾真阴亏损的病症。《辨舌指南》："更有病后绛舌如镜，发亮而光。或舌底嗌干而不饮冷，此亦肾水亏极也。"

舌膜 shémó　证名。多由于初生儿胎中热毒蕴结，或胃热上蒸于口而成。症见白膜裹住舌体。治宜急泻热毒，先刮去舌上白膜，流去恶血，擦白矾少许。内服泻火解毒之剂，用三黄石膏汤加大黄。

舌衄 shénǜ　病症名。见《证治要诀·诸血门》。又名舌血、舌本出血。因心经蕴热引起者，症见舌上血如泉涌，肿大木硬，治宜清热凉血，轻症用黄连解毒汤加茅根、槐花，重症用犀角地黄汤加童便冲服。因脾肾二经虚火上炎所致者，症见舌上渗血，或有潮热盗汗，治宜滋阴凉血，用六味地黄丸加白芍、甘草。外用五倍子熬浓汁，纱布浸湿紧塞口中；或用炒蒲黄末、槐花末、血余炭末吹于出血处。若舌上出血不止，可用喉科专用烙铁，烧红烙出血点。

舌胖齿形 shépàngchǐxíng　即齿痕舌。详该条。

舌破 shépò　即舌裂。详该条。

舌起芒刺 shéqǐmángcì　舌苔隆起如刺状。为热极之象。邪热越盛，芒刺越多，一般多为胃实热。有时也可根据芒刺所生部位区分邪热所在，如舌尖芒刺为心热，舌中芒刺为脾胃热，舌边芒刺为肝胆热。

舌强 shéqiáng　舌体强硬，运动不灵。又名舌本强。多兼见语言謇涩不清。若兼有肢体瘫痪、口眼㖞斜等症，多属中风。若舌强硬、舌质红绛、神昏谵语者，多属温热病热入心包，或高热伤津，燥火炽盛，筋脉失养所致。

舌色 shésè 舌质的颜色。舌诊的重要内容之一。正常的舌色是淡红色，活泼光润。临床常见淡白、红、绛、紫等色。一般来说，白主血虚、阳虚，红主热在卫、气分，绛主热在营、血分。如非热性的疾病出现红绛舌而无苔或少苔，则表示阴虚火旺，多见于慢性消耗性疾病。紫色在温病中表示热入营血，在杂病中则表示有瘀血郁滞，常见于心脏病、血液病、死胎或中毒等。近人通过临床观察，认为舌色变化与舌的血液循环关系密切，如贫血与水肿则色淡，充血与血管增生则色深红，瘀血或缺氧则青紫。

舌涩 shésè 即舌蹇。详该条。

舌上龟纹 shéshàngguīwén 病症名。见清·包永泰《喉科指掌》。若由心火暴盛所致，舌起龟纹，舌质红赤，满口糜烂，腮舌俱肿，口干，脉实有力，为实证，治宜清心凉膈，用凉膈散，外吹冰硼散加儿茶末。若由五志过极，虚火妄动所致，舌起龟纹，舌淡，时起白斑细点，舌破，舌若无皮，不渴，脉虚无力，为虚证，治宜滋阴清热，用知柏地黄丸加牛膝。

舌上起瓣 shéshàngqǐbàn 舌苔隆起成瓣状。多呈黑色，亦有黄腻瓣或焦黄瓣者。瓣少，病较轻；瓣多，则病重。多由脏腑实火熏蒸所致。可见于湿温、瘟疫等病（见《辨舌指南》）。

舌上痈 shéshàngyōng 舌痈之一。见舌痈条。

舌上珠 shéshàngzhū 即舌生泡。详该条。

舌神 shéshén 舌诊内容之一。表现在舌质的荣枯。荣是红润鲜明，活动灵敏，表示津液足，生机好；枯是晦暗干瘪，失却灵活，表示津液竭，病危重。曹炳章《辨舌指南》："荣润则津足，干枯则津乏。荣者谓有神神也者，灵动精爽，红活鲜明，得之则生，

失之则死。明润而有血色者生，枯暗而无血色者死。"

舌生泡 shéshēngpào 病症名。见《丹溪心法》。又名舌上珠、舌下珠、珍珠毒、连珠疳、口疳风。由脾肾虚火上炎者，白泡生于舌下，大小不一，五六个连绵而发，可出现红、黄、赤等色，脉虚无力，治宜养阴清热，用知柏地黄丸加白术、怀山药，外吹柳花散。若由心脾积热者，白泡生于舌上，亦五六个连绵而发，疼痒溃烂，脉洪有力，治宜清心凉膈，用凉膈散，外吹锡类散。

舌笋 shésǔn 病证名。见《串雅内编》。指小儿舌上起白泡，妨碍吮乳，患儿啼哭不止。治以鲜生地，取汁涂患处。

舌缩 shésuō 病症名。出《千金要方》。又名舌短、阴强舌。因寒凝胸腹者，症见舌缩而四肢厥冷，脉象沉伏，治宜温中祛寒，用附子理中汤。因心脾积热者，症见舌缩难言，蒸蒸发热，脉沉而数，治宜清心开窍，用黄连解毒汤加石菖蒲、莲子心。

舌苔 shétāi 也称舌垢。指舌面上的一层苔状物。观察舌苔的变化，有助于了解病邪的性质和浅深、津液的存亡，是舌诊重要内容之一。正常舌面上均有白色薄苔，由胃气所生。病理的舌苔，则因病邪外侵或内有停痰食积所致。诊察舌苔，主要从颜色、津液、厚薄、形状和分布等方面的变化，并结合舌质来分析。同时要注意由食物或药物染色造成的假象。

舌苔图谱 shétāitúpǔ 舌诊著作。北京中医学院编著。前为舌苔简介，次用彩色片摄取舌苔图谱55帧，以舌为纲，以苔为目，分正常舌、淡白舌、淡红舌、红绛舌、紫青舌、其他舌6类。每类均有简要说明，每图均注明形态与病理，图文对照，易于理解，可供中西医研究舌诊和教学参考。1963年由人民卫生出版社出版。

舌态 shétài　舌诊中望舌的动态。正常舌态是居于口中，柔软润泽，活动灵巧，伸缩自如。舌态的病候主要有舌痿、舌短、舌强、舌謇、舌颤、吐弄舌等，详各条。

舌体 shétǐ　即舌质。详该条。

舌痛 shétòng　证名。多由舌生疮痛、舌光剥、舌碎裂、舌尖红刺所致。内热者，症见口渴心烦，小便短赤，治宜泻火解毒，用黄连解毒汤合导赤散。阴虚者，舌干燥，喉痛声嘶，治宜养阴清热，用清咽润燥汤。

舌歪 shéwāi　舌伸出时偏于一侧，歪斜不正。常与口眼㖞斜或四肢偏瘫同时出现。多因肝风内动，风邪中络，舌的一侧肌肉弛缓所致。

舌为心苗 shéwèixīnmiáo　舌是心的苗窍，心的病症往往可以从舌反映出来。如心经有热，则舌尖红、舌糜烂；心神有病，则舌謇舌颤、语言障碍等。《素问·阴阳应象大论》：“心主舌……在窍为舌。”马莳注：“舌为心之苗，故心主舌。”参见心主舌条。

舌痿 shéwěi　病症名。出《灵枢·经脉》。脾主肌肉。舌以肌肉为本，脾衰则舌痿。或因阴液耗损，筋脉失养所致。新病舌干红而痿，是热灼阴伤；久病舌绛而痿，是阴亏已极；久病舌淡白而痿，是气血俱虚。症见舌短缩而痿，肌肉软，治宜补中养血。早服补中益气汤，晚服归脾丸。

舌系 shéxì　舌底经筋部。见舌条。

舌下痰包 shéxiàtánbāo　即痰包。详该条。

舌下珠 shéxiàzhū　即舌生泡。详该条。

舌形 shéxíng　诊舌质内容之一。主要观察舌的老嫩、芒刺、裂纹、胀瘪等。老嫩指舌形的坚敛苍老或浮胖娇嫩。老属实证，嫩属虚证。舌上隆起如刺状称芒刺，主胃热炽盛或邪热内结。舌有裂纹是热盛或血虚而阴不足。舌体肿胀多属血分，或为痰饮，或为湿热内结；舌薄瘦干瘪主心脾两虚，气血不

足。若兼见色红绛，是阴虚热盛，津液大伤重候。参见有关各条。

舌血 shéxuè　即舌衄。详该条。

舌岩 shéyán　即舌菌。详该条。

舌厌 shéyàn　见《针灸甲乙经》。哑门穴别名。详该条。

舌喑 shéyīn　病症名。出《灵枢》。又名舌缓。暴病乃风痰为患，症见舌本转动不灵，痰声辘辘，不能言语，脉大有力，治宜祛风豁痰，用温胆汤加胆星、僵蚕、全蝎、石菖蒲。久病多血虚风动，症见舌痿不能言，形体消瘦，治宜补益心脾，用归脾汤。

舌痈 shéyōng　病名。见《沈氏尊生书》。因舌痈之颜色部位不同，而有各种名称。红肿者名舌红痈，黄色者名舌黄风，色白木痛者名死舌痈，生舌根者名舌根痈，生舌之两侧者名哑舌痈，生舌下左右或正中者名卷舌痈，痈生舌上者名舌上痈。由心火炽盛，胃中伏热熏蒸，化毒凝滞而成。初起舌赤红肿，不能饮食、语言，治宜清热解毒，用黄连解毒汤加银花、皂角刺、蒲公英、紫花地丁等，或用凉膈散加黄连，外吹冰硼散。已成脓者，治宜清热托毒，用黄连解毒汤加皂角刺、山甲珠、桔梗等。脓已成熟，切开排脓，用银花、薄荷、硼砂、甘草煎水漱口，外吹锡类散。若溃不收口，口中臭腐，可于锡类散中再加儿茶末、人中白末等吹敷局部。

舌胀 shézhàng　即舌肿。详该条。

舌胀大 shézhàngdà　舌体肿胀而增大。赤色而肿大满口，是心脾两经有热。舌赤肿满，甚至妨碍呼吸，为血络热盛，气血壅滞。舌肿而青紫晦暗，可见于食物中毒或酒毒上壅，心火炽盛。舌肿而质淡，边有齿印，属脾虚而寒湿壅盛。参见舌肿条。

舌诊 shézhěn　望诊重点内容之一。舌为心之苗，脾之外候；苔为胃气的反映。经脉

中，手少阴之别系舌本，足少阴之脉夹舌本，足厥阴之脉络于舌本，足太阴之脉连舌本、散舌下。因此，脏腑有病，可以影响舌的变化。舌诊主要察看舌质和舌苔的形态、色泽、润燥等变化，借以辨别病邪的性质、病势的深浅、气血的盛衰、津液的盈亏和脏腑的虚实等。曹炳章《辨舌指南》："辨舌质可辨脏腑的虚实，视舌苔可察六淫之浅深。"但两者必须结合，再与其他证候参照，才能得出正确的结论。

舌质 shézhì　又称舌体。舌头的肌肉脉络组织。望舌质是舌诊的重要内容之一。舌的不同部位分候脏腑。一般舌尖候心肺，舌边候肝胆，舌中候脾胃，舌根候肾。但也不能机械看待，要结合舌苔和全身症状，全面诊察疾病。舌质的望诊主要辨别荣枯老嫩，包括形态、色泽、动态和湿润度等。一般来说，察脏腑的虚实，重点在于舌质；察病邪的深浅与胃气的存亡，重点在于舌苔。也有"气病察苔，血病观质"之说。

舌中 shézhōng　即舌心，舌的中心部分。属脾胃。参见舌条。

舌肿 shézhǒng　病症名。见《诸病源候论·舌肿强候》。又名舌胀、舌胀大。由七情郁结，心火暴甚，以致与痰浊瘀血滞于舌间。症见舌渐肿大满口，坚硬疼痛，影响呼吸、语言。若暴肿者，又名瘇舌。首先以皂矾煅透为末，再撬开牙关，用三棱针刺去恶血，将皂矾末擦上，亦可擦黄连末、蒲黄末，或用牛黄、白矾、西瓜霜等份为末擦之。内治宜清热凉膈，用凉膈散。

舌自痹 shézìbì　即舌痹。详该条。

舌纵 shézòng　出《灵枢·寒热》。即伸舌。详该条。

蛇白蔹 shébáiliǎn　蛇葡萄之别名。详该条。

蛇背疔 shébèidīng　病名。出《疡医准绳》卷三。指疔之一。生于指背指甲根后。形如

半个红枣，色赤胖肿。治同指疔，详该条。

蛇不见 shébújiàn　阴地蕨之别名。详该条。

蛇缠虎带 shéchánhǔdài　病名。又名缠腰火丹、火带疮、蛇串疮。系由湿热火毒蕴蓄经络而发。多发于腰及胸胁等处，亦可发生于其他部位。发病前局部常有疼痛，同时伴有微热和全身不适等症状。2～3天后，局部皮肤出现不规则的小红斑，随即在小红斑上可见水泡，密集成群。发生在躯干或四肢时，常依次排列成带状。即带状疱疹。治宜清热解毒，泻火去湿。用龙胆泻肝汤加减，外用黄连膏涂擦。并可配针刺合谷、曲池、血海、太冲等穴及耳针治疗。

蛇串疮 shéchuànchuāng　即缠腰火丹。详该条。

蛇床子 shéchuángzǐ　中药名。出《神农本草经》。为伞形科植物蛇床 Cnidium monnieri (L.) Cusson 的果实。主产于河北、山东、江苏、浙江等地。辛、苦，温。入肾经。温肾助阳，燥湿杀虫。治阳痿，

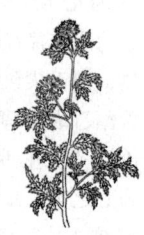

蛇床子

妇女宫冷不孕。煎服：3～9克。外用治滴虫性阴道炎，每晚用10%蛇床子煎剂冲洗后，放入蛇床子栓剂，7天为一疗程；湿疹、疥、癣，煎水熏洗或研末调敷。本品含挥发油，其主要成分为左旋蒎烯、左旋莰烯、异戊酸龙脑酯等；亦含甲氧基欧芹酚、食用当归素、异茴芹香豆素、欧芹属素乙、佛手柑内酯、二氢山芹醇及其酯等。醇提取物对雌小鼠有雌激素样作用，对雄小鼠有雄激素样作用。流浸膏高浓度时，在体外能杀死阴道滴虫。

蛇床子散 shéchuángzǐsǎn　❶《金匮要略》方。蛇床子适量。为末，加铅粉少许，和药如枣大，绵裹纳入阴道内。治妇人阴中寒湿。❷《外科正宗》方。蛇床子、大枫子

肉、松香、枯矾各一两，黄丹、大黄各五钱，轻粉三钱。为末，麻油调搽，或撒患处。治脓窠疮，根硬作胀，痒痛甚者。❸上海中医学院方。见《妇产科学》（湖北中医学院）。蛇床子、花椒、明矾、百部、苦参各9～15克。煎汤，趁热先熏后坐浴。治阴痒。

蛇丹 shédān 病名。发生于胸胁、腰部以外部位的带状疱疹。详见缠腰火丹条。

蛇胆川贝散 shédǎnchuānbèisǎn 中成药。见《中华人民共和国药典》2010年版一部。蛇胆汁100克，川贝母600克。散剂，每瓶0.3克，每服0.3～0.6克，一日2～3次。功能清肺泻热，祛痰止咳。用于肺热咳嗽，痰多色黄。

蛇倒退 shédàotuì 杠板归之别名。详该条。

蛇腹疗 shéfùdīng 病名。出《疡医准绳》卷三。指疗之一。又名鱼肚疔、中节疔、鳅肚疔。生于中指中节掌面，形如鱼肚，色赤疼痛。包括化脓性腱鞘炎。治同疔疮，详该条。

蛇根草 shégēncǎo 中药名。①见《浙江民间草药》。别名四季花、雪里梅。为茜草科植物日本蛇根草 Ophiorrhizajaponica Bl. 的全草。分布于长江以南大部分地区。淡、平。清肺止咳，活血散瘀。治咳嗽，劳伤吐血，月经不调。煎服：9～15克。捣敷，治跌打扭伤。本品含哈尔满碱、无羁萜、β-谷甾醇。萝芙木之别名，详该条。

蛇含 shéhán 中药名。出《神农本草经》。别名五匹风。为蔷薇科植物蛇含 Po-tentilla kleiniana Wightet Arn. 的全草。全国大部分地区有分布。辛、苦、凉。清热解毒。治小儿高热惊风，外感发热咳嗽，咽喉肿痛，痢疾。煎服：9～30克。治丹毒，痈肿，金创出血，蛇虫咬伤，捣敷。

蛇含石 shéhánshí 中药名。出《本草纲目》。别名蛇黄。为褐铁矿的结核。产于浙江、广东等地。甘、寒。安神镇惊，止血定痛。治心悸，惊痫，肠风下血，骨节酸痛。煎服：6～9克。本品主成分为含水氧化铁。

蛇黄 shéhuáng 蛇含石之别名。详该条。

蛇节疗 shéjiédīng 病名。出《证治准绳》。指疗之一。又名蛀节疔，手指节发。生于手指中节，绕指俱肿。治同指疗，详该条。

蛇窠疮 shékēchuāng 病名。出《外科启玄》。因皮肤沾染蛇虫秽毒所致。多发于胸胁、脐腹，其形如蛇绕身，皮肤疼痛，轻则腐浅，重则深烂。治宜解毒止痛，祛腐生肌。外涂蜈蚣油（蜈蚣10条，切碎晒干，明雄、白芷、甘草各9克，共为细末，用香油60克，浸一宿后外用），或雄黄末适量，酒调搽之。属于带状疱疹兼有溃破感染的情况，内服药物参见缠腰火丹条。

蛇利草 shélìcǎo 白花蛇舌草、半边莲二药之别名。详各条。

蛇莓 shéméi 中药名。出《名医别录》。别名野杨梅、三匹风、蛇泡草。为蔷薇科植物蛇莓 Duchesnea indica（An-dr.）Focke 的全草。分布于辽宁以南各地。甘、苦、寒，有小毒。清热，解毒，散结。治感冒发热，咳嗽，小儿高热惊风，咽喉肿痛，白喉，痢疾，亦治癌肿。煎服：9～15克，鲜品倍量。治疮肿疔毒，瘰疬，烧伤，蛇咬伤。煎服或捣敷。鲜汁或煎剂在体外对金黄色葡萄球菌、绿脓杆菌、伤寒杆菌、变形杆菌、痢疾杆菌等有抑制作用。

蛇莓根 shéméigēn 中药名。出《本草纲目》。为蔷薇科植物蛇莓 Duchesnea indica（Andr.）Focke 的根。治眼结膜炎，角膜炎。取鲜根3～5株，洗净捣烂，加入菜油，每日蒸一次，点眼，每次2～3滴，一日3次。

蛇盘疬 shépánlì 即蟠蛇疬。详该条。

蛇泡草 shépàocǎo 即蛇莓之别名。详该条。

蛇皮 shùpí 即蛇蜕。详该条。

蛇皮癣 shépíxuǎn 即蛇身。详该条。

蛇葡萄 shépútao 中药名。出《救荒本草》。别名野葡萄、山葡萄、蛇白蔹。为葡萄科植物蛇葡萄 *Ampelopsis brevipedunculata* (Maxim.) Trautv. 的叶或茎。甘，平。利尿，清热，止血。治慢性肾炎，小便不利，消化道出血。煎服：9～30 克。研末掺，治外伤出血；煎水洗，治疮毒。

蛇葡萄根 shépútaogēn 中药名。见《浙江天目山药用植物志》。别名山葡萄根、野葡萄根。为葡萄科植物蛇葡萄 *Ampelopsis brevipedunculata* (Maxim.) Trautv. 的根或根皮。分布于辽宁、河北、山西、山东、江苏、浙江、福建、广东等地。甘、酸，平。清热解毒，祛风除湿，散瘀破结。治肺痈，肠痈，呕吐，腹泻，风湿痹痛，瘰疬。煎服：15～30 克。捣敷治痈疮肿毒，跌打，烫伤。本品对金黄色葡萄球菌有抑制作用。

蛇舌 shéshé 病症名。指舌头似蛇舌伸缩不停。为心经风热邪毒所致。可伴有呕酸水，吐顽痰等。宜用汤匙蘸香油刮肩井，或针刺舌尖、中冲出血，并内服疏风清热、解毒活血之剂。

蛇舌草 shéshécǎo 白花蛇舌草之简称。详该条。

蛇身 shéshēn 病名。出《诸病源候论》。又名蛇体、鱼鳞风、蛇皮癣。由于血虚生风，风盛则燥，肌肤失于濡养而成。本病为胎传，婴儿出生后不久，皮肤即变为灰色，干燥粗糙，上有鳞屑，紧附皮肤，边缘翘起，状如蛇皮，触之有刺手感，如皮肤皲裂则疼痛，冬季加重，缠绵难愈。以四肢伸侧多见，重时可遍及全身。即鱼鳞癣。治宜养血祛风，健脾润燥。内服苍术、当归、威灵仙，熬膏，加蜜冲服。外用润肌膏或用杏仁

30 克，猪油 60 克，捣泥涂擦。

蛇虱 shéshī 即白疕。详该条。

蛇体 shétǐ 即蛇身。详该条。

蛇头 shétóu 出《针灸甲乙经》。温溜穴别名。详该条。

蛇头疔 shétóudīng 病名。出《证治准绳》。为常见指疔，生于手指尖，肿似蛇头，故名。若漫肿无头者，又称天蛇毒、天蛇头、手指毒疮、发指。若症轻有头，呈明亮黄泡者，名水蛇头疔。本病相当于脓性指头炎。参见指疔条。

蛇头王 shétóuwáng 一枝黄花之别名。详该条。

蛇退 shétuì 即蛇蜕。详该条。

蛇蜕 shétuì 中药名。出《神农本草经》。别名蛇皮、蛇退、龙衣。为游蛇科动物黑眉锦蛇 *Elaphe taeniurus* Cope 或锦蛇 *E. carinata* Guenther 等多种蛇类蜕下的干燥皮膜。主产于浙江、广西、四川、江苏、福建、安徽、陕西、云南等地。甘、咸，平，有毒。入肝经。祛风定惊，解毒退翳。治惊风，抽搐，癫痫，咽喉肿痛，皮肤瘙痒，角膜云翳。内服：煎服，1.5～3 克；研末服，0.3～0.6 克。孕妇忌服。本品含骨胶原。

蛇咬伤 shéyǎoshāng 病名。见《马王堆汉墓帛书》。蛇咬伤可分有毒蛇咬伤和无毒蛇咬伤。后者危害不大，可按一般外伤处理。前者局部逐渐红肿，疼痛，久则更剧，以至伤处起水泡，甚则发黑形成溃疡，出现头晕、头痛、出汗、胸闷、四肢无力、瞳孔散大、视力模糊、呼吸困难；严重者面部失去表情，舌强不能言语，声音嘶哑，吞咽困难，抽搐，血压下降，黏汗淋漓，头项软瘫，最后晕厥而死亡。咬伤后应立即在伤口近心端缚扎，以防毒素扩散，用药筒拔吸尽毒汁，并及时用季德胜蛇药片或其他蛇伤药内服和外敷，注意辨证用药。一时无蛇伤

药，可用单味药如雄黄、半边莲、七叶一枝花等水煎服。如果出现心脑中毒症状与并发症，则应中西医结合抢救。

蛇总管 shézǒngguǎn 小叶蛇总管、白花蛇舌草二药之别名。详各条。

舍 shě ❶居留、寄宿。指邪入而寄居潜藏。《素问·离合真邪论》："夫邪去络入于经也，舍于血脉之中。"❷处所、病所。《灵枢·胀论》："非胀之舍"。❸放弃，舍弃。如舍证从脉。

舍脉从证 shěmàicóngzhèng 辨证过程中，当脉证表现不一致时，经过分析，认为症状足以作为审定病机、确立治疗方案的依据，而脉象不能反映病机，即舍脉从证治。《医宗必读》："脉迟为寒，常用干姜、附子温之矣。若阳明脉迟，不恶寒，身体濈濈汗出，则用大承气，此又非迟为阴寒之脉矣……世有切脉而不问证，其失可胜言哉。"

舍证从脉 shězhèngcóngmài 辨证过程中，当脉证表现不一致时，经过分析，认为脉象才能反映病机的本质，而症状只是一种现象，即以脉象作为治疗的依据。《医宗必读》："仲景曰：'病发热头痛，脉反沉，身体疼痛，当救其里，用四逆汤。'此从脉之沉也。"

射干 shègān 中药名。出《神农本草经》。别名乌扇、扁竹根。为鸢尾科植物射干 *Belamcanda chinensis*（L.）DC. 的根茎。主产于湖北、河南、江苏、安徽等地。苦，寒。入肺、肝经。清热解毒，利咽消痰。治咽喉肿痛，痰咳气喘，肝脾肿大，瘰疬结核。煎服：3～9克。煎水洗，治水田皮炎；捣敷，治跌打损伤。孕妇忌服。本品含射干定、鸢尾苷、鸢尾黄酮苷、鸢尾黄酮等。煎剂或浸剂在体外高浓度能抑制常见的致病性皮肤真菌、埃可病毒和

射干

疱疹病毒。鸢尾黄酮苷及鸢尾黄酮有抗炎作用。

射干麻黄汤 shègānmáhuángtāng 《金匮要略》方。射干十三枚（一法三两），麻黄四两，生姜、细辛、紫菀、款冬花各三两，五味子半升，半夏八枚（一法半升），大枣七枚。水煎，分三次服。功能温肺化痰，止咳平喘。治寒饮郁肺，咳而上气，喉间有哮鸣声。也用于慢性气管炎、支气管哮喘等偏寒者。

射香草 shèxiāngcǎo 芸香草之别名。详该条。

摄法 shèfǎ ❶针刺术语。指入针后，用指甲在针刺穴位所属经脉上下进行按掐的一种辅助方法。《针经指南》："摄者，下针如气涩滞，随经络上用大指甲上下切，其气血自得通行也。"❷《针灸问对》："下针之时，气感涩滞，用大指、食指、中指三指甲于所属经分来往摄之，使气血流行，故曰摄以行气。"适用于滞针和针刺感应迟钝者。

摄领疮 shèlǐngchuāng 病名。《诸病源候论》卷三十五："生于颈上，痒痛，衣领拂之即剧，云是衣领揩所作。"初起为有聚集倾向的扁平丘疹，皮色正常或呈淡褐色，久之丘疹融合成片，皮肤增厚干燥，稍有脱屑，呈阵发性剧痒。治宜疏风清热，内服消风散，外搽疯油膏，或羊蹄根散醋调外搽。相当于颈部神经性皮炎。

摄生饮 shèshēngyǐn 《幼幼集成》卷二方。制南星、木香、法半夏各一钱五分，细辛、苍术、石菖蒲、炙甘草各一钱。加生姜三片，水煎服。治卒中。本方最早见于《仁斋直指方论》卷三，但无方名。

摄生众妙方 shèshēngzhòngmiàofāng 方书。11卷。明·张时彻辑。刊于1550年。该书分为通治诸病、危病、补养、诸风、伤寒感冒等47门，各门选辑有效成方汇编而

成。因编者随见闻而录，故内容不够完备。与《急救良方》合刊问世。

摄营煎 shèyíngjiān　见《景岳全书·新方八阵》。即寿脾煎。详该条。

麝香 shèxiāng　中药名。出《神农本草经》。别名寸香、元寸、当门子。为鹿科动物林麝 *Moschus berezovskii* Flerov、马麝 *Moschus sifanicus* Przewalski 或原麝 *Moschus moschiferus* Linnaeus 雄体香囊中的干燥分泌物。主产于四川、西藏、云南、甘肃、陕西、内蒙古等地。辛，温。入心、脾、经。开窍辟秽，活血散结。治热病神昏，中风痰厥，惊痫，中恶，心腹暴痛。内服：30～100毫克，入丸、散。治痞块积聚，跌打损伤，痈疽肿毒。内服或研末调敷。孕妇忌服用。现有人工合成品。本品主含麝香酮，又含少量降麝香酮，并含无机盐、胆甾醇等。麝香酮对动物有升高血压、兴奋呼吸及刺激肝药酶的作用。麝香对子宫有明显兴奋作用，妊娠子宫更为敏感。对大鼠实验性关节炎具有抗炎作用，其成分为一种多肽。在体外对金黄色葡萄球菌和大肠杆菌有抑制作用。

麝香草 shèxiāngcǎo　毛麝香之别名。详该条。

shen

申脉 shēnmài　经穴名。代号BL62。出《针灸甲乙经》。《素问·气穴论》称阳跷。属足太阳膀胱经。八脉交会穴之一，通阳跷。位于外踝直下凹陷处。主治头痛，眩晕，偏瘫，癫痫，精神病，腰腿痛，踝关节疾患等。直刺0.3～0.5寸，灸5～15分钟。

伸筋草 shēnjīncǎo　中药名。出《分类草药性》。别名宽筋藤、舒筋草。为石松科植物石松 *Lycopodium japonicum* Thunb. 的带根全草。主产于浙江、湖北等地。苦、辛，温。入肝、脾、肾经。祛风通络，舒筋活血。治风湿痹痛，扭伤肿痛，小儿麻痹后遗症。煎服：9～15克。研末麻油调涂，治带状疱疹。全草含石松碱（Lycopodine）、伸筋草碱（clavatine）、伸筋草宁碱等。

伸筋膏 shēnjīngāo　验方。见《中医伤科学讲义》（上海中医学院）。马钱子、透骨草、穿山甲、汉防己、乳香、没药、生姜、王不留行、细辛、五加皮、豨莶草、独活、生草乌、五倍子、肉桂、枳实、牛蒡子、血余各9克，地龙、红娘子、全蝎、威灵仙、大黄、泽兰叶、丝瓜络、麻黄、䗪虫、防风各12克，当归尾15克，功劳叶30克，蜈蚣4条。以香油2公斤炸枯去滓，炼油滴水成珠，下章丹1公斤即成，局部敷贴。治一切软组织损伤。

伸筋散 shēnjīnsǎn　验方。见《中医伤科学讲义》（上海中医学院）。乳香、没药、麻黄、麻根炭、五加皮、血竭、汉防己、毛生姜各9克，制马钱子21克，地龙30克，麝香0.3克。为末。每服1.5～1.8克，黄酒送服，日2～3次。治骨折后软组织硬化，风湿痛，神经痛与神经麻痹。

伸舌 shēnshé　又称舌纵。舌伸出口外，不能回缩口内。伸舌而舌觉灼热，神志不清，是痰热之邪扰乱心神，影响苗窍功能所致，治宜清心化痰。舌伸出痿软无力，麻木不仁者，多属气虚。

身热 shēnrè　证名。见《素问·阴阳应象大论》等篇。指全身发热。详发热条。

身热不扬 shēnrèbùyáng　症状名。见《王旭高医案》。指身热稽留而热象不显，初按皮肤不觉发热，久按始感体温升高。可伴面色淡黄、足冷等。为湿温初起，邪在卫气，湿中蕴热，热为湿遏之征象。宜用渗湿透热或清泄芳开法治疗。

身热夜甚 shēnrèyèshèn 症状名。指发热入夜尤甚，灼热无汗，为热入营分，邪热炽盛，营阴受损的征象；也见于热入血分，瘀热交结。

身瘦不孕 shēnshòubúyùn 不孕症证型之一。出《傅青主女科》。瘦弱之人，性躁多火，经血不足，阴虚火旺，冲任胞宫失于濡润，精不得养而致不孕。宜滋阴补肾养血，用养精种玉汤（《傅青主女科》：大熟地、当归、白芍、山萸肉）。

身体不仁 shēntǐbùrén 病症名。指身体肌肤顽痹，不知痛痒冷热的现象。《金匮要略·血痹虚劳病脉证并治》："外证身体不仁，如风痹状。"《医林绳墨》："有所谓不仁者，谓肌肤麻痹，或周身不知痛痒，如绳扎缚初解之状，皆因正气空虚，而邪气乘之，血气不能和平，邪正有相克，致使肌肉不和，而主麻痹不仁者也，或有痰涎不利，或有风湿相搏，营卫行涩，经络疏散，皮肤少荣，以致遍体不仁，而有似麻痹者也。轻则不见痛痒，甚则不知人事。治宜驱风理气，而兼养血清湿可也。用二陈汤加归、术、天麻、防风、防己、芩、连之属，如不效者，去芩、连，加薄桂。"

身体尪羸 shēntǐwāngléi 症状名。指身体瘦弱，骨骼关节变形之病态表现，出《金匮要略·中风历节病脉证并治》。

身痛逐瘀汤 shēntòngzhúyūtāng 《医林改错》方。秦艽一钱，川芎二钱，桃仁三钱，红花三钱，甘草二钱，羌活一钱，没药二钱，当归三钱，五灵脂二钱，香附一钱，牛膝三钱，地龙二钱。水煎服。功能活血行气，祛瘀通络，除痹止痛。治血气痹阻经络，肩痛、臂痛、腰疼、腿疼，或周身疼痛，经久不愈。

身痒 shēnyǎng 证名。由体虚腠理不密，风邪侵入肌肤而成。皮肤发痒，游走不定，或起风热疹子，甚则遍身奇痒难忍。即皮肤瘙痒症。治宜养血疏风。内服消风散加减；外用蛇床子 30 克，地肤子 30 克，苦参 15 克，花椒 9 克，白矾 30 克，水煎熏洗，每日一次。

身之本 shēnzhīběn 指精为生身的根源。《素问·金匮真言论》："夫精者，身之本也。"强调精是生命发生以及构成形体的根本，于后天则是维持人的生命活动和机体正常代谢必不可少的物质。精足则神旺、体健、魄全。

身肿 shēnzhǒng 病症名。即水肿。《金匮要略·水气病脉证并治》："寸口脉沉而迟，沉则为水，迟则为寒，寒水相搏，趺阳脉伏，水谷不化，脾气衰则鹜溏，胃气衰则身肿。""肺水者，其身肿，小便难。"本病有风寒身肿、寒湿身肿、湿热身肿、燥火身肿、黄汗身肿、肺虚身肿、肺热身肿、脾虚身肿、脾热身肿、肝肾虚肿之分。详见水肿有关各条。

身重 shēnzhòng 证名。出《素问·气交变大论》等篇。指肢体重着、活动不便的症状，多因脾肾阳虚、水湿留滞所致。治宜温脾补肾，化湿利水为主。方用平胃散、实脾饮、肾着汤、济生肾气丸等加减。

身柱 shēnzhù 经穴名。代号 DU12。出《针灸甲乙经》。属督脉。位于第三、四胸椎棘突之间。主治发热，咳嗽，气喘，癫痫，角弓反张。向上斜刺 0.5～1 寸。灸 3～7 壮或 5～15 分钟。

身灼热 shēnzhuórè 症状名。发热壮盛无汗，身如烧灼或手抚病人皮肤有烫手感。《伤寒论·辨太阳病脉证并治》："太阳病，发热而渴，不恶寒者，为温病；若发汗已，身灼热者，名曰风温。"多见于温病热盛，邪入营血的患者。

神 shén 广义的神为人体生命活动的总称，

包括生理性或病理性外露的征象；狭义的神指思维意识活动。《灵枢·本神》："两精相搏谓之神。"《灵枢·平人绝谷》："故神者，水谷之精气也"，说明先后天的精气是神的物质基础。凡神气充旺，一般反映脏精充足而机能协调；若神气涣散，说明脏精将竭而气机衰败。《素问·移精变气论》："得神者昌，失神者亡。"

神白散 shénbáisǎn 《卫生家宝》（宋·朱端章撰）方。苍术一两五钱，麻黄、甘草、防风、石膏、葛根、川芎各一两，白芷、栝楼根各五钱。为粗末，加生姜三片，葱白三寸。水煎服。治四时伤寒，身体壮热，口苦舌干，恶风无汗。

神不安啼 shénbù'āntí 病症名。见《片玉新书》。心神不安而致的啼哭。症见睡中忽然自哭，并有心烦易惊。多由胎热致心神不安，入睡时热扰于心，故忽然自哭。治宜清心安神。用朱砂安神丸或牛黄清心丸。

神不守舍 shénbùshǒushè 证名。见《太平惠民和剂局方》卷一。指心神失于藏守，发生神志异常者。《灵枢·邪客》："心者，五脏六腑之大主也，精神之所舍也。"多因七情所伤、痰火犯心或心气不足等所致。症见精神错乱，妄言妄见，时悲时喜，举止失常，或思虑恍惚，做事多忘，治宜顺气豁痰、养心安神、活血化瘀为主，方用半夏茯神散、十味温胆汤、归神丹、养心汤、归脾汤、血府逐瘀汤等加减化裁。

神藏 shéncáng 经穴名。代号 KI25。出《针灸甲乙经》。属足少阴肾经。位于第二肋间隙，距胸正中线2寸处。主治咳嗽，气喘，呕吐，胸痛等。向外斜刺0.3～0.5寸，禁深刺。灸3～5壮或5～10分钟。

神聪 shéncōng 经外奇穴名。代号 EX-HN1。见《针灸资生经》。位于百会穴左、右、前、后各开1寸处，共4穴，后人习称

四神聪。主治头痛，眩晕，癫痫，脑积水等。平刺0.5～0.8寸。灸3～5壮或5～10分钟。

神道 shéndào 经穴名。代号 DU11。出《针灸甲乙经》。属督脉。位于第五胸椎棘突下凹陷中。主治心悸，疟疾，癫痫，精神病，神经衰弱。斜刺0.5～1寸。灸3～7壮或5～15分钟。

神灯照法 shéndēngzhàofǎ 外治法之一。见熏法条。

神封 shénfēng 经穴名。代号 KI23。出《针灸甲乙经》。属足少阴肾经。位于第四肋间隙，距胸正中线2寸处。主治肋间神经痛，乳腺炎。向外斜刺或平刺0.5～0.8寸，禁深刺。灸3～5壮或5～10分钟。

神膏 shéngāo 眼球内的糊状物。清·黄庭镜《目经大成》："风轮下一圈收放者为金井，内藏黑水曰神膏，有如卵白涂以墨汁。"类似玻璃体。它与神水、瞳神之间有着"水养膏，膏护瞳神"（《审视瑶函》）的关系。与脏腑所属关系，历来认识不一致，一般主张神膏病变与肾、胆有关者居多。

神功内托散 shéngōngnèituōsǎn 《外科正宗》卷一方。当归二钱，白术、黄芪、人参各一钱五分，白芍、茯苓、陈皮、附子各一钱，木香、炙甘草各五分，川芎一钱，山甲珠八分，煨姜三片，大枣二枚。水煎服。治痈疽疮疡，久不腐溃，身凉脉细者。

神光 shénguāng 日月穴别名。《千金要方》："神光一名胆募。"所指即日月穴。详日月条。

神昏 shénhūn 证名。见《普济本事方》卷八。即神志昏迷不清，或全然不知。详昏迷条。

神机 shénjī 神指生命活动，机为机括或机转。神机即生命活动的机括。《素问·五常政大论》："根于中者，命曰神机。"

神解散 shénjiěsǎn 《伤寒温疫条辨》卷四

方。僵蚕一钱，蝉蜕五个，神曲三钱，金银花、生地黄各二钱，木通、车前子、黄芩、黄连、黄柏、桔梗各一钱。水煎，加蜜、酒，和匀冷服。治温病初起，憎寒壮热，头痛体重，四肢无力，遍身酸痛，口苦咽干，胸腹满闷等症。

神门 shénmén 经穴名。代号HT7。出《针灸甲乙经》。别名兑冲、中都。属手少阴心经。输（原）穴。位于掌后腕横纹尺侧端，尺侧腕屈肌腱桡侧缘凹陷处。主治心悸，心动过速，心律不齐，失眠，健忘，癫痫，精神病，癔病。直刺 0.3 ~ 0.5 寸。灸 3 ~ 5 分钟。

神门脉 shénménmài 三部九候诊法诊脉部位之一。手少阴心经神门穴处动脉。位于掌后锐骨端陷中的动脉处。《素问·至真要大论》："神门绝，死不治。"

神明 shénmíng 神或精神。《素问·灵兰秘典论》："心者……神明出焉。"

神农本草经 shénnóngběncǎojīng 我国现存最早的药学专著。简称《本经》。约成书于秦汉时期（一说战国时期）。书中总结了秦以前药物学的成就。首为序例，总论药物理论及配伍规律。次载药365种，分为三大类（称三品）。其中上品、中品各120种，下品125种。对每种药物的别名、性味、生长环境及主治功用等都作了叙述。其中不少药物的疗效已经用现代科学方法得到证实。原书早佚，其内容辗转保存于历代本草著作中，现存本均为后人所集辑。主要有孙星衍等辑本、顾观光辑本等。新中国成立后有影印本和排印本。

神农本草经读 shénnóngběncǎojīngdú 本草著作。4卷。简称《本草经读》。清·陈念祖撰。刊于1803年。该书从《本草纲目》中辑录《本经》药物一百余种，亦分上中下三品。附录《本经》以外药物46种，分别作注文诠释。该书间采《本草崇原》及《本草经解》的部分内容。现存多种近代刊本。

神曲 shénqū 中药名。出唐·甄权《药性论》。别名六曲、六神曲。为辣蓼、青蒿、杏仁等药加工后与面粉或麸皮混合，经发酵而成的曲剂。甘、辛，温。入脾、胃经。消食调中，健脾和胃。治饮食停滞，胸痞腹胀，呕吐泄泻。煎服：6 ~ 12 克。本品含淀粉酶、酵母菌、挥发油、苷类和 B 族维生素。

神曲丸 shénqūwán 即磁朱丸。详该条。

神阙 shénquē ❶经穴名。代号RN8。即脐中穴，见《外台秘要》。属任脉经。《证治准绳》："脐为神阙穴，禁针之所。" ❷脐的别名。详该条。

神授卫生汤 shénshòuwèishēngtāng 《外科正宗》卷一方。羌活八分，防风、白芷、穿山甲、沉香、红花、连翘、石决明各六分，金银花、皂角刺、当归尾、甘草、天花粉各一钱，乳香五分，大黄二钱。水煎服。治痈疽，发背，疔疮，瘰疬，痰湿流注等症。

神水 shénshuǐ 《证治准绳·杂病》："神水者，由三焦而发源，先天真一之气所化。在目之内，虽不可见，然使触物损破，则见黑膏之外有似稠痰者是也；在目之外，则目上润泽之水是也。"其义有二：①神水在目珠之内者，类似房水。与神膏、瞳神有着"水养膏，膏护瞳神"（《审视瑶函》）的关系。②神水在目珠之外者，似指泪液。若枯涩，则目珠失去莹润光泽。

神堂 shéntáng ❶经穴名。代号BL44。出《针灸甲乙经》。属足太阳膀胱经。位于背部，当第五胸椎棘突下旁开 3 寸处。主治咳嗽，气喘，胸腹满闷，脊背痛等。斜刺0.5 ~ 0.8 寸。禁深刺。灸 3 ~ 7 壮或 5 ~ 15 分钟。❷上星穴别名，见《针灸聚英》。详该条。

神庭 shéntíng 经穴名。代号DU24。出

S

《针灸甲乙经》。属督脉。位于头正中线上，入前发际 0.5 寸处。主治头痛，眩晕，癫痫，鼻塞。平刺 0.5～0.8 寸。灸 5～10 分钟。

神犀丹 shénxīdān 《医效秘传》卷一方。犀角（磨汁）、石菖蒲、黄芩各六两，生地黄（打汁）、金银花各一斤，金汁、连翘各十两，板蓝根九两，豆豉八两，玄参七两，天花粉、紫草各四两。为末，以犀角汁、地黄汁、金汁和捣为丸，每服三至六钱，日两次。功能清热凉血，解毒开窍。治温热、暑疫及湿温化燥等邪入营血，热深毒重，耗液伤阴之证，症见高热、神昏谵语、斑疹色紫、口糜咽烂、目赤烦躁、舌质紫绛等。

神仙追毒丸 shénxiānzhuīdúwán 即紫金锭。详该条。

神效吹喉散 shénxiàochuīhóusǎn 《外科正宗》卷二方。薄荷、朴硝、枯矾、青黛、僵蚕、火硝、硼砂、黄连各等分，冰片三分，猪胆（取汁）七至八个。为末，吹于患处。治缠喉风，乳蛾喉痹，重舌，木舌。

神效栝楼散 shénxiàoguālóusǎn ❶《寿世保元》方。栝楼一个，酒当归、甘草各五钱，乳香一钱，没药二钱五分。为粗末，酒煎，分三次服；更以药渣敷于患处。治痈疽肿毒，便毒及乳痈。❷《疡医大全》方。栝楼一枚，没药、当归、甘草各五钱。水、酒煎服。治痈疽，乳痈，瘰疬。

神芎丸 shénxiōngwán 《宣明论方》卷四方。大黄、黄芩各二两，牵牛子、滑石各四两，黄连、薄荷、川芎各五钱。水丸，梧桐子大，每服五至二十丸。治热积于内，症见头眩目赤、口舌生疮、烦躁口渴，或二便秘涩，或小儿惊风抽搐。

神应经 shényīngjīng 针灸著作。1 卷。明·陈会撰，刘瑾校补。刊于 1425 年。该书系将陈会所撰的《广爱书》（针灸著作，今佚）12 卷精简撮要而成。主要取用 119 穴，编成歌诀和插图，并附以折量法、补泻直诀、取穴图说、诸病配穴以及针灸禁忌等。

神珠 shénzhū ❶指眼珠。见《证治准绳·杂病》。见眼珠条。❷指黑睛。清·黄庭镜《目经大成》："气轮之中青睛则属木、属肝，轮曰风，世称神珠。"详黑睛条。

神术散 shénzhúsǎn ❶《太平惠民和剂局方》卷二方。苍术五两、藁本、白芷、细辛、羌活、川芎、甘草各一两。为末，加生姜三片，葱白三寸，水煎服。治感受时邪，症见头痛项强，憎寒壮热，身体疼痛，鼻塞声重，咳嗽无汗。❷《医学心悟》卷三方。苍术、陈皮、厚朴各二斤，甘草十二两，藿香八两，砂仁四两。为末，每服二三钱，冲服。治感受时邪，发热头痛，伤食停饮，胸满腹痛，呕吐泻利。

神术汤 shénzhútāng ❶又名海藏神术散。《阴症略例》方。苍术二两，防风二两，甘草一两。为粗末，加生姜、葱白，水煎服。治内伤冷饮，外感寒邪而无汗者。❷《通俗伤寒论》方。藿香三钱，苍术一钱五分，陈皮二钱，山楂四钱，砂仁一钱，厚朴二钱，神曲三钱，甘草五分。水煎服。治素体湿盛，恣食生冷油腻而致的吐泻腹痛，胸膈痞满。

神宗 shénzōng 出《太平圣惠方》。脊中穴别名。详该条。

沈存中 shěncúnzhōng 见沈括条。

沈金鳌 shěnjīn'áo （1717—1776）清代医学家。字芊绿，晚号尊生老人。江苏无锡人。工诗文，中年以后致力于医学。所编《沈氏尊生书》包括药物、脉象、伤寒、杂病、妇、儿等，内容较丰富，积数十年的功夫，采集前人之说，参以己见，参互考订而成，流传较广。

沈括 shěnkuò （1031—1095）宋代科学家。字存中。钱塘（今浙江杭州）人。仁宗嘉祐末进士，官至翰林学士。通天文、历法、物理、数学、地质等，著有《梦溪笔谈》。在医药方面有独到见解，主张不拘泥于古书，注重实际观察。曾采录有效方剂，撰有《良方》，原书虽佚，但后人在传本中增入苏轼医药杂论，改称《苏沈良方》。新中国成立后有排印本。

沈芊绿 shěnqiānlù　见沈金鳌条。

沈氏女科辑要 shěnshìnǚkējíyào　医书。见女科辑要条。

沈氏女科辑要笺正 shěnshìnǚkējíyàojiānzhèng　医书。见女科辑要条。

沈氏尊生书 shěnshìzūnshēngshū　医学丛书。72 卷。清·沈金鳌撰。刊于 1773 年。作者认为，"人之生至重，必知其重而有以尊之，庶不致草菅人命。"故以"尊生"为书名。全书包括《脉象统类》《诸脉主病诗》《杂病源流犀烛》《伤寒论纲目》《妇科玉尺》《幼科释谜》《要药分剂》七种，对医理、诊法、内、儿、妇各科临床证治均有论述。重视气功疗法是其特点。

沈之问 shěnzhīwèn　明代医学家。其祖父沈怡梅曾在福建、河北等地搜集不少治疗麻风病的秘方，后经其父沈艾轩加以补充。又汇合在各地搜集到的方剂，结合自己多年临证经验，编成《解围元薮》一书，其中记述了治疗麻风病的方药。

审苗窍 shěnmiáoqiào　审察舌、鼻、目、口唇、耳等苗窍的变化，作为识别内脏病变的参考。如心火炽盛可见舌赤糜烂，邪气壅肺可见鼻翼煽动，肝胆湿热可见目睛发黄，脾胃虚寒可见口唇淡白，肾气亏损可见耳鸣等。参见五官条。

审视瑶函 shěnshìyáohán　眼科书。又名《眼科大全》。7 卷。明·傅仁宇撰。刊于 1644 年。首载眼科名医医案，次为眼科生理及证治大要，再次记述 108 种眼科病症及其疗法。书中对金针拨内障及其他外治法作了较详细的说明，资料比较丰富。新中国成立后有排印本。

审症求因 shěnzhèngqiúyīn　通过审察病变的各种表现来推求疾病的病因病机，进行辨证，并指导治疗的中医诊断原则。

肾 shèn　❶五脏之一。与膀胱相表里。其主要功能：主藏精，为先天之本。主水，合三焦、膀胱二腑，主津液，与肺、脾两脏共同参与体内水液的代谢和调节，为人体水液代谢的重要器官。肾合骨。精能生髓，髓通于脑。脑、髓、骨的生长和功能与肾气有密切关系。因此牙齿和头发的生长、脱落，均与肾气盛衰有关。肾气盛，则齿更发长；肾气衰，则发堕齿槁。肾寄命门之火，一水一火，有"水火之脏"之称。肾上连肺，为元气之根，主纳气。上开窍于耳，下开窍于二阴，司二便。❷推拿部位名，见肾经条。

肾癌 shèn'ái　病名。见《疡科心得集》卷下。又名肾癌翻花。多因肝肾素亏，或忧思郁怒，相火内灼，肝经血燥，火邪郁结而成。症见龟头或阴茎冠状沟附近发生结节，坚硬痒痛，或滋水渗流，渐成溃疡，疮面扁平，或呈菜花状。晚期腹股沟淋巴结肿大，坚硬如石，并伴形神困顿，甚至阴茎溃烂，危及生命。即阴茎癌。内治：初宜滋阴降火，补益肝肾，用知柏八味丸或大补阴丸；后期气血两亏，宜补气养血，可服十全大补汤。外治：可选用海浮散、桃花散等。早期亦可行放射治疗或手术切除。

肾痹 shènbì　内脏痹证之一。出《素问·痹论》等篇。由骨痹日久不愈，复感外邪，或远行劳倦伤骨，或不慎房劳伤肾所致。症见腰背偻曲不能伸，下肢挛曲，腰痛，遗精等。治宜益肾祛邪。用五痹汤加独活、官桂、杜仲、牛膝、黄芪、萆薢。远行劳倦者，用坎离丸（《症因脉治》：熟地、当归、白芍、丹皮、知母、天冬、黄柏、麦冬）。

S

房劳伤肾者，用河车封髓丹（《症因脉治》：天冬、熟地、人参、河车）。参见痹、骨痹条。

肾病 shènbìng 五脏病候之一。见《素问·脏气法时论》等篇。泛指肾脏发生的多种病症。肾病以虚证为多，所谓实证，也多属本虚标实。肾虚多由精气耗伤所致。临床表现为头晕耳鸣，精神不振，腿膝痿弱，腰酸遗精等。若肾阴虚，伴见颧红潮热、口干咽痛等。肾阳虚，伴见肢冷畏寒、阳痿、夜尿多，或黎明前泄泻等。又有肾不纳气而致气喘者，阳虚水泛而致水肿者。其他如气化功能失常，或阴虚火旺，湿热下注等，可发生癃闭、淋浊等病症。病情不同，当辨证施治。选用益精气，滋肾阴，温肾阳，补肾纳气，温阳行水，滋阴降火，以及清利湿热等法。

肾不纳气 shènbúnàqì 肾气虚而不能摄纳肺气的病症。症见气短、气喘，动则喘甚而汗出，呼多吸少等吸气困难表现，面虚浮，脉细无力或虚浮无根。多见于慢性心肺功能不全疾患。治法参见补肾纳气条。

肾藏精 shèncángjīng 肾的主要功能之一。藏生殖之精，主管人的生育繁殖。藏五脏六腑之精，主管人体生长发育。为生命之根、生身之本。《素问·六节藏象论》："肾者主蛰，封藏之本，精之处也。"又《素问·上古天真论》："肾者主水，受五脏六腑之精而藏之。"

肾常虚 shènchángxū 小儿生理特点之一。肾为先天之本，内寄元阴元阳，主人体的生长发育。《素问·上古天真论》："女子七岁，肾气盛，齿更发长。""丈夫八岁，肾气实，发长齿更；二八肾气盛，天癸至，精气溢泻，阴阳和，故能有子。"说明人的发育生长有赖肾气的充盛。即赖肾阳以生，肾阴以长。也就是肾的元阴元阳相互协调，相互支持，相互影响的结果。因此，小儿肾的功能相应不足。又肾为作强之官，主技巧。因为肾主藏精，精生髓，髓充骨，髓又上通于脑，故称脑为髓之海，所以精足则令儿聪明。由于肾主骨髓，髓足则筋骨坚强。如果先天肾气虚弱，则小儿生长发育受到影响。《小儿药证直诀》指出"肾为真水，有补而无泻"，立地黄丸为补肾要药。指出了小儿时期生长发育与肾的关系。

肾虫病 shènchóngbìng 见《普济本事方·诸虫飞尸鬼疰》。即蛲虫病。详该条。

肾喘 shènchuǎn 病症名。见《证治准绳·喘》。肾邪干肺所致的气喘。多由肾经聚水，水气逆行，上乘于肺所致。症见气逆喘急，不得平卧，咳而呕吐等。治宜肃肺降气，温肾利水。可用平肺汤（《仁斋直指小儿方论》：桑白皮、桔梗、枳壳、半夏、苏叶、麻黄、甘草、姜）、泻白散、真武汤等方。本证与真元耗损、肾不纳气的气喘有别。

肾疔 shèndīng 即耳疔。详该条。

肾肝下虚痿 shèngānxiàxūwěi 痿证的一种。见《医宗必读》。多由房劳过度，或久病体虚，肝肾精血亏损，不能充养筋骨所致。症见腰膝酸软，肢体痿软无力，伴有眩晕、耳鸣、遗精。治宜滋养精血，补益肝肾。选用虎潜丸、补血荣筋丸、补益丸（《医宗必读》：白术、生地、龟甲、锁阳、归身、陈皮、牛膝、干姜、黄柏、虎胫骨、茯苓、五味子、甘草、白芍、菟丝子）等方加减。参见痿条。

肾疳 shèngān 五疳之一。又名急疳、骨疳。疳证兼因伏热内阻，或肾气不足所致。见形体羸瘦，齿龈出血或溃烂，寒热时作，多汗，四肢无力等症。如原有解颅、鹤膝，以及齿迟、行迟等肾气不足的小儿，则病情较重。治宜滋肾补脾。用六味地黄丸加味。

肾合骨 shènhégǔ 五脏与五体的相互关系之一。肾藏精，精生髓，髓充于骨。骨骼的发育、成长、荣枯与肾的精气盛衰密切相关。《素问·阴阳应象大论》："肾生骨髓。"《素问·五脏生成》："肾之合骨也。"

肾合膀胱 shènhépángguāng　脏腑相合之一。出《灵枢·本输》。肾与膀胱通过经脉的联系及生理功能的相互配合而互为表里。膀胱是水液归注之腑，主排小便，属阳；肾为水脏，主津液，开窍于二阴，属阴。膀胱的排尿要靠肾气的气化开合。肾阳虚，气化无权，影响膀胱气化，出现小便不利、癃闭、尿频尿多、小便失禁等症状，体现两者相合的关系。

肾火偏亢 shènhuǒpiānkàng　又称命门火旺。阴虚火旺，出现火迫精泄的病变。肾为阴脏，内藏水火（即真阴、真阳），生理上水火必须保持相对平衡。若肾水亏损，或肝肾阴虚，则可使肾火偏亢，出现性欲亢进、遗精、早泄等。

肾积 shènjī　古病名。见《脉经·平五脏积聚脉证》。王叔和根据《难经》中"肾之积名曰贲豚，发于少腹，上至心下，若豚状，或上或下无时，久不已，令人喘逆，骨痿少气"的论述，又补充了脉沉而急、腰脊牵引作痛、少腹里急、咽喉肿烂、视力减退、骨中寒冷、饥饿时易发病等症。参见奔豚条。

肾间动气 shènjiāndòngqì　见《难经·八难》。指两肾之间所藏的真气，是命门之火的体现。人体脏腑经脉之气以及三焦气化，均赖肾间动气的作用。

肾筋 shènjīn　推拿六筋穴之一，又称黑筋。详六筋条。

肾经 shènjīng　❶足少阴肾经之简称。详该条。❷推拿部位名。又名肾、肾水。常用推法能清脏腑之热，治小便赤涩、大便秘结等。①位于小指远端指骨的腹面（见《小儿推拿方脉活婴秘旨全书》）。②位于腕部尺侧（见《幼科推拿秘书》）。

肾经咳嗽 shènjīngkésòu　见《症因脉治》卷二。即肾咳。详该条。

肾经疟 shènjīngnüè　疟疾的一种。见《症因脉治》卷四。又名温疟。详该条。

肾精 shènjīng　肾脏生殖之精，属肾阴的范围。详肾阴条。

肾厥头痛 shènjuétóutòng　头痛病症之一。见《本事方》卷二。由于下虚上实，肾气厥逆所致。症见头顶痛不可忍，四肢逆冷，胸脘痞闷，多痰，脉弦。治宜温肾纳气。可选用玉真丸（《证治准绳》：硫黄、石膏、半夏、硝石）、来复丹、黑锡丹等方。参见头痛条。

肾咳 shènké　出《素问·咳论》。又称肾经咳嗽。症见咳嗽，腰背相引而痛，甚则咳涎。肾受寒邪者，可用麻黄附子细辛汤；肾阴枯涸者，用人参固本丸，或都气丸加人参、麦冬。

肾亏 shènkuī　即肾虚。详该条。

肾囊风 shènnángfēng　病名。见《外科正宗》卷四。又名绣球风。由肝经湿热下注，风邪外袭而成。初起肾囊干燥作痒，喜浴热汤，甚则起疙瘩，形如粟米，色红，搔破浸淫脂水，或热痛如火燎，经久不愈。即阴囊湿疹。相当于神经性皮炎、核黄素缺乏等病。治宜清热祛风除湿，用龙胆泻肝汤。外用蛇床子散煎汤外洗，青黛散加三石散外搽，日久用狼毒膏（《外科正宗》：狼毒、槟榔、硫黄、五倍子、川椒、枫子肉、蛇床子各三钱，为末，用香油煎滚，入皮硝三钱，再煎滚；次下公猪胆汁一个，调匀前药）。

肾气 shènqì　❶肾精化生之气，指肾脏的功能活动，如生长、发育及性机能。《素问·上古天真论》："女子七岁肾气盛，齿更发长……丈夫八岁肾气实，发长齿更。二八肾气盛，天癸至，精气溢泻，阴阳和，故能有子。"《灵枢·脉度》："肾气通于耳，肾和则耳能闻五音矣。"❷大横穴别名。

肾气不固 shènqìbúgù　又称下元不固。指肾气虚而主要表现为肾不藏精、封藏失司的病症。如遗精、滑精、早泄或夜尿频多，遗尿，小便失禁等。治以固肾涩精为主，详该条。

肾气丸 shènqìwán　又名崔氏八味丸、八味丸、八味肾气丸、八味地黄丸、金匮肾气丸、桂附八味丸、桂附地黄丸。《金匮要略》方。干地黄八两，山药、山茱萸各四两，泽泻、茯苓、牡丹皮各三两，桂枝（近代多用肉桂）、炮附子各一两。蜜丸，每服六钱，日两次。温开水或淡盐汤送服。功能温补肾阳。治肾阳不足，腰酸脚软，身半以下常有冷感，少腹拘急，小便不利或小便反多，脉虚弱；亦治脚气，痰饮，消渴，慢性肾炎，糖尿病及神经衰弱等属于肾阳不足者。

肾气虚 shènqìxū　出《素问·方盛衰论》。即肾虚。详该条。

肾气游风 shènqìyóufēng　病名。见《疮疡经验全书》卷六。因肾火内蕴，外受风邪，郁蒸肌肤而成。腿胫红肿，形如云，游走灼痛。即小腿丹毒。治宜清热疏风，泻火解毒。内服双解通圣散，外用豆腐研调黄柏末。

肾窍 shènqiào　耳为肾窍。《素问·金匮真言论》："肾开窍于耳。"

肾生骨髓 shènshēnggǔsuǐ　髓由肾的精气所化生，能滋养骨骼；髓通于脑，脑为髓海，故骨、脑的生长发育和功能活动取决于肾气的盛衰。《素问·逆调论》："肾不生则髓不能满。"

肾俞 shènshù　经穴名。代号 BL23。出《灵枢·背腧》。属足太阳膀胱经。位于腰部，当第二腰椎棘突下旁开 1.5 寸处。主治水肿，肾炎，肾绞痛，尿路感染，虚喘，耳鸣，遗精，阳痿，腰痛等。直刺 0.5～1 寸。灸 3～

7 壮或 5～15 分钟。

肾俞发 shènshùfā　即下搭手。详该条。

肾俞漏 shènshùlòu　病名。出《外科大成》卷二。为漏管生于肾俞穴部位。相当于腰椎寒性脓疡破溃的病症。内服调补气血，外用药线引流或手术治疗。

肾俞五十七穴 shènshùwǔshíqīxué　又称水俞五十七处。指治疗水病的五十七个主要穴位。《素问·水热穴论》："肾俞五十七穴，积阴之所聚也，水所从出入也。尻上五行行五……伏兔上各二行行五……踝上各一行行六。"王冰注：即脊中、悬枢、命门、腰俞、长强；大肠俞、小肠俞、膀胱俞、中膂内（内，《针灸甲乙经》、《千金要方》均无此字）俞、白环俞；胃仓、肓门、志室、胞肓、秩边；中注、四满、气穴、大赫、横骨；外陵、大巨、水道、归来、气街（气冲）；太冲、复溜、阴谷；照海、交信、筑宾等，左右共为 57 穴。

肾俞虚痰 shènshùxūtán　流痰病的一种。见《疡科心得集》卷中。常续发于龟背驼（胸腰椎结核）之后，起于腰部肾俞穴，色白漫肿而硬，酸胀不舒，日久疼痛溃脓，清稀或如见败絮，不易收口。相当于胸腰椎结核并发寒性脓疡。治同流痰条。

肾水 shènshuǐ　❶即肾阴。详该条。❷推拿部位名。见肾经条。❸五脏水肿病之一。《金匮要略·水气病脉证并治》："肾水者，其腹大，脐肿腰痛，不得溺，阴下湿如牛鼻上汗，其足逆冷，面反瘦。"治宜温肾行水。

肾水不足 shènshuǐbùzú　即肾阴虚，详该条。

肾痿 shènwěi　病症名。《医宗必读·痿》："肾痿者，骨痿也。"详骨痿条。

肾恶燥 shènwùzào　出《素问·宣明五气》。肾为水脏，主藏精，主津液，燥则阴津受伤，肾精耗损，甚则骨髓枯竭，故有肾恶燥之说。

肾消 shènxiāo 病症名。①即下消（见《宣明论方·消渴论》）。详该条。②指渴而饮不多，腿肿而脚先瘦小，阴痿弱，数小便者（见《外台秘要》卷十一）。③即强中、内消（见《张氏医通·消瘅》），详各条。

肾哮 shènxiāo 病症名。①指肾脏聚水、上凌于肺产生的哮证。《类证治裁·哮症论治》主张用温ази法，以椒目五至六钱研细，分二三次，用姜汤调服。②指肾水衰少，火盛灼肺所致者。症见下午潮热，哮声如雷，头疼面赤，盗汗烦躁，昼轻夜重，脉数无力等。治宜补肾制火，清肺润燥法（见明·孙一奎《医旨绪余·哮》）。

肾泄 shènxiè 病症名。见《普济本事方》卷四。又名五更泄。因肾元不足所致。症见泄泻日久不愈，常在黎明前作泻，或洞泄清水，或完谷不化，或腹痛泻下不爽，似痢非痢，腹部畏寒，腰膝时冷，面色黧黑，舌淡，苔白，脉沉细。治宜补肾益元。用七气汤送服安肾丸、震灵丹、四神丸等。

肾虚 shènxū 又称肾气虚，俗称肾亏。肾藏精，肾虚以肾精不足为主要见证，一般症状有精神疲乏、头晕耳鸣、健忘、腰酸、遗精、阳痿等，临床表现可偏于肾阴虚或肾阳虚，参见各条。

肾虚不孕 shènxūbúyùn 病症名。因禀赋素弱，肾气不足，或久病、房劳损伤肾气，以致精亏血少，冲任胞脉失养，难以摄精成孕。常兼见精神疲倦、头晕耳鸣、腰酸腿软、月经不调等，宜补肾调经，调和冲任。用毓麟珠（《景岳全书·妇人规》：人参、茯苓、白术、炙甘草、当归、熟地、川芎、白芍、菟丝子、杜仲、鹿角霜、川椒）。若偏于肾阳不足者，兼见形寒肢冷、小腹发凉，加补骨脂、巴戟天、肉桂、附子。若偏于肾阴不足，兼见颧红唇赤、潮热盗汗，宜配合六味地黄汤。

肾虚带下 shènxūdàixià 带下证型之一。多因早婚或分娩次数多，损伤肾气，以致肾阳不足，寒湿下注，伤及任、带二脉所致。症见带下量多清稀，淋漓不断，面色晦黯，腰痛如折，小腹有凉感，大便溏，小便清长。宜温阳补肾。用内补丸（《女科切要》：鹿茸、菟丝子、沙苑蒺藜、黄芪、肉桂、桑螵蛸、肉苁蓉、制附子、白蒺藜）。如日久不止，有滑脱倾向者，前方加乌贼骨、煅龙骨、煅牡蛎、芡实、金樱子以固涩止带。若年老体衰，带下如注者，可酌加人参、升麻以补气升提固摄。

肾虚耳鸣 shènxū'ěrmíng 耳鸣的一种，见《普济本事方》卷五。多因肾虚精气不足所致。症见耳鸣如潮声、蝉声，无休止时，或夜睡耳鸣如擂战鼓，四肢掣痛，耳内觉有风吹，奇痒，治宜补益肾气为主。见耳鸣条。

肾虚滑胎 shènxūhuátāi 滑胎证型之一。由于肾虚，胎失所系而引起。过去多有滑胎病史。症见腰酸痛，小腹下坠，或有阴道流血，头晕耳鸣，两膝酸软等。宜补肾安胎。用寿胎丸（《医学衷中参西录》：菟丝子、桑寄生、续断、阿胶）。若流血较多，加艾炭、杜仲炭以止血。

肾虚经闭 shènxūjīngbì 经闭证型之一。多因先天不足、早婚或分娩次数多、或房室不节等损伤肾气，冲任不足，胞宫血虚而致经闭。症见头晕耳鸣，腰膝酸软，小便频数等。宜补肾养血。用固阴煎加鹿角胶、补骨脂、肉苁蓉。

肾虚经行后期 shènxūjīngxínghòuqī 经行后期证型之一。多因先天不足，早婚，分娩次数多，或房室不节，损伤肾气，精亏血少，冲任不足，胞宫不能按时满溢所致。症见经期错后，血量较少，头晕耳鸣，腰膝酸软等。宜补肾养阴。用固阴煎加肉桂，或六

S

味地黄丸等。

肾虚水泛 shènxūshuǐfàn 肾阳亏损，不能温化水湿引起水肿的病变。肾主水，与膀胱相表里。若肾阳虚弱不能主水，则膀胱气化不利，小便量少，同时影响脾的运化，致水湿泛滥，形成水肿。症见全身浮肿，下肢尤甚，按之凹陷，腰痛酸重，畏寒肢冷，舌淡胖，苔白润，脉沉细等。常见于慢性肾炎。

肾虚头痛 shènxūtóutòng 头痛病症之一。见《证治准绳·杂病》第四册。由肾虚髓海不足所致。肾阴虚为主者，症见头脑空痛、头晕耳鸣、腰膝无力、舌红、脉细。治宜滋补肾阴为主。可用六味地黄丸、大补元煎加减。肾阳虚为主者，症见头痛而畏寒、四肢不温、面色㿠白、舌淡、脉沉细。治宜温补肾阳。可用右归丸加减。参见头痛条。

肾虚眩晕 shènxūxuànyūn 眩晕的一种。见《证治汇补·眩晕》。因肾精不足，不能上充脑髓所致。症见头晕耳鸣，神疲健忘，腰膝酸软。偏肾阳虚者，畏寒肢冷，舌淡，脉细弱。治宜补肾温阳，用右归丸、金匮肾气丸等方。偏肾阴虚者，心烦内热，舌质红，脉细数。治宜滋阴补肾，用左归丸、知柏八味丸等方。本证可见于神经衰弱、脑动脉粥样硬化症、贫血等病。

肾虚腰痛 shènxūyāotòng 腰痛的一种。见《千金要方》卷十。多因肾脏虚衰所致。症见腰痛酸软，腿膝无力，遇劳更甚，卧息稍安，脉细无力，气怯力弱，小便清利，为肾阳不足；脉洪无力，小便黄赤，虚火时炎，为肾阴不足。治宜补肾为主。虚不甚者，用青娥丸、煨肾散（《景岳全书》：人参、当归、杜仲、肉苁蓉、补骨脂、巴戟天、鹿角霜、秋石）、补髓丹（方见腰软条）等；虚甚而精血衰少者，宜当归地黄饮、左归丸或右归丸等。参见腰痛条。

肾虚遗精 shènxūyíjīng 病症名。见《医学纲目·正精》。多因思虑过度，心阳暗炽；房室不节，肾脏虚亏所致。因心阳亢而肾阴内铄者，症见梦遗频频、口渴舌干、面红颧赤，甚则闭目即遗、一夜数次，疲倦困顿等，治宜清心摄肾为主。用补心丹、六味地黄丸加减。因肾精亏虚，相火妄动者，症见腰足痿弱、骨内酸疼、夜热自汗、阴茎易举、遗泄频频、舌红、脉细数等，治宜滋阴降火、厚味填精。用熟地、鱼鳔、枸杞子、羊肾、猪脊髓、五味子之类，佐以养阴固摄之品。因房劳过度，下元虚惫，肾阳亦虚者，症见痹则滑精、腰酸肢软、畏寒肢冷、舌淡、脉沉细等，治宜阴阳双补，温摄命门，方用六味汤加鹿茸、菟丝子、五味子、龙齿、苁蓉，或用鹿茸大补汤（《杂病源流犀烛》：鹿茸、肉苁蓉、杜仲、白芍、白术、附子、肉桂、人参、五味子、石斛、半夏、黄芪、茯苓、当归、熟地、甘草）。参见遗精条。

肾虚月经过少 shènxūyuèjīngguòshǎo 月经过少证型之一。多因先天不足，早婚，分娩次数多，乳儿众多，或房室不节，损伤肾气，精亏血少，冲任胞脉之血不足所致。症见月经量过少，色黯红，质稀，头晕耳鸣，腰膝酸软。宜补肾养血。用当归地黄饮（《景岳全书》：当归、熟地、山药、山茱萸、杜仲、炙甘草、牛膝）加黄芪。

肾岩 shènyán 病名。见《疡科心得集》卷下。又名肾岩翻花。多因肝肾素亏或忧思郁怒，相火内灼，肝经血燥，火邪郁结而成。症见龟头或阴茎冠状沟附近发生结节，坚硬痒痛，或滋水渗出，渐成溃疡面，疮面扁平，或呈菜花样；晚期腹股沟部有坚硬如石之肿块，并伴形神困顿，甚至阴茎溃烂，危及生命。即阴茎癌。内治：初宜滋阴降火，补益肝肾，用知柏八味丸或大补阴丸；后期气血两亏，宜补气养血。外治可选用海浮散（清·程国彭《外科十法》：制乳香、制没

药)、桃花散（《医宗金鉴》：白石灰、大黄片）等。早期可行放射治疗或手术切除。

肾岩翻花 shènyánfānhuā　即肾岩。详该条。

肾阳 shènyáng　又称元阳、真阳、真火、命门之火、先天之火。与肾阴相对而言，两者互相依附为用。肾阳是肾生理功能的动力，也是人体生命活动力的源泉。肾所藏之精需赖命门之火温养，才能发挥其滋养体内各部分器官组织和繁殖后代的作用，尤其是脾胃的功能，需命门之火温煦，才能完成正常的腐熟水谷和运化精微的任务。

肾阳衰微 shènyángshuāiwēi　同肾阳虚衰，详该条。

肾阳虚 shènyángxū　肾虚而主水、藏精以及温煦各脏的机能衰退的病症。主要症状有畏寒肢冷、腰膝清冷、阳痿滑精、夜尿频多，或气喘自汗，或痰饮水肿，或五更泄泻等。参见肾不纳气、肾虚水泛等各条。

肾阳虚衰 shènyángxūshuāi　又称肾阳衰微、命门火衰、下元虚惫、真元下虚。即肾阳虚之严重者。临床表现为精神委靡，动则气喘，腰膝酸冷，四肢清冷，腹大胫肿，黎明前泄泻，癃闭或夜尿频数，尺脉沉迟等。治宜温补命门，详该条。

肾阴 shènyīn　又称元阴、真阴、肾水、真水。与肾阳相对而言。指本脏的阴液（包括肾脏所藏之精）与肾阳依附为用，是肾阳功能活动的物质基础。肾阴不足，肾阳就会亢奋，甚则相火妄动；相火妄动，反过来也灼耗肾阴。

肾阴虚 shènyīnxū　又称肾水不足或真阴不足。由色欲过度或劳倦内伤、久病亏耗等所致。主要见症有腰酸疲乏、头晕耳鸣、遗精早泄、两颧潮红、潮热盗汗等。肾主水、藏精，所以精血津液的亏损皆可致肾阴虚，而各脏阴虚亦多兼有肾阴虚之证。

肾胀 shènzhàng　胀病之一。出《灵枢·胀论》。指腹满引背，腰髀疼痛的病症。治宜温经散寒。用温经汤、温泉汤（《医醇賸义》：当归、附子、小茴香、补骨脂、乌药、杜仲、牛膝、木香、广皮、青皮、姜）等方。亦有以胀病而见上述证候为肾胀者。宜在治胀方中加肾经药，如独活、知母、细辛、肉桂等（《杂病源流犀烛·肿胀源流》）。

肾之府 shènzhīfǔ　指腰部。《素问·脉要精微论》："腰者，肾之府，转摇不能，肾将惫矣。"

肾主耳 shènzhǔ'ěr　出《素问·阴阳应象大论》。肾开窍于耳，耳为肾之官，肾气足则听觉聪敏，肾气衰则耳鸣、耳聋。《灵枢·脉度》："肾气通于耳，肾和则耳能闻五音矣。"耳通于脑，脑为髓海，赖肾的精气化生和濡养，肾虚则失于濡养。《医林改错》："两耳通脑，所听之声归于脑。"《灵枢·海论》："髓海不足，则脑转耳鸣。"

肾主骨 shènzhǔgǔ　出《素问·宣明五气》。指肾有充养骨骼的作用。参见肾合骨条。

肾主纳气 shènzhǔnàqì　肾与吸气功能有关。由于肾合命门，命门为"呼吸之门""元气之所系"（见《难经》），肾上连肺，其脉上贯膈，入肺中（见《灵枢·经脉》），呼吸出入之气，其主在肺，其根在肾。肾虚则不能助肺吸气，可见气促气短、呼多吸少、吸气困难等症状。参见肾不纳气条。

肾主水 shènzhǔshuǐ　肾的主要功能之一。泛指藏精和调节水液的功能。《素问·上古天真论》："肾者主水，受五脏六腑之精而藏之。"《素问·逆调论》："肾者水脏，主津液。"

肾主先天 shènzhǔxiāntiān　肾藏精，人的生殖发育须赖肾藏精气的作用，故名。参见先天、先天之本各条。

肾着 shènzhuó　病名。出《金匮要略·五

脏风寒积聚病脉证并治》。多由肾虚寒湿内着所致。症见腰部冷痛重着，转侧不利，虽静卧亦不减，遇阴雨则加重。治宜温脾肾，利水湿。方用肾着汤、轻腰汤。参见腰痛条。

肾着汤 shènzhuótāng　即甘草干姜茯苓白术汤。详该条。

肾足少阴之脉 shènzúshàoyīnzhīmài　即足少阴肾经。详该条。

甚者从治 shènzhěcóngzhì　治则之一。出《素问·至真要大论》。指深重复杂难以辨认的病症，可从其表象而治之。如热极似寒，寒极似热，应顺其假寒、假热的表象，采用从治的方法。参见反治条。

甚者独行 shènzhědúxíng　治则之一。出《素问·标本病传论》。指对病势深重者，要采取有力而有针对性的治疗措施，暂不宜过多兼顾。

胂 shèn　人体部位名。指高起丰满的肌肉群。如脊椎两侧的肌肉或髂骨部髂嵴以下的肌肉称为胂。《素问·刺腰痛》："腰痛引少腹控䏚，不可以仰，刺腰尻交者，两髁胂上。"

渗湿利水 shènshīlìshuǐ　治法。用具有淡渗利小便作用的方药治疗水湿内停证。

渗湿汤 shènshītāng　❶《太平惠民和剂局方》方。苍术、白术、炙甘草各一两，茯苓、炮姜各二两，橘红、丁香各一分。为粗末，每服四钱，加生姜三片，大枣一枚，水煎服。治寒湿所伤，身重腰冷，如坐水中。❷《杂病源流犀烛》方。①苍术、白术、茯苓、猪苓、陈皮、泽泻、川芎、香附、厚朴、砂仁、甘草、生姜、灯心。水煎服。治湿痰郁久成淋病（膏淋或砂淋）者。②茯苓、猪苓、白术、泽泻、苍术、陈皮、黄连、栀子、秦艽、防己、葛根。水煎服。治湿郁于下，腰痛而沉重者。

渗湿于热下 shènshīyúrèxià　出叶桂《温热论》。治疗温病表证夹湿的方法。温病初起夹有表湿，于辛凉解表剂中加用芦根、滑石一类渗淡利湿药，使湿从下去，温热即易于清解。

慎疾刍言 shènjíchúyán　医论著作。1卷。清·徐大椿撰于1767年。该书着重剖析医界流弊，以期医家谨慎治病。内容有误用补剂、内科杂病误治的论述，老、妇、幼治疗上的区别及外科病症治法等。倡导因

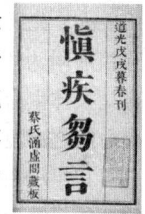

慎疾刍言

病施治，简明切要。此书又有王士雄校刊本，经张鸿补辑，改名《医砭》，编入《潜斋医学丛书》中。

慎柔五书 shènróuwǔshū　医书。5卷。明·胡慎柔撰。初刊于1636年。现存系清·石震校订本。内容包括：师训第一，医劳历例第二，虚损第三，痨瘵第四及医案第五，共五篇。其以内科虚损类疾病为主，兼及其他杂病的证治。治法多本李杲《脾胃论》学说，以保护脾胃为主。新中国成立后有排印本。

慎斋遗书 shènzhāiyíshū　医书。10卷。明·周之干著述。卷一至五分述阴阳脏腑、亢害承制、运气经络、望色切脉、辨证施治、二十六字元机、用药权衡、炮制心法、古经解、古方解、古今名方，卷六至十介绍以内科杂病为主的临床各科病症证治。论述密切结合作者的学术经验，治疗选方尤多心得，并附医案若干。新中国成立后有排印本。

sheng

升降出入 shēngjiàngchūrù　气机运动的基本形式。《素问·六微旨大论》："出入废则

神机化灭，升降息则气立孤危。故非出入则无以生长壮老已，非升降则无以生长化收藏。是以升降出入，无器不有。"上升和下降的对立统一，是体内气机运动的形式；出和入的平衡，是机体物质代谢的前提。所以升降出入是生命运动的最基本形式。

升降浮沉 shēngjiàngfúchén 指药物作用的趋向。升是上升，降是下降，浮是发散上行，沉是泻利下行。升浮药上行而向外，有升阳、发表、散寒等作用。凡气温热、味辛甘的药物大多有升浮作用，如麻黄、桂枝、黄芪之类。凡气寒凉、味苦酸的药物大多有沉降作用，如大黄、芒硝、黄柏之类。花叶与质轻的药物大多升浮，如辛夷、荷叶、升麻等。子、实与质重的药物大多沉降，如苏子、枳实、寒水石等。

升降散 shēngjiàngsǎn 《寒温条辨》方。炒僵蚕二钱，蝉蜕二钱，姜黄三分，大黄四钱。为末，黄酒、蜂蜜调匀冷服。治温病表里三焦大热，症见憎寒壮热，或头痛如破，或烦渴引饮，或咽喉肿痛，或身面红肿，或斑疹杂出，或胸膈胀闷，或上吐下泻，或吐衄便血，或神昏谵语，或舌卷囊缩。

升降失常 shēngjiàngshīcháng 多指胃气不降，脾阳不升，脾胃功能失调的病变。表现为腹胀、嗳气、呕吐、厌食、泄泻等证候。参见清阳不升、浊阴不降各条。

升可去降 shēngkěqùjiàng 用升提的药物治疗气虚下陷的病症。如因气虚下陷而患脱肛或子宫脱垂，用补中益气汤以升阳益气。

升麻 shēngmá 中药名。出《神农本草经》。别名绿升麻、龙眼根。为毛茛科植物升麻 Cimicifuga foetida L. 或兴安升麻 C. dahurica（Turcz.）Maxim.、大三叶升麻 C. heracleifolia Kom. 的根茎。主产于陕西、四川、辽宁、吉林、黑龙江、河北。甘、辛、微苦，凉。入肺、脾、胃经。透疹，升

提，解毒。治麻疹透发不畅，热病身发斑疹，久泻，久痢，脱肛，子宫脱垂，胃火牙痛，齿龈腐臭，口舌生疮，咽喉肿痛。煎服：3~9克。升麻根茎含升麻碱等。兴安升麻根茎含升麻环氧醇及其木糖苷、兴安升麻醇、齿阿米素、齿阿米醇、异阿魏酸等。大三叶升麻含生物碱。兴安升麻酊剂有镇静、降压和抗惊厥作用。升麻对未孕子宫有兴奋作用，在体外能抑制结核杆菌生长。

升麻葛根汤 shēngmágěgēntāng 又名平血饮。《阎氏小儿方论》方。升麻、葛根、白芍、炙甘草各等分。为粗末，每服四钱，水煎服。功能解肌透疹，和营解毒。治麻疹初发，或发而未透，症见发热恶风、喷嚏咳嗽、目赤流泪、舌红苔白、脉象浮数。

升麻汤 shēngmátāng 即清震汤❶。详该条。

升麻消毒饮 shēngmáxiāodúyǐn 《医宗金鉴》方。当归尾、赤芍、金银花、连翘、牛蒡子、栀子、羌活、白芷、红花、防风、甘草、升麻、桔梗。水煎服。治黄水疮。

升提中气 shēngtízhōngqì 治疗中气下陷的方法。中气指脾气。脾气上升，将水谷精微之气上输于肺，以荣养其他脏腑。若脾虚中气下陷，可出现久泻、脱肛、子宫脱垂等症状，或不能制水而小便不利。均可用补中益气汤以升提中气。脾气旺则诸证自除，升清降浊的机能恢复，则小便通畅。

升陷汤 shēngxiàntāng 《医学衷中参西录》方。黄芪18克，知母9克，柴胡4.5克，桔梗4.5克，升麻3克。水煎服。治胸中大气下陷，气短不足以息，或呼吸似喘，或气息将停，脉象沉迟微弱，关前尤甚，剧者六脉不全，或至数不齐。

升阳散火汤 shēngyángsànhuǒtāng 《脾胃论》方。升麻、葛根、羌活、独活、白芍、人参各五钱，柴胡八钱，生甘草二钱，炙甘

草三钱，防风二钱五分。为粗末，每服五钱，水煎服。治胃虚过食冷物，抑遏阳气于脾土，四肢发热倦怠，或骨蒸劳热等。

升阳益胃 shēngyángyìwèi 用升发脾阳之法治疗脾虚气陷的病症。临床用于劳倦伤脾，胃阳不振，症见体重肢困、怠惰嗜卧、恶风厥冷、口苦舌燥、饮食无味、食不消化、大便不调等，用升阳益胃汤等。

升阳益胃汤 shēngyángyìwèitāng 《脾胃论》方。黄芪二两，半夏、人参、炙甘草各一两，独活、防风、白芍、羌活各五钱，橘皮、茯苓、泽泻、柴胡、白术各三钱，黄连二钱。为粗末，每服三钱，加姜、枣，水煎服。治脾胃虚弱，怠惰嗜卧，口苦舌干，饮食无味，大便不调，小便频数。

生地 shēngdì 干地黄之处方名。详该条。

生化 shēnghuà 泛指自然事物的发生和变化。《素问·五运行大论》："寒暑燥湿风火，在人合之奈何？其于万物何以生化？"又《素问·六元正纪大论》："厥阴所至为生化。"因厥阴风木为春生之气，故名。

生化汤 shēnghuàtāng 《景岳全书》引钱氏方。当归五钱，川芎二钱，炙甘草五分，炮姜三分，桃仁十粒，熟地黄三钱（一方无熟地黄）。水煎服。功能活血化瘀，温经止痛。治产后恶露不行，小腹疼痛。临床观察：本方用于产后，能加速子宫复原，减少宫缩腹痛。

生肌散 shēngjīsǎn 验方。见《外伤科学》（广州中医学院）。制炉甘石15克，钟乳石9克，滑石30克，琥珀9克，朱砂3克，冰片0.3克。为末，外敷。功能生肌收口。治痈疽溃后，脓水将尽者。

生肌玉红膏 shēngjīyùhónggāo 又名玉红膏。《外科正宗》方。白芷五钱，甘草一两二钱，当归二两，紫草二钱，血竭、轻粉各四钱，白蜡二两，麻油一斤。制成药膏，贴

患处。功能活血祛腐，解毒消肿，止痛生肌。治痈疽疮疡溃烂，腐肉不脱，新肌难生者。

生姜 shēngjiāng 中药名。出《本草经集注》。为姜科植物姜 *Zingiber officinale* Rosc. 的鲜根茎。除东北外，其他大部分地区有栽培。辛，微温。入肺、胃、脾经。发表、散寒，温中，止呕。治感冒风寒，胃寒呕吐，痰饮喘咳，胀满泄泻。煎服：3~9克，或3~5片；或捣汁饮。解半夏、天南星及鱼、蟹、鸟、兽肉毒。本品含挥发油，主成分为姜醇、姜烯等。有效成分为姜辣素（Gingerol），可刺激消化道黏膜，增加食欲，促进消化。浸膏对狗因硫酸铜引起的呕吐有抑制作用。生姜能兴奋血管运动中枢和呼吸中枢，升高血压，促进发汗。

生姜半夏汤 shēngjiāngbànxiàtāng 即小半夏汤。详该条。

生姜皮 shēngjiāngpí 中药名。出《食疗本草》。别名生姜衣。为姜科植物姜 *Zingiber officinale* Rosc. 根茎的栓皮。辛，凉。行水消肿。治水肿。煎服：1.5~6克。外擦皮肤癣疾。

生姜泻心汤 shēngjiāngxièxīntāng 《伤寒论》方。生姜四两，半夏半升，黄芩三两，干姜一两，人参三两，炙甘草三两，黄连一两，大枣十二枚。水煎，分三次服。治水热互结，胃中不和，见心下痞硬、干噫食臭、胁下有水气、腹中雷鸣、下利等。

生姜衣 shēngjiāngyī 即生姜皮。详该条。

生理约编 shēnglǐyuēbiān 见中国医学约编十种条。

生脉散 shēngmàisǎn 又名人参生脉散、生脉饮。见《内外伤辨惑论》。人参、麦冬、五味子。水煎服。功能益气生津，敛阴止汗。治暑热伤气，气阴两伤，汗多体倦，气短口渴，或久咳肺虚，干咳少痰，短气自

S

汗，口舌干燥，脉虚者。制成注射液，治心源性休克、急性心肌梗塞。实验研究：对实验性休克有强心、升压作用。

生脉散注射液 shēngmàisǎnzhùshèyè　即生脉散制成的注射液，详生脉散条。

生脉饮 shēngmàiyǐn　即生脉散。详该条。

生气之原 shēngqìzhīyuán　生命气息的根源。指肾间动气，亦称原气（《难经·八难》）。参见原气条。

生乳丹 shēngrǔdān　即通乳丹。详该条。

生晒参 shēngshàishēn　人参商品之一种。详该条。

生生子 shēngshēngzǐ　见孙一奎条。

生铁落饮 shēngtiělàoyǐn　❶《素问·病能论》方。生铁落。水煎服。治郁怒伤肝而癫狂者。❷《医学心悟》方。生铁落、天冬、麦冬、浙贝母各三钱，胆南星、橘红、远志、石菖蒲、连翘、茯苓、茯神各一钱，玄参、钩藤、丹参各一钱五分，朱砂三分。水煎服。功能镇心坠痰，安神定志。治痰火上扰而致的癫狂。

声怯 shēngqiè　病症名。指因身体虚弱所致的声音低微。五脏六腑之精皆藏于肾，肾为声音之根，脏腑健旺则声音洪亮，脏腑虚弱则声音低微。故《景岳全书》卷二十八："声音出于脏气，凡脏实则声弘，脏虚则声怯。"

声如拽锯 shēngrúyèjù　喉中痰鸣，呼吸困难而产生拉锯样声音。卒中昏仆每见此症，亦可见于一些喉头梗阻的疾病。

声嘶 shēngsī　病症名。见《诸病源候论》卷二。《红炉点雪》卷二："金为火烁而损，由是而声嘎、声嘶见焉。"即音嘶。详该条。

声哑喉痈 shēngyǎhóuyōng　病名。系指患喉痈而又声音嘶哑者。多因火毒上炎所致，但亦有由肺受风邪而起者。《喉科秘旨》卷下："受寒太重，肺脉闭塞以致声哑饮食难

进，或有烂斑，右寸沉涩，脾胃脉洪大，背寒身热。"治宜温散寒邪，利咽开音。用喉科六味汤加羌活、紫苏、葛根、细辛等。参见喉痈条。

声重 shēngzhòng　即语声重浊。详该条。

胜复 shèngfù　运气学说术语。指胜气与复气的关系。《类经》："六气盛衰不常，有所胜则有所复也。"一年中，若上半年有太过的胜气，下半年当有与之相反的复气。例如上半年热气偏盛，下半年即有寒气以报复之。又如木运不及，金气胜木，木郁而生火，火能克金，称为复。胜复的一般规律是凡先有胜，后必有复，以报其胜。胜复之气并非每年都有。胜复之说，古人用以说明自然气候的相胜相制现象，进而探讨疾病的流行、病机、预后以及治疗的关系。《素问·至真要大论》："治诸胜复，寒者热之，热者寒之……此治之大体也。"

胜金丸 shèngjīnwán　即女金丹。详该条。

胜气 shèngqì　运气学说术语。指偏胜之气。如上半年发生某种超常的气候，或五运中某运偏胜，均称胜气。参见胜复条。

绳 shéng　耳廓根部前面附着在侧头部的边缘部位。《灵枢·五色》："挟绳而上者，背也。"张景岳注："颊之外曰绳。"

绳索悬吊法 shéngsuǒxuándiàofǎ　正骨法。见《世医得效方》。又称双踝悬吊法。可用于胸、腰椎压缩性骨折及髋关节脱位的复位等。令患者俯卧，两踝部垫上棉块后用绳缚扎，将两足徐徐吊起，使身体与床面约成45°角，约15分钟左右后，医者用手掌在患处以稳定的力量推按，使之复位。

圣惠方 shènghuìfāng　即太平圣惠方之简称。详该条。

圣济经 shèngjìjīng　丛书。又名《宋徽宗圣济经》。10卷。旧题宋·赵佶（徽宗）撰。吴禔注。成书于1118年。该书共分10篇，

42 章。主要以理学思想论述《内经》中有关阴阳、运气、摄生、脏腑、经脉、病机等医理问题，多以性理学附会医学。该书收入《十万卷楼丛书》中。另有《丛书集成》本。

圣济总录 shèngjìzǒnglù 医书。200 卷。宋徽宗时由朝廷组织人员编撰。成书于 1111～1117 年。该书系采辑历代医籍并征集民间验方和医家献方整理汇编而成。内容分运气、叙例、治法及各科病症治，涉及内、外、妇、儿、五官、针灸各科以及杂治、养生等诸多内容，有论有方，录方近两万个。但书中也掺杂一些糟粕，诸如符禁、神仙服饵等。新中国成立后出版排印本，对其中明显的错误已作删节。

圣愈汤 shèngyùtāng ❶《兰室秘藏·疮疡门》方。生地黄、熟地黄、川芎、人参各三分，当归、黄芪各五分。为粗末，水煎，不拘时服。功能补气养血。治诸恶疮出血多而心烦不安，不得睡眠。❷《脉因证治》卷下方。熟地黄、当归、白芍、川芎、人参、黄芪（原无用量）。水煎服。功能补气养血。治一切失血过多，阴亏气弱，烦热作渴，睡卧不宁。

盛经 shèngjīng ❶气血充盛的经脉。如冲脉、胃经等。❷浮现于皮肤分肉之间的络脉。

盛胎 shèngtāi 即激经。详该条。

盛则泻之 shèngzéxièzhī 针灸治疗法则。出《灵枢·经脉》。邪气壅盛，正气未衰，属实证者，针刺时可用泻的手法治疗。此原则亦用于方药治疗。

shi

尸厥 shījué 厥证之一。出《素问·缪刺论》等篇。指突然昏倒，不省人事，状如昏死的恶候；或兼见手足逆冷，肌肤粟起，头面青黑，精神恍惚不宁；或错言妄语，牙紧口噤，头旋晕倒，呼吸低微而不连续，脉微弱如绝。治宜以针灸外治、内服苏合香丸开窍，或中西医结合抢救。参见厥证条。

尸咽 shīyān 病名。见《诸病源候论》。多因阴阳不和，风热邪毒壅塞肺脾，阻遏气机。旧说因腹内尸虫上蚀于喉咽，故名。症见咽中或痒，或痛。参见狐惑条。

尸注 shīzhù 病名。见《肘后方》卷一。即劳瘵。详该条。

失精 shījīng ❶见《金匮要略·血痹虚劳病脉证并治》。即遗精。详该条。❷情志病。《素问·疏五过论》："尝富后贫，名曰失精。"详见脱营失精条。

失精家 shījīngjiā 指经常梦遗或滑精的人。《金匮要略·血痹虚劳病脉证并治》："夫失精家，少腹弦急，阴头寒，目眩，发落。"

失颈 shījīng 即失枕。详该条。

失眠穴 shīmiánxué 经外奇穴名。见《江苏中医》1959 年 12 期。位于足底中线与内外踝尖连线相交处。主治失眠。直刺 0.2～0.5寸，灸 5～15 分钟。

失气 shīqì ❶症名。出《素问·咳论》。又称转矢气。俗称放屁。多因脾虚饮食不化或气滞不行所致。常治以健脾、消食、行气之法。❷病理名。指真气脱失（见《灵枢·终始》）。

失强 shīqiáng 见《素问·脉要精微论》。指因五脏精气衰败而致身体的相应部位失去正常的强健状态。五脏各与身体的一定部位相应，五脏精气充沛则形体强健。若脏气虚衰则相应部位失养而呈现失强体征。如腰为肾之腑，腰脊强直、转摇不能为肾气虚衰的征象。由于各种失强征象是相应内脏脏气衰败的反映，久病见之，常预后不良，故谓"失强则死"。

失荣 shīróng 病名。见《外科正宗》。又名失营。因情志所伤，肝郁络阻，痰火凝结而成。病生于颈项，初起微肿，皮色不变。日久渐大，坚硬如石，固定难移；后期破烂紫斑，渗流血水，气血渐衰，形容瘦削，如树木失去荣华，故名。包括颈部原发或继发性恶性肿瘤。初宜益气养营，和荣散坚。可服和荣散坚丸（《外科正宗》：当归身、熟地黄、茯神、香附、白术、人参、橘红、贝母、南星、远志、酸枣仁、柏子仁、芦荟、角沉、龙齿、牡丹皮、朱砂）。溃后内服逍遥散加味或归脾汤。

失神 shīshén 即神气衰败。神是生命活动的总称，是五脏精气的体现。当生命机能严重障碍，五脏精气衰败时，常出现目睛昏暗，形羸色败，喘息异常，或暴泻不止，或周身大肉已脱，或两手循衣摸床，或卒倒而眼闭口开，手撒遗尿等，均称失神。望诊中的真脏色，脉诊中的真脏脉，也是失神的表现。《素问·移精变气论》："失神者亡。"

失溲 shīsōu 证名。出《伤寒论·辨太阳病脉证并治》。小便自遗之症。失溲病因甚多，伤寒热病在病危时亦可见此。《伤寒论后条辨》："直视、失溲者，水亏营竭而肾气不藏也。"详遗溺、小便不禁、外感遗尿条。

失笑散 shīxiàosǎn ❶又名断弓弦散。《太平惠民和剂局方》方。五灵脂、蒲黄各等分。为末，每用二钱，醋、水同煎，和渣热服。功能活血行瘀，散结止痛。治血瘀内阻，月经不调，小腹急痛，产后腹痛，恶露不行。也用于冠状动脉硬化性心脏病心绞痛。实验研究：能提高机体对减压缺氧的耐受力，对垂体后叶素引起的大白鼠急性心肌缺血有对抗作用，对小鼠的自发活动具有明显的镇静作用，有降低血压的作用。❷《洁古家珍》方。荆芥穗一两，朴硝二两。为粗末，加萝卜、葱，水煎，淋洗患处。治男子生殖器肿。❸《疡医大全》引江庭仍方。荜茇八分，细辛一钱，冰片二分五厘。为末，擦患处。治牙痛。

失笑丸 shīxiàowán 即枳实消痞丸。详该条。

失心风 shīxīnfēng 癫病的别称。《证治准绳·癫》："癫病俗谓之失心风。"详癫条。

失血 shīxuè 病症名。见《三因极一病证方论》。血不循经而妄行，见衄血、呕血、咳血、唾血、便血、尿血等各种出血，总称失血。多由火热、虚寒、外伤、瘀阻等所致。脾虚气弱，不能统血摄血，邪热迫血妄行，跌仆外伤损破脏腑经脉等，均可导致失血。详见衄血、肌衄、吐血、呕血、咯血、咳血、唾血、便血、尿血各条。

失血发热 shīxuèfārè 病症名。失血后的发热。多因阴血亏耗，虚阳偏亢或阳气郁于血分不得发越所致。《证治汇补·发热》："一切吐衄便血，产后崩漏，血虚不能配阳，阳亢发热者，治宜养血。然亦有阳虚而阴走者，不可徒事滋阴，所以有生血益气、阳生阴长之法。"可选用当归补血汤、四物汤、圣愈汤等方。《血证论·发热》："失血家阳气郁于血分之中，则身热郁冒，但头汗出。身热者，火闭于内，而不得达于外故也。但头汗出者，火性炎上，外有所束，则火不能四达，故愈炎上而头汗也。治法宜解其郁，使遍身微汗，则气达于外，而阳不乘阴，热止血亦治矣。此如盛暑遏热，得汗而解，小柴胡汤主之。"参见发热、血虚发热条。

失血心痛 shīxuèxīntòng 证名。又名杀血心痛。见《妇人良方》卷一。妇女因血崩而出现心痛的病症。多因出血过多，心脾失养，或血瘀凝滞所致。症见血崩心痛较甚，血色浅淡如水，小腹喜按。宜收敛止血。用乌贼骨炒，研为细面，醋汤调服；再以补中益气汤升举之。若崩血色紫有块，心痛拒按者，为血瘀凝滞不散，宜行瘀止痛，先用失笑散，后用十全大补汤以补之。

失血眩晕 shīxuèxuànyūn 病症名。因出血过多所致的眩晕。《杂病源流犀烛·头痛源流》："失血眩晕，或吐衄太甚，或便血过多，或由伤胎，或由产后，或由崩漏，或由金疮跌扑、拔牙。往往闷绝，不省人事。"治宜补血益气。用芎归汤、归脾汤、人参养荣汤等方。危急者应先益气回阳固脱，用独参汤、参附汤等方。参见血虚眩晕等条。

失音 shīyīn 证名。古称喑。声音嘶哑或不能发声。《诸病源候论·风病诸候》："皆由风邪所伤，故谓风失音不语。"《张氏医通》卷四："喑：失音大都不越于肺，然须以暴病得之，为邪郁气逆；久病得之，为津枯血槁。盖暴喑总是寒包热邪。或本内热而后受寒，或先外感而食寒物。"有外感、内伤和属虚属实之分，一般外感多属实证。因外邪乘肺，闭塞气道所致，治宜宣肺散邪为主，用三拗汤、桑杏汤等方。如久病失音，由于肺肾气阴两伤，宜润肺滋肾，用清音汤、百合固金汤、地黄饮子等方。因高声叫呼，强力骂詈，损其会厌，伤于肺气，亦可引起本证。

失营 shīyíng ❶病名。见《张氏医通·杂门》。详脱营失精条。❷见失荣条。

失枕 shīzhěn 病名。出《素问·骨空论》。又名失颈、落枕。多因睡卧姿势不当，或颈部当风受寒，或外伤引起。症见颈部酸痛不适，俯仰转动不灵；重者疼痛延及患侧肩背及上肢，头向一侧歪斜，并有患侧颈部压痛。治疗以按摩、针刺为主，并可配合热敷、温熨。因外邪所致者，可内服蠲痹汤；外伤而致者，宜复元活血汤；日久不愈者，宜六味地黄丸。

失枕手法 shīzhěnshǒufǎ 外治法。患者正坐，医者立于背后，一手扶头顶，一手中、拇指点按天柱、风池、风府等穴，并顺诸穴部位自上而下按摩多次，再分别拿、捏、提颈部及肩背肌肉多次。继以双手拇指在枕后，余指在下颌部，双前臂下压双肩，用力边摇晃边提、边旋转头部多次，再一手托枕部，一手托下颌部向前、向左、向右轻缓旋转，最后一次加大旋转幅度，常可听到响声。注意手法宜柔和，忌粗暴。

失志 shīzhì 病症名。抑郁嗟伤而致的神志失常。《证治要诀》卷九："失志者，由所求不遂，或过误自咎，懊恨嗟叹不已，独语书空，若有所失。"治宜温胆汤、定志丸、辰砂妙香散等方。本病可见于精神病等患者。参见癫条。

施发 shīfā（约1190—？）南宋医家。字政卿，永嘉（今浙江永嘉县）人。幼时儒医兼学，长而专心学医。取《内经》《难经》及诸家方脉书之有验者，撰《察病指南》3卷，论述脉象并载有各种脉象图，对后世有较大的影响。1234年撰《续易简方论》，主要对王德肤《易简方》提出自己的看法。

施今墨 shījīnmò（1884—1968）现代医家。浙江萧山人。从事临床工作数十年，积有丰富经验，善治内科各种杂病，所拟方剂有的制成成药，有良好疗效。新中国成立前曾创办华北国医学院。新中国成立后曾任北京医院中医顾问。其医疗经验由其门徒整理成《施今墨医疗经验集》《施今墨医案》。

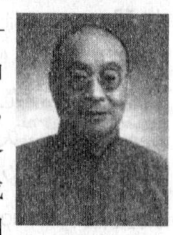

施今墨

湿 shī ❶病因六淫之一。湿属阴邪，性质重浊、黏腻，能阻滞气的活动，妨碍脾的运化。外感湿邪常见恶寒发热，虽汗出而热不退，头重如裹，胸闷腰酸，口不渴，肢节疼痛，痛有定处，四肢困倦；湿浊内阻肠胃常见食欲不振，胸闷不舒，小便不利，大便溏泄等症。❷病症。脾肾阳虚，运化功能障碍而致水湿停滞的病症。参见内湿条。

湿痹 shībì ❶痹证的一种。见《金匮要略·痉湿暍病脉证并治》。指风寒湿邪侵袭肢节、经络，其中又以湿邪为甚的痹证。又名著痹、着痹。症见肢体重着，肌肤顽麻，或肢节疼痛，痛处固定，阴雨则发。治宜祛湿为主，兼散风逐寒，参以补脾行气。用茯苓川芎汤（《证治准绳》：赤茯苓、桑白皮、防风、官桂、川芎、麻黄、芍药、当归、甘草）、除湿蠲痹汤等方加减。❷脚气病的一种。指脚气病见脚腿疼痛不仁者（见《寿世保元·脚气》）。

湿毒 shīdú 湿气郁积成毒而致病。其特点为慢性过程，病灶渗出物多半较难愈合。如湿毒积于肠而下注，可致湿毒便血；湿毒下注于肌肤，则小腿溃烂流水，称湿毒流注。参详该条。

湿毒疮 shīdúchuāng 病名。出《外科启玄》。又名下注疮。多由风湿热客于肌肤所致。发于小腿足踝等处。急性者初起患部皮肤潮红，继起丘疹、水疱、瘙痒，破后黄水淋漓，常对称发病，属湿热偏重；慢性者多伴有血虚，皮肤肥厚粗糙、脱屑，瘙痒无度，病程迁延，属邪留血燥。即湿疹。急性宜清热利湿，用萆薢渗湿汤合二妙丸，外用黄柏煎汤，待冷湿敷，渗水减少后，用青黛散。慢性宜养血祛风，用当归饮子合三妙散，外用青黛膏外搭。

湿毒带下 shīdúdàixià 带下证型之一。多因经期或产后阶段胞脉正虚，湿毒秽浊之邪乘虚内袭，伤及胞脉及冲任气血，以致带脉失约，任脉不固。症见带下色如米泔或黄绿如脓状，或五色杂下，气味臭秽，阴部痒痛，或有发热腹痛、小便短赤等症。宜清热解毒，除湿止带。用止带方（《世补斋不谢方》：猪苓、茯苓、车前子、泽泻、赤芍、丹皮、黄柏、栀子、牛膝、茵陈）。或酌加金银花、连翘、蕺菜等，以增强解毒功效。但须注意排除癌变。

湿毒流注 shīdúliúzhù 由湿毒下注小腿肌肤所致的病症。症见小腿溃烂，疮形平塌，脚根漫肿，色紫或紫黑，溃破后脓水浸渍蔓延，久不收口。

湿毒下血 shīdúxiàxuè 便血的一种。见《丹溪心法附余·火门》。因湿毒蕴结大肠所致。症见便血颜色不鲜，或紫黑如赤豆汁，腹不痛，胸膈胀闷，饮食减少，面目发黄，小便不利。宜化湿毒，可用槐花散、升麻去湿和血散（《丹溪心法附余》：生地、丹皮、生甘草、熟甘草、黄芪、当归身、熟地、苍术、秦艽、肉桂、橘皮、升麻、白芍）、黄连汤（《千金要方》：黄连、当归、石榴皮、阿胶、干姜、黄柏、甘草）等方。

湿遏热伏 shī'èrèfú 亦称湿郁热伏。因湿邪阻遏而致热不能宣散透发的现象。表现为身热不扬，午后热高，汗出而热不退，神疲，头重，胸闷腹胀，厌食，小便黄赤，舌质红降，苔白腻或黄腻，脉濡数等。

湿霍乱 shīhuòluàn 病症名。①见《外台秘要》卷六。霍乱本以呕吐泄泻为特征，因有不吐不泻之干霍乱，故将呕吐泄泻者名为湿霍乱。其症见吐泻无度，甚者手足逆冷，转筋。多因内伤饮食生冷，外感寒、湿、暑邪所致。有寒、热之分。②即暑霍乱。见《医学入门·霍乱》。本证可见于霍乱、副霍乱、细菌性食物中毒等疾病。详见寒霍乱、热霍乱、霍乱转筋各条。

湿脚气 shījiǎoqì 脚气病的一种。见《太平圣惠方》卷四十五。指脚气病见脚膝浮肿者。多因水湿之邪从下感受，经络不得宣通所致。症见足胫肿大，麻木重着，软弱无力，小便不利，舌苔白腻，脉濡缓。本病类似维生素 B_1 缺乏症。治宜宣壅逐湿。用鸡鸣散加减。湿热偏胜者，见口渴尿赤，苔黄腻，脉濡数，宜宣通清利，可用防己饮（《丹溪心法》：白术、木通、防己、槟榔、

S

川芎、甘草梢、犀角、苍术、黄柏、生地）加减。

湿疥 shījiè 详疥疮条。

湿痉 shījìng 病名。感受湿邪而致的痉证，多见于小儿。清·吴鞠通《解儿难》："湿为浊邪，最善弥漫三焦，上蔽清窍，内蒙膻中。"症见神昏，痉厥，身热不扬，闷乱，舌苔白厚。治宜芳香化浊。用甘露消毒丹加减。

湿咳 shīké 咳嗽的一种。见《儒门事亲》卷三。又称湿嗽、伤湿咳嗽。因感受湿邪，湿痰壅肺所致。症见咳嗽多痰，骨节疼痛，四肢沉重，面浮肢肿，小便不利。治以化湿祛痰为主。用白术汤、不换金正气散等方。

湿可去枯 shīkěqùkū 用滋润的药物治疗津枯血燥证。如肺受燥热，咳嗽无痰而胁痛，口舌干燥，舌红无苔，用清燥救肺汤以清燥润肺。

湿困脾阳 shīkùnpíyáng 水湿影响脾阳运化功能的病变。与脾虚湿困的病机稍有差异，但主要证候大致相同。脾虚湿困，是因脾虚导致水湿困阻，脾虚是发病的关键，治宜健脾为主，结合燥湿。湿困脾阳，湿是发病的关键，治宜燥湿利湿为主，湿去则脾阳运化的功能可以恢复。参见脾虚湿困条。

湿疟 shīnüè 疟疾之一。①即暑疟（《症因脉治》卷四）。详该条。②外受雨露，内停水湿引起的疟疾（《三因极一病证方论·疟叙论》）。症见恶寒发热不甚，一身尽痛，四肢沉重，脘闷呕恶，或面浮溲少，舌苔白腻，脉濡缓等。治宜解表除湿。用柴平煎、胃苓汤、苍术白虎汤加草果等。

湿热 shīrè ❶温病中的一种。症见发热、头痛、身重而痛、腹满食少、小便短而黄赤、舌苔黄腻，脉濡数等。❷湿热合邪的其他病症。如湿热发黄、湿热下痢、湿热带下等。

湿热腹痛 shīrèfùtòng 病症名。见《杂病源流犀烛·腹少腹病源流》。由于湿热蕴结脾胃所致。症见腹痛时作时止，痛而拒按，时或呕吐，或恶寒发热，或身目发黄，胸闷纳呆，口苦而腻，大便秘结或下痢，舌苔黄腻，脉濡数或洪数。本证可见于胆囊炎、胆石症、肠结核、慢性菌痢等病。治宜清热泻火，行气化湿。可用散火汤（《寿世保元》：黄连、白芍、栀子、枳壳、厚朴、香附、川芎、木香、砂仁、茴香、甘草）或大柴胡汤等方加减。下痢者，详见湿热痢条。

湿热黄疸 shīrèhuángdǎn 阳黄的一种。因湿热相搏，郁而发黄所致。《丹溪心法·疸》："疸不用分其五，同是湿热。"症见身热，烦渴，或躁扰不宁，或消谷善饥，或小便热痛赤涩，或大便秘结，脉洪滑有力。治宜清火邪，利小便。方用大黄硝石汤、茵陈蒿汤、大温中丸（《丹溪心法》：陈皮、苍术、厚朴、三棱、莪术、青皮、香附、甘草、针砂）、小温中丸等。

湿热痢 shīrèlì 病症名。见《症因脉治》卷四。痢疾之属湿热者。由湿热积滞肠中，气血阻滞，传导失职所致。症见腹痛，里急后重，下痢赤白，稠黏臭秽，肛门灼热，小便短赤，苔黄腻，脉滑数，或见发热等。治宜清热燥湿，调气行血。选用芍药汤、白头翁汤、香连丸等方。身热甚者，用葛根芩连汤；气滞食滞偏重，腹痛，里急后重明显者，用枳实导滞丸等。此外，地锦草、马齿苋、白槿花、一见喜、大蒜等药均可选用。

湿热内蕴 shīrènèiyùn 湿热蕴酿于中焦脾胃及肝胆。湿为重浊黏滞之邪，阻碍气机，与热邪相合，则湿热交困。热因湿阻而难解，湿感热蒸而使阳气更伤。临床表现为热势缠绵、午后热高、身重疲乏、神志昏沉、胸脘痞满、不思饮食、大便黏腻不爽、小便不利或黄赤、或黄疸等症。

湿热条辨 shīrètiáobiàn 医书。1卷。清·薛雪撰。著作年代不详。此书专论湿热病

症，共35条，每条均有薛氏自注。重点辨析湿热受病的原委，各种临床表现及治疗。指出湿热多由阳明、太阴表里相传。章虚谷曾予注释，编入《医门棒喝·二集》。又《温热经纬》中有"湿热病篇"，该篇内容在原《湿热条辨》的基础上补充了痢疾、湿温、暑月病症等，条文从原35条增为46条。

湿热头痛 shīrètóutòng 头痛病症之一。见《兰室秘藏》卷中。由湿热熏蒸，上蒙清窍所致。症见头痛且重，心烦身重，肢节疼痛，或面目、四肢浮肿，舌苔黄腻，脉濡数等。治宜清热化湿。可用清空膏或三仁汤加减。参见头痛条。

湿热痿 shīrèwěi 痿证的一种。见《医学纲目》卷十七。由于湿热浸淫，伤及筋脉所致。症见两足痿软、微肿，或足指麻木，伴有身重胸闷，小便赤涩，舌苔黄腻，脉濡数。治宜清热燥湿，健脾渗湿等。方用加味二妙散（《丹溪心法》：黄柏、苍术、当归、牛膝、防己、萆薢、龟甲）、东垣健步丸（李东垣方：防己、羌活、柴胡、滑石、甘草、栝楼根、泽泻、防风、苦参、川乌、肉桂）、清燥汤（《丹溪心法》：黄芪、苍术、白术、橘皮、泽泻、人参、白茯苓、升麻、麦冬、归身、生地、曲末、猪苓、酒柏、柴胡、黄连、五味子、甘草）等。参见痿条。

湿热下注 shīrèxiàzhù 湿热流注于下焦。主要表现为小便短赤、身重疲乏、舌苔黄腻、胃纳不佳等。临床多见于湿热痢疾、湿热泄泻、淋浊、癃闭、阴痒、白带、下肢关节肿痛、湿脚气感染等症。

湿热胁痛 shīrèxiétòng 病症名。见《丹溪心法附余·火门》。多由病邪侵袭，湿热郁蒸，肝胆络脉气滞所致。症见胁肋持续胀痛，或阵发性剧痛，痛引心下或胸背，恶心呕吐，胸闷纳呆，或有寒热，身目发黄，小便短赤等。治宜疏肝利胆，清化湿热。用龙胆泻肝汤或茵陈蒿汤、加减大柴胡汤（柴胡、大黄、黄芩、半夏、白芍、枳壳、郁金、木香、茵陈、栀子、虎杖、板蓝根）等方。

湿热眩晕 shīrèxuànyūn 见《症因脉治》卷二。详见暑湿眩晕条。

湿热腰痛 shīrèyāotòng 腰痛的一种。见《丹溪心法·腰痛》。多因湿热之邪阻遏经络所致。症见腰髋疼痛，痛处伴有热感，或小便短赤，脉弦数等。治宜清热利湿为主。方用加味二妙散（《丹溪心法》：黄柏、苍术、当归、牛膝、防己、萆薢、龟甲）、大分清饮、七味苍柏散（《医学入门》：苍术、黄柏、杜仲、补骨脂、川芎、当归、白术）等。参见腰痛条。

湿热遗精 shīrèyíjīng 病症名。见《丹溪心法·梦遗》。多由醇酒厚味过度，脾胃湿热下注，扰动精室所致。治宜泄热导湿健脾为主。方用秘精丸（《类证治裁》：白术、山药、茯苓神、芡实、莲子、莲须、牡蛎、黄柏、车前子、金樱子）加减。参见遗精、梦遗、滑精条。

湿胜阳微 shīshèngyángwēi 指湿邪过盛伤害阳气。湿为重浊黏滞的阴邪，能阻滞阳气活动，尤易损伤脾肾气。症见形寒肢冷、口渴胸痞、呕吐泄泻、舌淡苔白腻，脉沉细。治宜温肾健脾，祛寒逐湿，方用薛氏扶阳逐湿汤或真武汤。《温热论》："湿邪害人最广，如面色白者，须要顾其阳气，湿胜则阳微也。"

湿胜则濡泻 shīshèngzérúxiè 出《素问·阴阳应象大论》。指湿气偏胜而出现泄泻。脾恶湿喜燥，湿气内盛则脾阳受遏，运化功能失调，故见脘腹胀闷、大便泄泻等症。

湿嗽 shīsòu 见《证治要诀》。即湿咳。详该条。

湿痰 shītán 痰证的一种。见《医学入门》卷五。多由脾失健运，湿蕴酿痰所致。症见痰多稀白，或痰黄滑而易出，身重而软，倦怠喜卧，腹胀，食不消，或兼腹痛，肿胀，泄泻，脉缓滑。治疗宜分脾虚、脾实，虚者用六君子汤随证加减，实者用二陈汤、滚痰丸等。参见痰证条。

湿痰脚气 shītánjiǎoqì 脚气病的一种。见《丹溪心法·脚气》。由湿盛生痰，湿痰下注而成。除脚气主证（如腿足软弱无力等）外，兼见大便滑泄。治以苍术、防风、槟榔、香附、川芎、黄芩、滑石、甘草等药。参见脚气条。

湿痰流注 shītánliúzhù 流注病的一种。出《疡医大全》。因脾虚气弱，湿痰内阻，复感邪毒，流溢于营卫肌肉之间所致。初起患处肌肉疼痛，漫肿无头，皮色不变，伴有寒热，周身关节疼痛；后期脓成肿疼较剧，壮热，汗出；溃后流出稀白脓液，脓尽渐愈。初起治宜木香流气饮（《外科正宗》：川芎、当归、紫苏、桔梗、青皮、陈皮、乌药、黄芪、枳实、茯苓、防风、半夏、白芍、甘草、大腹皮、木香、槟榔、泽泻、枳壳、牛膝、姜、枣），佐以健脾化痰之剂，外用冲和膏敷贴，或艾条灸，促其消散；溃后宜用托里透脓所；日久疮口不敛，脓稀者，宜补益气血，用人参养荣汤。

湿痰痿 shītánwěi 痿证的一种。见《证治汇补》卷七。多发于体肥之人，为湿痰客于经脉所致。症见四肢痿弱，腰膝麻木，脉沉滑。治宜燥湿化痰为主。用二陈汤酌加苍术、白术、黄芩、黄柏、竹沥、姜汁等药。参见痿条。

湿痰眩晕 shītánxuànyūn 眩晕的一种。见《证治汇补·眩晕》。因湿痰壅遏所致。症见头目昏重，胸闷，恶心呕吐，体多肥胖，苔白腻，脉濡。治宜燥湿化痰。用半夏白术天麻汤合二陈汤加减。兼见气虚者，宜六君子汤。

湿痰腰痛 shītányāotòng 腰痛的一种。见《丹溪心法·腰痛》。多因湿痰流注肾经所致。症见腰部冷痛沉重，牵引背胁，阴雨天痛甚，或见便泄，脉滑等。治宜以燥湿化痰为主。方用龟樗丸（《医学入门》：龟甲、樗白皮、苍术、滑石、白芍、香附）、二陈汤等加减。参见腰痛条。

湿温 shīwēn 病症名。出《难经·五十八难》。①发于夏秋季节的由湿热病邪引起的一种急性外感热病。见《医门棒喝·湿温》。症见发热持续，头重身痛，胸脘痞闷，苔白腻或黄腻，脉濡。湿偏重者，宜化湿为主，方用藿朴夏苓汤、三仁汤等；热偏重者，宜清热为主，方用连朴饮、甘露消毒丹等。病情发展，可入营、入血，发生痉厥、便血等变证。本病可见于肠伤寒、副伤寒、钩端螺旋体病等。②病见头痛、胸腹满、妄言、多汗、两胫逆冷等症的一种疾患。见《普济本事方·伤寒时疫》。③疫疠轻症。见《杂病源流犀烛·瘟疫源流》。

湿泻 shīxiè 病症名。见《丹溪心法·泄泻》。又名濡泄。因湿气伤脾所致。症见泻下如水，或大便每日数次而溏薄，苔腻，脉濡。治宜化湿和中，用豆蔻散（《圣济总录》：肉豆蔻、甘草、厚朴）、除湿汤、胃苓汤等。夹热者，用厚朴汤（《圣济总录》：厚朴、黄连）、戊己丸。

湿癣 shīxuǎn 病名。出《诸病源候论》。风湿热邪侵于肌肤而发。患处皮损潮红、糜烂，瘙痒不止，搔破滋水淋漓，浸淫不断扩大，皮内似虫行。即急性湿疹、皮炎之类。治宜除湿杀虫。内服除湿胃苓汤（《医宗金鉴》：苍术、厚朴、陈皮、猪苓、泽泻、赤茯苓、白术、滑石、防风、栀子、木通、肉桂、甘草）。外用蛇床子散，麻油调敷。

湿腰痛 shīyāotòng 见《丹溪心法·腰痛》。详见伤湿腰痛条。

湿阴疮 shīyīnchuāng 病名。出《外科真诠》卷上。由肾虚，风湿相搏所致。其症见阴囊瘙痒，湿烂，浸淫成疮。治宜益肾祛风解毒。可内服全虫散。外用益智壳（即益智仁壳）适量，煎汤熏洗。相当于阴囊湿疹。

湿郁 shīyù 郁证之一种。见《丹溪心法·六郁》。多由湿困气滞，郁而不散所致。症见周身疼痛，身重，头昏重，倦怠嗜卧，遇阴天或寒冷则发，舌苔薄腻，脉沉涩而缓。如因湿郁而使邪热不能外透，称湿遏热伏；如因湿郁而碍及脾的运化，称湿困脾阳。治宜除湿解郁。可选用湿郁汤（《证治准绳》：苍术、白术、香附、橘红、羌活、独活、抚芎、半夏、厚朴、茯苓、生姜、生草）、渗湿汤、除湿汤、平胃散等方。

湿郁热伏 shīyùrèfú 即湿遏热伏。详该条。

湿疹 shīzhěn 病名。为风湿热三种邪气侵袭皮肤所致。症见局部皮肤发痒，皮疹多呈对称性，并呈多形性，如发红，水肿，丘疹，水疱，糜烂，渗出胶黏性液体。多发于面部和四肢，女性的乳房和外阴，男性的阴囊等处。治宜祛风清热，渗湿收敛，止痒。

湿中 shīzhòng 类中风之一。《医学心悟·类中风》："湿中者，即痰中也。"详痰中条。

湿肿 shīzhǒng 病症名。见《医学入门·水肿》。指水肿之因于湿重者。多因久居湿地，水湿浸渍，不能运行所致。症见肢体浮肿，按之没指，腰以下至脚沉重，两腿胀满，小便短少，或有气急、便溏等。治宜健脾、温阳、利水。方用五苓散、金匮肾气丸等。参见水肿条。

湿浊 shīzhuó 即湿气。因湿性重浊黏腻，每于病位停留滞着，阻碍阳气的活动，故名。

湿阻 shīzǔ 病名。以纳呆、脘闷、腹胀、头重、倦怠为主要表现的疾病。

湿阻气分 shīzǔqìfēn 指气分受湿邪阻滞。主症有身热不扬、头重如裹、身重体酸、骨节烦痛、胸闷纳呆、脘腹痞痛、呕吐泄泻、舌苔滑腻、脉象濡缓等。

湿阻中焦 shīzǔzhōngjiāo 即湿邪阻滞脾胃，影响其运化功能。症见头重、倦怠、脘闷、腹胀、纳呆、口黏渴、喜热饮、小便短赤、舌苔厚白或腻，脉缓等。

蓍草 shīcǎo 中药名。出《本草纲目拾遗》。别名一枝蒿、锯草。为菊科植物蓍 *Achillea alpina* L. 的全草。分布于东北、华北及陕西、甘肃、宁夏、内蒙古、江西等地。苦、辛，微温，有小毒。活血祛风，定痛解毒。治风湿疼痛，胃痛，经闭腹痛，肠炎，痢疾。内服：煎汤，3～9克；粉剂，每次0.9～3克，日服2次。治跌打损伤，痈肿。鲜品捣敷。孕妇忌服。本品含蓍素、兰香油薁、右旋樟脑、乌头酸、去乙酰母菊素和桉叶素等。在体外对金黄色葡萄球菌、痢疾杆菌、大肠杆菌、绿脓杆菌等均有抑制作用。

十八反 shíbāfǎn 中药配伍禁忌的一类。两种药物同用，发生剧烈的毒性反应或副作用，称相反。据文献记载，有十八种药物相反：甘草反大戟、芫花、甘遂、海藻；乌头反贝母、瓜蒌、半夏、白蔹、白及；藜芦反人参、丹参、沙参、苦参、玄参、细辛、芍药（反玄参系《本草纲目》增入，所以实为19种药）。十八反是古人经验，有的不尽与临床实际相符，有待于进一步研究。

十宝散 shíbǎosǎn 《种福堂公选良方》方。冰片、麝香、朱砂各一分二厘，乳香一钱二分，红花、雄黄各四钱，血竭一钱六分，儿茶二分四厘，当归尾一两，没药一钱四分。为末，外敷或内服。治跌打损伤、金创等。

十补丸 shíbǔwán 《重订严氏济生方》方。炮附子、五味子各二两，山茱萸、炒山药、牡丹皮、鹿茸、熟地黄、肉桂、茯苓、泽泻各一两。蜜丸，梧桐子大，每服七十丸，空

S

腹盐酒或盐汤送服。治肾脏虚弱，面色黧黑，足冷足肿，耳鸣耳聋，肢体羸瘦，足膝软弱，小便不利，腰脊疼痛等。

十大功劳 shídàgōngláo 中药名。出《植物名实图考》。别名木黄连、土黄柏。为小檗科植物阔叶十大功劳 Mahonia bealei（Fort.）Carr. 或狭叶十大功劳 M. fortunei（Lindl.）Fedde 的根及茎。阔叶十大功劳分布于陕西、安徽、浙江、江西、福建、河南、湖北、湖南、四川等地；狭叶十大功劳分布于浙江、湖北、四川等地。苦，寒。清热，燥湿，解毒。治湿热泻痢，黄疸肝炎，目赤肿痛，痈肿疮毒。煎服：9～15 克。阔叶十大功劳主含小檗碱。狭叶十大功劳含小檗碱、药根碱等。小檗碱药理见黄连条。

十大功劳叶 shídàgōngláoyè 中药名。出清·叶小峰《本草再新》。别名功劳叶。为小檗科植物阔叶十大功劳 Mahonia bealei（Fort.）Carr. 或狭叶十大功劳 M. fortunei（Lindl.）Fedde 的叶。苦，凉。入肺经。滋阴清热。治肺结核咯血，骨蒸潮热，腰膝无力，头晕耳鸣，失眠。煎服：9～15 克。阔叶十大功劳叶主要含小檗碱。狭叶十大功劳叶含小檗碱、药根碱等。煎剂在试管内对金黄色葡萄球菌、大肠杆菌及绿脓杆菌有轻度抑制作用，小檗碱药理见黄连条。

十滴水 shídīshuǐ 又名救急十滴水。验方。见《北京市中药成方选集》。大黄 125 克，鲜姜、丁香、辣椒各 60 克，樟脑 90 克，薄荷冰 21 克。制成酊剂，每服 4.5 克。治中暑霍乱，呕吐恶心，绞肠痧。

十滴水软胶囊 shídīshuǐruǎnjiāonáng 中成药。见《中华人民共和国药典》2010 年版一部。樟脑、干姜各 62.5 克，大黄 50 克，小茴香、肉桂各 25 克，辣椒 12.5 克，桉油 31.25 毫升。以上 7 味，按胶囊工艺制成 1000 粒软胶囊，每粒 0.425 克，口服，每次 1～2 粒，儿童酌减。健胃祛暑，用于中暑而

引起的头晕、恶心、腹痛、胃肠不适。孕妇忌服。本药与救急十滴丸的处方与工艺均不同。

十二刺 shí'èrcì 十二节刺的简称。详该条。

十二官 shí'èrguān 十二个脏腑的合称，亦称"十二脏"。即心、肝、脾、肺、肾、膻中（心包络）、胆、胃、小肠、大肠、三焦、膀胱。《素问·灵兰秘典论》："凡此十二官者，不得相失也。"

十二剂 shí'èrjì 出《本草衍义》。方剂的功用分类法之一。即《本草拾遗》的十剂加寒剂、热剂。参见十剂条。

十二节刺 shí'èrjiécì 古代的 12 种刺法。简称十二刺。《灵枢·官针》："凡刺有十二节，以应十二经。"节，节要。指刺法中有十二节要，以适应十二经不同病症的治疗，包括偶刺、报刺、恢刺、齐刺、扬刺、直针刺、输刺、短刺、浮刺、阴刺、傍针刺、赞刺。详各条。

十二经别 shí'èrjīngbié 十二经脉各经别的合称。见经别条。

十二经筋 shí'èrjīngjīn 见经筋条。

十二经脉 shí'èrjīngmài 人体 12 条经脉的合称。出《灵枢·海论》。为经络系统的主体，故又称正经。包括手太阴肺经、手阳明大肠经、足阳明胃经、足太阴脾经、手少阴心经、手太阳小肠经、足太阳膀胱经、足少阴肾经、手厥阴心包经、手少阳三焦经、足少阳胆经、足厥阴肝经。每一经脉都和体内一定的脏腑直接联系，各条经脉相互之间又有表里配合关系。详各条。

十二经穴 shí'èrjīngxué 指手足十二经脉的穴位。

十二经之海 shí'èrjīngzhīhǎi 出《灵枢·海论》。参见冲脉、血海、经脉之海各条。

十二井穴 shí'èrjīngxué 见井穴条。

十二皮部 shí'èrpíbù 见皮部条。

十二原 shí'eryuán 指五脏与膏、肓之十二个原穴。即肺之原太渊，左右各一；心之原大陵，左右各一；脾之原太白，左右各一；肾之原太溪，左右各一；肝之原太冲，左右各一；膏之原鸠尾；肓之原脖胦（气海）。《灵枢·九针十二原》："五脏有疾，当取之十二原。"十二原与十二经脉原穴虽意仿，但内容不一。

十二原穴 shí'eryuánxué ❶五脏与膏肓之12个原穴。出《灵枢·九针十二原》。详十二原条。❷十二经脉的原穴。见《难经·六十六难》。详原穴条。

十二脏 shí'èrzàng 出《素问·灵兰秘典论》。即十二官，详该条。

十二支 shí'èrzhī 指地支。地支数有十二个，详地支条。

十干 shígān 即天干，详该条。

十怪脉 shíguàimài 《世医得效方》据《内经》等医著总结病情危重时出现的十种异常脉象。即釜沸脉、鱼翔脉、弹石脉、解索脉、屋漏脉、虾游脉、雀啄脉、偃刀脉、转豆脉与麻促脉共十种。这些脉的出现，多为脏气将绝、胃气枯竭之候。详见釜沸脉等各条。

十灰散 shíhuīsǎn 《十药神书》方。大蓟、小蓟、荷叶、侧柏叶、白茅根、茜草根、栀子、大黄、牡丹皮、棕榈皮各等份。上药烧灰存性，为末，每服五钱，藕汁或萝卜汁、京墨磨汁适量，调服。功能凉血，收敛止血。治呕血、吐血、咳血等。

十灰丸 shíhuīwán 又名止血丸。即十灰散制成水丸。方见十灰散条。

十剂 shíjì 方剂的功用分类法之一。即宣剂、通剂、补剂、泄剂、轻剂、重剂、滑剂、涩剂、燥剂、湿剂。十剂之说，近人从《千金要方》考证，认为是唐·陈藏器《本草拾遗》所提出。

十九畏 shíjiǔwèi 中药配伍禁忌的一类。一种药物受到另一种药物的抑制，减低其毒性或功效，甚至完全丧失功效，称相畏。据文献记载，有19种药物相畏：硫黄畏朴硝，水银畏砒霜，狼毒畏密陀僧，巴豆畏牵牛，丁香畏郁金，牙硝畏三棱，川乌、草乌畏犀角，人参畏五灵脂，肉桂畏赤石脂。十九畏是古人经验，有的与临床实际不尽相符，有待于进一步研究。

十六郄穴 shíliùxīxué 十二经及阴跷、阳跷、阴维、阳维各有一个郄穴，即孔最（肺）、温溜（大肠）、梁丘（胃）、地机（脾）、阴郄（心）、养老（小肠）、金门（膀胱）、水泉（肾）、郄门（心包）、会宗（三焦）、外丘（胆）、中都（肝）、交信（阴跷）、跗阳（阳跷）、筑宾（阴维）、阳交（阳维），合称十六郄穴。

十皮五子饮 shípíwǔzǐyǐn 《冯氏锦囊秘录》方。茯苓皮、草果皮、牡丹皮、地骨皮、五加皮、大腹皮、甘草皮、生姜皮、木通皮、木瓜皮、菟丝子、车前子、苏子、葶苈子、槟榔子。水煎服。治水肿腹胀。

十七椎穴 shíqīzhuīxué 经外奇穴名。见《千金翼方》。位于第五腰椎棘突和第一骶椎假棘突之间。主治腰骶痛，坐骨神经痛，痛经，外伤性截瘫等。灸3~7壮或5~15分钟。

十全大补汤 shíquándàbǔtāng 《太平惠民和剂局方》方。人参、肉桂、川芎、熟地黄、茯苓、白术、炙甘草、黄芪、当归、白芍各等分。为粗末，每服二钱，加生姜三片，大枣二枚，水煎服。治气血不足，虚劳喘嗽，食少，遗精，脚膝无力，疮疡不敛，妇女崩漏等。

十全大补丸 shíquándàbǔwán 即十全大补汤制成蜜丸。

十全育真汤 shíquányùzhēntāng 《医学衷

中参西录》方。党参、黄芪、山药、知母、玄参、龙骨、牡蛎各 12 克，丹参 6 克，三棱、莪术各 4.5 克。水煎服。治虚劳。症见形体羸瘦，肌肤甲错，或自汗、咳逆、喘促、寒热、多梦、遗精等。

十三鬼穴 shísānguǐxué 古代用来治癫狂等精神疾患的十三个经验穴位。即人中（鬼宫），少商（鬼信），隐白（鬼垒），大陵（鬼心），申脉（鬼路），风府（鬼枕），颊车（鬼床），承浆（鬼市），劳宫（鬼窟），上星（鬼堂），男会阴、女玉门头（鬼藏），曲池（鬼腿），海泉（鬼封）。《千金要方》"百邪所病者，针有十三穴也"即指此。旧说精神疾患是由鬼神作祟所致，故名鬼穴。

十三科 shísānkē 我国古代官方卫生机构的医学分科。元代、明代的太医院都把医学分为十三科。明代十三科为：大方脉、小方脉、妇人、疮疡、针灸、眼、口齿、咽喉、伤寒、接骨、金镞、按摩、祝由。

十四经 shísìjīng 十二经脉和任脉、督脉的合称。出《十四经发挥》。

十四经发挥 shísìjīngfāhuī 医书。3 卷。元·滑寿撰。刊于 1341 年。该书主要根据《金兰循经》等书中关于全身十四经脉循行的文字作了较详细的注释和发挥，并补充记述各经脉所属的经穴。现有排印本。

十四经穴 shísìjīngxué 十四经脉所属的穴位。简称经穴。穴位归经在《内经》中已有分散记述，至《针灸甲乙经》比较系统而全面，计 349 穴。以后陆续有所增加，至《医宗金鉴》已有 361 穴。目前一般以此为准。

十味温胆汤 shíwèiwēndǎntāng 《证治准绳》方。制半夏、炒枳实、陈皮各二钱，茯苓一钱五分，酸枣仁、远志、熟地黄、人参、五味子各一钱，炙甘草五分。加生姜五片，大枣一枚，水煎服。治心虚胆怯，心悸不眠，短气恶心，四肢浮肿。

十味香薷饮 shíwèixiāngrúyǐn 《万病回春》方。炙黄芪、人参、白术、茯苓、陈皮、木瓜各五分，香薷二钱，姜厚朴、扁豆、炙甘草各五分。为粗末，水煎服。治伏暑身倦，体困神昏，头重吐利。

十味芎苏散 shíwèixiōngsūsǎn 《杂病源流犀烛》方。川芎一钱五分，半夏一钱二分，赤茯苓、紫苏叶、柴胡、葛根各一钱，陈皮、枳壳、甘草各七分，桔梗五分，生姜三片，大枣二枚。为粗末，水煎服。治感冒风寒及湿热瘟疫。

十问 shíwèn 问诊的十项重点内容。①《景岳全书》："一问寒热二问汗，三问头身四问便，五问饮食六问胸，七聋八渴俱当辨，九因脉色察阴阳，十从气味章神见……"（后两句包括了切诊、望诊和闻诊的内容）。②陈修园《医学实在易》："一问寒热二问汗，三问头身四问便，五问饮食六问胸，七聋八渴俱当辨，九问旧病十问因……"两者内容大致相同，均可作临床问诊参考。

十五别络 shíwǔbiéluò 即十五络。详该条。

十五络 shíwǔluò 又称十五络脉、十五别络。十二经脉各有一支别络，加上任脉络、督脉络和脾之大络，共为十五络。有网络全身、沟通表里内外的作用，在辨证及治疗上亦有一定意义。《灵枢·经脉》："凡此十五络者，实则必见，虚则必下。视之不见，求之上下。"又《难经·二十六难》："经有十二，络有十五，余三络者，是何等络也？然，有阳络，有阴络，有脾之大络。阳络者，阳跷之络也；阴络者，阴跷之络也。故络有十五焉。"马莳按："《难经》以阳跷阴跷之络为十五络，殊不知督脉所以统诸阳，任脉所以统诸阴，还以《灵枢》为的也。"今从《灵枢·经脉》所列，详十五络穴条。

十五络脉 shíwǔluòmài 即十五络。详该条。

十五络穴 shíwǔluòxué 十五络脉自经脉别

出处的穴位。列缺（肺）、偏历（大肠）、丰隆（胃）、公孙（脾）、通里（心）、支正（小肠）、飞扬（膀胱）、大钟（肾）、内关（心包）、外关（三焦）、光明（胆）、蠡沟（肝）、鸠尾（任脉）、长强（督脉）、大包（脾之大络），合称十五络穴。

十香返魂丹 shíxiāngfǎnhúndān 即十香返生丹。详该条。

十香返生丹 shíxiāngfǎnshēngdān 旧名十香返魂丹。《春脚集》方。沉香、僵蚕、丁香、乳香、檀香、礞石、青木香、栝楼仁、藿香、香附、降香、莲子心、诃子肉、郁金、天麻、甘草、麝香、琥珀、朱砂、牛黄、苏合香油、冰片、安息香。蜜丸，每服二钱。治七情气郁而致的神昏厥逆，牙关紧闭，痰涎壅盛，神志不清，语言狂乱，哭笑失常。

十香暖脐膏 shíxiāngnuǎnqígāo 经验方。见《天津市中成药规范》。麻油7500克，漳丹2810克，大蒜250克，花椒185克，肉桂131克，生附子、川楝子、干姜、韭菜子、吴茱萸各90克，木香36克，丁香30克，麝香3克。制成膏药，贴脐腹。治寒凉腹痛，疝气痞块，大便溏泄，脐腹胀痛。

十香止痛丸 shíxiāngzhǐtòngwán 验方。见《天津市中成药规范》。香附2500克，乌药、延胡索、香橼、厚朴、五灵脂、熟大黄各1250克，檀香、生蒲黄、降香、木香、乳香各625克，零陵香、沉香、丁香、排草香、砂仁各155克，高良姜90克。蜜丸，每服6克，一日2次。治气滞胃寒，两胁胀满，胃脘刺痛，肚腹隐痛。

十宣 shíxuān 经外奇穴名。见《针灸大成》。位于两手十指尖端，距指甲游离缘0.1寸，左右共10穴。主治休克，昏迷，晕厥，高热，中暑，急性扁桃体炎，癫

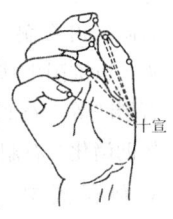

痛，小儿惊厥，手指麻木等。点刺出血。

十药神书 shíyàoshénshū 医书。1卷。元·葛可久撰。刊于1348年。该书介绍治疗虚劳咳血的十个方剂，分别以甲、乙、丙、丁等次序排列。这些方剂实用有效，有较高的临床价值。现有多种刊本。

十月胎形 shíyuètāixíng 概指胎儿在母体内的发育成长过程。北齐·徐之才《逐月养胎方》："妊娠一月始胚，二月始膏，三月始胞，四月形体成，五月能动，六月筋骨立，七月毛发生，八月脏腑具，九月谷气入胃，十月诸神备，日满即产矣。"《千金翼方》："凡儿在胎，一月胚，二月胎，三月有血脉，四月形体成，五月能动，六月诸骨具，七月毛发生，八月脏腑具，九月谷入胃，十月百神备则生矣。"前人对于十月胎形的认识，虽与胎儿发育情况不尽相符，但早在1300多年前已有较系统的描述，应予适当评价。

十枣汤 shízǎotāng 《伤寒论》方。芫花、甘遂、大戟各等分。为末，每服半钱至一钱匕，大枣十枚，煮汤调服。治悬饮，胁下有水气。症见咳唾，胸胁引痛，心下痞硬，干呕短气，头痛目眩，或胸背掣痛不得息，及水肿腹胀，属实证者。也用于肝硬化、血吸虫病等所致腹水，及渗出性胸膜炎的实证。

十指麻木 shízhǐmámù 见《丹溪心法》卷四。详见手指麻木条。

石白菜 shíbáicài 岩白菜之别名。详该条。

石蚕 shícán 水龙骨之别名。详该条。

石菖蒲 shíchāngpú 中药名。出宋·苏颂等《本草图经》。别名昌阳、尧韭、水剑草、药菖蒲。为天南星科植物石菖蒲 *Acorus tatarinowii* Schott. 的根茎。主产于四川、浙江、江苏等地。辛，温。

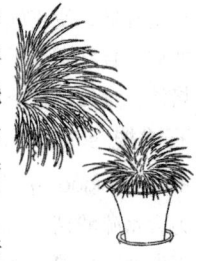

石菖蒲

入心、肝、脾经。开窍豁痰，化湿和中。治热病神昏，癫痫，痰厥，健忘，耳聋，胸闷，腹胀痛，噤口痢。煎服：3～9克。本品含挥发油，主要为细辛醚。挥发油对小鼠有镇静作用。石菖蒲内服能促进消化液分泌，缓解肠管平滑肌痉挛，在体外对常见致病性皮肤真菌有抑制作用。

石秤砣 shíchèngtuó　山芝麻之别名。详该条。

石打穿 shídǎchuān　石见穿之别名。详该条。

石胆 shídǎn　胆矾之别名。详该条。

石吊兰 shídiàolán　中药名。出《植物名实图考》。别名石豇豆、岩泽兰、千锤打。为苦苣苔科植物石吊兰 Lysionotus pauciflorus Maxim. 的全株。分布于陕西、江西、湖北及西南各地。苦，凉。清热利湿，祛痰散结，活血调经。治痢疾，钩端螺旋体病，风湿痹痛，慢性气管炎，肺结核，淋巴结结核，月经不调，闭经。煎服：15～30克。治跌打损伤，煎服并捣敷。孕妇忌服。本品含石吊兰素。动物实验：煎剂有一定的镇咳、祛痰和平喘作用。

石蛾 shí'é　病名。见《喉科秘旨》。乳蛾之一。小儿多患。小儿形气未充，脏腑柔弱，易为外邪所感，邪毒虽不重，然常留滞咽喉，凝结不散，肿而为蛾。相当于慢性扁桃体炎。治宜清咽利膈汤，为丸常服（方见喉痛条），并宜注意饮食起居，冷暖适度，勿再受外邪，使正气渐旺，以期病愈。若蛾大妨碍饮食吞咽、呼吸者，宜手术切除，或用烙法。参见乳蛾条。

石橄榄 shígǎnlǎn　石仙桃之别名。详该条。

石膏 shígāo　中药名。出《神农本草经》。为含水硫酸钙（CaSO₄·2H₂O）的矿石。产于湖北、安徽、河南、山东、四川、湖南、广西、广东、云南、新疆等地。辛、甘、大寒。入肺、胃经。生用：清热泻火，除烦止渴。治急性热病，高热，汗出，烦渴，神昏谵语，发斑发疹，肺热咳喘，胃热头痛，牙痛，口舌生疮，暴发赤眼。煎服：15～60克，打碎，先煎。煅用：收敛生肌。治湿疹，烫伤，溃疡久不收口，研末掺敷。

石膏汤 shígāotāng　又名三黄石膏汤。《外台秘要》方。石膏、黄连、黄柏、黄芩各二两，豆豉一升，栀子十枚，麻黄三两。水煎，分三次服。功能发汗，清热，解毒。治外感表证未解，三焦里热已炽，症见壮热无汗、身体拘急、面赤目赤、鼻干口渴、烦躁不眠、神昏谵语、鼻衄，脉滑数，或发斑者。

石瓜子 shíguāzǐ　鱼鳖金星之别名。详该条。

石关 shíguān　经穴名。代号 KI18。出《针灸甲乙经》。别名石阙。属足少阴肾经。位于腹正中线脐上3寸，旁开0.5寸处。主治呕吐、呃逆、腹痛、便秘等。直刺1～1.5寸，灸3～7壮或5～10分钟。

石荷叶 shíhéyè　虎耳草之别名。详该条。

石斛 shíhú　中药名。出《神农本草经》。别名金钗石斛、黄草、吊兰。为兰科植物石斛 Dendrobium nobile Lindl. 或 广东石斛 D. wilsonii Rolfe、细茎石斛 D. moniliforme (L.) Sweet 等的茎。主产于四川、广东、广西、贵州、云南、安徽等地。甘、淡，微寒。入肺、胃、肾经。滋阴养胃，清热生津。治热病伤阴，口干燥渴，病后虚热。煎服：6～12克。石斛品种较多，但性能相近。通常鲜用的有鲜石斛、鲜金钗、鲜铁皮等名称，以清热生津之功为胜；加工干燥品有金石斛、川石斛、霍山石斛、耳环石斛等名称，以滋阴生津之力较佳。石斛含石斛碱、石斛胺等。石斛煎剂口服可促进胃液分泌，帮助消化。石斛碱有一定的止痛退热作用。

石斛夜光丸 shíhúyèguāngwán《原机启微》方。天冬、人参、茯苓各二两，麦冬、熟地黄、生地黄各一两，菟丝子七钱，菊花七钱，草决明八钱，杏仁七钱五分，山药、枸杞子各七钱，牛膝七钱五分，五味子、白蒺藜、石斛、肉苁蓉、川芎、炙甘草、枳壳、青葙子、防风、黄连、犀角、羚羊角各五钱。蜜丸，梧桐子大，每服三十至五十丸，温酒或盐汤送服。治肝肾两亏，瞳神散大，视物昏花，复视与内障，晶体呈淡绿色或淡白色者。

石黄 shíhuáng　雄黄之别名。详该条。

石灰 shíhuī　中药名。出《神农本草经》。别名矿灰。为石灰岩经加热煅烧而成，或再经吸取水分而得的粉状物。辛，温，有毒。熟石灰：解毒，止血，收敛；生石灰：有腐蚀作用。治烫伤，熟石灰 500 克，加水四碗，浸泡搅拌，沉淀后取清液，加麻油调成糊状，涂敷患处。治创伤出血，下肢溃疡，熟石灰研末外敷；腮腺炎肿痛，熟石灰和醋调涂。腐蚀赘疣、黑痣，生石灰醋浸，取液点涂局部。本品为氧化钙，并含有少量氢氧化钙和碳酸钙。

石灰草 shíhuīcǎo　芸香草之别名。详该条。

石瘕 shíjiǎ　病症名。《灵枢·水胀》："石瘕生于胞中，寒气客于子门，子门闭塞，气不得通，恶血当泻不泻，衃以留止，日以益大，状如怀子，月事不以时下，皆生于女子，可导而下。"类似子宫口粘连、宫腔积血等病症。治宜温经行气，活血逐瘀。方用琥珀丸（《杂病源流犀烛》：琥珀、三棱、黄芩、香附、当归、川芎）或桂枝茯苓丸。

石见穿 shíjiànchuān　中药名。出《本草纲目》。别名月下红、石打穿。为唇形科植物紫参 Salvia chinensis Benth. 的全草。分布于华东、湖北、湖南、广东、广西、四川。苦、辛，平。清热解毒，活血镇痛。治急慢性肝炎，肾炎，痛经，白带，瘰疬，癌症，煎服：15～30 克。捣敷治面神经麻痹，痈肿。

石豇豆 shíjiāngdòu　石吊兰之别名。详该条。

石决明 shíjuémíng　中药名。出《名医别录》。别名鲍鱼壳、九孔螺。为鲍科动物杂色鲍 Haliotis diversicolor Reeve 或皱纹盘鲍 H. discus hannai Ino 等的贝壳。主产于广东、福建、辽宁、山东等地。咸，平。入肝、肾经。平肝潜阳，清热明目。治肝阳上亢之头痛，眩晕，目赤肿痛，视物模糊，高血压病，青光眼，白内障。煎服：3～15 克，打碎，先煎。皱纹盘鲍的贝壳主含碳酸钙，还含壳角质、少量镁、铁、磷和极微量碘。

石决明丸 shíjuémíngwán　《奇效良方》方。石决明、五味子、菟丝子各一两，山茱萸、知母、细辛、熟地黄各一两五钱。蜜丸，梧桐子大，每服三十丸。治肝虚血弱，两目昏暗。

石兰 shílán　石韦之别名。详该条。

石淋 shílìn　淋证之一。出《诸病源候论·淋病诸候》。又称砂淋、砂石淋。多因下焦积热，煎熬水液杂质而成。症见尿出困难，阴中痛引少腹，若有砂石排出则痛解，尿多黄赤或尿血。本病属泌尿系结石，以膀胱结石尤为多见。治宜清热涤石。用二神散（《杂病源流犀烛》：海金沙、滑石）、石韦散、独圣散及金钱草、鸡内金、冬葵子等。参见淋条。

石硫黄 shíliúhuáng　中药名。出《神农本草经》。别名硫黄。为硫黄矿或含硫矿物冶炼而成的块状物。产于山西、陕西、河南、山东、湖北、湖南、江苏、四川、广东、台湾等地。酸，温，有毒。入肾、大肠经。杀虫，补火助阳。治疥癣，湿疹，研末油调敷。治阳痿，虚喘，虚寒腹痛、泻痢、便秘。研末服：1.5～3 克，与豆腐同煮后用，一般入丸、散。孕妇忌服。本品主含硫，杂有碲、硒。内服后变为硫化物或硫化氢，可刺激胃肠黏膜，使蠕动增加，导致泻下。硫化物局部应用，有溶解角质及脱毛作用。

石榴翻花 shíliúfānhuā 即乳岩。详该条。

石榴根皮 shíliúgēnpí 中药名。见《上海常用中草药》。为石榴科植物石榴 Punica granatum L. 的根皮。我国大部分地区均有栽培。酸、涩、温，有毒。杀虫，涩肠。治蛔虫病，绦虫病，久泻，久痢。煎服：1.5～9克。用于杀虫，忌服油类泻下剂及脂肪、油类食物。本品含异石榴皮碱、伪石榴皮碱等生物碱。异石榴皮碱和伪石榴皮碱均有杀灭绦虫的作用，前者作用强得多。毒性较大，动物表现为运动障碍与呼吸麻痹。对人则可以引起头痛、眩晕、呕吐、腹泻、失明、惊厥等。

石榴壳 shíliúké 即石榴皮。详该条。

石榴皮 shíliúpí 中药名。出《雷公炮炙论》。别名石榴壳。为石榴科植物石榴 Punica granatum L. 的果皮。我国大部分地区均有栽培。酸、涩、温，有小毒。入胃、大肠经。涩肠，止泻，杀虫。治久泻，久痢，便血，脱肛，崩漏，蛔虫病，绦虫病。煎服：3～9克。止血炒成炭用。本品含异槲皮苷、鞣质、甘露醇、熊果酸等。煎剂在体外对金黄色葡萄球菌、白喉杆菌、痢疾杆菌、变形杆菌及某些致病性皮肤真菌有抑制作用。对流感病毒也有抑制作用。

石门 shímén 经穴名。代号 RN5。出《针灸甲乙经》。别名俞门、利机、精露、丹田。属任脉。三焦之募穴。位于下腹部正中线上，脐下 2 寸处。主治小腹痛，月经不调，经闭，痛经，泄泻，痢疾，尿潴留，高血压。直刺1～2寸，灸3～7壮或10～20分钟。

石南藤 shínánténg 中药名。出宋·苏颂等《本草图经》。别名南藤、爬岩香。为胡椒科植物巴岩香 Piper wallichii（Miq.）

Hand. Mazz. var. hupehense（ DC. ） Hand.-Mazz. 的茎叶或全株。分布于湖北、湖南、广东与四川等地。辛，温。祛风通络，补肾壮阳。治风寒湿痹，肾虚腰痛，阳痿，咳喘。煎服：9～15克。

石南叶 shínányè 中药名。出《名医别录》。别名石楠叶。为蔷薇科植物石南 Photinia serrulata Lindl. 的叶。主产于江苏、浙江等地。辛、苦，平，有小毒。入肝、肾经。祛风湿，强筋骨。治风湿痹痛，头风，风疹，腰膝酸软，阳痿，遗精。煎服：4.5～9克，或浸酒饮。本品含游离的氢氰酸和野樱皮苷。煎剂对离体、在体蛙心与在体兔心均有兴奋作用。

石楠叶 shínányè 即石南叶。详该条。

石女 shínǚ 又名实女。①指阴道狭窄，或兼有子宫发育不全者。明·万全《广嗣纪要·择配篇》："阴户小如箸头大，只可通，难交合，名曰石女。"②指一生无月经的女子（《郑氏女科》）。

石荠苧 shíqíníng 中药名。出《本草拾遗》。别名痱子草、紫花草、野香茹。为唇形科植物石荠苧 Mosla scabra（Thumb.）C. Y. Wu et H. W. Li 的全草。分布于辽宁、甘肃、陕西及江南各地。辛、苦，凉。解表，清暑，止血，止痒。治感冒咳嗽，中暑，衄血，血痢，痔血，血崩。煎服：4.5～9克。治热痱，湿疹。煎水洗。本品含挥发油、生物碱、皂苷及鞣质。

石阙 shíquē 见《千金要方》。石关穴别名。详该条。

石山医案 shíshānyī'àn 书名。3卷。明·汪机撰，陈桶汇辑。汪氏认为："徒泥陈言而不知变，乌足以言医。"他治病取各家之长，不拘泥于成方，立论比较倾向于朱震亨。在诊法上重视四诊合参，尤长于脉诊和望诊，医案多记患者形体、色泽，或以形治，或从脉症入手。该书收入《汪石山医书八种》。

石上柏 shíshàngbǎi 中药名。见《广西本草选编》。别名地侧柏、梭罗草。为卷柏科植物深绿卷柏 Selaginella doederleinii Hieron. 的全草。分布于浙江、福建、台湾、广东、广西与西南等地。苦，寒。祛风清热，利湿，抗癌。治感冒咳嗽、咽喉肿痛、风湿痛、黄疸、胆囊炎、泌尿系感染。煎服：15～30克。治滋养叶肿瘤、鼻咽癌、肺癌、肝癌、肝硬化，本品加瘦肉或红枣，水煎服（宜久煎）。治烧烫伤，捣敷或研末调敷。本品所含生物碱对实验性小鼠肿瘤有抑制作用，能明显延长小鼠生存天数。

石上莲 shíshànglián 石仙桃之别名。详该条。

石室秘录 shíshìmìlù 医书。6卷。清·陈士铎述。刊于1687年。卷一至五不分病症、脉象，统述正医、反医、内治、外治等128法，分列方剂。书中议论不同于一般医学论著，其中有不少独特的见解，治法、处方尤多新意。卷六为伤寒、杂病类证治。全书假托岐伯口授，张机、华佗、雷公评述，实际上系傅山的遗著，经陈氏补充整理而成。

石水 shíshuǐ 病症名。出《素问·阴阳别论》等篇。①水肿病的一种。多因肝肾阴寒，水气凝聚下焦所致。症见少腹肿大，坚如石，胁下胀痛，腹满不喘，脉沉等。参见水肿条。②即单腹胀。《医门法律·胀病论》："凡有癥瘕积块痞块，即是胀病之根，日积月累，腹大如箕，腹大如瓮，是名单腹胀……仲景所谓石水者，正指此也。"参见鼓胀条。③指疝瘕类病症。见《诸病源候论·水肿病诸候》。

石蒜 shísuàn 中药名。出宋·苏颂等《本草图经》。别名老鸦蒜、乌蒜、龙爪草头。为石蒜科植物石蒜 Lvcoris radiata（L'Hert.）Herb. 的鳞茎。分布于我国华东、中南与西南各地。辛、甘，温，有毒。消肿解毒。捣敷治痈疽疔疮，淋巴结结核，风湿关节痛，蛇咬伤。外敷过久可起水泡，停药后涂蜂蜜即消。如内服中毒，可出现流涎、吐泻、舌硬直、惊厥、肢冷、脉弱、休克，甚至呼吸中枢麻痹而死亡。本品含多种生物碱，主要有石蒜碱、伪石蒜碱、雪花莲胺碱等。雪花莲胺碱能抑制胆碱脂酶，加强横纹肌收缩。本品易透过血脑屏障，对脊髓灰质炎引起的瘫痪、重症肌无力等的疗效比新斯的明好，且有镇痛作用。伪石蒜碱对大鼠W-256肿瘤有明显抑制作用，对狗骨髓则无明显抑制作用。石蒜碱有强力催吐作用，对动物子宫有兴奋作用，此外，有刺激肾上腺皮质功能的作用。

石顽老人诊宗三昧 shíwánlǎorénzhěnzōngsānwèi 即《诊宗三昧》。详该条。

石韦 shíwéi 中药名。出《神农本草经》。别名石兰、金汤匙、单叶草。为水龙骨科植物石韦 Pyrrosia lingua（Thunb.）Farw. 或庐山石韦 P. sheareri（Bak.）Ching 等的叶。主产于浙江、湖北、河南、河北、江苏等地。苦、甘，凉。入肺、膀胱经。利水，清肺，止血。治急慢性肾炎，肾盂肾炎，膀胱炎，泌尿系结石，慢性支气管炎，哮喘，尿血，崩漏。煎服：5～12克。石韦全草含绵马鳞毛蕨三萜、β-谷甾醇。庐山石韦全草含异芒果苷、延胡索酸、咖啡酸。庐山石韦水煎浓缩液、异芒果苷、延胡索酸和咖啡酸对小鼠均有镇咳作用，异芒果苷和咖啡酸并有祛痰作用。石韦煎剂在体外对金黄色葡萄球菌和变形杆菌有抑制作用。

石韦

石韦散 shíwéisǎn ❶《太平惠民和剂局方》方。芍药、白术、滑石、冬葵子、瞿麦各三两、石韦、木通各二两，王不留行、当归、甘草各一两。为末，每服二钱，小麦煎汤送服。治肾气不足，膀胱有热，小便淋漓频数，脐腹急痛，劳倦即发，或尿如豆汁，或尿出砂石。❷《证治汇补》方。石韦、冬葵子、瞿麦、滑石、车前子。水煎服。治砂淋。

石仙桃 shíxiāntáo 中药名。出《生草药性备要》。别名石上莲、石橄榄。为兰科植物石仙桃 *Pholidota chinensis* Lindl. 的假鳞茎或全草。分布于福建、广东、广西、云南等地。甘、淡，凉。养阴清热，润肺止咳。治热病津伤口渴，胃、十二指肠溃疡，肺热咳嗽，肺结核咳血。煎服：15～30克。治慢性骨髓炎，捣烂敷或捣汁涂。

石香薷 shíxiāngrú 中药名。出明·兰茂《四声本草》。别名华荠苧、痱子草。为唇形科植物石香薷 *Mosla chinensis* Maxim. 的全草。分布于华东、中南、台湾、贵州等地。辛、微温。祛暑解表，行气化湿。治夏月感冒，中暑呕吐，泄泻，胃痛，腹痛。煎服：9～15克。治跌打瘀痛，疖肿，蛇、虫咬伤，捣敷；湿疹，痱子，煎水洗。含挥发油，油含百里香酚、香荆芥酚、龙脑等。挥发油有利尿作用，在体外对金黄色葡萄球菌、β-链球菌、脑膜炎球菌以及炭疽杆菌、白喉杆菌、绿脓杆菌、伤寒杆菌、痢疾杆菌等均有抑制或杀灭作用，也能抑制流感病毒。

石瘿 shíyǐng 病名。出《千金要方》。多由气郁、湿痰与瘀血凝滞而成。症见颈部肿块，凹凸不平，坚硬不移，伴易怒、多汗、胸闷、心悸，后期可有气管、食道、声带受压症状。相当于甲状腺肿瘤。治宜化痰开郁，行瘀软坚。用海藻玉壶汤。外用阳和解凝膏掺阿魏粉，亦可选用手术等疗法。

石指甲 shízhǐjiǎ 垂盆草之别名。详该条。

石钟乳 shízhōngrǔ 钟乳石之别名。详该条。

时病 shíbìng 即时令病。《时病论》："时病者，乃感四时六气为病之证也。非时疫之作也。"所述时病系指一些季节多发病，如春天的春温、风温、伤寒，夏天的中暑、泄泻、痢疾，秋天的疟疾、秋燥、湿温，冬天的冬温、咳嗽、伤寒等。

时病论 shíbìnglùn 医书。8卷。清·雷丰撰于1882年。此书以论述四时温病为主，兼及泄泻、中暑、痢疾、疟疾等时令病，对病因、病理、症状特点、立法依据叙述颇详，并介绍雷氏自拟诸法和常用成方，末附个人治案。全书内容简要，切于实用。新中国成立后有影印本和排印本。

时疮 shíchuāng 即杨梅疮。详该条。

时毒 shídú 病名。①时邪疫毒客于三阳经络，发于项腮颌颐等部位，形成肿痛的疾患（见《景岳全书·杂证谟》）。《时病论》称为时毒发颐。症见憎寒发热，肢体酸痛，或有咽痛，一二日间腮颐漫肿，焮红疼痛。治宜疏邪清热，解毒消肿。用荆防败毒散、甘桔汤、连翘败毒丸等方加减。如两颐连面部皆肿，加白芷、漏芦；坚肿不消，加皂角刺、穿山甲；大便燥结，加大黄。若时毒虽盛而外实内虚，出现脉弱神困等正虚症状者，宜托里消毒散等方，并可结合外敷法治疗。类似流行性腮腺炎、颜面丹毒等。②即温毒（见《重订广温热论·论温热本症疗法》）。详该条。③指时行与暴温发斑。见《医学入门》卷三。

时毒发颐 shídúfāyí 即时毒。详该条。

时方 shífāng 张仲景以后的医家所制的方剂。在经方的基础上有很大的发展，补充和加强了前人所未备而又有临床疗效的方剂。

时方妙用 shífāngmiàoyòng 医书。4卷。清·陈修园撰。刊于1803年。首论四诊，后分门别类论述多种常见病症（以内科杂病为主，兼及妇科、眼科等），依据症象举出主证，配以主治方剂和加减法。全书叙理简明，选方实用。

时方派 shífāngpài　中医学术派别的一种。汉·张仲景以后医家所创制的方剂称为时方。后世医生凡主张不拘泥于《伤寒杂病论》既定的成方，而自行处方用药者，称为时方派。

时令 shílìng　❶指每一季节的主要气候。❷古时按季节制定的关于农事、医事等的政令。

时气 shíqì　❶指有季节性、传染性和流行性的病邪。见《全生集·时气》。❷指疫病。见《肘后备急方》卷二。亦名疫疠、天行、时行、时疫。

时气咳嗽 shíqìkésòu　病症名。咳嗽由感受时行杂气所致者。《杂症会心录·时气咳嗽》："今夫天之杂气有各种，人之感受有轻重，其来也无时，其著无方。有触之者，各随其气而为诸病焉。如秋冬之交，咳嗽一症遍于四方，延门合户，众人相同者，此皆时行之气，即杂气为病也。其初起恶寒发热，咳嗽咽干，鼻塞声重，头痛身痛，脉浮而数，或细而数。"又称时行嗽，详咳嗽条。

时邪 shíxié　泛指与四时气候相关的病邪，是季节流行病致病因素的统称。

时行 shíxíng　见《肘后方》。详时气条。

时行暴嗽 shíxíngbàosòu　见《世医得效方·咳嗽》。详时行嗽条。

时行顿呛 shíxíngdùnqiàng　即百日咳。详该条。

时行感冒 shíxínggǎnmào　病症名。见《类证治裁·伤风》。指感冒病情较重而广泛流行者。症见恶寒高热、头痛、骨节酸痛、神疲乏力、口渴、咽痛、苔白质红、脉数等。治宜疏散外邪，清热解毒。用荆防败毒散、银翘散等方加减。重症治法可参见温病条。在流行期间，尚需加强卫生宣传工作，或用

食醋室内熏蒸法消毒，进行预防。参见感冒条。

时行寒疫 shíxínghányì　病名。见晋·王叔和《伤寒例》。春夏季节因暴寒而引起的一种流行性疾病。《时病论》："大概众人之病相似者，皆可以疫名之，此又与瘟疫之疫相悬霄壤。须知瘟疫乃天地之疠气，寒疫乃反常之变气也。"症见头痛身疼，寒热无汗，或见呕逆，苔白不渴，脉浮紧，与伤寒太阳证相似。治宜辛温解表。用消风百解散（叶天士《医效秘传》：荆芥、白芷、陈皮、麻黄、苍术、甘草、葱白、生姜）。

时行戾气 shíxínglìqì　简称时气。能引起流行的传染性强的病邪。

时行嗽 shíxíngsòu　咳嗽的一种。见《证治要诀·咳嗽》。又称时行暴嗽、天行嗽。因感时行之气所致。呈流行性。症见发热恶寒，头痛鼻塞，咳嗽连声不已。治宜宣肺解表。用参苏饮、败毒散等方加减。

时行疫痢 shíxíngyìlì　病名。见《先醒斋医学广笔记》卷一。详疫痢条。

时疫 shíyì　病名。①见《温疫论》。通常指瘟疫，命名强调了季节性发病的特点。新中国成立前有将夏秋季发生的某些肠道传染病（如真性霍乱、急性胃肠炎等）称为时疫者。时疫多热证。亦有将症见腹痛、肢厥、身蜷卧、吐泻清冷、脉沉迟的疫病称为寒疫者。②指夏季之瘟疫。见《辨疫琐言》。

时疫发斑 shíyìfābān　病症名。见《温疫论补注》。亦称温疫发斑。为温疫病重证。多由邪留血分，伏邪不得外透所致。斑疹的色泽、密度，一般以淡红稀小为轻，以紫黑稠密为重。如欲出未出，治宜透达，用葛根升麻汤。斑疹已透，壮热烦渴，脉洪数，用白虎汤。脉虚加人参；斑疹紫赤，狂言咽痛，宜凉营解毒，用黄连解毒汤、清瘟败毒饮、犀角玄参汤等方。斑疹未透而腑气不通的，

S

可用承气法缓下。若斑疹已透，便不可再下；若中气受伤，邪毒内陷，宜升提，用托里举斑汤（《温疫论补注》：赤芍、当归、升麻、白芷、柴胡、穿山甲）。

时逸人 shíyìrén（1897—1966）字益人，著名中医医学家。祖籍江苏无锡，生于江苏仪征，卒于宁夏。少时习儒，1912年授业于同邑名医汪允恭，1916年悬壶开业。1928年在上海创设江左国医讲习所，并受聘于上海中医专门学校、中国医学院等校任教。1929年任山西中医改进研究会常务理事，主编《山西医学杂志》。抗日战争爆发后，曾辗转武汉、重庆、昆明等地业医，后返上海，先后在中国医学院、新中国医学院、上海中医专科学校等校任教授、教务长。后参与创办复兴中医专科学校，并主办《复兴中医杂志》。抗战胜利后，先后在南京创办首都中医院、中医专修班等，并在江苏中医学校（南京中医学院前身）高级师资培训班任教。1955年秋调至北京，被聘为中医研究院附属医院内科主任。1961年5月赴宁夏支边，任宁夏回族自治区第一人民医院中医科主任、宁夏回族自治区医药卫生学会副理事长。著有《时氏生理学》《时氏病理学》《时氏诊断学》《时氏处方学》《中国药物学》《中国内科病学》《中国妇科病学》《中国儿科病学》《中国传染病学》《温病全书》《中医伤寒与温病》《时氏内经学》等。

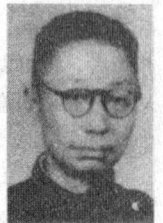

时逸人

实按灸 shí'ànjiǔ 艾条灸之一种。将艾条（一般取用太乙神针、雷火神针等药艾条）燃着端，隔布数层，按置在穴位上施灸的方法。常用于风湿性关节炎等病。

实喘 shíchuǎn 见《证治准绳·喘》。指气喘由于邪气盛实者。多因六淫外袭，痰火郁热，水饮凌肺，肺气壅阻，肃降无权，气道不利而致。一般起病较急，病程较短，呼吸急促，气粗有力。根据病因和见症的不同，分为风寒外束喘、寒喘、热喘、痰喘、水喘和火郁喘等。详各条。

实呃 shí'è 呃声响亮，强而有力，脉象滑大。多属胃实有火、痰湿阻滞。可见于伤食、胃神经官能症、急性胃炎等疾病。宜和胃降逆，兼清胃火或化痰湿。

实火 shíhuǒ 邪热炽盛引起的实证、热证。以胃肠、肝胆实火常见。其证候表现为高热、头痛、目赤、口苦口干、渴喜冷饮、烦躁、腹痛拒按、胁痛、便秘，甚或吐血、衄血，或发斑疹，舌红、苔黄干或起芒刺，脉数实等。

实脉 shímài 脉象之一。三部脉举按皆有力。《脉经》："实脉大而长，微强，按之隐指愊愊然。"主实证。《素问·玉机真脏论》："脉实病在中。"

实秘 shímì 病症名。见《洁古家珍·杂方》。实证便秘者，如热秘、痰秘、气秘等。详各条。

实女 shínǚ 即石女。详该条。

实脾散 shípísǎn 又名实脾饮。《世医得效方》方。白术、厚朴、槟榔、草果、木香、木瓜、附子、干姜、茯苓各一两，炙甘草五钱。为粗末，每服四钱，加生姜五片，大枣一枚，水煎服。功能温阳健脾，行气利水。治水肿，腰以下更甚，胸腹胀满，身重懒食，手足不温，口不渴，小便清，大便溏，舌苔厚腻而润，脉沉迟者。也用于慢性肾炎水肿。实验研究：有利尿作用。

实脾饮 shípíyǐn 即实脾散。详该条。

实痞 shípǐ 病症名。见《景岳全书·杂证谟》。指邪滞引起的痞证。多由湿浊内阻，寒滞脾胃，痰食内结，或肝气郁遏，或外邪内恋所致。症见胃脘痞塞满闷，严重者可兼疼痛，伴有呕逆，大便秘结，甚至不能饮食。治疗以调气机，祛湿痰，通腑气为主。选用平胃散、厚朴枳实汤（刘河间方：厚朴、枳实、诃子、木香、黄连、甘草、大黄）、枳实消痞丸（《丹溪心法》：枳实、黄连、干生姜、半夏曲、人参、厚朴、甘草、白术、茯苓、麦芽）等方。

实热 shírè　外感病邪化热入里，邪气盛、正气足时所表现的证候。见高热、烦渴引饮、便秘或腹痛拒按、尿黄赤，苔黄干，脉洪数等。

实热证 shírèzhèng　证名。指邪热亢盛、内外俱实的病症。见《此事难知·热有虚实外何以别》。多因热邪入侵，里热炽盛，或痰瘀、宿食阻滞所致。《万病回春·伤寒总论》："伤寒阳毒斑黄者，狂叫欲走也。其症表里俱实，内外皆热，脉数有力而无汗，三黄石膏汤。"症见壮热烦躁、面红目赤、渴喜冷饮、胸痛、痰黄、腹痛拒按、大便秘结、小便短赤、舌红苔黄，脉洪数滑实等。治宜清热泻火，方用白虎汤、调胃承气汤、小陷胸汤等。

实邪 shíxié　❶亢盛的邪气。《素问·通评虚实论》："邪气盛则实。"❷五邪之一。某脏因子盗母气而发病，即从子脏传来的邪气。见《难经·五十难》。

实验针灸学 shíyànzhēnjiǔxué　是应用现代科学技术和实验方法研究针灸原理的一门学科，其研究内容包括针灸的作用，针灸的作用规律、作用途径及脏腑病理信息的经穴反应等。

实用中医学 shíyòngzhōngyīxué　书名。北京中医医院、北京市中医学校编。分上下两册。上册为中医学基础部分，包括基础理论和药物、方剂，共介绍常用中草药567种，古今常用方剂（包括医院的经验方）360首；下册以现代医学病名分述内、外、妇、儿、针灸与新医疗法等临床各科的常见病和多发病。在一定程度上反映并总结了前人以及编写单位近年来的临床实践经验，并有部分中西医结合的内容。1975年由北京人民出版社出版。

实则泻其子 shízéxièqízǐ　出《难经·六十九难》。运用五行相生和母子关系的理论来治疗五脏实证。例如肝木生心火，肝是母，心是子，出现肝实证时，不仅要泻肝，还必须泻心火。如肝有实火，症见头痛、眩晕、耳鸣、急躁易怒、面红耳赤、胁肋灼痛、小便黄赤、口苦、大便秘结、苔黄、脉弦数，泻心火有助于平泻肝之实火。

实则泻之 shízéxièzhī　治则。出《素问·三部九候论》。系实证之治法。凡燥屎、水饮、食滞、停痰、瘀血等症，可用泻下、逐水、消导、豁痰、祛瘀等法，包括针刺之泻法。

实胀 shízhàng　病症名。见《医宗必读·水肿胀满》。多因气滞湿阻、湿热蕴结、热郁血瘀、食积脾胃所致。症见腹胀坚硬拒按，大便秘结，小便黄赤，脉滑数有力。治以祛邪为主。详见热胀、气胀、血鼓、食胀各条。

实证 shízhèng　指邪气亢盛的证候。《素问·通评虚实论》："邪气盛则实。"如壮热、烦渴、腹痛拒按、大便秘结、小便短赤、脉实有力等。实证的出现，不但说明病邪亢盛，而且提示人体抗病力未衰，故形成邪正激烈抗争的局面。

实中夹虚 shízhōngjiāxū　病机。指实邪结聚的病夹有虚证，邪盛正虚。如鼓胀病，症见腹胀满、二便不利、形体消瘦、面色萎黄、纳减、气短乏力、脉弦细等，为气血郁结的实证夹脾肾不足的虚象。

食 shí　通蚀。侵蚀、消耗、损伤。《素问·阴阳应象大论》："壮火食气。"又音sì，见第749页。

食痹 shíbì　病名。出《素问·脉要精微论》等篇。多由肝气乘犯脾胃，或痰饮恶血留滞胃脘所致。症见食入则上腹闷痛，引及两胁，饮食不下，隔阻不通，吐后乃快。治宜疏肝理气，和胃降逆，化痰祛瘀。方用肝气犯胃方（《杂病源流犀烛》：乌药、枳壳、白芍、木香、灶心土、炒砂仁）等。

食窦 shídòu　经穴名。代号SP17。出《针灸甲乙经》。属足太阴脾经。位于第五肋间隙，距胸正中线6寸处。主治胸胁痛，胃痛等。斜刺0.5～0.8寸。禁深刺。灸3～5壮或5～10分钟。

食复 shifù　证名。出《伤寒论·辨差后劳复食复阴阳易病脉证并治》。因饮食失宜，引起疾病复发。

食疳 shígān　即脾疳。详该条。

食宫 shígōng　出《针灸甲乙经》。即阴都。详该条。

食管 shíguǎn　即食道。上接咽部，下与胃的贲门相连的一条细长管道。为饮食入胃的通道。

食后昏困 shíhòuhūnkùn　病症名。见《东医宝鉴·杂病篇》。又称饭醉。食入则困倦，精神昏冒欲睡的症状。详见饭醉条。

食积 shíjī　病症名。出《平治荟萃》。食物停滞不能消化的证候。多由脾胃运化失常所致。症见胸脘满闷或坚硬，有痞块，腹痛拒按，大便秘结，纳食减少，嗳腐吞酸，舌苔厚腻等。如形证俱实，可用攻积药，如大黄、牵牛子之类。如初起食滞，或虽已成积而体质较弱，用保和丸、大和中饮（《杂病源流犀烛》：炒麦芽、楂炭、枳实、砂仁、陈皮、厚朴、泽泻）等运脾消积。脾虚者，可参用六君子汤（陈念祖《医医偶录》）。

食积腹痛 shíjīfùtòng　证名。见《寿世保元·腹痛》。因饮食不节，食物停滞肠胃所致的腹痛。症见腹部胀满疼痛，不喜按，恶食，嗳气吞酸，便秘，或痛甚欲便，便后痛减，苔腻，脉弦或沉滑。治宜理气和中，消

食导滞。用保和丸或枳实导滞丸。

食积腹胀 shíjīfùzhàng　病症名。食积不化所致的腹胀。《症因脉治》卷三："食积腹胀之症，肚腹胀急，按之实痛，或一条扛起，或见垒垒小块，或痛而欲利，利后稍减。"多因饮食不节，食滞肠胃所致。治宜消食化积为主。肚腹胀急，按之实痛者，宜枳实散。一条扛起，而痛欲利，利后稍减者，枳朴大黄汤。参见腹胀条。

食积咳嗽 shíjīkésòu　见《症因脉治》卷二。详食咳条。

食积呕吐 shíjī'ǒutù　见《症因脉治》卷二。即食呕。详该条。

食积痰嗽 shíjītánsòu　证名。见《丹溪心法·咳嗽》。详食咳条。

食积胁痛 shíjīxiétòng　证名。见《张氏医通·胁痛》。由积滞导致的胁痛。多由饮食不节，食滞内停，气机壅滞所致。症见胁肋疼痛，脘腹痞胀，胸闷不舒，恶心不思食，或肋下有条状扛起，脉滑实等。治宜消导去积。用保和丸或神保丸（《张氏医通》：胡椒、全蝎、木香、巴豆霜）、消食丸（《类证治裁》：山楂、神曲、陈皮、麦芽、莱菔子、香附、、阿魏）等方加减。

食积泄泻 shíjīxièxiè　病症名。饮食积滞伤脾所致之泄泻。又称伤食泻、食泻、积泻。《症因脉治》卷四："腹痛即泻，泻后即减，少顷复痛泻，腹皮扛起，或成块或成条，泻下臭如败卵，此食积泄泻之症也。"《医学心悟》："胸满痞闷，嗳腐吞酸，泻下臭秽，食积也。"《证治要诀·大小腑门》："食积腹痛而泻，不可遽用治中兜住，先用调脾饮，吞感应丸。或因食一物过伤而泻，后复食之即泻者，以脾为其所伤未复而然，宜健脾汤。因食冷物停滞伤脾，脾气不畅，所食之物不能消化，泻出而食物如故，宜治中汤加干葛（一作干姜），吞酒煮黄连丸。"

食厥 shíjué 厥证之一。见《明医杂著·风门》。因暴饮暴食所致的昏厥证。症见进食过多后昏厥不省，气息窒塞，脘腹胀满，脉滑实等。治以和中消导为主。若昏厥在食后不久，应先以盐汤或姜汤探吐，继用保和丸、加味平胃散（《证治汇补》：苍术、厚朴、陈皮、木香、檀香、乌药、砂仁、甘草）等。参见厥证条。

食咳 shíké 病名。见《医学入门》卷五。食积生痰所致的咳嗽。症见咳嗽多痰，黎明为甚，或胸闷腹胀，嗳酸呕恶，便溏，脉沉滑。治宜化痰消积。用二陈汤合平胃散、三子养亲汤、五积散等方。肺火痰热者，脉沉数而滑，宜兼清肺火，用石膏泻白散（《症因脉治》：桑白皮、地骨皮、甘草、枳壳、桔梗、石膏）、二母宁嗽汤、栝蒌丸、葶苈散等方。

食劳疳黄 shíláogānhuáng 病症名。见《医学纲目》卷二十一。又名食劳黄、黄胖。多因脾虚宿有食积，劳伤过度，湿热虫积所致。症见肤色萎黄，面浮足肿，口淡口苦，脚酸气急，腹胀泄泻，脉虚弦等。治宜补脾益血，清化湿热。方用大温中丸、小温中丸、绛矾丸等方。参见黄胖条。本病可见于钩虫病等。

食疗 shíliáo 又称食治。食物的不同性味作用于不同脏器，而起着调理和治疗的作用。《备急千金要方》有食治门，搜集《内经》至唐代以前用食物治疗疾病的记述，为著名食疗专辑之一。

食疗本草 shíliáoběncǎo 本草著作。3卷。唐·孟诜撰。为记述可供食用、疗病的本草专著。其后张鼎又作了补充。原书已佚，佚文散见于《证类本草》《医心方》等书中。

食呕 shí'ǒu 证名。见《三因极一病证方论》卷十一。又称食积呕吐。因七情内伤，外感邪气，饮食不节，脾胃损伤，食积不化所致。症见脘腹满闷，甚或胀痛，嗳气腐臭，厌食，食入即吐，或朝食暮吐，舌苔浊腻，脉多弦滑。治宜消食化滞，健脾和胃。可用保和丸、家秘消滞汤（《症因脉治》：平胃散加莱菔子、枳实、山楂、麦芽）等方加减。

食谱 shípǔ ❶有关食物调配和烹调方法的书籍。我国古代有《古今食谱》《食谱》《蔬食谱》等食谱书籍，惜大多已佚。❷为了合理调配食物，以达到合理营养的要求而安排的膳食计划。

食气 shíqì ❶食，与蚀通；气，指正气、元气。即耗损元气。《素问·阴阳应象大论》："壮火食气。"❷饮食水谷之气。《素问·经脉别论》："食气入胃，浊气归心，淫精于脉。"❸养生术语。道家通过呼吸修炼的一种方法。《抱朴子·对俗》："是以真人但令学其导引以延年，法其食气以绝谷。"

食伤 shíshāng 出《金匮要略·血痹虚劳病脉证并治》。即伤食。详该条。

食物中毒 shíwùzhòngdú 病名。因进食含有毒素的食物所致，以腹痛、呕泻等为主要表现的中毒性疾病。

食痫 shíxián 病名。因伤食而发病的痫疾。《诸病源候论》："食痫者，因乳哺不节所成。"症见发热，或不发热，或吐后发热，嗳吐馊气即发搐，大便酸臭等。治宜下之。用四味紫丸等。参见痫、五痫条。

食泄 shíxiè 见《杂病源流犀烛·泄泻源流》。即伤食泻。详该条。

食泻 shíxiè 见明·王肯堂《医镜》。即伤食泻。详该条。

食蟹中毒 shíxièzhòngdú 病名。见《诸病源候论·食蟹中毒候》。症见胸闷烦乱，精神不安，或更见腹痛、吐利不止等。《圣济总录》载有解食蟹中毒方。《本草纲目》载解蟹毒药，如紫苏汁、藕汁、冬瓜汁、干蒜汁、芦根汁、橙皮、丁香等，可参考。

食心痛 shíxīntòng　证名。出《备急千金要方》卷十三。多因伤于饮食，食积作痛。症见心胸胀闷作痛，或有物扛起，嗳腐吞酸，恶食腹满，脉滑实。初起宜吐，继则消导，用平胃散、保和汤等加减。

食性 shíxìng　食物具有的性质和功能，包括食物的四气、五味、有毒无毒、升降浮沉、归经、主治、配伍、禁忌、用量、用法及食物的产地、采集、贮藏、加工、烹调等。与"药性"理论相似。

食臭 shíxiù　❶食物的气味。《素问·脉解》："所谓恶闻食臭者，胃无气，故恶闻食臭也。"指闻到食物的气味即厌恶。❷指嗳气有酸臭味。多因宿食不消所致。《伤寒论·辨太阳病脉证并治》："伤寒汗出，解之后，胃中不和，心下痞硬，干噫食臭，胁下有水气，腹中雷鸣，下利者，生姜泻心汤主之。"

食蕈菌中毒 shíxùnjūnzhòngdú　病名。见《诸病源候论·食诸菜蕈菌中毒候》。因误食有毒蕈菌中毒。症轻者见头痛、呕吐、腹泻、昏睡、幻视、精神错乱等，症重者可迅速致死。因蕈菌所含毒素不同，引起的临床表现亦异，大致可分为速发型或精神型、迟发型或类霍乱型、溶血型、中毒性肝炎型四种类型。治疗早期宜洗胃、补液，选用中西解毒药，如阿托品、巯基络合剂、甘草、鱼腥草、紫苏等。严重者按病情需要应用激素、输血及各种抢救措施。《本草纲目》卷四载有解野菌毒药，如甘草、防风、忍冬、蠹实、酱、生姜、胡椒、绿豆、荷叶、阿魏、地浆、黄土、石首鱼枕、童尿等，可参考。

食盐 shíyán　出《名医别录》。为海水或盐井、盐池、盐泉中的盐水经煎晒而成的结晶。咸，寒。入胃、肾、大小肠经。涌吐，清火，凉血，解毒。治食停上脘，心腹胀痛，胸中痰癖，以炒盐探吐之；治卒小便不通，炒盐纳脐中；治喉痛，淡盐汤口服；治齿龈出血，牙痛，以盐末刷牙；水化点眼、洗疮。内服：沸水溶化，0.9～3克。用以催吐，炒黄9～18克。水肿忌服。本品主要成分为氯化钠。

食养 shíyǎng　指饮食调养。《素问·五常政大论》："大毒治病，十去其六……谷肉果菜，食养尽之，无使太过，伤其正也。"

食医 shíyī　周代官方卫生机构分科医生的一种。是为帝王管理饮食卫生的医生。参见疾医条。

食医心鉴 shíyīxīnjiàn　食疗著作。1卷。唐·咎殷撰。约成书于9世纪中期。原书以食物药品为主组成药方，治疗各种疾病。宋以后失传。今之世行本系日人从《医方类聚》中辑出者。内容包括治疗中风、诸气、心腹冷痛等16类，计211方。其中也有以药物煮粥、制茶、作酒饮用的药方。现存1924年东方学会排印本。

食已即吐 shíyǐjítù　证名。出《金匮要略·呕吐哕下利病脉证并治》。指食后片刻即吐。多因胃热，亦可由痰气郁结、饮食停积所致。噎膈的主要症状之一。参见热呕、痰呕、食呕、噎膈各条。

食亦 shíyì　古病名。出《素问·气厥论》。又称食㑊。其症多食而形体消瘦。由于肠胃和胆有燥热所致。

食㑊 shíyì　即食亦。详该条。

食郁 shíyù　证名。郁证之一种。见《丹溪心法·六郁》。由气机不利，食滞不消所致。症见脘腹饱胀，嗳气酸腐，不能食，大便不调，甚至黄疸、痞块、鼓胀等，脉多滑而紧盛。治宜消导畅中。可选用食郁汤（《杂病源流犀烛》：苍术、厚朴、川芎、陈皮、神曲、山栀、枳壳、炙草、香附、砂仁）或保和丸等方。

食郁肉中毒 shíyùròuzhòngdú 病名。见《诸病源候论·食郁肉中毒候》。因食密闭器内生熟变质肉类中毒。症轻者吐利、烦乱不安，严重者可致死亡。可按症情予以中西医结合治疗。《本草纲目》载有解六畜肉毒药，如乌桕叶、白扁豆、小豆汁、豉汁、葱子、甘草、兰草、阿魏、绿豆、黄柏、黄土、地浆等，可参考。

食胀 shízhàng 病症名。见《世医得效方·胀满》。因过食生冷瓜果，或饥饱不调，谷食不化所致。症见脘腹胀满坚硬，甚则作痛，嗳气泛酸。属寒者，多见自利不食，治宜温中消导。轻者可用胃苓汤加山楂、麦芽，重者用理中汤加丁香、厚朴、附子。属热者，大便干结，治宜消导清化，用保和丸或木香槟榔丸等方。

食指 shízhǐ 即手之第二指。

食滞 shízhì 病症名。即伤食。详该条。

食滞脘痛 shízhìwǎntòng 证名。见《类证治裁》卷六。饮食停滞所致的胃痛。症见胃痛伴有嗳腐吞酸，脘腹胀闷，得吐减轻，脉滑实等。治宜消积导滞。选用保和丸、香砂枳术丸等方。

食滞胃肠证 shízhìwèichángzhèng 证候名。饮食停滞胃肠，以脘腹痞胀疼痛，厌食，嗳腐吞酸，或呕吐馊食，肠鸣矢气，泻下不爽，便臭如败卵，苔厚腻，脉滑或沉实等为常见症状的证候。

食滞胃脘 shízhìwèiwǎn 饮食停积于胃的病变。多因进食过饱，影响脾胃运化通降所致。症见胃脘胀痛、嗳腐、呕吐、舌苔厚腻，脉滑。多见于消化不良、急性胃炎等。

食滞中满 shízhìzhōngmǎn 症状名。饮食停滞，脾胃失司所致的脘腹胀满。《类证治裁·肿胀》："食滞中满者，专消导，和中丸。"食滞中满而痛者，宜温散，药如干姜、苍术、白芷、川芎、香附、姜汁之类。若宿食不消，面黄，吞酸，宜丁香脾积丸，或平胃散加草蔻、枳实、半夏（见《杂病源流犀烛·腹少腹病源流》）。

食中 shízhòng 类中风类型之一。见《医宗必读·类中风》。又名中食。多由醉饱过度，或感风寒，或着气恼，以致食滞于中，胃气不行，升降不通所致。症见忽然昏倒，口不能言，肢不能举，胸膈满闷等。先用姜盐汤探吐，再服疏邪化滞、理气和胃之剂。方用藿香正气散、神术散、平胃散等。

食诸鱼中毒 shízhūyúzhòngdú 病名。见《诸病源候论·食诸鱼中毒候》。因食有毒或变质鱼类引起中毒。症见头晕，面肿，肤红起瘰、瘙痒，心腹闷满烦乱；严重者心悸，气急，甚至休克。治疗早期宜催吐、洗胃，继用解鱼毒药；严重者中西医结合抢救。《本草纲目》卷四载有解鱼毒诸药，如紫苏、芦根、芦花、大黄汁、马鞭草汁、苦参、缩砂仁、草豆蔻、酱汁、米醋、胡麻油、黑豆汁、冬瓜汁、橘皮、乌梅、橄榄、蜀椒、胡椒、茴香、胡葱、大蒜、朴硝、蓬砂等，可参考。

食注 shízhù 病症名。九注之一。《诸病源候论·食注候》："有外邪恶毒之气，随食饮入五脏，沉滞在内，流注于外，使人肢体沉重，心腹绞痛，乍瘥乍发，以其因食得之，故谓之食注。"可用桔梗汤等方。

蚀疮 shíchuāng 病名。赵贞观《绛雪丹书》："凡妇人阴户中生虫生疮，名曰蚀疮。"详阴蚀条。

蚀脓法 shínóngfǎ 即溃疡去腐法。详该条。

莳萝子 shíluózǐ 中药名。出唐·李珣《海药本草》。别名土茴香。为伞形科植物莳萝 *Anethum graveolens* L. 的果实。产于江苏、安徽等地。辛，温。入脾、肾经。温胃健脾，散寒止痛。治霍乱呕逆，腹中冷痛，疝气偏坠。煎服：2.4~4.5 克。本品含挥发油，油中含葛缕酮、柠檬烯、莳萝油脑、佛手柑内酯等。

史国公药酒 shǐguógōngyàojiǔ ❶原名史国公浸酒方。《证治准绳》方。当归、虎胫骨（酒浸一日焙干酥炙）、羌活、炙鳖甲、萆薢、防风、秦艽、川牛膝、松节、蚕砂各二两，枸杞子五两，干茄根（蒸熟）八两。上药盛绢袋内，用无灰酒一斗，密封浸泡十日即得，每日早晚随量饮两次，不可间断。治半身瘫痪，四肢顽麻，骨节酸疼，风寒湿痹。饮尽后，药渣晒干为末，糊丸，梧桐子大，每次五十丸，空腹酒送。❷中成药。玉竹48克，神曲36克，牛膝、白术各18克，桑寄生15克，蚕砂、防风、川芎各12克，木瓜、当归、红花各9克，甘草、羌活、独活、续断各6克，鹿角胶、鳖甲胶各3克。为粗末，与二胶稀释液混匀，加白酒5625克，冰糖1000克，搅匀过滤，制成药酒，每服9～15克，日2～3次。治四肢麻木，骨节疼痛，风寒湿痹。

矢 shǐ ❶通屎。《灵枢·寿夭刚柔》：“凡四种，皆㕮咀，渍酒中，用棉絮一斤，细白布四丈，并内酒中，置酒马矢煴中……”。❷矢气，即放屁。又作失气。《伤寒论》：“不转失气者，慎不可攻也。”《类证活人书》：“不转矢气者，不可下。”

矢气 shǐqì 俗称放屁。见《伤寒论·辨阳明病脉证并治》。又称失气，详该条。

使君子 shǐjūnzǐ 中药名。出《开宝重定本草》。别名留求子。为使君子科植物使君子 *Quisqualis indica* L. 的果实。主产于四川、广东、广西。甘，温，入脾、胃经。杀虫，消积。治蛔虫病，蛲虫病，小儿疳积。捣碎煎服：9～12克。去壳取仁，6～9克，亦

使君子

可炒熟嚼食。小儿每岁1粒，总量不超过20粒。忌饮热茶。多食或饮热茶可引起呃逆、眩晕等反应。本品的种子含使君子酸钾、胡芦巴碱、吡啶等。水或醇浸剂在体外可麻痹猪蛔虫，使君子酸钾也能抑制猪蛔虫。水浸剂在体外对常见皮肤真菌有抑制作用。

使君子散 shǐjūnzǐsǎn 《幼科证治准绳》方。炒使君子十个，甘草（胆汁浸）、芜黄各一分，苦楝子（去核）五个。为粗末，每服一钱，水煎服。治蛔疳，腹痛时作，肚胀青筋。

使药 shǐyào 方剂中具有调和诸药作用，或引方中诸药直达病所药物的统称。分调和药、引经药等。

始光 shǐguāng 经穴别名。出《针灸甲乙经》。即攒竹，详该条。

士材三书 shìcáisānshū 医学丛书。明·李中梓撰。刊于1667年。包括《诊家正眼》《本草通玄》《病机沙篆》，分述审脉、辨药与杂病治法，末附尤乘《寿世青编》。

世补斋医书 shìbǔzhāiyīshū 医学丛书。清·陆懋修撰。分正集、续集。正集为陆氏自撰，共6种，33卷，刊于1884年。有《文集》、《世补斋不谢方》《伤寒论阳明病释》《内经难字音义》。续集为陆氏校刊的医著，共4种，25卷，刊于1910年。有《重订傅青主女科》《重订戴北山广温热论》《重订绮石理虚元鉴》《校正王朴庄伤寒论注》。陆氏对《伤寒论》与运气学说辨析颇详，且有一定发挥。但他以伤寒学说代替、否定温病学说。

世医 shìyī 我国历来有不少医家为世代相传，称为世医。

世医得效方 shìyīdéxiàofāng 医书。19卷。元·危亦林撰。刊于1345年。系作者根据其五世家传医方编写的综合性医书。书中按照元代医学分为十三科的顺序，分别论述了内、外、妇、儿、五官与伤科等各类疾病的

脉病症治，对于症状分类较细，采录医方较多，且多家传经验方。对骨伤科病症的治疗有较多发挥。新中国成立后有排印本。

试水 shìshuǐ 妊娠末期或临产胎水早破，或胎水破而未生者。见《妇人大全良方》卷十七。亦称试月。周登庸《续广达生篇》："胎未足月，先破水衣而腰不痛，名曰试水，又名试月，非正产也。"刘斋甫《妇科三字经》："试痛或破水者，名试水，可与八珍汤加杜仲、故纸以安其胎。"《高淑濂胎产方案》："浆水点滴微来，名曰试水。此时儿方转身，切莫皇皇，并禁稳婆将手入探腹上揣摩。直至腰痛如折，眼中火出，水破淋漓，儿逼产门，方可坐草，用力送之，小孩自来。"《张氏医通》卷十："胞水破，儿未下，谓之试水。"

试胎 shìtāi 妊娠中期或晚期出现胎忽乱动、腹痛等症状，但脉象无分娩征象者。《女科经纶》卷五："有一月前忽然腹痛，如欲便生，名曰试胎，非当产也。"唐桐园《大生要旨》卷二："受胎六七个月或八九个月，胎忽乱动。二三日间或痛或止，或有水下，但腰不甚痛，是脉未离经，名曰弄胎，又曰试胎。"

试月 shìyuè 妊娠后期忽然脐腹疼痛，而又不能分娩者。《景岳全书》卷三十九："有一月前或半月前忽然腹痛，如欲产而不产者，名曰试月，亦非产也。"

视赤如白 shìchìrúbái 病症名。见《证治准绳·杂病》。又名视物易色。多因先天发育不良，或眼内脉络阻滞所致。表现为不能正确识别某些颜色或全部颜色。相当于色盲。

视惑 shìhuò 症状名。①视物颠倒紊乱变异的症状。出《灵枢》。眼本无病，在某种特殊情况下，突然视物眩惑，颠倒紊乱，五色莫辨，称视惑。《灵枢·大惑论》："心有所喜，神有所恶，卒然相惑，则精气乱，视误，故惑，神移乃复。"说明眼之能视物，受心的控制，过喜、暴怒等异常因素，可引起精神一时性散乱，故视则眩惑，待精神恢复正常后，此症即可消失。②自觉视物异常，为多种眼疾常见的症状之一。清·黄庭镜《目经大成》卷二："此目人看无病，但自视物色颠倒紊乱，失却本来面目。如视正为斜，视定为动，赤为白，小为大，一为二之类。"

视歧 shìqí 出《灵枢·大惑》，即视一为二症。详该条。

视物易色 shìwùyìsè 即视赤如白。详该条。

视物易形 shìwùyìxíng 症状名。见吴克潜《病源辞典》。眼外观正常，而视物则改变其正常形态，如视长为短，视直如曲，视物变大，视大为小等。参见目妄见、视惑等条。

视一为二症 shìyīwéi'èrzhèng 病症名。即复视。由脏腑精气不足，风、火、痰上攻，致精气耗散，或外伤等引起。《证治准绳》："谓一物而目视为二，即《内经》所谓视歧也。"

视衣 shìyī 相当于视网膜、脉络膜等组织。内属心、肝、肾等经。参见瞳神条。

视瞻昏渺 shìzhānhūnmiǎo 症状名。多由神劳精亏，血虚气弱等引起。《证治准绳》："目内外别无证候，但自视昏渺蒙昧不清也。"常见于多种内障眼病。

柿蒂 shìdì 中药名。出《本草拾遗》。别名柿子把、柿萼。为柿科植物柿 *Diospyros kaki* L. f. 的宿存花萼。主产于河南、山东。苦，涩平。入胃经。降气止呃。治呃逆。煎服：4.5～9克。本品含齐墩果酸、白桦脂酸、熊果酸及鞣质等。

柿蒂汤 shìdìtāng 又名顺气散。《济生方》方。柿蒂、丁香各一两，加生姜五片，水煎服。治胸满呕吐，呃逆不止。

柿萼 shì'è 柿蒂之别名。详该条。

柿钱散 shìqiánsǎn 《洁古家珍》（金·张元素撰）方。柿钱（即柿蒂之如钱者）、丁香、人参各等分。为粗末，水煎服。治呃逆。

柿霜 shìshuāng 中药名。出《本草纲目》。为柿科植物柿 *Diospyros kaki* L. f. 的果实制成"柿饼"时外表所生的白色粉霜。甘，凉。入心、肺经。清热，润燥，化痰。治肺热燥咳，咽干喉痛，口舌生疮，吐血，咯血，消渴。冲服：3～9克；或作丸噙化。本品含甘露醇、葡萄糖、果糖、蔗糖。

柿子把 shìzǐbǎ 即柿蒂之别名。详该条。

拭口 shìkǒu 新生儿保健法。出《备急千金要方》。《医宗金鉴》卷五十："拭口，婴儿初生，须用软棉裹指，拭净口中不洁。继以燕脂蘸茶清，擦口舌齿颊之间，则不使一切口病生矣。"

拭泪 shìlèi 自我推拿方法名。在治疗部位上用手掌或手指作直线或螺旋形反复摩擦。《诸病源候论·目暗不明候》："以两手中指……相摩，拭目，令人目明。"

是动病 shìdòngbìng 经脉病候的一类。出《灵枢·经脉》。包括：经脉循行径路的病症。如手阳明大肠经"是动则病齿痛颈肿"。经脉经气变动引致所连络脏腑的病症。如手太阴肺经"是动则病肺胀满，膨膨而喘咳"；又如足少阴肾经从肾上贯肝膈，入肺中，"是动则病……咳唾则有血，喝喝而喘。"其病主要由经脉传来，非本脏腑所生，故名是动。二者均可取该经穴位治疗。

是动所生病 shìdòngsuǒshēngbìng 经络病候和经穴主治的概括。参见是动病、所生病各条。

室女 shìnǚ 见《太平圣惠方·治室女月水不通诸方》。指未婚的女子。

室女经闭 shìnǚjīngbì 病名。见《妇人良方》。又称室女月水不通。指未婚女子经闭。因体质羸弱，肝脾失调，冲任血虚；或情志

不遂，心情抑郁，气血凝结所致。体弱、肝脾失调、冲任血虚者，治宜益气养血调经。方用八珍汤加柴胡、茺蔚子、益母草。心怀抑郁、气血凝结、体弱者用泽兰叶汤（《证治准绳》：当归、甘草、白芍、泽兰叶），兼服柏子仁丸（《妇人良方》：柏子仁、牛膝、卷柏、续断、熟地、泽兰叶）；体壮者可用大黄䗪虫丸。

室女月水不通 shìnǚyuèshuǐbùtōng 见《太平圣惠方·治室女月水不通诸方》。即室女经闭。详该条。

嗜偏食 shìpiānshí 偏嗜某些食物的一种病态。如嗜食生米异物，多属虫积；嗜食辛辣，多属胃寒等。

嗜卧 shìwò 出《素问·诊要经终论》。又称善眠、多卧、多寐。困倦欲睡的一种病症。《杂病源流犀烛·不寐多寐源流》："多寐，心脾病也。一由心神昏浊，不能自主；一由心火虚衰，不能生土而健运。"以湿胜、脾虚、胆热等为多见。湿胜者，兼见肢体虚浮或沉重，或大便泄泻，脉多濡缓，宜胃苓汤、平胃散等方。脾虚者，兼见四肢无力，精神困倦，脉弱，或饭后即醉，宜人参益气汤、六君子汤等加减。胆热者，口苦神昏多睡，宜黄连汤等方，详见胆热多睡条。亦有素体虚弱，不能适应气候变化而致者，如秋燥而见怠惰嗜卧、畏寒、不思饮食，兼见肺病，为阳气不伸所致，宜升阳益胃汤。如长夏而见懒怠无力，坐定即昏倦欲睡，为肺脾气虚，不胜炎暑所致，宜清暑益气汤等方。另有病后嗜卧以及少阴病而见但欲寐等情况，详各条。

shou

收呆至神汤 shōudāizhìshéntāng 《串雅内编》方。人参、柴胡、当归各一两，白芍四两，半夏一两，甘草五钱，酸枣仁一两，天

南星五钱，附子一钱，菖蒲一两，神曲五钱，茯苓三两，郁金五钱。水煎服。治精神痴呆，抑郁不舒。

收口法 shōukǒufǎ 即溃疡生肌法。详该条。

收涩 shōusè 治疗精气耗散、滑脱不收的方法。也称固涩。《素问·至真要大论》："散者收之。"适用于自汗盗汗、久嗽虚喘、久痢久泻、精关不固、小便失禁、崩中漏下、久带清稀等症。有敛汗固表、敛肺止咳、涩肠止泻、固肾涩精、固崩止带等法。参见各条。

收引 shōuyǐn ❶症状名。收，收缩；引，拘急。收引即筋脉、形体拘挛之状。《素问·至真要大论》："诸寒收引，皆属于肾。"《类经》卷十三："形体拘挛，皆收引之谓。"参拘挛条。❷运气学说术语。《素问·五常政大论》："坚成之纪，是谓收引。"马莳注："岁金太过，为坚成之纪……收引者，阳气收敛而阴气引用也。"张志聪注："岁金太过，名曰坚成。秋令主收，是谓收引。"

手背毒 shǒubèidú 即手发背。详该条。

手背发 shǒubèifā 即手发背。详该条。

手叉发 shǒuchàfā 即虎口疔。详该条。

手发背 shǒufābèi 病名。出《证治准绳》。又名手背发、手背毒。生于手背，由三阳经风火与湿毒凝滞而成。初起形如芒刺，渐觉疼痛，若高肿红活，焮热溃速者为痈；若漫肿坚硬，无红无热，溃迟者为疽。溃深露筋骨者难愈。治宜发表解毒。初服连翘败毒丸，继服仙方活命饮之类。参见痈、疽各条。

手翻托法 shǒufāntuōfǎ 正骨手法。出清·胡廷光《伤科汇纂》。适用于肘关节错位整复。医者一手把定患肘，另一手牵拉其前臂，然后向上翻折以使肘关节复位。亦可用于桡骨小头半脱位的复位。

手骨 shǒugǔ 骨名。掌指骨的统称。

手厥阴 shǒujuéyīn 即手厥阴心包经。详该条。

手厥阴经别 shǒujuéyīnjīngbié 十二经别之一。原称手心主之正。见《灵枢·经别》。从手厥阴心包经分出，在渊腋穴下三寸入胸中，分别连属上、中、下三焦，上行循喉咙，出于耳后，在乳突下与手少阳三焦经汇合。

手厥阴络脉 shǒujuéyīnluòmài 十五络脉之一。原称手心主之别，见《灵枢·经脉》。从内关穴处分出，出行于两筋之间，沿着本经上行，维系心包，联络心系（联系心脏的组织）。本络脉发生病变，实则心痛，虚则头强不能俯仰。

手厥阴心包经

shǒujuéyīnxīnbāojīng

十二经脉之一。原称心主手厥阴心包络之脉，出《灵枢·经脉》。从胸中开始，出而属于心包，穿过横隔，历络三焦；其外行的主

手厥阴心包经

干，沿胸内出于胁部，从腋下三寸处上至腋中，沿上肢掌面中间进入掌中，沿中指出其末端；其支脉从掌中分出，至无名指尺侧端，与手少阳三焦经相接。本经脉的病候主要表现为掌心发热，臂肘挛急，腋肿，胸胁满闷，心悸，面赤目黄，喜笑不休，或心烦心痛，掌中热等。

手两边拉法 shǒuliǎngbiānlāfǎ 正骨手法。见清·胡廷光《伤科汇纂》。用于肩关节脱位。使患者正坐，一助手立于患者背后，双手从患者左右腋下抱紧；另一助手握健侧腕部固定不动；医者双手紧握患肢，配合健侧助手用力牵引。如觉有滑动感，即已复位。

手摸心会 shǒumōxīnhuì 中西医结合的正骨八法之一，诊治折伤之要领。医者在检查、诊断或整复治疗过程中，用手触摸损伤，并对触摸所得的异常体征进行分析、综合、判断，作出确切的结论，以达到在整复施术时心中有数。

手逆注 shǒunìzhù 经外奇穴名。见《千金要方》。位于前臂屈侧，腕横纹中点直上6寸，桡侧腕屈肌腱与掌长肌腱之间。主治上肢麻痹或瘫痪，癔病等。直刺1~1.5寸。灸5~7壮或5~15分钟。臂中穴与本穴同位。

手拈散 shǒuniānsǎn 《丹溪心法》方。延胡索、五灵脂、草果、没药各等分。为末，每服三钱，热酒调服。治心脾气痛。

手三里 shǒusānlǐ 经穴名。代号LI10。出《针灸甲乙经》。属手阳明大肠经。位于前臂背面桡侧的上段，阳溪穴与曲池穴连线上，肘横纹下2寸。主治肘臂痛，上肢麻痹，腹痛，腰痛。直刺0.8~1.2寸。灸3~5壮或5~10分钟。

手三阳经 shǒusānyángjīng 十二经脉中循行于上肢外侧的三条经脉，即手阳明大肠经、手太阳小肠经和手少阳三焦经。其循行方向均由手部经上肢伸侧走向头部。

手三阴经 shǒusānyīnjīng 十二经脉中循行于上肢内侧的三条经脉，即手太阴肺经、手少阴心经和手厥阴心包经。其循行方向均由胸部内脏经上肢屈侧走向手部。

手少阳 shǒushàoyáng 即手少阳三焦经。详该条。

手少阳经别 shǒushàoyángjīngbié 十二经别之一。原称手少阳之正。见《灵枢·经别》。在头部从手少阳三焦经分出，别走头顶，向下进入缺盆（锁骨上窝），历上、中、下三焦，最后散于胸中。

手少阳络脉 shǒushàoyángluòmài 十五络脉之一。原称手少阳之别。见《灵枢·经脉》。从腕后二寸的外关穴处分出，绕行于臂外侧，进入胸中，和手厥阴心包络经相汇合。发生病变，实则肘部筋肉挛缩，虚则肘部筋肉弛缓不收。

手少阳三焦经 shǒushàoyángsānjiāojīng 十二经脉之一。原称三焦手少阳之脉。出《灵枢·经脉》。从无名指尺侧端开始，经四、五掌骨间，向上沿上肢背面正中至肩部，在大椎穴处左右相交，向前进入缺盆（锁骨上窝），分布于膻中，散络于心

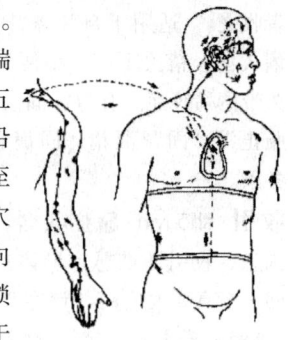
手少阳三焦经

包，穿过横膈，分属于上、中、下三焦；其支脉从膻中上出缺盆，经项旁，连系耳后，上行出于耳上角，然后屈曲向下，经面颊至目下；另一条支脉从耳后进入耳中，出走耳前，经过颧弓上缘，在面颊部与前条支脉相交，到达外眼角，与足少阳胆经相接。本经脉的病候主要表现为耳聋耳鸣，咽喉肿痛，外眼角、颊部及经所过处疼痛等。

手少阳之别 shǒushàoyángzhībié 即手少阳络脉。详该条。

手少阳之正 shǒushàoyángzhīzhèng 即手少阳经别。详该条。

手少阴 shǒushàoyīn 即手少阴心经。详该条。

手少阴经别 shǒushàoyīnjīngbié 十二经别之一。原称手少阴之正。见《灵枢·经别》。从手少阴心经分出，在腋窝下两筋间进入胸腔，属于心，向上到喉咙，出于面部，在目内眦处与手太阳小肠经会合。

手少阴络脉 shǒushàoyīnluòmài 十五络脉之一。原称手少阴之别。见《灵枢·经脉》。

从腕后的通里穴分出，和本经并行，进入心中，上连舌根，属于目系（眼与脑相联系的组织）。发生病变，实则胸膈胀满，虚则不能言。

手少阴心经 shǒushàoyīnxīnjīng 十二经脉之一。原称心手少阴之脉。出《灵枢·经脉》。从心中开始，出属于心系（联系心脏的组织），下经横隔，联络小肠；其支脉从心系夹食道上行，联系目系（眼与脑相连系的组织）；其外行的主干，从心系上行于肺，出于腋下，沿上肢掌面尺侧，到

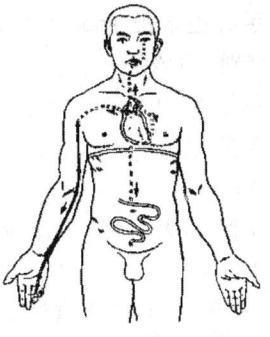

手少阴心经

掌后锐骨（豆骨）进入掌中，至小指末端桡侧，与手太阳小肠经相接。本经脉的病候主要表现为咽干，心痛，渴而欲饮，目黄胁痛，上肢掌面尺侧冷痛，掌中热、痛等。

手少阴之别 shǒushàoyīnzhībié 即手少阴络脉。详该条。

手少阴之正 shǒushàoyīnzhīzhèng 即手少阴经别。详该条。

手太阳 shǒutàiyáng 即手太阳小肠经。详该条。

手太阳经别 shǒutàiyángjīngbié 十二经别之一。原称手太阳之正。见《灵枢·经别》。在肩关节部从手太阳小肠经分出，进入腋窝，走向心脏，联系小肠。

手太阳络脉 shǒutàiyángluòmài 十五络脉之一。原称手太阳之别。见《灵枢·经脉》。从腕后五寸的支正穴处分出，与手少阴心经汇合；其支脉，从支正穴向上，沿肘部，络于肩关节。发生病变，实则关节弛缓，肘部痿废，虚则皮肤生疣。

手太阳小肠经 shǒutàiyángxiǎochángjīng 十二经脉之一。原称小肠手太阳之脉。出《灵枢·经脉》。从小指尺侧端开始，沿手掌尺侧缘上行，出尺骨茎突部，沿上肢背面尺侧，上出肩关节，绕肩胛部，在大椎穴处左右相交，向前进入缺盆（锁骨上窝），联络心脏，沿咽（指食管）下隔，

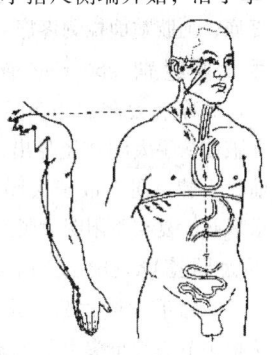

手太阳小肠经

到胃，属于小肠；其支脉从缺盆沿颈旁向上至颊，到外眼角，回过来进入耳中；另一条支脉从面颊部分出，向上行于内眼角，与足太阳膀胱经相接。本经脉的病候主要表现为耳聋，目黄，颊、颌肿胀，咽喉肿痛及经脉所过处疼痛等。

手太阳之别 shǒutàiyángzhībié 即手太阳络脉。详该条。

手太阳之正 shǒutàiyángzhīzhèng 即手太阳经别。详该条。

手太阴 shǒutàiyīn 即手太阴肺经。详该条。

手太阴肺经 shǒutàiyīn fèijīng 十二经脉之一。原称肺手太阴之脉。出《灵枢·经脉》。从中焦的胃脘部开始，向下联络大肠，又折返，沿着胃的上口，经过横隔，

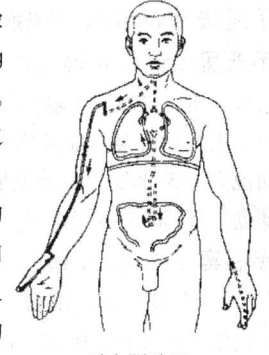

手太阴肺经

属于肺；从肺系（气管、喉咙），横行出于腋下，沿上肢掌面桡侧，至寸口（桡动脉搏动处），再沿大鱼际边缘，出拇指的桡侧端；

S

其支脉从列缺穴处分出，经虎口至食指桡侧端，与手阳明大肠经相接。本经脉的病候主要表现为喘咳，肺胀，胸闷烦心，锁骨上窝疼痛，上肢掌面桡侧疼痛，掌中发热等。

手太阴经别 shǒutàiyīnjīngbié 十二经别之一。原称手太阴之正。见《灵枢·经别》。在腋前从手太阴肺经分出，行于手少阴经之前，入肺，向下散于大肠；向上出于缺盆，沿喉咙，复与手阳明大肠经汇合。

手太阴络脉 shǒutàiyīnluòmài 十五络脉之一。原称手太阴之别，出《灵枢·经脉》。从腕关节桡骨小头上的列缺穴处分出，和本经并行，直入掌中，散布在大鱼际部。发生病变，实则手腕和掌部发热，虚则遗溺，小便频数。

手太阴之别 shǒutàiyīnzhībié 即手太阴络脉。详该条。

手太阴之正 shǒutàiyīnzhīzhèng 即手太阴经别。详该条。

手提法 shǒutífǎ 正骨手法。见清·胡廷光《伤科汇纂》。用于脊椎骨折错位。患者站立，助手从高处握患者两手臂提起，使其足下悬空，医者在患处按压整复。与近代脊椎悬吊复位法近似。

手托法 shǒutuōfǎ 即牵推法。详该条。

手五里 shǒuwǔlǐ 经穴名。代号LI13。原名五里。出《灵枢·本输》。属手阳明大肠经。位于上臂后外侧，曲池穴与肩髃穴连线上，曲池穴上3寸处。主治上肢瘫痪，肘臂痛，瘰疬。直刺0.5～1寸。灸5～10分钟。

手心毒 shǒuxīndú 病名。出《疮疡经验全书》。又名掌心毒、擎疽、托盘疔。因心与心包络经火毒炽盛所致。初起红斑如粟，继而肿硬有泡，疔小根深，木痛而痒，重者泡由明亮变黑，肿痛剧烈，甚则腐烂，筋骨寒热交作，不思饮食。即手心部感染。早期宜挑破明泡，内服银花解毒汤（《疡科心得集》：玄参、金银花、生地、当归、紫花地丁、贝母、甘草）、蟾酥丸，或仙方活命饮加姜黄、桂枝。参见疔疮条。

手心热 shǒuxīnrè 阴虚证候之一。多见于内伤劳倦、肝肾阴虚、热病伤阴之证。

手心主之别 shǒuxīnzhǔzhībié 即手厥阴络脉。详该条。

手心主之正 shǒuxīnzhǔzhīzhèng 即手厥阴经别。详该条。

手丫刺 shǒuyācì 即虎口疔。详该条。

手阳明 shǒuyángmíng 即手阳明大肠经。详该条。

手阳明大肠经 shǒuyángmíngdàchángjīng 十二经脉之一。原称大肠手阳明之脉，出《灵枢·经脉》。从食指桡侧端开始，向上出于一、二掌骨之间，沿上肢背面桡侧，至肩关节上端，向后交会于大椎穴，折回向前，进入缺盆（锁骨上窝），入胸络于肺，通过横膈，入腹，属于大肠；其支脉从缺盆向上，经颈旁，至面颊，入下齿，回出来夹口角两旁，在

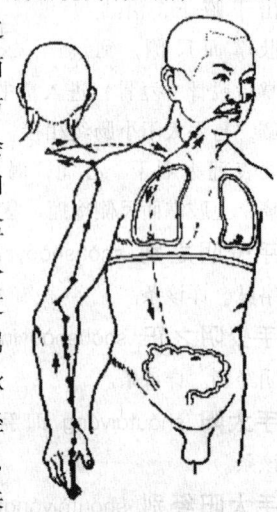

手阳明大肠经

人中处左右相交；上行到鼻翼两旁，与足阳明胃经相接。本经脉的病候主要表现为目黄，齿痛，口干，鼻衄，喉痹，颈肿及经脉过处灼热肿痛或寒冷等。

手阳明经别 shǒuyángmíngjīngbié 十二经别之一。原称手阳明之正。见《灵枢·经别》。在手部从手阳明大肠经分出，沿着腕臂、肘、臑、肩部，分布于胸膺乳房等部

位；其分支从肩髃部分出，进入项后柱骨，下挟大肠，属于肺；向上沿着喉咙，复出缺盆（锁骨上窝），与手阳明大肠经汇合。

手阳明络脉 shǒuyángmíngluòmài 十五络脉之一。原称手阳明之别，见《灵枢·经脉》。从腕后三寸的偏历穴处分出，走向手太阴肺经；其支脉从偏历穴向上，沿臂经肩髃上行到下颌角，遍络于牙齿；另一条支脉从下颌角处进入耳中，与聚集在耳部的许多经脉（宗脉）相会合。发生病变，实则齿龋、耳聋，虚则齿冷、胸膈痞闷。

手阳明之别 shǒuyángmíngzhībié 即手阳明络脉。详该条。

手阳明之正 shǒuyángmíngzhīzhèng 即手阳明经别。详该条。

手掌参 shǒuzhǎngshēn 中药名。见《东北药用植物志》。别名掌参、佛手参。为兰科植物手参 Gymnadenia conopsea R. Br. 的块茎。分布于东北、华北、西北及四川。甘，平。入肺、脾经。补脾润肺，益气养血。治肺虚咳喘，病后体弱，神经衰弱，久泻，白带，乳少。煎服：3～9克。本品含苷类、黏液质、草酸钙及无机盐等。

手掌根出臼 shǒuzhǎnggēnchūjiù 病名。见《伤科大成》。即桡腕关节脱位。多因跌扑所致。伤部肿胀明显，尤其掌根向一侧凸出，疼痛剧烈，活动受限。宜用捏腕骨入髎手法复位，内服复元活血汤，外敷栀乳散；肿痛好转后，可用海桐皮汤外洗，并配合功能锻炼。

手支法 shǒuzhīfǎ 正骨手法。用于肩关节脱位。患者正坐，一助手于健肩双手环抱患侧腋下，医者外展患臂，与助手相对牵引，待有活动时，屈患肘成直角，医者转向伤者背后，但肘部仍需牵引，一手拇指伸至腋窝，向外支肱骨头，同时另一手内收肘部，感到复位滑动，即已复位。

手指毒疮 shǒuzhǐdúchuāng 即蛇头疔。详该条。

手指节发 shǒuzhǐjiéfā 即蛇节疔。详该条。

手指麻木 shǒuzhǐmámù 证名。见《素问病机气宜保命集·中风论》。又名十指麻木。多因气虚而兼有湿痰、瘀血阻滞所致。治宜益气、化痰、活血为主。方用导痰汤、二陈汤加苍术、白术、桃仁、红花、附子等。如因肝阳亢盛而见大指、次指麻木不仁或不用者，为中风的先兆，当注意防治。

手指脱骱 shǒuzhǐtuōjiè 病名。见《伤科大成》。即手指关节脱臼。因跌扑、打伤所致。局部有明显凸出畸形，肿胀、疼痛及活动受限。治宜手法拔出捏正以复其位。内服复元活血汤，外用栀乳散；肿痛消失后用海桐皮汤熨洗，并进行伸屈锻炼。

手拽法 shǒuzhuàifǎ 正骨手法。见清·胡廷光《伤科汇纂》。用双手握患肢用力拔伸，使髋关节复位的方法。

手足汗 shǒuzúhàn 证名。见《伤寒明理论》卷一。手足常潮湿多汗，多属脾胃湿蒸，旁达四肢。手足心热者属阴亏血虚，手足发凉者属中阳不足。阴血虚者用四物汤、麦味地黄汤；中阳不足者用理中汤加乌梅；日久不愈，气血俱虚者，用十全大补汤加五味子。外用：手汗多者，用黄芪、葛根各30克，荆芥、防风各9克，煎汤温洗。足汗多者，用白矾、葛根各15克，煎汤泡洗。

手足厥冷 shǒuzújuélěng 证名。见《金匮要略·腹满寒疝宿食病脉证并治》。又名手足逆冷，或四逆。手足四肢由下而上冷至肘膝的症状。有寒热之分。寒证是由阳气衰微，阴寒内盛所致，常伴有怕冷、下利清谷、脉沉微等，治宜回阳救逆，温中祛寒，方用四逆汤、大乌头煎。热证多因热邪郁遏，阳气不能通达四肢，伴胸腹烦热、口渴等，治宜宣透郁热，方用四逆散、白虎汤、

S

承气汤等。本证可见于伤寒、厥证、疝等病症。

手足逆冷 shǒuzúnìlěng 即手足厥冷。详该条。

手足软 shǒuzúruǎn 五软之一。四肢为脾所主。如脾胃肝肾虚弱，则手足软而无力。治以补益为主。先用六味地黄丸益肾，继用归脾汤补脾。

手足心热 shǒuzúxīnrè 证名。见《丹溪心法》卷二。两手两足心发热，亦有单独手心热或足心热者。多由阴虚而生内热，或火热内郁等所致。参见五心烦热条。

守宫 shǒugōng 壁虎之别名。详该条。

守气 shǒuqì 针刺术语。保持针刺得气状态，不使消失。《素问·宝命全形论》："经气已至，慎守勿失。"

首风 shǒufēng 古病名。出《素问·风论》。因洗头感受风邪所致。症见头面多汗，恶风，头痛，遇风易发。

首乌 shǒuwū 中药名。出《经验方》。为何首乌之简称，详该条。

首乌藤 shǒuwūténg 夜交藤之别名。详该条。

首乌丸 shǒuwūwán 即首乌延寿丹。详该条。

首乌延寿丹 shǒuwūyánshòudān 原名延寿丹。又名首乌丸、首乌延寿丸。《世补斋医书》方。何首乌七十二两，豨莶草、菟丝子各十六两，杜仲、牛膝、女贞子、桑叶各八两，金银藤、生地黄各四两，桑椹、黑芝麻、金樱子、旱莲草（熬膏）各一斤。蜜丸，每服三钱。治肝肾不足，头晕目花，耳鸣重听，四肢酸麻，腰膝无力，夜尿频数，须发早白。实验研究：可降低实验性动脉粥样硬化动物的血清胆固醇，减轻动脉内膜斑块的形成和脂质沉积。

首乌延寿丸 shǒuwūyánshòuwán 即首乌延寿丹。详该条。

寿脾煎 shòupíjiān 又名摄营煎。《景岳全书》方。白术二三钱，当归、山药各二钱，炙甘草一钱，酸枣仁一钱五分，远志三至五分，炮姜一至三钱，炒莲子肉二十粒，人参一二钱至一两。水煎服。治脾虚不能摄血，大便下血不止，或妇人崩漏。

寿亲养老新书 shòuqīnyǎnglǎoxīnshū 养生著作。4卷。宋·陈直撰，元·邹铉续增。刊于1307年。该书是陈直《养老奉亲书》一书的增补本。卷一即《养老奉亲书》原文；卷二至四属新增部分，为邹氏从有关著作中收集并阐述养生、老年保健与食治诸方。该书编排不整，体例不一，但所收资料有一定参考价值。

寿世保元 shòushìbǎoyuán 医书。10卷。明·龚廷贤撰。约成书于17世纪初期。卷一介绍有关诊断治疗的基础理论；卷二至十分述各科病症的辨证论治，搜集了较多的方药和治法，取材广泛，选方大多切于实用，并附医案。新中国成立后有排印本。

寿世编 shòushìbiān ❶方书。2卷。未具撰人，顾奉璋序称："青浦诸君子所辑。"首辑亟斋居士《达生篇》、毓兰居士《保婴篇》。以下分小儿、妇女、身体、头面等42门，每门详列病症，博收各科验方。曾经多次增纂。现存清刻本，新中国成立后有排印本。❷即《寿世青编》，详该条。

寿世传真 shòushìchuánzhēn 养生著作。清·徐文弼编。全书8卷。该书是在广泛搜集前人著述的基础上，结合自己亲身经验而写成。对于养生之道，作者主张综合调摄与气功导引并重，提出养生要行内功外功，宝精宝气宝神，知要知忌知伤，注意四时调理和饮食调理。全书较少理论阐发，而侧重于具体方法的记述。作者尤其重视脾胃的作用，认为"人以水谷为生，故脾胃为养生之本"，故对于饮食调理及服食药物之法论述特详。

寿世青编 shòushìqīngbiān 养生著述。2卷。又名《寿世编》。清·尤乘辑。刊于1667 年。该书重点辑录前人养生保健内容，末附《病后调理服食法》1 卷。

寿台骨 shòutáigǔ 骨名。颞骨的乳突。《医宗金鉴·正骨心法要旨》："寿台骨，即完骨，在耳后。"

寿台骨伤 shòutáigǔshāng 病名。出《医宗金鉴·正骨心法要旨》。寿台骨即乳突骨。如震伤耳内流血水者，可用导气通瘀锭（《医宗金鉴》：用不去油巴豆一个，斑蝥三个，麝香少许，以葱涎、蜂蜜和捻如麦粒形）绵裹塞耳内。参见脑骨伤条。

寿星丸 shòuxīngwán ❶《太平惠民和剂局方》方。制天南星一斤，朱砂二两，琥珀一两。生姜汁糊丸，梧桐子大，每服三十至五十丸，石菖蒲、人参煎汤送服。治因惊而神不守舍，手足抽掣，恍惚健忘，举止失常，神情昏闷。❷《杂病源流犀烛》方。姜远志、人参、黄芪、白术、甘草、当归、生地黄、白芍、茯苓、陈皮、肉桂、胆南星、琥珀、朱砂、五味子。猪心血、姜汁糊丸。治痰迷心窍，言语如痴而多忘。

受盛之腑 shòuchéngzhīfǔ 指小肠。小肠是承受胃腐熟的食糜，进行泌别清浊的消化器官，故称。《灵枢·本输》："心合小肠，小肠者，受盛之腑。"

受盛之官 shòuchéngzhīguān 指小肠。出《素问·灵兰秘典论》。参见受盛之腑、小肠各条。

受肚泻 shòudùxiè 病症名。见《幼科折衷》。小儿饱食后腹泻。由脾胃虚弱，运化不及所致。其症见饮食饱满则泻，泻尽乃止，如此反复。治宜补脾益胃。用益黄散送下保和丸。

受纳之府 shòunàzhīfǔ 受盛、容纳饮食水谷之处所，指胃而言。《侣山堂类辨》："胃为受纳之府，脾为转运之官。"

瘦冷疳 shòulěnggān 见《证治准绳·幼科》。即冷疳。参见冷热疳条。

shu

几几 shūshū 项背强硬，俯仰不舒，不能自如的症状。《素问·刺腰痛》："腰痛侠脊而痛至头几几然。"《伤寒论·辨太阳病脉证并治》："太阳病，项背强几几。"

枢机 shūjī 古解剖名。即关节。见《医宗金鉴·正骨心法要旨》。详该条。

梳法 shūfǎ 推拿手法名。又名疏法。五指展开，以指面和掌面为接触面，在体表作轻轻的滑动。有疏通积滞的作用。

舒肝调气丸 shūgāntiáoqìwán 中成药。《全国中药成药处方集》方。陈皮、延胡索、郁金、菖蒲、牵牛子、五灵脂（醋炒）、莪术（醋炒）、牡丹皮、白芍各 500 克，枳实（麸炒）1500 克，龙胆草、青皮各 1000 克，郁李仁、沉香各 250 克，厚朴花 27 克，姜黄 360 克，香附（醋炒）、厚朴（姜制）各 1500 克，木香、豆蔻仁各 750 克，炒莱菔子 12 克。为末，水泛为丸，桃胶 6 克化水，滑石 90 克为衣，每服 6 克。功能疏肝调气。治疗两胁胀满，胸中烦闷，恶心呕吐，气逆不顺，倒饱嘈杂，消化不良，大便燥结。

舒筋草 shūjīncǎo 伸筋草之别名。详该条。

舒筋法 shūjīnfǎ 外治法。见《世医得效方》。用于治疗脚腕部外伤或筋肉挛缩、关节强直。以酒杯粗竹管，长尺余，用时先坐定，竹管放地上，患足踏于其上，向前后推滚。

舒筋活络 shūjīnhuóluò 治法。也称舒筋和络，即用具有舒畅筋脉、疏通经络作用的方药治疗经气不利、筋肌挛急病症。

舒经活络丸 shūjīnghuóluòwán 中成药。《全国中药成药处方集》方。当归 90 克，木瓜、川芎、桂枝、桑寄生、秦艽、威灵仙、地龙、独活、赤芍、川乌、骨碎补、防风、羌活、天麻、虎骨胶、五加皮、胆南星各 60 克，乳香、没药各 45 克，熟地黄 180 克。为细末，炼蜜为丸，每服 6 克。功能祛风胜湿，舒筋活络。治风寒湿痹，筋骨疼痛，麻木拘挛，腰膝酸痛。

舒卡·洛最给布 shūkǎ·luòzuìjǐbù (1509—1580) 明代藏医学家。西藏人。自幼接受教育，尤精于医学。所著的《祖先遗教》，是对《四部医典》进行注释的重要著作。他曾根据宇陀萨玛的《四部医典》手抄本进行校注，并予以出版，名为《扎汤据悉》，是该书最早的刻本。所著还有《年姆尼多吉传》《四部医典全注》《千万舍利目录贤者美言》等，是藏医学史上的重要人物之一。

舒卡·年姆尼多吉 shūkǎ·niánmǔníduōjí 明代藏族医学家。撰有《秘诀千万舍利》《四续大解保夏义莫》等书。是藏医学南方学派（又称舒卡学派）的代表人物。徒弟很多，其中穆举才旦、绸完索南、扎西、才布多术、李强哇麻等，对医学理论、药性和临床治疗各有所长。他们传抄刻印了大量医书，对我国藏医学的发展作出了贡献。

舒氏伤寒集注 shūshìshānghánjízhù 医书。简称《伤寒集注》。10 卷。清·舒诏编撰。刊于 1750 年。该书以喻嘉言《尚论篇》为基础，参考百家，征以症治，予以补订集注，并记述作者及其弟子的学术见解。书中还补充了《伤寒论》113 方方论，阐析立方之旨、命名之意及药物性能。刊行之后舒氏又两次重订，现通行本为 1770 年《再重订伤寒集注》。

舒张进针法 shūzhāngjìnzhēnfǎ 针刺手法。用押手拇、食两指将腧穴的皮肤向两侧撑开，使皮肤绷紧，辅助刺手进针的方法。

舒张押手法 shūzhāngyāshǒufǎ 针刺押手法之一。操作时用左手拇、食两指或食、中两指将穴位皮肤向两侧撑开，使之绷紧，右手持针刺入。本法适用于皮肤松弛的腹部和皮肤皱褶部进针。

疏表 shūbiǎo 即疏解表邪，同解表法。详该条。

疏法 shūfǎ 即梳法。详该条。

疏风 shūfēng 用祛风解表药疏散风邪的治法。风为外感病症的先导，故解表必须疏风。风寒表证用防风、桂枝、藁本等，风热表证用薄荷、牛蒡子等，风湿表证用羌活、白芷等。

疏风泄热 shūfēngxièrè 即解表清热。治疗外感风邪兼有里热的方法。风邪外袭，有头痛、鼻塞、咳嗽等症；里热有咽痛口渴、舌质红、苔薄黄等症。风与热合，脉现浮数。疏风用淡豆豉、荆芥、薄荷、菊花，泄热用银花、连翘、竹叶、苇茎。如桑菊饮、银翘散之属。

疏肝 shūgān 和法之一。也称疏肝解郁、疏肝理气。是疏散肝气郁结的方法。肝气郁结表现为两胁胀痛或窜痛，胸闷不舒，或恶心呕吐、食欲不振、腹痛腹泻、周身窜痛，舌苔薄，脉弦。用柴胡疏肝散。

疏肝解郁 shūgānjiěyù 即疏肝。详该条。

疏肝理脾丸 shūgānlǐpíwán 湖南中医学院方。见《中医临床学基础》。鳖甲、茅根各 15 克，当归、赤芍、五灵脂、蒲黄、茜草、柴胡、郁金、地龙各 9 克，鸡内金、青皮、枳壳各 6 克。为末，鲜猪肝 180 克，蒸熟捣烂，制成蜜丸，每服 9 克。治两胁胀痛，胸闷不舒，食欲不振，癥瘕积聚，苔薄，脉弦。

疏肝理气 shūgānlǐqì 即疏肝。详该条。

疏肝散 shūgānsǎn 《症因脉治》方。柴胡、苏梗、青皮、钩藤、栀子、白芍、陈皮、甘草。为末，冲服。治怒动肝火，胁肋胀痛，夜卧常惊，口渴多饮。

疏凿饮子 shūzáoyǐnzi 《重订严氏济生方》方。羌活、秦艽、商陆、槟榔、大腹皮、茯苓皮、椒目、木通、泽泻、赤小豆各等分。为粗末，每服四钱，加生姜五片，水煎服。功能疏风透表，通利二便。治遍身水肿，喘息口渴，二便不利。实验研究：有明显利尿作用。

输 shū ❶运输或灌注。《素问·经脉别论》："饮入于胃，游溢精气，上输于脾。"❷音义同腧，穴位。《灵枢·邪气脏腑病形》："荥输治外经，合治内腑。"

输刺 shūcì 古刺法。①九刺之一。《灵枢·官针》："输刺者，刺诸经荥输脏腧也。"指五脏有病时，以针刺本经的荥穴、输穴和背部的脏俞穴进行治疗。②十二节刺之一。《灵枢·官针》："输刺者，直入直出，稀发针而深之，以治气盛而热者也。"针直入直出地进行深刺，取穴宜少，用以治疗实热证。③五刺之一。《灵枢·官针》："输刺者，直入直出，深内之至骨，以取骨痹。"其法与十二刺之输刺相仿，深刺以治骨痹。

输穴 shūxué ❶即穴位。详该条。❷五输（俞、腧）穴之一。出《灵枢·九针十二原》"所注为输"，谓经气至此已经旺盛，犹如输注。十二经各有一个输穴，即太渊（肺）、三间（大肠）、陷谷（胃）、太白（脾）、神门（心）、后溪（小肠）、束骨（膀胱）、太溪（肾）、大陵（心包）、中渚（三焦）、足临泣（胆）、太冲（肝）。临床应用较广。

秫米 shúmǐ 出《名医别录》。别名小米、糯粟、黄米。为禾本科植物粟 Setaria italica (L.) Beauv. 的种子。山东、河北及东北各地栽培最多。甘，微寒。入胃、大肠经。和

胃止泻。治胃气不和，胃弱久泄。煎服：15～30克。包煎或煮粥食。

熟地 shúdì 见《景岳全书》。熟地黄之简称。详该条。

熟地黄 shúdìhuáng 中药名。出宋·苏颂等《本草图经》。别名熟地、大熟地。为玄参科植物地黄 Rehmannia glutinosa Libosch. 的块根，经加工蒸晒而成。主产于河南、浙江等地。甘，微温。入肝、肾经。滋阴补血，填精益髓。治肝肾阴虚，骨蒸，盗汗，遗精，消渴，腰膝酸软，眩晕耳鸣，血虚萎黄，心悸，失眠，月经不调，崩漏。煎服：9～30克。成分及药理参见干地黄条。

暑 shǔ 病因六淫之一。暑为阳邪，多在夏季致病。《灵枢·岁露论》："暑则皮肤缓而腠理开。"临床表现为高热、口渴、脉洪、多汗等。因易耗气伤津，故常出现体倦、心烦、口干等症。暑邪每易夹湿，表现为暑湿证。详见暑湿条。

暑病 shǔbìng 病症名。出《注解伤寒论》卷二。泛指夏天感受暑热邪气所发生的多种热性病。可因邪伏于内，至夏而发者；亦可因暑夏新感而发者。一般多指暑温、中暑等病症。常见暑病有中暑、伤暑、伏暑、中暍、阳暑、阴暑、暑风、暑厥、暑痫、疰夏等。详各条。

暑产 shǔchǎn 即热产。详该条。

暑毒失血 shǔdúshīxuè 病症名。见《金匮翼·诸血统论》。感受暑邪热毒之气所致的失血。可兼有气喘、多汗、烦渴等症，多见于平素嗜酒及阴虚者。治宜清暑解毒。

暑风 shǔfēng 病症名。①伤暑后又感风邪，以致手足时有搐搦者（《增订伤暑全书》卷上）。治宜清暑祛风。方用香薷饮或香薷汤（《证治要诀》：香薷、白扁豆、厚朴、茯神、甘草）加羌活，痰盛者用六和汤、星香散（《证治要诀》：南星、木香）加减。②指暑

温病。亦称暑痉、暑痫。因热盛而见昏迷、抽搐等症。参见暑痫条。③暑月身痒如针刺，肤表或有赤肿者（《证治要诀·伤暑》）。治宜祛风清络。方用六和汤、消风散、藿香正气散等。④即中暑（《医碥》）。详该条。

暑风成惊 shǔfēngchéngjīng 病症名。小儿因暑湿太盛引起大吐大泻，额热汗出，四肢厥冷，惊掣抽搐。系脾胃虚损，元气大伤，转为惊风之证。治宜益气育阴，佐以清暑息风。以生脉散煎汤化服牛黄抱龙丸，或保元汤加减。

暑痉 shǔjìng 病名。感受暑邪而致的痉证，多见于小儿。清·吴鞠通《解儿难》："夏月小儿身热头痛，项强无汗，此暑兼风寒也，宜新加香薷饮。有汗则仍用银翘散，重加桑叶。身重少汗，则用苍术白虎汤。脉芤面赤多言，喘渴欲脱者，即用生脉散。神识不清者，即用清营汤加钩藤、丹皮、羚羊角。"

暑厥 shǔjué 病症名。见《医学传灯》卷上。多因暑热闭窍所致。症见卒然闷倒，昏不知人，身热汗微，手足厥冷，气喘不语，牙关微紧或口开，状若中风，但无口眼㖞斜，脉洪濡或滑数等。治宜芳香开窍，泄热清心。不可骤用寒凉。方用苏合香丸或来复丹，蒜水灌之，或用蒜肉塞鼻。俟人事稍苏，用却暑调元法。严重者须中西医结合抢救。

暑咳 shǔké 咳嗽的一种。见《儒门事亲·嗽分六气毋拘以寒述》。又称伤暑咳嗽。因感受暑邪伤肺所致。症见咳嗽无痰，或少量沫痰，气急，身热，面赤，口渴，胸闷胁痛，脉濡滑而数。治宜清肺解暑。可选用石膏知母汤（《症因脉治》：石膏、知母、桔梗、桑白皮、地骨皮、甘草）、泻白益元散（《症因脉治》：桑白皮、地骨皮、甘草，水煎调益元散服）等方。

暑痢 shǔlì 病症名。感受暑热而致的痢疾。腹痛下痢而见身热脉虚者，用香薷饮，或清暑益气汤，或六和汤，或藿香正气散加木香（见《丹溪心法·痢》）。自汗发热，面垢呕逆，渴欲引饮，腹中攻痛，下痢赤白，小便不利者，用黄连香薷饮合五苓散（见《证治要诀·痢》）。夏秋感暑热之气，患痢便血，泻次频甚而不止者，用白芍、当归、枳壳、槟榔、甘草、滑石、木香、萝卜子等药（见《石室秘录》）。

暑疟 shǔnüè 疟疾之一。①受暑邪而得疟者（《证治汇补·疟疾》）。症见但热不寒，或壮热烦渴而呕，肌肉消削，背寒面垢等。治宜清暑为主。用益元散、香薷饮、消暑丸（《秘传证治要诀类方》：半夏、生甘草、茯苓）、柴胡白虎汤等。②指瘅疟（《普济方·诸疟门》）。详见瘅疟条。③指湿疟。《症因脉治》："湿疟即暑疟。"兼见身体重痛，肢节烦疼，呕逆胀满，胸膈不舒，脉浮紧、浮缓或弦洪数等。治宜燥湿散邪为主。方如羌活败毒散（《症因脉治》卷四：羌活、独活、柴胡、前胡、川芎、桔梗、枳壳、陈皮、甘草）、柴葛平胃散（《症因脉治》：苍术、厚朴、陈皮、甘草、柴胡、干葛）、加味香薷饮等。参见湿疟条。

暑气呕吐 shǔqì'ǒutù 病症名。见《症因脉治》卷二。因中气不足，暑热之气入于肠胃所致的呕吐。症见呕吐暴作，头眩目暗，身热恶寒，烦渴引饮，齿干唇焦，腹中疼痛，小便赤色或混浊涩短，脉虚大而涩，或沉细，或躁疾，或伏。宜用家秘香薷饮、人参石膏汤、土藿香汤调益元散等方。

暑热 shǔrè ❶病因。即暑邪。《素问·五运行大论》："其在天为热，在地为火……其性为暑。"❷证候。外感暑邪的热证。《温热经纬·三时伏气外感篇》："暑热深入，伏热烦渴。"

暑热胁痛 shǔrèxiétòng 病症名。暑证兼见胁肋疼痛者。治宜解暑热兼清肝胆。用六一散加西瓜衣、丝瓜络、山栀子、绵茵陈、金铃子之类。

暑痧 shǔshā 痧证之一。见《杂病源流犀烛·痧胀源流》。因暑天感受秽浊痧邪所致。症见呕吐，恶心，泻下臭秽，腹痛时紧时缓，头晕，汗出如雨，脉洪等。治宜清暑化浊，调和脾胃。选用薄荷汤（沈金鳌《痧胀燃犀照》：香薷、薄荷、连翘、银花、厚朴、木通）、紫苏厚朴汤（《痧胀燃犀照》：香薷、苏叶、厚朴、山楂、枳壳、莱菔子、陈皮、青皮）、竹叶石膏汤、六一散等。

暑湿 shǔshī 暑热夹湿的病症。因暑热蒸动湿气，故本证为夏季常见病。发病机理为暑伤津气和湿浊阻滞气机。症见胸脘痞闷、心烦、身热、舌苔黄腻。如暑湿困阻中焦，则见壮热烦渴、汗多尿少、胸闷身重；如暑湿弥漫三焦，则见咳嗽、身热面赤、胸脘痞闷、大便稀溏、小便短赤。

暑湿腹痛 shǔshīfùtòng 病症名。见《症因脉治·腹痛论》。感暑湿阻而致的腹痛。发于暑热之令，突然腹痛，肠鸣腹泻。多因夏令暑湿之邪与肠胃水谷互相混杂，暑热不得发越，食气不得运化所致。治宜清暑利湿为主。可选用黄连香薷散、清热胜湿汤等方。

暑湿流注 shǔshīliúzhù 流注病的一种。多因先受暑湿，继则寒邪外束于营卫肌肉之间，以致气血凝聚而成。局部为白色漫肿，微热疼痛，并伴有恶寒发热、胸闷少食、关节疼痛等全身症状。治宜解毒清暑化湿为主。方用六一散加佩兰、藿香、地丁、黄芩、栀子、桃仁。早期外用如意金黄散（膏）外贴；若成脓，则切开引流，按痈疽溃后治疗。

暑湿眩晕 shǔshīxuànyūn 眩晕之一种。见《症因脉治·外感眩晕》。暑令感受湿邪所致的眩晕。有湿热眩晕与寒湿眩晕之分。湿热眩晕，症见头昏目眩、身热自汗、面垢背

寒、烦渴引饮，脉虚数，治宜清暑化湿，用人参白虎汤、黄连香薷饮等方。寒湿眩晕，症见头晕、恶寒、身重且痛、转侧不利，脉虚缓，治宜化湿散寒，用羌活胜湿汤合术附汤。

暑湿证 shǔshīzhèng 证候名。暑湿之邪交阻内蕴，症见身热口渴、汗出不彻、神疲倦怠、肢体困重、关节酸痛、心烦面垢，或胸脘痞闷，恶心呕吐，舌红苔黄腻，脉滑数为常见症。

暑温 shǔwēn 病症名。出《温病条辨》。感受暑热之邪而发生的一种急性热病。主症为壮热、自汗、口渴、面赤、少气、右脉大等，病情多变。治宜清暑泄热，益气阴，敛津液。方用白虎汤、白虎加人参汤、王氏清暑益气汤、生脉散等。如见昏迷、抽搐、角弓反张等，治疗参见暑痫条。本病可见于流行性乙型脑炎等。

暑痫 shǔxián 病名。见《温病条辨》。感受暑邪，热极神昏，卒然痉厥的病症。治宜清热息风为主，不可作癫痫论治。方用清营汤、牛黄丸、紫雪丹等。参见暑风条。

暑泻 shǔxiè 病症名。见《丹溪心法·泄泻》。因感受暑邪所致。暑多兼湿热。偏湿者，症见泄泻如水、呕恶、苔腻，治宜化湿解暑，可用香薷饮、香朴饮子（《杂病源流犀烛》：香薷、厚朴、扁豆、赤茯苓、泽泻、陈皮、木瓜、半夏、人参、乌梅肉、苏叶、甘草）。偏热者，症见腹痛泄泻、烦渴尿赤、自汗面垢、苔黄腻，治宜清热化湿，用黄连香薷饮、香连丸、六一散等方。本证可见于细菌性食物中毒、急性肠炎等疾病。

暑性升散 shǔxìngshēngsàn 用以说明六淫中暑邪的致病特点。暑为阳邪，阳性升散，故暑邪致病多直入气分，可致腠理开泄而多汗。

暑性炎热 shǔxìngyánrè 用以说明六淫中暑

邪的致病特点。暑为夏季火热之气所化，其性升散，暑邪致病多表现出一系列阳热症状。

暑易夹湿 shǔyìjiāshī 用以说明六淫中暑邪的致病特点。暑季常多雨潮湿，热蒸湿动，暑邪为病多夹湿邪而侵袭人体。

暑易扰心 shǔyìrǎoxīn 用以说明六淫中暑邪的致病特点。暑邪致病有易扰动心神的特点，常导致心烦不宁，甚则突然昏倒，不省人事。

暑疫散 shǔyìsǎn 即雷击散。详该条。

暑瘵 shǔzhài 病症名。见《杂病源流犀烛·暑病源流》。因感受暑热及多食醇酒辛热之物，火盛伤肺所致。症见咳嗽气喘，咯血衄血，头目不清，烦热口渴，脉浮洪无力。治宜清热保肺。可用清络饮、黄连香薷饮等方加减。

暑症片 shǔzhèngpiàn 中成药。见《中华人民共和国药典》2010年版一部。猪牙皂、细辛各80克，薄荷、广藿香各69克，白芷23克，木香、防风、陈皮、半夏（制）、桔梗、甘草、贯众各46克，枯矾23克，雄黄、朱砂各57克。制成片剂。功能祛寒辟瘟，化浊开窍。用于夏令中恶昏厥，牙关紧闭，腹痛吐泻，四肢发麻。口服。一次2片，一日2～3次。必要时将片研成细粉，取少许吹入鼻内取嚏。

蜀椒 shǔjiāo 出《神农本草经》。即花椒。详该条。

蜀漆 shǔqī 中药名。出《神农本草经》。为虎耳草科植物黄常山 Dichroa Febrifuga Lour. 的嫩枝叶。主产于四川、贵州。苦、辛，温，有毒。主治、用法、成分、药理均同常山。参见常山条。

蜀枣 shǔzǎo 山茱萸之别名。详该条。

鼠耳草 shǔ'ěrcǎo 出《本草拾遗》。为鼠曲草之别名。详该条。

鼠瘘 shǔlòu 病名。又名瘰疬。即颈腋部淋巴结结核。《灵枢·寒热》："鼠瘘之本，皆在于脏，其末上出于颈腋之间。"正确地阐明它和内脏结核的关系。其所以名为鼠瘘，清·莫枚士《研经言》指出："鼠性善窜……瘘之称鼠，亦取串通经络为义。"瘰疬之又名，详该条。

鼠曲草 shǔqūcǎo 中药名。出《本草拾遗》。别名佛耳草、鼠耳、追骨风、清明菜。为菊科植物鼠曲草 Cnaphalium affine D. Don 的全草。主产于江苏、浙江等地。甘，平。化痰止咳，平喘，降压。治咳嗽，气喘，高血压，并治风湿腰腿痛。煎服：9～1.5克。全草含黄酮苷、挥发油、甾醇和微量生物碱等。花含芹菜素、槲皮素、木犀草素及其4'-葡萄糖苷等。煎剂对小鼠有一定的止咳作用。

鼠乳 shǔrǔ 病名。出《诸病源候论》卷三十一。由风邪搏于肌肤，或肝虚血燥、筋气不荣，或由接触传染所致。常发于颈项及胸背，初起为米粒大或绿豆大的半球状隆起，表面呈蜡样光泽，中央凹陷如脐窝，呈散在分布，挤之可见豆腐渣样软疣小体，轻度瘙痒。即传染性软疣。病损多者，用紫草15克，生薏仁15克，煎汤代茶，每日1剂；或板蓝根15克，煎汤代茶。外治：在局部消毒下，用消毒针挑破顶端，挤出软疣小体，外涂碘酊。

鼠牙半支莲 shǔyábànzhīlián 中药名。见《江西草药》。为佛甲草之别名。详该条。

鼠疫 shǔyì 病名。见清·罗汝兰《鼠疫约编》。与近代所称烈性传染病鼠疫同。清·余伯陶《鼠疫抉微》认为，即《诸病源候论》所称的恶核。因疫毒侵入血分，瘀阻不行所致。临床发病骤急，寒战发热，头痛面赤，肢节酸痛剧烈，全身多处可发生核块，红肿热痛，或衄血、吐血、溲血、便血、咳嗽气促，甚至迅速出现神志昏糊，唇焦舌黑，面目周身紫赤等。治宜清热解毒，活血化瘀。用加减活血解毒汤（《鼠疫抉微》：桃仁、红花、当归、川朴、柴胡、连翘、赤芍、生地、生甘草、葛根）、毒核消毒散（《鼠疫抉微》：银花、连翘、元参、桔梗、僵蚕、板蓝根、甘草、马勃、牛蒡、荆芥穗、薄荷），以及外敷化核散（《鼠疫抉微》：山慈菇、青黛、生黄柏、浙贝、赤小豆）等。如病情严重，宜中西医结合进行抢救。新中国成立后，由于积极贯彻预防为主的方针，采取了有效的防治措施，鼠疫在我国已经绝迹。

鼠粘子 shǔzhānzǐ 出《本草图经》。为牛蒡子之别名。详该条。

数 shǔ ❶点数、计算。《素问·阴阳离合论》：“阴阳者，数之可十，推之可百。”❷推测。《素问·阴阳离合论》：“阴阳之变，其在人者，亦数之可数。”另见 shù，shuò。

薯莨 shǔliàng 中药名。见《湖南药物志》。别名红孩儿。为薯蓣科植物薯莨 Dioscorea cirrhosa Lour. 的块茎。产于贵州、江西、湖南、云南等地。苦、微酸、涩、平，有小毒。活血止血，止泻。治产后腹痛，月经不调，崩漏，咯血、吐血、便血、尿血，腹泻，痢疾。煎服：9～15克。过量可引起中毒。本品含鞣质及苷类等。煎剂能缩短家兔出血、凝血时间。煎剂及酊剂对离体小鼠子宫有兴奋作用，在体外对金黄色葡萄球菌、痢疾杆菌均有抑制作用。

薯蓣丸 shǔyùwán 《金匮要略》方。薯蓣三十分，当归、桂枝、曲、干地黄、豆黄卷各十分，甘草二十八分，人参、阿胶各七分，川芎、芍药、白术、麦冬、杏仁、防风各六分，柴胡、桔梗、茯苓各五分，干姜三分，白蔹二分，大枣百枚。蜜丸，弹子大，每服一丸，空腹酒送下。功能补虚祛风。治虚劳诸不足，风气百疾。

束 shù 民间验方或某些古方中对部分蔓茎类药物的计数单位，通常以拳握量之，并切去其两端超出部分为一束，如茅根、苇茎等。现方剂已通用重量单位计数。

束骨 shùgǔ 经穴名。代号 BL65。出《灵枢·本输》。属足太阳膀胱经。输穴。位于足外侧缘，当第五跖骨小头后上方之凹陷处。主治头痛，项强，癫痫，精神病等。直刺 0.3～0.5 寸。灸 5～10 分钟。

述古斋医书三种 shùgǔzhāiyīshūsānzhǒng 丛书名。清·张振鋆辑。刊于 1889 年。内容为《厘正按摩要术》《鬻婴提要说》（不著撰人）《痧喉正义》。

俞 shù 通“腧”、“输”，指腧穴。《素问·气府论》：“五脏之俞各五，六腑之俞各六。”

俞度 shùdù 五度之一。出《素问·方盛衰论》。度量病人脏腑经络的俞穴，为针灸治疗的重要步骤。《灵枢·本输》《素问》的《气穴论》《气府论》等篇，均记载了人体经脉的重要俞穴及其部位。

俞府 shùfǔ 经穴名。代号 K127。出《针灸甲乙经》。属足少阴肾经。位于锁骨下缘，距胸正中线 2 寸处。主治咳嗽，哮喘，胸痛等。向外斜刺或平刺 0.5～0.8 寸。灸 5～10 分钟。

俞募配穴法 shùmùpèixuéfǎ 配穴法之一。指以背俞穴与募穴相配，用以治疗本脏本腑有关疾病的方法。如胃病之取胃俞、中脘，肝病之取肝俞、期门等。详见表。

俞穴 shùxué ①即穴位，详该条。②五输穴之一。见输穴条。

腧 shù ❶指五脏之背腧。《灵枢·背腧》：“愿闻五脏之腧。”此腧皆在膀胱经上。❷指五输穴。《灵枢·九针十二原》：“五脏五腧，五五二十五腧。”❸指五腧穴中的第三穴，即井、荥、输、经、合中的“输”穴。❹泛指一切穴位。如循经取穴，以痛为腧。

S

腧穴 shùxué 即输穴，详该条。

腧穴电离子透入法 shùxuédiànlízǐtòurùfǎ 通过直流电治疗装置将药物离子导入穴位、经络或病变部位，以发挥药物、穴位、经络综合作用的治疗方法。使用时先将药液均匀洒在药垫上，置于穴位或局部病变皮肤处。辅极放在颈或腰部，接好两个电极板，打开治疗机进行离子透入。输出电流的强度应根据病情、穴位及肌肉的深度灵活掌握，以不引起疼痛，病人仅有针刺样感觉为宜。每次通电时间约 15 ~ 40 分钟，每日或隔日一次。根据同性相斥、异性相吸的原理，阳离子药物应由阳极导入，阴离子药物应由阴极导入。腧穴电离子透入治疗适应证广，各科皆可应用。

腧穴定位法 shùxuédìngwèifǎ 审定腧穴位置的方法。常用的腧穴定位方法有骨度分寸定位法、体表解剖标志定位法、手指同身寸定位法和简便定位法四种。

腧穴特异性 shùxuétèyìxìng 腧穴在形态结构、生物物理、病理反应、刺激效应等方面与其周围的非腧穴或与其他腧穴比较而具有的特异性。

腧穴学 shùxuéxué 研究腧穴的位置、特点、主治、应用及其原理的一门学科。

腧穴压痛点 shùxuéyātòngdiǎn 内脏或某一组织器官有病，可于相应的体表腧穴上产生压痛或感觉异常，按诊或针灸这些压痛点，可诊断和治疗有关脏器的疾病，如肝胆痛压肝俞、胆俞，牙痛压颊车等。

数 shù ❶数目。亦指五行的生成数。《素问·刺禁论》："愿闻禁数"。《素问·六元正纪大论》："五常之气……太过者其数成，不及者其数生，土常以生也。" ❷几、几条。《灵枢·邪客》："数脉并注"。 ❸针数、次数。《灵枢·经筋》："治在燔针劫刺，以知为数。"《灵枢·逆顺肥瘦》："刺此者，深而

留之，多益其数也。" ❹法则、常规，正常方法、正常现象。《灵枢·邪客》："持针之数"。《灵枢·刺节真邪》："取之有数乎？"《灵枢·逆顺肥瘦》："刺此者，无失常数也。"《灵枢·五音五味》："太阴常多血少气，此天之常数也。"

漱水不欲咽 shùshuǐbúyùyàn 症状名。病人口燥咽干，只想用水漱口而不欲咽下。可见于热性病热入营血或瘀血内阻的病症。

shuai

衰者补之 shuāizhěbǔzhī 治法之一。即虚者补之。出《素问·至真要大论》。对虚衰的病症用补益的方药治疗。

率谷 shuài gǔ 经穴名。代号 GB8。出《针灸甲乙经》。属足少阳胆经。位于头颞部，当耳尖直上，入发际 1.5 寸处。主治偏头痛，眩晕，耳鸣，耳聋等。沿皮刺 0.3 ~ 0.5 寸。灸 5 ~ 10 分钟。

shuan

栓剂 shuānjì 中药剂型。将药材提取物或药粉与适宜基质制成供腔道给药的固体剂型。

腨 shuàn 见腓条。

腨肠 shuàncháng 见《针灸甲乙经》。承筋穴别名。详该条。

shuang

双补汤 shuāngbǔtāng 《温病条辨》方。人参、山药、茯苓、莲子肉、芡实、补骨脂、肉苁蓉、山茱萸、五味子、巴戟天、菟丝子、覆盆子。水煎服。治老年久痢，脾肾阳虚，大便溏泄。

双和散 shuānghésǎn ❶《医学发明》方。

黄芪、熟地黄、当归、川芎各一两，白芍三两半，肉桂、甘草各三分，人参三钱。为粗末，每服五钱，加姜、枣，水煎服。治虚劳少力。❷《蒲辅周医疗经验》方。人参（党参亦可）90克，茯神30克，没药15克，琥珀15克，血竭15克，鸡血藤15克。为末，每服1.5～3克，空腹温开水送服，日3次。治冠状动脉粥样硬化性心脏病。

双瑚草 shuānghúcǎo　盘龙参之别名。详该条。

双花 shuānghuā　金银花之别名。详该条。

双花汤 shuānghuātāng　验方。见《妇产科学》（湖北中医学院）。金银花、紫花地丁、蒲公英、苦参、黄连、黄柏、蛇床子、枯矾。水煎，熏洗坐浴。治子宫脱垂并发感染，属湿热下注者。

双黄连颗粒 shuānghuángliánkēlì　中成药。见《中华人民共和国药典》2010年版一部。为双黄连口服液制成的颗粒剂。

双黄连口服液 shuānghuángliánkǒufúyè　中成药。见《中华人民共和国药典》2010年版一部。金银花、黄芩各375克，连翘750克。以上三味制成口服液，一次10毫升，一日3次；小儿酌减或遵医嘱。功能疏风解表，清热解毒。用于外感风热所致的感冒，症见发热、咳嗽、咽痛。

双黄连片 shuānghuángliánpiàn　中成药。见《中华人民共和国药典》2010年版一部。为双黄连口服液制成的薄膜衣片。

双黄连栓 shuānghuángliánshuān　中成药。见《中华人民共和国药典》2005年版一部。为金银花、黄芩、连翘制成的栓剂。直肠给药。小儿一次1粒，一日2～3次。功能疏风解表，清热解毒。用于外感风热所致的感冒，症见发热、咳嗽、咽痛，上呼吸道感染、肺炎见上述证候者。

双解散 shuāngjiěsǎn　❶《宣明论方》方。滑石九两，甘草三两，防风、川芎、当归、白芍、大黄、薄荷、麻黄、连翘、芒硝各半两，石膏、黄芩、桔梗各一两，荆芥、白术、栀子各一分。为粗末，每服三钱，加葱白五寸，豆豉五十粒，生姜三片，水煎服。治外感风火暑湿，内伤饮食劳倦，恶寒身热，头痛烦躁，便秘尿赤及小儿疮疹等。❷《疫痧草》方。大黄、芒硝、葛根、牛蒡子、荆芥、连翘、薄荷、蝉蜕、枳壳、甘中黄、桔梗。为粗末，水煎服。治烂喉痧，痧现隐约、喉烂、气秽、神烦、目赤、脉实。❸《疡医大全》方。当归、白芍、川芎、防风、大黄、薄荷叶、连翘各五分，石膏、桔梗、黄芩各八分，桂枝、荆芥各二分，滑石二钱四分，甘草一钱，加生姜，水煎服。治痘疮表里俱实者。

双料喉风散 shuāngliàohóufēngsǎn　中成药。见《新编中成药手册》。珍珠、牛黄、冰片、黄连、甘草、青黛。为细末，外用适量，吹敷患处。功能清热解毒。治咽喉肿痛，口腔糜烂，牙龈肿痛，鼻窦脓肿，耳内流脓，皮肤溃烂等。

双乳蛾 shuāngrǔ'é　发于两侧喉核之乳蛾。参见乳蛾条。

霜桑叶 shuāngsāngyè　桑叶之处方名。详该条。

shui

水 shuǐ　❶病症名。出《灵枢·水胀》。即水肿。详该条。❷五行之一。

水病 shuǐbìng　❶即水肿。出《素问·评热病论》等篇。详该条。❷指单腹胀。见《外台秘要》卷二十。❸水肿病的总称。见《诸病源候论·水病诸候》。

水不涵木 shuǐbùhánmù　肾属水，肝属木。根据五行的滋生制约关系，水不涵木，即肾阴虚不能滋养肝木，常出现肝阴不足，虚风内动的病症。表现为低热、眩晕、耳鸣、耳聋、腰酸、遗精、口干咽燥、手足蠕动，甚则抽掣等。

水不化气 shuǐbúhuàqì 指水液代谢障碍而引起小便不利、水肿等。水液的输化和排泄必须经过气化的过程，这与肺、脾、肾的气化功能有密切关系。如气化功能失调，尤以肾阳虚损，以至不能维护三焦水道的通调，则水液不能蒸发化气，输布全身。

水菖蒲 shuǐchāngpú 中药名。出《名医别录》。别名白菖、菖蒲、臭菖。为天南星科植物水菖蒲 *Acorus calamus* L. 的根状茎。主产于湖北、湖南、辽宁、四川等地。辛、苦、温。开窍祛痰，化湿解毒。治癫痫、中风、慢性气管炎、胸腹胀闷、肠炎、痢疾。内服：煎汤，3~6克；研粉吞服，每日2~3次，每次0.6~0.9克。研末调敷治痈肿，煎水洗治疥、癣。本品含挥发油，其中含有细辛醚、细辛醛等，另含菖蒲苷、鞣质等。对中枢神经系统有镇静、镇痛、抗惊厥作用；对循环系统可降低血压、抑制心脏，并有奎尼丁样抗心律不齐作用；对平滑肌器官具解痉作用，并能促进食欲和胃液分泌，以及祛痰、止咳等。

水喘 shuǐchuǎn 病症名。见《医学入门·喘》。气喘因于水饮犯肺者。多由肾脏聚水，脾湿不化，水气上凌，肺失宣降所致。症见气逆喘急，胸膈满闷，腹胀，怔忡，面目或肢体浮肿，小便不利等。治疗须分标本缓急，治标宜逐水利湿，宣降肺气，治本宜运脾温肾。先喘而后胀者，以治肺为主；先胀而后喘者，以治脾为主。如小青龙汤、葶枣散（《医学入门》：葶苈、黑枣）、加减泻白散（《医学发明》：桑白皮、茯苓、地骨皮、甘草、陈皮、五味子、人参）以泻肺行水，苓桂术甘汤、真武汤、肾气丸以运脾温肾。参见喘条。

水疮 shuǐchuāng 即水痘。详该条。

水道 shuǐdào 经穴名。代号ST28。出《针灸甲乙经》。属足阳明胃经。位于腹正中线脐下3寸，旁开2寸处。主治小腹胀痛，小便不利，月经不调，尿路感染等。直刺1~1.5寸，灸5~7壮或10~15分钟。

水底捞月 shuǐdǐlāoyuè 小儿推拿方法术语。据文献记载，有二法：其一先掐总经，清天河水，滴一点水于劳宫处，用手掐几下，再滴一点水于总筋处，然后用屈曲的中指节往右运劳宫穴，并以口吹气，随吹随运。其二由小指尖推向手掌根部坎宫穴，再回转至内劳宫穴，如捞物状。用于治疗发热等症。

水痘 shuǐdòu 病名。见明·蔡维藩《痘疹方论》（1518年）。又名水花、水疱、水疮、肤疹。是一种病毒所致的急性儿童传染病。临床以发热、皮肤及黏膜分批出现斑疹和丘疹为特征。由外感时邪风毒，内蕴湿热，扰于卫分而发。清·马之骐《疹科纂要》描述水痘患儿症见："面赤唇红，眼光如水，咳嗽喷嚏，唾涕稠黏，身热二日而出，明净如水泡，易出易靥。"治疗应疏风清热解毒。用银翘散为主方。溃烂者，外擦青黛散。轻症注意护理即可自愈。

水毒 shuǐdú 古病名。出《肘后方》卷七。又名中水、中溪、中洒、水中病、溪温。《诸病源候论·水毒候》有如下记载：流行于三吴以东及以南（现江、浙、皖、粤一带），因中山谷溪源处恶虫毒所致。初病可见恶寒，头微痛，目眶疼，心内烦懊，腰背骨节皆强，两膝疼，或翕翕热，但欲睡，且醒暮剧，手足指逆冷至肘膝，或可有下部生疮，不痛不痒，脓溃，湿热下注，不食狂语，下血物如烂肝等。

水飞 shuǐfēi 中药炮制法之一。取得药材极细粉末的方法。将不溶于水的药材与水共研细，加入多量的水，搅拌，较粗粉粒即下沉，细粉混悬于水中，倾出的混悬液沉淀后，分出，干燥，即成极细的粉末。多用于矿物药，如飞炉甘石。

水分 shuǐfēn ❶经穴名。代号RN9。出《针灸甲乙经》。别名中守。属任脉。腹正中线上，脐上1寸处。主治腹痛，泄泻，浮肿，鼓胀。直刺1～2寸，艾炷灸5～7壮或10～15分钟。❷肾不能制水，水气流散四肢之水肿。见《诸病源候论·水肿病诸候》。❸妇人先患水肿后月经闭止的病症。出《金匮要略·水气病脉证并治》。

水芙蓉 shuǐfúróng 木芙蓉花之别名。详该条。

水府 shuǐfǔ 即膀胱。详该条。

水沟 shuǐgōu 经穴名。代号DU26。出《针灸甲乙经》。又名人中。属督脉。位于鼻下人中沟之上1/3与中1/3交点处。主治休克、昏迷、晕厥、窒息、小儿惊风、癫痫、精神病、癔病、低血压、急性腰扭伤。向上斜刺0.3～0.5寸，或用指甲掐按。

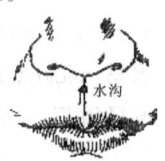

水谷精微 shuǐgǔjīngwēi 即水谷之精，详该条。

水谷利 shuǐgǔlì 病症名。泄泻完谷不化者。见《卫生宝鉴》卷十六。即飧泄。详该条。

水谷之海 shuǐgǔzhīhǎi 四海之一。指胃。胃为受纳、腐熟水谷的器官，故称。

水谷之精 shuǐgǔzhījīng 又称水谷精微，简称水精。泛指饮食经消化吸收后的精微物质，是维持生命活动、支持生长发育的营养来源。水谷，代表一切饮食营养。从水谷中摄取精华，乃后天脾胃的最基本功能。

水蛊 shuǐgǔ 病症名。出《诸病源候论》卷二十一。因水毒气结聚于内所致。症见腹渐胀大、动摇有声、形如肿等。即水鼓。详该条。

水鼓 shuǐgǔ 病症名。饮酒无节，水湿停滞而成的鼓胀。治宜补益气血，养阴利湿（《景岳全书·杂证谟》）。参见鼓胀条。亦有因水肿日久而见遍身浮肿，按之凹陷，腹部胀大，小便少者。宜先逐水，用决流汤（《石室秘录》：牵牛子、甘遂、肉桂、车前子）、决水汤（《辨证录》：车前子、茯苓、王不留行、肉桂、赤小豆），后用五苓散、六君子汤调理（《石室秘录·内伤门》）。

水罐法 shuǐguànfǎ 拔罐法之一。将竹罐用水煮沸3～5分钟，然后用镊子取出，使罐口向下，倒出水液，迅速用毛巾擦去罐口的沸水，立即吸附在治疗部位。留罐10～15分钟左右。适用于风寒湿痹及痈肿等症。《外科正宗》等书称此为煮拔筒法。若用药液煮罐，则称药罐法。

水寒射肺 shuǐhánshèfèi 寒邪和水气犯肺而引起的病变。多由平素患痰饮或水肿的病人外感寒邪，寒邪引动水饮，寒水上逆，以致肺气失宣。主要证候有咳嗽、气喘、痰涎多而稀白、舌苔白腻，或伴有发热、恶寒等。

水红花子 shuǐhónghuāzǐ 中药名。出明·兰茂《滇南本草》。别名水红子、荭草实。为蓼科植物红蓼 *Polygonum orientale* L. 的果实。主产于江苏、辽宁等地。咸，微寒。破血，利尿，健脾，散结。治肝脾肿大，肝硬化腹水，消化不良，腹胀胃痛，瘰疬。近年用于各种肿瘤。煎服：15～30克。煎剂对痢疾杆菌有抑制作用。煎剂、酊剂对实验性小鼠癌有一定抑制作用。

水红子 shuǐhóngzǐ 水红花子之简称。详该条。

水荭草 shuǐhóngcǎo 即荭草。详该条。

水花 shuǐhuā 即水痘。详该条。

水火烫伤膏 shuǐhuǒtàngshānggāo 上海瑞金医院方。见《烧伤治疗》。制乳香30克，没药 30 克，当归 60 克，寒水石 45 克，生大黄 45 克，白芷 5 克，紫草茸 21 克，黄柏 21 克，牡丹皮 45 克，生地黄 90 克，黄蜡 500 克，麻油 2.5 公斤。制成药膏，外敷创面。用于 Ⅱ°烧伤，感染创面和脓毒症时坏死加深的创面。本方有促进坏死组织分离以及去腐的作用，有利于局部创面的引流，并可保存残留的上皮组织。

水火相济 shuǐhuǒxiāngjì 借用五行学说中关于水与火的生克关系，比喻心火与肾水、肾阴与肾阳的相互关系。互相协调，维持生理的动态平衡，称相济；互相失调，称不济。参见心肾不交、水亏火旺各条。

水火之脏 shuǐhuǒzhīzàng 即肾脏。肾主水，肾寄命门之火，一水一火，故名。参见肾条。

水剑草 shuǐjiàncǎo 石菖蒲之别名。详该条。

水结胸 shuǐjiéxiōng 病症名。见《注解伤寒论》卷四。多因水饮结于胸胁所致。轻症见胸胁闷痛，按之汩汩有声，心下怔忡，头汗出等。治宜化水湿，宁心神。方用小半夏茯苓汤。如饮热互结甚者，宜开结逐水，见大结胸、结胸条。

水锦花 shuǐjǐnhuā 密蒙花之别名。详该条。

水精 shuǐjīng 出《素问·经脉别论》。即水谷之精，详该条。

水亏火旺 shuǐkuīhuǒwàng ❶火指心火，水指肾水。同水亏火炎，参详该条❶。❷火指命门火。肾阴亏损，命门火偏亢，出现牙齿浮动而痛、性欲亢进、遗精等症。

水亏火炎 shuǐkuīhuǒyán ❶肾水不足，引起心火独旺的病变。主要证候有心烦、头晕耳鸣、失眠或睡卧不宁、舌尖红、脉细数等。❷肾本脏阴阳失调，出现阴虚阳亢的病变。详见肾火偏亢条。

水廓 shuǐkuò 八廓之一。见八廓条。

水龙骨 shuǐlónggǔ 中药名。出《植物名实图考》。别名草石蚕、石蚕、岩鸡尾、贴壁蜈蚣。为水龙骨科植物水龙骨 *Polypodium niponicum* Mett. 的根茎。广布于长江以南各地。甘、苦，凉。清热解毒利湿。治尿路感染，肠炎，痢疾，黄疸，火眼，小儿高热惊风，风痹腰痛。煎服：15～30 克。治背痈，指疔。内服并捣敷患处。

水陆二仙丹 shuǐlù'èrxiāndān 《洪氏集验方》方。芡实、金樱子。以金樱子熬膏，和芡实末为丸。治肾虚而致的男子遗精白浊，女子带下。

水轮 shuǐlún 五轮之一。即瞳神部分。《银海精微》："瞳人为水轮，属肾水。"水轮疾患多与肾、膀胱有关。

水马 shuǐmǎ 海马之别名。详该条。

水马香果 shuǐmǎxiāngguǒ 马兜铃之别名。详该条。

水门 shuǐmén 见《针灸甲乙经》。水突穴别名。详该条。

水苗法 shuǐmiáofǎ 人痘接种法之一。取痘痂 20～30 粒，研为细末，和净水或人乳三五滴，调匀，用新棉摊薄片，裹所调痘苗在内，捏成枣核样，以线拴之，塞入鼻孔内，12 小时后取出，通常至 7 日发热见痘，为种痘成功。此法为我国古代人痘接种法中效果最好的一种。可达到预防天花的目的，起到减轻病情，避免危险的作用。

水逆 shuǐnì 病名。《伤寒论·辨太阳病脉证并治》："中风发热，六七日不解而烦，有表里证，渴欲饮水，水入则吐者，名曰水逆。"后世凡见呕吐清水、渴欲饮水、水入即吐者，均以水逆称之。由于内有伏饮所致。治宜通阳利水，用五苓散。气虚者，可用六君子汤加灶心土等。

水牛角 shuǐniújiǎo 中药名。出《名医别录》。为牛科动物水牛 *Bubalus bubalis* L. 的

角。主产于华南、华东地区。苦、咸、寒。清热，凉血，解毒。治热病头痛，高热神昏，小儿惊风，斑疹、吐血、衄血，喉痹咽肿。内服：煎汤，15～30克，宜先煎3小时以上；研粉吞服，每次1.5～3克。本品煎剂对动物有强心、缩短凝血时间及镇静作用。

水疱 shuǐpào 即水痘。详该条。

水萍 shuǐpíng 即水浮萍。详该条。

水气 shuǐqì 病症名。①指水肿。"诸有水气者，微肿先见于目下也。"（《素问·评热病论》）《金匮要略》论水气病，包括风水、皮水、正水、石水等。②指水饮、痰饮。《伤寒论·辨太阳病脉证并治》："伤寒心下有水气，咳而微喘，发热不渴……小青龙汤主之。"

水气凌心 shuǐqìlíngxīn 水气上逆，引起心脏的病变。凌，侵犯的意思。由于脾肾阳虚，气化障碍，水液停留体内，不能正常排泄，产生痰饮、水肿等水气病。水气上逆，停聚胸膈影响心阳时，可致心阳不振，心气不宁，出现心悸、气促等症状。

水泉 shuǐquán ❶经穴名。代号K15。出《针灸甲乙经》。属足少阴肾经。郄穴。位于足跟内侧，内踝后下方，太溪穴直下1寸，跟骨结节内侧凹陷处。主治月经不调，闭经，小便不利，近视等。直刺0.3～0.5寸，灸5～10分钟。❷大敦穴别名，见《千金要方》。详该条。❸即尿。《素问·脉要精微论》："水泉不止者，是膀胱不藏也。"详该条。

水疝 shuǐshàn 病名。见《儒门事亲》卷二。多因水湿下注或感受风寒湿邪而致。症见阴囊肿痛，阴汗时出，或阴囊肿大如水晶，不红不热，或瘙痒流黄水，或小腹部按之作水声。相当于睾丸鞘膜积液、阴囊积水。治宜逐水行气。轻症用五苓散加减，重症可用禹功散化裁。

水石榴 shuǐshíliu 水杨梅之别名。详该条。

水桐树 shuǐtóngshù 喜树之别名。详该条。

水突 shuǐtū 经穴名。代号ST10。出《针灸甲乙经》。别名水门。属足阳明胃经。位于颈侧部，胸锁乳突肌的前缘，与甲状软骨下缘相平处；或于人迎穴与气舍穴连线之中点取穴。主治咽喉肿痛，气喘，甲状腺肿等。直刺0.5～1寸。

水土不服 shuǐtǔbùfú 初到一个地区，由于自然环境和生活习惯的改变，暂时未能适应而出现的各种病状。如食欲不振、腹胀、腹痛泄泻或月经不调等。

水蜈蚣 shuǐwúgōng 中药名。出《植物名实图考》。别名球子草、疟疾草、三莢草。为莎草科植物水蜈蚣 Kyllinga brevifolia Rottb. 的全草。分布于长江流域以南各地及西藏。辛、平。解表，截疟，止咳，利尿，消肿解毒。治感冒发热、疟疾、支气管炎、百日咳、黄疸、痢疾、乳糜尿。煎服：15～30克。治皮肤瘙痒，煎水洗；疖肿，蛇咬伤，捣烂外敷。本品含挥发油、牡荆素等。

水仙子 shuǐxiānzǐ 五谷虫之别名。详该条。

水泻 shuǐxiè ❶病症名。见《太平圣惠方》卷五十九。又名注泄。便泻如水之状。多见于湿泻、寒泻、热泻等。参见各条。❷中药名，即泽泻，详该条。

水性流下 shuǐxìngliúxià 借用五行学说中关于水往下流的自然现象，比喻水湿邪气所致病变有趋势向下的特点。如腹泻、下肢倦怠和浮肿等。

水穴 shuǐxué 见《外台秘要》。扶突穴别名。详该条。

水雁 shuǐyàn 海龙之别名。详该条。

水杨柳 shuǐyángliǔ 水杨梅之别名。详该条。

水杨梅 shuǐyángméi 中药名。出《植物名实图考》。别名水石榴、水杨柳。为茜草科植物水杨梅 Adina rubella（Sieb. et Zucc.）Hance 的茎叶或花果序。分布于长江以南及台湾等地。淡、平。清热解毒。治细菌性痢疾、肠炎。煎服：全草 15～30 克，花果序 9～15 克。茎叶煎水洗，治皮肤湿疹；捣敷治跌打损伤，热疖肿毒。花果序含熊果酸、齐墩果酸、β-谷甾醇等。茎皮含鞣质。

水液混浊 shuǐyèhúnzhuó 证名。多指小便混浊。《素问·至真要大论》："诸转反戾，水液混浊，皆属于热。"详见溺浊条。

水银霜 shuǐyínshuāng 即粉霜。详该条。

水郁 shuǐyù 五郁之一种，详五郁条。

水脏 shuǐzàng 指肾，因肾主水，藏五脏六腑之精，故名。《素问·逆调论》："肾者水脏，主津液。"

水胀 shuǐzhàng 病症名。①即水肿。《灵枢·五癃津液别》："水溢则为水胀。"②胀病之一。清·汪必昌《医阶辨证》："水胀之状，先腹内胀，而后外亦大，渐至四肢亦肿。"

水针疗法 shuǐzhēnliáofǎ 即穴位注射疗法。亦有专称采用葡萄糖液作穴位注射者为水针疗法。参见穴位注射疗法条。

水癥 shuǐzhēng 病症名。《诸病源候论·水病诸候》："水癥者，由经络否涩，水气停聚在腹内，大小肠不利所为也。其病腹内有结块癓强，在两胁间膨膨胀满，遍身肿，所以为之水癥。"治宜理气逐水，用木香丸等方。

水蛭 shuǐzhì 中药名。出《神农本草经》。为水蛭科动物水蛭 Hirudo enipponica Whitman 或宽体金线蛭 Whitmania pigra Whitman 等的干燥全体。主产于山东及江苏等地。咸、苦、平，有毒。入肝、膀胱经。破血祛瘀，通经消癥。治血滞经闭，瘀血内阻，癥瘕积聚，跌打瘀痛。煎服：1.5～3 克。孕妇忌服。新鲜水蛭唾液中含抗凝血物质水蛭素，能阻碍血液凝固。水蛭还可分泌一种组织胺样物质，扩张毛细血管而增加出血。

水肿 shuǐzhǒng 病症名。出《素问·水热穴论》。又名水、水气或水病。体内水湿停留，面目、四肢、胸腹甚至全身浮肿的一种疾患。《金匮要略》将本病分为风水、皮水、正水、石水等，《丹溪心法》根据虚实辨证分阳水、阴水两大类。关于发病机理，《素问·水热穴论》提出："其本在肾，其末在肺，皆积水也。"《诸病源候论》曰："脾病则不能制水。"《奇效良方》有"盖水之始起也，未尝不自心、肾而作"等论述。水肿包括心性水肿、肾性水肿、肝性水肿以及营养不良性水肿等。实证多由外邪侵袭，肺失宣降，三焦决渎无权，膀胱气化失常所致，治宜祛邪为主，用疏风、宣肺、利湿、逐水等法。虚证多由脾肾阳虚，不能运化水湿所致，治宜扶正为主，用温肾、健脾、益气、通阳等法。虚证常由实证转变而来，病情往往虚实互见，治疗应予兼顾。此外，还须注意饮食起居的调护，如忌食盐和预防感冒等。参见阳水、阴水，风水等条。

水中病 shuǐzhòngbìng 古病名。见《诸病源候论》卷二十五。即水毒，详该条。

水渍疮 shuǐzìchuāng 病名。见《外科启玄》。因久浸水浆，湿邪外渍，加之局部磨擦而成。多发于手丫部。初起肿胀，白腐起皱，继因磨擦而糜烂、流水、自觉痒痛。即稻田性皮炎。治宜白矾水外洗，破烂者撒青黛散。

睡莲 shuìlián 药名。又名瑞莲、子午莲、茈碧花。为睡莲科植物睡莲的花。我国大部分地区有分布。治疗小儿急慢惊风，并可消暑解醒。煎服 7～14 朵。

睡梦遗尿 shuìmèngyíniào 病症名。《证治准绳·幼科》："心肾传送失度，小肠膀胱之关键不能约束，有睡梦而遗者，皆是下元虚冷所致。"以鸡肠散主之。

睡中呢喃 shuìzhōngnínán　呢喃，象声词。指睡梦中呓语，无气无力，听来咬字不清，意思不明，唤醒则止，合目又语。多由心阴虚，心火内炽、胆热或胃不和等所致。

shun

顺传 shùnchuán　伤寒病症发展的一般规律。即从太阳经传入阳明经或少阳经，由表入里，或由阳经传入阴经等。

顺气 shùnqì　即降逆下气。详该条。

顺气导痰汤 shùnqìdǎotántāng　《类证治裁》卷八方。半夏、陈皮、茯苓、甘草、生姜、胆南星、枳实、木香、香附。水煎服。功能燥湿化痰，顺气宽胸。治痰痞，痰结胸满。

顺气散 shùnqìsǎn　❶《洁古家珍》方。厚朴一两，枳实二钱，大黄四钱。为末，每服三至五钱，水煎服。治中消，热聚胃中，能食而小便黄赤。❷《瑞竹堂经验方》方。煨白术四两，沉香、白芷、人参、甘草、青皮各五钱，炙乌药一两。为粗末，每服五钱，加生姜、木瓜各三片，紫苏叶五叶，大枣一枚。水煎，空腹服。治腰腿疼，半身不遂，手足不能屈伸，口眼歪斜。

顺证 shùnzhèng　病情按一般过程发展的表现，预后顺利。如麻疹，疹点红活均匀，整个发热期无并发症，患者神态清爽、胃口渐复等。

shuo

数脉 shuòmài　脉象之一。脉来急速，一息五至以上。《脉经》："数脉来去促急。"主热证。数而有力为实热，数而无力为虚热。

数欠 shuòqiàn　经常呵欠。见《灵枢·口问》等篇。参见欠条。

数坠胎 shuòzhuìtāi　即滑胎。详该条。

数 shuò　❶屡次。《灵枢·天年》："数中风寒"。❷脉象之一，即脉搏快，与迟相对。《素问·阴阳别论》："迟者为阴，数者为阳。"

蒴藋 shuòdiào　中药名。出《名医别录》。别名接骨草、扦扦活、走马箭、七叶麻。为忍冬科植物蒴藋 Sambucus chinensis Lindl. 的全草或根。分布于华北、华东、华南、西南及陕西、甘肃、宁夏等地。甘、酸，温。活血消肿，祛风除湿。治跌打损伤，骨折疼痛。煎服：9～15克。或捣敷。治风湿痹痛，肾炎水肿，脚气。煎服。煎水洗，治风疹瘙痒；捣敷，治疮痈肿毒。孕妇忌服。茎叶含绿原酸，叶尚含熊果酸 α－香树脂醇、β－谷甾醇等。种子含氰苷类。外敷酒调剂、内服煎剂可加速骨折愈合。油膏剂有消肿作用。

si

司地 sīdì　运气术语。出《素问·本病论》。即在泉。参见司天在泉条。

司牧安骥集 sīmù'ānjìjí　兽医书。又名《安骥集》。4卷（后有5卷与8卷本）。唐·李石撰。撰年不详。书中较详细地介绍了各种马病的诊断和针烙、中药等治疗方法，是现存较早的一种兽医学专书。日人曾据此书编译成《假名安骥集》12卷。国内现有1957年中华书局的校刊铅印本。

司气 sīqì　运气术语。出《素问·至真要大论》等。司，主司；气，五运之气或三阴三阳之气。司气，主司岁运的五运之气。

司天 sītiān　运气术语，又称司天之气。即主上半年的气运。参见司天在泉条。

司天在泉 sītiānzàiquán　运气术语。司天与在泉的合称。司天象征在上，主上半年的气运情况；在泉象征在下，主下半年的气运情

S

况。如子午年是少阴君火司天，则阳明燥金在泉；卯酉年为阳明燥金司天，则少阴君火在泉。司天与在泉可推算一年中岁气的大体情况，及气运影响与发生疾病的关系。《素问·至真要大论》："厥阴司天为风化，在泉为酸化。"

丝风内障 sīfēngnèizhàng 病症名。出《证治准绳·杂病》。"视瞳神内隐隐然，若有一丝横经或斜经于内，自视全物亦有如碎路者，乃络为风攻，郁遏真气，故视亦光华有损。"（《张氏医通》卷八）此证可见于圆翳内障之初发期。

丝瓜根 sīguāgēn 中药名。出《滇南本草》。为葫芦科植物丝瓜 *Luffa cylindrica* （L.） Roem. 的根。甘，平。活血通络，清热解毒。治偏头痛，鼻炎，鼻窦炎，喉风肿痛，肠风下血，痔漏，脱肛。煎服：15～30克。治腰痛，烧存性研末，酒送服；乳腺炎，水煎兑酒服。治疮疖，蛇咬伤。捣敷。

丝瓜花 sīguāhuā 中药名。见《滇南本草》。为葫芦科植物丝瓜 *Luffa cylindrica* （L.） Roem. 的花。甘，微苦，寒。清肺止咳，消痰下气。治肺热咳嗽，喘急气促，咽痛，鼻窦炎。煎服：6～9g。治疔疮，肿毒，痔疮，捣烂敷；外伤出血，研粉撒。本品含谷氨酰胺、天冬氨酸、天冬素、精氨酸、赖氨酸、丙氨酸等多种氨基酸。

丝瓜筋 sīguājīn 即丝瓜络。详该条。

丝瓜络 sīguāluò 中药名。出清·叶小峰《本草再新》。别名丝瓜筋。为葫芦科植物丝瓜 *Luffa cylindrica* （L.） Roem. 老熟果实的维管束。甘，平。入肺、胃、肝经。活血通络，利尿消肿。治风湿疼痛，关节不利，拘挛，胸胁胀痛，跌打扭伤，乳痈肿痛，乳汁不通，小便不利，水肿。煎服：4.5～9克。本品含齐墩果酸-3-葡萄糖-28-二葡萄糖甙、多糖-木聚糖、纤维素等。

丝瓜皮 sīguāpí 中药名。出《滇南本草》。又名丝瓜壳。为葫芦科植物丝瓜 *Luffa cylindrica* （L.） Roem. 的果皮。解毒，消肿。治金疮，研末撒；疔疮，油调涂；坐板疮，焙干研末，烧酒调涂。

丝瓜藤 sīguāténg 中药名。出《本草纲目》。为葫芦科植物丝瓜 *Luffa cylindrica* （L.） Roem. 的茎。甘，平。通经活络，止咳祛痰。治腰膝、四肢麻木，肺热咳嗽，鼻炎。煎服：15～30克。本品含齐墩果酸-3-葡萄糖苷、齐墩果酸-28-三葡萄糖苷、常春藤苷元等三萜类。煎剂对小鼠有止咳、祛痰作用。煎剂与醇浸剂对肺炎球菌和链球菌有抑制作用。

丝瓜叶 sīguāyè 中药名。出明·兰茂《滇南本草》。为葫芦科植物丝瓜 *Luffa cylindrica* （L.） Roem. 的叶。苦，酸，寒。清热解毒，止咳化痰，止血。治暑热烦渴，百日咳。煎服：9～15克。捣敷治痈肿疔疮，天疱疮，带状疱疹，擦疥癣；研末外撒，治创伤出血。叶含齐墩果酸-3-葡萄糖-28-二葡萄糖苷。

丝瓜子 sīguāzǐ 中药名。出姚可成《食物本草》。别名乌牛子。为葫芦科植物丝瓜 *Luffa Cylindrica* （L.） Roem. 的种子。苦，平。清热化痰，润燥，驱虫。治肺热咳嗽，痰多，便秘。煎服：9～15克。治蛔虫病。取种仁空腹时嚼食，成人40～50粒，儿童30粒，每日一次，连服两日（或捣烂装胶囊服）。有峻泻作用，孕妇忌服。本品含脂肪油、三萜皂苷、葫芦素B等。葫芦素B有抗肝炎作用。

丝连皮 sīliánpí 杜仲之别名。详该条。

丝竹空 sīzhúkōng 经穴名。代号SJ23。出《针灸甲乙经》。别名巨髎。属手少阳三焦经。位于眉梢外侧端凹陷处。主治头痛，目眩，眼肌痉挛，结膜炎。沿皮刺0.5～1寸。

思膈 sīgé　见《三因极一病证方论》卷八。即恚膈。详该条。

思伤脾 sīshāngpí　出《素问·阴阳应象大论》。思虑过度，使脾气郁结，可致胸脘痞满；若脾气因久郁而受伤，则运化失调，而致饮食不思，消化不良，腹胀便溏等。

思则气结 sīzéqìjié　气结，指脾气郁结。脾主运化，忧思过度则脾气不行，运化失常，出现胸脘痞满、食欲不振、大便溏泄等症状。《素问·举痛论》："思则气结……思则心有所存，神有所归，正气留而不行，故气结矣。"

思仲 sīzhòng　出《名医别录》。为杜仲之别名，详该条。

撕裂伤 sīlièshāng　病名。由于急剧的牵拉或扭转外力，将皮肤筋骨撕裂脱落的损伤性疾病。

死脉 sīmài　脉象之表现无神、无胃、无根者，如真脏脉、十怪脉，或数极之脉、迟极之脉。《难经·十四难》："一乎六至，一吸六至，为死脉也。"

死舌 sīshé　即木舌。详该条。

死舌痈 sīshéyōng　舌痈之一。见舌痈条。

死胎不下 sītāibúxià　胎儿死于母腹，不能自行娩出者。可发生于妊娠期及临产时。多因妊妇气血虚弱，胞宫无力娩出胎儿，或胞宫瘀血阻滞，不能送胎外出。气血虚弱者，症见腹部不继续增大，反微有缩小，阴道流出淡红色血水，或口有恶臭，精神疲倦，面色苍白，食欲呆滞。治宜益气补血，佐以下胎。方用疗儿散（《傅青主女科》：人参、当归、牛膝、乳香、鬼臼）。瘀血阻滞者，症见胎动停止，阴道流紫黑色血液，口气恶臭或临产胎死腹中，腰酸胀急，胸满喘闷，面色青黯。治宜行血祛瘀。方用脱花煎（当归、川芎、肉桂、牛膝、车前、红花）。此外，可根据产母体质虚实，病势缓急，采用

佛手散缓下、平胃散加芒硝峻下等法治疗。明·王肯堂下死胎法主张"寒者，热以行之；热者，凉以行之；燥者，滑以润之；危急者，毒以下之"。

死血胁痛 sīxuèxiétòng　病症名。见《杂病源流犀烛》卷十。瘀血停留所致的胁痛。多由肝脾气滞，久病入络，血行瘀阻或跌仆闪挫，瘀血内停所致。症见胁肋疼痛如刺，按之痛剧，痛处固定不移，入夜则痛加甚，或见痞块，大便坚黑或秘结，脉多沉涩。治宜祛瘀通络。用红花桃仁汤（《症因脉治》：大黄、枳壳、厚朴、桃仁、红花、赤芍、白芍、当归尾）或复元活血汤、下瘀血汤等方。如邪实正虚，可配合补血或益气药同用。

死血心痛 sīxuèxīntòng　病名。见《丹溪心法·心脾病》。即血心痛。详该条。

死阴 sīyīn　病机。指五脏相克而传，导致经气绝。如心属火，肺属金，心病传肺，为火克金，金被火消亡。《素问·阴阳别论》："心之肺，谓之死阴。"张志聪注："五脏相克而传谓之死阴。"

四白 sìbái　经穴名。代号ST2。出《针灸甲乙经》。属足阳明胃经。位于面部，目正视，瞳孔直下，当眶下凹陷处。主治面神经麻痹、面肌痉挛、三叉神经痛、目赤痛等。直刺或微向上斜刺0.3～0.5寸，勿深刺。

四部医典 sìbùyīdiǎn　藏医学著作。宇陀宁玛·元丹贡布主持编著。约成书于公元8世纪末。全书用韵体古藏文，以问答形式写成。分四部：第一部为"总则医典"，共6章，简介了人体生理、病因病理、诊断及治疗。第二部为"论说医典"，共31章，介绍了人体胚胎发育、生理、病因、日常行为、卫生保健、药物性能、药物配伍、外科器械及治疗原则。第三部为"秘诀医典"，共92章，主要叙述临床各科疾病的病因、病状诊

断及治疗。第四部为"后续医典",共 27 章,详细叙述尿诊、脉诊的诊断方法、药物的配伍、主治、外科治疗法等内容。《四部医典》是藏医学的经典著作,是学习藏医学的必读课本。其内容丰富,涉猎广泛,明显吸收了印度医学及汉族医学(即中医)的精华。它不仅是重要的医学著作,对于研究藏医与其他民族、藏医与国外医学的交流史、藏族史、藏医史、藏医学、民俗学、民族学也都具有一定的参考价值。在国际医学界中有重大影响,受到世界各国藏学研究者的重视,曾先后被全文或部分地译成蒙、汉和英、俄等多种文字。现我国有两种汉文全译本,分别于 1983 年和 1987 年由人民卫生出版社及上海科学技术出版社出版。西藏人民出版社于 1982 年据德格木刻版出版了藏文排印本。

四虫丸 sìchóngwán 验方。见《外科学》(武汉医学院)。蜈蚣、全蝎、䗪虫、地龙各等分。水丸,每服 3 克,日 2~3 次。功能活血通络,解痉镇痛。治血栓闭塞性脉管炎。

四川金钱草 sìchuānjīnqiáncǎo 即大金钱草。详该条。

四大绝证 sìdàjuézhèng 指外科的舌疳、失荣、乳岩和肾岩翻花四种疑难疾患。详各条。

四渎 sìdú 经穴名。代号 SJ9。出《针灸甲乙经》。属手少阳三焦经。位于前臂背侧,当阳池与肘尖连线上,肘尖下 5 寸,尺骨与桡骨之间。主治头痛,耳聋,牙痛,臂痛,上肢麻痹。直刺 0.5~1 寸。灸 3~5 壮或 5~10 分钟。

四缝 sìfèng 经外奇穴名。代号 EX-UE10。见《针灸大成》。位于第二至第五指掌侧,近端指关节的中央,一手 4 穴,左右共 8 穴。主治疳积,百日咳,蛔虫症等。点刺,挤出黄白色黏液。

四根三结 sìgēnsānjié 经脉根于四肢末端,结于头面、胸、腹三部,故名。《标幽赋》:"更穷四根三结,依标本而刺无不痊。"详根结条。

四关 sìguān ❶四肢肘、膝关节。《灵枢·九针十二原》:"十二原出于四关。"❷肘、膝关节以下的五输穴。见《扁鹊神应针灸玉龙经》释《标幽赋》。❸左右合谷、太冲四穴(《针灸大成》)。

四海 sìhǎi 出《灵枢·海论》。指髓海(脑)、血海(冲脉)、气海(膻中)、水谷之海(胃)。

四横纹 sìhéngwén 推拿部位名。出陈氏《小儿按摩经》。分别位于食指、中指、无名指、小指掌指关节屈侧的横纹处,共四穴。用推法有和气血、退热除烦等作用。可治不思乳食、手足常掣、肠胃湿热、眼目翻白、喘急腹痛、口眼歪斜等症。

四红丹 sìhóngdān 验方。见《北京市中药成方选集》。当归炭、蒲黄炭、大黄炭、槐花炭、阿胶珠各 60 克。蜜丸,每服 9 克,日两次。治血热妄行,吐血衄血,便血尿血,妇女崩漏。

四虎饮 sìhǔyǐn 《疫痧草》方。大黄、黄连、犀角、石膏、知母、玄参、生地黄、青黛、马勃。水煎服。治烂喉痧,痧点虽透而喉烂极甚,目赤便秘,神烦舌绛,脉弦数。

四花 sìhuā 经外奇穴名。见《外台秘要》崔氏灸骨蒸痨瘵法。取穴用绳量定,方法繁复。后《针灸聚英》依经穴膈俞、胆俞定位,左右共四穴,今多从此法。灸治骨蒸劳热。

四花患门 sìhuāhuànmén 经外奇穴名。见《中国针灸学》。四花、患门两穴之合称。详各条。

四花六穴 sìhuāliùxué 经外奇穴名。见《针灸大全》。四花、患门两穴之合称,共 6

穴，故名。详各条。

四黄膏 sìhuánggāo 验方。见《外伤科学》（广州中医学院）。黄连、黄柏、黄芩、大黄、乳香、没药各等分。研为末，水、酒、蜂蜜或凡士林调敷。治跌打损伤，瘀肿疼痛。

四季花 sìjìhuā 蛇根草之别名。详该条。

四季青 sìjìqīng 中药名。见《中草药通讯》1971 年 3 期。为冬青科植物冬青 Ilex chinensis Sims. 的叶。分布于长江流域以南各地。苦、涩，寒。清热解毒，凉血止血。治烧伤，制成水剂或乳剂涂敷；下肢溃疡，麻风溃疡，用乳剂涂敷；冻疮，皮肤皲裂，烧灰，油调搽；热疖痈肿，创伤出血，捣敷；口腔炎，研末喷敷。治感冒发热，肺热咳嗽，腹泻，痢疾，小便淋漓涩痛。煎服：15～30 克。本品含原儿茶酸、原儿茶醛、挥发油等。水剂在体外对绿脓杆菌、大肠杆菌、痢疾杆菌和金黄色葡萄球菌有抑制作用。煎剂能增加冠脉流量，使心肌氧耗量减少；原儿茶酸主要是降低心肌氧耗量；原儿茶醛扩张冠脉作用较强。水剂的急性毒性低，亚急性试验对肝肾有轻微损害。

四加减正气散 sìjiājiǎnzhèngqìsǎn《温病条辨》方。藿香三钱，厚朴二钱，茯苓三钱，陈皮一钱五分，草果一钱，焦山楂五钱，神曲二钱。水煎服。治湿邪阻于气分，胸闷食少，苔白滑，脉缓。

四金丸 sìjīnwán 左金丸别名。详该条。

四君子汤 sìjūnzǐtāng《太平惠民和剂局方》方。人参、炙甘草、茯苓、白术各等分。为粗末，每服二钱，水煎服。功能益气健脾。治脾胃气虚，运化力弱，症见面色㿠白、言语轻微、食少便溏、四肢无力，脉缓弱或细软。

四君子丸 sìjūnzǐwán 即四君子汤制成水丸。

四苓散 sìlíngsǎn ❶《丹溪心法》方。茯苓、猪苓、泽泻、白术各等分。为末，每服二钱，水煎，空腹服。治尿血，血淋。❷《温疫论》方。茯苓二钱，泽泻、猪苓各一钱五分，陈皮一钱。水煎服。治疫邪传胃而渴，小便不利。

四六风 sìliùfēng 小儿脐风，一般多在生后四五天或六七天内发病，俗称四六风，或七日风，或七日口噤。参见脐风条。

四满 sìmǎn 经穴名。代号 KI14。出《针灸甲乙经》。别名髓府。属足少阴肾经。位于腹正中线脐下 2 寸，旁开 0.5 寸处。主治少腹痛，月经不调，崩漏，带下，不孕症，小便淋漓，遗精，疝气等。直刺 1～1.5 寸。灸 3～5 壮或 5～10 分钟。

四面戟 sìmiànjǐ 鬼箭羽之别名。详该条。

四妙勇安汤 sìmiàoyǒng'āntāng《验方新编》方。玄参三两，当归二两，金银花三两，甘草一两。水煎服。功能清热解毒，活血止痛。治热毒型脱疽，患肢皮肤黯红而肿，溃烂疼痛，脓水淋漓，烦热口渴，舌红脉数。

四磨汤 sìmótāng 又名四磨饮。《济生方》方。人参、槟榔、沉香、乌药各等分。分别磨汁，和作七分盏，水煎服。功能破滞降逆，顺气扶正。治正气素虚，肝气横逆，上犯肺胃而致的气逆喘息，胸膈不舒，烦闷不食。

四磨饮 sìmóyǐn 即四磨汤。详该条。

四末 sìmò 四肢。《灵枢·邪客》："营气者，泌其津液，注之于脉，化以为血，以荣四末。"

四逆 sìnì 证名。出《素问·阴阳别论》。四肢冷至肘膝以上的症状。详手足厥冷条。

四逆加人参汤 sìnìjiārénshēntāng《伤寒论》方。炙甘草二两，生附子一枚，干姜一两五钱，人参一两。水煎，分两次服。治阳

S

气衰微，阴液内竭，四肢厥逆，恶寒脉微，下利而利忽自止。

四逆散 sìnìsǎn 《伤寒论》方。炙甘草、枳实、柴胡、白芍各十分。为末，每服一方寸匕，冲服，日三次。功能透解郁邪，调和肝脾。治热厥，症见手足厥逆，身热，或脘腹疼痛，或泄利下重，脉弦者。也用于慢性肝炎、肋间神经痛、胃及十二指肠溃疡属肝气郁滞者。

四逆汤 sìnìtāng 《伤寒论》方。炙甘草二两，干姜一两五钱，生附子一枚。水煎，分两次服。功能回阳救逆。治阴寒内盛，阳气衰微，四肢厥冷，下利清谷，或头出冷汗，或呕吐腹痛，脉沉或微细欲绝。现将本方制成注射液，用于心肌梗死、心源性休克。实验研究：四逆注射液能增强麻醉家兔在位心脏的收缩力。

四逆针 sìnìzhēn 即四逆注射液。详该条。

四逆注射液 sìnìzhùshèyè 四逆汤制成的注射液。详见四逆汤条。

四七汤 sìqītāng 又名七气汤、大七气汤、厚朴半夏汤。《太平惠民和剂局方》引《易简方》方。制半夏五两，茯苓四两，厚朴三两，紫苏叶二两。为粗末，每服四钱，加生姜七片，大枣一枚，水煎服。治七情郁结，痰涎凝聚，咽中如有物阻，状如棉絮，或如梅核，咯吐不出，吞咽不下，或中脘痞满，上气喘急，呕逆恶心。

四气 sìqì 又称四性。指寒、热、温、凉四种药性。《神农本草经》："疗寒以热药，疗热以寒药。"温与热，寒与凉，只是程度上的差别。此外，还有平性药，性质比较和平，其中也有微寒、微温者，仍属于四气之内，故称四气，而不称五气。

四神聪 sìshéncōng 见神聪穴条。

四神丸 sìshénwán 《妇人良方》方。补骨脂四两，肉豆蔻、五味子各二两，吴茱萸一两。为末，加生姜八两，大枣一百枚，同煮捣丸，桐子大，每服五十丸。功能温肾暖脾，固肠止泻。治脾肾虚寒，五更泄泻或久泻，不思饮食，食不消化，或腹痛肢冷等。也用于慢性结肠炎、慢性肠炎、肠结核等久泻属脾肾虚寒者。

四生丸 sìshēngwán ❶《妇人良方》方。①生荷叶、生艾叶、生柏叶、生地黄各等分。水丸，每服三钱。功能凉血止血。治血热妄行，吐血衄血。②僵蚕、地龙、白附子、五灵脂、草乌各等分。糊丸，梧桐子大，每服二十丸，茶水或酒送服。治骨节疼痛，或周身麻痹。❷《太平惠民和剂局方》方。五灵脂、骨碎补、川乌、当归各等分。糊丸，梧桐子大，每服七至十五丸，温酒送服。治中风，口眼㖞斜，半身不遂。

四声本草 sìshēngběncǎo 书名。见《宋史·艺文志》。4卷。唐·肖炳撰。据《补注神农本草》称，此书"取本草药名，每上一字，以四声相从，以便讨阅。"原书已佚，部分佚文见《证类本草》等书中。

四圣心源 sìshèngxīnyuán 书名。又名《医圣心源》。10卷。清·黄元御撰于1753年。作者将黄帝、岐伯、秦越人、张仲景视为医中"四圣"。该书阐发《内经》《难经》《伤寒论》《金匮要略》诸书蕴义。卷一天人解，阐述阴阳五行、脏腑、精、气、血、营卫、经络等；卷二六气解；卷三脉法解；卷四劳伤解；卷五至七杂病解；卷八七窍解；卷九疮疡解；卷十妇人解。是一部包涵中医基础理论和部分临床医学的综合性著作。

四时病机 sìshíbìngjī 《邵氏医书三种》之一。14卷。清·邵登瀛撰。撰年不详。邵氏首叙温热论，继则根据四时发病情况，阐述春温、湿温、湿病、暑、疟、伏暑晚发、冬温等以温热病为主的多种病症。书中除引述《内经》《伤寒杂病论》等古典医著外，还参考了历代有关论述。为结合临床实践，作者附列有前人医案与个人治验。对于四时病机的选方，不拘于经方和时方。1864 年其曾孙邵炳扬予以考订补缺，刊行问世。

四时不正之气 sìshíbúzhèngzhīqì 泛指四季不正常的气候。如冬天应寒而反暖，春天应暖而反寒等，影响人体的适应能力，成为致病因素。

四时宜忌 sìshíyíjì 养生类著作。明·瞿祐撰。该书在博览广搜历代养生专著的基础上，总结民间养生防病经验而编成。其内容是根据每月的节气、气候变化特点，先从天文历算的角度进行通俗解释，并指出养生防病的具体方法与四时宜忌。其代表性观点体现在三个方面：重视日常生活的四时宜忌；采用偏方、单方以预防季节性疾病；将除害灭病的方法纳入养生学范畴。

四弯风 sìwānfēng 病名。出《医宗金鉴》。由风邪袭入腠理兼夹湿热所致。常见于儿童。好发于对称的肘窝、腘窝、踝侧等处。患处皮肤粗糙肥厚，瘙痒，搔破流水不多，时轻时重，迁延难愈。即异位性皮炎。治宜祛风渗湿。内服三妙丸，外搽青黛膏或黑豆馏油制剂。经久不愈可用地肤子、蛇床子各 30 克，花椒 9 克，苦参 15 克，白矾煎汤熏洗。

四维 sìwéi 即四肢。《素问·生气通天论》："因于气为肿，四维相代，阳气乃竭。"马莳注："四维者，四肢也。"

四味回阳饮 sìwèihuíyángyǐn 《景岳全书》方。人参一至二两，制附子二至三钱，炙甘草一至二钱，炮姜二至三钱。水煎服。治元阳虚脱，恶寒肢冷，气息微弱，冷汗如油。

四味香薷饮 sìwèixiāngrúyǐn ❶见《医方集解》。香薷一两，姜厚朴、炒扁豆各五钱，姜黄连三钱。水煎，冷服。治外感暑热，皮肤蒸热，头痛而重，自汗肢倦，或烦躁口渴，或呕吐泄泻。❷《医学心悟》方。香薷、扁豆、姜厚朴各一钱五分，炙甘草五分。水煎服。治夏季受暑，又为风寒外束，症见头痛发热，心烦口渴，或霍乱吐泻，两足转筋。

四乌鰂骨一藘茹丸 sìwūzéigǔyīlǘrúwán 又名乌鰂骨丸、乌鰂丸、乌贼骨丸。《素问·腹中论》方。乌贼骨四份，藘茹（即茜草）一份。研末，和以雀卵为丸，小豆大，每服五丸，饭前鲍鱼汁送服。治胸胁胀满，不思饮食，发病可闻腥臊气味，鼻流清涕，四肢清冷，视物眩晕，唾血，时时大小便出血，及血虚精亏伤而致的血枯经闭。

四物绛覆汤 sìwùjiàngfùtāng 《通俗伤寒论》方。生地黄四钱，白芍、新绛各一钱五分，橘络一钱，当归二钱，川芎五分，旋覆花三钱，青葱管三寸。水煎服。治气血郁结，脘胁窜痛，甚则吐血衄血，色多紫黯。

四物汤 sìwùtāng 《太平惠民和剂局方》方。当归、川芎、白芍、熟地黄各等分。为粗末，每服三钱，水煎服。功能补血调经。治血虚血滞而致的月经不调，脐腹作痛，崩中漏下，头昏心悸。实验研究：能促进急性贫血的细胞再生，主要表现在网织红细胞的转变成熟过程。

四物消风汤 sìwùxiāofēngtāng 验方。见《外伤科学》（广州中医学院）。当归 9 克，川芎、防风、荆芥穗各 6 克，赤芍 12 克，生地黄、白鲜皮各 15 克，生薏苡仁 18 克。水煎服。功能养血祛风。治慢性湿疹、神经性皮炎、荨麻疹等。

四性 sìxìng 即四气。详该条。

四言举要 sìyánjǔyào 医书。详濒湖脉学条。

四淫 sìyín 病名。出《刘涓子鬼遗方》。气血亏损，湿毒下注而成。足部趾缝间肿痒流水，足底发热。如红肿热痛，溃破流脓者，属湿热偏盛；色白漫肿，痛不溃脓者，为阴

S

寒凝结。治宜宣通壅滞。内服仙方活命饮，外用隔蒜灸。阴寒盛者，内服桂附地黄丸。

四饮 sìyǐn 病名。出《金匮要略·痰饮咳嗽病脉证并治》。痰饮、悬饮、溢饮、支饮的总称。详各条。

四诊 sìzhěn 望诊、闻诊、问诊和切诊四种诊病方法的合称。四诊必须结合运用，互相参照，才能全面了解病情，为辨证和治疗提供充分的依据。

四诊合参 sìzhěnhécān 辨证过程中，必须把望、闻、问、切四诊所得的材料进行全面的分析综合，才能确切地判断疾病的病机所在、寒热虚实、标本缓急，正确地指导治疗。要防止片面夸大某一诊法的作用，以一诊代替四诊。

四诊抉微 sìzhěnjuéwēi 诊断书名。8 卷。清·林之翰撰于 1723 年。作者以《内经》色脉并重为据，抉取古今有关四诊论述编纂而成。脉诊部分详于脉理，并能结合诊断介绍治法。书末附《管窥附余》，介绍"原脉体用"，重点分析浮、沉、迟、数等脉之常变，对读者有一定的启发。书中杂有"验胎贵贱寿夭"、太素脉等糟粕。新中国成立后有排印本。

四诊心法要诀 sìzhěnxīnfǎyàojué 诊断学专著。即《医宗金鉴》卷三十四。编者用四言歌诀的形式，简要介绍望、闻、问、切四诊，其末附修正《素问》脉位图及订正《素问·脉要精微论》。

四支解堕 sìzhīxièduò 四肢倦怠，肢节松懈如脱，多由脾失运化精微所致。《素问·示从容论》："四支解堕，此脾精之不行也。"

四肢 sìzhī 手和足的合称。《素问·阴阳应象大论》："清阳实四支（肢），浊阴归六府（腑）"。

四肢不举 sìzhībùjǔ 证名。出《素问·阴阳别论》等篇。四肢活动受限不能抬举的症状。可见于中风、痿躄等病。

四肢不收 sìzhībùshōu 出《难经·十六难》。手足软弱无力，活动不能自如的病症。可见于痿、痱等病。

四肢不用 sìzhībúyòng 出《素问·太阴阳明论》等篇。四肢痿软无力，失去活动能力。多因脾虚气衰，脉道不利，筋骨肌肉失养所致。可见于痿、瘫痪等病。

四肢拘急 sìzhījūjí 出《伤寒论·辨霍乱病脉证并治》。手足筋脉拘挛收紧、难以屈伸。多因寒邪侵袭经脉或热灼阴液，血燥筋枯所致。因寒所致者，宜温经扶阳，用桂枝加附子汤。吐利后及直中阴经所致者，宜四逆汤。津血耗伤所致者，宜芍药甘草汤加味。

四肢逆冷 sìzhīnìlěng 症状。简称四逆。《诸病源候论·虚劳四肢逆冷候》："虚劳则血气虚损，不能温其四肢，故四肢逆冷也。"详手足厥冷条。

四肢懈惰 sìzhīxièduò 症状。见《医钞类编·肢体门》。即四支解堕，详该条。

四制香附丸 sìzhìxiāngfùwán 《济阴纲目》方。香附一斤，分成四等份，分别以酒、盐水、童便、醋浸三日，焙干为末。糊丸，梧桐子大，每服七十丸，空腹盐汤送服。治气郁而致的月经不调。

四总穴 sìzǒngxué 指足三里、委中、列缺、合谷四 4 个穴位。对头项、面口、肚腹、腰背等部位的疾患有着广泛的治疗作用。明代针灸家编成《四总穴歌》："肚腹三里留，腰背委中求，头项寻列缺，面口合谷收。"这是对四穴主治作用的概括（见《针灸聚英》）。

食 sì 同饲。供给、依靠。《素问·阴阳应象大论》："精食气"，"形食味"。

song

忪悸 sōngjì 即怔忡。详该条。

松峰说疫 sōngfēngshuōyì 医书。6 卷。清·刘奎撰于 1789 年。该书阐析瘟疫名义，分述各种疫证。卷一述古，卷二论治，卷三杂疫，卷四辨疑，卷五诸方，卷六运气。刘氏记述个人闻见经历，广参各家学说，在治法上提倡六经分治，注意搜集民间疗法。

松花粉 sōnghuāfěn 中药名。出《新修本草》。为松科植物马尾松 *Pinus massoniana* Lamb. 或其同属数种植物的花粉。主产于江苏、浙江、辽宁、吉林、湖北等地。甘、温。入肝、脾经，燥湿，止血。作散剂。外撒，治湿疹、黄水疮、尿布皮炎、创伤出血。

松胶香 sōngjiāoxiāng 即松香。详该条。

松节 sōngjié 中药名。出《本草经集注》。别名油松节。为松科植物油松 *Pinus tabulae-formis* Carr. 或马尾松 *Pinus massoniana* Lamb. 等枝干上的结节。我国大部分地区均产。苦、温。祛风燥湿，活络止痛。治风湿骨节疼痛，脚膝痿痹，大骨节病，跌打瘀痛。煎服：9~15 克。本品主含木质素、树脂和少量挥发油（松节油）。

松萝 sōngluó 中药名。出《神农本草经》。别名云雾草、老君须。为松萝科植物长松萝 *Usnea longissima* Ach. 或破茎松萝 *U. diffracta* Vain. 的丝状体。分布于全国各地林区。苦、甘、平，有小毒。止咳化痰，活血通络，清热解毒。治慢性支气管炎，肺结核咳嗽痰多，风湿关节疼痛，头痛，目赤，翳膜。煎服：6~9 克。治瘰疬，痈肿，溃疡，创伤出血。研末外敷。本品所含松萝酸对肺炎球菌、溶血性链球菌、白喉与结核杆菌都有很强的抑制作用。也能抑制阴道滴虫。还有抗白喉及破伤风毒素的作用。对小鼠有显著祛痰作用。

松塔 sōngtǎ 白松塔之简称。详该条。

松香 sōngxiāng 中药名。出明·兰茂《滇南本草》。别名松脂、松胶香、黄香。为松科植物马尾松 *Pinus massoniana* Lamb. 或其同属数种植物的松油脂，经蒸馏除去挥发油后的固体树脂。产于广东、广西、福建、湖南等地。苦、甘、温。燥湿祛风，生肌止痛，杀虫。治痈疽，疖肿，疔毒，疥癣，湿疮瘙痒，外伤出血。外用：入膏药或研末敷。本品含松香酸酐 80% 以上。还含松香酸、树脂烃、微量挥发油及苦味物质。

松脂 sōngzhī 松香之别名。详该条。

楤木白皮 sǒngmùbáipí 中药名。见《浙江民间草药》。为五加科植物楤木 *Aralia chinensis* L. 树皮的韧皮部。分布华北、华中、华东、华南、西南地区。甘、微苦、平。祛风除湿，活血。治风湿性腰腿痛，跌打扭伤。煎服：9~15 克。外用：捣敷。本品含三萜皂苷、鞣质、胆碱及挥发油。三萜皂苷的苷元对大鼠实验性关节炎有明显的抗炎作用。

宋慈 sòngcí（1185—1249）宋代法医学家。字惠父。福建建阳人。曾任典狱提刑（法官）等官职。他根据过去有关法医文献，结合自身的法医检验实践，总结我国宋以前法医学经验，写成《洗冤录》一书，是我国古代法医学的重要著述，也是世界上最早的法医学专著，已有英、法、德等外国译文。

宋惠父 sònghuìfù 见宋慈条。

宋以前医籍考 sòngyǐqiányījíkǎo 医书。日本·冈西为人编。书中收载我国宋末以前的医学书目（包括已佚和今存的）1860 种，分为 23 类，对于这些医书的出处、卷数、作者、序跋与考证等作了介绍。可供研究中医古籍参考。1958 年人民卫生出版社出版。

SOU

搜风润肠丸 sōufēngrùnchángwán《丹溪心法附余》方。郁李仁一两，木香、槟榔、青皮、陈皮、沉香、槐角、枳壳、枳实、三棱、煨大黄各五钱（一方加莱菔子五钱）。蜜丸，米饮送服。治三焦不和，气不升降，胸膈痞满，大便秘结。

搜风顺气丸 sōufēngshùnqìwán 《妇人大全良方》方。车前子一两五钱，大黄（半生半熟）五钱、炒火麻仁、酒浸牛膝、郁李仁、酒浸菟丝子、麸炒枳壳、山药各二钱。蜜丸，梧桐子大，每服二十丸，空腹白汤送服。治痔漏肠风，风热秘结。

搜风逐寒 sōufēngzhúhán 祛风法之一。治疗风寒痰湿之邪留滞经络的方法。中风手足麻木，日久不愈，经络中有湿痰瘀血，腿臂间局部作痛，或筋脉挛痛，屈伸不利，用小活络丹。

搜脓法 sōunóngfǎ 即溃疡去腐法。详该条。

溲 sōu ❶即尿。详该条。❷统指大小便。如"大小溲"。

溲血 sōuxuè 病症名。出《素问·四时刺逆从论》等篇。又名溺血、尿血。详见尿血条。

嗽血 sòuxuè 见《赤水玄珠》卷九。即咳血。详该条。

嗽药 sòuyào 百部、白前二药之别名。详各条。

苏冰滴丸 sūbīngdīwán 中成药。《新编中成药手册》方。苏合香、冰片。滴丸剂，每丸50毫克，每服2～4丸，一日3次。发病时可即刻吞服或含服。功能芳香开窍，理气止痛。治冠心病心绞痛。

苏方木 sūfāngmù 苏木之处方名。详该条。

苏梗 sūgěng 紫苏梗之简称。详该条。

苏恭 sūgōng 见苏敬条。

苏合香 sūhéxiāng 中药名。出《名医别录》。别名苏合油。为金缕梅科植物苏合香树 *Liquidambar orientalis* Mill. 树干渗出的香树脂。主产于土耳其西南部；我国广西有栽培。甘、辛，温。入心、脾经。开窍醒神，辟秽止痛。治中风痰厥，卒然昏倒，痰壅气厥，惊风，癫痫，卒心痛，胸腹冷痛。内服：0.3～1克。入丸、散用。含齐墩果酮酸、3－表齐墩果酸。为刺激性祛痰药。用于局部可缓解炎症，并能促进溃疡与创伤的愈合。

苏合香丸 sūhéxiāngwán 《太平惠民和剂局方》方。白术、青木香、犀角、香附、朱砂、诃子、檀香、安息香、沉香、麝香、丁香、荜茇各二两，冰片、苏合香油、熏陆香各一两。蜜丸，梧桐子大，每服四丸。功能温通开窍，解郁化浊。治中风寒闭实证，症见突然昏倒，牙关紧闭，不省人事；感触秽恶之气，痰壅气闭，胸腹满痛而冷；时疫霍乱，腹满胸痞，欲吐泻不得，甚则昏迷。也用于冠状动脉硬化性心脏病心绞痛属气滞血瘀寒凝者。本方最早见于《外台秘要》（引《广济》方），名吃力伽（即白术）丸。

苏合油 sūhéyóu 即苏合香。详该条。

苏敬 sūjìng 唐代药学家。又称苏恭。籍贯不详。曾任朝议郎右监门府长史等官职。《唐会要》等书记载，他因见当时的本草书籍如陶弘景《本草经集注》以及其他本草书多所紊乱，于是进行整理增修。后又于显庆二年（657年）上书朝廷建议重修，唐政府派长孙无忌、李勣、许孝崇等22人与苏敬一起，详细考订，增补而成《新修本草》一书，颁行全国，可谓世界第一部药典。对我国本草学发展有较大影响。

苏罗子 sūluózǐ 即娑罗子。详该条。

苏木 sūmù 中药名。出金·张元素《医学启源》。别名红柴、赤木、苏方木。为豆科植物苏木 *Caesalpinia sappan* L. 的干燥心材。分布于广西、广东、台湾、贵州、云南、四川等地。甘、咸，平。入心、肝、脾经。行血祛瘀，止痛消肿。治妇女血气心腹痛，血滞经闭，痛经，产后瘀阻腹痛，跌打损伤。煎服：3～9克。孕妇忌服。本品含挥发油（主成分为水芹烯、罗勒烯）、巴西苏木素、苏木酚、鞣质等。煎剂能加强离体蛙心收缩力，对小鼠、兔、豚鼠有催眠甚至麻醉作用，并能对抗番木鳖碱对小鼠的惊厥作用。煎剂在体外对金黄色葡萄球菌、肺炎球菌、溶血性链球菌、白喉杆菌、痢疾杆菌、伤寒杆菌、百日咳杆菌等均有抑制作用。

苏沈良方 sūshěnliángfāng 医方书。又名《苏沈内翰良方》。是北宋·沈括《良方》和苏轼《苏学士方》的合编本。约成书于12世纪初。编者不详。原书15卷，现流传较广的为10卷本。书中主要记述各种单方验方、本草、灸法、养生及炼丹等，并附部分医案。因苏、沈二家之说互相掺杂，已不易细分。书中治法简便，可供临床参考。新中国成立后有排印本。

苏沈内翰良方 sūshěnnèihànliángfāng 即《苏沈良方》。详该条。

苏葶丸 sūtíngwán 《医宗金鉴》方。苏子、葶苈子各等分。为末，枣肉为丸，麻子大，每服五丸，淡姜汤送服，治小儿停饮，喘急不得卧。

苏叶 sūyè 紫苏叶之简称。详该条。

苏子 sūzǐ 紫苏子之简称。详该条。

苏子降气汤 sūzǐjiàngqìtāng 《太平惠民和剂局方》方。苏子、半夏各二两五钱，当归一两五钱，甘草二两，前胡、厚朴各一两，肉桂一两五钱（一方有橘皮；一方无肉桂，有沉香）。为粗末，每服二钱，加生姜二片，大枣一枚，紫苏叶五叶，水煎服。功能降气平喘，温化痰湿。治痰涎壅盛、咳喘短气、胸膈满闷、咽喉不利等症。也用于慢性气管炎、支气管哮喘、轻度肺气肿和肺源性心脏病咳喘属痰涎壅盛者。

素髎 sùliáo 经穴名。代号 DU25。出《针灸甲乙经》。一作素髎，别名面王。属督脉。位于鼻尖端中央。主治休克，昏厥，窒息，低血压，酒皶鼻。向上斜刺 0.2～0.3 寸。

素灵类纂约注 sùlínglèizuǎnyuēzhù 即《素问灵枢类纂约注》。详该条。

素女经 sùnǚjīng 房中类著作。成书年代与作者均不详。首见唐·甄权《古今录验方》所引。唐·王焘《外台秘要》转录。书中通过黄帝与素女、高阳负问答形式，叙述房中禁忌及四时补益等内容。《隋书·经籍志》著录有《素女秘道经》1 卷，又有《素女方》1 卷，当与此书相关。清·孙星衍辑有《素女方》1 卷，即辑自《外台秘要》所引《素女经》之文。

素女脉诀 sùnǚmàijué 脉学著作。"三世医书"之一。唐·孔颖达《礼记正义》："三世者，一曰《黄帝针灸》；二曰《神农本草》；三曰《素女脉诀》，又云《夫子脉诀》……"成书年代及作者均不详，已佚。

素问 sùwèn 医书。又名《黄帝内经素问》。为《内经》组成部分之一。原书 9 卷，共 81 篇（魏晋以后只存 8 卷）。唐·王冰注释此书时改为 24 卷，并补入七篇大论，但仍缺刺法论、本病论两篇，经北宋林亿等校注后，成为今存《素问》传本的依据。该书包括人体解剖生理（脏象、经络等），病因，病理，诊断，辨证，治疗，预防，养生以及人与自然，阴阳、五行学说在医学中的应用，运气学说等多方面内容，较系统地反映了我国战国时期医学的成就，特别是用朴素辩证的指导思想，综括了医学的基础理论和临床实践，为历代医家所重视。现有多种刊印本和注本。参见黄帝内经条。

素问病机气宜保命集 sùwènbìngjīqìyíbǎomìngjí 综合性医书。3 卷。金·刘完素撰。刊于 1186 年。系作者晚年总结其临床心得之作。上卷9篇总论医理，广泛阐述有关养生、诊法、病机、本草等理论问题。中、下两卷共23篇，分述内科杂病、妇产、小儿等科多种常见病症的病原、证候及治疗。其中有较多独到见解和治疗经验，可供临床借鉴。1959年人民卫生出版社出版排印本。

素问灵枢合注 sùwènlíngshūhézhù 书名。20卷，包括《素问》10卷、《灵枢》10卷。1910年上海广益书局将明·马莳《黄帝内经素问注证发微》《黄帝内经灵枢注证发微》与清·张志聪《黄帝内经素问集注》《黄帝内经灵枢集注》合编而成，故又名《张马合注黄帝内经》。合编时未增入新的内容。

素问灵枢类纂约注 sùwènlíngshūlèizuǎnyuēzhù 医书。简称《素灵类纂约注》。3卷。清·汪昂撰。刊于1686年。作者选录《素问》《灵枢》除针灸以外的主要内容，分为藏象、经络、病机、脉要、诊候、运气、审治、生死和杂论九篇，并参考各家学说予以简注，在《内经》节注本中有一定的影响。新中国成立后有排印本。

素问亡篇 sùwènwángpiān 即《素问遗篇》。详该条。

素问玄机原病式 sùwènxuánjīyuánbìngshì 医经著作。1卷。金·刘完素撰。约成书于1152年。该书主要根据《素问·至真要大论》中病机十九条之底蕴，整理归纳五运六气主病十一条病机。首为五运主病，次别六气为病，分风、热、湿、火、燥、寒六类，而以火热为主。逐条逐证予以注释阐发，并提出相应的治疗原则。作者长于应用寒凉清热解毒之法，在此书中有充分体现。该书对研究《内经》病机理论、治则和治法等均有一定参考价值。

素问悬解 sùwènxuánjiě 医经著作。13卷。清·黄元御撰注。成书于1755年。该书按养生、藏象、脉法、经络、孔穴、病论、治

论、刺法、雷公问、运气十类，将《素问》的主要内容重新予以编次，在原文各段之后均有扼要注释，并将已佚的《刺法论》和《本病论》二篇补齐。书末附冯承熙《校余偶识》1卷。现有《黄氏医书三种》本。

素问遗篇 sùwènyípiān 医书。又名《黄帝内经素问遗篇》《素问佚篇》《素问亡篇》。作者佚名（一作北宋·刘温舒撰）。唐以后人鉴于《素问》王冰注本中缺《刺法论篇第七十二》《本病论篇第七十三》两篇，遂托名补撰。内容以阐发《素问·六元正纪大论》中有关运气学说为主，其中也杂有一些糟粕。

素问佚篇 sùwènyìpiān 即《素问遗篇》。详该条。

素问直解 sùwènzhíjiě 医经著作。又名《黄帝素问直解》。9卷。清·高世栻撰于1695年。作者鉴于《素问》一书虽多有注本，但往往文义艰深、字句文意重复及以讹传讹的缺点，校订《素问》全书并重予编注，庶使"直捷明白，可合正文诵读"。现存初刻本、光绪间刻本及排印本。

素问注证发微 sùwènzhùzhèngfāwēi 医书。又名《黄帝内经素问注证发微》。9卷。明·马莳注。刊于1586年。该书是《素问》全注本中的一种，原文据北宋林亿等校正本分为81篇，逐篇逐节详予注释，颇多个人的见解和发挥。由于内容涉及面颇广，对于某些条文，难免有望文生义的解释。

速效救心丸 sùxiàojiùxīnwán 中成药。见《新编中成药手册》。为川芎、冰片加工而成的滴丸剂。每服4~6小粒，急性发作时吞服或含服10~15粒。功能活血止痛。治冠心病胸闷憋气、心前区疼痛等。

宿伤 sùshāng 病名。又名陈伤。患者有明显的外伤史，因伤后未能及时治疗或治疗不彻底，以致瘀血结而不化，或散而未尽所

致。宿伤常因劳累而诱发，痛胀加剧。证治参见损伤瘀血条。

宿食病 sùshíbìng 病名。出《金匮要略》。简称宿食。饮食停积胃肠的病症。多因饮食过多或脾虚不运所致。症见脘腹胀痛，嗳气酸臭，恶心厌食，大便秘结或泄下不爽，苔腻，也可见恶寒、发热、头痛等。治宜健脾和胃，消食导滞。可用保和丸、治中汤加减。宿食在上脘而见胸脘痞胀、恶心者，可用探吐法。寒热、头痛、便秘或泻下不爽者，可用大柴胡汤、枳实导滞丸。参见伤食条。

宿食不消 sùshíbùxiāo 病症名。即宿滞。《诸病源候论·宿食不消病诸候》："宿食不消，由脏气虚弱，寒气在于脾胃之间，故使谷不化也。宿谷未消、新谷又入，脾气既弱，故不能磨之，则经宿而不消也。令人腹胀气急，噫气醋臭，时复憎寒壮热是也，或头痛如疟之状。"参见伤食、宿食条。

宿翳 sùyì 病症名。见清·黄庭镜《目经大成》。为黑睛病赤痛羞明等症消退后遗留之翳痕。相当于角膜瘢痕。治宜补虚泻实，明目退翳。可选用开明丸（《审视瑶函》：羊肝、官桂、菟丝子、草决明、防风、杏仁、地肤子、茺蔚子、葶苈、黄芩、麦冬、五味子、蕤仁、细辛、枸杞子、青葙子、泽泻、车前、熟地黄），或石决明散（《杂病源流犀烛》：石决明、草决明、青葙子、栀子、赤芍、麦冬、木贼、荆芥、羌活、大黄）加减。外点七宝散。由于翳久深厚，效多不佳。

粟疮 sùchuāng ❶外科病名。见《医宗金鉴》。多由表虚，火邪内郁，外受风邪，风火相结，郁阻肌肤而成。遍身发疹如粟，色红作痒，搔之成疮。日久耗伤血液，皮肤粗糙，厚如蛇皮。即丘疹性湿疹、痒疹。治宜疏风泻火。内服防风通圣散，外敷二味拔毒散（《医宗金鉴》：明雄黄、白矾），痒甚者服金鉴消风散。❷眼科病症。见《证治准

绳》。多因脾胃湿热与风毒之邪外乘，壅滞胞睑而成。症见睑内面生黄软粟米状颗粒，可有沙涩痒痛、流泪不适等。类似结膜滤泡征。治宜清热除湿祛风。可内服除风清脾饮（《审视瑶函》：陈皮、连翘、防风、知母、元明粉、黄芩、元参、黄连、芥穗、大黄、桔梗、生地）加减，外滴黄连西瓜霜眼药水（见椒疮条）。

suan

酸甘化阴 suāngānhuàyīn 酸味、甘味药同用以益阴的治法。阴不济阳，患者表现失眠、多梦、健忘、舌赤糜烂，脉细数，用酸枣仁、五味子、白芍、生地、麦冬、百合等。以酸能收敛浮阳，甘能化生津气，酸甘并用使阴虚得济，阳亢得平。脾阴不足，消化呆滞，用乌梅、五味子、白芍、太子参、山药等，酸甘合用，化生阴阳，避免纯用补阴以滋腻滞胃。

酸浆 suānjiāng 中药名。出《神农本草经》。别名灯笼草、天泡草。为茄科植物酸浆 *Physalis alkekengi* L. var. *franehetii* (Mast.) Mak. 的全草。我国大部分地区均有分布。酸、苦，寒。入肺、脾经。清热解毒，化痰利尿。治肺热咳嗽，咽喉肿痛，黄疸，痢疾，水肿。煎服：9~15克。治疗疮、丹毒，捣敷或研末调敷。本品含酸浆苦素 A、B、C，木犀草素及其 7–葡萄糖苷。煎剂在体外对痢疾杆菌、金黄色葡萄球菌等有抑制作用。

酸浆草 suānjiāngcǎo 酢浆草之别名。详该条。

酸苦涌泄为阴 suānkǔyǒngxièwéiyīn 出《素问·阴阳应象大论》。酸、苦二味的药能催吐，也能导泻，其药性属于阴。如胆矾味酸，瓜蒂味苦，能催吐；大黄味苦，能泻下。

酸模 suānmó 中药名。出《本草经集注》。别名土大黄、山羊蹄。为蓼科植物酸模 *Rumex acetosa* L. 的根或全草。我国大部分地区有分布。酸，寒。凉血解毒，通便杀虫。治吐血，便血，内痔出血，便秘。煎服：9～15克。捣烂涂擦，治疥癣。根含大黄酚、大黄素、大黄素甲醚、大黄酚苷、金丝桃苷等。水提取物能抗常见致病性皮肤真菌。

酸筒杆 suāntǒnggǎn 虎杖之别名。详该条。

酸痛 suāntòng 症状名。指疼痛伴有酸软感觉。

酸枣仁 suānzǎorén 中药名。出《雷公炮炙论》。别名枣仁。为鼠李科植物酸枣 *Ziziphus jujuba* Mill. 的种子。主产于山东、河北、河南、陕西、辽宁。甘，酸，平。入心、肝、胆经。养心安神，敛汗。治虚烦不眠，惊悸怔

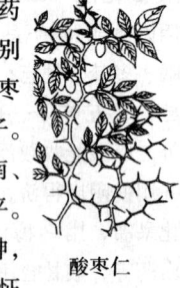

酸枣仁

忡，健忘，虚汗。煎服：9～15克。本品含白桦脂醇、白桦旨酸、酸枣皂苷和多量维生素C等。煎剂对大鼠、小鼠有镇静作用，对动物还有降温、镇痛及降低血压作用。

酸枣仁汤 suānzǎoréntāng 即酸枣汤。详该条。

酸枣汤 suānzǎotāng 又名酸枣仁汤。《金匮要略》方。酸枣仁二升，甘草一两，知母、茯苓、川芎各二两。水煎，分三次服。功能养血安神，清热除烦。治肝血不足而致的虚烦不得眠，心悸盗汗，头目眩晕，咽干口燥等症。

蒜泥灸 suànníjiǔ 药物发泡灸之一。用生大蒜捣烂成泥，敷贴穴位上使之发泡的方法。敷贴时间约1～3小时，以局部起泡为度。适用于虚痨、乳蛾等。

算盘珠 suànpánzhū 见《福建民间草药》。即算盘子。详该条。

算盘子 suànpánzǐ 中药名。出《植物名实图考》。别名野南瓜、算盘珠。为大戟科植物算盘子 *Clochidion puberum*（L.）Hutch. 的全株。分布于福建、广东、广西、贵州、四川、湖北、浙江、江西、江苏、陕西、安徽等地。苦，凉，有小毒。清热利湿，活血止痛。治疟疾，泻痢，黄疸，白浊，白带，跌打损伤。煎服：15～30克。叶煎剂对志贺痢疾杆菌、伤寒杆菌等肠道细菌有抑制作用。根煎剂无抗菌作用。全株煎剂在体外对金黄色葡萄球菌和绿脓杆菌有抑制作用。

sui

睢目 suīmù 病名。即上胞下垂。《诸病源候论》卷二十八："五脏六腑之血气皆上荣于目也。若血气虚则腠理开而受风，风客于睑肤之间，所以其皮缓纵，垂覆于目则不能开，世呼为睢目。"睢，指仰目而视，上胞下垂甚者，常借助仰首使瞳神显露方能视物，故称睢目。详见上胞下垂条。

随年壮 suíniánzhuàng 灸法术语。指艾灸壮数与患者年龄相同而言。即年几岁，灸几壮。《千金要方》："狂走易骂，灸八会，随年壮。"

随息居饮食谱 suíxījūyǐnshípǔ 食疗著作。1卷。清·王士雄撰。刊于1861年。该书收录食疗药物330种，分为水饮、谷食、调和、蔬食、果食、毛羽、鳞介七类，对各药性能、作用均有较详说明。

随息居重订霍乱论 suíxījūchóngdìnghuòluànlùn 医书。见霍乱论条。

髓 suǐ 奇恒之腑之一。即骨髓和脊髓。髓由肾的精气与水谷精微所化生，有充养骨骼、补益脑髓的作用。《素问·脉要精微论》："骨者髓之府。"《素问·逆调论》："肾不生则髓不能满。"《灵枢·五癃津液别》："五谷之精液和合而为膏者，内渗入于骨空，补益

S

脑髓。"

髓府 suǐfǔ 见《针灸甲乙经》。四满穴别名。详该条。

髓海 suǐhǎi 四海之一。指脑。脑为诸髓汇聚之处，故称。《灵枢·海论》："脑为髓之海。"《素问·五脏生成》："诸髓者皆属于脑。"

髓会 suǐhuì 八会穴之一。《难经·四十五难》："髓会绝骨。"即悬钟穴。意为此穴与髓有着密切关系，故称髓会绝骨。凡髓病皆可酌情取用。参见八会条。

髓空 suǐkōng 见《针灸甲乙经》。腰俞穴别名。详该条。

髓孔 suǐkǒng 见《针灸甲乙经》。大迎穴别名。详该条。

髓涕 suǐtì 病症名。脑漏证之鼻涕。形容鼻涕之来深而多。

髓溢 suǐyì 病症名。见《杂病源流犀烛》卷二十三。齿牙日长，渐至难于食者，本症可见于急性根尖周炎。可用白术煎汤漱服，或内服清胃散。

岁会 suìhuì 运气术语。又称岁位。中运与岁支之气相同，同时又当五方之正位，即土居中央，木居东方，火居南方，金居西方，水居北方，则为岁会年。《素问·六微旨大论》："木运临卯，火运临午，土运临四季，金运临酉，水运临子。所谓岁会，气之平也。"丁卯、戊午、甲辰、甲戌、己丑、己未、乙酉、丙子八年均属岁会。

岁立 suìlì 运气术语。天干与地支配合后，推演运和气的流转，便能确立每岁的气候变化，故名。《素问·六微旨大论》："天气始于甲，地气始于子。子甲相合，命曰岁立。"

岁气 suìqì 指一年的气候情况。出《素问·五常政大论》。《类经》注："五运有纪，六气有序，四时有令，阴阳有节，皆岁气也。"

岁位 suìwèi 运气术语。同岁会。出《素问·六微旨大论》。详岁会条。

岁运 suìyùn 运气学说术语，指统主一岁五运之气，又称"中运""大运"，详"中运"条。

岁运不及 suìyùnbùjí 运气学说术语，出《素问·六元正纪大论》。凡年干为乙、丁、己、辛、癸等阴干之年，为五运阴年，若该年岁运未得司天之气等的资助，则为不及之年。岁运不及，气候主要表现为本运之气衰弱，不能行令，胜气之气大行，一般的发病规律是与不及之运相应的脏气为所不胜的脏气所乘，或为所胜的脏气反侮，从而出现相关病变。

岁运太过 suìyùntàiguò 运气术语，出《素问·六元正纪大论》。凡年干为甲、丙、戊、庚、壬等阳干之年，为五运阳年，若该年岁运未受司天之气所克制，则为太过之年。岁运太过，气候上表现为主运之气过旺、有余，而一般的致病规律是与该运相应的脏气太过，而其所制胜的脏气则受克，因而出现相关的病变。

岁主 suìzhǔ 运气术语。指六气司天在泉各主持一岁之气。《素问·至真要大论》："岁主奈何？厥阴司天为风化，在泉为酸化。"

碎骨子 suìgǔzǐ 中药名。出《本草纲目》。别名竹叶麦冬。为禾本科植物淡竹叶 *Lophaterum gracile* Brongn. 的块根。产于浙江、江苏、湖南、湖北、广东等地。甘、寒。清热利尿，滑胎。治热病心烦口渴，肾炎。煎服：9~15克。孕妇忌服。根茎含芦竹素、印白茅素、无羁萜、蒲公英赛醇等。

sun

孙布益歇化觉 sūnbùyìxiēhuàjué 清初藏族名医。青海人。撰有《医疗海洋心室简集》《甘露流》等医学著作。他在塔尔寺设立曼巴札仓，专门培养藏医。

孙东宿 sūndōngsù　见孙一奎条。

孙络 sūnluò　络脉之细小者，又名孙脉。《灵枢·脉度》："经脉为里，支而横者为络，络之别者为孙。"

孙脉 sūnmài　即孙络。详该条。

孙氏医书三种 sūnshìyīshūsānzhǒng　即《赤水玄珠全集》。详赤水玄珠条。

孙思邈 sūnsīmiǎo（581—682）唐代著名医家，京兆华原（今陕西耀县）人。博通经史百家，少年时因病学医，长期在家乡隐居。采集唐以前许多医药文献，结合个人经验，编成《千金要方》

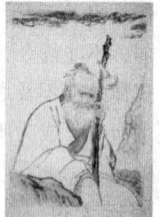
孙思邈

《千金翼方》各30卷，系统总结了我国唐以前各科医学的成就，尤其重视妇、儿等科。在疾病分类、证候记述、治疗理法方药等方面，有许多宝贵经验。在我国医学史上有重要地位，对后世医家影响较大。其中也有一些糟粕。

孙文垣 sūnwényuán　见孙一奎条。

孙文垣医案 sūnwényuányī'àn　医案著作。又名《生生子医案》《赤水玄珠医案》。5卷。明·孙一奎撰，其子泰来、朋来同编。该书收载医案250余则。以经治地区分为三吴医案、新都医案、宜兴医案，所治病症列有子目。孙氏精于辨证，治疗能融汇前人学术经验，提出新的见解。然案语繁琐，旁文常多于正论。现有《中国医学大成》本。

孙一奎 sūnyīkuí　明代医学家。字文垣，号东宿，又号生生子。安徽新安人。曾到江浙等地求师。撰有《赤水玄珠》，采集古代名医言论，辨古今病症，并记有不少病案。《医旨绪余》论述太极阴阳五行，对过去医家学说

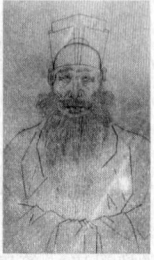
孙一奎

的评议较为平正。《痘疹心印》综合过去不少痘疹方论。其子泰来、明来，将其医案编成《孙文垣医案》一书。

孙真人海上方 sūnzhēnrénhǎishàngfāng　见海上方条。

飧泄 sūnxiè　病名。①出《素问·四气调神大论》等篇。一作飧泻。又名水谷利也。指泄泻完谷不化。因脾胃气虚阳弱，或风、湿、寒、热诸邪客犯肠胃所致。详见风泻、湿泻、寒泄、热泻各条。②五泄之一。见《宣明论方》卷十。

飧泻 sūnxiè　即飧泄。详该条。

损 sǔn　❶虚损病之简称。《医林绳墨·虚损》："虚者，气血之空虚也；损者，脏腑之损坏也。"❷病危脉之一。《难经·十四难》："何谓损？一呼一至曰离经，二呼一至曰夺精……四呼一至曰命绝，此谓损之脉也。"（注：一呼气脉搏跳动只有一次以下的都叫损脉。）

损伤 sǔnshāng　病名。外界各种创伤因素作用于人体，引起皮肉、筋骨、脏腑等组织结构破坏，及其局部和全身反应的疾病之统称。

损伤瘀血 sǔnshāngyūxuè　证名。见《诸病源候论》卷三十六。因跌扑、负重或其他外伤后血离经脉，流溢停于肢体组织内所致。症状可因瘀血部位、量之多少及时间久暂不同而异。如滞于肌肤则肿痛青紫，郁于营卫则血瘀而生热，积于胸胁则为胀闷，结于脏腑则为瘀块、血瘕。治宜活血祛瘀。内服复元活血汤或血府逐瘀汤。日久者可酌用地鳖虫、穿山甲等祛瘀通络药。体表瘀肿可用红花、赤芍、生地、归尾、桃仁、白芷、南星、大黄等研末，酒水各半调敷，或用栀乳散水调敷。

损翳 sǔnyì　即蟹睛。详该条。

SUO

娑罗子 suōluózǐ 中药名。出《本草纲目》。别名苏罗子、开心果。为七叶树科植物七叶树 Aesculus chinensis Bge. 或天师栗 A. wilsonii Rehd. 的果实或种子。主产于浙江、江苏、河南、陕西。甘，温。入肝、胃经。疏肝理气，和胃止痛，杀虫。治肝胃气痛，脘腹胀满，经前腹痛乳胀，疳积虫痛。煎服：3～9克。

梭罗草 suōluócǎo 石上柏之别名。详该条。

缩脚流注 suōjiǎoliúzhù 病名。流注病的一种。见《外科大成》。又名髂窝流注。常发于髂窝部肌肉深处。初起患侧拘挛不适，渐感伸屈受限，强伸则剧痛，髂窝部可触及肿块，成脓后有波动感，皮色不变，全身可有发热、恶寒，无汗或微汗，少食倦息。由于患者多屈曲患腿以减轻疼痛，故名。溃后脓出，全身症状可逐渐消减。即髂窝脓肿。参见暑湿流注条。

缩尿止遗 suōniàozhǐyí 治法。用具有益气补肾、收敛固涩作用的方药治疗肾气不固所致遗尿、小便失禁。

缩脾饮 suōpíyǐn 《太平惠民和剂局方》方。砂仁、乌梅、草果、炙甘草各四两，葛根、炒白扁豆各二两。为粗末，每服四钱，水煎服。治烦躁口渴、呕吐下利等症。

缩泉丸 suōquánwán 《妇人大全良方》方。乌药、益智仁各等分。为末，酒煎山药末，为糊丸，桐子大，每服70丸。功能温肾祛寒，涩小便。治下元虚寒，小便频数，或小儿遗尿。

缩砂 suōshā 砂仁之古称。详该条。

缩砂仁 suōshārén 出《药性论》。砂仁之处方名。详该条。

所生病 suǒshēngbìng 经脉病候的一类。出《灵枢·经脉》。包括：经脉所络属脏腑本身的病症。如手太阴经"是主肺所生病者，咳，上气喘渴，烦心胸满"。脏腑病延及所属经脉，反映在经脉循行径路的病症。如手太阴经所生病还有"臑臂内前廉痛厥，掌中热"。其病一般由本脏腑所生，并非经脉传来，故名所生。二者均可取该经穴位治疗。

所以载丸 suǒyǐzàiwán 《女科要旨》（清·陈念祖撰）方。白术一斤，杜仲八两，桑寄生六两，人参八两，茯苓六两，大枣一斤。水丸，每服三钱。治肝肾不足，胎元不固，腰腹酸重，屡经小产。

锁肚 suǒdù 脐风三证之一。婴儿生下一月后，忽然乳不下咽，腹壁板硬，腹皮发红，撮口啼哭，手足口气俱冷。多因断脐时消毒不严，或遮护不密，风邪侵入所致。治宜祛风散寒，行气止痛。用乌梅散（乌梅、延胡索、甘草、乳香、没药、钩藤）或沉香降气汤（《婴童百问》：沉香、香附、砂仁、甘草）。

锁肛痔 suǒgāngzhì 病名。《外科大成》："肛门内外如竹节锁紧，形如海蜇，里急后重，便粪细而带扁，时流臭水。"相当于肛管直肠癌。参见脏痈痔条。

锁骨疽 suǒgǔjū 即蠹疽。详该条。

锁喉风 suǒhóufēng 病名。见《景岳全书》。又名咬牙风。多因肺胃蕴热，复受风邪，客于咽喉所致。症见喉关内外疼痛，红肿大如鸡卵，胸闷气紧，呼吸短促，语声难出，吞咽困难，口噤如锁，牙关拘急，口臭便秘，寒热大作。类似扁桃体周围脓肿、咽后壁脓肿等。治宜疏风清热，解毒消肿。方用清咽利膈汤（方见喉痈条）加减，或含化六神丸；若脓已成，以刀针刺破出脓，外吹冰硼散。

锁喉痈 suǒhóuyōng 病名。见《疡医心得集》。即生于喉结处的外痈。小儿多见。由

S

外感风温，肺胃积热上壅所致。症见红肿绕喉，焮热疼痛，甚则肿延胸前，堵塞咽喉，汤水难下。即颈部蜂窝织炎。治宜散风清热，泻火解毒。用普济消毒饮加减。外治宜敷药箍围。参见外痈条。

锁口 suǒkǒu　证名。见明·李士材《外科辑要》。指疮口不敛，周围坚硬。多因疮疡溃后感受风热湿毒，或外用药物不当，或饮食禁忌所致。宜用银针挑破疮口四周，以木耳焙研极细末，麻油调涂；亦可用五五丹（熟石膏、升丹各五钱，共研极细）腐蚀，待硬结去后，外用生肌散或生肌玉红膏收口。

锁严子 suǒyánzǐ　锁阳之别名。详该条。

锁阳 suǒyáng　中药名。出元·朱震亨《本草衍义补遗》。别名地毛球、锁严子。为锁阳科植物锁阳 Cynomorium songaricum Rupr. 的肉质茎。主产于新疆、甘肃、内蒙古。甘，温。入脾、大肠、肾经。补肾润肠。治肾虚阳痿，腰膝无力，遗精滑泄，尿血，血枯便秘。煎服：5～9克。本品含花色苷、三萜皂苷、鞣质。

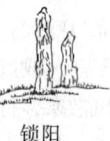

锁阳

锁阳固精丸 suǒyánggùjīngwán　中成药。鹿角霜、煅龙骨、韭菜子、煅牡蛎、锁阳、芡实、莲子、菟丝子、牛膝各625克，杜仲、青盐、大茴香、莲须、肉苁蓉、补骨脂各780克，熟地黄、山药各1750克，巴戟天815克，山茱萸530克，牡丹皮、茯苓、泽泻各340克，知母、黄柏各125克。蜜丸。每服9克，日两次。治梦遗滑精，目眩耳聋，腰膝酸痛，四肢无力。本方为《济生方》固精丸加减。

锁子骨 suǒzigǔ　骨名。又名挂骨。即锁骨。参见挂骨条。

锁子骨伤 suǒzigǔshāng　病名。见《医宗金鉴·正骨心法要旨》。多因跌、坠、撞、击所伤，局部肿胀、疼痛，压之加剧，可有骨声，头向患侧倾斜，下颌偏向健侧，患侧上肢不能正常活动。折端有移位者，治宜手法整复，给予固定；无移位者，仅需固定。伤处可敷定痛膏（《证治准绳》：芙蓉叶、紫荆皮、独活、南星、白芷），并服复元活血汤；肿痛减轻后改服正骨紫金丹，配合功能锻炼。

T

ta

溻皮疮 tāpíchuāng　病名。见《外科启玄》。又名胎溻皮疮。由孕母过食五辛炙煿等物，或父母患梅毒传染于胎儿所致。症见胎儿表皮呈片状脱落，肉色红润，如汤烫去，逐渐扩大，向四周迅速蔓延，甚则大部分皮脱或遍体无皮。内服三黄汤（黄连、黄柏、黄芩）加减。

獭肝散 tǎgānsǎn　《肘后方》方。獭肝一具。阴干，为末，每服一方寸匕，冲服。治肺痨。

踏法 tàfǎ　即足筜法。详该条。

踏盐生 tàyánshēng　即逆生。详该条。

搨著毒 tàzhuódú　出《肘后方》。即瘰疬。详该条。

tai

苔垢 tāigòu　❶即舌苔。❷舌苔混杂污垢。多见于宿食不化或湿浊内停。

苔滑 tāihuá　舌苔润滑。是有津液之象。但舌淡而苔白滑或灰滑，是阴寒凝滞，或痰湿内阻。《伤寒论》："舌上苔滑者，不可攻也。"

苔润 tāirùn　舌苔湿润。温热病如见舌苔湿润，表示津液未伤，但须注意热入营血时，由于阳邪蒸动阴气，舌苔反见润者。

苔色 tāisè　舌苔的颜色，包括白、黄、灰、黑4种，比较少见的还有绿苔和霉酱苔。

苔质 tāizhì　舌苔的形质，包括厚薄、润燥、滑涩、糙黏、腐腻、瓣晕、偏全、剥落、化退消长、真假等内容。

胎 tāi　孕而未出的幼体。又称胎元。《素问·五常政大论》："故有胎孕不育，治之不全，此气之常也，所谓中根也。"一般妊娠2周为孕卵，以后各种器官逐渐形成，称胚胎，4月称始胎，6月为胎儿。

胎病 tāibìng　出《素问·奇病论》。指婴儿癫痫。证治参见癫痫条。

胎病脏寒 tāibìngzànghán　病症名。出《普济方》卷三百五十九。指初生婴儿生后腹部青脉暴露，时鼓时减，按之虚软，呃呃作声，日夜不禁。如迁延失治，可以形成癖结。治宜温中散寒。可用理中汤加减。

胎不长 tāibùzhǎng　出《妇人大全良方》。又名胎萎不长、荫胎、卧胎。多因漏红伤胎，漏红虽止，但胎儿发育受阻；或孕妇素体虚弱，或有宿疾，脾胃不和，气血不足，胎失滋养，以致孕至五六个月，腹形明显小于妊娠月份。宜补益气血。用八珍汤、十全大补汤。若脾胃虚弱者，用六君子汤、补中益气汤。本病应与胎死腹中、过期流产鉴别。

胎不正 tāibúzhèng　见金梦石《产家要诀》。妊妇因气滞或临产惊恐，影响胞胎转运，致胎位不正。宜疏气导滞。用紫苏饮（当归、川芎、白芍、紫苏、陈皮、大腹皮、甘草、人参）。并可灸至阴穴。

胎产金丹 tāichǎnjīndān　中成药。当归、牡丹皮、川芎、艾叶、白薇、延胡索、党参、赤石脂、茯苓、白术、藁本、炙鳖甲、熟地黄、没药、益母草、炙甘草、青蒿、五味子、肉桂、香附、沉香、紫河车，蜜丸，每服9克，日两次。治肝脾血亏，气虚有热而致的胎动不安、临产腹痛、腰酸带下等症。本方为清·李文炳《仙拈集》原方加减。

胎产三禁 tāichǎnsānjìn　见《素问病机气宜保命集》。包括胎前三禁和产后三禁。古人谓胎前、产后用药时不能妄发汗、下、利小便，是为三禁，以免伤害胃气及胎元。若过汗则亡阳伤气，过下则亡阴伤血，利小便太过则损伤津液。临证时应根据病情实际，灵活掌握。

胎产心法 tāichǎnxīnfǎ　妇产科著作。3卷。清·阎纯玺撰。刊于1730年。分述胎前、临产、产后的多种病症。书中对产科各病的诊断和治疗既参考了前贤的经验，又阐述了作者的心得。对后世有一定影响。1935年沈桡为之增订成5卷本，名《增订胎产心法》，收于《中国医学大成》中。

胎赤 tāichì　病症名。见《证治准绳·幼科》。指新生儿头面肢体通红，状如涂丹者。多因胎中感受热毒所致。治宜清热和血。用五味消毒饮。如婴儿初生，皮肤娇嫩，骤与外界接触，出现鲜红色斑者，数天后可自退，不必药治。

胎赤眼 tāichìyǎn　病症名。又名眼胎赤。即初生儿眼睑及结合膜充血糜烂。《太平圣惠方》："夫小儿眼胎赤者，是初生洗目不净，令秽汁浸渍于眦中，使睑赤烂，至久不差。"治疗参见初生目烂条。

胎搐 tāichù　即胎痫。详该条。

胎疸 tāidǎn　即胎黄。详该条。

胎动不安 tāidòngbù'ān　病症名。出《诸病源候论》。指妊娠期不时胎动下坠，腰酸腹痛，或兼见阴道少量流血。多由气虚、血虚、肾虚、血热、外伤等因素致使冲任不固,不能摄血养胎。气虚者,兼见精神委靡、少气懒言,宜补气安胎,用举元煎加阿胶。血虚者,兼见面色淡黄、神疲乏力,宜补血安胎,用胎元饮(方见血虚滑胎条)。肾虚者,兼见头晕耳鸣、两腿软弱、尿频,宜固肾安胎,用寿胎丸(方见肾虚滑胎条)。血热者,兼见口干咽燥、心烦不安,宜清热凉血安胎,用保阴煎。外伤者,于外伤后突然胎动下坠、腰酸、小腹胀痛,宜补气养血安胎,用胶艾四物汤加减。

胎动下血 tāidòngxiàxuè 病症名。见王伯龙《养儿宝》。孕妇有腹痛,兼见阴道流血的病症。初起症状较轻,以后逐渐加重,流血量多,可致流产。参见胎动不安、胎漏条。

胎毒 tāidú ❶婴儿在胎妊期间受母体毒火,因而出生后发生疮疹诸病的病因。可由孕妇恣食辛热甘肥,或生活调摄失宜,或郁怒悲思等,使五脏之火隐于母胞,传于胎儿所致。《幼幼集成》:"凡胎毒之发,如虫疥流丹,湿疮痈疖结核,重舌木舌,鹅口口疮,与夫胎热、胎寒、胎搐、胎黄是也。"❷指遗毒。见《外科启玄》。即先天性梅毒。

胎儿 tāi'ér 从怀孕6月至分娩阶段的幼体为胎儿,亦名胎婴。《慈幼论》:"儿之在胎,与母同体,得热俱热,得寒俱寒,病则俱病,安则俱安。"《幼幼集成》:"胎成之后,阳精之凝,尤仗阴气护养,故胎婴在腹,与母同呼吸。"因此,受孕后要注意养胎和护胎。

胎肥 tāiféi 病症名。出《小儿药证直诀》。小儿生下遍身肌肉肥厚,满月以后渐渐消瘦,五心热,大便难,时时吐涎。治宜清泄湿热。内服大连翘饮加减。

胎风 tāifēng 病症名。见《圣济总录》。婴儿禀受不足,触冒风邪;或断脐疮痂未敛,风邪侵入,蕴结为热。症见壮热呕吐,精神不宁,睡易惊醒,手足抽掣。治宜息风镇静。用羚角钩藤汤。一说小儿初生,身皮如汤泼火伤者,为胎风(见明·薛铠《保婴撮要》)。

胎风赤烂 tāifēngchìlàn 病症名。指新生儿或婴儿患眼弦赤烂症。发病"皆因胎气风热之毒"(《古今医统》),即胎儿禀受热毒所致。参见眼弦赤烂条。

胎寒 tāihán 病症名。出《诸病源候论》。症见小儿初生百日内腹痛肢冷,身起寒粟,时发战栗,曲足握拳,昼夜啼哭不止,甚或口噤不开。治以温中祛寒为主。用四磨汤合理中汤。

胎患内障 tāihuànnèizhàng 病名。见《秘传眼科龙木论》。又名胎翳内障。古人认为,孕妇患病,热结于内,以致胎儿产后,眼外观虽大体正常,但睛珠混浊,并随其混浊轻重不同而有不同程度的视力障碍。相当于先天性白内障。参见圆翳内障条。

胎黄 tāihuáng 新生儿出现的黄疸。又名胎疸。《幼科·铁镜》:"胎黄,由娠母感受湿热,传于胞胎,故儿新生,面目通身皆黄如金色,壮热,便秘,溺赤。"治宜清热化湿。用栀子柏皮汤或茵陈蒿汤加味。若小儿先天元气不足,脾气虚弱,寒湿不化,面色黯黄无泽,肢冷便溏,治宜温脾化湿,用理中汤加茵陈蒿。

胎疾 tāijí 又名胎证、胎中病。指婴儿满月以内有病者(朱震亨《幼科全书》)。也有指小儿周岁以内有病者(万全《幼科发挥》)。多由胎禀不足,或儿母妊娠时调摄失宜以及胎毒等引起。文献所载,如胎寒、胎热、胎肥、胎弱等,均属胎疾范围。

胎教 tāijiào 中医提出的孕期摄养、起居等注意事项,除保证孕妇身体健康,防止坠胎、小产和难产之外,更有利于胎儿的发育及胎儿出生后的身心发育和成长。如胎前节养六条：除烦恼；禁房劳；戒生冷；慎寒温；服药饵；宜静养。此外，古人还认为，胎儿在母体内能受孕妇的言行情绪所感化，因此孕妇之言行必须谨守礼仪，心情恬静舒畅，给胎儿以良好影响。《大戴礼·保傅》："古者胎教，王后腹之七月而就宴室。"

胎惊夜啼 tāijīngyètí 即惊啼。详该条。

胎漏 tāilòu 病症名。见《素问病机气宜保命集》。又名漏胎、胞漏、漏胞、漱经、胎满。多因气血虚弱、肾虚、血热等致冲任不固，不能摄血养胎。症见阴道不时下血，量少，或按月来血点滴，并无腰酸腹痛、小腹下坠等现象。《医学入门》："不痛而下血者为胎漏。"气虚者兼见精神委靡、少气懒言，治宜补气安胎，方用举元煎加阿胶。血虚者兼见面色淡黄、神疲乏力，治宜补血安胎，方用胎元饮。肾虚者兼见头晕耳鸣、尿频，治宜固肾安胎，用寿胎丸。血热者兼见口干咽燥、心烦不宁，治宜清热凉血安胎，用保阴煎（生地、熟地、芍药、山药、续断、黄芩、黄柏、甘草）。

胎盘 tāipán 即紫河车。详该条。

胎气 tāiqì 见《备急千金要方》。①胎儿在母体内所受的精气。②《妇人大全良方》卷十五全生白术散条："治妊娠面目浮虚，四肢肿如水气，名曰胎气。"③宋·薛轩《坤元是宝》："胎前痢疾，产后即止者，名曰胎气。"④明·赵献可《邯郸遗稿》："妊娠腹痛者，名痛胎，俗名胎气。"

胎气上逆 tāiqìshàngnì 病症名。因肾阴虚损，肝气偏盛，胎气上逆，上冲心胸。症见烦躁不安，甚者胁痛，喘急。参见子悬条。

胎前漏红 tāiqiánlòuhóng 即胎漏。详该条。

胎前三禁 tāiqiánsānjìn 见《女科经纶》（引汪石山语）。参见胎产三禁条。

胎怯 tāiqiè 即胎弱。详该条。

胎热 tāirè 病症名。出《小儿药证直诀》。小儿在母胎时感热所致的证候。症见小儿生后目闭面赤，眼胞浮肿，遍体壮热，口气热，烦啼不已，溺赤便结。治宜清热解毒。用大连翘饮、清胃散。

胎热不安 tāirèbù'ān 病症名。见《叶氏女科证治》卷二。指孕妇因热而致胎动不安。多因素体阳虚，嗜食辛辣，感受热邪，或肝郁化热，复加孕后血聚养胎，阴虚阳盛，热扰冲任，出现或热、或烦、或渴、或燥、或漏血尿赤，以致胎动不安。宜养阴清热安胎，方用保阴煎。若小便赤热或怒火动血者，加栀子；潮热者，加地骨皮；肺热多汗，加麦冬、枣仁；血热甚，加黄连。

胎弱 tāiruò 又名胎瘦、胎怯。为小儿胎禀不足，气血虚弱的泛称。症见生后皮肤脆薄，毛发不生，形寒肢冷，面黄肌瘦，筋骨不利。治宜补益气血，滋养肝肾。用十全大补汤、六味地黄丸加减。

胎上逼心 tāishàngbīxīn 见《女科辑要》。即子悬。详该条。

胎瘦 tāishòu 即胎弱。详该条。

胎水 tāishuǐ ❶指羊水，即养胎之水。❷指胎水肿满。《三因极一病证方论》："妊娠亦有身肿满，心腹急胀者，名曰胎水。"

胎水肿满 tāishuǐzhǒngmǎn 病名。出《妇人大全良方》。妇女妊娠五六个月后，因脾气虚弱，运化失常，胞中蓄水，泛溢周身，以致遍身肿满，腹大异常，胸膈满闷，甚则喘不得卧的病症。相当于羊水过多症。宜健脾行水。用茯苓导水汤。腹大异常者，用千金鲤鱼汤（鲤鱼、白术、生姜、芍药、当归、茯苓）。此病宜早治，因胎水过多，生子易手足软短、形体残废，或子死腹中等。参见羊水过多症条。

胎嗽 tāisòu 出《幼科发挥》。即百晬嗽。详该条。

胎死腹中 tāisǐfùzhōng 见《备急千金要方》。即子死腹中。详该条。

胎萎不长 tāiwěibùzhǎng 即胎不长。详该条。

胎痫 tāixián 病症名。见《活幼心书》。胎中受惊引起的一种痫证。症见患儿百日内频发抽搐，身热面青，牙关紧闭，腰直身僵，睛斜目闭，多啼不乳。治宜先服至宝锭清热止痉，再根据兼症辨证治疗。

胎癣 tāixuǎn 即奶癣。详该条。

胎衣不下 tāiyībúxià 见《卫生家宝产科备要》。即胞衣不下。详该条。

胎元 tāiyuán ❶胎的名称。❷胎儿生长发育的元气。胎元不足，可致早产、小产。❸胎盘。《证治准绳·胎元散方》："用胎元一具，焙干为末，加麝香少许，治痘疮气血俱虚不起发。"

胎证 tāizhèng 即胎疾。详该条。

胎中病 tāizhōngbìng 即胎疾。详该条。

胎自堕 tāizìduò 病症名。见《丹溪心法》。多因孕妇气血虚损，胎失滋养；或血热燔灼，胎有所伤，以及肾虚胎失所系，冲任不固，不能摄血养胎，以致其胎自堕。参见先兆流产、胎动不安条。

台党参 táidǎngshēn 党参之处方名。详该条。

台湾柳 táiwānliǔ 黄花夹竹桃之别名。详该条。

台乌药 táiwūyào 乌药之处方名。详该条。

太白 tàibái 经穴名。代号SP3。出《灵枢·本输》。属足太阴脾经。输（原）穴。位于足内侧缘，当第一跖骨小头后缘，赤白肉际凹陷处。主治胃痛，腹胀，吐泻，痢疾等。直刺0.5～0.8寸。灸3～5分钟。

太白参 tàibáishēn 中药名。见《陕西中草药》。为玄参科植物扭盔马先蒿 *Pedicularis*

davidii Franch. 的根茎及根。主产于陕西、甘、微苦，温，有小毒。滋阴补肾，益气健脾。治体弱不思饮食，肾虚眩晕，骨蒸潮热，关节疼痛。煎服：4.5～9克。

太仓 tàicāng ❶指胃。《灵枢·胀论》："胃者，太仓也。"以其容纳水谷，故名。❷中脘穴之别名，见《针灸甲乙经》。详中脘条。

太仓公 tàicānggōng 见淳于意条。

太冲 tàichòng 经穴名。代号LR3。出《灵枢·本输》。属足厥阴肝经。俞（原）穴。位于足背第一、二跖骨结合部之前凹陷中。主治头痛，眩晕，失眠，癫痫，高血压，胁痛，黄疸，疝气，月经过多，滞产，小儿惊风等。直刺0.5～0.8寸。灸3～5壮或5～10分钟。

太冲

太冲脉 tàichòngmài 冲脉的别称。有充养女子月经和胞胎的功能。《素问·上古天真论》："女子七岁肾气盛，齿更，发长；二七而天癸至，任脉通，太冲脉盛，月事以时下，故有子。"参冲脉条。

太极 tàijí 易学术语。《易·系辞上》："易有太极，是生两仪。"太极指原始混沌之气，由此气运动而分阴阳，由阴阳而生四时，进而出现天、地、雷、风、水、火、山、泽八种自然物质或现象，推衍为宇宙万事万物。

太极功 tàijígōng 气功功法。以太极命名的22节动功。由马礼堂创编。具有健身强脑、扶正祛邪等功效。功法包括无极式、太极式、两仪式、左棚式、右棚式、捋式、挤式、按式、单鞭式、云手式、搂膝拗步式、玉女穿梭式、打虎式、弯弓射虎式、饿虎扑食式、野马分鬃式、倒撵猴式、双峰贯耳式、撇身捶式、搬拦捶式、蹬脚式、收式等。

太极拳 tàijíquán 中国民间流传的一种卓有成效的保健拳法。原为技击，据说为明·戚继光根据民间拳术总结出来的拳经32式。近代太极拳按流派可分为五类：陈氏太极拳、杨氏太极拳、吴氏太极拳、武氏大极拳和孙氏太极拳，各有特点。现在国家体育总局根据流行最广的杨氏太极拳改编成简化太极拳和88式太极拳。该拳法的特点是柔软、放松，适合于老弱者健身。对于慢性疾患如高血压、心脏病和慢性气管炎等，都有较好的防治作用。

太极丸 tàijíwán ❶《验方汇集》方。大黄九两，天竺黄十五两，僵蚕九两，胆南星十五两，麝香三钱，冰片三钱。蜜丸，朱砂为衣，每服五分，日两次。治内热火盛，痰壅气促，手足抽搐，烦躁便秘。❷即升降散（《寒温条辨》）制成蜜丸。

太平惠民和剂局方 tàipínghuìmínhéjìjúfāng 医药书。一名《和剂局方》。宋太医局编。初刊于1078～1085年。该书是宋代太医局所属药局的一种成药处方配本。在宋代曾多次增补修订刊行，书名、卷数也多次调整。现存本共10卷，分为诸风、伤寒等14门，788方。每方均记其主治、配伍、修制法等。是流传较广、影响较大的一部方书。新中国成立后有排印本。

太平圣惠方 tàipíngshènghuìfāng 医方书。简称《圣惠方》。100卷。刊于992年。该书是北宋翰林医官院在广泛收集民间效方的基础上，吸取北宋以前的各种医方书内容，由王怀隐等人集体编写而成。内容包括诊法、用药法、脏腑病、伤寒、内科杂病（包括眼目、口齿、咽喉）、外科、妇人病、小儿病、服食食治、针灸等。书中所辑方数量较多，选材比较芜杂。新中国成立后有排印本。

太泉 tàiquán 出《千金要方》。太渊穴别名。详该条。

太素脉秘诀 tàisùmàimìjué 脉学书。2卷。明·张太素撰，撰年不详。此书论脉，除诊病外，宣扬人之智愚贵贱，寿夭穷通，均能从脉象中反映出来。这种唯心主义观点应予批判。

太息 tàixī 即叹气。以呼气为主的深呼吸。正常人的呼吸中，一呼一吸称为一息，一息脉动四次，三息之后有一次深呼吸，脉五动，脉诊上称为"闰以太息"。病理情况下，若患者频频叹气，称为善太息，它是一个症状，可由肝气郁结，肺气不宣引起。

太溪 tàixī 经穴名。代号 KI3。出《灵枢·本输》。别名吕细。属足少阴肾经。输（原）穴，位于足内踝高点与跟腱后缘

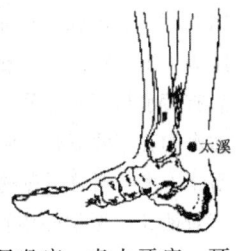

连线的中点处。主治咽喉痛，虚火牙痛，耳鸣，虚喘，咳血，消渴，失眠，遗精，阳痿，月经不调等。直刺 0.5～0.8 寸。灸 5～10 分钟。

太阳 tàiyáng ❶经外奇穴名。代号 EX-HN5。见《银海精微》。别名前关。位于眉梢与目外眦连线中点，向后约 1 横指凹陷处。主治头痛，

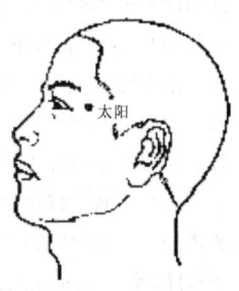

面瘫，目疾，牙痛等。直刺或斜刺 0.3～0.5 寸，或点刺出血。❷即颞颥。

太阳表证 tàiyángbiǎozhèng 即太阳经病。详该条。

太阳病 tàiyángbìng 《伤寒论》六经病之一。太阳主一身之表，外邪侵袭人体，太阳经常先受病。凡外感病初起，症见脉浮、头项强痛、恶寒，这些因正气抗邪而出现的表证表脉，总称为太阳经病。发热恶寒并见为太阳经病特有的症状。有汗的名中风，治宜桂枝汤解肌为主；无汗的名伤寒，治宜麻黄

汤发汗为主。太阳病除经病外，还有腑病。腑病又分蓄水与蓄血，是邪入膀胱或膀胱部位所引起的病变。蓄水证可以出现脉浮、发热，渴而小便不利，少腹满或水入即吐等，其特征是小便不利，治宜五苓散通阳利水。蓄血证可以出现少腹急结、其人如狂等，其特征是小便自利，治宜桃仁承气汤行血祛瘀。太阳中风、太阳伤寒、太阳经病、太阳腑病、伤寒蓄水、伤寒蓄血，详各条。

太阳腑病 tàiyángfǔbìng 亦称太阳腑证。膀胱为太阳之腑，多由邪传膀胱所致。太阳腑病有蓄水与蓄血之分。也有认为，只有主治蓄水的五苓散证属太阳腑病，而蓄血为瘀血蓄于下焦，病位不在膀胱，故将蓄血列为伤寒兼证（《医学心悟》）。详见伤寒蓄水证、伤寒蓄血证条。

太阳腑证 tàiyángfǔzhèng 即太阳腑病。见《伤寒医诀串解》卷1。详该条。

太阳经病 tàiyángjīngbìng 亦称太阳表证。一般指桂枝汤证与麻黄汤证而言。太阳经病，由于邪未入里，大多二便如常，口亦不渴，故用辛温解表法。若表邪有化热入里之势，如温病初起，症见发热口渴、小便短赤、恶寒轻微，或迅即不恶寒的，治宜辛凉解表法。参见太阳病条。

太阳伤寒 tàiyángshānghán 太阳经病的两个类型之一。《伤寒论·辨太阳病脉证并治》："太阳病，或已发热，或未发热，必恶寒，体痛呕逆，脉阴阳俱紧者，名为伤寒。"太阳中风是汗出、脉浮缓，太阳伤寒是无汗、脉浮紧，其中尤以有汗无汗为两者的辨证重点。太阳伤寒即狭义伤寒，由于寒邪束表，腠理闭塞，故宜用麻黄汤开表逐邪，使邪从汗解。参见太阳病条。

太阳头痛 tàiyángtóutòng 头痛病症之一。①伤寒太阳病头痛。见《兰室秘藏》卷中。症见头项强痛、恶寒发热、脉浮。无汗用麻黄汤，有汗用桂枝汤，或用川芎、羌活、独活、麻黄之类。②头痛而在太阳经脉循行部位者（见《冷庐医话·头痛》）。其头痛自脑上至巅顶，伴项强、腰脊痛。用羌活、麻黄等为引经药。参见头痛条。

太阳中风 tàiyángzhòngfēng 太阳经病的两个类型之一。《伤寒论·辨太阳病脉证并治》："太阳病，发热汗出，恶风脉缓者，名为中风。"其特点是汗出、脉缓。凡太阳病见此证此脉，即为太阳中风。中是中伤的意思，中风即外感风邪。与猝然倒地、口眼歪斜的中风不同。由于风邪在表，故用桂枝汤调和营卫，祛风解肌。参见太阳病条。

太医 tàiyī 封建社会专为帝王和宫廷官员等上层统治阶级服务的医生。

太医局 tàiyījú 宋代专门为封建统治者服务的医疗保健机构。参见太医署条。

太医令 tàiyīlìng 古代掌管医事行政的首长。战国时期，秦有太医令。由秦至宋，历代都设有这种官职。其下设有太医丞和其他医职。

太医署 tàiyīshǔ 隋唐设置的专门为封建统治者服务的医疗保健机构。分设医学各科，除从事医疗保健外，也管医学教育。宋代改称太医局，至金、元、明、清则改为太医院。

太医院 tàiyīyuàn 金、元、明、清时代专门为封建统治者服务的医疗保健机构。参见太医署条。

太乙 tàiyǐ 经穴名。代号ST23。出《针灸甲乙经》。属足阳明胃经。位于腹正中线脐上2寸，旁开2寸处。主治胃痛，腹胀，消化不良，急慢性胃炎，遗尿，癫狂等。直刺0.8～1寸。灸3～5壮或5～15分钟。

太乙膏 tàiyǐgāo 原名加味太一膏。《外科正宗》方。肉桂、白芷、当归、玄参、赤芍、生地黄、大黄、土木鳖各二两，阿魏三钱，轻粉四钱，槐枝、柳枝各一百段，血余一两，东丹四十两，乳香五钱，没药三钱，麻油五斤。制成膏药，贴患处。治痈疽疮疡。

太乙神针 tàiyǐshénzhēn ❶药艾条之一。见《太乙神针备急灸法合编》。所含药物以檀香、山柰、羌活、桂枝、木香、雄黄、白芷、乳香、独活、硫黄、甘松、香附、丹参、细辛等为主。适用于风寒湿痹，寒性腹痛，痛经等。❷医书名。清·邱时敏编。撰年不详。主要介绍在"雷火神针"基础上发展起来的"太乙神针"方法与有关的人体穴位。

太乙玉枢丹 tàiyǐyùshūdān 即紫金锭，详该条。

太乙紫金丹 tàiyǐzǐjīndān ❶即紫金锭，详该条。❷《霍乱论》方。山慈菇、文蛤各二两，红芽大戟、檀香、安息香、苏合香油各一两五钱，千金子霜一两，雄黄、琥珀各五钱，冰片、麝香各三钱。糊丸，每服一钱。治霍乱痧胀，暑湿温疫，水土不服，喉风痈疽，蛇犬咬伤等。

太乙紫金锭 tàiyǐzǐjīndìng 即紫金锭，详该条。

太阴 tàiyīn 经脉名称之一。包括手太阴肺经和足太阴脾经。与阳明经互为表里。《素问·阴阳离合论》："广明之下，名曰太阴。"本经多血少气。因位于三阴经的最表层，故有"太阴为开"和"太阴为三阴之长"的说法。

太阴病 tàiyīnbìng 《伤寒论》六经病之一。可从三阳病传变而来，亦可由寒邪直中致病，或因脾虚运化失常，寒湿中阻所致。主要见腹满、呕吐、食不下、腹痛、泄泻、口不渴等。治宜健脾温运。理中汤为其代表方。太阴与阳明的病位相同，而寒热虚实却相反。"实则阳明，虚则太阴"，所以阳明病当清当下，太阴病宜温宜补。

太阴头痛 tàiyīntóutòng 头痛病症之一。见

《兰室秘藏》卷中。由痰湿困脾，清阳不升所致。症见头痛而重，痰多身重，或腹部满痛，脉沉缓。治宜燥湿化痰。可用苍术除湿汤（《症因脉治》：苍术、白术、厚朴、白茯苓、陈皮、甘草、半夏曲）加味。参见头痛条。

太渊 tàiyuān 经穴名。代号 LU9。出《灵枢·本输》。别名太泉。属手太阴肺经。输（原）穴。位于腕掌横纹桡侧端，桡动脉桡侧凹陷处。主治咳嗽，气喘，咯血，咽痛，无脉症等。直刺0.3～0.5寸，避开桡动脉。本穴为八会穴之一——脉会。

太子参 tàizǐshēn 中药名。出《本草从新》。别名孩儿参。为石竹科植物孩儿参 *Pseudostellaria heterophylla* (Miq.) Pax ex Pax et Hoffm. 的块根。主产于江苏、山东、安徽。甘，平。入肺、脾经。补气健脾，养胃生津。治体虚乏力，食少倦怠，肺虚咳嗽，自汗少气，心悸，津伤口渴。煎服：9～30克。反藜芦。本品含皂苷。

泰山盘石散 tàishānpánshísàn 又名泰山盘石饮。《古今医统大全》卷八十五方。人参、黄芪、当归、续断、黄芩各一钱，白术二钱，川芎、白芍、熟地黄各八分，砂仁、炙甘草各五分，糯米一撮（一方无当归）。水煎服。功能补气健脾，养血安胎。治气血两虚，胎动不安，面色淡白，倦怠无力，不思饮食，脉浮滑无力或沉弱者。也用于预防习惯性流产。

泰山盘石饮 tàishānpánshíyǐn 即泰山盘石散。详该条。

tan

瘫痪 tānhuàn 病症名。见《外台秘要》卷

十四。指四肢不用的疾患。多由肝肾亏虚，气血不足，复因邪气（如风寒湿热痰瘀等病邪）侵袭经络所致。轻则手足虽能活动，但肢节缓弱，必须扶持方能运动；重者四肢痿废，不能运动。可见于脑血管意外后遗症，以及神经系统其他一些疾病。治宜审察病因，采用药物、针灸及推拿等综合疗法。若一侧肢体偏废不用，称为偏枯，亦称半身不遂或半肢风。参见偏枯、半身不遂、半肢风等条。

昙鸾服气法 tánluánfúqìfǎ　气功功法。借呼吸粗细的调整变换，以意引气的功法。见于宋《云笈七签》卷五十九中。其功法："初宽坐，伸手置膝上，解衣带，放纵肢体，念法性平等，生死不二，终关食顷，闭目举舌奉腭，徐徐长吐气，一息二息，傍入闻气出入声，初粗渐细，十余息后乃得自闻声。凡觉有痛痒处，便想从中而出，但觉有异，渐渐长吐气，从细至粗，十息后，还如初。"

弹拨法 tánbōfǎ　即拨法。详该条。

弹法 tánfǎ　①推拿手法。用拇指或中指指腹压住食指指甲，以食指迅速弹打治疗部位。多用于关节处。②针刺术语。指入针后，用手指轻弹针柄，使针体微微振动的一种辅助方法。出《灵枢·刺节真邪》。与其他手法配合，有促使得气的作用。

弹筋拨络法 tánjīnbōluòfǎ　即提弹法。详该条。

弹筋法 tánjīnfǎ　推拿手法。以拇、食两指或拇、食、中三指紧拿着肌肉或肌腱，用力向上提起，然后使其迅速弹回，如拉放弓弦状。适用于颈项、肩背及四肢等部位。能舒筋活络、疏通气血。常用于软组织劳损与风湿痹痛等。

弹石脉 tánshímài　七怪脉之一。脉象沉实之极，犹如用指弹石的感觉。

痰 tán　某些疾病的病理产物或致病因素。

不论因病生痰，或因痰致病，均与肺、脾二脏有关，有"脾为生痰之源，肺为贮痰之器"的说法。①呼吸道分泌的病理产物。如热痰、寒痰、燥痰等。②病因病症。如风痰、痰火、痰湿、痰浊、顽痰、宿痰、痰饮、痰包、痰核、痰疟等。

痰包 tánbāo　病症名。见《外科正宗》。又名匏名、舌下痰包。即舌下囊肿。由痰火互结，留阻舌下而成。症见结肿如匏瓜状，光滑柔软，色黄不痛，胀满舌下，妨碍饮食、语言。破之出痰涎如鸡子清，黏稠不断，或如豆渣、粉汁，反复不愈。当以利剪剪破，排尽脓涎，吹冰硼散。内服清热化痰之剂。用二陈汤加黄连、黄芩、竹茹、蒲公英。

痰闭 tánbì　参见痰浊内闭条。

痰闭惊厥 tánbìjīngjué　病症名。见《串雅内编》。风痰闭阻经络而引起的惊厥。多因患儿痰湿偏盛，蕴于肺胃，复为外邪所犯，或饮食所伤，邪从热化，热郁生风，风痰上扰，窜及清窍，则牙关紧闭，双目上窜；扰及经隧，则四肢抽搐。体实者，宜镇风豁痰；体虚者，宜调理肺胃。

痰喘 tánchuǎn　病症名。见《丹溪心法·喘》。气喘因于痰浊壅肺者。多由痰湿蕴肺，阻塞气道所致。症见呼吸急促，喘息有声，咳嗽，咯痰黏腻不爽，胸中满闷等。治宜祛痰降气平喘。用二陈汤、千缗汤、滚痰丸、苏子降气汤等方，中草药满山红、平地木、薄菜等亦可配合应用。痰喘缓解时，宜培补脾肾，用六君子汤、金水六君煎等方（《杂病源流犀烛·胸膈脊背乳病源流》）。

痰呃 tán'ě　呃逆的一种。见《证治汇补》卷五。因痰浊阻塞所致。症见胸闷，呼吸不利，呃有痰声。治宜化痰行气。可用导痰汤。属痰热者，用半黄丸（方见热呃条）。

痰核 tánhé　病名。见《医学入门》。因脾虚不运，湿痰流聚而致皮下生核，大小不一，多少不等，无红无热，不硬不痛，推之可移，多生于颈项、下颌、四肢及背部。生于身体上部者多夹风热，生于下部者多夹湿热。治以健脾化痰散结，用二陈汤化裁。对于单发者，内治无效时亦可行手术切除。

痰火耳鸣 tánhuǒ'ěrmíng　见耳鸣条。

痰火扰心 tánhuǒrǎoxīn　痰火上扰心神。主要证候有心烦心悸、口苦失眠、多梦易惊，甚则神志失常、言语错乱、狂躁妄动，舌尖红苔黄腻，脉弦滑有力。多见于精神分裂症等。

痰火头痛 tánhuǒtóutòng　头痛病症之一。见《证治汇补·头痛》。由痰火上逆所致。症见头痛脑鸣，或偏侧头痛，胸脘满闷，呕恶，泛吐痰涎，心烦善怒，面红目赤，口渴便秘，舌苔黄腻，脉洪滑数。治宜化痰泻火。可用礞石滚痰丸、芎芷石膏汤等方。参见头痛条。

痰火眩晕 tánhuǒxuànyūn　眩晕的一种。见《赤水玄珠·眩晕门》。因痰浊夹火，上蒙清阳所致。症见眩晕，头目胀重，心烦而悸，恶心，泛吐痰涎，口苦，尿赤，舌苔黄腻，脉弦滑。治宜化痰降火。用清上丸、黄连温胆汤等方。

痰火怔忡 tánhuǒzhèngchōng　病症名。见《类证治裁》卷四。多由痰火扰动所致。主证为怔忡时作时止，因火而动。治宜清火导痰，方用黄连温胆汤、金箔镇心丸（《类证治裁》：胆星、天竺黄、琥珀、朱砂、牛黄、雄黄、珍珠、麝香、金箔为衣）等。参见心悸、怔忡条。

痰火瘈 tánhuǒchì　瘈病的一种。见《万病回春·瘈病》。由于火痰壅盛所致。症见眼牵嘴扯，手足振摇或搐搦，身热，咳嗽多痰，脉洪数。治宜清热泻火，豁痰止瘈。用瓜蒌枳实汤（《杂病源流犀烛》：瓜蒌仁、枳实、山栀子、川贝母、桔梗、黄芩、陈皮、

茯苓、麦冬、人参、当归、苏子、甘草、姜）、清膈煎（《景岳全书》：陈皮、贝母、胆星、海石、白芥子、木通）、抱龙丸等方。

痰积 tánjī　见《儒门事亲·五积六聚治同郁断》。痰浊凝聚胸膈而成积。症见痰多稠黏，咳咯难出，头晕目眩，胸闷隐痛，脉弦滑等。治以开胸涤痰为主。方用导痰汤或竹沥达痰丸等。如症重而形气俱实，可用控涎丹。痰积在喉胸者，可考虑用吐法治疗。

痰积呕吐 tánjī'ǒutù　即痰呕。详该条。

痰积泄泻 tánjīxièxiè　见《症因脉治》卷四。即痰泻。详该条。

痰厥 tánjué　厥证之一。见《丹溪心法·痰厥》。因痰盛气闭而引起四肢厥冷，甚至昏厥的病症。治疗以化痰降气为主。凡一时痰涎壅盛，气闭昏愦，药食俱不能通，当先探吐以治其标。继而随证选用清降、温散、燥湿、补脾肾之剂治本。方用稀涎散、抽薪饮、六君子汤、金水六君煎等。参见厥证条。

痰厥头痛 tánjuétóutòng　头痛病症之一。见《外台秘要》卷八。由痰浊上逆所致。症见头痛如裂，眩晕，身重，心神不安，语言颠倒，胸闷恶心，烦乱气促，泛吐痰涎或清水，四肢厥冷，脉弦滑。治以化痰和中为主。可用半夏白术天麻汤、芎辛导痰汤等方。参见头痛条。

痰疬 tánlì　❶瘰疬的一种。见《外科正宗》。多因冷热不调，饥饱喜怒无常，致脾失健运，生痰结核而成。初起如梅李，可遍及全身，久则微红，后可破溃，溃后易敛。治宜行气豁痰。方用芩连二陈汤（黄芩、黄连、陈皮、半夏、茯苓、甘草、桔梗、连翘、牛蒡子、天花粉、木香、夏枯草）。❷瘰疬生于项前足阳明胃经循行之处者（见《医宗金鉴》）。

痰蒙心包 tánméngxīnbāo　即痰迷心窍。详该条。

痰迷 tánmí 证名。小儿痰壅窍闭的证候。《厘正按摩要术》："小儿痰壅气塞，呀呷作声，甚至痰漫窍闭，如痴如迷，甚至痰塞喉间，吐之不出，咽之不入，在小儿为尤多。"治宜豁痰开窍。用涤痰汤加减。推拿：分阴阳，推三关，退六腑，推肺经、心经等。针刺天突、内关。

痰迷心窍 tánmíxīnqiào 病症名。见《本草纲目》。又称痰蒙心包。痰浊阻遏心神，引起意识障碍。主要证候有神识模糊、喉中痰声、胸闷，甚则昏迷不醒，苔白腻，脉滑等。多见于神经系统感染、精神分裂症、脑血管意外等。

痰秘 tánmì 病症名。见《张氏医通·大小府门》。因湿痰阻滞肠胃所致。症见大便秘结，胸胁痞闷，喘满，眩晕，头汗，腹鸣等。治宜化痰通腑。用二陈汤加枳实、大黄、白芥子、竹沥等。重者可用控涎丹。

痰母 tánmǔ 病理名。见《证治准绳·幼科》。小儿因乳食停滞，或为暑湿所侵，化热灼液成痰，日久结为顽块者。是龟胸的病因。详龟胸条。

痰疟 tánnüè 疟疾之一。见《证治汇补·疟疾》。疟疾兼有郁痰者。症见寒热交作，热多寒少，头痛肉跳，呕吐痰涎，脉弦滑等，严重病例可出现昏迷抽搐。本病可见于脑型疟疾。治宜化痰除疟。用柴平煎、导痰汤等方加减。如热盛腹满，大便燥结，可用大柴胡汤攻下。

痰呕 tán'ǒu 呕吐的一种。见《三因极一病证方论》卷十一。又称痰饮呕吐、痰积呕吐。因脾胃运化失常，聚湿成痰，留滞中脘，上逆成呕，症见时时恶心，呕吐痰涎，肠中辘辘有声，心悸，头晕目花。属痰热者，舌苔黄腻，脉弦滑而数，治宜清化痰热，可用栀连二陈汤。属寒饮者，舌苔白腻，脉沉迟，治宜温胃化饮，可用大半夏汤、苓桂术甘汤；林珮琴主张用蔻仁、丁香、砂仁、干姜、半夏、陈皮之属（见《类证治裁》）。若汤药到咽即吐，痰气结在咽膈之间，可用来复丹，待吐止后，再用加味二陈汤（《丹溪心法》：半夏、橘皮、茯苓、甘草、砂仁、丁香、生姜）。

痰痞 tánpǐ 病症名。出《杂病源流犀烛·胸膈脊背乳病源流》。指痰气凝结所致的痞证。多为水饮涎沫，凝聚成痰，气道壅滞而成。症见胸中或胃脘痞塞满闷，胁肋疼痛，呕逆，心下有寒冷感，按之有水声，或见发热，四肢麻木等。治宜理气化痰为主。选用砂枳二陈汤（《类证治裁》：砂仁、枳壳、半夏、陈皮、茯苓、甘草、姜）、顺气导痰汤（《类证治裁》：半夏、陈皮、茯苓、甘草、姜、胆南星、枳实、木香、厚朴）、半夏泻心汤等方。

痰癖 tánpì 病名。见《诸病源候论·癖病诸候》。水饮久停化痰，流移胁肋之间，以致有时胁痛的病症。本证与饮癖相类似。参见饮癖条。

痰热阻肺 tánrèzǔfèi 痰热壅阻于肺，发生喘咳的病理。多由外邪犯肺之后，郁而化热，热伤肺津，炼液成痰，痰与热结，壅阻肺络所致。症见发热、咳嗽、痰鸣、胸膈满闷，咯黄稠痰或痰中带血，甚则呼吸迫促、胸胁作痛，舌红苔黄腻，脉滑数。多见于急性气管炎、肺炎、肺气肿合并感染、支气管哮喘合并感染等疾患。

痰湿不孕 tánshībúyùn 病症名。妇人体质肥盛，恣食厚味，痰湿内生，影响冲任胞脉，难以摄精成孕。多伴有带下量多，月经不调。宜健脾燥湿，化痰。用启宫丸（何绍京《经验方》：半夏、苍术、一作白术、香附、神曲、茯苓、陈皮、川芎、一方有甘草）、苍附导痰丸等。

痰湿头痛 tánshītóutòng 头痛病症之一。

见《张氏医通·诸痛门》。由痰湿上蒙所致。症见头部沉重，疼痛如裹，胸脘满闷，呕恶痰多，发作有时，舌苔白腻，脉滑。治宜化痰祛湿。可用导痰汤（或合芎辛汤）加减。

痰湿阻肺 tánshīzǔfèi 痰湿壅阻于肺，肺气不得宣降的病变。肺为贮痰之器，脾为生痰之源，脾失健运，则精气不能上输于肺，致聚湿成痰，影响肺脏。主要证候有咳嗽，痰涎壅盛，痰白而稀，容易咯出，胸膈满闷，动则咳嗽加剧、气喘，舌苔白腻或白滑，脉濡缓。多见于慢性支气管炎、支气管哮喘等疾患。

痰涎症 tánxiánzhèng 病症名。见《万病回春·痰饮》。痰证之一。因痰涎阻滞心膈所致。症见浑身胸背胁痛，痛不可忍，牵掣钓痛，手足冷痹等。参见痰证条。

痰痫 tánxián 病名。出《奇效良方》卷六十四。小儿素有痰热，复受惊恐而致。症见仆地昏倒，惊掣啼叫，痰涎壅盛，口吐痰沫。治宜祛痰清热。以滚痰丸加减。

痰哮 tánxiào 病症名。见《证治汇补·哮病》。哮吼因于痰浊壅盛者。多由痰火内郁，风寒外束所致。症见气急喘促，喉中痰鸣，声如拽锯。治宜宣肺降气，祛痰清火。用五虎汤、白果汤（《证治汇补》：半夏、麻黄、款冬花、桑白皮、甘草、白果、黄芩、杏仁、苏子、玉米壳）等方。

痰泻 tánxiè 病症名。见《医学入门》卷五。又称痰积泄泻。因痰积于肺，肺与大肠相表里，因而致泻。症见时泻时止，或多或少，或下白胶如蛋白，头晕恶心，胸腹满闷，脉弦滑。治宜化痰祛湿。用二陈平胃散（《症因脉治》：苍术、厚朴、陈皮、甘草、半夏、茯苓）或海青丸（《医学入门》：海粉、青黛、黄芩、神曲）。脾虚生痰者，用六君子汤。

痰饮 tányǐn 病名。出《金匮要略·痰饮咳嗽病脉证并治》。古称澹（或淡）饮。体内过量水液不得输化，停留或渗注于某一部位而发生的疾病。一般认为"稠浊者为痰，清稀者为饮"（见《古今医统》）。①诸饮的总称。多因肺、脾、肾功能失调，水液输化失常所致。治疗"当以温药和之"，温补脾肾固本为主，利水逐饮以治标。详见《诸病源候论·痰饮诸病候》悬饮、支饮、溢饮、留饮、伏饮、流饮等各条。②四饮之一。饮邪留于肠胃的疾病。又名流饮。症见形体素肥今瘦，饮食减少，肠鸣便溏，或兼心悸短气，呕吐涎沫等。治宜温阳化饮。方用苓桂术甘汤、金匮肾气丸等。

痰饮喘急 tányǐnchuǎnjí 病症名。痰饮上壅于肺，气机上逆而引起的喘急，多见于小儿。《医宗金鉴》："小儿痰饮作喘者，因痰壅气逆也。其音如潮响，声如拽锯者，须急攻痰壅，苏葶滚痰丸（苏子、苦葶苈、大黄、沉香、黄芩、青礞石）主之。若停饮喘急不得卧者，又当泄饮降逆，苏葶丸主之。"

痰饮恶寒 tányǐnwùhán 恶寒的一种。见《证治汇补》卷三。因胸膈有痰，阻遏阳气所致。症见恶寒或背恶寒，食少，肢体沉重，苔腻，脉滑等。治宜通阳化痰。选用苓桂术甘汤、指迷茯苓丸、二陈汤等方。

痰饮咳嗽 tányǐnkésòu 咳嗽的一种。见《丹溪心法·咳嗽》。因痰饮而致嗽，并以咳嗽为主证者。《金匮要略》在介绍痰饮病时，指出咳嗽为其临床表现之一。本证一般由寒痰饮邪停于肺胃，症见咳嗽多痰、色白，或如泡沫，治宜温化，用小青龙汤、苓桂术甘汤等方。后期饮邪伤阳，更见肾阳不足的证候，如畏寒肢冷、水肿、脉沉细等，当温阳利水，如真武汤、肾气丸等方。又有饮停胁下，咳引胁痛者，宜泻水饮，用十枣汤。参见痰饮、支饮、悬饮等条。

痰饮呕吐 tányǐn'ǒutù 见《症因脉治》卷二。即痰呕。详该条。

痰饮胃脘痛 tányǐnwèiwǎntòng 证名。见《丹溪心法》。多由脾胃健运失职，水湿凝聚，转成痰饮，停积中焦所致。症见胃痛食少，恶心烦闷，呕吐痰沫，脉弦滑，或伴见头晕目眩，心悸气短，腹中辘辘有声。治宜化饮和胃。用胃苓汤、二陈汤、平胃导痰汤（《症因脉治》：苍术、厚朴、广皮、甘草、南星、橘红、白茯苓、半夏、枳壳）等加减。因痰火所致者，用清中汤（方见内伤胃脘痛条）。若饮邪流注肢体经络，兼见腰背胁肋或四肢抽掣作痛，脉证俱实者，宜予攻逐，用小胃丹、控涎丹、三花神佑丸等方。

痰饮胁痛 tányǐnxiétòng 见《症因脉治》卷一。详见停饮胁痛条。

痰饮眩晕 tányǐnxuànyūn 眩晕的一种。见《症因脉治》卷二。多因脾虚痰饮内停，上蒙清窍所致。症见眩晕头重，胸闷呕吐，痰多气促等。治宜健脾化饮为主。方用二陈汤、茯苓半夏汤、导痰汤、六君子汤等。

痰壅遗精 tányōngyíjīng 病症名。见《医学纲目·梦遗》。因久思气结成痰，痰迷窍络，精神不宁所致。治宜导痰为主。方用猪苓丸（《本事方》：猪苓、生半夏）。参见遗精、梦遗、滑精、湿热遗精等条。

痰郁 tányù 郁证之一种。见《丹溪心法·六郁》。由于痰气郁结所致。症见动则喘息或咳嗽，胸闷，咽中梗阻，脉沉而滑。治宜涤痰解郁。可选用痰郁汤（《杂病源流犀烛》：苏子、半夏、前胡、炙草、当归、陈皮、沉香、瓜蒌仁、胆星、枳实、香附、滑石）、升发二陈汤（《杂病源流犀烛》：半夏、赤茯苓、陈皮、川芎、柴胡、升麻、防风、甘草）、润下丸（《证治汇补》：南星、半夏、黄芩、黄连、橘红、白矾）等方。

痰晕 tányūn 病症名。见《世医得效方》卷三。属痰饮眩晕范畴。多因饮食不节，水谷过多，胃强能纳，脾弱不能运化，停留中脘，有火者则煅炼成痰，无火者则凝结为饮，中州积聚，清明之气窒塞不伸所致。症见胸前饱闷，恶心呕吐，膈下辘辘有声，眩悸不止，头额作痛。证有虚痰眩晕、实痰眩晕、湿痰眩晕、停饮眩晕、风痰眩晕、痰火眩晕之分。详各条。

痰证 tánzhèng 病症名。见《症因脉治·痰症》。泛指痰涎停留于体内的病症。多因脏腑气化功能失常，水液吸收、排泄障碍所致，尤与肺脾二脏关系密切，故有"脾为生痰之源，肺为贮痰之器"之说。痰浊随气升降，无处不到，病症变幻不一。不少疑难怪症的辨证，亦常与痰有关。由于痰涎停留的部位不同，或因病而生痰的不同，临床又有风痰、寒痰、湿痰、热痰、老痰、燥痰、气痰、膈痰等区分，详各条。

痰症自汗 tánzhèngzìhàn 病症名。见《医学入门》卷四。因痰浊内阻，阳气不通所致。症见自汗头晕，胸闷恶心，呕吐痰涎。治宜调中化痰。可用抚芎汤（《丹溪心法》：抚芎、白术、橘红、炙甘草）、理气降痰汤（《证治汇补》：桔梗、枳壳、橘红、茯苓、香附、贝母、桂枝）。

痰滞恶阻 tánzhì'èzǔ 恶阻证型之一。平素脾胃虚弱，运化失常，聚湿成痰，孕后经血壅闭，冲脉之气上逆，痰饮随逆气上冲所致。症见恶心、呕吐痰涎、胸满不食等。宜豁痰降逆。用小半夏加茯苓汤。

痰中 tánzhòng 类中风类型之一。见《证治汇补·似中风章》。又名湿中。多由湿盛生痰，痰生热，热生风而致病。症见猝然眩晕，发麻，昏倒不省人事，舌本强直，喉有痰声，四肢不举，脉象洪滑等。治宜化痰为主，参以息风。用苍白二陈汤（《医学心悟》：即二陈汤加苍术、白术）或导痰汤加减。

痰浊犯肺 tánzhuófànfèi 痰湿内阻，肺气不得宣降的病机。症见咳嗽痰多，色白而黏，容易咯出，或气喘胸满，呕恶，舌苔白腻，脉滑。治宜宣肺化痰，或降气平喘。

痰浊内闭 tánzhuónèibì 简称痰闭。①泛指痰浊引致的闭证。每夹风、夹热而成，即由风痰上窜或痰热内闭。病因以火热内扰或化风为主，痰实际是闭证的继发产物。参见闭条。②指痰迷心窍或痰火扰心所致的癫狂、痫证等精神神经病变。③温热病中湿热相夹酿成的闭证。《温热论》：“湿与温合，蒸郁而蒙蔽于上。”又“此津亏湿热熏蒸，将成浊痰蒙闭心包也。”

痰阻肺络 tánzǔfèiluò 肺脏受邪之后，输布津液功能失职，致聚液成痰，阻滞于肺的病变。症见痰盛气逆、喘咳等。临床又分痰热阻肺、痰湿阻肺。见各条。

檀香 tánxiāng 中药名。出《名医别录》。为檀香科植物檀香 *Santalum album* L. 的心材。主产于印度、印度尼西亚及马来西亚。辛，温。入脾、胃、心、肺经。理气和胃。治心腹疼痛、噎膈，呕吐，胸膈不舒。煎服：2~5克，后下。本品含挥发油。其主要成分为 α-和β-檀香萜醇。

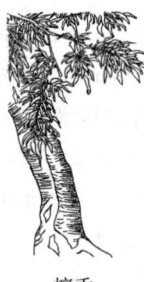

檀香

探吐 tàntù 治法。吐法之一。使用消毒的工具（如鹅毛、鸭毛）刺激咽喉引起呕吐的方法。用于痰涎阻塞咽喉急症或误食毒物或食滞在胃者。

tang

汤火伤 tānghuǒshāng 即烧伤。详该条。

汤泼火烧 tāngpōhuǒshāo 即烧伤。详该条。

汤头歌诀 shāngtóugējué 医方书。1卷。清·汪昂撰。刊于1694年。该书选录中医常用方剂300余方，编成七言歌诀200余首，每首歌诀均附有简要注释，便于初学者习诵。是一部流传较广的方剂学著作。1961年人民卫生出版社的《汤头歌诀白话解》，是注释此书较详明的一种。

汤头歌诀白话解 shāngtóugējuébáihuàjiě 详见汤头歌诀条。

汤头入门 shāngtóurùmén 见中国医学入门丛书条。

汤液 shāngyè 汤剂。药物加水煎成，去渣，取汁内服。汤液吸收较快，易于发挥作用，常用于新病、急病。《圣济经》：“汤液主治，本乎膝理，凡涤除邪气者，用汤为宜，伤寒之治，多先用汤者以此。”

汤液本草 tāngyèběncǎo 药书。3卷。元·王好古撰。刊于1289年。卷上为药性总论，选辑李杲《药类法象》《用药心法》的部分内容，并作了若干补充。卷中、下分论药物，共收药物238种，所论药性均根据药物归经的特点，结合药物的气味阴阳、升降浮沉等性能予以发挥，并附引有关名家的论述。后收入《东垣十书》中。

唐本草 tángběncǎo 即《新修本草》。详该条。

唐大烈 tángdàliè 清末医家。字烈三（或立三），江苏苏州人。曾任典狱官，并为狱中犯人治病。仿效康熙年间过绶之所辑之《吴中医案》一书，将江浙地区40余名医家的文章约百篇汇集起来，刊于1792~1801年，名为《吴医汇讲》，为具有医学刊物性质的早期文献，保存了不少资料，并起到交流经验的作用。

唐古特东茛菪 tánggǔtèdōnglàngdàng 即山莨菪。详该条。

唐容川 tángróngchuān 见唐宗海条。

唐审元 tángshěnyuán 见唐慎微条。

唐慎微 tángshènwēi 宋代著名药学家。字

T

审元。原为蜀州晋原（今四川崇庆）人，后迁居成都。《古今医统》等书记载，他精于医术，曾广泛采集经史百家文献及民间单方、验方，编写成《经史证类备急本草》一书，收药1746种，其中六百余种是以前本草书未记载的，是宋以前本草的总结。其后的不少本草书都以此书为基础，李时珍对他有很高的评价。

唐宗海 tángzōnghǎi （1851—1918）清末医学家。字容川。四川彭县人。汇通中西医学的代表人物之一。所著《中西汇通医经精义》，提出"中西汇通"一语。力图证明中医并非不科学，主张"参酌乎中外"，但偏于机械地用西医学来印

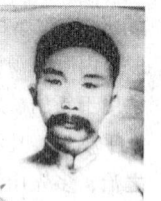

唐宗海

证中医学，有不少牵强附会之处，并表现有尊古倾向，如认为《内经》等古医书"极为精确"，"宋元以来尤多纰谬"。另撰《本草问答》《金匮要略浅注补正》《伤寒论浅注补正》《血证论》，其中《血证论》对血证的诊治方法有独到之处。

棠棣子 tángdìzǐ 山楂之别名。详该条。

溏 táng 大便稀薄。《素问·气交变大论》："病腹满溏泄"。《脉经》："腹胀如水状，大便必黑，时溏。"

溏泄 tángxiè 病症名。出《素问·气交变大论》。①指大便稀薄（见《奇效良方·泄泻门》）。②指便泄污积黏垢（见《张氏医通·大小府门》）。属热证，详见热泻条。③诸泄的总称。见《证治要诀·大小月府门》。

糖刺果 tángcìguǒ 中药名。见《广西中药志》。金樱子之别名。详该条。

糖罐子 tángguànzi 金樱子之别名。详该条。

糖浆剂 tángjiāngjì 药材提取物的高浓度蔗糖水溶液。不仅味甜易服，且因含糖量高而

具防腐作用。

糖胶树 tángjiāoshù 见《广西本草选编》。灯台树之别名。详该条。

糖藤 tángténg 巴戟天之别名。详该条。

糖哮 tángxiào 病症名。见《类证治裁》卷三。因食糖过多而引起的哮吼。多由甘味酿湿生痰，气道不畅，脾运失司，肺气壅滞所致。治宜分辨属冷属热，于处方中加入佩兰等芳香宣化药。

tao

桃核承气汤 táohéchéngqìtāng 《伤寒论》方。又名桃仁承气汤。桃仁五十个，大黄四两，桂枝、炙甘草、芒硝（冲）各二两。水煎，分三次服。功能破血下瘀。治下焦蓄血，少腹拘急胀满，大便色黑，小便自利，谵语烦渴，至夜发热，其人如狂。

桃红四物汤 táohóngsìwùtāng 《医宗金鉴》卷十五方。当归、赤芍、生地黄、川芎、桃仁、红花。水煎服。功能活血调经。治妇女月经不调，痛经，经前腹痛或经行不畅而有血块，色紫暗，或血瘀而致的月经过多及淋漓不净等。

桃花汤 táohuātāng 《伤寒论》方。赤石脂一斤（其中半量研末，冲服），干姜一两，粳米一升。水煎，分十次服，每次加赤石脂末一方寸匕，日三次。功能温中涩肠。治下痢腹痛便脓血，日久不愈，腹部喜温喜按，舌淡，脉迟弱或微细者。

桃花癣 táohuāxuǎn 即吹花癣。详该条。

桃胶 táojiāo 中药名。出《名医别录》。别名桃树胶。为蔷薇科植物桃 *Prunus persica* （L.）Batsch 或山桃 *Prunus davidiana* （Carr.）Franch. 等的树脂。苦，平。治石淋，血淋，痢疾，糖尿病，乳糜尿，小儿疳积。煎服：9~15克。

桃奴 táonú 碧桃干之别名。详该条。

桃仁 táorén 中药名。出《本草经集注》。为蔷薇科植物桃 *Prunus persica*（L.）Batsch 或山桃 *Prunus davidiana*（Carr.）Franch. 的种仁。主产于四川、云南、陕西、山东、河北等地。苦、甘，平。入心、肝、大肠经。活血行瘀，润燥滑肠。治痛经，闭经，产后瘀阻腹痛，癥瘕积聚，跌打损伤，肺痈，肠燥便秘。煎服：4.5～9克。孕妇忌服。本品含苦杏仁苷、苦杏仁酶、挥发油及脂肪油。醇提取物有抑制血液凝固作用。苦杏仁苷药理见巴旦杏仁条。

桃仁承气汤 táorénchéngqìtāng ❶《温病条辨》卷三方。桃仁、当归、芍药、牡丹皮各三钱，大黄五钱，芒硝二钱。水煎服。治蓄血，少腹坚满，小便自利，夜热早凉，大便闭结，脉沉实者。❷《通俗伤寒论》方。桃仁三钱，五灵脂二钱，蒲黄一钱五分，鲜生地八钱，大黄二钱，玄明粉一钱，甘草六分，犀角四匙（磨汁，冲）。水煎服。治下焦瘀热蓄血，症见其人如狂，谵语，小腹窜痛，带下如注，腰痛如折。③即《伤寒论》桃核承气汤。

桃树胶 táoshùjiāo 即桃胶。详该条。

陶道 táodào 经穴名。代号 DU13。出《针灸甲乙经》。属督脉。在背部后正中线上，第一胸椎棘突下凹陷中。主治发热，疟疾，癫痫，精神病，头痛，项背强痛。向上斜刺 0.5～1 寸。灸 3～7 壮或 5～15 分钟。

陶弘景 táohóngjǐng（456—536）南北朝著名医药学家，道家。字通明，自号华阳隐居。丹阳（今江苏镇江附近）人。在医药方面，把《神农本草经》与《名医别录》的药物 730 种进一步分类注释，合编成《本草经集注》。是《神农

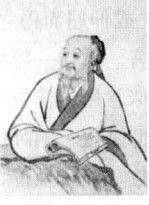

陶弘景

本草经》之后我国古代本草学的重要文献。另增补了葛洪的《肘后备急方》，称《补阙肘后百一方》）。

陶氏伤寒全书 táoshìshānghánquánshū 即《伤寒六书》。详该条。

陶通明 táotōngmíng 见陶弘景条。

讨盐生 tǎoyánshēng 病名。见周纪常《女科辑要》。即横产。详该条。

teng

藤黄 ténghuáng 中药名。出唐·李珣《海药本草》。为藤黄科植物藤黄 *Garcinia morella* Desv. 的胶质树脂。主产于印度及泰国。酸、涩，有毒。消肿解毒，止血杀虫。治痈疽肿毒，顽癣，恶疮，损伤出血，牙疳，蛀齿，汤火伤。外用：研末调敷，磨汁涂或熬膏涂。内服：入丸剂（一次量 30～60 毫克）。过量引起头昏、呕吐、腹痛、泄泻，甚至死亡。树汁含 α- 和 β- 藤黄素、藤黄酸、异藤黄酸、藤黄双黄酮等。

藤黄连 ténghuánglián 中药名。见《广西中药志》。别名黄藤、大黄藤、假黄藤。为防己科植物藤黄连 *Fibraurea tinctoria* Lour. 的根及茎。产于广西、广东、云南。苦，寒，有小毒。清热，解毒，利湿。治急性扁桃体炎，咽喉炎，眼结膜炎，黄疸，痢疾。煎服：6～12 克。根磨汁涂，治疮疖，烫伤。根含掌叶防己碱、药根碱、黄藤素甲等。掌叶防己碱对麻醉兔能引起显著而持久的血压下降。

藤梨 ténglí 出《开宝重定本草》。狝猴桃之别名。详该条。

藤梨根 ténglígēn 狝猴桃根之别名。详该条。

ti

提按端挤法 tí'ànduānjǐfǎ 中西医结合的正

骨八法之一。按人体中轴来讲，前后侧移位（即上、下侧移位）用提按法，即两手拇指按突出的骨折一端向下，余指提下陷骨折的另一端向上；内外侧移位（即左、右侧移位）用端挤手法，即一手端正骨折一端，另一手将向外突出的骨折另一端向内挤。其目的在于使"陷者复起，突者复平"，而达到断端平正。

提插 tíchā 针刺操作手法之一。将针刺入腧穴达一定深度后，施以上提下插动作的操作手法。

提插补泻法 tíchābǔxièfǎ 针刺补泻法之一。以针在穴位内上下进退区分补泻的一种方法。《难经·七十八难》："推而内之，是谓补；动而伸之，是谓泻。"后世医家逐渐发展成为重插轻提为补，重提轻插为泻。

提插法 tíchāfǎ 针刺时，针在穴位内上提下插的手法。提插的幅度一般在3～5分之间，不宜过大，但其轻重快慢应视病情虚实而有所区别。补法以插为主，重插轻提（紧按慢提）；泻法以提为主，重提轻插（紧提慢按）。大幅度的反复紧按称捣针法，轻微的有节律的捣动称雀啄法。

提法 tífǎ 正骨八法之一。见《医宗金鉴·正骨心法要旨》。提有提起、提伸与牵引之意。用一手或双手，或拇食指，或辅以绳索，将受伤后下陷之骨或关节提归原位，以利整复。多用于治疗锁骨、肋骨、鼻骨等骨折及髋关节脱白等。

提弹法 títánfǎ 伤科理筋手法。又名弹筋拨络法。包括提法和弹法。用手将患者肌腱或肌肉提起，迅速放开，并用手指弹拨筋肉。适用于胸锁乳突肌、斜方肌、三角肌、胸大肌、背阔肌、肱二头肌、背伸肌群以及跟腱的劳损。较短的肌肉用提法，较长的肌肉提弹并施。

提壶揭盖 tíhújiēgài 用宣肺或升提的方法通利小便的一种借喻。肺主气，为水道上源，如肺气闭阻，肃降失职，则可影响其他脏腑的气化功能，出现喘促胸满、小便不利、浮肿等症，此时治疗应先宣肺降气。犹如壶中水满时，唯有提壶揭盖水才能流出一般，故名。

提捏进针法 tíniējìnzhēnfǎ 针刺手法。用押手拇、食两指将腧穴的皮肤捏起，辅助刺手进针的方法。

提痧 tíshā 外治法。见挤拧疗法条。

提托 títuō 经外奇穴名。见《常用新医疗法手册》。位于腹正中线脐下3寸，旁开4寸处。主治子宫脱垂，下腹痛，疝痛。直刺1～1.5寸。灸3～7壮，或5～15分钟。

提胃 tíwèi 经外奇穴名。见《常用新医疗法手册》。位于腹正中线脐上4寸，旁开4寸处。主治胃下垂，消化不良。向脐旁2寸处斜刺3～4寸，或向下斜刺1～1.5寸。

锟针 tízhēn 九针之一。出《灵枢·九针十二原》。长3寸5分，针体粗大，头如黍粟，圆而微尖。用于按压经脉，以导气和血。

体禀纯阳 tǐbǐngchúnyáng 小儿体质的特点。详纯阳之体条。

体厥 tǐjué 厥证之一。出《温疫论·体厥》。温疫阳亢已极及通身冰冷的病症。属胃家实，治宜用承气汤下之。参见厥证条。

体气 tǐqì 即狐臭。详该条。

体位 tǐwèi 针灸术语。针灸取穴或施术时患者躯体所采取的位置。《标幽赋》所载的"或伸屈而得之，或平直而安定"，即指此而言。体位一般分坐位、卧位和立位三种。临床常用的体位有卧位和坐位两种，卧位包括仰卧位、侧卧位、俯卧位，坐位包括仰靠坐位、俯伏坐位、侧伏坐位。

体针 tǐzhēn 通常相对于耳针、鼻针、头针等局部器官的针刺疗法而言，实即传统的针刺疗法，选取经穴或奇穴等治疗疾病。

体针麻醉 tǐzhēnmázuì 针刺麻醉法之一。相对于耳针麻醉、面针麻醉等法而言。以针刺经穴或经外奇穴为主的一种针麻方法。根据不同手术，按循经取穴、辨证取穴、神经节段取穴等原则，选配适当穴位。术前按针麻常规给予辅助用药，针麻诱导。手法以提插、捻转为主，频率每分钟 120 次左右，或用针麻仪以电脉冲刺激，刺激强度以达到手术要求并能为患者所耐受为度。通常所称的针刺麻醉多指本法。

涕 tì 鼻涕。五液之一。具润泽鼻腔作用。《素问·宣明五气》："肺为涕。"肺开窍于鼻，风寒犯肺则鼻塞流涕；肺气燥热则鼻孔干涩，甚或衄血；肺气虚寒则常流清涕。

涕液不收 tìyèbùshōu 症状名。小儿鼻常流涕不止。治宜解表散寒。用菊花散（《证治准绳》）：甘菊花、防风、前胡、细辛、桂心、甘草）。

嚏 tì 症状名。出《灵枢·口问》等篇。俗称打喷嚏。

tian

天 tiān ❶指先天。《灵枢·五音五味》："此天之所不足也。" ❷天宦的简称，见明·万全《广嗣纪要·择配篇》。即男子生殖器短小若无，不能生育。参见五不男条。

天白蚁 tiānbáiyǐ ❶脑鸣的别称。见《医学纲目·肝胆部》。详脑鸣条。❷喉癣经久失治，霉烂起腐，旁生小孔如蚁蛀蚀的病症，预后多不良（见秦伯未《中医临证备要》）。详喉癣条。

天池 tiānchí ❶经穴名。代号 PC1。出《灵枢·本输》。别名天会。属手厥阴心包经。位于第四肋间，乳头外开 1 寸处。主治胸胁痛。向外斜刺 0.3～0.5 寸。灸 3 壮或3～5分钟。❷承浆穴别名，见《针灸甲乙经》。详承浆条。

天冲 tiānchōng 经穴名。代号 GB9。出《针灸甲乙经》。属足少阳胆经。位于头颞部，当耳尖直上 1.5 寸，向后平开 0.5 寸处。主治头痛，癫痫，精神病等。沿皮刺 0.5～0.8 寸。

天虫 tiānchóng 白僵蚕之处方名。详该条。

天窗 tiānchuāng 经穴名。代号 SI16。出《灵枢·根结》。别名窗笼、天笼。属手太阳小肠经。位于颈侧喉结旁开 3.5 寸，胸锁乳突肌后缘处。主治咽喉肿痛，耳鸣，耳聋，甲状腺肿，颈淋巴结核。直刺 0.5～1寸。

天聪 tiāncōng 经外奇穴名。见《千金要方》。位于头正中线，入前发际 3 寸处。主治头痛，鼻塞等。平刺0.5～0.8 寸。灸 1～3 壮或 5～10 分钟。

天钓似痫 tiāndiàosìxián 病症名。见《幼科发挥》。即小儿天钓，表现为壮热、惊悸、目上视、手足抽掣，或啼或哭，喜怒无常，甚或爪甲发青。由风热炽盛，窜扰经络所致。治宜和解风热，镇惊宁神。用羚角钩藤汤，或小儿回春丹。

天顶 tiāndǐng 见《针灸大全》。天鼎穴别名。详该条。

天鼎 tiāndǐng 经穴名。代号 LI17。出《针灸甲乙经》。别名天顶。属手阳明大肠经。位于颈外侧，扶突穴与缺盆穴连线之中点，胸锁乳突肌后缘处。主治咽喉肿痛，声音嘶哑。直刺 0.5～1 寸。灸 5～10 分钟。

天冬 tiāndōng 中药名。出《神农本草经》。别名天门冬。为百合科植物天冬 *Asparagus cochinchinensis* Merr. 的块根。主产于贵州、四川、广西。甘、微苦，寒。入肺、肾经。养阴润燥，清肺止咳。治阴虚发热，干咳，咯血。也用于百日咳，白喉，热

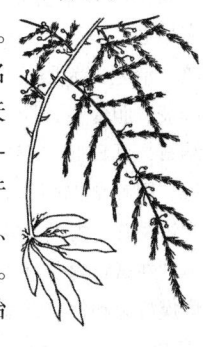

天冬

T

病伤阴，口渴，便秘。煎服：6～12克。本品含天冬素、5-甲氧基甲基糖醛、β-谷甾醇、甾体皂苷及黏液质。煎剂在试管内对各型葡萄球菌、链球菌、肺炎球菌、白喉杆菌有抑制作用。天冬素有镇咳、祛痰作用。

天痘 tiāndòu　即天花。详该条。

天府 tiānfǔ　经穴名。代号 LU3。出《灵枢·本输》。属手太阴肺经。位于腋前纹头下3寸，肱二头肌桡侧。主治咳嗽，气喘，臂痛等。直刺0.5～1寸。灸3～5分钟。

天盖 tiāngài　见《针灸甲乙经》。缺盆穴别名。详该条。

天干 tiāngān　又称十干。甲、乙、丙、丁、戊、己、庚、辛、壬、癸的总称，通常用作表示次序的符号。运气学说用十干以定运。详运气学说条。

天膏药 tiāngāoyào　千金藤之别名。详该条。

天癸 tiānguǐ　出《素问·上古天真论》。①指促进人体生长、发育和生殖机能，维持妇女月经和胎孕所必需的物质。它来源于男女之肾精，受后天水谷精微的滋养而逐渐充盛。②元阴的别称（《类经》）。③月经的代名词。如"天癸过期"（《妇人大全良方》）。

天胡荽 tiānhúsui　中药名。出《千金要方·食治》。别名鹥草、满天星、破铜钱。为伞形科植物天胡荽 Hydrocotyle sibthorpioides Lam. 的全草。分布于华东、华中、华南、西南地区。辛，平。祛风清热，利湿，化痰止咳。治风火赤眼，目翳，咽喉肿痛，黄疸型肝炎，胆囊炎，胆石症，急性肾炎，泌尿系结石，百日咳。煎服：9～15克。治带状疱疹，用鲜草捣烂，酒精浸半天后蘸搽。本品含黄酮苷、酚类、氨基酸、挥发油、香豆精。煎剂在试管内对金黄色葡萄球菌、变形杆菌、痢疾杆菌和伤寒杆菌有一定抑制作用。

天花 tiānhuā　病名。又名痘疮、天痘、天行痘、豌豆疮、登痘疮、百日疮、虏疮、百岁疮。《肘后方》名为天行发斑疮。是一种传染性极强、病情险恶的病毒性传染病。相传北宋真宗（998～1022）时，有四川峨嵋山神医为当地群众种痘，预防天花获得成功。明·隆庆年间（1567～1572）又发明了鼻苗法预防天花（参见人痘接种法条），但在明、清至民国时期仍然经常发生和流行。新中国成立后执行以预防为主的方针，采取有效措施，很快消灭了天花。本病常有发热、咳嗽、喷嚏、呵欠顿闷、面红惊悸、手足耳尻俱冷、身发痘疹等症。整个病程分发热、见点、起胀、灌浆、收靥和结痂六个阶段。发热至见点期，宜开和解之门或表汗发散，可服升麻葛根汤或参苏饮之类。起胀与灌浆期宜清热、解毒、凉血，可用犀角地黄汤、败毒散等；若痘疮陷顶色浅者，宜活血调气、托毒外出。收靥、结痂期宜养阴益气，用保元汤加减。因病毒感受的深浅，病人体质强弱的不同，可出现各种变证，须严密观察，辨证施治。1980年世界卫生组织宣布天花彻底消灭。

天花粉 tiānhuāfěn　中药名。出《雷公炮炙论》。别名栝楼根、蒌根。为葫芦科植物栝楼 Trichosanthes kirilowii Maxim. 或双边栝楼 T. rosthornii Herms 的根。我国大部分地区均产。甘、微苦、酸，微寒。入肺、胃经。清热生津，降火润燥，排脓消肿。治热病伤津，口渴，肺热燥咳，咳血，消渴，黄疸。煎服：10～15克。治痈肿，乳痈，痔瘘。煎服并熬膏涂或研末调涂。鲜天花粉制成注射剂，用于人工流产。反川乌、草乌。天花粉含有天花粉蛋白质、皂苷及多量淀粉。天花粉蛋白为中期引产及治疗恶性葡萄胎和绒癌的有效成分。对妊娠小鼠及狗，均能杀死胎仔。天花粉的引产作用系天花粉蛋白直接作用于胎盘滋养层细胞，使之变性坏死，使绒毛膜性腺激素下降到先兆临产的临界水平以下，前列腺素合成增加，发动宫缩而导致流产。天花粉蛋白有较强的抗原性，应用时常见过敏反应。高剂量可引起肝、肾细胞变性、坏死。天花粉亦能直接兴奋子宫，并使其对垂体后叶素的敏感性增加。

天会 tiānhuì 见《针灸甲乙经》。天池穴别名。详该条。

天火 tiānhuǒ 即丹毒。详该条。

天芥菜 tiānjiècài 苦地胆之别名。详该条。

天井 tiānjǐng 经穴名。代号 SJ10。出《灵枢·本输》。属手少阳三焦经。合穴。位于肘尖（尺骨鹰嘴）上方 1 寸许凹陷处，屈肘取穴。主治荨麻疹等过敏性皮肤病，颈淋巴结核，落枕，肩臂痛。直刺 0.5 ~ 1 寸。灸 3 ~ 7 壮或 5 ~ 15 分钟。

天灸 tiānjiǔ 即药物发泡灸。详该条。

天臼 tiānjiù 见《针灸甲乙经》。通天穴别名。详该条。

天瞿 tiānqú 见《千金要方》。天突穴别名。详该条。

天葵 tiānkuí 中药名。出《滇南本草》。别名紫背天葵、夏无踪。为毛茛科植物天葵 *Semiaquilegia adoxoides*（DC.）Mak. 的全草。广布于长江流域各地，南至广东北部，北达陕西南部。甘，寒，有小毒。清热解毒。治瘰疬，肿毒，蛇咬伤。煎服：3 ~ 9 克，或捣烂外敷。

天葵子 tiānkuízǐ 中药名。出《分类草药性》。别名千年老鼠屎。为毛茛科植物天葵 *Semiaquilegia adoxoides*（DC.）Mak. 的块根。主产于江苏、湖南、湖北等地。甘、苦，寒，小毒。解毒，消肿，散结。治瘰疬，痈肿疔疮，跌打肿痛，蛇咬伤，内服或外敷。煎服：9 ~ 15 克。根含生物碱、内酯、香豆精类、酚性成分、氨基酸。煎剂在试管内对金黄色葡萄球菌有抑制作用。

天廓 tiānkuò 八廓之一。见八廓条。

天髎 tiānliáo 经穴名。代号 SJ15。出《针灸甲乙经》。属手少阳三焦经。位于肩胛冈上窝内，肩井穴与曲垣穴连线之中点处。主治颈项强痛，肩背痛，肩关节周围炎。直刺 0.5 ~ 1 寸。灸 3 ~ 5 壮或 5 ~ 10 分钟。

天灵盖 tiānlínggài 骨名。又名脑盖骨、巅顶骨。即顶骨。左右各一，如瓦状，列于颅盖两侧。

天龙 tiānlóng 壁虎之别名。详该条。

天笼 tiānlóng 见《循经考穴编》。天窗穴别名。详该条。

天麻 tiānmá 中药名。出《雷公炮炙论》。别名赤箭、明天麻、定风草。为兰科植物天麻 *Gastrodia elata* Bl. 的块茎。主产于云南、四川、贵州。甘，微温。入肝经。

天麻

息风，定惊。治虚风眩晕，头痛，惊风抽搐，癫痫，肢体麻木，半身不遂。煎服：3 ~ 9 克。本品含天麻苷、对羟基苯甲醇、对羟基苯甲醛、琥珀酸、β-谷甾醇等。实验证明，天麻苷有镇静、麻醉、抗惊厥、益智、降压、增强心肌细胞功能、抗炎、增强免疫功能、延缓衰老、轻度促进小肠蠕动的作用。

天麻钩藤饮 tiānmágōuténgyǐn 《杂病症治新义》方。天麻、钩藤、生石决明、栀子、黄芩、川牛膝、杜仲、益母草、桑寄生、夜交藤、朱茯神。水煎服。功能平肝息风，滋阴清热。治肝阳上亢而致的头痛眩晕，耳鸣眼花，震颤，失眠等。也用于高血压病。实验研究：有降血压作用。

天麻丸 tiānmáwán 《卫生宝鉴》方。天麻、生川乌各三钱，生草乌、雄黄各一钱。酒糊丸，梧桐子大，每服十丸，不定时以温酒送服。治破伤风。

天麻子果 tiānmázǐguǒ 蓖麻子之别名。详该条。

天满 tiānmǎn 见《针灸聚英》。百会穴别名。详该条。

天门 tiānmén 推拿部位名。①位于眉心至前发际一线。见《幼科铁镜》。又名额天门。由眉心推至发际，称为开天门，又称推攒竹，能发汗解表。②八卦中的乾宫。《幼科推拿秘书》："天门即神门，乃乾宫也。"见八卦条。③即命关穴，见命关及三关条。④即拇指指端部。见《秘传推拿妙诀》。

天门冬 tiānméndōng 天冬的别名。详该条。

天门入虎口 tiānménrùhǔkǒu 小儿推拿术语。据文献记载有三法：其一，用一手拇指和食、中指相对，分别拿住小儿的虎口和掌根部天门穴，另一手握住肘部，进行摇动。有顺气作用（《小儿按摩经》）。其二，自小儿手掌八卦中的乾宫穴，经坎、艮部按至虎口处。有清脾作用（《小儿按摩经》）。其三，自小儿食指桡侧缘远端横纹处的命关穴推至虎口处，或从小儿拇指端推至虎口处。有发汗、通气血等作用（《秘传推拿妙诀》）。

天名精 tiānmíngjīng 中药名。出《神农本草经》。别名癫格宝草、皱面草、挖耳草。为菊科植物天名精 Carpesiumabro tanoides L. 的全草。我国大部分地区有分布。辛、甘、寒，有小毒。入肝、肺经。清热解毒，祛痰，止血。治咽喉肿痛，急性黄疸型传染性肝炎，吐血、衄血。煎服：9～15克。捣敷疗疮肿毒，煎水洗治皮肤痒疹。本品含抗菌成分大旋覆花内酯。

天南星 tiānnánxīng 中药名。出《本草拾遗》。别名虎掌、南星、野芋头。为天南星科植物天南星 Arisaema erubescens（Wall.）Schott 或东北天南星 A. amurense Maxim、异叶天南星 A. hetero phyllum Bl. 等的块茎。主产于四川、河南、贵州、云南、

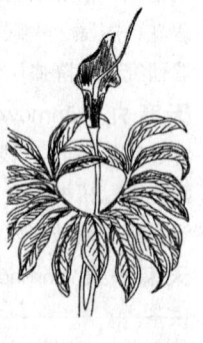

天南星

广西等地。苦、辛，温，有毒。入肝、肺、脾经。燥湿化痰，祛风定惊，消肿散结。治中风痰壅，口眼歪斜，半身不遂，风痰眩晕，癫痫，惊风，破伤风，痰湿咳嗽。煎服：制南星3～9克。生品研末外敷，治痈疽、痰核、毒蛇咬伤。孕妇忌服。本品含三萜皂苷、苯甲酸、氨基酸及右旋甘露醇等。煎剂有祛痰、镇静、镇痛和抗惊厥作用。鲜天南星提取液对小鼠肿瘤有抑制作用。

天泡疮 tiānpàochuāng 病名。出《疮疡经验全书》。有两种类型。一种发于夏秋之间，小儿易患，起病急骤，互相传染。由暑湿之邪侵入肺经，郁于皮肤而成。初起为潦浆水泡，界限清楚，皮薄光泽，顶白根赤，破流滋水，蔓延迅速。即脓疱疮。治宜清热利湿。内服清暑汤（方见痱疮条）、黄连解毒汤，外用青黛散或三石散。另一种不分季节发病，病程缓慢，无传染性。多由心火脾湿内蕴而成。见大小不等的水泡，泡壁松薄，根部红赤，易于擦破滋水，伴长期发热、胸闷、胃呆等全身症状，病久有潮热骨蒸、舌红光绛、脉象细数等伤阴现象。即天疱疮。治宜清热除湿。内服清脾除湿饮。阴伤者，宜养阴益胃，服益胃汤。外治：先用甘草水洗净患处，外敷石珍散（《外科正宗》：煅石膏、轻粉、青黛、黄柏）。

天荠 tiānjì 飞廉之别名。详该条。

天荞麦 tiānqiáomài 金荞麦之别名。详该条。

天桥草 tiānqiáocǎo 腹水草之别名。详该条。

天茄子 tiānqiézi 龙葵之别名。详该条。

天青地白 tiānqīngdìbái 翻白草之别名。详该条。

天泉 tiānquán 经穴名。代号PC2。出《针灸甲乙经》。别名天温。属手厥阴心包经。位于腋前纹头下2寸，肱二头肌两头之间。主治咳嗽，心悸，心绞痛，臂痛。直刺0.5～0.8寸。灸5～10分钟。

天人相应 tiānrénxiāngyìng 指人与天地自然的依循和适应关系，是中医学的基本理论之一。《灵枢·邪客》：“此人与天地相应者也。”其主要提示，在预防疾病及诊治疾病时，应注意自然环境及阴阳四时气候等诸因素对健康与疾病的影响。例如在辨证论治时，必须注意因时、因地、因人制宜等。

天容 tiānróng 经穴名。代号 SI17。出《灵枢·本输》。属手太阳小肠经。位于下颌角后方，胸锁乳突肌前缘凹陷处。主治咽喉肿痛，耳鸣，耳聋，甲状腺肿。直刺 0.5 ~ 1 寸。灸 3 ~ 5 分钟。

天山雪莲 tiānshānxuělián 中药名。出《本草纲目》。《中华人民共和国药典》2005 年版收载本药。本品系维吾尔族习用药材，为菊科植物天山雪莲 Saussurea involucrate (Kar. et Kir) Sch. Bip. 的干燥地上部分。又名雪莲花、石莲、雪荷花、大苞雪莲等，维吾尔语称天山雪莲为“塔格依力斯”。主产于新疆的天山、阿尔泰山、昆仑山高山雪线附近的岩缝、石壁和砾石滩中，以天山所产为多，质亦最佳。维谷尔医：性质二级，湿热。中医：微苦，温。维谷尔医：补肾活血，强筋骨。营养神经。调节异常体液。用于风湿性关节炎，关节疼痛，肺寒咳嗽，肾与小腹冷痛，白带过多等。中医：温肾助阳，祛风胜湿，通经活血。用于风寒湿痹，类风湿性关节炎，小腹冷痛，月经不调。水煎或酒浸服：3 ~ 6 克。外用适量。雪莲含有多糖、黄酮、生物碱、酚类、鞣质、挥发油等成分。雪莲生物碱能降低血管的通透性，减少组织炎症的渗出，使血管收缩，从而起到对抗炎症、活血化瘀的作用；雪莲多糖具有很强的清除氧自由基的作用，具有抗衰老抗疲劳的功效。

天枢 tiānshū 经穴名。代号 ST25。出《针灸甲乙经》。别名长溪、谷门。属足阳明胃

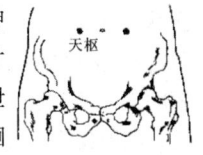

经。大肠之募穴。位于神阙穴（脐中）旁开 2 寸处。主治腹痛，腹胀，泄泻，痢疾，便秘，肠道蛔虫症，肠梗阻，阑尾炎，月经不调，带下等。直刺 1 ~ 1.5 寸。灸 5 ~ 7 壮或 10 ~ 15 分钟。

天鼠屎 tiānshǔshǐ 夜明砂之别名。详该条。

天水散 tiānshuǐsǎn 即益元散第一方。见益元散条。

天台乌药 tiāntáiwūyào 乌药之处方名。详该条。

天台乌药散 tiāntáiwūyàosǎn 《医学发明》方。乌药、木香、茴香、青皮、良姜各五钱，槟榔二个，川楝子十个，巴豆十粒。先将巴豆微打破，同川楝子用麸炒，候色黑，去巴豆及麸，余药研细末，每服一钱，温酒送服。功能疏肝行气，散寒止痛。治寒凝气滞而致的小肠疝气，小腹牵引睾丸痛。

天庭 tiāntíng 又名阙庭。额部的中央，望诊时作为诊察头面部疾患的参考。（《灵枢·五色》）：“庭者，颜也。”又“庭者，首面也。”

天突 tiāntū 经穴名。代号 RN22。出《素问·气穴论》。别名天瞿、玉户。

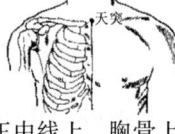

属任脉。位于颈部，当前正中线上，胸骨上窝中央。主治咳嗽，哮喘，咯血，咽喉肿痛，失音，呕吐，呃逆，甲状腺肿。先直刺 0.2 ~ 0.3 寸，然后向下沿胸骨后壁刺 0.5 ~ 1 寸。灸 5 ~ 10 分钟。

天王补心丹 tiānwángbǔxīndān 即补心丹。详该条。

天温 tiānwēn 见《针灸甲乙经》。天泉穴别名。详该条。

天五会 tiānwǔhuì 见《针灸甲乙经》。人迎穴别名。详该条。

天溪 tiānxī 经穴名。代号SP18。出《针灸甲乙经》。属足太阴脾经。位于第四肋间隙，距胸正中线6寸处。主治咳嗽，胸胁痛，少乳，乳腺炎等。斜刺0.5~0.8寸。禁深刺。灸3~5壮或5~10分钟。

天下第一金疮药 tiānxiàdìyījīnchuāngyào 《串雅内编》方。猪油一斤四两，松香、黄蜡各六两，面粉四两，麝香、冰片各六分，血竭、儿茶、乳香、没药各一两，樟脑三两。制成药膏，敷患处。治刀斧损伤，跌打扑损。

天仙藤 tiānxiānténg 中药名。出宋·苏颂《本草图经》。别名都淋藤、马兜铃藤、青木香藤。为马兜铃科植物马兜铃 Aristolochia debilis Sieb. et Zucc. 或北马兜铃 A. contorta Bge. 的带叶茎藤。主产于浙江、江苏、湖北、河北、陕西、江西、河南等地。苦，温。入肝、脾经。活血通络，行气利水。治妊娠水肿，胃痛，疝气痛，产后腹痛，风湿痛。煎服：6~12克。

天仙子 tiānxiānzǐ 中药名。出宋·苏颂《本草图经》。别名莨菪子。为茄科植物莨菪 Hyoscyamus niger L. 的种子。主产于河南、河北、辽宁。苦，辛温，有大毒。入心、肝、胃经。解痉，止痛，定痫，平喘，止泻。治癫狂，风痫，胃痛腹痛，哮喘，久泻。研末服：0.06~0.6克。外敷痈肿恶疮。内服宜慎。过量可致中毒，参见莨菪中毒条。心脏病、青光眼患者及孕妇忌服。本品含生物碱，主要为天仙子胺、阿托品及天仙子碱。所含生物碱均为抗胆碱药，能使汗腺、唾液腺、胃液及支气管黏液腺等分泌减少，消化道、泌尿道和呼吸道平滑肌松弛，能解除迷走神经对心脏的抑制，使心率加快，有扩瞳、升高眼压和调节麻痹作用。阿托品对中枢神经有兴奋作用，天仙子胺的兴奋作用较弱而镇静作用较强，天仙子碱则表现为镇静、催眠作用。

天哮 tiānxiào 即百日咳。详该条。

天哮呛 tiānxiàoqiàng 即百日咳。详该条。

天星草 tiānxīngcǎo 喉咙草之别名。详该条。

天星十二穴 tiānxīngshí'èrxué 宋代针灸家马丹阳在临床治疗中常用的十二个经穴。即足三里、内庭、曲池、合谷、委中、承山、太冲、昆仑、环跳、阳陵泉、通里、列缺。其编成《天星十二穴歌》。又有题为"薛真人"所作。见《针灸聚英》。

天行 tiānxíng 出《肘后方》卷二。亦称时气、时行。指流行病。《三因方》："一方之内，长幼患状，率皆相类者，谓之天行是也。"当分辨寒热。属寒者称时行寒疫，属热者称天行温疫或温疫。详各条。

天行赤热 tiānxíngchìrè 即天行赤眼。详该条。

天行赤眼 tiānxíngchìyǎn 病名。出《世医得效方》。又名天行赤热，俗称红眼。由风热毒邪、时行疠气所致，见暴发眼睑、白睛红赤浮肿，痛痒交作，怕热羞明，眵泪黏稠，甚则流淡红血泪，黑睛生翳等。传染性强，能造成广泛流行。相当于急性传染性结膜炎。治宜疏风散邪，清热解毒。可选用驱风散热饮子（方见风火眼条）或龙胆泻肝汤加减，外治参见风火眼条。本病具有传染性，应注意预防。对患者使用的手帕、面巾及接触过的器具要隔离消毒。

天行痘 tiānxíngdòu 即天花。详该条。

天行发斑疮 tiānxíngfābānchuāng 即天花。详该条。

天行嗽 tiānxíngsòu 见《杂病源流犀烛·咳嗽哮喘源流》。详时行嗽条。

天行瘟疫 tiānxíngwēnyì 病名。出《外台秘要·伤寒门》。即瘟疫。瘟疫毒气所致的传染性、流行性病症。与一般所称的伤寒不同。详瘟疫条。

天应穴 tiānyīngxué 即阿是穴。见《扁鹊神应针灸玉龙经》。详阿是穴条。

天牖 tiānyǒu 经穴名。代号SJ16。出《素问·气穴论》。属手少阳三焦经。位于颞骨乳突后下方，平下颌角，胸锁乳突肌后缘近发际处，或于天容穴与天柱穴连线之中点处取穴。主治头痛，项强，耳鸣，耳聋，落枕，颈淋巴结核。直刺0.5～1寸。灸3～5分钟。

天竹黄 tiānzhúhuáng 即天竺黄。详该条。

天竺黄 tiānzhúhuáng 中药名。出《开宝重定本草》。别名竹黄、天竹黄。为禾本科植物青皮竹 Bambusa textilis Mc Clure 等秆内的分泌液干燥后的块状物。主产于云南、广东、广西等地。甘，寒。入心、肝、胆经。清化热痰，凉心定惊。治热病神昏谵妄，中风痰壅，癫痫，小儿惊风抽搐。煎服：3～9克。本品含甘露醇、硬脂酸、竹红菌甲素、竹红菌乙素及氢氧化钾、硅质等，竹红菌甲素具有明显的镇痛抗炎作用。

天竺子 tiānzhúzǐ 即南天竹子。详该条。

天柱 tiānzhù ❶经穴名。代号BL10。出《灵枢·本输》。属足太阳膀胱经。位于后正中线入发际0.5寸，旁开1.3寸处。主治后头痛，落枕，咽喉肿痛，小儿惊痫等。直刺0.5～1寸。❷推拿部位名。见《幼科推拿秘书》。即颈骨。位于项部正中线，自枕骨大孔下方至第七颈椎棘突一线。治发热等症。❸指鼻柱骨，即鼻中隔。见鼻条。

天宗 tiānzōng 经穴名。代号SI11。出《针灸甲乙经》。属手太阳小肠经。位于肩部的后面，当肩胛冈下窝的中央。主治肩胛痛，肩关节周围炎，乳腺炎。直刺或斜刺0.5～1寸。灸3～5壮或5～10分钟。

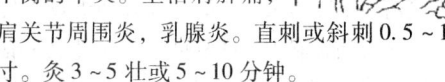

田边菊 tiánbiānjú 红管药之别名。详该条。

田基黄 tiánjīhuáng 地耳草之别名。详该条。

田螺 tiánluó 中药名。出《药性论》。为田螺科动物中国圆田螺 Cipangopaludina chinensis（Gray）或其同属动物的全体。全国大部分地区均有分布。甘、咸，寒。入膀胱、大肠、胃经。清热利水。治热结小便不利，水肿。煎服，并可与盐捣，敷脐上。治黄疸，脚气。煎服：肉，60～120克。取涎滴目热赤痛，涂治痔疮；肉捣敷痈肿疮毒；煅存性研末，香油调敷，治瘰疬溃破。

田螺泡 tiánluópào 病名。见《外科正宗》。多由脾经湿热下注，外寒闭塞；或热足涉水，湿冷之气郁滞而成。多生足掌、手掌，初起黄泡或紫白泡，形如豆粒，胀闷硬痛，皮厚难破，甚则足背浮肿，身发寒热。即汗泡疹。治宜清热利湿，活血解毒。内服解毒泻脾汤（《外科正宗》：防风、牛子、山栀、石膏、黄芩、苍术、甘草、木通、灯心）。轻者用王不留行30克，明矾9克，煎水泡洗，每日两次。

田萍 tiánpíng 浮萍之别名。详该条。

田七 tiánqī 峨参、三七两药之别名。详各条。

恬淡虚无 tiándànxūwú 古代养生的一个原则。《素问·上古天真论》："恬淡虚无，真气从之，精神内守，病安从来。"恬恢又作恬淡，是指生活淡泊质朴；虚无是指心境清静而无杂念妄求。

甜橙 tiánchéng 中药名。见《滇南本草》整理本。又名黄果、新会橙、广橘、广柑。为芸香料植物甜橙的果实。长江流域以南各地均有栽培。甘、辛、微苦，微温。入肝、胃经。行气止痛，通乳。治胁脘胀痛，乳汁不通。生食或捣汁，点水，酒服。本品含橙皮苷、柚皮芸香苷、柚皮苷、黄柏内酯、那可汀、柠檬酸、苹果酸等。

T

甜地丁 tiándìdīng　中药名。出《本经逢原》。别名瘆瘆草、萝卜地丁。为豆科植物米口袋 *Gueldenstaedtia multiflora* Bge. 的带根全草。主产于江苏、山东、辽宁、河南等地。甘、苦，寒。入心、肝经。清热解毒。治疗疮痈肿，瘰疬丹毒，毒蛇咬伤。煎服或捣敷。治黄疸，痢疾，肠炎，目赤。煎服：9～30克。

甜瓜蒂 tiánguādì　即瓜蒂。详该条。

甜杏仁 tiánxìngrén　中药名。见《本草从新》。为蔷薇科植物杏或山杏、西伯利亚杏、东北杏的部分栽培种味甜的种子。主产于河北、北京、山东等地。陕西、四川、内蒙古、甘肃、新疆、山西及东北等地亦产。甘，平。入肺、大肠经。润肺止咳，平喘。治虚劳咳嗽、气喘，肠燥便秘。内服：煎汤，6～10克；或入丸剂。

tiao

条剂 tiáojì　将药末粘附于纱布条上，或单用药末加浆液搓成药条，插入伤口，用以化脓或腐蚀瘘管。

条口 tiáokǒu　经穴名。代号ST38。出《针灸甲乙经》。属足阳明胃经。位于小腿前外侧，外膝眼（犊鼻穴）直下8寸处，或于外膝眼与解溪穴连线之中点取穴。主治腹痛，泄泻，下肢麻痹，肩关节周围炎等。直刺1～1.5寸。灸3～7壮或5～15分钟。

调和肝脾 tiáohégānpí　和法之一。治疗肝气犯脾、肝脾不和的方法。症见胁胀或痛、肠鸣、大便稀薄、性情急躁、食欲不振，舌苔薄白，脉弦细等。用逍遥散。

调和肝胃 tiáohégānwèi　和法之一。治疗肝气犯胃、肝胃不和的方法。症见胁肋胀痛、胃脘胀闷疼痛、饮食减少、嗳气吞酸、呕吐或吐出酸苦水。常用柴胡、白芍、枳壳、甘草、吴茱萸、黄连、半夏、香附、煅瓦楞子等药。

调和营卫 tiáohéyíngwèi　解除风邪并调整营卫失和的治法。风邪自表而入，可引致营卫失调，表现为头痛发热、汗出恶风、鼻鸣干呕、脉浮弱等症。主用桂枝汤，以桂枝解肌祛风而通卫，芍药敛阴而和营。参见桂枝汤条。

调经 tiáojīng　①治疗月经病症的统称。包括治疗月经不调（超前、落后、紊乱）、痛经、经闭、经量过多过少等证。须按照病症的气血变化及寒热虚实的不同，并分清月经病与其他疾病发病次序的先后，分别处理。凡因月经病而引起其他疾病的，一般以调经为主，经调则病自愈。如因其他疾病而引起月经病的，一般以治疗其他疾病为主，病愈则经自调。②泛指调治经脉的方法，较着重于针灸治疗。见《素问·调经论》。

调经促孕丸 tiáojīngcùyùnwán　中成药。见《中华人民共和国药典》2010年版一部。鹿茸（去毛）5克，炙淫羊藿、仙茅、续断、桑寄生、枸杞子、覆盆子、莲子（去心）、黄芪、酸枣仁（炒）、钩藤各10克，菟丝子、茯苓、白芍、丹参、赤芍各15克，山药、鸡血藤各30克。功能温肾健脾，活血调经。用于脾肾阳虚、瘀血阻滞所致的月经不调、闭经、痛经、不孕，症见月经错后、经水量少、有血块、行经小腹冷痛、经水日久不行、久不受孕、腰膝冷痛。口服。一次5克（50丸），一日2次。自月经周期第五天起连服20天，无周期者每月连服20天。连服三个月，或遵医嘱。每100丸重10克。

调气 tiáoqì　①治法之一。治疗气滞、气逆，使气机调达平顺的方法。包括行气、降气等法。药用枳壳、厚朴、香附、砂仁、陈皮等理气药。②针刺术语。运用针刺补泻调节气机，增强抗病能力，恢复健康。《灵枢·官能》："审于调气，明于经隧，左右肢络，尽知其会。"

调摄 tiáoshè 养生类著作。清·丁其誉纂辑。为丁氏个人丛书《寿世秘典》中四部之一。全书包括"养生要论"、"保生月录"、"食治选要"、"饮食禁忌"诸篇。认为"爱养神明，调护气息，慎节起卧，均适寒暄，禁忌食欲，饵饮药物，遂其所禀，不为疾病侵折，是谓善摄生者。"强调"善服药不如善保养"，并斥"飞丹炼石之奇事"属虚幻飘渺之术，故文中不录。所述之文皆"切于日用寝食者"，对于日常养生保健有重要参考价值。

调胃承气汤 tiáowèichéngqìtāng 《伤寒论》方。大黄四两，炙甘草二两，芒硝半升。水煎服。功能通便软坚，和胃泄热。治阳明病，热邪结胃，口渴，心烦或谵语，腹满，便秘，舌苔正黄，脉滑数者。

调制 tiáozhì 中药方剂学名词。指按照医师处方为患者配制并注明其用法、用量的药剂调配操作技术。

调中顺气丸 tiáozhōngshùnqìwán 《医学发明》方。木香、白豆蔻仁、青皮、陈皮、炮三棱各一两，半夏二两，缩砂仁、槟榔、沉香各五钱。糊丸，梧桐子大，每服三十至五十丸，陈皮煎汤送服。治三焦痞滞，水饮停积，胁下虚满，或时时刺痛。

挑刺法 tiǎocìfǎ 针刺手法之一。即浅刺皮肤，挑断纤维，放出少量血液或组织液以治疗疾病的方法。

挑针疗法 tiǎozhēnliáofǎ 即挑治疗法。详该条。

挑治疗法 tiǎozhìliáofǎ 又称挑针疗法、截根疗法。用针在体表一定部位挑取皮下白色纤维样物的治疗方法。本法在民间流传很广。挑治的部位，一般分挑点和挑穴两种。前者是选用体表皮肤有关部位上出现的疹点，如麦粒肿点多在肩胛区内，痔疮点多在腰骶部及上唇系带处。后者是选用与疾病有关的穴位，如结膜炎用大椎穴，痔疮用大肠俞、次髎等。适用于痔疮、脱肛、急性结膜炎、麦粒肿、慢性前列腺炎等。

挑痔疗法 tiǎozhìliáofǎ 痔疾治法。先在患者背部寻找痔点（即稍突出表皮，如针尖大小，压不褪色的小丘疹），消毒后以粗针将痔点表皮挑破，再挑断皮下白色纤维数十条，术后纱布覆盖。

跳跃穴 tiàoyuèxué 经外奇穴名。见《常用新医疗法手册》。位于髂嵴最高点直下2寸处。主治小儿麻痹后遗症臀肌萎缩。直刺2～3寸，或行穴位刺激结扎法。

tie

贴壁蜈蚣 tiēbìwúgōng 水龙骨之别名。详该条。

贴棉法 tiēmiánfǎ 拔火罐的一种方法。用大小适宜的酒精棉1块，贴在罐内壁的下1/3处，用火将酒精点燃后，迅速扣在应拔的部位。

铁笛丸 tiědíwán ❶《寿世保元》卷六方。酒当归、熟地黄、生地黄、蜜炙黄柏、茯苓各一两，盐炒天冬、知母、盐炒麦冬、诃子、阿胶珠各五钱，玄参三钱，人乳、牛乳、甜梨汁各一碗，乌梅肉十五个。蜜丸，黄豆大，每服九十丸，诃子煎汤送服。治声嘶失音。❷中成药。诃子肉、茯苓、麦冬、栝楼皮、玄参各313克，桔梗、贝母、甘草各625克，青果125克，凤凰衣31克。蜜丸，每服6克，日三次。治肺热咽干，失音声嘶。

铁箍散 tiěgūsǎn 木芙蓉叶之别名。详该条。

铁甲将军 tiějiǎjiāngjūn 蜣螂之别名。详该条。

铁脚威灵仙 tiějiǎowēilíngxiān 即威灵仙。

T

详该条。

铁扫把子 tiěsàobǎzi 地肤子之别名。详该条。

铁色草 tiěsècǎo 夏枯草之别名。详该条。

铁苋 tiěxiàn 中药名。出《植物名实图考》。别名人苋、血见愁、海蚌含珠。为大戟科植物铁苋菜 Acalyph australis L. 的全草。分布于长江和黄河流域中下游及西南、华南地区。苦、涩、平。清热利湿，止痢止血。治腹泻，痢疾，疳积，吐血，衄血，尿血，便血，子宫出血。煎服：15～30 克。捣敷治外伤出血，湿疹，皮炎。全草含没食子酸、生物碱、苷类等。煎剂在体外对痢疾杆菌有较好的抑制作用，对金黄色葡萄球菌、伤寒杆菌、绿脓杆菌等也有抑制作用。

铁指甲 tiězhǐjiǎ 佛甲草之别名。详该条。

ting

听宫 tīnggōng 经穴名。代号 SI19。出《灵枢·刺节真邪》。别名多所闻。属手太阳小肠经。位于耳屏正中前方，下颌骨髁突的后缘，张口时有凹陷处。主治耳鸣，耳聋，中耳炎，耳源性眩晕，面神经麻痹，下颌关节炎。直刺 1～1.5 寸。

听呵 tīnghē 见《针灸资生经》。听会穴别名。详该条。

听会 tīnghuì 经穴名。代号 GB2。出《针灸甲乙经》。别名听呵、后关。属足少阳胆经。位于面部，耳屏间切迹前方，下颌骨后缘，张口有凹陷处。主治耳鸣，耳聋，中耳炎，腮腺炎，下颌关节炎等。直刺 0.5～1 寸。

听声音 tīngshēngyīn 闻诊方法之一。声音的发出，不但与肺、喉、会厌、舌、齿、唇、鼻等器官有关，而且与情志、内脏也有密切关系。临床上可从患者的发声、语言、呼吸、咳嗽、呕吐、呃逆、嗳气等声音变异

了解病情，作为辨证的佐证。

庭 tíng 出《灵枢·五色》。即天庭。详该条。

停经 tíngjīng ❶指怀孕后的无月经。❷指月经净后。❸指月经闭止。

停饮胁痛 tíngyǐnxiétòng 病症名。见《秘传证治要诀·胁痛》。又名痰饮胁痛。多由水饮痰浊流注肝经，气机痹阻所致。症见胁肋疼痛，或两胁走注疼痛，甚则辘辘有声，咳嗽气急，脉沉弦。治宜涤痰通络。用导痰汤或调中顺气丸、控涎丹等方加减。

停饮心悸 tíngyǐnxīnjì 心悸之一种。见《伤寒明理论·悸》。多由水饮内停，水气凌心所致。主要症状除心悸外，可伴见胸脘痞满、头晕恶心、小便短少、苔白、脉弦等。治宜通阳化饮，用苓桂术甘汤合小半夏汤加味。参见心悸条。

停饮眩晕 tíngyǐnxuànyūn 眩晕的一种。见《证治汇补》卷四。多因中阳不运，水饮内停所致。症见头目眩冒、怔忡心悸或脐下悸、呕吐涎沫等。治宜通阳化饮。用苓桂术甘汤、小半夏加茯苓汤、泽泻汤等方。参见痰饮眩晕条。

葶苈大枣汤 tínglìdàzǎotāng 即葶苈大枣泻肺汤。详该条。

葶苈大枣泻肺汤 tínglìdàzǎoxièfèitāng 《金匮要略》方。又名葶苈大枣汤。葶苈子（熬令黄色，捣丸）如弹子大，大枣十二枚。先煮枣，再去枣，入葶苈子，水煎顿服。功能泻痰行水，下气平喘。治痰涎壅盛，咳喘胸满不得卧，或面目浮肿等症。

葶苈子 tínglìzǐ 中药名。出《神农本草经》。为十字花科植物独行菜 Lepidium apetalum Willd. 或北美独行菜 L. virginicum L.、播娘蒿 Descurainia sophia （L.） Webb. 的种子。主产于河北、辽宁、内蒙古、江苏、山东、安徽等地。辛、苦，大寒。入肺、膀胱经。

泻肺平喘，利水消肿。治痰涎壅肺，咳嗽气喘，面目浮肿，胸腹积水，小便不利。煎服：3～9克，包煎。独行菜种子含黑芥子苷与强心苷等。醇提取物在动物试验中呈强心苷样作用，能增强心肌收缩，减慢心率。大剂量

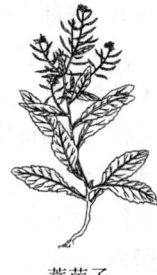

葶苈子

可引起心动过速、心室颤动等。有平喘与利尿作用。

聤耳 tíng'ěr 病症名。见《肘后备急方》。泛指耳窍化脓性疾病。或谓以脓色黄者为聤耳，脓带青色名震耳，脓带红色名风耳，脓带白色名缠耳，脓带黑色名耳疳。多因劳伤血气，热乘虚而入，邪随血气至耳，热气聚则生脓汁。相当于化脓性中耳炎。有虚实之分。实证多因肝胆郁火及三焦湿热所致。症见耳底痛、流黄色黏脓、面色青紫、脘闷便秘、舌黄质暗、脉弦数，用龙胆泻肝汤加减。虚证多属肾阴亏损，虚火上炎，症见耳中流脓，终年不愈，脓水清稀不断。宜滋阴降火，用知柏地黄丸。外治可用黄连、附子为末，吹入耳中少许，换药时宜先拭净脓液。

tong

通草 tōngcǎo 中药名。①出《本草拾遗》。别名白通草、大通草、方通。为五加科植物通脱木 *Tetrapanax papyriferus* (*Hook.*) K. Koch 的茎髓。产于云南、贵州、台湾、广西、四川等地。甘、淡，寒。入肺、胃、膀胱经。清热利水，通乳。治小便不利，水肿，尿路感染，乳汁不通。煎服：2.5～4.5克。孕妇慎服。本品含肌醇及多聚戊糖、多聚甲基戊糖、半

通草

乳糖醛酸等。②出《神农本草经》。木通之别名。详该条。

通腑泄热 tōngfǔxièrè 简称通泄。通泄大便以清除里热的治法。寒下、增液泻下等法皆是。

通谷 tōnggǔ 经穴名。位于腹部者称腹通谷，位于下肢者称足通谷。详各条。

通关散 tōngguānsǎn ❶中成药。细辛310克，皂角620克，麝香6克，薄荷125克。为末，取少许吹鼻取嚏。功能通关开窍。治突然昏厥，人事不省，牙关紧闭，痰涎壅塞。本方为《医方易简新编》（清·龚自璋辑）原方加减。❷《丹溪心法附余》方。皂角、细辛各等分。制剂、用法、功用同上。

通关丸 tōngguānwán 《兰室秘藏》方。又名滋肾丸、滋肾通关丸。黄柏、知母各一两，肉桂五分。水丸，梧桐子大，每服一百丸。功能清下焦湿热，助膀胱气化。治热蕴膀胱，尿闭不通，小腹胀满，尿道涩痛。

通光散 tōngguāngsǎn 中药名。出《滇南本草》。别名奶浆藤、乌骨藤、黄木香、下奶藤。为萝藦科植物通光散 *Marsdenia tenacissima* (*Roxb.*) Wight et Arn. 的藤茎。分布于云南、贵州。苦，寒。清热解毒，止咳平喘，通乳利尿。治上呼吸道感染，支气管炎，支气管哮喘，乳汁不通，小便不利，近试用于各种癌肿。煎服：9～15克。治疗疮肿毒。鲜叶捣敷。本品含苦味甾酯苷。已分离得到的苷元为通关藤苷元甲，苦味甾酯苷能对抗组织胺所致的豚鼠离体气管痉挛，对离体兔耳血管有扩张作用。总苷对小鼠有止咳作用，在体外能抑制肺炎双球菌和流感杆菌的生长。

通间 tōngjiān 三阳络别名。《素问·骨空论》："臂骨空在臂阳，去踝四寸两骨空之间。"王冰注："在支沟上同身寸之一寸，是谓通间。"所指即三阳络穴。

通经 tōngjīng 治疗闭经，使之通畅的方法。治疗经闭先应排除怀孕期、哺乳期或绝经期的生理性经闭，再分别虚实。常用通经治法为：气血两虚证表现为经闭、头昏眼花、耳鸣心悸、气短疲乏、舌淡无苔、脉沉细，用当归、白芍、川芎、党参、白术、甘草、丹参等益气养血。气滞血瘀证表现为经闭、精神抑郁、烦躁易怒、胸闷胁痛、小腹胀痛、舌边紫暗或有紫点、脉弦或涩，用当归、川芎、赤芍、桃仁、红花、香附、延胡索等行气活血。

通经甘露丸 tōngjīnggānlùwán 中成药。当归、桃仁、大黄、牡丹皮、肉桂、干漆、牛膝、红花各125克，三棱15克，莪术30克。水丸，每服6～9克。治瘀血阻滞，月经不通，少腹胀痛，午后发热。本方为《验方汇辑》大通经丸加减。

通可去滞 tōngkěqùzhì 用通利之药去除气滞邪壅之证。如产后气血壅盛，乳汁不下，用通草、王不留行等药以通窍下乳。又如湿痹之证，由于湿邪留滞，四肢沉重酸痛，用防己、威灵仙等药以去留滞的湿邪。

通里 tōnglǐ ❶经穴名。代号HT5。出《灵枢·经脉》。属手少阴心经。络穴。位于前臂掌侧，当尺侧腕屈肌腱桡侧缘，腕横纹上1寸处。主治心绞痛，心悸，癔病，失语，腕关节疾患。直刺0.3～0.5寸。灸3～5分钟。❷治法。详下法条。

通脉四逆加猪胆汁汤 tōngmàisìnìjiāzhūdǎnzhītāng 《伤寒论》方。炙甘草二两，干姜三至四两，生附子一枚，猪胆汁半合。水煎前三味，去滓，入猪胆汁，分两次服。治霍乱吐泻已断，汗出而厥，四肢拘急不解，脉微欲绝者。

通脉四逆汤 tōngmàisìnìtāng 《伤寒论》方。炙甘草二两，生附子一枚，干姜三至四两。加葱九茎，水煎，分两次服。功能温中回阳，通脉。治少阴病，阴盛于内，格阳于外，下利清谷，手足厥逆，脉微欲绝，身反不恶寒，其人面色赤，或腹痛，或干呕，或咽痛，或利止脉不出者。

通门 tōngmén 出《针灸聚英》。三阳络穴别名。详该条。

通木 tōngmù 正骨器械。出《医宗金鉴·正骨心法要旨》。用杉木板宽三寸，厚二寸，长由腰起上过肩一寸许。外平，贴身面凹形，使与脊骨肌肉相吻合。按其长分五份，一、三、四、五处各自侧面斜钻一孔，穿宽带一条，第一条由肩上downward交叉紧缚于胸前，余均平行紧缚于腹部。凡用此木，先以棉絮软布贴身垫之，以防磨痛或磨伤皮肤。通木与今之腰背支架功能相似。

通气 tōngqì 即行气。详该条。

通窍鼻炎片 tōngqiàobíyánpiàn 中成药。见《中华人民共和国药典》2010年版一部。苍耳子（炒）200克，防风150克，黄芪250克，白芷150克，辛夷150克，白术（炒）150克，薄荷50克。功能散风固表，宣肺通窍。用于风热蕴肺、表虚不固所致的鼻塞时轻时重、鼻流清涕或浊涕、前额头痛；慢性鼻炎、过敏性鼻炎、鼻窦炎见上述证候者。口服。一次5～7片，一日3次。

通窍活血汤 tōngqiàohuóxuètāng 《医林改错》方。赤芍、川芎各一钱，桃仁二钱，红花三钱，老葱三根，大枣七个，鲜姜三钱，麝香五厘。酒、水煎服。功能活血通窍，行瘀通经。治头面上部血瘀之证，见久聋、酒糟鼻、目赤疼痛、头发脱落、牙疳、白癜风、紫斑及干血痨。

通乳 tōngrǔ 即催乳。详该条。

通乳丹 tōngrǔdān 《傅青主女科》方。又名生乳丹。人参、生黄芪各一两，当归二两，麦冬五钱，木通、桔梗各三分，猪蹄二个。水煎服。治产后气血两虚，乳汁不下。

通俗伤寒论 tōngsúshānghánlùn 医书。12卷。清·俞根初原著。作者融汇古今有关论著，结合个人临床经验，阐述伤寒证治较详。此书后经何秀山加按，多系经验之谈。何廉臣等复予增订，综合伤寒、温热学说（其中包括一些重要的内伤杂病）加以分析归纳。近人曹炳章又补其缺漏，徐荣斋重订全书，改名《重订通俗伤寒论》。新中国成立后有排印本。

通天 tōngtiān 经穴名。代号 BL7。出《针灸甲乙经》。别名天白。属足太阳膀胱经。位于头部，前发际正中直上 4 寸，旁开 1.5 寸处。主治头痛，眩晕，鼻塞，鼻出血等。平刺 0.3～0.5 寸。

通天草 tōngtiāncǎo 中药名。见《饮片新参》。别名荸荠苗。为莎草科植物荸荠 Heleocharis dulcis (Burm. f.) Trin. 的地上茎。甘，寒。清热利尿。治小便不利，水肿，淋病。煎服：9～15 克。

通下 tōngxià 即下法。详该条。

通泄 tòngxiè 通腑泄热的简称。详该条。

通心络胶囊 tōngxīnluòjiāonáng 中成药。见《中华人民共和国药典》2010 年版一部。人参、水蛭、全蝎、赤芍、蝉蜕、土鳖虫、蜈蚣、檀香、降香、乳香（制）、酸枣仁（炒）、冰片。上 12 味制成胶囊剂。功能益气活血，通络止痛。用于冠心病心绞痛属心气虚乏、血瘀络阻者，症见胸部憋闷、刺痛、绞痛、固定不移、心悸自汗、气短乏力、舌质紫暗或有瘀斑、脉细涩或结代。亦用于气虚血瘀络阻型中风，症见半身不遂或偏身麻木、口舌歪斜、言语不利。口服。一次 2～4 粒，一日 3 次。每粒装 0.38 克。

通宣理肺片 tōngxuānlǐfèipiàn 中成药。即通宣理肺丸加葛根，制成片剂。治同通宣理肺丸。

通宣理肺丸 tōngxuānlǐfèiwán 中成药。紫苏叶 4500 克，黄芩、枳壳、橘皮、桔梗、茯苓、前胡、麻黄各 3000 克，法半夏、甘草、杏仁各 2250 克。蜜丸，每服 6～12 克，日两次。治外感咳嗽，发热恶寒，头痛无汗，四肢酸懒，鼻流清涕。本方为《太平惠民和剂局方》参苏饮加减。

通玄处士 tōngxuánchùshì 见刘完素条。

通阳 tōngyáng 治疗寒湿阻遏、痰凝瘀阻等引致阳气不通的方法。如胸阳为痰浊阻闭的胸痹证，用瓜蒌薤白白酒汤；湿温病湿阻三焦，用三仁汤；痰浊瘀阻胸阳引致的心绞痛，用苏合香丸、失笑散；寒凝瘀阻血脉引致的四逆厥冷，用当归四逆汤等。

通因通用 tōngyīntōngyòng 反治法之一。出《素问·至真要大论》。用通利的方法治疗通证。通泄的病症，一般应采用固涩的治法。但对某些现象是"通"，而本质是瘀热的病症，则不但不能温补固涩，反而要通利，故称。如湿热引起的小便频数，瘀血停积引起的血崩，应分别采用通利小便、破血行瘀的方法治疗。《类经》："火热内蓄，或大寒内凝，积聚留滞，泻利不止，寒滞者以热下之，热滞者以寒下之，此通因通用之法也。"

通幽汤 tōngyōutāng 《兰室秘藏》方。炙甘草、红花各一分，生地黄、熟地黄各五分，升麻、桃仁、当归各一钱，槟榔五分（研末，冲）。水煎服。治噎膈，大便燥结，饮食不下，梗塞不顺，或食入反出。

通瘀煎 tōngyūjiān 《景岳全书》方。当归尾三至五钱，山楂、香附、红花各二钱，乌药一至二钱，木香七分，青皮、泽泻各一钱五分。水煎服。治妇人气滞血瘀，月经不畅，腹痛拒按，及产后瘀血腹痛等症。

同病异治 tóngbìngyìzhì 同一病症，可因人、因时、因地的不同，或由于病情的发展、病型的各异，病机的变化，以及用药过程中正邪消长等差异，治疗时应根据不同的情况，采取不同的治法。

同精 tóngjīng 同样都是以保养精气为目的。《灵枢·五乱》："补泻无形，谓之同精。"

同名经配穴法 tóngmíngjīngpèixuéfǎ 配穴方法之一。手、足同名称经脉所属穴位上下配合使用。如《百症赋》："热病汗不出，大都更接于经渠。"是手足太阴经相配。"倦言嗜卧，往通里、大钟而明。"为手足少阴经同用等。

同气 tóngqì 六淫之气中于人，与人体的六经之气相合者为同气，如风入厥阴、寒入太阳等；不与六经之气相合者为客气。《素问·标本病传论》："人有客气，有同气。"

同身寸 tóngshēncùn 量取穴位的长度单位。出《千金要方》。凡以本人肢体某些部位折作一定长度以量取穴位者，称同身寸。主要是指指寸法，也包括骨度法等。详各条。

同岁会 tóngsuìhuì 运气术语。逢阴年（阴干），不及的中运之气与在泉之客气相合。《素问·六元正纪大论》："不及而同地化者亦三……不及而加同岁会也。"如癸巳、癸亥、癸卯、癸酉四年，均为火运不及，巳亥年为少阳相火在泉，卯酉年为少阴君火在泉，是阴火运各合于客气之少阳相火、少阴君火，即为同岁会年。此外，辛丑、辛未亦为同岁会。

同天符 tóngtiānfú 运气术语。逢阳年（阳干），太过的中运之气与在泉之客气相合。《素问·六元正纪大论》："太过而同地化者三……太过而加同天符。"如甲辰、甲戌年，甲为阳土，辰、戌年太阴湿土在泉，是阳土运与在泉湿气合，即为同天符年。此外，壬寅、壬申、庚子、庚午亦为同天符。

桐油树子 tóngyóushùzǐ 即油桐子。详该条。

桐油中毒 tóngyóuzhòngdú 病名。因误食桐油而出现中毒症状。症见恶心、呕吐、腹痛、腹泻等胃肠道症状外，还可见发热、气短、肢麻、水肿、心脏扩大、肝肾功能损害等。治宜中西医结合救治。《本草纲目》卷四载有解桐油毒的药物，如甘草、干柿等。可参考。

桐子 tóngzǐ 油桐子之简称。详该条。

铜绿 tónglǜ 中药名。出《本草纲目》。别名铜青。为铜器表面经二氧化碳或醋酸作用后生成的绿色锈衣。酸、涩、平，有大毒。退翳，去腐，杀虫。外用治目翳，烂弦风眼，痈疽肿毒，喉痹，牙疳，臁疮，顽癣，研末撒或调敷。本品主含碱式碳酸铜。

铜钱草 tóngqiáncǎo 广东金钱草、积雪草二药之别名。详各条。

铜青 tóngqīng 铜绿之别名。详该条。

铜人 tóngrén 即针灸铜人。详该条。

铜人腧穴针灸图经 tóngrénshùxuézhēnjiǔtújīng 针灸书。又名《新铸铜人腧穴针灸图经》。3卷，宋·王惟一撰。刊于1027年。

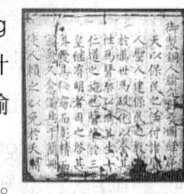

铜人腧穴针灸图经

该书是在作者主持创制的针灸铜人模型（其上刻有经脉、腧穴）基础上编撰的。书中论述手足三阴三阳经脉和任、督二脉的循行及其腧穴，参考诸家学说予以考订，并附经脉腧穴图。原书另附《穴腧都数》一卷，简记腧穴部位。1186年此书改编为5卷，书名《新刊补注铜人腧穴针灸图经》。新中国成立后有影印本。

铜人针灸经 tóngrénzhēnjiǔjīng 针灸著作。7卷。此书虽冠"铜人"之名，实系元代书商抄录《太平圣惠方》卷九十九《针经》的全文，析为1～6卷，另附针灸禁忌1卷。原书系唐代佚名氏撰，书中记载了一些常用要穴的针治经验，并附12幅腧穴图。

铜中毒 tóngzhòngdú 病名。因大量吸入铜粉尘及烟雾，或服用过量铜盐中毒，症见头痛、头晕、全身乏力、口腔黏膜蓝染、口有金属味、恶心呕吐、剧烈腹痛腹泻、呕吐物及排泄物呈蓝色或绿色，或更见呕血，黑粪。严重者次日发热，心动过速、血压下降及昏迷、痉挛等，肝肾功能异常，甚则衰竭。中毒时间延长，可见溶血现象。因接触所致者，可见接触性皮炎、湿疹，甚至坏死。宜中西医结合救治。《本草纲目》卷四载有解铜毒药物，如慈菇、胡桃、鸭通汁等。

潼蒺藜 tóngjíli 见《本草便读》。沙苑子之处方名。详该条。

潼沙苑 tóngshāyuàn 见《中国药学大辞典》。沙苑子之别名。详该条。

瞳 tóng 即瞳神。详该条。

瞳人 tóngrén 即瞳神。详该条。

瞳人干缺 tóngréngānquē 病症名。见《世医得效方》卷十六。又名瞳神缺陷。一般由瞳神缩小失治，黄仁与睛珠粘连所致，多属肝肾不足，虚火上炎。症见瞳神边缘如锯齿，似梅花，偏缺参差，失去正常之圆形。治宜滋养肝肾，清热明目。用补肾丸（方见圆翳内障条）加减。参见瞳神缩小条。

瞳人紧小 tóngrénjǐnxiǎo 即瞳神缩小。详该条。

瞳人散杳 tóngrénsànyǎo 即瞳神散大。详该条。

瞳人锁紧 tóngrénsuǒjǐn 即瞳神缩小。详该条。

瞳仁 tóngrén 即瞳神。详该条。

瞳神 tóngshén 见《证治准绳·杂病》。又名瞳、瞳人、瞳子、瞳仁、水轮、金井。《审视瑶函》引华佗云："目形类丸，瞳神居中而独前。"狭义为黑睛内黄仁中央之圆孔，亦即瞳孔。广义包括神水（房水）、神膏（玻璃体）、睛珠（晶状体）、视衣（视网膜）等。外观清莹，随光线的强弱而缩展，是视觉和光感的重要部位。瞳神内应于肾，其疾患多与肾有关；因肝肾同源，故瞳神疾患又常与肝肾两脏相联系。

瞳神缺陷 tóngshénquēxiàn 即瞳人干缺。详该条。

瞳神散大 tóngshénsǎndà 病症名。见《证治准绳·杂病》。又名瞳人散杳。多由肝胆风火升扰或肝肾阴虚所致。常见于绿风内障等。此外，外伤亦可引起。症见瞳神散大，展缩失灵，甚则风轮一周窄细如线。宜根据病因，结合全身症状辨证论治。

瞳神缩小 tóngshénsuōxiǎo 病症名。见《审视瑶函》。又名瞳人紧小、瞳人锁紧。多由肝胆火炽或肝肾阴亏、虚火上炎所致。症见瞳神缩小，甚者小如针孔，失去正常舒缩功能，抱轮红赤，羞明流泪，头目疼痛，视力下降，甚则严重影响视力。类似虹膜睫状体炎。治宜清泻肝胆实火，用龙胆泻肝汤加减；滋阴清热，用六味地黄丸酌加知母、黄柏。并可配合西药散瞳，免致瞳神干缺等。

瞳神欹侧 tóngshénqīcè 病症名。多因蟹睛致黄仁涌向破口，与黑睛粘定，使瞳神变形移位，不得复原所引起。也有因先天或内眼手术所致。症见"瞳神歪斜不正，或如杏仁、枣核、三角、半月"（《证治准绳·杂病》），亦有瞳神偏于黑睛边缘，甚至瞳神消失者。

瞳子 tóngzǐ 出《灵枢·大惑》。即瞳神。详该条。

瞳子髎 tóngzǐliáo 经穴名。代号GB1。出《针灸甲乙经》。别名后曲。属足少阳胆经。位于面部，目外眦外侧0.5寸处，眶骨外缘凹陷中。主治结膜炎、泪囊炎、近视、视神经萎缩等眼病及偏头痛等。平刺0.3～0.5寸。

痛痹 tòngbì 病名。出《素问·痹论》等篇。①即寒痹。详该条。②即痛风（见《医学正传·痛风》）。详该条。

痛风 tòngfēng ❶痹证的一种（见《格致余论·痛风》）。又称白虎历节。因疼痛较剧，故有认为即痛痹（《医学正传》）。又因疼痛走注不定，有认为即风痹（《景岳全书·杂证谟》）。详历节条。❷即风痹（见《张氏医通·痛风》）。

痛经 tòngjīng 病名。又名经行腹痛。每在月经期或行经前后出现小腹及腰部疼痛，甚则剧痛难忍的病症。有气滞痛经、血瘀痛经、寒湿凝滞痛经、气血虚弱痛经、肝肾亏损痛经。详各条。

痛泻要方 tòngxièyàofāng 又名白术芍药散。见《丹溪心法》。炒白术三两，炒白芍二两，防风一两，炒陈皮一两五钱。为粗末，水煎，分八次服，或为末冲服，或制成丸剂。功能泻肝补脾。治肝旺脾虚而致的肠鸣腹痛，大便泄泻，泻时腹痛，舌苔薄白，脉弦而缓。也用于急性肠炎见上症者。原著无方名。

tou

偷粪鼠 tōufènshǔ 病名。《外科医镜》。痈生于肛门前后，形长如鼠状，病情较轻。参见肛门痈条。

偷针 tōuzhēn 即针眼。详该条。

头风 tóufēng 病名。见《诸病源候论·头面风候》。①头痛经久不愈，时作时止者。明·方隅《医林绳墨》："浅而近者，名曰头痛；深而远者，名曰头风。"多因风寒或风热侵袭，及痰瘀郁遏头部经络所致。其症见头痛反复发作，痛势一般较剧，兼症不一。可兼见目痛，甚至失明；或兼见鼻流臭涕；或兼见恶心，眩晕耳鸣；亦可兼见头部麻木

或项强。治宜祛风通络为主，或兼散寒、清火、化痰、逐瘀等法。可选用消风散（《杂病源流犀烛》：荆芥、甘草、人参、白茯苓、僵蚕、川芎、防风、藿香、羌活、蝉蜕、陈皮、厚朴、细茶）、芎辛导痰汤（《杂病源流犀烛》：川芎、细辛、南星、陈皮、茯苓、半夏、枳实、甘草）、血府逐瘀汤等方加减。头风痛在一侧者名偏头风。两太阳连脑痛者名夹脑风。又如痰厥头痛、肾厥头痛、湿热头痛等，多有经久不愈者，亦属头风，可参见各条。本证可见于青光眼、偏头痛、血管性头痛、鼻及鼻旁窦炎、脑肿瘤、神经性头痛等各种疾病。②头部感受风邪的总称，包括头痛、眩晕、口眼歪斜、头痒多屑等各种证候（见《千金要方》）。

头风白屑 tóufēngbáixiè 即白屑风。详该条。

头风眩晕 tóufēngxuànyūn 又称头风眩运。病症名。眩晕因风痰结聚胸中，壅遏清阳所致者。《医碥·眩晕》："痰涎随风火上壅，浊阴干于清阳也，故头风眩晕者多痰涎。"《儒门事亲·风门》："凡头风眩运，手足麻痹，胃脘发痛，心腹满闷，按如水声，可用独圣散吐之。吐讫，可用清上辛凉之药。"如防风通圣散加半夏等。参见风痰眩运条。

头骨 tóugǔ 骨名。即颅，头部骨骼。由脑颅骨与面颅骨构成。

头汗 tóuhàn 证名。出《伤寒论·辨太阳病脉证并治》。头面局部多汗。有因水亏火旺者，治宜滋阴降火，可用当归六黄汤。有因胃热上腾者，治宜清泄胃火，可用竹叶石膏汤、收汗丹（《辨证录》：玄参、生地、荆芥、五味子、桑叶、白芍、苏子、白芥子）。有因湿邪搏阳者，治宜化湿温中，可用胜湿汤（《沈氏尊生书》：羌活、防风、苍术、甘草、黄连、黄柏、猪苓、泽泻）。此外，关格、水结胸、少阳病、老人气喘以及重病阳脱之时，均可兼见头汗，详各条。

头昏 tóuhūn 症状名。患者主观感觉头脑不清，或头重脚轻，或眼花，眼前发黑等，但不存在眼震颤、景物旋转等。头昏与头痛、头风、头晕等症在病变中常相互混杂。参见头痛、头风、头晕各条。

头角 tóujiǎo 人体部位名。亦称额角。指前发际在左、右两端弯曲下垂所呈之角。《灵枢·经脉》："胆足少阳之脉……上抵头角。"

头临泣 tóulínqì 经穴名。代号CB15。原名临泣。出《针灸甲乙经》。属足少阳胆经。位于瞳孔直上入发际0.5寸，当神庭穴与头维穴连线之中点处。主治前额痛，目眩，鼻塞，惊痫等。沿皮刺0.5~1寸。

头面疮 tóumiànchuāng 病名。见《薛氏医案》。由脏腑积热，外受风湿，湿热相搏而成。小儿多见。头面潮红，瘙痒起疹，破流脓汁，反复发作，甚则蔓延全身。治宜清热疏风利湿。内服防风通圣散化裁，外搽青黛散。

头目不清利 tóumùbùqīnglì 症名。见《兰室秘藏·头痛门》。头脑不爽利及视物模糊的感觉。《东医宝鉴·外形篇》："此由风、湿、热、痰涎郁于精明之府，故头目不为清爽。宜川芎丸、防风散、川芎散、沃雪汤、清神养荣汤。"肝阳上亢、气郁等均可引起本症。参见眩晕条。

头偏痛 tóupiāntòng 见《太平圣惠方》卷四十。即偏头痛。详该条。

头强 tóuqiáng 症名。见《灵枢·经脉》。头项俯仰、转侧牵强的感觉。多由血不养筋、风邪侵袭经脉或肝风内动所致。可见于痉病、惊厥、落枕等疾病。参见项强条。

头窍阴 tóuqiàoyīn 经穴名。代号GB11。原名窍阴，出《针灸甲乙经》。别名枕骨。属足少阳胆经。位于颞骨乳突后方，天冲穴与完骨穴沿发际弧形连线的中下1/3交点处。主治头项痛，耳鸣，耳聋等。沿皮刺0.5~1寸。

头热 tóurè 症名。出《金匮要略·痉湿暍病脉证并治》。头部有热感。多由阴虚火升，或肝风、肝阳上扰等所致。常伴颧红、面部烘热等症。治宜滋阴降火、平肝潜阳等法。

头软 tóuruǎn 五软之一。又名头项软。头为诸阳之会，因阳气不足，或后天营养不良，脾气不升，症见头项软弱，不能抬起。治宜温肾补脾，益气升阳。用补中益气汤，兼服补肾地黄丸（《证治准绳》：熟地、山萸、山药、茯苓、丹皮、泽泻、牛膝、鹿茸）。

头身喜汗 tóushēnxǐhàn 病症名。头身经常容易出汗，多见于小儿。《诸病源候论》："小儿有血气未实者，肤腠则疏，若厚衣温卧，脏腑生热，蒸发腠理，津液泄越，故令头身喜汗也。"治疗可在清脏腑热的基础上酌加麻黄根、浮小麦等固表敛汗药。若卫虚而表气不固者，可用玉屏风散实卫固表。

头髓 tóusuǐ 即脑。详该条。

头痛 tóutòng 病症名。出《素问·平人气象论》等篇。亦称头疼。凡整个头部以及头的前、后、侧部疼痛，总称头痛。头为诸阳之会、精明之府，五脏六腑之气血皆上会于此。凡外感六淫，脏腑内伤，阳气阻塞，浊邪上踞，肝阳上亢，精髓气血亏损，经络运行失常等，均能导致头痛。从病因分，有外感头痛（感冒头痛、厥逆头痛、风寒头痛、风热头痛、风湿头痛等）、内伤头痛（气虚头痛、阳虚头痛、血虚头痛、阴虚头痛、肝阳头痛、伤食头痛、伤酒头痛等）；从经络分，有三阳头痛（太阳头痛、阳明头痛、少阳头痛等）、三阴头痛（太阴头痛、少阴头痛、厥阴头痛等）；从病情轻重、病程长短、发作规律及疼痛部位分，有真头痛、头风、偏头风、雷头风、脑风巅顶痛等。详各条。

头痛花 tóutònghuā 芫花之别名。详该条。

头维 tóuwéi 经穴名。代号 ST8。出《针灸甲乙经》。属足阳明胃经。位于头部，额角入发际 0.5 寸，距头正中线 4.5 寸处。主治头痛，眩晕，面神经麻痹，眼肌痉挛等。沿皮刺 0.5～1 寸。

头响 tóuxiǎng 症状名。脑鸣的别称。《四科简效方·内科通治》："头响即脑鸣也。"

头项强痛 tóuxiàngqiángtòng 症名。见《伤寒论·辨太阳病脉证并治》。多因外感六淫之邪遏阻经脉所致。一般初起多为表证，治宜发散解表为主。如属久病，多为风湿痹证，治疗以祛风湿、通经络为主。

头项软 tóuxiàngruǎn 即头软。详该条。

头眩 tóuxuàn 症名。见《金匮要略·中风历节病脉证并治》。指头部昏晕。详眩晕条。

头摇 tóuyáo 病症名。见《医学入门》卷四。头部摇颤不能自制的症状。实证多属风火相煽，或阳明腑实引动肝风，症见突然头摇、目眩耳聋、颈项强痛，或伴高热烦躁、腹痛便秘等，治宜平肝息风、泻火清热为主。虚证多因年老肝肾不足，或病后虚弱，虚风内动所致，症见长期头部颤摇及其他虚弱证候，治宜补肝肾、益气血、扶正息风为主。

头晕 tóuyūn 症名。头脑昏晕而感觉自身或周围景物旋转，甚者恶心呕吐。《医碥·眩晕》："晕与运同，旋转也，所见之物皆旋转如飞，世谓之头旋是也。"《慎斋遗书》卷九："头晕，有肾虚而阳无所附者；有血虚火升者；有脾虚生痰者；有寒凉伤其中气，不能升发，故上焦元气虚而晕者；有肺虚肝木无制而晕者……肾虚阳无所附而晕，六味汤加人参；血虚火升而晕，芎归芍药汤；脾虚生痰，四君子加半夏、天麻；寒凉伤气，气虚而晕，补中益气加附子；肝木无制而晕，黄芪建中汤。"参见眩晕条。

头胀 tóuzhàng 症名。头部胀重不适的感

觉。外感者多因感受湿邪、感冒或温病初期或暑温余邪不清，或感受秽湿所致。根据证情不同，常用解表、清热、辟秽、化湿等法。内伤者多因肝火上逆、湿热内阻所致，治宜泻肝降逆、清化湿热为主。

头针疗法 tóuzhēnliáofǎ 又称头皮针。用针刺激头皮特定区的一种治疗方法。它是在针刺疗法与现代医学关于大脑皮层功能定位的理论相结合的基础上发展起来的。操作时，一般沿皮下缓慢捻转进针，当达到一定深度时，固定针体，切勿提插，再行大幅度快速捻转，出现针感后，再持续捻转 3～4 分钟，留针 10～20 分钟，其间捻转 1～2 次。本法适用于中风后遗症，震颤麻痹，舞蹈病，肢体运动障碍等。头针刺激区定位与主治见附表。

头重 tóuzhòng 症名。见《素问·厥论》等篇。指头部自觉重坠，或如被困裹的感觉。多因外感湿邪或湿痰内阻所致。症见头重难举，天阴尤甚。治宜化湿为主，方用红豆散（《医学纲目》：麻黄根、苦丁香、红豆、羌活、连翘）搐鼻，或用羌活胜湿汤、清空膏等加减。因内伤元气，头重气乏者，宜补气升阳；因元精不足致头重不能举，形气衰惫，脉微弱者，宜峻补精气；因阳明实热致头重痛，潮热，脉实者，宜用下法。

投火拔罐法 tóuhuǒbáguànfǎ 拔罐法之一。用小纸片点火后投入罐内，不待纸片燃尽，迅即将罐罩在应拔部位。参见拔罐法条。

透斑 tòubān 温病病热入营分，内迫营血，斑点隐隐欲出，宜使用清营透热之法，常用清营汤。《温热论》："营分受热，则血液受劫，心神不安，夜甚无寐，成斑点隐隐，即撤去气药……急急透斑为要。"

透风于热外 tòufēngyúrèwài 治法。出《温热论》。风温一般须用辛凉药物散风，使病邪外透。若病者既有里热，又有外感风邪，

需用辛凉药物解表透邪，里热才能随之而除。但临床上多解表、清里并用。

透骨草 tòugǔcǎo 中药名。出明·高濂《灵秘丹药笺》。为大戟科植物地构叶 *Speranskia tuberculata* (Bge.) Baill. 或凤仙花科植物凤仙 *Impatiens balsamina* L. 的全草。主产于山东、河南、江苏等地。辛、苦，温。祛风除湿，活血止痛。治风湿痹痛，腰扭伤，闭经。煎服：6~9克。治疮疡肿毒，阴囊湿疹。煎水洗。孕妇忌服。凤仙全草含吲哚-3-乙腈、山柰酚及其糖苷、槲皮素-3-葡萄糖苷等。

透骨草

透镜灸 tòujìngjiǔ 日光灸的一种。详该条。

透脓散 tòunóngsǎn 《外科正宗》卷一方。黄芪四钱，川芎三钱，当归二钱，炒穿山甲末一钱，皂角刺一钱五分。水煎服，或兑入酒一杯服。治痈疽诸毒，内脓已成而不溃者。

透热转气 tòurèzhuǎnqì 即透营转气。详该条。《温热论》："入营犹可透热转气。"

透天凉 tòutiānliáng 针刺手法，多属泻法。出金·窦汉卿《金针赋》。将预定针刺深度分为浅、中、深三层，操作时由深至浅，每层紧提慢按六次，如此反复几遍，至患者自觉某一局部或全身有凉感时出针，不闭其孔。本法有泻阳退热的作用，适用于肝阳上亢、温疟、骨蒸劳热等一切阳盛之证。

透邪 tòuxié 也称达邪。透达表邪的治法。外感表证，须透邪外出，故称。

透穴法 tòuxuéfǎ 针刺时，针从一穴刺至他穴的方法。见元·王国瑞《扁鹊神应针灸玉龙经》。如地仓透颊车、条口透承山、外关透内关、丘墟透照海等。临床可根据治疗需要，结合穴位解剖特点选用。

透营转气 tòuyíngzhuǎnqì 又称透热转气。适用于热性病邪初传入营分的治法。热邪初入营分，症见身热夜甚、口渴或不渴、心烦不眠、时有谵语，或斑疹隐隐、舌绛而干、脉细数。治法宜于清营解毒之中，配以清气分之药，引邪出气分，从外而解。可用清营汤之类。

透疹 tòuzhěn 透泄疹毒，使疹子容易发出的治法。凡出疹的病，在应出而未出或疹出不畅时，可采用辛凉透表一类的药物，使它顺利出透，不致发生变证，多用于麻疹初期的证治。

tu

图注八十一难经 túzhùbāshíyīnànjīng 医书。详图注难经脉诀条。

图注八十一难经定本 túzhùbāshíyīnànjīng dìngběn 医书。2卷。明·童养学注。刊于17世纪中期（崇祯年间）。该书上卷为诊法部分，又名《新刻增补王叔和脉诀图注定本》。内有佚名氏《增诊家指掌》及王叔和《脉诀》（包括《脉赋》等内容）。其中收载了脉诊、脉象、望诊、闻诊的多种歌诀。下卷为《八十一难经》本文及注释，注文比较简明。每条问难附一图解，系转录张世贤《图注八十一难经》者。

图注难经脉诀 túzhùnànjīngmàijué 医书。明·张世贤注。刊于1501年。是张氏《图注八十一难经》（8卷）和《图注王叔和脉诀》（4卷）二书的合刊本。前者用注文加图解的形式注释《难经》全书，对于理解原文有一定帮助，但注文部分缺乏精辟的见解。

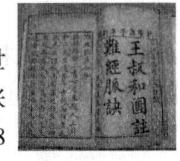

图注难经脉诀

图注王叔和脉诀 túzhùwángshūhémàijué 医书。详图注难经脉诀条。

土白蔹 tǔbáiliǎn 马㼎儿之别名。详该条。

土白芷 tǔbáizhǐ 山矾根之别名。详该条。

土贝 tǔbèi 土贝母之简称。详该条。

土贝母 tǔbèimǔ 中药名。出《本草从新》。别名土贝、草贝。为葫芦科植物土贝母 Bolbostemma Paniculatum（Maxim.）Franquet 的块茎。主产于河南、陕西、山西、河北等地。苦，凉。清热解毒，散结消肿。治乳痈，乳癌，瘰疬痰核，疮疡肿毒。煎服：4.5～9克。捣烂敷，治蛇虫咬伤，外伤出血。

土鳖虫 tǔbiēchóng 即地鳖虫。详该条。

土薄荷 tǔbòhe 剪刀草之别名。详该条。

土不制水 tǔbúzhìshuǐ 脾属土，肾主水。根据五行的资生制约关系，在正常情况下，脾土制约水液，使其正常运化，不使泛滥成病。若脾土虚弱不能制约水湿，则可泛滥为患，出现水肿、痰饮等症。

土蚕 tǔcán 蛴螬之别名。详该条。

土柴胡 tǔcháihú 牡蒿之别名。详该条。

土大黄 tǔdàhuáng 中药名。①出《植物名实图考》。别名金不换、血三七。为蓼科植物土大黄 Rumex madaio Makino 的根。分布于山东、江苏、江西、河南、湖北、湖南、广东等地。苦、辛，凉。清热解毒，凉血止血，通便，杀虫。治咽喉肿痛，大头瘟，大便秘结，吐血，咯血，衄血。煎服：9～15克。外治痈肿，腮腺炎，疥癣，湿疹，皮炎。捣汁涂或研末调敷。本品煎剂可缩短小鼠凝血时间，有止血作用。②羊蹄、酸模之别名，详各条。

土防己 tǔfángjǐ 即木防己。详该条。

土风疮 tǔfēngchuāng 证名。出《诸病源候论》。因肌腠虚疏，风尘入于皮肤所致。状如风疹而头破，时好时发。类似丘疹性荨麻疹。治宜内服荆防败毒散。注意皮肤清洁，以防再发。

土茯苓 tǔfúlíng 中药名。出明·兰茂《滇南本草》。别名白余粮、冷饭团。为百合科植物光叶菝葜 Smilax glabra Roxb. 的块状根茎。主产于广东、湖南、湖北、浙江、安徽等地。甘、淡，平。入胃、肝经。利湿，祛风，解毒。治肾炎水肿，尿路感染，筋骨挛痛，梅毒，湿疮，痈肿，瘰疬，并能解汞粉、银朱慢性中毒。近用以防治钩端螺旋体病。煎服15～60克。忌茶。本品含皂苷、鞣质、树脂等。

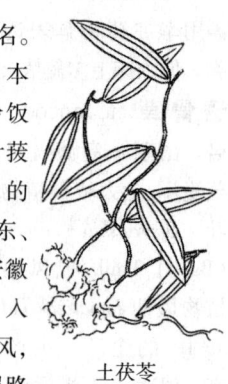

土茯苓

土茯苓合剂 tǔfúlínghéjì 经验方。见上海中医学院《中医外科学讲义》。土茯苓 30～60克，金银花 12克，威灵仙 9克，白鲜皮 9克，甘草 3克，苍耳子 15克。水煎服。功能凉血，清热，解毒。治梅毒。连服两个月为一疗程。

土甘草 tǔgāncǎo 岗梅根之别名。详该条。

土甘草豆 tǔgāncǎodòu 相思子之别名。详该条。

土疳 tǔgān 即针眼。详该条。

土狗 tǔgǒu 蝼蛄之别名。详该条。

土黄柏 tǔhuángbǎi 十大功劳之别名。详该条。

土黄连 tǔhuánglián 白屈菜之别名。详该条。

土黄芪 tǔhuángqí 金雀根之别名。详各条。

土茴香 tǔhuíxiāng 莳萝子之别名。详该条。

土槿皮 tǔjǐnpí 即土荆皮。详该条。

土荆芥 tǔjīngjiè 中药名。出清·何克谏《生草药性备要》。别名臭草、钩虫草。为藜科植物土荆芥 Chenopodium ambrosioides L. 的全草。主产于广西、广东、福建、贵州等地。辛、苦，温，有毒。杀虫，祛风止痒。

治蛔虫、钩虫、蛲虫及鞭虫病。煎服：3~6克。煎水洗可治湿疹、瘙痒、疥、癣。内服过量可引起恶心、呕吐、便秘、耳鸣和视觉障碍等中毒症状。孕妇忌用。全草含挥发油，其主要成分为驱蛔素，尚含皂苷。叶中还含土荆芥苷和山柰酚－7－鼠李糖苷等黄酮苷。驱蛔素能驱除蛔虫。土荆芥油对钩虫、阿米巴痢疾也有效。对皮肤真菌也有较好的抑制作用。有心、肝、肾疾患或消化道溃疡者禁用。虚弱或营养不良者慎用或减量，2~3周内不应重复应用，不宜空腹服药。

土荆皮 tǔjīngpí 中药名。见《药材资料汇编》。别名土槿皮。为松科植物金钱松 *Pseudolarix kaempferi* Cord. 的根皮。主产于浙江、安徽、江苏。辛，温，有毒。杀虫。治体癣，脚癣，疥疮。外用：浸酒涂擦或研末醋调敷。本品含鞣质及酸性成分。土槿皮酊内含土槿皮酸（系混合物，约0.8%），对我国常见的10种皮肤致病真菌，均有一定的抑制作用。水煎剂作用很差。

土羚羊 tǔlíngyáng 狗肝菜之别名。详该条。

土木鳖 tǔmùbiē 即木鳖子。详该条。

土木香 tǔmùxiāng 中药名。出宋·苏颂等《本草图经》。别名祁木香。为菊科植物土木香 *Inula helenium* L. 的根。主产于河北、浙江、四川等地。辛、苦，温。行气止痛，健脾和胃，驱虫。治脘腹胁肋胀满疼痛，呕吐，泄泻，痢疾，蛔虫病。煎服：3~9克。本品含挥发油，其主要成分为土木香内酯、异土木香内酯、二氢异土木香内酯等。土木香内酯及其衍生物有驱蛔作用，体外有较强的抗结核杆菌作用。土木香对金黄色葡萄球菌、痢疾杆菌、绿脓杆菌及常见致病性皮肤真菌也有抑制作用。

土牛膝 tǔniúxī 中药名。出宋·苏颂等《本草图经》。别名杜牛膝。为苋科植物土牛膝 *Achyranthes aspera* L. 或牛膝 *A. bidentata* Blume（野生种）的根。长江流域及南方各地均产。苦、酸，凉。功能泻火解毒。治咽喉肿痛，白喉。煎服：9~15克。孕妇忌服。土牛膝根含皂苷，苷元为齐墩果酸。全草含倒扣草碱。土牛膝酊剂在体外对白喉杆菌、溶血性链球菌和金黄色葡萄球菌有抑菌作用，从土牛膝种子中分离出来的皂苷混合物有强心作用，比洋地黄快而短。牛膝（野生种）成分与药理见牛膝条。

土三七 tǔsānqī 景天三七、菊三七二药之别名，详各条。

土参 tǔshēn 银柴胡之别名。详该条。

土生万物 tǔshēngwànwù 五行学说中脾胃属土，故借自然界万物滋生于大地的现象，比喻脾胃为营养生化之源的生理特点。胃主受纳和消化食物，脾主吸收和输布营养精微，为各脏腑器官组织的生长和机能活动提供物质基础。

土喜温燥 tǔxǐwēnzào 借用五行学说以说明脾的生理特点。脾主运化，温燥则运化健旺，吸收正常。若水湿过盛或过食生冷，就会损伤脾阳，影响脾运；脾虚不运又会形成湿浊内停，导致小便不利、水肿和痰饮等病症。

土细辛 tǔxìxīn 中药名。出《土宿本草》。别名马蹄香、南细辛。为马兜铃科植物杜衡 *Asarum forbesii* Maxim. 或其同属多种植物的根或全草。产于江苏、安徽、湖南等地。辛，温，有小毒。祛风，散寒，止痛。治风寒感冒，头痛，牙痛，痰饮喘咳，胃痛，暑天发痧腹痛，风寒湿痹，跌打损伤。煎服：1.5~3克。孕妇慎服。或捣烂外敷，治毒蛇咬伤。本品含挥发油，其有效成分为甲基丁香油酚、反式异甲基丁香油酚和榄香脂素。还含黄樟醚、丁香油酚等。煎剂灌胃对小鼠有镇痛作用。黄樟醚对呼吸中枢有抑制作用；家畜长期服用，能使肝、肾发生脂肪变性。

土香薷 tǔxiāngrú　牛至之别名。详该条。

土茵陈 tǔyīnchén　牛至之别名。详该条。

土郁 tǔyù　五郁之一，详五郁条。

吐法 tùfǎ　八法之一。使用催吐药或其他能引起呕吐的物理刺激（如羽毛探喉引吐），使停痰宿食或毒物随呕吐排出的方法。用于某些适用本法的急症，如痰涎阻塞咽喉，妨碍呼吸，或食物停滞胃脘，胀满疼痛，或误食毒物时间不久，尚在胃部。催吐用药物，实证用瓜蒂、藜芦、胆矾等，虚证用参芦饮（人参芦单味）。一般吐法对孕妇禁用，虚弱人慎用。

吐蛔 tùhuí　证名。蛔的异体字为蚘。见《伤寒论·辨厥阴病脉证并治》。《张氏医通》认为：肠胃有蛔虫者，若遇脾胃有寒、有热或寒热夹杂，均可使蛔虫不安，上逆呕吐而出。有寒者，手足厥冷，呕出蛔色淡白，用理中汤加乌梅、黄连、蜀椒。有热者，吐出蛔色赤而活跃，用安蛔散。寒热交错者，时烦，得食而呕，用乌梅丸。

吐弄舌 tùnòngshé　舌体伸长而弛缓，称吐舌；舌微出口外，立即收回口内，或舌舐唇上下与口角左右，称弄舌。多见于小儿，属心脾热盛重证。

吐清水 tùqīngshuǐ　见《古今医统·吞酸叙论》。脾胃虚寒，痰饮停积，宿食不化与虫扰等症，均可见吐清水。证治参见寒呕、痰呕、水逆、食呕、吐蛔各条。

吐乳泻黄 tùrǔxièhuáng　病症名。出《小儿药证直诀》。婴儿吐乳而兼腹泻，且排泄物呈黄色而臭的证候。因伤热乳引起胃肠积热所致。治宜清肠和胃。用黄芩汤加减。

吐乳泻青 tùrǔxièqīng　病症名。出《小儿药证直诀》。婴儿吐乳而兼腹泻，且排泄物呈青色的证候。多因患儿感受寒邪，伤及脾

胃，肝气逆乱，上扰于胃则吐乳，下扰于肠则泻青。治宜补脾平肝。用异功散加肉桂、白芍。

吐舌 tùshé　即弄舌。详该条。

吐嗽 tùsòu　病症名。咳嗽吐痰与食俱出者。多因饮食失节，肝气不利，而肺有客邪所致。《不居集》卷十五："吐嗽，有嗽吐痰与食俱出者，此饮食失节，致肝气不利，而肺又有客邪。肺清道，肝浊道，清浊相干，故嗽痰饮食俱吐出。二陈汤加木香、杏仁、细辛、枳壳。"

吐酸 tùsuān　证名。出《素问·至真要大论》。又称噫醋。酸水由胃中上泛，若随即咽下，称为吞酸；不咽下而由口吐出，则称吐酸。辨证论治相似。因宿食不化者，吐酸吞酸，嗳气腐臭，治宜和中消导，可用曲术丸。因胃有痰火者，气闷多痰，心烦吐酸，治宜化痰清火，可用栀连二陈汤。因肝火犯胃者，两胁刺痛，心烦吐酸，口苦咽干，脉弦数，治宜泄肝清火，可用柴葛平胃散（《症因脉治》：苍术、厚朴、陈皮、甘草、黄连、干葛、柴胡、山栀）、左金丸加减。因脾胃虚寒者，胸脘胀闷，嗳气，苔白，脉弦细，治宜温养脾胃，可用香砂六君丸加减。

吐涎沫 tùxiánmò　出《金匮要略·呕吐哕下利病脉证并治》。口中涎多或呕出涎沫。多属饮邪。治宜温化，可用半夏干姜散、小青龙汤、五苓散、吴茱萸汤等方。因脾虚不能约束津液者，宜六君子汤加减；夹寒而脉迟细者，加肉桂、干姜。夹热而脉滑数者，加枳实、黄连。

吐泻发斑 tùxièfābān　病症名。《嵩崖尊生全书》卷十二："吐泻发斑，由胃虚无根之火游行于外，此症不妨，但可补不可泻，可温不可凉。"

吐泻互作 tùxièhùzuò　病症名。《幼科发

挥》：“吐出上焦，泻出下焦，乃肠胃之病也。脾在中焦，管摄乎上下之间，吐泻互作者，乃脾之病也。”夏秋吐泻，饮水身热者，多属脾胃湿热，治以健脾化湿为主，宜苓胃苓汤加减；秋冬吐泻，面㿠白，足胫冷者，多属寒湿困脾，治以温中健脾为主，宜理中汤、益黄散。

吐泻生风 tùxièshēngfēng　病症名。长期呕吐、腹泻不止，引起脾虚而致的慢惊风。《幼科发挥》：“久泻不止，津液消耗，脾胃倒败，下之谷亡，必成慢惊，所谓脾虚则吐泻生风是也。”临床可见于中毒性消化不良的酸中毒病者。治以益胃养津为主。用参苓白术散加减。

吐血 tùxuè　病症名。见《金匮要略·惊悸吐衄下血胸满瘀血病脉证并治》。血从口吐出，无呕声，也无咳声。包括呼吸道及上消化道出血。可因郁怒、伤酒、伤食、劳倦等因素导致脏腑热盛，阴虚火旺或气虚脾寒而成。胃中积热者，症见吐血鲜红或紫暗，脘腹胀痛，便秘苔黄，脉滑数，治宜清胃泻火，可用徙薪饮、泻心汤等方加减。肝火炽盛者，症见吐血鲜红，或夹瘀紫，口苦胁痛，心烦易怒，舌质红，脉弦数，治宜泻肝和胃，可用丹栀逍遥散加减。阴虚火旺者，症见发热，盗汗，耳鸣，不寐，脉细数，治宜滋阴降火，凉血止血，可用清火滋阴汤（《寿世保元》：天冬、麦冬、生地、丹皮、赤芍、栀子、黄连、山药、山茱萸、泽泻）、生地黄汤（《医学心悟》：生地、牛膝、丹皮、黑山栀、丹参、玄参、麦冬、白芍、郁金、三七、荷叶、陈墨汁、童便）、凉血地黄汤等方加减。脾胃虚寒者，症见吐血紫暗不鲜，畏寒肢冷，脉微，治宜温中止血，可用附子理中汤、生地黄膏（《杂病源流犀烛》：生地、熟附子、山药）等方加减。气虚欲脱者，精神疲惫，脉微弱虚软，宜益气摄血，可用独参汤。

吐血草 tùxuècǎo　景天三七之别名。详该条。

兔唇 tùchún　病症名。见《诸病源候论》卷三十。又名兔缺、唇裂。先天疾患，小儿生后，由于胚胎发育不健全，上唇裂如兔唇，故名。我国早在晋代已成功地进行了修复手术（《晋书·魏咏之传》）。

兔耳草 tù'ěrcǎo　面根藤之别名。详该条。

兔耳风 tù'ěrfēng　毛大丁草之别名。详该条。

兔缺 tùquē　即兔唇。详该条。

兔子肠 tùzicháng　巴戟天之别名。详该条。

菟丝子 tùsīzǐ　中药名。出《神农本草经》。为旋花科植物菟丝子 Cuscuta chinensis Lam. 的种子。主产于江苏、辽宁、吉林、河北、河南、山东、山西等地。辛、甘，温。入肝、肾、脾经。

菟丝子

补肾益精，养肝明目，安胎。治腰膝酸痛，阳痿，遗精，遗尿，尿频，目眩，视力减退，胎动不安。煎服：6～12 克。治带状疱疹。文火焙黄，研细加香油调敷。本品含树脂苷等。浸剂和醇提取液能加强离体蟾蜍心肌收缩力，浸剂能降低麻醉狗血压，缩小脾容积，抑制肠运动，对离体子宫有兴奋作用。煎剂在体外对金黄色葡萄球菌、福氏痢疾杆菌和伤寒杆菌有抑制作用。

菟丝子丸 tùsīzǐwán　①《太平惠民和剂局方》方。菟丝子、泽泻、鹿茸、石龙芮、肉桂、炮附子各一两，石斛、熟地黄、茯苓、牛膝、续断、山茱萸、肉苁蓉、防风、杜仲、补骨脂、荜澄茄、沉香、巴戟天、炒茴香各三分，五味子、桑螵蛸、川芎、覆盆子各五钱（一方无石龙芮、泽泻、肉苁蓉，有龙齿三分，远志五钱）。为末，酒煮面糊为丸，梧桐子大，每服二十丸，温酒或盐汤送服。治肾气虚损，少腹拘急，四肢酸疼，面色黧黑，目暗耳鸣，夜梦惊恐，精神困倦，食少乏力，心腹胀满，腰膝酸软，阳痿尿频等。❷《类证治裁》方。酒蒸菟丝子、炙桑螵蛸各五钱，泽泻二钱五分。蜜丸，米汤送服。治膏淋。❸即大菟丝子丸。详该条。

tuan

团鱼甲 tuányújiǎ　即鳖甲。详该条。

tui

推扳法 tuībānfǎ　推拿手法名。用手紧紧按住患者某部位，向前推压或向后扳动，使痉挛的肌肉放松。如扳肩、推腰等。常用于治疗因软组织劳损、痉挛、粘连等引起的酸痛症。

推车虫 tuīchēchóng　蜣螂之别名。详该条。

推肚脐 tuīdùqí　小儿推拿方法名。用两大指交互由脐向小腹或小腹向脐推。

推法 tuīfǎ　推拿手法名。出《灵枢》。用手指或手掌着力于人体一定部位或穴位上，用力向一定方向推动。有疏通经络、行气消瘀等作用。常用的有平推法、直推法、旋推法、分推法、一指禅推法等。详各条。

推粪虫 tuīfènchóng　蜣螂之别名。详该条。

推罐法 tuīguànfǎ　拔罐法之一。亦称走罐法。使用时，先在罐口涂以润滑油，罐子吸上后，以手握住罐底，将罐在皮肤上旋走至邻近部位，直至局部皮肤微红，湿润为度。多用于腰背部及四肢肌肉丰满之处。参见拔罐法条。

推拿 tuīná　❶即按摩（见《小儿推拿秘旨》）。详该条。❷正骨八法之一。包括推法和拿法。《医宗金鉴·正骨心法要旨》："推者，谓以手推之，使还旧处也。拿者，或两

手或一手捏定患处，酌其宜轻宜重，缓缓焉以复其位也。"适用于骨折愈合后或其他疾患所遗留的关节等处僵直者。

推拿法 tuīnáfǎ　正骨八法之一。适用于骨折愈合后或其他疾患所遗留的关节等处僵直者。

推拿广意 tuīnáguǎngyì　即《小儿推拿广意》。详该条。

推拿基本手法 tuīnájīběnshǒufǎ　❶推拿手法中动作比较单一的基本操作手法。如按法、摩法、推法、拿法、扳法、摇法等。许多手法都是在此基础上发展变化而成的。如小儿推拿中的按弦走搓摩法即由按、搓、摩三种基本手法组成。❷推拿各学术流派中最主要或最常用的手法。

推拿秘书 tuīnámìshū　推拿专著。5卷。清·骆如龙撰于1691年。1935年商务印书馆铅印此书时，删去骆氏自序与末卷，成4卷本，改名为《幼科推拿全书》。卷一列保婴赋等歌赋，杂论儿科病诊法；卷二列述推拿穴位；卷三论各种推拿手法；卷四为多种病症的推拿治法。新中国成立后有排印本。

推拿手法 tuīnáshǒufǎ　泛指用于防治疾病的各种按摩动作和手法。通过许多不同形式的操作方法来刺激人体的经络穴位。其中有的以按捏为主，如按法、压法、点法、拿法等；有的以摩擦为主，如平推法、擦法、摩法、搓法等；有的以振动肢体为主，如拍法、抖法等；有的以活动肢体关节为主，如摇法、扳法、引伸法等。总共约有一百余种手法，随其各自的功能主治，可选择一种或几种，综合应用于各科疾病的防治。

推拿学 tuīnáxué　书名。上海中医学院附属推拿学校编。该书较系统地整理了中医学的按摩疗法，共分两篇。第一篇总论，介绍了推拿简史、经络学说、诊断、治疗原则、练功及手法等项；第二篇治疗，介绍了40余种

病症的推拿疗法及其临床效果。1960 年由人民卫生出版社出版。

推气散 tuīqìsǎn 《重订严氏济生方》方。姜黄、枳壳、桂心各五钱，炙甘草一钱五分。为细末，每服二钱，姜、枣煎汤或酒调下。治右胁胀痛不食。

推胃脘 tuīwèiwǎn 小儿推拿方法名。由喉部向下推至中脘穴，用治呕吐等症。

推膝盖骨归原法 tuīxīgàigǔguīyuánfǎ 正骨手法。适用于髌骨错位的整复。患肢呈半屈曲位，用推挤手法使离位髌骨复于原位，后用抱膝固定。

推攒竹 tuīzǎnzhú 小儿推拿方法名。即开天门。详天门条。

痦疝 tuíshàn 病名。出《灵枢·邪气脏腑病形》等篇。指寒邪侵犯肝胃二经，内蓄瘀血而致少腹部拘急疼痛，牵引睾丸，或下腹部有包块，内裹脓血。治宜散寒行气化瘀。用橘核丸（方见偏坠条）加五灵脂、赤芍、牛膝、当归。

痦阴 tuíyīn 病名。出《灵枢·五色》。属疝病类。即睾丸、阴茎疼痛的病症。参见疝条。

癞葫芦 tuíhúlu 见《医宗金鉴·外科心法要诀》。即子宫脱垂。详该条。

癞疝 tuíshàn 病名。出《素问·阴阳别论》等篇。①寒湿引起的阴囊肿大。《儒门事亲》卷二："癞疝，其状阴囊肿缒，如升如斗，不痒不痛者是也。得之地气卑湿所生。"或有阴囊局部重坠胀痛，或兼见少腹痛及阴茎肿者。治宜散寒利湿止痛，用三层茴香丸（《证治准绳》：大茴香、川楝子、北沙参、木香、荜茇、槟榔、茯苓、川附）。②妇女少腹肿的病症（见《素问·脉解》篇）。③妇女阴户突出（见《儒门事亲》卷二）。④指阴疝（见《圣济总录》卷二）。

腿发 tuǐfā 病名。出《外科启玄》卷六。即箕门痈。详该条。

腿痛 tuǐtòng 症名。腿部肌肉、筋脉或关节作痛。见《张氏医通·腿痛》。多因外感风寒湿热之邪，使气血运行不畅所致。因寒所致者，症见腿痛较甚，或麻或肿，恶寒喜暖，宜温散为主，方用白术附子汤、舒筋三圣散（《类证治裁》：当归、肉桂、延胡）等。因湿热所致者，症见腿痛或上或下，或红肿或热，溲赤等，治宜清化为主，方用当归拈痛汤。因湿痰流注所致者，常见腰胁有块、两腿交替作痛、痛无定处、泛恶头眩等，治宜燥湿化痰，方用二陈汤加羌活、白术等。此外，尚有阴虚、阳虚、肾虚风袭等所致者，当随证施治。腿为足六经所循，可按病痛位置的不同而选用引经药。

腿痈 tuǐyōng 病名。见《疡医大全》卷二十五。即大腿痈。详该条。

退赤散 tuìchìsǎn ❶《银海精微》卷上方。黄芩、黄连、白芷、当归、赤芍、栀子、桑白皮、木通、桔梗、连翘。为粗末，水煎服。治麦粒肿。❷《审视瑶函》卷三方。桑白皮、甘草、牡丹皮、黄芩、天花粉、桔梗、赤芍、当归尾、栝楼仁各等分。为末，每服二钱，麦冬煎汤调服。治白睛见有血点，色似胭脂。

退法 tuìfǎ ❶刺法名。退针的方法。《针经指南》："退者，为补泻欲出针时，各先退针一豆许，然后却留针，方可出之。"《针灸问对》又掺以呼吸，分别补泻，提出："凡施补泻，出针豆许，补时出针宜泻三吸，泻时出针宜补三呼，再停少时，方可以针。"目前退针的方法，宜从深部缓缓退至皮下，留置片刻以待气缓，当针下不觉沉紧时随即拔出。❷推拿手法名。方向向后或向下的平推法。《小儿推拿秘诀·字法解》："退之者，而实也为推也。"如退六府即推六府法。

退翳明目 tuìyìmíngmù 治法。用具有退翳、辛散、滋阴、活血等作用的方药治疗黑睛宿翳，使之缩小或变薄，从而起到提高视力的作用。

退翳散 tuìyìsǎn　即猪肝散。详该条。

tun

吞酸 tūnsuān　证名。见《诸病源候论·脾胃病诸候》。又称咽酸。酸水自胃中上涌至咽喉，不及吐出，随即吞咽而下，故名吞酸。治详吐酸条。

臀 tún　俗称屁股。骶骨部两侧隆起的臀大肌部分。《灵枢·经脉》："膀胱足太阳之脉……其支者，从腰中下挟脊，贯臀，入腘中。"

臀骱 túnjiè　解剖名。即髋关节。见《伤科补要》卷二。

臀痈 túnyōng　病名。见《外科理例》卷五。生于臀部之痈。由膀胱经湿热凝结而成。其症形大如盘，肿高根浅。因臀部肉厚，肿、溃、收敛均较一般外痈迟缓。治宜清热利湿，活血解毒。参见外痈条。

tuo

托法 tuōfǎ　即内托。详该条。

托里定痛散 tuōlǐdìngtòngsǎn　《疡医大全》方。熟地黄、当归、白芍、乳香、没药、蜜炙罂粟壳、川芎、肉桂。水煎服。治痈疽溃后，血虚疼痛者。

托里法 tuōlǐfǎ　出《圣济总录》卷一百三十。即疮疡内托法，详该条。

托里透脓汤 tuōlǐtòunóngtāng　《医宗金鉴》方。人参、白术、穿山甲、白芷各一钱，升麻、甘草各五分，当归二钱，黄芪三钱，皂角刺一钱五分，青皮五分。水煎，温酒送服。治痈疽气血亏损，将溃时紫陷无脓，根脚散大者。

托里消毒散 tuōlǐxiāodúsǎn　《外科正宗》方。人参、黄芪、白术、茯苓、白芍、当归、川芎、金银花各一钱，白芷、甘草、桔梗、皂角刺各五分。水煎服。治痈疽已成，不得内消，与疮疡肿不能溃，溃不能敛，气血俱虚者。

托盘疔 tuōpándīng　病名。出《疡科心得集》。与手心毒混称。实为手心毒之证情严重者。相当于手掌间隙感染。详见手心毒条。

脱 tuō　❶病情突变，阴阳相离，而致生命垂危的病理及其证候。《临证指南医案·脱》徐灵胎评语："脱之名，惟阳气骤越，阴阳相离，汗出如油，六脉垂绝，一时急迫之症，方名为脱。"❷指中风脱证。《医宗必读》："凡中风昏倒……最要分别闭与脱二证明白。""若口开心绝，手撒脾绝，眼合肝绝，遗尿肾绝，声如鼾肺绝，即是脱证。"

脱肛 tuōgāng　病名。出《诸病源候论·痢病诸候》。又名截肠。多因气虚下陷或湿热下注大肠而致肠头突出肛门，老人、小儿多患。气虚者宜益气升陷，服补中益气汤。湿热下注大肠者，又当清利湿热，佐以升陷，用四物汤加黄芩、黄连、槐花、升麻、柴胡等，亦可用五倍子、白矾等煎水熏洗。注意体育锻炼，增强体质。

脱肛痔 tuōgāngzhì　病名。出《疮疡经验全书》。①指直肠脱出（参见脱肛条）。②痔疮合并脱肛。多因患痔日久，复感湿热外邪，久不痊愈，气虚失摄所致。大便时肛肠努出，疼痛出血或滋流黄水。治宜清化湿热，益气升陷。用提肛散（《外科正宗》：川芎、归身、白术、人参、黄芪、陈皮、甘草、升麻、柴胡、条芩、黄连、白芷）。外用五倍子、明矾，水煎熏洗。

脱骨疔 tuōgǔdīng　即脱疽。详该条。

脱骨疽 tuōgǔjū　即脱疽。详该条。

脱汗 tuōhàn　见《医碥·汗》。同绝汗。详该条。

脱臼 tuōjiù　病名。即关节面失去了正常连接。见《圣济总录》卷一百四十五。又名脱位、出臼、骨出、脱骱、骱失。多因跌打、坠撞所致。按病因可分为外伤性、习惯性、病理性及先天性脱臼四种。以外伤性为多见。按脱出程度可分为全脱、半脱。按脱出方向又分为前、后、上、下及中心脱臼等。每当脱后，患部有肿胀、疼痛、明显畸形、弹性固定及功能障碍。治宜手法复位，必要时还可在麻醉下切开复位，适当固定及功能锻炼。初期宜活血化瘀，消肿止痛，内服复元活血汤、复元通气散或七厘散，外敷乌头膏或栀乳散；中后期宜和营止痛，舒筋活络，内服壮筋养血汤、小活络丸，外用海桐皮汤、五加皮汤或损伤洗方浸洗，并结合功能锻炼。习惯性脱臼宜内服补肝肾、壮筋骨之剂；病理性脱臼除手法或手术矫正外，若合并有骨折者，应同时给予整复固定。

脱疽 tuōjū　病名。出《刘涓子鬼遗方》。又名脱痈、脱骨疽、脱骨疔。多发于足趾，溃久则趾自落，故名。多因郁火毒邪蕴于脏腑，阴亏不能制火而发；或因外感寒湿邪毒，营卫不调，气血凝滞而成。发病缓慢，初起患趾色白、发凉、麻疼，日久趾如煮熟红枣，转暗变黑，痛如火烧，筋骨腐烂，向周围或深部蔓延，传至邻近趾和脚面、小腿等处。包括血栓闭塞性脉管炎和闭塞性动脉粥样硬化。治宜解毒定痛，活血化瘀为主。寒湿甚者，加用温经祛寒之药；气血虚者，配合补益气血之品。临床常用方有解毒济生汤（《外科正宗》：川芎、当归、黄柏、知母、天花粉、金银花、麦冬、远志、柴胡、黄芩、甘草、红花、升麻、牛膝）、四妙勇安汤、阳和汤等。如局部疼痛，可用大麦米饭、芙蓉叶各等份，捣外敷，或脚心部敷附

子、干姜、吴萸等药末。若腐烂黑陷，痛不可忍者，宜用大甘草研极细末，香油调敷，敷药宜厚，一日一换，不可间断；腐去后再以生肌玉红膏或生肌散敷之。新中国成立以来，根据辨证论治原则，加强中西医结合，疗效有所提高。

脱壳囊痈 tuōkénángyōng　即脱囊。详该条。

脱壳乳痈 tuōkérǔyōng　即乳发。详该条。

脱力草 tuōlìcǎo　中药名。①见《江苏药材志》。别名野蚊子草、粘蝇草、白花石竹。为石竹科植物蝇子草 Silene for-tunei Vis. 的全草。分布于山东、山西、陕西、甘肃、河南、长江流域及其以南各地。辛、涩、凉。清热解毒，利湿消肿。治急性咽喉炎、扁桃体炎，痢疾，肠炎，尿路感染，白带。煎服：30~60克。治蝮蛇咬伤，鲜品捣烂，开水浸泡绞汁服，渣敷伤口周围；扭挫伤，关节肌肉酸痛，浸乙醇搽患处。②仙鹤草之别名，详该条。

脱力黄 tuōlìhuáng　病名。见《杂病源流犀烛·诸疸源流》。即黄胖。详该条。

脱囊 tuōnáng　病名。①见《医宗金鉴》卷七十五。又名外肾痈、囊发、囊脱、脱壳囊痈。因湿热火毒下注肝经而成。症见阴囊红肿，继而溃烂皮脱，睾丸外悬。类似阴囊部坏疽。治宜泻肝火，利湿热。用龙胆泻肝汤。后期宜滋补调理。未溃外敷玉露散或金黄散，已溃按溃疡治。亦可用紫苏叶煎洗，或为末干掺，或香油调敷。②阴肿之古称。见《外科大成》卷四。

脱脐法 tuōqífǎ　即断脐法。详该条。

脱气 tuōqì　❶正气耗损。《素问·缪刺论》："针过其日数则脱气，不及日数则气不泻。"❷虚劳病出现阳气虚衰的证候。《金匮要略·血痹虚劳病脉证并治》："脉沉小迟名脱气，其人疾行则喘喝，手足逆寒，腹满，甚

则溏泄，食不消化也。"此证宜温补脾肾，用附子理中汤之类。

脱神 tuōshén 诊法术语。即失神。

脱位 tuōwèi 病名。即脱臼，详该条。

脱血 tuōxuè 出《素问·平人气象论》。即血脱。详该条。

脱阳 tuōyáng 阳气严重耗损，有虚脱倾向的病变。①《难经·二十难》："脱阳者见鬼。"指阴寒内盛，阳气耗伤太过，以致神气不藏而出现幻觉、幻视、神志异常、呢喃乱语或大汗淋漓等症状。②指男子因性交而出现虚脱的症状。

脱阴 tuōyīn《难经·二十难》："脱阴者目盲也。"肝肾阴精过度损耗，可致视力严重减弱或丧失。可见于急性热病后期，慢性发热，虚损与产后体弱等。

脱营失精 tuōyíngshījīng ❶病名。出《素问·疏五过论》。由于情志内伤，耗营伤精所致，症见形体消瘦、精神憔悴、饮食无味、畏寒、善惊、健忘、四肢痿废等。治宜益精养血，镇心安神。可用天冬汤（《圣济总录》：天冬、石菖蒲、远志、熟干地黄、山茱萸、桂枝、石韦、白术、白茯苓）、加减镇心丹（《杂病源流犀烛》：天冬、黄芪、熟地、酒归身、麦冬、人参、生地、山药、茯神、五味子、远志）、升阳顺气汤（《杂病源流犀烛》：黄芪、人参、半夏、神曲、当归、草蔻仁、陈皮、丹皮、升麻、柴胡、黄柏、炙草）等方。❷《张氏医通·杂门》引陈毓仁《痈疽图形》所载"失营"，认为系《内经》所载"脱营失精"。其病由于"营气内夺，五志之火煎迫为患……初如痰核，久则渐大如石，破后无脓，惟流血水，乃百死一生之证……"其形著也，或发膺乳腋胁，或发肘腕胫膝，各随阴阳偏阻而瘕聚其处。久而不已，五气留连，病有所并，则上下连属如流注然……原夫脱营之病，靡不本于

郁，若郁于脏腑，则为噎膈等证。"本病包括因情志抑郁诱发的恶性肿瘤。

脱痈 tuōyōng 见《灵枢·痈疽》。即脱疽。详该条。

脱证 tuōzhèng 阴阳气血严重耗损的综合表现。症见汗出如珠、四肢厥冷、口开目合、手撒尿遗，脉微细欲绝等。临床上把中风、大汗、大泻、大失血或精液大泄等精气急骤耗损导致阴阳离决者，称为暴脱，部分休克属此范围。若久病元气虚弱，精气逐渐消亡所引起的，则称虚脱。心、肺、肝、肾等的功能衰竭基本上属此范围。由于病因病理和症状均以精气向外脱为特征，故又称外脱。《灵枢·通天》："阴阳皆脱者，暴死不知人也。"亦有将此作中风辨证分型之一，即实者为闭证，虚者为脱证。

驼经 tuójīng 兽医书。见元亨疗马集条。

唾 tuò ❶五液之一。与涎合称涎唾或唾液。《素问·宣明五气》："肾为唾。"肾经有一络脉上挟舌本，通舌下廉泉穴。可因肾虚水泛（阳虚）而多唾，唾液清冷；也可由肾阴不足，虚火上炎而唾少咽干，口中感腥咸异味。❷同吐。《素问·脉要精微论》："肺脉搏坚而长，当病唾血。"

唾血 tuòxuè 证名。①痰中带血。《素问·咳论》："肺咳之状，咳而喘息有音，甚则唾血。"②血随唾液而出。见《赤水玄珠》卷九。因脾不统血，阴虚火旺，肝不藏血所致。脾不统血者，兼见心悸怔忡、心烦不眠、食少神疲，宜用归脾汤、七珍散（《普济方》：人参、白术、黄芪、山药、白茯苓、粟米、甘草）等方加减。阴虚火旺者，脉细数，宜用滋阴降火汤、清唾汤（《杂病源流犀烛》：知母、贝母、桔梗、熟地、黄柏、玄参、天冬、远志、麦冬、姜炭）等方。肝热不能藏血者，兼见头痛、口渴、便秘等，宜用当归龙荟丸、泻心汤等方。

wa

挖耳草 wā'ěrcǎo　中药名。①出《滇南本草》。别名杓儿菜、芸香草。为菊科植物烟管头草 *Carpesium cernuum* L. 的全草。我国大部分地区有分布。苦、辛，寒，有小毒。清热解毒。治感冒发热，咽喉肿痛，牙痛。煎服：6～1.5 克。治疮疖肿毒，乳痈，痄腮，毒蛇咬伤。鲜草捣敷。②天名精之别名，详该条。

娃儿藤 wá'érténg　中药名。见《江西草药》。别名七层楼、三十六根。为萝藦科植物娃儿藤 *Tylophora floribunda* Miq. 的根。分布于贵州、广西、广东、湖南、江西、福建、浙江、江苏。辛，温。有小毒。祛风化痰，散瘀解毒。治小儿惊风，哮喘痰咳，咽喉肿痛，风湿痹痛，跌打损伤。煎服：3～9克。捣烂外敷治关节肿痛，毒蛇咬伤。

瓦花 wǎhuā　瓦松、佛指甲二药之别名。详各条。

瓦楞子 wǎléngzǐ　中药名。见《本草备要》。别名蚶子壳、魁蛤壳。为蚶科动物魁蚶 *Arca inflata* Reeve 或泥蚶 *A. granosa* L.、毛蚶 *A. subcrenata* Lischke 的贝壳。主产于浙江、江苏、山东、广东、辽宁等地。甘、咸，平。入肝、脾经。制酸，化痰，软坚，散瘀。治溃疡病，胃酸过多，痰积，瘰疬，癥瘕。煎服：9～15 克，宜先煎。或煅研为粉剂服。本品主含碳酸钙、磷酸钙，还含少量镁、铁等。

瓦松 wǎsōng　中药名。出《新修本草》。别名瓦花、向天草。为景天科植物瓦松 *Orostachys fimbriatus*（Turcz.）Berger. 或瓦花

O. japonicus（Maxim.）Berger. 等的全草。我国各地均有分布。酸，平，有大毒。入肝、肺经。止血，敛疮。治鼻衄，吐血，便血，血痢。煎服：3～9 克。治疮口久不愈合。研末敷。瓦松全草含大量草酸。

腽肭脐 wànàqí　见《药性论》。即海狗肾之别名。详该条。

wai

外八方 wàibāfāng　旧推拿穴位外八卦今称。详外八卦条。

外八卦 wàibāguà　旧推拿穴位名。出陈氏《小儿按摩经》。现称外八方。位于手背中心周围，为八个穴位的总称。具体参见八卦条。《小儿推拿广意》："性凉，除脏腑秘结，通血脉。"

外吹 wàichuī　病名。见《寿世保元》。吹乳之一种。指产后乳痈。旧说因儿吮乳熟睡，鼻孔凉气袭入乳房，与热乳凝结而成。实则由于吮乳熟睡致伤或咬伤乳头而感染生痈者。详乳痈条。

外丹 wàidān　古代借服用炼成的丹药和其他药物以求长生，这些药物统称外丹。

外定喘 wàidìngchuǎn　经外奇穴名。见《常用新医疗法手册》。位于大椎穴旁开 1.5 寸处。主治哮喘，咳嗽，支气管炎。向脊柱斜刺0.5～1 寸，灸 3～5 壮或 5～10 分钟。

外风 wàifēng　外感风邪。是与疾病过程中产生的内风相对而言。参见风条①。

外敷麻药方 wàifūmáyàofāng　《华佗神医秘传》方。川乌尖、草乌尖、生南星、生半夏、荜茇各五钱，胡椒一两，蟾酥、细辛各四钱。为末，烧酒调敷。用于黏膜或皮肤麻醉。

外腑 wàifǔ　即三焦。详该条。

外疳 wàigān　病症名。出《小儿药证直诀》。疳疾外现于五官的证型。疳病新起的症状，

W

外现于目、鼻、口齿等部位。《证治准绳》："鼻下赤烂自揉，鼻头上有疮，渐绕耳生疮。今分走马疳，口齿疳，鼻疳，眼疳等。"

外感 wàigǎn 病因分类之一。感受六淫、疫疠等外邪。病邪或先侵犯人体皮毛肌肤，或从口鼻吸入，均自外而入，初起多有寒热或上呼吸道症状，故称。

外感不得卧 wàigǎnbùdéwò 病症名。感受外邪引起的失眠。《症因脉治》："不得卧之症，诸经皆有，主热者多。在外感门，有表热、里热、半表半里热、气分热、血分热、余热未尽、汗下太过诸条。"宜治其致病之原，使邪去而睡眠自安。

外感头痛 wàigǎntóutòng 头痛病症之一。见《景岳全书》卷二十六。感受外邪所致的一类头痛。其共同表现为起病较急，头痛多持续不解，并有外感证候。由于外邪性质、受邪部位和疾病发展阶段的不同，外感头痛有感冒头痛、厥逆头痛、风寒头痛、风热头痛、风湿头痛、太阳头痛、阳明头痛、少阳头痛、厥阴头痛等。详见各条与头痛条。

外感胃脘痛 wàigǎnwèiwǎntòng 病症名。见《症因脉治》卷一。感受外邪的胃痛。如寒邪犯胃，往往与痰饮食积相互凝结，而致气机阻滞。症见卒然暴痛，心下痞闷，恶寒厥冷，二便清利，口吐冷涎，脉浮紧或沉弦等。治宜温散为主。可选用五积散、温胃汤（李东垣方：白豆蔻、益智仁、砂仁、厚朴、甘草、干姜、姜黄、黄芪、陈皮、人参、泽泻）等。若胃脘感受热邪，或兼内有蕴热，则热盛气壅，可见胃脘突然绞痛，手足虽冷而头额多汗，或虽恶寒而口干舌燥，溺色黄赤，脉数，治宜清解，用神术平胃散（《症因脉治》：苍术、防风、甘草、石膏、知母、厚朴、广皮）、清中汤（方见内伤胃脘痛条）等方加减。

外感温病 wàigǎnwēnbìng 见《温热经

纬·叶香岩外感温热篇》。即新感温病。详该条。

外感温热篇 wàigǎnwēnrèpiān 见温热论条。

外感腰痛 wàigǎnyāotòng 腰痛的一种。见《症因脉治》卷一。因外邪乘袭经络所致的腰痛。一般以实证居多，治疗以祛邪通络为主。详见风湿腰痛、寒湿腰痛、湿热腰痛等条。参见腰痛条。

外勾 wàigōu 见《针灸大全》。伏兔穴别名。详该条。

外关 wàiguān 经穴名。代号SJ5。出《灵枢·经脉》。属手少阳三焦经。络穴。位于前臂背侧，当阳池与肘尖连线上，腕背横纹上2寸，尺桡骨之间。主治感冒，发热，头痛，耳鸣，耳聋，胸胁痛，臂痛，上肢麻痹。直刺0.5~1寸，灸3~5壮或5~10分钟。本穴又为八脉交会穴之一，通阳维脉。

外关内格 wàiguānnèigé 脉象。脉上溢于鱼际，为阳气关闭于外，阴阳气格拒于内，故称。《难经·三难》："遂上鱼为溢，为外关内格，此阴乘之脉也。"

外寒 wàihán ❶外感寒邪。因寒邪袭表，阳气不得宣通透泄，出现恶寒、发热、无汗、头痛、身痛、脉浮紧等。❷体表阳气不足，形寒怕冷。《素问·调经论》："阳虚则外寒。"

外寒内热 wàihánnèirè 证名。①外假寒而内真热。《伤寒论·辨太阳病脉证并治》："病人身大寒，反不欲近衣者，寒在皮肤，热在骨髓也。"参见真热假寒条。②表寒未解，里热已盛。参见表寒里热条。

外踝 wàihuái 骨名。出《灵枢·骨度》。又名核骨。解剖学同名骨。即腓骨下端向外的骨突。

外踝尖 wàihuáijiān 经外奇穴名。代号EX-

LE9。见《千金要方》。位于足外踝之高点处。主治小便淋漓，牙痛，脚气，小腿外侧肌群痉挛等。灸 3～5 壮或 5～10 分钟。禁刺。

外踝疽 wàihuáijū 病名。见《证治准绳》。又名穿拐毒、脚拐毒、鞋带痈。症同内踝疽，但因病位在三阳经，故宜内服内托羌活汤（《证治准绳》：羌活、黄柏、防风、藁本、连翘、当归、肉桂、炙甘草、苍术、陈皮、黄芪）。外治参见内踝疽条。

外经 wàijīng 指经脉行于体表和四肢的外围部分。《灵枢·刺节真邪》："夫子乃言刺外经去阳病。"《黄帝内经太素》："十二经脉入腑脏者，以为内经，行于四肢及皮肤者，以为外经也。"

外科 wàikē 见宋·伍起予《外科新书》。是以研究体表病症的病因、病机、治法为主的专门学科。

外科补法 wàikēbǔfǎ 用内服药治疗疮疡三大法之一。运用补益药物以扶助正气，帮助疮面长出新肉，使疮口迅速愈合的方法。适用于疮疡后期，火毒已去，身体虚弱之证。患者气虚血少，脓疡溃破后不收口，脓水清稀，精神疲倦，脉虚，可用八珍汤调补气血。患者阳气不足，脓疡溃后肉色灰暗，新肉难以生长，手足发凉，自汗，脉微细，可用肾气丸补阳。患者体质阴虚，疮疡不论已溃未溃，体瘦，容颜憔悴，口干咽燥，目眩耳鸣，舌红苔少，脉细数，可用六味地黄丸补阴。阴阳互伤者，当阴阳并补。

外科大成 wài kē dài chéng 医书。4 卷。清·祁坤撰于 1665 年。该书总论外科证治要点及常用方剂，按全身部位分论多种外科疾病和不分部位的内痈、流注、瘿瘤、金疮等全身性疾病，以及小儿疮毒。书中尤详于辨

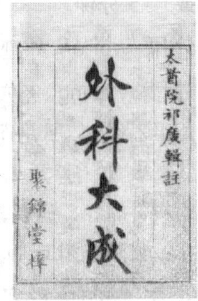

外科大成

证和治法，是《医宗金鉴·外科心法要诀》的主要蓝本。新中国成立后有排印本。

外科精要 wàikējīngyào 医书。3 卷。宋·陈自明撰。刊于 1263 年。该书重点论述痈疽发背的诊断、鉴别及灸法用药等。作者认为外科用药应根据经络虚实情况，不可专用寒凉克伐之剂。明·薛己将该书收入《薛氏医案》中，并作了增订补注，附以医案，亦即近代的通行本。

外科精义 wàikējīngyì 医书。2 卷。元·齐德之撰。撰年未详。书中共有外科医论 30 余篇，外科用汤、丸、膏、丹处方 145 个，并附以"论炮制诸药""单方主疗"等。内容简要，选方也较实用。新中国成立后有排印本。

外科理例 wàikēlǐlì 医书。8 卷，又附方 1 卷。明·汪机撰于 1531 年。书中全面叙述了外科病的证治，除理法方药外，还附较多作者经治的医案。在治疗外科病方面，主张"以消为贵，以托为畏"，反对滥用刀针。处方能随症通变，不拘成法。新中国成立后有排印本。

外科秘录 wàikēmìlù 即《洞天奥旨》。详该条。

外科钤 wàikēqián 医书。2 卷。明·张介宾撰。该书为《景岳全书》第 47～48 卷的单行本。上卷为总论，包括经义、脉候、论证等 41 篇；下卷分别记述发背、脑疽、耳疮等 39 种病症的治疗。此外，又有《外科钤古方》1 卷，为《景岳全书》第 64 卷。

外科全生集 wàikēquánshēngjí 即《外科症治全生集》。详该条。

外科入门 wàikērùmén 见中国医学入门丛书条。

外科枢要 wàikēshūyào 医书。4 卷。明·薛己撰。刊于 1571 年。卷一载疮疡诊候辨证共 21 论；卷二至三以病症为纲，分论全身各

部疮疡共 30 余病的证治，并附验案；卷四总列疮疡各证治疗方剂。现有《薛氏医案》本。

外科心法 wàikēxīnfǎ 医书。①明·薛己撰，7 卷，约撰于 16 世纪中期，是以外科医论、医案为主的著作。卷一至二辑录各家外科诊治大法；卷三至六多为作者治疗外科病症的医案；卷七总列以前各卷所用方剂，并附经验方。②清·唐黉辑。10 卷，刊于 1775 年。为节录《医宗金鉴·外科心法要诀》一书而成，内容没有新的补充。

外科心法要诀 wàikēxīnfǎyàojué 书名。16 卷（即《医宗金鉴》卷 61～76）。清·吴谦等撰。该书以《外科大成》一书为基础，进一步整理补充而成。卷 61 论述十二经脉与外科痈疽证治总论，卷 62 为各类外科常用方剂，卷 63～71 分论头、面、项、背等全身各部的外科病症，卷 72～74 为发无定处（全身性）的外科和皮肤科疾病，卷 75 杂证部为跌扑、金疮及竹、木、虫、兽所伤诸病，卷 76 婴儿部为小儿外科病症。该书在中医外科疾病分类方面较为详细，治法切于实用，各病症候方剂均编成七言歌诀，并附有 260 余幅外科病图形。是近代中医外科专书中较全面的一种。

外科真诠 wàikēzhēnquán 医书。2 卷。清·邹岳撰于 1838 年。上卷为疮疡总论和身体各部发有定位的疮疡；下卷为发无定处的疮疡、小儿诸症及奇怪疮毒；末附以经络内景图说、脉学提要、杂症、药品揭要及吴锦堂、胡俊心二氏外科医案。新中国成立后有排印本。

外科正宗 wàikēzhèngzōng 医书。4 卷（又有 12 卷本，内容同）。明·陈实功撰。刊于 1617 年。该书较全面地介绍了中医外科学的内容，包括外科总论及多种外科病症的证治，并附作者医案。书中还记载了鼻息肉切除术等手术疗法，颇为后世医家所重视。

全书内容比较详明，论述精要，选方切于实用，在近代外科学著作中有较大的影响。新中国成立后有影印本和排印本。

外科证治全生集 wàikēzhèngzhìquánshēngjí 医书。又名《外科全生集》。1 卷。清·王维德撰。刊于 1740 年。该书论述外科疾病，主张治疗疮痈以内消之法为要，并将人身分为上、中、下三部，介绍外科效方 75 首，内、妇、儿科杂病验方 48 首及 200 余种药物的性能、炮制等，末附作者医案。内容简明实用。新中国成立后有排印本。此外又有清末马文植评注本。

外科证治全书 wàikēzhèngzhìquánshū 医书。5 卷。清·许克昌、毕法合撰。刊于 1831 年。卷一至三总论外科证治，并按头、面、眼、鼻、耳、口、唇、齿、舌、喉、项、胸、乳、腋、胁、肋、肩、膊、臂、手、背、腰、腹、二阴、股、膝、胫、足的次序分述各部病症，卷四为发无定处证治、内景证治、外因杂伤证治等。卷五治法包括针、砭、灸、熨、药物方剂与中毒急救。1867 年重刻此书时，书后附有王洪绪医案和外科丹药方。现有多种排印本。

外劳宫 wàiláogōng 经外奇穴名。代号 EX－UE8。见《小儿推拿方脉活婴秘旨全书》。位于手背，第二、三掌骨之间，掌指关节后约 0.5 寸。主治小儿消化不良，落枕，掌指麻痹等。直刺 0.5～0.8 寸，灸 1～3 壮或 3～5 分钟。

外廉 wàilián 外侧缘。廉，边缘。

外陵 wàilíng 经穴名。代号 ST26。出《针灸甲乙经》。属足阳明胃经。位于腹正中线脐下 1 寸，旁开 2 寸处。主治腹痛，泄泻，痢疾，痛经，疝气，阑尾炎等。直刺 1～1.5 寸，灸 3～7 壮或 10～15 分钟。

外丘 wàiqiū 经穴名。代号 GB36。出《针灸甲乙经》。属足少阳胆经。郄穴。位于小腿前外侧，外踝尖上7寸，腓骨前缘，平阳交穴。主治胸胁痛，腿痛，下肢麻痹等。直刺1~1.5寸，灸3~5壮或5~10分钟。

外取 wàiqǔ 义同外治。《素问·五常政大论》："故曰上取下取，内取外取，以求其过。"说明疗病需根据病症的具体情况，或从上治，或从下治，或从内治，或从外治，以达到治愈的目的。详参外治法条。

外热 wàirè 证名。指皮肤肌表发热。《素问·调经论》："上焦不通利，则皮肤致密，腠理闭塞，玄府不通，卫气不得泄越，故外热。"《寿世保元·发热》："伤寒发热，是寒邪入卫，与阳气交争，而为外热。阳气主外，为寒所薄而失其职，故为热。其脉紧而有力，是外之寒邪入卫也。治主外。宜服九味羌活汤。"《景岳全书·杂证谟》："凡热病之作，亦自有内外之辨。如感风寒而传化为热，或因时气而火盛为热，此皆外来之热。"参见发热、肌热、热在皮肤等条。

外热内寒 wàirènèihán ❶外假热而内真寒。《伤寒论·辨太阳病脉证并治》："病人身大热，反欲得近衣者，热在皮肤，寒在骨髓也。"参真寒假热条。❷表热与里寒同时并见。详表热里寒条。

外荣 wàiróng 五脏精气充足，则面部见光泽明润的正色。《素问·五脏生成》："生于心，如以缟裹朱；生于肺，如以缟裹红……此五脏所生之外荣也。"

外伤 wàishāng ❶扑击跌仆所致皮肤、肌肉、筋骨的损伤。❷相对于七情内伤，可指六淫外邪所伤，如伤风、伤寒、伤湿、伤暑等。

外伤滑胎 wàishānghuátāi 孕妇有滑胎病史，孕后因跌仆闪挫或房室不节，直接损伤冲任，胎动欲坠。症见腰酸腹痛，胎动不安或阴道流血。宜扶气养血安胎。用八珍汤加减。

外肾 wàishèn ❶男子外生殖器的统称。《医门棒喝》卷一："若七情乍动，相火立现，如欲动则外肾举……"❷指阴囊及睾丸。《医学入门·疝》："外肾累垂，玉茎挺急。"

外肾吊痛 wàishèndiàotòng 症名。出《世医得效方》。即阴囊坠痛。为部分疝病的常见症状。前人用灸法治疗（在足大指、次指下中节横纹中灸五壮）。

外肾肿硬 wàishènzhǒngyìng 病症名。见《普济方》。指阴囊部肿硬。多见于小儿。宜用地龙散（干地龙，研细末），生薄荷汁调涂。并注意避风冷、潮湿。

外湿 wàishī 外感湿邪。如气候潮湿，久居湿地，或感受雾露之邪，或涉水淋雨，或从事水中作业等。《素问·阴阳应象大论》："地之湿气，感则害皮肉筋脉。"

外枢 wàishū 见《针灸甲乙经》。维道穴别名。详该条。

外台茯苓汤 wàitáifúlíngtāng 即茯苓饮。详该条。

外台秘要 wàitáimìyào 医书。40卷。唐·王焘撰于752年。该书由唐代及唐以前的数十种医学著作分类选编而成。记述内、外、妇、儿、五官各科病症及采药、制药、服石、腧穴和灸法等。全书共1104门，均先论后方，载方约六千余。内容广博丰富，特别是保存了唐以前的很多古医书资料，因此有相当高的参考价值。新中国成立后有排印本。

外台走马汤 wàitáizǒumǎtāng 即走马汤。详该条。

外膝眼 wàixīyǎn 犊鼻之俗称。详该条。

外邪 wàixié 详见邪条。

外因 wàiyīn ❶泛指各种外来致病因素。❷古代病因分类之一，指风、寒、暑、湿、燥、火等六淫邪气。

W

外阴瘙痒 wàiyīnsàoyǎng　即阴痒。详该条。

外痈 wàiyōng　证名。发于体表部位的痈。局部红肿热痛，境界分明，易消，易成脓，易溃，易敛。可伴有身热、口渴、苔黄、脉数等实热证候。相当于蜂窝织炎、急性脓肿。内治：早期宜散风清热、活血行瘀为主，可用仙方活命饮。上部痈证以风热居多，可用牛蒡解肌汤；下部痈证以湿热居多，可用萆薢化毒汤。若兼表证者，可用荆防败毒饮解表散邪。有实热里证者，可用内疏黄连汤通肺泄热。成脓迟缓者，宜透脓，用透脓散。脓泄过多者，宜补益气血。外治：早期清热消肿，外敷金黄散、玉露散，或外贴太乙膏。脓成宜切开排脓，继用提脓祛腐药五五丹、九一丹。脓尽后宜生肌收敛，用生肌散、生肌玉红膏。

外郁 wàiyù　六气所致之郁证。《不居集·诸郁》："外郁者，六气之郁也。六气伤人，皆有传变，由轻及重。惟外郁之症，只在本经，聚而不散，有失升降变化之权，胶结不开，厌厌有似虚损痨瘵之症。"又"此外郁之类损者，盖气血充和，脉络贯通，百病不生，今为六淫所伤，气血抑窒，则有寒热吐衄之患，虽年深月久，郁有不开，不兼舒郁，治必不效。"参见风郁、寒郁、湿郁、热郁各条。

外障 wàizhàng　发生在胞睑、两眦、白睛、黑睛等部位的疾病。一般以实证居多。常因六淫外侵，或内有郁热、痰火、积滞以及外伤等引起。此外，肝肾阴虚、虚火上炎或脾虚气弱亦可致病。症见红赤、肿胀、糜烂、流泪、眵多黏稠或干结，以及生翳膜、胬肉等。自觉痛痒羞明，沙涩不适。宜结合全身症状辨证论治。除药物内治外，外治和手术亦常用。

外直立 wàizhílì　经外奇穴名。见《常用新医疗法手册》。位于委中穴直上4.5寸，向外开1.5寸处。主治小儿麻痹后遗症。直刺1～1.5寸。

外治 wàizhì　详外治法条。

外治法 wàizhìfǎ　泛指除口服药物以外、施于体表或从体外进行治疗的方法。《素问·至真要大论》："内者内治，外者外治。"简称外治，或名外取。外治法在我国具有悠久的历史，《内经》时代已有较系统的针灸疗法以及膏贴、烟熏等，尤为宝贵的是，书中还介绍了腹水穿刺和用于脱疽（相当于血栓闭塞性脉管炎）的截肢手术。到东汉时期，张仲景记述了针刺、灸、烙、温熨、药摩、坐药、洗浴、润导、浸足、灌耳、人工呼吸等多种外治法，为后世奠定了广泛的基础。自针灸形成专科后，外治的概念有所改变，近世论述外治法，多已排除针灸。外治法专著有以膏贴（薄贴）为主的《理瀹骈文》以及清·邹存淦的《外治寿世方》等。

外治医说 wàizhìyīshuō　即《理瀹骈文》。详该条。

外痔 wàizhì　病名。出《千金要方》。生于肛门齿状线以下的痔疮。症见局部皮瓣赘生，一般无疼痛，或肛门部有异物感，或见红肿、疼痛。现代医学按病理可分为血栓性外痔、赘皮外痔、静脉曲张性外痔及炎性外痔。以外治为主，可选用熏洗、针灸、结扎、手术、挑痔等。

外眦 wàizì　又名锐眦、目锐眦、小眦。即外眼角（上下眼睑在颞侧连结部）。是足少阳经的起点，有瞳子髎穴。《灵枢·癫狂》："目眦外决于面者，为锐眦；在内近鼻者，为内眦。"参见眦条。

wan

弯针 wānzhēn　针刺术语。指针在穴内发生弯曲的现象。多因进针太快，用力太猛，体位移动，局部肌肉痉挛，或受外力碰撞所致。处理时，如系轻度弯曲，可以慢慢退出；弯度较大的，应顺向逐步外退，并作轻微摇动；如因体位移动造成的，应首先矫正体位，然后才可退针。退针时，切忌急躁猛抽，以免折针。

豌豆疮 wāndòuchuāng 出万全《家传痘疮心法》。即天花。详该条。

丸剂 wánjì 药物研成细末，用蜜或水、或糊、或药汁、蜂蜡等拌和，制成圆球形大小不等的药。分别称蜜丸、水丸、药汁丸、蜡丸等。服用方便，吸收较缓慢，药力较持久。凡药物不耐高热，难溶于水，容易挥发，毒性较剧烈的，多适合做丸。丸剂常用于慢性病，尤其是攻磨癥积，但也有用于急证的丸剂。如安宫牛黄丸等，用水化开服用或水送服。

完带汤 wándàitāng《傅青主女科》方。炒白术、炒山药各一两，人参二钱，白芍五钱，车前子、苍术各三钱，甘草一钱，陈皮、荆芥炭各五分，柴胡六分。水煎服。功能健脾燥湿，疏肝理气。治白带。

完谷不化 wángǔbùhuà 症状名。大便中含有较多未消化食物，多因脾胃功能失调，或脾肾阳虚，不能蒸化水谷所致。也可见于暴饮暴食之伤食泄泻。

完骨 wángǔ ❶经穴名。代号 GB12。出《素问·气穴论》。属足少阳胆经。位于颞骨乳突后下方之凹陷处。主治头痛，牙痛，面神经麻痹，腮腺炎等。平刺 0.5～1 寸。❷骨名。即寿台骨。详该条。

顽痹 wánbì 病名。一作嚲痹，见《诸病源候论·风病诸候》。指皮肤、肌肉麻木不知痛痒或手足酸痹等症。《医林绳墨·痹》："久风入中，肌肉不仁，所以为顽痹者也。"

顽疮 wánchuāng 病症名。见《疡医大全》。指经久不愈的疮疡，疮口有脓血样分泌物。治宜行气活血为主。用救顽汤（《仙人冰鉴》：当归、白术、黄芪、熟地、麦冬、山茱萸、柴胡、防风、连翘、生甘草、熟附片、半夏）。外治参见溃疡条。

顽痰 wántán 经久难愈的痰证。①坚结胶固之痰。亦称老痰、结痰、郁痰。见《症因脉治》卷二。常为某些顽固疾病的原因或表现。如哮喘反复发作，或痰饮迁延难愈等病症，一般认为是顽痰滞留于胸膈所致。②痰迷心窍而致癫狂者。见《证治汇补》卷五。参见痰证有关各条。

顽癣 wánxuǎn 病名。见《外科正宗》卷四。多因风、湿、热、虫四者为患。发无定处，初见皮肤发痒，后起淡褐色粟米样丘疹，表面有落屑，病损逐渐扩大，互相融合，形成肥厚皮损，瘙痒明显，搔之不知疼痛，经久不愈，反复发作。即神经性皮炎，包括慢性湿疹。用土大黄膏（《外科正宗》：硫黄、生矾、川椒、土大黄根）或土槿皮酊外搽。

宛陈 wǎnchén 病症名。血气郁积日久产生瘀浊为病。《灵枢·九针十二原》："凡用针者，虚则实之，满则泄之，宛陈则除之。"张志聪注："宛陈则除之者，去脉中之蓄血也。"

晚蚕砂 wǎncánshā 即原蚕砂。详该条。

晚发 wǎnfā 伏气温病的别称。①冬令受寒，至来年清明之后、夏至之前发的温热病（《时病论·晚发》）。②夏受暑湿之邪，留伏于里，至秋或冬而发的温热病。即伏暑晚发（《重订广温热论·湿火之症治》）。参见伏暑条。

晚期妊娠中毒症 wǎnqīrènshēnzhòngdúzhèng 病名。是孕产妇特有的病症，多发生在妊娠 24 周以后。以高血压、水肿、蛋白尿为主要症状，严重时出现头痛、眼花、抽搐

W

和昏迷。以高血压为主症者，近于妊娠眩晕、先兆子痫范围。以水肿为主症者，属子肿范围。以抽搐或昏迷为主症者，属子痫范围。可根据临床症状辨证论治。

万病回春 wànbìnghuíchūn 医书。8卷。明·龚廷贤撰于1587年。作者参阅古典医籍，上自《内经》《难经》，下迄金元四大家等历代医学著述和方书，吸取前人有关论述的精华，参以己见编纂而成。重点分述各科临床多种病症的病因、证治。书中列述病种较多，辨证详明，治法方剂选辑颇精。

万病解毒丹 wànbìngjiědúdān 即紫金锭，详该条。

万病解毒丸 wànbìngjiědúwán 即紫金锭，详该条。

万经棵 wànjīngkē 照山白之别名。详该条。

万灵丹 wànlíngdān 即保安万灵丹。详该条。

万密斋 wànmìzhāi 见万全条。

万密斋医学全书 wànmìzhāiyīxuéquánshū 丛书。108卷。明·万全撰。刊于1549年。包括《保命歌诀》《伤寒摘锦》《内科要诀》《幼科发挥》《片玉新书》《育婴秘诀》《痘疹心法》《片玉痘疹》《广嗣纪要》《养生四要》10种。万氏擅长儿科，《幼科发挥》等书对后世影响较大。

万年青 wànniánqīng 中药名。出清·陈士铎《本草新编》。别名白河车、竹根七、铁扁担。为百合科植物万年青 *Rohdea japonica* (Thunb.) Roth. 的根茎。分布于华东、华南、西南及湖北、河南等地。苦、微甘、寒，有小毒。止血，清热解毒，强心利尿。治呕血，咯血，崩漏，白喉，心力衰竭。煎服：3~9克，鲜品9~15克。治痈疖疔肿，跌打损伤，毒蛇咬伤，烧烫伤。鲜根捣敷。

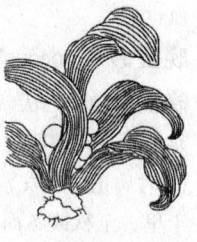

万年青

本品含万年青苷甲、乙、丙。有洋地黄样强心作用。口服效力较差，蓄积性较强。有刺激性，能引起恶心、呕吐、腹泻。大剂量可致期前收缩与完全性传导阻滞。

万年松 wànniánsōng 卷柏之别名。详该条。

万全 wànquán 明代医学家。字密斋。湖北罗田县人。三世业医，擅治痘疹。著述有《幼科发挥》《保命歌括》《养生四要》《育婴秘诀》《广嗣纪要》《痘疹心法》《伤寒摘锦》等，其中不少内容来自祖传和个人实际经验。儿科方面尤为突出，所采方剂多简便实用，注意胎前、产褥期和幼儿卫生。除药物治疗外，还采用推拿等法。

万氏肥儿丸 wànshìféi'érwán 即肥儿丸第二方。见肥儿丸条。

万氏牛黄清心丸 wànshìniúhuángqīngxīnwán 即牛黄清心丸第二方。见牛黄清心丸条。

万通炎康片 wàntōngyánkāngpiàn 中成药。见《中华人民共和国药典》2010年版一部。苦玄参、肿节风二味制成薄膜衣片或糖衣片。口服，薄膜衣片：小片一次3片，重症4片，一日3次；大片一次2片，重症一次3片，一日3次。糖衣片一次6片，重症一次9片，一日3次；小儿酌减。功能疏风清热，解毒消肿。用于外感风热所致的咽部红肿、牙龈红肿、疮疡肿痛；急慢性咽炎、扁桃体炎、牙龈炎、疮疖见上述证候者。

万应锭 wànyīngdìng 中成药。①见《全国中药成药处方集》。京墨60克，儿茶、胡黄连、黄连各30克，冰片18克，麝香、牛黄各1.5克，熊胆6克。制成锭剂，每服五分至一钱；外用醋磨或捣碎醋调敷。治中风中暑，吐血衄血，喉痹乳蛾，无名肿毒，小儿急惊，斑疹霍乱等。②京墨、儿茶、乳香、没药、胡黄连各33公斤，冰片、麝香各1030克。制成锭剂。用法及主治同前。本方来自《清内廷法制丸散膏丹各药配本》，原方减熊胆。

万应膏 wànyìnggāo 中成药。川乌、草乌、地黄、白蔹、白及、象皮、肉桂、白芷、当归、赤芍、羌活、苦参、木鳖子、穿山甲、乌药、甘草、独活、玄参、大黄各15克。制成膏药，贴患处。治痈疽、肿毒、痰核、流注等坚硬疼痛未溃者。本方来自《疮疡经验全书》，为金丝万应膏加减。

万应胶囊 wànyìngjiāonáng 中成药。见《中华人民共和国药典》2010年版一部。胡黄连、黄连、儿茶各54克，香墨108克，牛胆汁87克，熊胆粉10.8克，冰片粉3.3克，人工麝香、人工牛黄各2.7克。以上9味制成硬胶囊，口服，每次1~2粒（规格：每粒0.3克）或3~4粒（规格：每粒0.15克），一日2次，3岁以内小儿酌减。功能清热，解毒，镇惊。用于邪毒内蕴所致的口舌生疮、牙龈咽喉肿痛、小儿高热、烦躁易惊。

万应丸 wànyìngwán 《医学正传》方。槟榔五两，大黄八两，黑牵牛子四两，皂角十个，苦楝根皮一斤。前三药为末，后二药熬膏，和药为丸，梧桐子大，再用雷丸、木香、沉香各一两研末为衣，每服三丸，砂糖水送服，或水煎服。治虫积内阻，腹痛拒按，便秘，脉沉实者。亦用于蛔虫而致的肠梗阻而见上症者。

腕 wàn 由腕骨八块与桡、尺骨下端构成的关节。

腕骨 wàngǔ ❶骨名。出《灵枢·本输》。解剖学同名骨。共8块（古称六块），其中豌豆骨系生长在肌腱内的籽骨，其他7块借许多韧带相连成一整体，上接桡骨，下接掌骨。❷指第一跖趾关节骨突。《灵枢·本输》："太白，腕骨之下也。"❸经穴名。代号SI4。出《灵枢·本输》。属手太阳小肠经。原穴。位于手掌尺侧，当第五掌骨基底部与钩骨之间凹陷处。主治头痛，耳鸣，落枕，黄疸，腕关节疾患。直刺0.3~0.5寸。灸5~10分钟。

腕骨折 wàngǔzhé 病名。出《诸病源候论》。多因跌打、压轧所伤，或损一骨，或数骨均损。临床以腕舟骨折较为多见。伤处肿胀、疼痛或腕缝错开，活动受限。一般折端很少移位，如向后翻贴手臂者，医者以双手捉其手背，轻轻回翻以整复，夹缚固定。内服复元活血汤加减。肿痛减轻后，改服正骨紫金丹，并配合局部功能锻炼。

腕关节扭伤 wànguānjiéniǔshāng 病名。即直接暴力或间接暴力使桡腕关节活动超出正常范围，过度背伸，造成周围的韧带、肌腱、筋膜等组织损伤，以在相应或相反的受力部位发生肿胀，腕部酸痛无力，局部有压痛、肿胀，因肌肉痉挛，腕关节的功能活动受到限制为主要表现的疾病。

腕踝针疗法 wànhuáizhēnliáofǎ 针刺疗法之一。是针刺腕踝关节处特定刺激点以治疗疾病的方法。临床操作时，于选定的刺激点上，将针体与皮肤表面呈30度角进针，透过皮肤后将针放平，沿皮下纵向刺入1.4寸左右，不必进行捻转、提插等操作手法，亦不要求明显针感。留针30分钟后出针。每日或隔日一次，10次为一疗程。选取刺激点，主要以病变所在部位决定。如病处在左侧，取右腕及踝部刺激点，反之则取左侧；如病处在中间或两侧均有者，左右刺激点均可选取；如病在膈水平线上者，取腕部刺激点，反之则取踝部刺激点。本法对神经性疼痛及某些功能性疾患效果较好，如牙痛、头痛、关节痛、腰腿痛、痛经、白带、遗尿、神经衰弱、哮喘、失眠、过敏性肠炎、皮肤瘙痒症等。

腕痈 wànyōng 病名。出《证治准绳》。生于手腕背侧之痈。由手三阳经风火凝结而成。如日久不溃，或漫肿平塌，或溃烂露骨者，按无头疽治之。今将手腕背、掌侧之痈统称腕痈。参见外痈条。

wang

汪昂（1615—？）wāng'áng 清代医学家。字讱庵。安徽休宁人。撰有《素问灵枢类纂约注》《本草备要》《医方集解》《汤头歌诀》等书，行文浅显扼要，流传较广。

汪逢春 wāngféngchūn（1884—1949）江苏苏州人，"北平四大名医"之一。毕生热衷于中医教育事业，努力提携后学。1938 年任国医职业公会会长，并筹办《北京医药月刊》，1939 年 1 月创刊后，亲自主持笔政。1942 年在北京天安门内侧朝房创办国药会馆讲习班，为中医中药界培养人才。学术上擅长时令病及胃肠病，对于湿温病亦多有阐发。临证用药别具匠心，讲究炮制和配伍，善用药物鲜品，喜用曲类，善用药物粉剂装配胶囊，与汤剂同服。著作主要有《中医病理学》《泊庐医案》等。一生中收藏图书甚丰，且喜爱古玩字画，故后书籍归汉文阁，字画归故宫博物院收藏。

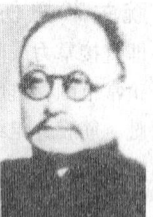

汪逢春

汪机 wāngjī（1463—1539）明代医学家。字省之，别号石山。安徽祁门人。父亲是当地名医。他随父学医，行医几十年。撰有《外科理例》《痘治理辨》《医学原理》《读素问钞》《针灸问对》《伤寒选录》《运气易览》等书。对内、外、针灸、痘疹等科都有自己的见解。主张平衡阴阳、调和气血，四诊合参以诊治疫病；认为温病除伏邪外，还有新感；对于外科病症治法，强调以消为贵。对太素脉有所批判，又推崇运气说。《石山医案》由其弟子陈桷编辑。

汪淇 wāngqí（17 世纪）清代医家。字瞻漪，又字右之，浙江钱塘（今杭州）人。长于妇、儿科，推崇明代武之望《济阴纲目》，并加以笺释重订，于 1665 年刻行。还纂有《保生碎事》1 卷，简述新生儿护理。另有《慈幼纲目》，未见刊行。

汪绮石 wāngqǐshí 明末医家。人称"绮石先生"。精医，尤长于虚劳一门。曾参校前贤多种著作，得其精粹，参以己验，集成《理虚元鉴》2 卷（刊于 1771 年）。提出治劳"三本"，即本于肺、脾、肾三脏；"二统"，即分阳虚和阴虚，阳虚主建中，阴虚主清肺。对后世治虚劳深有启发。

汪讱庵 wāngrèn'ān 见汪昂条。

汪石山 wāngshíshān 见汪机条。

汪省之 wāngxǐngzhī 见汪机条。

亡津液 wángjīnyè 是伤津液证候的进一步加重。《伤寒论》："大下之后，复发汗，小便不利者，亡津液故也……"

亡血 wángxuè 血液流失，如吐血、咯血、衄血、便血等出血量较多，或津液过耗，损血之源，出现气血亏虚的脉证，俱属亡血。《注解伤寒论·辨脉法》："病人脉微而涩者，此为医所病也。大发其汗，又数大下之，其人亡血。"参见血证条。

亡阳 wángyáng ❶阳气衰竭的危重证候。主要症状有大汗淋漓、汗出如珠、畏冷蜷卧、四肢厥冷、精神委靡、面色苍白、呼吸微弱、渴喜热饮、脉微欲绝或浮数而空等。宜急用大剂参附类。❷作无阳解。《伤寒论·辨少阴病脉证并治》："少阴病，脉微，不可发汗，亡阳故也。"《脉经》卷 7："少阴病脉微，不可发其汗，无阳故也。"

亡阴 wángyīn 由于高热、汗吐泻、出血或其他慢性消耗性疾病而发展成阴液严重缺损的证候。临床可表现为身体干瘪、皮肤皱折、眼眶深陷、精神烦躁或昏迷谵妄。本证

W

与亡阳之别在于：虽有汗出但身热、手足温，口渴而喜冷饮，呼吸气粗，唇舌干红，脉虚数或细数。治宜滋阴增液或养津固气，宜用生脉散。

王安道 wáng'āndào　见王履条。

王冰 wángbīng　唐代医学家。号启元子。据《古今医统》等书记载，他在宝应年间（762～763）任太仆令。笃好医方，长于医术和养生。先后用 12 年时间整理注释《素问》，改编成 24 卷，并补入"天元纪大论"等 7 篇大论。在保存整理古典医籍方面作出贡献，对于辨证论治等医理也有发挥。另有《玄珠密语》《元和纪用经》《天元玉册》等书，传为王冰之作。

王不留行 wángbùliúxíng　中药名。出《神农本草经》。别名留行子、奶米、大麦牛。为石竹科植物麦蓝菜 *Vaccaria segetalis*（Neck.）Garcke 的种子。主产于河北、山东、辽宁。苦，平。入肝、胃经。行血通经，下乳消肿。治闭经乳汁不通，乳腺炎，睾丸炎。煎服：4.5～9 克。

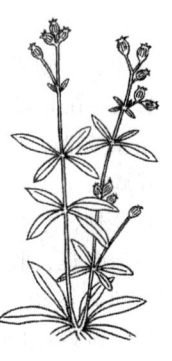

王不留行

孕妇忌服。本品含多种王不留行皂苷，还含王不留行黄酮苷。煎剂对大鼠离体子宫有收缩作用，醇浸液作用比煎剂强。

王宫 wánggōng　即颊。古人喻鼻为帝王宫室，故名。详见鼻条。

王衮 wánggǔn（11 世纪）北宋医家。山西太原人。曾任官吏，后潜心学医，并留意方书，搜集医方 7000 余首，从中选辑 500 余首，编成《博济方》，刊于 1047 年，是当时有较大影响的个人方书。

王海藏 wánghǎicáng　见王好古条。

王好古 wánghàogǔ　元代医学家。字进之，号海藏。赵州（今河北省赵县）人。曾从李杲等学医。著有《此事难知》《阴证略例》《医垒元戎》《汤液本草》《斑论萃英》等书。另有《医家大法》《仲景详辨》《伤寒辨惑论》等书，未见刊行。他在医理上重视内因在辨证上的意义，认为内伤或外感病都可按六经辨证论治，并主张温补脾肾。对于斑疹等疾患的治疗有不少可取的论述。

王宏翰 wánghónghàn（？—1700?）清代医家。字惠源，号浩然子，江苏华亭人。博学多才，受明末传入之西方科学的影响，试图将"格物致知"等儒家思想与西方医学相融合，是我国接受西方医学的早期代表人物之一。著述很多，但现存的只有撰于 1688 年的《医学原始》，其他如《古今医史》《四诊脉鉴》等多种著作已佚。

王洪绪 wánghóngxù　见王维德条。

王化贞 wánghuàzhēn（？—1632）明代官吏兼医家。字肖乾，山东诸城人，万历间进士，官至左参议。通医，采辑《本草纲目》出自各本草著作之方，补以名医方，列病症 150 余类，分类汇方，撰有《普门医品》48 卷。另有《行箧验方》8 卷，《产鉴》3 卷，均流传较广。

王怀隐 wánghuáiyǐn　宋代医家。睢阳（今河南商丘县南）人。978 年与王祐、郑奇、陈昭遇等编辑《太平圣惠方》100 卷，于 992 年编成。

王吉民 wángjímín（1889—1972）现代医史学家。广东东莞人。1910 年毕业于香港西医大学堂，在医学史方面有较深的造诣。1935 年组织医史委员会，任会长。1947 年筹办《医史杂志》，任主编。并与伍连德合著英文版《中国医史》，初刊于

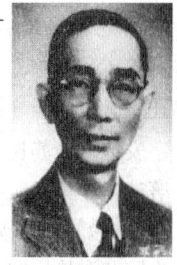

王吉民

W

1932 年。另撰有《中国历代医学家发明》《祖国医药文化流传海外考》及《中外医史文献索引》等医史研究工具书等。

王进之 wángjìnzhī 见王好古条。

王九峰医案 wángjiǔfēngyī'àn 医案著作。清·王九峰撰于嘉庆年间。全书分阴亏、血证等 16 门。王氏以治内科、妇科虚证为多，治法以调理见长。

王肯堂 wángkěntáng (1549—1613) 明代著名医学家。字宇泰，号损庵。江苏金坛人。曾任翰林院检讨等职。后还乡，研究医学，并为人治病。博览群书，广集材料，结合自己临证经验，先后用十余年时间编写成《证治准绳》一书，包括杂病、类方、伤寒、外、儿、妇六科，条理分明，以证论治，立论平正，内容丰富，为后人所推崇。另著有《医论》《医辨》《郁冈斋笔尘》，并

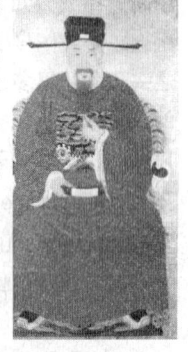

王肯堂

辑有《古今医统正脉全书》。在整理、保存中医古代文献方面作出了贡献。

王烂疮 wánglànchuāng 病名。出《诸病源候论》。又名王灼疮、洪烛疮、黄烂疮。多由脏腑积热，蕴蒸肌肤，外受湿气而成。初生如麻粒，渐增大蔓延，甚则泡浆满布周身，溃烂后如汤火所伤。即大疱性脓疮病。用黄连、胡粉各 30 克，共为细末，麻油调敷。

王履 wánglǚ (1332—?) 元末明初医学家。字安道。江苏昆山人。曾师从朱震亨学医。著述有《医经溯洄集》等书。对《内经》《伤寒论》等古典医籍的医理有所阐发。在伤寒和温热病的区分上有独到见解，对其后伤寒学和温热学的发展有一定影响。

王纶 wánglún (15～16 世纪) 明代官吏兼医家。字汝言，号节斋，浙江慈溪人。成化年间进士，官至左副都御史。因父病而学医，并在宦余为人治病，常有良效。他曾根据古代医药学著作，删筛纂成《本草集要》，另把李东垣、朱丹溪的学说结合起来，参以己见，编成《明医杂著》。对后世有较大影响。

王孟英 wángmèngyīng 见王士雄条。

王琦 wángqí 清代文人兼医生。字载韩，号绎庵，又号琢崖，晚年自称胥山老人。长于诗文，兼通医学，辑有医学丛书《医林指月》，刊于 1767 年，共收集医书 12 种。并校注《慎斋遗书》，刊于 1949 年。

王清任 wángqīngrèn (1768—1831) 清代著名医学家。字勋臣。河北玉田县人。在北京行医数十年，注重实践，有革新精神。强调医生了解人体脏腑的重要性，主张著书立说要亲治其证，敢于对古代医籍的某些论述提出质疑，

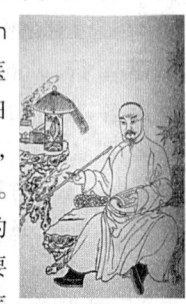

王清任

亲自到义冢和刑场等地观察尸体内脏，前后历 12 年，写成《医林改错》一书。纠正古人关于脏腑记述的一些错误，并提出一些新见解，创立了一些有实用价值的方剂。

王士雄 wángshìxióng (1808—1867) 清代著名医学家。字孟英。浙江钱塘人。曾祖王学权精于医学。他刻苦钻研医学，对温病的证治和理论有独到见解，为我国近代有贡献的著名温病学家。著有《温热经纬》《霍乱论》《归砚录》等书，并将自己的医案整理成书（《王氏医案》）。参注不少医书，如《女科辑要》《四科简效方》等。对当时传入的西方解剖生理学等持开明的态度，对一概拒绝西说而认为中西脏腑不同等谬说加以批判。

W

王氏保赤丸 wángshìbǎochìwán 南通王胪卿秘方。见《新编中成药手册》。大黄、黄连、姜淀粉、巴豆霜、川贝母、荸荠粉、制南星、朱砂。微丸剂。每丸 0.3 克，半岁以内每次服 5 粒；6 个月至 3 周岁，每超过一个月加 1 粒；3 周岁以上，每超过 1 岁加 5 粒；8～14 岁，每次服 60 粒。每日 1 次，重症每日两次。功能清热泻火，涤痰平喘，消积导滞。治小儿乳滞疳积，感冒发热，喘咳痰鸣，胃呆食减，呕泻腹胀，痰厥急惊。

王氏连朴饮 wángshìliánpòyǐn 即连朴饮。详该条。

王氏清暑益气汤 wángshìqīngshǔyìqìtāng 即清暑益气汤第一方。见清暑益气汤条。

王叔和 wángshūhé 西晋著名医学家。生活于 3 世纪。名熙。高平（今山西高平，一说山东兖州人）人。曾任太医令，精研脉学。集前代有关论脉文献，结合自己临证体会，编成 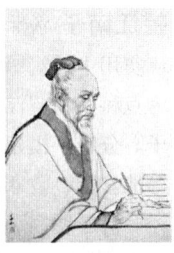 《脉经》，总结为 24 种脉象，使古代脉学系统化，是我国现存最早的脉学专著。另将张仲景的《伤寒杂病论》加以整理，在保存这部古代医籍上有所贡献。

王叔和

王叔和脉诀 wángshūhémàijué 医书。1 卷。此书一般认为是六朝高阳生托名王叔和的作品（一说为宋·熙宁以前人托名）。以较通俗的歌诀形式阐述脉理，联系临床实际。书中不少内容是根据王叔和《脉经》重新编撰的。由于易于讲习，流传甚广。后世关于书中的文字，对脉义的理解与七表八里九道脉等论述有不少论评。此书后经明·熊宗立加注，改名《勿听子俗解脉诀》。

王损庵 wángsǔn'ān 见王肯堂条。

王泰林 wángtàilín（1798—1862）清代医学家。字旭高。江苏无锡人。学医于舅父高锦庭。先以疡科闻名，后专门内科，善于化裁古方，并对肝病的证治论述较详。著有《医方证治汇编》《退思集类方歌注》《医方歌括》《医学刍言》《西溪书屋夜话录》（残缺，仅存《肝病症治》一篇）。另有《疡科心得集》，已佚。医案由方耕霞编成《王旭高医案》。

王焘 wángtāo 唐代医学家。陕西郿县人。《新唐书》等文献记载，他在弘文馆（国家图书馆）任职 20 年，遂有条件采集诸家医方，分门别类，编成《外台秘要》。该书内容丰富，几乎包括医学各科，其中汇集许多已佚 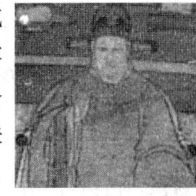 的前代医药文献材料，并有许多民间单验方，

王焘

可谓集唐以前方书大成之作。在整理、保存古代医学文献和综合民间医药经验上作出了贡献。

王惟德 wángwéidé 见王惟一条。

王惟一 wángwéiyī（约 987—1067）北宋著名针灸学家。又名王惟德。曾任太医局翰林医官等职。总结过去医家以及劳动人民的针灸学经验，对经络、穴位等方面进行了详细考定，1026 年主持编成《铜人腧穴针灸图经》。1027 年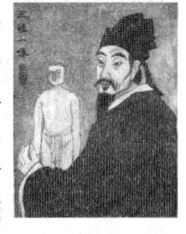

王惟一

又设计并主持铸造成针灸铜人孔穴模型两具，作为教学和考试医生之用。对我国乃至国外针灸学的发展有较大影响。

王维德 wángwéidé（17～18 世纪中叶）清代外科学家。字洪绪，别号林屋山人（一作林屋散人），又号定定子。江苏吴县人。祖传疡医，自幼继承家业，兼通内、妇、儿科，尤以外科闻名，著有《外科证治全生集》。反对外科手术，重视辨证论治，强调全身症状在鉴别诊断上的意义，除外治法

外，重视应用内消，常用的阳和汤、醒消丸等，至今仍有实用价值。

王文鼎 wángwéndǐng（1894—1979）现代医家。四川江津人。擅长内科。新中国成立前积极支持革命活动，后参加中国共产党。新中国成立后，调卫生部中医研究院工作。曾被选为全国人大代表，并任卫生部中医顾问。

王熙 wángxī 见王叔和条。

王旭高 wángxùgāo 见王泰林条。

王勋臣 wángxūnchén 见王清任条。

王宇泰 wángyǔtài 见王肯堂条。

王执中 wángzhízhōng 宋代针灸学家。字叔权，浙江瑞安人。1169年进士，曾任澧州教授。根据自己长期临床经验，参照《针灸甲乙经》等书，编撰成《针灸资生经》7卷。书中除记有临床有效穴位和丰富的灸法，以及各科病症针灸治疗，还附有方药。对前人某些针灸禁穴提出不同意见，反对行针应避忌年月日时、人神等说法。

王灼疮 wángzhuóchuāng 即王烂疮。详该条。

往来寒热 wǎngláihánrè 症状名。见《伤寒论》。即寒热往来。详该条。

忘忧散 wàngyōusǎn 《辨证录》卷十方。白术五钱，茯神、当归、麦冬、牡丹皮各三钱，白芍一两，远志、巴戟天、白芥子各二钱，柴胡、陈皮、神曲各五分，郁金一钱。水煎服。功能疏肝解郁，养血宁心。治男子忧郁而不生子。

望齿 wàngchǐ 望诊内容之一。包括牙齿与牙龈两部分。肾主骨，齿为骨之余，胃的经脉络于龈，望齿主要是辨肾和胃的病变。清代温病学说对验齿辨病有所创见，认为齿的润泽枯燥可以了解肾液、胃津的变化，齿的有垢无垢可以观察胃浊、胃阴的情况。这对温病辨证有一定的临床意义。牙龈肿，痛者胃火上炎，不痛者肾火上炎。色深赤为邪实，色淡白为正虚。临床上牙龈形色的变化，与月经、妊娠也有一定关系。

望江南 wàngjiāngnán 中药名。出《救荒本草》。别名假决明。为豆科植物望江南 *Cassia occidentalis* L. 的茎叶。分布于福建、台湾、广东、广西、云南等地。苦，微寒，有小毒。入肝、胃、大肠经。肃肺清肝，和胃解毒。治咳嗽、哮喘，胃痛，高血压头痛，目赤，习惯性便秘。煎服：6～9克。治疗疮肿毒，虫蛇咬伤。鲜叶捣敷。内服过量可引起腹泻、呕吐。叶含双蒽酮杂苷。水提取物在体外对发癣菌有抑制作用。叶及茎的水煎剂对豚鼠回肠、大鼠子宫有兴奋作用。

望江南子 wàngjiāngnánzǐ 中药名。见《现代实用中药》。别名槐豆、山绿豆、狗屎豆。为豆科植物望江南 *Cassia occidentalis* L. 的种子。分布于福建、台湾、广东、广西、云南等地。苦，微寒，有小毒。入肝、胃、大肠经。清肝明目，健脾润肠。治高血压头痛，目赤肿痛，口腔糜烂，胃痛，痢疾腹痛，习惯性便秘。内服：煎汤，6～9克；或炒焦研末服，每次1.5～3克，日两次。内服过量会引起腹泻、呕吐。本品含大黄素甲醚、大黄素甲醚-1-葡萄糖苷等。

望络脉 wàngluòmài 用视觉观察患者体表静脉的形状、分支、粗细、颜色，以了解病情的诊断方法。参见望诊条。

望皮肤 wàngpífū 用视觉观察患者全身皮肤的色泽、形态变化，以了解病情的诊断方法。参见望诊条。

望人中 wàngrénzhōng 观察鼻子下方、嘴唇上方凹下的部位，以了解病情的诊断方法。参见望诊条。

望色 wàngsè 用视觉观察患者全身皮肤、黏膜、爪甲、毛发的色泽，重点在于面部皮肤的色泽变化，以此来诊察疾病的诊断方法。参见望诊条。

望神 wàngshén 用视觉观察人体生命活动的整体外在表现和精神状态的诊断方法。参见望诊条。

望五官 wàngwǔguān 用视觉观察患者五官的异常变化，以了解病情的诊断方法。参见望诊条。

望形态 wàngxíngtài 望诊内容之一。形指形体，包括肌肉、骨骼、皮肤等；态是动态，包括体位姿态及活动能力等。从望形态可知患者的体质、发育及营养状况，并有助于了解气血的盛衰、邪正的消长和伤痛的部位等。

望眼辨伤 wàngyǎnbiànshāng 民间流传的一种辨伤的诊断方法。是根据眼中白珠络脉的改变以及瘀点的所在，作为诊断受伤部位和性质的参考。一般来说，白晴见青紫红筋浮起，在红筋末端有瘀血点，称为"报伤点"。点在白珠上的，为胸廓受伤瘀积。点在瞳仁水平线之上的，是伤在胸胁；在瞳仁水平之下的，是伤在背部。点在左眼，表示伤在左侧胸胁或左背部；点在右眼，表示伤在右侧胸胁部或右背部。点色淡黑如云，散而不聚为伤于气分；若色黑而沉着，形如芝麻的为伤于血分；若色黑点圆，周围色淡如云彩的为气血两伤。如红筋显著，弯曲如螺旋状的，表示尚有疼痛症状。

望眼神 wàngyǎnshén 用视觉观察患者眼目的神采、颜色、形态、反应及五轮情况，以了解病情的诊断方法。

望诊 wàngzhěn 四诊之一。运用视觉观察患者的神色、动态、体表各部、舌体与舌苔、大小便和其他分泌物，从而获取与疾病有关的辨证资料。一般以神色、舌诊为重点（小儿包括诊指纹）。辨别色泽时，以在自然光线较充足的地方为好。

望诊遵经 wàngzhěnzūnjīng 诊断学专著。

2卷。清·汪宏撰于1875年。作者从《内经》《难经》《伤寒杂病论》等著作中搜集有关望诊的资料整理而成，内容比较丰富，立论根据上述古典医籍，适当结合个人的临床经验。作者在自序中强调"诊病必须遵经"，学术思想上有其保守的一面。新中国成立后有排印本。

wei

危达斋 wēidázhāi 见危亦林条。

危亦林 wēiyìlín（1277—1347）元代著名骨科学家。字达斋。江西南丰人。家中几代业医。曾任南丰州医学教授，尤其长于骨科。汇集古代医方和家传验方，编著《世医得效方》一书，内容丰富，在骨伤科方面尤为突出。其中关于正骨手法、麻醉药的应用等记述，十分可贵。为我国古代骨伤科的代表人物之一。

威灵仙 wēilíngxiān 中药名。出唐·侯宁极《药谱》。别名灵仙、铁脚威灵仙。为毛茛科植物威灵仙 Clematis chinensis Osbeck 的根。主产于江苏、安徽、浙江等地。辛、咸，温。入膀胱经。祛风除湿，通络止痛。治风寒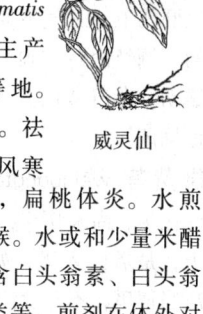

威灵仙

湿痹，四肢麻木，脚气，扁桃体炎。水煎服：6～9克。治鱼骨鲠喉。水或和少量米醋煎服：15～30克。本品含白头翁素、白头翁内酯、甾醇、皂苷、酚类等。煎剂在体外对金黄色葡萄球菌、志贺痢疾杆菌有抑制作用。白头翁素药理见毛茛条。

葳蕤汤 wēiruítāng ❶《备急千金要方》卷九方。又名千金葳蕤汤。葳蕤、白薇、麻黄、独活、杏仁、川芎、甘草、青木香各二两，石膏三两。为粗末，水煎，分三次服，取汗。治风湿，脉阴阳俱浮，汗出体重，喘息，嘿嘿但欲眠。❷《类证活人书》卷十七方。葳蕤三分，石膏（碎）一两，白薇、麻黄（汤泡）、川芎、葛根（生者可用二两）、羌活、炙甘草、杏仁（槌碎）各半两，炒青木香一分。为粗末，每服五钱，水煎服，日三四次。治风湿，兼疗冬温及春月中风伤寒，发热，头眩痛，咽喉干，舌强，胸内痛，痞满，腹背强。

微波针灸 wēibōzhēnjiǔ 以针刺和微波热效应相结合的治疗方法。使用时应先按辨证施治的原则选穴针刺，然后把微波针灸仪的天线接于针柄固定，调节输出功率，其大小以病人感到温热舒适为度，一般以 17～18V 为好。每穴每次 5～20 分钟。治疗完毕，将输出功率旋钮转到 0 位，关闭输出开关，取下天线，起针。本法适应证很广，特别适用于偏头痛、面神经麻痹、三叉神经痛、坐骨神经痛、偏瘫、胃脘痛、痛经、腰痛、关节肌肉痛等。靠近眼睛、睾丸和脑等部位的腧穴，不宜采用本法治疗。

微风 wēifēng 古病名。出《素问·调经论》。以肌肉蠕动为主要症状的病症。多因风邪伤卫，卫气不通，阳气内鼓所致。《素问·调经论》："血气未并，五脏安是，肌肉蠕动，命曰微风。"常不伴有脏腑气血的其他见证。

微黄苔 wēihuángtāi 苔色微黄而滑，是风邪化热，尚未伤津，仍可清热透表；微黄而干，是邪已入里，如大便秘结，热已伤津，法当清里，不宜发汗。

微脉 wēimài 脉象之一。脉细小而软，似有似无，欲绝非绝。《医学入门》："微似蛛丝，容易断。"主阴阳气血诸虚。可见于休克、虚脱或慢性虚弱病症。

微热 wēirè ❶证名。阳明里实证的热型之一。《伤寒论·辨阳明病脉证并治》："伤寒六七日，目中不了了，睛不和，无表里证，大便难，身微热者，此为实也，急下之，宜大承气汤。"❷轻度发热。《证治准绳》："外有每遇夜，身发微热……饮食如常，既无别证可疑，只是血虚不能济阳，宜润补之。"此为虚热。又有一种阴证发热，症见"身微热，烦躁面赤，脉沉而微，此名阴证似阳也"（《类证活人书》）。❸指五脏邪热之气微而不甚。《景岳全书》："治五脏之热，当察微甚。""凡微热之气，宜凉以和之。"

微邪 wēixié 见五邪条。

微者逆之 wēizhěnìzhī 治则之一。出《素问·至真要大论》。指轻浅单纯的病症，可逆其病气而治之。如寒证用热药，热证用寒药。参见正治条。

微针 wēizhēn 古针具名。指毫针等纤微细小的针具。《灵枢·九针十二原》："欲以微针通其经脉，调其血色，营其逆顺出入之会。"

煨 wēi 中药炮制法之一。将药材用湿润的面粉包裹，在炒热的滑石粉锅内煨至外皮焦黄色为度；或层层隔纸加热，以除去部分油分。如煨木香等。

围绝经期综合征 wéijuéjīngqīzōnghézhēng 病名。即更年期综合征，详该条。

围药 wéiyào 外治法之一。见《太平圣惠方》。又名贴熁、敷贴、箍围药、敷药。根据症情选药，研为细粉，分别选用醋、酒、菊花汁、银花露或油类等调敷患处四周，其作用为截毒、束毒、拔毒、温化、行瘀、清热、定痛、排脓。如金黄散、回阳玉龙膏等。

维胞 wéibāo 经外奇穴名。见《经外奇穴汇编》（中国针灸学研究社编）。位于髂前上棘内下方凹陷处，约与关元穴平。主治子宫脱垂，肠功能紊乱。沿腹股沟韧带斜刺 1～1.5 寸，或直刺 0.8～1.2 寸。艾条灸 5～10 分钟。

维道 wéidào 经穴名。代号 GB28。出《针

灸甲乙经》。别名外枢。属足少阳胆经。位于腹侧部，当髂前上棘前下方，五枢前下0.5寸处。主治少腹痛、带下、子宫脱垂等。直刺1～1.5寸，或沿腹股沟斜刺2～3寸。灸5～15分钟。

伪药条辨 wěiyàotiáobiàn　医书。4卷。清·郑奋扬撰。刊于1901年。该书是鉴定药物真伪的专著，对110种药物的名称、形、色、气味进行较详细的辨析。1930年曹炳章又在该书基础上，通过实地调查和对勘，进行整理和补注，改名《增订伪药条辨》，内容更加充实。

苇根 wěigēn　芦根之别名。详该条。

苇茎 wěijīng　药名。出《备急千金要方》。为芦茎之别名。

苇茎汤 wěijīngtāng　又名千金苇茎汤。《千金要方》方。苇茎二升，薏苡仁半升，冬瓜仁半升，桃仁三十枚。水煎，分两次服。功能清肺化痰，逐瘀排脓。治肺痈，症见咳吐腥臭黄痰脓血，胸中隐隐作痛，咳时尤甚，口干咽燥，脉浮数者。

尾椿 wěichūn　骨名。即尾骨。详尾骶骨条。

尾骶 wěidǐ　出《灵枢·骨度》。即骶骨、尾骨所在部位。参见尾骶骨条。

尾骶骨 wěidǐgǔ　骨名。又名尻骨、橛骨、尾闾。是骶骨、尾骨的合称。《医宗金鉴·正骨心法要旨》：“尾骶骨，即尻骨也。其形上宽下窄，上承腰脊诸骨，两旁各有四孔，名曰八髎，其末节名曰尾闾，一名骶端，一名橛骨，一名穷骨，俗名尾椿。”

尾骶骨伤 wěidǐgǔshāng　病名。见《伤科补要》。伤后局部肿胀疼痛，压之痛剧，行走和坐受限，甚至不能平卧，翻身困难。治宜麻醉下用手法复位固定。参见背脊骨折条。

尾骶骨痛 wěidǐgǔtòng　症状名。指脊椎下段尾骶骨部位作痛。见《中国医学大辞典》。

多因肾脏精气亏耗，督脉受损，或寒湿侵袭，或血瘀气滞所致。疼痛常连及腰部，难以挺直。喜暖怕冷者，治宜温肾补督脉，可用温肾散，桂附八味丸；肾水不足者，治用六味丸、左归丸等；寒湿侵袭者，治宜祛寒化湿；瘀血停滞者，宜活血化瘀为主。本症可见于坐骨神经痛、腰椎肥大等疾患。

尾闾 wěilú　❶骨名。即尾骨。详尾骶骨条。❷即龟尾。详该条。

尾闾发 wěilúfā　即鹳口疽。详该条。

尾翳 wěiyì　见《针灸甲乙经》。鸠尾穴别名。详该条。

委陵菜 wěilíngcài　中药名。出《救荒本草》。别名痢疾草、蛤蟆草。为蔷薇科植物委陵菜 *Potentilla chinensi* Ser. 的根或全草。主产于山东、辽宁、安徽。苦，寒，入肝、大肠经。清热解毒，凉血止利。①治痢疾，肠炎，小儿腹泻，风湿性关节炎，吐血，便血，功能性子宫出血。煎服：9～15克。②治外伤出血，痈疖肿毒。鲜品捣敷。根含鞣质等。根煎剂大鼠灌胃对体内的溶组织阿米巴原虫有抑制作用。全草煎剂在体外能抑制痢疾杆菌。叶及根煎剂对蛙、兔离体心脏及在体、离体兔肠有抑制作用，并能扩张离体豚鼠支气管，兴奋离体豚鼠子宫。

委阳 wěiyáng　经穴名。代号BL39。出《灵枢·本输》。属足太阳膀胱经。三焦之下合穴。位于膝关节后面，当腘横纹外侧端，股二头肌腱内侧缘处。主治腰背痛，小便不利，腓肠肌痉挛，下肢麻痹或瘫痪等。直刺1～1.5寸。灸3～7壮或5～15分钟。

委中 wěizhōng　经穴名。代号BL40。出《灵枢·本输》。别名血郄、郄中。属足太阳膀胱经。合穴。位于腘横纹中点，当股二头肌肌腱与半腱肌腱之间。主治中暑，衄血，急性腰扭伤，膝关节炎，腓肠肌痉挛，坐骨神经痛，下肢麻痹或瘫痪等。直刺1～1.5

W

寸，或点刺出血。

委中毒 wěizhōngdú 病名。出《疡科证治准绳》卷二。又名曲鳅。生于膝腘窝委中穴部位之痈。多由胆经积热流入膀胱经，或肾经气血阻滞而成，亦可因患肢破溃、湿疹、皮炎等诱发。症见腘中坚硬如石，微红微肿，或焮痛色赤，身发寒热。后见伸屈困难，呈屈曲状。如肿痛日剧，寒热不退者，则成脓。治宜活血化瘀，清热利湿。用活血散瘀汤（《医宗金鉴》：当归、赤芍、桃仁、大黄、川芎、苏木、丹皮、枳壳、栝楼仁、槟榔）。脓成宜切开排脓，参见外痈条。

萎黄 wěihuáng 证名。见《证治心得》。指身黄而色不润泽，但两目并不发黄。多因脾胃虚弱，气血不足，或兼有食滞、虫积所致。治宜培脾益血。有虫积的需配合驱虫疗法。参见黄胖、脱力黄条。

萎蕤 wěiruí 玉竹之别名。详该条。

痏 wěi ❶瘢痕。即针刺的痕迹、针孔。《灵枢·邪气脏腑病形》："已发针，疾按其痏，无令其血出。"❷针刺的刺处。《素问·刺腰痛》篇："刺之三痏。"❸指穴位。《灵枢·热病》："两手外内侧各一，凡十二痏（外侧指少泽、关冲、商阳，内侧指少商、中冲、少冲）。"❹疮疡。《章太炎医论集》："本经言其主治恶疮火疡，则肠中疮痏自除矣。"

痿 wěi 病名。出《素问·痿论》等篇。指肢体筋脉弛缓，软弱无力，严重的手不能握物，足不能任身，肘、腕、膝、踝等关节如觉脱失，渐至肌肉萎缩而不能随意运动的一种病症。因肺热伤津，湿热浸淫，或气血不足，肝肾亏虚等所致。临床表现以四肢软弱无力为主，尤以下肢痿弱，足不能行较多见，故亦称痿躄。根据病因和证情，又有皮毛痿、肉痿、脉痿、筋痿、骨痿、湿热痿、湿痰痿、燥热痿、血瘀痿、阴虚痿、血虚痿、气虚痿、肝肾下虚痿等证。参见各条。

治当辨证求因，选用清热润燥、清热燥湿、益气健脾、滋阴养血、补益肝肾、化痰、行瘀等法。如见胃虚纳减，宜先以养胃为主。此外，针灸、推拿对本病有一定的疗效。

痿躄 wěibì 病症名。《素问·痿论》："五脏因肺wěi热叶焦，发为痿躄。"详见痿条。

卫 wèi ❶卫外的功能。《素问·生气通天论》："阳者，卫外而为固也。"❷卫气的简称。《素问·痹论》："卫者，水谷之悍气也。"❸温病辨证的部位或阶段。《温热论》："肺主气属卫。"详见卫分证条。

卫分证 wèifēnzhèng 外感的初起阶段，邪犯人体卫外表层之证。以微恶风寒、发热、口微渴、苔薄白、脉浮数为特点，或鼻塞咳嗽，或肢酸身疼、头痛等。

卫济宝书 wèijìbǎoshū 医书。原书1卷，今存辑佚本2卷。宋·东轩居士撰注。约撰于12世纪初。辑本内容已不全，主要有痈疽的论治、癌等图说、针法、灸法与外科方剂等，附有乳痈与软疖证治。现有影印本。

卫气 wèiqì 出《灵枢·本脏》。属于阳气的一种。生于水谷，源于脾胃，出于上焦，行于脉外，其性悍烈，运行迅速流利。具有温养内外，护卫肌表，抗御外邪，滋养腠理，启闭汗孔等功能。

卫气不固 wèiqìbúgù 即表气不固。详该条。

卫气同病 wèiqìtóngbìng 表邪入里化热，气分热势已盛而卫分之邪未消除的病症。症见壮热、口渴、心烦、汗出，伴有恶寒、身痛，舌苔薄白或微黄或黄白相兼。治宜清热解表，表里两解。

卫气营血辨证 wèiqìyíngxuèbiànzhèng 清·叶天士所创的温病辨证方法。即以外感温病由浅入深或由轻而重的病理过程，分卫分、气分、营分、血分四个阶段，每个阶段各有相应的证候特点。病变按卫、气、营、血逐步发展者为顺传，由卫分迅速发展至营分、血分者为逆传。卫分为表证阶段，应鉴别不同的病因；气分为热盛阶段，需着重区分热和湿的轻重；病邪深陷营血分，为伤阴引致内闭或出血的阶段，需明辨心、肝、肾等脏的病损。由此从病因、阶段、部位、传变及病损程度确立辨证的内容。

卫强营弱 wèiqiángyíngruò　见营卫不和条。

卫弱营强 wèiruòyíngqiáng　见营卫不和条。

卫生宝鉴 wèishēngbǎojiàn　医书。24 卷，补遗 1 卷。元·罗天益撰。撰年不详。罗氏为李杲的学生，该书一定程度上反映了李氏的学术理论，又旁采诸家学说，结合个人经验心得编成。内容包括"药误永鉴""名方类集""药类法象""医验记述"等。其中"名方类集"针对多种较常见病症，选用效方，详其主治与服法，为该书的主要组成部分。现有排印本。

卫生家宝产科备要 wèishēngjiābǎochǎnkēbèiyào　医书。8 卷。宋·朱端章撰。刊于 1184 年。该书汇编宋代以前的妇产科著作与其他医著中有关胎产诸病的症治及初生儿保育法等内容。所选方药大多实用。是一部有价值的产科专书。新中国成立后有影印本。

卫营同病 wèiyíngtóngbìng　病从卫分逆传心包，或入营分而卫分证仍在。临床表现既有发热夜甚神志昏蒙、舌质红绛等营分证，又有恶寒、咳嗽、舌苔薄白等卫分证。治宜清营结合透解表邪。

未至而至 wèizhì'érzhì　运气学说术语。《素问·六微旨大论》："未至而至，来气有余也。"指时令未至而岁气先至。按运气学说的理论，这种情况一般出现在岁运太过之年。如王冰注："假令甲子岁气有余，于癸亥岁未当至之期，先时而至也……岁气有余，六气之至皆先时……先时后至，后时先至，各差三十日而应也。"

味 wèi　❶味道。如五味指辛、酸、甘、苦、咸。❷泛指一切食物。《素问·阴阳应象大论》："形食味"，"味伤形"。❸气味。《素问·阴阳应象大论》："味厚者为阴。"❹量词。单方独味。《本草纲目》："治肺热似火燎……宜一味黄芩汤。"❺动词。钻研、体会。《本草纲目·原序》："以共天下后世味太玄如子云者。"

畏光 wèiguāng　症状名。也称"羞明"。详该条。

畏寒 wèihán　症状名。即怕冷，是阳气虚衰，卫阳虚弱空疏，不能温养肌表而致。

畏明 wèimíng　症状名。出《证治准绳·杂病》。即羞明。详该条。

胃 wèi　❶六腑之一。主受纳腐熟饮食，所化生的水谷精微通过脾的运化，输布于五脏六腑，营养全身。足阳明胃经络于脾，与脾互为表里，共同完成饮食物的消化吸收过程，故脾胃常合称为后天之本。❷推拿部位名。出《小儿推拿广意》。位于拇指近端指骨的腹面。

胃癌 wèi'ái　病名。发生于胃的恶性肿瘤。以进行性胃脘痛、食少、消瘦、便血、上腹部硬块等为主要表现。

胃病 wèibìng　六腑病候之一。见《灵枢·邪气脏腑病形》篇。泛指胃的病变。由于饮食不节，饥饱失调，冷热不适，或胃气虚弱，胃阴不足等，以致胃失和降，影响受纳和消化。临床表现以脘腹胀满疼痛，呕吐恶心，嗳气纳减为主，甚则胸膈咽嗌阻滞不通，食饮不下。食滞中阻者，脘腹胀满，口臭嗳腐，大便不爽等。胃寒者，胃脘隐痛，喜热喜按，饮食减少，泛吐清水；若胃气虚弱，伴见食入难化，大便不实，脉软弱等症。胃热者，胃脘灼痛，嘈杂易饥，口渴便秘，或牙龈肿痛；若胃阴不足，伴见干呕，舌干少苔等症。治当根据病情不同，选用和胃化滞，理气降逆，温胃散寒，清胃泄热，益气建中，养阴益胃等法。

胃不和 wèibùhé 证名。出《素问·厥论》。即胃气不和。详该条。

胃不和则卧不安 wèibùhézéwòbù'ān 病机术语。《素问·逆调论》："阳明者，胃脉也。胃者六腑之海，其气亦下行，阳明逆，不得从其道，故不得卧也。《下经》曰：胃不和则卧不安。此之谓也。"本为胃气上逆与阳明经气上逆而致气喘不得卧之症。后世又发展为饥饱不适等内伤所致之卧不安。如胃强多食，脾弱不运，饮食停滞，胃家胀满不适或成饮成痰，皆可致卧不安。《症因脉治》卷三："胃不和不得卧之症，胸前满闷，不思饮食，嗳气吞酸，恶心呕吐，或头晕眼黑，睡则气逆。治宜化湿祛痰，如二陈平胃散加石菖蒲、海石，或加栀子、黄连。若大便坚结，导痰汤。胃脘作痛者，滚痰丸，甚则小胃丹。"参见不寐条。

胃仓 wèicāng 经穴名，代号 BL50。出《针灸甲乙经》。属足太阳膀胱经。位于腰部，当第十二胸椎棘突下旁开3寸处。主治胃痛，消化不良，脊背痛等。斜刺0.5～0.8寸。灸5～10壮或10～20分钟。

胃喘 wèichuǎn 病名。见《证治准绳·喘》。指胃气上逆而作的喘证。《医碥》："胃喘一证，胃络不和，气逆作喘。然所以致逆者，非火则食与痰耳。"治宜降逆和胃，祛痰平喘。用温胆汤加黄芩、生姜，有积食加神曲、莱菔子。

胃反 wèifǎn 病名。①见《肘后备急方》卷四。亦称反胃、翻胃。指朝食暮吐或暮食朝吐。参见反胃、翻胃条。②霍乱病之别称。《诸病源候论》卷二十二："霍乱有三名。一名胃反。"详霍乱条。

胃风 wèifēng 病名。①指风邪中于胃者。出《素问·风论》。症见颈部多汗，恶风，食饮不下，隔塞不通，时易腹满，受寒则胀，饮食寒冷则泄泻，并有形瘦腹大等特征。治宜祛风散寒，温中理气。②指胃中积热而生风者。以呕吐为主症。见《赤水玄珠·呕吐哕门》。

胃风汤 wèifēngtāng ①《太平惠民和剂局方》卷六方。白术、川芎、人参、白芍、当归、肉桂、茯苓各等份。为粗末，每服二钱，加粟米百余粒，水煎服。治风冷乘虚，入客肠胃，水谷不化，泄泻注下，腹胁虚满，肠鸣绞痛，及肠胃湿毒，下如豆汁，或下瘀血，日夜无度。②《证治准绳·类方》第五册方。白芷一钱二分，升麻二分，葛根、苍术、蔓荆子、当归身各一钱，炙甘草、柴胡、藁本、羌活、黄柏、草豆蔻、麻黄（不去节）各五分。加生姜三片，大枣二枚，水煎服。治中风瘈疭。

胃关煎 wèiguānjiān 《景岳全书》卷五十一方。熟地黄三钱至一两，炒白术、干姜各一至三钱，吴茱萸五至七分，炙甘草一至二钱，炒白扁豆、炒山药各二钱。水煎服。治脾肾虚寒泄泻，或久泻腹痛不止，冷痢等。

胃寒 wèihán 指胃阳虚而寒象较明显的病症。多由脾阳虚或过食生冷寒凉所引起。症见胃脘痛，得热痛减，呕吐清涎，口淡喜热饮，便溏或泄泻而不臭，舌淡胖，苔白润，脉沉迟。治以暖胃为主。

胃寒恶阻 wèihán'ezǔ 恶阻证型之一。平素脾胃虚寒，孕后胞门闭塞，脏气内阻，寒饮逆上。症见呕吐清水，倦怠畏寒，喜热饮。宜温胃止呕。用干姜人参半夏丸。

胃火牙痛 wèihuǒyátòng 病症名。指因胃火上攻而致的牙痛。多因胃气不降而痰食之火内伏，或过啖辛辣炙煿醇酒厚味，致使胃火痰毒随阳明经络上攻牙齿，以致齿痛。症见龈肿口臭，便秘脉滑，齿痛得凉略缓。治宜清热涤痰，泻火通便。方用黄连解毒汤、黄连温胆汤等。

胃家 wèijiā 泛指胃、大肠、小肠等胃肠而言。《灵枢·本输》：“大肠、小肠皆属于胃，是足阳明也。”《伤寒论·辨阳明病脉证并治》：“阳明之为病，胃家实是也。”

胃家实 wèijiāshí 证候名。《伤寒论·辨阳明病脉证并治》：“阳明之为病，胃家实是也。”尤在泾注：“胃家实者，邪热入胃，与糟粕相结而成实，非胃气自盛也。凡伤寒腹痛便秘，潮热，转矢气，手足濈濈汗出等证，皆是阳明胃实之证也。”章虚谷认为，胃家实是统括了阳明经证和府证而说的，所谓实，乃是受邪的意思。凡阳明热盛皆属胃家实，并不局限于腹满便秘、内结燥粪。

胃经 wèijīng 足阳明胃经之简称。详该条。

胃疽 wèijū 病名。出《外科大成》卷二。腹痛的一种。详腹痛条。

胃康灵胶囊 wèikānglíngjiāonáng 中成药。见《中华人民共和国药典》2010 年版一部。白芍 317.5 克，白及 238.1 克，三七 9.9 克，甘草 317.5 克，茯苓 238.1 克，延胡索 158.7 克，海螵蛸 31.7 克，颠茄浸膏 2.1 克。以上 8 味按胶囊工艺制成胶囊 1000 粒。柔肝和胃，散瘀止血，缓急止痛，祛腐生新。用于肝胃不和、瘀血阻络所致的胃脘疼痛、连及两胁、嗳气泛酸；慢性胃炎，胃、十二指肠溃疡，胃出血见上述证候者。口服。一次 4 粒，一日 3 次。饭后服用。

胃咳 wèiké 病名。出《素问·咳论》。指胃气上逆而致咳者。症见咳而呕吐，甚则呕出蛔虫。可用乌梅丸，或异功散加川椒、乌梅。

胃苓汤 wèilíngtāng 《丹溪心法》卷四方。甘草、茯苓、苍术、陈皮、白术、肉桂、泽泻、猪苓、厚朴。为粗末，每服五钱，加姜、枣，水煎服。治中暑伤湿，停饮夹食，腹痛泄泻，小便短少。

胃苓丸 wèilíngwán ❶《幼科发挥》卷三方。苍术、厚朴、陈皮、猪苓、泽泻、白术、茯苓各一两，甘草、官桂、草果仁各三钱。水丸，麻子大，米汤送服。治小儿一身尽肿。❷即胃苓汤作丸剂。治证同。见胃苓汤条。

胃脉 wèimài ❶有胃气之脉。脉象不浮不沉，不急不徐，从容和缓，节律一致。《素问·玉机真脏论》：“五脏者，皆禀气于胃。胃者，五脏之本也。脏气者，不能自致于手太阴，必因于胃气，乃至于手太阴也。”《灵枢·终始》：“邪气来也，紧而疾；谷气来也，徐而和。”《景岳全书》：“大都脉来时，宜无太过，无不及，自有一种雍容和缓之状，便是有胃气之脉。”❷足阳明胃经之简称。

胃气 wèiqì ❶指胃的生理功能。如脾气主升，胃气主降。❷泛指人体的精气。《脾胃论》卷下：“胃气者，谷气也，荣气也，运气也，生气也，清气也，卫气也，阳气也。”❸指脾胃功能在脉象的反映，即和缓悠扬的脉象。《素问·玉机真脏论》：“脉弱以滑，是有胃气。”《素问·平人气象论》：“平人之常气禀于胃，胃者，平人之常气也，人无胃气曰逆，逆者死。”“所谓无胃气者，但得真脏脉，不得胃气也。”

胃气不和 wèiqìbùhé 胃的受纳、腐熟水谷功能失调的病变。多由胃阴不足、邪热扰胃，或食滞胃脘，影响胃气所致。症见厌食或食后痞胀，泛恶，卧不安，大便失调等。

胃气不降 wèiqìbújiàng 又称胃失和降。指胃的通降功能受阻的病变。多由饮食所伤、胃火冲逆或痰湿中阻引起。症见不思饮食，胃部胀满作痛，嗳气，呃逆，呕吐等。

胃气上逆 wèiqìshàngnì 病机。指胃的通降功能障碍，胃气下降不及，反而逆上的病理变化。

胃气虚 wèiqìxū 中医病机名词。指胃气虚弱，受纳腐熟功能减退，胃失和降的病理变化。

胃热 wèirè　指热邪犯胃，或过食煎炒炙煿以致胃中燥热的病症，症见口渴、口臭、易饥嘈杂，小便短赤，大便秘结等。若胃热化火，则见口腔糜烂、牙龈肿痛等。方用泻黄散加减。

胃热恶阻 wèirè'èzǔ　恶阻证型之一。平素胃热，孕后冲脉气盛，胃气不降所致。症见呕吐心烦，颜面潮红，口渴喜凉饮，便秘。宜清胃热，降逆止呕。用苏叶黄连汤（紫苏叶、黄连）加半夏、竹茹、陈皮。

胃热消谷 wèirèxiāogǔ　病机。指胃热引起腐熟水谷功能亢进的病理变化。

胃热壅盛 wèirèyōngshèng　❶胃中实热之邪炽盛。胃火上炎则烦渴引饮、口臭口烂、齿痛龈肿。参见胃热条。❷温热病热结胃肠，则高热便秘、腹痛，甚则出现神昏谵语、狂躁等症。治宜通腑泄热。

胃弱恶阻 wèiruò'èzǔ　恶阻证型之一。多因脾胃素虚，孕后冲脉气盛，致使胃失和降。症见脘闷腹胀，呕吐不食，或食入即吐。宜健脾和胃，调气止呕。方用六君子汤加枇杷叶、藿香、旋覆花、砂仁、枳壳。

胃神根 wèishéngēn　脉诊术语。脉来是否有胃气、有神、有根，是判断正气虚实的重要依据。脉象冲和是有胃气；柔滑有力，是谓有神；尺脉沉取有力，是谓有根。《素问·玉机真脏论》："脉弱以滑，是有胃气。"《脉诀》："寸关虽无，尺犹不绝；如此之流，何忧殒灭。"是说脉尚有根，未见其死。凡见有胃、有神、有根之脉，则属正气未曾衰败。

胃失和降 wèishīhéjiàng　即胃气不降。详该条。

胃脘 wèiwǎn　指胃腔。上口贲门部为上脘，中部为中脘，下口幽门部为下脘。《灵枢·

四时气》："饮食不下，膈塞不通，邪在胃脘。"

胃脘痛 wèiwǎntòng　病名。出《素问·五常政大论》。又名胃心痛、心下痛、心痛等。泛指胃脘近心窝处的疼痛。多因长期饮食失节，饥饱劳倦，脾胃虚寒，情志郁结等所致。有外感、内伤等不同。临床所见，往往虚实错杂，寒热相兼，须分清标本缓急施治。参见外感胃脘痛、内伤胃脘痛等有关各条。

胃脘下俞 wèiwǎnxiàshù　经外奇穴名。见《医心方》引《龙衔素针经》。今名胰俞。位于第八胸椎棘突下旁开1.5寸处。主治消渴，咽干。斜刺0.3～0.5寸。灸3～7壮或5～15分钟。

胃脘痈 wèiwǎnyōng　病名。出《素问·病能论》。又名胃痈。指痈生于胃脘者。《医学入门》卷六："胃脘痈因饮食七情火郁，复被外感寒气所隔，使热浊之气填塞胃脘。"初起腹部中脘穴处隐痛微肿，胃脉沉细，身热，皮肤粗糙，局部逐渐坚硬，疼痛连心。若热退痛止者顺；若脓毒蔓延，腐烂胃肠者逆。初宜通腑泄热，行瘀散结。用大黄牡丹皮汤、清胃射干汤（《医宗金鉴》：射干、升麻、犀角、麦冬、玄参、大黄、黄芩各3克，芒硝、栀子、竹叶各15克）等下之。脓成宜行瘀排脓，用赤小豆薏苡仁汤（赤小豆、苡仁、防己、甘草）。排脓后宜补气，用补中益气汤加味。

胃喜润恶燥 wèixǐrùnwùzào　"恶"为讨厌、畏惧之意，"喜"为喜好之意。胃为阳明燥土之腑，易阳亢而燥热，需津液源源不断加以滋润，才能维持胃的正常功能，故言"喜润"。如果津液不足，胃失润养，就易发生病变，故言"恶燥"，用以说明胃的生理病理特点。

胃消 wèixiāo　病名。见《辨证录·消渴门》。即中消。详该条。

胃心痛 wèixīntòng 证名。出《灵枢·厥论》。厥心痛之一。因胃病而邪上乘心所致。症见腹胀胸闷、胃脘当心痛等。参见厥心痛、心痛条。

胃阳 wèiyáng 胃的阳气，与胃阴相对而言。胃阴与胃阳互相为用，共同维持正常的纳食化谷功能。胃阳虚则寒，降纳失职，可见饮食不化、胃脘胀痛、呕吐清液等症。《临证指南医案·脾胃》："胃阳受伤，腑病以通为补，与守中必致壅逆。"

胃阴 wèiyīn 胃分泌的液质，与胃阳相对而言。胃阴胃阳互相为用，才能保持正常的纳食化谷功能。《临证指南医案·脾胃》："知饥少纳，胃阴伤也。"温热病肺胃热盛，易致胃阴亏耗，出现烦渴，咽干，便秘，舌红少苔，脉细数等。《温热论》："舌绛而光亮，胃阴亡也，急用甘凉濡润之品。"

胃阴不足 wèiyīnbùzú 即胃阴虚，详该条。

胃阴虚 wèiyīnxū 证名。见《类证治裁·脾胃》。又称胃阴不足。指胃的阴液不足所出现的证候。多由胃火炽盛、脾胃湿热或温病热盛伤津等所致。症见口干喜饮，饮食乏味而减少，吞咽不适，食后胸膈痞阻，甚则干呕呃逆，大便干结，舌心干或干绛，脉细数等。治宜养阴益胃。

胃痈 wèiyōng 病名。出《圣济总录》卷一百二十八。即胃脘痈。详该条。

胃俞 wèishù 经穴名，代号 BL21。出《针灸甲乙经》。属足太阳膀胱经。位于背部，当第十二胸椎棘突下旁开 1.5 寸处。主治胃脘痛，消化性溃疡，胃下垂，腹胀，腹泻，痢疾，鼓胀等。斜刺 0.5～0.8 寸。

胃胀 wèizhàng 病名。出《灵枢·胀论》。胀病之一。症见腹满、胃脘痛、口臭、不欲食等。多因胃寒水谷不化所致。可用温中平胃散（《医醇賸义》：苍术、厚朴、广皮、炮姜、砂仁、木香、谷芽、神曲、枳壳、青皮、陈香橼皮）等方。

胃之大络 wèizhīdàluò 由胃直接分出的大络脉，与十五别络不同。其循行径路自胃上行，贯通横隔，连络肺，出于左乳下的虚里，即心尖搏动的部位。《素问·平人气象论》："胃之大络，名曰虚里，贯膈络肺，出于左乳下，其动应衣，脉宗气也。"

胃之关 wèizhīguān 指肾。语出《素问·水热穴论》："肾者，胃之关也，关门不利，故聚水而从其类也。"主要讲肾有调节水液的功能，犹如胃的闸门。正常情况下，饮入于胃，游溢精气，上输于脾，脾气散精，上归于肺，肺气肃降，通调水道，下流于肾，经气化而入膀胱。如果肾虚不能气化，水液不能经膀胱而排出体外，聚水而为痞满，为水肿。

胃主腐熟 wèizhǔfǔshú 胃的主要功能之一。指胃把饮食物消化为食糜的过程。《难经·三十一难》："中焦者，在胃中脘，不上不下，主腐熟水谷。"

胃主降浊 wèizhǔjiàngzhuó 胃的功能之一。浊，指饮食水谷。《灵枢·阴阳清浊》："受谷者浊。"胃中初步消化的食糜靠胃气而下降肠道，与脾主升清的功能有相反相成的作用。

胃主受纳 wèizhǔshòunà 胃的功能之一。指接受和容纳水谷。这种功能主要靠胃气的作用。胃气虚则饥不受谷食，胃气逆则呕吐，食入反出。《灵枢·玉版》："人之所受气者，谷也；谷之所注者，胃也。胃者，水谷气血之海也。"《景岳全书·饮食门》："胃司受纳，脾司运化，一纳一运，化生精气。"

胃足阳明之脉 wèizúyángmíngzhīmài 出《灵枢·经脉》。即足阳明胃经。详该条。

猬皮 wèipí 刺猬皮之简称。详该条。

魏柳州 wèiliǔzhōu 见魏之琇条。

魏玉横 wèiyùhéng　见魏之琇条。

魏之琇 wèizhīxuì　(1722—1772) 清代医学家。字玉横，别号柳州。浙江杭州人。世代业医。因见江瓘的《名医类案》不够完备，于是编成《续名医类案》，对明以后的资料补充尤多，内容丰富。另著《柳州医话》。

wen

温 wēn　病名。①春季发生的温病。《素问·生气通天论》："冬伤于寒，春必病温。"②温病的简称。

温病 wēnbìng　病症名。出《素问·生气通天论》等篇。简称温。①多种外感急性热病的总称。临床特征一般是起病较急，热象较盛，传变较快，容易化燥伤阴等。由于发病季节、四时主气、发病或流行特点的不同，有风温、温热、温疫、温毒、冬温、暑温、湿温、温疟、秋燥、伏气温病、晚发等区别。详各条。②伤寒病五种疾患之一。《难经·五十八难》："伤寒有五，有中风，有伤寒，有湿温，有热病，有温病。"参见伤寒条。③春季发生的热性病。《素问·生气通天论》及《素问·阴阳应象大论》皆有"冬伤于寒，春必温病"之说。此说成为后世医家"伏气温病"的理论根据。参见伏气温病条。温病的治疗，可按卫气营血或三焦辨证理论，选用解表、消气、通下、清营、凉血、开窍、息风、滋阴、化湿等法。

温病入门 wēnbìngrùmén　见中国医学入门丛书条。

温病条辨 wēnbìngtiáobiàn　医书。6卷。清·吴鞠通撰于1798年。作者仿《伤寒论》体例，汲取明清温病学家的学术经验，以简要的文字，分篇分条论析温病三焦辨证和治法，并自加小注。吴氏推崇叶天士，其辨证和治方采录叶氏治验颇多，书中兼有一些产科、儿科病症的论述，内容丰富，切于实用，为流行较广的温病名著。新中国成立后有排印本。

温补 wēnbǔ　补法之一。用温性补益药治疗虚寒证的方法。如脾胃虚寒用理中汤，肾气虚寒用右归丸。

温补命门 wēnbǔmìngmén　即温补肾阳。用壮阳补火的药物恢复脾肾阳气的方法。命门火不足，常见五更泄泻、腹痛肠鸣、四肢冷、舌质淡、苔白、脉沉迟。用四神丸、左归丸之类。

温胆汤 wēndǎntāng　《千金要方》方。半夏、竹茹、枳实各二两，橘皮三两，生姜四两，甘草一两（近代方有茯苓）。水煎，分三次服。功能清胆和胃，除痰止呕。治胆虚痰热上扰，症见虚烦不眠、胸闷、口苦、呕涎。

温毒 wēndú　病名。出《肘后方》卷二。一名热毒、时毒。是感受温邪热毒而引起的急性热病的统称，多发于冬春季节。症见突然寒战高热，头痛恶心，烦躁口渴，苔黄，舌红绛，脉洪数，继而出现头面红肿，或颐肿，或咽喉肿痛白腐，或身发斑疹等。本病可见于流行性腮腺炎、头面丹毒、猩红热、斑疹伤寒等。治以清热解毒为主。方用加减普济消毒饮（《重订广温热论》：连翘、薄荷、炒牛蒡、马勃、荆芥穗、白僵蚕、大青叶、玄参、银花、桔梗、生甘草、芦根）、三黄石膏汤、黄连解毒汤等。如热入营血，以凉营解毒为主。

温法 wēnfǎ　八法之一。又称祛寒法。用温热药治疗寒证的方法。《素问·至真要大论》："寒者热之"，"劳者温之"。具体方法有温中祛寒、温经祛寒、回阳救逆、甘温除热等。详见各条。

温和灸 wēnhéjiǔ　悬起灸之一种。是将艾条燃着的一端与施灸部位的皮肤保持 2～3cm

距离，使患者有温热而无灼痛感的一种灸法。一般每次灸至皮肤潮红为止。适应证同一般灸法。

温经祛寒 wēnjīngqùhán 温通经络、祛寒散邪的方法。例如寒邪凝滞经络，肢体关节疼痛，痛有定处，日轻夜重，行走不便，常用麻黄、桂枝、苍术、制川乌、附子、细辛、千年健等。又如妇女冲任虚寒而月经不调或月经后期，用吴茱萸、桂枝、附子、生姜、当归、川芎、白芍、党参、炙甘草、阿胶等。

温经汤 wēnjīngtāng ❶《金匮要略》方。吴茱萸三两，当归、川芎、芍药、人参、桂枝、阿胶（烊化）、牡丹皮、生姜、甘草各二两，半夏半升，麦冬一升。水煎，分三次服。功能温经养血，活血调经。治妇人少腹寒冷，胀急不舒，经来量多，淋漓不止，或到期不来，傍晚发热，掌心烦热，唇口干燥，久不受孕。❷又名良方温经汤。《妇人大全良方》方。当归、川芎、芍药、肉桂、莪术、牡丹皮各五分，人参、牛膝、甘草各七分。水煎服。治寒气客于血室，血气凝滞，脐腹作痛，其脉沉紧。

温灸器 wēnjiǔqì 灸具名。又称灸疗器。是一种特制的金属圆筒灸具，内置艾绒及药物，底部有孔，点燃后置于应灸部位来回温烫。对妇女、小儿及畏灸者较为适用。

温开 wēnkāi 即逐寒开窍。详该条。

温溜 wēnliū 经穴名。出《针灸甲乙经》。别名蛇头、逆注。属手阳明大肠经。郄穴。位于前臂背面，当阳溪穴与曲池穴连线上，距阳溪穴上5寸处。主治头痛、咽喉肿痛。直刺0.5～1寸。灸3～5分钟。

温麻 wēnmá 感受温热、疫疠时行之气而发的麻疹。由于病情偏于温热，其症多见壮热、烦渴、疹出稠密而色鲜红等。治宜辛凉宣透，兼以解毒，用银翘散加减。皮疹色红、热甚者，则宜清热解毒，用紫草红花饮（方见麻疹条）或清营汤加减。

温疟 wēnnüè 病症名。①疟疾之一。《素问·疟论》："此先伤于风，而后伤于寒，故先热而后寒也，亦以时作，名曰温疟。"后世论温疟，复有以下几种说法：一因素有伏热，复感疟邪所致者。《金匮要略·疟病脉证并治》："温疟者，其脉如平，身无寒但热，骨节疼烦，时呕，白虎加桂枝汤主之。"清·莫枚士指出："疟有寒，温无寒。先温而感春寒，则内热为外寒所抑，表实故无寒。曰温疟者，合二病以名之。"（《研经言》）二即瘅疟。见《症因脉治》卷四。详瘅疟条。三指内有伏邪，至夏季感受暑热而发的一种疟疾。《症因脉治》卷四又称之肾经疟。症见肌肉消，脑髓烁。先有烦躁发热，躁状畏人；热势稍衰，又见恶寒，脉弦。治以补肾益阴为主，方如六味地黄汤加柴胡、白芍、独活、细辛等。②疫病的一种。《温疫论·温疟》："凡疟者，寒热如期而发，余时脉静身凉，此常疟也。以疟法治之。设传胃者，必现里证，名为温疟，以疫法治者生，以疟法治者死。"参见温疫条。

温脾汤 wēnpítāng ❶《千金要方》方。①大黄四两（后下），人参、甘草、干姜各二两，附子一枚。为粗末，水煎，分三次服。功能温补脾阳，攻下冷积。治冷积便秘，腹满痛，喜温喜按，手足不温，或久痢赤白，经年不止。②大黄、桂心各三两，附子、干姜、人参各一两。为粗末，水煎，分三次服。治症同上，但宜于寒证而兼见冲逆者。③当归、干姜各三两，附子、人参、芒硝、甘草各二两，大黄五两。为粗末，水煎，分三次服。治腹痛，脐下绞痛不止。❷《普济本事方》方。姜厚朴、炮姜、甘草、桂心、生附子各五钱，大黄（后下）四钱。水煎服。治肠胃冷积，腹痛泄泻，经年不愈。

温热 wēnrè ❶病因。同温邪或热邪。亦有以邪轻为温，邪重为热；渐感为温，速发为热；冬春为温，夏暑为热。实际上差别不大。❷病名。即温病。《温热经纬》即以此作为外感热病的总称。❸温病分类名称。据疾病性质是否兼湿，分为温热类（风温、春温等）和湿热类（湿温、伏暑等）。

温热病 wēnrèbìng 病症名。见《外台秘要》卷四。①温病和热病的统称。详温病、热病条。②指温病风夹温热的病症（《温热经纬·叶香岩外感温热篇》）。

温热经纬 wēnrèjīngwěi 医书。5卷。清·王孟英撰于1852年。作者选辑《内经》《伤寒杂病论》有关温热病的论述，并引录前人注文，阐明一些温热病的病原、证候及治法，并采辑叶桂、薛雪、陈平伯、余师愚等研究温热病、湿热病、疫病的理论经验，辨证选方切于实用，并有较多的个人见解，是一部较有影响的温病专著。现有多种刊本。

温热痉 wēnrèjìng 病名。感受温热病邪，侵袭经络而致的痉证，多见于小儿。症见壮热，烦渴，汗出，神昏，四肢痉挛，甚或角弓反张，口齿无津，脉洪数。治宜辛凉解热。用白虎汤加全蝎、蜈蚣。若齿龈、口鼻出血，为热入营血，迫血上行，宜凉血止血，用犀角地黄汤或清瘟败毒饮。

温热论 wēnrèlùn 医书。1卷。清·叶天士述，相传系叶氏门人顾景文记录整理而成。该书记录了叶氏对温热病论述的精华部分，重点分析了温邪的传变规律，温热病的病理、诊法和治法，创立了卫、气、营、血的辨证体系，对临床有现实指导意义。该书主要有两种传本，其一传于叶氏门人华岫云《续选临证指南》，《温热经纬》中《外感温热篇》的原文即据于此。又见于《吴医汇讲》卷一，名《温症论治》，内容编次与华氏本大同小异。章虚谷以此本加注，名《叶天士温热论》。后收入《医门棒喝》中。

温热论笺正 wēnrèlùnjiānzhèng 医书。陈光松撰于1915年。陈氏推崇叶天士《温热论》，但认为前人注释多有欠缺，遂逐条加以笺正。其分析精细，然亦有片面之处。现有《珍本医书集成》本。

温肾利水 wēnshènlìshuǐ 利湿法之一。治疗肾阳虚水肿的方法。肾阳虚则气化不利，易致水湿内停。如四肢浮肿、面色苍白、腰部酸冷、小便短少，舌淡，苔薄白，脉沉细弱。用济生肾气丸。

温土毓麟汤 wēntǔyùlíntāng 《傅青主女科》卷上方。巴戟天（酒浸）、覆盆子（酒浸）各一两，白术（土炒）、炒山药各五钱，人参三钱，炒神曲一钱。水煎服。治妇人脾胃虚寒不孕。

温胃建中 wēnwèijiànzhōng 温法之一。用温补脾胃的药物治疗胃气虚寒的方法。症见胃脘隐痛，得食痛减，泛吐清水，大便稀烂，舌淡白，脉细。常用方如黄芪建中汤。

温胃饮 wēnwèiyǐn ❶《景岳全书》方。人参一钱至一两，炒白术一钱至一两，炒扁豆二钱，陈皮一钱，炮姜一至三钱，炙甘草一钱，当归一至二钱（滑泄者不用）。水煎服。治中寒呕吐，吞酸泄泻，不思饮食，及妇人脏寒呕恶，胎气不安等症。❷《医宗金鉴》方。人参、炮姜、甘草、沉香、制附子各一钱，炒白术二钱，丁香五分，吴茱萸七分，柿蒂十四个，生姜三片，大枣二枚。水煎服。治脾胃虚寒，胃脘疼痛，呕吐清水，呃逆等症。

温下 wēnxià 下法之一。用于寒性积滞之里实证的治法。如大便不通属于寒结的，症见腹满而实、手足凉、苔白腻、脉沉弦或沉迟等，选用温性泻下药，如巴豆霜，或以温热药与寒下药配用，如附子、细辛配大黄。代表方剂有三物备急丸、大黄附子汤等。

温邪 wēnxié 在四时不同季节气候条件下产

生的属于湿热性质的一类病邪。包括风热病邪、暑热病邪、湿热病邪、燥热病邪、温热病邪及温毒、疟气等。《温热论》："温邪上受，首先犯肺。"

温邪犯肺 wēnxiéfànfèi 一般指外感性热病发病初期的病机。外感温热邪气，从口鼻而入，又肺合皮毛，主人身之表，故温邪首先侵犯肺卫，出现肺卫之证。症见发热，微恶寒，头痛，咳嗽，口微渴，无汗或少汗，舌红苔薄白，脉浮数。治宜轻宣肺气，泄卫透热。

温邪上受 wēnxiéshàngshòu 指外感温热病的病邪由口鼻而入。肺居上焦而开窍于鼻，温邪的发病规律多从肺开始，出现发热、头痛、恶风寒、汗出、口渴、或咳嗽、脉浮数等证候。叶桂《温热论》："温邪上受，首先犯肺。"

温血 wēnxuè 是治疗血分有寒的方法。①温补血分。如妇女崩漏、男子吐血，舌质淡，脉虚无力，唇爪不红润，用十全大补汤。②温化祛瘀。治疗因寒而致瘀血。如妇女因虚寒而月经不调、痛经、闭经，经来量少色暗，舌有紫瘀点，脉沉或涩，用当归、芍药、桂枝、牡丹皮、川芎、生姜等。

温阳 wēnyáng 温法之一。温通阳气的方法。如回阳救逆、温中祛寒等。详各条。

温阳利湿 wēnyánglìshī 利湿法之一。即化气利水。治疗阳气被水寒阻遏而小便不利的方法。如患者内停水湿，外有表寒，阳气受水寒阻遏，症见小便不利、头痛、微发热、心烦口渴、水入则吐、苔白腻、脉浮。用五苓散，取桂枝温阳化气，四苓于湿利水。

温疫 wēnyì 病名。①与瘟疫同义。详该条。②指伤寒之热未已，更感时行之气（清·叶天士《医效秘传》）。其症见身热头疼，烦渴呕逆，或有汗，或无汗，皆由温热相合而成。治宜寒凉解热为主。

温疫发斑 wēnyìfābān 病症名。又名时气发斑、时疫发斑、温毒发斑。《瘟疫论补注·发斑》。详见各条。

温疫论 wēnyìlùn 医书。2卷。明·吴有性撰于1642年。吴氏鉴于温疫误用伤寒治法致死者颇多，遂推究病源，指出温疫系感染"戾气"（又名"杂气"或"疠气"）所致，病由口鼻而入。并参考古今医案，创造了一

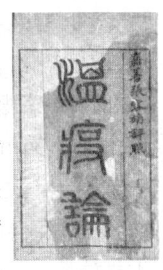

温疫论

些实用有效的治法。书中详论温疫病因、初起、传变诸证及治法等内容。乾隆年间，洪天锡予以补注，书名《补注温疫论》，嗣后又有郑重光补注本，名为《温疫论补注》。此外复有《医门普度温疫论》，系清·孔毓礼等据吴氏原著加评，其原文和编次与《温疫论补注》略异；下卷集喻昌、林起龙、刘宏璧等有关疫病的论述，并附名方及前人疫症治案等。现存清刻本数十种，新中国成立后有铅印本。

温疫论辨义 wēnyìlùnbiànyì 医书。4卷。清·杨尧章撰。刊于1856年。杨氏于吴有性《温疫论》原文后逐条予以辨析，或阐发吴氏立论精义，或验证个人经验，着重辨析疑似之处。卷末另撰《胃气论》《寒疫论》各一篇，并附方剂与医案。

温疫论补注 wēnyìlùnbǔzhù 医书。参见温疫论条。

温燥 wēnzào 病名。见《重订通俗伤寒论·秋燥伤寒》。指感受燥热之邪而引起的疾病。与凉燥相对而言。初起多见身热头痛，干咳无痰，或痰少而黏腻，气喘咽痛，鼻干唇燥，心烦口渴，苔薄白而燥，舌边尖俱红等。治宜辛凉解表，佐以润肺。方用桑杏汤。

温针 wēnzhēn 又称温针灸、针柄灸。将针

W

刺入腧穴，得气后给予适当补泻手法，留针时将纯净细软的艾绒捏在针尾上，或用一段长约2cm的艾条插在针柄上，点燃施灸。待艾绒或艾条烧完后除去灰烬，将针起出。本法有温通经脉，行气活血的作用，适用于寒盛湿重，经络壅滞之证。

温针灸 wēnzhēnjiǔ 即温针。详该条。

温症论治 wēnzhēnglùnzhì 医书。即《温热论》的另一种版本。见温热论条。

温中祛寒 wēnzhōngqùhán 温法之一。治疗脾胃阳虚阴盛的方法。症见食不消化、呕吐清水、大便清稀，舌淡苔白，脉沉细，常用理中丸、附子理中丸。

瘟 wēn 瘟疫。感受疫疠之气而发生的多种流行性急性传染病的总称。《素问遗篇·刺法论》："五疫之至，皆相染易，无问大小，病状相似。"

瘟毒喉痹 wēndúhóubì 病名。见《景岳全书》。感天行瘟疫之气，致咽喉肿痛，延及项颊，甚则颈项头面俱肿，身发寒热。治宜清热解毒，泻火消肿。方用普济消毒饮加减。

瘟黄 wēnhuáng 病症名。见《明医杂著》卷二。①泛指伴有黄疸的烈性传染病。《诸病源候论》称为"时气变成黄"。《杂病源流犀烛·诸疸源流》称为瘟黄。多因感受"天行疫疠"之气，湿热时毒燔灼营血所致。症见身目呈深黄色，高热神昏，尿如柏汁，腹胀有水，胁痛，吐衄便血，或发斑疹，舌红绛苔黄燥，脉弦洪数等。治宜清营、凉血、开窍。参见急黄条。②即急黄（见丹波元坚《杂病广要·黄疸》）。详见急黄条。

瘟痧 wēnshā 痧证之一。见《痧胀玉衡·瘟痧》。由寒气郁伏，至春而发，或暑热凝滞，至秋而发。春瘟痧受病者少，偶有传染；秋瘟痧受病者多，老幼相染。症见恶寒发热，似疟非疟，腹或痛或不痛，头面肿胀，或气急满闷，胸膈饱胀，或下痢脓血等。治疗先宜放血泄痧毒，继以沉香阿魏丸（《痧胀玉衡》：五灵脂、广皮、青皮、天仙子、姜黄、蓬术、山棱、枳实、白蔻仁、乌药、木香、沉香、阿魏），或和脾宣化饮（《痧胀玉衡》：广皮、卜子、细辛、前胡、大腹皮、麦芽、山楂）加生大黄以消食积。

瘟疫 wēnyì 病名。出《素问·本病论》。即温疫。感受疫疠之气造成的急性传染病的总称。常见的有两种类型：①疠气疫毒伏于募原。初起憎寒壮热，旋即但热不寒，头痛身疼，苔白如积粉，舌质红绛，脉数等。治宜疏利透达。用达原饮、三消饮等方（见《温疫论》）。②暑热疫毒伏于胃，症见壮热烦躁，头痛如劈，腹痛泄泻，或见衄血、发斑、神志昏迷，舌绛苔焦等。治宜清瘟解毒。用清瘟败毒散（见《疫疹一得》）。

瘟疫合璧 wēnyìhébì 温疫著作。2卷。明·吴有性原著，清·王嘉谟补辑。刊于1822年。王氏认为，吴氏"《温疫论》一书，独阐杂气，创瘟疫之法门"，但"未免醇疵互见"，遂予删订重编，汇补诸家之说，参以己见。现存多种清刻本。

瘟疫论类编 wēnyìlùnlèibiān 温疫著作。5卷。明·吴有性原撰，清·刘奎评释。刊于1786年。刘氏以《温疫论》之次序不便观览，乃命其子刘秉锦将此书重新分类。刘奎结合个人经验予以增删评释。现存初刻本、《说疫全书》本、其他多种清刊本及日本享和三年（1803年）翻刻本等。

瘟疫明辨 wēnyìmíngbiàn 即《广温疫论》。详该条。

瘟疫约编 wēnyìyuēbiān 见中国医学约编十种条。

文火 wénhuǒ 即火力小而缓。药物煎沸后，一般用慢火、微火煎熬。味厚滋补药宜文火久煎。

文武膏 wénwǔgāo　即桑椹膏。详该条。

文仙果 wénxiānguǒ　无花果之别名。详该条。

文先果 wénxiānguǒ　刺梨之别名。详该条。

纹 wén　五不女之一。又名纹阴。指阴道狭窄，影响性交与生育。明·万全《广嗣纪要·择配篇》指出："阴户小如箸头大，只可通，难交合。"

纹沉 wénchén　即指纹深沉。主病邪在里。

纹淡 wéndàn　即指纹色淡。多属体质虚弱，气血不足。淡红为虚寒，淡青为体虚有风，淡紫为体虚有热。

纹浮 wénfú　即指纹浮现。主初感外邪，病尚在表。

纹色 wénsè　小儿虎口脉纹的颜色。见《四诊抉微》卷三。又名手筋色，虎口脉色。元·朱震亨《幼科全书》："紫热红伤寒，青惊白是疳，黑时因中恶，黄时因脾端。"脉纹的颜色一般能反映病情的寒热虚实。纹色红赤，多属火；淡红者为虚寒；纹见深红紫黯，为热极邪郁，或为血瘀内阻；纹色青紫，多见于肝热生风，或伤食痰阻，亦主惊，主痛，主抽搐，多实证；纹色淡，多见于体质虚弱，气血不足的虚证。参见小儿指纹条。

纹阴 wényīn　即纹。详该条。

纹滞 wénzhì　即指纹郁滞，推之不畅。主病邪稽留，阻遏营卫运行，每因痰湿、食滞、邪热郁结所致，均属实证。

闻诊 wénzhěn　四诊之一。包括听声音和嗅气味两方面。前者凭听觉了解患者的语言、呼吸、咳嗽、呻吟等声音变化。后者凭嗅觉嗅患者的口气、体气和排泄物的气味。作为辨寒热虚实的参考。

蚊母草 wénmǔcǎo　仙桃草之别名。详该条。

蚊枝叶 wénzhīyè　黄荆叶之别名。详该条。

吻 wěn　嘴唇，又作双侧口角解。《灵枢·阴阳二十五人》："血气皆少则无髯，两吻多画。"

问耳目 wèn'ěrmù　十问之一。问耳主要了解有无耳鸣、耳聋、耳痛、重听等变化。凡突然耳鸣声大，按之鸣声更大的属实，多因少阳经风火上冲所致；逐渐耳鸣，声响较细，按之减轻或停止的属虚，多因肝肾不足所致。突然耳聋多实，可因少阳风热、肝胆火气上逆，或湿热阻蔽清窍而致。渐觉耳聋或由耳鸣转成耳聋的属虚，多因肾虚、气血虚弱而致。耳痛多因风热上壅或耳内有脓而致。重听为听觉不清楚，多因下元亏虚、精气不足所致，也有因风邪引起者。问目主要了解痛痒、视觉等情况。红肿而痛的多实热，目痒多风热。干涩多为肝血不足或肾亏。羞明而不痛不热的为血虚或肾阴不足。视物昏蒙多为肝肾不足或气血大虚。视物如双为肝肾两虚。

问二便 wèn'èrbiàn　十问之一。大、小二便的变化，不但反映有关脏腑的病变，还可以识别疾病的寒热虚实。问大便要了解排便的次数、形状、颜色、气味及排便前后的感觉等。大便秘结难解，稠黏臭秽或夹有脓血，伴有实热脉症的，多属实热证。排便次数多，暴注下注，热结旁流，里急后重，伴有腹痛、肛门灼热，便后稍舒的，多属大肠实热或湿热证。大便稀溏，完谷不化，色淡白，带腥气，或滑泄不禁，腹无痛苦，便后不适，或秘结而腹无胀痛，脉弱舌淡的，多属脾肾虚寒证。大便色黑如柏油样的，多属胃肠内出血、瘀血；紫色如酱的，多属湿热。久病或老年人经常便秘的，多因血燥津枯。大便先干后溏的，多因中气不足。问小便应了解其颜色、量、次数和排尿时有无异常感觉。黄赤短少的属热或湿热，清白而长的属寒，尿清次数增多，或排尿失禁，或老年体弱、夜尿多的，多属肾气虚。尿频、尿急、尿痛、尿血，可因湿热或淋证所致。

W

问寒热 wènhánrè 十问之一。寒热是疾病常见证候。问寒热主要是辨别疾病的表里虚实、气血阴阳。应联系发病经过及其他证候，区别外感、内伤两大类。外感发热伴有恶寒的，属表证；不恶寒而发热较高的（包括日晡潮热），属里证；寒热往来的属半表半里证；定时发作，隔日或三日一发的，多是疟疾。内伤发热，早热暮凉或暮稍轻的多属气虚；平时怕冷，四肢发凉，气短自汗的，多属阳虚；午后发热或暮热早凉，五心烦热，多属阴虚、血虚、骨蒸劳热。参见恶寒、发热条。

问汗 wènhàn 十问之一。了解患者发汗情况，可辨别病的邪正虚实、表里阴阳。外感病，恶寒、发热、无汗为表实；发热、恶风、自汗为表虚；热不因汗减，为邪已入里，或为暑热、湿温等证。内伤病，不热而汗自出的为自汗，多属阳虚；睡时汗出，醒即汗止的为盗汗，多属阴虚；夜间盗汗，日间自汗，多属阴阳两虚；疾病危重时大汗淋漓，或汗出如珠，四肢厥冷，脉微细欲绝者，为绝汗；额上汗出如珠，兼见喘促，两者皆为亡阳之汗，乃阳气将脱之候。先战栗而后汗出为战汗，乃邪正相争之象。若汗出热退，脉静，为邪去正安；汗后身凉，脉躁，为正不胜邪，急当扶正。

问起病 wènqǐbìng 问诊内容之一。询问起病的时间、原因、经过、治疗情况以及主要症状的特点和变化，对掌握疾病的性质、发生、发展和变化规律，指导辨证施治，具有重要意义。

问睡眠 wènshuìmián 十问之一。嗜睡（多寐）多因阳虚阴盛，或痰湿困阻。昏睡而伴有高热，为邪犯神明；神倦肢怠而多卧，为气弱神虚。病后身热喜眠，为余邪未清；无热喜眠，为正气未复。失眠（不寐）虚证较多，可见于心血不足、心肾不交、思虑过度、心脾耗损、肝肾阴亏等虚弱证，也有因

痰火、食滞等邪气内扰而致者。

问头身 wèntóushēn 十问之一。头身疼痛是常见证候。头痛、全身酸痛伴有恶寒发热的，多为外感病。头痛重胀，时发时止，或伴有眩晕，多为内伤病。突然头痛的多属实证，经常性头痛的多属虚证。痛在头额部的，多属阳明胃经；痛在头两侧的，多属少阳胆经；痛在项背部的，多属太阳膀胱经；痛在头顶部的，多属厥阴肝经。暴发眩晕，多属实证，可因肝火上升或痰气上逆所致；久患眩晕，多属虚证，可因气血不足或肾气亏损所致。身痛无定处，伴有外感见证的，多属表邪；痛有定处或游走不定，主要在关节部位，无外感见证的，多属风湿痹证。他如闪挫扭伤、阴虚血亏、瘀血阻滞经络，均可引起身痛，当综合病史和其他脉症进行辨证。

问胸腹 wènxiōngfù 十问之一。问胸腹与辨别脏腑病症有关。胸膈脘腹满闷或胀痛走窜，噫气不舒的，多属气滞；疼痛固定一处，阵痛如针刺的，多为血瘀。钝痛气寒，咯吐痰涎的，多属停痰；胸胁痛、气促不能平卧的，多属饮证、积水。胸膈痞闷，少气太息，怔忡易汗或痛处喜按的多属虚证；痛处拒按的，多属实证。痛处遇冷减轻的为热证，遇热减轻的为寒证。疼痛部位在胸部的多属心肺；在上腹的多属胃；痛引两胁的多属肝胆；痛在脐周的多属脾、大肠，或有虫积；痛在脐下小腹多属膀胱、子宫；痛在少腹或控引睾丸的多属肝经。

问饮食口味 wènyǐnshíkǒuwèi 十问之一。询问饮食口味的变化情况，可以了解脾胃的功能，判断病势的进退，以及病变的寒热属性等。《景岳全书》："病由外感而饮食不断者，知其邪未及脏，而恶食不恶食可知；病因内伤而饮食变常者，须辨其味有喜恶，而爱冷爱热可知。"一般来说，饮食喜热的多寒，饮食喜冷的多热；得食稍安的多虚，得

食增剧的属实。冷饮且多的为火盛实热；冷饮不多，或渴而不饮的为津亏虚热。胃气强的，病仍能食；胃气弱的，病不能食。食后痞胀，为胃气不降，脾气不运。厌食而频作嗳气，为胃肠积滞；食多而易胀，为胃强脾弱。多食易饥，形反瘦削，是胃火内炽，属中消病。嗜食生米异物，多属虫积。久病有胃气则生，无胃气则危重。口苦的多属热；口咸的多属寒，或肾虚火上乘；口淡的多属虚；口酸的伤食；口甜的多属脾湿热；口臭的多属胃火过盛，或消化不良。

问斋医案 wènzhāiyī'àn　书名。清·蒋宝素撰于1850年。全书分心、脾、肺、肾、肝五部，各部以病症分门，共43门，每门列举诸证以辨证施方。

问诊 wènzhěn　四诊之一。通过问诊了解患者的病史、起病原因、发病和治疗经过，以及现在自觉症状、饮食喜恶等情况，结合其他三诊，全面分析，作出诊断。《素问·三部九候论》："必审问其所始病，与今之所方病，而后各切循其脉。"又《素问·疏五过论》："凡欲诊病者，必问饮食居处。"参见十问条。

weng

鼄鼻息肉 wèngbíxīròu　即鼻息肉。详该条。

wo

蜗牛 wōniú　药名。又名蠡牛、蜒蚰螺、田螺蛳。为蜗牛科动物蜗牛的全体。产于广西、广东、湖南、江西等地。咸，寒。清热解毒，利水消肿。治风热惊痫，消渴，喉痹，鼻血，小便不利。煎服：30～60克；或捣汁，焙干，研末服。治疗疳腮，痈肿，痔疮，脱肛，蜈蚣咬伤，捣敷或焙干，研末调服。

卧不安 wòbù'ān　❶辗转不能安睡。可因饮食过饱，胃脘胀满，或胃中有热，或其他因素而致。《素问·逆调论》："胃不和则卧不安。"参见不寐条。❷指不能平卧之症。《素问·逆调论》："不得卧而息有音者，是足阳明之逆也。"

卧胎 wòtāi　见《济阴要略》。即胎不长，详该条。

卧位 wòwèi　针灸体位名。分仰卧位（针灸头面、胸腹及上下肢前面），俯卧位（针灸头项、背腰、上下肢后面），侧卧位（针灸头颞、胁肋、髋髌、腰、上、下肢侧面）三种。

卧针 wòzhēn　❶指针刺时，将针体横卧进针。《难经·七十一难》："针阳者，卧针而刺之。"❷指留针。《针灸大全·梓歧风谷飞经走气撮要金针赋》："进气之诀……刺九分，行九补，卧针五七吸。"

wu

乌贝散 wūbèisǎn　《实用中药学》方。乌贼骨255克，浙贝母45克。为末，每服1.5～3克，日2～3次，空腹服。治胃酸过多，胃及十二指肠溃疡。实验研究：有明显的吸附胃蛋白酶和中和胃酸的作用，故有保护溃疡面的作用。

乌藨子 wūbiāozǐ　覆盆子之别名。详该条。

乌豆 wūdòu　黑大豆之别名。详该条。

乌饭果 wūfànguǒ　南烛子之别名。详该条。

乌风 wūfēng　即乌风内障。详该条。

乌风内障 wūfēngnèizhàng　五风内障之一。见《秘传眼科龙木论》。简称乌风。较少见。为阴虚火炎、内夹风痰所致。症类绿风内障，然而瞳神气色混浊，如暮雨中之浓烟重雾，时有头痛，而不眩晕。治宜祛风涤痰，平肝养阴。用白附子汤（《审视瑶函》：荆芥穗、防风、白菊花、甘草、白附子、苍术、木贼草、羌活、白蒺藜、人参）加减。参见绿风内障条。

乌骨鸡 wūgǔjī 中药名。出《本草纲目》。别名乌鸡。为雉科动物乌骨鸡（家鸡 Gallus gallus domesticus Brisson 之一种）除去内脏的全体。甘，平。入肝、肾经。养阴，退热，补中。治虚劳瘦弱，骨蒸潮热，脾虚泄泻，崩漏，赤白带，遗精。煨食或入丸、散。

乌骨藤 wūgǔténg 通光散之别名。详该条。

乌鸡 wūjī 乌骨鸡之简称。详该条。

乌鸡白凤丸 wūjībáifèngwán 即乌鸡丸。详该条。

乌鸡丸 wūjīwán 原名乌鸡白凤丸。中成药。乌鸡1.92公斤，牡蛎、桑螵蛸、鹿角霜各144克，鳖甲、天冬、芡实、川芎各192克，人参、鹿角胶、白芍、香附、山药、丹参各384克，黄芪、甘草各96克，生地黄、熟地黄各768克，当归432克，银柴胡78克。蜜丸，每服9克，日两次。治月经不调，崩漏带下，腰腿酸痛，身体消瘦。本方乃《寿世保元》乌鸡丸加减。

乌及散 wūjísǎn 验方。见《上海中医药杂志》1958年9期。乌贼骨、白及各等分。为末，每服3克，日3次。治胃、十二指肠溃疡。

乌脚枪 wūjiǎoqiāng 中药名。见《岭南草药志》。别名过坛龙、黑骨芒箕、黑脚蕨。为铁扇蕨科植物扇叶铁线蕨 Adiantum flabellulatum L. 的全草。分布于西南、中南与浙江、江西、福建、台湾等地。微辛、涩，凉。清热利湿，散瘀消肿。治感冒，痢疾，腹泻，肝炎，尿路结石。煎服：15～30克，或捣汁服。治跌打肿痛，疔疮，蛇咬伤，烫伤，外伤出血。捣敷或研末调敷。

乌桕木根皮 wūjiùmùgēnpí 中药名。出《本草纲目》。为大戟科植物乌桕 Sapiumseb-

iferum（L.）Roxb. 的根皮。分布于华东、西南、华南与湖南、湖北、陕西、河南、甘肃等地。苦，微温，有毒。入脾、肾、大肠经。泻下逐水，消肿解毒。治肝硬化腹水，大小便不利。煎服：6～12克。治毒蛇咬伤。根皮30克和甜米酒、米泔隔水炖汁，分两次服。捣烂敷疔疮，煎水洗疥癣、湿疹、皮炎。本品副作用为呕吐较剧。孕妇与溃疡病、胃炎患者忌服。本品含花椒油素。根煎剂有泻下作用。

乌桕叶 wūjiùyè 中药名。出《本草拾遗》。别名虹叶。为大戟科植物乌桕 Sapium sebiferum（L.）Roxb. 的叶。苦，微温，有毒。杀虫，止痒。治霉菌性阴道炎，湿疹，脚癣，煎水洗；治乳痈，疖肿，捣烂敷；治毒蛇咬伤，捣汁服，渣敷伤口周围。治血吸虫病。煎服：6～30克。20～30天为一疗程。剂量过大，可引起恶心、呕吐、腹痛、腹泻、头痛、心慌冷汗等中毒症状。孕妇忌服。本品含无羁萜、没食子酸、β-谷甾醇等。煎剂有泻下作用，对金黄色葡萄球菌、痢疾杆菌、大肠杆菌、绿脓杆菌与钩端螺旋体均有抑制作用。

乌桕子 wūjiùzǐ 中药名。出《本草拾遗》。为大戟科植物乌桕 Sapium sebiferum（L.）Roxb. 的种子。甘，凉，有毒。消肿，杀虫。治肿毒、疥疮，榨油涂或研末撒；手足皲裂，煎水浸洗。种子蜡层含固体脂74.75%，种仁含油64.1%，内含毒素，一般不能食用。

乌癞 wūlài 病名。见《诸病源候论》。多由恶风侵袭皮肤血分之间，郁遏化火，耗伤血液，或由接触传染所致。初起皮肤变黑，发若瘾疹，痒如虫行，继之手足顽麻，针刺不痛，心中常惊恐不安，时有谵语，饮食或语言时开口出气发出鸣声。即疣型麻风（包括麻风反应）。治宜内服苦参酒（《医宗金鉴》：苦参、露蜂房、刺猬皮），外用大黑神膏

（《医宗金鉴》：头发、川芎、黄连、黄柏、防己、川乌、升麻、藜芦、巴豆、杏仁）。

乌蔹莓 wūliǎnméi 中药名。出《新修本草》。别名五爪龙、五叶藤、老鸦眼睛藤、老母猪藤。为葡萄科植物乌蔹莓 *Cayratia japonica* (Thunb.) Gagn. 的全草。分布于华东、中南与西南地区。苦、酸，寒。入心、小肠经。清热解毒，凉血，利尿。治咽喉肿痛，乳痈，痄腮，热疖疮痈，蛇虫咬伤，跌打伤痛，捣汁或煎服，并捣烂外敷。治黄疸，痢疾，咳血，尿血，尿道涩痛，风湿痛，煎服：15～30克。本品含阿聚糖、甾醇、酚性成分及黄酮类等。果皮中含乌蔹莓素。体外实验：对金黄色葡萄球菌、溶血性链球菌、痢疾杆菌、大肠杆菌、钩端螺旋体均有抑制作用。

乌轮赤晕 wūlúnchìyūn 即抱轮红。详该条。

乌梅 wūméi 中药名。出《本草经集注》。为蔷薇科植物梅 *Prunus mume* (Sieb.) Sieb. et Zucc. 的果实。主产于四川、浙江、福建、湖南、贵州。酸，平。入肝、脾、肺、大肠经。敛肺，涩肠，生津，安蛔。治肺虚久咳、久泻、久痢、虚热烦渴、蛔厥腹痛，煎服：6～12克。治牛皮癣，熬膏服：每次9克，每日3次。治疮疡胬肉，乌梅炭研末外敷；鸡眼，用乌梅和盐水、米醋研烂涂敷。本品含柠檬酸、谷甾醇等。在成熟时期含氢氰酸。煎剂对兔离体肠管有抑制作用；醇或热水浸剂在体外对金黄色葡萄球菌、大肠杆菌、伤寒杆菌、副伤寒杆菌、痢疾杆菌、枯草杆菌、变形杆菌、结核杆菌均有抑制作用，亦能抑制常见致病性皮肤真菌。煎剂能减少豚鼠蛋白质过敏性休克的死亡。

乌梅

乌梅丸 wūméiwán 《伤寒论》方。乌梅三百枚，细辛六两，干姜十两，黄连十六两，当归四两，炮附子六两，蜀椒四两，桂枝六两，人参六两，黄柏六两。蜜丸，如梧桐子大，每服十丸，日三次。功能温脏安蛔。治蛔厥，烦闷呕吐，甚则吐蛔，时发时止，得食即呕，手足厥冷，腹痛时作。也用于胆道蛔虫病。实验研究：能使蛔虫麻痹，增加胆汁分泌，弛缓胆道口括约肌，使胆道蛔虫退回十二指肠。

乌牛子 wūniúzǐ 丝瓜子之别名。详该条。

乌痧 wūshā 痧证之一。见《杂病源流犀烛·痧胀源流》。多因痧毒结于脏腑，不得发泄，气血瘀滞所致。症见周身胀痛难忍，面目黧黑，身有乌斑等。治宜以三棱针于曲池、委中等处静脉放血，继用探吐痰涎法，或服七号晋象方（《杂病源流犀烛·痧胀源流》：延胡索、苏木、灵脂、天仙子、莪术、广皮、三棱、枳实、厚朴、槟榔、姜黄、乌药、降香、沉香、阿魏、香附、莱菔子）。

乌痧惊风 wūshājīngfēng 小儿惊风证候之一。出《本草纲目》。其状遍身发乌，闷乱欲脱。为经络阻滞，血行不畅所致。除在惊风内服方药中加用活血化瘀之品外，民间用黄土加醋炒热后布包热熨（从头至足），肢体显现黑块处以针挑破，挤出乌血少许。

乌扇 wūshàn 射干之别名。详该条。

乌梢蛇 wūshāoshé 中药名。出《本草纲目》。别名乌蛇。为游蛇科动物乌梢蛇 *Zaocys dhumnades* (Cantor) 除去内脏的干燥全体。主产于浙江、江苏、贵州、湖北等地。甘，平。入肝经。祛风通络，攻毒。治风湿痹痛，肌肤麻木，骨、关节结核，小儿麻痹症，麻风，皮疹瘙痒，疥，癣，破伤风。内服：煎汤，9～12克；研粉吞服，每次0.9～1.5克；亦可浸酒服。

乌蛇 wūshé 乌梢蛇之简称。详该条。

乌蒜 wūsuàn 石蒜之别名。详该条。

乌头赤石脂丸 wūtóuchìshízhīwán 即赤石脂丸。详该条。

W

乌头煎 wūtóujiān 又名大乌头煎。《金匮要略》方。乌头五枚。水煎去滓，入蜜，煎至水气尽，分三四次服。治寒疝，绕脐腹痛，恶寒汗出，手足厥冷，脉沉紧。

乌头类中毒 wūtóulèizhòngdú 因服用乌头、附子、天雄过量引起的中毒。轻者症见口唇发麻、四肢麻木、头晕、言语不清、视物模糊，重者心率加速、心律不齐、血压下降、突然抽搐、昏迷、唇紫绀、瞳孔扩大、心跳呼吸停止。治疗可用生姜甘草银花煎（五院中医教材《内科学》：生姜、甘草、银花），配合静脉输液；严重者可用呼吸中枢兴奋剂、阿托品及针灸疗法抢救。《本草纲目》载有乌头、附子、天雄的解毒药，如防风、远志、甘草、人参、黄芪、乌韭、绿豆、黑豆、大枣肉、井华水等，可参考。

乌药 wūyào 中药名。出《本草拾遗》。别名台乌药。为樟科植物乌药 *Lindera aggregata* (Sims) Kosterm. 的根。主产于浙江、湖南、安徽、广东、广西。辛，温。入脾、肺、肾、膀胱经。顺气止痛，散寒温肾。治脘腹胀痛，宿食不消，反胃呕吐，气厥头痛，疝痛，痛经，小便频数。煎服：3～9克。本品含挥发油，内有钓樟烯醇、钓樟烯、钓樟根烯等多种倍半萜成分。还含钓樟醇（即龙脑）、新木姜子碱、谷甾醇。

乌药

乌药顺气散 wūyàoshùnqìsǎn 《太平惠民和剂局方》方。麻黄、橘皮、乌药各二两，白僵蚕、川芎、枳壳、甘草、白芷、桔梗各一两，干姜五钱。为粗末，每服三钱，加姜三片、枣一枚，水煎服。治风气攻注四肢，骨节疼痛，遍身顽麻，头目眩晕，语言不清，筋脉拘挛；脚气行走艰难，脚膝软弱。

乌芋 wūyù 荸荠之别名。详该条。

乌鸢 wūyuān 鸢尾之别名。详该条。

乌贼骨 wūzéigǔ 海螵蛸之别名。详该条。

乌贼骨丸 wūzéigǔwán 即四乌鲗骨一藘茹丸。详该条。

乌鲗骨 wūzéigǔ 即海螵蛸。详该条。

乌珠 wūzhū 即黑睛。详该条。

污血胁痛 wūxuèxiétòng 见《金匮翼》卷六。即跌扑胁痛。详该条。

巫医 wūyī 指旧时用画符、念咒、祈祷等迷信方法（也有兼用一些药物的）作为治病手段的人。

屋漏脉 wūlòumài 七怪脉之一。脉搏很久才跳动一次，且间歇时间不匀，如屋漏滴水之状。

屋翳 wūyì 经穴名。代号 ST15。出《针灸甲乙经》。属足阳明胃经。位于第二肋间隙，距胸正中线 4 寸处。主治咳嗽，气喘，咳唾脓血，乳腺炎，胸胁痛等。向外斜刺 0.5～0.8 寸，禁深刺。灸 5～10 分钟。

无白草 wúbáicǎo 合子草之别名。详该条。

无瘢痕灸 wúbānhénjiǔ 即非化脓灸。详该条。

无比薯蓣丸 wúbǐshǔyùwán 《备急千金要方》卷十九方。又名无比山药丸。山药二两，炒杜仲、菟丝子各三两，五味子六两，肉苁蓉（酒浸）四两，茯神（一方作茯苓）、巴戟天、牛膝、山茱萸、干地黄、泽泻、赤石脂各一两。为末，炼蜜为丸，梧桐子大，每服二十至三十丸，食前酒送下，日两次。功能健脾益胃，培元滋肾。治虚劳损伤，肌体消瘦，腰膝酸软，目暗耳鸣，饮食无味等。

无犯胃气 wúfànwèiqì 指治病不宜妄用攻伐、苦寒等药物戕伤胃气。人以胃气为本，"纳谷者昌，绝谷者亡"。胃气足则元气易复，胃气伤则病难复。《伤寒论》："妇人伤寒，发热，经水适来，昼日明了，暮则谵语……此为热入血室，无犯胃气及上二焦，必自愈。"

无根草 wúgēncǎo　即无根藤。详该条。

无根藤 wúgēnténg　中药名。见广州部队卫生部《常用中草药手册》。别名无根草。为樟科寄生植物无根藤 Cassytha filiformis L. 的全草。分布于浙江、福建、江西、台湾、湖南、广西、广东、贵州、云南等地。甘、微苦，平，有小毒。入肝、肾经。清热解毒，化湿利水，凉血散瘀。治感冒发热、急性黄疸型肝炎、肾炎水肿、泌尿系结石、咯血、鼻衄，煎服：9～15 克。治多发性疖肿，捣烂敷。孕妇忌服。本品含无根藤碱、无根藤定碱、六驳碱等。所含生物碱可致惊厥，大量可致死。禁采寄生在有毒植物钩吻、鱼藤、马桑上的全草，防止误用中毒。

无辜疳 wúgūgān　病名。出《外台秘要》。旧指小儿误穿污染的衣服，虫入皮毛引起头颈部"有核如弹丸，按之转动……以致肢体痈疮，便利脓血，壮热羸瘦"等，因起于无辜，故名。《证治准绳》："小儿无辜……若不速去，常殒其命。"此病现少见。

无汗 wúhàn　证名。出《素问·营卫生会》等篇。泛指当有汗而不出汗的病症。如盛夏时无汗，多属肌表腠理为暑湿所闭，治宜化湿解暑，发汗疏表。而外感发热无汗，多属风寒束闭于表，治宜散寒解表。

无花果 wúhuāguǒ　中药名。出《救荒本草》。别名蜜果、文仙果、奶浆果。为桑科植物无花果 Ficus carica L. 的聚花果。我国各地有栽培。甘，平。入肺、脾、大肠经。润肺止咳，润肠，消肿。治支气管炎、哮喘、咽喉肿痛、便秘、痔疮，煎服：15～30 克。外敷治痈疮肿毒。本品含柠檬酸、延胡索酸、奎尼酸、苷类、树脂类。不同提取物对大鼠移植性肉瘤、小鼠自发性乳癌及艾氏肉瘤有抑制作用，对麻醉猫、兔有降压作用。内服可作食物性轻泻剂。

无患子 wúhuànzǐ　中药名。出《本草拾遗》。别名洗手果、木患子。为无患子科植物无患树 Sapindus mukorossi Gaertn. 的种子。分布于长江流域以南各地及台湾、湖北等地。苦、微辛，寒，有小毒。清热祛痰，消积杀虫。治白喉、咽喉炎、扁桃体炎、支气管炎、百日咳、虫积食滞，煎服：3～9 克。治滴虫性阴道炎，煎水冲洗阴道。中毒症状有恶心、呕吐等。本品有降压、降低血胆固醇的作用。

无极丹 wújídān　经验方。见《全国中药成药处方集》。朱砂、薄荷冰各 105 克，甘草 1800 克，糯米粉 720 克，丁香、肉桂、砂仁、紫豆蔻各 7.5 克，牛黄、麝香各 0.9 克，生石膏 500 克，冰片 60 克，滑石 375 克。糊丸，每服 1.3～3 克。治夏令受暑，晕车晕船，恶心呕吐。

无名穴 wúmíngxué　经外奇穴名。见《针灸孔穴及其疗法便览》。又名二椎下。位于第二、三胸椎棘突间。主治精神病。直刺 0.5～1 寸。艾灸 3～5 壮或 5～10 分钟。

无名肿毒 wúmíngzhǒngdú　病名。见《医学入门》。是体表局部骤发肿痛的证候。因其随处可生，无适当名称，故名。多由风邪寒热客于经络而致。因风邪而起者，无头无根；与气血相搏者，有头有根；因风寒而成者，肿坚而色白；因热毒而成者，肿焮而色赤。应辨证论治。参见外痈条。

无求子伤寒百问 wúqiúzǐshānghánbǎiwèn　即《类证活人书》。详该条。

无盛盛 wúshèngshèng　治则之一。指治疗立法切忌助长正当亢盛的病邪。出《素问·五常政大论》。对于邪气充盛的实证，不宜用补益药，以免加重病情。

无食子 wúshízǐ　即没食子。详该条。

无嗣 wúsì　出《辨证录·受妊门》。指无子女。参见不孕条。

无头疽 wútóujū 病名。发于筋骨之间或肌肉深部的阴性疮疡。多因毒邪深陷，寒凝气滞而成。患部漫肿无头，皮色晦暗，病程缠绵，甚者伤筋烂骨，难溃难敛。治宜温经散寒，活血化瘀。内服阳和汤、醒消丸、小金丹等，外用阳和解凝膏、冲和膏（《医宗金鉴》：紫荆皮、独活、白芷、赤芍、石菖蒲）等。本病包括附骨疽、流痰等多种病症。详各条。

无虚虚 wúxūxū 治法理论。出《素问·五常政大论》。指治疗立法切忌攻伐已经虚弱的正气，即虚证不宜用泻法，以免更虚。

无音 wúyīn 证名。说话不能出声。通常有以下三种情况：一是寒邪客于会厌，影响会厌开阖，以致卒然无音（《灵枢·忧恚无言》）。二是中风风痰阻络，舌不能转动而舌謇不语。三是妊娠后期胞脉、肾脉不通，产生音哑或失音。即子喑。详该条。

无子 wúzǐ 病名。指不能生育。女子不能生育名不孕。详该条。男子不能生育多因精少、精寒、精薄、精热、阳痿、滑精等所致。详各条。此外，痰湿内盛、血少、心肝气郁者，亦可无子。痰湿内盛者，身体肥胖，多痰涎，宜补脾肾，化痰湿，可用宜男化育丹（《辨证录》：人参、山药、半夏、白术、芡实、熟地、茯苓、苡仁、白芥子、肉桂、诃黎勒、益智仁、肉豆蔻）、纯一丸（《辨证录》：白术、山药、芡实、苡仁、肉桂、砂仁）等方。血少者，面色萎黄，宜补气生血，可用当归补血汤等方。心肝气郁者，精神抑郁，心烦少寐，甚者阳痿不振，宜疏肝解郁，养心安神，可用忘忧散（《辨证录》：白术、茯神、远志、柴胡、郁金、白芍、当归、巴戟天、陈皮、白芥子、神曲、麦冬、丹皮）、适兴丸（《辨证录》：白芍、当归、熟地、白术、巴戟天、远志、炒枣仁、神曲、柴胡、茯神、陈皮、香附、天

花粉）等方。

芜荑 wúyí 中药名。出《神农本草经》。别名臭芜荑。为榆科植物大果榆 Ulmus macrocarpa Hance 果实的加工品。主产于山西、河北，东北各地亦产。辛、苦，平。入脾、胃经。杀虫，消积。治蛔虫、绦虫病腹痛，小儿疳积泻痢。煎服：4.5～9克。本品含鞣酸等。醇提取物在体外有杀猪蛔虫作用。

芜荑散 wúyísǎn ❶《仁斋直指方论》方。芜荑、槟榔各三钱，木香一钱。为末，黎明用石榴根煎汤送下。治肠中诸虫。❷《医灯续焰》方。芜荑、雷丸各半两，干漆（捣碎，烧令烟尽）一两。为细末，成人每次三钱，小儿每次半钱，不拘时温水调服。治蛔虫病脘痛难忍，或吐青黄绿水涎沫，或吐蛔虫，发有休止者。

吴安业 wú'ānyè 见吴尚先条。

吴澄 wúchéng 清代医家。字鉴泉，号师朗。歙县（今安徽歙县）人。采集前人关于虚劳病的论述，编成《不居集》（1739），是论述虚劳病较详备的专书。

吴楚 wúchǔ （16—17世纪）清代医家。字天士，号畹庵，安徽歙县人。世医出身，为名医吴崑之侄孙。1683年将既往临证经验整理而成《医验录》。另辑有《宝合真诠》，刻行于1795年，为包括《内经》、脉法、本草、证治、医案等内容的小型丛书。

吴琯 wúguǎn 明新安（今安徽徽州地区）人。尝见薛己校正、发明之书并治验方案等遗佚颇多，遂就全书按经络分类论述内、幼、女发、外四科，成《薛氏医案二十四种》（1573～1619年），为中医私人丛书之较早者。

吴鹤皋 wúhègāo 见吴崑条。

吴槐绶 wúhuáishòu （约1883—？）清代医家。字子绶，浙江仁和（今杭州）人。少业儒，因父兄之病而发愤习医。3年后，研究

重点转向医经阐释。他集晋唐以来旧注，并折中后世医家论述，于 1906 年撰成《素灵精义》1 卷、《金匮方证详解》4 卷。次年撰成《伤寒理解》12 卷。1908 年又撰《南阳药证汇解》6 卷。四书合为《吴氏医学丛刊》。

吴吉兰 wújílán 见吴其浚条。

吴景贤 wújǐngxián（6 世纪）隋代医家。籍贯不详。《隋书·经籍志》记载其著有《诸病源候论》5 卷，目录 1 卷。据研究，吴景贤当系今题名巢元方撰《诸病源候论》的作者之一。

吴鞠通 wújūtōng 见吴瑭条。

吴鞠通医案 wújūtōngyī'àn 医案著作。4 卷（或作 5 卷）。清·吴瑭撰。包括伤寒、温病、杂病、妇儿科医案，作者尤擅长于温病，能从案例的辨证治疗中示读者以规矩与治法。书中颇多连续治疗较完整的病案，记录详明，有利于后学领会。现有排印本。

吴崑 wúkūn（1551—1620）明代医家。别号鹤皋。安徽歙县人。家藏医书很多，认真攻读古典医籍，颇有心得，后到浙江等地求师，并在宣城一带行医，颇负盛誉。生平有《吴注黄帝内经素问》《医方考》《脉语》《针方六集》等著述。

吴六吉 wúliùjí 见吴谦条。

吴勉学 wúmiǎnxué（16 世纪）明代文人。字肖愚，安徽歙县人。他对医学十分注意，曾校刊和辑刻不少医书。其中如《古今医统正脉全书》《河间六书》《痘疹大全八种》等，在传播医药知识方面有一定影响和贡献。

吴普 wúpǔ 三国时期医药学家。广陵（今江苏江都县）人。《后汉书》记载，他是华佗的弟子。华佗曾把"五禽戏"传给他。他依法锻炼，活到 90 多岁，仍然耳目聪明，牙齿完坚。著有《吴普本草》与《华佗药方》

两书。前者收录、论述三国以前的本草，原书部分内容散见于《证类本草》等有关文献中；后者是他收集华佗的治病方剂，现已失传。

吴普本草 wúpǔběncǎo 本草著作。6 卷。魏·吴普约撰于 3 世纪初期。载药 441 种。讨论药性寒温、五味食毒最为详细，兼述产地生境、药物形态及采适时月。各药大致以药名、别名、性味类集、产地生境、药物形态、采时、加工、功效主治、畏恶宜忌等为序，次第解说。为魏以前药物研究之总汇。约于北宋时散佚。清·焦循辑本载药 168 种。

吴其浚 wúqíjùn（1789—1846）清代植物学家。字瀹斋，号吉兰。河南固始人。官吏家庭出身，1817 年进士及第，曾任翰林院修撰及湖南、浙江、福建、山西等地巡抚。一生注重植物学研究，编有《植物名实图考长编》和《植物名实图考》等书。前者包括对药物进行古代文献上的整理和编纂；后者系作者根据"身治目验"等实践经验绘制的药物图，并予简述，尤有价值，是继《本草纲目》后的巨著。对国外植物学研究也有影响。

吴谦 wúqiān 清代医学家。字六吉。安徽歙县人。曾任太医院判。与刘裕铎主持编纂《医宗金鉴》。他根据二十余家有关著述，编写其中的伤寒、金匮部分。这部书注重临证实际，内容较完备，也便于诵记，当时作为太医院的教科书，后世流传很广。

吴瑞甫 wúruìfǔ（1871—1951）近代医家。字锡璜，号黼堂，福建同安人。出身七世医家，早习儒，后遵祖父之嘱继承家学，先后拜师多人，业成后在同安、上海、厦门等地行医。1934 年在厦门创办国医专科学校，任校长。1938 年厦门沦陷，吴氏为拒任维持会长而避居新加坡，并创办新加坡国医研究所。主张中西医汇通，精内科和痘科，著有《中西温热串讲》《中西内科学》《删补中风论》《脑髓病论》等，主编《国医旬刊》及多种教学讲义。

吴尚先 wúshàngxiān （约1806—1886）清代医学家。名樽，又名安业，字师机。浙江钱塘人。注意研究用外治法治病，先后约20年，吸收前人和古典医书中有关外治法的论述，并汇集民间经验，数易其稿，写成《理瀹骈文》一书。所采集的方剂，颇具简、便、验、廉的特点。主张"外治要求其本"，"外治可与内治并行，而能补内治之不及"。

吴尚先

吴师机 wúshījī 见吴尚先条。

吴瑭 wútáng （约1758—1836）清代著名医学家。字鞠通。江苏淮阴人。他受吴有性特别是叶天士的影响和启发，对温热病进行研究，采集过去有关温热病的著述，结合自己的实践经验，写成《温病条辨》，论述三焦辨证和治法，对温病学的发展有较大的贡献和影响。另有医案等著述。

吴医汇讲 wúyīhuìjiǎng 医书。11卷。清·唐大烈辑。刊于1792～1801年。是我国早期具有医学刊物性质的著作，后经汇辑成书。共发表江浙地区40余位医家的文章约100篇。有医学理论、专题讨论、验方交流、考据、笔记、书评等，对当时医药经验交流起了一定作用。

吴仪洛 wúyíluò 清代名医。字遵程。浙江海盐人。年轻时读家藏医书，后行医，著有《本草从新》，是对汪昂《本草备要》的增补。《伤寒分经》是对喻嘉言《尚论篇》的订正。《成方切用》采集过去和当时成方1300余首，诸书都较切合实用，流传较广。

吴有性 wúyǒuxìng （17世纪）明代著名医学家。字又可。姑苏（今江苏吴县）人。是一位有创新精神的温病学家。著有《温疫论》，提出戾气说，认为温疫的病因不同于过去所说的时气和伏邪，也不同于一般外感和伤寒，而是一种不能察见、嗅闻和触知的戾气，由口鼻传入人体。对温疫的传染途径、治疗等方面有新的见解。认为"守古法不合今病"，提出"达原""三消"等疗法。参见温疫论条。

吴又可 wúyòukě 见吴有性条。

吴萸 wúyú 吴茱萸之简称。详该条。

吴萸内消散 wúyúnèixiāosǎn 《杂病源流犀烛·身形门》卷二十九方。山茱萸、吴茱萸、马蔺花、青皮、小茴香、木香、山药、肉桂。功能温补肝肾，行气疏肝。治足厥阴为寒邪所伤，阴茎萎缩者。

吴瀹斋 wúyuèzhāi 见吴其浚条。

吴茱萸 wúzhūyú 中药名。出《神农本草经》。别名吴萸、茶辣。为芸香科植物吴茱萸 Evodia rutaecarpa (Juss.) Benth. 的干燥近成熟的果实，主产于贵州、广西、湖南、云南、陕西、浙江、四川。辛、苦、热，有小毒。入肝、胃、脾、肾经。温中止痛，降逆止呕，助阳止泻。治厥阴头痛、脘腹冷痛、胁痛、寒疝腹痛、脚气肿痛、呕逆吞酸、食积泻痢、经行腹痛，煎服：1.5～4.5克。治高血压及口腔溃疡，研末醋调，敷两足心（涌泉穴）；湿疹、黄水疮、神经性皮炎，调成软膏涂患部。本品含吴茱萸碱、吴茱萸次碱、挥发油等。能驱除肠胃气体及抑制肠内异常发酵。乙醚提取物在体外对猪蛔虫有杀灭作用。煎剂对金黄色葡萄球菌及结核杆菌有抑制作用。水浸剂对常见致病性真菌有抑制作用。注射剂尚有降低血压作用。

吴茱萸

吴茱萸汤 wúzhūyútāng ❶《伤寒论》方。吴茱萸一升，人参二两，生姜六两，大枣十二枚。水煎，分三次服。功能温肝暖胃，降逆止呕。治胃寒，食谷欲呕，或胃脘作痛，吞酸嘈杂；少阴吐利，手足厥冷，烦躁欲死；厥阴头痛，干呕吐涎沫。也用于慢性胃炎、神经性头痛、耳源性眩晕等属虚寒者。❷《圣济总录》方。吴茱萸、姜厚朴、肉桂、炮姜各二两，白术、陈皮、人参各一两，蜀椒五钱。为粗末，每服四钱匕，加生姜三片，水煎服。治阴寒内盛，腹满胀大如鼓。

吴樽 wúzūn 见吴尚先条。

吴遵程 wúzūnchéng 见吴仪洛条。

梧桐叶 wútóngyè 中药名。出《本草纲目》。为梧桐科植物梧桐 *Firmiana simplex* (*L.*) W. F. Wight 的叶。苦，寒。祛风除湿，清热解毒，镇咳祛痰，降压。治风湿疼痛、咳血、哮喘，煎服：15～30克。制成糖浆内服治高血压病。煎水熏洗，治痔疮；捣烂或研末敷，治痈肿、臁疮、创伤出血。本品含甜菜碱、胆碱、芸香苷、β-香树脂醇及其乙酸酯和β-谷甾醇等。叶浸膏对狗、猫有降压作用。对小鼠有显著的镇静作用。对实验性大鼠、兔高血脂症有降低血清胆固醇作用。甜菜碱具有抗脂肪肝作用。

梧桐子 wútóngzǐ 中药名。出《履巉岩本草》。别名瓢儿果。为梧桐科植物梧桐 *Firmiana simplex* (*L.*) W. F. Wight 的种子。产于江苏、浙江、甘肃、河南、陕西等地。甘，平。和胃，顺气，消食。治胃痛、疝气，煎服：6～9克。治伤食腹泻，炒焦研末，每服3克。治小儿口疮，烧存性，研末掺。本品含不干性油，其中脂肪酸有苹婆酸。另含咖啡碱。

蜈蚣 wúgōng 中药名。出《神农本草经》。别名百脚。为大蜈蚣科动物少棘巨蜈蚣 *Scolopendra subspinipes mutilans* L. Koch. 的干燥全体。主产于江苏、浙江、湖北、湖南、安徽、陕西等地。辛，温，有毒。入肝经，祛风，定惊，攻毒。治中风，惊痫，痉挛抽搐，破伤风，面神经麻痹，风湿疼痛，百日咳。内服：煎汤，3～5克；研末吞服，0.9～1.5克。治疮肿毒、瘰疬溃烂，研末油调敷。孕妇忌服。本品含组织胺样物质及能引起溶血的物质，还含胆甾醇、氨基酸等。粉剂对小鼠有抗惊厥作用，水浸剂对常见致病性皮肤真菌有抑制作用。

蜈蚣咬伤 wúgōngyǎoshāng 病名。见《肘后备急方》卷七。咬伤后局部肿疼、发痒，浑身麻木；小儿及体弱者更应速治，否则可能危及生命。治用甘草、雄黄研细末，菜油调敷；或新鲜桑叶捣烂外敷；内服南通蛇药（即季德胜蛇药片）。

蜈蚣中毒 wúgōngzhòngdú 病名。因被蜈蚣螫咬中毒。症见伤处剧痛，红肿热痛，淋巴管炎症，甚至坏死。重者可伴头痛，发热，眩晕，呕吐，甚者可致昏迷。可参考选用解蜈蚣伤毒药物，如蜗牛、五灵脂、独蒜、香附、马齿苋、蚯蚓泥、胡椒、雄黄、食盐等。亦可内服季德胜蛇药片。

五倍子 wǔbèizǐ 中药名。出《本草拾遗》。为倍蚜科昆虫五倍子蚜和倍蛋蚜寄生在漆树科植物盐肤木 *Rhus chinenSis* Mill. 或青麸杨 *R. potaninii* Maxim. 等叶上形成的虫瘿。产于四川、贵州、云南、陕西、湖北、广西等地。酸，平。入肺、肾、大肠经。敛肺，涩肠，止血，解毒。治肺虚久咳、久痢、久泻、咯血、衄血、便血、痔血、肾虚遗精、遗尿。煎服：3～6克。研末敷脐治自汗、盗汗；煎水熏洗治脱肛；研末调敷治湿疮、鹅口疮、疮疖肿毒，外伤出血。盐肤木虫瘿含大量五倍子鞣酸。

五倍子散 wǔbèizǐsǎn《洁古家珍》方。五倍子、地榆各等分。为末，每服五分至一钱，空腹米汤送服。治小儿脱肛。

五崩 wǔbēng 指崩下的血有五种不同颜色。《脉经》："白崩者形如涕，赤崩者形如绛津，黄崩者形如烂瓜，青崩者形如蓝色，黑崩者形如虾血也"。临床上，青崩、黑崩少见。详见崩漏条。

五痹 wǔbì ❶筋痹、脉痹、肌痹、皮痹、骨痹的总称（见《素问·痹论》）。❷筋痹、骨痹、血痹、肉痹、气痹的总称（见《中藏经·论痹》）。❸风痹、寒痹、湿痹、热痹、气痹的总称（见《中藏经·论痹》）。详各条。

五痹汤 wǔbìtāng ❶《太平惠民和剂局方》方。姜黄、羌活、白术、防己各一两，炙甘草五钱。为粗末，每服四钱，加生姜十片，水煎服。治风寒湿邪客留肌体，手足缓弱，麻痹不仁，或气血失调，麻痹不仁。❷《医宗必读》方。人参、茯苓、酒当归、白芍、川芎各一钱（肝、心、肾三痹加倍），白术一钱（脾痹加倍），细辛七分，甘草五分，五味子十五粒，生姜一片。水煎服。治五脏痹：肺痹者，烦满喘而呕；心痹者，脉不通，烦则心下动，上气而喘，嗌干善噫；肝痹者，夜卧则惊，多饮，小便数；肾痹者，善胀，足挛不能伸，身偻不能直；脾痹者，四肢懈惰，咳嗽呕恶。

五不男 wǔbùnán 明·万全《广嗣纪要·择配篇》中有五种不育的记载，和古时描述男子生殖器官先天发育畸形或其他病变影响生育者的内容相一致。即天、漏、犍、怯、变五种病症。详各条。

五不女 wǔbùnǚ 明·万全《广嗣纪要·择配篇》中有五种不育的记载，和古时描述女性生殖器官先天发育畸型，不能生育者的内容一致。即螺、纹、鼓、角、脉五种病症。详各条。

五不治 wǔbùzhì 出《疯门全书》。指麻风病重症。即五死，详该条。

五不足 wǔbùzú 出《素问·调经论》。指神、气、血、形、志因正气虚而出现的证候：神不足则悲，气不足则息利少气，血不足则恐，形不足则四肢不用，志不足则四肢厥冷。此五者，各为五脏所藏，其不足，实质是五脏精气之虚。

五常 wǔcháng 即五行。《庄子·天运》："天有六极五常。"成玄英疏："五常谓五行。"《素问·六元正纪大论》："五常之气，太过不及，其发异也。"《伤寒论·序》："人禀五常，以有五脏。"

五迟 wǔchí 证名。即小儿立迟、行迟、发迟、齿迟、语迟。详各条。

五臭 wǔchòu 即臊臭、焦臭、香臭、腥臭、腐臭五种臭味。

五处 wǔchù 经穴名。代号BL5。出《针灸甲乙经》。属足太阳膀胱经。位于头正中线入前发际1寸，旁开1.5寸处。主治头痛，目眩，癫痫等。沿皮刺0.5～1寸。

五刺 wǔcì 古代的五种刺法。《灵枢·官针》："凡刺有五，以应五脏。"故又称五脏刺。即半刺、豹文刺、关刺、合谷刺、输刺。用以治疗五脏有关病变。详各条。

五疸 wǔdǎn 病症名。①指黄疸、谷疸、酒疸、女劳疸、黑疸等，出《金匮要略·黄疸病脉证并治》，后世称为五疸。②指黄疸、谷疸、酒疸、女疸、劳疸等，出《肘后备急方·治卒发黄疸诸黄病》。③指黄汗、黄疸、谷疸、酒疸、女劳疸等，见《千金要方·伤寒发黄》。④指瘀热、脾虚、食积、瘀血、阴黄成疸。《本草纲目》卷三："黄疸有五，皆属热湿。有瘀热、脾虚、食积、瘀血、阴黄。"

五疔 wǔdīng 五种疔疮的合称。历代医家有以色分者，有以形分者，有以脏腑命名者，故各有所不同。①《中藏经》指青疔、赤疔、黄疔、白疔、黑疔。②《外科启玄》指心疔、肝疔、脾疔、肺疔、肾疔。③《外科正宗》指火焰疔、紫靥疔、黄鼓疔、白刃疔、黑靥疔。

五夺 wǔduó　夺，耗损。指气血津液严重耗损，元气不支，禁用泻法的五种情况。《灵枢·五禁》："形肉已夺，是一夺也；大夺血之后，是二夺也；大汗出之后，是三夺也；大泄之后，是四夺也；新产及大血之后，是五夺也。此皆不可泻。"

五朵云 wǔduǒyún　泽漆之别名。详该条。

五恶 wǔwù　五脏所恶的简称。详该条。

五风内障 wǔfēngnèizhàng　病症名。又名五风之症、五风变。系青风、绿风、乌风、黑风、黄风内障之统称。因发病常常势急善变，瞳神不同程度散大，并带异色，古人即依瞳神所见颜色不同而命名。相当于青光眼。五风之中，青风、绿风、黄风多见，而乌风、黑风少见。黄风属晚期重症，易致失明。详各条。

五风之症 wǔfēngzhīzhèng　即五风内障。详该条。

五福化毒丹 wǔfúhuàdúdān　❶《太平惠民和剂局方》方。炒桔梗、玄参各六两，青黛、牙硝、人参各二两，茯苓五两，炒甘草一两半，麝香半钱，金箔、银箔各八片。前八味蜜丸，每两作十二丸，金、银箔为衣，每一岁儿用一丸，分四服，薄荷水化下。治小儿热毒蕴积，惊惕狂躁，颊赤咽干，口舌生疮，夜卧不宁，谵语烦渴，头面身体多生疮疖。❷《寿世保元》方。犀角三钱，桔梗一两，生地黄、赤茯苓、炒牛蒡子各五钱，粉甘草、朴硝各三钱，连翘、玄参各六钱，青黛二钱（现在中成药无赤茯苓，有赤芍、黄连）。蜜丸，龙眼大，每次一丸，薄荷煎汤送服。治小儿蕴积热毒，唇口肿破生疮，牙缝出血，口臭颊热，咽痛烦躁，及痘疹余毒未清，或头面身体多生疮疖。

五福化毒丸 wǔfúhuàdúwán　中成药。见《中华人民共和国药典》2010年版一部。水牛角浓缩粉、青黛各20克，连翘、玄参、甘草、桔梗各60克，炒牛蒡子、赤芍、地黄各50克，芒硝、黄连各5克。以上11味制成水蜜丸或大蜜丸，口服。水蜜丸每次2克，大蜜丸每次1丸，每日2~3次。功能清热解毒，凉血消肿。用于血热毒盛，小儿疮疖，痱毒，咽喉肿痛，口舌生疮，牙龈出血，痄腮。

五疳 wǔgān　按五脏分类命名的疳证。见《小儿药证直诀》。又名五脏疳。即心疳、肝疳、脾疳、肺疳、肾疳。详各条。

五膈宽中散 wǔgékuānzhōngsǎn　❶《太平惠民和剂局方》方。白豆蔻二两，炙甘草五两，木香三两，姜厚朴、香附各十六两，砂仁、丁香、青皮、陈皮各四两。为末，每服二钱，加生姜二片，盐少许，开水沏服。治五膈：忧膈，胸中气结，津液不通，饮食不下，羸瘦短气；恚膈，心下实满，噫气反酸，饮食不消，二便不利；气膈，胸胁逆满，噎塞不通，恶闻食臭；寒膈，心腹胀满，咳嗽气逆，腹中苦冷，雷鸣，绕脐痛；热膈，五心烦热，口烂生疮，四肢烦重，唇口干燥，身体或热，腰背疼痛，胸痹引背，不能多食。❷《张氏医通》方。姜厚朴二两，炙甘草一两，木香五钱，白豆蔻仁三钱。为末，每服三钱，加生姜三片，水煎，入盐少许，和滓服。治七情郁结，痰气痞塞，而成五膈。

五更嗽 wǔgēngsòu　见《松厓医径·咳嗽》。通常指黎明前咳嗽或咳嗽加重。日夜不咳，只是黎明前咳几声者，多属痰火，宜二陈汤加黄芩、桔梗、桑白皮。黎明前咳嗽痰多者，多属脾虚，宜六君子汤加炮姜。日夜咳嗽，早晨更甚者，多属胃中有食积，详食咳条。

五更泄 wǔgēngxiè　病症名。见《寿世保元·泄泻》。又名晨泄、瀼泄。指黎明前作泄。多因肾虚所致，故一般认为五更泄即肾泄。详见肾泄条。五更泄也有因食积、酒

W

积、肝火等原因所致者。食积五更泄泻，症见黎明前腹中攻痛欲泻，泻后疼痛稍减，脉沉滑，宜加减保和丸。酒积五更泄泻，症见黎明前腹痛欲泻，泻下黄沫，小便赤色，或如米泔，脉洪数或弦数，宜川连枳壳汤。肝火五更泄泻，症见胸胁常痛，痛连小腹，少寐，每至黎明前则左下腹痛，欲登厕，一泻即止，脉多弦数，宜龙胆泻肝汤、左金丸等。

五谷虫 wǔgǔchóng 中药名。出《滇南本草》。别名蛆、水仙子、谷虫。为丽蝇科昆虫大头金蝇 *Chrysomyia megacephala*（Fab.）及其近缘昆虫的干燥幼虫。咸、寒。入脾、胃经。化食，消疳。治疳积腹胀，疳疮。研末入丸、散用。本品含胰蛋白酶、肠肽酶、脂肪酶、淀粉酶等。

五谷之府 wǔgǔzhīfǔ 指胃。胃主受纳谷食，故称。《灵枢·本输》："脾合胃，胃者，五谷之府。"喻胃为水谷汇聚之所。又称水谷之海（《灵枢·海论》）。

五官 wǔguān ❶指鼻、眼、口唇、舌、耳等五个器官，它们分属于五脏，为五脏的外候。又名苗窍。《灵枢·五阅五使》："鼻者，肺之官也；目者，肝之官也；口唇者，脾之官也；舌者，心之官也；耳者，肾之官也……五官者，五脏之阅也。"❷指青、黑、黄、赤、白等五色所呈的一般证候。《灵枢·五色》："青黑为痛，黄赤为热，白为寒，是谓五官。"

五过 wǔguò ❶诊病时易犯的五种过失。据《素问·疏五过论》所述，医生临诊时，由于忽视患者社会地位变迁，思想情绪变化，精神内伤状况和患病的始末，不明诊脉原则，而发生误诊与误治的五种过失。❷指针刺使用补泻手法不可过度（见《灵枢·五禁》）。

五虎汤 wǔhǔtāng ❶《万病回春》方。麻黄、炒杏仁各三钱，石膏五钱，甘草一钱，细茶一撮（可加桑白皮一钱）。为粗末，加生姜三片，葱白三茎，水煎服。治伤寒喘急宜发表者。❷《证治汇补》方。麻黄、杏仁、石膏、甘草、桑白皮、细辛、生姜。水煎服。治哮喘痰盛。

五虎追风散 wǔhǔzhuīfēngsǎn《晋南史·全恩家传方》。蝉蜕一两，南星二钱，天麻二钱，全蝎、僵蚕各七个。为末，冲服，每服一至二钱，日二至三次。功能祛风痰，止痉搐。治破伤风，症见牙关紧急、角弓反张者。

五积 wǔjī 五脏积症之总称。见《难经·五十六难》。多指胸腹腔内有形块的一些病症。《难经》根据其发病病机、部位、形态等用五脏来区分。如心之积名伏梁，肝之积名肥气，脾之积名痞气，肺之积名息贲，肾之积名奔豚，合称五积。根据前人对五积所描述的症状，可能包括肝脾肿大，胸腹腔的肿块、积液、脓肿等病变。参见心积、肝积、脾积、肺积、肾积条。

五积散 wǔjīsǎn《太平惠民和剂局方》方。白芷、川芎、甘草、茯苓、当归、肉桂、白芍、半夏各三两，橘皮、枳壳、麻黄各六两，苍术二十四两，干姜四两，桔梗十二两，厚朴四两。为粗末，每服三钱，加生姜三片，水煎服。功能解表散寒，温中消积。治外感风寒，内伤生冷，症见恶寒重、发热轻、无汗、头痛身疼、项背拘急、不欲饮食、胸腹胀痛或恶心呕吐等。

五加减正气散 wǔjiājiǎnzhèngqìsǎn《温病条辨》方。藿香二钱，陈皮一钱五分，茯苓三钱，厚朴二钱，大腹皮一钱五分，谷芽一钱，苍术二钱。水煎服。治中焦湿盛，脘闷便泄。

五加皮 wǔjiāpí 中药名。出《神农本草经》。又名南五加皮。为五加科植物五加

Acanthopanax gracilistylus W. W. Smith 或短梗五加 *A. sessiflorus* Seem. 等的根皮。主产于湖北、河南、安徽、浙江。辛，温。入肝、肾经。祛风湿，强筋骨。治风湿痹痛，下肢痿弱，脚气，水肿。煎服：6～9克。

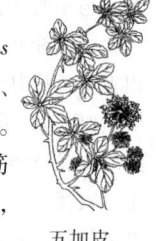

五加皮

五加根皮含挥发油、鞣质等。短梗五加根皮含多种短梗五加苷及强心苷、挥发油等。刺五加 *Acanthopanax senticosus*（Rupr. et Maxim.）Harms 的根皮含多种刺五加苷等。五加煎剂在试管内对金黄色葡萄球菌、绿脓杆菌有抑制作用。短梗五加醇提取物具抗炎、镇痛、降压以及兴奋子宫和肠管的作用。刺五加与人参相似，能增加机体对有害刺激的非特异性抵抗力，具有抗疲劳作用，能减轻寒冷、灼热、X 线照射等对机体的损害，延迟肿瘤发生，防止肿瘤转移，减轻抗癌药的毒性。能降低实验性糖尿病动物的尿糖和血糖。

五加皮药酒 wǔjiāpíyàojiǔ 中成药。玉竹、党参、姜黄、五加皮、陈皮、菊花、红花、怀牛膝、白术、白芷、当归、青风藤、川芎、威灵仙、木瓜、海风藤、檀香、肉豆蔻、豆蔻仁、独活、制川乌、制草乌、砂仁、木香、丁香、肉桂、栀子、白酒、冰糖。制成药酒，每服五钱，日三次。治风湿痿痹，手足拘挛，四肢麻木，腰肢疼痛，阴囊湿冷。本方为《奇效良方》原方加减。

五绝 wǔjué ❶五种卒死病症。《备急千金要方》卷二十五指魇寐、产乳绝、自缢、摧压、溺水。《寿世保元·五绝》指自缢、墙壁压、溺水、魇魅、冻死。《医学心悟·五绝》指自缢、摧压、溺水、魇魅、服毒。❷心绝、肝绝、脾绝、肺绝、肾绝，合称五绝（《中藏经》卷上）。

五劳 wǔláo ❶指久视、久卧、久坐、久立、久行五种过劳致病因素（见《素问·宣明五气》）。❷指志劳、思劳、心劳、忧劳、瘦劳（《千金要方》作疲劳）五种情志劳伤（见《诸病源候论·虚劳候》）。❸指肺劳、肝劳、心劳、脾劳、肾劳五脏劳伤病症。《证治要诀》："五劳者，五脏之劳也。"

五劳所伤 wǔláosuǒshāng 因劳逸不当，气、血、筋、骨活动失调而引起的五类劳损。《素问·宣明五气》："久视伤血，久卧伤气，久坐伤肉，久立伤骨，久行伤筋，是谓五劳所伤。"

五里 wǔlǐ ❶经穴名。位于上肢者称手五里，位于下肢者称足五里。详各条。❷劳宫穴别名，见《针灸甲乙经》。

五粒回春丹 wǔlìhuíchūndān 验方。见《北京市中药成方选集》。橘红、胆南星、防风、竹叶、茯苓、僵蚕、甘草、金银花、桑叶、连翘、麻黄、薄荷、蝉蜕、西河柳、赤芍、川贝母、杏仁、羌活、牛蒡子、牛黄、冰片、麝香、犀角、羚羊角、珍珠、琥珀。糊丸，朱砂为衣，每服二分，日两次，鲜芦根煎水或温开水送服。治小儿毒热过盛，瘾疹不出，身热咳嗽，烦躁口渴。

五淋 wǔlìn 指五种淋证。①石淋、气淋、膏淋、劳淋、热淋（《外台秘要》卷二十七）。②冷淋、热淋、膏淋、血淋、石淋（《三因极一病证方论》卷十二）。③血淋、石淋、气淋、膏淋、劳淋（《证治要诀·大小腑门》）。详各条。

五淋散 wǔlìnsǎn 《太平惠民和剂局方》方。①赤茯苓六两，当归五两，甘草五两，赤芍二两，栀子二两。为粗末，每服二钱，水煎服。治肾气不足，膀胱有热，小便淋漓不通，脐腹急痛，时发时止，劳倦即发，或尿如豆汁，或如砂石，或冷淋如膏，或热淋便血。②木通六两，滑石六两，炙甘草六两，栀子十四两，赤芍八两，茯苓八两，淡竹叶四两，茵陈蒿二两。服法、治症同前。

五灵丸 wǔlíngwán 《杂病源流犀烛》方。五灵脂二两，川乌一两五钱，没药一两，乳香五钱。水丸，弹子大，每服一丸，姜汤和酒送服。治历节风痛。

五灵脂 wǔlíngzhī 中药名。出《开宝重定本草》。别名灵脂、寒雀粪。为鼯鼠科动物橙足鼯鼠 Trogopterus xanthipes Milne-Edwards 的干燥粪便。主产于河北、山西等地。苦、甘，温。入肝、脾经。活血散瘀，止痛。治经闭、痛经、产后瘀血作痛、脘腹胸胁血滞疼痛、冠心病心绞痛，煎服：3～9克，包煎。治跌打损伤，内服并研粉，香油调敷。孕妇慎用。畏人参。本品含五灵脂酸、5-甲氧基-7-羟基香豆素、尿嘧啶、尿囊素、苯甲酸、邻苯二酚等十余种成分。还含半胱氨酸等氨基酸。对动物的实验性结核有一定的治疗效果。动物实验表明：本品能缓解平滑肌痉挛，并可增加冠脉流量，还可保护胃黏膜，保护缺氧损伤组织。水浸剂在试管内对伤寒杆菌、葡萄球菌等有抑制作用，高浓度时对某些常见致病皮肤真菌也有抑制作用。

五苓散 wǔlíngsǎn 《伤寒论》方。猪苓十八铢，泽泻一两六铢，白术十八铢，茯苓十八铢，桂枝半两。为末，每服一方寸匕，冲服，或水煎服。功能化气利水，健脾祛湿。治水湿内停，外有表证，头痛发热，小便不利，烦渴欲饮，水入即吐，脉浮；水湿内停而致的水肿，小便不利，或泄泻；及暑湿吐泻等。也用于肾炎水肿，胃肠炎吐泻，传染性肝炎，泌尿系感染等。实验研究：有利尿作用。

五轮 wǔlún 见《秘传眼科龙木论》。为肉轮、血轮、气轮、风轮和水轮的合称。是眼科学的一种理论。五轮与五脏生理病理有一定的联系。《河间六书》："眼通五脏，气贯五轮。"肉轮指上下眼皮（胞睑）部位，属脾，脾主肌肉，与胃相表里，故其疾患多与脾胃有关；血轮指两眦血络，属心，心主血，与小肠相表里，故其疾患多与心、小肠有关；气轮指白睛，属肺，肺主气，与大肠相表里，故其疾患多与肺、大肠有关；风轮指黑睛，属肝，肝为风木之脏，与胆相表里，故其疾患多与肝、胆有关；水轮指瞳孔，属肾，肾主水，与膀胱相表里，故其疾患多与肾、膀胱有关。五轮学说用以说明眼的组织结构和生理、病理等，因而成为眼科的独特理论。临床应用虽较普遍，但不宜生搬硬套。

五门十变 wǔménshíbiàn 子午流注法用语。五门，指十天干隔五相合，即甲与己合，乙与庚合，丙与辛合，丁与壬合，戊与癸合。十变，指十天干相合后的变化，即甲己化土，乙庚化金，丙辛化水，丁壬化木，戊癸化火，又称五运。子午流注法根据这些理论，当阳日逢阴时或阴日逢阳而无穴可开时，可以甲日与己日通用，乙日与庚日通用。

五磨饮子 wǔmóyǐnzi 见《医方集解》。沉香一钱，木香二钱，槟榔三钱，乌药三钱，枳实三钱。酒磨成浓汁，水煎，温服。治情志失调，肝气上逆而致的胸膈痞塞不通，甚至出现闭厥等。

五逆 wǔnì 疾病过程中的五组逆证。①内证之五逆。《灵枢·玉版》："腹胀，身热，脉大，是一逆也；腹鸣而满，四肢清，泄，其脉大，是二逆也；衄而不止，脉大，是三逆也；咳且溲血，脱形，其脉小劲，是四逆也；咳，脱形，身热，脉小以疾，是五逆也。"又："其腹大胀，四末清，脱形，泄甚，是一逆也；腹胀便血，其脉大时绝，是二逆也；咳，溲血，形肉脱，脉搏，是三逆也；呕血，胸满引背，脉小而疾，是四逆也；咳，呕，腹胀且飧泄，其脉绝，是五逆也。"《灵枢·五禁》："热病脉静，汗已出，脉盛躁，是一逆也；病泄，脉洪大，是二逆也；著痹不移，䐃肉破，身热，脉偏绝，是三逆也；淫而夺形，身热，色夭然白，及后下血衃，血衃笃重，是谓四逆也；寒热，夺形，脉坚搏，是谓五逆也。"②痈疽外证误治后出现的五组逆证。《灵枢·玉版》："其白眼青，黑眼小，是一逆也；内（音义同"纳"）药而呕者，是二逆也；腹痛渴甚，是三逆也；肩项中不便，是四逆也；音嘶，色脱，是五逆也。"证见五逆，示病情危重。

五皮散 wǔpísǎn ❶又名五皮饮。《中藏经》方。桑白皮、陈皮、生姜皮、大腹皮、赤茯苓皮各等分（《麻科活人全书》无桑白皮，有五加皮）。为粗末，每服三钱，水煎服。功能健脾化湿，理气消肿。治头面肢体浮肿，腹部胀满，上气喘急，小便不利等症。也用于急慢性肾炎和心脏病水肿属脾虚受湿，气滞水停者。❷《太平惠民和剂局方》方。五加皮、地骨皮、生姜皮、大腹皮、茯苓皮各等分。为粗末，每服三钱，水煎服。治症同上。

五皮饮 wǔpíyǐn 即五皮散。详该条。

五匹风 wǔpǐfēng 蛇含之别名。详该条。

五禽戏 wǔqínxì 古代的一种体操。由汉代名医华佗在"户枢不蠹，流水不腐"思想指导下，总结古代人民群众的健身活动，模仿虎、鹿、熊、猿、鸟等动物矫健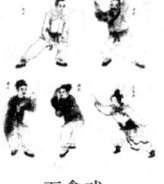

五禽戏

灵活的动作编创而成，用以活动筋骨，疏通气血，增强体质，防治疾病。

五仁润肠丸 wǔrénrùnchángwán 验方。见《天津市中成药规范》。生地黄、陈皮各1250克，肉苁蓉、熟大黄、当归、桃仁、火麻仁各300克，柏子仁150克，郁李仁、松子仁各90克。蜜丸，每服9克，日一次。治血虚便秘，腹胀食少，消化不良。

五仁丸 wǔrénwán 《世医得效方》方。桃仁、杏仁各一两，柏子仁五钱，松子仁一钱

二分五厘，郁李仁一钱，橘皮四两。蜜丸，梧桐子大，每服五十丸。治津枯便秘。

五入 wǔrù 即五味所入。详该条。

五软 wǔruǎn 病名。见《幼幼新书》。又名软瘫。即头软、项软、手足软、肌肉软、口软。详各条。

五色 wǔsè 青、赤、黄、白、黑五种颜色。按照五行学说，青属木属肝，黄属土属脾，赤属火属心，白属金属肺，黑属水属肾。但以此来诊断疾病时，必须结合实际，与病史和脉证合参，不能机械地硬套。参见五色主病条。

五色带下 wǔsèdàixià 病症名。见《千金要方》。多因湿热蕴结下焦，积瘀成毒，损伤冲任带脉，五色秽浊之液从阴道杂下，或有恶臭气味，绵绵不断。或见阴部瘙痒，小便短赤，口苦咽干等。应注意生殖器官有无恶性病变。治则参见湿毒带下条。

五色痢 wǔsèlì 病名。指痢疾脓血粪便中杂有多种颜色。有虚实之分。实证多因止涩太早，或热毒留滞肠中所致。症见里急后重较甚，脉实有力。虚证多因痢证迁延失治，脏腑之气耗伤，脾肾两亏所致。症见脐下急痛，频频虚坐，脉弱无力。《时病论》卷三："如初起者为实，日久者为虚，里急后重者为实，频频虚坐者为虚，脉实有力者为实，脉虚无力者为虚。虚则宜补，以补火生土法治之；实则宜泻，以清痢荡积法治之。"本病可见于急慢性菌痢、肠道阿米巴痢、非特异性溃疡性结肠炎等。参见痢疾条。

五色五味所入 wǔsèwǔwèisuǒrù 药物归经内容之一。古人从五行学说出发，通过五色、五味与五行所属而与脏腑经脉相结合的说法。即色青，味酸，属木，入足厥阴肝、足少阳胆；色赤，味苦，属火，入手少阴心、手太阳小肠；色黄，味甘，属土，入足太阴脾、足阳明胃；色白，味辛，属金，入

手太阴肺、手阳明大肠；色黑，味咸，属水，入足少阴肾、足太阳膀胱。这个说法有待于进一步研究，只供参考。

五色主病 wǔsèzhǔbìng　青、赤、黄、白、黑五种病色所主的病症。①以五色配五脏。青主肝病，赤主心病，黄主脾病，白主肺病，黑主肾病。但必须结合病理实际，不宜机械套用。②以五色辨疾病性质。青主风，主惊，主寒，主痛；赤主热；黄主湿；白主血虚，主寒；黑主痛，主血瘀，主劳伤。

五疝 wǔshàn　五种疝病。《诸病源候论》卷二十二：“一曰石疝，二曰血疝，三曰阴疝，四曰妒疝，五曰气疝，是为五疝也。”

五善 wǔshàn　判断疮疡预后的方法之一。《太平圣惠方》：“动息自宁，饮食知味，一善也；便利调匀，二善也；脓溃肿消，脓色鲜而不臭，三善也；神采精明，语声清朗，四善也；体气和平，五善也。”疮疡患者见上述三则为顺证，易治易愈。

五十动 wǔshídòng　古代诊脉常规，候脉不少于五十动为度，以便试辨脉象，并了解其中有无促、结、代脉。《灵枢·根结》：“持其脉口，数其至也。五十动而不一代者，五脏皆受气。”

五十二病方 wǔshí'èrbìngfāng　新出土右侯医学帛书。撰人未详，约为春秋战国时期的作品。1973 年于湖南长沙市马王堆三号汉墓出土的帛书之一。其中载有 52 种疾病的治疗方法，现能辨认的医方约 280 首。该书不见于历代文献记载，为现存最古的医方著作。

五十九刺 wǔshíjiǔcì　针刺治疗热病的五十九个主要穴位。《灵枢·热病》：“所谓五十九刺者，两手外内侧各三，凡十二痏；五指间各一，凡八痏；足亦如是；头入发一寸旁三分各三，凡六痏；更入发三寸边五，凡十痏；耳前后口下者各一，项中一，凡六痏；

巅上一；囟会一；发际一；廉泉一；风池二；天柱二。”张景岳等注：即少泽、关冲、商阳、少商、中冲、少冲、后溪、中渚、三间、少府、束骨、足临泣、陷谷、太白、五处、承光、通天、头临泣、目窗、正营、承灵、脑空、听会、完骨、承浆、哑门、百会、囟会、神庭、风府、廉泉、风池、天柱 59 穴。所列穴位与热病五十九俞多不同。本节偏重在四肢，可作泻热治本之用；后者偏重于病邪所在的局部，可作泻热治标之用。详该条。

五十九痏 wǔshíjiǔwěi　治疗热病的五十九个主要穴位。《灵枢·四时气》：“温疟汗不出，为五十九痏。”见五十九刺条。

五十七痏 wǔshíqīwěi　治疗水病的五十七个主要穴位。《灵枢·四时气》：“风水肤胀，为五十七痏。”参见水俞五十七处条。

五十营 wǔshíyíng　出《灵枢·五十营》等篇。指营气在十二经脉内，一昼夜运行五十周。张景岳注：“五十营者，即营气运行之数，昼夜凡五十度也。”

五枢 wǔshū　经穴名。代号 GB27。出《针灸甲乙经》。属足少阳胆经。位于腹侧部，当髂前上棘前方，平脐下 3 寸处。主治小腹痛，带下，子宫脱垂等。直刺 1~1.5 寸。灸 5~15 分钟。

五输穴 wǔshūxué　又称五俞穴、五腧穴。指十二经脉分布在四肢肘膝关节以下的井、荥、俞、经、合五种穴位。《灵枢·九针十二原》：“所出为井，所溜为荥，所注为输，所行为经，所入为合，二十七气所行，皆在五输也。”以水流比喻经脉中气血自源而出，从小到大，由浅入深的状况。五输穴在主治疾病上各有特点，参见井穴、荥穴、俞穴、经穴、合穴各条。

五俞穴 wǔshùxué　即五输穴。详该条。

五腧穴 wǔshùxué　即五输穴。详该条。

五死 wǔsǐ 证名。见《疠疡机要》。指麻风病重症：皮死麻木不仁，肉死针刺不痛，血死溃烂无脓，筋死指脱，骨死鼻柱坏。《疯门全书》称五不治。

五损 wǔsǔn 证名。①见《疠疡机要》。指麻风毒邪侵及内脏的重症：目光损者，毒在心；面发紫泡者，毒在肝；遍身如癣者，毒在脾；眉光落者，毒在肺；脚底先穿者，毒在肾。此谓之五损。《外科正宗》称五败症。②指五脏慢性虚损之证。出《难经·十四难》。

五体 wǔtǐ ①指肢体的筋、脉、肉、皮、骨等。五体与五脏有联系。肝合筋，心合脉，脾合肉，肺合皮，肾合骨。②指不同类型的体质。《灵枢·根结》："逆顺五体者，言人骨节之小大，肉之坚脆，皮之厚薄，血之清浊，气之滑涩，脉之长短，血之多少，经络之数……"

五味 wǔwèi 即辛、酸、甘、苦、咸。药物以味不同，作用便不相同。辛味能散能行，酸味能收能涩，甘味能补能缓，苦味能泻能燥，咸味能软坚润下。近人认为，药味的不同与所含的化学成分有关。如辛味的多含挥发油，酸味的多含有机酸，甘味的多含糖类，味苦的则可能含生物碱、苷类或苦味质等。

五味合剂 wǔwèihéjì 验方。见《耳鼻咽喉科学》（武汉医学院）。合欢皮、女贞子各9克，陈皮3克，延胡索6克，夜交藤12克。水煎服。治咽部异物感等神经官能性疾病。

五味偏嗜 wǔwèipiānshì 五味指辛、甘、酸、苦、咸等食味。长期偏嗜某味食物，或食味过浓，可能产生不良反应或内伤五脏。如偏嗜辛辣，容易发生便秘，诱发口疮或痔疮等；嗜食甘腻，往往引起中满、痰湿等。《素问·生气通天论》："阴之所生，本在五味；阴之五宫，伤在五味。"

五味所合 wǔwèisuǒhé 即五味与五脏相宜之意。《素问·五脏生成》："心欲苦，肺欲辛，肝欲酸，脾欲甘，肾欲咸，此五味之所合也。"参见五味所入条。

五味所禁 wǔwèisuǒjìn 简称五禁。指五脏病变时对五味的相对禁忌。《灵枢·五味》："肝病禁辛，心病禁咸，脾病禁酸，肾病禁甘，肺病禁苦。"《素问·宣明五气》："辛走气，气病无多食辛；咸走血，血病无多食咸；苦走骨，骨病无多食苦；甘走肉，肉病无多食甘；酸走筋，筋病无多食酸。是谓五禁，无令多食。"

五味所入 wǔwèisuǒrù 简称五入。《素问·宣明五气》："五味所入：酸入肝，苦入心，甘入脾，辛入肺，咸入肾。"对临床用药有一定的参考。如酸入肝，肝经的病变可选用酸味的药物治疗或作引经药。

五味所伤 wǔwèisuǒshāng 偏嗜五味对五体（皮、肉、筋、骨、脉）的伤害。《素问·五脏生成》："多食咸，则脉凝泣而色变。多食苦，则皮槁而毛拔。多食辛，则筋急而爪枯。多食酸，则肉胝胎（即皮厚而皱缩）而唇揭。多食甘，则骨痛而发落。此五味之所伤也。"

五味消毒饮 wǔwèixiāodúyǐn 《医宗金鉴》方。金银花三钱，野菊花、蒲公英、紫花地丁、紫背天葵各一钱二分。水煎，加酒和服；药渣可捣烂敷患处。功能清热解毒。治各种疔毒，痈疮疖肿，局部红肿热痛，或发热，舌红脉数者。

五味异功散 wǔwèiyìgōngsǎn 即异功散。详该条。

五味子 wǔwèizǐ 中药名。出《神农本草经》。为木兰科植物五味子 *Schisandra chinensis* (Turcz.) Baill. 的果实，商品称北五味子。主产于辽宁、吉林、黑龙江、河北。酸，甘温。入肺、肾经。敛肺滋肾，生津止汗，涩精止泻，安神。治久嗽虚喘，津少口干，自汗盗汗，遗精久泻，健忘失眠。煎服：3～9克。果实含挥发油。种子含脂肪油，内含五味子甲素、乙素和丙素，五味子醇甲和乙，五味子酯甲和乙。五味子能增强机体对非特异性刺激的防御能力，改善人的智力活动，提高工作效力。果仁的醇提取物有镇静、抗惊厥作用。其所含成分能降低实验性肝损害所致的高血清谷丙转氨酶，增强肝糖元的合成。五味子能兴奋子宫平滑肌，酊制剂能增强滞产妇或过期妊娠妇女的分娩活动。

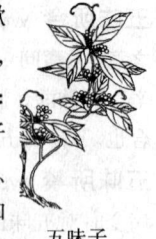

五味子

五五丹 wǔwǔdān　验方。见《外伤科学》（广州中医学院）。煅石膏、升丹（药用剂量比例为5：5）。为末，撒于疮面；或制成药线，插入疮中。功能提脓去腐。治流痰、附骨疽、瘰疬等溃后腐肉难脱，脓水不净者。

五痫 wǔxián　古代对各种痫证的统称。①马痫、羊痫、鸡痫、猪痫、牛痫（见《名医别录》）。②犬痫、羊痫、牛痫、鸡痫、猪痫（见《小儿药证直诀》）。上述分类多以五畜叫声及发病时体态而命名。又有将痫证分属五脏，或以五畜配五脏者，名称殊不一致。《丹溪心法》《古今医鉴》等均认为，痫病发作时的似猪羊叫声，无非是痰涎阻塞诸窍所致，治法不需分为五类。参见痫条。

五邪 wǔxié　❶五脏病邪的合称（《灵枢·五邪》）。❷《难经·四十九难》："有中风，有伤暑，有饮食劳倦，有伤寒，有中湿，此之谓五邪。"❸虚邪、实邪、贼邪、微邪、正邪五种。《难经·五十难》："从后来者为虚邪，从前来者为实邪，从所不胜来者为贼邪，从所胜来者为微邪，自病者为正邪。"❹风、寒、湿、雾、伤食五种（《金匮要略·脏腑经络先后病脉证并治》）。

五泄 wǔxiè　病名。五种泄泻的总称。①指胃泄、脾泄、大肠泄、小肠泄、大瘕泄（见《难经·五十七难》）。②指飧泄、溏泄、鹜泄、濡泄、滑泄（见《平治会粹》）。现一般多指②，详各条。

五心烦热 wǔxīnfánrè　证名。见《太平圣惠方·治骨蒸烦热诸方》。指两手两足心发热，并自觉心胸烦热。是虚损劳瘵等病的常见证候之一。多由阴虚火旺，或病后虚热不清，以及火热内郁等所致。治宜滋阴退热、清热养阴、清肝理脾等法。选用清骨散、千金竹叶汤（竹叶、小麦、知母、石膏、茯苓、黄芩、麦冬、人参、生姜、天花粉、半夏、甘草）、逍遥散等方。若火郁而宜升发者，用火郁汤加减。参见阴虚发热条。

五行 wǔxíng　五行学说属古代自然哲学。在医学上主要是以五行配五脏：肝木，心火，脾土，肺金，肾水。基本内容包括：在五脏为中心的基础上，通过经络以联系全身，说明人体的整体性，并通过自然现象的观察与医学实践联系到五方、四时等，说明人与自然界的统一性。《素问·阴阳应象大论》："在天为风，在地为木，在体为筋，在脏为肝，在色为苍……在变动为握，在窍为目，在味为酸，在志为怒。"医疗实践证明，怒可以伤肝，肝病患者常有易怒、头晕、目眩、抽搐以及筋和眼的一些证候，采用治肝的方药或针灸肝经的穴位能收到效果。用五行的生、克和相侮、相乘等理论以阐述五脏之间互相依存、互相制约的关系，与阴阳学说贯通一起，可以认识到一些防治疾病的道理。《类经》："造化之机，不可无生，亦不可无制。无生则发育无由，无制则亢而为害，必须生中有制，制中有生，才能运行不息，相反相成。"《素问·五运行大论》："气有余，则制己所胜，而侮所不胜；其不及，则己所不胜，侮而乘之，己所胜，轻而侮之。"

五形志 wǔxíngzhì　形，形身；志，心志。

指五种不同形志的人，发病部位或表现的不同。《素问·血气形志》："形乐志苦，病生于脉"；"形乐志乐，病生于肉"；"形苦志乐，病生于筋"；"形苦志苦，病生于咽嗌"；"形数惊恐，经络不通，病生于不仁……是谓五形志也。"

五虚 wǔxū 出《素问·玉机真脏论》。指病程中出现"脉细，皮寒，气少，泄利前后（大小便滑泄），饮食不入"等五脏俱虚的危重证候。五虚并见，反映五脏功能严重衰退，预后不良，急当培补元阳，维护胃气，如经治疗后饮食能进，泻利能止，乃元阳、胃气已恢复，是病情趋向好转的标志。

五噎 wǔyē 气噎、忧噎、食噎、劳噎、思噎的总称。见《诸病源候论》卷二十。指饮食入口，噎塞难下，食入亦复吐出。《三因极一病证方论》："五噎者……皆以气为主。所谓气噎者，心悸，上下不通，噎哕不彻，胸背痛；忧噎者，遇天阴寒，手足厥冷，不能自温；劳噎者，气上膈，胁下支满，胸中填塞，攻背疼痛；思噎者，心怔悸，善忘，目视䀮䀮；食噎者，食无多少，胸中苦寒，疼痛不得喘息……与五膈同，但此在咽嗌，故名五噎。"用五噎散（《世医得效方》：人参、茯苓、厚朴、炙草、枳壳、诃子、桂心、白术、橘皮、白姜、三棱、神曲、麦芽、木香、槟榔、莪术）、沉香散（《世医得效方》：白术、茯苓、木通、当归、橘皮、青皮、大腹子、槟榔、芍药、甘草、白芷、紫苏、枳壳）等方加减。参见噎膈条。

五噎丸 wǔyēwán ❶《千金要方》方。干姜、蜀椒、吴茱萸、桂心、人参各五分，细辛、白术、茯苓、附子各四分，橘皮六分。蜜丸，如梧桐子大，每服三丸，日三次。治胸中久寒，呕逆结气，饮食不下。《外台秘要》引《古今录验方》之五噎丸，组成同本方，治症同第二方。❷《外台秘要》引《经心录》方。人参、半夏、桂心、防葵各二两（一方用防风、远志），附子、细辛、甘草各二两，山椒三合，紫菀、干姜、白芍、枳实、乌头各六分。蜜丸，如梧桐子大，每服五丸，日三次。治五噎：气噎者，心悸噎哕，胸胁满痛；忧噎者，心下悸动，手足逆冷；劳噎者，胁下支满，胸中填塞，手足逆冷，不能自温；食噎者，食后胸中满痛，不得喘息；思噎者，心动悸，善忘，视物模糊。

五叶草 wǔyècǎo 老鹳草之别名。详该条。

五叶藤 wǔyèténg 乌蔹莓之别名。详该条。

五液 wǔyè 出《素问·宣明五气》。汗、涕、泪、涎、唾五种分泌液的合称。参见五脏化液条。

五瘿 wǔyǐng 五种瘿病的合称。见瘿条。

五有余 wǔyǒuyú 出《素问·调经论》。指神、气、血、形、志五者因邪气盛而出现的证候：神有余则笑不休，气有余则喘咳上气，血有余则怒，形有余则腹胀、二便不通，志有余则腹胀、飧泄。此五者各为五脏所藏，其有余，实指五脏邪气之盛。

五郁 wǔyù 运气学说术语，见《素问·六元正纪大论》。指木、火、土、金、水五运之气各被所胜之气克制而遏郁。如木气主运之年，若遇阳明燥金司天，则木气为金气所制胜而郁遏不得行其令，故而影响木气主运的气候。医家从天人相应之理，认为人亦有五郁之病。《景岳全书·杂证谟》："经言五郁者，言五行之化也。气运有乖和，则五郁之病生矣。"后世虽接受此理，但更着重五行与五脏的关系，根据脏腑生理分析病机，指导治疗立法。如木郁主疏肝，土郁主运脾，火郁宣发心肺之热或清利小肠，金郁宣降肺气，水郁温肾利水等。

五运 wǔyùn 土运、金运、水运、木运、火运的合称。土、金、水、木、火在地为五行，五行之气运化在天，故称。古人认为自然气候的转变是由于阴阳五运轮转运动、往来不息、周而复始的结果。《素问·天元纪大论》："论言五运相袭而皆治之，终期之日，周而复始。"

五运六气 wǔyùnliùqì 运气学说的通称。详该条。

五脏 wǔzàng 心、肝、脾、肺、肾五个脏器的合称。脏是指胸腹腔内那些组织充实，并能贮存、分泌或制造精气的脏器。《素问·五脏别论》："所谓五脏者，藏精气而不泻也。"《灵枢·本脏》："五脏者，所以藏精神血气魂魄者也。"根据藏象学说，五脏是人体生命活动的中心，精神意识活动分属于五脏。五脏与六腑配合，把人体表里的组织器官联系起来，构成一个统一的整体。

五脏痹 wǔzàngbì 病症名。出《素问·痹论》。肝痹、心痹、脾痹、肺痹、肾痹的总称，详各条。

五脏刺 wǔzàngcì 即五刺。详该条。

五脏疳 wǔzànggān 即五疳。详该条。

五脏化液 wǔzànghuàyè 《素问·宣明五气》："五脏化液。心为汗，肺为涕，肝为泪，脾为涎，肾为唾，是谓五液。"五液之由来，与五脏的功能活动、经脉所过或开窍有关。张志聪《素问集注》："五脏受水谷之津，淖注于外窍而化为五液。"因此，五液分泌的异常可作为五脏辨证和津液辨证的参考。

五脏咳 wǔzàngké 五脏中除肺以外，其他脏的病变在一定条件下也会累及肺系而发生咳，借以说明各脏在病理上相互转移的联系。《素问·咳论》："五脏六腑皆令人咳，非独肺也。"提示对咳嗽的辨证论治不能局限于肺系（呼吸系统），必须考虑从肺联系各脏腑以及他脏累及肺的可能性。

五脏六腑之海 wǔzàngliùfǔzhīhǎi ❶指冲脉。因其总领诸经气血，调节五脏六腑的灌注，故名。《灵枢·逆顺肥瘦》："冲脉者，五脏六腑之海也，五脏六腑皆禀焉。"❷指

胃。因其受纳水谷，为各脏腑营养之源，故名。《灵枢·五味》："胃者，五脏六腑之海也。水谷入于胃，五脏六腑皆禀气于胃。"

五脏气 wǔzàngqì ❶泛指五脏正常机能。❷五脏气机升降失常的主要特征。《灵枢·九针论》："五脏气：心主噫，肺主咳，肝主语，脾主吞，肾主欠。"

五脏所藏 wǔzàngsuǒcáng 出《素问·宣明五气》。人的精神意识活动是以五脏精气为物质基础的，因而精神状态的异常与脏腑功能失调有关。具体是：心藏神，肺藏魄，肝藏魂，脾藏意，肾藏志。

五脏所恶 wǔzàngsuǒwù 简称五恶。《素问·宣明五气》："心恶热，肺恶寒，肝恶风，脾恶湿，肾恶燥，是谓五恶。"详各条。

五脏所主 wǔzàngsuǒzhǔ 出《素问·宣明五气》。简称五主。指五脏与躯体组织结构的联系。即心主脉，肺主皮，肝主筋，脾主肉，肾主骨。

五汁安中饮 wǔzhī'ānzhōngyǐn 验方。见《内科学》（上海中医学院）。韭汁、牛乳、生姜汁、梨汁、藕汁。少量频服。治噎膈证，症见胸膈痞闷隐痛、口干咽燥、大便艰涩、形瘦枯槁、食下作痛。

五汁饮 wǔzhīyǐn 《温病条辨》方。梨汁、荸荠汁、鲜苇根汁、麦冬汁、藕汁（或用蔗浆）各酌量。和匀凉服。治温病热甚，灼伤肺胃阴津，口中燥渴，咳唾白沫，黏滞不爽者。

五枝膏 wǔzhīgāo ❶验方。见《中华医学杂志》1972 年 1 期。榆树枝、槐树枝、桃树枝、柳树枝、桑树枝各一尺多长，截成若干段，乳香、没药各 36 克，香油 500 毫升，漳丹 250 克。制成膏药，贴患处。治慢性骨髓炎。对窦道经久不愈，无死骨或死骨较小者疗效较好。本品有活血散瘀，消肿止痛，使死骨早期游离，增加局部血循环，促进伤口

愈合的作用。死骨较大者,可配合手术治疗。❷《疡医大全》方。桃树枝、柳树枝、槐树枝、桑树枝、枣树枝各十寸,银朱四两,麻油一斤八两,黄丹适量。制成膏药,贴患处。治疮毒未溃者。

五指柑 wǔzhǐgān 佛手柑之别名。详该条。

五指骨 wǔzhǐgǔ 骨名。又名锤骨。即掌骨。

五趾骨 wǔzhǐgǔ 骨名。即趾骨。左右共 28 块,较之指骨粗短。

五志 wǔzhì 指喜、怒、思、忧、恐五种情志活动。《内经》认为,情志活动和五脏的机能有关,心志为喜,肝志为怒,脾志为思,肺志为忧,肾志为恐。

五志过极 wǔzhìguòjí 喜、怒、忧、思、恐五种情志活动过度,就会损及五脏精气,或影响脏腑气机,产生疾病。参见五志化火条。

五志化火 wǔzhìhuàhuǒ 喜、怒、忧、思、恐等各种情志活动失调所变生的火证。情志和气的活动密切相关,长期精神活动过度兴奋或抑郁,气机紊乱,脏腑真阴亏损,可出现烦躁、易怒、头晕、失眠、口苦、胁痛,或喘咳、吐血、衄血等,都属于火的表现。

五肿恶候 wǔzhǒng'èhòu 见《普济方》。肿病的五种逆证。即五心肿、人中肿、舌肿、膝胫肿、阴茎肿。

五主 wǔzhǔ 即五脏所主。详该条。

五爪龙 wǔzhǎolóng 乌蔹莓之别名。详该条。

五子衍宗丸 wǔzǐyǎnzōngwán 《医学入门》方。菟丝子八两,五味子一两,枸杞子八两,覆盆子四两,车前子二两。蜜丸,每服三钱,日两次。开水或淡盐汤送服。治肾虚遗精,阳痿早泄,小便后余沥不清,久不生育,及气血两虚,须发早白。

午时茶 wǔshíchá 中成药。苍术、柴胡、前胡、防风、羌活、橘皮、山楂、连翘、神曲、藿香、白芷、枳实、川芎、甘草各 30 克,厚朴、桔梗、麦芽、紫苏叶各 45 克,红茶 1 公斤。为末,加面压制成块,每服 4.5 克,开水浸泡代茶饮。治风寒感冒,食积吐泻,腹痛便泻,及水土不服。本方为《拔萃良方》天中茶加减。

午时合 wǔshíhé 排钱草之别名。详该条。

武侯行军散 wǔhóuxíngjūnsǎn 即行军散。详该条。

武火 wǔhuǒ 即火力大而猛。发散取汗药宜用武火,不宜久煎。

武叔卿 wǔshūqīng 见武之望条。

武威汉墓医书 wǔwēihànmùyīshū 出土的汉代竹、木简牍医书。1972 年于甘肃武威旱滩坡东汉墓中发现。原名《治百病方》,作者不详。该墓葬年代为 1 世纪中叶。著作年代约西汉时期,现残存 92 简,其中可辨识的药方约 36 首,药名百余种。此外还有针灸疗法等内容。1976 年由文物出版社整理出版。

武之望 wǔzhīwàng 明代医学家。字叔卿,关中(陕西)人。根据王肯堂《证治准绳》中女科部分,编成《济阴纲目》一书,分门别类,有纲有目,附不少临证实际资料,便于参考,流传较广。武氏另有《济阳纲目》一书刊行。

戊己丸 wùjǐwán 《太平惠民和剂局方》方。黄连、吴茱萸、白芍各五两。糊丸,梧桐子大,每服二十丸。治脾湿泄利,饮食不化,脐腹刺痛,与小儿疳积下痢。

误下 wùxià 不应泻下的病症误用泻下的方法。《伤寒论》:"太阳病,桂枝证,医反下之,利遂不止";"太阳病,外证未除,而数下之,遂协热下利,利下不止,心下痞硬。"

恶风 wùfēng ①症状名。恶音误(wù)。出《素问·风论》等篇。即怕风。多因外邪伤卫所致。治宜疏风解表。参见太阳经病条。②病邪名。恶音厄(è)。出《素问·脉要精微论》)。指风邪之中人凶恶者。

恶寒 wùhán 症状名。出《素问·骨空论》。即怕冷。有外感恶寒、内伤恶寒两类。外感恶寒见于感冒、伤寒、温病、疟疾等病症。内伤恶寒主要有阳虚恶寒、痰饮恶寒、郁火恶寒等证。详各条。

恶寒发热 wùhánfārè 症状名。指恶寒与发热同时并作。

恶热 wùrè 症状名。即怕热。①外感热病反映于外的一种证候。伤寒阳明病的外证为："身热，汗自出，不恶寒，反恶热。"（见《伤寒论》）其他如阳明温病亦"但恶热，不恶寒"（见《温病条辨》）。②见于内伤疾患。①阴虚证。"阴气耗散，阳无所附，遂致浮散于肌表之间而恶热也，实非有热，当作阴虚治之。"（《格致余论》）②实热证。胃中有实火者，亦有恶热之证。如多饮酒、多吃厚味之人，饮食喜冷，厚衣则烦，此由热邪内积于胃所致（据《杂病广要》引《医学统旨》）。

恶食 wùshí 症状名。见《兰室秘藏·心腹痞门》。即厌恶饮食。宿食病主要症状之一。多因饮食所伤、宿食不化所致。治宜健脾消食，用保和丸、失笑丸（李东垣方：枳实、黄连、白术、人参、半夏曲、厚朴、干姜、甘草、茯苓、麦蘖）等方。详见伤食条。若脾胃气虚，身体倦怠，面色萎黄者，宜补脾胃，可用异功散。若脾胃虚而有痰，兼见脘部痞满、恶心者，用六君子汤、二陈汤加减。

寤生 wùshēng 出《左传·隐公元年》。其义有四：①产妇在睡眠时小儿娩出，醒后方知。②婴儿娩出之际即能睁眼，如能视物者。③即逆生。④指婴儿生下，闷绝不啼（见阎诚斋《临床须知评正》）。

鹜溏 wùtáng 病症名。出《素问·至真要大论》。又称鸭溏、鹜泄。鹜，家鸭。鹜溏指泄泻便如鸭粪。属寒泄。详见寒泄条。

鹜泄 wùxiè 见《宣明论方》卷十。即鹜溏。详该条。

xi

西昌老人 xīchānglǎorén 见喻昌条。

西瓜 xīguā 出元·吴瑞《日用本草》。为葫芦科植物西瓜 *Citrullus vulgaris* Schrad. 的果瓤。甘，寒。入心、胃、膀胱经。清热解暑，止渴利尿。治暑热烦渴，热盛伤津，小便不利。内服：生啖或取汁饮。本品含瓜氨酸、吡唑丙氨酸、甜菜碱、维生素 C 及多种挥发性成分。瓤有利尿、降压作用。

西瓜翠衣 xīguācuìyī 即西瓜皮。详该条。

西瓜皮 xīguāpí 出《本草纲目》。别名西瓜翠衣。为葫芦科植物西瓜 *Citrullus vulgaris* Schrad. 的果皮。甘，凉。入心、胃、膀胱经。清暑，止渴，利尿。治暑热烦渴，肾炎浮肿，小便不利，口舌生疮。煎服：9～30克。本品有利尿、降压作用。

西瓜霜 xīguāshuāng 中成药。西瓜5公斤，火硝240克，皮硝500克，冰片18克。前3味制霜后，加冰片研匀，每用0.3克，一日3～6次，吹于患处。功能清热解毒，消肿止痛。用于乳蛾喉痹，咽喉肿痛，牙痛。本方为《疡医大全》原方加味。

西瓜霜润喉片 xīguāshuāngrùnhóupiàn 中成药。见《中华人民共和国药典》2010年版一部。西瓜霜、冰片、薄荷素油、薄荷脑。以上4味按片剂工艺压制成。每片重0.6克或1.2克。含服，每小时含化小片2～4片，大片1～2片。功能清音利咽，消肿止痛。用于防治咽喉肿痛、声音嘶哑、喉痹、喉痛、喉蛾、口糜、口舌生疮、牙痈、急慢性咽喉炎、急性扁桃体炎、口腔溃疡、口腔炎、牙龈肿痛。

西瓜子仁 xīguāzǐrén 药名。出《本草纲目》。为葫芦科植物西瓜 *Citrullus vulgaris* Schrad. 的种仁。甘、平。清肺化痰。治吐血，久嗽。煎浓汁服：9～15克。本品含西瓜子皂苷（Cucurbocitrin），有降压作用，并能缓解急性膀胱炎之症状。

西黄 xīhuáng 牛黄之处方名。详该条。

西黄丸 xīhuángwán 即犀黄丸。详该条。

西加皮 xījiāpí 鸭脚木皮之别名。详该条。

西青果 xīqīngguǒ 藏青果之处方名。详该条。

西五味子 xīwǔwèizǐ 药名。见《四川中药志》。即南五味子，详该条。

西洋参 xīyángshēn 中药名。出《本草纲目拾遗》。别名洋参。为五加科植物西洋参 *Panax quinquefolium* L. 的根。主产于美国、加拿大及法国。微苦、甘，凉。入肺、心、肾经。补气养阴，清热生津。用于气虚阴亏，内热，咳喘痰血，虚热烦倦，消渴，口燥咽干。煎服：3～6克。反藜芦。本品含人参二醇－2－葡萄糖苷。动物实验：有镇静作用，对中枢神经有中度的兴奋作用。

西藏常用中草药 xīzàngchángyòngzhōngcǎoyào 书名。西藏自治区卫生局、西藏军区后勤部卫生处合编。载西藏地区常见中草药367种，附彩图424幅。主要介绍药物的识别特征、生长环境、采集加工、功能主治。有汉、藏两种文字版本，1973年西藏人民出版社出版。

西藏橄榄 xīzànggǎnlǎn 即藏青果。详该条。

吸壁藤 xībìténg 络石藤之别名。详该条。

吸促 xīcù 症状名。吸气短促之状，因肺气大虚，气无所主而致。《金匮要略·脏腑经络先后病脉证并治》：“在上焦，其吸促。”

吸而微数 xī'érwēishuò 症状名。吸气短而促的症状。多由于中焦邪实，气不得降所致。用泻下法使气机通利，呼吸可复平顺。《金匮要略·脏腑经络先后病脉证并治》：“吸而微数，其病在中焦，实也，当下之则愈。”

吸门 xīmén 出《难经·四十四难》。七冲门之一。指会厌。会厌是掩盖气管的器官，也是呼吸纳气的枢纽，故称。参见七冲门及会厌条。

吸铁石 xītiěshí 磁石之别名。详该条。

吸筒疗法 xītǒngliáofǎ 即拔罐法，亦称吸筒法。详拔罐法条。

息 xī ❶鼻息、呼吸。《素问·平人气象论》：“呼吸定息脉五动。”❷喘息。《灵枢·海论》：“恍息面赤”。❸止、结、留滞。《灵枢·百病始生》：“息而成积”。❹赘肉。《灵枢·邪气脏腑病形》：“鼻息肉不通”。❺通熄，灭。《傅青主女科》：“平肝则肝逆，补肾则肝燥息。”

息贲 xībēn 古病名。出《灵枢·邪气脏腑病形》等篇。指呼吸急促，气逆上奔的疾患，为五积之一，属肺之积。症见气急上奔，右胁下有块如覆杯状，发热恶寒，胸闷呕逆，咳吐脓血等。久病可发肺痈。治宜清降肺气，涤痰泄热为主。用息贲汤（《奇效良方》：半夏、桂心、人参、吴茱萸、桑白皮、葶苈、甘草）、五灵丸（《杂病源流犀烛》：五灵脂、川乌、没药、乳香）等方加减。

息粗 xīcū 症状名。指呼吸时声音粗大。《素问玄机原病式·六气为病》：“故病寒则气衰而息微，病热则气甚而息粗……热则息数，气粗而为喘也。”在肺热炽盛或痰气水饮阻遏气道时常出现本症。参见痰喘、水喘、火喘、齁喘等条。

息风 xīfēng　平息内风的方法。治内脏病变所致的风病。内风表现为眩晕、震颤、发热、抽搐、小儿惊风和癫痫等病症。分滋阴息风、平肝息风、泻火息风、和血息风等。详各条。

息风定痫 xīfēngdìngxián　治法。用具有息风止痉作用的方药治疗风痰所致的痫病。

息风解痉 xīfēngjiějìng　治法。用具有息风止痉作用的方药治疗肝风内动证。

息高 xīgāo　证名。出《伤寒论·辨少阴病脉证并治》。指严重呼吸困难，喘促息短，张口抬肩的病症。为生气衰竭于下，游息仅呼于上的危重证候，多见于元气虚脱。参见肩息、张口抬肩条。

息鼾 xīhān　即鼾声。睡时发出的呼吸粗鸣声。正常人属生理现象。病理性的可见于昏迷病人，痰阻心窍；或见于温热病人，热壅于肺，痰阻气机。《伤寒论》："风温为病，脉阴阳俱浮，自汗出，身重，多眠睡，鼻息必鼾，语言难出。"

息积 xījī　病症名。胁下胀满，气逆息难或有形块的病症。《素问·奇病论》："病胁下满，气逆，二三岁不已，是为何病？岐伯曰：病名曰息积，此不妨于食。"《证治准绳·积聚》："息积乃气息癖滞于胁下，不在脏腑荣卫之间，积久形成，气不干胃，故不妨食。"一说"息积，右胁下满，息难，未见形也。"（见《医学阶梯》）治宜调畅气机为主，用三因化气汤、木香调气散等方，亦可用导引法。参见积聚条。

息肉痔 xīròuzhì　病名。由湿热下迫大肠，经络阻滞，瘀血浊气凝聚而成。肛门生息肉，大小多少不等，大便时突出肛门，便后需用手推回，常有鲜血及黏液随粪便排出，无痛，儿童多见。相当于直肠息肉。宜结扎或手术治疗。

稀痘丹 xīdòudān　即金液丹第二方。见金液丹条。

稀涎散 xīxiánsǎn　《证治准绳》方。巴豆仁六粒，皂角三钱，明矾一两（后世方无巴豆）。为末，每用三分吹入鼻中；痰涎壅盛者，用灯心五分，煎汤送服。治中风不语，牙关紧急，痰厥昏迷，单双乳蛾。

翕翕发热 xīxīfārè　症状名。指轻微发热。为太阳中风发热的一种表现，常与自汗、恶风、恶寒等症并见，治宜桂枝汤。又瘀血在肌肉亦可引起本症。参见发热条。

犀豉饮 xīchǐyǐn　《疫痧草》方。犀角、豆豉、牛蒡子、荆芥、连翘、焦栀子、马勃、贝母、蝉蜕、赤芍、桔梗、甘草。水煎服。治烂喉痧初起火盛，喉烂痧隐，神烦，汗少，口渴，舌绛，脉弦。

犀黄 xīhuáng　即牛黄。详该条。

犀黄丸 xīhuángwán　又名西黄丸。《外科全生集》方。牛黄三分，麝香一钱五分，没药、乳香各一两。糊丸，每服三钱，空腹服。治乳岩、瘰疬、痰核、横痃、肺痈、肠痈。实验研究：能抑制小鼠梭形细胞瘤和肉瘤180的生长。

犀角 xījiǎo　中药名。出《神农本草经》。为犀科动物印度犀 *Rhinoceros unicornis* L. 或爪哇犀 *R. sondaicus* Desmarest 等的角。主产于印度、尼泊尔、缅甸、泰国、马来西亚等地。苦、酸、咸，寒。入心、肝经。清热定惊，凉血解毒。治伤寒、温疫热入血分，壮热，神昏，谵语，烦躁，惊厥；斑疹，吐血，衄血，下血，热毒疮肿。磨汁或研末服：0.9～1.8克；煎汤，1.5～6克。恶川乌、草乌。本品主要成分为角蛋白，还含其他蛋白质、肽类及游离氨基酸、胍衍生物、甾醇类等。煎剂对正常及衰竭的离体蟾蜍和兔心均有强心作用，使兔、狗血压先上升而后下降，然后持续上升。犀为一级保护动物，故犀角禁作药用。

犀角地黄汤 xījiǎodìhuángtāng 《千金要方》方。犀角一两，生地黄八两，芍药三两，牡丹皮二两。水煎，分三次服。功能清热解毒，凉血散瘀。治外感热病，热入营血、心包而致的高热，神志不清，吐血、衄血，便血，发斑发疹，舌质红绛，脉细数。也用于急性黄色肝萎缩，肝昏迷，尿毒症出血，各种败血症，及血液病出血而属于血热者。《外台秘要》引《小品方》之芍药地黄汤的组成及主治与本方相同。

犀角地黄丸 xījiǎodìhuángwán 中成药。犀角、地黄、白芍各15克，牡丹皮、侧柏炭、白茅根各30克，栀子炭、荷叶炭、大黄各60克。蜜丸，每服6~12克，日两次。治心胃积热，肝经火旺，咳嗽吐血，衄血便血。本方系《备急千金要方》犀角地黄汤加味。

犀角散 xījiǎosǎn 《太平圣惠方》方。犀角屑、麸炒枳壳、沉香、紫苏各三分，防风、木香各半两，槟榔、麦冬、赤茯苓、杉木节各一两，石膏（研）二两。为末，每服四钱，水煎，入淡竹沥一合，更煎一二沸，不拘时服。治脚气冲心，烦喘闷乱，头痛口干，坐卧不得。

犀角升麻汤 xījiǎoshēngmátāng 《普济本事方》卷五方。犀角二钱，升麻、防风、羌活、川芎、白芷各五分，黄芩、甘草各一钱，白附子四分。为粗末，每服三至五钱，水煎服。治风热、口唇、颊车连牙肿痛。

犀角玄参汤 xījiǎoxuánshēntāng 《温疫论》方。犀角、玄参、升麻、射干、黄芩、甘草。水煎服。治温疫发斑，斑色赤紫，狂言咽痛者。

犀羚二鲜汤 xīlíng'èrxiāntāng 《疫痧草》方。犀角、羚羊角、鲜沙参、鲜生地黄、甘中黄、人中白、焦栀子、连翘、马勃、浙贝母、金银花、金汁、玄参、石膏、黄连。水煎服。治烂喉痧，痧点虽透，而喉烂极盛，口渴神烦，舌绛唇干，脉弦大，火炽液亏者。

锡类散 xīlèisǎn 原名烂喉痧方。《金匮翼》卷五引张瑞符方。牛黄五厘，冰片三厘，珍珠三分，人指甲五厘，象牙屑三分，青黛六分，壁钱二十个。为末，每用少许吹患处。治咽喉腐烂，唇舌肿痛。也用于口腔黏膜溃疡，慢性菌痢，慢性结肠炎等病。实验研究：对志贺氏、弗氏、宋氏、史密兹痢疾杆菌有抑制作用；乙状结肠镜表明，可使肠黏膜水肿及充血消失，促进溃疡愈合。

锡生藤 xīshēngténg 中药名。见《云南思茅中草药选》。为防己科植物锡生藤 *Cissampelos pareira* L. 的全草。分布于云南。淡、微辛、温。止痛，止血，生肌。治跌打损伤，挤压伤，创伤出血。鲜品捣敷或研粉撒。全株含锡生藤碱。根及茎含海牙亭碱等。海牙亭碱有松弛横纹肌作用，新斯的明能拮抗此作用，故为箭毒样竞争型肌松剂。锡生藤碱在组织培养中对人鼻咽癌细胞有抑制作用。

溪谷 xīgǔ ❶即谿谷。指肢体肌肉之间相互接触的缝隙或凹陷部位。大的缝隙处称谷，小的凹陷处称溪。《素问·气穴论》：“肉之大会为谷，肉之小会为溪。”❷泛指经络穴位。谷，相当于十二经脉循行的部位；溪，相当于365个经穴的部位。《素问·五脏生成》：“人有大谷十二分，小溪三百五十四名，少十二俞。”

溪温 xīwēn 古病名。见《诸病源候论》卷二十五。即水毒病，详该条。

溪穴 xīxué 见《针灸甲乙经》。归来穴别名。详该条。

豨桐丹 xītóngdān 即豨桐丸。详该条。

豨桐丸 tóngwán 又名豨桐丹。《拔萃良方》（清·恬素辑）方。豨莶草、臭梧桐各一斤。蜜丸，每服二至三钱，日两次。治风寒湿邪

X

而致的两足酸软，步行艰难，状似瘫痪。

豨莶 xīxiān 中药名。出《新修本草》。别名虾钳草、风湿草、牛人参。为菊科植物豨莶 *Siegesbeckia orientalis* L. 或腺梗豨莶 *S. pubescens* Mak. 等的全草。主产于河北、湖北、湖南、江苏。苦，寒。入肝、肾经。祛风湿，通经络，降血压。治风湿痹痛、腰膝无力、四肢麻木、高血压病、半身不遂、黄疸型肝炎，煎服：9～15克。治疗疮，捣敷；湿气发痒，煎水洗。腺梗豨莶全草含豨莶苦味质、生物碱及海松烯－8（14）－四醇。豨莶全草含豨莶苷及豨莶苷元。水浸剂和稀醇浸剂均有降低麻醉动物血压的作用。

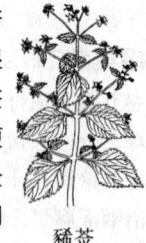

豨莶

豨莶丸 xīxiānwán 又名济生豨莶丸。《重订严氏济生方》方。豨莶草不拘量。九蒸（每次用少量酒、蜜水洒）九曝，蜜丸，梧桐子大，每服百丸，空腹、饭前温酒、米饭送服。治中风口眼㖞斜，四肢顽痹。

膝 xī 大小腿交接部分，内有股骨和胫骨连结而成的膝关节，前有膑骨，后有腘窝。腿部主要肌肉的肌腱（"筋"）均汇集于膝。《素问·脉要精微论》："膝者，筋之府。"

膝顶 xīdǐng 见《外科大成》。鹤顶之别名，详该条。

膝盖骨 xīgàigǔ 骨名。即髌骨。详该条。

膝盖离位 xīgàilíwèi病名。见《医宗金鉴·正骨心法要旨》。即髌骨脱臼。由外伤所致。局部有明显肿胀，皮下瘀血疼痛。宜伸直小腿，用推膝盖骨归原法复位，抱膝固定。初期宜活血化瘀，消肿止痛。用复元活血汤。肿消痛减后，应补气养血舒筋，用当归补血汤加牛膝、木瓜、伸筋草、续断等。

膝盖损断 xīgàisǔnduàn 病名。出《证治准绳》。因跌扑所伤，局部肿痛，皮下瘀血，

膝关节活动受限，断损处压痛，并可触到凹陷。治宜用手法整复。如膝关节内积血较多者，可穿刺吸去瘀血，后用抱膝固定。初期服复元活血汤，肿痛减轻后改服正骨紫金丹。

膝关 xīguān 经穴名。代号 LR7。出《针灸甲乙经》。属足厥阴肝经。位于小腿前内侧，胫骨内髁后下方，阴陵泉穴后1寸处。主治膝痛、脚气等。直刺1～1.5寸。灸3～5壮或5～10分钟。

膝关节半月板损伤 xīguānjiébànyuèbǎnsǔnshāng 病名。膝关节由于受到外力作用而损伤，导致以膝关节局限性疼痛，部分患者有打软腿或膝关节交锁现象，股四头肌萎缩，膝关节间隙固定的局限性压痛为主要表现的疾病。

膝关节创伤性滑膜炎 xīguānjiéchuàngshāngxìnghuámóyán 病名。膝关节受到外伤、过度劳损、关节内游离体或外科手术等因素刺激后，出现的非感染性滑膜炎症反应。

膝关节交叉韧带损伤 xīguānjiéjiāochārèndàisǔnshāng 病名。膝关节由于受到外力作用而损伤，以膝关节严重肿胀、疼痛，关节功能障碍，关节松弛，推拉试验（抽屉试验）阳性为主要表现的疾病。

膝关节脱位 xīguānjiétuōwèi 病名。股骨下两端两髁关节面与颈骨上端平台发生移位，以膝关节肿胀、积血、疼痛、功能丧失为主要表现的疾病。

膝骱 xījiè 解剖名。即膝关节。见《伤科补要》。

膝内翻 xīnèifān 病名。双下肢以膝关节为中心向外成角，两膝关节间距明显增宽，双下肢外观呈"O"形的畸形疾病。以两下肢自然伸直或站立时，两足内踝能相碰而两膝不能并拢为主要表现。

X

膝痛 xītòng 症名。膝部肌肉、经脉及骨节间作痛。《张氏医通·膝痛》：“膝为筋之府……膝痛无有不因肝肾虚者，虚则风寒湿气袭之。”治宜补肝益肾，祛邪通络为主。如膝痛，屈不能伸而肿者，多夹风热，宜二妙散加味；兼阴虚则热痛而不肿者，宜虎潜丸；湿重流入脚膝，痹弱疼重者，宜独活寄生汤；虚寒夹风湿而痛者，宜虎骨四斤丸；肝肾虚热，筋骨痿弱颤掉而痛者，宜鹿茸四斤丸（《张氏医通》：木瓜、天麻、肉苁蓉、鹿茸、菟丝子、牛膝、熟地、杜仲）。膝关节肿痛日甚，亦有发展为鹤膝风者。文献又有痛在委中、腨肠者，属足太阳经；痛在外廉者，属足少阳经；痛在内廉者，属足三阴经之说。宜参照经络加用引经药。

膝外翻 xīwàifān 病名。双下肢以膝关节为中心向内成角，两膝关节间距明显缩小，小腿偏向外侧，整个下肢好像大写的“X”一样的畸形疾病。以两下肢自然伸直或站立时，两膝能相碰，两足内踝分离而不能靠拢为主要表现。

膝眼 xīyǎn 经外奇穴名。出《千金要方》。位于膝部，当髌韧带两侧与股骨和胫骨内外侧髁所构成的凹陷处（外侧一穴即经穴犊鼻），左右共 4 穴。主治膝关节及周围软组织疾患。向膝中斜刺 0.5 ~ 1 寸，或透刺对侧膝眼。灸 5 ~ 15 分钟。

膝眼风 xīyǎnfēng 即鹤膝风。详该条。

膝阳关 xīyángguān 经穴名。代号 CB33。原名阳关。出《针灸甲乙经》。别名阳陵。《素问·骨空论》称寒府。属足少阳胆经。位于膝部外侧面，阳陵泉穴直上 3 寸，股骨外上髁上方凹陷处。主治下肢麻痹或瘫痪，膝关节疾患等。直刺 1 ~ 1.5 寸。灸 5 ~ 10 分钟。

膝疡 xīyáng 即鹤膝风。详该条。

膝游风 xīyóufēng 即鹤膝风。详该条。

蟋蟀 xīshuài 中药名。出《本草纲目》。别名将军、蛐蛐。为蟋蟀科昆虫蟋蟀 Cryllulus chinensis Weber 的全虫。主产于江苏、上海、浙江、河北等地。辛，咸，温，有小毒。入膀胱、大肠、小肠经。利尿消肿。治小便不利，水肿，尿闭，鼓胀。内服：煎汤，2 ~ 6 只；焙焦研末服，每次 1 ~ 2 只。孕妇忌服。

蟋蟀草 xīshuàicǎo 牛筋草之别名。详该条。

豁谷 xīgǔ 肢体肌肉之间相互接触的缝隙或凹陷部位。其中大的称谷或大谷，小的称豁或小豁。《素问·气穴论》：“肉之大会为谷，肉之小会为豁。”

䐐穴 xīxué 见《针灸甲乙经》。承泣别名。详该条。

席疮 xíchuāng 病名。见《疡医大全》卷三十五。又名印疮。久着席褥，受压迫部位出现的坏死溃烂性疮疡。即褥疮。由久病气血大亏，以致气不运血，不能营养肌肤，加之局部受压，摩擦染毒而成。初起患处呈现紫斑，继而皮肤破损，渐至坏死溃烂，腐肉脱落，形成溃疡，较难愈合。内治以扶正为主。外治：初起用气垫或马勃软衬，酒精按摩，外涂红油膏。溃烂有脓时，提脓去腐，外敷五五丹去腐生肌，继用黑驴蹄子散（黑驴蹄甲、麝香）、生肌散等。如疮面较大，腐肉不脱时，可手术切除，并可植皮。

洗肝散 xǐgānsǎn 《银海精微》方。大黄、栀子、防风、薄荷、川芎、当归、羌活、甘草。为末，每服二三钱，冲服。治天行赤眼，眼忽赤肿，痛痒交作，羞明流泪，眼眵黏稠。

洗手果 xǐshǒuguǒ 无患子之别名。详该条。

洗冤集录 xǐyuānjílù 法医书。简称洗冤录。宋·宋慈撰。刊于 1247 年。原书 10 余卷，明代以后只有 4 卷本流传。书中比较系统地总结了宋代以前的法医学成就，介绍了法医检验、鉴别中毒、急救措施及有关的解剖、病理、正骨、外科手术等内容。科学价值较高，并有多种外文译本。

洗冤录 xiǎnyuānlù 即洗冤集录。详该条。

洗冤集录

徙薪饮 xǐxīnyǐn 《景岳全书》方。陈皮八分、黄芩二钱，麦冬、芍药、黄柏、茯苓、牡丹皮各一钱五分。水煎服。治三焦火热不甚者。

喜 xǐ 七情之一。属正常的情志活动。

喜按 xǐ'àn 腹痛部位因按压而缓减。

喜悲 xǐbēi 证名。出《灵枢·五邪》等篇。即善悲。详该条。

喜惊 xǐjīng 证名。出《灵枢·百病始生》。即善惊。详该条。

喜冷饮 xǐlěngyǐn 属里热证。宜清热生津。《素问·疟论》："阳盛则外热，阴虚则内热，外内皆热则喘而渴，故欲冷饮也。"

喜梦 xǐmèng 出《灵枢·淫邪发梦》。指睡眠多梦。由心气虚衰，神不守舍，亦有脏腑阴阳不和，影响心神所致。治疗宜审察病情，一般多用养心安神，如别离散（《东医宝鉴》：白术、天雄、附子、肉桂、干姜、茜根、茵芋叶、桑寄生、细辛、菖蒲）、益气安神汤（《东医宝鉴》：当归、茯神、生地、人参、黄芪、胆南星、竹叶、甘草、黄连、姜、枣）等方。亦有从瘀血论治者（见《医林改错》）。

喜怒 xǐnù ❶病症名。出《灵枢·杂病》。即善怒，详该条。❷喜与怒的合称。《灵枢·百病始生》："喜怒不节则伤脏。"《素问·阴阳应象大论》："喜怒伤气。"

喜热饮 xǐrèyǐn 属里寒证。宜温中散寒。也见于湿盛或痰湿阻滞的病症，宜燥湿理气或兼化痰。

喜伤心 xǐshāngxīn 出《素问·阴阳应象大论》。喜乐过极则损伤心神。前人认为心藏神，正常的喜乐是精神愉快、心情舒畅的表现。若狂喜极乐，会使心气弛缓，精神涣散，产生喜笑不休、心悸、失眠等症。《灵枢·本神》："喜乐者，神惮散而不藏。"

喜食异物 xǐshíyìwù 症状名。嗜食生米、泥土、纸张、煤炭、墙皮等各种非食品。

喜树 xǐshù 中药名。见《浙江民间常用草药》。别名千张树、水桐树。为珙桐科植物旱莲木 Camptotheca acuminata Decne. 的果实或根。产于西南、中南与江苏、浙江等地。苦、涩、凉，有毒。抗癌，清热，杀虫。治胃癌、结肠癌、直肠癌、肝癌、膀胱癌、急慢性白血病，煎服：根皮9～15克，果实3～9克。或制成针剂、片剂用。治银屑病，以20%喜树子软膏外涂，并用注射剂肌注；牛皮癣，以树皮或树枝切碎，水煎浓缩，加羊毛脂、凡士林，调成10%～20%油膏外搽。根和果实含喜树碱、喜树次碱等。喜树碱有抗癌作用。狗的毒性表现为消化道反应、出血与白细胞下降。大剂量能损害肝、肾与心肌。静脉注射可出现静脉炎。

喜笑不休 xǐxiàobùxiū 证名。出《灵枢·经脉》。多由心火偏亢、痰热壅盛而致。常兼见胸胁支满、心悸、面赤、流涎等。治宜清心降火，逐痰。用定志丸、黄连解毒汤、二陈汤或以烧盐汤探吐等。亦有因肾水亏涸以致心火上浮而见本证者，宜滋水养阴为主，可选用六味地黄丸等。

喜则气缓 xǐzéqìhuǎn 气缓，心气舒缓或和达之意。喜能使人精神兴奋，心情和达，气机通利。但狂喜暴乐反会令人精神涣散，心气弛缓，出现心悸、失眠，甚至精神失常等症状。《素问·举痛论》："喜则气缓……喜则气和志达，荣卫通利，故气缓矣。"

菜耳 xǐ'ěr 苍耳之别名。详该条。

葲耳实 xi'ěrshí 苍耳子之别名。详该条。

郄门 xìmén 经穴名。代号 PC4。出《针灸甲乙经》。属手厥阴心包络经。郄穴。位于前臂屈侧，腕横纹上 5 寸处。桡侧腕屈肌腱与掌长肌腱之间。主治心悸，心动过速，心律不齐，心绞痛，吐血，胸胁痛，前臂痛等。直刺 0.5～1 寸。灸 3～5 壮或 5～10 分钟。

郄中 xìzhōng 委中穴别名。《素问·刺腰痛》："足太阳脉令人腰痛……刺其郄中。"王冰注："郄中，委中也。"详委中条。

郄穴 qiūxué 郄，空隙。指经气聚集汇合的空隙。郄穴有 16 个，临床多用于治疗急性病症。并可按压检查以探索本经虚实征象。参见十六郄穴条。

细脉 xìmài 脉象之一。脉细直而软，状如丝线，稍显于微脉。主气血两虚，诸虚劳损。《素问·脉要精微论》："细则气少。"

细米草 xìmǐcǎo 见《中国药用植物志》。为半边莲之别名，详该条。

细辛 xìxīn 中药名。出《神农本草经》。为马兜铃科植物辽细辛 *Asarum heterotropoides* F. Schm. var. *mandshuricum*（Maxim.）Kitag. 或华细辛 *A. sieboldii* Miq. 的全草。产于辽宁、吉林、黑龙江、陕西等地。辛、温。入

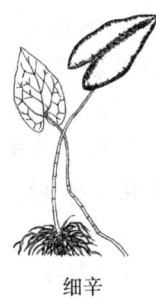

细辛

心、肺、肾经。祛风散寒止痛，温肺化饮宣窍。治感冒风寒、头痛、风寒湿痹、寒饮喘咳、鼻渊，煎服：1～3 克。煎水含漱，治齿痛；研末醋调敷脐部，治口疮。反藜芦。辽细辛、华细辛全草皆含挥发油，油中主要有甲基丁香酚、黄樟醚等。还含左旋细辛素。挥发油对兔有解热、镇痛作用，并可使人的舌黏膜麻醉。对豚鼠有局麻作用；醇浸液在体外对金黄色葡萄球菌、枯草杆菌、痢疾杆

菌、伤寒杆菌有抑制作用。甲基丁香油酚静脉注射，对动物有麻醉作用，能直接松弛气管平滑肌，可镇咳；对尿道有解痉作用，尚有镇静、镇痛、降温等作用。

细须草 xìxūcǎo 见《安徽中草药》。为百蕊草之别名，详该条。

xia

呷嗽 xiāsòu 古病名。出《诸病源候论》卷十四。因痰聚胸膈，阻塞肺气，痰气相搏所致。症见咳嗽气急，呀呷有声，类似哮证。治宜调理肺气，消痰化饮。可用射干丸（《圣济总录》：射干、半夏、干姜、款冬、皂荚、橘皮、百部、五味子、细辛、贝母、茯苓、郁李仁）。

虾参 xiāshēn 拳参之别名。详该条。

虾钳草 xiāqiáncǎo 金盏银盘、豨莶二药之别名。详各条。

虾游脉 xiāyóumài 七怪脉之一。脉跳时隐隐约约，去时一跃而消逝，如虾游之状。

瞎蟊 xiāměng 虻虫之别名。详该条。

侠白 xiábái 经穴名。代号 LU4。出《针灸甲乙经》。属手太阴肺经。位于上臂前面，肱二头肌外侧缘，肘窝横纹上 5 寸处。主治咳嗽、气喘、心悸、心动过速等。直刺0.5～1 寸。灸 3～5 壮或 5～10 分钟。

侠溪 xiáxī 经穴名。代号 GB43。出《灵枢·本输》。属足少阴胆经。荥穴。位于足背部，当第四、五趾缝间，趾蹼缘后方赤白肉际处。主治偏头痛、目眩、耳鸣、胁肋痛等。直刺0.3～0.5寸。灸 5～10 分钟。

下巴骨 xiàbāgǔ 骨名。又名地阁骨。详该条。

下病上取 xiàbìngshàngqǔ 是一种与病气上下相反的治法。《素问·五常政大论》："气反者……病在下，取之上。"指病症的表现、部位偏于下，从临床主证所在部位以上的脏

X

腑或体表，用药物或针灸进行治疗。如癃闭因于中气不足者，用补中益气法；子宫脱垂，用蓖麻子仁捣碎敷百会穴等。本法的运用当以谨守病机为前提，结合病因、脏腑经络辨证，注意整体联系以及上下升降的调节。

下搭手 xiàdāshǒu 病名。出《外科理例》。又名连肾发、肾俞发、腰疽。指有头疽生于肾俞穴及盲门穴者。患者双手由下可搭触而得名。治法参见发背、有头疽各条。

下丹田 xiàdāntián 脐下3寸处。气功意守部位之一。参丹田条。

下发背 xiàfābèi 病名。见《证治准绳》。发背之一种。为有头疽生于腰部命门穴者。由于部位正对脐，又名对脐发。多因火毒伤肾所致。治法参见发背条。

下法 xiàfǎ 八法之一。运用有泻下、攻逐、润下作用的药物以通导大便、消除积滞、荡涤实热、攻逐水饮的治法。又称泻下、攻下、通里、通下。凡是胃肠实热积滞、燥屎内结，以及体内蓄水、冷积等邪实之证，而正气未虚者，均可使用寒下、温下、润下等。除润下药较和缓外，其余多较峻烈，年老体弱者慎用，孕妇和月经期勿用，无实结者不要轻易采用。

下癀锭 xiàfāndìng 中成药。雄黄12克，蛇床子15克，枯矾30克，川椒、樟脑、荆芥、五倍子、硇砂各9克。制成锭剂，每用一锭，丝棉包裹，纳入阴道内，将绳留在外边。治子宫脱垂，阴部瘙痒，溃流黄水。也用于宫颈糜烂。本方来自《春脚集》仙传化癀锭加减。

下疳 xiàgān 病名。见《霉疮秘录》。又名妒精疮、疳疮。梅毒发于阴茎、龟头、包皮、女子大小阴唇、阴道等处。初起小疮，豆粒大硬结，不痛，亦不破溃，为硬性下疳；渐即破溃，为软性下疳。治疗见杨梅疮条。

下工 xiàgōng 古代对医术较差的医生的称谓。《灵枢·邪气脏腑病形》："下工十全六。"意思是说，下工在治疗疾病上治愈率只有60%。

下关 xiàguān 经穴名。代号ST7。出《灵枢·本输》。属足阳明胃经。位于面部，下颌骨髁状突前方耳屏，颧骨弓与下颌切迹所形成的凹陷处。闭口取穴。主治牙痛、牙关紧闭、耳鸣、耳聋、三叉神经痛、面神经麻痹、下颌关节炎等。直刺0.5～1寸。

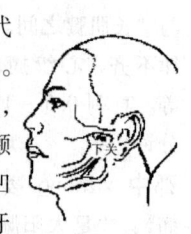

下合穴 xiàhéxué 六腑在下肢的合穴。《灵枢·邪气脏腑病形》："胃合于三里（足三里），大肠合入于巨虚上廉（上巨虚），小肠合入于巨虚下廉（下巨虚），三焦合入于委阳，膀胱合入于委中央（委中），胆合入于阳陵泉。"对治疗本腑病证有重要作用。

下盲 xiàhuāng 见《针灸甲乙经》。气海穴别名。详该条。

下汲肾阴 xiàjíshènyīn 汲，吸引的意思。心火过亢，吸引命门火妄动，以致耗损肾阴的病变。参见相火妄动条。

下极 xiàjí ❶肛门。《难经·四十四难》："下极为魄门。"❷会阴。《难经·二十八难》："督脉者，起于下极之俞。"❸两目内眦的中间称额，亦名下极。为面部望诊部位，同山根。参见鼻、山根各条。❹横骨穴别名。见《针灸甲乙经》。详见横骨条。

下极俞 xiàjíshù 经外奇穴名。见《千金翼方》。位于第三腰椎棘突下凹陷处。主治腰痛、腹痛、泄泻、下肢麻痹等。直刺0.5～1寸。灸3～7壮或5～15分钟。

下焦 xiàjiāo ❶三焦之一。三焦的下部，指下腹腔自胃下口至二阴部分。它的主要功用是泌别清浊，渗入膀胱，排泄废料，其气主下行。《灵枢·营卫生会》："下焦者，别回肠，注于膀胱而渗入焉。故水谷者，常并居于胃中，成糟粕，而俱下于大肠而成下焦。渗而俱下。济泌别汁，循下焦而渗入膀胱焉。"❷温病辨证。指温病的后期或恢复期，邪已伤及肝肾。《温病条辨》："中焦不治则传下焦，肝与肾也。"

下焦如渎 xiàjiāorúdú 出《灵枢·营卫生会》。渎，小沟渠。下焦是灌渗水液、泌别清浊、排泄二便的场所，其作用在于决渎流通，像沟道排水一样，故称。

下焦湿热 xiàjiāoshīrè 即湿热下注。详该条。

下焦主出 xiàjiāozhǔchū 指下焦泌别清浊、排泄二便的功能，以出而不纳为其特征。《难经·三十一难》："下焦者……主出而不内，以传导也。"

下睛明 xiàjīngmíng 经外奇穴名。代号BL1。见《常用新医疗法手册》。位于睛明穴下约0.2寸处。主治白内障、视神经萎缩、视网膜炎、斜视、夜盲、泪囊炎。沿眶缘向眶尖直刺0.8～1.2寸。

下巨虚 xiàjùxū 经穴名。代号ST39。原名巨虚下廉。出《灵枢·本输》。属足阳明胃经。小肠之下合穴。位于胫骨前嵴外一横指处，外膝眼（犊鼻穴）直下9寸，即足三里下6寸处。主治少腹痛、泄泻、痢疾、下肢麻痹、乳腺炎等。直刺1～1.5寸。灸3～7壮或5～15分钟。

下厥上竭 xiàjuéshàngjié 少阴病误用汗法的危候。《伤寒论·辨少阴病脉证并治》："少阴病，但厥无汗，而强发之，必动其血，未知从何道出，或从口鼻，或从目出者，是名下厥上竭，为难治。"阳亡于下，故称下厥；阴竭于上，故称上竭。宜滋阴回阳并进。用六味回阳饮救治。

下厥上冒 xiàjuéshàngmào 因脾胃升降失调，胃气逆上，冒于头部，导致头目昏花、恶心呕吐等症状。《素问·五脏生成》："下厥上冒，过在足太阴阳明。"

下昆仑 xiàkūnlún 经外奇穴名。见《太平圣惠方》。位于足跟外侧，当昆仑穴直下1寸处。主治风湿痹痛、腰痛、偏瘫等。斜刺0.1～0.3寸。灸3～7壮或5～15分钟。

下利 xiàlì 病症名。古代医书对痢疾与泄泻的统称。出《伤寒论》《金匮要略》。参见痢疾条。

下利清谷 xiàlìqīnggǔ 证名。出《伤寒论·辨少阴病脉证并治》。指泄泻时所泻之物清冷，杂有不消化食物。多因虚寒所致。治宜温中散寒。用通脉四逆汤。参见寒泻条。

下廉 xiàlián ❶下侧缘。廉即边缘。《灵枢·经脉》："直上循臂骨下廉。"❷经穴名。代号LI8。出《针灸甲乙经》。属手阳明大肠经。位于阳溪与阳池穴连线上，肘横纹上4寸处。主治头痛、腹痛、肘臂痛。直刺1～1.5寸。灸3～5壮或5～10分钟。

下髎 xiàliáo 经穴名。代号BL34。出《针灸甲乙经》。属足太阳膀胱经。位于骶部，当第四骶后孔处。主治月经不调、带下、腰骶痛、坐骨神经痛、下肢瘫痪等。直刺1～1.5寸。灸3～7壮或5～15分钟。

下马仙 xiàmǎxiān 大戟之别名。详该条。

下奶藤 xiànǎiténg 通光散之别名。详该条。

下品 xiàpǐn 《神农本草经》药物分类法中之一类。详三品条。

下气 xiàqì ❶症名。指肠胃郁结而排泄气体，即矢气。见《杂病源流犀烛·诸气源流》。❷人体下部之气。出《灵枢·口问》。❸运气学说术语。指六气定位下之气。如水位下之土气、土位下之木气等。出《素问·六元正纪大论》。❹平降气逆的一种治法。参见气病、气下条。

下气海 xiàqìhǎi 即丹田。详见丹田、气海各条。

下窍 xiàqiào 指前阴与后阴。《素问·阴阳应象大论》："浊阴出下窍。"

下取 xiàqǔ 即从下施治。多指上病下取，或指下法。《灵枢·卫气失常》："其气积于腹中者，下取之。"参见上病下取、外取条。

下泉 xiàquán 尿的别称。详该条。

下乳 xiàrǔ 即催乳。详该条。

下石疽 xiàshíjū 病名。见《医宗金鉴》。因体虚，寒邪深袭，致使血瘀凝结而成。发于膝盖或两侧部。肿如鸡卵，坚硬如石，活动时局部疼痛，皮色不变，无红热，难消难溃，既溃难敛。治法参见石疽条。

下损及上 xiàsǔnjíshàng 虚损由下部脏腑发展到上部脏腑的病变。参见上损及下条。

下脘 xiàwǎn ❶指胃腔下口幽门部。《灵枢·四时气》："饮食不下……在下脘，则散而去之。" ❷经穴名。代号 RN10。出《针灸甲乙经》。属任脉。位于腹正中线上，脐上 2 寸处。主治腹痛、腹胀、泄泻、急慢性胃炎。直刺 1~1.5 寸。灸 5~7 壮或 10~15 分钟。

下侠白 xiàxiábái 经外奇穴名。见《陕西新医药》1972 年 4 期。位于上臂前外侧，当肱二头肌桡侧，侠白穴直下 2 寸处。主治心动过速。直刺 1~1.5 寸。

下陷 xiàxiàn 见中气下陷条。

下消 xiàxiāo 病症名。出《丹溪心法·消渴》。《圣济总录》称消肾，《医学纲目》称肾消。多由肾水亏竭，蒸化失常所致。症见面黑耳焦、饮一溲二、溲似淋浊、如膏如油等。治宜补肾固涩为主。方用六味地黄丸、滋膵汤、左归饮、大补元煎等。阴虚及阳，火衰不能化气，气虚不能化液者，方用附桂八味丸、右归饮、秘元煎、固阴煎等。参见消渴、三消条。

下阴 xiàyīn 即男女外生殖器。见前阴条。

下阴别 xiàyīnbié 指会阴穴。《素问·气府论》："下阴别一。"王冰注"谓会阴一穴也"。详会阴条。

下瘀血汤 xiàyūxuètāng 《金匮要略》方。大黄三两，桃仁二十个，䗪虫二十枚。为末，炼蜜和成四丸，以酒煎一丸，顿服。功能破血下瘀。治产妇干血内结，腹痛或有癥块，及血瘀月经不通者。

下元不固 xiàyuánbúgù 同肾气不固，详该条。

下元亏损 xiàyuánkuīsǔn 统指肾虚，多指肾阴虚。详肾虚、肾阴虚各条。

下者举之 xiàzhějǔzhī 治法的一种理论。出《素问·至真要大论》。对气虚下陷一类病症要用补中益气的方药来升提中气。例如气虚下陷引起脱肛、子宫脱垂、久痢、泄泻，当升阳益气，用补中益气汤治疗。参见补气、升提中气条。

下注疮 xiàzhùchuāng 病名。①见《圣济总录》。多由外受风湿毒邪，荣卫凝滞所致。发于小腿胫部，患处肿胀，破则脓水淋漓，如水之注，缠绵难愈。即小腿湿疹。治宜疏风解毒祛湿。内服萆薢渗湿汤，外敷青黛散。②湿毒疮的别名。详该条。

吓痈 xiàyōng 生于脐上四寸的腹部痈肿。详腹痈条。

夏草冬虫 xiàcǎodōngchóng 即冬虫夏草。详该条。

夏季热 xiàjìrè 即小儿暑热证。详该条。

夏枯草 xiàkūcǎo 中药名。出《神农本草经》。别名大头花、铁色草、棒槌草、夏枯头。为唇形科植物夏枯草 *prunella vulgaris* L. 的干燥果穗。产于江苏、安徽、浙江、河南。苦、辛，寒。入肝、胆经。清肝火，散郁结。治目赤肿痛、头痛、眩晕、急性黄疸型肝炎、

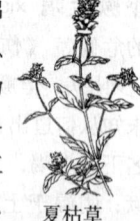
夏枯草

肺结核、瘰疬、瘿瘤、乳痈、乳癌、乳腺增生、甲状腺肿大、淋巴结核、高血压。煎服：9～15克。花穗含花色苷和熊果酸、右旋樟脑、右旋小茴香酮。煎剂对麻醉狗及实验性高血压狗有降压作用，在体外对葡萄球菌、链球菌及痢疾杆菌、伤寒杆菌、绿脓杆菌等有抑制作用。水浸剂对常见致病皮肤真菌有抑制作用。

夏枯头 xiàkūtóu 即夏枯草。详该条。

夏脉如钩 xiàmàirúgōu 脉应四时之象。夏季阳气旺盛，万物成长，人体正常脉象亦呈现洪大有力，其热急升缓降，来盛去衰。《素问·玉机真脏论》："夏脉如钩……其气来盛去衰，故曰钩。"

夏天无 xiàtiānwú 中药名。见《浙江民间常用草药》。别名夏无踪。为罂粟科植物伏生紫堇 Corydalis decumbeus（Thunb.）Pers. 的块茎或全草。分布于江苏、安徽、浙江、江西、湖南、福建、台湾。苦，微辛，温。归肝经。止痛，行气活血。治高血压病偏瘫、风湿性关节炎、腰肌劳损、坐骨神经痛、小儿麻痹后遗症。煎服：6～12克。块茎含夏天无碱、四氢掌叶防己碱、原阿片碱、藤荷包牡丹定碱等。对麻醉猫有较明显而持久的降压作用。

夏无踪 xiàwúzōng 天葵、夏天无二药之别名。详各条。

夏至 xiàzhì 二十四节气之一。《灵枢·九针论》："膺喉首头应夏至。"古人喻人之形体与节气相应。一年中阳气最盛，白昼时间最长的节气是夏至，人体的头部为诸阳之会，所以胸膺、咽喉、头面部在节气与夏至相应。

xian

仙半夏 xiānbànxià 中药名。出《本草纲目拾遗》。为半夏浸渍于甘草等药汁后的制成品。苦、辛，温。燥湿化痰，和胃止呕。药性较制半夏平和，适用于体质虚弱者。煎服：4.5～9克。参见半夏条。

仙方活命饮 xiānfānghuómìngyǐn 又名真人活命饮、活命饮。《妇人良方》方。穿山甲、白芷、天花粉、皂角刺、当归尾、甘草、赤芍、乳香、没药、防风、贝母各一钱，陈皮、金银花各三钱。酒煎服。功能清热解毒，消肿溃坚，活血止痛。治疮疡肿毒初起，局部红肿热痛，或身热微恶寒，舌苔薄白或微黄，脉数有力者。

仙鹤草 xiānhècǎo 中药名。出郑尚岩《伪药条辨》。别名脱力草、金顶龙芽、狼牙草。为蔷薇科植物龙芽草 Agrimonia pilosa Ledeb. 的茎叶。我国大部分地区均有分布。苦、涩，平。入肺、肝、脾经。止血，强壮，消肿。治咳血、吐血、衄血、齿龈出血、尿血、便血、崩漏带下、赤白痢疾，亦治脱力劳伤。煎服：6～15克。熬膏涂痈肿疮疖；浓缩煎液涂抹阴道壁，治阴道滴虫病；提取物仙鹤草素已制成各种剂型，广泛应用于临床。本品含仙鹤草酚、仙鹤草素及鞣质等。仙鹤草色素能促进血小板生成，加速凝血而达止血作用。水或乙醇提取物对金黄色葡萄球菌等有抑制作用。

仙鹤草根芽 xiānhècǎogēnyá 中药名。见《中华医学杂志》1974年6期。别名鹤草芽、狼牙草根芽。为蔷薇科植物龙芽草 Agrimonia pilosa Ledeb. 带短小根茎的冬芽。治绦虫病，研粉，30～45克，早晨空腹用温开水一次送服，不需另服泻药。部分患者有恶心、呕吐。提取物有疗效高、基本无副作用的优点，但需另服泻药。本品含鹤草酚，能使绦虫吸盘丧失吸着能力，并呈痉挛性麻痹而被驱出肠外。毒性小，但忌服大量油、酒类食物，并以先驱蛔虫而后驱绦虫为宜。

仙灵脾 xiānlíngpí 淫羊藿之别名。详该条。

仙茅 xiānmáo 中药名。出唐·李珣《海药本草》。别名独脚丝茅。为石蒜科植物仙茅 *Curculigo orchioides* Gaertn. 的根茎。主产于四川、云南、贵州、广东、广西。辛，温，有小毒。入肾经。温肾壮阳，散寒除湿。治阳痿、遗精、小便频数、遗尿、寒湿痹痛、腰膝酸软、脘腹冷痛。煎服：3～9 克。本品含鞣质、树脂等。

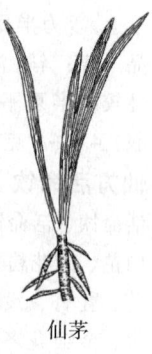

仙茅

仙茅汤 xiānmáotāng 即二仙汤。详该条。

仙人掌 xiān rén zhǎng 中药名。出《本草纲目拾遗》。别名霸王树。为仙人掌科植物仙人掌 *Opuntia dillenii* (Ker-Gawl.) Haw. 的全株。分布于我国南方各地，野生或栽培。苦，寒。入胃经。消肿解毒，止泻。①治腮腺炎，乳腺炎，痈疖肿毒，烧烫伤，蛇咬伤。鲜品去刺捣敷或绞汁涂。②治心胃气痛，肠炎，菌痢，痔漏下血。煎服：鲜品 6～9 克。孕妇慎服。忌铁器。茎叶含苹果酸、琥珀酸及三萜化合物等。本品对金黄色葡萄球菌和枯草杆菌有高度抑制作用。

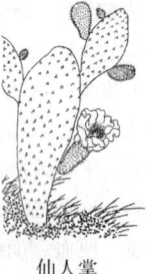

仙人掌

仙授理伤续断秘方 xiānshòulǐshāngxù duànmìfāng 医书。又名《理伤续断方》。1 卷。唐·蔺道人传。约撰于 846 年。该书托名"仙授"，介绍整骨手法的 14 个步骤、方法和方剂，并记述了伤损、关节脱臼、止血、手术复位、牵引、扩创、填塞、缝合等手术和验方。新中国成立后有排印本。

仙桃草 xiāntáocǎo 中药名。出清·赵楷《百草镜》。别名接骨仙桃、蚊母草。为玄参科植物仙桃草 *Veronica peregrina* L. 带虫瘿的全草。分布于东北、华东、华中、西南各

地。甘、淡，温。活血止血，行气止痛。治吐血、咯血、衄血、便血、子宫出血、跌打损伤、骨折，亦治肝胃气痛、疝气、痛经。煎服：9～15 克，或研末、捣汁服。外用：捣敷或煎水洗。

先便后血 xiānbiànhòuxuè 亦称远血。出《金匮要略·惊悸吐衄下血胸满瘀血病脉证并治》。指大便下血，血在粪后。《景岳全书·血证》："血在便后者，其来远，远者或在小肠，或在于胃。"参见便血条。可见于上消化道溃疡、慢性胃炎、胃肠癌肿等疾病。

先补后攻 xiānbǔhòugōng 先补虚后攻邪的治法。用于需攻下而体虚不堪攻的病症。如肝硬化腹水，需逐水而体虚，可先用补益法培补正气，后用逐水药泻水。

先攻后补 xiāngōnghòubǔ 先攻下后培补的治法。用于体虚而有急须攻下之证者。如肺病体虚，本宜培补，但病者胸胁有积水，引起咳嗽、气促、不能平卧等急迫症状，可先用逐水药攻下以解除喘促症状，后用补益药培补。

先煎 xiānjiān 煎药法之一。矿物类、介壳类药物，如石膏、代赭石、牡蛎、鳖甲等，因质重难以煎出药味，应打碎先煎，煮沸约 10 分钟后，再下其他药。此外，麻黄亦须先煎两三沸，掠去水上浮沫，然后与其他药合煎，可避免服后心烦。

先期汤 xiānqītāng 《证治准绳》方。生地黄、当归、白芍各二钱，黄柏、知母各一钱，黄芩、黄连、川芎、阿胶珠各八分，艾叶、香附、炙甘草各七分。水煎服。功能清热，凉血，养阴。治月经先期，色紫量多，心烦口渴。

先天 xiāntiān 人身生命之本元，与后天相对而言。先天之本在肾，故有肾主先天之说。

先天之本 xiāntiānzhīběn　先天指人体受胎时的胎元。从生殖机能到男女生殖之精形成胚胎，以及身体的发育成长、防病、抗病，肾都起着重要作用，故曰"先天之本在肾"（《医宗必读》）。凡人禀赋强，称之为先天充足；禀赋弱，称为先天不足。

先天之火 xiāntiānzhīhuǒ　即肾阳。详该条。

先天之精 xiāntiānzhījīng　肾脏所藏之精，与后天之精相对而言。参见肾藏精条。

先醒斋笔记 xiānxǐngzhāibǐjì　即《先醒斋医学广笔记》。详该条。

先醒斋医学广笔记 xiānxǐngzhāiyīxuéguǎngbǐjì　医书。简称《医学广笔记》。4卷。明·缪希雍撰。初名《先醒斋笔记》，乃丁元荐于1613年取缪氏所搜集临证诸方刊行于世，后经缪氏本人增订改用今名。1～3卷介绍作者

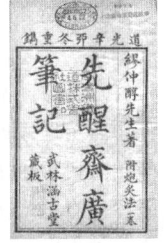

先醒斋医学广笔记

临床心得及其验案、效方，并能从中总结一些病症的治疗规律和大法。卷4列述常用药及其炮制大法等。该书反映缪氏在医药方面的学术经验，语简法备。新中国成立后有排印本。

先血后便 xiānxuèhòubiàn　亦称近血。出《金匮要略·惊悸吐衄下血胸满瘀血病脉证并治》。略指大便下血，血在粪前。《景岳全书·血证》："血在便前者，其来近，近者或在广肠，或在肛门。"参便血、肠风、脏毒条。可见于溃疡性结肠炎、直肠癌肿、息肉、痔疮、肛裂等疾病。

先兆流产 xiānzhàoliúchǎn　病名。妊娠期伴有腰腹部疼痛、下坠，阴道少量流血，子宫颈口未开，尿妊娠试验为阳性者，称为先兆流产。治疗见胎动不安、胎漏下血条。

先兆子痫 xiānzhàozǐxián　病名。妊娠24周后出现水肿、高血压、蛋白尿，若兼有头痛、眩晕、眼花、呕吐、上腹不适、视力障碍，或收缩压在160mmHg以上者，称为先兆子痫。多因平素阴虚，妊娠后肾阴更虚，肝阳上亢或阴损及阳，脾肾阳虚，或肝郁化热等而致。肝阳上亢者，头晕目眩，血压升高，宜滋肾益阴，平肝潜阳，用钩藤汤（《证治准绳》：杜仲、牛膝、菊花、黄芩、桑寄生、白芍、天麻、钩藤、蝉蜕）。若阴损及阳，脾肾阳虚而致水肿者，宜健脾利湿消肿，用茯苓导水汤。若肝郁化热，兼见口苦咽干、目眩者，宜清热平肝潜阳，用羚角钩藤汤。参见妊娠眩晕条。

锨板子骨 xiānbǎnzǐgǔ　骨名。即肩胛骨。详该条。

鲜地黄 xiāndìhuáng　中药名。出《植物名实图考》。别名鲜生地。为玄参科植物地黄 *Rehmannia glutinosa* (Gaertn.) Libosch. 的新鲜根茎。产于河北、浙江、江苏、陕西、河南等地。甘、苦，寒。入心、肝、肾经。清热、凉血、生津。治热入营血，高热烦渴，舌绛，神昏，斑疹，吐血，衄血，咳血，尿血，消渴，便秘。煎服：15～60克。成分及药理参见干地黄条。

鲜金钗 xiānjīnchāi　即金钗石斛之新鲜品。见石斛条。

鲜生地 xiānshēngdì　中药名。出《本草便读》。鲜地黄之处方名。详该条。

鲜石斛 xiānshíhú　石斛之新鲜品。详该条。

鲜铁皮 xiāntiěpí　为石斛鲜品之一种。详该条。

弦脉 xiánmài　脉象之一。脉端直而长，指下挺然，如按琴弦。《素问·玉机真脏论》："端直以长，故曰弦。"多见于痛证、风证、痰饮，以及高血压、肝胆疾患等。

咸 xián　五味之一。咸为水味，入通于肾，故为肾所主之味。《素问·宣明五气》："咸入肾。"咸味药物多入肾经，有补肾填精或

X

滋阴潜阳作用，前如鹿茸、海狗肾之类，后如龟甲、牡蛎之类。另外，咸味药尚有软坚润燥通下作用，如芒硝、玄参之类。

咸秋石 xiánqiūshí 秋石药材之一种。详该条。

咸鱼草 xiányúcǎo 葫芦茶之别名。详该条。

涎 xián 五液之一。与唾合称涎唾或唾液。具滑润口腔和帮助消化的作用。《素问·宣明五气》："脾为涎。"脾胃正常则津足，口中和，不燥不渴，食而知味。脾胃虚寒则冷涎上涌，口淡泛恶；胃火炽盛则涎少口燥；脾胃湿热或内有虫积，中风或癫痫病发，亦每致口角流涎。

涎液不收 xiányèbùshōu 即流涎。详该条。

痫 xián 病名。出《素问·大奇论》等篇。是一种发作性神志异常的疾病。又名胎病，说明《内经》早已指出病因中的遗传因素。古代痫、癫二字通用，故痫亦称癫（见《景岳全书·癫狂痴呆》）。《千金要方》称为癫痫。俗名羊痫风。文献有十岁以上为癫，十岁以下为痫的记载。多因惊恐或情志失调，饮食不节，劳累过度，伤及肝、脾、肾三经，使风痰随气上逆所致。症见短暂的失神、面色泛白、双目凝视，但迅即恢复常态，或见突然昏倒、口吐涎沫、两目上视、牙关紧急、四肢抽搐，或口中发出类似猪、羊的叫声等，醒后除感觉疲劳外，一如常人，时有复作。在发作时，治宜豁痰宣窍、息风定痫，用定痫丸、竹沥达痰丸、温胆汤等方。平时则以培补脾肾为主，用六君子汤、大补元煎、河车丸之类。按病因又分惊痫、风痫、食痫等，详各条。此外，医书中也有把神识昏乱、狂叫奔走的病症称为痫病者（见《万病回春·痫证》）。

显微鉴定 xiǎnwēijiàndìng 中药鉴定方法之一。即采用显微镜观察药材内部的组织构造、细胞及细胞内含物的形态，描述显微特

征，制定显微鉴别依据以鉴定药材真伪优劣的方法。

呃乳 xiànrǔ 乳病名。又名转乳。《证治准绳》："凡吐乳直出而不停留者，谓之呃乳。"为胃气上逆所致。治宜和胃降逆。用二陈汤去甘草，加藿香、木瓜；或以炒麦芽、橘红、丁香，水煎服。

现代名中医类案选 xiàndàimíngzhōngyīlèi'ànxuǎn 医案著作。余瀛鳌、高益民编。此书重点选辑我国现代135位著名医家的临证验案436例，分为伤寒温病、内科杂病、妇产科病、儿科病、外科皮肤科病、五官口腔病诸门类。选案力求证因精审，辨证允恰，理法方药契合，能够反映出不同学术流派中各个医家的经验心得和方法特色。1983年由人民卫生出版社出版。同时该社与日本礁浑社合作印行日文版，改名为《名医临床例选案》。

陷谷 xiàngǔ 经穴名。代号ST43。出《灵枢·本输》。属足阳明胃经。输穴。位于足背第二、三跖骨结合部前方凹陷中。主治颜面浮肿、目赤痛、腹胀、泄泻、足背痛等。直刺0.5～1寸。灸3～5壮或5～10分钟。

陷证 xiànzhèng 证名。见《外科理例》。又名内陷。即疮疡毒邪内攻之意。分为火陷、干陷、虚陷，统称三陷证。详各条。

xiang

相乘 xiāngchéng 五行学说术语。借木、火、土、金、水五种物质之间互相过分制约和排斥的反常变化，来说明一脏偏亢导致另一脏偏虚的病理。如肝气过亢可乘袭脾胃。参见肝气犯胃条。

相恶 xiāngwù 出《神农本草经》。一种药物能减弱另一种药物的性能。如生姜恶黄芩，因黄芩能减弱生姜的温性。

相反 xiāngfǎn　出《神农本草经》。指两种药物同用可能产生毒性或副作用。如乌头反半夏。

相克 xiāngkè　五行学说术语。借木、火、土、金、水五种物质之间的互相制约和排斥的关系，来说明脏腑之间相互制约的生理现象。其次序是木克土，土克水，水克火，火克金，金克木。近人习惯将它与反常的相乘混同，如病理的木乘土，也称木克土。

相杀 xiāngshā　出《神农本草经》。一种药物能消除另一种药物的中毒反应，如绿豆杀巴豆毒。

相生 xiāngshēng　五行学说术语。借木、火、土、金、水五种物质之间互相滋生和促进的关系，来说明脏腑相互协调的生理现象。其次序是木生火，火生土，土生金，金生水，水生木。

相使 xiāngshǐ　出《神农本草经》。两种以上药物同用，一种药为主，其余药为辅，以提高其药效。如款冬花配杏仁。

相思子 xiāngsīzǐ　中药名。出《新修本草》。别名土甘草豆。为豆科植物相思子 *Abrus precatorius* L. 的种子。主产于广东、广西、福建，云南亦产。辛、苦，平，有大毒。治疥癣，痈疮。研粉，油调涂。忌内服。误服中毒可引起呕吐、腹痛、腹泻、呼吸困难、皮肤青紫、尿闭、幻视、溶血、虚脱等症状，严重者可致死亡。本品含相思子毒蛋白，并含相思子碱、红豆碱、下箴刺桐碱等生物碱。相思子毒蛋白对小鼠实验性癌有很强的抑制作用，毒性极大，0.5 毫克即可使人致死，但加热至 65℃ 以上则毒性消失。蛋白成分有催产素样作用。醇提取物在体外对金黄色葡萄球菌、大肠杆菌、痢疾杆菌、副伤寒杆菌以及常见致病性皮肤真菌有抑制作用。

相畏 xiāngwèi　出《神农本草经》。利用药物的互相抑制作用，减少或抑制某一药物的有害成分，更好地发挥临床效能。如半夏畏生姜，因生姜能抑制半夏的毒性。

相恶 xiāngwù　五行学说术语。即反克，又称反侮。属病理变化范围。如正常情况下，金可克木，若金气不足，或木气偏亢，木就反过来侮金，出现肺金虚损而肝木亢盛的病症。

相须 xiāngxū　出《神农本草经》。两种性能相类的药物同用，以互相增强作用。如知母配黄柏。

相傅之官 xiàngfùzhīguān　指肺。《素问·灵兰秘典论》："肺者，相傅之官，治节出焉。"相傅即辅助。指肺有辅助心，起着治理与调节全身的作用。如心主血，肺主气，气血循环运行输送养料，以维持各脏器组织的机能活动及其相互间的关系。

相火 xiànghuǒ　出《素问·天元纪大论》。与君火相对而言。二火相互配合，以温养脏腑，推动功能活动。一般认为，相火的根源发自命门，而寄于肝、胆、三焦等脏腑内。

相火妄动 xiānghuǒwàngdòng　肝、肾阴虚火炎而引起的病变。常具有火性冲逆的特点。症见眩晕头痛、视物不明、耳鸣耳聋、易怒多梦、五心烦热、性欲亢进、遗精早泄等。

香白芷 xiāngbáizhǐ　白芷、隔山香二药之别名。详各条。

香菜 xiāngcài　芫荽之别名。详各条。

香草 xiāngcǎo　毛麝香、佩兰二药之别名。详各条。

香豉 xiāngchǐ　即淡豆豉。详该条。

香椿皮 xiāngchūnpí　即椿白皮。详该条。

香椿子 xiāngchūnzǐ　中药名。见《东北药用植物志》。为楝科植物香椿 *Toona sinensis* (A. Juss.) Roem. 的果实。辛、苦，温。入肝、肺经。祛风，散寒，止痛。治外感风寒、胃痛、风湿关节痛、疝气。煎服：3～9克。

香附 xiāngfù　中药名。出《本草纲目》。又名香附子、莎草根。为莎草科植物莎草 *Cyperus rotundus* L. 的根茎。主产于山东、浙江、湖南、河南。辛、微苦、微甘、平。入肝、脾、三焦经。疏肝理气，调经止痛。治肝郁气滞，胸胁脘腹胀痛，月经不调，痛经。煎服：6～9克。本品含挥发油，主要成分为香附子烯、香附醇、异香附醇。流浸膏能抑制动物离体子宫收缩，弛缓子宫平滑肌紧张。乙醇提取物对小鼠有镇痛作用。本品尚能健胃，驱除消化道积气。

香附子 xiāngfùzǐ　出《新修本草》。即香附。详该条。

香蒿 xiānghāo　青蒿之别名。详该条。

香荠 xiāngjì　荠菜之别名。详该条。

香加皮 xiāngjiāpí　中药名。见《中药志》。又名北五加皮、杠柳皮、香五加皮。为萝藦科植物杠柳 *Periploca sepium* Bge. 的根皮。主产于山西、河南、河北、山东。辛、苦、微温，有毒。入肝、心、肾经。祛风湿，强筋骨，利水消肿。治风寒湿痹、关节疼痛、筋骨软弱、水肿、小便不利。煎服：3～6克。不可过量和久服，以免中毒。本品含杠柳苷 G 等，杠柳苷 G 系强心苷。还含 α-和 β-香树酯醇及其乙酸酯等。醇提取物对在体蛙心和猫心有强心作用。α-和 β-香树酯醇及乙酸酯对大鼠实验性关节炎有抗炎作用。

香连化滞丸 xiāngliánhuàzhìwán《妇科玉尺》卷二方。青皮、陈皮、厚朴、枳实、黄芩、黄连、当归、白芍、滑石、木香、甘草、槟榔。水丸，酌虚实定用量。治湿热壅滞，腹痛泄泻，下痢赤白。

香连片 xiāngliánpiàn　中成药。见《中华人民共和国药典》2010 年版一部。黄连 800 克，木香 200 克。以上二味制成颗粒，压制成片，包糖衣或薄膜衣。清热化湿，行气止痛。用于大肠湿热所致的痢疾，症见大便脓血、里急后重、发热腹痛；肠炎、细菌性痢疾见上述证候者。口服。一次 5 片（大片），一日 3 次；小儿一次 2～3 片（小片），一日 3 次。

香连猪肚丸 xiāngliánzhūdǔwán《医学入门》卷六方。木香五钱，黄连、生地黄、青皮、银柴胡、鳖甲各一两。为末，入猪肚内缚定，放砂锅内煮烂，取出捣丸，梧桐子大，小儿黍米大，每服三十丸，米饮送服。治骨蒸劳热、劳瘵消瘦等。

香茅草 xiāngmáocǎo　芸香草之别名。详该条。

香蒲 xiāngpú　中药名。出《神农本草经》。又名甘蒲、蒲黄草、水蜡烛、蒲包草。为香蒲科植物水烛 *Typha angustifolia* L. 或宽叶香蒲 *T. latifolia* L. 等的全草。我国各地均有分布。甘，平。利尿，泻火。治小便不利，煎服：3～9克。治乳痈，捣敷或煎服。宽叶香蒲的全草含多量维生素 B_1、维生素 B_2 和维生素 C。

香茹 xiāngrú　即香薷。详该条。

香薷 xiāngrú　中药名。出《名医别录》。又名香茹、香茸。为唇形科植物海州香薷 *Elsholtzia splendens* Nakai ex F. Maekawa 的带花全草。主产于江西、河北、河南等地。辛，微温。入肺、胃经。发汗解表，祛暑化湿，利尿消肿。治暑湿感冒、发热无汗、头痛、腹痛吐泻、水肿、小便不利。煎服：3～9克。本品含挥发油，有利尿作用。对小鼠有镇咳、祛痰作用。

香薷散 xiāngrúsǎn　又名香薷饮、三物香薷饮。《太平惠民和剂局方》方。扁豆、厚朴各半斤，香薷一斤。为粗末，每服三钱，酒、水煎服。功能祛暑解表，化湿和中。治暑季乘凉饮冷，外感于寒，内伤于湿，症见身热恶寒、头重头痛、无汗胸闷，或腹痛吐泻。

香薷饮 xiāngrúyǐn　即香薷散。详该条。

香砂六君子汤 xiāngshāliùjūnzǐtāng　见《时方歌括》。人参、茯苓、白术、制半夏各二钱，炙甘草、陈皮各一钱，木香、砂仁各八分。加姜、枣，水煎服。治脾胃气虚，寒湿滞于中焦，症见脘腹胀痛、纳呆嗳气、呕吐泄泻等。也用于慢性胃炎、胃及十二指肠溃疡而见上症者。

香砂六君子丸 xiāngshāliùjūnzǐwán　即香砂六君子汤制成丸剂。

香砂养胃汤 xiāngshāyǎngwèitāng　❶《增补万病回春》卷二方。炒香附、砂仁、炒苍术、姜厚朴、陈皮、茯苓各八分，人参、木香各五分，白术一钱，白豆蔻仁七分，炙甘草（原书无量）。为粗末，加生姜、大枣，水煎服。治脾胃不和，不思饮食，口不知味，痞闷不舒。若脾胃寒，加干姜、官桂；肉食不化，加山楂、草果；米粉面食不化，加神曲、麦芽；生冷瓜果不化，加槟榔、干姜；胸腹饱闷，加枳壳、莱菔子、大腹皮；伤食胃脘痛，加木香、枳实、益智仁；伤食泄泻，加干姜、乌梅、白术；伤食恶心呕吐，加藿香、丁香、半夏、乌梅、干姜。❷《杂病源流犀烛·身形门》方。香附、砂仁、木香、枳实、豆蔻仁、厚朴、藿香各七分，白术、陈皮、茯苓、半夏各一钱，甘草三分，生姜三片，大枣二枚。水煎服。治饮食不消成痞。当前多用以治疗胃寒气滞，不思饮食，呕吐酸水，胃脘满闷，四肢倦怠等症。

香砂养胃丸 xiāngshāyǎngwèiwán　即香砂养胃汤第二方制成水丸，见香砂养胃汤条。

香砂枳术丸 xiāngshāzhǐzhúwán　❶《景岳全书·古方八阵》方。木香、砂仁各五钱，麸炒枳实一两，炒白术二两。为末，荷叶裹，烧饭为丸，梧桐子大，每服五十丸，白术煎汤送服。治气滞停食，心胸满闷，不思饮食。❷《中药制剂手册》方。木香420克，砂仁、炒神曲、炒麦芽各720克，炒枳实、麸炒白术各7500克，橘皮3000克，醋炙香附4500克，山楂1500克。水丸，每服6～9克，日两次。治脾胃不和而致的饮食减少、气滞停食、胸膈胀满、脘腹疼痛、消化不良。

香苏散 xiāngsūsǎn　《太平惠民和剂局方》卷二方。香附、紫苏各四两，炙甘草一两，陈皮二两。为粗末，每服三钱，水煎服。治外感风寒，内有气滞，形寒身热，头痛无汗，胸脘痞闷，不思饮食，舌苔薄白者。

香五加皮 xiāngwǔjiāpí　即香加皮。详该条。

香油 xiāngyóu　即麻油。详该条。

香圆 xiāngyuán　即香橼。详该条。

香橼 xiāngyuán　中药名。出《本草图经》。别名陈香圆、香橼皮、香圆。为芸香科植物枸橼 Citrus medica L. 或香圆 C. wilsonii Tanaka 的成熟果实。枸橼主产于云南、四川，香圆主产于浙江、江苏。苦、辛、酸，温。入肝、脾、肺经。疏肝理气，宽中，健脾化痰。治肝气不舒，胸腹痞满，胁肋胀痛，气逆呕吐，痰饮咳嗽。煎服：3～9克。枸橼果实含挥发油，主要成分为右旋柠檬烯、柠檬醛、水芹烯和柠檬油素。香圆外层果皮含挥发油等。对胃肠道有温和的刺激作用，能促进肠胃蠕动和消化液分泌，排除肠内积气，并有祛痰作用。

香橼皮 xiāngyuánpí　香橼之处方名。详该条。

香樟木 xiāngzhāngmù　即樟木。详该条。

向日葵梗心 xiàngrìkuígěngxīn　向日葵茎髓。详该条。

向日葵花盘 xiàngrìkuíhuāpán 即向日葵花托。详该条。

向日葵花托 xiàngrìkuíhuātuō 中药名。见《浙江中药资源名录》。别名葵房、向日葵花盘。为菊科植物向日葵 Helianthus annuus L. 的花托。我国大部分地区有栽培。微苦、辛，平。平肝降压，祛风，止痛。治头痛眩晕、目昏、视物不清、胃痛、腹痛、痛经、乳腺炎。内服：煎汤，30～60 克；炒焦研末，每次 9～15 克，糖开水冲服，每日 3 次。本品含多量木质素、蛋白质、果胶（内有糖蛋白部分）和少量苷类、类脂（内有甾醇）等。醇浸液对麻醉猫有显著降压作用。

向日葵茎髓 xiàngrìkuíjīngsuǐ 中药名。见《江苏药材志》。别名葵花茎髓、向日葵梗心、向日葵瓤。为菊科植物向日葵 Helianthus annuus L. 的茎髓。甘、淡，平。利水通淋。治小便淋痛、尿闭、血淋、乳糜尿、白带，煎服：15～30 克。煎水洗浴，治荨麻疹、风疹。茎含大量果胶和绿原酸、新绿原酸、4－0－咖啡酰奎宁酸、栲利烯酸、环栲利酸、东莨菪苷等。

向日葵瓤 xiàngrìkuíráng 即向日葵茎髓。详该条。

向日葵子 xiàngrìkuízǐ 药名。出清·汪连仕《采药书》。为菊科植物向日葵 Helianthus annuus L. 的种子。我国各地均有栽培。甘、淡，平。滋阴，止痢，透疹。治食欲不振、虚弱头风、血痢、麻疹不透，煎服：15～30 克。本品含植酸钙镁（phytin），有易为人体吸收的有机磷和钙，有滋补营养作用。本品还有一定预防脂肪肝、高脂血症形成的作用，亦可抗氧化、防癌等。但高温加热后，本品对肝脏有毒害作用，也易致癌。

向天草 xiàngtiāncǎo 瓦松之别名。详该条。

向天盏 xiàngtiānzhǎn 中药名。见《福建中草药》。别名韩信草、耳挖草、金茶匙、大力草。为唇形科植物向天盏 Scutellaria indica L. 的全草。分布于我国中部、东南部及西南各地。辛、微苦，平。清热解毒，活血散瘀。治肺脓疡、痢疾、肠炎、白浊、白带，煎服：15～30 克。捣敷治疗疮痈肿、跌打损伤、胸胁疼痛、外伤出血。孕妇慎服。本品含黄芩素等黄酮类、酚性成分、氨基酸、有机酸等。

项 xiàng 颈的后部。《素问·刺热论》："肾热病者……热争则项痛而强。"

项背拘急 xiàngbèijūjí 症状名。为项部和背部肌肉拘紧、痉挛不舒的表现。

项背强 xiàngbèiqiáng 症名。出《伤寒论·辨太阳病脉证并治》。指后项背脊间肌肉筋脉牵强板滞不适。多由风寒乘袭足太阳经；或气血凝滞，脉络不和；或因外伤所致。治宜温散通络，方用葛根汤、姜黄散、香苏散等。

项背强几几 xiàngbèiqiángshūshū 颈项、背脊牵强不舒，肌肉紧张，有俯仰不便之感。《伤寒论·辨太阳病脉证并治》："太阳病，项背强几几，反汗出恶风者，桂枝加葛根汤主之。"由于病邪在表，津液不达，太阳经脉拘急所致。有汗为表虚，无汗为表实。表虚用桂枝加葛根汤，表实用葛根汤。

项强 xiàngqiáng 症名。出《素问·至真要大论》等篇。亦称颈项强急。指颈项肌肉筋脉牵强拘急。多因风寒湿邪侵袭太阳经脉；或皮肉破伤，病邪外袭；或失血、大汗、高热伤阴后，津血耗损，筋脉失养。本症可见于伤寒、中风、痉病、落枕等。详各条。

项软 xiàngruǎn 症名。见《世医得效方》卷十二。古称天柱骨倒。指头项颈椎软弱无力。为督脉病变。多因肾气精髓衰耗所致。

X

可见于小儿体虚、老年阳气衰退、虚劳、久病等。治宜补肾填精、强筋骨为主，方用健骨散、伸筋散等。

项中疽 xiàngzhōngjū 病名。出《疡医证治准绳》卷三。即脑疽。详该条。

象贝母 xiàngbèimǔ 浙贝母之处方名。详该条。

象皮 xiàngpí 中药名。出《本草纲目》。为象科动物亚洲象 *Elephas maximus* L. 的皮。产于我国云南南部以及印度、印度尼西亚、斯里兰卡、缅甸、马来西亚。甘、咸，温。止血，敛疮。治创伤出血，溃疡久不收口。研末撒或调敷。

象皮木 xiàngpímù 灯台树之别名。详该条。

xiao

逍遥散 xiāoyáosǎn《太平惠民和剂局方》卷九方。柴胡、当归、白芍、白术、茯苓、炙甘草各一两。为粗末，每服二钱。加煨姜一块，薄荷少许，水煎服。功能疏肝解郁，健脾养血。治肝郁血虚而致的两胁作痛、头痛目眩、口燥咽干、神疲食少，或见寒热往来、月经不调、乳房作胀。也用于慢性肝炎属肝郁脾虚者。实验研究：能使肝细胞变性、坏死减轻，血清谷丙转氨酶活力下降。

逍遥丸 xiāoyáowán 即逍遥散制成蜜丸或水丸。

消 xiāo 病症名。《素问·阴阳别论》："二阳结，谓之消。"指阳明热盛伤阴而消谷善饥、津液不荣肌肉之证。后世将消病分为三类，即消渴、消中、消肾。详各条。

消斑青黛饮 xiāobānqīngdàiyǐn《伤寒六书》方。青黛、黄连、栀子、玄参、知母、生地黄、犀角、石膏、柴胡、人参、甘草、生姜、大枣。水煎服。治热邪入营，身热不退，皮肤红斑，口渴引饮，烦躁不寐。

消补并用 xiāobǔbìngyòng 消法和补法并用的方法。一般用于虚实并见的证候。如心下痞满、饮食不振、神气怠倦、大便不畅，用枳实消痞丸。

消瘅 xiāodān 病症名。出《灵枢·五变》。①即消渴（见《证治准绳·消瘅》）。详该条。②肝、心、肾三经阴虚内热，而外消肌肉的病症。一名热中（见《杂病源流犀烛·三消源流》）。

消导 xiāodǎo 消食导滞的简称。详见消食化滞条。

消导二陈汤 xiāodǎo'èrchéntāng《重订通俗伤寒论》方。枳壳一钱五分，神曲三钱，山楂二钱，厚朴一钱，半夏二钱，陈皮一钱，苍术八分，桑枝一两。水煎服。治伤寒夹食，症见头痛身热、恶寒无汗、胸痞恶心、嗳腐吞酸，甚或呕吐泄泻等。

消法 xiāofǎ 八法之一。包括消散和消导两种意义。用消散导滞破积药以消除食滞或因气血瘀滞而产生痞积的治法。有消食化滞、消痞化积等法。详各条。

消风散 xiāofēngsǎn ❶《太平惠民和剂局方》方。荆芥穗、甘草、川芎、羌活、僵蚕、防风、茯苓、蝉蜕、藿香叶、人参各二两，厚朴、橘皮各五钱。为末，每服二钱，茶水调服。治风邪上攻，头目昏痛，项背拘急，肢体烦疼，眩晕耳鸣，鼻塞多嚏，皮肤顽麻，瘙痒瘾疹等症。❷《外科正宗》方。当归、生地黄、防风、蝉蜕、知母、苦参、胡麻仁、荆芥、苍术、牛蒡子、石膏各一钱，甘草、木通各五分。水煎服。治风湿浸淫血脉而致的疮疥瘙痒，或风热隐疹。

消谷 xiāogǔ 症状名。指食物入胃后很快消化。常为中消主证，详该条。

消谷善饥 xiāogǔshànjī 食欲亢进，食下不久即感饥饿的病症。《灵枢·经脉》："胃足阳明之脉……其有余于胃，则消谷善饥。"因胃主腐熟水谷，胃热则腐熟作用太过，善食易饥，而形体消瘦。常见于消渴，详该条。

消黄散 xiāohuángsǎn　三丫苦之别名。详该条。

消咳喘糖浆 xiāokéchuǎntángjiāng　中成药。见《中华人民共和国药典》2005年版一部。为满山红制成的糖浆剂。功能止咳，祛痰，平喘。用于寒痰阻肺所致的咳嗽气喘、咯痰色白；慢性支气管炎见上述证候者。

消渴 xiāokě　病症名。出《素问·奇病论》。又名痟渴、消瘅。①泛指以多饮、多食、多尿为特点的病症。多因过食肥甘，饮食失宜，或情志失调，劳逸失度，导致脏腑燥热，阴虚火旺。治疗一般以滋阴、润燥、降火为主。根据病机、症状和病情发展阶段不同，有上消、中消、下消之别。详各条。②指以多饮、多尿、尿甜为特征的病症。见《外台秘要·消中消渴肾消方》。③指口渴。《伤寒论·辨太阳病脉证并治》："太阳病，发汗后……若脉浮、小便不利、微热、消渴者，五苓散主之。"

消渴方 xiāokěfāng　《丹溪心法》方。黄连末、天花粉末、人乳汁（或牛乳）、藕汁、生地汁、姜汁、蜂蜜。搅拌成膏，内服。治消渴。

消瘰丸 xiāoluǒwán　❶《医学心悟》方。玄参、煅牡蛎、贝母各四两。蜜丸，每服三钱，日两次。治瘰病。❷《医学衷中参西录》方。煅牡蛎310克，黄芪125克，三棱、莪术各60克，血竭、乳香、没药各30克，龙胆草60克，玄参90克，贝母60克。蜜丸，每服9克，海带15克，煎汤送服。治瘰病。

消泺 xiāoluò　经穴名。代号SJ12。出《针灸甲乙经》。属手少阳三焦经。位于上臂背侧，当肘尖上6寸或腋后纹头下3寸处。主治头痛、项背痛、臂痛、上肢麻痹。直刺0.5~1寸。灸5~10分钟。

消糜栓 xiāomíshuān　中成药。见《中华人民共和国药典》2010年版一部。人参茎叶皂苷25克，枯矾400克，冰片200克，紫草、黄柏、苦参、儿茶各500克，以栓剂工艺制成。功能清热解毒，燥湿杀虫，祛腐生肌。用于湿热下注所致的带下病，症见带下量多、色黄、质稠、阴部瘙痒；滴虫性阴道炎、霉菌性阴道炎、非特异性阴道炎、宫颈糜烂见上述证候者。阴道给药。一次1粒，一日1次。每粒重3克。妊娠期忌用。

消痞 xiāopǐ　消法之一。治疗痞积、痞满的方法。胸胁下有肿块，坚实不移者为积，须消痞化积，如鳖甲煎丸。胸胁胀满，痰食停滞者为痞满，须消痞化满，如枳实消痞丸。

消痞化积 xiāopǐhuàjī　用行气化瘀、消滞软坚以消除痞积的治法。胁下肿块、坚实不移（多属肝脾肿大）或小儿疳积等病，均可采用此法。

消石 xiāoshí　中药名。出《神农本草经》。别名火消、焰消。为矿物硝石经加工炼制而成的结晶。产于山东、江苏、湖南、湖北、四川、贵州等地。苦、咸、温，有毒。入心、脾经。破坚散积，利尿泻下，解毒消肿。治中暑、痧胀、心腹疼痛、吐泻、黄疸、石淋、便秘，内服：入丸、散，1.5~3克。研末吹喉治喉痹，调敷治痈肿疔疮。孕妇忌服。本品主含硝酸钾。

消食导滞 xiāoshídǎozhì　同消食化滞。详该条。

消食化滞 xiāoshíhuàzhì　消法之一。又称消食导滞，或消导。消除食滞，恢复脾胃运化功能的治法。适用于食积停滞、胸脘痞满、腹胀时痛、嗳腐吞酸、恶食，或大便泄泻，苔厚腻而黄，脉滑，用保和丸。

消食退热糖浆 xiāoshítuìrètángjiāng 中成药。见《中华人民共和国药典》2010 年版一部。柴胡、黄芩、知母、青蒿、槟榔、厚朴、水牛角浓缩粉、牡丹皮、荆芥穗、大黄。上 10 味共制成的糖浆剂。功能清热解毒，消食通便。用于小儿外感时邪、内兼食滞所致的感冒，症见高热不退、大便不畅；上呼吸道感染、急性胃肠炎见上述证候者。口服。1 岁以内一次 5 毫升，1 ~ 3 岁一次 10 毫升，4 ~ 6 岁一次 15 毫升，7 ~ 10 岁一次 20 毫升，10 以上一次 25 毫升，一日 2 ~ 3 次。每瓶装 60 毫升或 100 毫升或 120 毫升。

消暑丸 xiāoshǔwán ❶《太平惠民和剂局方》方。醋煮半夏五升，甘草、茯苓各八两。为末，姜汁糊丸，梧桐子大，每服五十丸。治伤暑，发热头痛。❷《古今图书集成·医部全录》卷二百三十二方。绿豆粉、石膏各四两，枯矾、硫黄各一两。为末，水浸蒸饼为丸，弹子大，朱砂为衣。治头痛恶心、烦躁消渴、霍乱。

消痰 xiāotán 祛痰法之一。是攻伐浊痰留滞的方法。多用能损伤元气，体弱者慎用。分为消痰平喘、消痰软坚。详各条。

消痰平喘 xiāotánpíngchuǎn 消痰法之一。治疗痰多气逆的方法。用于痰饮伏于肺脏。表现为喘嗽痰多、胸痞食少，舌苔黏腻，脉滑。用三子养亲汤之类。

消痰软坚 xiāotánruǎnjiān 消痰法之一。治疗浊痰结聚或瘰疬等病症的方法。如消瘰丸。

消瘿五海饮 xiāoyǐngwǔhǎiyǐn ❶《古今医鉴》方。海带、海藻、昆布、海蛤、乌贼骨各三两半，木香、三棱、莪术、桔梗、细辛、香附各二两，猪靥子七个（陈壁土炒，去油，焙干）。为末，每服七分半，食

远米汤送服。治瘿瘤。❷《验方新编》方。海带、海藻、海蛤、昆布、乌贼骨各五钱。水煎，当茶饮。治证同上。

消痔灵注射液 xiāozhìlíngzhùshèyè 中成药。主要以五味子提取物、明矾等制成注射剂。用以治疗痔疮。

消中 xiāozhōng 病名。出《素问·腹中论》。①多食善饥之病。又称痟中。《太平圣惠方》卷五十三："吃食多而饮水少，小便少而赤黄者，痟中也。"②一名内消。《圣济总录》卷十三："病消中者，不渴而多溲，一名内消。"③即中消。见《杂病源流犀烛·三消源流》。其症多食善饥、口干饮水、大便硬、小便如泔。详中消条。

消肿膏 xiāozhǒnggāo ❶《中西医结合治疗骨折》方。大黄、芥子、陈皮、生地黄、黄柏、乌药、熟石灰、血竭、儿茶各 6 克，川柏、木鳖子、半夏、白及、骨碎补、丹参、红花、天南星、自然铜、降香、黄芩、赤芍、香附各 9 克，木香、乳香、桃仁各 12 克，刘寄奴、栀子、当归各 15 克。为末，鸡蛋清调成糊状，摊纱布上，敷患处。治骨折肿胀。❷《中西医结合治疗骨与关节损伤》方。虎杖、金刚刺、蒲公英各 2.5 公斤，鹅不食草 250 克。水煎浓缩后，加石膏粉 1 公斤，松节油 120 克，冰片 120 克，适量凡士林拌匀外敷。治外伤肿痛，疖肿。

萧龙友 xiāolóngyǒu（1870—1962）现代医家。北京人。博读经史与医书，擅长治疗虚劳杂病。治病主张四诊合参，医药并重，推崇《伤寒论》，重视七情内因的致病作用。曾在新中国成立前创办北京国医学院，培养中医人才。

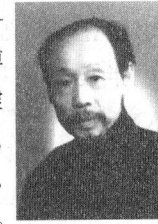

萧龙友

硝矾散 xiāofánsǎn 即硝石矾石散。详该条。

硝菔汤 xiāofútāng 即硝菔通结汤。详该条。

硝菔通结汤 xiāofútōngjiétāng 又名硝菔汤。遵义医学院方。见《中西医结合治疗急腹症》。鲜萝卜1公斤，芒硝60克。水煎200毫升，成人可日服2~3剂（抽空胃内容物，再由胃管注入），小儿每次每公斤体重5毫升。功能理气消导，通里攻下。治痞结型、瘀结型肠梗阻，用于情况较好、无明显脱水之实证。如蛔虫团性肠梗阻、粘连性肠梗阻、早期肠扭转及肠套叠、动力性肠梗阻、手术后肠麻痹。本方最早见于《医学衷中参西录》。

硝石矾石散 xiāoshífánshísǎn 又名硝矾散。《金匮要略》方。硝石（火硝）、矾石（绿矾）各等分。为末，每服一方寸匕，大麦粥汁调服，日三次。治女劳疸，症见身尽黄、额上黑、足下热、小腹胀满、大便色黑、时溏。也用于胆石症。

猜渴 xiāokě 病症名。见元·危亦林《世医得效方》卷七。即消渴。详该条。

小安肾丸 xiǎo'ānshènwán 《太平惠民和剂局方》方。香附、川楝子、制川乌各十六两，小茴香十二两，熟地黄八两，花椒四两。糊丸，梧桐子大，每服二十至三十丸，淡盐汤送服。治肾气不足，下元虚寒，夜间尿多，腰膝沉重，疝气下坠，腹寒作痛。

小巴豆 xiǎobādòu 千金子之别名。详该条。

小半夏加茯苓汤 xiǎobànxiàjiāfúlíngtāng 《金匮要略》方。半夏一升，生姜八两，茯苓三两（一作四两）。水煎，分两次服。治水饮上逆，呕吐，心下痞，眩晕，心悸等。

小半夏汤 xiǎobànxiàtāng 《金匮要略》方。半夏一升，生姜八两。水煎，分两次服。治心下支饮，呕吐，口反不渴。

小膀骨 xiǎobànggǔ 骨名。即桡、尺骨的统称。参见臂骨条。

小抱龙丸 xiǎobàolóngwán 即抱龙丸第一方。见抱龙丸条。

小便 xiǎobiàn ❶尿液。见尿条。❷排尿。《素问·痹论》："胞痹者……涩于小便。"

小便闭 xiǎobiànbì 症名，指小便闭塞不通。《素问·标本病传论》："膀胱病，小便闭。"详癃闭条。

小便不禁 xiǎobiànbùjìn 病症名。出《诸病源候论·小便不禁候》。又名小便失禁（《千金要方》卷二十一）。指小便不能随意控制而自遗。以虚证为多，亦有属实热证者。因肾元不足，下焦虚寒而不能制约水液者，小便自遗而色清，治宜温肾固脬，方用缩泉丸、大菟丝子丸等；因肺脾不足，气虚不能统摄水液者，治宜补气为主，方用补中益气汤等。中风与外感热病等病程中出现溲便自遗、神昏谵语、反目直视等，当随症急救处理。因膀胱火邪妄动所致者，小便频数难忍，时时自遗而尿色黄赤，治宜清利，方用四苓散合三黄汤等；因肝郁热结所致者，腹胀而尿意急迫，甚则自遗，所溺不多，治宜疏肝为主，用加味逍遥丸等。参见遗尿条。

小便不利 xiǎobiànbùlì 症名。出《金匮要略·痉湿暍病脉证治》等篇。是小便量减少，排出困难的统称。多因气不化津、水湿失运或湿热阻滞所致。因发热、大汗、吐泻、失血以致津液虚耗而小便不利者，宜养血生津，滋阴为主，不宜渗利，方用增液汤、人参养荣汤、十全大补汤等。因肺气失宣，脾肾阳虚，三焦决渎失常致水湿不运而小便不利者，宜宣通肺气，健脾温肾，疏通三焦，方用真武汤、实脾饮、疏凿饮子等。因热结膀胱，肺热气壅，肝气郁滞，或败精瘀腐阻塞致尿蓄膀胱而小便不利者，宜审察病情，选用清肺、理气、泄热、化瘀、渗利、补益等法。参见癃闭、水肿、转胞、淋浊等条。

小便多 xiǎobiànduō 症名，又称小便利多、溲多。症见小便次数增多而清长，或夜间尿多，并可见腰膝酸软、畏寒肢冷、精神困倦等症。

小便黄赤 xiǎobiànhuángchì 症名。出《素问·六元正纪大论》等篇。又名溺赤。指小便色泽比正常时黄，甚则带红。以内热和湿热内蕴所致者为多。有湿热、实热和虚热之辨。可见于淋证、黄疸、虚劳、不寐等。

小便难 xiǎobiànnán 症名，出《伤寒论·辨太阳病脉证并治》。指尿少及小便艰涩之症。

小便频数 xiǎobiànpínshùo 症名。见《明医杂著》卷三。《灵枢·经脉》称小便数。若小便频数而量多清白者，为肾阳虚不能固摄水液，宜温补肾阳，方用八味丸加补骨脂、鹿茸、桑螵蛸、覆盆子等。小便频数而量少色黄，为阴虚有热，宜滋补肾阴，用六味地黄丸加减。若妇人小便频数，量少窘急，腹部觉胀，为肝郁气结，不得疏泄，宜舒气微利，方用逍遥散加车前子。若小便频数量多，或下如脂膏而兼见大渴引饮、消谷善饥者，为消渴病，详消渴条。若小便频数而量少涩痛，为淋证，详该条。

小便涩痛 xiǎobiànsètòng 症名。见《素问玄机原病式》。指小便排出不畅、疼痛。详见淋条。

小便失禁 xiǎobiànshījìn 见《千金要方》卷二十一。即小便不禁。详该条。

小便数 xiǎobiànshùo 出《灵枢·经脉》。即小便频数。详该条。

小草 xiǎocǎo 百蕊草之别名。详该条。

小柴胡汤 xiǎocháihútāng 《伤寒论》方。柴胡八两，黄芩、人参各三两，半夏半升，炙甘草、生姜各三两，大枣十二枚。水煎，分三次服。功能和解少阳。治少阳证往来寒热、胸胁苦满、默默不欲饮食、心烦喜呕、

口苦、咽干、目眩、脉弦，妇人伤寒热入血室，及疟疾等。

小产 xiǎochǎn 病名。见《景岳全书·妇人规》。又称半产。怀孕三月以上，由于气血虚弱、肾虚、血热与外伤等损伤冲任，不能摄血养胎，以致未足月而产，故称。

小肠 xiǎocháng ❶六腑之一。上接幽门，与胃相通，下连大肠，包括回肠、空肠、十二指肠。主要功能是主化物而分化清浊。它承接胃腐熟的饮食再行消化，有"受盛之腑""受盛之官"之称。食糜在小肠再经过消化并分别清浊，精华部分营养全身，糟粕归大肠，水液归于膀胱。《素问·灵兰秘典论》："小肠者，受盛之官，化物出焉。"❷推拿部位名。常用推法，治泄泻。①位于小指尺侧边缘一线。（《幼科推拿秘书》）②位于中指近端指骨的腹面。（《小儿推拿广意》）③位于食指中段指骨的腹面。（《幼科铁镜》）

小肠病 xiǎochángbìng 六腑病候之一。出《灵枢·邪气脏腑病形》。泛指小肠的病变。可因饮食不节，损伤脾胃，下传小肠，或心火下移等，致小肠功能失常，影响其转输清浊的功能。可分为虚寒、实热二证。虚寒者，症见少腹隐痛、肠鸣、大便溏泄、小便频数不爽等。实热者，症见心烦口疮、小便赤涩、脐腹作胀等。治疗大法，虚者宜温补，实者宜清利。

小肠经 xiǎochángjīng 手太阳小肠经之简称。详该条。

小肠咳 xiǎochángké 出《素问·咳论》。症见咳嗽之时放屁。《此事难知》载有用芍药甘草汤治疗。

小肠气 xiǎochángqì 疝气的俗称。见《三因极一病证方论·疝叙论》。详疝条。

小肠气痛 xiǎochángqìtòng 参见疝条。

小肠疝 xiǎochángshàn 病名。见《医宗必

读》。因小肠虚，风冷之邪入侵而致。症见小腹冷痛，牵引睾丸腰背。治宜温化行气。可用小茴香、川楝子、吴萸、陈皮、马兰花、芫荽煎服。

小肠手太阳之脉 xiǎochángshǒutàiyángzhīmài 即手太阳小肠经。详该条。

小肠俞 xiǎochángshù 经穴名。代号 BL27。出《针灸甲乙经》。位于骶部，当后正中线旁开 1.5 寸，与第一骶后孔相平处。主治遗精、遗尿、尿血、腹泻、痢疾、带下、盆腔炎、腰骶痛等。直刺 0.8～1.2 寸。灸 3～7 壮或 5～15 分钟。

小肠胀 xiǎochángzhàng 古病名。出《灵枢·胀论》。指少腹作胀，引及腰痛等。多因小肠有寒所致。可用通幽化浊汤（《医醇賸义》：枳壳、青皮、木通、车前、赤苓、蒌仁、厚朴、木香、乌药、谷芽、姜）等方。亦有以胀病而见上述证候为小肠胀者，在治胀方中加小肠经药，如黄柏、藁本、赤苓、木通等（《杂病源流犀烛·肿胀源流》）。

小承气汤 xiǎochéngqìtāng 《伤寒论》方。大黄四两，厚朴二两，枳实三枚。水煎，分两次服。功能泄热通便，除满消痞。治阳明腑证，谵语、便硬、潮热、胸腹痞满，及痢疾初起，腹痛，里急后重。

小慈菇 xiǎocígū 即光慈菇。详该条。

小定风珠 xiǎodìngfēngzhū 《温病条辨》方。鸡子黄一枚，阿胶二钱，生龟甲六钱，童便一杯，淡菜三钱。水煎龟甲、淡菜，入阿胶烊化，内鸡子黄搅匀，童便冲，顿服。治温邪久踞下焦，消烁真阴，痉厥哕逆，脉细而弦。

小独根 xiǎodúgēn 何首乌之别名。详该条。

小独活汤 xiǎodúhuótāng 《外台秘要》引深师方。独活八两，葛根六两，生姜五两，甘草二两。水煎，分三次服。治产后中风，口噤不知人。

小对叶草 xiǎoduìyècǎo 贯叶连翘、小连翘二药之别名。详各条。

小儿按摩 xiǎo'ér'ànmó 专用于防治小儿病症的特定推拿方法。见陈氏《小儿按摩经》。又称小儿推拿。根据小儿生理和病理的特点，有其特殊的穴位和手法。如三关、六腑、五经等穴位，分阴阳、开璇玑等方法。常用于防治感冒、发热、呕吐、腹泻、食滞、疳积、遗尿、脱肛、惊厥等。

小儿按摩经 xiǎo'ér'ànmójīng 按摩书。见针灸大成条。

小儿百寿丹 xiǎo'érbǎishòudān 验方。见《北京市中药成方选集》。山楂、滑石各 150 克，胆南星、天竺黄、苍术、木香各 75 克，神曲、砂仁、麦芽、钩藤、僵蚕、薄荷各 45 克，茯苓、桔梗、甘草各 30 克，橘皮 75 克，朱砂 30 克，牛黄 6 克。蜜丸，每服 2.4 克。治外感风寒，停食发热，厌食嗳气，咳嗽痰多，及内热惊风等。

小儿斑疹备急方论 xiǎo'érbānzhěnbèijífānglùn 医书。又名《董氏斑疹方论》。1 卷。宋·董汲撰。约刊于 11 世纪末。该书对小儿斑疹的证候作了简要说明，并附方剂 17 首。是一部较早的痘疹专书。1955 年人民卫生出版社影印《小儿药证直诀》时，将该书附刊于后。

小儿暴惊 xiǎo'érbàojīng 病症名。小儿突然发惊啼哭。多由卒见生人、异物，或闻大声巨响，致气怯痰逆，精神闷乱而引起。治宜镇惊安神。可选用牛黄抱龙丸，或至宝锭。

小儿变蒸 xiǎo'érbiànzhēng 即变蒸。详该条。

小儿表热 xiǎo'érbiǎorè 证名。小儿由于外感风邪引起的发热，其病在表，并伴有鼻塞、流涕、喷嚏或咳嗽等表证。一般分风寒、风热两类。风寒发热，症见无汗、身热、呵欠烦闷、项急面赤、喘急恶寒、喜就暖处、吮乳时口中吐气不热。风热发热，症见汗出、身热、呵欠面赤、目涩多肿、恶风喘气、喜就凉处、吮乳时口中气热。风寒者辛温解表，可选香苏散或参苏饮加减。风热者辛凉解表，可选桑菊饮或银翘散加减。小儿表证易寒从热化，多寒热夹杂之证。一般热多于寒，宜着重清热解表，不宜过于发汗。

小儿虫吐 xiǎo'érchóngtù 病症名。胃肠失调，或发高热，或驱虫不当，均能令虫不安，使蛔虫上窜，吐虫与呕吐清稀涎沫，腹胀痛。治宜安蛔降逆。用乌梅丸煎服。体弱用安蛔理中汤，或加左金丸。

小儿喘急 xiǎo'érchuǎnjí 病症名。喘与气急有轻重的区别。《证治准绳》："喘则欲言不能，溢于胸臆。气急但息短，心神迷闷耳。"其证又分虚实。凡喘时声息粗大，气急而促，为实证，多因风寒外束，腠理壅遏，肺失宣降，气逆而喘，治同风寒喘急（详该条）。凡喘时呼吸浅而弱，精神萎靡，面色白，为虚证，多由脾肺气虚所致，治宜益气和脾，养阴清肺，用沙参麦冬汤与六君子汤加减。

小儿卒利 xiǎo'ércùlì 病名。小儿突然发生的泄泻。《诸病源候论》："小儿卒利者，由肠胃虚，暴为冷热之气所伤，而为卒利。热则色黄赤，冷则色清白，若冷热相交，则变为赤白滞利也。"治热利，用香连丸。治冷利，用理中丸。治冷热相交利，用豆蔻香连丸（《小儿药证直诀》：肉豆蔻、黄连、木香）。

小儿丹毒 xiǎo'érdāndú 病名。出《千金要方》卷二十二。多由胎毒或风热毒邪侵袭而致。一岁以下婴儿易患，且病情较重危。欲发之时，先身热，哭叫不安，继而皮肤发红，状如涂丹，由小渐大，游走不定。治宜清热，解毒，托里。用黄连解毒汤加金银花、升麻、甘草、葛根、赤芍、丹皮等。外用如意金黄散调敷。

小儿盗汗 xiǎo'érdàohàn 病症名。小儿入睡而汗出的证候。因小儿为稚阴稚阳之体，故每由护理不当、调摄失宜，或脏腑积热，或病后体虚等所致。《证治准绳·幼科》："有夜睡中而汗自出者，名盗汗，此因阴虚所致，久不已者，令人羸瘠枯瘦，心气不足，津液妄出故也，用茯神汤加黄芪，水姜烧枣、烧盐服。"又："血虚内热者，当归六黄汤；心经有热者，导赤散；肝经虚热者，六味地黄丸；血脱盗汗者，当归补血汤；肝经风热者，柴胡清肝散；食积内热者，二陈、枳实、山栀；胃气虚热者，六君子汤及浮麦散；气血俱虚者，人参养荣汤。"

小儿丁奚病 xiǎo'érdīngxībìng 即丁奚疳。详该条。

小儿痘疹方论 xiǎo'érdòuzhěnfānglùn 医书。1卷。宋·陈文中约撰于13世纪中期。书中首论痘疹的病源，次论治法，后辑录有关痘疹的效方，文字简要。1958年商务印书馆将该书与《小儿病源方论》合刊出版，书名《陈氏小儿病源·痘疹方论》。

小儿发黄 xiǎo'érfāhuáng 病症名。小儿头发色黄不泽的证候。《诸病源候论》卷四十八："足少阴为肾之经，其血气华于发，若血气不足，则不能润悦于发，故发黄也。"治宜滋肾养血，用二至丸合四物汤加制何首乌、菟丝子煎服。

小儿发热 xiǎo'érfārè 症名。小儿有病最易发热，无论外感、内伤，多有不同程度的发热。由于小儿"易虚易实，易寒易热"，故发热及其变化也较多。临床常见的有小儿表热、小儿里热、小儿实热、小儿虚热，以及潮热、烦热、壮热、疰夏等。详各条。

小儿发痧 xiǎo'érfāshā 病名。见《寿世保元》。小儿寒邪外束，气血内郁，引起发痧。

症见似寒非寒、似热非热、四肢懈怠、饮食不思、容颜痛楚。如腹痛而手足冷者为阴痧，腹痛而手足温者为阳痧。治宜开通腠理，宜畅气血。用热水蘸搭臂膊，以刮痧板频频刮之，以皮下出血现斑点为度。甚者宜针刺十指距指甲根一分处。

小儿浮肿 xiǎo'érfúzhǒng 病名。《儒门事亲》："小儿通身浮肿，是水气肿也。"《小儿卫生总微论方》："小儿肿病有二：一者气肿，因脾胃虚而气攻腹，腹胀，误行转药下之，致虚气上附于肺，行于四肢面目而作肿也……二者水肿，因上焦烦渴，饮水无度，脾胃虚而不能制约其水，肾反乘脾，土随水行，上附于肺。肺主皮肤，脾主四肢，故水流走于四肢、皮肤而作肿也。"因水气引起的浮肿，其标在肺，其本在肾，其制在脾。临床以小儿肾炎较为常见。治疗针对不同的情况，有发汗法，如越婢加术汤、麻黄连翘赤小豆汤；有利水法，如五苓散、五皮饮；有滋肾利水法，如六味地黄丸（汤）；温肾利水法，如金匮肾气丸；有益气补脾法，如参苓白术散等。

小儿疳眼 xiǎo'érgānyǎn 病症名。见《秘传眼科龙木论》。又名疳眼、疳毒眼、疳疾上目。相当于角膜软化症。继发于小儿疳积，主因脾胃亏损，精血不足，目失濡养，肝热上攻所致。症见眼部干涩羞明，黑睛生翳，溃穿可成蟹睛、旋螺突起，甚至眼球枯萎失明。治宜结合全身情况，用健脾清热、杀虫消疳、养肝明目等法。可选服肥儿丸（《医宗金鉴》方）、猪肝散（《银海精微》：真蛤粉、谷精草、夜明砂、猪肝）等加减，并配合捏脊，针刺四缝穴，灸足三里、肝俞、肾俞穴等。

小儿感冒 xiǎo'érgǎnmào 病名。由外感时邪病毒所致。加之小儿不知调节冷暖，肌肤嫩弱，腠理疏薄，卫外机能未固，故易于罹患。受病以后，因脏腑嫩弱，故传变较速，且易兼夹痰壅、食滞、惊吓等因素而使证情复杂。证治仍以风寒、风热为主，参见感冒条。唯于小儿，辛温不宜过于温热发散，辛凉亦不宜过多苦寒。若夹痰者，佐以宣肺化痰；夹食滞者，佐以消食导滞；夹惊吓者，则佐以安神镇惊或平肝息风之品。

小儿感冒颗粒 xiǎo'érgǎnmàokēlì 中成药。见《中华人民共和国药典》2010 年版一部。广藿香 75 克，菊花 75 克，连翘 75 克，大青叶 125 克，板蓝根 75 克，地黄 75 克，地骨皮 75 克，白薇 75 克，薄荷 50 克，石膏 125 克。按照颗粒剂工艺制成。每袋 12 克，开水冲服。1 岁以内，每次 6 克；1～3 岁，每次 6～12 克；4～7 岁，每次 12～18 克；8～12 岁，每次 24 克。一日 2 次。清热解表。用于感冒、流感、发热。

小儿寒吐 xiǎo'érhántù 病症名。小儿因脾胃虚寒而引起的呕吐。症见早食暮吐，或暮食早吐，吐出物多不消化，次数少而出物多，无臭味。伴有腹部隐痛，大便稀溏，或四肢厥冷等。治宜温中和胃。轻证用藿香正气散加减，寒甚用理中汤，四肢厥冷加附子。

小儿化食丸 xiǎo'érhuàshíwán 中成药。见《中华人民共和国药典》2010 年版一部。六神曲（炒焦）、焦山楂、焦麦芽、焦槟榔各 100 克，醋莪术、三棱（制）各 50 克，牵牛子（炒焦）200 克，大黄 100 克，以上 8 味粉碎成细粉，过筛，混匀，制成大蜜丸。每丸重 1.5 克。口服。1 岁以内一次 1 丸，1 岁以上一次 2 丸，一日 2 次。消食化滞，泻火通便。用于小儿胃热停食，肚腹胀满，恶心呕吐，烦躁口渴，大便干燥。

小儿回春丹 xiǎo'érhuíchūndān 中成药。录自《苏州市中药成方配本》。牛黄、麝香各 0.6 克，天竺黄、煅青礞石、制半夏、黄连、胆南星、川贝母、胡黄连、朱砂各 6 克，九节菖蒲 9 克，珍珠粉 1.5 克。为末，用钩藤、薄荷各二钱煎汤去渣，加蜜为丸，每服0.36～0.9克，或取0.30克，研末贴脐部。治小儿急惊，痰热蒙蔽，神昏气喘，烦躁发热等。

小儿健脾丸 xiǎo'érjiànpíwán　中成药。白术、茯苓各9克，人参、炙甘草、砂仁、黄连、桔梗、半夏各30克，神曲、麦芽、山楂、白扁豆、橘皮、山药、莲子肉各60克。蜜丸，每服3克，日两次。治脾胃虚弱，饮食不化，腹痛胀满，呕吐泄泻，面黄肌瘦，身体倦怠。本方为《证治准绳》实脾散加减。

小儿脚拳 xiǎo'érjiǎoquán　证名。指小儿脚趾拳缩不能伸展。《太平圣惠方》卷八十九：“小儿脚拳，由在胎之时，其母脏腑内有冷积，为风邪所乘，儿生之后，肾气不足，气血不营，故令脚趾拳缩不展。”治宜益肾和血，祛风舒筋。用当归散。

小儿解表颗粒 xiǎo'érjiěbiǎokēlì　中成药。见《中华人民共和国药典》2010年版一部。金银花300克，连翘250克，炒牛蒡子250克，蒲公英300克，黄芩300克，防风150克，紫苏叶150克，荆芥穗100克，葛根150克，人工牛黄1克。按照颗粒剂工艺制成。每袋8克，开水冲服。1～2岁，每次4克，一日2次；3～5岁，每次4克，一日3次；6～14岁，每次8克，一日2～3次。宣肺解表，清热解毒。用于感冒初起，恶寒发热，头痛咳嗽，鼻塞流涕，咽喉痛痒。

小儿惊风散 xiǎo'érjīngfēngsǎn　中成药。见《中华人民共和国药典》2010年版一部。全蝎130克，僵蚕（炒）224克，炒雄黄40克，朱砂60克，甘草60克。按照散剂工艺制成。每袋1.5克。口服，周岁小儿每次1.5克，一日2次。周岁以内酌减。镇惊息风，用于小儿惊风，抽搐神昏。

小儿惊吐 xiǎo'érjīngtù　病症名。见《小儿卫生总微论方》。又名夹惊吐、惊膈吐。指小儿因受惊引起肝胃不和，而作呕吐。症见吐出清水稀涎、面色发青、烦躁不安、发热不高、不思乳食等，甚者可伴有手足轻微抽搐。治宜平肝和胃。用温胆汤加钩藤、葛根，煎汤少量频服。

小儿惊痫 xiǎo'érjīngxián　病症名。①小儿痫证之因惊而发者。《诸病源候论》卷四十五：“惊痫者，起于惊怖大啼，精神伤动，气脉不定，因惊而发作成痫也。”②发搐轻证和重证的统称。《小儿卫生总微论方》：“小儿惊痫……轻者，但耳热面赤，睡眠不安，惊惕上窜，不发搐者，此名惊也；重者上视身强，手足蜷，发搐者，此名痫也。”③惊怖与外邪所引起的发搐。《证治准绳·幼科》：“惊痫，因血气盛实，脏腑生热，或惊怖大啼，精神伤动，外邪所入为之，其病在心，心主惊，验其症，忽然叫声发搐。”

小儿咳逆 xiǎo'érkénì　症名。乳汁溢入气管而引起的呛咳。《圣济总录》：“小儿啼呼未定，因以饮乳，与气相并，停滞胸膈，引乳射肺，令咳而气逆，故谓之咳逆。”小儿尚未安定时，不要急于哺乳，即可避免。

小儿客忤 xiǎo'érkèwǔ　病症名。《千金要方》名少小客忤，又称中（zhòng）客忤、中客、中人。由于小儿神气未定，如骤见生人、突闻异声、突见异物而引起惊吓啼哭，甚或面色变异，兼之风痰相搏，影响脾胃，以致受纳运化失调，引起吐泻、腹痛，反侧瘛疭，状似惊痫。宜用安魂汤（《丹台玉案》：炒枣仁、茯神、远志、当归、胆星、灯心）加减；痰热盛者，可参考急惊风治法。

小儿羸瘦 xiǎo'érléishòu　证名。指小儿虚羸瘦弱。小儿脾胃柔弱，易虚易实，如喂养不当，乳食停滞，损伤脾胃，可致食欲不佳，甚或不能进食，影响气血生化，肌肤失于营养，则渐至羸瘦。治宜补益脾胃。用参苓白术散之类调治，并注意调整饮食。

小儿里热 xiǎo'érlǐrè 证名。小儿由于多种因素引起热自内生，其病在里。常见以下两种情况：一是饮食不节，肠胃失调，伤食发热。症见颊赤口渴。手心、腹部热较明显，发热以午后夜间为甚，嗳气吐乳，大便酸臭，或腹痛多啼，或腹胀喘急，不思乳食，睡卧不安。宜消食导滞，清热和胃为治。用保和丸加减。二是婴儿包裹过严，衣被过厚，居室过暖，以致寒温失度。症见身热面赤，烦躁多啼，自汗作渴，大便青绿，小便短黄。宜清解热邪为治，可用导赤散加银花、菊花、连翘，并调整寒温，注意护理。

小儿痢疾 xiǎo'érlìjí 病名。以夏秋季发病较多。由小儿感受湿热，内伤生冷，饮食不洁所致。一般具有发热、腹痛、腹泻等症。泻时初为水样粪便，继转为黏液脓血便，里急后重，大便一日数次或数十次。有寒、热两大类。以热痢、疫痢多见。详各条。

小儿麻痹症 xiǎo'érmábìzhèng 病名。一般属痿证范围，但麻痹前期具有较强的传染性。本病由风毒湿热之邪内窜经络所致，不同于一般温邪袭肺或暑湿壅阻肠胃。《素问·生气通天论》："湿热不攘，大筋软短，小筋弛长，软短为拘，弛长为痿。"一般早期临床表现类似感冒，如见发热、呕吐、腹泻等。发生麻痹前多有面赤、咽红、出汗、全身肌肉疼痛拘急、四肢震颤等。治宜清利湿热，祛风通络。此期若病毒内窜，可出现嗜睡、昏迷、抽搐、项强或喘促、吞咽困难等重症，治宜息风镇痉或定喘降逆。本病进入麻痹期，瘫痪可发生于身体各部，常见于四肢，尤以下肢最多，治宜疏通经络，调和气血，可用独活寄生汤辨证加减。如面部瘫痪，可用牵正散。若此期未能恢复，日久致肌肉萎缩、关节变形等，即为小儿麻痹后遗症，治宜补益肝肾，温通络脉，可用虎潜丸、活络丹或金刚丸等。并积极配合针灸按摩治疗下肢瘫痪，取命门、阳关、环跳、阳陵泉等穴；上肢瘫痪取大椎、肩髃、曲池、合谷等穴。由于普遍注射减毒活疫苗，本病的新病例在我国已罕见。

小儿木舌 xiǎo'érmùshé 小儿舌肿硬而不灵活。《幼幼心书》又名初生木舌。参见木舌条。

小儿牛黄散 xiǎo'érniúhuángsǎn 见《全国中药成药处方集》（天津方）。大黄30克，浙贝母、黄连、天花粉、赤芍、甘草、金银花、连翘（去心）各15克，炒牵牛子12克，制乳香、制没药各4.5克，雄黄、冰片各7.5克，人工牛黄1.35克，麝香、珍珠0.45克，为细末，周岁每服0.45克，2~3岁服0.9克，乳汁或糖水调下。功能清热解毒，化痰镇惊。治肺热痰黄，咽喉肿痛，口疮牙疳，头面生疮，皮肤溃烂，周身发烧。

小儿呕吐 xiǎo'ér'ǒutù 证名。由于胃失通降、诸逆上冲而作呕吐。有物有声谓之呕，有物无声谓之吐，有声无物谓之哕（干呕）。实证、热证等多作呕作吐，如久病之后，胃气大虚，干呕作哕，则多为重证。呕吐一证，大体上分虚实两类。小儿常见的有伤乳食吐、寒吐、热吐、痰湿吐、虫吐、惊吐等。详各条。

小儿脐风散 xiǎo'érqífēngsǎn 即脐风散。详该条。

小儿清热片 xiǎo'érqīngrèpiàn 中成药。见《中华人民共和国药典》2010年版一部。黄柏117.6克，灯心草23.5克，栀子117.6克，钩藤47克，雄黄47克，黄连70.6克，朱砂23.5克，龙胆117.6克，黄芩117.6克，大黄47克，薄荷油0.47克。按照片剂工艺制成1000片糖衣片。口服，每次2~3片，一日1~2次，周岁以内小儿酌减。清热解毒，息风镇惊。用于小儿风热，烦躁抽搐，发热口疮，小便短赤，大便不利。

小儿热吐 xiǎo'érrètù 病症名。见《婴童百问》。指小儿胃有积食，化热作吐。症见食入即吐，吐出物夹有黄黏水，气味酸臭，伴有口苦、渴欲饮冷、睡眠不安等。治宜清热和胃。用橘皮竹茹汤，或加左金丸。如大便秘结，加熟大黄。

小儿实热 xiǎo'érshírè 证名。小儿实证引起的发热。常见如外感风邪的表证，内伤饮食的里证，一般实证多，虚证少。表证实热，症见发热、头痛、烦躁、口渴，脉数，苔白黄，可用汗法。里证实热，症见发热、头痛、颊赤、口干舌燥、大便秘结干燥、小便短黄发赤、腹胀痛，脉数，苔黄腻，可用下法。着重结合本证，以清热解表或清热导滞为治。

小儿食滞 xiǎo'érshízhì 病症名，见《医宗金鉴·幼科心法要诀》。即小儿食积，其症见头温腹热，大便酸臭，嗳气恶心，烦不安眠，口干作渴。

小儿手拳 xiǎo'érshǒuquán 症名。小儿手指挛缩，不能伸展。《太平圣惠方》卷八十九："夫小儿手拳者，由在胎之时，其母脏腑气虚，为风冷所乘，儿生之后，肝气不足，致筋脉挛缩，不能伸展，故令手拳不展。"治宜养肝柔筋，和血祛风。用薏苡仁汤（薏苡仁、川芎、当归、麻黄、桂枝、羌活、独活、防风、川乌、苍术、甘草、生姜）。

小儿暑病 xiǎo'érshǔbìng 病名。见《医宗金鉴》卷五十三。小儿夏季感受暑邪而引起的病症。暑为阳邪，感暑而病者，症见壮热、烦渴等。暑邪升散发越，使人腠理开而多汗，汗出太多，气也随之消耗，轻则少气、倦怠，重则卒然昏倒。暑多夹湿，除暑热见症外，还有困倦、食欲不振、呕恶、便溏、苔腻等症状。清·叶天士《幼科要略》："暑必兼湿，暑伤气分，湿亦伤气，汗则耗

气伤阳，胃液大受劫灼，变病由此甚多，发泄司令，里真自虚。张凤逵云：'暑病首用辛凉，继用甘寒，再用酸泄酸敛，不必用下'。"这些经验对于临床颇有指导意义。

小儿暑渴证 xiǎo'érshǔkězhèng 即小儿暑热证。详该条。

小儿暑热证 xiǎo'érshǔrèzhèng 病名。又名小儿暑渴证、夏季热。临床以夏季长期发热、口渴多饮、多尿、汗闭为主症。进入秋凉以后，症状一般能自行消退。常见于婴幼儿。因婴幼儿阴气未充，阳气未盛，故在夏季不耐暑热，暑气乘虚侵入肺胃所致。治以清暑益气，养阴生津为主。可用竹叶石膏汤、清暑益气汤等加减。

小儿痰鸣 xiǎo'értánmíng 症名。小儿咳嗽，带有痰声。清·余梦塘《保赤存真》："小儿病易动痰，风盛者，咳嗽必紧，痰稀而白；或睡中觉有痰响，醒则不觉有痰，此虚痰往来也。"治宜理气豁痰。可用二陈汤。体虚者，可用六君子汤。

小儿痰湿吐 xiǎo'értánshītù 病症名。小儿因痰湿阻滞而引起呕吐。症见呕吐黏液痰水，伴有头目眩晕、喉间痰声、胸闷、不欲食。治宜温化痰湿。用二陈汤加味。体虚可用香砂六君子汤加减。

小儿涕液不收 xiǎo'értìyèbùshōu 病名。出《圣济总录》。指小儿外感流鼻涕多而不止。多因风寒伤肺所致。治宜解表散寒为主。用菊花散（《幼科准绳》：甘菊花、防风、前胡、细辛、桂心、甘草）加辛夷、藿香叶。

小儿吐泻 xiǎo'értùxiè 病症名。指小儿呕吐、泄泻。多由饮食或哺乳失节，寒温失调所致。胃气上逆则吐，脾运不健则泻，脾胃失调则吐泻交作。《幼科铁镜》："若先泻后吐，面白神疲，不热不渴，额有微汗，乃脾胃虚寒也，宜理中汤，或小异功散（人参、

X

白术、橘皮、茯苓、姜、枣），或六君子汤。若先吐后泻，面赤唇燥，烦渴溺赤，乃脾胃有热也，治宜五苓散加竹茹煎服。又有积滞在脾，不能运化水谷而吐泻者，宜用消导二陈汤（陈皮、半夏、茯苓、白术、苍术、神曲、香附、砂仁、甘草）。有长夏夹暑吐泻者，宜用六和汤（陈皮、半夏、茯苓、甘草、黄连、厚朴、藿香、香薷，加扁豆、木瓜）。"由于临床上每见寒热虚实夹杂的情况，需结合病因、兼证等，进一步辨证治疗。

小儿推拿 xiǎo'értuīná 即小儿按摩。见明·龚云林《小儿推拿活婴全书》。详小儿按摩条。

小儿推拿广意 xiǎo'értuīnáguǎngyì 推拿医书。又名《推拿广意》。3卷。清·熊应雄辑。约刊于1676年。书中论述推拿疗法的理论，手法图说，儿科病的诊断与推拿治疗，小儿病的内服、外治方等。内容切于实用。新中国成立后有排印本。

小儿推拿活婴全书 xiǎo'értuīnáhuóyīngquánshū 即《小儿推拿秘旨》。详该条。

小儿推拿秘旨 xiǎo'értuīnámìzhǐ 推拿医书。又名《小儿推拿活婴全书》。2卷。明·龚云林撰，姚国祯补辑。刊于1604年。书中总结了前代小儿推拿疗法的成就和作者心得。对于推拿手法、应用穴位以及多种儿科病疾的治疗等，均分别予以论述，并编成歌诀。另附药物处方。新中国成立后有排印本。

小儿卫生总微论方 xiǎo'érwèishēngzǒngwēilùnfāng 医书。20卷。南宋时作品，撰人不详。刊于13世纪初。该书较系统地总结了南宋以前的儿科学成就，书中有方论百余篇，对乳婴疾患及儿科有关的疾病证治均有记述，内容比较丰富，治方亦多可取。现有排印本。

小儿痿证 xiǎo'érwěizhèng 病症名。小儿四肢软弱，无力以任地握物的证候。小儿罹患本证，有因热病之后，气液两亏，肺热叶焦而肌肤筋脉失于润养，或温热熏蒸阳明，宗筋弛缓，不能约束筋骨而致者；亦有因先天禀赋不足，肝肾亏虚而致者。小儿麻痹后遗症、小儿肌营养不良等，均属痿证范畴，有关证治参见痿证条。

小儿呭 xiǎo'érxiàn 即噎奶。详该条。

小儿消炎栓 xiǎo'érxiāoyánshuān 中成药。见《中华人民共和国药典》2010年版一部。金银花2500克，连翘5000克，黄芩2500克。按照栓剂工艺制成1000粒。直肠给药。小儿每次1粒，一日2~3次。清热解毒，轻宣风热。用于外感风热，发热，咳嗽，咽痛，及上呼吸道感染，肺炎。

小儿哮喘 xiǎo'érxiàochuǎn 病症名。又名吼病。哮和喘是两种不同的症状。《罗氏会约医镜》："喘者，气急声高，张口抬肩，摇身撷肚，惟呼出一息为快，此肺经邪气实也……哮者，其病似喘，但不如喘出气之多，而有呀、呷之音，呷者口开，呀者口闭，俱有声音，甚则隔壁亦闻。以痰结喉间，与气相击，故出入有声，此由痰火郁于内，风寒束于外。"哮喘一年四季都可发生，尤以寒冷季节与气候急剧变化时发病较多。其发病与肺、脾、肾有关，薛铠《保婴撮要》指出："多因脾肺气虚，腠理不密，外邪所乘"，肺失宣降。由于肺气根于肾，如哮喘延久，肾气虚衰，可出现肾不纳气或上实下虚的情况。发作期治以平喘降逆，宣肺化痰为主，用定喘汤、五虎汤（方见马脾风条）。痰多者，配合涤痰汤加减以豁痰。缓解期则宜调理脾肾，如异功散加黄芪、紫菀，或六味地黄汤加胡桃、补骨脂等，随症选用。针灸可取膻中、璇玑、三间等穴。若哮喘持续发作，宜进一步辨证，加强综合治疗。

小儿虚热 xiǎo'érxūrè 证名。小儿体质自来虚弱，经常颜面泛红，又时而㿠白，两颧发赤，唇红口燥，手足心热，乍凉乍温，或手足指冷，纳差厌食，喜屈体而卧，或睡时露睛，大便干燥或溏泄，小便短黄，有时又频数清长，多由脾衰胃薄，气血不足，阴虚阳亢所致。治宜益气育阴，健脾和胃。选用钱乙七味白术散与青蒿鳖甲汤随症加减。此外，一些危重疾患，由于汗出太过，或吐泻过久，或高热持续时间过长，症见畏寒自汗，面色㿠白或潮红，烦躁气短，或身痛乏力，懒言少语，或不思饮食，大便溏泄，小便短黄或清白。多属气血两伤或阴阳俱虚之证。应以回阳救逆、益气固脱为治。用四逆汤与生脉散合煎频服。

小儿药证直诀 xiǎo'éryàozhèngzhíjué 医书。又名《钱氏小儿药证直诀》。3卷。宋·钱乙撰，阎孝忠编集。书成于1119年。首为小儿诊候与方论81篇，次为钱氏儿科医案23则，最后为儿科方剂。对小儿病的诊断和治疗都作了简明扼要的记述，临床实用价值很高。现有1955年人民卫生出版社影印本，书后附阎孝忠《阎氏小儿方论》1卷，董汲《小儿斑疹备急方论》1卷。

小儿药证直诀

小儿一捻金 xiǎo'éryīniǎnjīn 即一捻金。详该条。

小儿遗毒烂斑 xiǎo'éryídúlànbān 即遗毒。详该条。

小儿语吃 xiǎo'éryǔchī 病症名，又称小儿口吃，指小儿讲话发音断续重复而不顺畅。

小儿瞤目 xiǎo'érzhámù 小儿两眼时时眨动的证候。多见于风热攻目或疳积初起。参见目痒、目涩、疳疾上目等条。

小儿止嗽金丹 xiǎo'érzhǐsòujīndān 验方。见《全国中药成药处方集》。知母、苏子、苏叶各60克，竹茹、槟榔、桔梗、桑白皮、川贝母、天花粉、瓜蒌、甘草各90克，玄参、麦冬、杏仁、胆南星各120克。蜜丸，每服3克。治外感风热，咳嗽痰盛，口干舌燥，腹满便秘。

小儿指纹 xiǎo'érzhǐwén 又名虎口纹、虎口三关脉纹。出唐·王超《水镜图诀》。观察指纹以诊断疾病，是儿科独特的诊病方法，其主要观察3岁以下小儿食指掌侧靠拇指一侧的浅表静脉，以第一节为风关，第二节为气关，第三关为命关。正常指纹红黄相兼，隐于风关之内。纹在风关是邪浅病轻，纹透气关是邪较深，纹达命关则病尤重。若指纹延伸至指端为"透关射甲"，则病更重。指纹的变化虽可反映病变的轻重、浅深，但只能作为辨证的参考。

小儿至宝丹 xiǎo'érzhìbǎodān 验方。见《全国中药成药处方集》。木香、朱砂、冰片各6克，苍术、桔梗、黄连、麦芽、藿香叶、枳壳、天花粉、甘草、大黄、木通各9克，厚朴、半夏、橘皮、荆芥穗、砂仁各12克，山楂15克。蜜丸，每服1.5克，日2~3次。治伤食停乳，头痛身热，呕吐胀满，泄利腹痛。

小儿中风不随 xiǎo'érzhòngfēngbùsuí 病症名。小儿感受风邪，四肢缓纵，不能随意运动。《太平圣惠方》："小儿中风不随者，因风邪中于肢节，客于筋脉，若风夹寒气者，即拘急挛痛；若夹于热，则缓纵不随。"治宜分辨寒热，以疏风通络为主。

小方 xiǎofāng 七方之一。方剂之小者。邪气轻浅而无兼证的可用小方。有三种：一种是治疗病势轻浅的方剂；一种是治上焦病的方剂，分量要轻，分多次内服；一种是病无兼证，药味少的方剂。如汗法中的葱豉汤。

小方脉 xiǎofāngmài 我国古代官方卫生机构医学分科的一种。幼科的别称。专门治疗小儿疾病，相当于现在的小儿科。宋代太医局，元、明、清代太医院均设。

小飞蓬 xiǎofēipéng 中药名。见《湖南药物志》。别名祁州一枝蒿。为菊科植物小白酒草 Conyza canadensis（L.）Cronq. 的全草或鲜叶。我国大部分地区有分布。微苦、辛，凉。清热利湿，解毒消肿。治肠炎、痢疾、传染性肝炎、胆囊炎，煎服：15～30克。治疮疖肿毒、中耳炎、眼结膜炎，捣敷或绞汁滴。全草含挥发油，油中含柠檬烯、芳樟醇、母菊酯、去氢母菊酯、乙酸亚油醇酯及醛类。煎剂对痢疾杆菌、副伤寒杆菌与金黄色葡萄球菌有抑制作用。

小飞扬草 xiǎofēiyángcǎo 中药名。出《生草药性备要》。别名乳汁草、痢疾草。为大戟科植物千根草 Euphorbia thymifolia L. 的全草。分布于广东、广西、福建、台湾、湖南、云南等地。酸、涩，凉。清热利湿，收敛止痒。治细菌性痢疾、肠炎，煎服：15～30克。治过敏性皮炎、湿疹，煎水洗。全草含生物碱，根含蒲公英赛醇、甘遂醇和蜂花醇，叶和茎含大波斯菊苷。

小腹 xiǎofù 又名少腹，俗称小肚。腹的脐下部分，或脐下两旁。

小腹疽 xiǎofùjū 即腹痛。详该条。

小腹满 xiǎofùmǎn 症名。出《伤寒论·辨厥阴病脉证并治》。小腹满，按之痛，手足厥冷，为冷结膀胱，宜真武汤，或灸关元。此外，癃闭、淋、伤寒蓄血等证，均可见小腹满，参见有关各条。

小腹痛 xiǎofùtòng 症名。出《素问·脏气法时论》等篇。多因湿热、瘀血、腑气不通、肾虚或膀胱湿热所致，症见小腹胀痛、小便不利，或见口渴喜饮，脉数，治宜清利湿热，可用猪苓汤、五苓散加减。因血结膀胱所致者，症见小腹痛而胀急，小便自利，治宜活血逐瘀，用代抵当丸或和血汤（《杂病源流犀烛》：归尾、赤芍、生地、桃仁、红花、香附、青皮）。因大肠燥结所致者，小腹及脐周攻痛，大便秘结不通，治宜润肠、通下，用蜜煎导法、麻仁丸、大承气汤。因酒色过度，肾与任、督受伤者，症见胀痛、小便涩数如淋，治宜补肾，用济生肾气丸。此外，疝气、痛经、带下、肠痈、儿枕痛、淋证等疾病亦见小腹痛，参见有关各条。

小腹痈 xiǎofùyōng 即腹痈。详该条。

小甘露饮 xiǎogānlùyǐn《重订严氏济生方》方。栀子、黄芩、生地黄、升麻、桔梗、茵陈蒿、石斛、甘草。水煎服。治脾劳实热，身体面目悉黄，舌干，咽喉肿痛。

小骨空 xiǎogǔkōng 经外奇穴名。见《扁鹊神应针灸玉龙经》。位于手小指背侧，近端指关节横纹之中点处。主治目疾。灸3～5壮。

小海 xiǎohǎi 经穴名。代号SI8。出《灵枢·本输》。属手太阳小肠经。合穴。位于尺骨鹰嘴与肱骨内上髁之间凹陷处。主治头痛、耳鸣、项强、肘臂疼痛、尺神经麻痹。斜刺0.3～0.5寸。灸5～10分钟。

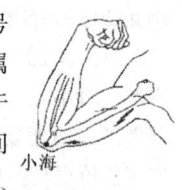
小海

小汗淋草 xiǎohànlìncǎo 贯叶连翘之别名。详该条。

小红丸 xiǎohóngwán《理伤续断秘方》方。骨碎补、土当归、川乌、白杨皮、白芍各六两，肉桂、细辛各四两，丁香、川芎、附子、乳香、没药各三两，莪术、干姜各二两。糊丸，朱砂为衣，绿豆大，每服三十丸，姜汁煎酒或盐汤送服。治跌扑损伤，骨折筋伤，或伤久肢节挛缩。

小胡麻 xiǎohúmá 茺蔚子之别名。详该条。

小户嫁痛 xiǎohùjiàtòng 病名。出《千金要方》卷三。①妇女性交时阴户疼痛。②泛指妇女阴户疼痛。《坤宁集》："妇人阴中作痛，名小户嫁痛。"多因肝经郁热，脾虚湿聚，湿热下注所致。治宜清热利湿。用丹栀逍遥散。外用四物汤料合乳香捣饼，纳阴中。

小回回蒜 xiǎohuíhuísuàn 自扣草之别名。详该条。

小茴香 xiǎohuíxiāng 中药名。出《本草纲目》。别名谷香。为伞形科植物茴香 Foeniculum vulgate Mill. 的成熟果实。主产于山西、内蒙古等地。辛，温。入肝、肾、脾、胃经。温肾散寒，理气止痛，和胃。治寒疝疼痛，肾虚腰痛，胃腹冷痛，呕吐少食，痛经。煎服：3～9克。本品含挥发油，内含茴香醚、右旋小茴香酮、甲基胡椒酚以及茴香醛等。能促进胃肠蠕动和分泌，排除肠内气体，并有祛痰作用。

小活络丹 xiǎohuóluòdān 即活络丹。详该条。

小活络片 xiǎohuóluòpiàn 即活络丹制成片剂。

小活络丸 xiǎohuóluòwán 即活络丹。详该条。

小吉 xiǎojí 见《针灸甲乙经》。少泽穴别名。详该条。

小剂量穴位注射疗法 xiǎojìliàngxuéwèizhùshèliáofǎ 即穴位注射疗法，详该条。因其所用药物剂量较一般用量为少，故名。

小蓟 xiǎojì 中药名。出《本草经集注》。别名猫蓟、刺蓟菜、刺儿菜。为菊科植物刺儿菜 Cirsium setosum (Willd.) MB. 全草的地上部分。全国各地均产。甘、微苦，凉。入肝、脾经。凉血，祛瘀，止血。治吐血、衄血、尿血、血淋、血崩，煎服：4.5～9克。治创伤出血，痈疖肿毒，捣烂敷。本品含芸香苷、刺槐素、原儿茶酸、

小蓟

刺槐苷、绿原酸、咖啡酸。还含生物碱、皂苷。对小鼠有止血作用。煎剂在体外对溶血性链球菌、肺炎球菌与白喉杆菌有抑制作用，醇浸剂能抑制结核杆菌。注射能升高血压，口服则无此作用。

小蓟饮子 xiǎojìyǐnzi 《重订严氏济生方》方。生地黄四两，小蓟根、滑石、通草、炒蒲黄、淡竹叶、藕节、酒当归、栀子仁、炙甘草各半两。为粗末，每服四钱，水煎，空心食前服。功能凉血止血，利水通淋。治下焦结热，血淋或尿血。

小建中合剂 xiǎojiànzhōnghéjì 即小建中汤制成的水煎浓缩液。

小建中汤 xiǎojiànzhōngtāng 又名虚劳小建中汤。《伤寒论》方。桂枝三两，炙甘草二两，大枣十二枚，白芍六两，生姜三两，饴糖一升。水煎去滓，入饴糖溶化，分三次服。功能温中补虚，缓急止痛。治脾胃虚寒而致的脘腹挛痛，喜温喜按，或虚劳发热，或心悸虚烦等。也用于胃及十二指肠溃疡、胃肠功能紊乱而见胃虚寒证者。实验研究：本方加黄芪、当归，可防止结扎幽门所致的胃溃疡发生，抑制胃液分泌，减少游离酸和总酸度，使胃液的 pH 值上升；可抑制鸽胃的正常运动及家兔的肠运动，在一定程度上对抗乙酰胆碱和毛果芸香碱所致的肠痉挛。

小结胸 xiǎojiéxiōng 病症名。出《伤寒论·辨太阳病脉证并治》。多由痰热互结所致。症见胃脘胀闷，按之则痛，脉浮滑等。治宜宽胸、消痰、开结、泻热，方用小陷胸汤。参见结胸条。

小金丹 xiǎojīndān ❶《素问遗篇·刺法论》方。朱砂二两，雄黄、雌黄各一两，紫金五钱。蜜丸，梧桐子大，每日服一丸，连服十日。用于辟疫。❷《外科全生集》方。白胶香、草乌、五灵脂、地龙、木鳖子各一两五钱，乳香、没药、当归各七钱五分，麝香三

钱，香墨炭一钱二分。糊丸，芡实大，每服一丸，陈酒送服。治痈疽肿毒，痰核流注，乳岩瘰疬，横痃恶疮，无名肿毒，阴疽初起。

小金片 xiǎojīnpiàn 中成药。地龙、木鳖子、白胶香、草乌、五灵脂各4500克，乳香、没药、当归各2250克，香墨360克。制成片剂，每服0.6~1.2克，日两次，饭前温黄酒或温开水送服。功能消肿散结。治痰核流注，乳癌，阴疽恶疮等。本方为《外科全生集》小金丹减味。

小金钱草 xiǎojīnqiáncǎo 马蹄金之别名。详该条。

小金丝膏 xiǎojīnsīgāo 《串雅内编》方。沥青、白胶香各二两，乳香二钱，没药一两，黄蜡三钱，香油三两。制成膏药，贴患处。治一切疥疮疖毒。

小救驾 xiǎojiùjià 缬草之别名。详该条。

小连翘 xiǎoliánqiào 中药名。出《本草纲目》。别名小对叶草、小元宝草。为藤黄科植物小连翘 Hypericum erectum Thunb. 的全草。我国大部分地区有分布。苦，平。活血止血，消肿。治吐血、衄血、便血、子宫出血、月经不调、跌打损伤，煎服：15~30克。治疖肿，煎服或外敷。全草含鞣质，还含小连翘碱、小连翘酮碱。花含金丝桃素。煎剂在体外对金黄色葡萄球菌、痢疾杆菌和大肠杆菌有抑制作用。

小麦 xiǎomài 中药名。出《本草经集注》。为禾本科植物小麦 Triticum aestivum L. 的种子。甘，凉，入心、脾、肾经。养心益肾，除热止渴。治脏躁、烦热、消渴、泄痢，煎服：30~60克。种子含淀粉53%~70%，蛋白质11%，糖类2%~7%，糊精2%~10%，脂肪约1.6%，粗纤维约2%，尚含少量谷甾醇、卵磷脂、尿囊素、淀粉酶和微量维生素B等。

小米 xiǎomǐ 即秫米。详该条。

小牛黄丸 xiǎoniúhuángwán 《审视瑶函》方。牛黄、珍珠、朱砂、母丁香、乳香、没药、沉香、雄黄、人参各一钱，琥珀八分，麝香三分，钟乳石一钱五分，白芷、当归尾各二钱五分。为末，老米饭为丸，每服一分，空腹睡前用土茯苓汤送服。治漏睛，症见目眦生疮、流出脓汁、其色黄赤、目胀痛甚及疮疡溃脓等。

小品方 xiǎopǐnfāng 方书名，见《隋书·经籍志》。12卷，东晋·陈廷之撰，约撰于4世纪初。该书早佚，其佚文散见于《外台秘要》《医心方》等书中。

小青草 xiǎoqīngcǎo 爵床之别名。详该条。

小青龙合剂 xiǎoqīnglónghéjì 中成药。见《中华人民共和国药典》2010年版一部。即小青龙汤制成的合剂。口服，每次10~20毫升，一日3次。

小青龙加石膏汤 xiǎoqīnglóngjiāshígāotāng 《金匮要略》方。麻黄、芍药、桂枝、细辛、甘黄、干姜各三两，五味子、半夏各半升，石膏二两。水煎，分三次服。功能解表化饮。治寒内饮，兼有热象，症见咳嗽气喘、烦躁、脉浮者。

小青龙颗粒 xiǎoqīnglóngkēlì 中成药。见《中华人民共和国药典》2010年版一部。即小青龙汤制成的冲剂。每袋13克。开水冲服，每次13克，一日3次。

小青龙汤 xiǎoqīnglóngtāng 《伤寒论》方。麻黄、白芍、细辛、干姜、炙甘草、桂枝各三两，五味子、半夏各半升。水煎，分三次服。功能解表散寒，温肺化饮。治外感风寒，内停水饮，症见恶寒发热、无汗、咳嗽、痰白清稀、微喘，甚则喘息不得卧，口不渴，脉浮紧。也用于慢性支气管炎、支气管哮喘、肺气肿而见咳喘痰白清稀者。

小青皮 xiǎoqīngpí 青皮之处方名。详该条。

小清凉散 xiǎoqīngliángsǎn 《寒温条辨》方。炒僵蚕三钱，蝉蜕十个，泽兰、当归、生地各二钱，石膏五钱，黄芩、黄连、栀子、牡丹皮、紫草、金银花各一钱。水煎去渣，入蜜、酒、童便冷服。治温病壮热烦躁，头重面赤，咽喉不利，或唇口、颊腮肿者。

小三关 xiǎosānguān 即指三关。详该条。

小伤寒 xiǎoshānghán 病症名。见《通俗伤寒论·伤寒本证》。又名冒寒。属四时感冒之类。因感冒风寒所致。症见肌肤紧缩、皮毛粟起、头痛怕风、鼻塞声重、喷嚏频作、时流清涕、身不发热，舌苔薄白而润。治宜辛散轻扬。用葱白香豉汤（《千金要方》：连须葱白、香豉）加减。参见感冒条。

小舌 xiǎoshé 即悬雍垂。详该条。

小舌烂痛 xiǎoshélàntòng 病症名。见清·郑西园《喉科秘钥》。由多食辛辣、炙煿、醇酒厚味，热毒结胃，郁蒸而成。症见小舌忽生白点，甚而红肿溃烂，疼痛不已，脉象洪大。治宜清热解毒。用六味汤加生石膏、黄芩、花粉、葛根、栀子。久治不愈，用土茯苓送服玉枢丹，外吹锡类散。

小水 xiǎoshuǐ 即尿。详该条。

小溲 xiǎosōu 小便的别称。详见尿条。

小天心 xiǎotiānxīn 推拿部位名。出陈氏《小儿按摩经》。位于手掌根部大鱼际与小鱼际相交处，距大陵穴五分。掐之治惊风抽搐、小便不通等。

小田基黄 xiǎotiánjīhuáng 地耳草之别名。详该条。

小通草 xiǎotōngcǎo 中药名。见《中华人民共和国药典》（1995 年版）。别名小通花、鱼泡通。为旌节花科植物喜马拉雅山旌节花 *Stachyurus himalaicus* Hook. f. et Thoms. 的茎髓。分布于陕西、甘肃、湖北、四川、贵州、云南、广西、江西等地。甘、淡、寒。

清热利尿，通乳，安神。治急性肾炎，膀胱炎，小便不利，乳汁不通，气闭耳聋，心烦失眠。煎服：2.5～4.5 克。孕妇慎服。

小通花 xiǎotōnghuā 小通草之别名。详该条。

小菟丝子丸 xiǎotùsīzǐwán 《太平惠民和剂局方》方。石莲肉二两，菟丝子五两，茯苓一两，山药二两。糊丸，梧桐子大，每服五十丸，温酒或盐汤送服。治肾气虚损，小腹拘急，四肢酸疼，目暗耳鸣，夜梦惊恐，腰膝痿软，小便滑数，时有余沥，阳痿阴湿等。

小胃丹 xiǎowèidān 《丹溪心法》方。芫花、甘遂、大戟各五钱，大黄一两五钱，黄柏三两。糊丸，麻子大，每服二三十丸。治顽痰壅塞胸膈，喘急气粗，大便秘结。

小温中丸 xiǎowēnzhōngwán 《丹溪心法》方。①苍术、川芎、香附、神曲、醋炒针砂。糊丸。治湿热黄疸之轻症与食积。②青皮、陈皮、姜黄连各一两，香附四两，苍术、半夏、醋炒针砂各二两，白术、苦参各五钱。糊丸。治积聚。③醋煮针砂、山楂、神曲各二两，香附四两，姜黄连一两五钱，栀子、厚朴、苍术、半夏各一两，川芎五钱。糊丸。证治同上。

小乌沉汤 xiǎowūchéntāng 《太平惠民和剂局方》方。乌药十两，甘草一两，香附二十两，盐少许。为末，每服一钱，冲服。治气滞而致的脘腹刺痛。

小溪 xiǎoxī 见溪谷条。

小陷胸加枳实汤 xiǎoxiànxiōngjiāzhǐshítāng《温病条辨》方。黄连二钱，瓜蒌三钱，半夏五钱，枳实二钱。水煎，分两次服。治阳明暑温，水结在胸，症见面赤身热头晕、渴欲凉饮、得水则呕、按之心下痛、小便短、大便闭、苔黄滑、脉洪滑者。

小陷胸汤 xiǎoxiànxiōngtāng 《伤寒论》

方。黄连一两，半夏半升，栝楼实一枚。水煎，分三次服。功能清热，开结，涤痰。治伤寒误下，痰热互结心下，胸脘痞满，按之则痛，苔黄腻，脉浮滑者。也用于渗出性胸膜炎、支气管肺炎属于痰热内阻者。

小心 xiǎoxīn 《素问·刺禁论》："七节之旁，中有小心。"历代注家看法不一。①指心包络。马莳注："自五椎（心俞）之下而推之，则包络当垂至第七节而止……盖心……为大心，而包络……为小心也。"②指命门。吴鹤皋注："下部之第七节也（指从尾椎上数的第七椎），其旁乃两肾所系，左为肾，右为命门，命门相火，代君行事，故曰小心。"③膈俞穴。张志聪注："七节之旁，膈俞之间也。中有小心者，谓心气之出于其间，极微极细。"

小续命汤 xiǎoxùmìngtāng 《千金要方》方。麻黄、防己、人参、黄芩、桂心、甘草、白芍、川芎、杏仁各一两，附子一枚，防风一钱五分，生姜五钱（《外台秘要》引崔氏方无防己；《千金要方》引《古今录验方》无杏仁，有白术）。水煎，分三次服。治中风，症见口眼歪斜、筋脉拘急、半身不遂、舌强不能语，或神情闷乱。

小旋花 xiǎoxuánhuā 面根藤之别名。详该条。

小血藤 xiǎoxuèténg 即血藤。详该条。

小叶枇杷 xiǎoyèpípá 中药名。见《防治老年慢性气管炎药用植物资料》。别名黄花杜鹃。为杜鹃花科植物烈香杜鹃 *Rhododendron anthopogonoides* Maxim. 的叶。分布于甘肃、青海、四川北部。苦，寒。祛痰、止咳，平喘。治咳嗽、哮喘、支气管炎，煎服：15～30克。本品含挥发油，油中有效成分为 4－苯基丁酮－2。还含小叶枇杷素（槲皮苷、槲皮素、棉花皮素及其甲醚）、金丝桃苷等。小叶枇杷素（总黄酮苷）有祛痰、消除呼吸

道黏膜炎症的作用。4－苯基丁酮－2 有止咳、祛痰和平喘作用。在体外对金黄色葡萄球菌、链球菌、肺炎球菌等有抑制作用。

小叶蛇总管 xiǎoyèshézǒngguǎn 中药名。见《广西中药志》。别名蛇总管、铁菱角、盘龙七。为唇形科植物香茶菜 *Rabdoara amethystoides*（Benth.）Hara 的全草或根。分布于我国南部。苦、辛、凉。清热解毒，散瘀消肿。治毒蛇咬伤、跌打肿痛、疮疡，煎服或捣敷。治肝硬化、肺脓疡，煎服：15～30克。全草含耐阴香茶菜素（umbrosin）A 和 B，14－乙酰基耐阴香茶菜素 B。

小营煎 xiǎoyíngjiān 《景岳全书》方。当归二钱，熟地黄二至三钱，白芍、山药、枸杞子各二钱，炙甘草一钱。水煎服。治血虚阴亏，症见眩晕心悸、面白唇淡、潮热盗汗、心烦失眠。

小元宝草 xiǎoyuánbǎocǎo 小连翘之别名。详该条。

小中 xiǎozhòng 病名。指中风轻症。见《世医得效方·风科》。

小中风 xiǎozhòngfēng 病名。见《景岳全书·杂证谟》。指头晕眼花，或跌仆不知人事而随即恢复的病症。

小竹 xiǎozhú 见《针灸资生经》。眉冲穴别名。详该条。

小眦 xiǎozì 即外眼角。见眦条。

哮 xiào 病症名。即哮证，详该条。

哮喘 xiàochuǎn 病症名。①哮证与喘证的合称。哮，主要指呼吸气急而喉间有痰鸣声；喘，主要指呼吸急促。甚者均可见张口抬肩、不能平卧等症状。《医学正传·哮喘》："大抵哮以声响名，喘以气息言。夫喘促喉中如水鸡声者，谓之哮；气促而连属不能以息者，谓之喘。"哮与喘既有联系，又有区别。详见哮证、喘证条。②指哮证（见《丹溪心法·哮喘》）。因哮证发作时常与喘

互见，故习称哮喘。

哮喘冲剂 xiàochuǎnchōngjì　验方。见《全国新药介绍》第二辑。①麻黄、牛蒡子、苏子、桑白皮、制半夏、葶苈子、旋覆梗、炙甘草、白果。制成冲剂。治支气管哮喘和哮喘性支气管炎，用于无感染者。②麻黄、前胡、大青叶、平地木、桑白皮、制半夏、旋覆梗、炙甘草、白果。制成冲剂。治支气管哮喘和哮喘性支气管炎。用于有继发感染者。上二方均有松弛支气管平滑肌作用。

哮鸣 xiàomíng　症状名。呼吸急促困难，喉中发出如哨鸣声的表现，一般来说，哮必兼喘。参见哮、喘、哮喘各条。

哮证 xiàozhèng　病症名。简称哮，见《医学正传·哮喘》。呼吸急促而喉中有痰鸣的病症。古称喘鸣、喘喝，又名哮吼。各种发作性痰鸣气喘病症的通称。多因"内有壅盛之气，外有非时之感，膈有胶固之痰，三者相合，闭拒气道，搏击有声，发为哮病"（见《医学正传·哮喘》）。症见呼吸喘促、喉间有哮鸣声、咽塞胸闷、咳痰不爽，严重的可见张口抬肩、目胀睛突、面色苍白、唇甲青紫、气急不能平卧。若咳出大量黏痰，则症状逐渐缓解，每因气候变化、食物、情志或劳累过度诱发。初起时常先见喉鼻作痒、喷嚏等症状；如反复发作，可导致脏气虚衰，真元耗损。治宜宣降肺气，涤痰平喘，扶脾补肾。亦可用针刺、灸疗、穴位注射等。根据致病原因和症状表现的不同，又分冷哮、热哮、痰哮、肾哮等。详各条。

xie

蝎虎疔 xiēhǔdīng　舌疔之一。见舌疔条。

蝎螫伤 xiēshìshāng　病名。见《肘后方》。伤后局部红肿剧痛，重证可有寒战、高热、恶心、呕吐等症。用半夏、白矾各等分，为末，醋调涂；或用蜗牛、马齿苋、胆矾等，分别捣烂外搽。

蝎子 xiēzi　见《药材资料汇编》。即全蝎。详该条。

蝎子草 xiēzicǎo　出《人海记》。荨麻之别名。详该条。

协调阴阳 xiétiáoyīnyáng　利用药物寒热的偏胜，或针灸补泻的作用等，调治病理上阴阳的偏胜，使之恢复相对的平衡，促进疾病的好转或痊愈。

邪 xié　❶又称邪气。与人体正气相对而言。泛指各种致病因素及其病理损害。《素问·评热病论》："邪之所凑，其气必虚。"❷风、寒、暑、湿、燥、火六淫和疫疠之气等致病因素。因从外侵入人体，故又称外邪。

邪伏膜原 xiéfúmóyuán　证候名。湿热病邪或疫毒邪气从口鼻侵入以后，伏藏于膜原之间的病机及相关证候。吴又可《温疫论》："邪从口鼻而入，则其所客，内不在脏腑，外不在经络，舍于夹脊之间，去表不远，附近于胃，是为半表半里，即《针经》所谓横连膜原是也。"以寒热定时发作、头痛如劈、身痛如被杖、胸胁胀闷、呕吐痰涎、苔白如积粉等为常见证候。证治详达原饮条。

邪干 xiégān　指病邪侵袭。《素问遗篇·刺法论》："真气不正，故有邪干。"

邪害空窍 xiéhàikōngqiào　出《素问·四气调神大论》。空窍，即孔窍。邪气侵害口、鼻、耳、目等器官所发生的病症。

邪恋心包 xiéliànxīnbāo　昏迷惊厥持续多天未清醒的病变。多与病邪夹痰有关。宜结合化痰开窍治疗。

邪留三焦 xiéliúsānjiāo　❶湿热之邪留恋三焦气分的热性病。主要证候：上见咳嗽胸闷，中见腹胀便溏，下见小便不利。❷泛指病邪困扰三焦，三焦气化功能失调，出现水液代谢障碍的病变。症见胸胁胀闷、下腹窘急、小便不利等。

邪气 xiéqì 即邪。《素问·通评虚实论》："邪气盛则实，精气夺则虚。"参见邪条。

邪气盛则实 xiéqìshèngzéshí 出《素问·通评虚实论》。在疾病过程中，邪气盛，正气激烈对抗，则表现为实证。如壮热、无汗、烦躁、狂乱、腹痛拒按、便秘尿赤、脉滑数有力等。

邪热 xiérè ❶病因之一。即热邪。详该条。❷证候之一。指外邪引起发热。

邪正消长 xiézhèngxiāozhǎng 邪气与正气消耗和增长的斗争过程。正邪相争，正气战胜病邪则疾病痊愈，邪气胜而正气受损则病加重。

胁 xié 在侧胸部，由腋部以下至第十二肋骨部分的统称。《灵枢·经脉》："胆足少阳之脉……贯膈，络肝，属胆，循胁里。"

胁肋胀痛 xiélèizhàngtòng 症状名。见《明医杂著·痰饮》薛己注。多由气郁、痰凝、脉络阻滞所致。如肝气郁结者，多兼见胸闷纳减，胀痛常随情志变化而增剧。治宜疏肝理气。用逍遥散或柴胡疏肝散等方。如痰入肝经，多兼见头目眩晕、肢体麻木不仁，治宜平肝豁痰，用导痰汤加白芥子或竹沥等。亦有因肝经虚寒而见胁肋胀痛者，多兼见气急、视物模糊、脉象迟弱等，宜槟榔汤或补肝散等方。参见气郁胁痛、痰饮胁痛条。

胁髎 xiéliáo 见《针灸甲乙经》。章门穴别名。详该条。

胁痛 xiétòng 病症名。出《素问·缪刺论》等篇。胁肋一侧或两侧的疼痛。胁肋为足厥阴、足少阳两经循行所过，故发病多与肝、胆疾患有关。另如心、肺、脾、肾等脉，亦均行达胸胁、胁腹等部，故各脏病变均可发生胁痛。胁痛有外感内伤之分，虚实之辨，左右之别。外感如风寒、暑热、疫疠的侵袭，内伤如气郁、痰饮、瘀血、食积等，均

能影响肝胆等脏腑经络气血的畅行而致胁痛。临床有风寒胁痛、暑热胁痛、肺邪胁痛、运气胁痛、肝郁胁痛、肝气胁痛、死血胁痛、停饮胁痛、湿热胁痛、食积胁痛、干胁痛及季胁痛等。详各条。另有肝阴虚、肝血虚、肝络不和、肝肾不足、肝脾气血亏损、肝胆郁热、肝或脾肿大等，均可产生胁痛，宜结合兼证，综合辨证治疗。

胁下痞硬 xiéxiàpǐyìng 症状名。出《伤寒论·辨太阳病脉证并治》。胁部满闷、按之坚硬的症状。伤寒病在表不解，腠理开，邪气入侵，与正气相搏，结于胁下，故见硬满。常兼见寒热、呕吐等症。治宜和解或结合疏散。用小柴胡汤加减。

胁痈 xiéyōng 病名。出《医学入门》卷六。发于胁部（腋下、胸之两侧）之痈。多由郁怒、肝火所致。治宜解郁泻火。用柴胡清肝汤（《医宗金鉴》：柴胡、生地、当归、赤芍、川芎、连翘、牛蒡子、黄芩、生栀子、花粉、甘草节、防风）。参见外痈条。

斜扳法 xiébānfǎ 推拿手法。又名斜搬法。患者侧卧，上腿屈曲，下腿伸直；医者用一手扶住其肩前部，另一手扶住臀部，两手同时用力作相反方向推动，使其腰椎扭转，当听到"喀嗒"响声时即可。常用于腰椎间盘突出症与腰椎后关节紊乱等症。

斜搬法 xiébānfǎ 即斜扳法。详该条。

斜刺 xiécì 针刺术语。针体与穴位表皮呈45°左右刺入的刺法。适用于针刺肌肉浅薄和骨骼边缘等处的穴位。

斜飞脉 xiéfēimài 一种生理性变异的脉位。桡动脉从尺部斜向桡骨茎突背侧，向合谷方向伸延。切脉位置应相应改变。

斜颈 xiéjǐng 病名。因一侧胸锁乳突肌挛缩所致的颈部歪斜，以头向患侧倾斜，而颜面转向健侧为主要表现的疾病。

鞋带疽 xiédàijū 见《医宗金鉴》卷七十一。

即内踝疽。详该条。

鞋带痈 xiédàiyōng　见《外科准绳》卷四。即外踝疽。详该条。

缬草 xiécǎo　中药名。见朱中德《科学的民间药草》。别名拨地麻、小救驾。为败酱科植物缬草 *Valeriaua offcinalis* L. 的根及根茎。分布于我国西北及四川、河北、河南、山东、山西、湖北、台湾等地。微甘、苦、平。入心、肝经。安神，理气止痛。治心神不安、失眠、癔病、脘腹胀痛、腰腿痛、跌打损伤，煎服：3~9克。根含挥发油、缬草碱、缬草三酯等。本品对兔、大鼠及小鼠均有镇静作用，对犬、猫、兔等均有降压作用。

泄 xiè　❶宣泄。一般指宣泄肺气。《素问·六元正纪大论》："金郁泄之。"❷同泻。多种腹泻的总称。《素问·风论》："食寒则泄。"❸泻法或用泻剂。《素问·热论》："其满三日者，可泄而已。"❹筋脉缓弱之症。《金匮要略》："筋伤则缓，名曰泄。"

泄可去闭 xièkěqùbì　用泄泻之药去除闭阻之证。如肺实证而咳嗽气急痰多，用葶苈大枣泻肺汤，泻其闭阻于肺的痰热。因气郁而引起便秘、噫气、胸胁胀满，甚或腹中胀痛，用四磨汤以降泄通便。

泄脓血 xiènóngxuè　见《中藏经》卷上。即便脓血。详该条。

泄卫透热 xièwèitòurè　温病邪在卫分、气分之间，表现为身热、微恶风寒、心烦、口渴、无汗、舌苔黄白等。无汗是卫分闭而不通，必须辛凉透达，令患者微有汗出（泄卫），从而使气分的热邪得以向外透散（透热）。可用浮萍、薄荷、淡豆豉、桑叶、菊花、银花、连翘、花粉等。

泄泻 xièxiè　病症名。见《三因极一病证方论》卷十一。简称泄或泻。指大便稀薄，甚至水样，次数增多。也有认为泄为大便质薄，泻为大便如水。《奇效良方·泄泻门》："泄者泄漏之义，时时溏薄，或作或愈；泻者一时水去如注。"因外感六淫、食积、痰阻、脾肾虚弱、情志失调等引起脾胃运化和肠道功能失调所致。从病因辨，有风泻、寒泻、暑泻、热泻、湿泻、濡泄、伤食泻、痰泻、气泻、肾泄等证。从泄泻病情和大便性质辨，有飧泄、鹜泄、溏泄、水泻、洞泄、滑泄、五更泄、禄食泻、大瘕泄等证。详各条。

泄注赤白 xièzhùchìbái　见《素问·至真要大论》。即痢疾。详该条。

泻 xiè　病名。古亦作写。①泄泻之简称。亦有仅指水泻者。见《奇效良方·泄泻门》。②指呕吐。魏·张辑《广雅·释宫》："吐，泻也。"孔疏《礼记·曲礼》："写谓倒传之也。"详见呕吐条。③治法。泛指与补相对的各种以祛邪为主要目的的治法，如泻下、泻火及针刺的泻法等。

泻白 xièbái　即泻肺。详该条。

泻白散 xièbáisǎn　又名泻肺散。《小儿药证直诀》方。桑白皮、地骨皮各一两，生甘草五钱。为末，每服二至四钱，加粳米，水煎服。功能清泻肺热，止咳平喘。治肺热咳嗽，甚则气喘，皮肤蒸热，或发热，午后尤甚，舌红苔黄，脉细数。

泻肺 xièfèi　又称泻白。清泻肺内蕴热的方法。肺中伏热表现为咳嗽气喘、身热不退、皮肤蒸热、傍晚尤甚，舌红苔黄、脉细数，用泻白散加味。

泻肺散 xièfèisǎn　即泻白散。详该条。

泻肝 xiègān　又称泻青。用苦寒药物清泄肝火的方法。临床上用于头痛眩晕、耳鸣耳聋、面红目赤、口干苦、胁部疼痛、呕吐黄苦水，甚则吐血、急躁易怒、大便秘结、苔黄、脉弦数等肝火上升证候。常用龙胆泻肝汤。

泻肝散 xiègānsǎn 《银海精微》卷上方。桔梗、黄芩、大黄、芒硝、栀子、车前子。为末，冲服。治小眦赤脉传睛。

泻肝汤 xiègāntāng 《秘传眼科龙木论》方。①麦冬、玄参、黄芩、知母、地骨皮各一两，赤芍、茺蔚子各一两五钱。为末，每服一钱，水煎服。治瞳仁干缺外障。②防风、茺蔚子各二两，五味子、细辛、黄芩、大黄、芒硝各一两，车前子一两五钱，桔梗一两。为末，每服一钱，水煎服。治雷头风内障，头痛连目，或恶心呕吐，眼前昏黑。③黄芩、防风、芍药、桔梗、芒硝、大黄各二两。为末，每服五分，水煎服。治肝虚雀目内障。④黄芪、大黄、黄芩、知母、芒硝、桔梗各一两。为末，每服一钱，水煎服。治肝虚积热外障，症见目赤泪出翳生。⑤石决明、大黄、桔梗、车前子、芒硝各一两，羚羊角、防风各一两五钱。为末，每服一钱，水煎服。治伤寒热病后患目外障，症见眼前黑花、瞳仁散大、目赤泪出。⑥玄参、地骨皮、车前子、芒硝各一两，大黄、知母各一两五钱，茺蔚子二两。为末，每服一钱，水煎服。治蟹睛外障、目赤疼痛、羞明泪出。⑦人参、茯苓、黄芩、大黄、桔梗、芒硝各一两，茺蔚子二两，玄参一两五钱。为末，每服一钱，水煎服。治疮痍外障，症见眼睑生疮、痒痛多泪、四眦赤如朱砂色、渐生翳膜。

泻肝丸 xiègānwán 即泻青丸。详该条。

泻黄散 xièhuángsǎn 又名泻脾散。《小儿药证直诀》卷下方。藿香叶七钱，栀子一钱，石膏五钱，甘草三两，防风四两。上药同蜜、酒微炒香，为粗末，每服一至二钱，水煎服。功能泻脾胃伏热。治脾胃伏火，热在肌内，口燥唇干，口疮口臭，烦热易饥，及脾热弄舌等症。

泻火解毒 xièhuǒjiědú ❶清泻火热、热结，兼以解毒。义近清热解毒，详该条。本法也可以清热解毒结合泻下法同用，如内疏黄连汤等。❷针对脏腑热毒化火，在清热解毒中选用相应的归经药，如黄连泻心火，龙胆草泻肝火，大黄泻胃火，黄芩泻肺火，黄柏泻肾火等。

泻火息风 xièhuǒxīfēng 息风法之一。治疗实热证热极生风的方法。热性病表现高热、手足抽搐、两目上翻、项强，甚则角弓反张、神志昏迷，舌红苔黄，脉弦数，可用钩藤、地龙、全蝎、蜈蚣、生石决明、石膏、黄连、大青叶等药。

泻南补北 xiènánbǔběi 治则。即泻心火补肾水。心主火，应南方；肾主水，应北方。对于肝实肺虚之证，可用泻火补水之法使其平衡协调。《难经·七十五难》："泻南方火，补北方水。南方火，火者木之子也；北方水，水者木之母也。水胜火，子能令母实，母能令子虚，故泻火补水，欲令金不得平木也。"

泻脾除热饮 xièpíchúrèyǐn 《银海精微》卷上方。黄芪、防风、茺蔚子、桔梗、大黄、黄芩、黄连、车前子、芒硝各一两。为粗末，每服六钱，水煎服。治三焦心火俱盛而致的胬肉攀睛。

泻脾散 xièpísǎn 即泻黄散。详该条。

泻青 xièqīng 即泻肝。详该条。

泻青丸 xièqīngwán 又名泻肝丸。《小儿药证直诀》卷下方。当归、冰片、川芎、栀子、熟大黄、羌活、防风各等分。蜜丸，芡实大，每服半丸至一丸，竹叶煎汤，同砂糖温水化服。功能清肝泻火。治肝火郁热，夜卧不安，搐搦，脉洪实者。

泻下 xièxià 即下法。详该条。

泻下不爽 xièxiàbùshuǎng 症状名。粪便稀薄但排出不畅，自觉排便不尽的腹泻症状。

泻心 xièxīn 属泻火通降法。适用于心胃火炽的治法。如因胃火盛而牙龈肿痛、口臭、嘈杂、便秘、舌红苔黄厚、脉数，可用泻心汤以泻火解毒。又如心火盛而迫血妄行，症见吐衄、大便秘结、小便赤涩、目赤口疮、苔黄、脉数，也可用上方治疗。

泻心汤 xièxīntāng 又名三黄汤。《金匮要略》方。大黄二两，黄连、黄芩各一两。水煎服。功能泻火解毒。治热盛迫血而致的吐血、衄血，或三焦实热，高热烦躁，面红目赤，口疮痛肿及湿热黄疸等。《太平惠民和剂局方》之三黄丸，即本方作蜜丸，治症亦同。实验研究：三黄丸对弗氏痢疾杆菌及大肠杆菌有抑制作用，还有某种程度的降压、抑制神经兴奋和降低血中总脂质、中性脂质和胆固醇的作用。

泻叶 xièyè 番泻叶之简称。详该条。

齘齿 xièchǐ 症名。出《金匮要略·痓湿暍病脉证并治》。即齿齘。详该条。

谢利恒 xièlìhéng （1878—1950）近代医家。名观，江苏武进人。曾任商务印书馆编辑、上海中医专门学校校长等职，创办过"中医大学"。编有《中国医学源流论》《中国医学大辞典》等，在中医学的发展和传播方面有一定贡献。

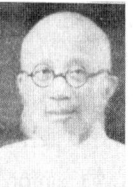

谢利恒

解㑊 xièyì 病名。出《素问·平人气象论》等篇。指肢体困倦，消瘦，少气懒言，骨肉懈怠的病症。多因肝肾虚损，精血不足所致。可见于虚损、痨瘵、慢性消耗性疾患，以及热性病的恢复期等。

薤白 xièbái 中药名。出宋·苏颂等《本草图经》。别名薤白头。为百合科植物小根蒜 *Alilum macrostemon* Bge. 的鳞茎。主产于东北、河北、江苏、湖北等地。苦、辛，温。入肺、胃、大肠经。理气宽胸，通阳散结。治胸痹心痛彻背、心绞痛、脘痞不舒、干

呕、泻痢后重，煎服：5～9克。治疮疖，鲜品捣敷。本品含蒜氨酸、甲基蒜氨酸及大蒜糖。煎剂在体外对痢疾杆菌、金黄色葡萄球菌有抑制作用。

薤白头 xièbáitóu 见《中国药学大辞典》。即薤白。详该条。

蟹睛 xièjīng 病症名。见《圣济总录》卷一百〇六。又名蟹目、蟹睛疼痛外障、损翳。多属肝有积热，上冲于目，以致黑睛翳溃，或外伤所致。症见黑睛破损，黄仁从破口突出如珠，形似蟹睛，周围绕以白翳，目痛剧烈，羞明泪出。相当于虹膜脱出，愈后遗留瘢痕。若黄仁神膏从破口大量涌出，多致失明。治宜清肝泻火。用龙胆泻肝汤加减。日久赤痛减退者，宜滋阴清火，用镇肾决明丸（《医宗金鉴》：石决明、菟丝子、五味子、细辛、山药、生地黄、知母）、知柏地黄丸。

蟹目 xièmù 见《太平圣惠方》卷三十三。即蟹睛。详该条。

xin

心 xīn ❶五脏之一，是五脏中最重要的一个脏器。《灵枢·邪客》："心者，五脏六腑之大主也，精神之所舍也。"《素问·六节藏象论》："心者生之本，神之变也。其华在面，其充在血脉。"心的主要功能是主血脉、主神明。血液的运行有赖于心气的推动。神明是指高级中枢神经系统的某些机能活动。心的病变主要反映这两方面的异常变化。此外，心主汗，汗为心液，有些自汗、盗汗病症须从补心治疗，显示植物神经系统某些功能紊乱和心有关。心在窍为舌，舌为心之苗，心的病变可从舌体上反映出来，见口舌糜烂、舌体强硬等。❷推拿部位名。见心经条。

心包 xīnbāo 心包络的简称。详该条。

X

心包络 xīnbāoluò　心外围的组织器官。心包是心的外膜，附有络脉，是通行气血的道路，合称心包络，一般简称心包。它是心的外卫，有保护心脏的作用，能代心受邪。《灵枢·邪客》："心者，五脏六腑之大主也，精神之所舍也……邪弗能容也，容之则心伤……故诸邪之在于心者，皆在于心之包络。包络者，心主之脉也。"热性病出现高热、神昏谵妄时，称为邪入心包。手厥阴心包经与手少阳三焦经互相络属，相为表里。

心包络经 xīnbāoluòjīng　手厥阴心包络经之简称。详该条。

心胞 xīnbāo　推拿部位名。见胞络条。

心痹 xīnbì　内脏痹证之一。出《素问·痹论》等篇。由于脉痹日久不愈，重感外邪，或思虑伤心，气血亏虚，复感外邪，内犯于心，心气痹阻，脉道不通所致。症见胸中窒闷、心悸、心痛、突发气喘、易惊恐、咽干、嗳气、脉沉弦。可见于冠心病或其他一些心脏病。治宜养心祛邪，活血通脉。选用赤茯苓汤（《圣济总录》：赤茯苓、人参、半夏、柴胡、前胡、桂、桃仁、甘草）、加味五痹汤（《证治准绳》：人参、茯苓、当归、白芍、川芎、五味子、白术、细辛、甘草）、归脾汤、补心丹等方。

心病 xīnbìng　五脏病候之一。见《素问·脏气法时论》等篇。泛指心脏发生的多种病症。多由气血不足或气滞血瘀，心阴虚或心阳虚，以及心火炽盛等，使心主血脉、心藏神等功能失常所致。临床表现有胸闷短气、心胸疼痛、心悸怔忡、失眠健忘，或精神恍惚、善惊易悲等。偏于阴血不足者，伴见虚烦、低热、盗汗。偏于阳气虚弱者，伴见面色㿠白、怕冷、自汗。若病情进展而见大汗淋漓、四肢厥冷，或昏迷不醒、脉微欲绝，为心阳虚极欲脱的重症。因心火炽盛，属于实证者，症见面赤烦热、舌上生疮、口苦、小便热赤，甚则喜笑发狂等。治宜分辨虚实寒热，选用养心安神，益气补血，或用回阳固脱，或用滋阴降火，以及活血化瘀、清心泻火等法。

心藏神 xīncángshén　出《素问·宣明五气》。详心主神明条。

心掣 xīnchè　古病名。属怔忡之类。出《素问·阴阳别论》。以心动悸如掣为主症，故名。多因心气虚寒所致。症见心动不宁，有牵引、紧缩感，甚则作痛，伴短气、呛咳、便泄。治宜益心气，温心阳。可用调中汤（《圣济总录》：人参、赤茯苓、桔梗、橘皮、白术、半夏、沉香、槟榔、藿香叶）。也有认为系胆与三焦之火归于心者，宜清火宁神。

心虫病 xīnchóngbìng　心虫即蛔虫。见《普济本事方·诸虫飞尸鬼疰》。详蛔虫病条。

心动悸 xīndòngjì　症名。《伤寒论·辨太阳病脉证并治》："伤寒，脉结代，心动悸，炙甘草汤主之。"患者除自觉心悸外，尚可察见心脏搏动亢进，甚则"其动应衣"。参见心悸、怔忡条。

心烦 xīnfán　症名。出《素问·五脏生成》。又名烦心。心中烦热郁闷之状。烦多属热，亦有因于寒者。可见于外感、内伤多种病症。《伤寒论·辨太阳病脉证并治》："伤寒无大热，口燥渴，心烦，背微恶寒者，白虎加人参汤主之。"伤寒六经病多能见此。"阳明病，不吐不下，心烦者，可与调胃承气汤。""少阴病，得之二三日以上，心中烦，不得卧，黄连阿胶汤主之。"《类证治裁·烦躁》："伤寒热在表而烦，宜散，桂枝汤。在里而烦，宜下，承气汤。在半表半里而烦，宜和，小柴胡汤。在胸膈以上而烦，宜吐，栀豉汤。其阴寒而烦，则有恶寒踡卧及下利厥逆、吐蛔之症，宜温，温用四逆汤，蛔用乌梅丸。"又"如内伤阴虚火动而烦，宜生脉散加生地黄、熟地黄、茯神、枣仁。或不得卧而烦，朱砂安神丸。"

心肺气虚 xīnfèiqìxū 心气与肺气俱虚的病症。因肺气虚导致心气不足，或由心气虚损导致肺气亏虚。症见久咳不已、气短心悸、面色㿠白，甚或口唇青紫，舌淡，脉细弱等。治以补益肺气为主。

心腹痛啼 xīnfùtòngtí 病症名。小儿突然因心腹疼痛而啼。多由脾胃素虚，风寒内袭，邪正纷争，攻冲上下，而致心腹刺痛作啼，甚者可表现面易变色，状似惊痫。轻证宜补中健脾，用六神散（人参、山药、白术、甘草、白茯苓、扁豆）。重证宜温中开窍，用苏合香丸。

心疳 xīngān 五疳之一。又名惊疳。疳证因心经郁热，出现面黄颊赤、壮热、烦躁、口舌生疮、小便赤涩、盗汗，或虚惊。以清心泻热为治。可用泻心导赤汤（方见木舌胀条）加减。

心汗 xīnhàn 病症名。见《丹溪心法·盗汗》。指心窝局部多汗。多因忧思惊恐伤及心脾所致。治宜补养心脾，敛神益气。可用生脉散、归脾汤、补心丹加减。

心合脉 xīnhémài 五脏与五体相合。心主要是联系脉。《素问·五脏生成》："心之合脉也，其荣色也。"《类经》："心生血，血行脉中，故合于脉。"参见心主血脉条。

心合小肠 xīnhéxiǎocháng 脏腑相合之一。心主血，小肠主泌汁以养心血。心热下移小肠，可出现小便赤涩或尿血；小肠实热，每见心烦、口舌糜烂。手少阴心经与手太阳小肠经脉互相络属，一脏一腑，表里相应。《灵枢·本输》："心合小肠，小肠者，受盛之腑。"《诸病源候论》："心主于血，与小肠合，若心家有热，结于小肠，故小便血也。"

心火 xīnhuǒ ❶心的代称。心在五行属火，故称。❷心热火旺的病变。有虚火、实火之分。❸推拿部位名。见心经条。

心火亢盛 xīnhuǒkàngshèng 可因情志之火内发，或六淫内郁化火，或过食辛热，过服温补而致。症见心中烦热，焦躁失眠，口舌糜烂、疼痛，口渴，舌红，脉数，甚则烁伤肺阴而见咯血、衄血等。治宜清心泻火，或兼凉血。

心火内炽 xīnhuǒnèichì 又称心火内焚。即心热过盛，心神受扰。症见心烦失眠、怔忡不安，甚则狂躁谵语、喜笑不休等。治宜清心泻火，辅以养心安神。

心火上炎 xīnhuǒshàngyán 心经火热上升的病症。可由心火亢盛或心阴亏虚而致，症见口舌生疮、口腔糜烂、心烦失眠、舌尖红绛等。治宜导赤清心。

心火盛 xīnhuǒshèng 证名。六淫内郁化火，或过食辛热，或过服温补，或情志之火内热，以致心火内盛。症见心中烦热，焦躁失眠，口舌糜烂、疼痛，口干口渴，舌红苔黄，脉数等，甚或咯血、衄血。治宜清心泻火，或兼凉血、止血。

心积 xīnjī 古病名。见《脉经·平五脏积聚脉证》。王叔和根据《难经·五十四难》中"心之积名曰伏梁，起脐上，大如臂，上至心下，久不愈，令人病烦心"的论述，又补充了脉沉而芤，病胸中满闷、心悸、腹中热、面赤嗌干、心烦、唾血、手心发热，甚则发生抽搐等症。参见伏梁条。

心悸 xīnjì 证名。见《千金要方·心脏》。患者不因惊吓，自觉心跳、心慌，悸动不安。多由气虚、血虚、停饮或气滞血瘀所致。气虚宜补气调神，血虚宜养血安神，停饮宜化饮行水，气滞血瘀宜行气祛瘀。详见心下悸、心动悸、气虚心悸、血虚心悸、停饮心悸、气滞血瘀心悸条。参见惊悸、怔忡、痰火怔忡、心中憺憺大动条。

心筋 xīnjīn 推拿六筋穴之一，又称赤淡黄筋。详六筋条。

心经 xīnjīng ❶手少阴心经之简称。详该条。❷推拿部位名。见陈氏《小儿按摩经》。又名心、心火、心主。位于中指远端指骨的腹面。能退热发汗、通利小便，治火眼、口疮、惊搐等。

心经咳嗽 xīnjīngkésòu 见《症因脉治》卷二。即心咳。详该条。

心坎骨 xīnkǎngǔ 骨名。又名鸠尾骨。即剑突。《伤科汇纂》："心骨一片，状如钱大，即心坎骨也。"参见鸠尾骨条。

心咳 xīnké 病症名。出《素问·咳论》。又称心经咳嗽。症见咳嗽心痛、喉中作梗，甚则咽肿喉痹。可用桔梗汤、凉膈散去硝、黄，加黄连、竹叶。

心漏疽 xīnlòujū 即井疽。详该条。

心悗 xīnmèn 症名。指心中烦乱而闷者。多由下元精气不足或血虚阴火炽盛引起。《灵枢·口问》："下气不足，则乃为痿厥心悗。"《证治准绳·杂病》："荣气不营，阴火炽盛，是血中伏火，日渐煎熬，血气日减，心包与心主血，血减则心无所养，致使心乱而烦，病名曰悗。"

心脾两虚 xīnpíliǎngxū 心脾两脏气血虚弱的病变。主要证候有心悸怔忡、失眠多梦、健忘、食少、便溏、倦怠乏力，或见崩漏、便血、皮下出血，舌淡，脉细弱。可见于贫血、紫癜、功能性子宫出血等病症。

心气 xīnqì 见《素问·奇病论》。广义泛指心的功能活动。狭义指心脏推动血液循环的功能。参见心阳条。

心气不固 xīnqìbúgù 又称心气不收。心藏神，主血脉、汗液等。心气虚弱不能收敛，可出现心神浮越、精神散乱、健忘易惊、心悸、自汗或动则汗出等症状。

心气不宁 xīnqìbùníng 泛指心神不安、心悸易惊、心烦不寐等症状。可因劳神过度，或

心血不足，或因惊恐损及心气，多兼见神疲倦怠，舌嫩，脉虚或促、结、代等虚证。若因痰湿、瘀血或水气凌心，则兼见痰湿、瘀血的舌脉及水气过盛之脉证。

心气不收 xīnqìbùshōu 详心气不固条。

心气热 xīnqìrè ❶同心热，详该条。❷心脉的病变。心主身之血脉，心有热，可使血逆于上，致上盛而下虚，下虚则生脉痿。《素问·痿论》："心气热，则下脉厥而上，上则下脉虚，虚则生脉痿，枢折挈，胫纵而不任地也。"

心气盛 xīnqìshèng 又称心气实、心阳盛。心主血脉，藏神，其气过亢，可表现为神志或血脉的病症。《灵枢·淫邪发梦》："心气盛，则梦善笑恐畏。"《诸病源候论·心病候》："心气盛，为神有余，则病胸内痛，胁支满，胁下痛，膺背膊腋间痛，两臂内痛，喜笑不休，是心气之实也。"治以清心泻火为主。

心气实 xīnqìshí 《灵枢·本神》："心气虚则悲，实则笑不休。"参见心气盛条。

心气通于舌 xīnqìtōngyúshé 出《灵枢·脉度》。详心主舌条。

心气虚 xīnqìxū 证名。①老年脏气日衰，或由汗、下太过，或劳心过度，心气耗损所致。症见心悸、短气（活动时加剧）、胸闷不舒或痛，体倦乏力，或自汗，面色㿠白，舌胖嫩、质淡，苔白，脉虚等。《素问·方盛衰论》："心气虚则梦救火阳物，得其时则梦燔灼。"又《灵枢·本神》："心气虚则悲。"治以益气养心为主。②气为阳，心气虚亦属心阳虚。详该条。

心气虚不得卧 xīnqìxūbùdéwò 病症名。见《症因脉治》卷三。内伤不得卧之一种。由于心气不足，心神失守，症见夜卧不安、睡中自醒、心悸、神疲乏力、喜热恶冷，脉无力或迟。治宜益气养心。可用人参养荣汤、

归脾汤等。

心窍 xīnqiào ❶心的苗窍，即舌。《素问·阴阳应象大论》：“心主舌……在窍为舌。”详见舌条。❷心神之窍。心藏神，古人认为心窍通利则神志清爽，心窍为邪闭阻则神昏癫狂。如痰迷心窍。

心热 xīnrè 泛指心的各种热性病症。又称心气热。火气通于心，而心主血脉，藏神，故心气亢盛多表现为火热之证，影响神志及血脉。症见心中烦热，睡眠不宁，喜笑不休或神志昏愦，面红，口渴，小便黄，舌红，脉数等。治以清心泻火为大法。《素问·刺热》：“心热病者，颜先赤。”又“心热病者，先不乐。数日乃热，热争则卒心痛，烦闷善呕，头痛面赤无汗。”《小儿药证直诀》：“视其睡，口中气温，或合面睡，及上窜咬牙，皆心热也。导赤散主之。”《证治准绳·幼科》：“心热者，额上先赤，心烦心痛，掌中热而哕，或壮热饮水，巳午时益甚，宜泻心汤、导赤散、安神丸。”

心热多惊 xīnrèduōjīng 见《太平圣惠方》。即小儿素有郁热，脏腑壅滞，气血不和，心神烦乱。症见梦中呓语、烦闷惊叫。治宜清热镇惊。可用导赤散加减，另服牛黄清心丸。

心疝 xīnshàn 病名。出《素问·脉要精微论》。因心经受寒而致。症见腹部疼痛，腹皮隆起，自觉有气自脐上冲心。治宜温经散寒，和血止痛。用木香散（木香、陈皮、良姜、干姜、诃子皮、赤芍、川芎、枳实、草蔻、黑牵牛）。

心肾不交 xīnshènbùjiāo 心阳与肾阴的生理关系失调的病变。肾阴不足或心火扰动，均能使两者失去正常的协调关系。主要证候有心烦、失眠、多梦、怔忡、心悸、遗精等。多见于神经官能症及慢性虚弱患者。

心肾相交 xīnshènxiāngjiāo 脏腑相关理论之一。心属火，藏神；肾属水，藏精。两脏互相作用，互相制约，以维持正常的生理活动。肾中真阳上升，能温养心火；心火能制肾水泛滥而助真阳；肾水又能制心火，使不致过亢而益心阴。这种关系，也称水火相济。

心手少阴之脉 xīnshǒushàoyīnzhīmài 即手少阴心经。详该条。

心俞 xīnshù 经穴名。代号 BL15。出《灵枢·背俞》。属足太阳膀胱经。位于背部，当第五胸椎棘突下旁开 1.5 寸处。主治心动过速、心律不齐、心绞痛等心脏疾患，及精神病，癫痫，癔病，神经衰弱等。微向脊柱斜刺0.5～0.8寸。禁深刺。灸 3～7 壮或5～15分钟。

心痛 xīntòng 病症名。出《内经》。脘部和心前区疼痛的统称。①指心绞痛。如《灵枢·厥病》的真心痛、《辨证录》的去来心痛、《医学心悟》的注心痛，都包括现代所称的心绞痛。②指胃脘痛。《丹溪心法》：“心痛，即胃脘痛。”详见真心痛、厥心痛、冷心痛、热心痛、气心痛、血心痛、食心痛、饮心痛、虫心痛、注心痛、悸心痛、风心痛、去来心痛、九种心痛等条。

心痛彻背 xīntòngchèbèi 症状名。胸痛牵连背部。出《金匮要略·胸痹心痛短气病脉证并治》。参见胸痹条。

心胃火燔 xīnwèihuǒfán 心营热盛，又兼胃火烁津所致。症见高热、烦渴、心神不安、舌绛而中心干燥等。《温热论》：“再舌绛而中心干者，乃心胃火燔，劫烁津液。”治宜清气凉营。

心痿 xīnwěi 病名。《医宗必读·痿》：“心痿者，脉痿也。”详脉痿条。

心系 xīnxì 出《灵枢·经脉》。指心脏与其他脏器相联系的脉络。《类经》：“（心）其系有五，上系连肺，肺下系心，心下三系，连脾、肝、肾。"《十四经发挥》："五脏系皆通于心，而心通五脏系也。"一说"心系有二。其一上通于肺，其一由肺叶而下，曲折向后，并脊里，细络相连，与肾相通。"（清·赵术堂《医学指归》）

心下悸 xīnxiàjì 症名。①自觉近膻中处悸动不适。见《伤寒论·辨太阳病脉证并治》。②指心悸。《张氏医通》卷六："悸即怔忡之谓。心下惕惕然跳，筑筑然动，怔怔忡忡，本无所悸，自心动而不宁，即所谓悸也。"

心下满 xīnxiàmǎn 症名。见《伤寒论·辨太阳病脉证并治》。胃脘部痞闷胀满的证候。《伤寒全生集》："凡心下满，以手按之则散而软者，此虚气也。如不发热者，以木香和中汤主之；若发热者，以小柴胡加枳实、姜炒黄连去黄芩治之；若按之汩汩有声而软者，此停水也，用小半夏汤合减桂五苓散主之；若按之硬痛，有宿食也，轻则消导，重则用承气下之。"

心下痞 xīnxiàpǐ 症名。见《伤寒论·辨太阳病脉证并治》。胃脘部满闷，按之柔软不痛的症状。多由伤寒表邪未解，误用下法，以致邪气与痰湿相结，寒热错杂。治宜审察病情的寒热，选用各种泻心汤加减。如因忧郁气结而见心下痞满，伴有腹部微痛、不思饮食等症者，宜理气化滞消痞，用木香化滞汤等（《古今医鉴》）。

心下否痛 xīnxiàpǐtòng 症名。出《素问·五常政大论》。心下，通常是指胃脘部位；否，与痞同义，有闷满堵滞的意思。《诸病源候论》："诸否者，营卫不和，阴阳隔绝，脏腑否塞而不宣通，故谓之否。"心下否痛，指胃脘痞塞胀满疼痛的症状。参见胃脘痛等条。

心下痛 xīnxiàtòng 因胃脘作痛多在心窝处，故名。详胃脘痛条。

心下支结 xīnxiàzhījié 症名。出《伤寒论·辨太阳病脉证并治》。胃脘部自觉有物梗阻而烦闷不舒。可见于外感和杂病的多种疾病。

心虚 xīnxū 出《素问·脏气法时论》。泛指心之阴、阳、气、血不足的各种病症。一般症状为心悸、心痛、怔忡、气短、健忘、易惊、心中闷闷不乐、睡卧不安、面色不华、自汗、盗汗、肢麻、舌淡胖嫩，或嫩红，脉虚或促或结或代。参见心气虚、心血虚、心阳虚、心阴虚各条。

心虚胆怯 xīnxūdǎnqiè 心中空虚，容易恐惧的一种证候。多因心血不足，心气衰弱所致。与精神因素也有一定关系。可见于某些虚弱证、贫血、神经官能症等。

心虚自汗 xīnxūzìhàn 病症名。见《证治汇补·汗病》。多由心之气血不足，心液外泄所致。症见自汗、怔忡恍惚等。治宜补心养血为主。选用天王补心丹、当归补血汤、归脾汤等方。参见自汗条。

心血 xīnxuè 即心脏所主的血。心血不仅能营养周身各部分组织，也是神志活动的物质基础之一。心血旺则血脉充盈，面色红润，精神饱满；心血虚则心悸健忘，惊惕不安，失眠多梦，面色无华。

心血虚 xīnxuèxū 证名。多由失血、过度劳神，或血的生化之源不足所致。症见心悸、心烦、易惊、失眠、健忘、眩晕、面色苍白、唇舌色淡、脉细弱等。治宜补心血、养心神。血为阴，故亦作心阴虚。详该条。

心血虚不得卧 xīnxuèxūbùdéwò 病症名。见《症因脉治》卷三。内伤不得卧之一种。由于用心过度，心血虚耗而心神不宁。症见五心烦热、口燥舌干、夜卧则惊、脉细数。治宜滋阴降火。可用归芍天地煎（《症因脉治》：天冬、熟地、当归、白芍）、黄连安神丸（《症因脉治》：朱砂、川连、生地、当归）、天王补心丹等方。

心血瘀阻 xīnxuèyūzǔ 心血凝滞，脉道瘀塞的病症。多由心气虚或心阳虚，血运无力所致。亦可因情绪激动，或劳累受寒，痰浊凝聚等而诱发。症见心悸，心前区刺痛或闷痛，并常牵引至臂内侧，尤以左臂为多见。病轻者痛势不剧，时作时止，重者并有面、唇、指甲青紫，四肢逆冷。舌质暗红，或见紫色斑点，脉微细或涩。治疗上，急则救阳、通脉，缓则活血化瘀，兼以补气、通阳等。

心阳 xīnyáng 心的阳气，与心阴相对而言。心阴、心阳互相依附为用。心阳是心气的体现。心气虚则气短、脉弱、心悸、自汗、精神委靡。心气大虚则伤及心阳，出现寒象，甚则大汗淋漓、四肢厥冷、脉微欲绝等。

心阳盛 xīnyángshèng 同心气盛。详该条。或以阳热程度较重者称心阳盛，可见烦躁、发狂等。

心阳虚 xīnyángxū 证名。①阳虚之体，由误汗、误下，或劳心过度，致心悸、气短、自汗、形寒肢冷、口淡、舌质淡白、苔白润、脉迟弱或微细。②心气虚亦属心阳虚，详该条。

心移热于小肠 xīnyírèyúxiǎocháng 心与小肠相表里，病变时可互相影响。心有热可下移于小肠，症见小便赤涩或尿血、尿痛、舌上溃疡，舌色红，脉数或沉数等。《诸病源候论》卷二十七："心主于血，与小肠合，若心家有热，结于小肠，故小便血也。"

心阴 xīnyīn 即心的阴液，与心阳相对而言。其生理、病理和心血密切相关，并和肺阴、肾阴等的消长盈亏有关。如阴虚内热的病症，常同时表现心、肺、肾三脏阴液的匮乏。

心阴虚 xīnyīnxū 证名。由劳神过度或久病、热病耗伤心阴所致。又称心血虚。症见心悸、心烦、失眠、易惊、健忘等，甚则可见盗汗、低热、五心烦热、口干等，舌红少津，脉细数或促。治宜养心安神。

心营过耗 xīnyíngguòhào 指心阴耗损太过。热性病久热伤阴，或虚损病阴虚火旺，均能大量消耗血液中营养物质。主要证候有消瘦、夜热、心烦、易汗，舌绛，脉细数等。

心胀 xīnzhàng 病症名。出《灵枢·胀论》。主症为心烦、短气、卧不安等。多因寒邪犯心所致。用离照汤（《医醇賸义》：琥珀、丹参、朱砂、茯神、柏子仁、沉香、广皮、青皮、郁金、灯心、姜皮）等方治之。亦有以胀病而见上述证候为心胀。宜在治胀方中加心经药，如黄连、细辛等（《杂病源流犀烛·肿胀源流》）。

心中懊憹 xīnzhōng' àonáo 症名。简称懊憹。又名心中懊恼。心胸烦热，闷乱不宁之状。多由外感热病误治，邪热留于胸膈，扰及胃腑，或因湿热内蕴所致。《伤寒论·辨太阳病脉证并治》："发汗吐下后，虚烦不得眠，若剧者，必反复颠倒，心中懊憹，栀子豉汤主之。"若太阳表证未解，下后成结胸者，用大陷胸汤。或阳明病下之，心中懊憹而烦，胃中有燥屎者，可攻，宜大承气汤。又《金匮要略·黄疸病脉证并治》："酒黄疸，心中懊憹，或热痛，栀子大黄汤主之。"《伤寒绪论·懊憹》："温热病懊憹，为热毒蕴于膈上，凉膈、解毒选用。"

心中憺憺大动 xīnzhōngdàndàndàdòng 出《灵枢·经脉》。形容心跳剧烈，心神不安，且有空虚感。详怔忡条。

心忪 xīnzhōng 即怔忡。详该条。

心主 xīnzhǔ 指手厥阴心包络经。《灵枢·邪客》："包络者，心主之脉也。"

心主汗 xīnzhǔhàn 汗为五液之一，属心。《素问·宣明五气》："五脏化液，心为汗。"汗与血是同源异流。临床上许多汗症与心有关。如心阴虚，心火内扰，出现盗汗；心阳虚，卫阳不固，出现自汗；心气热，每见汗出；发汗太过，可伤心气而致亡阳；心气垂竭时，每见汗出如油等。故有"汗为心之液"，"夺血者无汗，夺汗者无血"的理论。

心主舌 xīnzhǔshé 出《素问·阴阳应象大论》。舌能辨五味，又是发音的重要器官，其功能与心有密切关系。《灵枢·脉度》："心气通于舌，心和则舌能知五味矣。"临床上，心神健旺则舌动灵活，语言畅利；神识不清则舌謇舌颤，语言障碍；心血足则舌色鲜活；心血虚则舌色暗淡。心的虚实和病变，常可从舌质上反映出来，故有"舌为心之苗"（见《血证论》）的说法。

心主神明 xīnzhǔshénmíng 出《素问·灵兰秘典论》。是心的重要功能之一。神明，指精神、意识、思维等高级中枢神经活动，是由心所主持的，因而对其他脏腑的功能活动也起着主导作用。心主神明的功能正常，则精神健旺，神志清楚；反之，则可致精神神志异常，出现惊悸、健忘、失眠、癫狂等证候，也可引起其他脏腑的功能紊乱。

心主手厥阴心包络之脉 xīnzhǔshǒujuéyīnxīnbāoluòzhīmài 即手厥阴心包络经。详该条。

心主血 xīnzhǔxuè 心主持血和血液运行功能的概括。①心主导全身的血液。《素问·五脏生成论》："诸血者，皆属于心。"②指心主血脉。详该条。

心主血脉 xīnzhǔxuèmài 血脉指血液和脉管以及血液在脉管中的运行。这一系统的生理功能由心脏主持，是血液循环的原动力。心脏气血的虚实和病变可影响血脉的运行，血液的盈亏也直接影响着心脏的功能。《素问·五脏生成》："诸血者，皆属于心。"《素问·痿论》："心主身之血脉。"

心主言 xīnzhǔyán 言语是表达思维意识的一种重要形式，受着心神的主宰和控制。当

心或心的外卫——心包络受热邪或其他病因刺激时，可出现谵语、狂言、言语謇涩、失语等症状，故《难经》以言为心声。

辛 xīn 五味之一。辛为金味，入通于肺。故为肺所主之味。《素问·宣明五气》："辛入肺。"辛味药物多入肺经，有宣肃肺气的作用，如麻黄、苏子之类。但有的辛味药亦有润燥作用，如知母、紫菀、百部等。

辛頞鼻渊 xīn'èbíyuān 即鼻渊。详该条。

辛甘发散为阳 xīngānfāsànwéiyáng 出《素问·至真要大论》。辛味甘味的药物能发散，其药性属阳。如桂枝、防风的性味辛甘，能发散解肌。

辛开苦泄 xīnkāikǔxiè 治法之一。又称辛开苦降，简称开泄。用辛味药发散表邪，用苦味药清泄里热。如症见发热、微恶风寒、头痛、少汗、口渴、咽痛、舌苔黄白、脉浮数等，可用桑菊饮加黄芩、大青叶等，以辛凉透解，兼清泄里热。因痰、湿、热阻滞而出现痞闷胀满、苔黄白腻等，用小陷胸汤加枳实、生姜之属，以行气散结，兼苦寒泄热。

辛凉解表 xīnliángjiěbiǎo 用性味辛凉，具有疏风解热作用的药物，治疗风热表证或温病初起的治法。适用于恶寒轻而发热较重，有汗的风热表证。麻疹初期疹未透出时亦可应用。常用药物如薄荷、荆芥、淡豆豉、桑叶、银花、连翘、升麻、葛根等。代表方有桑菊饮、银翘散、升麻葛根汤等。

辛凉清气 xīnliángqīngqì 用辛凉（寒）的方剂清解气分热邪的治法。如患者有高热、不恶寒、反恶热、口渴、大汗出、面目赤色、呼吸气粗、语声重浊、小便短赤、舌苔黄、脉洪大等，用白虎汤，即属此法。

辛芩颗粒 xīnqínkēlì 中成药。见《中华人民共和国药典》2010 年版一部。细辛、黄芩、荆芥、防风、白芷、苍耳子、黄芪、白术、桂枝、石菖蒲各 200 克。以上 10 味，制

成颗粒。每袋装 20 克或 5 克（无蔗糖）。开水冲服。一次 1 袋，一日 3 次。20 日为一疗程。益气固表，祛风通窍。用于肺气不足、风邪外袭所致的鼻痒、喷嚏、流清涕、易感冒；过敏性鼻炎见上述证候者。

辛温解表 xīnwēnjiěbiǎo 用辛温发散药物治疗风寒表证的治法。适用于恶寒重而发热较轻、全身酸痛、无汗的风寒表证。上半身浮肿较重的早期水肿证，兼有发热恶风的风湿骨痛及外感风寒诱发的哮喘等均可酌情应用。常用药物有麻黄、桂枝、苏叶、藿香、防风、荆芥等。代表方有麻黄汤、桂枝汤、香苏散等。

辛温开窍 xīnwēnkāiqiào 治法。又名温开。用辛温香窜之品温阳祛寒开窍，以治疗寒厥或寒凝窍闭之候的治法。适用于神志昏迷、牙关紧闭、两手握固、呼吸气粗、面青身冷等。常用药有苏合香、麝香、安息香、丁香、石菖蒲等。代表方剂如苏合香丸。

辛夷 xīnyí 中药名。出《神农本草经》。别名木笔花。为木兰科植物望春花 *Magnolia biondii* Pamp. 或玉兰 *M. denudata* Desr. 等的花蕾。主产于河南、四川、安徽、浙江等地。辛，温。入肺、胃经。散风寒，通鼻窍。治头痛、鼻渊、鼻流浊涕，煎服：3～9克。玉兰花蕾含挥发油，油中含柠檬醛、丁香油酚、桉叶素等。有收缩鼻黏膜血管作用。煎剂对麻醉兔、猫、狗有降压作用，对动物子宫呈兴奋作用。

辛夷

辛夷散 xīnyísǎn《济生方》方。辛夷、细辛、藁本、升麻、川芎、木通、防风、羌活、炙甘草、白芷各等分。为末，每服二钱，饭后茶水调服。治肺虚又感风寒湿热之气，鼻内壅塞，涕出不止，或气息不通，或不闻香臭。

新定薏仁汤 xīndìngyìréntāng《医学从众录》方。薏苡仁一两，附子一至二钱，木瓜一钱五分，牛膝二至三钱。水煎服。治腰痛筋挛，难以屈伸者。

新方八阵 xīnfāngbāzhèn 书名。2 卷（即《景岳全书》卷五十～五十一）。明·张介宾撰。作者曾选辑古代医方，撰成《古方八阵》。因觉临床取用"犹有未尽"，故又以己意化裁，制定新方 185 首，仍分为补、和、攻、散、寒、热、固、因八阵。书中首载各类制方总和，次分述各类附方、主治及其加减法。该书亦有单行本。

新感 xīngǎn 温病学上与伏气相对而言的病症。指感受病邪后很快发病者。若内有伏邪，由新感触动而发病，称为新感引动伏邪。新感温病随感随发，初起有恶风寒表证；伏气初起即有内热证候（《温热论》）。

新感温病 xīngǎnwēnbìng 感受温邪即时而发的一类温病，与伏气温病相对而言。明·汪石山："有不因于冬伤于寒而病温者，此特春温之气，可名曰春温；如冬之伤寒，秋之伤湿，夏之中暑相同，此新感之温病也。"关于新感温病的传变与治法，《温热论》曰："卫之后方言气，营之后方言血。在卫汗之可也，到气才可清气，入营犹可透热转气……入血就恐耗血动血，直须凉血散血。"参见伏气温病条。

新感引动伏邪 xīngǎnyǐndòngfúxié 内有伏邪，由新感病邪触动而发。

新会皮 xīnhuìpí 见《药性切用》。为柑皮之处方名。详该条。

新加黄龙汤 xīnjiāhuánglóngtāng《温病条辨》方。生地黄、玄参、麦冬各五钱，大黄三钱，芒硝、人参（另煎）各一钱，当归一钱五分，甘草二钱，海参二条，姜汁六匙。水煎，分三次冲参汤，姜汁送服。治阳明温病，气血两虚，热邪耗伤津液过甚，大便燥

X

结不通者。

新加香薷饮 xīnjiāxiāngrúyǐn 《温病条辨》方。香薷二钱，金银花、鲜扁豆花各三钱，厚朴、连翘各二钱。水煎服。治感受暑邪，发热、微恶寒、无汗头痛、心烦口渴、舌红、苔薄白、脉洪大者。

新刊补注铜人腧穴针灸图经 xīnkānbǔzhù tóngrénshùxuézhēnjiǔtújīng 针灸书。见铜人腧穴针灸图经条。

新蒙花 xīnměnghuā 中药名。出《中药志》。别名梦花、蒙花珠。为瑞香科植物结香 *Edgeworthia chrysantha* Lindl. 的花蕾。主产于四川、贵州、湖北、广西等地。淡，平。养阴，明目，去翳。治青盲、夜盲、障翳、多泪、羞明、梦遗、失音，煎服：3～6克。

新清宁片 xīnqīngníngpiàn 中成药。见《中华人民共和国药典》2010年版一部。是一种以熟大黄加工制成的内服片剂。具有清热解毒、泻火通便的功效，用以治疗内热所致的喉肿、牙痛、目赤、便秘、发热等；感染性炎症见上述证候者。

新生儿败血症 xīnshēng'érbàixuèzhèng 病名。新生儿期细菌侵入血循环，并在其中繁殖和产生毒素所造成的全身性感染。新生儿脏腑娇嫩，形气未充，中枢神经系统调节能力差，对疾病的抵抗力薄弱，产生抗体的机能不完善，皮肤黏膜柔嫩，细菌邪毒容易入侵，且入侵后也不易局限和消灭，因而发生感染，即易产生"正不胜邪，邪毒入血"现象。细菌邪毒进入血液循环，可引起全身性的化脓性感染。甚则由于正气衰弱而出现"邪毒内陷，侵袭脏腑"危候。皮肤的化脓性病灶，呼吸道及肠道的感染，出生时吸入污染羊水，或在胎内母亲患败血症等都可引起。治以清热解毒、泻火凉血为主，可用清瘟败毒饮，神昏加紫血丹，黄疸加茵陈蒿、

满天星。如正气衰弱，邪毒内陷，除清热解毒之外，尚需加重扶正之品，如人参、黄芪之类。

新生儿肺炎 xīnshēng'érfèiyán 病名。新生儿呼吸系感染性疾病。生后24小时内发病者，多为胎内感染；生后数日出现者，多为外感风寒或风热。新生儿肺卫之气未充，正气不足，病情最易幻变。外感风热，发热气促，鼻翼扇动，点头呼吸，喉有痰鸣，舌质红，指纹紫，为邪闭肺卫，宜宣肺清热，化痰定喘，用五虎汤加减。外感风寒，身冷，口吐白沫，唇周发绀，痰鸣喘急，舌淡胎白，指纹淡紫，此寒邪闭肺，治宜宣通肺气，方用杏苏散或射干麻黄汤。如面色灰黯，哭声低微，身冷，呼吸浅快、不规则，唇与肢端发绀，四肢不温，舌质紫黯，指纹沉滞，为正不胜邪之闭脱，治当以参苏饮（人参、苏叶）益气活血以扶正，配二陈汤加菖蒲、天竺黄利气以豁痰。恢复期，吮乳量少，脾虚痰湿者，用异功散加减，健脾化痰。

新生儿腹痛 xīnshēng'érfùtòng 病症名。出《幼幼新书》卷二十八伤泻第四。新生儿脏腑怯弱，内受风冷，脏冷夜啼，胎寒腹痛。宜医局开胃丸（木香、蓬莪术、白术、人参、麝、芍药），乳前服。

新生儿硬肿症 xīnshēng'éryìngzhǒngzhèng 病名。新生儿硬肿症，与肉硬相近似。以皮肤硬肿、冷、紫黯、舌质紫，口鼻流出血水为特点。其发病以先天禀赋不足，元阳虚弱，寒凝经络，气滞血瘀为多。常见于1周以内的新生儿，寒冷季节发病率较高，亦有少数因外感邪热而发病者。治宜调补元气，活血化瘀，和营血，调阴阳。并加强护理，注意保温。

新鲜骨折 xīnxiāngǔzhé 病名。一般指伤后1～2周内（小儿除外）的骨折。

新修本草 xīnxiūběncǎo 药书。简称《唐本草》。苏敬等撰于 659 年。是世界上最早由国家制定颁行的药典。共 54 卷，分为正文 20 卷，目录 1 卷；图 7 卷，《图经》25 卷，目录 1 卷。正文是在《本草经集注》基础上修订和增补的，共收药物 850 种，分为 9 类。书中的插图是从全国各地广泛征集的，图经则是其文字说明。对唐代以前的药物学成就进行了系统归纳和总结，唐代以后该书正文均收入《证类本草》等书中，但原书未能保存下来。图和图经部分早已失传。新中国成立后有此书的残卷影印本。

新针灸学 xīnzhēnjiǔxué 书名。朱琏编。共分 5 篇：第一篇为绪论；第二篇为针灸治疗原理；第三篇为孔穴总论及针术、灸术；第四篇为孔穴各论，按全身各部位分述孔穴的位置和主治；第五篇为各科疾病的针灸治疗。书末附以新中国医学者对针灸的研究观察等文章及针灸插图。1951 年人民卫生出版社出版。该书另有俄译本。

新制橘皮竹茹汤 xīnzhìjúpízhúrútāng 《温病条辨》方。橘皮、竹茹各三钱，柿蒂七枚，姜汁（冲）三杯。水煎，分两次服。治湿热壅遏胃气而致的呃逆。

新铸铜人腧穴针灸图经 xīnzhùtóngrénshùxuézhēnjiǔtújīng 即《铜人腧穴针灸图经》。详该条。

囟 xìn 婴儿的左右顶骨与颅盖诸骨接合不紧所形成的骨间隙。最易触摸到的是菱形的前囟（亦称额囟、囟门、囟骨）和三角形的后囟（亦称枕囟）。囟应在小儿半岁至两岁内闭合，过迟或过早闭合均属病态。

囟风伤寒 xìnfēngshānghán 病症名。出《普济方》卷三百六十三。婴幼儿囟门未合，感受风寒而引起的鼻塞。治以葱白捣碎取汁，涂于囟门；或用艾茸炒热，布包敷于囟门，气通即愈。参见鼻风条。

囟骨 xìngǔ 又名囟门，即额囟。婴幼儿两顶骨前内角尚未发育完全所致。两岁以后，额囟闭合而称顶骨。《医宗金鉴·正骨心法要旨》："囟骨者，婴儿顶骨未合，软而跳动之处，名曰囟门。"

囟会 xìnhuì 经穴名。代号 DU22。出《灵枢·热病》。属督脉。位于头正中线上，入前发际 2 寸处。主治头痛、眩晕、鼻塞、鼻出血、小儿惊风。沿皮刺 0.5～1 寸。

囟解 xìnjiě 即解颅。详该条。

囟开不合 xìnkāibùhé 即解颅。详该条。

囟门 xìnmén ❶小儿前囟处可触知的软组织。囟门下陷或隆起，有助于判断颅内压的高低。参见囟条。❷即囟骨。详该条。

囟填 xìntián 症名。即囟门肿起如堆。《诸病源候论》："小儿囟填，由乳食不时，饥饱不节，或热或寒，乘于脾胃，致脏腑不调，其气上冲所为也。"因热者，柔软红色，宜清热，用泻青丸。因寒者，牢韧坚硬，宜散寒，用参苏饮。

囟陷 xìnxiàn 症名。出《诸病源候论》。指囟门下陷。小儿在六个月内前囟微陷，不作病理状态。如婴儿禀赋不足，或五疳久病，元气亏损，泻利气虚，脾气不能上充，可致囟门下陷。如枕部同时凹陷，则更为严重，其症兼见面色萎黄、神疲气短、食少便溏、四肢不温、指纹淡滞等。治宜培元补肾。用固真汤（《医宗金鉴》：人参、白术、茯苓、甘草、黄芪、炮附子、肉桂、山药）。中气下陷者，用补中益气汤。

信砒 xìnpī 砒石之别名。详该条。

信石 xìnshí 砒石之别名。详该条。

xing

兴奋穴 xīngfènxué 经外奇穴名。见《常用新医疗法手册》。位于颞骨乳突后缘，安眠₂

穴斜上 0.5 寸处。主治嗜睡、心动过缓等。直刺 1~1.5 寸。灸 3~5 壮或 5~10 分钟。

星 xīng 病症名。见《石室秘录》。黑睛所生星点状白翳。参见翳、聚星障条。

星宿菜 xīngsùcài 中药名。见《福建民间草药》。又名大田基黄、红根仔。为报春花科植物星宿菜 *Lysimachia fortunei* Maxim. 的全草。分布于华东、华中、华南地区。苦、涩、平。活血调经，清热利湿。治痛经、闭经、白带、肠炎、痢疾、肝炎、风湿痹痛，煎服：9~15 克。治瘰疬、乳痈、跌打损伤，内服并捣敷。

星月聚散 xīngyuèjùsàn 病症名。见《眼科统秘》。即聚散障。详该条。

惺惺 xīngxīng 夺命穴别名。见《医学入门》。详该条。

腥臭气 xīngchòuqì 又称腥臊气。病者的痰液、汗液、白带、粪便等分泌物或排泄物所发出的特殊臊臭气味。参见嗅气味条。

腥臊气 xīngsāoqì 即腥臭气。详该条。

行痹 xíngbì 病名。出《素问·痹论》。即风痹。详该条。

行迟 xíngchí 五迟之一。出《小儿药证直诀》。小儿周岁以后，甚至两三岁还不能行走者。其原因及治法均可参考立迟。但应注意检查，确认是否有其他疾患，如小儿麻痹后遗症、肌营养不良或骨外伤等。

行间 xíngjiān 经穴名。代号 LR2。出《灵枢·本输》。属足厥阴肝经。荥穴。位于足背第一、二趾间，趾蹼缘后方赤白肉际处。主治头痛、眩晕、失眠、高血压、目赤肿痛、胁肋痛、疝气、遗精、月经过多等。斜刺 0.3~0.5 寸，灸 3~5 壮或 5~10 分钟。

行经 xíngjīng 指月经来潮。

行经目痛 xíngjīngmùtòng 病症名。《医宗金鉴·眼科心法要诀》："女子遇经行之际，眼目涩痛，头疼眩晕，肿涩难开，生翳于黑睛上，或如粟米，或花翳白陷，此因经行去血过多，肝经虚损故也，宜用当归补血汤（薄荷、羌活、茺蔚子、柴胡、蒺藜、菊花、防风、甘草、生地黄、当归、白芍、川芎）治之。"或用杞菊地黄丸等。本病类似今之月经异常患者所引起的眼睑水肿、慢性结膜炎、疱疹性角膜炎等。

行经气痛 xíngjīngqìtòng 病症名。静光禅师考定《女科秘要》卷三："经来一半，余血未尽，腹中作痛，变作潮热，或无热，当用红花当归散（当归、红花、牛膝、苏木、川芎、枳壳、赤芍、三棱、莪术）破其余血，则痛止人安。"参见痛经条。

行胫相交 xíngjìngxiāngjiāo 即交胫。详该条。

行军散 xíngjūnsǎn 又名武侯行军散、诸葛行军散。《霍乱论》方。犀牛黄、麝香、珍珠、冰片、硼砂各一钱，雄黄八钱，火硝三分，金箔二十页（现中成药无金箔，有姜粉）。为细末，每服三至五分，凉开水调服。功能开窍避秽，清暑解毒。治霍乱痧胀，暑热秽浊侵及心包，头目昏晕，不省人事，或恶心呕吐，泄泻腹痛，或口疮喉痛，或风热障翳（点目用）。

行气 xíngqì 理气法之一。即行散气滞，又称利气、通气。治疗由气滞所产生的胸腹胀闷、疼痛等病症的方法。如疏郁理气、和胃理气等均属行气法。详各条。

行气法 xíngqìfǎ 针刺时，使针感朝一定方向传导的方法。又称导气法。《针灸大成》："有病道远者，必先使气直到病所。"常用的行气法有指压行气法和针向行气法两种。详各条。

行气活血 xíngqìhuóxuè 治疗气滞血瘀证候的方法。临床常用于心腹胁肋诸痛时发时止、月经不调、跌扑劳损、冠心病心绞痛、产后恶露不行等一切气血涩滞之证。常用药如香附、金铃子、郁金、当归、丹参、赤芍、延胡索、桃仁、红花等。

行气玉佩铭 xíngqìyùpèimíng 气功铭文。原刻于一 12 面体角柱形玉佩上，约刻于公元前 380 年前后（即战国初期）。原拓片见《三代吉金文存》卷二十，是我国现存最早的有关气功的文字记述，共四十五字："行气，深则蓄，蓄则伸，伸则下，下则定，定则固，固则萌，萌则长，长则退，退则天。天几春在上，地几春在下。顺则生，逆则死。"郭沫若释："这是深呼吸的一个回合。吸气深入则多其量，使它往下伸，往下伸则定而固，然后呼出，如草木之萌芽，往上长，与深入时的径路相反而退进，退到绝顶。这样天机便朝上动，地机便朝下动。顺此行之则生，逆此行之则死。"（《奴隶制时代》）

行水 xíngshuǐ 治法。一种宣达气机、通调水道的利水化湿方法。适用于肺气不宣，脾不运湿，气化不行所致的水湿停滞病症。症见咳嗽气喘、小便不利、肿满身重，或兼有发热。用越婢加术汤或五苓散等方。

行邪 xíngxié 侵犯人体后能移行传变而不潜伏固着的病邪。《温疫论》下卷："凡邪所客，有行邪，有伏邪……假令行邪者，如正伤寒始自太阳，或传阳明，或传少阳，或自三阳入胃，如行人经由某地，本无根蒂。"

行瘀 xíngyū 用活血药或结合理气药以祛除瘀血的治法。详祛瘀活血条。

行针 xíngzhēn 针刺术语。亦称运针。进针后运行针体，以达到得气、补泻目的的各种方法。如提插法、捻转法等。

形不足者温之以气 xíngbùzúzhěwēnzhī yǐqì 治法。出《素问·阴阳应象大论》。指对形体虚弱、元阳不足者，宜用补气温阳的方法。《类经》："形不足者，阳之衰也，非气不足以达表而温之。"如参、芪之甘温益气，附、桂之温养元阳等是。

形肥经少 xíngféijīngshǎo 月经过少证型之一。见《竹林女科证治》。多因素体肥胖，脾虚气衰，影响水谷之精微化生为血，湿痰凝于经隧。症见身体肥胖，月经量逐渐减少，色淡质稀，或夹带下等。治宜健脾除湿，养血调经。方用二陈汤合芎归散。

形骸 xínghái 形，形身；骸，骸骨。统指身体躯壳而言。《灵枢·天年》："百岁，五脏皆虚，神气皆去，形骸独居而终矣。"

形寒 xínghán 形体受寒。《灵枢·邪气脏腑病形》："形寒饮冷则伤肺。"或作身体寒冷解。

形气 xíngqì 形，形体；气，脏腑组织的机能。正常情况下，形与气是相互协调的。任何一方出现偏盛偏虚，都是病态。参见形气相得、形气相失条。

形气相得 xíngqìxiāngdé 患者的形体与正气或病气发展平衡，如形盛气亦盛，形虚气亦虚。这些患者即使病较重，预后仍较好。《素问·玉机真脏论》："形气相得，谓之可治。"

形气相失 xíngqìxiāngshī 患者的形体与正气或病气发展不平衡。例如某些消渴病患者，形体瘦弱，但胃火亢盛，多食善饥，烦躁易怒，表现气盛形虚；又如某些痰饮病患者，形体肥胖，动则心悸、气喘、汗出，表现形盛气虚。这类形气不相称的病症，往往病情较重，预后较差。《素问·玉机真脏论》："形气相失，谓之难治。"

形色外诊简摩 xíngsèwàizhěnjiǎnmó 诊断学著作。2 卷。清·周学海撰于 1894 年。该书以介绍望诊为主，问诊、闻诊为辅，选编内容以《内经》为主要资料，补充《难经》以下的有关论述。上卷专谈望形，下卷为望色与外诊杂法类等。新中国成立后有排印本。

形胜气 xíngshèngqì 形气相失之证候。形体虽肥胖，而气弱气短，少气不能报息者，为形胜气，多属危重疾病。《灵枢·寿夭刚柔》："形胜气者危。"

形脏 xíngzàng 出《素问·三部九候论》。①指藏有形之物的胃、小肠、大肠、膀胱四个腑（《素问灵枢集注》）。②指头角、耳目、口齿、胸中四处（《黄帝内经素问》王冰注）。

荥穴 xíngxué 五输穴之一。出《灵枢·九针十二原》。十二经各有一个荥穴，即鱼际（肺）、二间（大肠）、内庭（胃）、大都（脾）、少府（心）、前谷（小肠）、足通谷（膀胱）、然谷（肾）、劳宫（心包）、液门（三焦）、侠溪（胆）、行间（肝）。临床常用于发热等症。

省头草 xǐngtóucǎo 佩兰之别名。详该条。

醒脾 xǐngpí 芳香健脾、健运脾气以治疗脾为湿困，运化无力的病症。如食欲不振、食后痞满、腹隐痛、大便溏、舌质淡、脉濡弱。用香砂六君子汤。

醒消丸 xǐngxiāowán 《外科全生集》方。乳香、没药各一两，雄黄五钱，麝香一钱五分。糊丸，每服三钱，陈酒送服。治痰湿阻滞而致的痈疽肿毒，坚硬疼痛，未成脓者。

杏林 xìnglín 旧时对医界的颂称。相传三国时吴国董奉为人治病，不收报酬，要求被治愈的患者在其宅边种杏一棵，日久杏树成林。后世遂以"杏林春暖""誉满杏林"等来称颂医家医术高明。

杏仁 xìngrén 中药名。出《本草经集注》。别名苦杏仁。为蔷薇科植物杏 Prunus armeniaca L. 或山杏 P. armeniaca L. var. ansu Maxim. 等的种子。主产于东北、华北各地。苦，温，有小毒。入肺、大肠经。止咳平喘，润肠通便。治咳嗽气喘、肠燥便秘。煎服：4.5~9克。过量或生食可引起中毒。参见杏仁中毒条。本品含苦杏仁苷、脂肪油（杏仁油主要成分为三油酸甘油酯）等。苦杏仁苷的分解产物氢氰酸有剧毒，但微量氢氰酸能镇静呼吸中枢而有镇咳、平喘作用，过量则可致窒息死亡。

杏仁滑石汤 xìngrénhuáshítāng 《温病条辨》方。杏仁三钱，滑石三钱，黄芩二钱，橘红一钱五分，黄连一钱，郁金二钱，通草一钱，厚朴二钱，半夏三钱。水煎服。治暑温、伏暑，症见胸部痞闷、潮热呕恶、烦渴自利、汗出尿少，舌苔灰白。

杏仁止咳合剂 xìngrénzhǐkéhéjì 中成药。见《中华人民共和国药典》2010 年版一部。杏仁水 40 毫升，百部流浸膏 20 毫升，远志流浸膏 22.5 毫升，陈皮流浸膏 15 毫升，桔梗流浸膏 20 毫升，甘草流浸膏 15 毫升。以上 6 味按糖浆剂工艺制成。口服，一次 15 毫升，一日 3~4 次。功能化痰止咳。用于痰浊阻肺，咳喇痰多；急慢性支气管炎见上述证候者。

杏仁中毒 xìngrénzhòngdú 见《肘后方》卷七。因服过量生杏仁引起中毒。症见呕恶吐泻，继则昏迷、惊厥、呼吸障碍、瞳孔散大、对光反应消失，以致死亡。治疗宜中西医结合抢救，西药解毒剂如亚硝酸盐、硫代硫酸钠、美蓝等宜及早应用。中药解毒药如蓝子汁、杏树皮等，可参考。

杏树根 xìngshùgēn 中药名。出《本草纲目》。为蔷薇科植物杏 Prunus armeniaca L. 或山杏 P. armeniaca L. var. ansu Maxim. 的根皮或树皮。治苦杏仁中毒：取杏树皮 60 克，削去外面粗皮，留中间纤维部分，加水 500 毫升，煮沸 20 分钟，过滤后温服。

杏苏散 xìngsūsǎn 《温病条辨》方。苏叶、半夏、茯苓、前胡、桔梗、枳壳、甘草、生姜、大枣、橘皮、杏仁。水煎服。功能温散风寒，宣肺化痰。治外感凉燥，症见头微痛、恶寒、咳嗽痰稀、鼻塞、嗌塞、苔白、脉弦。

性命圭旨 xìngmìngguīzhǐ 气功著作。撰者不详。相传为尹真人所传，其弟子记述。约成书于明万历年间。全书分元、亨、利、贞四卷，以性命双修为圭旨。性命指精气神，又指身心。性命结合、性命双修是内丹术的核心。该书儒释道杂陈。附图54帧，图文对照，详细说明内丹修炼次第。历来丹书未有与之相比者。

性能 xìngnéng 概指药物的四气、五味和升降浮沉等性质。

性味 xìngwèi 同气味，详该条。

xiong

芎䓖 qióngxiōng 川芎之别名。详该条。

芎归胶艾汤 xiōngguījiāo'àitāng 又名胶艾汤、胶艾四物汤。《金匮要略》方。川芎、阿胶（烊化）、甘草各二两，艾叶、当归各三两，生地黄六两，芍药四两。水、酒煎，分三次服。功能补血调经，安胎止崩。治血虚寒滞，少腹疼痛，崩漏不止，月经过多，或妊娠下血，胎动不安，或产后下血，淋漓不断。

芎归散 xiōngguīsǎn 即佛手散。详该条。

芎菊上清丸 xiōngjúshàngqīngwán 中成药。见《中华人民共和国药典》2010年版一部。川芎20克，菊花240克，黄芩120克，栀子30克，炒蔓荆子30克，黄连20克，薄荷20克，连翘30克，荆芥穗30克，羌活20克，藁本20克，桔梗30克，防风30克，甘草20克，白芷80克。以上15味，按水丸工艺制成。口服，每次6克，每日2次。功能清热解表，散风止痛。用于外感风邪引起的恶风身热、偏正头痛、鼻塞不通、流涕、牙疼喉痛。本方为《太平惠民和剂局方》川芎

茶调散加减。

芎辛导痰汤 xiōngxīndǎotántāng 《证治准绳》方。川芎、细辛、天南星、陈皮、茯苓各一钱五分，半夏二钱，炒枳壳、甘草各一钱，生姜七片。水煎服。治痰厥头痛。

芎辛汤 xiōngxīntāng 《三因极一病证方论》方。生附子、生乌头、天南星、干姜、炙甘草、川芎、细辛各等分。为粗末，每服四钱，加生姜五片，茶芽少许，水煎服。治伤于风寒生冷，气虚痰厥，头痛眩晕，呕吐。

芎术汤 xiōngzhútāng 《奇效良方》方。川芎、生附子、白术各三钱，桂心、甘草各一钱，生姜七片，大枣二枚。水煎服。治伤湿头痛，眩晕。

芎术丸 xiōngzhúwán 即越鞠丸。详该条。

胸痹 xiōngbì 病症名。出《灵枢·本脏》。一般指以胸膺部窒塞疼痛为主的病症。①指痰浊、瘀血等阴邪凝结，胸阳失宣，气机闭阻，脉络不通的病症。症见胸满闷痛，甚则痛引彻背、喘息、不得平卧等。治以温阳益气、疏气豁痰为主；病延日久，络脉瘀阻者，兼以通络。常用栝楼薤白汤、栝楼薤白半夏汤、乌头赤石脂丸等方。②即胃痹。《症因脉治·胸痹》："胸痹之证，即胃痹也。胸前满闷，凝结不行，食入即痛，不得下咽，时或作呕。"

胸部内伤 xiōngbùnèishāng 病名。外伤波及气血、经络、脏腑而致的以胸胁疼痛为主要表现的疾病统称。

胸骨 xiōnggǔ 骨名。胸骨和肋骨的统称。《医宗金鉴·正骨心法要旨》："胸骨即髑骬骨，乃胸胁众骨之统名也。一名膺骨，一名臆骨，俗名胸膛。"

胸骨伤 xiōnggǔshāng 病名。见《医宗金鉴·正骨心法要旨》。包括胸胁部的肋骨伤折。多因跌打、压撞所伤，局部疼痛，甚至不能直立挺胸，呼吸短促，尤其在深呼吸或

咳嗽时疼痛加剧，骨折处可有凹陷、突起及骨声；严重者可出现气胸、血胸及内损脏器，并可出现咯血、呼吸困难、昏厥等。治宜手法复位与固定。内服复元活血汤；肿疼消减后，改服正骨紫金丹。合并内伤者，宜手术急救。

胸满 xiōngmǎn　症状名。出《素问·腹中论》等篇。《医宗金鉴》："表实无汗，胸满而喘者，风寒之胸满也；里实便涩，胸满烦热者，热壅之胸满也；面目浮肿，胸满喘不得卧者，停饮之胸满也；呼吸不快，胸满太息而稍宽者，气滞之胸满也……无寒热他病，惟胸满唇痿，舌青口燥，漱水不欲咽，乃瘀血之胸满也。"宜分别用解表、泻热、化饮、行气、活血等法治疗。

胸闷 xiōngmèn　症状名。自觉胸中堵塞不畅、满闷不舒的症状。

胸痞 xiōngpǐ　病名。见《杂病源流犀烛·胸膈脊背乳病源流》。胸中满闷而不痛。与结胸证的胸中硬满疼痛者有别。多由湿浊上壅，痰凝气滞，胸阳郁遏所致。此外，亦有以心下硬、干呕、噫气等症状称胸痞者（见《三因极一病证方论》）。

胸脯骨 xiōngpúgǔ　骨名。胸胁众骨之统称。包括胸骨和肋骨。

胸膛 xiōngtáng　❶骨名。指胸骨。详该条。❷泛指胸部。《医宗金鉴·外科心法要诀》："甘疽……生于膺上，即胸膛两旁肉高处。"

胸痛 xiōngtòng　症状名。出《素问·脉解》等篇。指胸部正中或偏侧疼痛的自觉症状。外感胸痛多为温热犯肺；内伤胸痛多为寒痰壅塞、水饮留积胸胁、心阳不足或心血瘀阻等阳虚阴盛所致，亦有因肝火上犯所致者。临床可见于肺炎、胸膜炎、肋间神经痛、冠心病等多种疾患。治宜针对病因，采用宣通胸阳及散寒理气、行瘀化痰等法。亦有将膈痛作为胸痛的别称（见《医宗必读》）。

胸外心脏按摩 xiōngwàixīnzàng'ànmó　心脏复苏方法。使患者仰卧在硬板或地上，医生双手重叠，以手掌根部有节奏地按压胸骨正中线稍偏左侧的下半部。成人约48～90次/分，小儿约100～120次/分。每按摩4次，配合进行口对口人工呼吸1次。小儿为每3次配合1次。《金匮要略·杂疗方》："一人以脚踏其两肩，手少挽其发，常弦弦，勿纵之，一人以手按据胸上，数动之，一人摩捋臂胫，屈伸之。"

胸围 xiōngwéi　胸部与乳头相平部位的周围长度。一般用来测量胸廓的大小和作为取穴的标准。《灵枢·骨度》："胸围四尺五寸。"

胸乡 xiōngxiāng　经穴名。代号SP19。出《针灸甲乙经》。属足太阴脾经。位于第三肋间隙，距胸正中线6寸处。主治胸胁痛、肋间神经痛等。斜刺或平刺0.5～0.8寸。禁深刺。灸3～5壮或5～10分钟。

胸胁 xiōngxié　前胸和两腋下肋骨部位的统称。《医宗金鉴·刺灸心法要诀》："胸者，缺盆下，腹之上，有骨之处也。"《医宗金鉴·正骨心法要旨》："其两侧自胸以下至肋骨之尽处，统名曰胁。"

胸胁苦满 xiōngxiékǔmǎn　症状名。出《伤寒论·辨太阳病脉证并治》。指胸胁部满闷不舒。《内经》有"胸胁支满"（《灵枢·经脉》）、"胸胁满"（《素问·刺热论》）的记载，义同胸胁苦满。因肝胆经气机失调，胆火内郁于胸膈所致。常见于少阳病、郁证等。

胸胁满 xiōngxiémǎn　症状名。出《素问·刺热论》。指胸胁部胀满不舒。多由邪阻气郁所致。《伤寒论·辨太阳病脉证并治》："伤寒十三日不解，胸胁满而呕。日晡所发潮热，已而微利，此本柴胡证，下之而不得利，今反利者，知医以丸药下之，非其治也。潮热者，实也。先宜服小柴胡汤以解外，后以柴胡加芒硝汤主之。"又"伤寒五六日，已发汗而复下之，胸胁满，微结，小便不利，渴而不呕，但头汗出，往来寒热，心烦者，此为未解也，柴胡桂枝干姜汤主之。"参见胸胁苦满等条。

胸阳 xiōngyáng 胸中的阳气，亦即上焦阳气。《类证治裁·胸痹》："胸痹……由胸中阳气不舒，浊阴得以上逆，而阻其宣降。"

胸中 xiōngzhōng 胸腔。《灵枢·经脉》："肾足少阴之脉……其支者，从肺出络心，注胸中。"《素问·至真要大论》："胸中不便，嗌塞而咳。"张景岳注："胸中，肺所居也。"（《类经》）

胸中烦热 xiōngzhōngfánrè 症状名。出《素问·至真要大论》。指胸中烦闷觉热。多属内热，但也可因外感而致。症见发热、胸中烦热、懊憹，宜疏表清热，用栀子豉汤；表邪已解，余热未清所致胸中烦热，用竹叶石膏汤。内科杂症见胸中烦热、口舌糜烂、口渴尿赤，多为心火亢盛所致，宜清心利尿，用导赤散；胸中烦热、思虑不宁、心烦不寐，多为血虚火炎所致，宜清热除烦，育阴安神，用黄连阿胶汤、补心丹等。胸中烦热，兼手足心俱热，称五心烦热。妊娠见胸中烦热者，为子烦。详各条。

胸中痞硬 xiōngzhōngpǐyìng 症状名。见《伤寒论·辨太阳病脉证并治》。胸中痞塞硬满，自觉有物堵住的症状。多由痰涎阻膈，寒邪上壅所致。如伴见气上冲咽喉、呼吸困难等症，可根据"其高者因而越之"的治则，采用吐法，用瓜蒂散等。

胸中之府 xiōngzhōngzhīfǔ 背部。《素问·脉要精微论》："背者，胸中之府，背曲肩随，府将坏矣。"

雄黄 xiónghuáng 中药名。出《神农本草经》。别名石黄、黄石。为含硫化砷的矿石。产于湖南、湖北、贵州、云南、四川等地。辛，温，有毒。入心、肝经。燥湿，解毒，杀虫。治痈疽肿毒、毒蛇咬伤，外敷或配入丸、散服；治疥癣、神经性皮炎、带状疱疹、黄水疮，研末调搽。治惊痫、疟疾、咳喘，研末水飞内服，每次 0.05～0.3 克；或入丸、散用。不可用火炮制。孕妇忌服。不能持续服用，以防蓄积中毒。中毒症状主要为上吐下泻。水浸剂在体外对常见致病性皮肤真菌、肠道致病菌、常见化脓性球菌与结核杆菌均有抑制作用。

雄黄草 xiónghuángcǎo 白屈菜之别名。详该条。

雄黄洗剂 xiónghuángxǐjì 验方。见《皮肤病学》（中山医学院）。雄黄、硼砂各 9 克，苦参、川椒、百部各 15 克。水煎外洗。治疥疮、外阴瘙痒。也用于念珠菌病。

熊胆 xióngdǎn 中药名。出唐·甄权《药性论》。为熊科动物黑熊 *Selenarctos thi betanus* G. Cuvier 或棕熊 *Ursus arctos* L. 的胆囊。主产于云南、黑龙江、吉林。苦，寒。入肝、胆、脾、胃经。清热镇痉，明目杀虫。治黄疸、小儿惊痫、疳积，研末服 0.15～0.3 克。点眼治目赤障翳。本品主要含牛磺去氧胆酸的碱金属盐，对小鼠离体肠管有解痉作用，原理与罂粟碱相似。牛磺去氧胆酸水解产物去氧胆酸钠对番木鳖碱中毒引起的小鼠惊厥有解毒作用，与鹅去氧胆酸钠及胆酸钠合用能增强其解毒作用。

熊道轩 xióngdàoxuān 见熊宗立条。

熊宗立 xióngzōnglì 明代医学家。字道轩。福建建阳人。著述较多，曾将《内经》《难经》《脉经》《伤寒论》以及外科、妇科、儿科、本草等方面的医籍加以编纂和注释。撰有《医书大全》《黄帝内经素问灵枢运气音释补遗》《勿听子俗解八十一难经》《伤寒运气全书》《类证注释钱氏小儿方诀》等。曾用大量篇幅对运气学说加以宣扬。

xiu

休息痢 xiūxīlì 病名。见《诸病源候论·痢病诸候》。下痢积年累月，屡止屡发，故名。多因治疗失宜，或气血虚弱，脾肾不足，以致正虚邪恋，湿热伏于肠胃而成。发作时，治宜清热化湿为主，或兼补气血，或兼温脾肾，选用香连丸、驻车丸等加减。缓解期，常有神疲乏力、食欲不振、形体消瘦、四肢不温等症，治宜健运脾胃、补益气血为主，可选用补中益气汤、八珍汤等方加减。肾虚者，用四神丸加减。《医贯》记载有一种寒积大肠，"经年累月，愈而复作"的休息痢，独用一味巴豆霜0.06克，蜡丸吞服。本症可见于慢性菌痢、溃疡性结肠炎、慢性阿米巴痢等病。

修脚术 xiūjiǎoshù 治脚病的手术方法。明《外科启玄》卷七已有修脚人的记载。新中国成立后，经过发掘整理，出版专书，得到重视提高。应用修脚独特技术，可治疗不少脚病。

修龄要旨 xiūlíngyàozhǐ 养生著作。明初冷谦编撰。全书载四时调摄、起居调摄、延年六字总诀、四季却病歌、长生一十六字诀、十六段锦法、八段锦法、导引却病歌诀、却病八则等。

修其城郭 xiūqíchéngguō 自我按摩方法。出《养性书》。城郭即耳廓。用手揉摩耳轮，可补肾气，防耳聋。

羞明 xiūmíng 即畏光。详该条。

嚏鼻碧云散 xiūbíbìyúnsǎn 《原机启微》方。又名碧云散。鹅不食草三钱，青黛一钱，川芎一钱。为末，嚏鼻。治目肿红赤、昏暗羞明、涩痛、风痒鼻塞、头痛脑酸、外翳攀睛、眵泪稠黏。

袖珍方 xiùzhēnfāng 方书。又名《袖珍方大全》。4卷。刊于1391年。该书是在明宗室朱橚（周定王）主持下，由李中恒等人选录朱橚主编的《保生余录》《普济方》等书中经验方编成。全书分风、寒、暑等81门。包括内、外、妇、儿等各科疾病。选方3077首。论病精要而选方为多。所选方剂附记出处。以其便于携带，故名袖珍。王永辅重刊时改为8卷本。

绣球风 xiùqiúfēng 即肾囊风。详该条。

xu

须 xū 即胡须，《灵枢·阴阳二十五人》："血气盛则有多须。"张景岳注："在口下及两颐者曰须。"

须发早白 xūfàzǎobái 病状名。青少年或中年人的头发、胡须过早变白。

虚斑 xūbān 见《温热经纬·叶香岩外感温热篇》。即阴证发斑。详见发斑伤寒条。

虚痓 xūzhì 痓病的一种。见《证治汇补·痓病》章。因气血虚极不能养筋所致，或见于大量失血之后。症见四肢搐搦、头昏目花、自汗、神疲、气短、舌质淡、脉细弦。治宜益气补血，兼予息风。用当归补血汤、八珍汤、大营煎（《类证治裁》：熟地、当归、枸杞子、杜仲、牛膝、肉桂、炙草）等方加息风药，如钩藤、蝎尾等。

虚喘 xūchuǎn 病症名。见《丹溪心法·喘》。气喘由于正气虚者。多因禀赋素弱、久喘或大病后真元耗损，脏气虚衰，肺气失主，肾不纳气而致。一般起病较缓，病程较长，呼吸气短难续，声音低微，以深吸气为快或动则气喘。根据病因和见症的不同，分为气虚喘、阴虚喘、真元耗损喘等。详各条。

虚呃 xū'è 病症名。正虚所致的呃逆。见《证治汇补》卷五。以脾胃虚寒居多，详见寒呃条。气虚者，多发于大病及吐、利之后，呃声低弱，气不接续。治宜补益，用补中益气汤、十全大补汤。肝肾阴虚者，亦多发于病后，气从脐下上冲，断续作呃，宜泻阴中伏热，用大补阴丸、滋肾丸。重病突然呃逆，额上汗出、脉微涩者，是阳气欲尽，属危候，急宜温阳，用干姜、吴萸、人参、茯苓、丁香、柿蒂、附子等药。

虚烦 xūfán　症名。阴虚内热，虚火内扰者，见心中烦乱、似胀不胀、悒悒闷闷、饮食不甘美、睡眠不安宁等证候。多见于热性病后期，或外感病经汗、吐、下后余热不清者；亦见于劳心思虑过度者（见《金匮要略·血痹虚劳病脉证并治》）。因邪热所致者，状如伤寒，但不恶寒，身不疼痛，头不痛，脉不紧数，独热（见《千金要方》）。治用竹叶汤、栀子豉汤加减。

虚烦不得眠 xūfánbùdémián　病症名。出《伤寒论·辨太阳病脉证并治》。心烦失眠的病症。虚烦与心下硬满、烦躁者有别，心烦而心下无硬满。本证可由气虚、阳虚、阴虚、余热等不同因素导致。属气虚者，常兼见倦怠乏力、纳少神疲、口干少饮、脉濡软，治宜补气为主。若更见肢冷畏寒、脉沉迟者，属阳虚，治宜温补。阴虚者，常兼见舌红口干、脉细数，治宜滋阴清火。余热内扰者，常兼见身热未净、口苦舌干、小便黄赤，治宜清解除烦。

虚风 xūfēng　病症名。①即慢脾风。出《婴童百问》。②血虚、阴虚所生的内风。多因大汗、大吐、大泄、失血或久病伤阴所致。症见眩晕震颤或手足蠕动、昏仆等。治疗以大小定风珠、复脉汤、阿胶鸡子黄汤等加减为主。③乘虚袭入的邪风，即四时不正之气。《灵枢·九宫八风》："从其冲后来为虚风。"

虚风内动 xūfēngnèidòng　由阴虚、血虚内生的风证。多见于大汗、大吐、大泄、失血或久病伤阴者，由津液亏损，液少血枯，血不养筋，肝阴不足，阴不潜阳而肝风内窜所致；也有因于肾阴不足，肝肾亏损，肾水不能涵养肝木，而致肝风上扰者。临床表现为眩晕、震颤，或手足蠕动，或昏仆等。

虚寒 xūhán　正气虚兼内寒的证候。主要表现为面黄少华、食欲不振、口泛清涎、形寒怕冷、脘腹胀痛、得热则舒、妇女带下清稀、腰背酸重、小便清长、大便稀薄、舌淡苔白，脉沉迟缓弱。

虚寒腹痛 xūhánfùtòng　病症名。素体阳虚或病后体弱，脾胃虚寒，中阳不振，寒湿停滞，气机不畅而致的腹痛。症见腹部隐痛、绵绵不止、喜按喜热、得食则舒、面色㿠白、形寒肢冷、纳呆便溏等。治宜温养脾胃，甘缓止痛。用黄芪建中汤。

虚寒胃痛颗粒 xūhánwèitòngkēlì　中成药。见《中华人民共和国药典》2010年版一部。炙黄芪、炙甘草、桂枝、党参、白芍、高良姜、大枣、干姜，制成颗粒剂。开水冲服。功能益气健脾，温胃止痛。用于脾胃虚弱所致的胃痛，症见胃脘隐痛、喜温喜按、遇冷或空腹加重；十二指肠球部溃疡、慢性萎缩性胃炎见上述证候者。

虚寒证 xūhánzhèng　证候名。阳气虚弱所致的证候。见《素问玄机原病式》卷二。症见面色少华、食欲不振、得热则舒、小便清长、大便稀薄、舌淡苔白、脉沉迟缓弱等。治宜温补为主。选用理中汤、金匮肾气丸等方。参见虚证、寒证条。

虚黄 xūhuáng　病症名。见《明医指掌》卷四。因七情不舒，劳倦太过，气血两虚所致的发黄。症见肌肤萎黄、口淡、怔忡、脚软、微寒发热、小便浊涩、食少便溏、舌淡、脉细弱等。治宜扶虚固本为主，不可过用凉剂。方用人参养荣汤、十全大补汤等。《丹溪心法·疸病证治》列为黄疸之虚证。

方用黄芪建中汤等。参见脱力黄、萎黄条。

虚火 xūhuǒ ❶真阴亏损引起的发热。如两颧潮红、低热、五心烦热或骨蒸劳热、心烦失眠、盗汗、尿短赤、口燥咽干、舌红苔少或光红无苔、脉细数无力，多见于热病伤阴的后期，或阴虚劳损等。❷阴盛格阳引起的假热症状。参见阴盛格阳条。

虚火喘急 xūhuǒchuǎnjí 病症名。素体虚弱，或久病邪热不清，肾阴受损，虚火上炎而引起的喘急。症见气息喘促、面颊潮红、五心烦热、口唇干燥。多见于小儿。治宜滋阴降火。用都气丸。

虚火咳嗽 xūhuǒkésòu 病症名。见《不居集》卷十五。指元气亏损，三焦火炎所致的咳嗽。症见气逆而咳、咳时面红气喘、痰涎清薄、咽干喉痒、口臭、烦渴、脉虚弱无力。治宜滋补为主。

虚火上浮证 xūhuǒshàngfúzhèng 证名。阴虚水不制火，虚火上炎，以咽干咽痛、头晕目眩、心烦不眠、耳鸣健忘、手足心热、盗汗、或目赤、口舌生疮、舌质嫩红少苔、脉细数等为常见症。

虚火上炎 xūhuǒshàngyán 肾阴亏虚，水不制火，出现阴火上升的证候。表现为咽干、咽痛、头昏目眩、心烦不眠、耳鸣、健忘、手足心热、或目赤、口舌生疮、舌质嫩红、脉细数等。

虚火眩晕 xūhuǒxuànyūn 病症名。见《症因脉治·内伤眩晕》。因肝肾真阴不足，龙雷之火上冲清道所致的眩晕。参见火冲眩晕、阴虚眩晕、肾虚眩晕等条。

虚火牙痛 xūhuǒyátòng 因虚火上炎所致的牙痛。多见于素体阴虚，或房劳伤肾，肝肾两亏者。症见牙齿浮动隐痛、两颧红赤、腰膝酸软、脉细数。治宜滋养肝肾。

虚火灼龈证 xūhuǒzhuóyínzhèng 证名。阴液亏虚，龈肉失濡，虚火灼龈，以龈肉干燥萎缩、潮红，齿根宣露，齿牙枯槁、疏豁松动、隐痛，五心烦热，颧红，舌红少津，脉细数等为常见症。

虚积痢 xūjīlì 病症名。出《普济方·婴孩下利门》。脾胃虚弱而致积滞的痢疾。小儿饮食不节，或过食甘肥，胃肠积滞过久而致此证。症见腹痛而软、喜按、里急后重、日夜无度。治宜健脾益胃。用大安丸合香连丸。

虚劳 xūláo 病名。出《金匮要略·血痹虚劳病脉证并治》。包括因气血、脏腑虚损所致的多种病症，以及相互传染的骨蒸、传尸。后世文献多将前者称为虚损，后者称为劳瘵。详见虚损、劳瘵各条。

虚劳盗汗 xūláodàohàn 病症名。见《诸病源候论·虚劳病诸候》。气虚阳弱者，可用牡蛎散、黄芪建中汤。心阳虚损者，可用柏子仁汤（《类证治裁》：柏子仁、半夏曲、牡蛎、人参、白术、麻黄根、五味子、麦麸、枣肉）。心肾两虚者，可用心肾丸（《类证治裁》：人参、黄芪、当归、地黄、茯苓、五味子、牛膝、肉苁蓉、菟丝子、山药、鹿茸、附子、龙骨、远志）。阴血虚者，见阴虚盗汗条。

虚劳发热 xūláofārè 病症名。见《诸病源候论·虚劳热候》。虚劳不足引起的发热。多因七情房劳，劳役过度，或饮食失调所致。参见阴虚发热、阳虚发热、血虚发热、气虚热、劳热、潮热、骨蒸等条。

虚劳精少 xūláojīngshǎo 见《诸病源候论·虚劳病诸候》。详精少条。

虚劳咳嗽 xūláokésòu 见《诸病源候论》卷三。即劳嗽。详该条。

虚劳失精 xūláoshījīng 遗精的一种。见《诸病源候论·虚劳失精候》。症见遗精或滑精、小腹弦急、阴头寒、目眩、目眶痛、发落，或有虚烦、心悸、脉数而散，或芤迟，或芤动微紧。治宜益阳固精。可用黄芪散、龙骨散、桂枝龙牡汤等方。参见遗精条。

虚劳失血 xūláoshīxuè 病症名。因劳损内伤，阴虚火旺而引起的失血病症。参见失血条。

虚劳吐血 xūláotùxuè 病症名。见《备急千金要方》卷十二。由五脏虚损导致的吐血。

虚劳小建中汤 xūláoxiǎojiànzhōngtāng 即小建中汤。详该条。

虚劳腰痛 xūláoyāotòng 腰痛的一种。见《金匮要略·血痹虚劳病脉证并治》。多因劳伤于肾，肾气不足，气化失常所致。症见腰痛引及少腹、小便不利、脉沉等。方用八味肾气丸、黄芪建中汤、大补阴丸等加减。参见腰痛条。

虚劳自汗 xūláozìhàn 病症名。自汗之一。见《世医得效方·大方脉杂医科》。多由气虚所致。症见自汗、怯冷、气喘、乏力等。治宜补气固表，可用芍药黄芪汤、黄芪建中汤等方。参见自汗条。

虚痨 xūláo 病名。见《医宗必读》卷六。即虚劳，详该条。

虚冷腹痛 xūlěngfùtòng 病症名。出《千金要方·心脏》。体虚受寒而致的腹痛。症见腹痛腹胀、饮食不下、食复不消、得热痛减、舌淡苔白、脉沉迟等。治宜温中散寒，用人参养胃汤或理中汤加减。参见腹痛、寒气腹痛条。

虚冷泄泻 xūlěngxièxiè 病症名。见《活幼心书》。脾胃虚冷所致的泄泻。症见先泻白水或白冻，后见呕吐，吐亦不多，神疲，额前有汗，六脉沉濡。治宜温中，用理中汤。

虚里 xūlǐ 出《素问·平人气象论》。经络学说称之为"胃之大络"。位于左乳下心尖搏动之处。人以胃气为本，宗气亦以胃气为源，故虚里是宗气汇聚之处，为十二经脉气所宗，虚里的动势直接反映胃气和气血源流的变化。参见诊虚里条。

虚痢 xūlì 病症名。痢疾之属虚者。多由痢症经久不愈，亦有因虚人患痢所致。症见下利脓血，兼见困倦，谷食难化，腹微痛或大痛，虚坐努责。治疗宜虚实兼顾。《医学入门》："虚痢……血色淡红，属血虚，通玄二八丹（黄连、芍药、当归、生地、乌梅）；日久四物汤加升麻、香附、侧柏叶；房劳伤精血成痢者，肾气丸；虚劳夹痢者，香连猪肚丸……气虚色白如鼻涕冻胶者，四君子汤、理中汤加木香、肉桂、厚朴、茯苓等药。"

虚脉 xūmài ❶脉象之一。脉软而无力，寻按呈空虚感。《脉经》："虚脉迟大而软，按之不足，隐指豁豁然空。"《脉诀汇辨》："虚合四形，浮、大、迟、软。"❷实热证用刺络泻血，以泄其热。《素问·长刺节论》："刺之虚脉。"❸指充盈度不足的络脉。《灵枢·刺节真邪》："视其虚脉而陷之于经络者取之。"

虚秘 xūmì 病症名。见《圣济总录·大小便门》。正虚不运而致的便秘。因气虚所致者，属气秘，详见气秘条。因阳虚寒盛者，属冷秘，详见冷秘条。因年老体弱，精血不足，及产后血津少，以致便秘者，治宜益阴养血，生津润肠。可用四物汤合五仁丸，或用蜜煎导法。

虚疟 xūnüè 疟疾之一。见《证治汇补》卷三。多因正虚体弱，又感疟邪，或因久疟不愈，元气亏耗所致。症见寒热不甚、四肢乏力、饮食减少、自汗不止、脉虚软等。治宜养正补虚为主，用人参养胃汤（《杂病源流犀烛》：人参、白术、橘红、半夏曲、丁香、木香、藿香、神曲、麦芽、茯苓、砂仁、厚朴、莲肉、甘草）、六君子汤、补中益气汤、何人饮等方加减。或用补截兼施，如四兽饮、沈氏截疟饮（《沈氏尊生书》：黄芪、白术、人参、茯苓、砂仁、草果、橘红、五味子、甘草、乌梅）之类。

虚痞 xūpǐ 病症名。见《景岳全书·杂证谟》。无物无滞的痞证。多由饥饱失常、劳倦过度，脾胃虚寒，运化无力，或心营不足，或命门火衰所致。症状以空腹时脘腹痞闷为特征，常伴有食欲减退、中气短怯、大便溏泄、胸腹喜暖畏寒，或食入不化、嗳腐吞酸，甚则腹胀等，治以温补为主。选用治中汤、温胃饮、异功散、归脾汤、六味回阳饮等方。

虚热 xūrè 阴、阳、气、血不足引起的发热。《素问·调经论》："阴虚则内热。"《素问·生气通天论》："阳气者，烦劳则张。"虚证的发热，必兼见其他虚性的症、脉、舌，可从其他虚证中鉴别其属气虚、血虚、阴虚、阳虚而施治。

虚热经行先期 xūrèjīngxíngxiānqī 经行先期证型之一。见《医宗金鉴·妇科心法要诀》。因阴血不足，虚热内扰冲任所致。症见经期提前、经量较少、血色鲜红、质稠黏，并有颧红、手足心发热等症。宜养阴清热。用地骨皮饮、两地汤等。

虚热证 xūrèzhèng 证候名。正气不足所出现的热证。多因气血阴液不足，或邪盛伤正所致。症见心烦不眠、口燥咽干、潮热盗汗、大便秘结、舌红、脉细数等。治宜养阴清热，或甘温除热。可用当归六黄汤、黄连阿胶汤或补中益气汤等方。本证有阴虚、阳虚、血虚之分。参见各条。

虚弱血崩 xūruòxuèbēng 病症名。因气血虚弱，冲任失固导致的血崩。治法：崩中不止，所下血块色紫者，用《妇人大全良方》小蓟汤；崩血无度，虚损羸瘦者，宜《备急千金要方》鹿茸散。

虚实 xūshí 八纲中两个相对的概念。是指人体抗病力的强弱和病邪的盛衰，也就是机体内部正气与致病邪气斗争的表现。《素问·通评虚实论》："邪气盛则实，精气夺则虚。"实是指邪气的亢盛，虚是指正气的亏损，临床既可表现出相对的实证和虚证，也会演变为虚实交错的复杂证候。

虚实辨证 xūshíbiànzhèng 以虚实的理论为指导，分析疾病状态下致病因素与人体抗病能力的强弱对比，即邪正盛衰的辨证方法。参见八纲、八纲辨证等条。

虚实错杂证 xūshícuòzázhèng 证候名。虚证和实证错杂互见的证候。治宜攻补兼施，分别虚实的多少用药。本证有真虚假实证、真实假虚证、表虚里实证、表实里虚证之分。

虚损 xūsǔn 病症名。见《肘后方》卷四。因七情、劳倦、饮食、酒色所伤，或病后失于调理，以致阴阳、气血、脏腑虚损而成。虚损可概括为气虚、血虚、阳虚、阴虚。气虚多见肺脾虚损。症见四肢无力、懒于言语、动辄气短、自汗心烦。宜用补中益气汤。血虚多见心肝虚损。症见吐血便血，或妇女崩漏、头晕眼花，或成干血痨。宜用四物汤、当归补血汤。虚在心者，并用归脾汤。虚在肝者，并用二至丸。内有瘀血者，用大黄䗪虫丸。阳虚多见脾肾虚损，症见饮食减少、大便溏薄，或完谷不化、腰膝酸软、神疲无力、畏寒肢冷、阳痿滑精、小便数而清长、面色苍白、舌淡苔白、脉沉细或沉迟，治宜温补。虚在脾者，可用附子理中汤；虚在肾者，可用桂附八味丸、右归丸等方。阴虚多见肺肾虚损。肺阴虚者，症见干咳、咯血、口干咽燥、潮热、盗汗、两颧潮红、舌红少津、脉细数。治宜养阴清肺。可用沙参麦冬汤加减。肾阴虚者，症见腰膝酸软、头晕耳鸣、遗精早泄、咽痛、颧红、舌红少津、脉沉细数。治宜滋补真阴，兼予降火。可用大补元煎、六味地黄丸、大补阴丸等方。参见虚劳条。

虚损怔忡 xūsǔnzhèngchōng 病症名。怔忡之一。心脾血气虚损者，宜大补元煎。真阴不足者，宜左归饮。真阳不足者，宜右归饮。阴阳两亏者，宜大营煎、理阴煎。

虚痰 xūtán　痰证之一。①泛指因元气虚所致的痰证。见《景岳全书·杂证谟》。②即寒痰。见《医学入门》卷五。详该条。

虚痫 xūxián　病症名。见《类证治裁》。本虚标实的痫病。常发于郁闷之人，多因病后本虚，或复感六淫，气血痰积之故。古人虽分五痫，治法以补肾为本，豁痰为标。参见痫条。

虚陷 xūxiàn　证名。陷证之一。见《疡科心得集》。多见于有头疽收口期。因脾胃虚弱，气血亏耗所致。症见疮口腐肉虽脱，但新肉不生，经久不敛，身有寒热，神疲纳呆，并兼腹痛泄泻。相当于脓毒血症。治宜补养脾胃。用补中益气汤、升阳益胃汤等化裁。外治法见有头疽条。

虚邪 xūxié　❶致病邪气的通称。因邪气乘虚而侵入，故名。《素问·上古天真论》："虚邪贼风，避之有时。"❷五邪之一。某脏因母病及子而发病，即从母脏传来的邪气。见《难经·五十难》。

虚泄 xūxiè　❶属于虚证的泄泻。症见面色萎黄、倦怠乏力、食少嗳气、大便溏泄而无酸臭味、舌淡嫩苔白、脉虚等。治宜补中温肾。❷脉虚而又下泄，为阴血损耗之候。《素问·玉版论要》："虚泄为夺血。"

虚心痛 xūxīntòng　病症名。见《医学心悟》卷三。即悸心痛。详该条。

虚阳不敛 xūyángbùliǎn　即虚阳上浮。详该条。

虚阳上浮 xūyángshàngfú　也称孤阳上越，或虚阳不敛。①同阴盛格阳，详该条。②指精血亏损，阳失所附，浮越于上，症见潮热、面色嫩红、口燥不渴、脉虚数等。

虚阳上浮眩晕 xūyángshàngfúxuànyūn　病症名。属火冲眩晕之一。《症因脉治·内伤眩晕》："真阳不足，虚阳上浮，亦令人头目冒眩之症，此命门真火不足，而为虚阳上浮眩晕之症也。"宜用八味肾气丸等方。详火冲眩晕、阳虚眩晕等条。

虚则补之 xūzébǔzhī　针灸治疗法则。出《灵枢·经脉》。正气虚弱，体质较差者，用补的手法治疗。详针刺补泻法。此法则亦用于方药治疗。

虚胀 xūzhàng　病症名。见《医宗必读·水肿胀满》。脾肾阳虚者，腹部胀满，神疲纳呆，畏寒肢冷，面色苍白或萎黄，舌淡脉细。治宜健脾温肾，化气行水。用附子理中汤合五苓散，或金匮肾气丸。肝肾阴虚者，腹部胀满，形体消瘦，面色黧黑，心烦口燥，齿鼻衄血，小便短赤，舌质红绛，脉细数。治宜滋养肝肾，凉血化瘀。用一贯煎合膈下逐瘀汤加减。

虚者补其母 xūzhěbǔqímǔ　出《难经·六十九难》。运用五行相生和五脏母子关系的理论，来治疗五脏虚证。例如肾为肝母，肝的虚证，不仅要补肝，还须结合补肾。又如肝有虚火，症见失眠烦躁、头面烘热、脉弦细数无力，用滋水涵木法，补肾水以制肝的虚火。

虚者补之 xūzhěbǔzhī　即衰者补之。详该条。

虚证 xūzhèng　正气不足、抗邪能力减低或各种生理机能衰退而出现的证候。《素问·通评虚实论》："精气夺则虚。"临床表现可分为阴虚、阳虚、气虚、血虚或阴阳两虚、气血两虚等，参见各条。

虚中夹实 xūzhōngjiāshí　虚弱证中夹有实邪，以虚为主。如干血痨患者有消瘦、肌肤枯糙、手足心烦热、不思饮食等虚证，且兼有经闭、舌质紫暗、舌边有瘀点、脉沉弦等血瘀实候。

虚肿 xūzhǒng　病症名。水肿病属虚者。多

X

因平日身心操劳，或酒色过度，日积月累，病起于渐。《医宗必读·水肿胀满》以阴证多寒，寒证多虚。先肿于外而后胀于里者为虚，小便清白、大便溏泄者为虚。治宜温补脾肾为主。用实脾饮、参苓白术散、真武汤等方。虚肿有脾虚身肿、肝肾虚肿、肺虚身肿等。

虚中 xūzhòng 类中风类型之一。见《医宗必读·类中风》。多由素体虚弱，过于劳作，耗气伤脾，痰气壅滞所致。症见猝然昏倒，伴面色㿠白、鼻息轻微，亦有身不仆倒，但舌强语涩、口眼歪斜、半身不遂者。治宜益气为主。方用六君子汤或补中益气汤。若见手撒口开等症，急需大剂参、芪以益气固脱。又有房劳过度，精气耗损而致虚中者，用生脉补精汤（人参、麦冬、五味子、熟地、当归、鹿茸）。

虚坐努责 xūzuònǔzé 症名。见《丹溪心法·痢》。时时欲便，但登厕努挣而少有粪便排出。比里急后重更甚。多因痢久伤及阴血所致。治宜养阴和血，用当归、地黄、芍药、桃仁之类。

徐长卿 xúchángqīng 中药名。出《神农本草经》。别名鬼督邮、寮刁竹、一枝香。为萝藦科植物徐长卿 Cynanchum paniculatum（Bge.）kitag. 的根及根茎。全国大部分地区有分布。

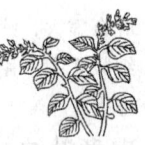

徐长卿

辛、温。入肝、胃经。祛风止痛，止痒利尿，解毒消肿。治风湿关节痛、胃痛、肠炎、痢疾、水肿、腹水，煎服：3～12 克。治毒蛇咬伤、跌打损伤、湿疹、荨麻疹，内服并捣敷，或煎水外洗。徐长卿全草含牡丹酚，根尚含黄酮苷等。注射液及牡丹酚对小鼠均有止痛作用，注射液尚有镇静作用，并能降低狗、兔、大鼠血压。牡丹酚对离体豚鼠回肠有显著解痉作用。煎剂在体外对金黄色葡萄球菌、痢疾杆菌、伤寒杆菌、大肠杆菌、绿脓杆菌等均有抑制作用。

徐春甫 xúchūnfǔ 明代医学家。字汝元。安徽祁门人。学医于汪宦，博览医书，通内、妇、儿等科。曾在太医院任职。编著有《内经要旨》《妇科心镜》《幼幼汇集》《痘疹泄秘》《古今医统》等书。对李杲的学说很重视。主张好的医生应兼通针灸和药学，认为用药不可拘于古方，应根据病症情况变化药味。

徐大椿 xúdàchūn（1693—1771）清代医学家。字灵胎，号洄溪老人。江苏吴县人。通天文、水利，工诗文。年轻时开始学医，行医五十年，著述有《难经经释》《神农本草经百种录》《医贯砭》《医学源流论》《伤寒类方》《慎疾刍言》《兰台轨范》等，并对《外科正宗》《临证指南》加以评定，对运气和太素脉等加以批判。在医疗上不拘成法，主张医生必通药性，反对滥用峻补辛热药剂的风气。其论述中亦有不少片面、保守的论点。

徐疾补泻法 xújíbǔxièfǎ 针刺补泻法之一。是以进出针的快慢区分补泻的一种方法。《灵枢·小针解》："徐而疾则实者，言徐内而疾出也；疾而徐则虚者，言疾内而徐出也。"即慢进针、快出针者为补，快进针、慢出针者为泻。

徐灵胎 xúlíngtāi 见徐大椿条。

徐灵胎医书八种 xúlíngtāiyīshūbāzhǒng 医学丛书。清·徐大椿撰。初刊于 18 世纪。计有《难经经释》《医学源流论》《神农本草经百种录》《医贯砭》《伤寒类方》《兰台轨范》《洄溪医案》《慎疾刍言》等。

徐灵胎医学全书 xúlíngtāiyīxuéquánshū 医学丛书。16 种。清·徐大椿撰。此书是在 1764 年作者自刊的《徐氏医书六种》基础上增辑而成，包括《难经经释》《医学源流论》《神农本草经百种录》《医贯砭》《伤寒论类方》《兰台轨范》《洄溪医案》《慎疾刍言》

X

《内经诠释》《洄溪脉学》《脉诀启悟注释》《六经病解》《伤寒约编》《舌鉴总论》《杂病源》《女科医案》。徐氏学识渊博，著述多有创见，颇为后世所重。

徐汝元 xúrǔyuán　见徐春甫条。

徐士茂 xúshìmào　见徐之才条。

徐之才 xúzhīcái　（约 493—572）南北朝时期北齐医家。字士茂。丹阳（今江苏镇江附近）人。据《北齐书》记载，他出身世医家庭，对天文、医药都有研究。他在前人《雷公药对》一书的基础上，增修撰成《药对》一书（已佚），在药物分类等方面有一定贡献。

许澄 xǔchéng　（6 世纪）隋代医家。高阳（今河北高阳东）人。得父之传，历任尚药典御、谏议大夫等，以医术闻名于当时，撰有《备急单要方》3 卷。

许坤 xǔkūn　（16 世纪）明代医官。京师（北京）人。出身世医。初任职于御药房，嘉靖元年（1522 年）任御医，后任太医院院使。因得明世宗赏识，官至礼部侍郎、工部尚书，并主管太医院。1547 年宫女杨金英等造反，勒缢世宗，几乎气绝，由许绅救治而愈，遂又加官为太子太保礼部尚书，是明代世医中官职最高的人。

许仁则 xǔrénzé　（8—9 世纪）唐代医家。籍贯不详。撰有《子母秘录》10 卷，为早期妇产科著作之一，已佚。唐宋医家的著作如《外台秘要》《证类本草》等多引用该书内容。

许氏医案 xǔshìyī'àn　医案著作。清末许恩普撰。该书收载许氏医案 30 余则，以内科杂病、妇科病症治为主。审证较细致，尤重切脉。案中有用外治、熏蒸疗法获得良效的治验。现有《三三医书》本。

许叔微 xǔshūwēi　（1079—1154?）宋代医学家。字知可。真州白沙（江苏仪征）人，

一说毗陵（武进）人。曾任集贤院士，故人称许学士。对伤寒学很有研究，撰有《伤寒发微论》《伤寒九十论》《伤寒百证歌》《类证普济本事方》，对张仲景的辨证论治理论有进一步阐发和补充，并善于化裁古方，创制新方。另有《治法》《辨证》《翼伤寒论》《仲景脉法三十六图》等书，已佚。

许叔微伤寒论著三种 xǔshūwēishānghánlùnzhùsānzhǒng　书名。即宋·许叔微所撰《伤寒百证歌》《伤寒发微论》《伤寒九十论》三书的合订本。1955 年由商务印书馆出版。

许学士 xǔxuéshì　见许叔微条。

许豫和 xǔyùhé　（1737—?）清代医家。字宣治，号橡村。安徽歙县人。自幼喜好医术，博览群书，擅长儿科，尤长于痘疹，在当地闻名，人称"橡村先生"。曾采集诸家有关论述，结合个人多年临证经验及研究痘疹的心得，撰有《重订幼科痘诊金镜录》《橡村痘诀》《痘诀余义》《怡堂散记》《散记续编》《橡村治验》等书，合称《许氏幼科七种》，刊于 1785 年。

许知可 xǔzhīkě　见许叔微条。

续断 xùduàn　中药名。出《神农本草经》。别名川断。为川续断科植物川续断 *Dipsacusas Peroides* C. Y. cheng et T. M. Ai 的根。主产于湖北、四川、湖南、贵州等地。苦、辛，微温。入肝、肾经。补肝肾，续

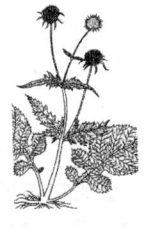
续断

筋骨，行血脉。治肝肾不足，腰膝酸痛，风湿骨痛，跌打损伤，骨折，崩漏，妊娠胎动漏血。煎服：9～15 克。本品含生物碱、挥发油。对小鼠和鸡有抗维生素 E 缺乏症的作用，还有抑制肺炎球菌作用。

续筋接骨 xùjīnjiēgǔ　治法。用推拿等手法或其他方法，使损伤断裂的筋骨得以整复以治疗筋骨损伤。

续名医类案 xùmíngyīlèi'àn 医书。36卷。清·魏之琇编。成书于1770年。该书为续补明·江瓘《名医类案》而作。补辑历代名医治案，增录当代各家医案。分345门，包括外感病和内、外、妇、儿、五官科病。分类清楚，选案颇多。其中有关急性传染病的治案尤多，反映了各家与各流派的学术经验。新中国成立后有排印本。

续命汤 xùmìngtāng《外台秘要》引《古今录验》方。又名古今录验续命汤。炙甘草、黄芩各二两，防风一两五钱，生姜五两，人参、川芎、芍药、麻黄、木防己各一两，炮附子一枚。水煎，分三次服。治中风偏瘫，角弓反张，口噤不语或脘腹绞痛。

续素问钞 xùsùwènchāo 见读素问钞条。

蓄血 xùxuè 病症名。出《伤寒论·辨阳明病脉证并治》。一作畜血。①外感热病，邪热入里，与血相搏，而致瘀热蓄结于内的病症。《血证论》："蓄血者，或伤寒传经之邪，或温疫时气之邪，传于血室之中，致周身之血皆为邪所招致，而蓄聚胞中，小腹胀痛，其人或寒或热，昼日明了，夜则谵语，甚则发狂，呼叫打骂。"治以攻下逐瘀为主。用抵当汤、抵当丸、桃仁承气汤或膈下逐瘀汤加大黄、犀角地黄汤等方。②泛指多种瘀血郁积于内的证候。蓄血上焦，衄血者，治用犀角地黄汤；蓄血中焦，心下手不可近者，治用桃仁承气汤；蓄血下焦，脐腹小肿大痛者，治用抵当汤、代抵当丸等。此外，登高坠下、重物撞打等致心腹胸中停积郁血不散者，亦属蓄血范围（见《证治准绳·杂病》）。

蓄血发黄 xùxuèfāhuáng 病症名。《伤寒论·辨太阳病脉证并治》："太阳病身黄，脉沉结，少腹硬，小便不利者，为无血也。小便自利，其人如狂，血证谛也。"后世《伤寒全生集》称蓄血发黄。谓"蓄血发黄者，其人身黄，脉沉结，小腹满硬，小便自利，大便色黑，其人如狂，此为蓄血在下焦"。又名瘀血发黄。多因瘀热内蓄，胆汁外溢所致。治宜攻逐瘀热为主。方用桃仁承气汤、抵当汤等。

蓄血心痛 xùxuèxīntòng 病名。见《张氏医通》卷五。即心痛。详该条。

xiu

嗅气味 xiùqìwèi 闻诊内容之一。嗅闻患者身体、口腔和各种排泄物的气味。如身上有溃腐疮疡，则发腐败的臭气。瘟疫或肝肾病危重时，也常有特殊臭气。肺胃有热，则口气臭秽。胃有宿食，则口气酸臭。肺痈咯脓血痰，则味腥臭。鼻渊则鼻出臭气。牙疳、口疮溃烂，则口出腐臭。阿米巴痢疾，则大便恶臭。胰源性腹泻，则大便腥臭。肠梗阻呕吐物可带粪臭味。子宫体或子宫颈癌则带下腥臊恶臭。产褥感染，则恶露臭秽。

xuan

宣白 xuānbái 即宣肺。详该条。

宣白承气汤 xuānbáichéngqìtāng《温病条辨》卷二方。石膏五钱，大黄三钱，杏仁粉二钱，瓜蒌皮一钱五分。水煎服。治阳明温病，肺气不降，喘促不宁，痰涎壅滞，腹满便秘，脉右寸实大者。

宣痹汤 xuānbìtāng《温病条辨》卷二方。防己、杏仁、薏苡仁、滑石各五钱，连翘、栀子、醋炒半夏、蚕砂、赤小豆皮各三钱。水煎服。功能清利湿热，宣通经络。治湿热痹证，症见骨节烦疼、活动不利、寒战热盛、面色萎黄、小便短赤、舌质红、苔黄腻或灰滞。

宣痹通阳 xuānbìtōngyáng 通阳法之一。宣散痹阻、温通阳气的方法。如胸痹证，因胸阳不振，浊阴上逆，痹阻气机，用栝蒌薤白白酒汤。

宣毒发表汤 xuāndúfābiǎotāng 《医宗金鉴》卷五十九方。葛根三钱，木通、连翘、牛蒡子各二钱，升麻、桔梗、竹叶各一钱五分，前胡、枳壳、荆芥、防风各一钱，薄荷五分，甘草五钱。加芫荽，水煎服。功能疏风解表，宣毒透疹。治麻疹初起，欲出不出者。

宣肺 xuānfèi 又称宣肃。宣通肺气的方法。肺气不利表现为咳嗽、气喘、痰多，用麻黄、北杏仁、桔梗、蝉衣、紫苏之类开通肺气，化痰止咳。

宣肺化痰 xuānfèihuàtán 化痰法之一。治疗外感风寒痰多的方法。多由风寒外束导致肺气不宣。症见鼻塞喉痒、咳嗽痰多、舌苔薄白。用麻黄、蝉衣、杏仁、桔梗、辛夷、陈皮、甘草等。

宣可去壅 xuānkěqùyōng 用宣散之药去除壅郁之证。如胸中胀闷、呕吐、恶心等症，可用二陈汤利气散郁。

宣明论方 xuānmínglùnfāng 即《黄帝素问宣明论方》之简称。详该条。

宣清导浊汤 xuānqīngdǎozhuótāng 《温病条辨》卷三方。猪苓五钱，茯苓五钱，寒水石六钱，蚕沙四钱，皂荚子三钱。水煎服。治湿温日久，弥漫三焦，神昏窍阻，少腹硬满，大便不下。

宣通水道 xuāntōngshuǐdào 开肺气而利水湿的方法。适用于咳嗽气喘而兼有水肿者。患者上半身和面部浮肿严重，小便不利，量少色深黄，腹部胀满，伴有咳嗽气喘，或有寒热，苔白，脉浮滑。可用麻黄、苏叶、浮萍、茯苓皮、杏仁、桑白皮等药。

萱草根 xuāncǎogēn 中药名。出《本草拾遗》。别名黄花菜根。为百合科植物萱草 *Hemerocallis fulva* L. 或黄花萱草 *H. flava* L.、

小萱草 *H. minor* Mill. 的根。我国大部分地区有产。甘，凉，有毒。清利湿热，凉血解毒。治水肿、小便不利、淋浊、带下、黄疸、衄血、便血，煎服：6～9 克。捣敷治乳痈。过量能损害视力。小萱草根含秋水仙碱、天冬素等。有强烈毒性，动物试验表明，主要病理变化在中枢神经和肝、肾实质细胞。兔、犬中毒时见失明、后肢瘫痪和蛋白尿等。本品加温后毒性可显著降低。

玄府 xuánfǔ 又名元府。即汗孔。以其细微幽玄不可见。一说是汗液色玄，从孔而出，故名。《素问·调经论》："上焦不通利……玄府不通，卫气不得泄越，故外热。"

玄胡索 xuánhúsuǒ 延胡索之处方名。详该条。

玄麦甘桔颗粒 xuánmàigānjúkēlì 中成药。见《中华人民共和国药典》2010 年版一部。玄参、麦冬、甘草、桔梗各 400 克。按照颗粒剂工艺制成。每袋装 10 克，开水冲服。每次 10 克，每日 3～4 次。清热滋阴，祛痰利咽。用于阴虚火旺，虚火上浮，口鼻干燥，咽喉肿痛。

玄门 xuánmén ❶即鼻。明·虞搏《医学正传》："鼻通天气曰玄门。"参见鼻条。❷指阴户。出汉·马王堆医书《合阴阳方》。即女性外阴。

玄明粉 xuánmíngfěn 中药名。出《药性论》。别名风化硝。为芒硝经风化失去结晶水而成的无水硫酸钠。功用同芒硝，参见芒硝条。

玄参 xuánshēn 中药名。出《神农本草经》。别名元参。为玄参科植物玄参 *Scrophularia ningpoensis* Hemsl. 的干燥根。玄参主产于浙江、四川、湖北，北玄参产于东北、华北地区。甘、苦、咸，微寒。

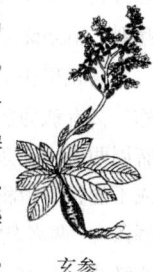

玄参

入肺、胃、肾经。清热凉血滋阴，泻火解毒。治热病伤津，舌绛烦渴，温毒发斑，津伤肠燥便闭，阴虚骨蒸劳热，吐血衄血，咽喉肿痛，目赤，瘰疬，白喉，痈肿疮毒。煎服：9～15克。反藜芦。本品含哈巴苷、玄参素、微量挥发油、甾醇、生物碱等。北玄参水浸剂和煎剂对麻醉狗、猫和兔有降压作用，对肾型高血压狗的降压作用尤为明显。

玄参解毒汤 xuánshēnjiědútāng 《外科正宗》卷二方。玄参、栀子、甘草、黄芩、桔梗、葛根、生地黄、荆芥各一钱，加淡竹叶、灯心各二十件。水煎，食后服。治咽喉肿痛，饮食不利，及余肿不消者。

玄参升麻汤 xuánshēnshēngmátāng 《医宗金鉴》方。荆芥、防风、升麻、牛蒡子、玄参、甘草。水煎服。治小儿疹毒热盛，上攻咽喉肿痛。

玄水 xuánshuǐ 古病名。亦称悬水。先从头面渐及下肢的水肿。《华氏中藏经·论水肿脉证生死候》："玄水者，其根起于胆，其状先从头面起，肿而至足者，是也。"可兼见头眩痛，身虚热，大小便涩少等。治用中军候黑丸、葶苈散等方。

玄武汤 xuánwǔtāng 即真武汤。详该条。

玄晏先生 xuányànxiānshēng 见皇甫谧条。

痃 xuán 古病名。见梁·顾野王《玉篇》。亦称痃气。泛指生于腹腔内弦索状的痞块。后世以痃病为脐旁两侧条索状的块状物；亦有以两胁弦急、心肋胀痛为痃气（《太平圣惠方》）。参见痃癖条。

痃癖 xuánpǐ 古病名。见《外台秘要》卷十二。与积聚相类。脐腹部或胁肋部癖块的泛称。又有认为痃与癖是两种证候：痃是积在脐周两旁，有条状物扛起，大小不一，或痛或不痛；癖指积块隐匿于两胁肋之间（详见癖条）。两者均因饮食不节，脾胃受伤，寒痰结聚，气血凝滞而致，伴有消瘦、食少、疲乏等全身症状。治法以消积、散寒、涤痰、理气、和血、消癖为主。

痃气 xuánqì 见《太平圣惠方·治痃气诸方》，即痃。详该条。

悬壶 xuánhú 旧时行医的代称。

悬浆 xuánjiāng 见《针灸资生经》。承浆穴别名。详该条。

悬厘 xuánlí 经穴名。代号GB6。出《针灸甲乙经》。属足少阳胆经。位于鬓发中，当头维穴与曲鬓穴弧形连线的上3/4与下1/4交点。主治偏头痛、耳鸣、癫痫、精神病、三叉神经痛等。沿皮刺0.5～0.8寸。灸5～10分钟。

悬颅 xuánlú 经穴名。代号GB5。出《灵枢·寒热病》。属足少阳胆经。位于鬓发中，当头维穴与曲鬓穴弧形连线的中点处。主治偏头痛、目外眦痛等。沿皮刺0.5～0.8寸。灸5～10分钟。

悬癖 xuánpǐ 病名。见《诸病源候论·癖病诸候》。胁下有癖气，起如弦索状，咳嗽或唾涎时则牵悬胁下而痛。因水饮停聚胁下，久积成癖。常由悬饮证久延不愈所致。

悬痈风 xuánqìfēng 病名。系牙龈肿胀。多由阳明胃火上灼所致。《喉风论》卷下："此症生于牙床，初起生痰红肿，如蜒蚰状，以渐而长。发于牙床内者，为内悬痈风，其患重；发于牙床外者，为外悬痈风，其患轻。"治宜清热泻火，消肿解毒。可选用清胃散、黄连解毒汤、五味消毒饮等加减。

悬起灸 xuánqǐjiǔ 艾条灸之一种。将艾条悬于穴上施灸的方法。分为温和灸、回旋灸和雀啄灸3种。一般每次灸至皮肤温热潮红为度。详见温和灸、回旋灸、雀啄灸条。

悬泉 xuánquán 出《备急千金要方》。中封穴别名。详该条。

悬枢 xuánshū 经穴名。代号DU5。出《针灸甲乙经》。属督脉。位于第一腰椎棘突下凹陷中。主治腰痛、腹痛、泄泻、痢疾。直刺0.5~1寸。灸3~7壮或5~15分钟。

悬饮 xuányǐn　四饮之一。出《金匮要略·痰饮咳嗽病脉证并治》。又名癖饮。因饮邪停留于胸胁所致。症见胁下胀满不适，咳唾痛增，转侧及呼吸均牵引作痛，兼有干呕短气、脉沉弦等。治宜逐饮为主。方用十枣汤、三花神佑丸、礞石滚痰丸等。本病类似渗出性胸膜炎。参见痰饮、四饮条。

悬痈 xuányōng　病名。①生于任脉会阴穴部位的痈（见《外科理例》）。又名海底痈、骑马痈。由三阴亏损，湿热下注所致。悬痈除有外痈一般特征外，由于组织较疏松，且易感染，以致疮痈经久难愈。初起宜清热利湿，用龙胆泻肝汤加减，局部处理同一般外痈。久而成瘘，治疗参见肛漏条。②悬雍垂所生的痈肿。因脏腑伏热上冲喉咽所致（《诸病源候论》）。

悬雍 xuányōng　❶悬雍垂，详该条。❷形容浮取更大，稍按则小的脉象。

悬雍垂 xuányōngchuí　解剖部位名。又名帝中、小舌、蒂丁、蒂钟、喉花。为口腔内软腭游离缘之向下突出者，张口作"啊"音即可见。其与咽前柱（舌腭弓）、咽后柱（咽腭弓）及喉核共组成喉关。古人认为与声音有关。《灵枢·忧恚无言》："悬雍垂者，音声之关也。"

悬钟 xuánzhōng　经穴名。代号GB39。出《针灸甲乙经》。别名绝骨。属足少阳胆经。位于小腿前外侧，外踝上3寸，腓骨前缘。主治落枕、偏头痛、腰腿痛、坐骨神经痛、下肢瘫痪等。直刺0.5~0.8寸。灸3~5壮或5~10分钟。本穴为八会穴之一——髓会。

旋耳疮 xuán'ěrchuāng　病名。耳廓根部的湿疮。见《医宗金鉴》。又名月蚀疮。胆、脾经湿热上蒸，或耳道流脓，延及外耳所致。耳后折缝间皮肤潮红，久则滋水淋漓、湿烂作痒。搔破则出血水，甚者耳后折缝裂开，状如刀割，缠绵难愈。即耳后间擦性湿疹。多见于小儿。治宜清热除湿。内服龙胆泻肝汤。外用穿粉散（《医宗金鉴》：轻粉、穿山甲、铅粉、黄丹），或解毒丹麻油调敷，亦可用黄连、枯矾各等份，研末敷之。

旋覆代赭汤 xuánfùdàizhětāng　《伤寒论》方。旋覆花三两，人参二两，生姜五两，代赭石一两，炙甘草三两，半夏半升，大枣十二枚。水煎，分三次服。功能降逆化痰，益气和胃。治肝气虚弱，痰浊内阻，胃气上逆而致的嗳气频作，胃脘痞硬，或反胃呕恶，或吐涎沫。

旋覆梗 xuánfùgěng　即金沸草。详该条。

旋覆花 xuánfùhuā　中药名。出《神农本草经》。别名伏花、六月菊、金钱花。为菊科植物旋覆花 Inula japonica Thunb. 或欧亚旋覆花 I. britannica I. 的头状花序。主产于河南、江苏、河北、浙江、安徽与东北各地。苦、辛、咸，微温。入肺、肝、胃经。消痰平喘，降逆下气。治咳喘痰多，呃逆、噫气，呕吐。煎服：4.5~9克，包煎。本品含旋覆花素，大花旋花素，槲皮素，异槲皮素，旋覆花甾醇A、B、C及菊糖。黄酮在动物身上有较弱的平喘、利尿作用。

旋覆花

旋覆花汤 xuánfùhuātāng　❶《金匮要略》方。旋覆花三两，葱十四茎，新绛少许。水煎顿服。治肝着，症见胸胁痞闷不舒，甚则痛胀，重压胸部似可减轻，初起时欲得热饮。❷《济生方》方。旋覆花、半夏、橘红、炮姜各一两，槟榔、人参、甘草、白术各半两。为粗末，每服四钱，加生姜七片，水煎，不拘时服。治中脘伏痰，吐逆眩晕。

旋螺风 xuánluófēng　病名。见《普济方》

卷三百八十五。小儿龟头红肿而痛。多由风热湿毒郁结所致。治宜内服通心饮（《证治准绳》：瞿麦、木通、连翘、黄芩、栀子、甘草），外用土牛膝、泽兰煎水洗。

旋台骨 xuántáigǔ 骨名。又名玉柱骨、天柱骨、颈骨、大椎骨。第4、5、6颈椎的合称。《医宗金鉴·正骨心法要旨》："旋台骨，即头后颈骨三节也。"

旋推法 xuántuīfǎ 推拿手法。推法之一。用拇指指腹在穴位上作回旋移动，用力较轻，不带动皮肉筋脉。

旋转屈伸法 xuánzhuànqūshēnfǎ 中西医结合的正骨八法之一。主要用于矫正骨折断端的旋转与成角畸形。施术时，按照骨折部位、类型，结合骨折断端肌肉牵引方向，利用它的生理作用，将骨体远端旋转屈伸，置于一定位置，使远近骨折端呈轴线上的相对重叠移位，得到矫正。

漩多 xuánduō 症名。见《世医得效方·大方脉杂医科》。又称小便利多、小便多。详小便多条。

漩浊 xuánzhuó 症名。见《世医得效方·大方脉科》。即便浊。详该条。

璇玑 xuánjī 经穴名。代号RN21。出《针灸甲乙经》。属任脉。位于胸骨中线上，平第一胸肋关节；或天突穴下1寸处。主治咳嗽、哮喘、胸痛、咽喉肿痛。平刺0.3～0.5寸。灸3～5壮或5～10分钟。

选穴法 xuǎnxuéfǎ 根据病情选取有效穴位进行治疗的方法。临床常用的有局部选穴、邻近选穴、远道选穴、循经选穴等法，详各条。

眩掉 xuàndiào 出《素问·六元正纪大论》。即掉眩。详该条。

眩冒 xuànmào 证名。出《素问·玉机真脏论》等篇。又称冒眩。头昏重而眼前发黑欲倒的感觉。详见眩晕条。

眩仆 xuànpū 症状名。出《灵枢·五邪》。因眩晕而跌倒。参见眩晕、中风条。

眩晕 xuànyūn 病症名。出《素问·至真要大论》等篇。又称头眩。眩，眼花；晕，头旋。眩晕包括真眩晕和常见的头晕眼花。外感六淫，内伤气血脏腑，皆可导致本症，而以风火、湿痰、正虚者居多。如头晕而感觉自身或景物旋转，站立不稳，并伴呕恶者，称为真眩晕，详该条。外感眩晕有风眩、风热眩晕、风寒眩晕、燥火眩晕、暑湿眩晕、中暑眩晕等。内伤眩晕有气虚眩晕、阳虚眩晕、血虚眩晕、失血眩晕、肾虚眩晕、气郁眩晕、肝阳眩晕、肝火眩晕、湿痰眩晕、痰火眩晕、停饮眩晕、风痰眩晕等。详各条。

xue

薛己 xuējǐ （约1488—1558）明代医学家。字新甫，号立斋。江苏苏州（吴县）人。世医出身，父亲薛铠是当时名医。他承继医业，曾任御医及太医院使。通内、外、妇、儿、眼、齿等科，尤精于疡科。主张治病务求其

薛己

本原，倡用补真阴真阳的方剂。在疡科方面，主张辨明本末虚实才能用药。编辑和校刊医书较多，如《内科摘要》《校注外科精要》《校注妇人良方》《校注钱氏小儿直诀》《口齿类要》《本草约言》等，均收入《薛氏医案二十四种》中。

薛铠 xuēkǎi 明代医学家。字良武。江苏苏州（吴县）人。曾任太医院医士，后赠为院使。尤精于儿科。主张治病必本于五行生克之理。著有《保婴撮要》，后由其子薛己整理和增补，其中包含丰富的临证经验，对不少疾病有独到的见解（如认为破伤风由脐带传染，提出用烧断脐带法预防等）。此外，还对《十四经发挥》进行了校订。

X

薛立斋 xuēlìzhāi 见薛己条。

薛良武 xuēliángwǔ 见薛铠条。

薛生白 xuēshēngbái 见薛雪条。

薛氏医案 xuēshìyī'àn 医学丛书。又名《薛氏医案二十四种》。明·薛己等撰，明·吴琯辑。刊于明万历年间。该书系将薛己及其父薛铠所撰写或校注、集辑的医书共24种合刊而成。包括《内科摘要》《正体类要》《口齿类要》《疠疡机要》《保婴撮要》《女科撮要》《外科发挥》《外科心法》《原机启微》等。此外，该书还有《薛氏医案十六种》《薛氏医案九种》等版本。

薛氏医案二十四种 xuēshìyī'àn'èrshísìzhǒng 即《薛氏医案》。详该条。

薛新甫 xuēxīnfǔ 见薛己条。

薛雪 xuēxuě （1681—1770）清代医学家。字生白。江苏苏州人。精于医术，与叶天士同为当时名医。长于湿热病。撰有《湿热条辨》，对湿热病论述颇具独到之处，对温病学的发展有一定贡献。

穴道 xuédào 穴位的俗称。详该条。

穴位 xuéwèi 俗称穴道。《内经》名腧（俞、输）、气穴。《针灸甲乙经》又名孔穴。腧有输注的含义，穴有空隙的意思。为人体脏腑经络气血输注出入的处所。它通过经络与脏腑密切相关，可反应各脏腑生理或病理的变化，也可接受各种刺激（如针、灸、按摩、电针、药物注射等），以达到调整各脏腑机能的治疗效果。穴位分经穴、经外奇穴和阿是穴三大类。此外，没有固定位置，随病痛处和压痛点而取的称阿是穴。详见各条。

穴位磁疗法 xuéwèicíliáofǎ 利用磁场作用于人体经络穴位的一种治疗方法。又称磁穴疗法、经络磁场疗法等。具有镇静、止痛、消炎、降压等作用。操作时，使用不同大小、强度的磁片或磁珠放置在有关穴位表面，以产生恒定磁场。临床上对于局限于浅部的病变，可以用单置法，即只用一块磁片，将其极面正对治疗部位。为了使磁力线充分穿过治疗部位，可以用对置法，即将两块磁铁的异名极面相对贴敷到治疗穴位上，如内关－外关，内膝眼－外膝眼等。也可以用并置法，即在相距较近的穴位，根据同名极相斥的原理，可使磁力线深达内部组织器官。磁疗剂量，一般年轻壮实者用中、大剂量（0.4～0.6T，0.6T以上），反之用小剂量（0.4T以下）。

穴位封闭疗法 xuéwèifēngbìliáofǎ 穴位注射疗法中采用麻醉性药物者。参见穴位注射疗法条。

穴位结扎疗法 xuéwèijiézāliáofǎ 又称穴位刺激结扎疗法。在针灸穴位上行手术切开并刺激与结扎少量组织的治疗方法。操作时，将施术部位常规消毒和局麻，在穴位旁开1.5～2.5厘米处作一0.3～0.5厘米与经络走向垂直的切口，用血管钳斜插至穴位下方肌层中，加压按摩至有麻胀感，再以三角缝针带羊肠线自切口处进入，由深层穿过，至对侧1.5～2.5厘米处穿出，再经原处刺入，内线至原切口处穿出，结扎羊肠线，剪除线头，埋入皮内，包扎固定。实证紧扎，虚证轻扎。15～20天施术一次。本法主要用于小儿麻痹后遗症，对肥胖症、支气管哮喘、消化性溃疡等亦有效。

穴位贴敷疗法 xuéwèitiēfūliáofǎ 将对皮肤具有刺激性的药物敷贴于腧穴或病变部位，使之局部充血或起泡的治疗方法。《针灸资生经》："治疟之方甚多……乡居人多用旱莲草推碎，置于手掌上一夫当两筋中，以古文钱压之，系之于故帛，未灸即起小泡，谓之天灸。"贴敷常用的药物有鲜旱莲草、鲜毛茛、斑蝥、胡椒粉、蒜泥及丁桂散等。贴敷时间应视病情、穴位、药物和治疗要求而定。如发生水泡即应弃药，并用消毒针刺破水泡，放出液体，涂以龙胆紫，外用敷料保护，以防感染。本法适应证很广，多用于慢性发作性疾病。

穴位压痛诊断法 xuéwèiyātòngzhěnduànfǎ 根据经络学说的理论，用拇指或食指的指腹在经络穴位上按压或滑动，以发现压痛、凹陷或结节等反应点，并进行分析综合，借以诊断疾患的一种方法。

穴位注射疗法 xuéwèizhùshèliáofǎ 将药液注入穴位的治疗方法。又称水针疗法、小剂量穴位注射疗法。其采用麻醉性药物者，则称穴位封闭疗法。该法兼备针刺和药物的作用。操作时，先选取穴位，然后按肌肉注射的要求注入穴位，至预定深度，微加提插，得气后，缓慢推入药液。一般可供肌肉注射的中西药物均可酌情选用，如葡萄糖、维生素、普鲁卡因、当归注射液、红花注射液及部分抗生素。常见疾病均可用此法治疗。

雪口 xuěkǒu 即鹅口疮。详该条。

雪梨膏 xuělígāo《医学从众录》卷一方。雪梨（60只）取汁20匙，茅根、生地黄、藕各取汁10杯，萝卜、麦冬各取汁5杯。共煎，炼入蜂蜜一斤，饴糖八两，姜汁半杯，熬成膏，每日一至二匙，含咽。治咳血、吐血，痨嗽久不止。

雪梨浆 xuělíjiāng《景岳全书·新方八阵》卷五十一方。雪梨一枚（大者）。薄切，新汲凉水内浸半日，时时频饮。治温病口渴甚者。

雪莲花 xuěliánhuā 中药名。出《本草纲目拾遗》。别名大木花。为菊科植物绵头雪莲花 Saussurea laniceps Hand. Mazz. 等的带花全株。主产于云南、四川、西藏等地。甘、微苦、温。补肾壮阳，调经止血。治阳痿、腰膝软弱、月经不调、崩漏、带下、风湿性关节炎、色盲、牙痛，煎服：3～9克。捣烂敷创伤，有止血作用。孕妇忌服。过量可致大汗淋漓。

雪上一枝蒿 xuěshàngyìzhīhāo 中药名。见《科学的民间药草》。为毛茛科植物短柄乌头 Aconitum brachypodum Diels 的块根。主产于云南、四川等地。苦、辛、温，有剧毒。消炎止痛，祛风除湿。治跌打损伤、风湿骨痛、牙痛，研末吞服：每次25～50毫克。极量，一次70毫克。治骨折、扭伤、疮疡肿毒，酒浸液搽擦。内服中毒时，可出现流涎、呕吐、血压降低、呼吸困难等症状。心脏病、溃疡病患者及小儿、孕妇忌服。本品含乌头碱、次乌头碱等。乌头碱的药理见川乌头条。

雪上一枝蒿中毒 xuěshàngyìzhīhāozhòngdú 因服用雪上一枝蒿过量引起中毒。症见流涎、呕吐、血压降低、呼吸困难等，治疗可用黄土调水、米水、松树尖，或浓慈竹叶泡水，或用阿托品进行解救。

血 xuè 食物精华通过气化作用而形成的一种物质。它的生化之源在中焦脾胃，循环运行于脉道以奉养全身。《灵枢·决气》："中焦受气取汁，变化而赤，是谓血。"

血崩 xuèbēng 病名。出《素问·六元正纪大论》。亦名崩、崩中、血山崩、暴崩。指不在经期而突然阴道大量出血。多因劳伤过度，气虚不能摄制经血，或暴怒伤肝，肝不藏血，以致经血妄行。临床上须防晕厥虚脱。在急则治其标的原则下，劳伤气虚者，治宜补气固摄止血，方用举元煎加乌贼骨、棕榈炭、煅牡蛎等，或用固冲汤。因暴怒伤肝者，治宜疏肝解郁，佐以止血，方用平肝开郁止血汤，待血减少或血止时，再予辨证治本。其他如血热、血瘀、跌仆损伤等，均可引起冲任不固而致血崩。

血崩腹痛 xuèbēngfùtòng 病症名。患血崩而兼见腹痛症状。血瘀者腹痛拒按，血块下后则痛减。宜行瘀止痛。用四乌汤（《张氏医通》：当归、白芍、川芎、熟地、香附、乌药、甘草）加莪术，或用失笑散。血虚者腹痛喜热喜按，宜养血止血，用胶艾四物汤。

血崩昏暗 xuèbēnghūn'àn 病症名。见《傅青主女科》。因血崩失血过多，心肝失养，出现两目昏暗、卒倒不省人事的病症。宜补血止血。用固本止崩汤（《傅青主女科》：大熟地、白术、黄芪、当归、黑姜、人参）。若崩血不止、汗出肢冷、脉微欲绝者，为气随血脱的危重证候，急宜回阳救逆，用参附汤。

血痹 xuèbì 病症名。出《灵枢·九针》。①因气血虚弱邪入血分的痹证。由于当风睡卧，或因劳汗出，风邪乘虚侵入，使气血闭阻不通所致。症见身体不仁、肢节疼痛、脉微涩、尺脉小紧（见《金匮要略·血痹虚劳病脉证并治》）。治宜益气和营，通阳行痹。用当归汤（《证治准绳》：当归、赤芍、独活、防风、赤茯苓、黄芩、秦艽、杏仁、甘草、桂心）、黄芪桂枝五物汤。②风痹游走无定处者。见《备急千金要方》卷八。

血便 xuèbiàn 症名。①大便下血。见《素问·六元正纪大论》。详见便血条。②小便出血。《素问·至真要大论》："少腹痛，溺赤，甚则血便。"张志聪注："溺赤便血者，甚则血出于小便也。"详溺血条。

血不归经 xuèbùguījīng 亦称血不循经。血液不按经脉运行而溢于脉外。临床多见于因气虚、气逆、血瘀、火热等原因引起的崩漏、吐血、衄血、便血、尿血及瘀斑等。

血不循经 xuèbùxúnjīng 详见血不归经条。

血不养筋 xuèbùyǎngjīn 肝主藏血，淫精于筋，其华在爪。肝血不足，故出现筋挛拘急，或筋痿麻木不用，或爪甲脆裂、干枯变形等。临床可见于贫血及失血患者。

血分 xuèfēn ❶温热病卫气营血辨证中最深入的阶段或病位，包括心、肝、肾等脏受病。参卫气营血辨证条。❷泛指病在于血者，与气分相对而言。❸病症名。妇人先有经水不通，而后得水气病。《金匮要略·水气病脉证并治》："经水前断，后病水，名曰血分。"

血分热毒 xuèfēnrèdú ❶热邪深陷血分的证候。表现为高热神昏、皮肤斑疹，或吐血、便血、衄血，舌色深绛或紫绛等。多见于温热病热入血分、重症麻疹、猩红热、斑疹伤寒、流行性脑脊髓膜炎等病症。❷泛指外科某些急性化脓性感染，表现为复发、多发及疮形红肿热痛。

血分瘀热 xuèfēnyūrè ❶瘀，指瘀积。热邪瘀积于血分。❷瘀，指瘀血。因热邪深陷营血分，阻滞血络而夹瘀；或本有积瘀，久而夹热，均可致瘀热互结。

血分证 xuèfēnzhèng 热病最深重的阶段。多从营分传来，以伤阴、动风、动血、耗血为特征。症见身热夜甚，或身灼热、神昏谵语，或抽搐、吐血、衄血、便血、出斑疹，舌色深紫或绛，脉细数等。包括心、肝、肾受病证候。多见于急性热病极期并发败血症、弥漫性血管内凝血及实质器官损害的阶段。外科疮疡证，也常有血分热毒之称，但意义不同。

血风疮 xuèfēngchuāng 病名。出《疮疡经验全书》。由肝经血热、脾经湿热、肺经风热交感而成。本病遍体可生，初起形如粟米，瘙痒，日轻夜重，抓破时流滋水，浸淫成片；病久可致瘙痒倍增，心烦不寐，咽干不渴，大便燥结。包括丘疹性湿疹、痒疹、皮肤瘙痒等。初起服消风散，若日久血虚风燥，服地黄饮（《医宗金鉴》：生地、熟地、何首乌、当归、丹皮、黑参、白蒺藜、僵蚕、红花、甘草）。外用雄黄解毒散（《医宗金鉴》：雄黄、寒水石、白矾），水煎熏洗，再搽润肌膏或黄连膏。

血风藤 xuèfēngténg 鸡血藤之别名。详该条。

血府逐瘀汤 xuèfǔzhúyūtāng 《医林改错》方。当归、生地黄、红花、牛膝各三钱，桃仁四钱，枳壳、赤芍各二钱，桔梗、川芎各一钱五分，柴胡、甘草各一钱。水煎服。功能活血祛瘀，行气止痛。治胸中血瘀，血行不畅，症见头痛、胸痛日久不愈，或呃逆日久不止，或内热烦闷、心悸失眠、傍晚潮热等。

血疳疮 xuègānchuāng 病名。出《疮疡经验全书》。由风热闭塞腠理而成。皮肤出疹如粟，或红斑成片，色暗红如紫疥，瘙痒脱屑，甚则延及全身。即玫瑰糠疹。治宜清热解毒，凉血疏风。内服消风散。

血攻痔 xuègōngzhì 病名。出《疮疡经验全书》。即出血多的内痔。治疗见内痔条。

血蛊 xuègǔ 病症名。《丹溪心法》卷三十九。指蓄血鼓，即血鼓。详该条。

血鼓 xuègǔ 病名。见《石室秘录·内伤门》。因气血瘀滞，水湿不能运行所致。症见腹部膨大，见青紫筋脉，身或手足有红缕赤痕，大便色黑，小便短赤，或见衄血、吐血，脉芤涩。本病可见于门脉性肝硬变、血吸虫性肝硬变等。治宜活血行瘀，健脾利湿。可选用消瘀荡秽汤（《石室秘录》：水蛭、黑丑、当归、红花、枳实、白芍、牛膝、桃仁）、抵当丸、实脾饮加减。

血灌瞳神 xuèguàntóngshén 病症名。见《证治准绳》。因肝胆热盛或阴虚火炎，血受热迫，破络灌瞳，或外伤、手术等引起。症见瞳神内一点鲜红，血液瘀积于金井，视力速降。相当于玻璃体前部积血。治宜清热凉血，用犀角地黄汤加减；滋阴降火，用知柏地黄丸；清热凉血散瘀，用大黄当归散（《医宗金鉴》：大黄、当归、木贼、黄芩、栀子、菊花、苏木、红花）。

血海 xuèhǎi ❶四海之一。指冲脉。《灵枢·海论》："冲脉者，为十二经之海。"《素问·上古天真论》王冰注："冲为血海。"❷指肝脏。肝有贮藏和调节血液的功能。《素问·五脏生成》篇王冰注："肝藏血，心行之，人动则血运于诸经，人静则血归于肝脏，何者？肝主血海故也。"❸经穴名。代号SP10。出《针灸甲乙经》。别名百虫窠。属足太阴脾经。位于大腿内侧，股骨内上髁上缘，当缝匠肌与股内侧肌之间处。主治月经不调、带下、贫血、功能性子宫出血、荨麻疹、湿疹等。直刺1～2寸，灸3～5壮或5～10分钟。

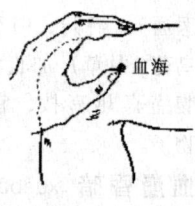
血海

血寒 xuèhán ❶寒气入于血脉，引致急性疼痛。《素问·举痛论》："寒气入经而稽迟，泣而不行，客于脉外则血少，客于脉中则气不通，故卒然而痛。"❷阳虚阴盛，寒在血分诸证，症见肢体麻木痿软、皮肤不泽、手足清冷、心腹怕寒、腹有块痛、得热则止、女子月事后期而痛、脉细而缓，法当温之。见《证治汇补》。

血寒经行后期 xuèhánjīngxínghòuqī 经行后期证型之一。多因经产之时感受寒凉，寒邪乘虚袭入胞宫，血为寒滞，运行失常所致。症见经期错后、量少、色黯有块、小腹绞痛、得热痛减、面色青白、形寒畏冷。宜温经行滞，用温经汤。若见量少色淡、小腹隐痛、喜热喜按、面色㿠白、头晕气短等，则属冲任虚寒，血行无力，宜温经养血，用大营煎（方见血寒月经过少条）。

血寒月经过少 xuèhányuèjīngguòshǎo 月经过少证型之一。多因素体阳虚，阴寒内生，化气生血功能不足，冲任血少所致。症见经期血量过少、色淡或黯、质稀、形寒畏冷、小腹冷痛、喜得温热等。宜温经养血，方用大营煎（《景岳全书》：当归、熟地、枸杞、炙甘草、杜仲、牛膝、肉桂）加炮姜，甚者加附子。

血汗 xuèhàn 见《奇效良方·诸血门》。即汗血。详该条。

血会 xuèhuì 八会穴之一。《难经·四十五难》："血会膈俞。"膈俞位于心俞和肝俞之间，心主血，肝藏血，本穴居其中，故称血会膈俞。凡血病皆可酌情取用。

血积 xuèjī 病症名。见《儒门事亲》卷三。多由气逆血郁，凝结成积，或打扑堕跌，瘀血内蓄而致。症见面色萎黄而有蟹爪纹路，脘腹或胁肋有块不移，时常疼痛，便秘或黑便等。治宜活血化瘀。选用抵当丸、桃红四物汤、桃仁承气汤、大黄䗪虫丸等。

血瘕 xuèjiǎ 八瘕之一。出《素问·阴阳别论》篇。《杂病源流犀烛·积聚癥瘕痃癖痞源流》："血瘕，留着肠胃之外及少腹间，其苦横骨下有积气，牢如石，因而少腹急痛，阴中若有冷风，亦或背脊疼，腰疼不可俯仰。"《类证治裁·痃癖癥瘕诸积》："血瘕，经行劳动感寒，留络不去，腰腹急痛，宜血瘕方或调经散。"参见瘕、八瘕条。

血箭 xuèjiàn 病症名。①指肌衄（见《外科正宗》）。由于心经火盛，迫血妄行所致。可见皮肤红斑及毛孔出血，甚至血射出如箭。治宜滋阴降火凉血。服凉血地黄汤（方见血痣条）。若出血过多，宜服当归补血汤。外用桃花散（《外科正宗》：石灰半斤，大黄三两五钱，切片同炒，石灰变红色为度，去大黄，筛细），冷开水调敷患处，或用京墨研末，以醋调和涂患处，并加以压迫止血。②肠癖的俗名。见《医学入门》卷四。因便血有力如箭，故名。详该条。

血箭草 xuèjiàncǎo 地榆之别名。详该条。

血箭痔 xuèjiànzhì 病名。伴有大量出血的内痔。《外科大成》："与内痔同，但无痛痒为异，若大解则鲜血如箭，不问粪前粪后。"治宜采用内痔注射疗法或手术治疗。

血结胸 xuèjiéxiōng 病症名。①伤寒阳证，吐衄血不尽，蓄在上焦的病症（见明·陶华《伤寒全生集·辨伤寒结胸》）。症见胸腹胀满硬痛、身热、漱水不咽、喜忘、如狂、大便黑、小便利。方用犀角地黄汤、抵当汤等。②妇女患伤寒，经血适来凝滞，或经血适去，尚有余血的病症（见《杂病源流犀烛》卷二十七）。症见胸腹痛连腰胁背臂，上下攻刺，痛不可忍，手不可按，甚而搐搦。治宜海蛤散（《杂病源流犀烛》：海蛤粉、滑石、甘草、芒硝，鸡子清调下）、延胡索散。参见结胸条。

血竭 xuèjié 中药名。出《雷公炮炙论》。别名麒麟血。为棕榈科植物麒麟竭 Daemonorops draco Blume. 果实和树干中渗出的树脂。主产于马来西亚、印度尼西亚、伊朗等地。甘、咸，平。入心、肝经。行瘀止痛，止血，敛疮生肌。治跌打损伤、内伤瘀滞作痛、外伤出血不止，研末服，1～2克；或外敷。治疮疡溃久不合，研粉撒敷。本品含龙血树玉红素、龙血树玫红素等。水浸剂对多种致病真菌有抑制作用。

血厥 xuèjué 病名。①因失血过多或暴怒气逆，血郁于上而引起的昏厥重证。血脱之厥多见于血崩、吐血等大失血病症，症见突然晕厥、面色㿠白、四肢厥冷、脉细欲绝等，治宜益气固脱，方用独参汤等。气逆血郁之厥，症见突然昏倒、牙关紧闭、不省人事、面唇青紫等，治宜降逆通瘀，方用通瘀煎（《类证治裁》：归尾、山楂、香附、红花、乌药、青皮、木香、泽泻）、化肝煎等。参见厥证条。②平素无疾苦，忽如死人，身不动摇，默默不知人，目闭不能开，口噤不能言，或微知人，恶闻人声，但如眩晕，移时方醒的郁冒病症（见《普济本事方·诸虫飞尸鬼疰》）。治用白薇汤、仓公散（《普济本事方》：瓜蒂、藜芦、雄黄、矾石）。参见郁

X

冒条。

血康口服液 xuèkāngkǒufúyè 中成药。见《中华人民共和国药典》2010年版一部。本品为肿节风浸膏粉制成的口服液。每支装10毫升。口服，一次10～20毫升，每日3～4次；小儿酌减；可连服一个月。功能活血化瘀，消肿散结，凉血止血。用于血热妄行，皮肤紫斑（原发性及继发性血小板减少性紫癜）。

血渴 xuèkě 证名。见《证治要诀·吐血》。因吐血、产褥及各种失血而引起的口渴。多因大失血后血虚津少所致。治宜大补气血。可用四物汤、当归补血汤等方加减。参见渴条。

血枯 xuèkū 病名。①《素问·腹中论》："有病胸胁支满者，妨于食，病至则先闻腥臊臭……先唾血，四肢清，目眩，时时前后血……病名血枯。此得之年少时，有所大脱血，若醉入房，中气绝，肝伤，故月事衰少不来也。"②妇女血海枯竭所致经闭。见《兰室秘藏》卷中。

血枯经闭 xuèkūjīngbì 经闭证型之一。见《丹溪心法》。分虚证和实证。虚证多因素患失血，或早婚、分娩胎次多、喂奶多等耗伤阴血，冲任空虚，久则血枯无血下达所致。症见饮食减少、面色㿠白无华、日渐虚弱消瘦、两颧发赤，或午后潮热、骨蒸等。因失血过多者，宜补血养血，用人参养荣汤。早婚伤精者，宜滋阴补血，用六味地黄汤。因产乳多而伤阴者，宜气血双补，用十全大补汤。实证多因热邪入胃，胃热过甚，灼烁血液，以致津亏，冲脉之血干枯而致。症见面赤身热、口干、喜凉饮、大便燥、小便黄等。宜泄胃热，调血脉。用玉烛散（《医宗金鉴》：当归、熟地、川芎、白芍、朴硝、大黄、甘草）。

血亏经闭 xuèkūjīngbì 经闭证型之一。见《医宗金鉴·妇科心法要诀》。多因久病失血，或早婚、分娩胎次多、喂奶多等耗伤精血，以致阴虚血亏，月经日渐减少，日久无血下达，遂成经闭。症见不思饮食、皮肤干燥、形体消瘦等。治宜补血益气。方用人参养荣汤、十全大补汤等。

血痢 xuèlì 病名。出《诸病源候论·痢病诸候》。又名赤痢。指痢下夹血或下纯血者。因热毒伤血，入大肠所致。凡热痢下血色鲜、腹痛里急后重、脉盛者，治宜清肠解毒，用白头翁汤。下血不止，用黄连阿胶汤酌加凉血活血药，如银花、生地、当归、地榆等。病久中气虚寒、血色灰暗、面色萎黄、脉弱者，治宜温脾摄血，用黄土汤。本病可见于阿米巴痢疾、溃疡性结肠炎、慢性血吸虫病、细菌性痢疾等。

血淋 xuèlìn 淋证之一。出《诸病源候论·淋病诸候》。主证为小便涩痛有血。《医宗必读·淋证》又分血虚、血冷、血热、血瘀四种情况。血虚者，尿出时疼痛不剧、尿色淡红、脉虚数，治宜滋阴养血为主，用六味地黄汤加侧柏叶、车前子、白芍，或八珍汤送服益元散。血冷者，尿出血色晦暗、面色枯白、脉沉迟，治宜温肾为主，用金匮肾气丸加牛膝，或以汉椒根四至五钱，水煎冷服。血热者，尿出灼热刺痛、血色鲜红、脉有力，治宜凉血清热，选用小蓟饮子、导赤散、知柏地黄汤等方。血瘀者，尿出茎中痛如刀割、血色紫暗有块、小腹硬满、脉沉弦或数，宜活血祛瘀，选用一味牛膝煎膏，或以桃红四物汤、桃仁承气汤等方加减。参见淋条。

血瘤 xuèliú 病名。出《外台秘要》。因血结气滞，经络不通，复受外邪所搏而致。瘤体皮色紫红，软硬间杂，隐约若有红丝缠绕，偶有擦破则血流不止，常发于唇、颈、四肢。相当于血管瘤。治宜凉血养血，滋阴抑火。用芩连二母丸（《医宗金鉴》：黄芩、黄连、知母、贝母、当归、白芍、羚羊角、生地、熟地、蒲黄、地骨皮、川芎、生甘草）化裁。

血漏 xuèlòu　病症名。①《外科启玄》卷七：“时时下鲜血不止是也。”又名热漏。即漏症并发明显下血者。②即经漏。指阴道出血淋漓不断，或经期血来而持续日久不止，血量较少或略增多。

血轮 xuèlún　五轮之一。包括内外眦部皮肤与白睛间血络部分和睑弦泪窍（泪堂）。《银海精微》：“大小眦为血轮，属心火。”血轮疾患多与心、小肠有关。

血络 xuèluò　即络脉。有分布于深层的，有分布于浅层的。一般指浅表可见的络脉而言。《素问·调经论》：“视其血络，刺其出血。”《灵枢》有《血络论》专篇。

血络论 xuèluòlùn　《灵枢》篇名。血络，指郁血的络脉。本篇主要论述奇邪客于血络，在刺络泻血时所出现的昏仆、出血不止、局部血肿、面色苍白、心胸烦闷、滞针等意外情况。说明导致这些情况的原因，指出怎样观察血络进行泻血，掌握刺络法则可以减少上述意外情况等。由于全篇所论是以刺络泻血为中心，故名。

血脉 xuèmài　脉管及其所营运的血液的统称。《素问·痿论》：“心主身之血脉。”血有荣养周身的作用，脉为血行的隧道，二者俱受心所主，在心气的推动下方能发挥作用。

血母块 xuèmǔkuài　病名。见汪嘉谟《胎产辑萃》。即儿枕痛。详该条。

血逆 xuènì　病症名。《医学入门》卷五：“坠堕闪挫，误行补涩，则瘀蓄于胃，心下胀满，食下即吐，名曰血逆。古法以二陈汤去茯苓、甘草，加赤芍等分。”参血呕条。

血珀 xuèpò　琥珀之处方名。详该条。

血气精神 xuèqìjīngshén　人的生命起源于精，维持于气血，表现为神。血、气、精是神的物质基础。故血、气、精充足，则神旺；血、气、精虚少则神耗，人易衰老。它们都是人体生命活动所不可缺少的。《灵枢·本脏》：“人之血气精神者，所以奉生而周于性命者也。”

血热 xuèrè　❶病证名。小儿发热的一种证型。元·朱震亨《幼科全书》：“血热者，每日以午间发热，遇夜则凉，此心热也。轻则导赤散，重则四顺饮治之。”❷亦称血分热。指热之在血分者。症见吐衄、咳咯、溺血、午后发热、女子月事先期而来、脉弦而数，法当凉血（《证治汇补》）。

血热崩漏 xuèrèbēnglòu　崩漏证型之一。多因素体内热，过嗜辛辣食物，或感受热邪，或忿怒过度，气郁化火，或阴虚内热等，以致热扰冲任，迫血妄行。血热者，突然阴道出血，量多，或淋漓不断，色深红或紫，稠黏，面赤，口渴，烦躁易怒等，宜清热凉血止血，用清热固经汤。气郁化火者，胸胁胀痛，心烦易怒，宜平肝清热，用丹栀逍遥散。阴虚血热者，出血量少，淋漓不止，色红稠黏，两颧发赤，手足心热，宜养阴清热，用两地汤等。

血热盗汗 xuèrèdàohàn　证名。见《张氏医通·杂门》。阴虚盗汗之偏于火旺血热者。《景岳全书·杂证谟》：“阴虚者，阳必凑之，故阳蒸阴分则血热，血热则液泄而为盗汗也。”治宜清火补阴，用当归六黄汤。参见阴虚盗汗条。

血热滑胎 xuèrèhuátāi　滑胎证型之一。孕妇素体阳盛，有滑胎病史，怀孕后热伏冲任，迫血妄行，损伤胎元。症见小腹作痛、心烦不宁、口渴喜凉饮，甚则阴道流血，以致胎动欲坠。宜清热凉血，安胎，用保阴煎（生地黄、熟地黄、芍药、山药、续断、黄芩、黄柏、甘草）。

血热经行先期 xuèrèjīngxíngxiānqī　经行先

期证型之一。多因素体内热、过嗜辛辣食物，或感受热邪，或阴虚生热，热伤冲任，或忿怒过度，气郁化火等，以致热扰冲任，迫血妄行。血热者，经期提前、血量较多、色紫红、稠黏、心烦、口渴喜凉饮、大便秘、小便黄等，宜清热凉血，用芩连四物汤（《杂病源流犀烛》：当归、生地、川芎、白芍、黄芩、黄连）类。虚热者，血色深红、午后手足心热，宜滋阴清热凉血，用两地汤、地骨皮饮等。肝郁化热者，血量时多时少、色紫有块、胸胁胀痛、烦躁易怒，宜疏肝清热，用丹栀逍遥散。

血热伤络 xuèrèshāngluò ❶病机。泛指外感或内伤病过程中血分热盛，灼伤血络，导致出血或发斑。《灵枢·百病始生》："阳络伤则血外溢，血外溢则衄血；阴络伤则血内溢，血内溢则后血。"《温热论》："入血就恐耗血动血，直须凉血散血。"参见热入血分条。❷证候名。以上病机所导致的以咳血为常见症的证候。

血热妄行 xuèrèwàngxíng 病机。血分热盛而动血耗血，或血脉受热，不能壅遏营血而导致出血。参见热入血分条。

血热月经过多 xuèrèyuèjīngguòduō 月经过多证型之一。多因血热内扰，热伤冲任，迫血妄行所致。分实热和虚热。实热者，血量过多，色深红或紫、稠黏，或有臭秽气味，面红、口干作渴，时作烦躁，宜清热凉血，用清经汤（丹皮、地骨皮、白芍、熟地、青蒿、茯苓、黄柏）加阿胶。虚热者，多兼午后手足心热，治宜滋阴清热凉血，用两地汤、地骨皮饮等。

血三七 xuèsānqī 土大黄之别名。详该条。

血山崩 xuèshānbēng 病名。指血崩。《中藏经》卷七："治血山崩甚者，以凌霄花焙干为末，酒下三钱。"详血崩条。

血少不孕 xuèshǎobúyùn 病症名。出清·叶其蓁《女科指掌·种子门》。不孕证型之一。即血虚不孕。详该条。

血师 xuèshī 代赭石之别名。详该条。

血室 xuèshì 《伤寒论》："妇女中风，七八日续得寒热，发作有时，经水适断者，此为热入血室，其血必结，故使如疟状，发作有时，小柴胡汤主之。"《金匮要略》："妇人少腹满如敦状，小便微难而不渴，生后者，此水与血俱结在血室也。"前人对血室有三种解释：①指冲脉。《妇科经纶》："王太仆曰：冲为血海，诸经朝会，男子则运而行之，女子则停而止之，谓之血室。"②指肝。《伤寒来苏集·阳明脉证上》："血室者，肝也。肝为藏血之脏，故称血室。"③指子宫。《类经附翼》："故子宫者，医家以冲任之脉盛于此，则月经以时下，故名曰血室。"

血栓心脉宁胶囊 xuèshuānxīnmàiníngjiāonáng 中成药。见《中华人民共和国药典》2010年版一部。川芎、槐花、丹参、水蛭、毛冬青、牛黄、人工麝香、人参茎叶总皂苷、冰片、蟾酥。以上10味按胶囊工艺制成。每粒装0.5克。口服，一次4粒，一日3次。功能益气活血，开窍止痛。用于气虚血瘀所致的中风、胸痹，症见头晕目眩、半身不遂、胸闷心痛、心悸气短、缺血性中风恢复期、冠心病心绞痛见上述证候者。

血栓痔 xuèshuānzhì 病名。又名葡萄痔。内热血燥，或便时用力过度，或强力负重，以致损伤血络，血瘀而成。症见肛门左右如乳头突出，色青紫，剧痛，亦有化脓破溃成漏者。治宜清热凉血。内服凉血地黄汤，外用五倍子汤（方见痔漏熏洗法条）熏洗。痛减而坚硬不消者可手术取出瘀血块，并敷二宝丹（《疡医大全》：朱砂、滑石）去腐，继用生肌散收口。

血丝疔 xuèsīdīng 即红丝疔。详该条。

血随气陷 xuèsuíqìxiàn 气虚下陷导致出血

的病理过程。例如：脾胃虚弱可致气虚下陷，不能统摄血液，出现血郁于下或血从下溢。临床多见于功能性子宫出血及某些便血患者。症见精神不振，肢体怠倦，出血量多或连续不断，面色苍白，舌淡苔少，脉虚数或沉细无力等。

血藤 xuèténg 中药名。①见《四川中药志》（1960年版）。别名小血藤、活血藤、气藤。为木兰科植物翼梗五味子 *Schisandra henryi* Clarke 或华中五味子 *S. sphenanthera* Rehd. et Wils. 等的藤茎。翼梗五味子分布于长江以南各地，华中五味子分布于山西、陕西、甘肃及华中、西南地区。辛、酸、苦、温。活血行瘀，理气化湿。治跌打损伤，心胃气痛，风湿痹痛，疝气，痿躄。煎服：15～30克。孕妇忌服。华中五味子茎的醇提物对实验性肝损伤的小鼠有一定降低血清氨酶的作用。②鸡血藤之简称。详该条。

血通 xuètōng 红藤之别名。详该条。

血脱 xuètuō 病症名。出《灵枢·决气》。又名脱血。因先天禀赋不足或思虑、劳倦、房室、酒食所伤，或慢性出血，以至真阴亏损，血海空虚而成。症见面白、夭然不泽、头晕目花、四肢清冷、脉空虚。治宜益阴补血，可用加减四物汤（《杂病源流犀烛》：侧柏叶、生地、当归、川芎、枳壳、荆芥、槐花、炙草、姜、乌梅）、补荣汤（《沈氏尊生书》：当归、白芍、生地、熟地、赤茯苓、栀子、麦冬、陈皮、甘草、枣、乌梅）等方。如因急性大量出血，可用独参汤、参附汤。《类证治裁》："气虚血脱，宜温补以摄之。"

血脱气脱 xuètuōqìtuō 亦称气随血脱。由于出血过多，气失依附，导致阳气虚脱。出现面色苍白、四肢厥冷、大汗淋漓、脉微欲绝等症。相当于出血性休克，治疗应根据血脱先益气的原则，急宜补气以固脱。

血亡目病 xuèwángmùbìng 眼科病症名。失血过多所致目病。目为肝之窍，《素问·五脏生成》："肝受血而能视。"失血过多，目失濡养，故发为病。《原机启微》："男子衄血、便血，妇人产后崩漏亡之过多者，皆能病焉。其为病睛珠痛，珠痛不能视，差（瘥）明癥涩，眼睫无力，眉骨太阳因为酸疼。"宜结合全身病情辨证论治。补养气血，可选用八珍汤或芎归补血汤加减。

血为气母 xuèwéiqìmǔ 血是气的物质基础或依附的根据。血虚则气少，血竭则气脱，血凝瘀则气阻滞。在治疗方面补气常结合养血，行气通经还须散瘀活血，就是这种理论的具体运用（唐容川《血证论》）。

血郄 xuèxì 见《针灸聚英》。委中穴别名。详该条。

血心痛 xuèxīntòng 病症名。见《医学心悟·心痛》。又名死血心痛、蓄血心痛。因瘀血、死血引起的胃脘痛。多因跌扑损伤或平日喜食热酒、热物，以致死血留于胃口作痛。也有因"妇人经行未尽，偶触恚怒，气郁不行，血亦留积，上攻心痛"（《证治汇补》）。症见胃痛时作时止，或饮汤水下咽即呛；痛从上而下，时闻唧唧有声，搔抓无措，眠卧不稳，心下如刮，上连胸膈，口中兼有血腥气，脉涩或芤等。治宜轻则开导，重则攻下。用四物汤加大黄、桃仁、红花或桃仁承气汤。胃虚者用理中汤加肉桂、桃仁、红花等。

血信 xuèxìn 见《产宝》。即月经，详该条。

血虚 xuèxū 体内血分亏损。常因失血过多，思虑过度，寄生虫，或脏腑虚损，不能化生精微所致。临床表现为面白无华、唇色淡白、头晕眼花、心悸、失眠、手足发麻、脉细无力等。

血虚痹 xuèxūbì 痹证之一。见《医学入门》卷五。血虚不能濡养肢体，或兼感风寒湿邪所致。症见皮肤麻木不仁，或年高举动肢节则痛，多见芤脉。治以养血为主，兼益气祛邪。选用当归建中汤、济生防风汤（《医学入门》：当归、赤茯苓、独活、赤芍、黄芩、秦艽、甘草、桂心、杏仁、防己）等方。

血虚不孕 xuèxūbúyùn　病证名。由于素体脾胃虚弱，或久病、失血伤阴致阴血不足，冲任空虚，不能养精成孕，伴有身体瘦弱、面色萎黄、疲倦乏力等症。宜补血养阴滋肾。用养精种玉汤（《傅青主女科》：熟地、当归、白芍、山萸肉）加味。

血虚盗汗 xuèxūdàohàn　盗汗的一种。阴血不足引起的盗汗，属于阴虚盗汗范围。见薛己《保婴撮要》。参见阴虚盗汗条。

血虚耳聋 xuèxū'ěrlóng　病证名。耳聋之因于肝肾精血亏虚，耳窍失养者。症见腰膝酸软，耳鸣渐甚。治宜滋阴，补血，开窍。方用杞菊地黄丸加减。参见耳聋条。

血虚发热 xuèxūfārè　病证名。见《内外伤辨惑论》卷上。亦称血虚热，血虚而致的一种虚热。多由吐衄、便血或产后崩漏等失血所致，亦可因饮食劳倦等内伤脾胃，逐渐发展而成。症见肌热面红、燥渴，甚则烦躁、睡卧不安，脉洪大而虚，重按无力等。治宜滋阴养血或养血益气。方用四物汤、当归补血汤、圣愈汤（李东垣方：熟地、生地、黄芪、人参、当归、川芎）等。

血虚风燥 xuèxūfēngzào　病机。血虚生风化燥，皮毛失养所致皮肤病的病机。表现为皮肤粗糙、干燥脱屑、瘙痒，或枯皱皲裂等。参见血风疮条。

血虚腹痛 xuèxūfùtòng　病证名。见《症因脉治》卷四。多因失血过多，或思虑过度，耗伤阴血，血少则经脉涩滞所致。症见腹部微痛、痛无定处、饥劳病甚、面色萎黄、疲乏无力、脉细涩或细数。治宜补血缓中。可用四物汤加木香、陈皮，或当归建中汤加减。

血虚肝燥 xuèxūgānzào　病证名。见《幼科释谜》。症见骨蒸劳热、咳嗽潮热、往来寒热、口干便燥等。宜逍遥散，疏肝养血以润燥。

血虚滑胎 xuèxūhuátāi　滑胎证型之一。孕妇平素血虚，有滑胎病史，怀孕后阴血益虚，胎失滋养。症见神疲无力、面色淡黄，或有浮肿、腰酸腹痛，甚则阴道流血，以致胎动欲坠。宜补血益气，以防滑坠。方用胎元饮（《景岳全书》：人参、当归、杜仲、芍药、熟地、白术、陈皮、炙甘草），下血者加阿胶、艾炭。

血虚经乱 xuèxūjīngluàn　病证名。见《景岳全书·妇人规》。由于血虚而致经行或先或后，或先后无定期，血色淡红，量涩少等。因肝脾血虚者，兼见抑郁不乐、胸乳胀闷不舒、食少腹胀、便溏等，治宜补血为主，方用四物汤，寒加肉桂，热加黄芩；肝、脾、肾三阴虚损者，兼见经后腹痛绵绵、喜暖喜按、食少便溏、腰膝酸软等，治宜补血养阴，方用小营煎、五福饮等；忧思伤及心脾者，兼见饮食日少、心悸气短、失眠健忘等，治宜补益心脾，方用归脾汤、七福饮等。

血虚经行后期 xuèxūjīngxínghòuqī　经行后期证型之一。多因血虚冲任不足，胞宫不能按时满溢。症见月经量少、色淡质稀、面色萎黄、体瘦、腹痛绵绵喜按。宜补血养营益气，用人参养荣汤类。

血虚厥 xuèxūjué　厥证之一。因血虚所致。多见于失血、崩漏、产后。《赤水玄珠·厥证门》："因血虚而得者，脉洪大，宜四物汤加酒炒黄柏、知母。"或用芎归养荣汤等。参见厥证条。

血虚秘 xuèxūmì　病证名。阴血不足，肠道欠润而致的大便秘结。多见于老弱、产妇、病后或发汗、利小便过度而津涸者。《万病回春·大便闭》："虚弱并产妇及失血大便不通者，血虚而闭也。"其症见头眩心悸、面色无华、唇舌淡、脉细涩，大便虽软，努责不出，治宜养血润肠，可选用润肠丸，大剂四物汤加陈皮、甘草、酒红花，导滞通幽汤，益血丹等。参见虚秘条。

血虚热 xuèxūrè　即血虚发热。详该条。

血虚生风 xuèxūshēngfēng　由失血、贫血或肝血不足而内生的风证。参见虚风内动条。

血虚头痛 xuèxūtóutòng　头痛病证之一。见《兰室秘藏》卷中。由血虚不能上荣所致。症见眉棱至头角抽痛，善惊惕，脉芤，或见头隐隐作痛、头晕目花、面色㿠白、心悸等。治疗以补血为主。可用四物汤加味。参见头痛条。

血虚痿 xuèxūwěi　痿证的一种。见《证治汇补》卷七。多由产后或失血后血虚不能养筋所致。症见手足痿弱无力，不能行动，伴面色萎黄，脉多细弱。治宜养血为主。用四物汤配合二妙丸、补阴丸，或补血养筋丸加减。参见痿条。

血虚心悸 xuèxūxīnjì　心悸之一。《不居集》卷二十二："血虚心悸，阴气内虚，虚火妄动，体瘦心悸，五心烦热，面赤唇燥，左脉微弱或大而无力者是也。"治宜养血益阴，安神定悸。用宁志丸、十四友丸、朱砂安神丸等。参见心悸条。

血虚眩晕 xuèxūxuànyūn　眩晕的一种。见《症因脉治》卷二。阴血亏损所致的眩晕。多因失血，热病灼伤营血，虚火炽盛或心脾气虚等引起。眩晕而见五心烦热、不寐、盗汗、形体消瘦、舌质红、脉细者，属阴虚；如见面色㿠白、神疲乏力、心悸、纳少者，属心脾两虚。治宜滋阴养血或益气生血。用当归补血汤、知柏四物汤、归脾汤等方。参见失血眩晕条。

血虚腰痛 xuèxūyāotòng　腰痛的一种。见《证治要诀·诸痛门》。多因失血过多及素患血虚，筋脉失养所致。治宜养血为主。方用四物汤加减。参见腰痛条。

血虚月经过少 xuèxūyuèjīngguòshǎo　月经过少证型之一。多因素体虚弱，久病失血伤阴，或脾胃损伤，生化之源不足，冲任血虚所致。症见经期月经量少、色淡红、质稀、头晕心悸、小腹空痛、面色萎黄等。宜补血益气健脾。用人参滋血汤（《产宝百问》：人参、山药、茯苓、熟地、当归、川芎、白芍）、人参养荣汤等。

血虚自汗 xuèxūzìhàn　病证名。自汗之一。见《世医得效方·大方脉杂医科》。自汗本属气虚所致，但血虚往往气也虚。治宜滋阴补血为主。可用四物汤加参、芪。血虚有热者，用当归六黄汤。大失血之后，汗多不止，恐气随血脱，急宜补气，用独参汤，继用补血之剂。

血眼 xuèyǎn　病症名。①难产伤及婴儿眶眦，眼球渗血、充血（见《普济方》）。宜服生熟地黄汤（《证治准绳》：生地、熟地、川芎、赤苓、枳壳、杏仁、川连、天麻、地骨皮、半夏曲、当归），外用乳汁加黄连、朴硝（二药研极细，兑入乳汁），频点患眼。②血脉贯瞳。多见于儿生百日内，乳嗽不愈，以致血脉贯瞳，两眶紫黑，或结膜红赤如血（见清·吴溶堂《保婴易知录》）。内服导赤散加减，外用鸡子清调拌黄连末点眼。

血溢 xuèyì　即出血。指离经之血溢于体外者。《小儿卫生总微论方》："小儿诸血溢者，由热乘于血气也。血得热则流溢，随气而上。自鼻出者为衄蚵。从口出者，多则为吐血，少则为唾血。若流溢渗入大肠而下者，则为便血。渗于小肠而下者，为溺血。又有血从耳目、牙缝、龈舌诸窍等处出者，是血随经络虚处著溢,自皮孔中出也。"血溢原因很多,其病机不外乎络伤血溢和气不摄血两类。由于脏腑络脉损伤的部位和程度不同,因此出血的情况和机转亦不一。《灵枢·百病始生》:"阳络伤则血外溢,血外溢则衄血;阴络伤则血内溢,血内溢则后血。"气为血之帅,故血脱可导致气衰,气衰不能摄血也可引起出血,两者有密切关系。如果出血不止,或大量出血,即有导致虚脱的危险。络伤血溢,宜以止血为主,因热的宜清热止血,因寒的宜温经止血,因血瘀的宜消瘀止血,因气不摄血的宜固气摄血。参见小儿大衄、小儿吐血、九道出血、大便下血、小儿溺血、鼻衄、舌衄条。

血翳包睛 xuèyìbāojīng 病症名。出《古今医统》。又名红霞映日症、彩云捧日症。系肝肺风热壅盛,心火内炽,瘀血凝滞所致。多并发于椒疮,由赤膜下垂恶化而来。症见混厚血丝翳膜盖满黑睛,不能视物。类似沙眼角膜全血管翳。治宜清热泻火,凉血散瘀。内服归芍红花散(方见椒疮条),或石决明散(方见宿翳条)加减,外点石燕丹(方见赤膜下垂条)。

血瘿 xuèyǐng 病名。出《三因极一病证方论》。多因肝火暴盛,逼血沸腾,复被外邪所搏而致。症见颈生瘿块,皮色紫红,上有交叉露现的赤脉红丝。相当于颈部血管瘤。治宜滋阴抑火,养血化瘀。用芩连二母丸(方见血瘤条)或以海藻、海蛤、昆布、泽泻、猪靥、黄芩、黄连、川贝等合四物汤加减治疗。

血瘀 xuèyū 参见瘀血条。

血瘀崩漏 xuèyūbēnglòu 崩漏证型之一。多因经期、产后余血未尽,情志内伤,感受外邪等,以致瘀血停滞,冲任失调,瘀血不去,新血不得归经。症见崩漏下血时多时少,或淋漓涩滞不止,血色紫黯,稠黏有块,小腹疼痛拒按,血块下后痛减。宜活血

行瘀。用佛手散、失笑散、益母膏等。

血瘀不孕 xuèyūbúyùn 病证名。因情志内伤或感受外邪,以致瘀血停滞,内阻冲任胞脉,不能摄精受孕,多兼经期错后、经行涩滞不畅、血块较多、腹痛拒按等症。宜活血行瘀调经。用血府逐瘀汤。

血瘀经行后期 xuèyūjīngxínghòuqī 经行后期证型之一。多因气滞寒凝,瘀血内阻冲任,血行不畅,经血不得按时下达胞宫。症见经期错后、经量涩少、血色紫黯、血块较多、小腹胀痛拒按、血块去后则感舒适。宜行气活血化瘀。用过期饮。寒凝血瘀者,小腹冷痛拒按,宜温经活血化瘀,用少腹逐瘀汤。

血瘀痛经 xuèyūtòngjīng 痛经证型之一。多因瘀血内阻,冲任胞脉血行不畅,血滞胞中所致。症见经前或经行时小腹刺痛拒按,经血量少,有块,血块下后痛减。宜行瘀活血。用膈下逐瘀汤、琥珀散(方见血滞经闭条)、益母膏等。

血瘀痿 xuèyūwěi 痿证的一种。见《证治汇补》卷七。由产后恶露未尽,瘀血流于腰膝,或跌扑损伤,瘀血不消所致。症见四肢痿软,不能运动,兼见疼痛、脉涩等。治宜活血行瘀为主。用桃红四物汤加减。参见痿条。

血瘀月经过少 xuèyūyuèjīngguòshǎo 病症名。多因寒凝气滞,瘀血内停,冲任血行不畅所致。因寒凝者,症见经行量少,色黯有块,小腹凉而痛甚于胀,拒按,喜得温热,血块排出后则痛稍减。治宜温经活血行瘀,方用少腹逐瘀汤或过期饮。因气滞者,症见经血量少,色紫有块,小腹胀甚于痛,排气觉舒。治宜行气活血,方用膈下逐瘀汤、七制香附丸等。

血余 xuèyú 即头发。

血余散 xuèyúsǎn 《圣济总录》方。乱发灰

一钱，人中白半两，麝香半钱。同研匀，每用一小豆许，吹入鼻中。治鼻衄久不止。

血余炭 xuèyútàn 中药名。出明·陈嘉谟《本草蒙筌》。即人的头发煅成的炭。苦，温。入肝、肾经。止血，散瘀。治咯血、吐血、鼻衄、齿龈出血、尿血、便血、崩漏。内服：煎汤，4.5～9克；研末服，每次0.9～1.5克。本品主含碳及灰分（内含钙、钠、钾、锌、铜、铁、锰等）。

血郁 xuèyù 郁证之一。见《丹溪心法·六郁》。由于暴怒、挫闪、饥饱不调等所致。症见胸胁刺痛、四肢无力、小便淋漓、便血，脉或沉，或芤，或涩，或结促。治宜和血解郁。可选用血郁汤（《证治汇补》：香附、丹皮、苏木、山楂、桃仁、赤芍、穿山甲、降香、通草、麦芽、红花、姜汁）、四物化郁汤（《类证治裁》：生地、白芍、当归、川芎、桃仁、红花、香附、青黛）、金铃子散，酌加桃仁、归尾、郁金、降香等。

血菀 xuèyùn 病机。血液郁积。《素问·生气通天论》："阳气者，大怒则形气绝，而血菀于上，使人薄厥。"

血癥 xuèzhēng 病症名。见《杂病源流犀烛·积聚癥瘕痃癖痞源流》。多由血瘀积滞，经络壅阻而成。症见胸腹胁肋或脐下有块疼痛，按之觉硬，推之不移，身体日渐消瘦，疲倦无力，饮食减少，妇女可有月经不调或闭经等。治宜活血散瘀为主。若脏气虚弱，宜扶正祛邪。可选用鳖甲煎丸、化癥回生丹、膈下逐瘀汤、少腹逐瘀汤等方。

血证 xuèzhèng 病症名。泛指以出血为主要症状的一类病症，如吐血、呕血、咯血、衄血、便血、尿血及外伤出血、妇科经带胎产出血等。见清·唐容川《血证论》。中医临床也有将血液系统疾病作血证专科者。参见血证论条。

血证论 xuèzhènglùn 医书。8卷。清·唐容川撰。刊于1884年。该书总括了各种血证的证治，包括血证总论和170余种血证。分为血上干、血外渗、血下泄等诸门，选录200余方，论证用药颇有独到之处。原收入《中西汇通医书五种》，新中国成立后有排印本。

血之府 xuèzhīfǔ 脉管。《素问·脉要精微论》："夫脉者，血之府也。"详见脉条。

血脂灵片 xuèzhīlíngpiàn 中成药。见《中华人民共和国药典》2010年版一部。泽泻、决明子、山楂、制何首乌。以上4味按片剂工艺压制成1000片。每片重0.3克。口服，一次4～5片，一日3次。功能化浊降脂，润肠通便。用于痰浊阻滞型高脂血症，症见头昏胸闷、大便干燥。

血脂宁丸 xuèzhīníngwán 中成药。见《中华人民共和国药典》2010年版一部。决明子、山楂、荷叶、制何首乌。以上4味按蜜丸工艺制成。每丸重9克。口服。一次2丸，一日2～3次。功能化浊降脂，润肠通便。用于痰浊阻滞型高脂血症，症见头昏胸闷、大便干燥。

血痔 xuèzhì 病名。出《诸病源候论》。便血明显的内痔。参见内痔条。

血痣 xuèzhì 病名。见《外科正宗》。多为先天性或由肝经怒火郁结而成。好发于面、颈、躯干等处。初起痣色鲜红或紫红，境界分明，渐大如豆，高出皮面，表面光滑，触破时流鲜血。即血管痣。可用花蕊石散（《医宗金鉴》：花蕊石、草乌、南星、白芷、厚朴、紫苏、羌活、没药、轻粉、煅龙骨、细辛、檀香、苏木、乳香、蛇含石、当归、降真香、麝香）敷之，或用冰蛳散（《外科正宗》：大田螺五枚，白砒一钱二分，以面裹煨熟，冰片二分，硇砂三分，用晒干螺肉切片，同煨熟，白砒碾为细末，加硇砂再辗）枯去本痣，以珍珠散（《外科正宗》：青缸花、珍珠、轻粉）敷之。出血甚者，内服凉血地黄汤（《外科正宗》：川芎、当归、白芍、生地、白术、茯苓、黄连、地榆、人参、山栀、天花粉、甘草）。

血滞腹痛 xuèzhìfùtòng 见《症因脉治》卷四。即瘀血腹痛。详该条。

血滞经闭 xuèzhìjīngbì 经闭证型之一。见《妇人良方》。多因情志不畅，气郁血滞，冲任阻闭，经血不能下达胞宫所致。症见面色紫暗，下腹疼痛拒按，或痛连两胁。宜开郁行滞，活血通经。用通瘀煎（《景岳全书》：当归尾、红花、山楂、香附、乌药、青皮、木香、泽泻）加桃仁、丹参、泽兰、牛膝，或用琥珀散（《类证普济本事方》：三棱、莪术、赤芍、当归、刘寄奴、丹皮、熟地、肉桂、乌药、延胡索）。

血肿 xuèzhǒng 病症名。见《丹溪心法·水肿》。水肿以血瘀为主者。多因瘀血留滞，与水湿相化所致。症见四肢浮肿，皮肉间有红丝血痕，或妇女经水先断，后见水肿，小腹胀痛拒按，小便清长等。治宜活血祛瘀为主。方用续断饮（《医学入门》：延胡索、当归、川芎、牛膝、续断、赤芍、辣桂、白芷、五灵脂、羌活、赤茯苓、牵牛、半夏、甘草）、桃红四物汤、代抵当丸加减。参见水肿条。

xun

熏法 xūnfǎ 外治法之一。有热气熏和烟熏两种，是借助药力和热力的作用，促使腠理疏通、气血流畅，达到消肿、止痛、止痒、祛风的目的。多用于肿疡初起、痔疾或皮肤病等。热气熏法以药水于小口锅中煎沸，患处对准锅口，直熏之。烟熏法，又名药拈子熏、神灯照法，即按证用药，将药研为细末，以棉纸滚药搓捻、油浸，用时燃点，烟熏患处。

熏剂 xūnjì 中药剂型。也称烟熏剂。借助某些易燃药材，经燃烧产生的烟雾而杀虫、灭菌和预防、治疗疾病，或利用燃烧产生的温热来治疗疾病的制剂。

熏灸 xūnjiǔ 灸法之一。用水煮艾或其他药物，以其热气熏患处；或用火燃艾，以其烟熏患处。

熏陆香 xūnlùxiāng 中药名。出《名医别录》。乳香之别名。详该条。

熏脐法 xūnqífǎ 外治法。熏灸脐部治疗疾病的方法。

熏洗疗法 xūnxǐliáofǎ 特殊疗法。用药物煎汤的热蒸气熏蒸患处，并以温热药液淋洗局部，以治疗各种病症的方法。

熏蒸疗法 xūnzhēngliáofǎ 特殊疗法。用药物加水煮沸后所产生的药蒸气熏蒸患处，以治疗疾病的方法。

寻 xún 切脉指法。诊脉时指力不轻不重，左右推寻。《诊家枢要》："不轻不重，委曲求之曰寻。"

寻风藤 xúnfēngténg 青风藤之别名。详该条。

寻骨风 xúngǔfēng 中药名。出《植物名实图考》。别名巡骨风、黄木香、猴儿草。为马兜铃科植物绵毛马兜铃 *Aristolochia mollissima* Hance 的根茎或全草。主产于江苏、河南、江西等地。苦、平。祛风活血，消肿止痛。治风湿痹痛、跌打损伤、脘腹疼痛、疝痛。煎服：9～15克。本品含挥发油，内有马兜铃内酯、马兜铃酸。还含尿囊素、生物碱等。本品所含的挥发油与总生物碱对大鼠实验性关节炎有明显预防作用。粉与煎剂对小鼠艾氏腹水瘤有

寻骨风

抑制作用。煎剂在体外对葡萄球菌有抑制作用。

巡骨风 xúngǔfēng 即寻骨风。详该条。

循法 xúnfǎ 针刺术语。留针时，用手指循着经脉轻轻按压的一种辅助方法。出《灵枢·刺节真邪》。与其他手法配合，有促使得气的作用。

循际 xúnjì 见《千金要方》。经外奇穴长谷穴别名。详该条。

循经传 xúnjīngchuán 外感热病顺着六经的次序传变。见《此事难知·太阳六传》。六经的传变规律，一般是由表入里、由浅入深。太阳病不愈，或传阳明，或传少阳，如病邪较重，正气不足，更可进一步传入三阴，故称循经传。但六经的排列次序，不能认为就是一种固定不移的传经次序，在一个患者身上，也并不是六经证候全部都会出现，所以不可拘泥。参见传经条。

循经感传 xúnjīnggǎnchuán 针灸经络学名词。当患者接受针灸等刺激时常出现的，从被刺激穴位开始，沿着经络路线传导的酸、麻、肿、痛、蚁走感或流水感等特殊的感觉或各种皮肤改变。

循经选穴法 xúnjīngxuǎnxuéfǎ 选穴法之一。本经患病，即在本经选穴治疗的方法。或称本经选穴法。一般分远取和近取两种。以头面躯干部疾病取用四肢肘膝关节以下的穴位为远取，如阳明头痛取合谷，胃脘疼痛取足三里；以选取病所较近的本经穴位为近取，如肝区疼痛选章门，鼻塞不闻选迎香等。

循衣摸床 xúnyīmōchuáng 症名。见《伤寒论·辨阳明病脉证并治》。患者在昏迷时，两手不自主地经常抚摸床沿和衣被的症状。沈金鳌《伤寒论纲目》："王肯堂曰：循衣摸床，危恶之候也。有二症：一由太阳中风，以火劫病，因成坏病，捻衣摸床，此则小便利者生，不利者死。一由阳明里热之极，循衣摸床，此则脉弦者生，脉涩者死也。"

循元 xúnyuán 见《针灸集成》。经外奇穴长谷穴别名。详该条。

徇蒙招尤 xùnméngzhāoyóu 证名。出《素问·五脏生成》。徇，暴疾目不明。蒙，与朦通。徇蒙，即目眩而视物昏花不清；招尤，头部有振动不定之感。徇蒙招尤，常伴目瞑耳聋。属肝胆经病症。

ya

丫刺毒 yācìdú 即虎口疗。详该条。

丫指 yāzhǐ 即虎口疗。详该条。

压垫 yādiàn 骨折整复辅助固定器具。又名固定垫。是夹板固定的重要组成部分，能防止骨折再移位、矫正成角和侧方移位。取材要求质地柔韧，有一定形状和支持力，以能吸水的毛边纸或棉花为宜。根据需要制成各种形状的压垫。常用的有平垫、塔形垫、梯形垫、分骨垫、葫芦垫、横垫等。

压法 yāfǎ 推拿手法。用手指、手掌或尺骨鹰嘴有节奏地用力向下进行按压，与按法相似，但用力较重。多用于肌肉较丰厚的部位。有行气活血、舒筋止痛等作用。参见按法条。

压痛点 yātòngdiǎn 按压体表时所发现的疼痛部位。针灸取穴都非常注重感应。《内经》所说的"按之应手而痛"就是这个意思。压痛反应点作为穴位使用称阿是穴。

押手 yāshǒu 针刺术语。押作压，指针刺时用来压迫穴位的手。一般用左手。有固定穴位、减轻针刺疼痛和防止针身弯曲的作用。押手一般分指切押手、夹持押手、舒张押手、撮捏押手四种。详各条。

鸦胆子 yādǎnzǐ 中药名。出《本草纲目》。为苦木科植物鸦胆子 Brucea Javanica（L.）Merr. 的果实。主产于广东、广西。苦、寒，有小毒。清热解毒，截疟止痢，腐蚀赘疣。治痢疾、疟疾、赘疣、鸡眼，内服：每次 0.5～2 克，一日三次，去壳，装胶囊或用桂圆肉包裹吞服。治鸡眼、寻常疣，将仁捣烂敷。本品副作用有恶心、呕吐、腹痛等。孕妇忌服。本品含鸦胆子碱、鸦胆宁碱等生物碱，鸦胆灵、鸦胆子苷等苷类。种子含鸦胆子苦醇和多种鸦胆子素。鸦胆子仁及其有效成分（苷类）对阿米巴原虫有杀灭或抑制作用，唯毒性较大。仁及其水浸液能抑制鸡疟原虫的繁殖。仁或油对正常皮肤或黏膜面有刺激作用，可使赘疣细胞细胞核固缩，细胞坏死、脱落。

鸭脚木皮 yājiǎomùpí 中药名。见萧步丹《岭南采药录》。别名西加皮、鸭脚皮。为五加科植物鹅掌柴 Schefflera octo-phylla（Lour.）Harms 的根皮或树皮。产于广东、广西等地。苦、涩、凉。发汗解表，祛风除湿，舒筋活络。治感冒发热、咽喉肿痛、风湿关节痛、跌打损伤，煎服：9～15 克。树皮含挥发油等。煎剂在体外对金黄色葡萄球菌和大肠杆菌有抑制作用。

鸭脚皮 yājiǎopí 鸭脚木皮之简称。详该条。

鸭跖草 yāzhícǎo 中药名。出《本草拾遗》。别名耳环草、蓝花菜。为鸭跖草科植物鸭跖草 Commelina communis L. 的地上部分。全国大部分地区有分布。

牙 yá 即齿。详该条。

牙车 yáchē 出《灵枢·本脏》。又名牙床。为口腔内载齿之骨，有上下两部分。

牙床 yáchuáng 即牙车。详该条。

牙疳 yágān 病名。见《儒门事亲》。初起齿龈红肿疼痛，继之腐烂，流腐臭血水。因风热而致牙疳者，为风热牙疳；患牙疳而下肢兼见青色肿块者，为青腿牙疳；发病急，病热险者，为走马牙疳。详各条。

牙疳散 yágānsǎn ❶《医宗金鉴》方。人中白、绿矾、五倍子各等分，冰片少许。为末，敷患处。治小儿牙疳，齿龈赤烂疼痛，口臭出血，甚则牙枯脱落，穿腮蚀唇。❷验方。见《北京市中药成方选集》。血竭、青果炭、儿茶各 60 克，人中白、青黛、硼砂各 30 克，冰片 9 克。为末，擦患处。治胃热火盛，牙痛牙疳，齿龈肿烂。

牙衄 yánǜ 见《医宗金鉴·外科心法要诀》。即齿衄。详该条。

牙刷草 yáshuācǎo 半枝莲之别名。详该条。

牙痛 yátòng 病症名。见《诸病源候论》卷二十九。《内经》名齿痛。以其病因不同，治疗各异。因阳明伏火与风热之邪相搏，风火上炎致齿牙疼痛，患牙得凉痛减，治宜疏风泻火，方用清胃散、玉女煎等。因风寒之邪客于牙体，致齿牙疼痛，患牙得热痛减，治宜疏风散寒，方用麻黄附子细辛汤加减。因肝肾两亏者，虚火上炎，致齿牙浮动隐痛，脉细数，治宜滋补肝肾，选用左归饮。因于虫者，蛀孔疼痛，时发时止，治宜清热除湿，杀虫止痛，方用清胃散加减。

牙痛穴 yátòngxué 经外奇穴名。见《常用新医疗法手册》。位于手掌第三、四掌指关节之间。主治牙痛。直刺 0.3～0.5 寸。

牙痛穴

牙痛一粒丸 yátòngyīlìwán 中成药。见《中华人民共和国药典》2010 年版一部。蟾酥、甘草各 240 克，雄黄 60 克，朱砂 50 克。以上 4 味制成水丸，每次取 1～2 丸，填入龋齿洞内或肿痛的齿缝处，外塞一块消毒棉花，防止药丸滑脱。功能解毒消肿，杀虫止痛。用于火毒内盛所致的牙龈肿痛、龋齿疼痛。

牙宣 yáxuān　病症名。见《证治要诀·诸血门》。多因胃经积热与风寒之邪相搏，热不得宣，邪欲行而又止，致龈肉日渐腐颓，久而宣露其根。症见牙龈先肿，龈肉日渐萎缩，牙根宣露，或齿缝中常出血液和脓液。本症可见于慢性牙周炎、牙龈萎缩等。治宜清胃泻火。方用清胃散、玉女煎等。老人齿龈萎缩，齿牙动摇欲落者，多因肾气渐衰所致，治宜培补肾元，方用六味地黄汤加减。

牙龈 yáyín　又名齿龈。牙床周围组织，分上龈、下龈。《证治准绳》："上断属足阳明胃经，下断属手阳明大肠经。"

牙痈 yáyōng　病名。见《证治准绳》。又名附牙痈。即牙槽脓肿等。多因阳明胃经火毒郁而不宣，上攻于牙龈所致。症见齿龈尽处或深处肿起，疡面不外露，肿胀而硬，嫩红疼痛，甚则肿连腮颊，或发寒热，口臭便秘。治宜清胃，泻火，解毒。方用清胃散、黄连解毒汤等。若脓成用刀针切开出脓，外吹冰硼散。

牙皂 yázào　猪牙皂之简称。详该条。

哑门 yǎmén　经穴名，代号DU15。原名喑门，出《素问·气穴论》。别名舌横、舌厌。属督脉。位于后正中线，发际上0.5寸处，当第一颈椎棘突下。主治聋哑、癫痫、精神分裂症、大脑发育不全、脑性瘫痪等。针尖向喉结方向刺0.5～1寸，不宜向上深刺，以防伤及延髓。

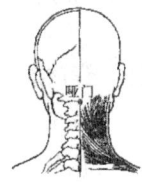

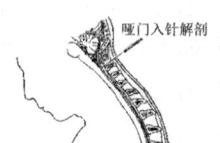

哑门入针解剖

哑嗽 yǎsòu　病名。见《类证治裁》卷二。咳嗽而见声音嘶哑之症。因邪郁于肺，肺气闭塞，或肺脏虚损所致。寒邪闭肺者，宜宣肺散邪，用射干麻黄汤加减；火郁于肺者，宜清热宣肺，用桔梗汤加减；肺脏虚损者，宜补肺气、养肺阴为主，兼宣肺化痰，用生脉散加减。本症可见于急性喉炎或久咳、剧咳患者。

yan

咽 yān　出《灵枢·经别》等篇。又名嗌、咽嗌、喉嗌，古名嚨。是饮食和呼吸的共同通道。《重楼玉钥》："咽者，嚥也。主通利水谷，为胃之系，乃胃气之通道也。"古代医籍常咽、喉并称。《灵枢·忧恚无言》："咽喉者，水谷之道也。"现代所指之咽，则分鼻咽部（包括鼻腔后至软腭上部）、口咽部（包括软腭以下至舌骨平面处）、喉咽部（包括舌骨平面以下至环状软骨下缘）。

咽喉 yānhóu　出《灵枢·忧恚无言》。①指咽，即单指口咽部。②咽和喉之总称。泛指口咽部和喉咽部。

咽喉经验秘传 yānhóujīngyànmìchuán　医书。2册。不分卷，撰者佚名。清·程永培校刊。上册为咽喉总论、诊法、治法、喉症用药细条、喉症图形、针药秘传；下册为方药。该书除列述喉科疾病症治外，对舌、牙等口齿病亦作了介绍。新中国成立后有排印本。

咽喉脉证通论 yānhóumàizhèngtōnglùn　书名。1卷。作者未详，清·许楗校订。刊于1825年。书中主要论述锁喉、重舌、气痛、乳蛾等18种咽喉病的证治及验方。收入《陈修园医书七十二种》中，新中国成立后有排印本（与《尤氏喉科秘书》合刊）。

咽喉肿痛 yānhóuzhǒngtòng　病症名。多种

Y

喉部疾病之主症，每因于火。火有虚实。虚火者，其人素体阴亏，或伤房劳，阴虚于下，水不制火，虚火上炎，可致此症；实火者，肺经蕴热，或恣食膏粱厚味、煎炒炙煿等物，以致脾胃积热熏蒸于上，亦能致此。症见咽喉内外红肿疼痛、吞咽障碍，或伴发热头痛等全身症状。虚火宜滋阴降火，可用知柏地黄丸或左归饮之类加减；实火宜泻火解毒，用普济消毒饮或黄连解毒汤之类加减。

咽津丹 yānjīndān 经验方。见《耳鼻咽喉科学》（武汉医学院）。雄黄、皂角、明矾、胆矾各等分。为末，枣泥为丸，每服 0.125 克，含服，日两次。治慢性咽炎，咽部有异物感者。

咽门 yānmén 解剖部位名。出《灵枢·肠胃》。为饮食水谷之门，下连食道和气道。

咽酸 yānsuān 症名。《三因极一病证方论》卷十一："食后噫醋吞酸，皆宿食证，俗谓之咽酸是也。"详吞酸、吐酸条。

咽嗌 yānyì 出《素问·血气形志》。即咽。详该条。

延胡 yánhú 延胡索之简称。详该条。

延胡索 yánhúsuǒ 中药名。出《雷公炮炙论》。别名玄胡索、元胡、延胡。为罂粟科植物延胡索 Corydalis yan husuo W. T. Wang 的块茎。主产于浙江、江苏。辛、苦、温。入肝、胃经。活血，行气，止痛。治胃痛、胁痛、胸腹痛、腰痛、疝痛、痛经、产后血瘀腹痛、跌打损伤。内服：煎汤，3～9 克；研末吞服，1.5～3 克。孕妇忌服。本品所含延胡索甲素、乙素、丑素对小鼠、大鼠、兔均有镇痛作用，可产生耐受性，并与吗啡有交叉耐受性，但无明显成瘾。不同剂量的延胡索乙素对各种动物有催眠、镇静、安定作用，并有明显的中枢性止吐与降温作用。去氢延胡索甲素对大鼠实验性溃疡病有保护作用，并用抑制内脏平滑肌的作用。

延胡索散 yánhúsuǒsǎn ❶《妇人良方》方。延胡索、桂心各五钱，当归一两。为末，每服二钱，热酒调服。治产后恶血凝滞，脐下作痛，或寒热。❷《杂病源流犀烛》方。延胡索、当归、赤芍、蒲黄、肉桂各一钱，姜黄、木香、乳香、没药各七分，炙甘草五分，生姜三片。为粗末，水煎服。治妇女气郁血瘀，心腹作痛，痛连腰胁背脊，上下攻刺，甚则搐搦，或月经不调等。

延寿丹 yánshòudān 即首乌延寿丹。详该条。

芫荽 yuánsuī 中药名。出元·吴瑞《日用本草》。别名胡荽、香菜。为伞形科植物芫荽 Coriandrum sativum L.

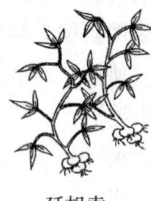
延胡索

的带根全草。我国各地均有栽培。辛，温。入肺、胃经。发汗透疹，健胃消食。治麻疹初期透发不快，感冒无汗，食滞胃痛、痞闷。煎服：9～15 克。透麻疹亦可用鲜芫荽煎汤熏洗。全草及果实均含具恶臭的癸醛。果实尚含挥发油、脂肪油，其主要脂肪酸为岩芹酸。还含多量维生素 C。

严氏济生方 yánshìjìshēngfāng 详济生方条。

岩白菜 yánbáicài 中药名。出《分类草药性》（作者佚名）。别名岩壁菜、石白菜、红岩七。为虎耳草科植物岩白菜 Bergenia purpurascens（Hook. f. et Thoms.）Engl. 的全草。分布于云南、四川、西藏等地。甘、苦、涩，平。化痰止咳，止血调经。治肺虚咳喘、吐血、咯血、功能性子宫出血、月经不调、淋浊、白带，煎服：6～12 克。外敷治肿毒、黄水疮。本品含岩白菜素。

岩柏草 yánbǎicǎo 地柏枝之别名。详该条。

岩壁菜 yánbìcài 岩白菜之别名。详该条。

岩鸡尾 yánjīwěi 水龙骨之别名。详该条。

岩青杠 yánqīnggàng　扶芳藤之别名。详该条。

岩如意 yánrúyì　佛指甲之别名。详该条。

岩泽兰 yánzélán　石吊兰之别名。详该条。

沿肛痔 yángāngzhì　病名。见《外科大成》卷二。由湿热下注，气血凝滞而成。症见肛门四周皮肤有扁平状隆起，痛痒出水，甚或延及会阴部。可服升丹合剂（小升丹2.56克，黄柏5.12克，甘草2.56克，水泛为丸，滑石粉为衣），外用苦参汤熏洗或鹅黄散（石膏、黄柏、轻粉）外搽。

沿皮刺 yánpícì　针刺术语。又名横刺。针身与穴位表皮呈15°角左右刺入的方法。适用于头部穴位，如百会、阳白等。

沿爪疔 yánzhǎodīng　病名。指疔之一。症见指甲一侧边缘轻微红肿热痛，可延及对侧，甚而侵入指甲下。即甲沟炎。治宜清热解毒。用金黄散或蒲公英捣烂外敷，成脓则切开排脓。

盐肤子 yánfūzǐ　即盐麸子。详该条。

盐麸子 yánfūzǐ　中药名。出《开宝重定本草》。别名盐肤子、木附子、假五味子、油盐果。为漆树科植物盐麸木 *Rhus chinensis* Mill. 的果实。除青海、新疆外，各地均有分布。酸、咸，微寒。清热解毒，润肺化痰，止血敛汗。治黄疸、痢疾、喉痹、痰火咳嗽、咯血、大便下血、体虚多汗，煎服：9～15克。治顽癣、痈毒溃烂，研末调敷或捣敷。本品含大量鞣质、柠檬酸、酒石酸、没食子酸等，还含树脂、黄酮苷等。

盐卤中毒 yánlǔzhòngdú　见《辨证录·中毒门》。因误服盐卤引起中毒，其症初见口咸作渴，渐至腹痛身踡、足缩肠结，甚者至死。《增广验方新编》记载，可服生豆浆、活鹅鸭血、白砂糖水、淘米水等救治，方如归麦榆草汤（《辨证录》：生甘草、当归、麦冬、地榆）等，可参考。

盐哮 yánxiào　病症名。见《类证治裁·哮症论治》。属虚哮范畴。食过多咸味饮食引发的哮吼。由饮食嗜咸太过，渗透气管，痰湿结聚，一遇风寒，气郁痰壅而发。治宜分辨属冷属热，利肺调气豁痰。于处方中加入饴糖或砂糖等甘味药。或以参芦煎汤饮之探吐。

盐制 yánzhì　中药炮制法。用盐作为辅料来对中药材进行加工炮制。如盐炙、盐蒸等。

阎氏小儿方论 yánshìxiǎo'érfānglùn　医书。见小儿药证直诀条。

颜 yán　❶额部。❷泛指脸部。

颜面疔疮 yánmiàndīngchuāng　病名。疔疮是指好发于颜面、四肢，以形小根深、坚硬如钉、肿痛灼热、反应剧烈、易于走黄、损筋伤骨为主要表现的疮疡。生于颜面的疔疮，就是颜面疔疮，是一种病变迅速、危险性较大的疔疮。

颜面浮肿 yánmiànfúzhǒng　症状名。面部虚浮作肿的表现，按之应手而起为气肿，按之凹陷为水肿。

眼 yǎn　又称目。五官之一。为肝之窍。《灵枢·大惑论》："五脏六腑之精气皆上注于目而为之精，精之窠为眼。"说明眼的视物功能与全身脏腑经络的重要关系，而与肝的关系尤为密切。《灵枢·脉度》："肝气通于目，肝和则目能辨五色矣。"《素问·五脏生成》："肝受血而能视。"

眼胞 yǎnbāo　即眼睑。见胞睑条。

眼胞菌毒 yǎnbāojūndú　病名。由脾蕴湿热所致。症见"眼胞内生出如菌，头大蒂小，渐长垂出，甚者眼翻流泪，亦致昏蒙……"（《外科正宗》）内服凉膈清脾饮（《外科正宗》：防风、荆芥、黄芩、石膏、山栀、薄荷、赤芍、连翘、生地、甘草）或除湿汤（方见眼弦赤烂条）。外以清凉圆（《医宗金鉴》：归尾、石菖蒲、赤芍、川连、地肤子、

Y

杏仁、羌活、胆矾）煎水洗。菌毒较大，经久不退者，可手术切除。

眼胞痰核 yǎnbāotánhé 病名。又名脾生痰核。多由脾胃蕴热与痰湿相结，阻滞经络而发。症见胞睑皮里肉外长一核状硬结，按之不痛，推之能移，初起如米粒，日久长大，眼胞重坠。相当于睑板腺囊肿。治宜化痰散结为主。内服化坚二陈丸（陈皮、半夏、白茯苓、生甘草、白僵蚕、川连、荷叶）或清胃汤（《审视瑶函》：山栀仁、枳壳、苏子、石膏、川黄连、陈皮、连翘、归尾、荆芥穗、黄芩、防风、生甘草）加减；外用生南星加醋磨汁，频涂患部。核大者应手术治疗。《原机启微》："翻转眼睑，以小眉刀略破病处，更以两手大指甲捻之令出，则所出者，如豆许小黄脂也。"

眼保健操 yǎnbǎojiàncāo 一种眼部自我按摩方法。通过对眼部周围穴位的轻柔按摩，以疏通经络，调和气血，消除眼肌疲劳，减轻睫状肌痉挛，疏通眼部郁血，达到预防近视和保护视力的目的。《圣济总录》："《太上三关经》云：常欲以手按目近鼻之两眦，闭气为之，气通即止。终而复始，常行之，眼能洞见。"目前常用的有两种：一种为四节，即揉天应穴（上眶角）、挤按睛明（鼻根部）、按揉四白穴、按太阳穴并轮刮眼眶；另一种为五节，即挤按睛明穴、按揉太阳穴和轮刮眼眶、按揉四白穴、按揉风池穴、干洗脸。

眼带 yǎndài 指眼外肌。支配眼球的转动。《杂病源流犀烛》："若风寒直灌瞳人，攻于眼带，则瞳人牵拽向下。"

眼丹 yǎndān 参见上下眼丹条。

眼睑 yǎnjiǎn 又名眼胞、睑胞、胞睑、睑脾、目胞、睑皮、眼皮。为眼的最外部分，分上睑、下睑。眼睑能开合，具有保护眼珠及眼眶的作用。

眼角 yǎnjiǎo 见眦条。

眼科 yǎnkē 医学分科名称。唐代眼科尚未独立，包括于耳目口齿科内；宋代始有眼科之设立；元明清等均沿袭有眼科。

眼科大全 yǎnkēdàquán 即《神视瑶函》。详该条。

眼科捷径 yǎnkējiéjìng 又名《眼科统秘》。1卷。清人所撰。撰人、撰年不详。书中简略记载了若干眼科病的症状与治方。该书收入《陈修园医书七十二种》中。

眼科龙木论 yǎnkēlóngmùlùn 见龙木论条。

眼科秘方 yǎnkēmìfāng 方书。清·程正通（松崖）撰。1卷。刊于1843年。该书"分五脏所寓以辨证，判风火虚实以用药"，录凉血散火汤、养血散火汤等36方，另附示意图18幅。现存清刻本。

眼科入门 yǎnkērùmén 见中国医学入门丛书条。

眼科心法要诀 yǎnkēxīnfǎyàojué 即《医宗金鉴》卷77～78。总论眼科诊法，并将眼科疾病分为内障24证，外障48证。均编成七言歌诀，附加注释，内容简明实用。

眼力 yǎnlì 见《银海精微》。又名目力。眼视物的功能，同今之视力。

眼论审的歌 yǎnlùnshěndìgē 医书。见秘传眼科龙木论条。

眼皮 yǎnpí 即眼睑，详该条。

眼系 yǎnxì 即目系。详该条。

眼弦 yǎnxián 即睑弦。详该条。

眼弦赤烂 yǎnxiánchìlàn 病名。出《银海精微》。又名烂弦风、风弦赤烂等。即睑缘炎。多由脾胃蕴积湿热，复受风邪，风与湿热相搏，结于睑缘而发。症见胞睑边缘红赤溃烂，痒痛并作，还可睫毛脱落，甚至睑缘变形。内治以祛风、清热、除湿为主。湿偏盛者，宜除湿汤（《眼科纂要》：连翘、滑石、车前、枳壳、黄芩、川连、木通、粉甘草、陈皮、荆芥、白茯苓、防风）；风偏盛者，宜柴胡散（《审视瑶函》：柴胡、防风、赤芍、荆芥、羌活、桔梗、生地、甘草）；热重者，宜用三黄汤加减。外治：局部可敷鸡蛋黄油膏（鸡蛋黄 1～3 枚熬油，制甘石、冰片各少许研细末，和匀涂患处）。

眼痒 yǎnyǎng 症状名。即目痒，详该条。

眼珠 yǎnzhū 又名目珠、睛珠。即眼球。位于眼眶内靠前部中央，形圆似珠。眼珠外壁由黑睛和白睛组成。其前端中央为黑睛；黑睛内为黄仁，黄仁正中有圆孔，为瞳神。黑睛后接白睛。珠内有神水、神膏、视衣等。其后端接目系，上入于脑。眼珠为视觉器官。参见眼条。

偃刀脉 yǎndāomài 十怪脉之一。偃刀，即仰起之刀，口锐而背厚。形容该脉象轻取弦细而劲急，如手循刃刃；重按则坚牢而绷急。《素问·大奇论》："脉至如偃刀，偃刀者，浮之小急，按之坚大急。"参见十怪脉条。

魇 yǎn 病症名。出《肘后方》卷一。患者常因惊险怪诞之恶梦而惊叫，或梦中觉有物压住躯体，身体沉重，欲动不能，欲呼不出，挣扎良久，一惊而醒。多因心火炽盛所致。治宜养心安神，清心泻火。选用清心补血汤（《杂病源流犀烛》：人参、当归、白芍、茯神、枣仁、麦冬、川芎、生地、陈皮、山栀、炙甘草、五味子）、静神丹（《杂病源流犀烛》：酒当归、酒生地、姜远志、茯神、菖蒲、黄连、辰砂、犀黄、金箔）、雄朱散（《杂病源流犀烛》：牛黄、雄黄、朱砂）等方。

艳山花 yànshānhuā 杜鹃花之别名。详该条。

验方 yànfāng 有效验的方药。

验方新编 yànfāngxīnbiān 医方书。8 卷（又有 16 卷本、24 卷本等）。清·鲍相璈撰。

刊于 1846 年。书中辑录了较多流传民间的单验方，分内、外、妇、儿、急救等各科病症，共 99 门，其特点是用药少，方便易得。是流传很广的一部验方著作。现有多种近代刊本。

焰消 yànxiāo 消石之别名。详该条。

燕口 yànkǒu 经外奇穴名。见《千金要方》。位于两口角之赤白肉际处。主治口部肌肉痉挛、面神经麻痹、三叉神经痛等。沿皮刺0.3～0.5 寸。

魇啼 yàntí 病症名。出《诸病源候论》。魇，是曲身向前。魇啼，指小儿腹痛，曲身而啼。治宜温脏止痛。用四磨汤。

嚥 yàn 古时嚥通咽，亦作吞嚥解。

yang

扬刺 yángcì 古刺法。十二节刺之一。《灵枢·官针》："扬刺者，正内一，傍内四而浮之，以治寒气之博大者也。"即在患处正中浅刺一针，左右上下各浅刺一针，因刺时浮扬于浅表，故名。用于治疗范围较大、病位较浅的寒痹。

羊癫风 yángdiānfēng 病名。《景岳全书·杂证谟》："羊痫……即今人之谓羊癫。"参见羊痫风、痫各条。

羊甘石 yánggānshí 即炉甘石。详该条。

羊肝丸 yánggānwán ❶《肘后备急方》方。黄连一两，羊肝一具。为丸，梧桐子大，每服十四丸。治内障、云翳、青盲等目疾。❷《异授眼科》方。羊肝一具，黄连三两，当归一两，蕤蕤仁一两。先将羊肝洗去筋膜，煮烂，再将后三药研末，共捣为丸，梧桐子大，每服五十丸。治风热上攻而致的内障眼病，视物如云遮目，时聚时散。

羊胡疮 yánghúchuāng 病名。出《外科启玄》。又名羊须疮。脾胃湿热郁于肌肤，复感风邪而成。初起在下颏部出现小如粟米、大如黄豆的红色丘疹，热痒微痛，破流黄水，浸淫成片。即须疮。治宜祛风胜湿，凉血清热。初服升麻消毒饮加苍术、黄连；抓破渗血者，宜服消风散；湿热重者，内服芩连平胃汤。外用三黄丹（大黄、黄柏、黄连、煅石膏），麻油调搽。

羊胡子根 yánghúzigēn 知母之别名。详该条。

羊角草 yángjiǎocǎo 角蒿之别名。详该条。

羊角蒿 yángjiǎohāo 即角蒿。详该条。

羊角扭 yángjiǎoniǔ 中药名。见《中国药用植物志》。别名羊角藕、羊角藤。为夹竹桃科植物羊角拗 Strophanthus divaricatus (Lour.) Hook. et Arn. 的茎叶。分布于我国华南及西南地区。苦，寒，有大毒。祛风湿，通经络，消肿毒，止痒杀虫。治风湿关节肿痛、小儿麻痹后遗症、疥、癣，煎汤温洗。治多发性疖肿、腱鞘炎、骨折（应先复位固定），研末，酒、水调和，温敷患处。不可内服。本品含羊角拗苷等多种强心苷。

羊角藕 yángjiǎo'ǒu 即羊角扭。详该条。

羊角藤 yángjiǎoténg 羊角扭之别名。详该条。

羊起石 yángqǐshí 即阳起石。详该条。

羊肉当归汤 yángròudāngguītāng 《千金要方》方。羊肉三斤，当归、黄芩（《肘后方》用黄芪）、川芎、甘草、防风各二两（《肘后方》用人参），芍药三两，生姜四两。先以水煮肉熟，减半，纳诸药再煎，去滓，分三次服。治产后腹中、心下切痛，不能食，往来寒热。

羊肉汤 yángròutāng 《千金要方》方。①羊肉三斤，当归一两，桂心、甘草各二两，川芎三两，芍药、生姜各四两，干地黄五两。先以水煮肉，去肉，纳诸药再煎，去滓，分三次服。治产后虚羸喘乏，自汗出，

腹中绞痛。②羊肉二斤，大蒜、豆豉各三升。水煎去滓，加酥再煎，分三次服。治产后中风，久绝不产，经水不利，乍赤乍白，及男子虚劳冷盛。③羊肉二斤，茯苓、黄芪、干姜各三两，甘草、独活、桂心、人参各二两，麦冬七合，生地黄五两，大枣十二枚（《千金翼方》无干姜）。先以水煮肉，去肉，纳诸药再煎，去滓，分四次服。治产后体虚上气，腹痛兼微恶风。

羊食子根 yángshízǐgēn 即羊屎条根。详该条。

羊屎柴根 yángshǐcháigēn 即羊屎条根。详该条。

羊屎条根 yángshǐtiáogēn 中药名。出《分类草药性》。别名羊屎柴根、羊食子根。为忍冬科植物烟管荚蒾 Viburnum utile Hemsl. 的根。分布于湖北、湖南、贵州及四川东部。酸、涩，平。清热利湿，凉血止血，祛风通络。治痢疾、痔血、白带、风湿筋骨疼痛、跌打肿痛，煎服：15～30克。捣敷治痈疽发背。

羊水 yángshuǐ 羊膜腔内的液体，即养胎之水。足月妊娠时，羊水量约为600～1200毫升左右。若羊水量超过2000毫升，为羊水过多症。

羊水过多症 yángshuǐguòduōzhēng 病名。指妊娠羊水量超过2000毫升者。临床表现为腹部迅速增大，有明显压迫症状，呼吸困难，不能平卧，浮肿等。多因脾肾阳虚，脾阳不振，运化失职，肾阳不布，气化无力。宜健脾补肾。用防己茯苓汤去甘草；或健脾行水，用全生白术散。参见胎水肿满条。

羊桃 yángtáo 猕猴桃之别名。详该条。

羊蹄 yángtí 中药名。出《神农本草经》。别名土大黄、野菠菜、牛舌大黄。为蓼科植物羊蹄 Rumex japonicus Houtt. 的根。分布于华东、中南及四川等地。苦、酸，寒，有小

毒。凉血止血，清热解毒，通便，杀虫。治鼻衄、吐血、便血、子宫出血、血小板减少性紫癜、淋浊、黄疸、肛门周围炎、大便秘结，煎服：9～15克。治痈肿、头风白屑，捣烂外敷；顽癣、疥疮，加醋磨汁涂敷。本品含大黄酚、大黄素等。

羊蹄草 yángtícǎo 一点红之别名。详该条。

羊痫 yángxián 病症名。六畜痫之一。见《备急千金要方》卷五。《小儿药证直诀·五痫》："羊痫，目瞪吐舌，羊叫。心也。"《杂病源流犀烛·诸痫源流》："羊痫之扬目、吐舌，作羊声者，则应乎肺。"参羊癫风、羊痫风、痫等条。

羊痫风 yángxiánfēng 病名。见《景岳全书·癫狂痴呆》。亦称羊癫风。因发作时发声似羊叫，故名。参见痫条。

羊须疮 yángxūchuāng 即羊胡疮。详该条。

羊踯躅根 yángzhízhúgēn 中药名。出《本草纲目》。又名山芝麻根、巴山虎、闹羊花根、三钱三、一杯倒。为杜鹃花科植物羊踯躅 *Rhododendron* molle（B1.）G Don 的根。分布于长江流域各地，南达广东、福建。辛，温，有毒。祛风除湿，散瘀止痛，化痰止咳。治风湿痹痛、坐骨神经痛、痛风、腰椎间盘突出症、跌打损伤、慢性气管炎，煎服：1.5～3克。痔漏，煎汤熏洗；癣疮，煎水和醋涂搽。根皮含裂缘莲醇 Sparassol。

阳 yáng 与阴相对的一类事物或性质。我国古代哲学家认为，阴阳是贯串于一切事物的两个对立面，阳代表轻清的、功能的、亢进的、运动的、上升的或热性的一面，阴代表重浊的、形态的、衰退的、静止的、下降的或寒性的一面。《素问·阴阳应象大论》："阴静阳躁，阳生阴长，阳杀阴藏。阳化气，阴成形。寒极生热，热极生寒。"阳性的事物和阴性的事物是对立统一的。

阳白 yángbái 经穴名。代号GB14。出《针灸甲乙经》。属足少阳胆经。位于眉上1寸，当眼平视时直对瞳孔处。主治前额痛、眶上神经痛、三叉神经痛、面神经麻痹、眼睑下垂等。沿皮刺0.5～1寸。

阳斑 yángbān 斑的类型之一。见《明医指掌·斑疹》。亦称阳证发斑。凡发斑因于外感热病，属于实热性者，统属阳斑的范围。参见斑条。

阳崩 yángbēng 病证名。热邪内扰，热伤冲任，导致崩下赤色，并见小腹疼痛，古称阳崩。宋·齐仲甫《女科百问》四十二问："受热而赤者，谓之阳崩。"

阳闭 yángbì 证名。见《证治准绳·幼科》。因阳热而致的小便不通。膀胱主藏津液，借气化才能排出。如果热邪壅结膀胱，气化功能受阻，其症除小便不通外，可兼有一派热象，如发热、面红、烦躁多啼、指纹紫滞。治宜清热、解毒、利尿。初起用导赤散；若热邪壅结过甚，出现腹胀、喘急的，宜八正散。

阳病入阴 yángbìngrùyīn 病机。外感病传变过程中，伤寒病由三阳经传入三阴经，或温热病由卫气分传入营血分的一种传变方式，表示病邪由表入里，病情由轻变重。参见传经、阴阳交各条。

阳病治阴 yángbìngzhìyīn 出《素问·阴阳应象大论》。是阴阳学说在治疗上的运用之一。①"阳胜则阴病"，阳热盛的病症，阴津耗损，治宜甘寒生津，保存津液；又如温病后期，肝肾阴伤，身热面赤，口干舌燥，甚则齿黑唇裂、手足心热、脉虚大，用加减复脉汤甘润滋阴。②疾病的症状在阳经，可针刺阴经穴位。如足阳明胃经的呕吐，可针刺内关（手厥阴心包经穴）、太冲（足厥阴肝经穴）。

阳常有余 yángchángyǒuyú 见《格致余论》卷一。阳，指气、火。多指精血亏损、阴不济阳所产生的内火。朱丹溪认为，饮食失节，嗜酒纵欲，伤戕过度，则阳热易亢，虚火妄动，故阳常有余。

阳乘 yángchéng　阳乘阴的脉象。出现于内关外格的病症。其病内热而大小便闭，外寒而手足厥冷。《难经·三难》："脉有太过有不及，有阴阳相乘……关以后者，阴之动也，脉当见一寸而沉；过者法曰太过，减者法曰不及。遂入尺为覆，为内关外格，此阳乘之脉也。"

阳乘阴 yángchéngyīn　阴阳相乘脉象。浮、滑、洪、数一类的阳脉，出现在属阴的尺部，称阳乘阴。《难经·二十难》："脉居阴部而反阳脉见者，为阳乘阴也。"

阳池 yángchí　❶经穴名。代号 SJ4。出《灵枢·本输》。别名别阳。属手少阳三焦经。原穴。位于腕背横纹中，指总伸肌腱尺侧缘凹陷处。主治耳聋、疟疾、腕关节疾患。直刺0.3～0.5寸。灸5～10分钟。❷推拿穴位名。①位于腕背尺骨下端桡侧掌背横纹上一寸许凹陷处的近心端（《小儿按摩经》）。用掐法或揉法，有降逆、清脑、止头痛等作用。②明·龚云林《小儿推拿方脉活婴全书》："在掌根三寸是。治风痰，头痛。"③位于掌侧腕部横纹靠桡侧一边（见清·骆龙吉《幼科推拿秘书》）。治头痛、风寒无汗、肢冷等。

阳痓 yángchì　即刚痓。详该条。

阳旦汤 yángdàntāng　❶《外台秘要》引《古今录验》方。桂枝、芍药、炙甘草、生姜各三两，大枣十二枚，黄芩二两。为粗末，水煎，分四次服。治中风伤寒，发热汗出，恶风项强，鼻鸣干呕，脉浮。❷桂枝汤之别名。

阳旦证 yángdànzhèng　病证名。①指桂枝汤证。《金匮要略·妇人产后病脉证治》："阳旦证续在耳，可与阳旦汤（即桂枝汤）。"

②指桂枝汤证兼心烦、口苦等里热证者。《外台秘要》引《古今录验》治中风伤寒、脉浮、发热往来、汗出恶风等，用阳旦汤，其方为桂枝汤加黄芩。

阳癫 yángdiān　病症名。五癫之一。突然失去意识，不久即苏之症。《诸病源候论》卷二："阳癫，发如死人，遗尿，食顷乃解。"参癫、痫条。

阳毒 yángdú　感受疫毒所致的一种病症。《金匮要略·百合狐蜮阴阳毒病脉证治》："阳毒之为病，面赤斑斑如锦纹，咽喉痛，唾脓血。"本证类似后世之温疫、温毒发斑，以其面赤而称"阳毒"。

阳辅 yángfǔ　经穴名。代号 GB38。出《灵枢·本输》。别名分肉。属足少阳胆经。经穴。位于小腿前外侧，外踝上4寸，腓骨前缘处。主治偏头痛、腰腿痛、下肢麻痹等。直刺1～1.5寸。灸3～5壮或5～10分钟。

阳纲 yánggāng　经穴名。代号 BL48。出《针灸甲乙经》。属足太阳膀胱经。位于背部，当第十胸椎棘突下旁开3寸处。主治腹痛、腹泻、黄疸、肝炎、胆囊炎、胆道蛔虫症等。斜刺0.5～0.8寸。禁深刺。灸3～7壮或5～15分钟。

阳谷 yánggǔ　经穴名。代号 SI5。出《灵枢·本输》。属手太阳小肠经。经穴。位于腕背横纹尺侧端，尺骨茎突与三角骨之间的凹陷处。主治耳鸣、耳聋、腮腺炎、腕关节疾患。直刺0.5～1寸。灸5～10分钟。

阳关 yángguān　经穴名。位于腰背部者称腰阳关，或称背阳关；位于膝部者称膝阳关。详各条。

阳汗 yánghàn　证名。指热汗。《景岳全书·杂证谟》："阳汗者，热汗也……阳证自汗或盗汗者，但察其脉证有火，或夜热烦渴，或便热喜冷之类，皆阳盛阴虚也。宜当归六黄汤为第一，保阴煎亦妙。其或阴分虽有微火而不甚者，宜一阴煎或加减一阴煎之类主之。其有心火不宁、烦躁出汗者，宜朱砂安神丸、天王补心丹、生脉散之类主之。又有本非阴虚，止因内火熏蒸，血热而多汗者，宜正气汤或黄芩芍药汤、清化饮之类主之。"参热汗条。

阳和解凝膏 yánghéjiěnínggāo 《外科全生集》方。鲜牛蒡（全草）、鲜白凤仙花（全草）、川乌、桂枝、大黄、当归、肉桂、草乌、附子、地龙、僵蚕、赤芍、白芷、白蔹、续断、防风、荆芥、五灵脂、木香、香橼、陈皮、乳香、没药、苏合香油、麝香、白及、川芎、桃丹、大麻油。制成膏药。外用加温软化，贴于患处。功能温阳化湿，消肿散结。用于脾肾阳虚，寒湿郁结、痰瘀互结所致的痈疽、瘰疬未溃、寒湿痹痛。

阳和汤 yánghétāng 《外科全生集》方。熟地黄一两、白芥子二钱、鹿角胶三钱、姜炭、麻黄各五分、肉桂、生甘草各一钱。水煎服。功能温阳补血，散寒通滞。治一切阴疽、贴骨疽、流注、鹤膝风等，患处平坦、色白或暗、不肿或肿势散漫。也用于骨结核、腹膜结核、淋巴结核、血栓闭塞性脉管炎、慢性深部脓肿等阴寒证者。

阳化气 yánghuàqì 指阳主化气。《素问·阴阳应象大论》："阳化气，阴成形。"张景岳注："阳动而散，故化气。"

阳黄 yánghuáng 黄疸两大类型之一。见《景岳全书·黄疸》。多因感受外邪，湿热侵及肝胆，胆热液泄，外渗肌肤所致。症见发热口渴、身目呈橘黄色、小便黄如浓茶汁、食欲减退、恶心呕吐、大便秘结、腹胀胁痛、苔黄腻、脉弦数等。治宜清利肝胆湿热为主。方如茵陈蒿汤、栀子柏皮汤、麻黄连翘赤小豆汤、大柴胡汤等；药如金钱草、垂盆草、半枝莲、五味子、板蓝根、田基黄等，均可随症选用。针刺可选用肝俞、阳关、太冲、内庭、足三里等穴。参见黄疸条。

阳交 yángjiāo 经穴名。代号GB35。出《针灸甲乙经》。别名别阳、足髎。属足少阳胆经。位于小腿外侧，外踝尖上7寸，腓骨后缘处。主治腿膝痛、下肢麻痹等。直刺1~2寸。灸3~5壮或5~10分钟。本穴为阳维（脉）之郄穴。

阳结 yángjié ❶证名。见《兰室秘藏·大便燥结》。胃肠邪实所致的便秘。《景岳全书》："阳结者，邪有余，宜攻宜泻。"与实秘义同。详见实秘条。❷脉象名。《注解伤寒论·辨脉法第一》："脉蔼蔼，如车盖者，名曰阳结也。"

阳筋 yángjīn 推拿六筋穴之一，又称青筋。详六筋条。

阳进阴退 yángjìnyīntuì 子午流注用语。天干为阳主进，地支为阴主退。是推算次日干支开取井穴时辰的方法。例如甲日甲戌时开取胆经井穴足窍阴，要推算次日（乙日）开井穴的时辰，根据阳进阴退的原则，则天干从甲进一数为乙，地支从戌退一数为酉，则知乙日的乙酉时开肝经的井穴大敦。余此类推。

阳精 yángjīng 天地间温热的精气。《素问·五常政大论》："东南方，阳也。阳者其精降于下。""阳精所降，其人夭。"

阳痉 yángjìng 痉病的一种。见《太平圣惠方》卷十。一作阳痓。①指刚痉。《丹溪心法·痉》："阳痉曰刚，无汗。"②痉病无四肢厥冷者。《证治准绳》："痉既以有汗无汗辨刚柔，又以厥逆不厥逆辨阴阳。"多因风热盛所致。治宜清热、凉血、祛风。用羚羊角散、麦冬散（《太平圣惠方》：麦冬、麻黄、赤茯苓、知母、犀角、地骨皮、黄芩、赤芍、白鲜皮、甘草、杏仁）、防风散等方。

阳绝 yángjué 脉搏只现于寸部，关、尺两部不能察觉到脉动的一种脉象。《伤寒论·

平脉法》：“寸脉下不至关，为阳绝。”

阳厥 yángjué ❶古病名。出《素问·病能论》。突然受刺激过度而出现善怒发狂的病症。治宜降逆泄热，方用生铁落饮、赤茯苓汤（《圣济总录》：赤茯苓、人参、羚羊角、远志、大黄、甘草）、大承气汤等。参见狂条。❷足少阳胆经阳气厥逆所致的病症。《灵枢·经脉》：“胆足少阳之脉……是动则病口苦，善太息，心胁痛，不能转侧，甚则面微有尘，体无膏泽，足外反热，是为阳厥。”❸阳极发厥之热厥。详热厥条。

阳陵 yánglíng 见《针灸聚英》。阳关穴别名。详该条。

阳陵泉 yánglíngquán 经穴名。代号GB34。出《灵枢·本输》。属足少阳胆经。合穴。位于小腿外侧，腓骨小头前下方凹陷处。主治胁肋痛、口苦、呕吐、黄疸、肝炎、胆囊炎、胆道蛔虫症、坐骨神经痛、下肢麻痹或瘫痪，以及膝关节疾患等。直刺1.5～2寸。灸5～7壮或10～15分钟。本穴为八会穴之一——筋会。

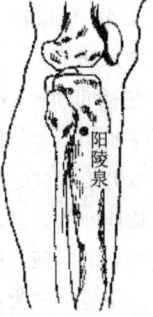

阳陵泉

阳络 yángluò ❶位于体表或上行的络脉。《灵枢·百病始生》：“阳络伤则血外溢，血外溢则衄血。”❷自手、足三阳经分出的络脉。❸专指足阳明胃经的络脉。《素问·调经论》：“形有余，则泻其阳经；不足，则补其阳络。”王冰注：“并胃之经络”。

阳脉 yángmài ❶阳经之脉。包括手足三阳经、督、冲、阳维、阳跷等经脉。《素问·水热穴论》：“所谓盛经者，阳脉也。”❷指脉象之大、浮、数、动、滑等。《伤寒论·辨脉法》：“凡脉大、浮、数、动、滑，此名阳也。”

阳脉之海 yángmàizhīhǎi 指督脉。在十二经脉中，手、足三阳经脉均会于督脉，有统率阳经和调节一身阳气的作用，因称阳脉之海。《十四经发挥》：“督脉者，起于下极之腧……属阳脉之海也。”

阳明病 yángmíngbìng 《伤寒论》六经病之一。《伤寒论·辨阳明病脉证并治》：“阳明之为病，胃家实是也。”阳明主里，统属肠胃。阳明病分经证与腑证。胃家，指阳明经、腑而言；实，指邪气实。胃家实是指阳明经、腑有实热性病变。阳明经证是无形之邪热盛于经，症见身大热、汗大出、口大渴、脉洪大等，治宜清热保津为主，白虎汤为其代表方。阳明腑证是有形之燥实结于腑，症见潮热、谵语、腹满痛、不大便、脉沉实等，治宜攻下燥实为主，三承气汤为其代表方。阳明病由于里热外蒸，所以身热汗多。不恶寒、反恶热是阳明病的特征。同时由于阳热亢盛，津伤液耗，故清、下二法为阳明病泄热保津的重要治法。

阳明病辨证 yángmíngbìngbiànzhèng 六经辨证之一。阳明病是在外感病过程中，因太阳病未愈，寒邪化热入里，成为外感性热病热邪最亢盛的阶段。病变部位在足阳明胃，以热盛伤津和实热燥结为最主要的病理变化。证治参见阳明病、阳明经病、阳明腑病各条。

阳明病外证 yángmíngbìngwàizhèng 阳明病发热、汗出、不恶寒反恶热的外在表现。《伤寒论·辨阳明病脉证并治》：“问曰：阳明病外证云何？答曰：身热、汗自出、不恶寒、反恶热也。”阳明病多属里、热、实证。由于里热外蒸，可见内外俱热证候。身热、汗自出、不恶寒、反恶热，是阳明经病、腑病所共有。《伤寒来苏集》：“四证是阳明外证之提纲。”参见阳明病、阳明经病、阳明腑病条。

阳明瘅疟 yángmíngdānnüè 疟疾之一。即温疟、瘅疟。《症因脉治》卷四：“阳明瘅疟，《内经》名瘅疟，仲景名温疟。瘅疟之证，但热不寒，少气烦冤，手足热而欲吐呕，面赤口渴，虽热已而六脉仍数大者。《内经》名热伤阳明瘅疟之证，仲景发明《内经》阳明瘅疟，则曰身无寒，骨节疼痛，烦冤时呕，更其名曰温疟是也。瘅疟之因，夏秋暑热之令，热气伤人。《内经》云，阴气先绝，阳气独发，此暑热伤于阳经，阳独用事，毫无阴寒，故名曰瘅热疟也。"宜用白虎加桂枝汤；治太阳阳明，家秘用桂枝黄芩汤，兼治少阳阳明；并可用三阳和解汤。参见瘅疟、温疟、疟疾条。

阳明腑病 yángmíngfǔbìng 见《医宗金鉴·订正伤寒论注》。亦称阳明腑证。因邪热与有形之燥实内结所致。症见壮热或日晡潮热、手足溅然汗出、大便秘结或纯利稀水、绕脐痛、小便黄赤、脉沉滑等。治宜攻下燥结为主。方用三承气汤等。

阳明腑证 yángmíngfǔzhèng 即阳明腑病。详该条。

阳明经病 yángmíngjīngbìng 亦称阳明经证。身热汗出、不恶寒、反恶热，是阳明病的外候，用白虎汤清热保津为主。《医学心悟·阳明经证》则以"阳明经病，目痛，鼻干，唇焦，漱水不欲咽，脉长"为阳明本经证，亦有头痛发热，用葛根汤解肌。方中有升麻、荆芥、苏叶、白芷等药，与《伤寒论》葛根汤不同，其说可供参考。参见阳明病条。

阳明经证 yángmíngjīngzhèng 即阳明经病。详该条。

阳明痉 yángmíngjìng 病症名。阳明病出现痉症者。《证治准绳·杂病》："若头低视下，手足牵引，肘膝相构，阳明痉也。"《类证治裁·痉症》："属里者，痉病，胸满口噤，卧不著席，脚挛急，必齘齿，属阳明，若便硬，可与大承气汤。"参见痉条。

阳明厥 yángmíngjué 六经厥之一。《三因极一病证方论·叙厥论》："妄言，走呼，腹满，面赤，名阳明厥……考其厥因，多以不胜乘其所胜，气不得行，遂致于逆。"参见六经厥、厥证条。

阳明里证 yángmínglǐzhèng 即阳明腑证。详该条。

阳明三急下 yángmíngsānjíxià 急性热病传至阳明腑实阶段的三种急下证。《伤寒论·阳明篇》："阳明病，发热汗多者，急下之，宜大承气汤"；"伤寒六七日，目中不了了，睛不和，无表里证，大便难，身微热者，此为实也，急下之，宜大承气汤"；"发汗不解，腹满痛者，急下之，宜大承气汤"。

阳明头痛 yángmíngtóutòng 头痛病症之一。①伤寒阳明病头痛。见《兰室秘藏》卷中。症见头痛、身热、不恶寒而恶热，宜用白虎汤加白芷，或用升麻、葛根、石膏、白芷等。腹满便秘者，宜调胃承气汤加减。②头痛而在阳明经脉循行部位者。见《冷庐医话·头痛》。其症痛在额前，常痛连目珠。用白芷、升麻等为引经药。参见头痛条。

阳明外证 yángmíngwàizhèng 即阳明经证。详阳明经病条。

阳明蓄血 yángmíngxùxuè 病名。①伤寒阳明热邪与宿瘀相搏结而成的蓄血证。见《伤寒溯源集》。《伤寒论·辨阳明病脉证并治》："阳明证，其人喜忘者，必有蓄血。所以然者，本有久瘀血，故令喜忘。屎虽硬，大便反易，其色必黑者，宜抵当汤下之。"②久患牙齿蛀蚀作痛者。牙齿蛀蚀，数年不愈者，此阳明经蓄血也。嗜酒者多患之。治宜桃仁承气汤为末，炼蜜为丸，如桐子大服之（见《张氏医通·齿》）。

阳明燥热 yángmíngzàorè 阳明经病具有大热、大渴、大汗等热甚伤律，津伤化燥的特征，故将阳明经病的病机称为阳明燥热。参见阳明经病条。

阳疟 yángnüè 病症名。①指三阳疟。见《类证治裁·阴疟》。②泛指在表、在阳、在气、在腑之疟。《医学入门·疟》："疟疾先要阴阳定。阳为外感邪气，其间阳为风暑，有汗；阴为寒湿，无汗。阴为内伤正气虚，其间阳为气虚，阴为血虚。阳为升，发在春夏；阴为降，发在秋冬。阳为腑，邪浅与荣卫并行，一日一发；阴为脏，邪深横连膜原，不能与正气并行，故间日蓄积乃发，或三四日一发，久则必有疟母。阳为日发，邪浅，荣卫昼行背与脊故也；阴为夜发，邪深，荣卫夜行胸与腹故也。又有二日连发住一日者，及日夜各一发者，乃气血俱受病也。阳为子时至巳，阴为午时至亥，如发寅卯而退于申未，或发未申而退于子丑，皆谓之阴阳不分，须随症用药，趱早或移时分定阴阳，然后阳疟截住，阴疟升散。"参见疟疾条。

阳起石 yángqǐshí 中药名。出《神农本草经》。别名白石、羊起石。为石棉类矿石。主产于湖南、河南等地。咸，温。入肾经。温肾壮阳。治肾气虚寒，阳痿，遗精，早泄，子宫虚寒，腰膝冷痹。煎服：3～4.5克。本品含氧化铁、氧化钙、氧化镁、氧化硅等。

阳气 yángqì 与阴气相对。泛指事物的两个相反相成的对立面之一。阳气就功能与形态来说，指功能；就脏腑功能来说，指六腑之气；就营卫之气来说，指卫气；就运动的方向和性质来说，则行于外表的、向上的、亢盛的、增强的、轻清的为阳气。《素问·生气通天论》："阳气者，若天与日，失其所，则折寿而不彰……故阳气者，一日而主外，平旦人气生，日中而阳气隆，日西而阳气已虚，气门乃闭。"

阳气盛 yángqìshèng ❶阳气偏盛出现的热证。《灵枢·淫邪发梦》："阳气盛则梦大火燔炳。"❷阳气旺盛。《灵枢·口问》："阴气尽而阳气盛则寤矣。"

阳强 yángqiáng 症名。①指阴茎长举不痿，精液自泄者。见《张氏医通·杂门》。又名强中。详该条。②指男女房劳后，吐舌不收者。治宜大补真阴，用鳖甲、阿胶、玄参、芝麻、牛角腮、猪脊髓、巴戟天、补骨脂、菟丝子、女贞子等。或用梅花冰片研细掺舌上。

阳跷 yángqiáo 指申脉穴。《素问·气穴论》："阴阳跷四穴。"王冰注："阳跷穴是谓申脉。"详申脉条。

阳跷脉 yángqiáomài 奇经八脉之一。见《灵枢·寒热病》。其循行路线，起于跟中，沿足外踝（申脉）上行，经髋部、胁肋和肩胛部外侧，从面颊部至目内眦，上行入于风池，从风府穴处入脑。本脉的病候，主要表现为筋肉屈伸运动障碍、眼睑开合失常等。

阳窍 yángqiào 指人体头面部的孔窍，眼、耳、口、鼻等。头面为诸阳之会，故称。马莳《灵枢注》："七窍者，阳窍也。"参见七窍条。

阳跷脉

阳雀花根 yángquèhuāgēn 金雀根之别名。详该条。

阳杀阴藏 yángshāyīncáng 出《素问·阴阳应象大论》。杀，收束或消灭。阴阳双方互相依存，阳气收束，则阴气亦能潜藏；阳气消灭，阴气亦随之消亡。阴阳学说以此说明万物敛藏的一面。

阳生阴长 yángshēngyīnzhǎng 出《素问·阴阳应象大论》。阴阳双方互相依存，只有阳气生化正常，阴气才能不断滋长，以此说明自然界万物的生发。

阳生于阴 yángshēngyúyīn 根据阴阳互相

依存的道理，阳以阴的存在为自己存在的前提，所谓"无阴则阳无以化"。在人体来说，阳气所代表的能动力量的产生，必须依附于阴所代表的精血、津液等物质。《素问·生气通天论》"阴者，藏精而起亟也"，即为此意。

阳胜 yángshèng　即阳盛。《素问·阴阳应象大论》："阳胜则阴病。"见阳盛条。

阳胜则热 yángshèngzérè　出《素问·阴阳应象大论》。阳气偏胜，则可产生热性的病变。

阳胜则阴病 yángshèngzéyīnbìng　病机。出《素问·阴阳应象大论》。阳指阳热，阴指阴液。谓阳热偏胜，必消耗阴液，而出现各种伤津、伤阴的病症。

阳盛 yángshèng　阳热亢盛、偏胜。一般指邪热盛，而人体正气亦盛。表现为壮热、无汗、气粗、烦躁、口干等证候。《素问·调经论》："阳盛则外热"。

阳盛格阴 yángshènggéyīn　热极似寒的一种反常表现。病的本质属热，因邪气深伏于里，阳气被遏，不能外透，表现为四肢厥冷、脉象沉伏或服寒药不纳等假寒症状。患者心胸烦热，腹部扪之灼热，身大寒而反不欲近衣等反映热盛的本质。《医宗金鉴·伤寒心法要诀》："阳气太盛，阴气不得相荣也。不相荣者，不相入也，既不相入，则格阴于外，故曰阳盛格阴也。"

阳盛阴伤 yángshèngyīnshāng　根据阴阳消长的规律，阳热过盛的病症往往耗伤阴津。如气分热盛，治宜甘寒生津；胃肠热结，治宜急下存阴；营血热盛，治宜清营养阴，或兼凉血解毒。对于阳热过盛的一切病症，谨防阴津的耗损是一条重要的原则。

阳盛则外热 yángshèngzéwàirè　人体感受外邪之后，卫外的阳气盛于表层，与邪相争，引起发热症状。《素问·调经论》："上

焦不通利，则皮肤致密，腠理闭塞，玄府不通，卫气不得泄越，故外热。"

阳事 yángshì　指阴茎或性机能。如"阳事不举"、"阳事衰弱"。

阳暑 yángshǔ　病证名。①伤暑之一。见《景岳全书》卷十五。因盛夏季节在烈日下劳动或长途奔走，感受暑热所致。症见头痛、烦躁、大热、大渴、大汗、脉浮、气喘或短气等。治宜清暑为主。选用白虎汤、白虎加人参汤、竹叶石膏汤、生脉散等。②即中暑。见《六气感证要义》。

阳水 yángshuǐ　水肿两大类型之一。出《丹溪心法·水肿》。由肺气失宣，三焦壅滞，不能通调水道、下输膀胱所致。见恶寒发热、咳嗽咽痛、面部先肿、小便赤涩、大便秘、腹胀满、苔腻脉数等热证、实证，故名阳水。治宜疏风、宣肺、清热、利水等法为主。参见水肿条。

阳损及阴 yángsǔnjíyīn　由于阳气不足而影响阴精化生的病理变化。如水肿、腰酸、膝冷等肾阳虚的证候发展日久，缺乏阳气的能动作用，阴精的产生和摄取不足，就会出现烦躁、咽干、喉痛、齿龈出血等肾阴虚的证候。

阳桃 yángtáo　猕猴桃之别名。详该条。

阳脱 yángtuō　证候名。又称亡阳，是由于阳气衰竭所表现的证候。临床上出现大汗淋漓、汗出冷而清稀、肌肤凉、手足厥冷、口淡不渴，或喜热饮、气微、舌淡暗、脉微细欲绝等症状。引起阳脱的病因主要有三：一是邪气极盛，暴伤阳气；二是阳虚日久，渐至亡脱；三是亡阴导致亡阳（阴阳互根）。治疗时多采用回阳救逆的方法，如四逆汤、参附汤、四逆加人参汤等。

阳维脉 yángwéimài　奇经八脉之一。见《素问·刺腰痛论》。其循行路线，从足太阳膀胱经的金门穴开始，沿下肢外侧向上，经

胁肋，至肩胛，循行于耳后及头侧。本脉的病候，主要表现为恶寒、发热等阳经表证。

阳痿 yángwěi　病证名。见《景岳全书·杂证谟》。又作阳萎。《灵枢·邪气脏腑病形》等篇名为阴痿。指男子未到性功能衰退时期，出现阴茎不举，或举而不坚、不久的病症。多因房劳过度，命门火衰所致；亦有因肝肾虚火，心脾受损，惊恐不释，抑郁伤肝所致者。因精气虚寒，命门火衰

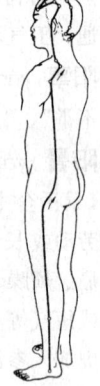

阳维脉

者，常伴滑精、腰酸肢冷、脉沉细等，治宜温肾补元，用右归丸、赞育丹等。因心脾亏损者，常伴神疲、心悸、失眠等，治宜补养心脾，用归脾汤加减。因肝肾阴伤，虚火妄动者，常伴早泄、遗滑、心烦口干、舌红、脉细数等，治宜滋阴降火，用知柏八味丸、大补阴丸等。因思虑惊恐、抑郁伤肝者，治宜疏肝解郁，用达郁汤（《杂病源流犀烛》：升麻、柴胡、川芎、香附、桑皮、白蒺藜），并须注重开导工作，解除患者顾虑。用九仙灵应散等煎洗前阴，可作辅助疗法。

阳物 yángwù　❶即阴茎。《外科正宗·下疳》："男为房术所伤，蕴毒所致，初起阳物痒痛……不时兴举。"❷属于阳性的事物，如火、太阳、雷电等。《素问·方盛衰论》："心气虚，则梦救火阳物。"

阳物细小 yángwùxìxiǎo　症名。阴茎短而细小之症。多因肝气不足所致。《辨证录·种嗣门》："男子有天生阳物细小，而不得子者，人以为天定之也，谁知人工亦可以造作乎？……盖人之阳物修伟者，因其肝气之有余；阳物细小者，由于肝气之不足。"又"欲使小者增大，要非补肝不可。然而肾为肝之母，心为肝之子，补肝而不补其肾，则肝之气无所生，补肝而不补其心，则肝之气有所耗，皆不能助肝以伸其筋，助筋以壮其

势，故必三经同补。"宜补肝壮筋，兼益心肾。用夺天丹、展阳神丹等方。

阳溪 yángxī　经穴名。代号L15。出《灵枢·本输》。别名中魁。属手阳明大肠经。经穴。位于腕背桡侧，拇指上翘时，在拇长伸肌腱与拇短伸肌腱之间凹陷处。主治

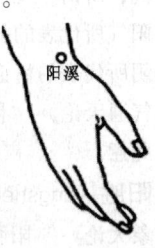

阳溪

头痛、目赤痛、牙痛、腕关节疾患。直刺0.5～0.8寸。灸3～5壮或5～10分钟。

阳痫 yángxián　病症名。见《诸病源候论》卷四十五。属于阳性的痫症。多由痰热客于心胃所致。症见抽搐、啼叫、身热、脉浮，并见两目上视、弄舌摇头等。治宜用寒凉药为主。明·程云鹏《慈幼新书》谓痫有阴阳，与急慢惊风相类似。亦有谓阳痫与阴痫即是小儿急惊与慢惊（宋·何大任《保幼大全》）。参见痫条。

阳邪 yángxié　❶六淫病邪中的风、暑、燥、火四种邪气。因其致病多表现为阳热证候，易伤阴津，故名。❷侵犯阳经的邪气。

阳虚 yángxū　阳气不足或机能衰退的证候。阳虚则生寒，症见疲乏无力、少气懒言、畏寒肢冷、自汗、面色淡白、小便清长、大便稀溏、舌质淡嫩、脉虚大或微细等。

阳虚发热 yángxūfārè　病症名。见《丹溪心法》卷三。阳气虚衰而致的虚热。①肾阳虚衰而致的发热。《景岳全书·杂证谟》："阳虚者，亦能发热，此以元阳败竭，火不归原也。"症见发热烦躁，两颧浅红，口渴欲饮而不能饮，并伴有两足逆冷，小便清白，下利清谷，脉沉细或浮数无力、按之欲散等。治宜补肾温阳，引火归原。以八味肾气丸为主方。②劳倦内伤，脾胃气虚而致的虚热。气为阳，故亦称阳虚发热。治宜培补中气。以补中益气汤为主方。参见气虚热条。

Y

阳虚喉痹 yángxūhóubì　病名。见《景岳全书·杂证谟》卷二十八："阳虚喉痹，非喉痹因于阳虚，乃阳虚因于喉痹也。盖有因喉痹而过于攻击致伤胃气者；有艰于食饮，仓廪空虚，亦伤胃气者；又有机体素弱，不耐劳倦而伤胃气者。凡中气内虚，疼痛外逼，多致元阳飞越，脉浮而散或弱而涩，以致声如鼾睡，痰如曳锯者，此肺胃垂绝之候，速宜挽回元气，以人参一味浓煎，放心徐徐饮之。如痰多者，或加竹沥、姜草亦可。"

阳虚气滞 yángxūqìzhì　病机。因阳气虚弱，脏腑温煦不足，运化无力而致饮食积滞、痰湿停留的病机。

阳虚失血 yángxūshīxuè　病症名。《金匮翼·诸血统论》："阳虚失血者，脾胃气虚，不能固护阴气也。《仁斋直指》云：血遇热则宣流，故止血多用凉剂。然亦有气虚夹寒，阴阳不相为守，荣气虚散，血亦错行，所谓阳虚阴必走是耳。外证必有虚冷之状，其血色必黯黑而不鲜。法当温中，便血自归经络。可用理中汤加南木香，或甘草干姜汤。"《医略六书》谓"肾中阳虚，下寒上热，八味丸以引火归原。"如阳虚大吐血成升斗者，初用花蕊石散以化之，随用独参汤以补之，继用四君、八珍等调之（见《医学心悟》）。参见吐血、内伤吐血条。

阳虚水泛 yángxūshuǐfàn　脾肾阳虚，尤以肾阳（命门火）虚，温运失职，水液运行障碍，泛溢于脏腑与躯体之间，成为水肿、痰饮等证。《医宗必读》："水虽制于脾，实则统于肾，肾本水脏，而元阳寓焉，命门火衰，既不能自制阴寒，又不能温养脾土，则阴不从阳而精化为水，故水肿之证多属火衰也。"常见于慢性肾炎、心性水肿等。

阳虚头痛 yángxūtóutòng　头痛病症之一。见《景岳全书》卷二十六。由阳气不足，清阳不能上升所致。症见头痛隐隐、目视怕

光、畏寒肢冷、体倦无力、食欲不振、舌淡、脉微细或沉迟，或虚大无力。治宜益气扶阳。可用附子理中汤、芎术汤、补中益气汤等方。参见头痛条。

阳虚恶寒 yángxūwùhán　恶寒的一种。见《证治汇补》卷三。因阳气虚弱，不能温分肉、充皮毛所致。症见恶寒蜷卧、足汗、自汗、脉沉细。治宜温振阳气。选用理阴煎、六味回阳饮、右归丸等方。

阳虚眩晕 yángxūxuànyūn　眩晕的一种。见《世医得效方》卷三。因阳气不足，清阳不能升达头部所致。症见头晕头痛、恶寒、耳鸣耳聋，或眩晕欲倒、气短自汗、手足冷、脉沉细，或晨起头晕，片时自定。治宜温补阳气。用三五七散、参附汤或正元饮（《丹溪心法》：红豆、人参、肉桂、附子、川芎、山药、乌药、干葛、川乌、干姜、白术、甘草、茯苓、陈皮、黄芪）下黑锡丹治之。

阳虚血瘀 yángxūxuèyū　病证名。因阳气虚弱，经脉和血液失于温煦，运行无力而致血液瘀阻。也可由阳虚而阴寒内生，血脉挛缩，血液凝滞而形成。症见唇绀、心胸或上肢痹痛、肢端青紫等。

阳虚阴盛 yángxūyīnshèng　由于肾阳虚不能温养脏腑而出现阴寒内盛证候。症见形寒肢冷、痰饮、水肿、泄泻等。

阳虚则外寒 yángxūzéwàihán　出《素问·调经论》。阳虚，指气虚或命火不足，脏腑机能衰弱，抗病能力低下而产生外寒的病症。临床表现为面色㿠白、畏寒、肢冷、容易感冒等。

阳虚证 yángxūzhèng　证候名。阳气虚衰所出现的证候。出《素问·调经论》。多见于慢性疾患，由素体阳气虚弱，或病邪损伤阳气所致。《景岳全书·传忠录》："阳虚者，火虚也，为神气不足，为眼黑头眩，或多寒而畏寒。"症见面色㿠白、短气懒言、精神

倦急、四肢不温、尿清便溏、舌淡苔薄、脉细弱或大而无力等。治宜益气温阳为主。

阳虚自汗 yángxūzìhàn　自汗之一。见《赤水玄珠·汗门》。由于阳虚表疏，腠理不密，故汗液易泄。症见畏寒、汗出觉冷、倦急、脉细。治宜温阳固表。可用玉屏风散、芪附汤等。

阳脏 yángzàng ❶五脏中心、肝两脏属阳，故称。❷泛指阳盛体质的人。《景岳全书》卷一："阳脏者，必平生喜冷畏热，即朝夕食冷，一无所病，此其阳之有余也。"

阳躁 yángzào　躁证之一。因热盛而躁急、躁动者。《赤水玄珠·烦躁门》："阳躁者，烦渴欲饮，愤激躁怒，二便不利。经云：诸躁狂越，皆属于火者是也。"参见躁条。

阳泽 yángzé　见《千金翼方》。曲池穴别名。详该条。

阳证 yángzhèng　八纲总纲之一。包括表证、热证、实证。见发热恶寒、面赤、头痛、身热喜凉、狂躁不安、口唇燥裂、烦渴引饮、语声粗壮、呼吸气粗、大便秘结或臭秽、腹痛拒按、小便短赤、舌红、苔黄燥、脉浮或洪数有力等症。

阳证发斑 yángzhèngfābān　见《丹溪心法》卷二。详阳斑条。

阳证似阴 yángzhèngsìyīn　真热假寒证的别称。见《景岳全书·传忠录》。热病发展到极期，可出现一种假象。即疾病的本质是阳证，反见四肢厥冷、脉沉伏等类似阴证的症状。要注意结合病史、舌诊和有关方面全面分析。参见真热假寒条。

阳中隐阴 yángzhōngyǐnyīn　古刺法。见金·窦汉卿《金针赋》。其法是先进针至5分深处，行紧按慢提九次，再进针至1寸，行慢按紧提六次，此为一度。必要时可以反复施术。适用于先寒后热、虚中夹实之证。本法以补为主，补中有泻，故曰阳中隐阴。

阳中有阴 yángzhōngyǒuyīn　与"阴中有阳"同指阴阳之间的互相包含和互根互用关系。出《素问·天元纪大论》。阴阳是一相对概念，可以有不同层次的划分，而且两者互根互用，故阴阳只是相对而言，不能绝对划定。如从阴阳的相对性和多层次性而言，《素问·金匮真言论》认为："背为阳，阳中之阴，肺也……腹为阴，阴中之阳，肝也。"说明在五脏之中，心肺居胸背属阳，但肺为阳中之阴；肝脾肾居腹中为阴，但肝为阴中之阳。从阴阳的互根关系而言，"阳气根于阴，阴气根于阳"，二者互相依存，互相包含，如夏至乃阳盛之时而一阴生，冬至乃阴盛之时而一阳生，都说明阴阳因其互根关系而"阳中有阴，阴中有阳"。

阳中之阳 yángzhōngzhīyáng　阴阳学说内容之一。因属于阳性的事物居于阳位而得名。《素问·金匮真言论》："平旦至日中，天之阳，阳中之阳也。""背为阳，阳中之阳，心也。"

阳中之阴 yángzhōngzhīyīn　阴阳学说内容之一。因属于阴性的事物居于阳位而得名。《素问·金匮真言论》："日中至黄昏，天之阳，阳中之阴也。""背为阳，阳中之阴，肺也。"

杨济时 yángjìshí　见杨继洲条。

杨继洲 yángjìzhōu（1522—1620）明代著名针灸学家。又名济时。浙江三衢（今衢县）人。祖父曾任太医院太医，他承家学，也曾任职于太医院。临证经验丰富，博览各家著述，医理甚精，尤长于针灸。根据过去针灸文献以及家传《卫生针灸玄机秘要》，结合自己实践经验，编著成《针灸大成》，阐述和引用古典医籍明晰简要，对经穴的考证较详。该书是集明以前针灸学主要精华之作，有承先启后作用。

杨介 yángjiè（12世纪）北宋医家。字古老，泗州（今安徽盱眙）人。宋崇宁年间（1102～1106）泗州杀刑犯，郡守李夷行派遣医生、画工剖腹观察，将所见绘成图，杨介一一加以校正，作《存真图》1卷，对人体脏腑作了详细介绍，并将解剖脏腑所得结果对照研究明堂针灸，对解剖学与针灸学两方面作出贡献。其书已佚。

杨栗山 yánglìshān （1706—?）清代医家。名璇，中州夏邑（今属河南）人。中年始专攻医学，对温病研究尤深。推崇吴又可学说，深痛世人不辨伤寒、温病而贻误病情，因著《伤寒温疫条辨》。认为治疗温疫以逐秽为第一要义，擅长辛凉宣透、清热解毒、攻下逐秽三法结合应用，每获良效。其著作多为后世医家重视，并摘冒冒名刊行。

杨梅疮 yángméichuāng 病名。见《薛氏医案》。又名霉疮、广疮、时疮、棉花疮。因气化（间接）传染和精化（接触）传染而得。先患下疳、横痃，然后发杨梅疮。在全身性发热、头痛、骨节酸痛、咽痛后，皮肤先起红晕，后发斑片（名杨梅斑），形如风疹（名杨梅疹），状如赤豆，嵌入肉内（名杨梅痘），疹粒破烂，肉反突出于外（名翻花杨梅）；后期毒侵骨髓、关节或流窜脏腑，统称杨梅结毒。即梅毒。治宜清血解毒。方用杨梅一剂散（《医宗金鉴》：麻黄、威灵仙、大黄、羌活、白芷、皂刺、金银花、穿山甲、蝉蜕、防风），外用鹅黄散（《医宗金鉴》：轻粉、石膏、黄柏）。

杨木接骨 yángmùjiēgǔ 古代正骨手术之一。见《伤科补要》。用于粉碎性骨折，骨断端因缺损不能相接，用杨木代骨植于两断端之间，作为桥梁，使之接续生骨愈合的治疗方法。1958年开展中西医结合群众运动时，曾用动物实验方法验证杨木接骨的效果，有成功的报导，亦有失败的报导，但均以不如骨移植理想的结论而放弃。

杨上善 yángshàngshàn 隋唐时期医学家。《旧唐书》《古今医统》等书记载，他在大业年间（605～616）任太医侍御，精于医术。其整理注释《黄帝内经太素》，对后世研习《内经》起了较重要的参考作用。

杨士瀛 yángshìyíng （约13世纪）南宋医家。字登父，号仁斋，福建福州人。世医出身，自幼认真钻研《内经》《难经》《伤寒论》等古医书和历代名医著作，逐渐融会贯通。医学著作较多，有《伤寒类书活人总括》《仁斋直指方论》《仁斋小儿方论》《医学真经》《察脉总括》等。

杨玄操 yángxuáncāo （6世纪）唐初医家。曾任歙州（今安徽歙县）县尉。他以吕广所注的《难经》为依据，凡吕氏未注，予以注释，吕氏注之不尽者，予以详释，并别为音义，以彰其旨。逾10年而成《黄帝八十一难经注》5卷。此外，还撰有《素问释音》《针经音》《明堂音义》《本草注音》等。

杨则民 yángzémín （1893—1948）一名寄玄，浙江诸暨人。就读于浙江第一师范时，因参加学生运动被开除。后因从事地下革命活动两次入狱。狱中不禁医书，遂研读中西医籍，致力于医。悉心研究《内经》《伤寒论》等，旁及数理、哲学，学识渊博。曾任教于浙江中医专门学校。运用辩证唯物主义指导中医学研究，撰有《内经哲学之检讨》，驳斥余岩攻击中医之作《灵素商兑》。指出《内经》的思想方法即辩证法，并从哲学高度论述了中西医体系之不同。认为中西医学应"挹彼注兹，各得其所"。编有各种讲义20余种。未出版之手稿尚有《医林独见》《诊余随笔》《医学杂记》等。

疡 yáng 病名。出《周礼·天官》。①同疮疡。因疡只发生于体表，故又有外疡之称。②疮疡之一种。《河间六书》："疡，有头小疮也。"

疡科纲要 yángkēgāngyào 医书。2卷。张

寿颐撰于 1917 年。卷上总论外疡的辨证、辨脉及治疡各类方药。卷下为治疡验方、止血方及五官科病症验方。文字简要实用。新中国成立后有排印本。

疡科心得集 yángkēxīndéjí 医书。4 卷，包括《疡科临证心得集》3 卷及《疡科心得集方汇》1 卷。清·高秉钧撰。刊于 1805 年。该书是作者治疗外科病的临床经验心得。在外科辨证方面有较详细的阐述和发挥。现有多种刊本。

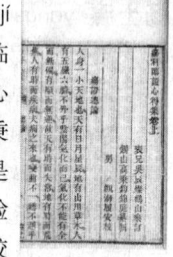

疡科心得集

疡科选粹 yángkēxuǎncuì 医书。8 卷。明·陈文治撰。刊于 1628 年。该书系辑录外科各家学说，并参以作者经验而成。其中包括外科、皮肤科、五官科及伤科等各类病症，选材比较切要。现有近代坊刻本及清·徐大椿评点本。

疡医 yángyī 见《周礼·天官》。周代官方卫生机构分科的一种。是治疗肿疡、溃疡、金疮、折伤等外科疾患的医生。可见我国医学分科和专科医生的出现有着悠久的历史。参见疾医条。

疡医大全 yángyīdàquán 医书。40 卷。清·顾世澄撰。刊于 1760 年。该书由自《内经》以来历代的外科著作分类编辑而成。作者多附以按语及经验方药。资料比较详博，有一定参考价值。现有多种刊本。

洋金花 yángjīnhuā 中药名。见杨华亭《药物图考》。别名曼陀罗花、风茄花、酒醉花。为茄科植物白曼陀罗 Datura metel L. 的花。主产于江苏、福建、广东等地。辛、温，有毒。归肺、肝经。平喘，止咳，镇痛，麻醉。治哮喘，本品切成细丝，和入烟丝内燃吸，作为临时平喘用。用量 60 ~ 240 毫克，不可过量，以防中毒。儿童忌用。治慢性气管炎、胃痛、风湿痹痛、跌打损伤疼痛。内服：煎汤，0.3 ~ 0.6 克；粉剂，一日量 0.09 ~ 0.15 克。过量可致中毒，参见曼陀罗中毒条。近用于外科麻醉。中毒的主要表现为颜面潮红、躁动不安、脉率增快、瞳孔散大、呕吐眩晕，甚则血压下降而死亡。白曼陀罗的花含生物碱，主要为天仙子碱、天仙子胺。天仙子碱对大脑皮层及中脑网状结构上行激活系统有抑制作用，可产生中枢性镇静及麻醉作用。外周作用与阿托品相似，能散瞳、麻痹眼调节、抑制腺体分泌、解除平滑肌痉挛，并能改善微循环，有抗休克作用。亦可解救有机磷中毒。

洋参 yángshēn 西洋参之处方名。详该条。

仰顶生 yǎngdǐngshēng 指分娩时额部先露。清·周纪常《女科辑要》："名仰顶生者，谓额角已露，顶却向后。"

养病庸言 yǎngbìngyōngyán 养生学著作。1 卷。清·沈子复撰。刊于 1877 年。该书对于养病的方法提出了"六务"和"六戒"。六务即知（病因何起）、忘（勿记在心）、拒（嗜欲勿肆）、看（置身病外如看他人一般）、耐（忍耐）、调燮（指思欲、饮食、起居诸事项），六戒即味、尤、迎、忽、愤、糟塌。六务与六戒皆系养生经验之总结，有一定参考价值。

养老 yǎnglǎo 经穴名。代号 SI6。出《针灸甲乙经》。属手太阳小肠经。郄穴。在前臂背面尺侧，当尺骨小头近端桡侧凹陷中，掌心向胸取之。主治视力减退、结膜炎、肩臂痛。直刺或向上方斜刺 0.5 ~ 0.8 寸。灸 5 ~ 10 分钟。

养老奉亲书 yǎnglǎofèngqīnshū 养生学著作。1 卷。宋·陈直撰。成书于 11 世纪中。该书重点记述老年人的防病理论与方法，四时摄养的措施以及老年疾病的食物疗法。全书共 15 篇。所录的一些四时通用的老人药方以及食疗药方，大多用法简便，切于实用。但也掺杂了一些唯心的论述。

养神 yǎngshén　养生术语，即调节意识思维活动以保养精神，达到健康长寿的目的。《素问·上古天真论》：“恬淡虚无，真气从之，精神内守，病安从来。”古代养生家认为，清心寡欲，保养精神，不使外越耗散，是养生的要旨。

养生 yǎngshēng　研究增强体质，预防疾病，以达到延年益寿的理论和方法。出《灵枢·本神》篇。《抱朴子内篇·微旨》谓：“凡养生者，欲令多闻而体要，博见而善择，修偏一事，不足赖矣。”养生内容广泛，方法众多，而调饮食、慎起居、适寒温、和喜怒是代表性的养生学观点。

养生十六宜 yǎngshēngshíliùyí　养生方法。十六宜重视日常生活中的形体锻炼，内容包括：发宜常梳、面宜多擦、目宜常运、耳宜常弹、齿宜数叩、舌宜舔腭、津宜数咽、浊宜常呵、腹宜常摩、谷道宜常提、肢节宜常摇、足心宜常擦、皮肤宜常干、背宜常暖、胸宜常护、大小便宜口勿言。

养胎 yǎngtāi　又名妊娠养胎、胎养。即妊娠期要注意饮食起居，以护养胎儿的方法。《诸病源候论》卷四十一：“妊娠之人，有宿夹疾，因而有娠，或有娠之时节适乖理，致生疾病，并令腑脏衰损，气血虚羸，令胎不长，故须服药去其疾病，益其气血，以扶养胎也。”此外，妊母饮食起居不慎，足以影响胎儿，还可造成初生小儿发生胎寒、胎热、胎毒等疾患，故有养胎之说。

养胃 yǎngwèi　治法。即清养胃阴。治疗胃燥津伤或胃阴不足的方法。症见胃部灼痛或胃中不舒、易饥、大便燥结、口干咽燥、舌质淡红少苔、脉细数等，用益胃汤、五汁饮等方。或选用沙参、玉竹、麦冬、石斛、生地等药治疗。

养心安神 yǎngxīn'ānshén　安神法之一。治疗阴虚而心神不安的方法。由于心血亏损，以致心悸易惊、健忘失眠、精神恍惚、多梦遗精、大便燥结、口舌生疮、舌红少苔、脉细数，用柏子养心丸。

养心汤 yǎngxīntāng　❶《证治准绳》方。炙黄芪、茯神、白茯苓、半夏曲、当归、川芎各一钱五分、远志、炒酸枣仁、肉桂、柏子仁、五味子、人参各一钱，炙甘草五分，生姜五片，大枣二枚。水煎服。治心血不足，惊惕不宁。❷《傅青主产于后编》方。炙黄芪、柏子仁各一钱，茯神、川芎、远志各八分，麦冬一钱八分，人参一钱五分，炙甘草四分，五味子十粒。加生姜，水煎服。治产后心血不足，神志不安。

养形 yǎngxíng　养生术语。指保养身体，使之健壮不衰。《庄子·刻意》说：“吹呴呼吸，吐故纳新，熊经鸟伸，为寿而已矣。此导引之士，养形之人，彭祖寿考者之所好也。”调息、导引等是古代养形的重要方法。

养性 yǎngxìng　养生术语。指精神、情性的调摄和修养。出《淮南子·俶真训》：“静漠恬淡，所以养性。”即淡泊无为是养生的重要方面。

养血 yǎngxuè　即补血。详该条。

养血解表 yǎngxuèjiěbiǎo　对阴血亏虚感冒的治法。症见头痛、身热、微恶寒、无汗、舌嫩红、少苔、脉濡数等，处方由养血药与解表药组成，如葱白七味饮。

养血明目 yǎngxuèmíngmù　治法。用具有补血养肝作用的方药补血明目，治疗血虚所致的眼病。

养血祛风汤 yǎngxuèqùfēngtāng　《医醇賸义》卷一方。生地黄五钱，茯苓三钱，牛膝、当归、续断各二钱，虎胫骨一钱五分，白芍、白术、秦艽、独活各一钱，桂枝六分，木香五分，大枣十枚，生姜三片，桑枝一尺。水煎服。治风入经络，身体重着，步行艰难。

养血润燥 yǎngxuèrùnzào 润燥法之一。是治疗血虚便秘的方法。患者面色苍白、唇爪欠红润、时觉头眩、心悸、大便干结难下、舌质嫩而色淡、脉细数，用当归、生地、麻仁、桃仁、枳壳等药。

养血生发胶囊 yǎngxuèshēngfàjiāonáng 中成药。见《中华人民共和国药典》2010 年版一部。熟地黄、当归、羌活、木瓜、川芎、白芍、菟丝子、天麻、制何首乌。以上 9 味制成颗粒，装入胶囊。养血祛风，益肾填精。治血虚风盛、肾精不足所致的脱发，症见毛发松动或呈稀疏状脱落，毛发干燥或油腻，头皮搔痒；或斑秃、全秃、脂溢性脱发与病后、产后脱发见上述证候者。口服，一次 4 粒，一日 2 次。

养血生肌 yǎngxuèshēngjī 治法。用具有养血作用的方药及其他疗法促进新肉生长，加速疮口愈合，治疗阴血不足之疮疡后期。

养血调经 yǎngxuètiáojīng 治法。用具有补血调经作用的方药治疗血虚所致月经不调。

养血息风 yǎngxuèxīfēng 治法。用具有补养肝血、息风止痉作用的方药治疗血虚动风证。

养阴 yǎngyīn 即补阴。详该条。

养阴解表 yǎngyīnjiěbiǎo 又称滋阴解表。是对素体阴虚而患外感表证的一种治法。症见头痛身热、微恶风寒、无汗或有汗不多、咳嗽心烦、口渴咽干、舌赤脉数等，处方由养阴药与解表药组成，如加减葳蕤汤。此方发汗而不伤阴，养阴而不留邪。

养阴派 yǎngyīnpài 金元时代医学上的一个学派。详见金元四大家条。

养阴清肺 yǎngyīnqīngfèi 治疗肺热阴虚的方法。临床用于：阴虚咽喉痛及白喉，方如养阴清肺汤。劳伤咳嗽，干咳少痰，偶见血丝，午后低热，盗汗，胸闷隐痛，口干，舌边尖红，脉细数，用四阴煎（生地、麦冬、白芍、百合、沙参、甘草）加减等。

养阴清肺膏 yǎngyīnqīngfèigāo 即养阴清肺汤制成膏滋。参见养阴清肺汤条。

养阴清肺汤 yǎngyīnqīngfèitāng 《重楼玉钥》卷上方。生地黄二钱，麦冬一钱二分，生甘草五分，玄参五分，贝母八分，牡丹皮八分，薄荷五分，白芍八分。水煎服。功能养阴清肺，凉血解毒。治白喉及急性扁桃体炎、慢性咽炎。实验研究：对白喉毒素有解毒（或减毒）、中和作用，对白喉杆菌有抑菌和杀菌作用。

养阴清肺糖浆 yǎngyīnqīngfèitángjiāng 即养阴清肺汤制成糖浆。参见养阴清肺汤条。

养阴清肺丸 yǎngyīnqīngfèiwán 中成药。见《中华人民共和国药典》2010 年版一部。地黄 200 克，麦冬 120 克，玄参 160 克，川贝母 80 克，白芍 80 克，牡丹皮 80 克，薄荷 50 克，甘草 40 克。以上 8 味，粉碎成细粉，过筛，混匀。每 100 克粉末加炼蜜 20～40 克，制成水蜜丸。养阴润燥，清肺利咽。治阴虚肺燥，咽喉干痛，干咳少痰或痰中带血。口服，一次 6 克，一日 2 次。

养阴清络饮 yǎngyīnqīngluòyǐn 《马培之外科医案》方。炙鳖甲、秦艽、黄柏、炙龟甲、地龙、石斛、独活、赤芍、川牛膝、当归、草薢、薏苡仁、桑枝。水煎服。治鹤膝风，肿热日久，夜间痛甚者。

养阴润燥 yǎngyīnrùnzào 又称滋阴润燥。润燥法之一。是治疗燥伤肺胃阴分的方法。患者咽干口渴、午后身热，或干咳少痰、舌质红、脉细数，用沙参麦冬汤。肠燥不便，可用增液汤。

养脏汤 yǎngzàngtāng 原名纯阳真人养脏汤，又名真人养脏汤。《太平惠民和剂局方》方。人参、当归、白术各六钱，肉豆蔻五钱，肉桂、甘草各八钱，白芍一两六钱，木香一两四钱，诃子一两二钱，罂粟壳三两六钱。水煎服。功能补虚温中，涩肠固脱。治泻痢日久，脾肾虚寒，滑脱不禁，甚至脱肛，腹痛喜按喜温，疲倦食少，舌淡苔白，脉迟细者。

痒风 yǎngfēng　病名。见《外科正宗》。湿热蕴于肌肤，不得疏泄所致；或因血虚肝旺，以致生风化燥，肌肤失养而成。皮肤无原发损害，遍身瘙痒，夜间尤甚，常因瘙抓至皮破血流而见抓痕、血痂、色素沉着及革化等继发损害。即皮肤瘙痒症。初起宜清化湿热，祛风润燥。用消风散，日久用当归饮子。

痒痒草 yǎngyǎngcǎo　甜地丁之别名。详该条。

yao

腰 yāo　背部第十二肋骨以下至髂嵴以上的软组织。腰部为经脉所过的重要部位（足三阳经脉循腰而下，足三阴经和奇经之脉循腰而上）。

腰背痛 yāobèitòng　症名。出《灵枢·五癃津液别》。腰及背脊部牵引作痛。多因肾气虚弱，风湿乘袭经络所致。治宜补脾肾、祛风湿为主。方用独活寄生汤。若久坐而时作腰背痛者，宜用补中益气汤。参见腰痛条。

腰骨 yāogǔ　骨名。指第三、四、五腰椎。《医宗金鉴·正骨心法要旨》："腰骨，即脊骨十四椎、十五椎、十六椎间骨也。"

腰骨损断 yāogǔsǔnduàn　病名。见《证治准绳》卷六。腰骨即腰椎。多因跌打、坠撞所伤，局部肿胀、疼痛、畸形、活动受限，甚则坐、立、行步均受限制；严重者损及脊髓，出现下肢麻痹及瘫痪。治用绳索悬吊复位法，并予固定，卧床休息。内服复元活血汤，肿痛好转，改服正骨紫金丹；后期配合功能锻炼。病程中须注意防止尿路感染及褥疮。

腰户 yāohù　见《针灸甲乙经》。腰俞穴别名。详该条。

腰肌劳损 yāojīláosǔn　病名。以腰部隐痛反复发作、劳累加重、休息后缓解等为主要表现的疾病。

腰脊痛 yāojǐtòng　症名。出《素问·标本病传论》。腰椎及其周围疼痛。因腰部外伤，瘀血停滞致腰脊痛不可忍者，宜活血化瘀，方用地龙汤。因肾虚内热致腰脊痛不可举者，宜补肾滋阴，方用六味地黄丸、滋肾丸、封髓丹等。参见腰痛条。

腰尻痛 yāokāotòng　症名。出《素问·至真要大论》。腰脊连及尾骶部作痛。尻部系肝、肾经与督脉所循。腰尻痛多由肾脏亏虚所致。治宜温肾壮阳，祛寒湿为主，方用六味丸加肉桂、鹿茸等；属湿痰者，宜二陈汤合二妙丸加减；属瘀血者，宜活血化瘀为主，药用当归、赤芍、牡丹皮、桃仁、延胡索、牛膝、穿山甲等。参见腰痛条。

腰冷 yāolěng　症名。自觉腰部寒冷，严重时如束冰带，或如坐水中的症状。

腰目 yāomù　经外奇穴名。见《千金要方》。位于第五腰椎棘突旁开1.5寸处。主治消渴、小便数、腰痛、盆腔炎等。直刺1~1.5寸。灸3~7壮或5~15分钟。

腰奇 yāoqí　经外奇穴名。见《中医杂志》1955年9期。位于后正中线，尾骨端上2寸处。主治癫痫、失眠等。向上沿皮刺1~1.5寸。

腰软 yāoruǎn　症名。见《古今医鉴·腰痛》。腰部自觉软弱无力的症状。因湿袭经络所致者，宜肾着汤；因风袭腰背所致者，宜牛膝酒（《类证治裁》：羌活、川芎、甘草、地骨皮、五加皮、苡仁、牛膝、海桐皮、生地、酒）；因房劳所致者，宜八味地黄丸、补髓丹（《类证治裁》：补骨脂、杜仲、鹿茸）；因阳虚不用者，宜九味安肾丸（《医学入门》：补骨脂、小茴香、葫芦、当归各三钱，川芎二钱，椿根皮六钱，黄柏、良姜各三钱）。水煎服。

腰酸 yāosuān　症名。见《张氏医通》卷五。腰部酸楚的不适感。多因房劳肾虚所致。治宜补肾为主。方用青娥丸、六味地黄丸、八味地黄丸加减。妇女经来腰酸，宜配合调经药；妊娠腰酸，易致流产，应予补肾安胎。然腰酸与腰痛有相似之处，常常酸、痛并见，也有寒热虚实之别，治参腰痛条。

腰痛 yāotòng　病症名。出《素问·刺腰痛论》等篇。腰部一侧或两侧疼痛，或痛连脊椎的病症。腰为肾之外候，凡劳累过度、年老体衰、肾气亏损，或感受外邪、外伤等致腰部经络循行受阻，均可发生腰痛。外邪、外伤所致的急性腰痛以实证居多，治宜活血利气、舒筋通络和祛邪为主；病程较久、反复发作的慢性腰痛，以肾虚亏损者为多，治宜补腰肾、强筋骨为主。此外，针灸、推拿、火罐、外治敷贴等亦有较好疗效。根据腰痛的程度、部位、病因的不同，文献有腰酸、腰背痛、外感腰痛、内伤腰痛、闪挫腰痛、瘀血腰痛、肾虚腰痛、气滞腰痛、虚劳腰痛等记载。详各条。

腰痛点 yāotòngdiǎn　经外奇穴名。代号EX－UE7，位于手背侧，当第二、三掌骨及第四、五掌骨之间，当腕横纹与掌指关节中点处，左右共4穴。

腰痛穴 yāotòngxué　经外奇穴名。见《新医疗法汇编》。位于腕背横纹前1寸，当第二、三和四、五掌骨交接处，左右共4穴。主治腰痛。向腕关节斜刺0.3～0.5寸。

腰腿痛 yāotuǐtòng　症名。又称腰股痛。如肾经虚损，腰腿疼痛者，可用青娥丸、壮肾散等方。有外邪者，治以壮筋祛邪。

腰臀部筋膜炎 yāotúnbùjīnmóyán　病名。由于外力或慢性劳损，使腰臀部的肌腱、筋膜等损伤，以腰部麻木、疼痛呈酸胀感、逢阴雨天气加重等为主要表现的疾病。

腰围 yāowéi　在脐水平线绕身一周的长度。《灵枢·骨度》：“腰围四尺二寸。”

腰膝酸软 yāoxīsuānruǎn　症名。自觉腰部与膝部酸软无力的症状。

腰眼 yāoyǎn　经外奇穴名。见《肘后备急方》。别名鬼眼。位于第四腰椎棘突下，旁开约3.5寸凹陷处。主治腰痛、腹痛、消渴、妇人诸疾。直刺1～1.5寸。灸5～7壮或5～15分钟。

腰阳关 yāoyángguān　经穴名。代号DU3。原名阳关，出《素问·骨空论》王冰注。又名背阳关。属督脉。位于第四、五腰椎棘突之间。主治腰痛、月经不调、带下、遗精、阳痿、下肢麻痹。向上斜刺0.5～1寸。灸3～7壮或5～10分钟。

腰以上肿 yāoyǐshàngzhǒng　症名。腰以上肿，由于病邪在表在上，一般用发汗的方法，使留于上部的水以汗液的形式排出。

腰以下肿 yāoyǐxiàzhǒng　症名。腰以下肿，病邪在里在下，可用利小便的方法，使留于下部的水以小便的形式排出。

腰俞 yāoshù　经穴名。代号DU2。出《素问·缪刺论》。别名腰户、背解、髓空、腰柱。属督脉。位于骶管裂孔正中。主治腰脊痛、月经不调、便血、癫痫、下肢麻痹。斜刺0.5～1寸。灸3～7壮或5～10分钟。

腰柱 yāozhù　❶医疗器械。出《医宗金鉴·正骨心法要旨》。用杉木四根，制如扁担形，宽一寸，厚五分，长短以患处为度，各从侧面钻孔，穿绳联贯即成。先以醋调定痛散，敷腰柱上，然后将腰柱排列于脊椎两旁，务须端正，再用艾叶做薄褥，覆盖于柱上，用宽长布带绕向腹前，紧紧扎裹，可配合内服药。与现代的腰支架功用相同。适用于腰骶椎及骶髂关节损伤错位，以及腰肌劳损。❷腰俞穴别名。见《外台秘要》。详该条。

腰椎间盘突出症 yāozhuījiānpántūchūzhèng 病名。腰椎间盘破裂，髓核突出，挤压椎间神经根引起的腰腿疼痛，属闪腰岔气和闪挫腰痛范畴。多因强力举重及扭闪所致。轻者腰痛，经休息后可缓解，再遇轻度外伤仍可复发或加重。重者腰痛，向大腿后侧、小腿后外侧及脚外侧放射，转动、咳嗽、喷嚏时加剧，腰肌痉挛，可出现侧弯。直腿抬高试验小于70°，患侧小腿外侧或足背麻木感，拇指背屈肌力减弱。治宜采用腰部推拿复位手法，并配合热敷、理疗、针灸；内服活血化瘀，舒筋通络之剂；恢复期宜服补肾壮筋药。参见闪腰岔气和闪挫腰痛条。

腰椎椎管狭窄症 yāozhuīzhuīguǎnxiázhǎi zhèng 病名。由于椎间盘突出，小关节突增生，椎体黄韧带增厚，或椎体后缘骨持续增生、退变性滑脱、峡部不连性滑脱以及神经根充血粘连等引起的椎管内占位压迫。以腰椎椎管、神经根通道及椎间孔隧道的变形或狭窄而引起马尾神经或神经根受压的疾病，以长期腰痛、腿痛、间歇性跛行为主要表现。

尧韭 yáojiǔ 石菖蒲之别名。详该条。

摇摆触碰法 yáobǎichùpèngfǎ 中西医结合的正骨八法之一。横断骨折经过各种手法基本复位后，可用本手法。一手固定骨折部，并将骨折远端向左右上下稍稍摇摆，再沿骨折纵轴加以对挤，使已复位的骨折断端面接触得更紧密和稳固，并可借以检查骨折端复位的正确与否。

摇柄法 yáobǐngfǎ 针法。属行针辅助手法。针刺入穴位达一定深度之后，手持针柄轻轻摇动，如摇橹状或摇辘轳之状的操作手法。

一般来说，摇柄法的作用是便于出针泄气及加强针感。但是，不同的操作手法有不同的作用。若直立针身，自深而浅地随摇随提，用以出针泻邪；若卧针斜刺或平刺而摇，一左一右，不进不退，如青龙摆尾，可使经气向一定方向传导。

摇法 yáofǎ ❶推拿手法。摇动关节，使之灵活。《保赤推拿法》："摇者，或于儿头，或于儿手，使之动也"（也可用于成人）。常用于四肢及颈腰部关节。有调和气血、滑利关节等作用。❷针刺术语。入针后，以右手持针柄，作左右摆动的一种辅助方法（见《针经指南》）。与其他手法配合应用，有加强得气的作用。

摇肘 yáozhǒu 推拿手法名。即赤凤摇头。详该条。

咬骨疽 yǎogǔjū 病名。见《外科正宗》卷四。发于大腿内侧的附骨疽。详附骨疽条。

咬牙风 yǎoyáfēng 病名。见《咽喉经验秘传》。阳明胃火上冲致牙龈肿胀、疼痛难咬，故名。常伴有吞咽不利、口臭、便秘或寒热等。治宜清火解毒，消肿止痛。

药艾条 yào'àitiáo 艾绒中掺有药末的艾条。每支含肉桂、干姜、丁香、木香、独活、细辛、白芷、雄黄、苍术、没药、乳香、川椒等混合药末6克。古代的太乙神针、雷火神针，亦属药艾条一类。参见各条。

药材学 yàocáixué 药书。南京药学院药材学教研组编。该书系统地整理了药材学的基本理论及700余种药材的生产、鉴定和应用知识。附有药用动植物、药材外形、饮片及组织粉末等图，共1300余幅。是一部较大型的药学参考书。1960年由人民卫生出版社出版。

药菖蒲 yàochāngpú 即石菖蒲。详该条。

药钉 yàodīng 捻子的俗称。用药粉加少许赋型剂所制成的钉状剂，因形似钉，故名。

俗称药线。依其药物组成不同，有去腐、生肌等不同作用，如《外科正宗》中的三品一条枪。

药毒 yàodú 因误服大剂量药物，或治疗中用错药物，或用不合格或变质药物，或用药剂量过大，或配伍失度所致。见《素问·五常政大论》《诸病源候论》等。

药烦 yàofán 病症名。见《瘟疫论》上卷。凡服药后烦闷不安，头面发际遍身发痒者，称之药烦。多因胃虚不能胜药，也有因药物反应，或药物过敏所致者。

药膏 yàogāo 供敷贴用的膏剂。参见膏剂条。

药膏疗法 yàogāoliáofǎ 治法名词。将外用药膏敷贴于肌肤，药膏通过皮肤、黏膜的吸收，起到行气活血、疏通经络、祛邪外出的作用，以治疗损伤、骨折、局部感染等。

药瓜 yàoguā 栝楼之别名。详该条。

药罐法 yàoguànfǎ 见水罐法条。

药鉴 yàojiàn 药物学著作。2卷。明·杜文燮撰。刊于1598年。卷一为药性总论，首载寒、热、温、平四赋，较之《药性赋》有所增补；次记用药、制方、禁忌、主病、运气等内容。卷二分述137种药物。书中对于各药的气味、阴阳、升降、分经及配伍应用论述较详。上海科学技术出版社有排印本。

药拈子熏 yàoniānzixūn 外治法之一。即熏法，详该条。

药谱 yàopǔ 书名。1卷。唐·侯宁极撰。撰年不详。该书为唐代文人利用药名数百种（现有195种）"尽出新意，考立别名"的文字隐语，如将牵牛称为"假君子"，川乌头称为"昌明童子"之类，可供研究古代药物名称和别名参考。

药膳 yàoshàn 用药料作膳食的一类。在中医药理论指导下，将中药与相应的食物原料相配，采用独特的加工烹调技术制作的食品，具有预防、治疗及保健作用。药膳在我国已有几千年的历史，其主要特点是将防治用药融会于饮食之中，既发挥药物的作用，又有饮食的滋味和营养，相得益彰。药膳通常有粥类、汤羹类、饮食点心类、菜肴类、酒饮类等。

药虱药 yàoshīyào 百部之别名。详该条。

药筒拔法 yàotǒngbáfǎ 外治法之一。见《外科启玄》。根据证情选药，再与竹筒（一头留节，一头去节）同煮，乘竹筒热，急以竹筒口合疮上，吸取脓液毒水。现除治疗毒蛇咬伤用本法吸毒外，已少用。

药味别名录及续录 yàowèibiémínglùjíxùlù 书名。高洁编。刊于1919年。该书是北京药行商会为药业人员查检常用商品药材的别名而编印的一种工具书。书中所用检索方法也是根据药业人员的习惯而制定，与一般按笔画、部首者不同。分正、续两册，包括药名500种左右。是研究地方药店常用药物别名的参考书。

药物发泡灸 yàowùfāpàojiǔ 灸法之一。又称药物敷贴疗法、药物发泡疗法。用有刺激性的药物敷贴于穴位处，使其发泡的治疗方法。《针灸资生经》称之为天灸。临床常用的药物发泡灸有毛茛灸、斑蝥灸、旱莲灸、蒜泥灸、白芥子灸等。详各条。

药物发泡疗法 yàowùfāpàoliáofǎ 即药物发泡灸。详该条。

药物敷贴疗法 yàowùfūtiēliáofǎ 即药物发泡灸。详该条。

药物中毒 yàowùzhòngdú 病名。因误服大剂量药物，或治疗中错用、误服及服用变质药物，或药物配伍失度等出现中毒现象者。《诸病源候论·服药失度候》："凡合和汤药，自有限剂，至于圭铢分两不可乖违。若增加失宜，便生他疾。其为病也，令人吐下不已，呕逆而闷乱，手足厥冷，腹痛转筋，久不以药解之，亦能致死。"古代对药毒有不同的命名。莨菪、藜芦、芫花、狼毒、乌头类、巴豆、钩吻、杏仁、半夏、大戟、踯躅、野葛、商陆、银杏、雪上一枝蒿、石药、硫黄、雄黄、砒霜、轻粉、铜、金石、盐卤、煤炭、桐油、漆、夹竹桃等均可引起中毒。

药线引流 yàoxiànyǐnliú　外治法之一。见《太平圣惠方》。又名纸捻。用吸水性较强的纸（古时多用桑皮纸）搓成纸捻，外粘或内裹去腐药，插入窦道或漏管中，引流去腐，促进疮口愈合。

药性歌括四百味白话解 yàoxìnggēkuòsìbǎiwèibáihuàjiě　书名。北京中医学院中药教研组编。该书在明·龚廷贤所撰《药性歌诀四百味》（又名《药性歌》）四言歌诀的基础上进行必要的修改，删去不切实用的内容，增入语译注释，并对不常见的难字加注汉语拼音，便于读者学习。

药性入门 yàoxìngrùmén　见中国医学入门丛书条。

药性通考 yàoxìngtōngkǎo　医书。8卷。原题太医院手著，实为清·刘汉基所撰。约成书于19世纪中期。卷一～六为药性考，载药415种（不分类），介绍其性味、主治，颇多经验见解；卷七～八集录神效单方，列述黄疸、鼓胀、六郁、痹证等病的证治。

药性纂要 yàoxìngzuǎnyào　药物学著作。4卷。清·王逊撰。刊于1694年。该书选取《本草纲目》中597种药物，新增9种，共606种，叙述简要，并附评注。

药引 yàoyǐn　引经药的简称，即引经报使，详该条。

药隐老人 yàoyǐnlǎorén　见陈自明条。

药鱼草 yàoyúcǎo　芫花之别名。详该条。

药鱼子 yàoyúzǐ　醉鱼草之别名。详该条。

药浴疗法 yàoyùliáofǎ　治法名词。将身体浸泡在药液中以治疗疾病的方法。

药熨 yàoyùn　外治法之一。用药末或药物粗粒炒热，布包外熨，用以治疗冷寒湿痹、脐脂冷痛等症。如胃气痛，用橘叶炒热后布包揉熨；风寒或血虚头痛，用吴茱萸加米饭炒热后布包外熨等。参熨法条。

药熨疗法 yàoyùnliáofǎ　治法名词。将药物（如药袋、药饼、药膏及药酒）加热后置于患者体表特定部位，作热罨或往复运动，促使腠理疏松、经脉调和、气血流畅，治疗寒湿、气血瘀滞、虚寒证候的外治法。

药枣 yàozǎo　山茱萸之处方名。详该条。

药枕疗法 yàozhěnliáofǎ　治法名词。用药物作为枕芯装入枕中，或自制薄型药袋，置于普通枕上，睡时枕用，治疗头痛头晕、失眠健忘、高血压、中风偏瘫、鼻渊等病症的方法。

药粥 yàozhōu　在中医药理论指导下，选择适当的中药和米、谷配伍，再加入一定的调料同煮成粥。药粥治病已有悠久的历史，长沙马王堆出土的14种医学方技书中，记载有服食青粱米粥治疗蛇咬伤等方，这是我国现存最早的药粥方。米药合用煮粥，具有以药治病、以粥扶正和易于服食的特点。

ye

暍 yē　病名。见《金匮要略·痉湿暍病脉证并治》。即中暑。详该条。

噎 yē　❶病名。五噎的总称。详噎膈、五噎等条。❷症状名。饮食时猝觉噎塞，逾时即愈的症象。

噎膈 yēgé　病名。见《济生方》卷二。《内经》作隔、鬲、膈中、鬲咽。又名噎塞、膈噎。①饥欲得食，但噎塞于咽与胸膈之间，或未曾入胃即吐出者。②饮食不得下，大便闭结者。见《医学入门》卷五。③反胃。见

《丹溪心法》卷三。治有虚实之分。因忧思气结生痰，痰气交阻胸膈者，宜解郁化痰，用五膈宽中散、香砂宽中丸（《医学统旨》：白术、陈皮、香附、白豆蔻、砂仁、青皮、槟榔、半夏曲、茯苓、厚朴、甘草、生姜）、启膈散等方；因酒色过度，肾阴亏损者，宜滋补肾阴，用六味地黄丸等；因阴虚火旺，瘀热交阻者，宜养阴清火，活血化瘀，用通幽汤；因脾气亏损者，宜益气健脾，用补气运脾丸（《杂病源流犀烛》：人参、白术、茯苓、橘红、黄芪、砂仁、半夏、甘草、姜、枣）等。

噎塞 yēsāi 病名。见《千金要方》卷十六。即噎膈。详该条。

野菠菜 yěbōcài 羊蹄之别名。详该条。

野杜仲 yědùzhòng 丝绵木之别名。详该条。

野红花 yěhónghuā 大蓟之别名。详该条。

野鸡冠 yějīguān 青葙之别名。详该条。

野菊 yějú 中药名。出《日华子诸家本草》。别名苦薏。为菊科植物野菊 Chrysanthemum indicum L. 的全草。除新疆外，全国各地均有分布。苦、辛、凉。清热解毒。治流行性感冒、流行性脑脊髓膜炎、头痛、赤眼，煎服：9～15克。治痈疖疔疮、天疱疮、湿疹、蛇咬伤，内服、捣敷或煎水洗。本品含挥发油，油内含樟脑等。还含蒙花苷、矢车菊苷、菊黄质、野菊花内酯等。

野菊花 yějúhuā 中药名。出《本草正》。为菊科植物野菊 Chrysanthemum indicum L. 的花序。主产于江苏、四川、广西、山东等地。苦、辛、凉。入心、肝经。清热解毒，凉血降压。治流行性感冒、流行性脑脊髓膜炎、肝炎、头痛、目赤、高血压病，煎服：9～15克。治痈肿疔毒、瘰疬、口疮、丹毒、湿疹、天疱疮，内服、捣敷或煎水洗。本品含苏格兰蒿素A。口服对正常或高血压动物均有降低血压作用。煎剂在体外对金黄色葡萄球菌、白喉及痢疾杆菌有抑制作用，也有一定的抗流感病毒作用。

野麦 yěmài 瞿麦之别名。详该条。

野棉花 yěmiánhuā 地桃花之别名。详该条。

野牡丹 yěmǔdān 中药名。见《陆川本草》。别名山石榴、倒罐草、红暴牙狼。为野牡丹科植物野牡丹 Melastoma candidum D. Don 的根或叶。分布于广西、广东、福建、台湾。甘、酸、涩，平。清热止痢，散瘀止血。治细菌性痢疾、肠炎、便血、衄血、月经过多，煎服：根5～30克，或叶9～21克。捣敷治跌打损伤，外伤出血；煎水洗，治疮疡溃烂。

野葡萄 yěpútao 即蛇葡萄根。详该条。

野葡萄根 yěpútaogēn 即蛇葡萄。详该条。

野芹菜 yěqíncài 自扣草、毛茛二药之别名。详各条。

野三七 yěsānqī 地笋之别名。详该条。

野山参 yěshānshēn 人参之野生者。详人参条。

野石榴 yěshíliu 金樱子之别名。详该条。

野塘蒿 yětánghāo 牡蒿之别名。详该条。

野蚊子草 yěwénzicǎo 脱力草之别名。详该条。

野香茹 yěxiāngrú 石荠苧之别名。详该条。

野杨梅 yěyángméi 蛇莓之别名。详该条。

野芋 yěyù 中药名。①出《本草经集注》。又名野芋头、红芋荷。为天南星科植物芋 Colocasia antiquorum Schott et Endl. 的块茎。分布于长江以南各地。辛、寒，有毒。解毒，消肿，止痛。治痈疖肿毒、乳痈、跌打损伤、疥癣、虫蛇咬伤，外用：鲜品捣敷或醋磨汁涂。本品含有刺激性的二糖苷、苯甲醛。也有认为它对胃的刺激是含草酸钙所致，煮熟后食用，刺激性即消减。②即海芋。详该条。

野芋头 yěyùtóu　天南星之别名。详该条。

野猪粪 yězhūfèn　猪苓之别名。详该条。

叶抱枝 yèbàozhī　元宝草之别名。详该条。

叶桂 yèguì（1667—1746）清代著名医学家。字天士，号香岩。江苏苏州人。年轻时开始学医，除继承家学外，先后拜师十七人。长于治疗时疫和痧痘等证，在温病学上的成就尤其突出，为温病学的奠基人之一。吸取各家学说，倡卫气营血作为辨证纲领，对温病学的发展有很大贡献。诊治内科杂病能师古而不泥古，并能采纳民间经验良方。所传《温热论》《临证指南医案》《叶案存真》《叶氏医案》等书，系其弟子或后人整理编辑而成。

叶劲秋 yèjìnqiū（1900—1955）近代医家。字秋渔，浙江嘉善人。毕业于上海中医专门学校，曾任上海中国医学院教授，新中国成立后任上海市卫生局中医编审委员。著有《中医基础学》《伤寒论启秘》《仲景学说之分析》《针灸述要》等书。

叶氏录验方 yèshìlùyànfāng　书名。3卷。宋·叶大廉辑。原刊于1186年。该书为作者行医时试用和收集的一部验方集。上卷为治诸风、伤寒、气病等验方，中卷为补益、痼冷、积热、痰饮咳嗽、泄痢、妇人等验方，下卷为小儿、杂病、眼目、咽喉口齿、疮肿伤折等验方。书末附汤方、香谱与备急方。现有日本抄本。

叶氏女科证治 yèshìnǚkēzhèngzhì　妇科著作。又名《叶天士女科证治秘方》。4卷。托名清·叶桂撰，原作者与书名不详。1817年曾以《竹林女科》之名刊行，并有多种翻刻本。1913年鸿文书局将该书改叶氏之名石印，又有多种复印本。内容以妇产科方剂为主，论述很少。

叶氏医案存真 yèshìyī'àncúnzhēn　医案著作。3卷。清·叶桂撰。由叶氏元孙万青取家藏方案与《天元医案》中所载叶案等予以辑刊。全书不分类别，以内伤、虚劳病案为主。辨证确切，随证立方，可供临床参考，但选案尚欠精细。卷末附马元仪《印机草》一卷与祁正明、王晋三医案数则。其后周学海加以整理评点，调整体例，并予以分门别类，辑为上下二卷，改名《评点叶案存真类编》。收入《周氏医学丛书》中。

叶天士 yètiānshì　见叶桂条。

叶天士温热论 yètiānshìwēnrèlùn　医书。见温热论条。

叶香岩 yèxiāngyán　见叶桂条。

夜光 yèguāng　见《针灸甲乙经》。攒竹穴别名。详该条。

夜光柳红丸 yèguāngliǔhóngwán　《银海精微》卷上方。人参、川芎、荆芥、白芷、川乌、南星、石膏、石决明、草乌、藁本、雄黄、细辛、当归、蒲黄、苍术、防风、薄荷、藿香、全蝎各二两，何首乌一两，羌活三两，甘松二两。蜜丸，每服三钱，茶水送服。治风邪所伤，下睑翻出，久不收敛，泪出汪汪者。

夜合草 yèhécǎo　珍珠草之别名。详该条。

夜合花 yèhéhuā　合欢花之别名。详该条。

夜合皮 yèhépí　合欢皮之别名。详该条。

夜合珍珠 yèhézhēnzhū　珍珠草之别名。详该条。

夜交藤 yèjiāoténg　中药名。出清·张璐《本经逢原》。别名首乌藤。为蓼科植物何首乌 *Polygonum multiflorum* Thunb. 的茎藤。甘、微苦，平。入心、肝经。养心安神，祛风活络。治神经衰弱、失眠多梦、全身酸痛，煎服：15～30克。煎水洗治疥癣、皮肤瘙痒。

夜惊 yèjīng　病症名。小儿神不潜藏，夜间入睡，突然惊醒，瞪目起坐，躁动不安，面呈恐怖，有时喊叫，称为夜惊。治宜安神镇惊。用琥珀抱龙丸。针刺内关、大椎。

夜明砂 yèmíngshā　中药名。出《日华子诸家本草》。别名蝙蝠屎、天鼠屎。为蝙蝠科动物蝙蝠 Vespertilio superans Thomas 或大耳蝠 Plecotus auritus L. 等的干燥粪便。主产于浙江、江西、广西、河南、甘肃、辽宁等地。辛，寒。入肝经。清肝明目，散血消积。治肝热目赤、白睛溢血、雀盲、内外障翳、疳积。内服：煎汤，3～9克，包煎；炒，研末服，1.2～1.5克。本品含尿素、尿酸、胆甾醇及少量维生素 A 等。

夜尿多 yèniàoduō　症名。夜间小便次数增加，在 3 次以上；或夜间尿量增加，超过全日尿量 1/4。

夜热早凉 yèrèzǎoliáng　症名。夜间低热，至翌日清晨则热退身凉而无汗。为温病后期邪热未尽，留伏阴分的表现。

夜嗽 yèsòu　见《不居集》卷十五。夜间咳嗽，白天不咳。多因肾阴亏损，阴虚火炎所致。症见入夜咳嗽连声，至晓方缓，或兼口苦胁痛、饮食不振。治宜滋阴降火。用滋阴清化丸，或六味丸加天冬、麦冬。

夜啼 yètí　病症名。出《诸病源候论》卷四十七。婴儿日间安静，入夜多啼，甚至通宵难以入睡，天明始渐转静。为小儿神气未充，心火上乘所致。治宜清心安神。用甘麦大枣汤合蝉花散（蝉蜕、白僵蚕、甘草、延胡索）。

夜啼四证 yètísìzhèng　❶寒、热、重舌口疮、客忤四种病因或病症引起的小儿夜啼（见《三因方》）。详寒夜啼、热夜啼、重舌口疮夜啼、客忤夜啼条。❷小儿夜啼的四种证型，即惊啼、热烦啼、腹痛啼和神不安啼（见明·万全《片玉新书》）。详各条。

液 yè　人身体液的组成部分。从水谷化生，由三焦布散，流行于关节、脑髓、孔窍等处，以滑润关节，补益脑髓，濡润目、耳、口、鼻。《灵枢·决气》："谷入气满，淖泽注于骨，骨属曲伸，泄泽补益脑髓，皮肤润泽，是谓液。"

液门 yèmén　经穴名。代号 SJ2。出《灵枢·本输》。属手少阳三焦经。荥穴。位于手背第四、五指间，指蹼缘后方赤白肉际处。主治咽喉肿痛、耳鸣、耳聋、手指拘挛。斜刺0.5～0.8寸。灸 3～5 分钟。

液脱 yètuō　证候名。津液亏虚之甚者，以形体消瘦、口唇焦裂、皮肤枯瘪、眼眶凹陷、关节不利、小便短少、大便干结、舌干无津、脉细弱等为常见的证候。

液燥生风 yèzàoshēngfēng　由津液亏损而内生的风证。参见虚风内动条。

殗殜 yèdié　病名。见《外台秘要》卷十三。即劳瘵。详该条。

腋 yè　肩关节部靠下方呈窝状的部分，俗称胳肢窝。《灵枢·经筋》："足少阳之筋……直者上出腋。"

腋汗 yèhàn　症名。见《医林绳墨·汗》。两腋下局部多汗。有因肝虚夹热者，宜补肝养血为主，六味地黄丸加减。有因少阳夹热者，宜和解少阳，清化湿热，用小柴胡汤、逍遥散加减，或用牡矾丹（《类证治裁》：牡蛎粉、黄丹、枯矾）擦出汗处。又狐臭患者也常有腋汗多而臊臭的情况，详见狐臭条。

腋门 yèmén　见《针灸甲乙经》。大巨穴别名。详该条。

腋气 yèqì　即狐臭。详该条。

腋痛 yètòng　症名。《症因脉治》卷一："腋痛者，在两胁之上，奶旁外侧，痛连缺盆，肺经症也。"有外感腋痛、内伤腋痛之分。外感多因风寒、燥热等邪伤肺所致，内伤则多因郁怒伤肝、积热熏肺、肾火上冲而起。治宜辨证选用疏风散寒、清燥泻火、疏肝清肺等法。

靥 yè 面颊上的微窝，俗称酒窝或笑靥。

yi

一把伞 yībǎsǎn 八角莲之别名。详该条。

一把针 yībǎzhēn 鬼针草之别名。详该条。

一包针 yībāozhēn 金盏银盘、狼把草二药之别名。详各条。

一杯倒 yībēidǎo 闹羊花之别名。详该条。

一笔消 yībǐxiāo 《外科全生集》方。大黄二两，藤黄一两，明矾五钱，蟾酥五钱，麝香二钱，没药二钱，乳香二钱。用蜗牛打烂作锭，米醋磨敷。治痈疽发背，诸疔恶疮，无名肿毒。

一擦光 yīcāguāng 《串雅内编》方。蛇床子、苦参、芜荑各一两，雄黄五钱，枯矾一两五钱，硫黄、轻粉、樟脑各二钱，川椒五钱，大枫子五钱。为末，生猪油调敷。治疥疮、漆疮及妇人阴蚀疮等。

一草亭目科全书 yīcǎotíngmùkēquánshū 医书。1卷。明·邓苑撰。撰年未详。该书将眼病总括为内障与外障两类。有论有方，文字简要，内容实用。现有排印本（与《异授眼科》合刊）。

一得集 yīdéjí 医论医案著作。3卷。清·心禅僧撰。刊于1890年。卷一载医论17条，历数庸医误人之过，立论明确，文笔犀利，并论治病当先熟习生理病理，明辨病症各异，方药亦应随之而变。后两卷多为内科杂病医案，治法灵活，汤药、针灸、外治等诸法并施。现有《珍本医书集成》本等。

一点红 yīdiǎnhóng 中药名。见《南宁市药物志》。别名羊蹄草、红背叶、毛虫药。为菊科植物一点红 Emilia sonchifolia（L.）DC. 的全草。分布于华中、东南、华南各地。苦，凉。清热解毒，化湿消肿。治感冒高热、咽喉肿痛、肺炎、湿热泻痢、热淋，煎服：15~30克。治乳痈、疔疮、带状疱疹、湿疹、漆过敏及毛虫引起的过敏性皮炎，鲜品捣敷并煎汤服。体外试验，煎剂对金黄色葡萄球菌有抑制作用。

一点雪 yīdiǎnxuě 《传信适用方》引陶赞仲方。火硝三两，白矾一两。为末，吹喉部。治喉痹、喉肿。

一点血 yīdiǎnxuè 中药名。见《四川中药志》（1960年版）。为秋海棠科植物网脉秋海棠 Begonia wilsonii Gagn. 的根茎。分布于四川。甘、苦、平。补气健脾。治病后虚弱、咳嗽咯血，功能性子宫出血，白带。煎服：15~30克；鲜品30~60克。或加大剂量炖鸡服。

一朵云 yīduǒyún 阴地蕨之别名。详该条。

一夫法 yīfūfǎ 指寸法之一。见《千金要方》。以食指、中指、无名指、小四指相并，中节横宽为3寸。常用作下肢、下腹的直寸和背部的横寸取穴。

一贯煎 yīguànjiān 魏之琇方。见《续名医类案》。北沙参三钱，麦冬三钱，生地黄八钱至一两四钱，当归三钱，枸杞子三至八钱，川楝子一钱五分。水煎服。功能养肝阴，疏肝气。治肝肾阴虚，肝郁气滞，症见胸胁不舒或疼痛、口干、舌红少津。也用于慢性肝炎肝区疼痛属肝肾阴虚者。

一合 yīhé 合，指经脉的表里关系相合。出《灵枢·经别》。一合是指足太阳与足少阴经别相合而言。

一候 yīhòu ❶九候之一。《素问·三部九候论》："一候后则病。"❷伤寒传经，每日一经，六日传遍六经，为一候，或以七日还太阳经为一候。❸节候。五日为一候。

一纪 yījì 古代纪年单位。《素问·天元纪大论》："七百二十气为一纪。"因一年有24节气，故一纪相当于30年。

一加减正气散 yījiājiǎnzhèngqìsǎn 《温病

条辨》方。藿香二钱，厚朴二钱，杏仁二钱，茯苓皮二钱，陈皮一钱，神曲一钱五分，麦芽一钱五分，茵陈蒿二钱，大腹皮一钱。水煎服。治三焦湿郁，升降失司，脘腹胀满，大便不爽。

一甲复脉汤 yījiǎfùmàitāng 《温病条辨》方。炙甘草六钱，生地黄六钱，白芍六钱，麦冬五钱，阿胶三钱，生牡蛎一两。水煎服。治下焦温病，热邪伤阴，大便溏者。

一甲煎 yījiǎjiān 《温病条辨》方。生牡蛎二两。为末，水煎服。治温病下后，大便溏甚，脉仍数者。

一见喜 yījiànxǐ 穿心莲之别名。详该条。

一见知医 yījiànzhīyī 综合性医书。6 卷。清·陈鄂辑于1868 年。该书以临证各科疾病症治为主，由历代医著相关论述整理而成。卷一为医理总论。卷二为外体所见病症，用人体生理部位名称分类。卷三是脏腑所主疾病。卷四为六淫七情与妇科证治。卷五为儿科证治。卷六为痘疹与麻疹。每症列述病因证治，再附简易方。现存初刻本。

一粒珠 yīlìzhū 中成药。穿山甲750 克，乳香60 克，没药60 克，牛黄10.5 克，朱砂15克，珍珠10.5 克，麝香15 克，冰片15 克，雄黄15 克，苏合油30 克，蟾酥4.5 克。糊丸。每服1.6 克。治痈疽疮疖，乳痈乳癌，一切肿毒红肿疼痛。本方来自清·谢元庆《良方集腋》原方加味。

一绿散 yīlǜsǎn 《审视瑶函》方。芙蓉叶、生地黄各等分。捣烂，敷患处；或为末，以鸡蛋清调敷。治打扑损伤，眼胞赤肿疼痛。

一捻金 yīniǎnjīn 又名小儿一捻金。中成药。大黄30 克，槟榔30 克，牵牛子60 克，朱砂15 克，党参15 克，金箔10 张。为末，每服0.3 克，冲服。治小儿内热积滞，停食停乳，痰涎壅盛，咳嗽气促，胸腹胀满，惊悸不安，二便不利。本方来自《古今医鉴》原方

加味。

一清颗粒 yīqīngkēlì 中成药。见《中华人民共和国药典》2010 年版一部。黄连165克，大黄500 克，黄芩250 克。以上三味，按颗粒剂工艺制成，每袋装7.5 克（相当于原药材7.32 克）。开水冲服，一次7.5 克，一日3～4 次。清热泻火解毒，化瘀凉血止血。用于火毒血热所致的身热烦躁，目赤口疮，咽喉、牙龈肿痛，大便秘结，吐血，咯血、衄血、痔血等症；及咽炎、扁桃体炎、牙龈炎见上述证候者。颗粒剂，每袋装7.5克。服药后若出现腹泻，可酌情减量。

一扫光 yīsǎoguāng 千里光、诸疮一扫光之别名。详各条。

一扇门 yīshànmén 推拿穴位名。出陈氏《小儿按摩经》。位于手背第三掌骨小头的桡侧。能退热发汗。治小儿汗不出、热不退、急惊风、口眼歪斜等。

一身悉肿 yīshēnxīzhǒng 即全身水肿。因水湿潴留于皮肤、经络所致。多见于风水，有虚实之分。出自《金匮要略·水气病脉证并治》篇，参见风水条。

一手脉 yīshǒumài 一手有脉，一手无脉。正常人平素有此脉者，不作病脉。病中见之者，多为心脏血管疾患，或骨折、肿瘤等异物压迫所致。

一文钱 yīwénqián 地不容之别名。详该条。

一窝风 yīwōfēng 推拿穴位名。出陈氏《小儿按摩经》。位于腕背横纹正中。能治腹痛、头痛、急慢惊风、泄泻，并能发汗，去风热。

一物独活汤 yīwùdúhuótāng 《外台秘要》引《小品方》方。独活三两。水煎，或水、酒各半煎服。治产后中风体虚者。

一物瓜蒂汤 yīwùguādìtāng 《金匮要略》方。瓜蒂十四个。水煎服。治太阳中暍，再伤冷水，水气留于肌肤，症见身热疼重，脉

Y

微弱者。

一效集 yīxiàojí 方书。1卷。清·司马湘（晴江）辑，辑年不详。此书汇集七珍双治散、金疮铁扇散等42方，多为外科验方。卷末附"市肆所卖丸散膏丹目录"，收载回生再造丸、蟾酥丸等25方。"治杂方目录"收治哮喘方、治蛇头疔方等23方。现存清刻本。

一阳 yīyáng ❶指少阳。❷三阳经联合之称。

一叶萩 yīyèqiū 中药名。见《浙江天目山药用植物志》。别名山扫条、八颗叶下珠。为大戟科植物叶底珠 Securinega suffruticosa（Pall.）Rehd. 的叶、嫩枝、花与根。分布于东北、华北、华东与河南、陕西、四川。辛、苦、温，有毒。祛风活血，补肾强筋。治面神经麻痹、手足麻木、偏瘫、风湿腰痛、阳痿，煎服：3～6克。叶、嫩茎、根含一叶萩碱，叶和茎尚含二氢一叶萩碱。一叶萩碱有士的宁样作用，能兴奋中枢神经系统，特别是脊髓，并有抑制胆碱酯酶的作用。它比番木鳖碱吸收快，代谢也快，无明显蓄积作用，毒性只有番木鳖碱的1/14～1/40，故其治疗范围较番木鳖碱大。中毒能引起脊髓性惊厥。二氢一叶萩碱的作用与毒性均比一叶萩碱强一倍。

一叶一枝花 yīyèyīzhīhuā 盘龙参之别名。详该条。

一阴 yīyīn ❶指厥阴。❷三阴经联合之称。

一阴煎 yīyīnjiān 《景岳全书》方。生地黄二钱，熟地黄三至五钱，白芍二钱，麦冬二钱，甘草一钱，牛膝一钱五分，丹参二钱。水煎服。治阴虚火旺而致的发热、吐血、衄血；发汗过多，以及气阴两虚而致的烦渴、潮热、脉虚。

一支箭 yīzhījiàn 瓶尔小草之别名。详该条。

一枝蒿 yīzhīhāo 蓍草之别名。详该条。

一枝黄花 yīzhīhuánghuā 中药名。出《植物名实图考》。别名蛇头王、百条根、满山黄。为菊科植物一枝黄花 Solidago decurrens Lour. 的全草或根。分布于华东、华中、西南、华南等地区。辛、苦，凉，有小毒。疏风清热，解毒消肿。治风热感冒、咳嗽、咽喉肿痛、肾炎、小儿疳积，煎服：9～15克。鲜品捣敷，治毒蛇咬伤、痈疖肿毒、跌打损伤；煎水浸洗，治手脚癣。全草含槲皮素、槲皮苷、芸香苷等黄酮类。又含绿原酸、咖啡酸、鞣质、挥发油、皂苷等。煎剂在体外对金黄色葡萄球菌、痢疾杆菌等有抑制作用，对红色癣菌也有抑制作用。

一枝香 yīzhīxiāng 徐长卿之别名。详该条。

一指禅功 yīzhǐchángōng 气功功法。在特定的坐功、站功、行功的基础上，运内气于食指尖，发放于指外，以食指代金针，点人身之穴道，为通经络、调气血而治疗疾病的方法。其功法分为：坐功，包括意守丹田、收功；站功，包括意守食指尖、守功；行功，包括意守手掌、守功；运行法，系循手太阴肺经运行出体外，成为外气。

一指禅推法 yīzhǐchántuīfǎ 推拿手法。推法之一。医者须沉肩、垂肘、屈腕，以拇指指腹或指端为着力点，通过腕部的摆动和拇指关节的屈伸活动，紧推慢移，使力量持续地作用于经络穴位或患处。

一指定三关 yīzhǐdìngsānguān 脉法，又称一指脉。用一指诊诊小儿寸、关、尺三关脉息的方法。《医宗金鉴》卷五十："小儿周岁当切脉，位小一指定三关，浮脉轻取皮肤得，沉脉重取筋骨间。"因小儿气血未充，脉无定准，故此法通常作为形、症、声、色各诊的参考。

一字金丹 yīzìjīndān 《证治准绳》方。紫花地丁、蚤休、山慈菇。为末，冲服。功能清热解毒。治小儿痘疹，黑陷倒靥，干枯不起。

伊贝母 yībèimǔ　药名。见《新疆中草药手册》。为百合科植物新疆贝母 *Fritillaria walu-jewii* Regel 或伊犁贝母 *Fritillaria pallidifiora* Schrenk 的干燥鳞茎。产于新疆西北部（伊宁、绥定、霍城）。苦、甘、微寒。归肺、心经。清热润肺，止咳化痰，散结。治肺热咳嗽，胸闷痰黏，或阴虚劳嗽，干咳少痰，咳痰带血及淋巴结结核，痈肿。煎服：3～9g克。反乌头、附子。本品含西贝母碱，对动物有降低血压作用，对离体动物肠管有解痉作用。

伊尹 yīyǐn　为商汤的厨师，后任宰相。《甲乙经·序》记载他精于本草药性，并创制汤液。这实际是民间用药知识的经验积累。

衣胞 yībāo　即紫河车。详该条。

医案 yī'àn　医生诊治病症的记录，又叫病案。其内容包括患者一般情况、病史及四诊、辨证、立法、处方、遣药等。《史记·扁鹊仓公列传》记载的西汉名医淳于意的 25 例"诊籍"，是我国最早的医案资料。后世出现了专门的医案著作，如《名医类案》等。

医碥 yībiǎn　医书。7卷。清·何梦瑶撰。刊于 1751 年。该书以杂病症治为主要内容。卷一为脏腑、经络、阴阳、水火寒热、补泻等概说；卷二～四分述内科杂病症治，其综合张仲景、刘河间、李东垣、朱丹溪诸家学说，对病症的分析说理明白晓畅，颇多个人见解；卷五为四诊；卷六～七为成方辑录。是一部基础、临床相结合的医学门径书。

医博士 yībóshì　太医署教师职称。负责掌管体疗、疮肿、少小、耳目口齿、角法的教授和考核，官阶正八品上。参见太医署条。

医彻 yīchè　综合性医书。4卷。清·怀远撰。刊于 1808 年。该书分述伤寒、内科杂病、外科痈证、女科及五官、口齿等病症。

书中所列论、治、方、案较为简要，颇多临床心得。新中国成立后有排印本。

医醇賸义 yīchúnshèngyì　医书。4卷。清·费伯雄撰于 1863 年。费氏曾撰《医醇》，共 24 卷，后毁于兵火。作者晚年追忆书中内容，但"不及十之二三"，遂改名"賸义"。该书以察脉、辨证、施治为三大纲，卷首先论脉法，依次列述风、寒、暑、湿、燥、火六气之候，以及虚劳、内伤等杂病。作者疗病讲究实效和变通化裁，书中有不少自拟效方。新中国成立后有排印本。

医灯续焰 yīdēngxùyàn　脉学著作。21卷。明·王绍隆传，清·潘楫注，初刊于 1652 年。潘氏取《四言举要》予以注释，注文多据《内经》《难经》《伤寒杂病论》《脉经》及宋元诸家学说，并结合其业师王绍隆所传授的脉学见解，联系各科病症阐述脉理、治法，内容比较详备。

医方便览 yīfāngbiànlǎn　医书。4卷。又卷首 1 卷。明·殷之屏撰。刊于 1582 年。该书根据皇甫中《明医指掌》中的医论歌括重加修订补注，共编为 100 首，每首之后分列治疗方剂（无方歌）。此外于卷首辑有运气、经络、病机、歌赋和医论。该书为一本学医门径书。

医方大成 yīfāngdàchéng　医方书。又名《新编医方大成》《类编经验医方大成》。10卷。元·孙允贤辑。刊于 1321 年。该书系宋、元医家习用的重要方剂类编而成。全书共分 72 门，包括风、寒、暑、湿、伤寒、疟、痢等。每门之前扼要论述病候，次选医方，并注明出处。全书约 2000 余方。方论比较简要，当时流传颇广。此后明代与日本医家又有若干种增补和选编本。

医方集解 yīfāngjíjiě　医方书。清·汪昂撰。成书于 1682 年。该书选录临床常用方剂约六七百首（包括附方），分为补养之剂、发表之剂、涌吐之剂等 21 类。对于每首方剂的方药配伍、药性主治，均参合各家学说加以阐明。现有多种近代刊本。

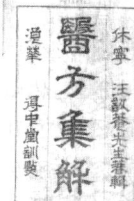

医方集解

医方经验汇编 yīfāngjīng yànhuìbiān 医书。清末余奉仙撰。全书分 51 章。1～5 章阐述四诊、用药等说，其余分述风痫、风寒、时气、温疫及各种异型疫病症治经验 200 余条。各症论述病因、证候，并列治疗方药及经治医案，对疫病症治有独到之处，按语亦较简要。1955 年由上海中医书局出版。

医方类聚 yīfānglèijù 医书。365 卷。朝鲜金礼蒙等撰于 1443 年，初刊于 1465 年，今存 266 卷。该书是一部大型的医学类书，书中分类整理了中、朝古代医学著作 150 余种。包括医学总论、藏象、诊法、临床各科证治、救急及养生等多方面内容，分类较细，资料丰富，并大多辑录原文，

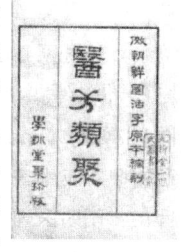

医方类聚

保存了不少明以前失传的医书，有较高的研究参考价值。

医方全书 yīfāngquánshū 医书。①清·何梦瑶撰。包括《神效脚气秘方》《追痨仙方》《妇科良方》《幼科良方》《痘疹良方》《医碥》。作者长期行医粤东，大多根据南方地势、环境，结合患者体质、病症的特点处方用药，其中《追痨仙方》系据所谓宋刻本辑录，对痨瘵病因与治法包含一些臆测的内容。②清·黄花馆辑。计有《奇经八脉考》《脉诀考证》《濒湖脉学》《本草备要》《医方集解》五种。

医工 yīgōng 古代对一般医生的称谓。医工一词最早见于《内经》。汉代设医工长，是主管宫廷医药的官名。唐代有医工、针工等，职位在医师、针师之下，而在医生、针生之上。

医贯 yīguàn 医书。明·赵献可撰刊于 1687 年。作者在学术思想上推崇薛己，倡言命门之火是人体之本，强调命门真火、真水的重要性。全书以保养命门之火贯串于养生、治病及有关疾病的一切问题中，故题名为《医贯》。分述中风、伤寒、温病、血症等疾病的证治，治疗以八味丸（即金匮肾气丸）为主要方剂。该书对水火阴阳的辨析较细致，是研究命门学说的重要参考书。但其立论和疗法是不够全面的，作者把命门解释为人体的“太极”，是受理学思想的影响。

医和 yīhé 春秋时秦国名医。生活于公元前 6 世纪。据《左传·昭公元年》记载，他在给晋侯治病时，提出自然界六气（阴、阳、风、雨、晦、明）的异常可以导致不同疾病的理论，反映我国古代唯物主义病因学说已经出现。

医话 yīhuà 是医家用笔记或短文等形式写成的临证体会、研究心得、传闻的经验，以及有关医药问题的考证讨论等。它没有固定的体例，内容也较广泛，如《冷庐医话》等。

医缓 yīhuǎn 春秋时秦国名医。《左传》记载，晋侯有病，先召巫来医治，无效，后求医于秦，秦王派医缓为晋侯治病。医缓指出晋侯病重，在“膏之上，肓之下”，已不可治。后世形容病重不可治为“病入膏肓”，即源于此。这种记述反映了古代医和巫的斗争。

医籍考 yījíkǎo 即《中国医籍考》。详该条。

医经 yījīng 中医的古典著作。①《汉书·艺文志·方技略》载有汉以前的医书 7 部，共 216 卷，称为医经，即《黄帝内经》《黄帝外经》《扁鹊内经》《扁鹊外经》《白氏内经》《白氏外经》和《旁篇》。②后世有称《黄帝

Y

内经》《难经》为医经者；有称《黄帝内经》《伤寒论》，《金匮要略》《神农本草经》等为医经者，也有把以上统称为医经者。

医经溯洄集 yījīngsùhuíjí 医书。1 卷。元·王履著于 1368 年。共有论著 23 篇。包括《内经》《伤寒论》的研究，温病与伤寒的辨析和对李东垣学说的探讨。王氏对温病与伤寒的研究颇有心得，他从理论上分析了温病的病理机制、传变过程及治法，有一定的参考价值。新中国成立后有排印本。

医经小学 yījīngxiǎoxué 综合性医书。6 卷。明·刘纯撰。刊于 1388 年。作者参阅上自《内经》、《难经》、张仲景、王叔和，下迄刘河间、张洁古、朱震亨等诸家学说，集其精要，并以韵语等形式编纂而成。全书分述本草、脉诀、经络、病机、治法和运气。卷首列医学指南总诀。刘氏为朱震亨再传弟子，书中反映朱氏学术经验尤多。

医经原旨 yījīngyuánzhǐ 医书。6 卷。清·薛雪撰。刊于 1754 年。该书选录《内经》中重要内容，参酌《类经》及各家学说，结合己见予以撰注，共分摄生、阴阳、藏象、脉色、经络、标本、气味、论治和疾病各类，内容简明。

医垒元戎 yīlěiyuánróng 医书。12 卷。元·王好古撰于 1291 年，后原稿佚失，经追忆，"十得七八"，重写于 1297 年。作者以十二经为纲，论述病症以伤寒、杂证为主，其学术本于张仲景，旁参张元素、李东垣，并结合个人临床实践。书中自订经验方亦复不少，可供临床参考。

医林 yīlín 即医界。

医林改错 yīlíngǎicuò 医书。2 卷。清·王清任撰于 1830 年。作者数十年坚持对人体结构观察研究，亲自去坟地、刑场观察尸体脏器后写成此书。其对脏腑的论述及所绘"改正脏腑图"，纠正了前人关于脏腑记载上的一些错误。对血瘀、半身不遂等病症的证治有独到之处，所载活血化瘀方剂至今仍有实用价值。因限于当时条件，书中对人体结构的记述仍存在着主观臆测或不当之处。新中国成立后有排印本。

医林绳墨 yīlínshéngmò 医书。8 卷。明·方隅编集，方谷校正。刊于 1852 年。该书论述多种常见病症，包括内科杂病以及一些妇科、外科、五官、口舌病症等。编写内容以医论为主，辨证求因，随证处方，理论以《内经》、仲景学说为本，参考金元诸家并结合个人的学术见解。对于前人论述病症方论不齐者予以参酌补充。新中国成立后有排印本。

医林指月 yīlínzhǐyuè 医学丛书。清·王琦辑。刊于 1767 年。辑集宋元明清时医著 12 种，包括《医学真传》《达生篇》《伤寒金镜录》《医家心法》《扁鹊心书》《本草崇原》《侣山堂类辩》等。

医门棒喝 yīménbànghè 医书。4 卷。清·章楠撰。成书于 1825 年。其论文 30 余篇，旨在"阐明医理，评论诸家之流弊，以警动世"，故题名为《医门棒喝》。书中列记六气阴阳论、诊法及内、儿各科，并附医案，在学术思想上推崇叶天士，对河间、丹溪、景岳、东垣等学说较有研究，在温病的辨证和治疗上有所发挥。另有一种刊本，将医论部分作为初集，另加章氏《伤寒论本旨》9 卷作为二集。

医门补要 yīménbǔyào 医书。3 卷。清·赵濂撰于 1883 年。上、中二卷名"医法补要"，论述内、外科等多种病症的证候治法和方药。下卷名"见症实录"，记载治案 196 条，反映了作者丰富的各科临床经验。全书内容简要，切于实用，在治法上敢于突破前人的规范，重视外科杂证的手术治疗、外治和民间效方。书末附载《先哲察生死秘法》等三篇。新中国成立后有排印本。

医门法律 yīménfǎlǜ 医书。6 卷。清·喻昌撰于 1658 年。该书结合临床病症，正面阐述辨证论治的法则（即所谓"法"），并指出一般医生在辨证治疗上易犯之错误，揭示禁例（即所谓"律"），故以"法律"为其书名。卷一阐发四诊

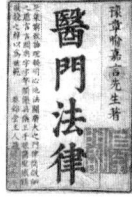

医门法律

之法律和《内经》《伤寒论》证治法则，卷二～六以风、寒、暑、湿、燥、火及杂症分门论述各类疾病的证治。每门先为"论"，分析每症的病因、病理、变化，次为"法"，再次为"律"。全书论述析理透彻。其中《秋燥论》等颇有创见。新中国成立后有排印本。

医门普度温疫论 yīménpǔdùwēnyìlùn 医书。见温疫论条。

医门要诀 yīményàojué 书名。清·王泰林撰。原系抄本，后经周小农整理校正刊行。该书概述中医临床辨证论治常法及内科杂病、妇科病证治。详辨各证寒热、虚实，内容简要，颇有见解。新中国成立后经北京中医学院整理，改名为《医学刍言》（《中医临证指要》），由人民卫生出版社出版。

医师 yīshī 周代掌管医疗的最高官员。《周礼·天官》："医师上士二人、下士二人、府二人、史二人、徒二十人，掌医之政令，聚毒药以供医事。"郑康成注："医师，众医之长。"后世随着时代变迁，其含义有很大的改变。近代凡医学院毕业或具同等学历的医疗工作者，都可称为医师。如住院医师、主治医师等。

医述 yīshù 医学丛书。16 卷。清·程文囿辑。刊于 1826 年。该书系作者将所摘录医书的札记分类汇编而成。卷一、二《医学溯源》，卷三《伤寒提钩》，卷四《伤寒析疑》，卷五～十二《杂证汇参》，卷十三《女科原旨》，卷十四《幼科集要》，卷十五《痘疹精华》，卷十六《方药备考》。全书引录资料较多，条理清晰，并附记出处。

医说 yīshuō 医书。10 卷。宋·张杲撰。刊于 1224 年。该书广泛集录各种文史著作中有关医学典故、传说等史料，分为历代医家、医书、本草、针灸、诊法以及多种病症、养生、修养调摄等，共 49 类。采收内容颇广。

医统正脉 yītǒngzhèngmài 即《古今医统正脉全书》。详该条。

医痫丸 yīxiánwán 中成药。又名医痫无双丸、五痫再生丸。白附子 125 克，炙乌蛇、姜半夏、制南星、僵蚕各 250 克，全蝎、朱砂各 48 克，雄黄 36 克，白矾 375 克，皂角 1250 克，蜈蚣 6 克。水丸，每服 3 克，日 1～2 次。功能散风化痰，安神定搐。治癫痫抽搐，时发时止。本方为《景岳全书》五痫神应丸加减。

医效秘传 yīxiàomìchuán 书名。3 卷。原题清·叶桂述，吴金寿校。该书或有认为是托名的著作。刊于 1831 年。前两卷辨析伤寒及伤寒诸证为主，兼论多种温病，并补入《温热论》；卷三列述阴阳升降之理，切脉审证之要；书末附方 80 首。全书论述较简明，亦颇实用。该书曾附刊于《三家医案合刻》中，新中国成立后有单行排印本。

医心方 yīxīnfāng 医书。30 卷。日本·丹波康赖撰于 982 年。该书辑录整理了我国多种古医书。内容以医学理论及各科临床为主。包括药物、针灸孔穴、临床各科病症、养生导引、饮食禁忌、食物本草等方面。还有一些糟粕的部分，如服石、占候、断谷等，需批判地对待。书中所引每条文字均记有出处，间附丹波氏按语。是研究唐代以前医学文献的重要著作。新中国成立后有排印本。

医学便览 yīxuébiànlǎn ❶医学丛书。清·栗山痴叟辑。刊于 1868 年。共七种。内容为

Y

《伤寒读本》《金匮读本》《医学三字经》《十二经脉歌》《指南摘要》《医学实在易》《本草求真》。❷综合性医书。6卷。清·刘福庆撰。

医学从众录 yīxuécóngzhònglù 书名。8卷。清·陈念祖编撰（初撰时曾托名叶桂，后收回，用其本名）。刊于1820年。作者的临床医学宗法张仲景，兼采后世诸家。编撰此书是"就世俗之共奉者，采其名言，录其方法"而成，故以"从众录"为书名。该书以内科杂病证治为主，兼及妇科。每类以病种列为纲目，先概述病原、病理及诊治要旨，次为脉诊，后列方药。作者结合个人临床经验加以阐述，较切于临床实用。新中国成立后有排印本。

医学读书记 yīxuédúshūjì 医书。3卷，续记1卷。清·尤怡撰于1729年。该书为读书证治心得杂记，每条标明分题，征引古代文献中有关内容，作扼要的辨析，或予以评述和考证。书中附述医案31条。现有《中国医学大成》本。

医学发明 yīxuéfāmíng 医书。1卷。金·李杲撰（一本误作元·朱震亨撰），撰年不详。书中包括膈咽不通并四时换气用药法、本草十剂、中风同从高坠下、呕咳气喘、饮食劳倦论、四时用药加减法等20余篇有关内科杂病与用药法则的论文，结合辨证治疗进一步阐发了作者所倡导的"脾胃论"思想。现有《济生拔萃》与《医统正脉》本。

医学纲目 yīxuégāngmù 医书。40卷。明·楼英撰。刊于1565年。该书采辑自《内经》以下历代文献，结合个人见解分部论述。卷首乃运气占候。卷一～九为阴阳脏腑部，分述诊法、治法、寒热、劳瘵、久疟诸症证治、刺灸、调摄等内容。卷十～二十九介绍各脏腑有关病症证治，其中以内科杂病为主，兼及外科、五官科等病症。卷三十～三十三以伤寒病症为主，兼述温病、暑病、温疫等。卷三十四～三十九为妇、儿科病症证治。卷四十为运气部。书中重点论述临床病症，每种病症均引录历代有关记述，在治法上区分正门和枝门，并汲取诸家之长，充分体现同病异治的治疗特点。全书纲目清晰，选辑资料颇广，选论治方较有法度。

医学广笔记 yīxuéguǎngbǐjì 即《先醒斋医学广笔记》。详该条。

医学汇海 yīxuéhuìhǎi 综合性医书。36卷。清·孙德润辑。刊于1826年。全书以多科疾病诊治为主要内容，摘录历代医书，分门别类整理而成。卷一～二为医学总论、辨治大法及药味繁简等。卷三～三十五列述伤寒、内科杂病、五官科、妇科、儿科、外科、瘟疫等多科病症证治，每一病症介绍其脉法、总纲、病状诊断及治疗方剂。书中所列方剂颇多，包括民间简易治法、外治法、食疗法，并附治案。又有邪祟、奇病二类，颇多怪诞内容。卷三十六脉法综宗，简要地介绍了多种脉法。

医学精要 yīxuéjīngyào 儿科著作。8卷。清·黄岩撰。约成书于1800年。卷一～五首论儿科用药、诊法及灯火燋法，其次分述儿科的多种杂病；卷六～八专论痘科及麻科，其中除作者本人的见解和医案外，还摘录了历代文献中的一些资料。

医学六要 yīxuéliùyào 医学丛书。19卷。明·张三锡纂。成书于1585年。作者认为医学要旨有六个方面，即诊法、经络、病机、药性、治法、运气。遂采辑《内经》《难经》《伤寒论》《金匮要略》及历代医著有关内容分别予以汇编，内容包括四诊法1卷，经络考1卷，病机部2卷，本草选6卷，治法汇8卷，运气略1卷。《四库全书总目》谓其"杂录旧文，无所折衷"。

医学启源 yīxuéqǐyuán 综合性医书。3卷。金·张元素约撰于12世纪后期。该书以《内经》理论为本，旁参各家学说，介绍手足阴阳、脏腑脉证、运气、主病、用药等多方面内容，并对某些治法、多种病症和本草药性进行了广泛的论述。全书析证简要，选方不泥于古，对药物的归经、效能分析比较清楚。

医学入门 yīxuérùmén 医书。9卷。明·李梴编。刊于1575年。该书纂辑各家医书，内容涉及医学略论、医家传略、经穴图说、经络、脏腑、诊法、针灸、本草、内、外、妇、儿各科及急救方等。书中以歌赋形式为正文，以注文作补充说明，参以编者个人见解。是一部较有影响的医学门径书。

医学三字经 yīxuésānzìjīng 医书。4卷。清·陈念祖撰于1804年。全书用三字一句歌诀形式写成，附以注释。卷一～二除医学源流一节外，余介绍内、妇、儿科常见病的症状、诊断和治疗。卷三～四记述通用方剂。全书通俗易懂，为医学门径书中流传较广的一种。但书中有尊经崇古的错误观点，应予批判地对待。

医学实在易 yīxuéshízàiyì 综合性医书。8卷。清·陈念祖撰于1808年。全书简述中医的理法方药等内容，包括对脏腑、经络、四诊、运气的说明，按表里、寒热、虚实证予以分类的多种疾病证治及诸证的对症方药。全书文字浅显易懂，并附歌诀，易于记诵。新中国成立后有排印本。

医学说约 yīxuéshuōyuē 医书。1卷。秋田散人撰，撰年不详。该书以论述杂症为主。首列提纲，次分风、寒、暑、湿、燥、火、脾胃、气、血、痰、虚、妇人共12门，各门扼要地叙述多种常见病症的病因、症脉及治疗大法，不介绍具体治疗方剂，后编入《三三医书》。

医学五则 yīxuéwǔzé 丛书名。清·廖云溪辑。共5种医书。刊于1844年。该书博采历代医书，便于初学者习诵。其中《医门初步》，系胡公谈《医方捷径珍珠囊》的摘要，《药性简要》是将《本草备要》注释药性部分编成歌括，《增补脉诀》系在《脉诀》的基础上增补而成，另有《汤头歌括》《切总伤寒》。

医学心悟 yīxuéxīnwù 医书。5卷。清·程国彭撰于1732年。卷一总述四诊八纲及汗、吐、下、和、温、清、补、消"八法"的理论、法则及其在临床上的运用。卷二阐述《伤寒论》的理论和

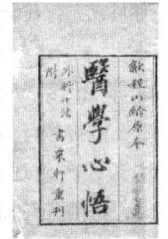

医学心悟

证治。卷三～五分述内、外、妇产、五官等科主要病症的辨证论治。每证分别记述病原、病状、诊断和治法。全书分类清楚，论述简要，选方切于实用，并有个人自拟经验效方，在临床医学门径书中卓有影响。新中国成立后有排印本。

医学易通 yīxuéyìtōng 书名。8卷。清·陈念祖等原撰，潘蔚增辑。该书选辑陈念祖《医学实在易》、黄元御《四圣心源》及《医宗金鉴》中的医论、医方而成。卷一为四诊易知；卷二～八为表证、里证、寒证、热证、虚证、实证及幼科分类，记述各种病症证治，内容浅近简明。各证附有歌括，便于记诵。1923年由上海中华新教育社编辑出版。

医学原理 yīxuéyuánlǐ 书名。①明·汪机撰，吴勉学校。13卷。撰年不详。前2卷为十二经脉、奇经八脉图论；后11卷为各科临床，包括六淫、气血、内伤诸病、内科杂症、瘟疫、五官、口腔、外科、妇产、小儿及痘疹等病症。作者自序称："所论病机药性，悉本《内经》《本草》；治方脉法，皆据

名医格言。"其中每门病症的治疗均有"丹溪活套",选方颇广。②明·江时途撰。30卷。书未见。

医学真传 yīxuézhēnchuán　综合性医书。清·高士宗撰述。1699年由高氏弟子据其讲稿记录整理而成。全书共43篇,阐述病因、病理、诊治要则、用药及辨药大略。作者善于辨别疑似之证,力究疾病原委,治病反对拘泥成方,论述简要切实。后收入《医林指月》。

医学正传 yīxuézhèngchuán　医书。8卷。明·虞抟撰于1515年。此书前列医学或问51条,次分述临床各科常见病症,以证分门,每门先论证,次脉法,次方治。论述以朱丹溪学说经验为本,对于诸病总论则以《内经》要旨为提纲,脉法采摭《脉经》,伤寒、内伤、小儿分别宗法张仲景、李东垣和钱乙。全书还参考诸家学说,并介绍家传和个人的理论经验。作者对咒禁、巫术和以运气推算病期、病症和治法等均持批判态度。新中国成立后有排印本。

医学衷中参西录 yīxuézhōngzhōngcānxīlù　医书。又名《衷中参西录》。张锡纯撰。1918～1934年间先后印成,共7期,30卷。1974年河北新医大学修订为2册。该书是作者医疗实践的总结。作者有丰富的临床经验,在医学理论上也颇多独到的见解,并制定了若干有效方剂。修订本分为医方、药物、医论、医话和医案五部分。作者在书中虽也力图沟通中西医学,但限于历史条件,论述中有一些片面或牵强之处。

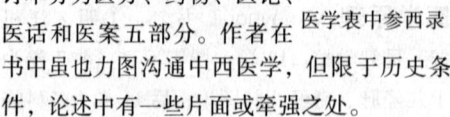

医学衷中参西录

医易通说 yīyìtōngshuō　医论著作。2卷。清·唐宗海撰于1892年。此书将《易》学中合于医理者予以引申发挥,而为医学探源。上卷演先天八卦,以太极生两仪而有阴

阳阐述中医阴阳学说,且将世界五方配之以黄、赤、白、黑诸人种。下卷演后天八卦以配人身五脏五体,并附仲景六经之说,更演重卦64以阐造化参杂、万物错综之理。全书以《易》言医,阐明医《易》汇通之理。书中或有以《易》说附会现代科学之论。现存1909年排印本。

医易同源 yīyìtóngyuán　指医理与《易》理同源于事物的阴阳变化。《类经图翼·医易》:"易者,易也,具阴阳动静之妙;医者,意也,合阴阳消长之机……故曰天人一理者,一此阴阳也。医易同源者,同此变化也。"易学阐述事物阴阳动静变化的道理,中医学研究、阐明人体阴阳盛衰消长的机制,两者在认识论和方法论上有共通之处,所以"易具医之理,医得易之用",两者同源于对事物阴阳变化的认识,故称医易同源。

医约编 yīyuēbiān　见中国医学约编十种条。

医旨绪余 yīzhǐxùyú　医论著作。2卷。明·孙一奎撰于万历年间。该书汇集作者的学医体会与见解,并择要节录部分《内经》原文。内容包括脉象、诊法、病机、药性及医案等共60篇。其中有关咳、喘、哮等病症的鉴别诊断和治疗,对张仲景等医家及其著述的评价等,内容颇多可取。现有《赤水玄珠》本。

医宗必读 yīzōngbìdú　医书。10卷。明·李中梓撰于1637年。卷一为医论与内景图说,卷二为脉诀与色诊,卷三、四为《本草征要》,卷五～十论述以内科杂病为主的33种病症的诊治和医案。全书内容简要,选方实用,在医学门径书中较有影响。新中国成立后有排印本。

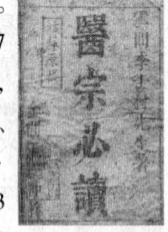

医宗必读

医宗粹言 yīzōngcuìyán　综合性医书。14

卷。明·罗周彦撰。刊于1612年。前列总论，分述阴阳、脏腑、病机、伤寒、运气、摄生等内容。卷一～二元气论；卷三补订吴鹤皋《脉语》；卷四药性论；卷五～六用药准绳；卷七～十四时方论（以内科杂病为主，兼述五官、口齿病症），卷十一～十四分述妇人、小儿、外科、针灸科病症。刘氏所论多宗《内经》及张仲景、王叔和、刘河间、李东垣、朱丹溪、罗谦甫诸名家，选摘其精粹之言，故以《医宗粹言》为书名。

医宗己任编 yīzōngjǐrènbiān 医学丛书。清·杨乘六辑，王汝谦补注。成书于1725年。全书辑评清代著作4种，即高鼓峰《四明心法》、《四明医案》及吕用晦《东庄医案》，董废翁《西塘感症》。高氏等三位的学术渊源均宗薛己、赵献可一派。该书评注有一定参考价值。新中国成立后有排印本。

医宗金鉴 yīzōngjīnjiàn 医学丛书。90卷。清·吴谦等编纂。刊于1742年。全书包括《订正仲景全书伤寒论注》《金匮要略注》《删补名医方论》《四诊心法要诀》《运气要诀》《伤寒心法要诀》，以及内、外、妇、儿、针灸、正骨各科心法要诀等15种。系采录历代各家学说，加以删订、整理而成。对各科疾病的辨证论治及方药叙述较系统扼要，切于实用，流传较广。新中国成立后有影印本和排印本。

噫 yī 证名。出《素问·诊要经终论》等篇。即嗳气。详该条。

噫醋 yīcù 出《肘后方》。即吐酸。详该条。

噫奶 yīnǎi 病名。又名小儿呝。因小儿吮乳饮汁过多，胸膈不快，胃满而溢出。通常在注意调护、合理哺乳的情况下，可以自愈。如不见好转，可用藿香正气散加减治之。

噫气 yīqì 症名。《景岳全书·杂证谟》："噫者，饱食之息，即嗳气也。"详见嗳气条。

怡堂散记 yítángsǎnjì 医话著作。2卷，续编1卷。清·许豫和撰于1785年。该书采用医话体裁，随笔记录诊治和读书心得，分析古方，辨解药性，并节录一些医家有关论述。全书通俗易懂，对儿科疾病症治尤多阐发。

饴糖 yítáng 出《本草经集注》。为米、大麦、小麦、粟或玉蜀黍等粮食经发酵糖化制成的糖类食品。甘，微温。入脾、胃、肺经。补中缓痛，润肺止咳。治中气虚乏，腹痛喜按，肺虚燥咳，口渴咽干。冲服：30～60克。本品主含麦芽糖。

移山参 yíshānshēn 为人参之移植者。详人参条。

胰俞 yíshù 胃脘下俞之别名。见承淡安《中国针灸学》。详见胃管下俞条。

移星草 yíxīngcǎo 谷精草之别名。详该条。

遗毒 yídú 病名。见《医宗金鉴》。又名胎毒、小儿遗毒烂斑。系胎儿感染父母梅疮遗毒所致。重者，婴儿出生后周身皮肤红赤、脓血淋漓、腐烂成斑，甚则毒攻九窍，产生烂斑，皮肉坏损。轻者，婴儿生后形体消瘦、颜面枯槁、头骨坑凹，皮肤出现暗红斑点，或发生烂斑。即先天性梅毒。治疗参见杨梅疮条。

遗精 yíjīng 病症名。见《普济本事方》卷三。又名失精（《金匮要略》）、遗泄（《杂病源流犀烛》）。①不在性交时精液自行泄出，总称遗精。有梦遗和滑精之分。一般多属心肾之病。或因烦劳过度，多思妄想，以致心火亢盛，心肾不交而泄；或因房事不节，肾元亏损，精关不固而泄；亦有因下焦湿热，郁热于内，痰湿下注或病后虚弱而遗者，详见肾虚遗精、湿热遗精、郁热遗精、痰壅遗精各条。成年未婚或已婚者，偶有睡中遗泄，不属病态。②专指滑精。《医学入门·梦遗》："或从小便而出，或不从便出而自流者，谓之遗精。"参见滑精条。

遗溺 yínì 出《素问·宣明五气》等篇。即遗尿。详该条。

遗尿 yíniào 病症名。又名遗溺（见《素问·宣明五气》等篇）。①小便不能随意控制而自遗（见《诸病源候论·小便病诸候》）。详小便不禁条。②睡眠中小便遗出，多见于小儿。俗称尿床。常由于饮食习惯不良（如多饮多食等）或贪玩，过于疲劳，以致睡不易醒，于不知不觉中尿床。应注意矫正，养成较好的生活习惯，可服用缩泉丸、桑螵蛸散，或用针灸治疗。由于下元虚冷，肾气不固的，治宜温肾固摄，《杂病源流犀烛》用菟丝子散（菟丝子、五味子、肉苁蓉、杜仲、牡蛎、鸡肶皮）、家韭子丸、牡蛎丸（牡蛎、赤石脂）等方。因脾肺气虚，不能约束水道所致者，宜补中益气汤加减。

遗泄 yíxiè 见《三因极一病证方论·虚损证治》。即遗精。详该条。

颐 yí 解剖部位名。在颏部的外上方，口角的外下方，腮部的前下方。《素问·刺热》："肾热病者，颐先赤。"

颐发 yífā 病名。出《疡医准绳》。即发颐。详该条。

颐身集 yíshēnjí 养生学丛刊。一册。清·叶志诜辑。刊于1852年。其中包括元·丘处机《摄生消息论》，明·冷谦《修龄要旨》，清·汪昂《勿药元诠》、汪晸《寿人法》及方开《延年九转法》5种。

乙肝宁颗粒 yǐgānníngkēlì 中成药。见《中华人民共和国药典》2010年版一部。黄芪、茵陈、金钱草各606克，党参490克，丹参各490克，蒲公英480克，制首乌490克，白花蛇舌草、牡丹皮、茯苓、白芍、白术、川楝子各408克。以上13味药物，按颗粒剂工艺制成。口服，一日3次，一次1袋，儿童酌减。功能补气健脾，活血祛瘀，清热解毒。用于慢性肝炎属脾气虚弱，血瘀阻络，湿热毒蕴证，症见胁痛、腹胀、乏力、尿黄。对于急性肝炎有上述症状者亦有一定疗效。

乙癸同源 yǐguǐtóngyuán 即肝肾同源。古代根据五行学说把脏腑和天干相配合，认为肝属乙木，肾属癸水，故称。详肝肾同源条。

以补为攻 yǐbǔwéigōng 治法术语。通过补虚扶正以达到祛邪目的的治疗方法，见《景岳全书·传忠录》。疾病出现邪实证候，但病邪之所以不能除去，系因正气虚衰不能驱邪外出，且病情又属正气不能耐受攻邪治法者，则宜补虚以扶助正气，正气得复则能驱邪外出，这就是以补为攻的治法。如温病胃肠津液亏损，燥热内结而便秘不通，用增液汤增水行舟以除去肠中燥热所结，即属此法。

以毒攻毒 yǐdúgōngdú 治法术语。出《本草纲目》卷四十。使用有毒性的药物治疗恶疮病毒的方法。如大枫子辛热有毒，入丸剂内服，治疗麻风；藤黄酸涩有毒，外敷治疗痈疮；露蜂房甘平有毒，研末用猪油和涂，用以治疗头癣。

以攻为补 yǐgōngwéibǔ 治法术语。通过攻邪的方法达到补虚的目的。《景岳全书·传忠录》："或宜以攻为补，或宜以补为攻，而得其补泻于微甚可否之间，斯尽善矣。"病本属虚，但病之虚系因邪气侵凌正气，正气受损而致，且此时病情虽虚，但尚可耐受攻邪，则宜用攻邪之法祛除邪气，邪去则正安，而虚证可以渐复，这就是以攻为补的治法。如《伤寒论》治少阴病因邪热亢盛而致津液严重亏损，用大承气汤急下存津，即属此法。

以经取之 yǐjīngqǔzhī 针灸术语。凡脏腑气血虚实不明显的病症，可通其经脉，取有关经脉的腧穴针刺治疗。《灵枢·经脉》："不盛不虚，以经取之。"

Y

以痛为俞 yǐtòngwéishù 针灸术语。出《灵枢·经筋》。即以病痛局部或压痛点作为穴位以治疗疾病，后世以阿是穴治病，意同。

以脏补脏 yǐzàngbǔzàng 以动物的内脏组织为药，治疗人体同名脏腑的病患。参见脏器疗法条。

苡仁 yǐrén 薏苡仁之简称。详该条。

椅背复位法 yǐbèifùwèifǎ 正骨法。出《仙授理伤续断秘方》。适用于肩关节脱臼的复位。用高背椅子一个，患者侧坐椅上，患肢垂于椅背外，腋下垫以棉垫，将患者固定于椅上，医者两手持患肢腕部向下拔伸，然后屈肘内收，使关节复位，按捺平正，敷以定痛膏（方见锁子骨伤条），并加以固定。

异病同治 yìbìngtóngzhì 不同的疾病，若促使发病的病机相同，可用同一种方法治疗。例如脾虚泄泻、脱肛、子宫下垂等，是不同的疾病，通过辨证，如果属中气下陷的，都可用补中益气的方法治疗。

异法方宜论 yìfǎfāngyílùn 《素问》篇名。治病的各种不同方法，是从各地的实践中总结出来的经验；而各种治疗方法，又各有它所适宜的不同病情。故名异法方宜。该篇主要论述由于自然气候、环境及生活条件不同，因而发病亦不同，启示医生在临证时必须掌握治疗大法，结合个体差异等情况，因地制宜、因人制宜。

异功散 yìgōngsǎn 又名五味异功散。《小儿药证直诀》方。人参、茯苓、白术、甘草、陈皮各等分。为末，每服二钱，加生姜五片，大枣二枚，水煎服。治脾胃虚弱，不思饮食，胸闷不舒，久咳面肿。

异经选穴法 yìjīngxuǎnxuéfǎ 本经罹病而取用他经穴位进行治疗的方法。或称他经选穴法。如足阳明胃经的胃痛，取足太阴脾经的公孙；任脉为病的崩漏，取足太阴脾经的三阴交等。

异气 yìqì 即疫疠之气。见疠气、戾气各条。

异授眼科 yìshòuyǎnkē 1 卷。清代眼科著作。撰人佚名。撰年不详。该书首载眼病症治、歌赋及眼科验方的配制，其次用问答体裁叙述了眼科72症的治法。新中国成立后出版排印本（与《一草亭目科全书》合刊）。

抑肝散 yìgānsǎn 《保婴撮要》（明·薛铠撰）方。柴胡、甘草各五分，川芎八分，当归、白术、茯苓、钩藤各一钱。水煎服。治肝经虚热、发热、惊悸、抽搐，或肝气侮脾，呕吐痰涎、腹胀少食、睡卧不安。

易寒易热 yìhányìrè 小儿病理特点之一。小儿肺娇胃弱，最易从口鼻感受病邪而患时行热病。清·叶天士《幼科要略》提出"六气之邪，皆从火化；饮食停留，郁蒸化热；惊恐内迫，五志动极皆阳"之说，以论证小儿"所患热病最多"。由于小儿具有"稚阴未长"的生理特点，因而病理上容易出现阴伤阳亢的证候。但是，小儿又具有"稚阳未充"的生理特点，身体的调节、适应功能也较脆弱，故易亢奋，也易衰竭，临床表现为易寒易热的变化。参见易虚易实条。

易水学派 yìshuǐxuépài 金元时代医学流派之一。代表人物为张元素，因其家居易水（今河北易县），故名。该学派重视致病的内因，具有创新思想，认为"运气不齐，古今异轨，古方今病不相能也"，故反对泥于古方。后由著名医家李杲加以发挥而创立"补土派"，成为金元四大家之一。

易虚易实 yìxūyìshí 小儿病理特点之一。小儿生理既阳气兴旺，生机勃勃，发育迅速，又稚阳稚阴，脏腑娇嫩，形气未充。所以感邪之后邪气容易蕴积泛滥，病势嚣张，出现实热证象。如急惊风证，往往发病急暴，迅即壮热、抽搐，邪热盛实，肝风心火，交相煽动，实证热证较为明显；但邪毒既盛，正

Y

气易伤，如正不胜邪或正气内溃，亦可迅即转为面色苍白、四肢清冷、脉细无力等虚证寒证。又如呕吐腹泻证，当水谷邪气壅滞肠胃初期，往往出现高热、胸腹满闷、呕吐酸腐、泄泻臭秽、小便黄赤量少、唇干口渴、舌苔黄腻而浊、脉滑数有力、纹色紫滞等实证热证；若吐泻不止，脾胃之阴耗损，中气虚弱，津液阳气同时衰竭，又可急剧出现神昏肢厥、脉微欲绝等虚证寒证。如不及时回阳救逆，往往变生仓卒。一经阳回正复，邪正相争又剧，则热证实证又现。这种因邪正消长而虚实寒热转化的现象于儿科临床颇为多见。故钱乙、王肯堂、万全等人均指出小儿易虚易实、易寒易热，不可偏补偏消，药品药量亦宜权衡适当，中病即止，不可过量，免伤正气。

疫 yì　具有剧烈流行性、传染性的一类疾病。因时行疠气从口鼻传入所致。出《素问遗篇·刺法论》。《类证治裁》："疫为时行病气，有大疫，有常疫。大疫沿门阖境，多发于兵荒之后，不数见。常疫是一隅数家，一家数人，症多相似。春、夏、秋三时皆有之，而夏秋为甚。其疠邪之来，皆从湿土郁蒸而发，触之成病，其后更相传染，必曰口鼻吸受，流入募原。……疫为燥热毒疠，从无辛温发散之例，一切风燥辛热，皆不可犯。至于大疫，又宜斟酌司天岁气方向，不拘一辙也。"

疫疔 yìdīng　疔疮的一种。出《诸病源候论》卷三十一。又名鱼脐疔。因感染疫毒而发。多见于畜牧业及皮毛制革工作者，好发于头面、颈项及手臂等部。初起局部皮肤发痒，出现小红丘疹，迅速增大、化脓、破溃、腐肉色黑或暗红，周围有灰绿色水泡，中间呈黑色凹陷，并且发热。若身热渐退、肿势局限、中间腐肉与正常皮肤分离，则为顺证；若壮热神昏、痰鸣喘急、脉细身冷，则成走黄。相当于皮肤炭疽。治疗同疔疮。若已走

黄，则按疔疮走黄治疗。应及时隔离患者，深埋死畜，加强屠宰管理，做好预防工作。

疫毒痢 yìdúlì　病名。见《医贯》。详疫痢条。

疫喉 yìhóu　病名。泛指喉科急性传染病，包括白喉和疫喉痧。多因肺胃蕴热，又感时行疫疠之邪而发。疫喉多见于小儿。症见咽喉暴痛、暴肿、暴腐，其色或红紫，或黄白，其上被有白黄色之膜状物，不易拭去，若强行剥脱则出血，迅即为新的白膜所盖，或遍身热如火燎，皮肤红晕如斑。本病具有传染性，应隔离消毒。

疫喉初起三禁 yìhóuchūqǐsānjìn　疫喉治则。指疫喉初起在治疗上的三个禁忌原则：一是切忌辛温发表。因疫喉多系火热邪毒为害。若误用辛温，必更伤津液，其焰益炽，引动肝风而发痉厥。二是切忌应用大剂苦寒药。治宜清凉宣化，导邪外达。若过用苦寒泄热，则强遏热邪，更伤正气，致使邪气内陷。三是切忌早用泻下法。否则必耗伤阴气，使热邪内陷，火盛正虚，致病情加重。若症见阳明腑实者，可投予凉膈散之类，以泻下里热。

疫喉痧 yìhóushā　病名。见清·金德鉴《烂喉丹痧辑要》。又名喉痧、丹痧、烂喉丹痧。常发于冬春之季。多因时行疫疠之邪毒从口鼻入于肺胃，上冲咽喉所致。症见咽喉红肿疼痛，喉核溃烂，上有白腐蔓延之假膜，易拭去，疼痛剧如刀割，汤水难咽，寒热大作，遍体酸楚。全身痧点隐隐，继之遍体如猩红，宛如锦纹。分散小粒为痧；成片如云，头突起者为丹。如以手指压痧点则消失，手指离后痧点复现。痧点先起于颈项、后胸背、腹部、四肢，迅速蔓延至全身，然颜面独无，口唇周围苍白无痧点。丹痧发出则热减，舌面光滑呈肉红色，上有小粒突起，如杨梅状。舌苔初起白厚，渐转黄腻。丹痧消退后皮肤有糠皮样脱屑现象。相当于猩红热。应隔离

消毒。治宜先以辛凉透毒，方用银翘散加减；继宜泄热解毒，方用凉营清气汤；终宜滋阴养液，方用清咽养营汤。不宜辛温解表，或过早使用大剂苦寒、泻下药。

疫喉失音 yìhóushīyīn 病症名。患疫喉而肺经积热，火灼阴伤致咽喉溃烂而失音。治宜泻火解毒，养阴润燥，方用养阴清肺汤加减内服，外吹冰硼散于溃烂处。忌辛辣炙煿等物。参见疫喉条。

疫咳 yìké 即百日咳。详该条。

疫疠 yìlì ❶病名。某些具有强烈传染性的、可造成大流行的疾病。《诸病源候论·疫疠病候》："其病与时气、温热等病相类，皆由一岁之内，节气不和，寒暑乖候，或有暴风疾雨，雾露不散，则民多疾疫，病无长少，率皆相似。"《温疫论》论时行疫气乃杂气所成，非关风寒暑燥火。疫病多种，为不同的杂气所导致。❷湿温而有强烈传染性。见《六气感证要义·湿温》。❸大头痛溃裂脓出，而又有传染性者。见《此事难知》卷下。

疫疠之气 yìlìzhīqì 见疠、戾气各条。

疫痢 yìlì 病名。见宋·史堪《史载之指南方》。痢疾之传染性强而病情危重者。又称时疫痢（《丹溪心法》）、疫毒痢（《医贯》）。多因疫毒过盛，壅滞肠道，气血受损所致。主症为发病急骤，高热头痛，烦躁口渴，腹痛剧烈，痢下脓血，多为紫红色或血水状，甚至昏迷痉厥，舌质红绛，苔黄燥，脉滑数。严重者可出现四肢厥冷、呼吸喘促等虚脱危象。类似中毒性菌痢。治宜清热凉血为主。方选白头翁汤、犀角地黄汤、紫雪丹等。

疫疟 yìnüè 在一个地区互相传染，引起流行，病情较重的疟疾。出《三因极一病证方论·疟病不内外因证治》。《医学入门》："疫疟一方，长幼相似。"临床表现为寒热往来、壮热汗多、口渴胸闷等。治宜密切结合时令，以辟秽除湿为主。可用达原饮、不换金

正气散等方加减。如湿热偏重，渴不欲饮，汗出不彻，治宜清热化湿，用甘露消毒丹。高热神昏时，可酌用紫雪丹。

疫痧 yìshā 病名。见《疫痧草》。又名疫喉痧。因传染性强而喉烂，故名。详见疫喉痧条。

疫痧草 yìshācǎo 医书。3卷。清·陈耕道撰。刊于1801年。书中专论疫痧（即猩红热）。详辨其证治方药，并订立了疏散、清散、清化、下夺和救液五法，作为治疗本病的法则。为流传较广的喉痧专著。有近代刊本。

疫疹 yìzhěn 病症名。见《疫疹一得》卷上。指疫病发疹。是传染性较强，多兼发热的病症。由于感受疫疠之邪，热毒内盛，外发于肌肤所致。疫疹以松浮、红活者为邪浅病轻，紧束有根、色紫或黑者为热盛毒重。轻者一病即发，毒愈重则透发愈迟，有迟至四五日而仍不透者。初起时，伴见恶寒发热、头痛如劈，甚则烦躁谵语、唇焦、舌起红刺、脉数，或兼上呕下泄等症。治宜清热凉血解毒，以清瘟败毒饮为主方。初起时亦可先用败毒散加减，以去其邪；热盛者可酌用凉膈散（去硝、黄，加石膏）泻上中二焦之火，使热降清升而疹自透。

疫疹一得 yìzhěnyīdé 疫疹专书。2卷。清·余师愚撰于1794年。作者重点论述疫疹证治，颇多临床心得，余氏认为"非石膏不足以治热疫"。其创用清瘟败毒饮等方，在一定程度上丰富和发展了疫疹治法。在发病方面，书中较多地谈到运气主病。新中国成立后有影印本。

疫证治例 yìzhèngzhìlì 书名。5卷。清·朱兰台撰。刊于1892年。朱氏论疫以张仲景六经为主，逐条论析。书中记述疫病、六经治例、瘟病治例以及多种疫证、杂症等内容，并附若干医案。作者融会诸家，参以己见及

临床经验，并创制芦根方等有效方剂。该书颇切临床实用，是一部研究疫证的临床参考书。

益黄散 yìhuángsǎn 《小儿药证直诀》方。又名补脾散。陈皮一两，丁香二钱，诃子、青皮、炙甘草各五钱。为粗末，每服一钱五分，水煎服。治小儿脾胃虚弱，腹痛泄利，不思乳食，呕吐脘胀，神倦面黄，及疳积腹大身瘦。

益火之源以消阴翳 yìhuǒzhīyuányǐxiāoyīnyì 治则。出《素问·至真要大论》王冰注语。后人简称为益火消阴或扶阳退阴。是治求其属的治法，即用扶阳益火之法以消退阴盛。肾主命门，为先天真火所藏，肾阳虚则出现阳微阴盛的寒证。症见腰脊酸痛、脚软身冷、阳痿滑泄等，法当温补肾阳，消除阴寒。用八味地黄丸、右归丸治疗。参见阴病治阳条。

益母 yìmǔ 益母草之简称。详该条。

益母艾 yìmǔ'ài 即益母草。详该条。

益母草 yìmǔcǎo 中药名。出《本草图经》。别名益母、茺蔚、益母艾、苦草。为唇形科植物益母草 Leonurus heterophyllus Sweet. 的全草。全国大部分地区均产。辛、苦、微寒。入心、肝、肾经。活血调经，利尿消肿。治月经不调、痛经、闭经、产后瘀血腹痛、肾炎浮肿、小便不利、尿血，煎服：9～30克；鲜品：12～40克。益母草全草含益母草碱、水苏碱等生物碱，还含芸香苷、少量氯化钾等。叶的煎剂能使子宫收缩，与麦角新碱相似。益母草碱给家兔作静脉注射，有显著的利尿作用。

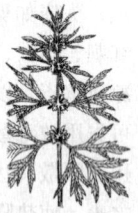

益母草

益母草膏 yìmǔcǎogāo 又名益母膏。《惠直堂经验方》（清·陶承熹集）方。益母草制成膏滋，每服三钱。治气血不和，经期不准，行经腹痛，产后瘀血不净。

益母草口服液 yìmǔcǎokǒufúyè 中成药。见《中华人民共和国药典》2010 年版一部。本品为益母草经加工制成的口服液。功能活血调经。用于血瘀所致的月经不调、产后恶露不绝，症见经水量少、淋漓不净、产后出血时间过长；产后子宫复旧不全见上述证候者。口服。一次 10～20 毫升，一日 3 次。每支装 10 毫升。

益母草子 yìmǔcǎozǐ 即茺蔚子。详该条。

益母膏 yìmǔgāo 即益母草膏。详该条。

益气 yìqì 即补气。详该条。

益气安神 yìqì'ānshén 治法。用具有补气养心安神作用的方药治疗心气虚证之心神不安。

益气聪明汤 yìqìcōngmíngtāng 《东垣试效方》方。黄芪、人参各一钱二分五厘，升麻七钱五分，葛根三钱，蔓荆子一钱五分，芍药、黄柏各一钱，炙甘草五分。为粗末，每服四钱，水煎服。功能补中气，升清阳，散风热。治中气不足，清阳不升，风热上扰，头痛眩晕，或内障初起，视物不清，或耳鸣耳聋，或齿痛等。

益气解表 yìqìjiěbiǎo 又称补气解表。对平素气虚而患外感表证的治法。症见头痛、恶寒、发热、咳嗽、咯痰、鼻涕黏稠、胸膈满闷、脉弱无汗，处方由补气药与解表药组成，如参苏饮。

益气生肌 yìqìshēngjī 治法。用具有补气作用的方药及其他疗法促进新肉生长，加速疮口愈合，治疗正气不足之疮疡后期。

益气生津 yìqìshēngjīn 补气法之一。补气与养阴生津并用的治法。气津两虚，表现为汗出过多、肢体怠倦、气短懒言、口干作渴、舌质红干、脉虚或细，用生脉散之属以益气敛汗，养阴生津。

益气养血 yìqìyǎngxuè 治法。补法之一。又称补益气血，气血双补。治疗气血两虚证的方法。常用于脾胃亏损，肌肉消瘦，失血伤精，或胎产崩漏，月经不调而见气血两虚者，方用八珍汤等。

益气养血口服液 yìqìyǎngxuèkǒufúyè 中成药。见《中华人民共和国药典》2010 年版一部。人参 8.3 克，黄芪 83.4 克，党参 75 克，麦冬 50 克，当归、白术（炒）、地黄、陈皮各 33.3 克，制何首乌 30 克，五味子、地骨皮各 25 克，鹿茸 1.7 克。以上 13 味加工成口服液。功能益气养血。用于气血不足所致的气短心悸、面色不华、体虚乏力。口服。一次 15～20 毫升，一日 3 次。每支装 10 毫升。

益气滋阴 yìqìzīyīn 治法。用具有滋阴益气作用的方药治疗气阴两虚证。

益胃汤 yìwèitāng《温病条辨》方。沙参三钱，麦冬五钱，冰糖一钱，生地黄五钱，玉竹一钱五分。水煎服。功能益胃生津。治阳明温病，下后汗出，胃阴受损，身无热，口干咽燥，舌干苔少，脉不数者。

益阴 yìyīn 即补阴。详该条。

益元散 yìyuánsǎn ❶又名六一散、天水散、太白散。《宣明论方》方。滑石六两，甘草一两。为末，冲服，每服三钱。功能清暑利湿。治暑湿身热，心烦口渴，小便不利，及三焦湿热，小便淋痛。❷又名辰砂六一散、辰砂益元散。见《全国中药成药处方集》。滑石 180 克，甘草 30 克，朱砂 9 克。为末冲服，每服 6 克。治暑热烦渴，惊悸多汗，小便不利。❸中成药。见《中华人民共和国药典》2010 年版一部。滑石 600 克，甘草 100 克，朱砂 30 克。以上 3 味制成散剂。功能清暑利湿。用于感受暑湿，身热心烦，口渴喜饮，小便短赤。调服或煎服。一次 6 克，一日 1～2 次。

益元汤 yìyuántāng《伤寒六书》方。炮附子、干姜、艾叶、黄连、麦冬、五味子、甘草（一方有知母、人参）。加姜、枣、葱白，水煎，入童便，冷服。治戴阳证，症见面赤身热、不烦而躁、饮水不入口。

益智仁 yìzhìrén 中药名。出《得配本草》。别名益智子。为姜科植物益智 *Alpinia oxyphylla* Miq. 的果实。主产于海南岛。辛，温。入脾、肾经。温脾暖肾，收摄精气。治腹部冷痛、泄泻、多唾、遗精、白浊、遗尿、尿频，煎服：3～9 克。本品含挥发油，其中主含桉叶素，还有姜烯、姜醇等。

益智仁

益智子 yìzhìzǐ 即益智仁。详该条。

意 yì 意念。《素问·宣明五气》："脾藏意。"《灵枢·本神》："心有所忆谓之意。"又"脾忧愁而不解则伤意，意伤则悗乱，四肢不举。"

意舍 yìshè 经穴名。代号 BL49。出《针灸甲乙经》。属足太阳膀胱经。位于背部，当第十一胸椎棘突下旁开 3 寸处。主治呕吐、腹胀、泄泻、消化不良、黄疸等。斜刺 0.5～0.8 寸，禁深刺。灸 3～7 壮或 5～15 分钟。

意守 yìshǒu 气功术语。气功锻炼时，在身心安静的情况下，把意念放在身体的某一部位。意守一词是从"内守""守一"等词演化而来的。"意"指心之动而未表现于外者，是意念的活动；"守"是相守而不离。所以，意守是摄心归一，专其一处。气功锻炼用得最多的是意守下丹田。

溢乳 yìrǔ 病症名。婴儿饮乳过多而乳汁溢出。明·万全《育婴秘诀》："溢乳者，乳多而溢出，非真吐乳也。苟不知禁，即成真吐矣。百日内小儿多有之。"

溢阳 yìyáng 阳气亢盛之极而泛溢的脉象。《灵枢·终始》："人迎四盛，且大且数，名曰溢阳，溢阳为外格。"

溢阴 yìyīn 阴邪积聚而弥漫于内的脉象。

《灵枢·终始》："脉口四盛，且大且数者，名曰溢阴。溢阴为内关，内关不通，死不治。"参见内关条。

溢饮 yìyǐn 四饮之一。出《素问·脉要精微论》。多因脾虚不运，或饮邪泛溢于体表肌肤所致。《金匮要略·痰饮咳嗽病脉证并治》："饮水流汗，归于四肢，当汗出而不汗出，身体疼重，谓之溢饮。"

谚语 yìxǐ 经穴名。代号BL45。出《素问·骨空论》。别名五胠俞。属足太阳膀胱经。位于背部，当第六胸椎棘突下旁开3寸处。主治咳嗽、哮喘、胸痛、疟疾、肋间神经痛、脊背痛等。斜刺0.5~0.8寸。禁深刺。灸3~7壮或5~15分钟。

薏米 yìmǐ 见《药品化义》。即薏苡仁。详该条。

薏仁米 yìrénmǐ 即薏苡仁。详该条。

薏苡附子败酱散 yìyǐfùzǐbàijiàngsǎn《金匮要略》方。薏苡仁十分，附子二分，败酱五分。为粗末，取一方寸匕，水煎顿服。功能排脓消肿。治肠痈已成脓，身无热，肌肤甲错，腹皮急，按之濡，如肿状，脉数者。

薏苡根 yìyǐgēn 中药名。出《神农本草经》。别名米仁根。为禾本科植物薏苡 *Coix Lacrymajobi* L. var. *mayuen*（Roman）Stapf 的根。苦、甘，寒。入脾、膀胱经。清热利湿，杀虫。治黄疸、水肿、带下、虫积腹痛，煎服：9~15克。本品含薏苡素等。薏苡素对横纹肌有抑制作用，对小鼠及大鼠有镇静及镇痛作用，对人工发热动物有解热作用。

薏苡仁 yìyǐrén 中药名。出《神农本草经》。别名苡仁、薏米、薏仁米。为禾本科植物薏苡 *Coix Lacrymajobi* L. var. *mayuen*（Roman）Stapf 的种仁。主产于福建、河北、辽宁等地。甘、淡、

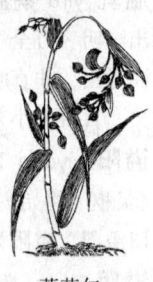

薏苡仁

凉。入脾、肺、肾经。利水渗湿，健脾除痹，清热排脓。治泄泻、水肿、湿痹拘挛、肺痈、肠痈、淋浊、白带、扁平疣、胃癌、子宫颈癌，煎服：9~30克。本品含薏苡酯等。薏苡酯有抑制艾氏腹水癌细胞的作用，薏苡仁油能减少肌肉挛缩。

翳 yì 病症名。见《素问·六元正纪大论》①引起黑睛混浊或溃陷的外障眼病，以及病变愈后遗留于黑睛的疤痕。如凝脂翳、宿翳等。实证多属肝风热邪，虚证多属肝肾亏损、阴虚火旺，因外伤引起者亦不少见。实证治以疏风清热，解毒泻肝为主；虚证多宜滋养肝肾，养阴清热；后期又宜明目退翳为主。外伤者，参照真睛破损条治法。②凡眼内外所生遮蔽视线之目障皆可称翳。除①所述外，某些内障也称为翳。如圆翳等。

翳草 yìcǎo 天胡荽之别名。详该条。

翳风 yìfēng 经穴名。代号SJ17。出《针灸甲乙经》。属手少阳三焦经。位于耳垂根后方，乳突前下方与下颌角之

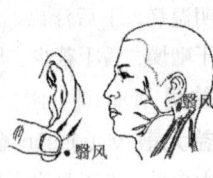

间凹陷处。主治耳鸣、耳聋、中耳炎、腮腺炎、面瘫、下颌关节炎。直刺0.5~1寸。灸5~10分钟。

翳明 yìmíng 经外奇穴名。代号EX-MN14。见《中华医学杂志》1956年6期。位于翳风穴后1寸处。主治夜盲、近视、白内障、耳鸣、眩晕、失眠、精神病等。直刺0.5~1寸。

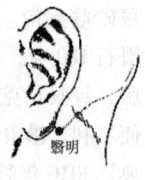

翳明

臆骨 yìgǔ 骨名。即胸骨。详该条。

翼首草 yìshǒucǎo 中药名。出《西藏常用中草药》。藏名帮子毒乌。为川续断科植物翼首草 *Pterocephalus hookeri*（Clarke）Höeck 的根。分布于云南、四川、西藏等地。苦、寒，有小毒。祛风，清热，解毒。治感冒发

烧、麻疹、痈疮疔毒。煎服：3～9 克。本品含生物碱、黄酮甙。

yin

因地制宜 yīndìzhìyí 按照地域环境的不同而制订适宜的治疗方法。我国土地辽阔，各个地区的气候不同。南方炎热多雨，地势卑湿，患者往往出现湿热的证候；北方少雨干燥，容易出现燥证；高原沿海某些地区水土不同，治疗用药时均应照顾这些特点。

因人制宜 yīnrénzhìyí 按照患者的体质、性别、年龄、生活习惯以及过去病史的不同，而制订适宜的治疗方法。例如性别方面，男女的生理不同，各有特殊疾患，治疗时要考虑其生理、病理特点；年龄方面，小儿脏腑柔弱，老人气血衰少，各有其常见疾病；体质方面，每个人的先天禀赋和后天调养往往有别，所以身体素质也不同；过去病史和现在疾病也有关系。此外，个别体质对药物的宜忌也不同，治疗时都要考虑，不能孤立地看待病症。

因时制宜 yīnshízhìyí 按照季节寒热的不同而制订适宜的治疗方法。气候变化对人体可产生一定的影响，治疗也应注意气候的特点。例如夏季气候炎热，腠理疏开，对于患风寒感冒者不能使用辛温，以免汗多而耗伤阳气，损伤津液。冬季气候寒冷，腠理致密，对于患风寒感冒者，用辛温药可以稍重，使风寒从汗而解。

因是子静坐法 yīnshìzǐjìngzuòfǎ 气功学著作。蒋维乔撰于 1914 年。分原理、方法、经验三篇，以小周天为中心，叙述包括姿势、呼吸、腹内震动等操作方法。书中所述多为作者实践静坐、练大小周天功法的经验总结，颇受练功爱好者欢迎。

阴 yīn 与阳相对的一类事物或性质。参见阳条。

阴斑 yīnbān 斑的类型之一。见《丹溪心法·斑疹》。亦称阴证发斑。斑之属于虚寒者，多由体虚内有伏寒，或误进寒凉等，致阴寒内盛，逼其无根之火浮散于外。症见斑色淡红，隐而不显，或仅胸部微见数点，伴手足逆冷、口不甚渴、下利清谷、舌苔白滑或舌胖苔黑而滑、脉虚大或沉微等。宜用温法，以治本为主。选用附子理中汤、大建中汤、八味汤等。亦有认为内伤生冷，外感寒邪而发阴斑，用调中汤（《丹溪心法》：苍术、陈皮、砂仁、藿香、芍药、甘草、桔梗、半夏、白芷、羌活、枳壳、川芎、麻黄、桂枝）加减。

阴包 yīnbāo 经穴名。代号 LR9。出《针灸甲乙经》。属足厥阴肝经。位于大腿内侧，腘横纹头直上 4 寸，股内侧肌与缝匠肌之间凹陷处。主治月经不调、尿失禁、尿潴留等。直刺 1.5～2 寸。灸 3～5 壮或 5～10 分钟。

阴包毒 yīnbāodú 即大腿痈。详该条。

阴崩 yīnbēng 病症名。妇女阴中崩下为白色，古称之为阴崩。宋·齐仲甫《女科百问》四十二问："受冷而白者，谓之阴崩。"多因感寒所致。宜用固经丸（炒艾叶、鹿角霜、伏龙肝、干姜各等分，细末，鹿角胶溶合药面为小丸，每服三钱，食后淡盐汤下）。

阴病治阳 yīnbìngzhìyáng 出《素问·阴阳应象大论》。阴阳学说在治疗上运用的方法之一。①阴寒盛损伤了阳气，治宜扶阳。例如水肿病，唇舌色淡、语言低怯、手足不温、小便不利或清长、大便稀薄、脉沉迟，用实脾饮温阳健脾，行气利水。②疾病的症状在阴经，可针刺阳经穴位。如手太阴肺经感冒咳嗽，针刺大杼、风门（足太阳膀胱经穴）。

阴搏阳别 yīnbóyángbié 脉象。阴指尺脉，阳指寸脉，尺脉搏动明显滑利，有别于寸脉。可见于妊娠。《素问·阴阳别论》："阴搏阳别，谓之有子。"

阴不足 yīnbùzú ❶即阴虚。详该条。❷肾阴亏损的脉象。《伤寒论·辨脉法第一》："假令尺脉弱，命曰阴不足。"

阴常不足 yīnchángbùzú 见《格致余论》卷一。阴，指津液精血。朱丹溪认为津液精血是人身的宝贵物质，在人的生命活动中不断消耗，易损难复，故阴常不足，如果不注意保养精血，则阴虚阳亢，百病从生。这是他侧重滋阴法的理论根据。

阴成形 yīnchéngxíng 指阴主形体。《素问·阴阳应象大论》："阳化气，阴成形。"张景岳注："阴静而凝，故成形。"

阴乘阳 yīnchéngyáng 阴阳相乘脉象。沉、涩、短、细等一类的阴脉出现在属阳的寸部，称阴乘阳。《难经·十二难》："脉居阳部而反阴脉见者，为阴乘阳。"

阴痓 yīnchì 见《类证活人书》。即阴痉。详该条。

阴疮 yīnchuāng 即阴蚀。详该条。

阴吹 yīnchuī 病名。出《金匮要略》。妇女阴道中出气簌簌有声，如排气之状。多因谷气实，胃气下泄；或气血虚，中气下陷所致。谷气实者，兼见大便秘结不通，排气声音响亮，连续不绝，治宜润燥导下。方用膏发煎（猪膏、乱发）。中气下陷者，兼见气短懒言、倦怠乏力等，治宜补中益气。方用十全大补汤加升麻、柴胡。

阴刺 yīncì 古刺法。十二节刺之一。《灵枢·官针》："阴刺者，左右率刺之，以治寒厥，中寒厥，足踝后少阴也。"一种治疗寒厥的左右配穴针刺法。阴，指下肢内侧。如下肢寒厥，可针刺两侧足内踝后少阴经穴。

阴道 yīndào ❶房中术的别称。《汉书·艺文志》房中八家计有《容成阴道》、《务成子阴道》、《尧舜阴道》等。❷解剖名词。女性生殖器官。

阴地蕨 yīndìjué 中药名。出宋·苏颂等《本草图经》。别名一朵云、蛇不见、独脚蒿。为阴地蕨科植物阴地蕨 Botrychium ternatum（Thunb.）Sw. 的带根全草。分布于长江流域及广西、福建、台湾。甘、苦、凉。平肝，清热，止咳，解毒。治头晕头痛、惊痫、瘰疬、火眼、目翳、百日咳、支气管肺炎、哮喘，煎服：6～15 克。治痈疮肿毒、蛇咬伤，煎服并捣敷。鲜草煎剂对大肠杆菌有抑制作用。

阴鼎 yīndǐng 见《针灸甲乙经》。阴市穴别名。详该条。

阴都 yīndū 经穴名。代号 KI19。出《针灸甲乙经》。别名食宫。属足少阴肾经。位于腹正中线脐上 4 寸，旁开 0.5 寸处。主治胃痛、呕吐、腹泻、便秘等。直刺 1～1.5 寸。灸 3～7 壮或 5～10 分钟。

阴毒 yīndú 感受疫毒所致的一种病症。《金匮要略·百合狐蛓阴阳毒病脉证并治》："阴毒之为病，面目青，身痛如被杖，咽喉痛。"其证类似后世所称之温疫、温毒发斑，以面目青、身痛为主，故称阴毒。

阴毒喉痹 yīndúhóubì 病名。《焦氏喉科枕秘》："此症冬日感阴湿火邪而起，（咽喉）肿如紫李，微见黑色，外症恶寒身热，振动腰疼，头痛。"治宜以化毒丹、苏子降气汤等加减。

阴疳 yīngān 即阴蚀。详该条。

阴谷 yīngǔ 经穴名。代号 KI10。出《灵枢·本输》。属足少阴肾经。合穴。位于腘横纹内侧端，半腱肌腱与半膜肌腱之间凹陷处，屈膝取穴。主治尿路感染、尿潴留、

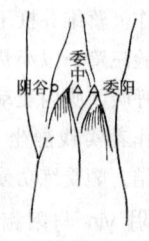

阳痿、疝气、崩漏、膝痛等。直刺 0.5～1.5寸。灸 3～5 壮或灸 5～10 分钟。

阴关 yīnguān　见《针灸甲乙经》。大赫、承扶穴别名。详各条。

阴寒 yīnhán　症名。出《金匮要略·妇人妊娠病脉证并治》。又名阴冷（《张氏医通》）。自觉前阴寒冷。因下元虚冷，寒气凝结者，男子阴冷而阳痿不举，女子阴冷而腹内亦觉冷，多影响生育。治宜温肾散寒。用金匮肾气丸加鹿茸、加减内固丸（《杂病源流犀烛》：巴戟、肉苁蓉、山药、山萸、菟丝子、补骨脂、石斛、胡芦巴、小茴香、附子）、十补丸（《杂病源流犀烛》：附子、胡芦巴、木香、巴戟肉、肉桂、川楝子、延胡索、荜澄茄、茴香、补骨脂）等。因肝经湿热所致者，症见前阴冷而两髀枢阴汗、前阴痿弱、阴囊湿痒臊臭等，治宜清化湿热，用柴胡胜湿汤（《张氏医通》：柴胡、羌活、茯苓、泽泻、升麻、生甘草、黄柏、龙胆草、当归梢、麻黄根、汉防己、五味子）。妇人阴寒，身体肥胖者，多属痰湿下流，治宜燥湿导痰，用二陈汤加苍术、白术、羌活、防风等。妇人阴寒，且兼阴中瘙痒、带下绵绵者，属寒湿，用蛇床子散塞阴道中。

阴寒白喉 yīnhánbáihóu　白喉证型之一。见《全国名医验案类编》卷九。素禀阳虚，传染阴毒而发的白喉。其症见喉间初见白点，继则白块满喉，饭粒可进，惟饮水及咽津则痛甚，身微热，四肢厥逆，脉缓无神，舌苔灰白而滑，宜以破阴助阳为治，用四逆汤加味，或坎宫回生丹（血竭、梅片、生附片、牙皂、郁金、真雄精、麝香、细辛、飞月石）、艮宫除害丹（真珍珠、地虱婆、真琥珀、真玛瑙、手指甲、麝香、真珊瑚、蚯蚓、大梅片、辰砂、蚕茧、马勃）吹入白处，含噙片时，使毒气随痰涎吐出。参见虚寒白喉条。

阴寒凝结 yīnhánníngjié　因阳气衰弱，寒邪留滞而出现的寒性病症。表现为面色苍白、喜温恶寒、四肢不温、腹痛便结、月经不调或局部拘挛疼痛等。又如寒痹久治不愈或外科阴疽等，亦属阴寒凝结。

阴汗 yīnhàn　❶症名。见《兰室秘藏·阴痿阴汗门》。外生殖器及其附近局部多汗。有因肝经湿热所致者，症见阴汗、前阴冷而喜热、臊臭、小便赤、阳痿，治宜疏泄清利，可用清震汤、固真汤（《东垣十书》：升麻、羌活、柴胡、炙甘草、龙胆草、泽泻、黄柏、知母）等方。有因肾阳虚衰者，见阴囊多汗，治宜温补，可用安肾丸。❷病症名。见《景岳全书·杂证谟》。又称冷汗。阳衰阴盛所致的汗证。治以扶正温阳为主。可用人参建中汤（即小建中汤加人参）、参附汤、六味回阳饮等方。

阴狐疝 yīnhúshàn　即狐疝。详该条。

阴户 yīnhù　见《景岳全书·妇人规》。即妇女的阴道外口。

阴户肿痛 yīnhùzhǒngtòng　病症名。见《医学入门》。多因郁怒伤肝，肝气犯脾，湿热下注所致。症见阴户肿胀作痛，或小便涩滞，下腹部不舒，甚则伴有寒热等。宜清热利湿。用龙胆泻肝汤加减，外用蛇床子、地肤子、黄柏、防风、苦参煎汤熏洗。

阴黄 yīnhuáng　病名。①黄疸病两大类型之一。因阳黄日久转化，或脾阳不振，寒湿内蕴，或过服寒凉所致。《景岳全书·黄疸》："凡病黄疸而绝无阳证阳脉者，便是阴黄。"症见身目萎黄晦暗、胃呆腹胀、神疲乏力、胁肋隐痛、小便短少、大便不实、舌淡苔腻、脉沉细迟等。治宜调理脾胃，温化寒湿。方用茵陈五苓散、茵陈术附汤、茵陈四逆汤等加减。参见黄疸条。②黄疸二十八候之一。《诸病源候论·黄病诸候》："阳气伏，阴气盛，热毒加之，故但身面色黄，头痛而不发热，名为阴黄。"③三十六黄之一。《圣济总录·三十六黄》：“病人寒热，并十指疼痛，鼻中煤生，此是阴黄。”治疗宜“先烙上脘穴，更灸二十壮，次烙气海、下廉、内乳（疑误）等穴。不差，灸气海、天窗百壮。更宜服麻黄栀子汤（麻黄、栀子、甘草）。若见人中反者，不可治也。”

阴火 yīnhuǒ 饮食劳倦，喜怒忧思所生之火，属心火。《东垣十书》：“心火者，阴火也，起于下焦……脾胃气虚，则……阴火乘其土位。”

阴交 yīnjiāo 经穴名。代号RN7。出《针灸甲乙经》。别名少关、横户。属任脉。位于正中线上，脐下1寸处。主治腹痛、腹泻、水肿、肠梗阻、月经不调、痛经。直刺1～1.5寸。灸5～7壮或5～15分钟。

阴结 yīnjié ❶证名。胃肠阴寒凝结，或精血亏耗，大便秘结之证。见《兰室秘藏·大便燥结门》。《医学心悟》：“冷闭者，唇淡口和，舌苔白，小便清，喜热恶寒，此名阴结。”详见冷秘条。❷指虚秘。凡阳虚阴凝，传送失常，或精血亏耗，大肠干燥者，均称阴结（见《景岳全书·秘结》）。参见虚秘条。❸脉象名。《注解伤寒论·辨脉法第一》：“脉累累，如循长竿者，名曰阴结也。”

阴竭阳脱 yīnjiéyángtuō 出《灵枢·终始》。属阴的生命物质基础的枯竭，则属阳的生命活力随之而消失。如亡血可致气脱。参见脱证条。

阴筋 yīnjīn 推拿六筋穴之一，又称白筋。详六筋条。

阴茎 yīnjīng 男性外生殖器的一部分。简称茎，又名玉茎、茎物、阳物、阳事、溺茎。足三阴与足阳明之经筋均聚于阴器。《医学入门·疝》：“筋疝，阴茎肿胀。”

阴茎易举 yīnjīngyìjǔ 症名。阴茎容易勃举，常与早泄症并见。多因阴虚火旺，相火妄动所致。治宜滋阴降火。用知柏地黄丸、大补阴丸、三才封髓丹等方。一般不宜苦寒直折。若平时阳事易举，体质、脉象俱实者，可用龙胆泻肝汤直泻相火。又有外治法，用皮硝置于手心，硝化茎举即衰。

阴经 yīnjīng 又称阴脉。经脉中之属阴者，包括手足三阴经、任脉、冲脉、阴维脉、阴跷脉等。

阴精 yīnjīng 精属阴，故称。①泛指阴液。《素问·六微旨大论》：“君火之下，阴精承之。”《素问·五常政大论》：“阴精所奉，其人寿。”参阴液条。②指生殖之精。

阴痉 yīnjìng 痉病的一种。见《太平圣惠方》卷十。一作阴痓。①指柔痉。《丹溪心法·痉》：“阴痉曰柔，有汗。”②痉病见四肢厥冷者。《证治准绳》：“痉既以有汗无汗辨刚柔，又以厥逆不厥逆辨阴阳。”治宜温阳祛邪。用附子散（《太平圣惠方》：附子、人参、白茯苓、前胡、白术、麻黄、桂心、半夏、独活、当归、石膏、干姜）、白术散、柴胡散（《太平圣惠方》：柴胡、白术、白茯苓、甘草、五味子、干姜、附子、防风、桂心）等方。

阴绝 yīnjué 脉搏只现于尺部，寸、关两部不能察觉到脉动的一种脉象。《伤寒论·平脉法》：“尺脉上不至关，为阴绝。”

阴厥 yīnjué 病症名。厥证之一。阳亏精损所致四肢厥逆之证。《医林绳墨·厥》：“阴厥者，因其纵欲太过。阳亏于内，精损于外，邪气偶入，阳衰精竭，不能荣养，反被克伐，脏腑生寒而发厥也。其症始得之，身冷脉沉，四肢厥逆，屈足倦卧，唇口青黑，或自利不渴，小便清白，是其候也。治宜理中汤、四逆汤之类。”参见厥证条。

阴菌 yīnjūn 病名。《景岳全书·妇人规》：“阴挺如菌者，……谓之阴菌（菌，状如蘑菇）。”详阴挺条。

阴冷 yīnlěng 见《诸病源候论·虚劳病诸

候》。即阴寒。详该条。

阴廉 yīnlián 经穴名。代号 LR11。出《针灸甲乙经》。属足厥阴肝经。位于大腿内侧，气冲穴直下 2 寸处。主治月经不调、带下、外阴瘙痒、股内侧痛、下肢麻痹等。直刺 1 ~ 1.5 寸。灸 3 ~ 5 壮或 5 ~ 10 分钟。

阴陵泉 yīnlíngquán 经穴名。代号 SP9。出《灵枢·本输》。属足太阴脾经。合穴。位于小腿内侧，胫骨内髁下缘，当胫骨内侧髁后下方凹陷处。主治腹胀、腹泻、水肿、小便不利、月经不调、遗精、下肢麻痹或瘫痪、膝痛等。直刺 1.5 ~ 2 寸。灸 3 ~ 5 壮或 5 ~ 10 分钟。

阴陵泉

阴络 yīnluò ❶泛指手、足三阴经分出的络脉。❷下行的或位置较深的络脉。《灵枢·百病始生》："阴络伤则血内溢，血内溢则后血（便血）。"

阴络伤则血内溢 yīnluòshāngzéxuènèiyì 阴络，指下部的、属里的络脉。血内溢，指大便下血。大便下血，多由于大肠湿热下注，伤及血络，或脾虚不摄，血不循经所致。《灵枢·百病始生》："阴络伤则血内溢，血内溢则后血。"

阴脉 yīnmài ❶阴经之脉。包括手足三阴经、任脉、阴维、阴跷等经脉。《难经·三十七难》："邪在五脏，则阴脉不和。"❷脉象之沉、迟、细、小、涩、结等。

阴脉之海 yīnmàizhīhǎi 指任脉。十二经脉中的手足三阴经脉、阴维脉和冲脉均会于任脉，有总调一身阴气的作用，故称阴脉之海。《十四经发挥》："任脉起于中极之下……属阴脉之海。"

阴门 yīnmén 见《石室秘录》。指阴道口。

阴囊 yīnnáng 男性外阴部下垂的囊状物，内有睾丸、附睾和精索等器官。

阴囊毒 yīnnángdú 病名。出《疮疡经验全书》卷五。即脱囊，详该条。

阴囊忽肿 yīnnánghūzhǒng 病症名。见《寿世保元》卷八。多由风邪或虫蚁咬伤而致。症见骤然阴囊肿痛。可用蝉蜕半两煎水外洗，内服五苓散、灯草煎服。

阴置 yīnnì 即阴蚀。详该条。

阴疟 yīnnüè 病症名。①指三阴疟。《类证治裁·阴疟》："疟邪伏于募原，浅者客三阳经，深者入三阴经……以伏邪深入三阴，故名阴疟也。"②泛指在里、在阴、在脏之疟。见《医学入门·疟》。参见阴疟条。

阴平阳秘 yīnpíngyángmì 阴精充沛，阳气固密，两者互相调节而维持其相对平衡，是进行正常生命活动的基本条件。《素问·生气通天论》："阴平阳秘，精神乃治。"

阴气 yīnqì ❶与阳气相对。泛指事物的两个相反相成的对立面之一。就功能与形态来说，阴气指形态；就脏腑机能来说，指五脏之气；就营卫之气来说，指营气；就运动的方向和性质来说，行于内里的、向下的、抑制的、减弱的、重浊的为阴气。《素问·阴阳应象大论》："年四十，而阴气自半也，起居衰矣。"❷同阴器。即外生殖器。《灵枢·经脉》："筋者，聚于阴气，而脉络于舌本也。"

阴器 yīnqì 外生殖器。为足厥阴肝经所过之处，其功能和发育情况又与肾气盛衰有关。故阴器病症常从肝肾论治。《素问·热论》："厥阴脉循阴器而络于肝。"

阴强舌 yīnqiángshé 即舌缩。详该条。

阴跷 yīnqiáo 照海穴别名。《素问·气穴论》："阴阳跷四穴"。王冰注："阴跷穴……谓照海。"详照海条。

阴跷脉 yīnqiáomài 奇经八脉之一。见《灵枢·寒热病》。其循行路线，从足少阴经分出，起于然谷之后（照海），经内踝，上循大腿内侧进入阴器，再上行，经胸至缺盆，出于人迎之前，到颧部，属目内眦，与足太阳、阳跷脉合而上行。本脉的病候，筋肉屈伸运动障碍、眼睑开合失常等。

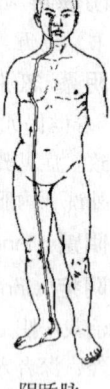

阴跷脉

阴窍 yīnqiào 通常指尿道口和肛门等。

阴茄 yīnqié 病名。《妇科易知》："阴户出物如茄，亦阴挺之类也。"即子宫下垂。详阴挺条。

阴热 yīnrè 病症名。出《医钞类编》。妇人阴部灼热的一种病症。可用泽兰叶煎汤熏洗。

阴疝 yīnshàn 病名。见《肘后方》。①因寒邪侵袭肝经而致睾丸、阴器急痛、肿胀。治宜温化行气。用暖肝煎。②一说是癫疝、寒疝、厥疝的统称。

阴生于阳 yīnshēngyúyáng 根据阴阳互相依存的道理，阴以阳的存在为自己存在的前提，所谓"无阳则阴无以生"。在人体来说，阴所代表的精血津液等物质的化生，有赖于阳气的摄纳、运化、输布和固守。《素问·生气通天论》"阳者，卫外而为固也"，即为此意。

阴胜则寒 yīnshèngzéhán 出《素问·阴阳应象大论》。阴气偏胜，阳气偏衰，则出现寒证。详见阴盛则内寒条。

阴胜则阳病 yīnshèngzéyángbìng 出《素问·阴阳应象大论》。阴指阴寒，阳指阳气。阴寒偏胜则阳气不振，导致脏腑的阳气衰微，而出现各种阳气不足的病症。

阴盛 yīnshèng 指阴寒偏盛。阴盛则阳衰，往往出现厥逆、痰饮、水气等内寒证。《素问·调经论》："阴盛则内寒。"

阴盛格阳 yīnshènggéyáng 简称格阳。体内阴寒过盛，阳气被拒于外，出现内真寒而外假热的证候。临床常见某些寒证，因阴寒过盛于内，反而外见浮热、口渴、手足躁动不安、脉洪大等假热症状。但患者身虽热，却反而喜盖衣被；口虽渴而饮水不多；喜热饮或漱水而不欲饮；手足躁动，但神态清楚；脉虽洪大，但按之无力。

阴盛阳虚 yīnshèngyángxū 阴寒内盛，导致阳气虚衰的病理。症见恶寒、肢冷、泄泻、水肿、舌淡苔滑等。《难经·六难》："浮之损小，沉之实大，故曰阴盛阳虚。"这是在脉诊上的反映，因阳虚于外，故浮取则脉小；阴盛于内，故沉取则实大。

阴盛则内寒 yīnshèngzénèihán 由于阴邪过盛，导致脏腑气化失常，血脉凝滞或机能衰退，出现水气、痰饮或肿胀等寒性病症。《素问·调经论》："阴盛生内寒奈何？……厥气上逆，寒气积于胸中而不泻，不泻则温气去，寒独留则血凝泣，凝则脉不通，其脉盛大以涩，故中寒。"

阴虱疮 yīnshīchuāng 病名。出《外科正宗》。阴虱寄生所致之皮肤病。生于阴毛际，初起红色或淡红色丘疹，奇痒，搔破感染成疮，中含紫点。治宜消灭阴虱。用百部酒浸外搽，或搽银杏无忧散（《外科正宗》：水银、杏仁、轻粉、雄黄、狼毒、芦荟、麝香）。

阴蚀 yīnshí 病名。出《神农本草经》。又名阴疮、阴䘌、䘌、阴蚀疮等。因情志郁火，损伤肝脾，湿热下注，郁蒸生虫，虫蚀阴中所致。症见外阴部溃烂，形成溃疡，脓血淋漓，或痛或痒，肿胀坠痛，多伴有赤白带下、小便淋漓等。宜清热、利湿，杀虫。用萆薢渗湿汤（《疡科心得集》：萆薢、薏苡仁、黄柏、赤茯苓、丹皮、泽泻、滑石、通草）加味。并用外治法：溻痒汤（《疡医大全》：苦参、狼毒、蛇床子、当归尾、威灵仙、鹤虱）煎汤熏洗，或珍珠散（辽宁中医学院方：珍珠、雄黄、青黛各5克，冰片0.25克，黄柏15克，儿茶10克，共研细末）局部外敷。

阴市 yīnshì 经穴名。代号ST33。出《针灸甲乙经》。别名阴鼎。属足阳明胃经。在大腿前外侧，髂前上棘与髌底外侧端连线上，髌底外侧端上3寸处。主治腿膝痛、下肢麻痹或瘫痪等。直刺1~2寸。灸3~5壮或5~10分钟。

阴暑 yīnshǔ　病证名。①伤暑之一。见《景岳全书》卷十五。因暑月炎热而吹风纳凉，或饮冷无度所致。由于暑月受寒，静而得病，故名。寒袭肌表者，症见发热头痛、无汗恶寒、肢体酸痛等，治宜温散为主。方用益元散等。寒凉伤脏者，症见呕吐、泻利、腹痛等，治宜温中为主。方用藿香正气散等。②暑温类型之一。见《医门棒喝》初集。

阴水 yīnshuǐ　水肿两大类型之一。出《丹溪心法·水肿》。由脾阳不振，肾阳虚衰，不能运化水湿所致。见面浮足肿，或下肢先肿，按之凹陷，胸闷食减，肢冷神疲，便溏溲少，身重腰酸，舌胖苔白，脉沉迟弱等虚证、寒证，故名阴水。治宜以健脾温肾、通阳化湿为主。参见水肿条。

阴损及阳 yīnsǔnjíyáng　由于阴精亏损而累及阳气化生不足的病理变化。如盗汗、遗精、失血等证候耗损阴精，阳气化生所依靠的物质基础不足，就会出现自汗、畏冷、下利清谷等阳虚证候。

阴缩 yīnsuō　症名。出《灵枢·邪气脏腑病形》等篇。前阴内缩，包括男子阴茎和阴囊内缩及妇人阴道内缩。因寒入厥阴所致者，宜温散厥阴寒邪。选用吴萸内消散（《杂病源流犀烛》：山茱萸、吴茱萸、马兰花、青皮、小茴香、木香、山药、肉桂）、当归四逆汤等。因阳明热邪陷入厥阴者，宜以大承气汤急下之。因大吐泻后，元气虚陷，阴缩而四肢逆冷、面黑气喘、冷汗自出，甚则不省人事者，急宜回阳固脱，用大固阳汤（《杂病源流犀烛》：炮附子、白术、炮姜、木香）、四逆汤加人参、肉桂等。参见囊缩条。

阴缩入腹 yīnsuōrùfù　病症名。见《验方新编》卷五。小儿初生六七日后，阴囊收缩入腹，啼哭不止者，多系感受寒邪所致。治宜温经散寒。用硫黄、吴茱萸各五钱，为细末，研大蒜调涂脐下，再以蛇床子微炒，布包熨脐部。

阴桃子 yīntáozǐ　碧桃干之别名。详该条。

阴挺 yīntǐng　病名。①妇科常见病之一。相当于子宫脱垂、阴道壁膨出等病。又有阴脱、阴下脱、阴菌、茄子疾等名。《诸病源候论》指出，本病由于"胞络伤损，子脏虚冷，气下冲则令阴挺出，谓之下脱。亦有因产而用力偃气，而阴下脱者。"临床以气虚下陷或肾气不足较为多见。气虚者，气短乏力、小腹空坠，宜补气升提，用补中益气汤（重用方内升麻、炙黄芪）加减。肾虚者，腰膝酸软，宜补益肾气，用大补元煎加鹿角胶、升麻、枳壳。若脱出后摩擦损伤感染者，局部肿痛，黄水淋漓，小便赤涩，宜清热利湿，用龙胆泻肝汤加减。外治用乌梅、蛇床子等煎水熏洗。参见子宫脱垂条。②即强中。见《证治汇补·疝气》。见强中条。

阴痛 yīntòng　病症名。出《诸病源候论》卷四十。又名阴中痛、阴户痛。包括小户嫁痛、嫁痛。多因郁热损伤肝脾，脾虚湿聚，湿热下注；或中气下陷；或风邪客于下焦，与气血相搏，肝肾经络为之壅闭。症见阴痛，甚则痛极难忍。湿热下注者，兼见肿胀疼痛、带多色黄，治宜和肝理脾，清热除湿，方用丹栀逍遥散加味，外以四物汤料合乳香捣饼纳阴中；中气下陷者，兼见阴户坠痛、气短懒言，治宜补益中气，方用补中益气汤；风邪壅滞者，兼见肿胀痛甚，治宜祛风散瘀，方用菖蒲散（《寿世保元》：石菖蒲、当归、秦艽、吴茱萸），水煎空心服，外用艾叶、防风、大戟水煎熏洗。

阴头痈 yīntóuyōng　病名。见清·许克昌《外科证治全书》。又名龟头痈。症见龟头紫肿疼痛。用鳖甲煅为末，鸡子清调敷。参见外㾗条。

阴㿗 yīntuí 病名。出《灵枢·五色》。属疝病类。睾丸、阴茎疼痛的病症。参见癫疝条。

阴癫 yīntuí ①子宫脱垂。②指病㿗。详各条。

阴脱 yīntuō 病名。出《千金要方》。①又名阴下脱。相当于子宫脱垂。《医学正传》："产后阴脱，谓阴户中宫脱下也。"②妇人因分娩损伤胞络，或举动房劳，致阴户开而不闭，甚则逼迫肿痛、小便淋漓。宜补益气血。用十全大补汤加五味子。小便淋漓者，用丹栀逍遥散加车前子。外用蛇床子、五倍子煎汤熏洗。

阴维 yīnwéi 见《针灸甲乙经》。大赫穴别名。详该条。

阴维脉 yīnwéimài 奇经八脉之一。见《素问·刺腰痛论》。其循行路线，从足少阴肾经的筑宾穴开始，沿下肢内侧向上，进入小腹，通过胁肋、胸腔，上至咽部。本脉的病候，主要表现为心痛、胃痛等阴经里证。

阴痿 yīnwěi 出《灵枢·邪气脏腑病形》等篇。即阳痿。详该条。

阴郄 yīnxì 经穴名。代号 HT6。出《针灸甲乙经》。属手少阴心经。郄穴。位于前臂掌侧，当尺侧腕屈肌腱桡侧缘，腕横纹上 0.5 寸处。主治心绞痛、盗汗、吐血。直刺 0.5~1 寸。灸 3~5 分钟。

阴维脉

阴下脱 yīnxiàtuō 即阴脱。详该条。

阴痫 yīnxián 病症名。见《诸病源候论》卷四十五。属于阴性的痫症。由阳痫频发，体质转虚，或攻下太过，元气受伤而致。症见

发作时肢体偏冷、不啼叫、手足不抽搐，其脉多沉等。治宜补益中气，温燥化痰为主。一说本症与小儿惊风有类似之处；也有认为阳痫、阴痫即小儿的急慢惊风。参见阳痫条。

阴邪 yīnxié ❶六淫病邪中的寒、湿等。与风、暑、燥、火等阳邪相对而言，性质属阴，致病每阻滞气化活动，故名。❷侵犯阴经的邪气。

阴虚 yīnxū 阴分不足、津血亏损的证候。阴虚则生内热，每见低热、手足心热、午后潮热、消瘦、盗汗、口燥咽干、尿短赤、舌质红、少苔或无苔、脉细数无力等。

阴虚喘 yīnxūchuǎn 见《医学入门·痰类》。阴虚阳浮而致的气喘。多由阴血亏损或肾阴虚耗，阳气失于依附，直冲清道而成。症见气喘发作时有气从脐下冲上，可伴有潮热、盗汗等。治宜滋阴养血或补肾益阴。可选四物汤、生脉散、麦味地黄丸、河车大造丸等方，亦可配合潜阳纳气药。

阴虚喘逆 yīnxūchuǎnnì 病证名。见《症因脉治·喘症论》。阴血或阴精不足而阳失依附上奔的气喘。详阴虚喘条。

阴虚盗汗 yīnxūdàohàn 证名。见《赤水玄珠·汗门》。由于阴虚热忧，心液外泄所致，症见盗汗、烦热、口干、脉细数。治宜养阴清火。可用益阴汤（《类证治裁》：地黄、黄肉、丹皮、白芍、麦冬、五味、山药、泽泻、地骨皮、莲子、灯心草）。火旺者，用当归六黄汤。参见盗汗条。

阴虚发热 yīnxūfārè 病证名。见《丹溪心法·发热》卷三。精血津液等耗损而致的虚热。症见午后潮热、骨蒸，或五心烦热，伴见消瘦、盗汗、口干、舌红、脉细数等。可见于多种慢性病症。治宜滋阴养血、退虚热为主。选用鳖甲散、大补阴丸、六味地黄丸等方。

Y

阴虚肺燥 yīnxūfèizào 由于阴虚引起肺燥的病变。肺为娇脏，怕受火灼。阴虚火旺，灼伤肺阴，则肺燥而阴更虚。主要证候有干咳无痰，或痰中带血，咽痛嘶哑，舌嫩红苔少，脉细数等。可见于肺结核、慢性咽喉炎等疾病。

阴虚喉痹 yīnxūhóubì 病证名。见《景岳全书》。喉痹之因于阴虚者，类似慢性咽炎。多因肝肾阴虚，症见耳鸣、盗汗、腰膝酸软，治宜滋阴降火，方用知柏地黄丸。或因燥伤肺胃之阴，咽喉失于濡养，症见咽干不适、唇燥、干咳无痰，治宜润肺养阴，方用养阴清肺汤、清燥救肺汤。

阴虚喉癣 yīnxūhóuxuǎn 病证名。喉癣之因于阴虚者。《景岳全书》："凡阴虚劳损之人多有此病，其证则满喉生疮红痛，久不能愈，此实水亏虚火证也。"参见喉癣条。

阴虚火旺 yīnxūhuǒwàng 阴精亏损而致虚火亢盛。症见烦躁易怒、两颧潮红、口干咽痛、性欲亢进等。参见阴虚阳亢条。

阴虚乳蛾 yīnxūrǔ'é 病证名。乳蛾由于阴虚而发。由肝肾阴虚，虚火上炎者，症见咽喉灼痛，晨轻暮重，至夜尤甚，口舌干燥或腰膝酸软，潮热盗汗，脉细数等。治宜滋阴降火。用知柏地黄汤加减。由热灼肺胃之阴，致咽喉失养者，症见咽喉干痛、口干舌燥少津。治宜养阴清热。用养阴清肺汤加减。

阴虚头痛 yīnxūtóutòng 头痛病症之一。见《景岳全书》卷二十六。由阴虚火动所致。症见头痛而兼心烦内热、面红升火、失眠、舌红、脉弦细数等。治宜滋阴降火。可用滋阴八味煎（即知柏八味丸）、玉女煎等方加减。如阴虚而火不旺者，治宜滋阴补血，可用六味地黄丸、四物汤、左归饮等方。参见头痛条。

阴虚吐血 yīnxūtùxuè 病证名。见《医学心

悟》。肾阴亏虚，肝火炽盛所引起的吐血。治宜壮水制火而滋其化源。《血证论》卷二："色欲过度，阴虚火旺，其症夜则发热，盗汗梦交，耳鸣不寐，六脉细数芤革。宜地黄汤加蒲黄、藕节、阿胶、五味治之。"此外，凉血地黄汤、清火滋阴汤（《寿世保元·吐血》）、四生丸、十灰散等方亦可选用。本证可见于肺结核、支气管扩张等疾病。参见吐血、内伤吐血条。

阴虚胃痛颗粒 yīnxūwèitòngkēlì 中成药。见《中华人民共和国药典》2010 年版一部。北沙参、麦冬、石斛、川楝子、玉竹、白芍、炙甘草。以上 7 味，按颗粒剂工艺制成。每袋装 10 克。开水冲服，每次 10 克，每日 3 次，功能养阴益胃，缓急止痛。用于胃阴不足所致的胃脘隐隐灼痛、口干舌燥、纳呆干呕；慢性胃炎、消化性溃疡见上述证候者。

阴虚痿 yīnxūwěi 痿证的一种。见《证治汇补》卷七。多由久病或房室不节，肝肾不足，阴虚火旺，伤及筋骨所致。症见腿膝痿软，行步艰难，不能久立，自觉两足热气上升，伴有头昏目眩、舌质红、脉细数。治宜滋阴清水，补益肝肾。可用虎潜丸、滋阴大补丸（《类证治裁》：熟地、山药、萸肉、茯苓、牛膝、杜仲、五味、巴戟、小茴香、肉苁蓉、远志、石菖蒲、杞子、红枣、蜜丸）等方加减。参见痿条。

阴虚小便不利 yīnxūxiǎobiànbúlì 小便不利证之一。见《症因脉治》卷四。肺阴不足则水无化源，肝阴不足则不能疏泄，肾阴不足则水竭于下，都可导致小便不利。主要症状为小便不利，内热神衰，肌肉黑瘦，下午咳嗽，脉多细数。治宜养阴为主。肺阴不足用生脉散或人参固本丸。肝阴不足用海藏四物汤。肾阴不足用知柏天地煎加玄武胶。肝肾俱虚用肝肾丸。参小便不利条。

阴虚眩晕 yīnxūxuànyūn 病证名。阴虚精

亏血少所致的眩晕。《杂症会心录·眩运》："如纵欲无节而伤阴，脱血过多而伤阴，痈脓大溃而伤阴，崩淋产后而伤阴，金石破伤、失血痛极而伤阴，老年精衰、劳倦日积而伤阴，大醉之后，湿热相乘而伤阴……盖蒂固则真水闭藏，根摇则上虚眩仆，此阴虚之运也。"症见头目眩晕、五心烦热、面红升火、潮热盗汗、脉细数等。可用知柏地黄汤，滋阴降火汤等方。

阴虚牙痛 yīnxūyátòng 病证名。因肝肾阴虚所致的牙痛。见虚火牙痛条。

阴虚阳浮 yīnxūyángfú 真阴不足，津血亏损而致阳气浮越于上的病理。症见头目眩晕、面色潮红、目赤、咽干、喉痛、牙痛等。

阴虚阳亢 yīnxūyángkàng 精血或津液亏虚，导致阴阳平衡失调，阳气失去制约而亢盛；阳亢又能使阴液进一步亏损。二者互为因果。症见潮热、颧红、盗汗、五心烦热、咳血、消瘦，或失眠、烦躁易怒，或遗精、性欲亢进、舌红而干、脉细数等。治疗宜育阴潜阳。

阴虚则内热 yīnxūzénèirè 出《素问·调经论》。劳倦伤脾之脾虚发热。今指阴液亏耗过度引起的内热证。主要表现为潮热、夜热或五心烦热，多兼有盗汗、口干、舌红、脉细数等。

阴虚证 yīnxūzhèng 证候名。津液精血不足所出现的证候。出《素问·调经论》。多由真阴虚衰或热病伤阴，或久病耗伤阴液所致。《景岳全书·传忠录》："阴虚者，水亏也，为亡血、失血，为戴阳，为骨蒸劳热。"症见形体消瘦、骨蒸潮热、盗汗遗泄、五心烦热、头眩耳鸣、口燥咽干、面红颧赤、舌红少津或红绛光剥、脉虚细而数等。治宜补益阴液为主。肺胃阴虚者，宜养阴生津为主；心脾阴亏者，宜滋阴补血益气为主；肝肾阴耗者，宜填补精髓为主。可选用沙参麦冬汤、大补阴丸、黑归脾丸、归芍地黄汤、左归饮等方。参见心阴虚、肺阴虚、肝阴虚、肾阴虚等条。

阴癣 yīnxuǎn 病名。见清·邹存淦《外治寿世方》。由风热湿邪侵于肌肤而成。初起为丘疹或小水泡，渐向周围扩大而成红斑，边缘清楚，上有薄屑，瘙痒极甚。多生于股部内侧，或蔓延到外阴、臀部及肛门周围。即股癣。外用癣药水，或雄黄 12 克，以陈醋浸后外搽。

阴血 yīnxuè 即血脉。气为阳，血为阴，故称血为阴血。《灵枢·通天》："太阴之人，多阴而无阳，其阴血浊，其卫气涩。"参见血条。

阴阳 yīnyáng 中国古代哲学思想。含有朴素的辩证观点。毛主席说："中国古人讲，'一阴一阳之谓道'。不能只有阴没有阳，或者只有阳没有阴。这是古代的两点论。形而上学是一点论。"我国人民把这种朴素的辩证法思想与医药实践结合起来，逐步发展成中医的阴阳学说。主要内容：一方面，阴阳是自然界的根本规律，万物的纲纪，一切生物生长、发展、变化的根源。《素问·阴阳应象大论》："阴阳者，天地之道也，万物之纲纪，变化之父母，生杀之本始，神明之府也。治病必求于本。"另一方面，阴阳是相对的，是互根、互相消长和互相转化的。这一理论贯串于解剖、生理、病理、诊断、防治等整个医学领域中。首先，阴阳是相对的，又是互根的。《素问·阴阳应象大论》："阴在内，阳之守也；阳在外，阴之使也。""清阳出上窍，浊阴出下窍；清阳发腠理，浊阴走五脏；清阳实四肢，浊阴归六腑。""阳胜则热，阴胜则寒。"《素问·生气通天论》："阳强不能密，阴气乃绝。阴平阳秘，精神乃治；阴阳离决，精气乃绝。"其次，阴阳互相消长和转化。《灵枢·论疾诊尺》："四时之变，寒暑之胜，重阴必阳，重阳必阴。故阴主寒，阳主热；故寒甚则热，热甚则寒。故曰寒生热，热生寒。此阴阳之变也。"随着医药学的发展，阴阳学说内容不断丰富。但由于受历史条件的限制，这些辩证法的内涵仍然是朴素的。因此，对于阴阳学说必须以辩证唯物主义作指导，以现代科学为基础，在实践过程中整理提高。

阴阳并补 yīnyángbìngbǔ　治法。针对阴阳两虚证而采取的阴阳双补的治疗方法，在运用这种治疗方法时，要分清阴阳两虚的主次。阴虚为主的，要补阴为主，辅以补阳；阳虚为主的，要补阳为主，辅以补阴。如气血俱虚，宜气血双补，用八珍汤。又如气阴两虚，宜益气养阴，用生脉散。参见阴阳两虚条。

阴阳对立 yīnyángduìlì　阴阳学说的基本法则之一。自然事物的统一体内阴和阳性质相反，相互对抗与排斥，以及相互制约的普遍关系。对立是统一的前提，统一是对立的结果。没有阴阳的对立，就没有事物和现象的相成。阴阳的对立，主要有以下几方面的含义：自然事物范畴内，阴阳对立是宇宙中普遍存在的规律；自然事物中，相互对立的阴阳双方，大都存在着相互制约的特性；自然事物里，相互对立的阴阳双方是相互排斥的。

阴阳格拒 yīnyánggéjù　病机。阴阳失调的病变中，阴阳双方中的一方偏盛至极，而将另一方排斥于外的状态。包括阴盛格阳和阳盛格阴，详各条。

阴阳乖戾 yīnyángguāilì　乖戾，不和或失调。阴阳不和或失调是病理变化的基本原理，可导致阴阳偏衰偏亢，气血逆乱，脏腑功能失常等。参阴阳失调条。

阴阳互根 yīnyánghùgēn　阴阳互相依存，双方均以对方存在为自身存在的前提，即所谓"阳根于阴，阴根于阳"。《素问·阴阳应象大论》："阳生阴长，阳杀阴藏。"阴阳学说多以互根的观点说明脏与腑、气与血、功能与物质在生理上或病理上的联系。

阴阳交 yīnyángjiāo　病证名。出《素问·评热病论》。热性病阳邪入于阴分，交结不解。症见出汗后仍发热、狂言、不能食、脉躁疾，多属重证。临床根据患者有无阳明腑实证，分别采用清法或下法。

阴阳俱溢 yīnyángjùyì　溢，指脉来盈溢洪盛。古代脉诊寸口（脉口）属阴，人迎属阳，若人迎与寸口脉俱洪盛如溢，示邪盛正衰，病进。《灵枢·终始》："人迎与脉口俱盛三倍以上，命曰阴阳俱溢。"

阴阳离决 yīnyánglíjué　阴阳的关系分离决裂。由于阴阳失调，此消彼长，发展到一方消灭另一方，或一方损耗过度而致另一方失去依存。《素问·生气通天论》："阴阳离决，精气乃绝。"

阴阳两虚 yīnyángliǎngxū　脏腑阴阳俱虚，或气血俱虚，或肾阴阳俱虚。可因阴损及阳或阳损及阴，或阴阳俱损而致。在辨证方面，既有阳虚的见证，又有阴虚的见证。治疗原则应两补阴阳，并根据阴阳虚损的情况，分主次施治。

阴阳偏胜 yīnyángpiānshèng　见阴阳失调条。

阴阳胜复 yīnyángshèngfù　阴阳双方矛盾斗争中，一方亢盛，导致另一方的报复，出现阴胜阳复或阳胜阴复的情况，从而影响事物变化过程的转归。前人运用这种变化规律来解释自然界和疾病过程的变化。如气候方面，若某年湿气（阴）胜，雨水过多，则年可能有燥气（阳）来复，出现干旱的气候，从而影响发病的情况及疾病流行。病理方面，邪正相争的过程亦可出现胜复的现象。《伤寒论·辨厥阴病脉证并治》："伤寒先厥，后发热而利者，必自止，见厥复利。"成无己注："阴气胜，则厥逆而利；阳气复，则发热，利必自止。见厥，则阴气还胜而复利也。"

阴阳失调 yīnyángshītiáo 亦称阴阳偏胜。病机的概括。人体内外、表里、上下各部分间，以及物质与机能之间，必须经常保持相对的阴阳协调关系，才能维持正常的生理活动，这是健康的表现。疾病的发生及其病理过程，正是各种原因导致体内阴阳失却协调关系的结果。无论病变部位、病势趋向、病性寒热以及邪正虚实的消长等，无不体现了阴阳相对两方面的偏胜和偏衰。《素问·阴阳应象大论》："阴胜则阳病，阳胜则阴病。阳胜则热，阴胜则寒。"

阴阳消长 yīnyángxiāozhǎng 自然事物的阴阳双方是对立的，总是此盛彼衰、此消彼长地变化。如反映在病理变化的"热盛伤津"、"阴虚阳亢"、"阴盛阳衰"等。《素问·阴阳应象大论》："阴胜则阳病，阳胜则阴病。"

阴阳学说 yīnyángxuéshuō 古代两点论运用于医学的基本理论之一。详阴阳条。

阴阳易 yīnyángyì ❶病证名。出《伤寒论·辨阴阳易差后劳复病脉证并治》。《诸病源候论》认为男子与患伤寒而未完全康复的妇人行房事后得病，名为阴易；妇人与患伤寒而未完全康复的男子行房事后得病，名为阳易。近人也有认为阴阳易指患伤寒未完全康复，因犯房事而复发者。症见身体沉重、少气无力、下腹拘急甚至牵引阴部、热气上冲胸、头重眼花等。可选用当归四逆汤、瓜蒌竹茹汤（《重订通俗伤寒论》：瓜蒌、竹茹）加味，并以酒炒吴萸热熨少腹。❷阴位见阳脉，阳位见阴脉。出《素问·至真要大论》。

阴阳之宅 yīnyángzhīzhái 指肾。肾藏元阴与元阳，故称。参肾条。

阴阳转化 yīnyángzhuǎnhuà 阴阳双方在一定条件下可以相互转化，阴可以转化为阳，阳也可以转化为阴。表现在生理上，阳生于阴，阴生于阳，机能与物质的转换；病理上寒极生热、热极生寒等。《素问·阴阳应象大论》："故重阴必阳，重阳必阴。"

阴痒 yīnyǎng 病症名。出《肘后方》。又名外阴瘙痒。多因外阴不洁，虫蚀感染或湿热蕴结，流注于下而致；也有因阴虚血燥而致者。症见外阴部或阴道内瘙痒，甚则奇痒难忍，坐立不安。湿热者多伴有带下色黄、量多，宜清热利湿，用萆薢渗湿汤（方见阴蚀条）或龙胆泻肝汤。阴虚血燥者，宜养血祛风，用当归饮（《证治准绳》：当归、白芍、川芎、生地、白蒺藜、防风、荆芥穗、何首乌、黄芪、甘草）。局部可用蛇床子、川椒、枯矾、苦参、百部、艾叶，水煎熏洗。

阴液 yīnyè 近人对精、血、津、液等各种体液成分的通称，因其均属阴分，故名。

阴液亏虚 yīnyèkuīxū 证候名。阴虚而表现为液亏的证候。津液来源虽同，但有清浊稀稠之别。液稠而浊，主里，流于关节及脑髓腔道，能利关节，濡空窍，补脑髓。《灵枢·决气》："液脱者，骨属屈伸不利，色夭，脑髓消，胫酸，耳数鸣。"故阴虚液亏也有类似的见症。治宜滋阴补肾生髓，如左归饮、滋阴补髓汤等。

阴脏 yīnzàng ❶五脏中，脾、肺、肾三脏属阴，故称。❷泛指阴盛体质之人。《景岳全书》卷一："阴脏者，一犯寒凉则脾肾必伤，此其阳之不足。"

阴躁 yīnzào 躁证之一。阴盛格阳所致扰动不宁者。《类证活人书》卷四："阴发躁，热发厥，物极则反也……《外台秘要》云：阴盛发躁，名曰阴躁。"常伴身体微热、面赤、躁扰欲坐井中，或渴不欲饮、脉沉而微等。宜用吴茱萸汤、理中汤或姜附汤，甚者四逆汤加葱白等。阴躁亦可由肾火上炎所致。参见躁条。

阴证 yīnzhèng 八纲总纲之一。包括里证、寒证、虚证。见《此事难知·辨阴阳二证》。如面色苍白或暗晦、蜷卧肢冷、静而少言、语声低微、呼吸微弱、气短乏力、饮食减少、口淡无味、不烦不渴，或喜热饮、大便溏薄、小便清长、腹痛喜按、舌淡胖嫩、苔润滑、脉象沉迟细无力等。

阴证发斑 yīnzhèngfābān 见《丹溪心法》卷二。即阴斑。详该条。

阴证略例 yīnzhènglüèlì 医书。1 卷。元·王好古撰于 1292 年。作者以阴证伤寒难以辨识与治疗，遂采集前人有关论述，参附己见，专以阴证设论，按病举例说明。全书论辨阴证颇详，审证用药均有理法可循。虽为阴证伤寒而设，亦可作为研究内科杂病阴证的参考。新中国成立后有排印本。

阴证伤寒 yīnzhèngshānghán 病邪直中阴经的虚寒证。《通俗伤寒论·阴证伤寒》分寒中太阴、寒中少阴、寒中厥阴三类。寒中太阴用胃苓汤、附子理中汤等方，寒中少阴用真武汤、附姜白通汤（《重订通俗伤寒论》：附子、干姜、葱白、猪胆）等方，寒中厥阴用当归四逆汤、通脉四逆汤之类。外治宜灸气海、关元等穴。

阴证似阳 yīnzhèngsìyáng 见《景岳全书·传忠录》。虚寒性疾病发展到严重阶段，可出现一种假象。即疾病的本质是阴证，反见面红、口渴、手足躁扰、脉浮大等类似阳证的症状，要注意结合病史、舌诊和有关方面全面分析。参见真寒假热条。

阴证头痛 yīnzhèngtóutòng 病证名。头痛而见阴寒症状者。《医垒元戎·三阴头痛》："若阴证头痛，只用温中药足矣，乃理中、姜附之类也。"参三阴头痛条。

阴痔 yīnzhì 病名。见《证治准绳》。清·《坤宁集》（不著撰人）："凡九窍有肉突出，皆名为痔。妇人阴中突肉，名阴痔。"相当于子宫脱垂、子宫黏膜下肌瘤等。有因肝郁或湿热者，阴户流黄水，宜解郁清热利湿，用龙胆泻肝汤或丹栀逍遥散。有因脾虚者，阴户流白水，宜健脾益气，用补中益气汤或归脾汤。局部可用乌头七个，煅存性，浓醋熬煎熏洗。详见子宫脱垂条。

阴中伏阳 yīnzhōngfúyáng 脉阴阳相乘相伏之象。如寸部虽见沉涩而短的阴脉，但有时夹有浮滑而长的阳脉，故称。《难经·二十难》："脉虽时浮滑而长，此谓阴中伏阳也。"

阴中痛 yīnzhōngtòng 出《肘后备急方》卷五。即阴痛。详该条。

阴中隐阳 yīnzhōngyǐnyáng 古刺法。见金·窦汉卿《金针赋》。其法是先进针至一寸深处，行慢按紧提六次，再退针至五分处，行紧按慢提九次，此为一度，必要时可以反复施术。适用于先热后寒，实中夹虚之证。本法以泻为主，泻中有补，故名阴中隐阳。

阴中之阳 yīnzhōngzhīyáng 阴阳学说内容之一。以属于阳性的事物居于阴位而名。《素问·金匮真言论》："鸡鸣至平旦，天之阴，阴中之阳也。""腹为阴，阴中之阳，肝也。"《素问·阴阳离合论》："天覆地载，万物方生……则出地者，命曰阴中之阳。"

阴中之阴 yīnzhōngzhīyīn 阴阳学说内容之一。以属阴性的事物居于阴位而名。《素问·金匮真言论》："合夜至鸡鸣，天之阴，阴中之阴也。""腹为阴，阴中之阴，肾也。"《素问·阴阳离合论》："天覆地载，万物方生，未出地者，命曰阴处，名曰阴中之阴。"

阴肿成疮 yīnzhǒngchéngchuāng 病症名。阴茎包皮感染湿热毒邪，以致局部焮赤肿痛成疮。《诸病源候论》卷四十："阴肿，下焦热，热气冲阴，阴头忽肿合，不得小便，乃至生疮。"此症暑天较多，婴幼儿包皮内积垢未除者，每易致之。治宜清热利尿，用导赤散，或四苓散加灯心；外以蝉蜕煎汤洗，或硼砂研细，水调敷。

Y

阴纵 yīnzòng 病症名。见《医学纲目·肝胆部》。阴茎挺长不收，或肿胀而痿之症。又名阴挺（《杂病源流犀烛》）、茎纵（《类证治裁》）。《灵枢·经筋》："伤于热则纵挺不收。"多由肝经湿热所致。治宜清化。方用小柴胡汤加黄连、黄柏，甚者用三一承气汤。若纵挺收，肿减而内有硬块者，可用青皮与散风药同用；外用朴硝、荆芥煎汤浸洗，或用丝瓜汁调五倍子末敷之。

茵陈 yīnchén 出《本草经集注》。为茵陈蒿之简称，详该条。

茵陈蒿 yīnchénhāo 中药名。出《神农本草经》。又名茵陈、绵茵陈。为菊科植物茵陈蒿 Artemisia capillaris Thunb. 或滨蒿 A. scoparia Waldst. et Kit. 的嫩苗。主产于陕西、山西、安徽。苦、辛，微寒。入肝、胆、脾、胃经。清热利湿，利胆退黄。治湿热黄疸、胆囊炎、伤暑发热、小便不利，煎服：6～15克。煎水洗治风瘙瘾疹、湿疮。茵陈蒿含蒿属香豆素（Scoparone），α-对羟苯氧基-6-甲氧基-5，7-二羟基色酮等。煎剂或茵陈蒿注射液对四氯化碳中毒性肝炎的肝功能或病理形态，均有治疗作用。α-对羟苯氧基-6-甲氧基-5，7-二羟基色酮有明显的利胆作用。茵陈炔酮在体外有抗皮肤真菌作用。蒿属香豆素尚有利尿、降压、增加冠脉血流量、镇痛、消炎及平喘作用。水煎剂可降低血清胆甾醇。对小鼠艾氏腹水癌有轻度抑制作用。对人工发热兔有解热作用。

茵陈蒿〔图〕

茵陈蒿汤 yīnchénhāotāng ❶《伤寒论》方。茵陈蒿六两，栀子十四枚，大黄二两，水煎，分三次服。功能清热利湿。治湿热黄疸，症见一身面目尽黄、黄色鲜明、发热、头汗出、身无汗、口渴、腹微满、小便短赤等。实验研究：有利胆作用。❷《证治准绳·幼科》方。茵陈、栀子仁各一两，大黄、芒硝、木通、寒水石各半两。为细末，每服一钱，水煎服。治小儿发黄，身如橘色。

茵陈四逆汤 yīnchénsìnìtāng《卫生宝鉴·补遗》方。又名茵陈附子干姜甘草汤、茵陈姜附汤。茵陈六两，干姜一两半，炙甘草二两，炮附子一个。每服酌量，水煎，凉服。治黄疸阴证。症见皮肤凉而烦热、欲卧水中、喘呕、脉沉细迟无力而发黄。

茵陈五苓散 yīnchénwǔlíngsǎn《金匮要略》方。茵陈蒿末十分，五苓散五分。每服一方寸匕，日三次，饭前冲服。治湿热黄疸，小便不利，偏于湿重者。

茵陈术附汤 yīnchénzhúfùtāng ❶《医学心悟》卷二方。茵陈蒿一钱，白术二钱，附子五分，干姜五分，肉桂三分，炙甘草一钱。治阴黄，寒湿阻滞，症见身目俱黄、其色晦暗、口淡不渴、神倦食少、脉沉迟无力。❷《医醇賸义》卷三方。茵陈蒿三钱，白术、茯苓、当归各二钱，陈皮、附子、半夏、砂仁各一钱，薏苡仁、姜皮各八分。水煎服。治同上。

荫胎 yīntāi 即胎不长。详该条。

殷门 yīnmén 经穴名。代号BL37。出《针灸甲乙经》。属足太阳膀胱经。位于大腿后面，承扶与委中穴的连线上，当臀横纹中点直下6寸处。主治腰背痛、急性腰扭伤、坐骨神经痛、下肢麻痹或瘫痪等。直刺1～2寸。灸5～7壮或10～20分钟。

殷门〔图〕

殷仲春 yīnzhòngchūn 明代医学家。字方叔，秀水（今浙江嘉兴）人。工岐黄，隐居授徒。曾将早年得见之名家所藏医书书名、作者、卷数等，依释氏经藏分类法分作20函，每函冠以小序，编成《医藏目录》（1618年），又名《医藏书目》，是我国现存最早之医学书目。另著有《疹子心法》1卷。

喑痱 yīnfèi　病名。一作喑俳。出《素问·脉解》。又作瘖痱或阴俳。多由肾精亏损，以致肾气厥逆而成。《奇效良方》："喑痱之状，舌喑不能语，足废不为用。"治宜滋肾阴，参以补肾阳。方用地黄饮子。

喑门 yīnmén　出《素问·气穴论》。即哑门穴。详该条。

喑俳 yīnpái　出《素问·脉解》。即喑痱。详该条。

瘖痱 yīnfèi　瘖，为喑的异体字。瘖痱即喑痱。详该条。

银柴胡 yíncháihú　中药名。出《本草纲目》。别名土参。为石竹科植物银柴胡 *Stellaria dichotoma* L. var. *Lanceolata Bge.* 的干燥根。主产于陕西、甘肃、宁夏、内蒙古，东北亦产。甘、微寒。入肝、胃经。清虚热，除疳热。治阴虚，小儿疳热羸瘦。煎服：3～9克。

银海 yínhǎi　道家称眼为银海。苏轼《雪后书北台壁》诗："冻合玉楼寒起粟，光摇银海眩生花。"故后世眼科专籍有用"银海"命名者，如《银海精微》《银海指南》等。详眼条。

银海精微 yínhǎijīngwēi　眼科书。2卷。宋以后人托名孙思邈撰。撰年不详。该书论述五轮八廓与各种眼病的证治，并附眼病图。治法包括方药内服与洗、点、针、刺劆等外治法以及金针拨翳障法等。书中辨析诸症较为明晰，治方大多切于实用。但其中也杂有咒语之类的迷信内容。新中国成立后有排印本。

银花 yínhuā　金银花之简称。详该条。

银花解毒汤 yínhuājiědútāng　《疡科心得集》方。金银花、地丁、犀角、赤茯苓、连翘、牡丹皮、黄连、夏枯草。水煎服。功能清热解毒。治风火湿热，痈疽疔毒。

银花藤 yínhuāténg　忍冬藤之别名。详该条。

银翘解毒片 yínqiàojiědúpiàn　即银翘散制成片剂。

银翘解毒丸 yínqiàojiědúwán　即银翘散制成蜜丸或以芦根煎液为丸。

银翘散 yínqiàosǎn　《温病条辨》方。金银花、连翘各一两，桔梗、薄荷、牛蒡子各六钱，竹叶、荆芥穗各四钱，豆豉、甘草各五钱。为末，每服六钱，加鲜芦根，水煎，香气大出即取服。功能辛凉透表，疏散风热。治温病初起，症见发热、微恶风寒、无汗或有汗不多、头痛口微渴、咳嗽咽痛、舌尖红、苔薄白或薄黄、脉浮数。也用于感冒、流行性感冒、麻疹、支气管肺炎、流行性腮腺炎、急性咽炎、急性扁桃体炎、乙型脑炎初起而见风热表证者。实验研究：体外对流感病毒有抑制作用。

银蛇 yínshé　药名。见《广州药用动物》。为金钱白花蛇之别名，详该条。

银条参 yíntiáoshēn　北沙参之别名。详该条。

银杏散 yínxìngsǎn　《外科正宗》卷九方。杏仁、水银（铅制）、轻粉、雄黄各等分。为细末，每用五分，枣肉一枚和丸，绵裹成球状，先用塌痒汤洗局部，再将药球纳入阴道。治妇人湿热下注，阴中作痒，或阴内外生疮。

银杏叶片 yínxìngyèpiàn　中成药。见《中华人民共和国药典》2010年版一部。为银杏叶提取物经加工制成的片剂。功能活血化瘀通络。用于瘀血阻络引起的胸痹心痛、中风、半身不遂、舌强语謇；冠心病稳定型心绞痛、脑梗死见上述证候者。口服。一次2片或一次1片，一日3次；或遵医嘱。

银杏中毒 yínxìngzhòngdú　病名。即白果中毒。

Y

银针 yínzhēn　针具名。指银质的针具。

淫 yín　❶病邪。如六淫。❷溢满、浸润、流布。《素问·经脉别论》："淫气于筋"，"淫精于脉"。❸逆乱、扰乱。《灵枢·病传》："腹痛下淫"。❹白淫的简称。《灵枢·五色》："其随而下至胝为淫，有润如膏状。"

淫羊藿 yínyánghuò　中药名。出《神农本草经》。别名仙灵脾、三枝九叶草、牛角花。为小檗科植物箭叶淫羊藿 *Epimedium sagittatum* (Sieb. et Zucc.) Maxim. 或淫羊藿 *E. brevicornum* Max-im. 等的全草。产于陕西、辽宁、山西、湖北、四川、广西等地。辛、甘，温。入肝、肾经。温肾助阳，祛风除湿。治阳痿、早泄、老年慢性气管炎、风湿痹痛，亦可治更年期高血压。煎服：3～9克。本品含淫羊藿苷、甾醇、黄酮苷等。淫羊藿提取物对雄性小鼠具有雄性激素样作用，煎剂在试管内对脊髓灰质炎病毒和其他肠道病毒有抑制作用。

淫羊藿

龈交 yínjiāo　经穴名。代号 DU28。出《素问·气府论》。属督脉。位于口腔前庭上唇系带之齿龈端，当门齿缝微上方处。主治齿龈炎、口腔溃疡、癫痫、精神病等。向上斜刺0.2～0.3寸。

引 yǐn　❶牵引、相拉。形容因一处疼痛而牵引及其他部位。《素问·举痛论》："或心与背相引而痛者，或胁肋与少腹相引而痛者，或腹痛引阴股者。"❷收引。拘急挛缩症状。《素问·至真要大论》："诸寒收引"。❸引出、拔出。《素问·八正神明论》《灵枢·九针十二原》中之引针，即针刺完毕，慢慢地拔出针。❹领、导引。《灵枢·五邪》"以引胁下"，即导引气下行而缓解胁痛。又中药方剂中所谓引经药或起调和作用的药为引子、引药，也就是使药。❺惊风八候之一。《古今医鉴》："引者，臂若开弓。"

引痘法 yǐndòufǎ　即人痘接种法。详该条。

引火归原 yǐnhuǒguīyuán　治疗肾火上升的方法。肾火上升表现为上热下寒、面色浮红、头晕耳鸣、口舌糜烂、牙齿痛、腰酸腿软、两足发冷，舌质嫩红，脉虚，可于滋肾药中加附子、肉桂之类以引火下行，使阴阳平调，虚火不升。

引经报使 yǐnjīngbàoshǐ　某些药物能引导其他药物的药力到达病变部位或某一经脉，起"向导"的作用，故称。如太阳经病，用羌活、防风、藁本为引；阳明经病，用升麻、葛根、白芷为引；少阳经病，用柴胡为引；太阴经病，用苍术为引；少阴经病，用独活为引；厥阴经病，用细辛、川芎、青皮为引。又如咽喉病须用桔梗载药上浮，达到咽喉部；治下肢病用牛膝为引等。此为常法，并非绝对。

引经药 yǐnjīngyào　简称药引，即引经报使。详该条。

引伸法 yǐnshēnfǎ　推拿手法。牵拉肢体，使关节伸展。常用于四肢和颈腰部。有舒展筋脉、缓解挛缩和帮助关节复位等作用。

引手 yǐnshǒu　疮疡辨脓方法之一，见《疡科心得集》。又名应指。用手按之，手起而即复者有脓，手起而不复者无脓，称为引手。

引针 yǐnzhēn　即出针。详该条。

饮 yǐn　❶病症名。饮病的总称。《金匮要略·痰饮咳嗽病脉证并治》："夫饮有四……有痰饮，有悬饮，有溢饮，有支饮。"❷汤剂名之一。如五皮饮、桑菊饮。❸作喝解，指饮酒。《临证指南医案》："平昔嗜饮，胃热遗肺。"❹指汤水、饮料。《素问·脉要精微论》："诊法常以平旦……饮食未进，经脉未盛，络脉调匀，气血未乱，故乃可诊有过之脉。"

饮后即便 yǐnhòujíbiàn　症状名。见《杂病源流犀烛·小便闭癃源流》。由于精气衰耗，不能输于脾、归于肺所致。其饮入立觉至脐，即欲小便。宜用补中益气汤等方。

饮酒中毒 yǐnjiǔzhòngdú 即酒精中毒，俗称醉酒。出《诸病源候论·饮酒中毒候》。因饮酒过量，酒毒渍于脾胃，流溢经络所致。症见初起脸面潮红、兴奋多语、头痛眩晕、时悲时喜，继则烦乱呕吐、步态不稳，或壮热烦渴，或恶寒呻吟，甚者吐利不安、神智不清、昏睡不醒，亦可见二便失禁、抽搐、呼吸衰竭等。初期宜催吐、洗胃，继则保温，对症治疗。中药解酒可酌情应用发汗、通利之法。方如葛花解醒汤、枳椇子丸（《证治准绳》：枳椇子、麝香），药用竹茹、葛花、葛根、枳椇子、砂仁、柑皮、黑豆、黄连、石膏、豆蔻等，可参考。

饮留胃肠 yǐnliúwèicháng 证候名。因水饮停留于胃肠所致的证候。《金匮要略·痰饮咳嗽病脉证治》："其人素盛今瘦，水走肠间，沥沥有声，谓之痰饮。"详痰饮条。

饮癖 yǐnpǐ 古病名。见《诸病源候论·癖病诸候》。多因中阳不振，水饮停聚所致。症见肋下如弦绷急，时有水声，遇寒作痛，或时吐涎沫清水，或心下坚硬如盘，或痰多，或呕酸嘈杂。治宜驱饮消癖。选用控涎丹、五饮汤（《类证治裁》：人参、白术、橘红、枳壳、半夏、厚朴、桂枝、白芍、泽泻、甘草、茯苓、猪苓、旋覆花）、三圣丸（《类证治裁》：半夏、陈皮、黄连）、苍术丸（《类证治裁》：苍术、大枣）等方。

饮片 yǐnpiàn 又称咀片。药材经过加工处理后，成为片、丝、块、段等形状，便于煎汤饮服。

饮膳正要 yǐnshànzhèngyào 营养学专书。3卷。元·忽思慧撰。刊于1330年。该书记述元代皇室贵族的饮食谱，但其卷三有食物本草的内容，介绍约200种食物本草的性味、主治和附图。书中掺杂一些糟粕。现有影印本与排印本。

饮食劳倦 yǐnshíláojuàn 内伤病因的一类。包括饮食失调和劳倦过度，均为内伤病的重要致病原因。《脾胃论》认为："饮食不节则胃病"，"形体劳役则脾病"。参见饮食失调、劳倦各条。

饮食六宜 yǐnshíliùyí 古代饮食养生要诀。《养生镜》："食宜早些，食宜缓些，食宜少些，食宜淡些，食宜暖些，食宜软些。"均是老年人饮食保健的基本要求，对后世有较大影响。

饮食失调 yǐnshíshītiáo 内伤病因之一。饮食营养为人赖以生存的最基本条件，通过饮食而摄取水与各种营养物质，以供生长发育和气血津液的代谢，成为充养全身五脏六腑、四肢百骸气化活动的来源，所以饮食失调是内伤的重要原因。具体包括饥饱失常、饮食不洁、五味偏嗜、乳食积滞、饮食中毒等。

饮食所伤 yǐnshísuǒshāng 由于饮食失调致病的一类病因。通常包括饮食失节、饥饱失常，或暴饮暴食，或饮酒无度，或饮食不洁，或饮食偏嗜等。饮食所伤常直接影响脾胃，导致脾胃功能失调，并可并发他病，是内伤疾病的致病因素之一。《素问·痹论》："饮食自倍，肠胃乃伤。"

饮食中毒 yǐnshízhòngdú 出《诸病源候论·诸饮食中毒候》。泛指误食含有毒性金属盐类的食物、毒蕈、有毒鱼类、含有细菌及其毒素的食物引起中毒。症见呕吐、腹痛、腹泻、发热等，严重者可致昏迷、虚脱，甚至死亡。详有关各条。

饮水则呛 yǐnshuǐzéqiāng 症状名。患者每因饮水而诱发呛咳的症状。偶发呛咳一般由饮食误入气管所致。但若每因饮水而发者，多因年老气衰，吞咽运动失调；或心血瘀

Y

阻，脾胃难于受纳所致。

饮停胸胁 yǐntíngxiōngxié　证候名。因水饮停留于胸胁所致的证候。《金匮要略·痰饮咳嗽病脉证并治》："饮后水流在胁下，咳唾引痛，谓之悬饮。"详悬饮条。

饮痫 yǐnxián　病名。伴有食欲异常的痫证，多见于小儿。《奇效良方》："其症吃食不知饱，忽然连三五日不甚思食，手足搐动，多自梦寐中，太饱便发作。"治法参见食痫条。

饮邪上泛 yǐnxiéshàngfàn　证名。阳虚不能蒸化水液而生痰饮，寒气夹痰饮上逆的证候。症见喘促，动则为甚，气短，或咳则气怯、痰多、形寒肢冷、小便不利、足跗浮肿、吐涎沫而头目昏眩等。治宜温阳化饮，酌用真武汤、苓桂术甘汤等。参见阳虚水泛条。

饮心痛 yǐnxīntòng　病症名。出《备急千金要方》卷十三。多因水饮停积所致。除胃脘痛外，兼见干呕吐涎、恶心烦闷、呕水，或胁下有水声、脉弦滑。治宜健脾化饮。用二陈汤加白术、泽泻或苓桂术甘汤、十枣汤等加减。

饮溢四肢 yǐnyìsìzhī　证候名。因水饮溢于肢体肌肤所致的证候。《金匮要略·痰饮咳嗽病脉证并治》："饮水流行，归于四肢，当汗出而不汗出，身体疼重，谓之溢饮。"详溢饮条。

饮子 yǐnzi　汤剂不规定时间冷服的称饮子。如《宣明论方》的地黄饮子。

隐白 yǐnbái　经穴名。代号 SP1。出《灵枢·本输》。属足太阴脾经。井穴。位于足跗趾末节内侧，距趾甲角0.1寸处。主治腹胀、泄泻、便血、崩漏、精神病等。浅刺0.1～0.2寸，或点刺出血。灸3～7壮或5～15分钟。

隐痛 yǐntòng　症状名。疼痛轻微，多时隐时现，绵绵不休。

隐疹 yǐnzhěn　病名。出《素问·四时刺逆从论》。又名风瘾疹，痦瘟。因内蕴湿热，复感风寒，郁于皮腠而发；或由于对某些物质过敏所致。皮肤出现大小不等的风团，小如麻粒，大如豆瓣，甚则成块成片、剧痒、时隐时现。即荨麻疹。如疹色红赤、灼热、舌红、脉浮数者，属风热；丘疹色白、恶风、舌苔薄白、脉浮紧者，属风寒；反复发作，经久不愈，多为气血亏虚。风热者服消风散；风寒者服荆防败毒散；日久反复发作，气血虚者，服当归饮子加减。

瘾疹 yǐnzhěn　详见隐疹条。

印疮 yìnchuāng　即席疮。详该条。

印堂 yìntáng　❶经外奇穴名。代号 EX-HN3。见《扁鹊神应针灸玉龙经》。位于两眉头连线中点。主治头痛、眩晕、鼻炎、感冒、小儿惊风等。提捏局部皮肤，向下平刺0.3～0.5寸，或用三棱针点刺出血。灸1～3壮或3～5分钟。❷解剖部位，参见阙条。

ying

婴儿 yīng'ér　❶气功隐语，指心血。❷炼丹术语，指铅。❸初生儿。临床上，以出生后1周岁以内者为婴儿。

婴儿目涩 yīng'érmùsè　即慢肝风。详该条。

婴儿望诊 yīng'érwàngzhěn　婴儿望诊法的提纲。出《奇效良方》。一视两眼精神。睛珠黑光满轮，精神明快，主儿有寿；若眼白多，睛昏懒，睛珠黄小，是禀受怯弱。二视声音大小。声音响亮，五脏之气壮，令儿易长；神气怯，或叫声如啾唧咿哑之状，不寿。三视前后顶囟。乃母气血充实，令儿囟门坚实耐养。四视形貌。口大鼻端，眉耸目秀，此婴孩易长。五视毛发。气血充实，则发黑光润。五者不能全见，但得两目精神，声音洪亮，此可保其六七。

婴筋 yīngjīn 颈侧之筋，相当于胸锁乳突肌之前缘部。《灵枢·寒热病》："人迎，足阳明也，在婴筋之前。"

婴童百问 yīngtóngbǎiwèn 儿科著作。10卷。明·鲁伯嗣撰。约刊于15世纪初。该书以问答形式，对于婴幼儿的初生养护、疾病诊治等作了较详细的阐述。内容选方比较审慎精要。新中国成立后有排印本。

婴童类萃 yīngtónglèicuì 儿科著作。明·王大纶撰。3卷。刊于1622年。书中重点阐述小儿变蒸、撮口、脐风、胎毒等常见疾患的辨证论治。卷末附治杂症日用补遗方。作者备考先贤之论，选方注重实效，于后学颇有启迪。现有排印本。

婴幼疮疡 yīngyòuchuāngyáng 因婴孩气血未充，筋骨未坚，脾胃尚脆，故凡患痈疽者，一般宜用内托、内疏和缓之药，不可用峻猛之剂。

罂粟壳 yīngsùké 中药名。出明·徐彦纯《本草发挥》。别名御米壳。为罂粟科植物罂粟 *Papaver somniferum* L. 的果壳。酸、涩、平。有毒。入肺、大肠、肾经。敛肺止咳，涩肠止

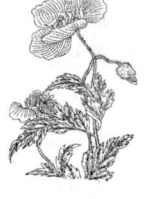

罂粟壳

痛。治久咳、久泻、久痢、脱肛、便血、胃痛、筋骨痛。煎服：3～6克。本品含吗啡、可待因、那碎因、那可汀、罂粟碱及罂粟壳碱等。吗啡有很强的镇痛、镇咳作用，但易成瘾，可抑制呼吸及引起便秘。可待因有明显止咳作用。罂粟碱对各种内脏平滑肌和血管平滑肌均有松弛作用。那可汀亦有良好止咳作用。

樱桃核 yīngtáohé 中药名。出明·兰茂、范洪《滇南本草图说》。为蔷薇科植物樱桃 *Prunus pseudocerasus* Lindl. 的果核。分布于河北、河南、山东、安徽、江苏、浙江、福

建、湖北、四川、山西等地。辛、热。透疹解毒。治麻疹透发不畅。煎服：3～9克。亦可煎汤熏洗。

樱桃痔 yīngtáozhì 病名。出《疮疡经验全书》。因痔形如樱桃，故名。参见息肉痔条。

膺 yīng 前胸部两侧的肌肉隆起处，相当于胸大肌的部位。

膺窗 yīngchuāng 经穴名。代号ST16。出《针灸甲乙经》。属足阳明胃经。位于第三肋间隙，距胸正中线4寸处。主治咳嗽、气喘、乳腺炎、胁肋痛等。斜刺或平刺0.5～0.8寸，禁深刺。灸5～10分钟。

膺骨 yīnggǔ 骨名。即胸骨。详该条。

膺俞 yīngshù ❶中府穴别名。《素问·水热穴论》："大杼、膺俞、缺盆、背俞，此八者，以泻胸中之热也。"王冰注："膺俞者，膺中之俞也，正名中府。"❷胸两旁的十二个穴位。《素问·气穴论》："膺俞十二穴"。王冰注："谓云门、中府、周荣、胸乡、天溪、食窦，左右则十二穴也。"

膺中俞 yīngzhōngshù 见《针灸甲乙经》。中府穴别名。详该条。

鹰不泊 yīngbùbó 中药名。出《本草求原》。别名土花椒、刺倒树、鸟不宿。为芸香科植物簕欓 *Zanthoxylum avicennae*（Lam.）DC. 的根。分布于福建、广东、广西。苦、辛、温。祛风利湿，活血止痛。治咽喉肿痛、风湿性关节炎、黄疸型肝炎、肾炎水肿，煎服：15～30克。治跌打损伤，浸酒服。根皮含簕欓碱、二氢簕欓碱、白屈菜红碱、光叶花椒碱、木兰花碱等，并含橙皮甙、香叶木甙、簕欓素等。

迎风赤烂 yíngfēngchìlàn 病名。《证治准绳·杂病》："谓目不论何风，见之则赤烂，无风则否，与风弦赤烂入脾络之深者不同。夫风属木，木强土弱，弱则易侵……赤者，木中火证；烂者，土之湿证。若痰、若湿盛

者，烂盛赤；若火、若燥盛者，赤胜烂。"属今之睑缘炎。治宜疏风、清热、祛湿之剂。参见眼弦赤烂条。

迎风冷泪 yíngfēnglěnglèi　病症名。出《古今医统》。由肝肾两虚，精血亏耗所致。症见遇风则双眼冷泪频流。治宜补益肝肾。可选用左归丸或菊睛丸（《审视瑶函》：甘菊花、巴戟、肉苁蓉、枸杞子），酌加川芎、白芷、蕤仁、五味子等。

迎风流泪 yíngfēngliúlèi　病症名。见《眼科捷径》（清代眼科专书，不著撰人）。多由肝肾不足或肝经郁热所致。症见遇风流泪，甚者泪下如雨。有冷泪和热泪之分。详见迎风冷泪、迎风热泪条。

迎风热泪 yíngfēngrèlèi　病症名。见《证治准绳》第七册。由风热外袭，肝肺火炽或肝肾阴虚，虚火上炎所致。症见遇风则双眼热泪频流，可伴有目赤涩痛、怕热羞明等。风热证宜疏风清热，用银翘散；肝肺火炽，宜平肝凉血，用羚羊角散（《审视瑶函》：羚羊角、羌活、玄参、车前子、山栀仁、黄芩、瓜蒌、胡黄连、家菊花、细辛）加减；阴虚火炎者，宜滋阴降火，用知柏地黄丸加减。

迎山红 yíngshānhóng　中药名。见《吉林中草药》。别名满山红、映山红。为杜鹃花科植物迎红杜鹃 *Rhododendron mucronulatum* Turcz. 的叶。分布于东北及河北。苦，平。解表，清肺，化痰止咳。治感冒头痛、咳嗽、支气管炎、哮喘，煎服：9～15 克。本品含槲皮素、棉花皮素、杜鹃黄素、鞣质及挥发油等。煎剂或挥发油对小鼠有祛痰作用。后者尚有镇咳作用。煎剂在试管内对金黄色葡萄球菌有抑制作用。

迎随补泻法 yíngsuíbǔxièfǎ　针刺补泻法之一。以针尖方向与经脉之间的逆顺关系区分补泻的一种方法。《灵枢·终始》："泻者迎之，补者随之，知迎和随，气可令和。"即顺（随）着经脉循行方向进针的为补，逆（迎）着经脉循行方向进针的为泻。亦称针向补泻法。

迎香 yíngxiāng　经穴名。代号 LI20。出《针灸甲乙经》。别名冲阳。属手阳明大肠经。位于鼻唇沟内，横平鼻翼外缘中点，旁开约 0.5 寸。主治鼻塞、鼻衄、急慢性鼻炎、面神经麻痹、胆道蛔虫症等。略向内上方斜刺或平刺 0.3～0.5 寸。

营 yíng　❶营气。《灵枢·营卫生会》："其清者为营，浊者为卫，营在脉中，卫在脉外。"❷营运。《灵枢·营气》："精专者行于经隧，常营无已，终而复始。"❸喻脉象沉实如营垒。《素问·玉机真脏论》："冬脉如营，何如而营……其气来沉以搏，故曰营。"❹温病辨证的部位或阶段。《温热论》："心主血属营。"详见营分证条。

营分 yíngfēn　温热病卫气营血辨证介于气分与血分之间者为营分。营是血中之气，营气内通于心，病邪传至营分，显示正气不支，邪气深入，威胁心包，影响神志，甚则涉及厥阴肝经。参见营分证条。

营分证 yíngfēnzhèng　温邪深入劫灼营阴、扰神窜络而出现的证候类型。多由气分证传变或卫分证逆传而来。以夜热甚，心烦不寐，或神昏谵语、斑疹隐现、舌质红绛、脉细数为主症。营是血中之气，营气通于心，病传营分，显示正气不支，邪气深入，威胁心包，影响神志或病及厥阴肝经。疾病由营转气，表示病情好转，由营入血，表示病情更深重。

营气 yíngqì　❶营运于脉中的精气。生于水谷，源于脾胃，出于中焦，有化生血液和营养周身的功用。《灵枢·邪客》："营气者，泌其津液，注之于脉，化以为血，以荣四末，内注五脏六腑。"❷温病辨证中，营分证和气分证二者合称。如营气同病。

营气不从 yíngqìbùcóng 血脉中营气运行障碍，出现痈肿的病理。《素问·生气通天论》："营气不从，逆于肉理，乃生痈肿。"因邪气侵袭，营气运行不畅，瘀阻于肌肉腠理之间，血郁热聚，便成痈肿。

营气同病 yíngqìtóngbìng 温病辨证。邪热已传入营分，仍有气分证，称营气同病。参见卫气营血辨证条。

营卫 yíngwèi 出《灵枢·营卫生会》。营气和卫气的合称。两气同出一源，皆水谷精气之所化。营行脉中，具有营养周身的作用；卫行脉外，具有捍卫躯体的功能。

营卫不和 yíngwèibùhé 出《伤寒论·辨太阳病脉证并治》。一般指表证自汗的病理而言。包括：卫弱营强，因卫气虚弱，汗液自行溢出，症见身不发热而时有自汗。卫强营弱，因阳气郁于肌表，内迫营阴而汗自出，症见时发热而自汗，不发热则无汗。

营卫气血 yíngwèiqìxuè ❶人体生命活动所必需的四种精微物质和动力基础。参营、卫、气、血各条。❷温病学说借卫与营、气与血的阴阳表里相对关系，将温病传变由外而内、由气及血的过程分为卫、气、营、血四个阶段，作为临床辨证论治的纲领。《温热论》："辨营卫气血虽与伤寒同，若论治法，则与伤寒大异也。"参见卫气营血辨证条。

营卫生会 yíngwèishēnghuì《灵枢》篇名。本文主要论述营卫的生成与会合，故名。营卫同出一源，皆水谷精气之所化，清者为营，浊者为卫。营行脉内，具有营养作用；卫行脉外，具有捍卫功能。然营卫阴阳之行，虽有异途，惟于夜半大会，皆归于脏，故名合阴。同时，营卫之生成分布又与三焦有关，故篇后又着重讨论了三焦的部位和作用。

营阴损伤 yíngyīnsǔnshāng 病机。温热病邪侵入营分，耗损血中阴津的病理变化。

营在脉中 yíngzàimàizhōng 营指营气，即血。营气与卫气皆由水谷精微所化生，皆在体内运行，营养周身，但其循行方式有所不同。营气运行于脉中，卫气运行于脉外。《灵枢·营卫生会》："人受气于谷，谷入于胃，以传于肺，五脏六腑，皆以受气。其清者为营，浊者为卫。营在脉中，卫在脉外。营周不休，五十而复大会。"

瘿 yǐng 病名。出《尔雅》。又名大脖子。《说文》："瘿，颈瘤也。"瘿瘤的名目较多，《圣济总录》有五瘿，为石瘿、泥瘿、劳瘿、忧瘿、气瘿；《三因极一病症方论》也有五瘿，为石瘿、肉瘿、筋瘿、血瘿、气瘿。发病与水土有关，或忧思郁怒，肝郁不疏，脾失健运，致气滞痰凝而成。症见颈前生长肿物，色红而高突，或蒂小而下垂，有如"缨络"形状。多指甲状腺肿大一类疾患。详见气瘿、肉瘿、血瘿、筋瘿、石瘿等各条。

瘿瘤 yǐngliú 病名。出《中藏经》。瘿与瘤的合称。或单指瘿。

应指 yìngzhǐ ❶疮疡辨脓方法之一。即引手。详该条。❷泛指切脉时指下有脉的跳动感。

映山红 yìngshānhóng 迎山红、杜鹃花、满山红三药之别名。详各条。

硬胶囊剂 yìngjiāonángjì 中药剂型。将一定量的药材提取物、药材提取物加药材细粉或辅料制成的均匀粉末或颗粒充填于空心胶囊中制成的制剂。

yong

痈 yōng 病名。出《内经》。疮面浅而大者为痈。多由外感六淫、过食膏粱厚味、外伤感染等，致营卫不和，邪热壅聚，气血凝滞而成。因发病部位不同，分为内痈、外痈两类。临证均有肿胀、焮热、疼痛及成脓等症。属急性化脓性疾患。详见内痈、外痈条。

痈疮 yōngchuāng 病症名。出《诸病源候论》卷五十。溃疡之一种，指外痈成脓，溃破后久不愈者。治疗参见外痈、溃疡条。

痈疽 yōngjū ❶病名。出《灵枢·痈疽》。疮面浅而大者为痈，疮面深而恶者为疽，是气血为毒邪所阻滞，发于肌肉筋骨间的疮肿。《灵枢·玉版》："阴气不足，阳气有余，营气不行，乃发为痈疽。" ❷形容疮疡之大者。❸《灵枢》篇名。专论痈疽，故名。

痈疽逆证 yōngjūnìzhèng 证名。见《医宗金鉴》卷六十一。患疮疡而病情恶化之证候。其表现为患处初起形如粟米、疮顶平塌、根脚散漫、不热不痛、按之坚硬、舌干烦躁。已成肿硬紫暗，不脓不腐，疮顶软陷；溃后皮烂肉坚，无脓或脓水清稀，时流血水，肿痛不减。或疮面不知痛痒，腐肉虽脱，新肉不生。色败臭秽，疮口经久难愈。

痈疽神秘验方 yōngjūshénmìyànfāng 方书。1卷。明·陶华撰于1445年。该书主要收集痈疽及其兼证的内服和外用方剂70余首。薛己将该书收入《薛氏医案》中，并加按语。

痈疽神秘灸经 yōngjūshénmìjiǔjīng 书名。又名《痈疽神妙灸经》。元·胡元庆撰。1卷。后经明·薛己校补。是一部用灸法治疗外科痈疽病的专书。分论十四经脉中治痈疽的主要腧穴及其灸治方法，并附插图。后有《看内痈疽诀法》一文。书中收载了不见于其他专著的若干秘穴，附有以灸痈疽为主的插图。

痈疽顺证 yōngjūshùnzhèng 证名。见《医宗金鉴》卷六十一。患疮疡时，病情发展符合常理的病症。其表现为疮疡从小而大，疮顶高突，焮赤疼痛，根脚不散。已成则顶高根收，皮薄光亮，易脓易腐；溃后脓液稠厚黄白，色鲜不臭，腐肉已脱，肿消痛减，疮面红活鲜润。新肉渐生，疮口易敛易愈。

痈疽五发 yōngjūwǔfā 病名总称。出《卫济宝书》卷上。称癌、瘭、疽、瘤、痈五者为痈疽的五发。详各条。

痈肿 yōngzhǒng 症状名。由气血受邪毒所困而壅塞不通，引起局部肿胀的症状。《素问·生气通天论》："营气不从，逆于肉理，乃生痈肿。"《灵枢·痈疽》："寒邪客于经络之中则血泣，血泣则不通，不通则卫气归之不得复反，故痈肿。"

涌泉 yǒngquán 经穴名。代号KI1。出《灵枢·本输》。别名地冲。属足少阴肾经。井穴。在足底，屈足卷趾时足心凹陷处，约当足底第二、三趾蹼缘与足跟连线的前1/3与后2/3交点。主治休克、昏厥、小儿惊风、高血压、癫痫、头顶痛等。直刺0.5～1寸。灸3～5壮或5～10分钟。

涌泉

涌泉疽 yǒngquánjū 即足心疽。详该条。

涌泉痈 yǒngquányōng 即足心痈。详该条。

涌痰醒脑 yǒngtánxǐngnǎo 开窍法之一。治疗痰涎壅塞引起神昏的方法。即用涌痰药物使病者吐出痰涎而神志恢复。如中风闭证，痰涎壅塞，喉间痰声辘辘，神昏不语，但不遗尿，脉象滑实有力者，用稀涎散。

涌吐 yǒngtù 即吐法。详该条。

用寒远寒 yònghányuǎnhán 使用寒性药物应避开寒气主令之时，即气候寒凉之际不宜使用大寒大凉药物或食物。出《素问·六元正纪大论》。参见"用热远热"条。

用凉远凉 yòngliángyuǎnliáng 使用寒凉药物应避开寒凉主令之时，即气候寒凉之际不宜用寒凉的药物或食物。出《素问·六元正纪大论》。参见"用热远热"条。

用热远热 yòngrèyuǎnrè 远，远离，避开。使用热性药物应避开火热主令之时，即气候炎热之际不宜用大温大热的药物或食物。《素问·六元正纪大论》："用寒远寒，用凉远凉，用温远温，用热远热，食宜同法，有假者反常。反是者病，所谓时也。"治病必须因时制宜，气候炎热则阳气亢盛，阴精易损，再服用大温大热的药物或食物，则助阳气亢盛之势而阴精更受损伤，有违自然界四时阴阳消长规律，造成阴阳偏胜、失调，故为用药之所不宜。但"用热远热"系指通常情况而言，若气候有反常变化，或疾病性质与时令气候属性不相一致，则不拘此例，即"有假者反常"。

用温远温 yòngwēnyuǎnwēn 使用温热药物应避开温热主令之时，即气候温热之际不宜用温热性药物或食物。出《素问·六元正纪大论》。参见"用热远热"条。

用药法象 yòngyàofǎxiàng 医书。1 卷。金·李杲撰。据《本草纲目·序例》称，该书在《珍珠囊》的基础上，增加了用药凡例、诸经向导和纲要治法等内容。原书已佚。其内容保留在《汤液本草》上卷中。

you

忧膈 yōugé 噎膈的一种。出《肘后方》。因忧郁气结而致。症见饮食噎塞不下、消瘦无力、烦闷短气。参见噎膈条。

忧伤肺 yōushāngfèi 出《素问·阴阳应象大论》。忧愁日久，可令肺气抑郁，甚而气郁化火，损伤肺阴。《灵枢·本神》："愁忧者，气闭塞而不行。"

忧郁 yōuyù 病症名。情志三郁之一。多因悲忧过度所致。《景岳全书·杂证谟》："若忧郁病者，则全属大虚，本无邪实……盖悲则气消，忧则气沉，必伤脾肺；惊则气乱，

恐则气下，必伤肝肾。此其戚戚悠悠，精气但有消索，神志不振，心脾日以耗伤。凡此之辈，皆阳消证也。"

幽门 yōumén ❶出《难经·四十四难》。七冲门之一。指胃下口。其通往小肠，如曲径通幽，故称。❷经穴名。代号 KI21。出《针灸甲乙经》。别名上门。属足少阴肾经。位于腹正中线脐上 6 寸，旁开 0.5 寸处。主治呕吐、胃痛、腹泻、痢疾、胁肋痛等。直刺 0.5～1 寸。灸 5～10 分钟。

幽痈 yōuyōng 病名。出《外科大成》卷二。腹痈的一种。详腹痈条。

尤氏喉科秘书 yóushìhóukēmìshū 医书。1 卷。清·尤乘撰。刊于 1675 年。该书介绍咽、喉、口、牙、舌、颈、面、腮等部位常见病症的治法，简明实用。新中国成立后有排印本（与《咽喉脉症通论》合刊）。

尤怡 yóuyí （？—1749）清代医学家。字在泾。江苏长州（吴县）人。对《伤寒论》和《金匮要略》很有研究。编有《伤寒贯珠集》《金匮要略心典》，记载了张仲景著作的钻研心得和发挥，论述条理清晰，简明扼要，平正通达。另编有《金匮翼》《医学读书记》。其医案由后人整理，名《静香楼医案》，较切实用。

尤在泾 yóuzàijīng 见尤怡条。

油菜子 yóucàizǐ 芸薹子之别名。详该条。

油风 yóufēng 病名。出《外科正宗》卷四。又名鬼舐头。由血虚生风，风盛血燥，发失濡养所致。起病突然，头发干燥，成片脱落，皮红光泽，自觉发痒或不痒。即斑秃，包括脂溢性脱发。治宜养血祛风。内服神应养真丹（《外科正宗》：当归、川芎、白芍、天麻、羌活、熟地、木瓜、菟丝子），外用鲜生姜切片擦。久不愈者，可用七星针叩击，每日一次。

油汗 yóuhàn 症名。见《杂病源流犀烛·

诸汗源流》。又称黏汗。汗出如油，黏腻不易流动。多见于亡阳虚脱之时。参见绝汗条。

油灰指甲 yóuhuīzhǐjiǎ 病名。见清·许克昌等《外科证治全书》。又名鹅爪风、灰指甲。多由手足癣日久蔓延，以致血不荣爪而成。初起甲旁发痒，日久指（趾）甲高低不平，逐渐增厚，或蛀空而残缺不全，指（趾）甲逐渐变形，失去光泽而呈灰白色。即甲癣。外用醋泡法（见鹅掌风条）浸泡患甲；或用猪苦胆套在患指上，每周换一次；亦可用白凤仙花捣烂涂甲上，包好，日换一次，直至灰甲换好为止。

油松节 yóusōngjié 松节之处方名。详该条。

油桐果 yóutóngguǒ 即油桐子。详该条。

油桐子 yóutóngzǐ 中药名。出《本草纲目》。别名桐子、桐油树子、油桐果。为大戟科植物油桐 *Aleurites fordii* Hemsl 的种子。中南、西南、华东及陕西、甘肃南部有栽培。甘，有大毒。吐风痰，消肿毒。治风痰喉痹，研末吹喉取吐；瘰疬，磨水涂；疥癣、烫伤，捣烂绞汁搽敷。一般不内服，误服后轻度中毒者，可见胸闷、头晕、呕吐、腹痛、腹泻，严重者见血性大便、呼吸困难、抽搐，可因心脏麻痹而死亡。种子含油约35%，种仁含油50%～60%，其主要成分为桐油酸（占80%）和油酸的甘油酯。

油盐果 yóuyánguǒ 盐麸子之别名。详该条。

油制 yóuzhì 中药炮制方法。也称油炙。将净药材或切制品（生片）与一定量的油脂共同加热处理的炮制方法。

疣 yóu 病名。出《灵枢·经脉》。生于体表的一种赘生物。又名千日疮、疣赘、瘊子。详千日疮条。

疣疮 yóuchuāng 病名。出《外科启玄》卷七。即千日疮。详该条。

疣赘 yóuzhuì 即疣。详该条。

疣子 yóuzi 病名。见《疡科选粹》卷七。即疣。详疣、千日疮条。

游风 yóufēng 病名。又名赤游风、赤游丹。多为脾肺燥热，或表气不固，风邪袭于腠理，风热壅滞，营卫失调所致。滞于血分则发赤色，名赤游风，又名赤游丹；滞于气分则成白色，名白游风。常突然发作，游走不定，皮肤红晕、光亮、浮肿，形如云片，触之坚实，瘙痒，灼热，麻木。多发于口唇、眼睑、耳垂或胸腹、背部等处。一般无全身症状，但亦可伴有腹痛、腹泻、呕吐等症。即血管神经性水肿。治宜散风清热利湿。

游膝风 yóuxīfēng 即鹤膝风。详该条。

有头疽 yǒutóujū 病名。系发于体表软组织之间的阳性疮疡。因初期患部有单个或多个白色粟米样的疮头而得名。根据形态和发病部位的不同，分为发脑、发背等。多因外感风湿火毒，或湿热火毒内蕴，使内脏积热，营卫不和，邪阻肌肤而成。初起患部色红发热，根囊高肿，疮头如粟米，一个至多个不等，甚则疼痛剧烈、身热口渴、便秘溲赤、脉洪数、舌红苔黄，为实证。治宜清热疏风，解毒活血。内服方仙方活命饮或黄连解毒汤等；外用金黄散贴敷，溃后腐肉不去，用九黄丹或五五丹。若疮面大，腐肉难脱，则应手术切除；腐去疮面，用生肌散或生肌玉红膏。若初起疮形平塌，根形漫肿，色晦暗，不甚疼痛，成脓迟，脓质清稀，神疲食少，面色无华，脉数无力，舌绛或淡者，属虚证。若偏于阴虚者，则内服竹叶黄芪汤（《医宗金鉴》：人参、生黄芪、石膏、半夏、麦冬、白芍、甘草、川芎、当归、黄芩、生地、竹叶）。若气血双虚为主者，则内服托里消毒散。若因失治或误治，可使毒邪内陷，而发生陷证。参见陷证条。

有胃则生 yǒuwèizéshēng 在疾病情况下，若胃气尚存，则虽病较沉重，但尚不致危殆死亡。《素问·平人气象论》："平人之常气禀于胃，胃者平人之常气。"胃为仓廪之本，胃气尚存，则化源不致枯绝，尚有生机。由于胃气的有无不仅表现在能否进食等消化吸收情况，而且表现在脉来是否具有冲和之气象，故脉具冲和之象，则为有胃之脉，亦为预后尚可之象。《素问·玉机真脏论》："脉弱以滑，是有胃气，命曰易治。"参见胃气条。

右端正 yòuduānzhèng 推拿部位名。出《小儿推拿广意》。位于中指远端指骨的尺侧边。用掐法，可降逆、止吐、止鼻衄，并可治斜视。

右归丸 yòuguīwán 《景岳全书》方。熟地黄八两，山药四两，山茱萸三两，枸杞子、菟丝子、鹿角胶、杜仲各四两，当归三两，肉桂二至四两，制附子二至六两。蜜丸，弹子大，每服二三丸。功能温补肾阳。治肾阳不足而致气怯神疲、畏寒肢冷、阳痿滑精、腰膝酸软等。

右归饮 yòuguīyǐn 《景岳全书》方。熟地黄二至三钱或加至二两，枸杞子、杜仲、山药各二钱，炙甘草、肉桂各一至二钱，山茱萸一钱，制附子一至三钱。水煎服。功能补益肾阳。治肾阳不足而致气怯神疲、腰酸肢冷、脉细等。

右胁痛 yòuxiétòng 症状名。胁痛偏于右侧。可由外感时邪、气滞、血瘀、痰饮、积滞、肝胆病等引起。参见胁痛、左胁痛条。

幼科发挥 yòukēfāhuī 儿科著作。又名《幼科发挥大全》。2 卷。明·万全撰。约刊于 16 世纪中期。该书介绍儿科疾病的诊断和治疗，主要按照五脏辨证的方法，结合作者本人的学术经验予以阐述发挥，所选方剂大多实用有效。该书曾收入《万密斋医书十种》

中，新中国成立后有排印本。

幼科发挥大全 yòukēfāhuīdàquán 即《幼科发挥》。详该条。

幼科汇编 yòukēhuìbiān 儿科学丛书。肖绍渠编，刊于 1913 年，为《幼幼集成》《达生编》《遂生编》《福幼编》及《引痘新法》五书的合刻本。

幼科良方 yòukēliángfāng 见医方全书条。

幼科入门 yòukērùmén 见中国医学入门丛书条。

幼科释谜 yòukēshìmí 儿科著作。6 卷。清·沈金鳌撰。刊于 1774 年。前 4 卷论儿科诊法，并将主要病症（无痘科）分为 24 门（类），各编四言韵语一首，予以综括。韵语之后，复采前人学术经验，阐述对于该病的辨证立法和治法。后 2 卷为诸病应用方。该书曾收入《沈氏尊生书》。

幼科铁镜 yòukētiějìng 儿科著作。6 卷。清·夏鼎撰。刊于 1695 年。书中首述儿科医生注意事项，较系统地介绍了小儿常见疾病的证治方药，并着重介绍了儿科推拿疗法的临床应用。对于一些儿科病症，能结合个人的经验予以发挥。作者还对指纹望诊和惊病的名目等提出了不同的学术见解。新中国成立后有排印本。

幼科心法要诀 yòukēxīnfǎyàojué 儿科著作。6 卷（即《医宗金鉴》卷 50～55）。该书以七言歌诀加注的形式介绍儿科病症的诊察要领与小儿初生后各种杂病的证治。论述比较简要，选方切于实用，并附面部望诊图、虎口三关脉纹图等。

幼科要略 yòukēyàolüè 儿科著作。2 卷。清·叶桂撰于 18 世纪中期。该书对小儿的一些杂病如伏气、风温、夏热、厥逆、疳、胀、痧疹、惊等的辨证和方药作了简要的叙述。后经周学海补注增订，辑入《周氏医学丛书·二集》中。

Y

幼科证治大全 yòukēzhèngzhìdàquán 儿科著作。7 册。日本·下津寿泉撰。刊于 1709 年。书中引用中国医籍 74 种，比较扼要地介绍了小儿科 106 种病症的证治。新中国成立后有排印本。

幼科证治准绳 yòukēzhèngzhìzhǔnshéng 儿科著作。《证治准绳》中的一种，又名《幼科准绳》。9 卷。明·王肯堂撰。刊于 1602 年。该书综括整理明代以前有关儿科文献。卷一为证治通论与初生门；卷二~九将儿科诸病分属五脏，列为心、肝、脾、肺、肾五大类，每种病症均先论后方，引录各书皆标明出处。由于取材广博，有较高的参考价值。该书保存了一些古代已佚的儿科学资料。

幼科指南 yòukēzhǐnán 儿科著作。又名《幼科医学指南》。4 卷。清·周震撰于 1661 年。1789 年始有初刊本。卷一为儿科歌赋与议论，卷二为小儿杂症，卷三~四分别论述小儿心、肝、肺、脾、肾诸经病症与医案。现有近代刊本数种。

幼科准绳 yòukēzhǔnshéng 见幼科证治准绳条。

幼幼集 yòuyòují 儿科著作。4 卷。明·孟继孔撰。刊于 1593 年。卷一《孟氏治痘详说》为作者治疗痘证的经验，卷二《孟氏杂症良方》为作者对儿科诸病症治的论述，卷三《钱氏经验良方》，卷四《上用方》系作者集录钱乙等儿科医家的经验方。

幼幼集成 yòuyòujíchéng 儿科著作。6 卷。清·陈复正撰。刊于 1750 年。该书汇集古代儿科学的主要内容。包括初生儿疾病防治、诊法、各种儿科病症的辨证治疗、儿科歌赋和附方等。作者在书中还对儿科证治的一些理论问题（如惊风等）提出了个人的见解。新中国成立后有排印本。

幼幼新书 yòuyòuxīnshū 儿科著作。40 卷。

宋·刘昉等撰。刊于 1132 年。该书整理汇集宋以前多种儿科著作。共分 547 门，取材广泛，内容丰富。包括儿科总论、小儿调理、用药及诊法、初生儿保育、诊治、以及先天疾病、儿科杂病、

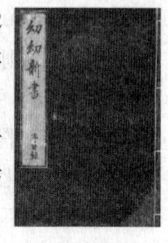

幼幼新书

斑疹麻痘、五官、痈疽、疮疖、外伤等。卷末论药叙方及引用书方。明·陈履端重刊此书时作了部分删节。

柚 yòu 药名。出《本草经集注》。又名文旦、柚子。为芸香料植物柚 Citrus grandis（L.）Osbeck 的成熟果实。浙江、江西、福建、台湾、湖北、广东、广西、四川、贵州、云南均有栽培。味甘、酸，性寒。理气消食，化痰解酒。治食少、胃肠气胀、口臭、痰气咳嗽、醉酒。内服：生食、捣汁服；去核切碎蒸熟，蜜拌含咽。果实含柚皮苷（Naringin）、枳属苷（Poncirin）、新橙皮苷（Neohesperidin）、柚皮素-4'-葡萄糖苷-7-新橙皮糖苷以及维生素、糖类、挥发油等。柚皮苷对大鼠、小鼠实验性炎症有明显抑制作用，对金黄色葡萄球菌、大肠杆菌、痢疾杆菌和伤寒杆菌有抑制作用，对水疱性口炎病毒有很强抑制作用，对 X 线照射的小鼠有保护作用。化橘红所含黄酮有降低血小板聚集作用。

柚皮橘红 yòupíjúhóng 即化橘红。详该条。

yu

瘀呃 yū'è 呃逆的一种。见《证治汇补》卷五。因瘀血阻滞胸膈所致。症见心胸刺痛、饮水即呃、目微黄、手足微冷、大便溏而色黑。治宜活血化瘀。用桃仁承气汤、血府逐瘀汤。《医林改错》认为呃逆多属瘀血，他药无效，均可用血府逐瘀汤治之。

瘀热 yūrè 瘀，郁积停滞之意。①郁积在内的热。如热与湿内结，郁滞日久，则发为黄

疸病。《伤寒论》："但头汗出，身无汗，剂颈而还，小便不利，渴引水浆者，此为瘀热在里，身必发黄，茵陈蒿汤主之。"②滞留的瘀血郁而化热的病理现象。

瘀热在里 yūrèzàilǐ 出《伤寒论》。瘀，郁滞停留之意。①阳明之热因无汗不能外达，又因小便不利，水湿内停，湿热交蒸，瘀郁不解，久则发为黄疸。②体内有瘀血停留，在一定条件下引起发热。参见瘀热条。

瘀肉攀睛 yūròupānjīng 出《卫生宝鉴》。即胬肉攀睛。详该条。

瘀血 yūxuè 血液瘀滞体内，包括溢出经脉外而积存于组织间隙的，或因血液运行受阻而滞留于经脉内，以及瘀积于器官内的。可因病致瘀，如跌打损伤、月经闭止、寒凝气滞、血热妄行等；也可因瘀致病，引起气机阻滞，经脉阻塞，瘀热互结，积瘀成瘕，甚至蓄血发狂等。临床表现较复杂，如面色黧黑，肌肤青紫，皮肤干枯如鳞状，局部固定性刺痛、拒按，紫色血肿，小腹硬满，胸胁撑痛，经闭，大便黑色，舌紫暗或有瘀点，脉涩，甚或出现善忘、惊狂等，均属瘀血的见症。此外，久病多夹瘀，不少顽疾亦常从瘀血辨证论治。现代研究表明，瘀血可包括以下几种病理变化：血循环障碍，尤以微循环障碍所致的缺血、淤血、出血、血栓和水肿等病理改变多见。炎症所致的组织渗出、变性、坏死、萎缩或增生等。代谢障碍所引起的组织病理反应。组织无限制的增生或细胞分化不良。

瘀血闭结 yūxuèbìjié 病证名。见《血证论·便闭》。由瘀血所致的便秘。多因失血之后血积未去，或跌扑损伤，内有瘀血停积不行。症见大便闭结，或时通利，仍不多下，所下之粪又带黑色，腹中时时刺痛，口渴发热，脉带涩象。宜用桃仁汤或失笑散加杏仁、桃仁、当归、白芍。

瘀血发黄 yūxuèfāhuáng 病证名。见清·吴炳《证治心得》。即蓄血发黄。详该条。

瘀血腹痛 yūxuèfùtòng 病证名。见《古今医鉴·腹痛》。又称血滞腹痛。因气滞日久，久痛入络而成。症见腹痛、痛处固定、触痛拒按，或腹痛经久不愈、舌质紫暗、脉涩。治宜活血化瘀。用消瘀饮（《古今医鉴》：当归、芍药、生地、桃仁、红花、苏木、大黄、芒硝、甘草）或活血汤（《寿世保元》：归尾、赤芍、川芎、桃仁、红花、肉桂、丹皮、延胡索、乌药、香附、枳壳、木香、甘草）、膈下逐瘀汤等方。

瘀血咳 yūxuèké 咳嗽的一种。见《医学入门》卷五。因瘀血阻于肺络所致。症见咳嗽、喉间常有腥气、吐血紫黑，或只能侧卧一边，侧卧另一边则咳嗽气急。治以活血和络为主。用血府逐瘀汤加杏仁、五味子，或用当归散加减。

瘀血流注 yūxuèliúzhù 流注病的一种。由于跌扑损伤，或产后恶露未尽，瘀滞经络，湿热毒邪乘虚而入，结肿而发。初起局部肿胀、触之坚痛、皮色微红或青紫，继而皮色焮红灼热，并可向周围蔓延，伴有恶寒发热、骨节疼痛等症。若应时溃脓则预后佳。治宜行气、活血、解毒。跌扑损伤所致者，宜服散瘀葛根汤（《医宗金鉴》：葛根、川芎、半夏、桔梗、防风、羌活、升麻、细辛、甘草、香附、红花、苏叶、白芷）。产后瘀血所致者，宜服通经导滞汤（《医宗金鉴》：当归、熟地、赤芍、川芎、枳壳、紫苏、香附、陈皮、丹皮、红花、牛膝、独活、甘草）加减。若成脓，则切开引流，余按痈疽溃后治疗。

瘀血头痛 yūxuètóutòng 头痛病症之一。见《医碥·头痛》。因头部外伤或久痛入络、瘀血阻滞脉络所致。症见头痛如锥刺，痛处固定，时发时止，经久不愈，或面色晦滞，舌有瘀斑，脉涩等。《医林改错》论头痛有

"无表症、无里症、无气虚、痰饮等症，忽犯忽好，百方不效"者属瘀血之说。治以活血化瘀为主。常用通窍活血汤、血府逐瘀汤加减。气虚者加黄芪，痛甚者加全蝎、蜈蚣、地龙等。参见头痛条。本证可见于血管性头痛、脑震荡后遗症等病。

瘀血胃脘痛 yūxuèwèiwǎntòng　病证名。《丹溪心法》有"死血留胃脘作痛"的记载。多由气滞血凝，久痛入络，或用力过猛拼伤所致。症见痛如刀刺，痛有定处而拒按，受寒加剧，或吐血紫暗，大便色黑，或饮水作呃，舌紫黯，脉细涩。治宜化瘀通络。用手拈散或失笑散。

瘀血腰痛 yūxuèyāotòng　腰痛的一种。见《丹溪心法》卷四。明·戴元礼《证治要诀》称沥血腰痛。多因闪挫跌扑，或腰痛经久，瘀血凝积所致。症见痛有定吐，痛如锥刺，日轻夜重，或腰痛而大便黑，小便赤黄或黑，脉涩。治宜活血化瘀为主。方用补阴丸（《景岳全书》）：黄柏、知母、熟地、龟甲、白芍、当归、牛膝、虎胫骨、锁阳、陈皮）加桃仁、红花，桃仁承气汤，川芎肉桂汤（李东垣方：羌活、肉桂、川芎、柴胡、当归梢、苍术、炙甘草、神曲、独活、防己、防风、桃仁）等。针灸、拔火罐可配合应用。

余霖 yúlín　清代医学家。字师愚。安徽桐城人。长于诊治疫病，倡用石膏重剂，泻诸经表里之火。《清史稿》等书记载，乾隆中（1736～1795）桐城发生温疫，一般医生用张景岳温补法多无效，用吴有性疏解分消等治法也多无效，余氏用大剂石膏，活人很多。著有《疫疹一得》，对温病学有一定贡献。

余热未清证 yúrèwèiqīngzhèng　证候名。外感热病后，热去八九，余邪未尽，津气两伤的证候。临床表现为低热不退、心烦口渴、气逆欲吐、体瘦疲乏、舌红少津、脉细数等。治宜生津益气，兼清余热，方如竹叶石膏汤等。

余师愚 yúshīyú　见余霖条。

余无言 yúwúyán　（1900—1963）现代医家。原名余愚，字择明，江苏阜宁人。自幼随父习医，1929年移居上海，以擅用经方著称，并创办上海中医专科学校。1956年调入北京，任职于卫生部中医研究院、北京中医学院。撰有《伤寒论新义》《金匮要略新义》等多种著作。

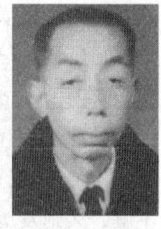

余无言

余岩 yúyán　（1879—1954）近代医家。字云岫，浙江镇海人。早年赴日本大阪学医，回国后曾研究中医中药，对中医古典文献尤多注意。著有《古代疾病名候疏义》等，从训诂的角度考证了中医古代的疾病源流。由于受到民族虚无主义的影响，认为中医学"不科学"，主张废医存药，并于1929年错误地提出"废止旧医以扫除医事卫生之障碍案"，遭到中医界的强烈反对。所著还有《医学革命论》及《灵素商兑》等多种。

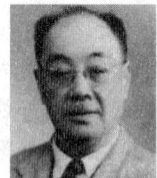

余岩

鱼鳔 yúbiào　中药名。出《本草纲目》。又名鱼肚。为石首鱼科动物大黄鱼 *Pseudosciaena crocea*（Rich.）或小黄鱼 *P. polyactis* Bleeker 等的鱼鳔。主产于浙江、福建、上海、山东等地。甘，平。入肝、肾经。补肾益精，息风，止血。治肾虚滑精、产后风痉、吐血、血崩。内服：煎汤，9～15克；熬膏或研末人丸、散。治创伤出血、痔疮，烧灰研末撒。本品对大鼠幽门结扎性胃溃疡有抑制作用。

鱼肚疔 yúdùdīng　即蛇腹疔。详该条。

鱼腹 yúfù　见《针灸甲乙经》。承山穴别名。详该条。

鱼际 yújì　经穴名。代号 LU10。出《灵枢·

本输》。属手太阴肺经。荣穴。位于手掌第一掌骨中点之桡侧，赤白肉际处。主治发热、咳嗽、咯血、咽喉肿痛、疳积等。直刺0.5～0.8寸。

鱼口 yúkǒu 即横痃。详该条。

鱼鳞风 yúlínfēng ❶舌疔之一。见舌疔条。❷即蛇身。详该条。

鱼络 yúluò 大拇指本节后内侧（大鱼际）的络脉。《灵枢·邪气脏腑病形》："鱼络血者，手阳明病。"临床可作为诊断疾病的依据之一，如该处充血，多为里经即手阳明大肠经病变。

鱼脑石 yúnǎoshí 中药名。见《药材资料汇编》。别名鱼首石。为石首鱼科动物大黄鱼 *Pseudosciaena crocea*（Rich.）或小黄鱼 *P. polyactis* Bleeker 头骨中的耳石。主产于浙江。咸，寒。清热解毒，化石，通淋。治鼻渊，研末掺鼻腔。治胆结石及泌尿系结石，煎服：6～18克。

鱼泡通 yúpàotōng 小通草之别名。详该条。

鱼脐疔 yúqídīng 即疫疔。详该条。

鱼鳅串 yúqiūchuàn 马兰之别名。详该条。

鱼首石 yúshǒushí 鱼脑石之别名。详该条。

鱼尾 yúwěi 经外奇穴名。见《银海精微》。位于外眼角外开约0.1寸处。主治头痛、眩晕、目眩、目赤痛、眼睑下垂、斜视等。平刺0.3～0.5寸。

鱼腰 yúyāo 经外奇穴名。代号 EX-HN4。见《针灸大成》。位于眉弓之中点，正视时直对瞳孔。主治角膜炎、翼状胬肉、结膜炎、眼肌麻痹、眶上神经痛等。平刺0.3～0.5寸。

鱼翔脉 yúxiángmài 七怪脉之一。脉搏似有似无，如鱼之翔泳状。

鱼腥草 yúxīngcǎo 中药名。出宋·王默庵《履巉岩本草》。别名侧耳根。为三白草科植物蕺菜 *Houttuynia cordata* Thunb. 的全草。主产于浙江、江苏、湖北。辛，微寒。入肺经。清热解毒，消痈排脓，利尿通淋。治肺脓疡、肺炎、百日咳、尿路感染，煎服：15～25克，不宜久煎。捣敷治热毒痈肿。本品含挥发油，主要成分为鱼腥草素，在体外对金黄色葡萄球菌、肺炎球菌及大肠杆菌、痢疾杆菌、伤寒杆菌均有抑制作用。煎剂对某些流感病毒株有抑制作用，对小鼠有止咳作用。

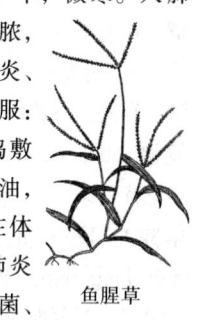

鱼腥草

俞茂鲲 shùmàokūn 清代医家。字天池，句曲（今江苏省句容）人。撰有《痘科金镜赋集解》，刻行于1712年，为我国较早详记人痘接种术的文献。主张选用"熟苗"，认为痘苗递传愈久愈好，反对采用"败苗"（即天行痘痂苗）。

萸连丸 yúliánwán 即左金丸。详该条。

虞天民 yútiānmín 见虞抟条。

虞抟 yútuán （1438—1517）明代医学家。字天民，自号花溪恒德老人。浙江义乌人。世医出身，在医理上主要师承朱震亨。著有《医学正传》一书。对运气学说持批判的态度。

髃 yú 同髃。肩髃的简称。指肩关节的上方。《灵枢·经筋》："手太阴之筋……出缺盆，结肩前髃。"

髃骨 yúgǔ 骨名。即肩胛骨。《医宗金鉴·刺灸心法要诀》："髃骨者，肩端之骨也，即肩胛骨头臼之上棱骨也。"

髃骨伤 yúgǔshāng 病名。见《医宗金鉴·正骨心法要旨》。髃骨即肩胛骨。多因跌打、坠撞所致，疼痛肿胀，压痛明显，活动受限，触按有骨擦音。折端移位者宜手法复位，予以固定；无移位者，先予固定，并服复元活血汤。肿消痛减，改服正骨紫金丹，并配合功能锻炼；骨折愈合，用海桐皮汤外洗。

伛 yǔ 症状名。曲背、驼背。《素问·刺禁论》："刺脊间，中髓为伛。"刺脊骨间隙，深伤脊髓，可造成伛偻曲背。

伛偻 yǔlǔ 病名。见清·翁藻《医钞类编》。详见背偻条。

宇陀宁玛·元丹贡布 yǔtuóníngmǎ·yuándāngòngbù（708—833）唐代杰出的藏医学家。西藏堆龙德庆地区人。曾任藏王松赞干布的御医。一生中多次到祖国内地和印度等邻近国家和地区学习医学，集藏、汉、印医学为一体，医术高明而全面。在诊断学上，尤其重视运用脉诊与尿诊。不仅擅长内科疾病的诊断治疗，而且精通外科手术治疗，并有着崇高的医德。8世纪末，主持编著著名的藏医学经典著作《四部医典》（藏名《居悉》）。此书问世，为藏医学形成本民族独特的医学体系奠定了基础。另有《脉学师承记》等著述，对藏汉医药交流作出了贡献。

宇陀萨玛·元丹贡布 yǔtuósàmǎ·yuándāngòngbù（1126—1202）宋代著名藏医学家。又称小宇陀（或后宇陀）·元丹贡布，系宇陀宁玛·元丹贡布（老宇陀）第13世孙。曾用厘定后的藏文增补《四部医典》，并著有《宇陀萨玛·元丹贡布亲注四部医典》《大小八支集要》《切脉学五章》《宇妥药诊十八支》等多种医著。其门徒众多，弟子松敦·意希宋等人也为藏族名医。

禹白附 yǔbáifù 见《中药志》。白附子之药材名。详该条。

禹功散 yǔgōngsǎn《儒门事亲》方。黑牵牛子四两，炒茴香一两（或加木香一两）。为末，每服一二钱，姜汁调服。治阳水，便秘，脉实，元气未伤者。

禹粮石 yǔliángshí 即禹余粮。详该条。

禹余粮 yǔyúliáng 中药名。出《神农本草经》。别名禹粮石。为氧化物类矿物褐铁矿的矿石。产于河南、江苏、浙江、四川等地。甘、涩，微寒。入脾、胃、大肠经。涩肠，止血，止带。治虚寒性久泻、久痢、崩漏、带下。煎服：9～15克。本品主成分为三氧化二铁，并含多量的磷酸盐。

语迟 yǔchí 五迟之一。出《小儿药证直诀》。小儿2～3岁一般能对所接触的事物用语言来表达，并说出简单的词句，如4～5岁还不能说话的为语迟。言为心声，肾脉系舌本，小儿先天肾虚，心气不和，为形成语迟的主要原因。但也有由后天脾胃亏损，津气不能上荣所致者。肾气不足者，用六味地黄丸加菖蒲、远志。心气不足者，用补心丹。脾胃虚弱者，用补中益气汤。并要注意锻炼。如听觉亦差，应检查是否为先天性聋哑。

语声重浊 yǔshēngzhòngzhuó 简称声重。说话或咳嗽的声调因病理性影响而重浊不清。多因外感风寒或内有痰湿困阻，使气道不畅所致。《素问·脉要精微论》："声如从室中言，是中气之湿也。"

语言謇涩 yǔyánjiǎnsè 亦称语言謇吃、口不能言。舌体转动不灵活而说话艰难。多因风邪乘袭，痰涎壅盛所致。《华氏中藏经·论治中风偏枯之法》："人病中风偏枯，其脉数而面干黑黪，手足不遂，语言謇涩。"《万病回春·中风》："其半身不遂，口眼㖞斜，语言謇涩，或瘫痪不伸，或舌强不语，痰涎壅盛，不省人事，牙关紧急，此皆中脏也。"常见于中风、瘫痪等病症。

玉芙蓉 yùfúróng 中药名。出《植物名实图考》。为仙人掌科植物仙人掌 Opuntia dillenii（Ker Gawl.）Haw. 的肉质茎中流出的浆汁凝结物。主产于四川。甘、淡，寒。入心、肝、胆经。清热解毒。治喉痛、疔肿、肠痔便血、脱肛，煎服：3～9克，或入丸、散。捣绒敷脐治小儿急惊风。研末撒治烫伤。

玉桂 yùguì　即肉桂。详该条。

玉海 yùhǎi　即膀胱。详该条。

玉函方 yùhánfāng　医方书。详肘后备急方条。

玉函经 yùhánjīng　脉学书。又名《广成先生玉函经》。3卷，原题唐·杜光庭撰（或认为是托名之著作）。该书分"生死歌诀"上、中、下三篇，重点阐析脉证关系与脉象的生理、病理情况。后世流通本系宋·崔嘉彦的注释本。

玉衡 yùhéng　出《千金要方》。又作玉御。新生儿口腔内恶血，状如青泥。须以棉裹手指，将其拭去。

玉红膏 yùhónggāo　即生肌玉红膏。详该条。

玉蝴蝶 yùhúdiù　木蝴蝶之别名。详该条。

玉户 yùhù　见《针灸甲乙经》。天突穴别名。详该条。

玉机微义 yùjīwēiyì　综合性医书。50卷。明·徐彦纯撰，刘宗厚续增。书成于1396年。徐氏原著撰于洪武初（1368年），书名《医学折衷》，立论以《内经》为本，旁采金元诸家学说以阐析中风、痿证、伤风、痰饮、滞下、泄泻、疟、头痛、头眩、咳逆、痞满、吐酸、痉、疠风、风痫、破伤风、损伤，计17门。刘氏复博览群书，仿其体例续增咳嗽、热、火、暑、湿、燥、寒、疮疡、气、血、内伤、虚损、喉痹、眼目、牙齿、腰痛、心痛、黄疸、痹、妇人、小儿等，共33门，改名《玉机微义》。全书以内科杂病为主，分门详述，有论有按，证方俱备，对徐氏原撰17门病症内容亦有所补充。

玉金 yùjīn　即郁金。详该条。

玉茎 yùjīng　即阴茎，详该条。

玉桔梗 yùjiégěng　桔梗之处方名。详该条。

玉梁骨 yùliánggǔ　骨名。即下颌骨的关节突。《医宗金鉴·正骨心法要旨》："玉梁骨，即耳门骨。其外上即曲颊，下即颊车，两骨之合钳也。"

玉龙歌 yùlónggē　见扁鹊神应针灸玉龙经条。

玉露散 yùlùsǎn　❶《小儿药证直诀》方。寒水石、石膏各五钱，甘草一钱。为细末，每次一字，或五分，或一钱，饭后温水调服。治小儿发热，吐泻黄瘦。❷《妇人良方》方。人参、茯苓、炒桔梗、芍药各一钱，炙甘草六分。水煎服。治乳脉不行，身体壮热，头目昏痛，大便涩滞。❸《儒门事亲》方。寒水石、滑石、石膏、栝楼根各四两，甘草二两。为细末，每次五钱，新汲水调服。治暑渴。❹验方。见《外伤科学》（广州中医学院）。木芙蓉叶适量。为末，水、蜂蜜调煮，热敷。功能清热、凉血、解毒。治疮疡阳证。

玉门 yùmén　❶出《脉经》卷九。未婚女子的阴道外口。❷泛指阴道外口。《妇人良方》："产后玉门不闭。"

玉门不闭 yùménbúbì　出《经效产宝》卷中。即产门不闭。详该条。

玉米芯 yùmǐxīn　即玉米轴。详该条。

玉米须 yùmǐxū　中药名。见《四川中药志》（1960年版）。别名棒子毛。为禾本科植物玉蜀黍 *Zea mays* L. 的花柱。甘、平。利水、利胆、降压。治急慢性肾炎水肿、尿路结石、糖尿病、黄疸型肝炎、胆囊炎、胆石症、高血压病，煎服：15～30克。本品含苦味糖苷、皂苷、生物碱及维生素K等。有较弱的利尿、利胆及加速血液凝固作用。

玉米轴 yùmǐzhóu　中药名。见《民间常用草药汇编》。别名玉米芯。为禾本科植物玉蜀黍 *Zea mays* L. 的果穗轴。甘、平。健脾利湿。治小便不利、水肿、腹泻、小儿夏季热，煎服：30~60 克。本品含多糖类，具有抗小鼠艾氏癌和肉瘤 –180 的作用。

玉女煎 yùnǚjiān 《景岳全书》方。石膏三至五钱，熟地黄三至五钱，麦冬二钱，知母、牛膝各一钱五分。水煎服。功能清胃滋阴。治阴虚胃热，烦热口渴，头痛牙痛，或吐血衄血，脉浮洪滑大。也用于急性口腔炎、舌炎而见口舌糜烂者。

玉屏风口服液 yùpíngfēngkǒufúyè 中成药。见《中华人民共和国药典》2010 年版一部。黄芪 600 克，白术（炒）、防风各 200 克。以上 3 味制成口服液，一次 10 毫升，一日 3 次。功能益气，固表，止汗。用于表虚不固，自汗恶风，面色㿠白，或体虚易感风邪者。

玉屏风散 yùpíngfēngsǎn 《世医得效方》方。黄芪、防风各一钱，白术二钱。为粗末，加生姜三片，水煎服。功能益气，固表，止汗。治表虚自汗，及虚人外感。

玉泉 yùquán 见《针灸甲乙经》。中极穴别名。详该条。

玉枢丹 yùshūdān 即紫金锭。详该条。

玉苏子 yùsūzǐ 白苏子之别名。详该条。

玉堂 yùtáng 经穴名。代号 RN18。出《难经·三十一难》。别名玉英。属任脉。位于胸正中线上，平第三肋间隙处。主治咳嗽、气喘、胸痛、心绞痛。平刺 0.3~0.5 寸。灸 3~5 壮或 5~10 分钟。

玉衔 yùxián 即玉衡。详该条。

玉液 yùyè 经外奇穴名。代号 FX-HN13。参见金津玉液条。

玉翳浮睛 yùyìfújīng 即玉翳浮满。详该条。

玉翳浮满 yùyìfúmǎn 病症名。出《银海精微》。又名玉翳遮睛、玉翳浮睛。起病多因肝经风热，病久反复者又属肝肾不足。症见大片白翳盖满黑睛。治宜祛风清热。用明目菊花散（《银海精微》：菊花、车前子、熟地

黄、木贼、蒙花、薄荷、连翘、白蒺藜、防风、荆芥穗、甘草、川芎）加减；滋养肝肾，用通明补肾丸（《银海精微》：楮实子、五味子、枸杞子、人参、菟丝子、肉苁蓉、菊花、熟地黄、当归、牛膝、知母、黄柏、青盐）。无赤痛羞明者，类似全角膜白斑，药难奏效。

玉翳遮睛 yùyìzhējīng 即玉翳浮满。详该条。

玉英 yùyīng 见《针灸甲乙经》。玉堂穴别名。详该条。

玉钥匙 yùyàoshi 《三因极一病证方论》方。火硝一两五钱，硼砂五钱，樟脑少许，僵蚕二钱五分。为末，吹入喉中。治风热喉痹及缠喉风。

玉真散 yùzhēnsǎn ❶《外科正宗》方。天南星、防风、白芷、天麻、羌活、白附子各等分。为末，每服二钱，热酒调服，并敷患处。治破伤风，牙关紧急、身体强直、角弓反张；又治狂犬咬伤。❷《普济本事方》方。天南星、防风各等分。为末，如破伤，先以药敷贴疮口，再以温酒调服一钱；如牙关紧急、角弓反张，用童便调服二钱。治破伤风及跌扑损伤。

玉真丸 yùzhēnwán 《普济本事方》方。硫黄二两，石膏、半夏各一两，硝石一分。生姜汁为糊丸，梧桐子大，每服三十丸。治肾气不足，气逆上行而致的肾厥证，症见头痛不可忍，其脉举之则弦，按之石坚。

玉枕 yùzhěn 经穴名。代号 BL9。出《针灸甲乙经》。属足太阳膀胱经。位于头正中线入后发际 2.5 寸，旁开 1.3 寸处，约平枕外粗隆上缘的凹陷处。主治头项痛、目痛、癫痫等。平刺 0.3~0.5。

玉竹 yùzhú 中药名。出《吴普本草》。别名萎蕤、铃铛菜。为百合科植物玉竹 *Polygonatum odoratum*（Mill.）Druce 的根茎。主产于

河南、江苏、辽宁、湖南、浙江等地。甘，平。入肺、胃经。滋阴润燥，除烦止渴，柔筋，强心。治热病津伤，阴虚燥热，干咳无痰，心烦口渴，消谷善饥，津液不足、筋失柔和的筋脉挛痛，气阴两虚的风湿性心脏病、肺心

玉竹

病等引起的心力衰竭，煎服：6～12克。本品含铃兰苦苷、铃兰苷、山柰酚和槲皮素的阿拉伯糖苷、葡萄糖苷等。铃兰苷和铃兰苦苷具洋地黄样强心作用。玉竹对大鼠和兔实验性高血糖有抑制作用。对小鼠实验性结核有轻度治疗作用。

玉柱骨 yùzhùgǔ　骨名，即旋台骨。详该条。

聿修堂医学丛书 yùxiūtángyīxuécóngshū 医学丛书。日本·丹波元简及其子元胤、元坚所辑注的中国医药学著作，共12种，附小阪氏著作1种，计13种。1884年杨守敬氏购得原板辑印，内容包括《素问识》《难经疏证》《伤寒论辑义》《伤寒论述义》《伤寒论广要》《金匮要略辑义》《金匮述义》《药治通义》《脉学辑要》《救急选方》《医賸》《医略抄》《经穴纂要》。丹波氏父子治学谨严，对中国古典医籍的考证、注释较为详明。

郁火 yùhuǒ ❶泛指阳气受郁而出现内热盛的证候。可出现头痛、目赤、口疮、腹痛、便秘、小便赤、舌红苔黄、脉数实等症。❷情志过度抑郁，引起脏腑功能失调，产生内热的病症。可见头痛、胁痛、失眠、易怒、舌尖边红、脉弦数等症。

郁火恶寒 yùhuǒwùhán　恶寒的一种。见《证治汇补》卷三。因火郁清道，阻遏阳气所致。症见恶寒，甚则战栗，四肢厥冷，口苦，尿赤，脉数。治宜散火为主。用升阳散火汤（《张氏医通》：升麻、葛根、白芍、生

甘草、羌活、独活、人参、柴胡、防风）、火郁汤等方。

郁火积滞呕吐 yùhuǒjīzhì'ǒutù　病证名。呕吐因火郁气滞所致者。清·罗应章《经验医库·郁火积滞呕吐症》："郁火积滞，呕吐，五心烦热，咽干口渴，有汗，神强气壮，面赤红活，脉沉滑数疾。"治宜泄火散郁，宜栀连二陈汤。

郁金 yùjīn　中药名。出唐·甄权《药性论》。别名玉金、马达。为姜科植物温郁金 Curcuma wenyujin Y. H. Chen et C. Ling、姜黄 Curcuma longa L.、广西莪术 Curcuma Kwangsiensis S. C. Lee et C. F. Liang 或蓬莪术 Curcuma phaeocaulis Val. 的块根。主产于浙江、广西、四川。辛、苦，寒。入心、肝、肺经。行气活血，疏肝解郁，利胆退黄。治胸腹胁肋胀闷疼痛、痛经、倒经、黄疸、胆囊炎、胆石症、热病神昏、惊痫癫狂、吐血、衄血、尿血，煎服：3～9克。畏丁香。郁金块根含挥发油，内有四甲基吡嗪、姜黄二醇、龙脑、异龙脑等。挥发油有促进胆汁分泌的作用，水浸剂在试管内对多种致病性皮肤真菌有抑制作用。

郁厥 yùjué　病证名。厥证之一。即血厥，亦称郁冒。《类证治裁·厥症》："郁厥亦血厥症。平居无疾，忽默默无知，目闭口噤，恶闻人声，移时方寤，由热升风动，郁冒而厥，妇人多有之。羚羊角散。"参见血厥条。

郁李仁 yùlǐrén　中药名。出《神农本草经》。为蔷薇科植物欧李 Prunus humilis Bge. 或郁李 Prunus japonica Thunb. 等的种子。主产于辽宁、河北、内蒙古等地。辛、苦、甘，平。入脾、大肠、小肠经。润肠通便，利水消肿。治肠燥便秘、小便不利、水肿，煎服：6～9克。孕妇慎用。郁李种子含苦杏仁苷、郁李仁苷、挥发油等。酊剂对狗有降压作用。郁李仁苷有致泻作用。

Y

郁冒 yùmào ❶证名。郁闷昏冒的证候。出《素问·至真要大论》。多见于血虚、亡津液，或肝气郁结，外邪阻遏，或重病后期。治宜随证选用人参三白汤（《医学入门》：人参、白术、白芍、白茯苓、柴胡、川芎、天麻）、理中汤、四逆汤、人参养荣汤、芎术除眩汤（《医学入门》：川芎、白术、生附子、官桂、甘草、姜、枣）等。❷病名。即血厥。详该条。

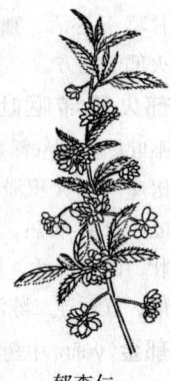

郁李仁

郁气崩漏 yùqìbēnglòu 病证名。见《竹林女科证治》。多因情志抑郁，心气不足，郁久化火，以致血热，经水不以时下，或适来适断，或暴下不止。治宜大补气血，养胃健脾，并结合镇坠心火之剂。方用开郁四物汤（四物汤加香附、白术、黄芪、蒲黄、地榆、人参、升麻）。

郁热遗精 yùrèyíjīng 病证名。由肝肾热郁，精关易于疏泄所致。症见梦交精泄，夜必脊心热，恍惚膈热，用热剂则遗泄更甚，或兼见脉洪身热等。治宜清泄郁热为主。方用猪肚丸、滋肾丸加生地、茯神、枣仁、菖蒲等。参见遗精、梦遗、滑精条。

郁痰 yùtán 痰证的一种。见明·方广《丹溪心法附余》卷九。即老痰。详该条。

郁证 yùzhèng 病症名。①泛指郁滞不得发越所致的病症。《素问·六元正纪大论》载有木郁、火郁、土郁、金郁、水郁等，属五气之郁，后世合称五郁。《丹溪心法》载有气郁、血郁、湿郁、热郁、痰郁、食郁，合称六郁。《景岳全书》提出情志之郁，遂有怒郁、思郁、忧郁、悲郁、惊郁、恐郁等名称。《赤水玄珠·郁证门》提出五脏本气自郁，载有心郁、肝郁、脾郁、肺郁、肾郁、

胆郁等名称。其中以肝气郁结最为常见。②情志不舒、气机郁结引起的一些病症（见《张氏医通·郁》）。临床以实证为多见，如肝气郁结、气郁化火、痰气郁结等。肝气郁结者，症见精神抑郁、胸闷胁痛。若肝气横逆，克伐脾胃，则见腹胀嗳气、不思饮食、脉多弦细，治宜疏肝理气为主，可用四逆散加减。气郁化火则肝火上逆，症见头痛头晕、胸闷胁胀、口苦口干、舌红苔黄、脉多弦数，治宜清泻肝火，用加味逍遥散加减。痰气郁结者，症见咽中似有物梗阻，咯之不出，咽之不下，治宜利气化痰，可选用半夏厚朴汤、温胆汤等方。如夹有虚证表现，当结合患者体质、证候辨证治疗。可见于神经官能症、高血压病、慢性胃炎、溃疡病等多种疾病。

育阴 yùyīn 即补阴。详该条。

育阴煎 yùyīnjiān 《疫痧草》方。龟甲、鳖甲、生地黄、牡丹皮、鲜沙参、麦冬、知母、天花粉、浙贝母、玄参、犀角、金汁。水煎服。治烂喉痧，痧透喉烂，津液不足，肌肤干燥，大便秘结，舌绛脉弦。

育阴潜阳 yùyīnqiányáng 滋阴与潜阳相结合，治疗肝肾阴虚而肝阳上亢的方法。临床表现为头痛眩晕、耳鸣耳聋、烦躁易怒、头面烘热、口燥咽干、失眠多梦、舌质红、脉弦细数等。常用熟地、枸杞、旱莲草等滋肝肾之阴，牡蛎、生龙骨、生石决明、磁石等潜阳。本法常与钩藤、菊花、天麻等平肝药同用，合称滋阴平肝潜阳。

育婴秘诀 yùyīngmìjué 儿科书名。又名《万氏家传育婴秘诀发微赋》《育婴家秘》。4卷。明·万全撰。约刊于1549年。该书首载幼科发微赋一篇，论儿科诊治要点；卷一叙述保胎、养胎、小儿诊法及五脏证治，卷二论胎疾、脐风、变蒸及惊痫等症，卷二～四论述儿科的四时感冒及内科杂症，末附医案问答。每篇之前均编成歌诀。现有《万密斋

医书十种》本。

彧中 yùzhōng　经穴名。代号KI26。出《针灸甲乙经》。属足少阴肾经。位于第一肋间隙，距胸正中线2寸处。主治咳嗽、呕吐、胸痛等。向外斜刺0.5~0.8寸，禁深刺。灸3~5壮或5~10分钟。

预知子 yùzhīzǐ　八月札之别名。详该条。

欲传 yùchuán　病邪有发展的趋向。如外感风寒，发热恶寒、无汗，今微汗、热不退、心烦口渴、脉数，是风寒病邪化热，将要传里的征象。

喻昌 yùchāng　（约1585—1664）清代医学家。字嘉言，别号西昌老人。江西新建（西昌）人。研读医书，在常熟行医。晚年著《尚论篇》《医门法律》《寓意草》等书。推崇《伤寒论》，长于内科杂病，强调辨证论治，对某些书持批判的态度。但因过分推崇张仲景，也有泥古的一面。另外认为某些病是鬼祟所致，是错误的。

喻嘉言 yùjiāyán　见喻昌条。

御米壳 yùmǐké　罂粟壳之别名。详该条。

寓补于攻 yùbǔyúgōng　虚实错杂病症的治疗法则之一。①寓，寄托。把补之目的寄托于攻法。②寓，寄居。在攻药中加入一二味补益之药，如治疫痢用人参败毒散。

寓攻于补 yùgōngyúbǔ　虚实错杂病症的治疗法则之一。①寓，寄托。把攻之目的寄托于补法。如胎死腹中属于气虚不足的患者，用黄芪120克合开骨散（川芎、当归、血余、龟甲）以下死胎。②寓，寄居。在补剂中加入一二味攻邪之药。

寓意草 yùyìcǎo　医案著作。清·喻昌撰于1643年。全书收辑以内科杂病为主的疑难治案60余则。前有医论二篇，强调"先议病，后用药"及制定"议病式"。在治案中病因、病情记述较详，辨证治疗剖析明晰，并以层层设问的方式阐明治案中的关键和难点。作者善用古方，又有个人的见解和发挥，在医案著作中有相当影响。新中国成立后有排印本。

愈疮十号油膏 yùchuāngshíhàoyóugāo　上海瑞金医院方。见《烧伤治疗》。煅炉甘石1000克，煅石膏800克，煅寒水石800克，煅珍珠母800克，冰片20克，尼泊金乙酯10克，凡士林5000克，羊毛脂1000克，液体石蜡适量。制成油膏，敷创面。用于Ⅲ°烧伤创面的脱痂。应用本方脱痂之创面，肉芽新鲜，植皮成活率高。

愈带丸 yùdàiwán　❶《饲鹤亭集方》（清·凌晓五纂）方。熟地黄四钱，白芍、当归各三钱，川芎二钱，椿根皮六钱，黄柏、良姜各三钱。水煎服。治妇女黄白赤带杂下。❷原名樗树根丸。中成药。见《上海市中药成药制剂规范》。椿根皮三两，白芍一两，良姜炭六钱，黄柏炭四钱。糊丸，每服一至三钱。治症同上。

愈风宁心片 yùfēngníngxīnpiàn　中成药。见《中华人民共和国药典》2010年版一部。本品为葛根经加工制成的浸膏片。功能解痉止痛，增强脑及冠脉血流量。用于高血压头晕、头痛、颈项疼痛、冠心病、心绞痛、神经性头痛、早期突出性耳聋。

愈痛散 yùtòngsǎn　《重订严氏济生方》方。五灵脂、延胡索、莪术、高良姜、当归各等分。为细末，每服二钱，淡醋汤调下。功能活血化瘀，温中止痛。治胃脘疼痛。

yuan

鸢尾 yuānwěi　中药名。出《神农本草经》。别名乌鸢、扁竹、蓝蝴蝶。为鸢尾科植物鸢尾 *Iris tectorum* Maxim. 的根茎。主产于广东、广西、四川、贵州。苦、辛，寒，有小毒。活血行瘀，利湿，消积，解毒。治跌打损伤、风湿痹痛、癥瘕积聚、食积腹痛、二便不通，煎服：3～9克。治痈疖肿毒，研末调敷。服用过量可引起头晕、呕吐、腹泻等。孕妇忌服。本品含鸢尾黄酮苷等。

渊刺 yuāncì 即关刺。详该条。

渊腋 yuānyè 经穴名。代号GB22。出《灵枢·痈疽》。别名泉腋。属足少阳胆经。位于胸侧部腋中线上，腋下3寸，第四肋间隙中。主治胸胁痛、肩臂痛、腋窝淋巴结炎等。平刺0.5～0.8寸。禁深刺。灸5～10分钟。

元宝草 yuánbǎocǎo 中药名。出《本草从新》。别名对叶草、叶抱枝。为藤黄科植物元宝草 Hypericum sampsonii Hance 的全草。分布于长江流域各地和台湾。辛、苦、寒。入肝、脾经。凉血止血，活血行瘀，清热解毒。治咳血、吐血、衄血、尿血、痢疾、月经不调、白带，煎服：9～15克。捣敷治痈疮疔毒、烧烫伤、毒蛇咬伤。本品含金丝桃属素。

元参 yuánshēn 玄参之处方名。详该条。

元寸 yuáncùn 麝香之处方名。详该条。

元儿 yuánér 见《针灸甲乙经》。膻中穴别名。详该条。

元府 yuánfǔ 见玄府条。

元亨疗马集 yuánhēngliáomǎjí 兽医书。4卷。明·喻本亨撰。刊于1608年。书中记述了马病的诊断、证候、针灸穴位、针灸法及药物处方等。是在近代影响较大的一部兽医（马病）学著作。此书多与《元亨疗牛集》2卷及《驼经》1卷合刻，名《元亨疗牛马驼集》。1962年中国农业科学院中兽医研究所将此书重新分类编集校正，取名《重编校正元亨疗牛马驼经全集》。由农业出版社出版。

元亨疗牛集 yuánhēngliáoniújí 兽医书。详见元亨疗马集条。

元亨疗牛马驼集 yuánhēngliáoniúmǎtuójí 兽医书。详见元亨疗马集条。

元胡 yuánhú 延胡索之处方名。详该条。

元胡止痛片 yuánhúzhǐtòngpiàn 中成药，见《中华人民共和国药典》2010年版一部。醋延胡索445克，白芷223克，以上两味制成糖衣片或薄膜衣片，口服。每次4～6片，每日3次，或遵医嘱。功能理气，活血，止痛。用于气滞血瘀的胃痛、胁痛、头痛及痛经。

元机启微 yuánjīqǐwēi 眼科医著。又名《原机启微》。2卷。元·倪维德撰，明·薛己校注。初刊于1370年。书中论述眼病的病因、辨证、治法、方剂等。薛己更附以其本人的医案、论述和附方。全书理论联系实际。新中国成立后有排印本。

元精 yuánjīng 藏于肾中的先天之精，为阴精之本，故又称元阴。《景岳全书·传忠录》："元阴者，即无形之水，以长以立，天癸是也，强弱系之，故亦曰元精。"

元气 yuánqì 即原气。详该条。

元气之根 yuánqìzhīgēn 命门所藏的元阴、元阳为人体阴精、阳气的根源，故称命门为"元气之根"。《景岳全书·传忠录》："命门为元气之要根，为水火之宅，五脏之阴气非此不能滋，五脏之阳气非此不能发。"

元神之府 yuánshénzhīfǔ 指脑。精神意识、记忆思维、视觉器官皆发于脑，故称。详脑条。

元武版 yuánwǔbǎn 龟甲之处方名。详该条。

元阳 yuányáng 即肾阳。与元阴相对而言。是生命的本元，故称。详肾阳条。

元阴 yuányīn 即肾阴。别称天癸。与元阳相对而言，是生命的本元，故称。详肾阴、天癸条。

元真 yuánzhēn 出《金匮要略·脏腑经络先后病脉证并治》。指真气，详该条。

芫花 yuánhuā 中药名。出《神农本草经》。

别名药鱼草、头痛花、老鼠花。为瑞香科植物芫花 *Daphne genkwa* Sieb. et Zucc. 的花蕾。主产于安徽、江苏、浙江、四川、山东、湖南等地。辛、苦，温，有毒。入肺、脾、肾经。泻水逐饮，解毒杀虫。治水肿胀满、胸腹积

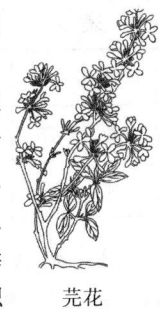

芫花

水、痰饮积聚、喘咳、痛引胸胁、精神病、二便不利，内服：煎汤，1.5～3克；粉剂，0.6～0.9克。治白秃头疮、疥癣、冻疮，研末调敷。孕妇忌服。反甘草。本品含芫花素、羟基芫花素等。芫花素能刺激肠黏膜，引起剧烈水泻和腹痛。煎剂对大鼠和狗均有利尿作用。醋制或苯制芫花醇提取液及羟基芫花素对动物有止咳、祛痰作用。动物试验证明，芫花与甘草同用，毒性增大，利尿、泻下作用均受抑制。

芫花根 yuánhuāgēn 中药名。出《吴普本草》。为瑞香科植物芫花 *Daphne genkws* Sieb. et Zucc. 的根。辛、苦，温，有毒。逐水，消肿，解毒。治水肿、风湿痛、跌打损伤、瘰疬，煎服：3～4.5克。治急性乳腺炎初起，取根二层皮捣搓小团，塞鼻孔内，约20分钟即有热辣感，再过5分钟取出。治多种牙痛：芫花根二层皮，用75%酒精浸泡3～5天。以棉球蘸浸出液置患牙上，3～5分钟即可止疼。孕妇忌服。反甘草。根皮含芫根苷、芫花酯甲和乙、β-谷甾醇等。提取物对动物子宫有明显的兴奋作用。芫根乙素对离体豚鼠心脏有扩张冠状血管作用。

芫花中毒 yuánhuāzhōngdú 因内服或外用过量芫花引起中毒。症见恶心、呕吐、腹痛、腹泻、皮疹及阴道出血量多，进而可引起痉挛、抽搐，严重者发生昏迷及呼吸衰竭。《本草纲目》载有以醋煮去毒，以防己、防风、甘草、桂汁解毒，可参考。

员利针 yuánlìzhēn 九针之一。出《灵枢·九针十二原》。长1寸6分，针身细小，针尖微大而圆利。治疗痈肿、痹证。

员在 yuánzài 见《针灸甲乙经》。攒竹穴别名。详该条。

员针 yuánzhēn 九针之一。出《灵枢·九针十二原》。长1寸6分，针身圆柱形，针尖卵圆。用于按摩穴位，治疗筋肉痹痛。

员柱 yuánzhù 见《针灸资生经》。攒竹穴别名。详该条。

原蚕沙 yuáncánshā 中药名。出《本草纲目》。别名晚蚕沙、蚕沙、蚕屎。为蚕蛾科昆虫家蚕蛾 *Bnmbyx mori* L. 幼虫的干燥粪便。主产于浙江、四川、河南、江苏、湖南等地。甘、辛，温。入肝、脾经。祛风除湿，活血定痛，和胃化浊。治风湿痹痛、皮肤瘙痒、瘾疹、头风、头痛、腰脚冷痛、腹痛吐泻转筋、烂弦风眼。煎服：9～15克，包煎。外用炒熨，或煎洗。

原动物鉴定 yuándòngwùjiàndìng 中药学名词。药物鉴定方法之一，应用生物分类学的知识与方法鉴定每一种动物药材的生物学来源，确定其学名。

原机启微 yuánjīqǐwēi 即《元机启微》。详该条。

原矿物鉴定 yuánkuàngwùjiàndìng 中药学名词。药物鉴定方法之一，应用矿物分类学的知识与方法鉴定每一种矿物药材的矿物学来源，确定其学名。

原络配穴法 yuánluòpèixuéfǎ 配穴法之一。以本经原穴和其表里经的络穴配合使用，以治疗本脏本腑有关疾病的方法。如肺经有病，先取本经的原穴太渊，再取大肠经的络穴偏历等。因此法以取本经的原穴为主，表里经的络穴为配穴（客），所以也称主客配穴法。其具体配用详见原络配穴表。

Y

原 络 配 穴 表

本经原穴	太渊	合谷	冲阳	太白	神门	腕骨	京骨	太溪	大陵	阳池	丘墟	太冲
病变脏腑	肺	大肠	胃	脾	心	小肠	膀胱	肾	心包	三焦	胆	肝
表里络穴	偏历	列缺	公孙	丰隆	支正	通里	大钟	飞扬	外关	内关	蠡沟	光明

原气 yuánqì 亦称元气。包括元阴和元阳之气。禀受于先天而赖后天荣养滋生，由先天之精所化，故名。发源于肾（包括命门），藏于丹田，借三焦之道通达全身，推动五脏六腑等一切器官组织的活动，为生化动力的泉源（《难经·三十六难》）。

原穴 yuánxué 脏腑原气所经过留止的穴位。十二经各有一个原穴，即太渊（肺）、神门（心）、大陵（心包）、太白（脾）、太冲（肝）、太溪（肾）、合谷（大肠）、腕骨（小肠）、阳池（三焦）、冲阳（胃）、丘墟（胆）、京骨（膀胱）。其中手足三阴经的原穴均以本经的输穴代替。用以治疗本脏腑有关病症。

原植物鉴定 yuánzhíwùjiàndìng 中药学名词。药物鉴定方法之一，应用生物分类学的知识与方法鉴定每一种植物药材的生物学来源，确定其学名。

圆利针 yuánlìzhēn 圆，通员。即员利针。详该条。

圆癣 yuánxuǎn 病名。出《诸病源候论》卷三十五。又名金钱癣，其形小者名笔管癣。由外邪侵袭皮肤接触传染而得。好发于面、颈、躯干、四肢等处。病损为硬币状圆形红斑，边缘清楚，中央常自愈。周围可见丘疹、水疱、脓疱、结痂、鳞屑等变化。即体癣。用癣药水外搽。亦可用硼砂3克，醋100毫升，调匀涂之。

圆翳 yuányì 即圆翳内障。详该条。

圆翳内障 yuányìnèizhàng 病症名。见《秘传眼科龙木论》，又名圆翳、如银内障。即白内障。多因肝肾不足、阴虚湿热或肝经风热上攻而成。症见单眼或双眼瞳神外观无异常，瞳内有圆形白色翳障。初宜滋养肝肾，用补肾丸（《银海精微》：磁石、肉苁蓉、五味子、熟地黄、枸杞子、菟丝子、楮实子、覆盆子、石斛、沉香、黄柏、青盐）加减；或养阴清热除湿，用甘露饮（方见混睛障条）加减；或祛风清热平肝，用石决明散（方见宿翳条）加减。翳定障老，视物不见，尚存光感色觉者，可手术治疗，参见金针拨障法条。

圆针 yuánzhēn 圆，通员。即员针。详该条。

远道刺 yuǎndàocì 古刺法。九刺之一。《灵枢·官针》："远道刺者，病在上，取之下，刺腑腧也。"指六腑有病取用足三阳经的下合穴治疗。后世多以在离病处较远部位扎针施治称远道刺。

远道选穴法 yuǎndàoxuǎnxuéfǎ 选穴法之一。在距离病所较远部位选穴治疗的方法。金·窦汉卿《标幽赋》："头有病而脚上针，左有病而右畔取。"其他如牙痛选合谷、内庭，目痛选臂臑、光明，肝痛取太冲、阳陵泉等。

远近配穴法 yuǎnjìnpèixuéfǎ 配穴法之一。局部与远道相结合的配穴方法。如胃痛取中脘、胃俞为近取，内关、足三里为远取，两相结合即为远近配穴。

远血 yuǎnxuè 出《金匮要略·惊悸吐衄下血胸满瘀血病脉证并治》。指出血部位远离肛门者，多在小肠与胃。表现为先出粪便而

Y

后便血，粪色暗黑。因饮食不节及肝气犯胃，以致脾胃虚寒者，宜温中健脾为主，可用黄土汤。因肝郁化火，迫血妄行者，宜清肝解郁，可用丹栀逍遥散加减。因蕴积热毒者，称为脏毒，宜清热解毒，可用八宝汤（《寿世保元》：黄连、黄芩、黄柏、栀子、连翘、槐花、细辛、甘草）、防风黄芩丸（《景岳全书》：条芩、防风）、脏连丸。因阴虚火旺，脾虚肺燥者，宜养阴清肺，可用人参清肺汤（《血证论》：人参、阿胶、地骨皮、知母、乌梅、甘草、大枣、桑白皮、粟壳、杏仁）。便血过多，手足厥冷，脉微弱虚浮者，宜大补气血，健脾益肾，可用人参养荣汤、断红丸等。

远志 yuǎnzhì 中药名。出《神农本草经》。为远志科植物远志 *Polygala tenuifolia* Willd. 的根。主产于山西、陕西、河北、河南。苦、辛，温。入心、肺、肾经。安神益智，祛痰止咳消肿。治惊悸、健忘、梦遗、失眠、神志恍惚、中风、癫痫、咳嗽痰多、疮疡肿毒、乳房肿痛，煎服：3～9克。根含皂苷、远志醇、细叶远志定碱等。煎剂和流浸膏对各种动物子宫均有兴奋作用。全远志及皮有祛痰、加强催眠的作用。全远志有抗惊厥作用。乙醇提取液体外对革兰阳性菌及痢疾杆菌、伤寒杆菌、人型结核杆菌有抑制作用。

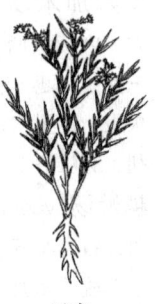
远志

yue

约束 yuēshù 即眼睑。出《灵枢·大惑论》。见胞睑条。

哕 yuě ❶呃逆。《灵枢·杂病》："哕，以草刺鼻，嚏，嚏而已。"详见呃逆条。❷干呕。见《丹溪心法·呕吐》。《医经溯洄集》则谓哕为干呕之剧者。详见干呕条。

月华丸 yuèhuáwán 《医学心悟》方。天冬、麦冬、生地黄、熟地黄、山药、百部、沙参、川贝母、阿胶各一两，茯苓、獭肝、三七各五钱，白菊花二两，桑叶二两。蜜丸，弹子大，每服一丸。治阴虚咳嗽。

月季花 yuèjìhuā 中药名。出《本草纲目》。别名月月红。为蔷薇科植物月季 *Rosa chinensis* Jacq. 的花蕾或初开放的花。我国大部分地区均有栽培。甘、温。入肝经。活血调经，消肿。治月经不调、痛经，煎服：1.5～4.5克。外敷治跌打瘀肿、痈肿、瘰疬。孕妇忌服。花含微量挥发油。

月经 yuèjīng 出《脉经》。又名月事、月水、月信等。胞宫周期性出血的生理现象。一般在14岁左右月经开始来潮，到50岁左右经断，其中除妊娠及哺乳期外，通常是一月来潮一次，持续3～7天。因其每月按期而来，故称。

月经病 yuèjīngbìng 月经方面各种病症的总称，包括经期、经量、经色和经质等的异常，或经期及其前后出现各种明显症状。常见的有月经不调、痛经、经闭、崩漏、逆经、经行泄泻、经前便血、经断前后诸症、老妇行经等。详各条。

月经不调 yuèjīngbùdiào 病症名。泛指月经的周期、血量、血色和经质异常的病症。如经行先期、经行后期、经行先后无定期、月经过多、月经过少等。详各条。

月经过多 yuèjīngguòduō 病症名。经期基本正常而血量过多，或经行时间延长。多因气虚、血热或劳伤等使冲任不固所致。详各条。

月经过少 yuèjīngguòshǎo 病症名。经期血量过少，甚至点滴而净，或经行时间过短。多因血虚、血寒、血瘀、痰湿和肾虚所致。详各条。

Y

月经愆期 yuèjīngqiānqī ❶指经行先后无定期（《医宗金鉴》）。❷即经行后期（《普济本事方》）。

月经先期 yuèjīngxiānqī 即经行先期。详该条。

月橘 yuèjú 九里香之别名。详该条。

月石 yuèshí 硼砂之别名。详该条。

月蚀疮 yuèshíchuāng 即旋耳疮。详该条。

月事 yuèshì 出《素问·上古天真论》。即月经，详该条。

月水 yuèshuǐ 出《脉经》。即月经，详该条。

月水不通 yuèshuǐbùtōng 出《诸病源候论》卷三十七。即经闭，详该条。

月下红 yuèxiàhóng 石见穿之别名。详该条。

月信 yuèxìn 即月经。详该条。

月信不行 yuèxìnbùxíng 见《世医得效方》卷十五。即经闭，详该条。

月月红 yuèyuèhóng 月季花之别名。详该条。

岳美中 yuèměizhōng（1900—1982） 现代中医学家，原名钟秀，号锄云。河北省滦县人。自幼家贫体弱，早年攻读文史，26岁患严重肺病，求医无方，立志学医。自购多种医书，刻苦钻研，三年后在乡里出诊，治愈各种疑难大症。曾在山东菏泽、河北唐山一带行医，名望颇高。新中国成立后曾任唐山市中医公会主任、唐山市卫生顾问。1955年调卫生部中医研究院。从事中医工作数十年，有较深的理论造诣和丰富的临床经验，对肾病、热性病、老年病等有深入的研究。主要著述有《岳美中论医集》《岳美中医案集》《岳美中医话集》等。

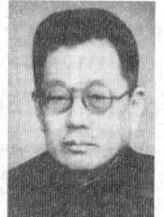

岳美中

岳美中医案集 yuèměizhōngyī'ànjí 医案著作。中医研究院主编。全书以病症作为篇目，每一病症之下收载验案一至数例。岳氏有丰富的临床经验，对内科急慢性疾病均有较深研究，疗效卓著，在国内外享有盛誉。此书所收验案是对岳氏几十年临证经验之总结，从中可以验证岳氏"辨证与辨病相结合""辨证用药与专方专药相结合"的医疗观点。对临床工作者有一定的启发和借鉴。

越婢加半夏汤 yuèbìjiābànxiàtāng《金匮要略》方。麻黄六两，石膏半斤，生姜三两，大枣十五枚，甘草二两，半夏半升。水煎，分三次服。治痰热郁肺而致的肺胀，症见咳而上气、其人喘、目如脱状、脉浮大。

越婢加术汤 yuèbìjiāzhútāng《金匮要略》方。麻黄六两，石膏半斤，甘草二两，生姜三两，大枣十五枚，白术四两。水煎，分三次服。治里水，症见一身面目黄肿、小便不利、脉沉等。

越婢汤 yuèbìtāng《金匮要略》方。麻黄六两，石膏半斤，甘草二两，生姜三两，大枣十五枚。水煎，分三次服。功能疏散水湿，宣肺清热。治风水恶风，一身悉肿，面目肿大，微热汗出，脉浮。也用于急性肾炎而见上症者。

越经传 yuèjīngchuán 指外感热病不按六经的次序传变。见《东垣十书》《此事难知》等书。六经的传变规律，一般是由表入里、由浅入深。但在整个疾病的发展过程中，由于邪正斗争的趋势复杂多变，各经的证候可以相互转变。例如寒邪初犯太阳经，有不传阳明而传少阳的，有不传阳明经而传阳明腑的，也有少阳不传三阴而传阳明腑的，更有三阴证逐渐向愈，由阴证转为阳证的。这些皆属越经传范围。参见传经条。

越鞠保和丸 yuèjūbǎohéwán 中成药。黄芩、连翘、黄连、木香各75克，苍术、神曲、香附、橘皮、当归、茯苓、川芎、法半夏各 150 克，山楂 300 克，栀子 15 克，枳实 225 克，莱菔子 240 克，白术 470 克。水丸，每服 9 克，日两次。功能舒气开郁，和胃化滞。治忧思过度，损伤脾胃，郁结不舒，呃逆胸满。本方系《古今医鉴》原方加黄芩。

越鞠丸 yuèjūwán ❶又名芎术丸。《丹溪心法》方。苍术、香附、川芎、神曲、炒栀子各等分。水丸，每服二至三钱。功能行气解郁。治气、血、痰、火、湿、食等郁结而致的胸膈痞闷，或脘腹胀痛，嘈杂吞酸，饮食不化，嗳气呕吐等症。❷中成药。见《中华人民共和国药典》2010 年版一部。香附（醋制）、川芎、栀子（炒）、苍术（炒）、六神曲（炒）各 200 克。制成丸剂。功能理气解郁，宽中除满。用于胸脘痞闷、腹中胀满、饮食停滞、嗳气吞酸。口服。一次 6 ~ 9 克，一日 2 次。

yun

晕车晕船 yūnchēyūnchuán　即注车注船。该条。

晕灸 yūnjiǔ　灸法术语。指患者在灸治过程中发生的晕厥现象。清·吴亦鼎《神灸经纶》："着火有眩晕者，神气虚也，仍以冷物压灸处，其晕自苏。"临床表现与处理方法参见晕针条。

晕厥 yūnjué　病症名。厥证之一。突然头晕仆倒、神志迷糊、肢冷的病症。《古今医案按·厥》："今人所谓厥者，乃晕厥耳，亦兼手足逆冷，而其重在神昏若死也。"参见厥证条。

晕针 yūnzhēn　针刺术语。因针刺而发生的晕厥现象。金·窦汉卿《金针赋》："其或晕针者，神气虚也……热汤与之。"晕针的原因主要有患者体质虚弱，饥饿疲劳，精神紧张和体位不当等。表现为目定神呆、头晕恶

心、面色苍白、冷汗肢厥等。处理方法：应将针全部拔出，使患者平卧，给予温茶、糖水，一般经 10 ~ 15 分钟后即可恢复。较重者如出现呼吸微细、脉搏微小，行人工呼吸或注射强心剂急救。

云苓 yúnlíng　茯苓之处方名。详该条。

云门 yúnmén　经穴名。代号 LU2。出《素问·水热穴论》。属手太阴肺经。位于锁骨肩峰端下缘，距前正中线 6 寸处。主治咳嗽、气喘、胸痛等。向外斜刺 0.5 ~ 1 寸。灸 5 ~ 10 分钟。

云母 yúnmǔ　中药名。出《神农本草经》。别名云母石。为硅酸盐类矿物白云母的片状晶体。产于内蒙古、西藏、辽宁、吉林、云南、山东、山西、江苏、浙江、湖南、湖北、安徽、江西等地。甘，平。入肺、脾、膀胱经。益肺，平喘，镇惊，止血，敛疮。治虚喘、惊悸、眩晕、寒疟、久痢、白带，煎服：3 ~ 15 克。外敷治创伤出血。

云母石 yúnmǔshí　即云母。详该条。

云南白药 yúnnánbáiyào　中成药。散剂。内服、外敷均可，内服每次 0.2 ~ 0.5 克，4 小时一次。功能止血定痛，祛瘀活血。治内外出血，血瘀肿痛（每瓶内装保险子一粒，凡遇较重之跌打损伤，可先用酒送服，但轻症不可服）。

云雾草 yúnwùcǎo　松萝之别名。详该条。

云翳 yúnyì　病症名。宿翳之呈片状，或似淡烟，或如浮云，翳薄而浮、色白淡嫩、未遮掩瞳神者为轻，翳久深厚色黄、掩蔽瞳神者为重。详宿翳条。

云芝 yúnzhī　中药名。《中华人民共和国药典》2005 年版一部将本药作为新药收载。又名杂色云芝、彩绒革盖菌、杂色云芝。本品为多孔菌科真菌彩绒革盖菌 *Coriolus verSicolor* (L. ex Fr.) Quel 的干燥子实体。分布于我国黑龙江、吉林、辽宁、山东、山西、河南、

河北、陕西、青海、甘肃、新疆、西藏、广东、广西、贵州、江西、江苏、台湾、浙江、福建、安徽、四川、内蒙古等地。甘、平。入心、脾、肝、肾经。免疫调节剂，用于治疗慢性肝炎、活动性肝炎。煎服：9～27克。研究表明，云芝的主要活性成分是云芝多糖，可降低血清中谷丙转氨酶活性，减少和恢复肝细胞的变性和坏死，增加肝糖原、γ-球蛋白的含量，促进肝细胞的再生，对肝脏有保护作用，并能明显提高人体免疫功能、调节内分泌、改善肿胀，对人体各器官机能，如中枢神经、循环系统、呼吸系统，都有良好的调节和保护作用。更能有效抑制癌细胞扩散。

匀气散 yúnqìsǎn ❶《太平惠民和剂局方》方。丁香、檀香、木香、白豆蔻各二两，藿香叶、甘草各八两，砂仁四两。为末，每服一钱，冲服。治气滞不匀，胸膈虚痞，宿食不消，心腹刺痛，恶心呕吐。❷《医学入门》方。人参、茯苓、白术、甘草、青皮、陈皮、白芷、乌药、木香。为末，酒调服。治小儿痘出不畅与肌腠厚密而身痛者。

芸红 yúnhóng 橘红之别名。详该条。

芸薹子 yúntáizǐ 中药名。出《千金要方·食治》。别名油菜子。为十字花科植物油菜 *Brassica campestris* L. var. *oleifera* DC. 的种子。辛，温。行瘀，消肿，散结。治产后血滞腹痛，肠风下血，血痢，腹胀大便秘结。煎服：4.5～9克。治丹毒、痈肿，研末调敷。种子含脂肪、芸香甙等。

芸香草 yúnxiāngcǎo 中药名。①见《四川中药志》（1960年版）。别名诸葛草、香茅草、射香草、石灰草。为禾本科植物芸香草 *Cymbopogon distans*（Nees）A. Camus 的全草。分布于甘肃、陕西、四川、贵州、云南等地。辛，苦，温。散寒利湿，止咳平喘，行气宽中。治感冒、喘咳、风湿痹痛、胸腹胀痛。煎服：15～30克。本品含挥发油，其主

要成分为胡椒酮。芸香油和胡椒酮对豚鼠有平喘、止咳作用，对离体气管平滑肌有舒张作用，在体外对金黄色葡萄球菌、链球菌、肺炎球菌等有抑制作用。②挖耳草之别名，详该条。

芸香草片 yúnxiāngcǎopiàn 验方。见《全国新药介绍》第三辑。芸香草浸膏粉、芸香油、磷酸氢钙、碳酸镁、葡萄糖酸钙、滑石粉、蔗糖粉、淀粉制成片剂。每服2.5克，日3次。功能平喘。治支气管哮喘、哮喘性支气管炎、慢性支气管炎。

芸香油滴丸 yúnxiāngyóudīwán 验方。见《全国新药介绍》第三辑。芸香油、硬脂酸钠、虫蜡。滴剂成丸，每服0.84～1.26克，日3次。功能平喘。治支气管哮喘、哮喘性支气管炎、慢性支气管炎。

孕悲 yùnbēi 病名。见清·唐千顷《大生要旨》。妇女在妊娠期患脏躁病。参见脏躁条。

运法 yùnfǎ 推拿手法。①用手指指腹或掌根在穴位上轻缓地作环形移动，不带动深层肌肉组织。常用于头额、腹部及手掌部。《厘正按摩要术》："运则行之，谓四面旋绕而运动之也。宜轻不宜重，宜缓不宜急。俾血脉流动，筋络宣通。"②用手活动患者的可动关节。参见摇法条。

运化 yùnhuà 对饮食水谷的消化和输送，为脾的主要生理功能。《医学正传》："夫胃为仓廪之官，无物不受，全借脾土转输而运化焉。"

运脾 yùnpí 治法。用燥湿健脾的药物加强脾的运化功能，以治疗湿重困脾的方法。症见脘痞腹胀、饮食无味、恶心欲吐、口淡而黏、头昏身倦、大便溏薄，或四肢浮肿、小便少、舌苔白腻、脉濡等。常用苍术、厚朴、佩兰、藿香、白蔻仁、茯苓等芳香除湿药。方如平胃散、藿朴夏苓汤等。

运气 yùnqì 五运六气的简称。详运气学

说条。

运气胁痛 yùnqìxiétòng 病症名。见《症因脉治》卷一。由感受疫疠之气所致。症见病起急骤，暴发寒热，胁肋刺痛，痛在一侧或两侧，遍身作胀，脉多弦数。如见四肢厥逆、指甲紫黑、脉沉伏，为危候。治疗初起宜清解达邪，热甚则清肝热，泻火毒，用独活败毒散（《症因脉治》：独活、木通、柴胡、黄芩、桔梗、枳壳、甘草、钩藤、广皮、苏梗）或干葛石膏汤（《症因脉治》：干葛、柴胡、黄芩、石膏、枳壳、广皮、甘草、木通、苏梗）、泻青各半汤（《症因脉治》：龙胆草、黄芩、山栀、桑白皮、地骨皮、甘草、青黛）等方。

运气学说 yùnqìxuéshuō 又称五运六气，简称运气。古代研究气候规律与发病关系的学说。五运指木、火、土、金、水五行的运行，六气指风、热、湿、火、燥、寒六种气象的流转。其演绎方法是：据甲、乙、丙、丁、戊、己、庚、辛、壬、癸十天干以定运，子、丑、寅、卯、辰、巳、午、未、申、酉、戌、亥十二地支以定气。每年的年号都由一个天干和一个地支组成，代表运与气的结合。根据运气相临的逆顺情况，运用阴阳相反相成和五行生克的理论，推测每年气象的特点及气候变化的周期性，进而探讨气候对发病因素和人体的影响，概括出六淫发病的一般规律。但其中有不少牵强附会之说，现已少用。

运气要诀 yùnqìyàojué 运气著作。1卷。清·吴谦等编纂。刊于1742年。即《医宗金鉴》之卷三十五。该书将《内经》运气要语编成歌诀，并列图于前，俾学者一览即明其大纲旨要。全书共绘太虚、阴阳等图24幅，歌诀29章，图下歌后多有注语发其余蕴。因《医宗金鉴》而广为流传。

运水入土 yùnshuǐrùtǔ 小儿推拿术语。据文献记载，有二法：一是用运法由小儿小指指腹部的肾经穴起，沿手掌的尺侧和掌根部至大指指腹的脾经穴，因肾属水，脾属土，故名。用于治疗脾胃虚弱，食谷不化等症。一是由肾经穴运至手掌大鱼际肌处（即八卦中的艮卦穴）。此法能治大小便结、身弱起青筋、泻痢等。

运土入水 yùntǔrùshuǐ 小儿推拿术语。据文献记载，有二法：一是用运法由小儿拇指指腹部的脾经穴起，沿手掌的掌根和尺侧部至小指指腹部的肾经穴。因脾属土，肾属水，故名。②由脾经穴运至手掌根部正中的坎宫穴，治疗便秘，消化不良、腹胀、腹泻、尿频、小便赤涩等。

运针 yùnzhēn 即行针。详该条。

恽树珏 yùnshùjué 见恽铁樵条。

恽铁樵 yùntiěqiáo （1878—1935） 近代医学家。名树珏。江苏武进人。早年业文学，后业医。曾创办中医函授学校，对诋毁和消灭中医的活动坚决抵制。主张"取西国学理，补助中医"。著述有《群经见智录》《伤寒论研究》《脉学发微》《温病明理》《保赤新书》《生理新语》等20余种，后辑为《药盦医学丛书》。在保存和阐发中医学术上有一定贡献，但其论述中也有不少牵强附会之处。

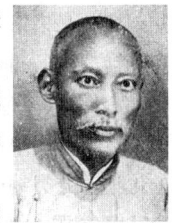

恽铁樵

菀 yùn ❶通蕴。郁结、积滞。《素问·生气通天论》："血菀于上"。《素问·示从容论》："八风菀热"。❷郁伏、枯槁。《素问·至真要大论》："名木敛，生菀于下"。yù 同宛。郁结。《素问·针解》："菀陈则除之者，出恶血也。"

Y

Z

za

匝风 zāfēng　见《针灸甲乙经》。脑户穴别名。详该条。

咂舌痈 zāshùyōng　舌痈之一。见舌痈条。

杂病 zábìng　❶《灵枢》篇名。主要论述因经气厥逆所引起的病症，各种心痛与其兼症的刺法。此外还介绍了喉痹、疟疾、膝痛、呃逆、大小便不通等病症。由于论述范围广、病种多，故取名杂病。❷东汉·张仲景《伤寒杂病论》将伤寒以外的多科病症（以内科病症为主）统称为杂病；后世所说杂病，主要是指伤寒、温病之外的内科病症。

杂病广要 zábìngguǎngyào　内科杂病专著。30 卷。日本·丹波元坚编。刊于 1853 年。该书广泛选辑中国历代医籍中有关内科杂病的论述，分类编辑而成。共分内因类、外因类、诸气病、诸血病、脏腑及身体类六类，每类又分若干病症。对于各种病症的介绍比较全面和精要。新中国成立后有排印本。

杂病心法要诀 zábìngxīnfǎyàojué　内科杂病专著。5 卷（即《医宗金鉴》卷 39～43）。清·吴谦等撰。该书重点论述内科杂病（包括中风、类中风、痉病等 40 余种病症）的证治。正文均编为七言歌诀，并用注释加以说明和补充，内容比较简要，选方切于实用。

杂病源流犀烛 zábìngyuánliúxīzhú　内科杂病专著。30 卷。清·沈金鳌撰，刊于 1773 年。该书为《沈氏尊生书》的重要组成部分。内容以介绍杂病为主，包括脏腑门、奇经八脉门、六淫门、内伤外感门、面部门、身形门等。每门分若干病症，每病各著源流一篇，并详述病症原委，悉其形证，考其主治，因病用方，理法方药比较契合。作者博采前人著述，结合个人见解予以归纳整理，论述较为完备，在杂病专著中有相当的影响。新中国成立后有排印本。

杂病症治准绳 zábìngzhèngzhìzhǔnshéng　见证治准绳条。

杂气 záqì　即疫疠之气。见疠、戾气各条。

杂证汇参 zázhènghuìcān　内科杂病专著。8 卷。清·程杏轩辑。刊于 1826 年。该书系《医述》第5～12卷。介绍以内科杂病为主的多种疾病症治。每一病种选列《内经》《脉经》及后世有关医论，记述病名、病因、病状、治法与方剂，间附医案。眉目清晰，资料较为丰富。

杂证谟 zázhèngmó　内科杂病专著。29 卷（即《景岳全书》卷 9～37）。明·张介宾撰。内容为内科杂病（共 70 余种，不包括伤寒病）证治，对每种病症均引录古说，参以己见。作者长于温补，其温补学说的见解在该书多种病症的论述和治疗中均有较充分的体现。

zai

再传 zàichuán　❶伤寒病顺传到第七天，已传遍六经，若未愈，又传到太阳经，称再传。这种情况在实践中较少见。❷从这一经再传下一经。

再经 zàijīng　❶太阳经病再传至另一经。《伤寒论·辨太阳病脉证并治》："太阳病，头痛至七日以下自愈者，以行其经尽故也。若欲作再经者，针足阳明，使经不传则愈。"这是预防疾病向里发展的一种治疗措施。❷伤寒日传一经，六日传至厥阴，七日再传太阳，八日再传阳明（金·成无己《注解伤寒论》）。后世不少注家力辟其非，认为这种说法是不符合临床实际的。

再造散 zàizàosǎn 《伤寒六书》方。黄芪、人参、桂枝、白芍、甘草、熟附子、细辛、羌活、防风、川芎、煨生姜、大枣。水煎服。功能助阳，益气，发汗。治阳气虚弱，感冒风寒，头痛身热，恶寒无汗，肢冷倦怠，面色苍白，语音低微等。

再造生血片 zàizàoshēngxuèpiàn 中成药。见《中华人民共和国药典》2010 年版一部。菟丝子（酒制）、红参、鸡血藤、阿胶、当归、女贞子、黄芪、益母草、熟地黄、白芍、制何首乌、淫羊藿、黄精（酒制）、鹿茸（去毛）、党参、麦冬、仙鹤草、白术（炒）、补骨脂（盐制）、枸杞子、墨旱莲。以上 21 味，按片剂工艺压制成 1000 片。口服，每次 5 片，每日 3 次。功能补肝益肾，补气养血。用于肝肾不足、气血两虚所致的血虚虚劳，症见心悸气短、头晕目眩、倦怠乏力、腰膝酸软、面色苍白、唇甲色淡，或出血、再生障碍性贫血、缺铁性贫血见上述证候者。

再造丸 zàizàowán 中成药。白花蛇、青皮、何首乌、香附、乳香、僵蚕、穿山甲、虎骨、没药、龟甲、母丁香、玄参、熟地黄、黄芪、竹节、香附、大黄、骨碎补、红曲、细辛、三七、豆蔻仁、川芎、甘草、黄连、葛根、麻黄、檀香、天竺黄、地龙、防风、姜黄、茯苓、桑寄生、藿香、赤芍、全蝎、制附子、萆薢、沉香、天麻、神曲、肉桂、白术、白芷、羌活、人参、橘红、血竭、威灵仙、草豆蔻、当归、乌药、松节、牛黄、麝香、冰片、犀角、朱砂。蜜丸，每服 9 克，日两次。功能祛风化痰，活血通络。治风痰阻滞，中风不语，口眼㖞斜，手足拘挛，筋骨酸痛，肢体瘫痪。本方为《清内廷法制丸散膏丹各药配本》原方加味。

在蓐中风 zàirùzhòngfēng 即蓐风。详该条。

zan

咎殷 zǎnyīn 唐代著名妇产科学家。四川成都人。据《宋志》等书记载，他将经闭、带下、妊娠、坐月、难产、产后等方面的验方三百余首，以及有关妇产科的文献，编成《产宝》一书，是我国现存较早的妇产科专书。另撰有《食医心鉴》。

攒竹 zǎnzhú 经穴名。代号 BL2。出《针灸甲乙经》。别名员柱、员在、始光、夜光、明光。《素问·骨空论》等篇称眉头、眉本。属足太阳膀胱经。位于眉毛的内侧端，眶上切迹处。主治头痛、目赤痛、角膜炎、视神经炎、近视、眼睑震颤、面神经麻痹等。向眉中或眼眶内缘平刺或斜刺 0.5~0.8 寸，或直刺 0.2~0.3 寸，禁灸。

赞刺 zàncì 古刺法。十二节刺之一。《灵枢·宫针》："赞刺者，直入直出，数发针而浅之出血，是谓治痈肿也。"在患处直入直出，反复多次地浅刺出血的刺法。用于治疗痈肿、流火等外科病症。

赞育丹 zànyùdān 《景岳全书》方。熟地、白术各八两，当归、枸杞子各六两，炒杜仲、仙茅、巴戟天、山茱萸、淫羊藿、肉苁蓉、炒韭子各四两，蛇床子、制附子、肉桂各二两。蜜丸。治阳痿精衰，虚寒无子等。

zang

脏病取原 zàngbìngqǔyuán 针灸术语。五脏有病取其原穴进行治疗。《灵枢·九针十二原》："五脏有疾，当取之十二原。"如肾脏疾患取足少阴肾经的原穴太溪，肝脏疾患取足厥阴肝经的原穴太冲等。

脏毒 zàngdú 病症名。①脏中积毒所致的痢疾（见《三因极一病证方论·辨肠风论》）。②内伤积久所致的便血，血色黯，多在便后（见《医学入门》卷四）。属远血，详远血条。③指肛门肿硬，疼痛流血。宜赤小豆当归散、清胃散、龙胆泻肝汤（见《血证论·便血》）。④即肛门痈。详该条。

脏毒下血 zàngdúxiàxuè　病症名。见《儒门事亲》卷四。又称脏毒便血。《证治要诀·肠风脏毒》："血清而色鲜者为肠风，浊而暗者为脏毒……脏毒者，蕴积毒气，久而始见。"多由肠胃湿热郁滞，久则化毒损伤血络引起。主要症状为下血污浊色暗、胃纳欠佳、身体疲乏、苔黄腻、脉濡数等。治宜清化湿热，初起用调胃承气汤加当归，次用芍药柏皮丸、黄连解毒丸，久不愈者，用防风黄芩丸。参见脏毒条。

脏腑 zàngfǔ　五脏六腑的统称。《素问·阴阳应象大论》："列别脏腑。"

脏腑辨证 zàngfǔbiànzhèng　辨证的基本方法之一。以脏腑生理、病理特点为基础，通过四诊八纲，辨别五脏六腑的阴阳、气血、虚实、寒热等变化，为治疗提供依据。

脏腑标本药式 zàngfǔbiāoběnyàoshì　药书。1卷。金·张元素撰。约撰于13世纪。该书主要根据《灵枢·经脉》所述各脏腑的本病、标病证候和在治疗上所用的补虚、泻实等法则，对所使用的药物作了比较系统的整理，可供临床参考。此书后收入清·周学海《周氏医学丛书》中。

脏腑柔弱 zàngfǔróuruò　小儿生理特点之一。出《诸病源候论》。《小儿药证直诀·序》称"脏腑柔弱"。小儿体格与成人有明显的不同，机体各器官的形态、位置随着年龄的增长而不断变化，各器官的生理功能也都未臻成熟。历代儿科医家把这种现象称为脏腑娇嫩，形气未充。如《育婴家秘》谓其"血气未充……肠胃脆薄，精神怯弱"等，均指出小儿时期的脏腑功能具有娇弱、未达完善的特点。

脏腑相合 zàngfǔxiānghé　指脏与腑之间的互相联系和影响。人体脏与腑的配合，体现了阴阳、表里相辅相应的关系。脏的经脉连于腑，腑的经脉络于脏，彼此经气相通，互相作用。脏行气于腑，腑输精于脏，病变时又互相影响，互相传变。脏腑的配合是：心合小肠，肺合大肠，肝合胆，脾合胃，肾合三焦、膀胱；一作心包络合三焦（《灵枢·本输》）。

脏会 zànghuì　八会穴之一。《难经·四十五难》："脏会季胁。"所指即章门穴。章门为脾之募穴。脾为生化之源，各脏皆禀受于脾，故称脏会章门。凡五脏疾患，皆可酌情取用。

脏结 zàngjié　病症名。出《伤寒论·辨太阳病脉证并治》。①阳气虚衰，阴浊凝结，状如结胸的重症。症见心下痞硬、按之痛，时时下利，饮食如故，苔白腻或白滑，脉沉紧细小。多因太阳病误下，邪气乘虚入里，与阴寒互结所致。治宜温脏散结。用理中汤、四逆汤之类。②胁下素有痞块，连在脐旁，痛引少腹入阴筋的一种难治病症。清·柯琴《伤寒来苏集》认为属疝之类。宜用茴香、吴茱萸等温中理气之品。③脏气不平，阴阳关格所致的便秘。见《三因极一病证方论·秘结证治》。

脏厥 zàngjué　古病名。因内脏阳气衰微而引起的四肢厥冷。《伤寒论·辨厥阴病脉证并治》："伤寒脉微而厥，至七八日肤冷，其人躁无暂安时，此为脏厥。"属寒厥重证，治宜四逆汤、附子理中汤及灸法等急救回阳。

脏连丸 zàngliánwán　❶中成药。黄连120克，黄芩750克，赤芍、当归、阿胶珠、荆芥穗各250克，炒槐花、地榆炭、地黄各360

克，槐角500克，猪大肠8尺。蜜丸，每服9克，日两次。治新久肠风，脏毒便血，痔疮肿痛。本方为《外科正宗》原方加减。❷《证治准绳》方。黄连二两，公猪大肠一段。将大肠煮烂，和黄连末捣为丸，每服三钱。治大便下血鲜红，日久不止，肛门坠痛。

脏气 zàngqì　即五脏之气。指五脏的机能活动。

脏气清灵 zàngqìqīnglíng　小儿生理特点之一。小儿五脏气机轻清灵活，患病后若病邪能够及时除去，则易趋康复。《景岳全书·小儿则》："其脏气清灵，随拨随应，但确得其本而摄取之，一药可愈。"

脏象 zàngxiàng　即藏象。详该条。

脏痈痔 zàngyōngzhì　病名。《外科大成》："肛门肿如馒头，两边合紧，外坚而内溃，脓水常流，此终身之疾。"类似肛管直肠癌。早期宜手术治疗，晚期可内服中药配合放射疗法等。

脏躁 zàngzào　病名。出《金匮要略》，即以精神抑郁，心中烦乱，无故悲伤欲哭，哭笑无常，呵欠频作为主要表现的情志疾病。治以养心安神，和中缓急，甘草小麦大枣汤为主加减治疗。参见甘草小麦大枣汤条。

藏 zàng　❶义同脏（见《素问·五脏生成》等篇）。❷地名。指我国西藏自治区。如藏麻黄，即指西藏所产的麻黄。另见页 cáng。

藏府 zàngfǔ　即脏腑。详该条。

藏红花 zànghónghuā　中药名。出《本草纲目拾遗》。为鸢尾科植物番红花 Crocus sativus L. 花柱的上部及柱头。产于西班牙、希腊、苏联等地。北京、浙江、江苏有引种栽培。甘、平。入心、肝经。活血，忧郁。治胸膈痞闷、吐血、妇女经行不畅、产后瘀滞腹痛、热病发狂、惊悸。煎服：1.5～4.5克。孕妇慎服。本品含藏红花素、藏红花酸二甲酯、藏红花苦素、挥发油及多量维生素 B_2。

煎剂对多种动物离体及在位子宫均有兴奋作用，藏红花并能延长小鼠的动情周期。

藏茄 zàngqié　山莨菪之别名。详该条。

藏青果 zàngqīngguǒ　中药名。见《中药材手册》。别名西青果、西藏橄榄。为使君子科植物诃子 Terminalia chebula Retz. 的幼果。广东、广西、云南有载培。苦、微甘、涩，凉。生津利咽，开音，涩肠。治慢性咽喉炎、声音嘶哑、扁桃体炎、急性肠炎、细菌性痢疾，煎服：3～9克；或每次1枚，含咽其汁。本品含鞣质，其中成分参见诃子条。

藏药标准 zàngyàobiāozhǔn　民族药学专著。西藏专著。西藏卫生局等编。全书分三册。第一二册合编，共收药物174种，方剂290个。药物部分记载药物的性状、鉴别、炮制、性味、功能与主治、用法与用量、规格、贮藏等。有藏汉两种文版。1979年由青海人民出版社出版。

藏医辞典 zàngyīcídiǎn　民族医工具书。旺堆著。此书系我国作者用本民族文字编写的第一部藏医学辞典。共收辞目2500余条，涉及藏医基础理论、生理解剖、临床各科的病症、诊断、治法等，还有一些重要的医学人物和医学文献等内容，释文多根据《四部医典》等名著引经据典、注明出处。书末附有现代生理解剖图31幅，外科器械图14幅共83种。1983年由民族出版社出版。

藏医学通史 zàngyīxuétōngshǐ　民族医学著作名。系我国第一部以汉文写成的有关藏医历史的专著。蔡景峰撰，2002年由青海人民卫生出版社出版。全书分概说、藏医的萌芽时期、奠基时期、争鸣和发展时期、繁荣时期、新生和振兴时期。书中插有较多的藏医挂图，书末还附有藏医历史年表。

藏医药选编 zàngyīyàoxuǎnbiān　藏医学著作。清·蒙古族医家罗桑却佩著。全书121章。首先叙述风胆痰（即隆赤巴培根）三种因素的生理及病理。次述脉诊及尿诊，随后较详细地逐病叙述临床各科病症的病因、病理、症状、治疗。末叙药物、方剂、剂型以及吐、泻、敷、涂、洗、放血、利尿等特殊治疗。内容简明扼要，通俗易懂，是一部藏医学的入门著作，影响较大。青海民族出版社于1977年和1982年分别出版了藏文原著排印本及李多美的汉译本。

藏象 zàngxiàng　人体内脏机能活动表现于外的征象，包括正常生理状态和病理状态下的脏腑机能。出《素问·六节藏象论》。主要包括五脏六腑、奇恒之腑以及五官九窍、皮肉筋骨等组织器官和气血津液等功能及其相互关系。参藏象学说条。

藏象学说 zàngxiàngxuéshuō　研究人体脏腑活动规律及其相互关系的学说。认为人体是以五脏为中心，以气、血、精、津液为物质基础，通过经络使脏与脏、脏与腑、腑与腑密切联系，外连五官九窍、四肢百骸，构成一个有机的整体。是古代医家在长期对人类生命活动观察研究和防病治病的实践基础上，吸取阴阳五行的观点，逐步形成和发展起来的基础理论，对辨证施治起着直接的指导作用。五脏六腑虽有一定的解剖含义，但主要是阐述其生理功能和病理现象，因而不能与现代解剖学中的同名脏器完全等同。

zao

早产 zǎochǎn　病名。又称小产、半产。正常孕期一般为10个月（280天）左右。若未满3个月而流产者，称堕胎。若已满3个月，胎儿已经成形，但未足10个月而娩出者，则为早产。其中孕期未足7个月，娩出的胎儿常难存活。孕期已足7个月的早产儿，经细心护理，可能存活。参见小产条。

早泄 zǎoxiè　病症名。性交时泄精过早，甚至未交精液即出。多因肾阴不足，相火亢盛所致。常伴见阴茎易举，或举而不坚，心烦口干，脉细数。治宜滋阴降火。用知柏地黄丸、大补阴丸、三才封髓丹等方。阴阳两虚者，兼见畏寒肢冷、舌淡脉沉，宜兼温肾阳，加狗脊、菟丝子、巴戟天之类。又有心肾两虚者，宜补益心肾，用济火延嗣丹、补天育麟丹等方。

枣花内障 zǎohuānèizhàng　即枣花翳内障。详该条。

枣花翳 zǎohuāyì　即枣花翳内障。详该条。

枣花翳内障 zǎohuāyìnèizhàng　病症名。见《秘传眼科龙木论》。又名枣花内障、枣花障、枣花翳，属白内障。该障"在瞳人之中，参差如锯齿，名曰枣花"（清·佚名《眼科捷径》）。因其形态得名。治宜清热祛风，益气滋阴，或清肝明目。宜服枣花翳还睛散（《医宗金鉴》：车前子、知母、茺蔚子、人参、防风、玄参、茯苓、黄芩），再服坠翳丸（《证治准绳》：青羊胆、青鱼胆、鲤鱼胆、熊胆、牛胆、石决明、麝香）。

枣花障 zǎohuāzhàng　见《证治准绳·杂病》。即枣花翳内障。详该条。

枣仁 zǎorén　即酸枣仁之简称。详该条。

蚤休 zǎoxiū　七叶一枝花之别名。详该条。

皂刺 zàocì　即皂角刺之简称。详该条。

皂矾 zàofán　即绿矾之处方名。详该条。

皂荚 zàojiá　中药名。出《神农本草经》。别名皂角。为豆科植物皂荚 *Gleditsia sinensis* Lam. 的果实。主产于四川、河北、河南、山西、山东等地。辛、温，有小毒。入肺、大肠经。开窍，祛痰，通便，消肿。治突然昏迷、口噤不开、喉中痰壅，研末吹鼻取嚏。治癫痫痰盛、咳喘痰多，内服：煎汤，3～6克；焙焦研粉，每次0.6～1.5克，多入丸、散服。治便秘、蛔虫性肠梗阻，内服，或研末配蜂蜜制成药

皂荚

条，纳入直肠。熬膏涂治疮肿（未溃）、疥癞、癣疮。剂量过大可引起呕吐及腹泻，孕妇慎用。本品含数种皂苷，已分离出一种皂苷元为阔叶合欢萜酸。煎剂给猫灌胃有祛痰作用，对离体大鼠子宫有兴奋作用。水浸剂对常见致病皮肤真菌有抑制作用。

皂荚子 zàojiázǐ 中药名。出《雷公炮炙论》。别名皂角子。为豆科植物皂荚 *Gleditsia sinensis* Lam. 的种子。辛，温，有小毒。润燥通便，散结消肿。治便秘、肠风下血、下痢里急后重、疝气及睾丸肿痛，治瘰疬坚肿疼痛，煎服：4.5～9克。研末调敷，治肿毒、疥癣。孕妇慎用。成分见皂荚条。

皂角 zàojiǎo 即皂荚之处方名。详该条。

皂角刺 zàojiǎocì 中药名。出元·朱震亨《本草衍义补遗》。别名皂刺、皂针。为豆科植物皂荚 *Gleditsia sinensis* Lam. 的棘刺。主产于四川、河北、山西、河南、江苏、湖北等地。辛，温。入肝、胃经。消肿活血排脓，搜风杀虫。治痈疽肿毒，急性扁桃体炎、麻风，煎服：3～9克。醋熬嫩刺取汁，涂癣疮。孕妇忌服。本品含黄酮类、酚类、皂苷。

皂针 zàozhēn 皂角刺之别名。详该条。

皂角子 zàojiǎozǐ 皂荚子之处方名。详该条。

灶突墨 zàotūmò 百草霜之别名。详该条。

灶心土 zàoxīntǔ 即伏龙肝。详该条。

灶中黄土 zàozhōnghuángtǔ 即伏龙肝。详该条。

燥 zào ❶病因六淫之一。病燥易伤津液。临床表现为目赤、口鼻干燥、唇焦、干咳、胁痛等。其偏热者为温燥，偏寒者为凉燥。❷阴津亏损时出现的内燥证候。见内燥条。

燥毒 zàodú 病证名。燥邪致病出现之火毒病症。如目赤痛、眦疡、咽喉痛等。

燥火 zàohuǒ 即燥热。详该条。

燥火眩晕 zàohuǒxuànyūn 眩晕的一种。见

《症因脉治》。因感燥热之邪所致。症见身热烦躁、口渴引饮、夜卧不宁、头旋眼黑、小便赤涩、脉躁疾。治宜清火润燥。用柴胡清肝饮、竹叶石膏汤等方。

燥剂 zàojì 十剂之一。由苦温或苦寒药物组成，具有燥湿作用的方剂。

燥结 zàojié 病症名。因津液亏损，胃肠干燥而致大便秘结的病症。症见口渴、便秘、尿赤、舌红苔黄干燥、脉数等。

燥痉 zàojìng 病名。燥灼津伤而致的痉证。多见于热病后期，因热盛津伤，化燥动风，筋脉失养所致。症见发热、四肢痉挛、口燥咽干、皮肤干燥。治宜先服紫雪丹，开窍镇痉；再进复脉汤，甘润养阴。

燥可去湿 zàokěqùshī 用燥湿的药物，以治疗湿浊内盛、胸痞腹满之证。如脘腹胀满、怠倦恶食、口不渴、舌苔白腻而厚，用平胃散以燥湿健脾。

燥裂苔 zàoliètāi 即舌苔干燥少津，伴有裂纹的舌象。

燥气 zàoqì ❶五运六气的六气之一。参五运六气条。❷六淫之一。参见燥条。

燥气伤肺 zàoqìshāngfèi 秋燥的邪气伤于肺经的病变。燥气最易耗伤津液，燥邪从口鼻入侵于肺，耗伤肺津，可出现干咳、无痰，或咯痰难出，或痰中带血、咽喉疼痛、胸胁痛等症状。有温燥、凉燥之分。多见于上呼吸道感染、气管炎、白喉、急性咽喉炎等疾患。参见温燥、凉燥各条。

燥热 zàorè 又称燥火。感受燥气，津液耗伤，以致化热化火。《时病论》："若渴热有汗，咽喉作痛，是燥之凉气已化为火。"症状尚可有牙龈肿痛、耳鸣，或鼻衄、干咳、咯血等。

燥热咳嗽 zàorèkésòu 咳嗽的一种。因外感风热燥邪，耗伤肺金所致。症见干咳无痰，或痰少黏稠，咯出不爽，鼻燥咽干，咳

Z

甚则胸胁痛，或有形寒身热等症，舌红。治宜清肺润燥。用桑杏汤、清金润燥天冬丸（《医门法律》：天冬、百合、前胡、贝母、半夏、桔梗、桑白皮、防己、紫菀、赤茯苓、生地、杏仁）等方。

燥热痿 zàorèwěi　痿证的一种。见《症因脉治》卷三。由于燥热伤津耗血，宗筋失于营养所致。症见手足痿软，不能行动，伴有皮毛干枯、口燥唇焦等。治宜清热润燥，滋阴养血。用清燥救肺汤、滋燥养荣汤（《症因脉治》：当归、生地、白芍、秦艽、黄芩、荆芥、甘草、丹皮、犀角）等方加减。参见痿条。

燥胜则干 zàoshèngzégān　出《素问·阴阳应象大论》。燥气偏胜，出现干燥的病理。燥气太过则耗伤津液，出现口鼻干燥、皮肤皱裂、毛发不荣、干咳无痰、小便短少、大便干结等症状。

燥湿 zàoshī　用苦燥药祛除湿邪的方法。适用于中焦湿证。有苦温燥湿、苦寒燥湿两种。详各条。

燥湿化痰 zàoshīhuàtán　化痰法之一。治疗湿痰的方法。由于脾阳不振，运化失司，聚湿生痰。症见痰白易咯、胸闷恶心，或头眩心悸，舌苔白滑而腻。用二陈汤等方。

燥湿敛疮 zàoshīliǎnchuāng　治法。用具有燥湿敛疮作用的方药祛除湿邪，促进新肉生长，加速疮口愈合，治疗渗液多而经久不愈之疮疡。

燥湿汤 zàoshītāng　❶《审视瑶函》卷四方。炒黄连一钱，苍术、白术、陈皮各八分，茯苓、半夏、枳壳、焦栀子各七分，甘草三分。水煎服。治目大眦漏、时流血水、胀而疼。❷《杂病源流犀烛》卷四方。白术、白芍、茯苓、陈皮、炙甘草。水煎服。治泄泻。

燥湿痔 zàoshīzhì　病名。出《千金要方》卷二十四。相当于肛门周围脓肿、外痔及蛲虫病等。详各条。

燥屎 zàoshǐ　燥结的粪便。既是病理产物，又是病因。治宜急下存阴等法。

燥苔 zàotāi　苔面缺乏津液，苔质干燥，摸之燥涩的舌象。

燥痰 zàotán　痰证的一种。见《医学入门》卷五。又名气痰。多由肺燥所致。症见痰少色白，或咯出如米粒状痰，涩而难出，或兼见面白色枯、皮毛干焦、口干咽燥、咳嗽喘促等。治以清肺、润肺为主。用贝母栝楼散、润肺饮（《医宗必读》：贝母、花粉、桔梗、甘草、麦冬、橘红、茯苓、知母、生地）等。如肺肾阴亏灼津者，用六味地黄丸加减。参见痰证条。

燥痰证 zàotánzhèng　证候名。燥热痰浊内蕴，以咳嗽，咳痰不爽，或痰黏成块，或痰中带血、胸闷胸痛、口鼻干燥、舌干少津、苔腻、脉涩等为常见证候。

燥土 zàotǔ　胃的阴阳五行属性及生理、病理特点。脾胃均属五行之土，但胃为腑，属阳，主受纳，病理上易燥实，故称"燥土"。

燥者濡之 zàozhěrúzhī　治法之一。出《素问·至真要大论》。即燥者润之。指燥证要用滋润的方药治疗。燥证有内燥、外燥之分。燥热伤肺胃津液的内燥，用滋阴润燥法；外感燥热伤肺的外燥，用轻宣润燥法。

燥证 zàozhèng　证候名。外感燥邪或体内津液不足，以口鼻肌肤、毛发、大便干燥等为特点的证候，可分为外燥证和内燥证两类。

躁 zào　❶脉象。《内经》十二脉之一。浮疾脉象。❷症状名。手足躁动或躁狂的症状。❸病症名。身体躁动、躁急，或手足扰动不宁的病症。有阳躁、阴躁之分。阳躁因火热所致。可选用附子理中汤、附子四逆汤等方。参见烦躁条。

躁烦 zàofán　症状名。先躁后烦的表现。有谓内热曰烦，外热曰躁；烦属阳，躁属阴；内热为有根之火，外热为无根之炎者，故但躁不烦，及先躁后烦者，多属阴虚危重之证。躁亦可由火热所致。伤寒躁烦，有属热属实者，多系太阳病误下，邪热壅于胸膈所致。参见躁条。

ze

择食 zéshí　症状名。恶阻表现之一。妊娠早期发生的嗜食辛辣、嗜酸、厌油等，称为择食。无其他不适，可以任其选择所喜食物，过期自安。参见恶阻条。

泽败 zébài　败酱草之别名。详该条。

泽廓 zékuò　八廓之一。见八廓条。

泽兰 zélán　中药名。出《神农本草经》。别名方梗泽兰。为唇形科植物毛叶地瓜儿苗 *Lycopus ucidusl* Turcz. var. *hirtus* Regel 的茎叶。分布于我国各地。苦、辛，微温。入肝、脾经。活血，行水。治经闭、痛经、腹中包块、产后腹痛、身面浮肿、跌打损伤，煎服：6～9克。全草含挥发油、鞣质、黄酮甙、树脂、皂苷、酚类等。全草制剂有强心作用。

泽兰

泽漆 zéqī　中药名。出《神农本草经》。别名五朵云、猫儿眼睛草。为大戟科植物泽漆 *Euphorbia helioscopia* L. 的全草。除新疆、西藏外，分布几遍全国。辛、苦、凉，有毒。入脾、肺、小肠、大肠经。利水消肿，化痰散结，杀虫。治腹水、浮肿、痰饮喘咳，煎服：3～9克。治瘰疬、结核性瘘管，煎服或熬膏外涂；煎水洗，治癣疮。近用治食道癌、胃癌、淋巴肉瘤。孕妇忌服。鲜叶含泽漆皂苷，为无溶血性的酸性和中性

泽漆

皂苷。干草含有强溶血性的酸性和中性皂苷等。煎剂对金黄色葡萄球菌、绿脓杆菌及伤寒杆菌有抑制作用。

泽漆麻 zéqīmá　罗布麻之别名。详该条。

泽前 zéqián　经外奇穴名。见《中国针灸学》。位于尺泽前下1寸，直对中指处。主治甲状腺肿大、上肢麻痹、前臂痉挛等。直刺0.5～1寸。灸3～5壮或5～10分钟。

泽泻 zéxiè　中药名。出《神农本草经》。别名水泻、芒芋。为泽泻科植物泽泻 *Alisma plantage-aquatica* L. var. *orientale* Sam-uels. 的块茎。主产于福建、四川、江西。甘、寒。入肾、膀胱经。利水，渗湿，泄热。治小便不利、

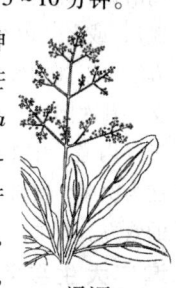

泽泻

水肿、脚气、泄泻、淋浊、带下。煎服：6～9克。本品含泽泻醇及其乙酸酯等三萜类、挥发油、生物碱等。煎剂有利尿作用。醇提物可以明显抑制高血脂家兔及大白鼠的血清胆固醇含量，并有抗脂肪肝及增加离体兔心冠脉流量的作用。泽泻在试管内对金黄色葡萄球菌、肺炎球菌、结核杆菌均有抑制作用。

zéi

贼风 zéifēng　❶泛指四时不正之气。因其乘虚而入，具有贼害性质，使人致病，故名。《素问·上古天真论》："虚邪贼风，避之有时。"王冰注："窃害中和，谓之贼风。"❷《灵枢》篇名。贼风，泛指四时不正之气，即邪气，对人体是有贼害性质的。该篇以讨论贼风伤人为主，故名。❸病症名。《圣济总录》："贼风……其证痛而不热，痛则不能按抑转动，不热则身内素冷，欲得热熨，即小宽也，加以风冷，则骨解深痛，按之彻骨，或遇冷气相薄，则结瘰疬或偏枯，

风热相薄，则变附骨疽。"又"治贼风口噤，角弓反张，当归饮方。"

zēng

增补内经拾遗方论 zēngbǔnèijīngshíyí fānglùn 医书。4卷。宋·骆龙吉原编，明·刘浴德、朱练增订。骆氏原编名《内经拾遗》，或名《内经拾遗方论》。内容论述病症方治，以《内经》篇目为次序，先引病症原文，其次阐释并补订其治疗方剂。刘氏等鉴于《内经》中未经收入的病症颇多，遂以病症为次序，增订方论，补充了不少有关病症的效方。新中国成立后有排印本。

增广大生要旨 zēngguǎngdàshēngyàozhǐ 见大生要旨条。

增释南阳活人书 zēngshìnányánghuórénshū 详见类证活人书条。

增水行舟 zēngshuǐxíngzhōu 属润下法。用于温病热结液枯的便秘，尤以偏于阴亏液涸之半虚半实证为宜。代表方为增液汤。方中以大剂量的玄参、生地、麦冬增益津液，使热结液枯的粪便得以自下，犹如水涨则船行通畅，故名。

增损双解散 zēngsǔnshuāngjiěsǎn 《伤寒温疫条辨》方。炒僵蚕三钱，蝉蜕十二枚，姜黄七分，防风、薄荷、荆芥、当归、白芍、黄连、连翘、栀子、甘草各一钱，黄芩、桔梗各二钱，石膏六钱，滑石三钱，酒大黄、芒硝（冲）各二钱。水煎，加蜜、黄酒，和匀冷服。治温病流注，无所不至。上干则头痛目眩、耳聋，下流则腰痛足肿，注于皮肤则斑疹疮疡，壅于肠胃则毒痢脓血，伤于阳明则腮脸肿痛，结于少阴则喉痹咽痛，结于厥阴则舌卷囊缩。

增损五积丸 zēngsǔnwǔjīwán 《医学入门》方。黄连（肝积五钱，脾肾积七钱，心肺积一两五钱），厚朴（肝心肺积五钱，脾肾积八钱），川乌（肝心肺积一钱，心肾脾五钱），干姜（肝心积五分，肺脾肾积一钱五分），人参（肝心脾肺积二钱，肾积五分），茯苓（一钱五分），巴豆霜（五分）。蜜丸，梧桐子大，每服二丸，逐渐加量，以大便微溏为度。治五积及积块。

增液承气汤 zēngyèchéngqìtāng 《温病条辨》方。玄参一两，麦冬、生地黄各八钱，大黄三钱，芒硝（冲）一钱五分。水煎，分三次服。功能滋阴增液，泄热通便。治温病热结阴亏，燥屎不行，下之不通，口干，舌绛苔黄。

增液润下 zēngyèrùnxià 见润下条。

增液汤 zēngyètāng 《温病条辨》方。玄参一两，麦冬、生地黄各八钱。水煎服。功能增液润燥。治阳明温病，津液不足，大便秘结，口渴，舌干红，脉细稍数或沉而无力。

zha

䵷䵵 zhāzhā 即酒䵷鼻。详该条。

痄腮 zhàsāi 病名。见《幼科金针》。又名腮肿、含腮疮。即流行性腮腺炎。为感受温毒病邪后，肠胃积热与肝胆郁火壅遏少阳经脉所致。冬、春两季常见流行，以学龄儿童发病较多。临床表现为一侧或两侧腮腺部位先后肿胀，边缘不清，按之有柔韧感，并有疼痛和压痛。治以清热解毒为主。可用普济消毒饮加减。外敷金黄散；或生大黄研末，米醋调敷。

蚱蜢 zhàměng 中药名。出《本草纲目》。

zhai

瘵 zhài 病名。劳瘵病的简称。详见劳瘵条。

zhan

谵言 zhānyán 出《素问·厥论》。详见谵语条。

谵语 zhānyǔ 症名。出《伤寒论·辨阳明病脉证并治》等篇。《素问·厥论》称谵言。阳明实热或温邪入于营血，热邪扰及神明时，出现神志不清、胡言乱语的重症。实证为多。见于伤寒阳明腑证、蓄血证、热入心包等。治宜泻热清心为主。

斩龙剑 zhǎnlóngjiàn 穿心莲之别名。详该条。

展阳神丹 zhǎnyángshéndān 《辨证录》卷十方。人参、白芍、当归、杜仲、麦冬、巴戟天各六两，白术、熟地黄、菟丝子各五两，肉桂、牛膝、柏子仁、补骨脂各三两，龙骨、锁阳各二两，蛇床子、覆盆子、淫羊藿各四两，驴鞭一具，紫河车一个，海马二对，地龙十条，附子一枚，肉苁蓉一枝，鹿茸一具。为细末，炼蜜为丸，每服五钱，酒送下。治男子阳虚而不得子者。

战汗 zhànhàn 症名。见《世医得效方》卷二。在外感热病病程中，邪盛正虚，突然出现战栗，继而全身汗出，称为战汗。战汗是邪气与正气相争的表现。正气胜，战汗之后，病转痊愈；正气不支，战汗后气随汗脱，转为虚脱亡阳危证。

战栗 zhànlì 症名。见《素问玄机原病式》。又称振寒、寒战。自觉寒冷，且躯体颤振。战栗见于疟疾，表现为先战栗而后高热，发作有时。战栗见于热病，乃因里热炽盛，阳气不得发越所致，用清解或透邪等法治疗。战栗因阳虚所致者，其症无热，脉虚细，治宜扶阳，选用黄芪建中汤、桂枝加附子汤等方。

战舌 zhànshé 即舌颤。详该条。

站桩功 zhànzhuānggōng 气功的一种练功方法。要求术者取站立姿势，外表不动，内心要静。持久的锻炼可以使人自觉有内气活动，遍及全身。具有保健治病的功效。

zhang

张 zhāng ❶亢盛。《素问·生气通天论》："阳气者，烦劳则张，精绝。" ❷张开。《灵枢·本输》："痿厥者，张而刺之，可令立快也。" ❸布列，开阔平满之意。《灵枢·五阅五使》："五官已辨，阙庭必张。" ❹扇动。《灵枢·五阅五使》："肺病者，喘息鼻张。"另见页 zhàng。

张朝魁 zhāngcháokuí 清代民间外科医生。人称毛矮子。湖南辰溪县人。二十几岁时，从远处来的乞丐处学得治疗痈疽、瘰疬及跌打损伤等之术，相传能行开腹等手术。

张从正 zhāngcóngzhèng （约1156—1228）著名的医学家，金元四大家之一。字子和，号戴人。河南考城人。曾任太医，不久辞去。善用汗、吐、下三法，并在理论和实践上丰富、充实了三法。治病强调以祛邪为主，认为邪去正自安。由于偏重攻法，主张慎用补法，后世称他为攻下派。《儒门事亲》为其代表作。

张戴人 zhāngdàirén 见张从正条。

张公让 zhānggōngràng （1904—1981）现代医家。原名其升，广东梅县人。毕业于广州中山大学医学院，曾任国史馆医事顾问，后至香港行医。1963 年始监制常见病用中药丸，开办中西医学讲座达 10 年之久。1975 年任台湾中国医药学院客座教授。学术上主张中西汇通。著作甚丰，有《中西医学比观》《中西医典》《中西药典》《伤寒金匮评注》等，并编辑有《中国新医药》《医药文摘》等刊物。

Z

张鹤腾 zhānghèténg 明代官吏，兼知医。字凤逵，颖州（今安徽阜阳）人。进士出身，曾任户部陕西司郎中等。因患暑症而发愿搜集古代名医治疗暑症之著作。先后历经10余年，编成《伤暑全书》2卷，是现存最早的暑症专书。

张会卿 zhānghuìqīng 见张介宾条。

张机 zhāngjī 东汉杰出的医学家，被尊为"医圣"。字仲景。南阳（今河南南阳）人。生活于公元2世纪中叶到3世纪。广泛地研究了《内经》等古典医籍，博采劳动人民治疗疾病的经验，结合自己的临床实践，著成《伤寒杂病论》。首倡对伤寒六经辨证和杂病

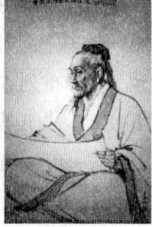

张机

的八纲辨证，奠定了中医辨证论治的基础，对中医学发展有很大影响。其诊治原则和具体方法，至今多数仍然行之有效。他的著作经后人整理成《伤寒论》和《金匮要略》两书。

张洁古 zhāngjiégǔ 见张元素条。

张介宾 zhāngjièbīn （约1563—1640）明代著名医学家。字景岳，又字会卿。浙江山阴县（今属绍兴）人。年轻时随名医金英学医，用三十多年编成《类经》一书，对《内经》系统分类。又编有《类经图翼》《类经附翼》等书，晚年辑成《景岳全书》。他先尊崇朱震亨学说，后又有不同看法，提出"阳非有余"及"真阴不足""人体虚多实少"等理论，主张补益真阴元阳，慎用寒凉和攻伐方药。临证常用温补方剂。他的著述和学说对后世医家有较大影响。

张景岳 zhāngjǐngyuè 见张介宾条。

张菊人 zhāngjúrén （1882—1960）现代医家。原名廷銮，曾用名汉卿，江苏淮安人。早年在淮安行医，后迁居北京。新中国成立后历任北京中医医院副院长、中医学会顾问、北京市政协常委。行医50余年，临床经验丰富，擅长治疗温热时病，对温病学说尤有研究。著有《菊人医话》（1960年）。

张口抬肩 zhāngkǒutáijiān 见《伤寒明理论·喘》。是重症气喘发作时的常见证候。多由病邪壅滞，肺气不得宣畅所致。《罗氏会约医镜》认为，喘证如见气急声高、张口抬肩、摇身撷肚者，为肺经邪实所致。参见哮证、喘证各条。

张路玉 zhānglùyù 见张璐条。

张璐 zhānglù （1617—1700）清代医学家。字路玉，号石顽。长洲（今江苏吴县）人。业医数十年。著有《张氏医通》《伤寒缵论》《伤寒绪论》《本经逢原》《诊宗三昧》《千金方衍义》等。其中《张氏医通》是他参考百余种书籍，历数十年，多次易稿而成。著述较切实用。

张马合注黄帝内经 zhāngmǎhézhùhuángdìnèijīng 见素问灵枢合注条。

张卿子 zhāngqīngzǐ 见张遂辰条。

张卿子伤寒论 zhāngqīngzǐshānghánlùn 医书。7卷。明末张卿子参订。张氏推崇成无己，认为成氏《注解伤寒论》"引经析义，尤称详洽，虽抵牾附会，间或时有，然诸家莫能胜之"（见凡例）。遂据此本，旁采朱肱、许叔微、庞安时、王履、王肯堂等诸家学说以补充发明，选论颇精。此书最早有明刊本，近代有《中国医学大成》本。

张锐 zhāngruì （12世纪）宋代医家。字子刚，蜀（即四川）人。精通医术，曾任太医局教授。相传曾撰《鸡峰普济方》，共30卷，现存26卷。

张三锡 zhāngsānxī 明代医学家。字叔承，别号嗣泉。应天府（河南商丘）人，家世业医。主张医学有六个重要方面，即经络、四诊、病机、治法、本草及运气。采辑前人有

关论述，结合己见，编著《医学六要》，对后世有一定的影响。

张山雷 zhāngshānléi（1872—1934）近代医学家。名寿颐。江苏嘉定（今上海市）人。长于内外科，编著较多，有《中风斠诠》《疡科纲要》《脏腑药式笺正》《难经正义笺正》《经脉腧穴考》等几十种。在培育中医人才和保存中医学术上有一定贡献。

张石顽 zhāngshíwán　见张璐条。

张氏医书七种 zhāngshìyīshūqīzhǒng　即《张氏医通》。详该条。

张氏医通 zhāngshìyītōng　❶综合性医书。16卷。清·张璐撰于1695年。该书以内科诊治为主，兼及其他各科。各类疾病分门分证，引证历代医学文献、医论，结合作者临证实践加以阐述，多取法于《证治准绳》，而选辑更精。附治例处方。全书内容较为丰富，叙述系统，流传颇广。新中国成立后有排印本。❷医学丛书。又名《张氏医书七种》。刊于1699年。系张璐父子所撰《张氏医通》《本经逢原》《诊宗三昧》等七种医书的合刊本。

张寿甫 zhāngshòufǔ　见张锡纯条。

张寿颐 zhāngshòuyí　见张山雷条。

张叔承 zhāngshūchéng　见张三锡条。

张嗣泉 zhāngsìquán　见张三锡条。

张遂辰 zhāngsuíchén（约1589—1668）明末清初名医。字卿子，号相期。祖籍江西。能诗文，晚年在杭州行医。对《伤寒论》有相当研究。根据成无己原本，采集许叔微、张洁古、庞安常、李杲、朱震亨等名家关于伤寒学的心得和论述，编写成《张卿子伤寒论》。

张畹香医案 zhāngwǎnxiāngyī'àn　医书。2卷。清·张畹香撰。该书大多为内科杂病、时症治验，兼有妇科医案。记述简要，作者对滋补托邪的调治法尤有心得。该书原系抄本，后收入《中国医学大成》中。

张文仲 zhāngwénzhòng（7世纪）唐代医学家。河南洛阳人。曾任侍御医、尚药奉御等。武则天时奉命撰写医书，主持撰写《疗风气诸方》《四时常服及轻重大小诸方》18首，又撰《随身务急方》3卷等。原书已佚，在稍后成书的《外台秘要》中被引用了100多条，可作参考。

张锡纯 zhāngxīchún（1860—1933）近代医学家。号寿甫。河北省盐山县人。父亲精于医，他钻研古典医籍，能遵古而不泥古，主张参取西医之长，中西汇通。临证几十年，自制不少有效方剂。撰有《医学衷中参西录》，流传较广，是近代中西汇通派的代表人物之一。

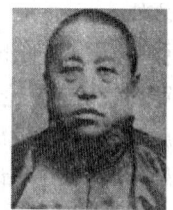

张锡纯

张相期 zhāngxiàngqī　见张遂辰条。

张琰 zhangyǎn（17世纪下半叶～18世纪上半叶）清代医家。字逊玉，山东宁阳人。长于痘疹，自称祖传种痘已数代。继承父业，治疗痘疹病例近万人，用数年功夫专研种痘术，晚年编撰成《种痘新书》（1740年）12卷，为我国较早种痘专书之一。

张隐庵 zhāngyǐn'ān　见张志聪条。

张元素 zhāngyuánsù　金代著名医学家。字洁古。易州（今河北易县）人。李杲、王好古等曾从他学医。著有《珍珠囊药性赋》《脏腑标本药式》《医学启源》《药注难经》等书。重视内因在疾病上的作用。受《中藏经》的影响，根据脏腑标本寒热虚实归纳用药，在药物效用的掌握上执简驭繁，对其后医家很有影响。针对当时运气学说盛行和泥守古方情况，提出"运气不齐，古今异轨，古方新病不相能"的独到见解，并善于化裁古方，自制新方，在方药等方面开辟了新的途径。

张志聪 zhāngzhìcōng（1610—1683）清代医学家。号隐庵。浙江钱塘（今杭州）人。曾从张卿子学医，业医数十年。对《内经》《伤寒论》很有研究。著有《素问集注》《灵枢集注》《侣山堂类辩》《本草崇原》《伤寒论宗印》《伤寒论集注》等书。强调掌握《伤寒论》理论和辨证的意义，主张用五运六气的道理去研究伤寒、本草。对后世医家影响较大。他有浓厚的尊经思想，甚至认为《伤寒论》等几部古典著作外的方书均无可取之处。

张仲景 zhāngzhòngjǐng 见张机条。

张仲景五脏论 zhāngzhòngjǐngwǔzànglùn 藏象著作。敦煌出土唐初卷子写本。书名虽题仲景，文中多记汉后诸医之论，当属托名之作。主要论述五脏机理、病源及常用药物。原件分别藏于法国巴黎图书馆、英国伦敦博物院。

张子和 zhāngzǐhé 见张从正条。

章成之 zhāngchéngzhī（1903—1959）现代医家。字次公。江苏镇江人。曾在上海创办中国医学院校，为培养医药人才作出贡献。新中国成立后任卫生部中医顾问，为政协全国委员会委员。著有《药物学》《中西医学名词对照》等。

章次公 zhāngcìgōng 见章成之条。

章次公医案 zhāngcìgōngyī'àn 医案著作。朱良春等整理。该书共收集医案 723 则，分内、妇、儿、外 4 科。多为章氏 1940 年前后诊案，其中有回归热、登革热、脚气、性病等。章氏博采众方，融会诸家，既用古方，又用今法，擅长应用虫类药物。1980 年由江苏科学技术出版社出版。

章门 zhāngmén 经穴名。代号 LR13。出《脉经》。别名长平、胁髎、季胁。属足厥阴肝经。脾之募穴。位于腹侧，第十一肋游离端的下方；屈肘合腋时，当肘尖尽处是穴。

主治胁肋痛、泄泻、消化不良、肝脾肿大等。斜刺 0.5～0.8 寸。禁深刺。灸 3～5 壮或 5～10 分钟。本穴为八会穴之一——脏会。

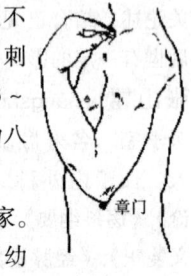

章门

章楠 zhāngnán 清末医家。字虚谷。浙江会稽人。因幼年多病而习医，曾到广东、河北、江苏等地拜访名家。受叶天士、薛生白温病学说的影响较大，对温病学有一定贡献。著有《医门棒喝》。对某些医家（如张景岳等）的理论提出不少不同意见，但又把《内经》等古典医籍视如圣经，在立论上有不少牵强和偏激之处。

章太炎医论 zhāngtàiyányīlùn 又名《猝病新论》。章太炎撰。刊于 1938 年。共收医论 38 篇。内容广泛，有医学理论探讨、病症论述、古典医著的考证和评价。作者对不少学术问题表明了自己的见解。新中国成立后有排印本。

章虚谷 zhāngxūgǔ 见章楠条。

掌骨 zhǎnggǔ 骨名。又名五指骨。解剖学同名骨。《医宗金鉴·刺灸心法要诀》："掌骨者，手之众指之本也，掌之众骨名壅骨，合凑成掌，非块然一骨也。"

掌骨伤 zhǎnggǔshāng 病名。见清·胡廷光《伤科汇纂》。多因跌打、压撞所致。可伤及一骨或数骨，以第一或第五掌骨折为多见。伤处肿胀、疼痛，畸形明显，触摸时可闻骨擦音，活动障碍。治宜手法整复，夹缚固定，并以复元活血汤化裁；肿疼减轻后，改服正骨紫金丹，适当配合功能锻炼；骨折愈合后，用海桐皮汤外洗。

掌参 zhǎngshēn 手掌参之简称。详该条。

掌心毒 zhǎngxīndú 即手心毒。详该条。

掌压法 zhǎngyāfǎ 推拿手法名。两手相叠，用手掌部按压穴位。用力较重，常呈间歇性。多用于腰脊等处，有行气活血、舒筋止痛等作用。

掌中 zhǎngzhōng 见《针灸大成》。劳宫穴别名。详该条。

掌中寒 zhǎngzhōnghán 症状名。两手掌中自觉发冷的感觉。多由阴寒内盛所致。

掌中热 zhǎngzhōngrè 症状名。两手掌中有发热感觉。常与手三阴经是动所生病相关。一名手心热，详该条。

獐牙菜 zhāngyácài 中药名。出《内蒙古中草药》。为龙胆科植物瘤毛獐牙菜 *Swertia pseudochinensis* Hara 的全草。分布于东北、华北及河南、山东。苦，寒。健胃，清热，利湿。治消化不良、胃炎、急性细菌性痢疾、黄疸、慢性肝炎、牙痛、口疮。内服：煎汤，3～9克；研末服，每次1.5克，一日两次。本品含龙胆碱、当药素、雏菊叶龙胆酮、当药呫吨酮等。

樟柳桱 zhāngliǔchēng 见《陕甘宁中草药选》。山莨菪之别名。详该条。

樟木 zhāngmù 中药名。出《本草拾遗》。别名香樟木。为樟科植物樟 *Cinnamomum camphora*（L.）Presl 的木材。分布于西南、华南及江苏、浙江、福建、台湾、江西、湖南、湖北等地。辛，温。祛风湿，通经络。治感冒头痛、风湿痹痛、跌打损伤、克山病，煎服：9～15克。煎水熏洗，治疥癣风痒。本品含挥发油，其主成分为右旋樟脑、桉叶素、黄樟醚等。

樟脑 zhāngnǎo 中药名。出《本草品汇精要》。别名潮脑。为樟科植物樟 *Cinnamomum camphora*（L.）Presl 的根、干、枝、叶经提炼制成的颗粒状结晶。主产于台湾、贵州、广西、福建、江西、四川。辛，热，有毒。入心、脾经。通窍，杀虫，止痛。治卒然昏倒、热病神昏、心腹胀痛。内服：研末入散剂，60～150毫克；或作丸，不入煎剂。

治疮疡、疥癣、跌打损伤，研末，用酒精配成酊剂擦。内服过量可引起中毒。孕妇忌服。樟脑能兴奋中枢神经系统，促进呼吸和循环。涂于皮肤有清凉感，并有止痒、止痛、局麻作用。大量可引起惊厥。

张 zhàng 同胀。腹胀满。《左传·成公十年》："将食，张，如厕。"另见页 zhāng。

胀 zhàng 出《灵枢·胀论》等篇。①病名。又名胀病、鼓胀、单腹胀。以腹部膨大胀满为主症，故名。详见鼓胀条。②膨胀不适的自觉症状，如头胀、胁胀、腹胀等。

胀病 zhàngbìng 见《医门法律》卷六。详见胀条。

胀后产 zhànghòuchǎn 病名。清·阎纯玺《胎产心法》："胀后产，乃儿头后骨，偏柱产母谷道，不得下者。"相当于枕后位。参见偏产条。

障 zhàng 病症名。出《医宗金鉴·眼科心法要诀》。障，遮蔽的意思。指眼之翳障。分外障、内障。详各条。

瘴 zhàng 瘴气。又称山岚瘴气、瘴毒、瘴疬。《医学正传》："岭南闽广等处曰瘴气，盖指山岚雾露烟瘴湿热恶气而名之也。"通常多指恶性疟疾。

瘴毒 zhàngdú 见瘴条。

瘴疬 zhànglì 见瘴条。

瘴疟 zhàngnüè 病症名。出《肘后方》卷二。因感受山岚瘴毒而发的一种危重疟疾。《诸病源候论》："此病生于岭南，带山瘴之气。"《景岳全书》："南方岚湿不常，人受其邪而致病者，因名瘴疟。"主要表现为疟发之时神识昏迷、狂妄多言，或声音哑喑等。治宜重视当地防治经验，严重者须中西医结合抢救。临证可分热瘴与冷瘴两证。热瘴宜辟秽除瘴、泻热保津为主，方用清瘴汤（中医学院试用教材《内科学》：青蒿、柴胡、茯苓、知母、半夏、黄芩、常山、竹茹、陈皮、黄连、枳实、益元散）、紫雪丹等。冷瘴宜辟秽开窍、化浊理气为主，用不换金正气散（《太平惠民和剂局方》：苍术、陈皮、厚朴、藿香、甘草）加味方、苏合香丸等。

瘴气 zhàngqì ❶古病名。感受湿热杂毒所致疫疠的一种（《肘后方》）。❷指瘴疟（《外台秘要》）。详瘴疟条。

zhao

朝开暮落花 zhāokāimùluòhuā 木槿花之别名。详该条。

朝食暮吐 zhāoshímùtǔ 证名。出《金匮要略·呕吐哕下利病脉证并治》。指早晨吃的东西，至黄昏时呕出。如黄昏时吃的东西，至第二天早晨呕出，称暮食朝吐。是反胃的特征性症状。详见反胃条。

爪切押手法 zhǎoqiēyāshǒufǎ 即指切押手法。详该条。

赵柏云 zhàobǎiyún 清代医家。钱塘（今浙江杭州）人，为走方医，曾挟技云游海外。乾隆二十三年（1758 年）因年老返回故里，将生平所用之方授赵学敏，多为赵学敏《串雅》一书采纳。赵氏录有《市语宗派神用运技》1 卷，介绍走方医内部行话、谋生行医技巧等，在《串雅》中也有所采摘。

赵炳南 zhàobǐngnán（1899—1984）著名中医皮外科专家。原名赵德明，回族，经名伊德雷斯，祖籍山东德州，出生于河北省宛平县。13 岁师从名医丁德恩，1920 年于北京西交民巷自设医馆

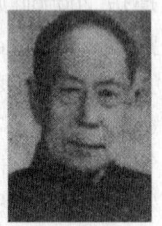

赵炳南

行医。曾任北京市中医公会外科委员、华北国医学院外科教授等职。1953 年被聘为北京医院、中国医学科学院、北京和平医院等单位的中医顾问。1956 年放弃医馆，参加北京中医医院新建工作。先后担任北京中医医院皮外科主任、副院长、名誉院长，兼任北京市中医研究所所长等职务，并被推选为中华医学会外科学会及皮科学会委员，全国中医学会副理事长，北京中医学会理事长。曾担任首都医学院中医系教授，北京市人民政府委员。还曾被选为第二、三、四、五、七届北京市人大代表，北京市人大常委会委员，第四、五届全国人大代表。一生勤奋治学，从事皮外科专业 60 余年，经验丰富。1975 年由其徒弟和助手整理而成的《赵炳南临床经验集》由人民卫生出版社出版。

赵炳南临床经验集 zhàobǐngnánlínchuáng jīngyànjí 医书。北京中医医院整理。赵氏擅长中医皮科、外科。全书分四部分：第一部分为医案，选录 51 个病种，137 例验案，着重介绍常见病、多发病的治法，对于某些疑难病症、顽固性病症也提出了足以借鉴的治法；第二部分介绍药、膏、黑布膏三种独特疗法；第三部分介绍经验方、常用成方各百余首；第四部分是一般皮外科通用方。1975 年由人民卫生出版社出版。

赵恕轩 zhàoshùxuān 见赵学敏条。

赵锡武 zhàoxīwǔ（1902—1980）原名钟录，河南省夏邑县人。15 岁时自学中医。27 岁时考取行医执照，在北京正式开业。1943 年应聘于华北国医学院。新中国成立后，在北京中医进修学校门诊部工作。1955 年调到中医研究院，曾任中医研究院内外科研究所内科主任，西苑医院心血管病研究室主任，中医研究院副院长，第二、三届全国政协委员，第三届全国人大代表，中共十一大代表，中华全国中医学会副会长，卫生部医学科学委员会委员，古典医籍整理委员会主任委员等。重视辨证论治，一贯主张中西医结合，强调辨证与辨病

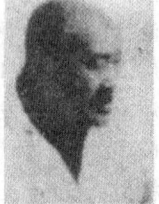

赵锡武

相结合。临床经验丰富，学术成就突出，对很多疾病如冠心病、心肌梗塞、心肌炎、脑血管病、糖尿病、小儿麻痹、肺炎、肾炎等的诊治均有独特疗效。著有《赵锡武医疗经验》。

赵献可 zhàoxiànkě　明代医学家。字养葵。浙江鄞县人。撰《医贯》一书，推崇薛己学说，更突出发挥了命门学说。主张命门是人身之主和至宝，医病当以养命门之火为主，并多用六味丸、八味丸等补阴补阳方药。但过于强调水火阴阳之辨，又对命门用理学的太极思想加以解释，表现了医理上的局限性。

赵学敏 zhàoxuémǐn　（约1719—1805）清代医药学家。字恕轩，号依吉。浙江钱塘（今杭州）人。爱好医药，曾对药物进行实地栽培、采集和调查，并参考古今大量有关资料，编写成《本草纲目拾遗》。辑录了《本草纲目》以外的药物716种，吸收了许多民间药和外来药。另把铃医赵柏云的经验汇集整理成《串雅内篇》《串雅外篇》，在保存民间医药经验上有相当贡献。其他著述如《本草话》《医林集腋》等，未见流传。

赵养葵 zhàoyǎngkuí　见赵献可条。

赵依吉 zhàoyījí　见赵学敏条。

赵燏黄 zhàoyùhuáng　（1883—1960）现代生药学家。又名一黄，字午乔，江苏武进人。于1905年赴日本留学，1911年回国参加辛亥革命，后致力于药学研究与教学。1955年任中医研究院中药研究所

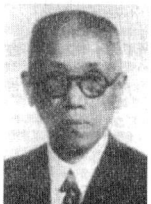
赵燏黄

研究员及中华人民共和国药典委员会委员。从事药学研究50余年，颇多贡献。1934年与胡伯鋆合著《现代本草生药学》，是我国第一部生药学著作。还著有《祁州药志》《本草药品实地之观察》《中国新本草图

志》等。

照白杜鹃 zhàobáidùjuān　即照山白。详该条。

照海 zhàohǎi　经穴名。代号KI6。出《针灸甲乙经》。《素问·气穴论》称阴跷。属足少阴肾经。位于足跟内侧，内踝高点正下缘凹陷处。主治咽喉痛、视力减退、失眠、癫痫、小便淋漓、月经不调、赤白带下、阴挺、阴痒等。直刺0.5～0.8寸。灸5～10分钟。本穴为八脉交会穴之一，通阴跷（脉）。

照山白 zhàoshānbái　中药名。见《山东中草药手册》。别名照白杜鹃、万经棵、白镜子。为杜鹃花科植物小花杜鹃 *Rhododendron micranthum* Turcz. 的枝叶或花。分布于辽宁、河北、河南、陕西、湖北、四川、山东等地。酸、辛，温，有大毒。祛风止咳，通络调经。治慢性支气管炎、产后关节痛、风湿痹痛、月经不调、痛经。煎服：3～4.5克。切勿过量，以免中毒。孕妇忌服。叶含挥发油、金丝桃苷、黄芪苷、槲皮素、东莨菪素、棳木素毒素等。煎剂对小鼠有祛痰作用，挥发油有镇咳、祛痰作用。

zhe

折顶回旋法 zhédǐnghuíxuánfǎ　中西医结合的正骨八法之一。用于有明显重迭移位的截断骨折，经拔伸牵引不能复位时。其法在于加大断端成角，使两骨折面同侧边缘接触，再将远骨折段折回，即使骨折面对合。若遇断端间有软组织嵌入或背向移位的斜行骨折，可用两手分别握住远近骨折段，按原来骨折移位方向逆向回转，引导断端对合。施行本手法时，须谨防损伤神经和血管。

折脊 zhéjǐ　症名。出《灵枢·邪气脏腑病形》。腰脊疼痛如折的症状。参见脊痛条。

折伤 zhéshāng　病名。见《折伤簿》。即骨

折。详该条。

折疡 zhéyáng 病名。出《周礼·天官》。泛指骨折伤而成疮疡者。详见骨折条。

折针 zhézhēn 针刺术语。在针刺过程中针身折断于穴位内的现象。亦称断针。多因针身先有剥蚀，针前失于检查，加之针刺用力太猛，或患者体位移动，或滞针、弯针时强力抽拔所造成。折针时，术者须镇静，嘱患者保持原位。若断端还露在体外者，可用镊子钳出；如断端已与皮面相平，可用手指在断端附近压迫，促使断针顶出体外，再予拔出；如针体已全部陷入体内，须行手术取出。

辄筋 zhéjīn 经穴名。代号GB23。出《针灸甲乙经》。属足少阳胆经。位于侧胸部，渊腋穴前1寸，平乳头，第四肋间隙中。主治胸闷、胸痛、乳腺炎、肋间神经痛等。斜刺或平刺0.5～0.8寸。禁深刺。灸5～10分钟。

赭石 zhěshí 见《普济方》。即代赭石。详该条。

柘根 zhègēn 穿破石之别名。详该条。

浙贝母 zhèbèimǔ 中药名。见《中国药学大辞典》。别名象贝母、大贝母。为百合科植物浙贝母 *Fritillaria thunbergii* Miq. 的鳞茎。主产于浙江。苦，寒。入肺、胃、心经。清热化痰，散结解毒。治风热咳嗽，咽喉肿痛，肺热咳嗽，痰多，肺脓疡，胃、十二指肠溃疡，瘰疬瘿瘤，痈疖肿毒。煎服：4.5～9克。反川乌、草乌。本品含浙贝母碱、去氢浙贝母碱、浙贝母碱苷等。浙贝母碱及去氢浙贝母碱对小鼠有镇咳作用。浙贝母碱低浓度时对猫、兔支气管平滑肌有扩张作用。

鹧鸪菜 zhègūcài 中药名。出《本草纲目拾遗》。别名蛔虫菜。为红叶藻科植物美舌藻 *Caloglossa leprieurii* (Mont.) J. Ag. 的藻体。广东、福建、浙江沿海均有分布。咸，平。

杀虫。治蛔虫病、蛔虫性肠梗阻。煎服：鲜品30～60克。全藻含L-α-海人草酸、海人草素及胆甾醇等。煎剂在体外对蛔虫有先兴奋后抑制作用，应用于蛔虫病患者，驱蛔率高者可达80%，但虫卵转阴率很低（约20%）。水浸液能兴奋离体兔肠，引起节律性甚至强直性收缩。本药毒性低。

蜇虫 zhèchóng 即地鳖虫之别名。详该条。

zhen

针艾 zhēn'ài 刺灸治疗的主要工具和材料。《素问·汤液醪醴论》："镵石针艾治其外。"

针砭 zhēnbiān 古代用砭石为针，刺穴治疗疾病的方法。后世泛称针刺治疗与砭石出血治疗为针砭。《西斋话记》："陇州道士曾若虚者，善医，尤得针砭之妙术。"

针柄灸 zhēnbǐngjiǔ 即温针。详该条。

针拨套出术 zhēnbōtàochūshù 在金针拨障术基础上发展起来的中西医结合白内障摘除手术。它继承了金针拨障术针拨断带的手法和针拨切口部位（即睫状体平坦部切口）的优点，用特制的器械将拨下的晶状体从切口套出，避免了少数患者晶状体留在眼球内可能引起的一些并发症。

针刺补泻法 zhēncìbǔxièfǎ 针刺治疗中，为了达到补虚泻实目的而使用的各种针法。一般分补（虚）法与泻（实）法两类。早在《内经》中已有记载，元、明以后有所发展。至今沿用的主要有徐疾补泻、开阖补泻、迎随补泻、捻转补泻、提插补泻等。详各条。

针刺感应 zhēncìgǎnyīng 简称针感。人体在接受针刺情况下产生的酸、胀、重、麻等感觉。这种感觉属"得气"的范围，是针刺取得疗效的关键，参见得气条。若针刺感应沿经络循行路线行走，则称经络感传现象，详该条。

针刺角度 zhēncìjiǎodù 进针时针身与穴位皮肤间的角度。一般分为直刺、斜刺和横刺三种。采用何种角度主要与穴位的所在部位和治疗要求有关。有时同一穴位亦可采用不同角度进行针刺。

针刺麻醉 zhēncìmázuì ❶简称针麻。新中国成立后在针灸学术原理基础上发展起来的一种具有镇痛作用、并能达到麻醉效果的新技术。其根据手术部位、手术病种等，按循经取穴、辨证取穴、局部取穴等方法，选取适当穴位。术前一般按麻醉常规给予辅助用药，进针后经15～30分钟捻转诱导，多数即可开始手术，术间酌情以手法运针，刺激强度以达到镇痛效果而又为患者所耐受为宜。也可用电针代替手法刺激（称电针麻醉）。手术完毕，即可出针。由于患者在清醒状态和生理机能保持正常的情况下达到痛觉迟钝或消失，故能主动配合手术，且没有某些麻醉药物的副作用，术后恢复也较快。临床上已较广泛地用于头面、五官、颈、胸、腹及四肢的一百多种手术，有效率达80%～90%（1977年），亦适用于肝、肾、肺功能不正常，休克，体衰等，或对麻醉药过敏的患者。针刺麻醉是麻醉学术一个新的领域，是中西医结合的一项成果。目前仍在不断总结经验和加强理论研究，对于所存在的镇痛不全、肌肉松弛不够和内脏牵拉反应等问题尚待解决。针刺麻醉包括体针麻醉、耳针麻醉、鼻针麻醉、面针麻醉、唇针麻醉等。参见各条。❷医书。《针刺麻醉》编写小组。该书介绍了针刺麻醉的简史、特点、理论、方法、常用穴位、针麻在各种手术中的应用以及几种常用的电针麻醉仪，对于针刺麻醉的科研成果作了初步总结。1972年上海人民出版社出版。

针刺深度 zhēncìshēndù 针刺时针身刺入机体的深浅程度。《素问·刺要论》："病有浮沉，刺有浅深，各至其理，勿过其道。"指出针刺时要根据疾病的情况，采用适当的深度。一般在肌肉丰厚处可予深刺。在重要脏器附近的穴位或肌肉浅薄处则应浅刺。

针刺手法 zhēncìshǒufǎ 见针法条。

针刺手法仪 zhēncìshǒufǎyí 针灸仪器名。用来代替手工进行针刺手法操作的仪器。目前所用的，仅能做捻转和提插两种手法。捻转频率为80～400次/分，角度为60～300度，提插幅度为2～10毫米。具有操作稳定，能随意控制刺激强度的特点，适用于针刺麻醉等需要长时间施行手法的患者。

针法 zhēnfǎ ❶针灸疗法的一大类。用金属制的针刺激体表穴位以防治疾病的方法。具有调整营卫气血的作用。❷指针刺手法。简称刺法。包括进针、行针、出针过程所运用的各种方法。

针感 zhēngǎn 针刺感应的简称。详该条。

针罐法 zhēnguànfǎ 拔罐法的一种。留针与拔罐结合的一种方法。先在空位扎针，待得气后留针，再在上面进行拔罐。适用于风湿痹证。

针经 zhēnjīng 见灵枢经条。

针灸 zhēnjiǔ 针灸疗法的简称。详该条。

针灸大成 zhēnjiǔdàchéng 针灸著作。又名《针灸大全》。10卷。明·杨继洲撰，靳贤校正。刊于1601年。该书较全面地总结了明代以前针灸学的经验和成就。书中不仅汇辑了各种文献资料，而且有作者的学术见解、针灸治法与医案。内容包括针灸理论、歌赋和腧穴图等。是针灸学中流传较广、影响较大的一部著作。书

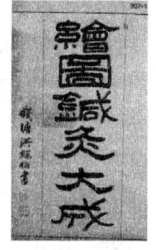

针灸大成

中附有陈氏（佚名）《小儿按摩经》1卷。新中国成立后有排印本。

针灸大全 zhēnjiǔdàquán 针灸著作。①6卷。明·徐凤撰于1439年左右。卷一、二针

灸歌赋，卷三周身穴法歌，卷四窦氏八法流注，卷五金针赋及子午流注，卷六灸法。书中收录各家针灸资料较多，并附有插图，是一部综合性的针灸著作。②即《针灸大成》。详该条。

针灸逢源 zhēnjiǔféngyuán　针灸著作。6卷。清·李学川撰。刊于1817年。卷一、二为《灵枢》经文、《素问》经文，系节录《内经》中有关针灸原文并加注释；卷三群书汇粹，辑自历代医书中有关针灸的论述与歌赋；卷四经穴考证；卷五为各种病症针灸取穴；卷六为各科病候及药物处方。

针灸感传现象 zhēnjiǔgǎnchuánxiànxiàng　即经络感传现象。详该条。

针灸感应现象 zhēnjiǔgǎnyīngxiànxiàng　即经络感传现象。详该条。

针灸甲乙经 zhēnjiǔjiǎyǐjīng　我国较早的针灸学专著。简称《甲乙经》。12卷（原10卷改编）。皇甫谧撰于259年左右。该书系《素问》《针经》（即《灵枢》古名）和《明堂孔穴针灸治要》三书分类合编而成。主要论述脏腑经络、病因病理、腧穴针灸法及各类疾病的针灸取穴等。对于古代针灸疗法进行了系统的归纳与整理。新中国成立后有排印本。

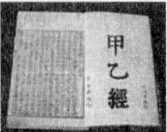

针灸甲乙经

针灸经穴图考 zhēnjiǔjīngxuétúkǎo　经脉经穴专书。8卷。黄竹斋编。该书在《类经图翼》一书的基础上，将十四经穴及经外奇穴的古今各家记述进一步予以补充、整理汇编而成。书内附有十四经穴的点穴照片图。

针灸聚英 zhēnjiǔjùyīng　针灸著作。又名《针灸聚英发挥》。4卷。明·高武撰。刊于1529年。本书汇集明代以前的各家针灸学说和有关的中医基本理论、针灸歌赋等内容，也提出作者的一些学术见解，并在一定程度上批判了某些迷信论述。新中国成立后有排印本。

针灸聚英发挥 zhēnjiǔjùyīngfāhuī　即《针灸聚英》。详该条。

针灸疗法 zhēnjiǔliáofǎ　简称针灸。以针刺、艾灸防治疾病的方法。针法是用金属制成的针刺入人体一定的穴位，运用手法，以调整营卫气血；灸法是用艾绒搓成艾条或艾炷，点燃以温灼穴位的皮肤表面，达到温通经脉、调和气血的目的。针灸疗法在我国已有数千年历史，它以脏腑经络学说等基础理论为依据，积累了丰富的临床经验，具有效验明显而简便易行的优点。新中国成立后，在毛主席革命卫生路线指引下，广大医务人员走中西医结合的道路，在科学实验和医疗实践中，开创了诸如针刺麻醉等新的学术领域，大大推进了针灸学的发展。

针灸素难要旨 zhēnjiǔsùnànyàozhǐ　针灸著作。又名《针灸节要》《针灸要旨》。明·高武撰。刊于1531年。共3卷。该书系《黄帝内经》与《难经》中有关针灸的部分论述分类汇编而成。内容以针灸理论及经脉流注为主。除高氏本人有个别按语外，没有更多的解释与发挥。1959年上海科学技术出版社出版。

针灸体位 zhēnjiǔtǐwèi　患者在接受针灸治疗时的身体姿势。体位的选择，一般以能正确取穴、操作方便和患者舒适为原则。体位分坐、卧两种。坐位分仰靠式（适用于头面、颈前和上胸部），俯靠式（适用于头顶、后项和背部），侧靠式（适用于耳侧、口颊、耳部）；卧位分仰卧（除下肢后侧和腰背、后头部外，均可采用），俯（伏）卧（适用于后头、下肢后面及腰背部），侧卧（适用于头侧、胸腹侧面和下肢外侧）。对于初诊、体弱、神经过敏和需要作较长时间留针的患者，一般以卧位较好，以免晕针和肢体移动，造成不良后果。

针灸铜人 zhēnjiǔtóngrén 用铜铸造的针灸人体模型。古代用以教学和考核学生。首见于宋代。参见王惟一条。

针灸问答 zhēnjiǔwèndá 即《针灸问对》。详该条。

针灸问对 zhēnjiǔwènduì 针灸著作。又名《针灸问答》。3卷。明·汪机撰。刊于1530年。该书以问答形式阐述了针灸学中的一些基本理论，包括针法、灸法及经络腧穴等问题。作者根据《内经》等古医书做了论证和发挥。新中国成立后有排印本。

针灸学 zhēnjiǔxué ❶以经络、腧穴、刺灸方法为研究对象的学科。❷书名。①江苏省中医学校针灸教研组编。该书对古代针灸学的主要内容进行了较系统的整理，是针灸教学用的讲义。1957年由江苏人民出版社出版。②上海中医学院编。该书较系统地整理了历代针灸学文献，并收载了1974年以前我国医务工作者中西医结合研究针灸的部分成果。1974年由人民卫生出版社出版。

针灸指南 zhēnjiǔzhǐnán 针灸著作。①即《医技便巧针灸指南》。4卷，作者佚名。刊于1925年。该书卷一~三针灸指南说，泛论儒家及佛家哲理中有关性命、摄养等论述；其后又有山灵示德图、行乐图等与医学无关的内容；卷四载多种病症的针灸取穴，将穴位分为头阳（前）、头阴（后）、胸腹、背脊、手阴、手阳、足阴、足阳等，并附其中的要穴图。②3卷。余纯编。全书分歌诀总要、穴法总要、病状总要三部分。1935年由上海明善书局出版。

针灸资生经 zhēnjiǔzīshēngjīng 针灸著作。7卷。宋·王执中撰。刊于1220年。该书广泛参考针灸文献，并结合作者的针灸临床经验编撰而成。内容包括腧穴、针灸法，各种病症的针灸用穴等。书中很重视治疗实践，论述比较系统、全面，对于灸法也有较详细

的记述。新中国成立后有排印本。

针灸纂要 zhēnjiǔzuǎnyào 针灸著作。2册。吴炳耀撰，吴韵桐绘图。书成于1933年。上册论内景、阴阳、五行、诊法、经络、针灸法及各种病症的针灸取穴法；下册包括十四经的经穴分寸歌、循行歌、主病歌等，每经绘有精细的经脉经穴彩色图，图上逐一标明各穴部位，图后附记该穴之局部解剖。

针烙法 zhēnlàofǎ 外治法之一。见《太平圣惠方》卷六十一。①针烙决脓：凡痈肿皮厚口小，脓水出之不快者，或疖皮薄内溃成脓者，当用火针法排其脓血。②消肿火针：凡鱼口便毒，横痃冷疗，形势已成顽肿木头，不溃不消，针之引毒外出。取大布针，用劈开的竹筋夹住并以线扎紧，于桐油灯上烧红针尖，对着疮顶针入三四分拔出，以棉拭净脓血，贴以膏药。热疮忌用。

针麻 zhēnmá 针刺麻醉的简称。详该条。

针麻测痛 zhēnmácètòng 针麻术语。针麻手术前，在病员的一定穴位上针刺，通过一定的诱导，然后运用物理性或化学性痛刺激的方法来测定手术区或规定部位针刺前后痛阈和耐痛阈的变化，以测知不同针刺穴位的镇痛效应。

针麻术前测痛 zhēnmáshùqiáncètòng 针麻手术前，在患者身上测试痛阈的变化，以此调整穴位配方，并可预测针麻效果。目前多用测痛仪进行，也可用镊子夹试。

针麻术前试针 zhēnmáshùqiánshìzhēn 手术前在患者身上所作的测试性针刺，借以了解患者对针刺的耐受性。一般说来，耐受性与针麻效果成正比，耐受性强的针麻效果好，耐受性差的针麻效果差。

针麻诱导 zhēnmáyòudǎo 针麻手术前，为了提高患者痛阈所作的手法运针或电针刺激。一般约需15~30分钟。

针芒行气法 zhēnmángxíngqìfǎ 即针向行

气法。详该条。

针石 zhēnshí 出《素问·金匮真言论》。即砭石，详该条。

针向补泻法 zhēnxiàngbǔxièfǎ 即迎随补泻法。详该条。

针向行气法 zhēnxiàngxíngqìfǎ 针刺行气法之一。又称针芒行气法。以针尖所刺方向控制针感走向的方法。若使针感向上，则针尖朝上斜刺；若使针感向下，则针尖朝下斜刺。

针眼 zhēnyǎn 病名。出《诸病源候论》。又名偷针、土疳。多由风热或脾胃热毒所致。其症见胞睑边缘长小疖，初起形如麦粒，微痒微痛，继而焮肿拒按，相当于麦粒肿。治宜祛风清热，泻火解毒，消肿止痛。内服可选用仙方活命饮或通脾泻胃汤（《银海精微》：麦冬、芜蔚子、知母、防风、黄芩、天冬、大黄）加减。外治：初起轻者，宜用如意金黄散；风热盛者，"或于疖顶上重砭一针，（使）血出气泄"（《目经大成》）。

珍本医书集成 zhēnběnyīshūjíchéng 医学丛书。裘庆元辑。刊于1936年。裘氏从历代三千几百种医书中选取精本、孤本、抄本、稀存本、未刊稿等90种，分类汇辑而成。内容分为医经类、本草类、脉学类、伤寒类、通治类、内、外、妇、儿科及方书类、医案类、杂著类12种。内容丰富，对保存祖国医学遗产有一定贡献。其中也选了某些糟粕较多的著作。

珍珠 zhēnzhū 中药名。出《开宝重定本草》。又名真珠、濂珠。为真珠贝科动物合浦珠母贝 Pteria martensii Dunker、真珠贝 P. margaritifera L. 或蚌科动物褶纹冠蚌 Cristaria plicata Leach 等贝壳中产生的颗粒状珍珠。主产于广东、台湾；淡水养殖的主产于黑龙江、安徽、江苏、上海等地。甘、咸，寒。入心、肝经。镇惊，清肝除翳，收敛生肌。治惊悸、癫痫、惊风，研末吞服：0.1～0.3克。多入丸散用，外用适量。治目赤翳障，内服并研极细点眼。溃疡疮面久不愈合，研粉撒。本品含碳酸钙（90%以上）和多种氨基酸。

珍珠菜 zhēnzhūcài 中药名。见《南京民间药草》。别名狗尾巴草、狼尾草。为报春花科植物虎尾珍珠菜 Lysimachiacle throides Duby 的根或全草。分布于华北及长江以南各地。辛、涩、平。活血调经，利水消肿。治月经不调、白带、小儿疳积、水肿、风湿痹痛、跌打损伤、乳痈，煎服：15～30克。治痈疖、蛇咬伤，捣敷。孕妇忌服。根含多种皂苷。

珍珠草 zhēnzhūcǎo 中药名。①出《生草药性备要》。别名夜合草、夜合珍珠。为大戟科植物叶下珠 Phyllanthus urinaria L. 的全草。分布于江苏、浙江、福建、湖南、江西、广东等地。甘、微苦，凉。清热利水，明目消积。治痢疾、肠炎、传染性肝炎、尿路感染、尿路结石、肾炎水肿、夜盲症、眼结膜炎、小儿疳积，煎服：15～30克。治蛇、犬咬伤，鲜草捣敷。全草含酚性成分、三萜成分，已分离得到没食子酸、并没食子酸。煎剂体外试验对葡萄珠菌及大肠杆菌、绿脓杆菌有抑制作用。②谷精草之别名。详该条。

珍珠毒 zhēnzhūdú 即舌生泡。详该条。

珍珠母 zhēnzhūmǔ 中药名。见《饮片新参》。又名真珠母。为蚌科动物褶纹冠蚌 Cristaria plicata Leach、三角帆蚌 Hyopsis cumingii Lea 等贝壳的珍珠层。主产于江苏、浙江、湖北、安徽等地。甘、咸，寒。入心、肝经。平肝潜阳，定惊明目。治肝阳上亢，眩晕耳鸣、惊痫、失眠、衄血、崩漏。煎服：10～25克，打碎先煎。含碳酸钙（90%以上）和少量有机质等。

珍珠母丸 zhēnzhūmǔwán 原名珍珠丸。《普济本事方》卷一方。珍珠母三分，当归、熟地黄各一两五钱，人参、酸枣仁、柏子仁各二两，犀角、茯神、沉香、龙齿各五钱。蜜丸，梧桐子大，朱砂为衣，每服四五十丸，薄荷煎汤送服。治肝虚受风，卧则魂散而不守，状如惊悸。

珍珠囊药性赋 zhēnzhūnángyàoxìngfù 药物学著作。又名《雷公药性赋》《珍珠囊指掌补遗药性赋》。原题张元素（或题作李杲）撰。该书有数种不同的刊本，流行较广的是4卷本。内容首为寒、热、温、平四类药性赋。次为用药发明，总论用药方法。再次为主治指掌，记述90种常用药的主治及用药须知。最后以歌赋和注释形式介绍1406种药物。现有排印本。

珍珠丸 zhēnzhūwán 即珍珠母丸。详该条。

真寒假热 zhēnhánjiǎrè 阴证似阳的证候。症见身热，但喜衣被；口渴而不多饮；手足躁扰，但神志安静；苔黑但滑润；脉洪大而无力等。多见于素禀虚寒而感外邪，或劳倦、内伤所致虚阳外露、里寒格阳等证。

真睛破损 zhēnjīngpòsǔn 外伤引起眼珠穿孔或破裂，属眼外伤重症。根据破口之部位、大小、眼内组织损失的多少、异物是否存留眼内、有无感染等不同，引起的后果亦有很大差异。可有视力障碍，严重者失明，甚至眼珠枯陷。应及时予以中西医结合治疗。

真气 zhēnqì 同正气。由先天原气及得于饮食的后天之气结合而成，为生命的动力。《灵枢·刺节真邪》："真气者，所受于天，与谷气并而充身者也。"参见正气条。

真热假寒 zhēnrèjiǎhán 阳证似阴的证候。症见恶寒，但不欲盖衣被；手足冰冷，但胸腹灼热，下利纯水，夹燥粪或矢气极臭者；脉沉，但重按弦滑有力；并见烦渴、咽干、口臭、舌苔白干、小便黄等。多因外感邪气化热传里，阳盛格阴所致。

真人活命饮 zhēnrénhuómìngyǐn 即仙方活命饮。详该条。

真人养脏汤 zhēnrényǎngzàngtāng 即养脏汤。详该条。

真实假虚 zhēnshíjiǎxū 实邪结聚的病，反现类似虚证的假象。如热结胃肠，痰食壅滞，大积大聚，致使经络阻滞，气血不能外达，因而出现精神默默、身寒肢冷、脉象沉伏或迟涩等症。细察患者，声高气粗，脉虽沉伏或迟涩但有力，体虽瘦而神不疲，舌质红绛，或有焦黄苔。《景岳全书·传忠录》："大实之病，反有羸状。"

真头痛 zhēntóutòng 头痛病症之一。出《灵枢·厥病》。由病邪（一说为风寒之邪）入脑所致。症见剧烈头痛，引脑及巅，手足逆冷至肘膝关节。病情多属危重。宜急灸百会穴，服黑锡丹及大剂参附汤。参见头痛条。

真武汤 zhēnwǔtāng《伤寒论》方。又名玄武汤。茯苓、芍药、生姜各三两，白术二两，炮附子一枚。水煎，分四次服。功能温肾散寒，健脾利水。治脾阳虚，水气内停，症见小便不利、四肢沉重疼痛、恶寒腹痛、下利或肢体浮肿、舌淡、苔白滑、脉沉，或外感风寒，发汗后汗出不解，仍发热恶寒、心下悸、头眩、身𥆧动、振振欲擗地者。也用于慢性肠炎、慢性肾炎、心性水肿、肠结核、耳源性眩晕等属脾肾阳虚者。

真心痛 zhēnxīntòng 病症名。《灵枢·厥病》："真心痛，手足青至节，心痛甚，旦发夕死，夕发旦死。"本病近似急性心肌梗塞合并循环衰竭。治宜回阳救逆，芳香开窍，活血化瘀为主。急服苏合香丸，并用参附汤加沉香、参三七，或用参附注射液、丹参注射液等。中西医结合抢救可提高疗效，降低病死率。

真虚假实 zhēnxūjiǎshí 正气虚弱的病，反现类似实证的假象。如内脏气血不足，运化无力而腹痛、胀满、大便秘结、脉弦。但患者畏寒喜按，不渴或喜热饮，舌质胖嫩而淡润，脉弦而无力，直须补气补血，则腹痛便秘可除。《景岳全书》："至虚之病，反见盛势。"

真眩运 zhēnxuànyùn 症名。见《医林绳墨·眩运》。运，通晕。眩晕突然发作，并伴景物旋转、恶心呕吐者。与现代医学所称真性眩晕含义相似。治宜和中化痰。用二陈汤、泽泻汤加减。参见眩晕条。

真牙 zhēnyá 即智齿。生长最迟的第三臼齿，俗称尽头牙。《素问·上古天真论》："（女子）三七，肾气平均，故真牙生而长极"，又"（男子）三八，肾气平均，筋骨劲强，故真牙生而长极"。

真阳 zhēnyáng 即肾阳。与真阴相对而言，是温养真阴的阳气，故称。详见肾阳条。

真阴 zhēnyīn 即肾阴。与真阳相对而言。肾为元真所在，藏先天之精，是人体生长发育最根本的物质，故称。参见肾阴条。

真阴不足 zhēnyīnbùzú 即肾阴虚。因肾藏人身之真阴、真阳，故名。详肾阴虚条。

真元耗损喘 zhēnyuánhàosǔnchuǎn 病症名。见《证治准绳·喘》。肾虚不能纳气的气喘。多因喘咳久延或大病后本元受损，真阳虚惫，肾气不能归元所致。症见喘促气短、呼多吸少、动则易汗、喘息更甚、形瘦神疲、甚则唇甲青紫、心悸、肢体浮肿、脉沉细数；严重的可见四肢厥冷、面赤烦躁、气息不续等危象。治宜温阳培元，补肾纳气。可选用桂附八味丸、都气丸、人参蛤蚧散、黑锡丹等方。

真脏脉 zhēnzàngmài 五脏真气败露的脉象。即无胃、神、根的脉，可见于疾病的危重阶段。《素问·玉机真脏论》："真心脉至，坚而搏，如循薏苡子累累然……真肺脉至，大而虚，如以毛羽中人肤……真肾脉至，搏而绝，如指弹石辟辟然……真脾脉至，弱而乍数乍疏……诸真脏脉见者，皆死不治也。"

真脏色 zhēnzàngsè 五脏精气败露的颜色。其色显而不泽，枯槁无华。《素问·五脏生成》描述的"青如草兹""黄如枳实""黑如炲""赤如衃血""白如枯骨"等，均是真脏色的表现，提示内脏有较严重的疾病。例如黄色，若面目全身枯槁如黄土，或如干枯的枳实，是脾的真脏色，表示脾胃衰败，脏真外露。可见于晚期肝硬化、肝癌、胰头癌或某些严重营养代谢障碍性疾病。真脏色对于诊断某些严重的病变虽有一定意义，但不要拘泥于五行配五色之说。

真中 zhēnzhòng 病名。见《景岳全书·杂证谟》。即真中风。详该条。

真中风 zhēnzhòngfēng 病名。简称真中。①外中风邪而致猝然倒仆、昏不知人，或见口眼歪斜、半身不遂、舌强不能言的病症（见《医经溯洄集·中风辨》）。与类中风之风从内生者不同。治疗根据患者外见寒热等六经形证，以疏解风邪为主，用小续命汤加减。内有二便不通，而形气尚盛者，治以通利为主，宜三化汤或局方麻仁丸（《和剂局方》：枳壳、白槟榔、菟丝子、山药、防风、山茱肉、车前子、肉桂、木香、羌活、郁李仁、大黄、麻仁）。若外无六经之形证，内无便溺之阻隔，仅见口眼歪斜、言语不利或半身不遂等症，宜养血祛风，用大秦艽汤加减。痰涎壅盛、昏不知人者，先予开窍，宜至宝丹之类。临床上因外中风邪而见偏枯、昏仆者，较少见。②发病与经络有关，而症见口眼歪斜、手足偏废的中风病症。《医学心悟》卷三："凡真中之症，必连经络，多见歪斜偏废之候，与类中之专气致病者自是不同。"临床可见于脑血管意外等病。参见

Z

中风、类中风条。

真珠 zhēnzhū　即珍珠。详该条。

真珠母 zhēnzhūmǔ　即珍珠母。详该条。

甄立言 zhēnlìyán　见甄权条。

甄权 zhēnquán　（约540—643）唐代名医。许州扶沟（今河南扶沟县）人。与弟立言研究医术而成为名医，尤长于针灸。隋鲁州刺史库狄嵚苦风患，手不得引弓，诸医不能治，权为针肩髃一穴，迅即治愈能射。晚年被唐太宗赐为朝散大夫。撰有《脉经》《脉诀赋》《针经钞》《针方》《明堂人形图》等书。其弟立言，长于本草，善治寄生虫病。撰有《本草音义》、《本草药性》、《古今录验方》等书。

诊病奇侅 zhěnbìngqígāi　医书。2 卷。日本丹波元坚撰。此书专谈腹诊，以腹诊非四诊正法，故名"奇侅"。作者广泛收集有关腹诊资料，多能联系各科病症予以分析。书末附载五云子诊腹法。1888 年由丹波氏再传弟子松井操译成汉文刊行。

诊尺肤 zhěnchǐfū　切诊内容之一。肘关节内侧（尺泽穴）至寸口的皮肤，称尺肤。诊察这部分皮肤的缓急、滑涩、寒热等情况，结合全身症状、脉象，可以判断疾病的寒热虚实。《灵枢·论疾诊尺》："审其尺之缓急、大小、滑涩，肉之坚脆，而病形定矣。""尺肤滑而泽脂者，风也。尺肤涩者，风痹也。尺肤粗如枯鱼之鳞者，水洪饮也。尺肤热甚，脉盛躁者，病温也；其脉盛而滑者，病且出也。尺肤寒，其脉小者，泄，少气。"

诊断约编 zhěnduànyuēbiān　见中国医学约编十种条。

诊法 zhěnfǎ　诊病的方法。包括四诊和辨证两个过程。即通过望、闻、问、切等方法了解病情，并据此进行辨证，对疾病作出诊断。随着中西医结合的发展，现代的物理和化学等检查被广泛地参考应用，极大地丰富了诊法的内容。

诊籍 zhěnjí　记载诊疗情况的病历。西汉时期，淳于意为人治病，已有诊籍记载，是后世病历医案的开始。《史记·扁鹊仓公列传》："臣意所诊者，皆有诊籍。"

诊家枢要 zhěnjiāshūyào　脉学著作。1 卷。元·滑寿撰，约成书于 1359 年。其内容包括脉象大旨，辨脉法，浮、沉、迟、数等 29 种脉象及其主病，妇人及小儿脉法等。清·周学海曾予评注，并于卷后附录程文囿"诸脉条辨"及李中梓"持脉总论"。新中国成立后有排印本。

诊家正眼 zhěnjiāzhèngyǎn　脉学著作。2 卷。明·李中梓撰于 1642 年。原刻本已散佚，今传本系经作者门人尤乘所增补。该书论述脉学基本理论及其临床应用，以《内经》《难经》为本，征引诸家学说并予以发挥，简述望、闻、问三诊。书中以四言歌诀形式分述 28 脉，并对高阳生《脉诀》有所批判，末附脉法总论。新中国成立后曾出版经过删改的排印本。

诊家直诀 zhěnjiāzhíjué　脉学著作，《周氏医学丛书脉学四种》之一。2 卷。清·周学海撰。该书撷取《脉义简摩》《脉简补义》之精要，综论脉象、指法及主病，并用对比的方式阐述二十四脉之脉象，又以八字真言（位、数、形、势、微、甚、兼、独）作为分析正脉、变脉之提纲，内容较为简要。该书后经作者增补，改名为《重订诊家直诀》。

诊脉 zhěnmài　见切脉条。

诊脉入门 zhěnmàirùmén　见中国医学入门丛书条。

诊虚里 zhěnxūlǐ　切诊中按胸腹内容之一。虚里相当于心尖搏动部位，属胃之大络。人以胃气为本，虚里又是宗气会聚之处，故虚里的动势有助于探察胃气和宗气的盛衰。正常情况下，虚里之动，按之应手，动而不紧，缓而不急。若按之微弱为不及，是宗气内虚；若搏动过速，多为胸腹积热，邪气亢盛，或正气衰而虚阳外脱。若停止搏动，则宗气已绝。《素问·平人气象论》："胃之大络，名曰虚里，贯膈络肺……乳之下，其动应衣，宗气泄也。"

诊指纹 zhěnzhǐwén 小儿诊法之一。诊察食指掌面的表浅小静脉。幼儿皮肤薄嫩，指纹比较明显。3 岁以下的小孩，常结合指纹的变化以辅助切诊。此法始见于唐代王超《水镜图诀》，是从《灵枢》诊鱼际络脉法发展而来，主要是观察指纹的颜色和充盈度。医者用左手食、拇二指握小儿食指末端，以右手拇指在小儿食指上由指端向指根部轻轻推动，使指纹更为显现，然后察看。正常指纹是红黄隐隐而鲜明，一般不超过第一指节（风关）。病变情况下，指纹浮现，多属表证，沉着多属里证。色淡多属虚证、寒证，紫红多属热证，青紫可见于惊风、风寒、痛证、伤食、风痰等，黑色多属血瘀。指纹伸出中节（气关），示病情较重，延伸至指尖（命关），则更为险重。近代研究认为，指纹的变化与静脉压有关，静脉压愈高，指纹充盈度就愈大，也就愈向指尖方向伸延。指纹的色泽又与缺氧、贫血等病理变化有关。因此，指纹在一定程度上能反映病变的性质和轻重。

诊宗三昧 zhěnzōngsānmèi 脉学书。又名《石顽老人诊宗三昧》。1 卷。清·张璐撰，由其子张登记述、编纂，书成于 1689 年。该书分述脉学宗旨、脉位、脉象、经络及浮、沉、迟、数等 32 脉，列叙古今辨证论脉之异同，分析逆顺、异脉，妇女及婴儿诸脉等。作者分析脉证比较全面深入。新中国成立后有排印本。

枕藏外科图 zhěncángwàikētú 外科著作。又名《枕藏外科形图诸说》。2 卷。清·胡璟撰。刊于 1767 年。此书以病名为条目，论述

外科疮疡诸证 130 条，每条有论有图，尤其突出临证治法，附有作者临证心得。卷末列外科常用方剂 97 首。现存初刻本。

枕矼法 zhěngāngfǎ 正骨手法。见清·胡廷光《伤科汇纂》。适用于腰椎骨错位陷入的整复。令患者伏俯于板凳上，将明显凸起之骨节，用手或木杠轻轻滚按，使其平正复原。

枕骨 zhěngǔ ❶骨名。又名后山骨。详该条。❷窍阴（头）穴之别名，见《类经图翼》。详该条。

枕秃 zhěntū 症状名。枕部头发稀少的表现，小儿尤为多见。

枕陷 zhěnxiàn 即枕骨内陷。可由婴儿卧久所致。如兼囟陷，下凹成坑，则为禀赋不足，元气大亏的重症。参见囟陷条。

枕囟 zhěnxìn 见囟条。

枕中丹 zhěnzhōngdān 旧名孔圣枕中丹。《千金要方》方。龟甲、龙骨、远志、菖蒲各等分。为末，每服一方寸匕，或蜜丸，每服三钱，黄酒送服。治心血虚弱，精神恍惚，心神不安，健忘失眠。

箴石 zhēnshí 出《山海经·东山经》。见砭石条。

疹 zhěn ❶症名。见宋·许叔微《伤寒九十论·发斑证》。又名疹子。指温热病发疹。《温病条辨》和《温热经纬》等均有关于疹的论述。多由风热郁肺，内闭营分，从血络外出所致。表现为皮肤上发出红色小点，形如粟米，抚之碍手。疹色鲜红或紫赤者为热盛，紫黑者为毒重。伴见发热烦躁、咳嗽胸闷、口渴、舌绛等症。治宜宣肺达邪，清营透疹。用银翘散去豆豉，加细生地、丹皮、大青叶，倍元参。热盛毒重，神志不清者，加用清宫汤。参见斑疹条。❷指疮疹。《丹溪心法·斑疹》："疹即疮疹。"❸指久病。《素问·奇病论》："无损不足，益有余，以

成其疹。"王冰注："疹，谓久病也。"

疹后肺炎 zhěnhòufèiyán 病名。即麻疹治疗护理不当并发肺炎。疹后余邪未清，见高热嗜睡、气喘息粗、咳嗽痰阻、舌鲜红、苔黄燥、脉沉数。因疹后热盛，气液两伤，痰热互结，肺气不降。治宜泻肺涤痰，生津润燥，是攻补兼施之法。药用沙参、麦冬、白前、桑皮、竹叶、半夏、莱菔子、葶苈子，生津泻肺，宣透余邪。疹后余毒蕴蓄肺胃，久热伤阴，症见发热而喘、气逆痰阻、舌红苔白而燥、脉滑数。治宜滋养肺胃之阴，兼清热涤痰。用竹叶石膏汤佐苇根、苡仁、通草，俾气机宣通而痰热清降。

疹后失音 zhěnhòushīyīn 病症名。出《治疹全书》。又名痖疹。麻疹没后失音，乃热毒闭塞肺窍所致。治宜清热解毒为主，方用儿茶散。

疹科类编 zhěnkēlèibiān 麻疹专著。又名《疹科枢复》。明·武之望撰。刊于1617年。此书以《保赤全书》为蓝本，参考诸家有关论述，结合个人经验心得编纂成帙。全书分医论、治方两部分。医论部分又细分成总论、发热、见形、出疹等门类，叙述麻疹之病因病机及证治。治方部分共载麻疹医方148首。全书论述简要，内容丰富，方剂有效，切于实用。现存康熙年间刻本。

振颤法 zhènchànfǎ 推拿手法名。又称颤法、颤摩法。用指端或手掌按压在治疗部位上，作连续不断的有节律颤动。使治疗部位发生幅度很小而速度较快的振动。常用于治疗胸腹胀痛、消化不良等症。

振动法 zhèndòngfǎ 推拿手法名。以一手手掌平放在治疗部位上，另一手在其手背上作有节奏的拍击。常用于胸胁内伤等症。

振法 zhènfǎ 推拿手法。出《诸病源候论·风身体手足不随候》。用指端或手掌按压在人体一定部位上，作连续不断的颤动，使被推拿的部位发生振动。常用于治疗胸腹胀满、消化不良等病症。

振寒 zhènhán 症状名。出《素问·至真要大论》。发冷时全身颤动。或谓系战栗之轻者。

振挺 zhèntǐng 医疗器械。见《医宗金鉴·正骨心法要旨》。直径半寸、长尺半的光滑木棒，用以在伤处上下、左右轻轻敲击，借以疏通气血，消肿止痛。适用于外伤后气血凝聚、疼痛肿硬而无骨碎筋断者。

震颤法 zhènchànfǎ 针刺术语。入针后以右手拇、食、中三指紧紧捏住针柄，作小幅度快速振摇的一种辅助方法。与其他手法配合，有促使针下得气的作用。

震耳 zhèn'ěr 病症名。又名囊耳。《证治准绳·杂病》："震耳，耳内虚鸣，常出青脓。"多由肝胆湿热所致。治宜龙胆泻肝汤加减。参见聤耳条。

镇定手法 zhèndìngshǒufǎ 推拿手法。在使用分筋或理筋等手法结束时，保持手法的短暂静止状态，以此巩固和加强其展筋定痛等作用。操作方法有两种：一是用手指或手掌按压患处片刻。一是用手握住患部肢体的远端，将患者伤部固定在有利于恢复的姿势，停留片刻，如指按法等。

镇肝息风 zhèngānxīfēng 即平肝息风。详该条。

镇肝息风汤 zhèngānxīfēngtāng 《医学衷中参西录》方。怀牛膝30克，代赭石30克，龙骨、牡蛎、龟甲、白芍、玄参、天冬各15克，川楝子、麦芽、茵陈蒿各6克，甘草4.5克。水煎服。功能镇肝息风。治阴虚阳亢，肝风内动而致的头目眩晕、目胀耳鸣、脑中热痛、心中烦热、面色如醉，或肢体渐觉活动不利，或口眼渐形歪斜，甚则眩晕颠仆、不知人事、移时始醒，或醒后不能复原，脉弦长有力者。

Z

镇痉 zhènjìng 同解痉。详该条。

镇潜 zhènqián 见潜镇条。

zheng

怔忡 zhēngchōng 病症名。①心悸的重症。《素问玄机原病式》："心胸躁动，谓之怔忡。"跳动往往上至心胸，下达脐腹。又名心忪、松悸等。属心悸一类，又常为心悸或惊悸的进一步发展。多由阴血亏损，心失所养；心阳不足，水饮上逆；或突受惊恐所致。临证以虚者为多。治同心悸。参见心悸条。②心跳有恐惧感。见《赤水玄珠》卷六。

睁光瞎 zhēngguǎngxiā 病名。又名晴光瞎。外眼无特殊改变而目盲者之俗称。参见青盲、暴盲条。

蒸 zhēng ❶中药炮制法之一。将药物隔水蒸熟，以便于制剂。如茯苓、厚朴蒸后易于切片。或加酒拌蒸，如大黄、地黄经蒸制后，熟大黄的泻下作用减弱，熟地黄的泻下作用减弱，并成温性而滋肾补血。❷身体蒸热之证。多由患热病后，不慎口腹或兼犯房劳所致。治宜养阴、清热、调中。

蒸病 zhēngbìng 病名。见《诸病源候论·虚劳骨蒸候》。又名劳蒸。以潮热为主症，其热似自内蒸发而出，故名。有五蒸、二十三蒸之分，其中以骨蒸具代表性。病属劳瘵。详见劳瘵、骨蒸条。

蒸气吸入疗法 zhēngqìxīrùliáofǎ 特殊疗法。根据病情选用适当药物，煎煮时用口或鼻吸入药物蒸气，或用雾化器将药液雾化后吸入口鼻，以治疗口鼻、咽喉、心肺等疾病以及头晕头痛等的方法。

蒸乳 zhēngrǔ 病名。出《张氏医通》卷十一。又名乳膨、乳蒸。因产妇气血壮盛，乳汁壅滞不通，或产后无子饮乳，以致两乳肿硬疼痛、恶寒发热。治宜理气通络。用香附、瓜蒌、通草、橘叶，水煎服，并以药渣煎汤熏洗，乳汁通则热自除。如无子饮乳者，可用炒麦芽水煎服，回乳则寒热亦退。

蒸蒸发热 zhēngzhēngfārè 症状名。内热炽盛，熏蒸于外。常为热聚阳明所致。参见发热条。

癥 zhēng 病症名。腹内结块，坚硬不能移动者。《诸病源候论·癥瘕病诸候》："癥者，由寒温失节，致脏腑之气虚弱，而食饮不消，聚结在内，染渐生长块段，盘牢不移动者，是癥也，言其形状，可征验也。若积引岁月，人即柴瘦，腹转大，遂致死。"多由饮食不节，胃气衰，脾气弱，邪正相搏，气血痰瘀积滞于腹中所致。症见腹中积块固定不移，痛或无痛，或兼见胁痛、腹胀、吐逆、饮食不下、消瘦等。治宜审察病情，选用理气、祛瘀、化痰、扶正等法。也有将痞块聚散无常称为癥者。《医林绳墨》卷七："气聚而成癥，发无定处也。"又曰："发于小腹，上下无时，发作见形，发已而不知所去者也。"详癥瘕及有关条。

癥瘕 zhēngjiǎ 病症名。见《金匮要略·疟病脉证并治》。腹腔内痞块，一般以隐见腹内，按之形症可验，坚硬不移，痛有定处者为癥；聚散无常，推之游移不定，痛无定处者为瘕。《圣济总录》等书认为与"积聚"相类，而癥瘕以发生于下焦为多。常由情志抑郁、饮食内伤导致肝脾受损，脏腑失和，日久正气不足，气滞血瘀，痞块固定不动者为癥，虽有结块，可推移者称为癥瘕（《诸病源候论》）。

癥疝 zhēngshàn 病症名。见《诸病源候论》卷二十。多因饮食不节，寒温不调，肠胃气机阻滞而致。症见骤然腹胀，有气块，胃脘部疼痛。治宜理气消胀。用立效散（《证治准绳》：山楂、青皮、小茴香、枳实、苍术、香附、吴萸、山栀、川楝、生姜）。

拯阳理劳汤 zhěngyánglǐláotāng 《医宗必读》方。黄芪、人参各二钱，肉桂七分，当归一钱五分，白术一钱，甘草五分，陈皮一钱，五味子四分，生姜三片，大枣二枚。水煎服。治劳伤气耗，倦怠懒言，动则喘乏，自汗心烦，遍身作痛。

拯阴理劳汤 zhěngyīnlǐláotāng 《医宗必读》方。生地黄二钱，牡丹皮、酒当归、麦冬、橘红各一钱，薏苡仁、莲子各三钱，白芍七分，人参六分，炙甘草四分，五味子三分，大枣一枚。水煎服。治阴虚火动，潮热盗汗，食少痰多，咳嗽短气，倦怠烦躁。

整复疗法 zhěngfùliáofǎ 特殊疗法。用手法或手法为主，并借助于器械，使移位的筋骨恢复其原来的位置，以治疗筋骨损伤，如骨折、脱位和伤筋的方法。

整骨手法图解 zhěnggǔshǒufǎtújiě 骨科著作。王树梓主编。全书共8章，分总论、各论两部分。1~5章概述伤科学简史、关节基本结构、骨与关节常规检查、治疗原则、药物治疗等，6~8章以图解的方法分述上下肢骨折、四肢关节脱位等29种疾病的手法复位。该书附图200余幅，图文并茂，便于理解掌握。1987年由人民卫生出版社出版。

整体观念 zhěngtǐguānniàn 中医诊疗疾病的一种思想方法。中医学把人体内脏和体表各部组织、器官之间看成是一个有机的整体，同时认为四时气候、地土方宜、环境等因素的变化，对人体生理、病理有不同程度的影响，既强调人体内部的协调完整性，又重视人体和外界环境的统一性。用这种从整体出发、全面考虑问题的思想方法贯串于对疾病的诊断和治疗，而不是单从局部的病变着眼。这种整体观念，是中医学基本特点之一。

正产 zhèngchǎn 又名大产、真产。即正常分娩。

正风 zhèngfēng 指自然界的正常气候，亦称正气。《灵枢·刺节真邪》："正气者，正风也，从一方来，非实风，又非虚风也。"

正副夹缚法 zhèngfùjiāfùfǎ 骨折固定方法之一。见《证治准绳》。适用于四肢肌肉丰满处的骨折。正夹一般用杉树皮削制，副夹用竹片制成，宽约2厘米，厚约0.2厘米，长度视伤处而定。先将正夹疏排患处皮肤上，敷接骨药一层，用麻纸盖药上，再夹上副夹，缚紧。本法用两层夹板固定，不易发生骨折断端移位，且可避免接骨药与皮肤全部接触而发生压疮，至今仍有使用。

正骨 zhènggǔ 见《世医得效方》。诊治骨、关节、软组织及内脏损伤的一门科学。《医宗金鉴·正骨心法要旨》："今之正骨科，即古跌打损伤之证也。"

正骨八法 zhènggǔbāfǎ 骨折、脱臼与软组织损伤的八种整复治疗手法。见《医宗金鉴·正骨心法要旨》。即摸法、接法、端法、提法、按法、摩法、推法、拿法。详各条。

正骨手法 zhènggǔshǒufǎ 骨伤治法之一。用手的一定技巧动作治疗骨折、脱位与软组织损伤等的方法。《仙授理伤续断秘方》提出拔伸、捺正两法。《医宗金鉴·正骨心法要旨》总结为摸、接、端、提、按、摩、推、拿八法。今有手摸心会、拔伸牵引、旋转屈伸、提按端挤、摇摆触碰、按摩推拿、夹挤分骨、折顶回旋之中西医结合新八法。此外，还有拉、揉、卡、捏、抖等手法。详各条。

正骨推拿 zhènggǔtuīná 用推拿手法治疗骨伤科疾患的方法。《新唐书·百官志》："按摩博士……按摩师……掌教导引之法以除疾，损伤折跌者正之。"《圣济总录》："论曰：凡坠堕颠扑，骨节闪脱，不得入臼，遂致踒跌者，急须以手揣搦，复还枢纽。次用药调养，使骨正筋柔，荣卫气血，不失常

Z

度。加以封裹膏摩，乃其法也。"其主要手法亦即正骨八法。参见正骨手法、推拿条。

正骨紫金丹 zhènggǔzǐjīndān 又名正骨紫金丸。《医宗金鉴》方。丁香、木香、血竭、儿茶、熟大黄、红花各一两，当归、莲子、茯苓、白芍各二两，牡丹皮五钱，甘草三钱。蜜丸，每服三钱，童便或黄酒送服。治跌打扑坠，闪挫损伤，瘀血疼痛。

正骨紫金丸 zhènggǔzǐjīnwán 即正骨紫金丹。详该条。

正经 zhèngjīng ❶即十二经脉，与奇经八脉相对而言，故名正经。❷本经脉的意思。《难经·四十九难》："有正经自病，有五邪所伤。"

正气 zhèngqì ❶同真气。生命机能的总称，通常与病邪相对而言，指人体的抗病能力。《素问遗篇·刺法论》："正气存内，邪不可干。"❷四季正常气候，即春温、夏热、秋凉、冬寒等。《灵枢·刺节真邪》："正气者，正风也。"参见真气条。

正色 zhèngsè 又称常色。健康人面部色泽明润含蓄，红黄隐隐，容光焕发，表示气血平和，精气内充，为有胃气、有神之象，属无病的常色。正色有主色、客色之分，主色是每个人的基本肤色，视个体而异，客色随气候、环境及当时的生理状态而变化，均不属病色。

正水 zhèngshuǐ 水肿病的一种。出《金匮要略·水气病脉证并治》，多因脾肾阳虚，水停于里，上迫于肺所致。症见全身水肿、腹满、喘急、脉沉迟。其标在肺，而其本仍在于脾肾。治宜健脾、温肾、纳气为主。参见水肿条。

正体 zhèngtǐ 正骨名词。寓有整治人体伤折病症的意思。出《正体类要》。明、清时代正骨科亦称正体科。

正体类要 zhèngtǐlèiyào 正骨专书。2卷。

明·薛己撰。刊于1529年。书中记述了整骨的基本手法19条，扑伤、坠跌、金伤与汤火伤三类病的医案，以及伤科方剂等，论述精要，内容比较切于实用。《医宗金鉴·正骨心法要旨》即以此为主要参考资料。新中国成立后有排印本。

正头痛 zhèngtóutòng 病名。①满头皆痛，与偏头痛相对而言。清·陆晋笙《鳟溪医述》："正头痛者，满头皆痛……偏头风者，但在半边。"②即冲头痛。见《东医宝鉴·外形篇》。详该条。均参见头痛条。

正邪 zhèngxié 见五邪条③。

正邪分争 zhèngxiéfēnzhēng ❶通常指正气与邪气互相持，由此构成疾病的一般病理过程。❷伤寒少阳病出现寒热往来的病机。恶寒是正不胜邪，发热是正气抗邪外出。恶寒发热交替出现，反映正气与邪气互相争持的状态。《伤寒论·辨少阳病脉证并治》："邪气因入，与正气相搏，结于胁下，正邪分争，往来寒热。"

正虚邪实 zhèngxūxiéshí 虚证、实证同时并见。①疾病治疗不当，或邪气过盛，正气已虚而邪实仍在。②原来体质比较虚弱的人感受实邪，出现正虚邪实的证候。《素问·通评虚实论》："邪气盛则实，精气夺则虚。"通常以正虚为本，邪实为标。

正阳散 zhèngyángsǎn 《太平圣惠方》方。炮附子一两，酥炙皂角一枚，炮姜、炙甘草各一分，麝香一钱。为细末，每服二钱，水煎和滓热服。治阴毒伤寒、面青、张口出气、心下硬、身不热、只额上有汗、烦渴不止、舌黑多睡、四肢俱冷。

正营 zhèngyíng 经穴名。代号CB17。出《针灸甲乙经》。属足少阳胆经。位于头顶部，前发际上2.5寸，头正中线旁开2.25寸。主治头痛、眩晕、牙痛等。沿皮刺0.5～1寸。

正治 zhèngzhì 常规的治疗方法，即针对疾病的性质、病机，从正面治疗。如寒证用热药，热证用寒药，实证用攻法，虚证用补法等。因药性与病性相逆，故又称逆治。《素问·至真要大论》："逆者正治。"

证 zhèng ❶对疾病过程中一定阶段的病位、病因、病性、病势及机体抗病能力等的概括。古人用"症"，即症状之意。如《伤寒论·辨少阳病脉证并治》："但见一证便是，不必悉具。"随着中医名词术语日趋规范，现在逐渐在淡化这种用法。❷凭据。《医方集解·序》："凡病必有证。"

证候 zhènghòu 辨证名词。即证的外候，是疾病过程中一定阶段的病位、病因、病性、病势及机体抗病能力等的反应状态，表现为临床可被观察到的症状与体征。因此，证候反映出中医学对疾病的认识和方法论特点。参见证、辨证各条。

证候分类 zhènghòufēnlèi 各种疾病所出现的证候，通常有一定的规律性，在四诊的基础上，把这些具有规律性的证候系统地归纳为若干类型，作为识别疾病的一种方法。

证类本草 zhènglèiběncǎo 即《经史证类备急本草》。详该条。

证治汇补 zhèngzhìhuìbǔ 医书。8卷。清·李用粹撰。刊于1687年。该书以内科杂病为主，记述80余种病症，每种病症以介绍辨证、立法、方治为重点，除参考历代医家论述外，并附作者本人经验。全书条理分明，选论精要。新中国成立后有排印本。

证治心传 zhèngzhìxīnchuán 医论著作。明·袁班辑。约刊于崇祯年间。此书辑录历代医家临证经验，结合作者个人的心得，着重阐述辨证论治中的一系列问题。书中首论证治总纲，强调治病必详于望闻问切，明虚实，别标本，因人、因地、因时用药。经清·赵双湖加评，收入《三三医书》中。

证治要诀 zhèngzhìyàojué 医书，又名《秘传证治要诀》。12卷，明·戴元礼撰。作者以朱丹溪学说为本，集《内经》《难经》直至宋元诸家学术经验，参以个人见解，论述多种内科杂病，兼及疮疡、妇科、五官科等病症证治。全书共分12门，分门列证，论述病因，据症辨析，并介绍治法和方药，内容较为简要。新中国成立后有排印本。

证治准绳 zhèngzhìzhǔnshéng 医学丛书。又名《六科证治准绳》。明·王肯堂撰于1602年。全书阐述以证治为主，故总称证治准绳。包括《杂病证治准绳》《杂病证治类方》《伤寒证治准绳》《疡医证治准绳》《幼科证治准绳》《女科证治准绳》。论及的科目和病种广泛，每一病症先综述历代医家治验，后阐明己见。采录的资料较为丰富，论述条理分明。新中国成立后有影印本。

郑宏纲 zhènghónggāng 清代喉科名医。字纪原，号梅涧。安徽歙县人。家传喉科，临床经验丰富，撰《重楼玉钥》，是一部流传较广的喉科专书。对咽、喉的解剖生理，咽喉疾患的诊断、治疗、预后，以及急性感染等有关疾患都有论述，特别对白缠风（近似白喉）的诊治，以及列专卷论述针灸治疗喉科疾患，均有一定的参考价值。

郑纪原 zhèngjìyuán 见郑宏纲条。

郑梅涧 zhèngméijiàn 见郑宏纲条。

郑声 zhèngshēng 症状名。疾病晚期患者心气内损，精神散乱而出现神识不清、不能自主、语言重复、语声低怯、断续重复、话不成句的垂危征象。《伤寒论·辨阳明病脉证并治》："夫实则谵语，虚则郑声。郑声，重语也。"

政和本草 zhènghéběncǎo 即《重修政和经史证类备用本草》之略称。详见经史证类备急本草条。

症因脉治 zhèngyīnmàizhì 医书。4卷。

明·秦景明撰，清·秦皇士补辑。刊于1766年。该书以内科杂病为主，论述各种病症。作者主张先辨证候，次查病因，再审脉象，最后决定治法，故以症因脉治为书名。叙述较有条理，选方大多切于实用。新中国成立后有排印本。

zhi

支沟 zhīgōu 经穴名。代号 SJ6。出《灵枢·本输》。别名飞虎。属手少阳三焦经。经穴。位于腕背横纹上3寸，尺桡骨之间。主治胁肋痛、肘臂痛、暴暗、便秘。直刺0.5～1寸。灸3～5壮或5～10分钟。

支节 zhījié 四肢骨节。支，指四肢；节，指骨节。《灵枢·师传》："身形支节者，脏腑之盖也。"

支饮 zhīyǐn 四饮之一。因饮邪停留于胸膈，上迫于肺，肺失肃降所致。症见胸闷短气，咳逆倚息不能平卧，外形如肿，或兼见头晕目眩、面色黧黑、心下痞坚等。治宜温肺化饮平喘为主。方如小青龙汤、葶苈大枣泻肺汤等。若虚实寒热错杂，用木防己汤加减。参见痰饮、四饮条。

支正 zhīzhèng 经穴名。代号 SI7。出《灵枢·经脉》。属手太阳小肠经。络穴。位于前臂伸侧，阳谷穴至小海穴连线上，腕背横纹上5寸处。主治项背强痛、肘臂痛。直刺0.5～0.8寸。灸3～5壮或5～10分钟。

芝麻响铃铃 zhīmaxiǎnglíngling 农吉利之别名。详该条。

枝核 zhīhé 荔枝核之简称。详该条。

知柏八味丸 zhībǎibāwèiwán 即知柏地黄丸。详该条。

知柏地黄丸 zhībǎidìhuángwán 又名知柏八味丸。《医宗金鉴》方。熟地黄八两，山茱萸、山药各四两，牡丹皮、茯苓、泽泻各三两，知母、黄柏各二两。蜜丸，每服三钱，日两次。功能滋阴降火。治肾阴不足，阴虚火旺而致的骨蒸劳热、虚烦盗汗、腰脊酸痛、遗精等。

知母 zhīmǔ 中药名。出《神农本草经》。别名地参、穿地龙、羊胡子根。为百合科植物知母 *Anemarrhena asphodeloides* Bge. 的根茎。主产于河北、山西。苦、甘、寒。入肺、胃、肾经。清热降火，滋阴润燥。治温热病高热不退、口渴烦躁、肺热咳嗽、糖尿病、大便燥结。煎服：6～12克。

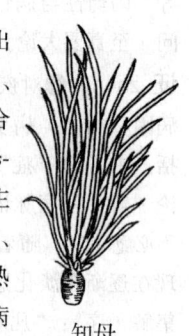

知母

根茎含多种知母皂苷、芒果苷、鞣酸等。浸膏对兔有解热作用。煎剂在体外对葡萄球菌、痢疾杆菌、伤寒杆菌和常见皮肤真菌均有抑制作用。提取物对人型结核杆菌有抑制作用。知母粉对豚鼠实验结核病有一定疗效。水提取物对兔和小鼠实验性糖尿病有降血糖作用。

肢节痛 zhījiétòng 症状名。出《灵枢·百病始生》等篇。肢体关节疼痛不适的症状。多因风湿、寒湿、痰饮、瘀血留滞经络，或因血虚不能养筋所致。参见痹条。

肢体痿废 zhītǐwěifèi 症状名。四肢痿软无力，肌肉萎缩，出现功能障碍甚至功能丧失的表现。

肢肿 zhīzhǒng 症状名。即四肢肿。《医林绳墨》卷五："肢肿者，四肢作肿也。盖四肢者，脾之脉络也。脾有所郁，则气血不调，以见四肢作肿，大率滞于血者，则痛肿难移，滞于气者，则俯仰不便。行血宜芎归汤加丹皮、白芷、秦艽、续断，行气宜二陈汤加厚朴、山楂、白术、黄芩。"《证治要诀·肿》："四肢肿，谓之肢肿，宜五皮饮加姜黄、木瓜。"参见水肿。

Z

栀豉汤 zhīchǐtāng 即栀子豉汤。见该条。

栀连二陈汤 zhīlián'èrchéntāng 《症因脉治》方。陈皮、半夏、茯苓、甘草、栀子、黄连，水煎服。治痰火上冲，呕吐呃逆。

栀子 zhīzǐ 中药名。始载于《神农本草经》。为茜草科植物栀子 Cardenia jasminoides Ellis 的干燥成熟果实。分布于江苏、安徽、浙江、江西、河南、广东、广西、云南、贵州、四川、湖南、福建、台湾等省区。苦、寒。

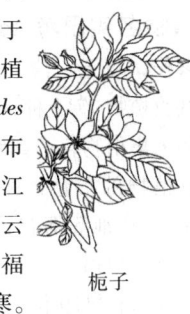

栀子

归心、肺、三焦经。泻火，清热利尿，凉血解毒。用于热病心烦，黄疸尿赤，血淋涩痛，血热吐衄，目赤肿痛，火毒疮疡；外治扭挫伤痛。煎服6~9克。外用生品适量，研末调敷。

栀子豉汤 zhīzǐchǐtāng 《伤寒论》方。又名栀豉汤。栀子十四个，豆豉四合。水煎，分二服，得吐者止后服。功能透邪泄热，除烦解郁。治伤寒发汗、吐下后余热扰胸，虚烦不得眠，反覆颠倒，心中懊侬。方中栀子苦寒，清心除烦；豆豉辛凉，具有升散之性，协同栀子宣泄胸中郁热。二药合用，有清热除烦之效。

栀子金花丸 zhīzǐjīnhuāwán 又名黄连解毒丸。中成药。栀子、黄芩、大黄各900克，黄柏、天花粉各450克，黄连36克，知母288克。蜜丸，每服9克；水丸，每服6~9克。治肺胃热盛，头晕目眩，烦躁不眠，惊悸不安，吐血衄血，痛咽肿，口舌生疮，大便秘结。本方来自《宣明论方》大金花丸加味。

栀子柏皮汤 zhīzǐbǎipítāng 《伤寒论》方。栀子十五个，炙甘草一两，黄柏二两。水煎，分二次服。功能清热去湿。治伤寒身黄发热、腹不胀满、小便不利者。

脂瘤 zhīliú 病名。出《三因极一病证方论》卷十五。又名粉瘤。多因痰气凝结而成。瘤体形圆质软、大小不等，多发于头面背部，破后可见豆腐渣样物。以外治为主，多采用手术疗法。

蜘蛛拔毒法 zhīzhūbádúfǎ 疗疮外治法之一。先将疗头用瓷片刺破，取活蜘蛛一个，越大越好，放疗上，蜘蛛自能奔赴刺破处，吸拔其毒，少时蜘蛛不动即取下，放冷水中自活。如不愈，用蜘蛛再行吸拔，或另取蜘蛛用之，以毒尽为止。此乃古法，今已不用。

蜘蛛鼓 zhīzhūgǔ 病症名。见《医学入门·鼓胀》。即单腹鼓。详见鼓胀条。

直肠 zhícháng ❶大肠末段，以其直通肛门，故名。❷承筋穴之别名，见《针灸甲乙经》。详该条。

直肠泄 zhíchángxiè 即直肠泻。详该条。

直肠泻 zhíchángxiè 病症名。饮食不化随即泻出。又称直肠泄、直腹泄。《张氏医通·大小府门》："药与食入口即泻下者，名直肠泻。"《医略六书·杂病症治》："直肠泻，食入辄下完谷，参附理中汤加诃子、肉果、煨木香。"亦可用木香散加人参、白术，以伏龙肝汤煎服，或大断丸。也有把食入即下之急暴者称直肠症，日久者称录食泻。《症因脉治》卷："直肠之症，急症暴症，录食之泻，久病缓病。"参刮肠、直肠条。

直肠痈 zhíchángyōng 病症名。《张氏医通》："若脓从大便出者为直肠痈。"相当于盆腔脓肿等病。

直刺 zhícì 针刺术语。针身与穴位表皮垂直或近于垂直刺入的刺法。适用于肌肉丰厚处的穴位。

直骨 zhígǔ 经外奇穴名。《备急千金要方》："小儿温疟，灸两乳下一指三壮。"《针灸集成》列作奇穴，名直骨。并定位"在乳下大约离一指头，看其低陷之处，与乳直对不偏者是穴也。妇人按其乳直向下，看乳头所到之处正穴也。"位于乳头直下一横指处，主治小儿温疟、咳嗽、气逆等。灸3～5壮或5～10分钟。

直接灸 zhíjiējiǔ 艾炷灸之一种。又称明灸、着肤灸。把艾炷直接放在穴位皮肤上施灸的方法。根据灸量的大小及机体反应的不同，可分为化脓灸和非化脓灸两种。详各条。

直立 zhílì 经外奇穴名。见《常用新医疗法手册》。位于委中穴直上4.5寸，向内0.5寸处。主治小儿麻痹后遗症。直刺1～2寸。

直鲁古 zhílǔgǔ 辽代医学家。原为吐谷浑（鲜卑慕容氏的一支）人。《辽史》记载他先世业医。自幼由元太祖淳钦皇后收养，长而能医，专门针灸，曾任太医，卒年90岁。撰有脉学、针灸方面的书籍，已佚。

直推法 zhítuīfǎ 推拿手法。推法之一。用拇指或食、中两指指腹在一定部位上轻快地作直线移动。

直针刺 zhízhēncì 古刺法。十二节刺之一。《灵枢·官针》："直针刺者，引皮乃刺之，以治寒气之浅者也。"直接在病处沿皮针刺的刺法。针刺时先将穴位局部皮肤捏起，然后针刺入皮下。用以治疗病位较浅的痹证。

直中 zhízhòng 又称直中三阴。伤寒病邪不经三阳经传变，直接侵犯三阴经，起病即见三阴经证候，而无三阳经证候，如腹满吐利、肢冷脉迟、口不渴等（清·尤在泾《伤寒贯珠集》）。

直中三阴 zhízhòngsānyīn 病邪直接侵犯三阴经。见《医学入门》卷四。《伤寒论》六经病的传变规律，一般早期见三阳证，后期见三阴证。但在病邪重、正气虚的情况下，有起病即见三阴证者，称为直中三阴。临床上以直中少阴为多见，由于肾阳虚衰、阴寒极盛，治宜急救回阳，用四逆汤之类。

直中阴经 zhízhòngyīnjīng 寒邪不经过三阳经，直接侵犯三阴经，出现无热、恶寒及其他阴经证候。《伤寒论》："病有发热恶寒者，发于阳也；无热恶寒者，发于阴也。"

植物名实图考 zhíwùmíngshítúkǎo 植物学著作，38卷。清·吴其浚撰。刊于1848年。共收植物1714种，分为12卷。作者通过实际采集植物，调查研究和文献整理，对于各种植物的形色、性味、用途（包括医疗应用）、产地等都有较详细的记述，所绘植物图谱也很逼真，有很高的参考价值。新中国成立后有排印本。

植物名实图考长编 zhíwùmíngshítúkǎochángbiān 植物学著作。22卷。清·吴其浚撰。刊于1848年。为了配合《植物名实图考》，作者辑录古代文献中有关植物资料汇编而成，共收录植物788种。新中国成立后有排印本。

止红肠澼丸 zhǐhóngchángpìwán 中成药。地黄炭288克，地榆炭252克，升麻15克，乌梅肉30克，当归288克，阿胶珠192克，黄芩288克，栀子252克，白芍216克，炒槐花192克，侧柏炭192克，炒荆芥穗192克，黄连72克。蜜丸，每服9克，日1～2次。治肠风便血、痔疮下血、血色鲜红。本方为《疡科选粹》治肠红方加减。

止咳橘红口服液 zhǐkéjúhóngkǒufúyè 中成药。见《中华人民共和国药典》2010年版一部。化橘红66克，法半夏、紫菀、桔梗、炒紫苏子各33克，款冬花、甘草、知母各22克，瓜蒌皮、麦冬、石膏、陈皮、茯苓、地黄、苦杏仁（去皮炒）各44克。以上15味制成口服液，一次10毫升，一日2～3次，儿童用遵医嘱。功能清肺，止咳，化痰。用于痰热阻肺引起的咳嗽痰多、胸满气短、咽干喉痒。

止嗽定喘丸 zhǐsòudìngchuǎnwán 即麻黄

杏仁甘草石膏汤制成水丸。

止嗽化痰丸 zhǐsòuhuàtánwán 验方。见《北京市中药成方选集》。知母、杏仁、玄参、百合、麦冬各3公斤，紫菀、罂粟壳、贝母各1.5公斤，款冬花4.5公斤。蜜丸，每服9克，日两次。治肺气不足，咳嗽痰黏，气促作喘。

止嗽散 zhǐsòusǎn 《医学心悟》方。桔梗、荆芥、紫菀、百部、白前各三斤，陈皮一斤，甘草二两。为末，每服三钱，冲服；初感风寒，生姜汤送服。功能止咳化痰，疏风解表。治外感咳嗽，日久不止，痰多不爽，或微恶风，头痛，舌苔白，脉浮缓。

止痛麻药 zhǐtòngmáyào 《疡医大全》方。川乌尖、草乌尖、生半夏、生南星、荜茇、胡椒各五钱，蟾酥一钱五分。为末，鱼胶烊化，入药拌匀，阴干。水磨外敷。用于疡科局部麻醉。

止血 zhǐxuè 治疗各种出血证的方法。根据出血的原因和机理，治疗上可分清热止血、祛瘀止血、补气止血等。详各条。

止血草 zhǐxuècǎo 墨旱莲、紫珠二药之别名。详各条。

止血片 zhǐxuèpiàn 验方。见《实用内科学》。白及3份，阿胶1份，三七、蒲黄各1.5份。研粉，以鲜小蓟3份取汁拌匀，制成片剂或丸剂。每服3~6克，日3次。治支气管扩张咯血频繁者。

止血丸 zhǐxuèwán 即十灰丸。详该条。

纸捻 zhǐniǎn 即药线引流。详该条。

枳橘汤 zhǐjútāng 《杂病源流犀烛》方。枳壳一钱五分，陈皮八分，生姜四片。水煎服。治气郁上焦，心胸痞痛。

枳椇子 zhǐjǔzǐ 中药名。出《新修本草》。别名金钩子、鸡距子、拐枣。为鼠李科植物枳椇 *Hovenia dulcis* Thunb. 带有肉质果柄的果实或种子。主产于陕西、广东、湖北、浙江、江苏、安徽、福建。甘、酸，平。入心、脾经。解酒毒，利二便，平肝息风，和血舒筋。治酒醉、烦渴、二便不利、头风、小儿惊风、风湿麻木，煎服：4.5~9克。果实含多量葡萄糖、苹果酸盐、硝酸钾，对家兔有显著的利尿作用。

枳壳 zhǐqiào 中药名。出《雷公炮炙论》。为芸香科植物酸橙 *Citrus aurantium* L. 及其栽培变种或甜橙 *C. Sinensis* Osbeck 成熟的果实。产于福建、江西、四川、浙江、江苏、广东、贵州等地。苦、辛、酸，温。入脾、胃经。利气，行痰，消积。治胸膈痰滞、胸痞、胁胀、食积、便秘、胃下垂、子宫脱垂、脱肛，煎服：3~9克。本品含挥发油和黄酮苷等。枸橘未熟果实还含枸橘香豆素。枳实和枳壳的水煎剂能兴奋动物子宫，加强胃肠有节律的蠕动，升高血压，减小肾容积。低浓度可使离体蟾蜍心肌收缩加强。

枳实 zhǐshí 中药名。出《神农本草经》。为芸香科植物酸橙 *Citrus aurantium* L. 及其栽培变种或甜橙 *C. sinensis* Osbeck. 的干燥幼果。产于福建、陕西、广西、广东、贵州、四川、江西等地。苦、辛、酸，温。入脾、胃经。破气，行痰，消积。治胸腹痞满胀痛、痰癖、食积、便秘、胃下垂、子宫脱垂、脱肛，煎服：3~9克。酸橙幼果皮中含新橙皮苷、柚皮苷、野漆树苷和忍冬苷等。从幼果中分离出的辛弗林（拟肾上腺素）和 N-甲基酪胺具抗休克作用，它们能增强心肌收缩力，收缩血管，升高血压，与去甲肾上腺素基本相同。

枳实

枳实导滞丸 zhǐshídǎozhìwán 《内外伤辨惑论》方。大黄一两，枳实、神曲各五钱，茯苓、黄芩、黄连、白术各三钱，泽泻二钱。水丸，每服一钱五分至三钱，日两次。治积滞内阻，生湿蕴热，症见脘腹痞闷胀满、食欲不振、大便秘结，或泻痢后重、舌红、苔黄腻、脉沉实。

枳实理中丸 zhǐshílǐzhōngwán 《太平惠民和剂局方》方。炒枳实一两，白术、人参、炙甘草、茯苓、炮姜各二两。蜜丸，鸡子黄大，每服一丸。功能理中焦，除痞满，逐痰饮，止腹痛。治伤寒结胸，心膈高起，实满作痛，手不得近。

枳实消痞丸 zhǐshíxiāopǐwán 原名失笑丸。《兰室秘藏》方。枳实、黄连各五钱，厚朴四钱，半夏曲三钱，麦芽二钱，人参三钱，白术、茯苓、炙甘草、干姜各二钱。糊丸，梧桐子大，每服五十丸。治心下虚痞、恶食倦怠、右关脉弦。

枳术汤 zhǐzhútāng 《金匮要略》方。枳实七枚，白术二两。水煎，分三次服。治水饮停滞于胃，心下坚，大如盘，按之外坚而内虚。也用于胃下垂见上症者。

枳术丸 zhǐzhúwán 《内外伤辨惑论》引张洁古方。白术二两，枳实一两。为末，荷叶包，烧饭为丸，梧桐子大，每服五十丸，温水送服。功能健脾消痞。治脾胃运化无力，饮食停滞，腹胀痞满者。

指拨法 zhǐbōfǎ ❶针刺时用手指拨动针柄以增强针感的方法。其法用拇、食指捏持针柄，以中指轻轻拨动针体。❷推拿方法的一种。用手指按住患者压痛明显处，令患者向不同方向变动体位，直到压痛处变为不痛的新体位时，即在这个原痛点上，用手指向下、向外用力拨动数下，或作十字状滑动扣拨，可使此压痛点消失。若在别处还有压痛点，仍使用本法。施术后，在原疼痛部位用胶布或消炎止痛膏贴敷固定，24 小时内应相对减少患部活动。本法常用于疼痛部位局限的软组织扭挫伤等。

指寸法 zhǐcùnfǎ 以患者本人手指折定分寸，作为量取穴位的长度单位。其法有三：即拇指同身寸、中指同身寸和一夫法。详各条。

指疔 zhǐdīng 症名。生于手指部疔疮的总称。由外伤感染或脏腑火毒郁发所致。患指赤肿剧痛，易溃脓者顺；若肿势上延，甚而损及掌指筋骨，或并发疔疮走黄者逆，治同疔疮条。脓成宜及时针溃，切开排脓。如患手指端部皮硬者，用鲜猪胆套患指有良效。

指骨 zhǐgǔ 骨名。解剖学同名骨。《伤科汇纂》："两手十指骨，又名竹节骨，共二十八节。"

指甲花 zhǐjiǎhuā 凤仙花之别名。详该条。

指迷茯苓丸 zhǐmífúlíngwán 即茯苓丸。详该条。

指目 zhǐmù 用指尖按脉脊的一种切脉法。因为指尖感觉敏锐，当用一般切脉法不够满意时，采用此法以校正脉象，获取进一步的脉诊印象。《脉说》："必以指端棱起如线者，名曰指目，以按脉之脊，不啻睛之视物……"但应注意诊者指尖小动脉搏动可能造成的误差。

指切押手法 zhǐqiēyāshǒufǎ 针刺押手法之一。亦称爪切押手法。以左手拇指指甲切压穴位，右手将所持之针紧靠甲面刺入。本法常用于短针进针。

指三关 zhǐsānguān ❶小儿指诊法。即三关。详该条及风关、命关、气关条。❷推拿部位名。又名小三关。食指三节指骨的腹面，近端指节为风关，中段指节为气关，远端指节为命关。《小儿推拿广意》："指上三关，推之通血气发汗。"

指压法 zhǐyāfǎ 推拿手法名。以手指用力按压穴位。常用的方法有两种：滑动指压法，用较强的压力抵紧穴位，然后顺着一定的方向反复滑动；持续指压法，以中等强度的压力持续抵压穴位，手指不滑动。参见按法、点法、压法等条。

指压疗法 zhǐyāliáofǎ 即指针疗法。详该条。

指压麻醉 zhǐyāmázuì 运用手指按压穴位来达到镇痛、镇静作用，以便进行手术操作的一种麻醉方法。常用于拔牙、甲状腺切除、骨折复位、关节脱位复位等手术中。

指压行气法 zhǐyāxíngqìfǎ 针刺行气法之一。以手指按压控制针感走向的方法。要使针感向上，用手指按压所针穴位的下方；要使针感向下，用手指按压所针穴位的上方。金·窦汉卿《金针赋》："按之在前，使气在后；按之在后，使气在前。"

指针疗法 zhǐzhēnliáofǎ 又称指压疗法、点穴疗法。用手指在穴位处紧按揉压的治疗方法。操作时，用拇、食两指捏住中指末节，以中指尖按揉穴位，指力由轻至重，至局部有酸麻胀感，时间长短应酌情而定。有舒筋活络、疏通瘀滞、开窍止痛、益气宁神等作用。适用于休克、晕厥、中暑、癫痫、癔病、胃痛及牙痛等。《针灸大成》："如急惊、天吊惊，掐手上青筋，……以上数法乃以手代针之神术也。"

趾骨骨折 zhǐgǔgǔzhé 病名。以趾骨局部肿痛，皮下瘀血或甲下血肿，患趾不能用力，触摸时可觉有骨擦感或骨擦音为主要表现的骨折。参见骨折条。

趾骨伤 zhǐgǔshāng 病名。见《疡科选粹》。因跌扑、压轧所伤，局部肿胀、疼痛，可有骨声与畸形，功能受限。治宜在麻醉下手法复位、固定。服复元活血汤，肿痛减轻后服正骨紫金丹。

趾间关节脱位 zhǐjiānguānjiétuōwèi 病名。以局部肿胀、疼痛、功能障碍等为主要表现的趾骨与趾骨之间的关节脱位。参见脱位、脱臼条。

徵 zhǐ 古代五间之一，属火。《素问·五常政大论》："其音征。"

至宝丹 zhìbǎodān 又名局方至宝丹。《太平惠民和剂局方》方。犀角、朱砂、雄黄、玳瑁、琥珀各一两，麝香、冰片各一分，牛黄五钱，安息香一两五钱（原方有金箔、银箔）。蜜丸，如梧桐子大，每服三至五丸，人参煎汤化服。功能开窍安神，清热解毒。治中暑、中恶、中风、温病痰热内闭证，苔黄垢腻，脉滑数，与小儿惊厥属于痰浊内闭者。也用于脑血管意外、肝昏迷、癫痫等属痰迷心窍者。

至宝锭 zhìbǎodìng 中成药。录自《中药制剂手册》。橘皮、山楂、全蝎、麦芽、蝉蜕、白附子、天麻、槟榔、羌活、僵蚕、钩藤、胆南星、贝母、白芥子、紫苏叶、神曲、薄荷、藿香、滑石、茯苓、牛黄、麝香、冰片、朱砂、雄黄、琥珀。蜜丸，每服五分。治外感风寒，停乳伤食，发热咳嗽，呕吐泄泻。

至宝三鞭丸 zhìbǎosānbiānwán 南宋宫廷御用方。见《新编中草药手册》。鹿鞭、海狗鞭、蛤蚧、海马、广狗鞭、鹿茸、人参、青花桂、沉香、龙骨、阳起石、覆盆子、补骨脂、桑螵蛸、菟丝子饼、远志、淫羊藿、蛇床子、牛膝、川椒、白芍、当归、冬术、茯苓、杜仲炭、甘草、何首乌、肉苁蓉、狗脊、芡实、黄芪、巴戟天、生地黄、熟地黄、泽泻、黄柏、小茴香、牡丹皮、九节菖蒲、山药、甘松。共为细末，炼蜜为丸，每丸6克或9克，每次一丸，一日一次，早饭前或临睡前开水送服。功能生精补血，健脑补肾。治体质虚弱，肾亏腰痛，遗精阳痿，血虚头晕，惊悸健忘，畏寒失眠，气虚食少等。

至而不至 zhì'érbúzhì 运气学说术语。《素问·六微旨大论》："至而不至，来气不及也。"时令已至而岁气未至。此种情况一般发生在岁运不及之年，如王冰注："假令……乙丑岁气不足，于甲子岁当至之期，

Z

后时而至也。"

至荣 zhìróng 见《针灸甲乙经》。目窗穴别名。详该条。

至虚有盛候 zhìxūyǒushènghòu 见《顾氏医镜》。虚弱证发展至严重阶段时，出现类似盛实的假象。如心下痞痛、色悴声短、脉来无力等。病甚则见胀满不食，气郁不舒，二便不利等邪气停留的实象。参见真虚假实条。

至阳 zhìyáng 经穴名。代号 DU9。出《针灸甲乙经》。属督脉。位于第七、八胸椎棘突之间。主治咳嗽、气喘、黄疸、背痛、胆囊炎、疟疾。斜刺 0.5～1 寸，灸 3～7 壮或 5～15 分钟。

至阴 zhìyīn ❶至，到达。脾属太阴，太阴为三阴之始，故称脾为至阴。《素问·金匮真言论》："腹为阴，阴中之至阴，脾也。" ❷至，极的意思。肾主水，藏精，为人身阴精之原，故又称肾为至阴。《素问·水热穴论》："肾者，至阴也。" ❸农历六月为至阴。《素问·痹论》："以至阴遇此者为肌痹。" ❹经穴名。代号 BL67。出《灵枢·本输》。属足太阳膀胱经。井穴。位于足小趾末节外侧，距趾甲根角 0.1 寸处。主治胎位不正、滞产、头痛、昏厥等。斜刺 0.1～0.2 寸，或点刺出血。灸 5～7 壮或 10～15 分钟。

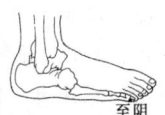

至阴

志伤 zhìshāng 病症名。精神情志伤损的疾患。《灵枢·本神》："盛怒而不止则伤志，志伤则喜忘其前言，腰脊不可以俯仰屈伸，毛悴色夭。"《诸病源候论·虚劳病诸候》："大恐惧不节伤志，志伤，恍惚不乐。"参见七伤条。

志室 zhìshì 经穴名。代号 BL52。出《针灸甲乙经》。别名精宫。属足太阳膀胱经。位于腰部，当第二腰椎棘突下旁开 3 寸处。主治腰痛、遗精、阳痿、小便不利、月经不调、下肢瘫痪等。直刺 1～1.5 寸。灸 3～7 壮或 5～15 分钟。《医学入门》载奇穴精宫，与本穴同位。

制化 zhìhuà 五行学说术语。制约、生化的简称。五行中相互生化，相互制约，制中有化，化中有制，才能维持正常的相对平衡。《类经》："造化之机，不可无生，亦不可无制。无生则发育无由，无制则亢而为害。必须生中有制，制中有生，才能运行不息，相反相成。"

制绒 zhìróng 中药炮制法之一。将药材的纤维捣碾成绒状。如将艾叶制成艾绒，使其易于点燃，宜用于灸法。

制霜 zhìshuāng 中药炮制法之一。某些药材经炮制后取得的粉末。有以下几种：种子类药材去油后的粉末，如巴豆霜、苏子霜、杏仁霜等。某些药材析出的结晶，如柿霜。某些动物药去胶后的骨质粉末，如鹿角霜等。

质问本草 zhìwènběncǎo 药物学著作。8 卷，附录 1 卷。琉球吴继志撰。约成书于 1782 年。该书是作者采集琉球岛的各种药物，亲自写生绘图，甚至携带数百种实物到福建、北京等地咨询请教，反复鉴定后编撰而成。内篇 4 卷，收药 41 种，主要为常用内治药物；外篇 4 卷，收药 97 种，多属用于外治的民间药。附录 1 卷，收药 22 种，属于不能移植和"不知其状"的药物。书中插图精致，内容多为征询后所作鉴定按语。

炙 zhì 中药炮制法之一。把药材与液体辅料同炒，使辅料渗入药材之内，故又称合炒。按辅料的不同，可分为 11 种。酒炙：有两法，一是先将药材与酒拌匀，再加热炒至微黄；二是先将药材炒至微黄，再将酒洒入，略炒片时。如炙当归、炙川连等。醋炙：用米醋炙如上法。如炙香附子、炙三棱等。盐炙：先将盐加水适量溶化，再与药材同炒。

Z

如炙橘核、炙黄柏等。姜炙：先将姜捣烂取汁，再与前药同炒。如姜炙竹茹等。蜜炙：将药材与蜂蜜拌匀，再加热同炒。如炙制甘草、炙枇杷叶等。米泔水炙：用米泔水浸后再炒。如炙苍术等。羊脂炙：也叫酥炙。取羊脂与药材同炒。如炙淫羊藿等。童便炙：取药材与童子小便同炒，如炙香附子等。鳖血炙：先将鳖血加少量清水，与药材同拌匀后，放置一时许，在锅中炒至变色即可。如鳖血炙柴胡等。矾炙：先将矾加水溶化，洒入炒热的药材中，炒至干燥为度。如炙郁金等。药汁炙：取药汁与药材同炒。如甘草汁炙吴茱萸等。

炙煿 zhìbó 煎、炒、炸、烤、爆一类的烹调方法。经炙煿的食物，性多燥热，偏嗜则可能损耗胃阴，发生内热病症。

炙甘草汤 zhìgāncǎotāng 又名复脉汤。《伤寒论》方。炙甘草四两，生姜三两，人参二两，生地黄十六两，桂枝三两，阿胶（烊化）二两，麦冬半升，火麻仁半升，大枣三十枚。酒、水煎，分三次服。功能益气补血，滋阴复脉。治气虚血少而致的脉结代、心动悸、气短胸闷、舌光少苔，及虚劳肺痿。也用于功能性心律不齐、期外收缩等。

治 zhì ❶与乱相对。引伸为安定、集中、专一。《素问·宝命全形论》："凡刺之真，必先治神。"❷平、正常。《素问·脉要精微论》："长则气治"。❸主管、管理、调节。《素问·太阴阳明论》："脾者，土也，治中央。"《素问·刺禁论》："肾治于里"。❹治病、医疗。《素问·阴阳应象大论》："善治者治皮毛。""以右治左，以左治右。"❺治理。指研制中药。《本草纲目》："譬如治药，得法则益人，反是则有损。"

治百病方 zhìbǎibìngfāng 书名。见武威汉墓医书条。

治崩三法 zhìbēngsānfǎ 见明·方广《丹溪心法附余》。血崩病程中的三个治疗原则。方氏谓："治法初用止血，以塞其流；中用清热凉血，以澄其源；末用补血，以复其旧。若止塞其流，不澄其源，则滔天之势不能遏；若止澄其源，而不复其旧，则孤阳之浮无以止，不可不审也。"

治病必求于本 zhìbìngbìqiúyúběn 治则术语。出《素问·阴阳应象大论》。即治病必须追究疾病的根本原因，或疾病的本质。这就需要详求四诊，准确辨证，找出根本原因。《医门法律》说："故凡治病者，在必求于本，或本于阴，或本于阳，知病所由生而直取之，乃为善治。若不知求本，则茫如望洋，无可问津矣。"

治喘穴 zhìchuǎnxué 即定喘穴。详该条。

治法 zhìfǎ 治疗疾病的方法，包括两方面：一指治疗疾病的手段，如药物、针灸、导引、气功、推拿、外敷、手术、心理治疗等。二指在治疗原则指导下，根据辨证论治精神而确立的治病方法，如汗、吐、下、和、温、清、补、消、活血祛瘀、阳病治阴、阴病治阳、正治、反治等。

治风化痰 zhìfēnghuàtán 化痰法之一。治疗风痰的方法。风痰有两种：风邪外束，肺气不利，以致气壅痰升，出现头目昏痛、咳嗽多痰、脉浮缓等症。用止嗽散。内生风痰，由于湿浊不化，凝而为痰，或火热内炽，炼液为痰，痰浊上潜，风亦随升，走窜经络。轻则眩晕头痛、头旋眼黑，甚则肢体瘫痪。用半夏白术天麻汤之类。

治金煎 zhìjīnjiān 《目经大成》卷三方。玄参、桑白皮、枳壳、黄连、杏仁、旋覆花、防风、黄芩、白菊花、葶苈子。水煎服。治肺热气滞而致的白睛肿胀、日夜疼痛。

治气三法 zhìqìsānfǎ 出《本草经疏》。治疗诸气病症的三大治法。即补气、降气调气、破气。

治未病 zhìwèibìng　出《素问·四气调神大论》。①有预防疾病的含义。《素问·刺法论》："正气内存，邪不可干，避其毒气"，并提出一些内服药预防疫病的方法。②有早期治疗的意义。"上工救其萌芽"。如见头目眩晕、大拇指和次指麻木，或口眼肌肉不自主地跳动，为中风预兆，必须先防治。③掌握疾病发展的趋向。五脏之病可以互相传变，应及早防治。《金匮要略》："夫治未病者，见肝之病，知肝传脾，当先实脾……余脏仿此。"

治痿独取阳明 zhìwěidúqǔyángmíng　治则。出《素问·痿论》。阳明属胃，主受纳水谷，化生气血，营养全身，滋润宗筋。阴阳经脉总会于宗筋，宗筋约束骨骼而利关节。痿证多因阳明经脉之不足而使宗筋松弛，故有此说。然肝肾不足、下元亏虚也是痿证的主要原因之一。临证时应具体辨证，不能拘于一法。

治血三法 zhìxuèsānfǎ　出《本草经疏》。治疗血证的三大治法。即血虚用补法，血瘀用通法，血热用清法。

治则 zhìzé　治疗疾病的法则。《素问·移精变气论》："无失色脉，用之不惑，治之大则。"治则建立在整体观念和辨证的基础上，以四诊收集资料为依据，对疾病进行全面分析、综合、判断，对不同的病情制订出不同的治疗原则，如治病求本、协调阴阳、扶正祛邪，以及因时、因地、因人制宜、治未病等。《内经知要》治则章按语："愚按论治之则，载由经籍，圆通之用，妙出吾心……梓匠轮舆，能与人以规矩，不能使人巧。故夫揆度阴阳，奇恒五中，决以明堂，审于终治，其亦巧于规矩者乎。"强调要灵活运用治病法则。治则指导治法，而治法体现治则。

治中汤 zhìzhōngtāng　《太平惠民和剂局方》方。人参、干姜、白术、甘草、陈皮、青皮各等分。为细末，每服三钱，水煎服。治脾胃虚寒气滞，胸腹痞满者。

治浊固本丸 zhìzhuógùběnwán　又名消浊固本丸。《医学正传》卷六引李东垣方。莲花须、黄连各二两，茯苓、砂仁、益智仁、半夏、黄柏各一两，甘草三两，猪苓二两五钱。为末，蒸饼为丸，梧桐子大，每服五十丸。治湿热流入膀胱，尿浊不止。

秩边 zhìbiān　经穴名。代号BL54。出《针灸甲乙经》。属足太阳膀胱经。位于骶部，平第四骶后孔，骶正中嵴旁开3寸处。主治腰骶痛、坐骨神经痛、下肢麻痹或瘫痪、小便不利、便秘、痔疾、阴痛等。直刺1.5~2寸。灸3~7壮或5~15分钟。

痔 zhì　病名。古代对痔的认识有二：一是泛指多种肛门部疾病。《素问·生气通天论》："因而饱食，筋脉横解，肠澼为痔。"二是指九窍中的小肉突起。《医学纲目》："凡人九窍中有小肉突起皆曰痔。"近代认为，痔系直肠下端黏膜下和肛管皮肤下痔静脉扩大和曲张所形成的静脉团。按其生长部位不同，分内痔、外痔、内外痔三种。多由平素湿热内积，过食辛辣，久坐久立，或临产用力，大便秘结，或久泻久痢等因素引起，以致体内生风化燥，湿热滞留，浊气瘀血下注肛门，发为本病。本类疾病治法甚多，内治以清热凉血、润燥疏风为主，外治有手术、枯痔、结扎、熏洗、挑痔等法，随症采用。详各条。

痔疮 zhìchuāng　病名。痔的俗称，详该条。

痔疮丸 zhìchuāngwán　《疡医大全》卷二十三方。黄连、苦参、乳香、没药、雄黄各一两，连翘、僵蚕、蝉蜕、防风、全蝎、槐角（牛胆汁煮）、生地黄、牛膝、陈皮、穿山甲、当归、枳壳、地龙各二两，蜈蚣二十条，象牙屑五钱，人参二钱半，蜂房（入元明粉于眼内，草纸湿透包好，微火煨）一个。为细末，炼蜜为丸，每服三钱，空腹时用温开水送下。治痔疮。

痔核 zhìhé 病名。痔的别称，详该条。

痔瘘 zhìlòu 病名。痔疮和肛瘘的合称。在中医文献中，初生肛门不破者称痔；破溃而出脓血，黄水浸淫淋漓久不止者称瘘。

痔漏外敷法 zhìlòuwàifūfǎ 痔治疗法。适用于内痔初期或身体虚弱不能适应结扎、手术或枯痔疗法，或伴有炎性肿痛的外痔患者。分敷药、塞药两种。常用敷药为五倍子散（《医宗金鉴》：用五倍子大者一个，敲一孔，用阴干车前草与荔枝草揉碎，填塞五倍子内，用纸塞孔、湿纸包，煨片时，取出待冷，去纸，研为细末，每药末一钱，加轻粉三分，冰片五厘，研极细）。

痔漏熏洗法 zhìlòuxūnxǐfǎ 出《千金要方》。常用方有五倍子汤（《疡科选粹》：五倍子、朴硝、桑寄生、莲房、荆芥）、去毒汤（《中西医结合痔漏临床证治》：瓦松15克，马齿苋15克，甘草15克，川文蛤15克，川椒10克，苍术10克，防风10克，葱白10克，枳壳10克，侧柏叶10克，朴硝30克）等。具有活血消肿、止痛止痒、收敛去毒等作用。适用于嵌顿性内痔、血栓性外痔、炎性外痔、肛裂、脱肛、肛漏、早期肛周脓肿等。

智齿 zhìchǐ 即第三磨牙。详见真牙条。

滞气 zhìqì 颜面气色晦暗，滞着垢腻。为湿气痰浊蒙罩之象。可见于暑湿、湿温、痰饮等病。

滞下 zhìxià 痢疾的古称。见《千金要方·脾病》。因排便有脓血黏腻，滞涩难下，故名。《济生方》："今之所谓痢疾者，古所谓滞下是也。"详见痢疾条。

滞颐 zhìyí 病症名。出《诸病源候论》。小儿口角流涎，浸渍两颐的证候。多因脾胃虚寒，不能收摄，或脾胃湿热，上蒸于口而成。脾胃虚寒者，涎清面淡，治宜温补脾胃，用益黄散。脾胃湿热者，治宜清热化湿，用泻黄散。

滞针 zhìzhēn 针刺术语。针刺过程中出现运针困难的现象。多因局部肌肉痉挛，单向捻针过甚或体位移动所致。处理时，如因肌肉痉挛者，可延长留针时间，或用手指在穴位上下循按切压，必要时在其近处再扎一针，解除痉挛；如因单向捻转太甚者，须反向退转；如因体位移动而致者，则应纠正体位。

雉子筵根 zhìzǐyángēn 中药名。见《中草药通讯》1973年6期。为蔷薇科植物莓叶委陵菜 *Potentilla fragarioides* L. 的根及根茎。分布于黑龙江、内蒙古、河北、山东、山西、河南、陕西、甘肃、江苏、浙江、湖南等地。止血。治月经过多、功能性子宫出血、子宫肌瘤出血、肺结核咯血。煎服：9～18克，一日3次分服。本品含右旋儿茶精。有维生素 p 样作用，能降低毛细血管通透性及脆性，增强其对外伤的抵抗能力。

稚阴稚阳 zhìyīnzhìyáng 小儿生理特点之一。小儿时期机体柔嫩，血气未充，经脉未盛，神气怯弱，精气未足。《温病条辨·解儿难》认为，这种特点乃"稚阴稚阳"的表现，并指出小儿生长发育的过程是阴长而阳充："男子……十六而精通，可以有子，三八二十四岁真牙生而精足，筋骨坚强，可以任事，盖阴气长而阳亦充矣。女子……十四而天癸至，三七二十一岁而真牙生，阴始足，阴足而阳充也。"这里的阴，一般指体内精、血、津液等物质，阳指体内脏腑的各种生理功能活动。故"稚阴稚阳"的观点更充分说明，小儿无论在物质基础还是生理功能上，都具有幼稚而不完善的特点。关于稚阴稚阳和纯阳之体的理论观点，概括了小儿机体生理功能的两体方面。前者是指小儿机

Z

体柔弱，阴阳二气均较幼稚不足；后者则是指在生长发育过程中，既是生机蓬勃，同时又相对地感到阴的不足。参阅纯阳之体条。

zhong

中白散 zhōngbáisǎn　即人中白散。详该条。

中草药 zhōngcǎoyào　参见草药条。

中冲 zhōngchōng　经穴名。代号 PC9。出《灵枢·本输》。属手厥阴心包经。井穴。位于手中指末节尖端中央。主治昏迷、休克、发热、中暑、小儿惊风。浅刺 0.1 寸，或点刺出血。

中刺激 zhōngcìjī　针灸术语。刺激强度介于强、弱之间的针灸方法。一般以中等强度均匀的捻转、提插，患者反应明显但不强烈，有时针感也可向近处扩散；艾灸则予中等量的艾炷灸或艾条熏灸。

中搭手 zhōngdāshǒu　病名。见《证治准绳》。又名龙疽、青龙疽。有头疽生于膏肓穴者，因患者手由中部可搭着而得名。治法参见发背条。

中丹田 zhōngdāntián　心窝部。气功意守部位之一。参丹田条。

中都 zhōngdū　❶经穴名。代号 LR6。出《针灸甲乙经》。别名中郄。属足厥阴肝经。郄穴。位于小腿前内侧，内踝尖直上 7 寸，胫骨内侧面的中央。主治月经不调、崩漏、少腹痛、疝气、下肢麻痹等。平刺 0.5～0.8寸。灸 3～5 壮或 5～10 分钟。❷神门穴别名。见《针灸甲乙经》。详该条。

中渎 zhōngdú　经穴名。代号 GB32。出《针灸甲乙经》。属足少阳胆经。位于大腿外侧正中，风市穴下 2 寸处。主治脚气、坐骨神经痛、下肢瘫痪等。直刺 1～1.5 寸。灸 5～7 壮或 10～15 分钟。

中渎之腑 zhōngdúzhīfǔ　指三焦。三焦是一身气化和水谷出入的道路，功用如沟渠的疏通，故称。《灵枢·本输》："三焦者，中渎之腑，水道出焉。"

中发背 zhōngfābèi　病名。见明·龚居中《外科活人定本》。发背之一。为有头疽生于背部筋缩穴者。由于部位正对心区，又名对心发。多因心火盛而热邪聚于此所致。参见发背条。

中封 zhōngfēng　经穴名。代号 LR4。出《灵枢·本输》。别名悬泉。属足厥阴肝经。经穴。位于足背内侧，当内踝前 1 寸，商丘穴与解溪穴之间，胫骨前肌腱内侧缘凹陷处。主治黄疸、遗精、疝气、小便淋沥等。直刺 0.5～0.8 寸。灸 3～5 壮或 5～10 分钟。

中府 zhōngfǔ　经穴名。代号 LU1。出《针灸甲乙经》。别名膺中俞。《素问·水热穴论》称膺俞。属手太阴肺经。肺之募穴。位于胸壁外上方，平第一肋间隙，前正中线旁开 6 寸处。主治咳嗽、哮喘、胸痛等。向外斜刺或平刺 0.5～0.8 寸。灸 3～5 壮或 5～10 分钟。

中工 zhōnggōng　古代对具有中等医疗技术的医生的称谓。《灵枢·邪气脏腑病形》"中工十全七"，指中工在治疗疾病上约有 70% 的治愈率。

中国药学大辞典 zhōngguóyàoxuédàcídiǎn　前世界书局编。原出版于 1935 年。该书收录了中国历代文献所载的各种药物，取材广泛，解说也较详尽。内容主要是罗列资料，兼收并蓄，有些论述不够确切，或缺乏批判性继承的观点，引述资料或有错误。新中国成立后有重印本。

中国医籍考 zhōngguóyījíkǎo　医书。原名《医籍考》。80 卷。日本丹波元胤撰。刊于 1831 年。该书是一部中国古医书内容提要性质的著作，收载医书 3000 余种，每种医书均记其名称、作者、卷数、存佚、序跋及有关考证、评论等，可供研究中医文献参考。新中国成立后有排印本。

中国医学大成 zhōngguóyīxuédàchéng　医学丛书。曹炳章辑。刊于 1936 年。原计划收辑医著 365 种，实际出版约 128 种。包括自唐宋至明清历代重要医著及少数日本医家著作。分医经、药物、诊断、方剂、通治、临床各科、医案和杂著等 13 类。每种均经校阅圈点，列有内容提要。其中不少医著有历代医家评注，有助于领会原著。该书对保存祖国医学遗产起到一定作用。

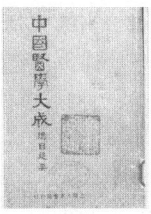

中国医学大成

中国医学大辞典 zhōngguóyīxuédàcídiǎn　谢观等编。原出版于 1926 年。该书收集中医古代文献中的各种名词术语，词目约三万七千余条，包括中医基础理论、生理、病理、诊断、临床各科、各种治法、中药、方剂、针灸、医家、中医书籍等内容。词目按笔画顺序排列，后附四角号码索引。取材比较广泛，内容也较丰富。有一定参考价值。新中国成立后有重印本。

中国医学人名志 zhōngguóyīxuérénmíngzhì　医史著作。陈邦贤、严菱舟合编。该书以姓氏笔画为序，收录、简介民国以前历代医家 2600 余人。其中有些资料注明出处，便于检索。所列人事不加评论，个别引述或有错误。1956 年由人民卫生出版社出版。

中国医学入门丛书 zhōngguóyīxuérùméncóngshū　医学丛书。陈景岐编，刊于 1934 年。摘录《内经》和历代医著，分门别类汇编而成。计有《诊脉入门》《辨舌入门》《药性入门》《汤头入门》《内经入门》《金匮入门》《伤寒入门》《温病入门》《女科入门》《产科入门》《幼科入门》《痘科入门》《外科入门》（附《疗科入门》）《伤科入门》《眼科入门》《喉科入门》，共 16 种，内容浅显易懂。

中国医学史 zhōngguóyīxuéshǐ　❶医学在中国发展的历史。以汉族人民为主体创造的中医学、少数民族创造的民族医学、传自西方而得到迅速发展的近现代医学、肇始于中国现代的中西医结合研究以及亘古未绝的中外医学交流等，各自或长或短的发展过程，共同构成了中国医学精彩纷呈的历史画卷。跨入 21 世纪的中国医学是多元的，强调"发展现代医药和我国传统医药"的国家根本大法，维持着中国多元医学的和谐；不同医学体系的互补和交融，体现着中国医学的特点和优势。❷以中国医学发展的历史过程和规律为研究对象的科学学科。作为医学和历史学的交叉学科，虽然可使历史学者更多地了解医学，但更重要的是使医学界更好地了解历史，为医学家和卫生政策制定者认识医学发展的规律提供历史借鉴。❸研究中国医学史的学术专著和教材的名称。中国最早的医学史专著，是陈邦贤（1889～1976）编著的《中国医学史》。1920 年初版，1957 年修订再版。修订版包括原始社会、夏商、周代至战国、秦汉、魏晋南北朝、隋唐、两宋、金元、明、清、太平天国、辛亥革命后至中华人民共和国等各时期的医学史以及疾病史、大事年表等。该书与过去同类书相比，内容较有系统性，但有些观点和引述的文献资料不够恰当或准确。可供一般研究参考。

中国医学源流论 zhōngguóyīxuéyuánliúlùn　医史著作。谢观编，刊于 1935 年。作者对中国医学的分期、变迁、医书、医方、学派、医学各科、疗法、疾病以及有关中西医汇通等问题均作专题论述，由博返约地阐述医学源流，可供医史研究人员参考。

中国医学约编十种 zhōngguóyīxuéyuēbiānshízhǒng　医学丛书。周禹锡编，刊于 1938 年。包括《生理约编》《病理约编》《诊断约编》《药物约编》《处方约编》《内

Z

科约编》《妇科约编》《儿科约编》《瘟疫约编》《医剩约编》，共10种。内容以中医理、法、方、药为主，吸取西医的有关知识，叙述较为系统、通俗，近似教学讲义。

中极 zhōngjí 经穴名。代号 RN3。出《素问·骨空论》。别名玉泉、气原。属任脉。膀胱之募穴。位于正中线上，脐下4寸处。主治遗尿、尿潴留、尿失禁、尿路感染、遗精、阳痿、月经不调、痛经、盆腔炎等。直刺1～1.5寸。需排尿后进行针刺。孕妇禁针。灸3～7壮或10～20分钟。

中肩井 zhōngjiānjǐng 见《针灸聚英》。肩髃穴别名。详该条。

中焦 zhōngjiāo ❶三焦之一。三焦的中部，指上腹腔部分。它的主要功用是助脾胃，主腐熟水谷，泌糟粕，蒸津液，化精微，是血液营养生化的来源。《灵枢·营卫生会》："中焦亦并胃中，出上焦之后。此所受气者，泌糟粕，蒸津液，化其精微，上注于肺脉乃化为血，以奉生身，莫贵于此。"❷温病辨证。指持续高热阶段，邪在胃肠或脾经。《温病条辨》："但恶热，不恶寒，日晡益甚者，转至中焦，阳明温病也。"

中焦如沤 zhōngjiāorú'òu 出《灵枢·营卫生会》。沤，浸渍、腐熟。中焦的主要功能是沤渍食物，腐熟水谷，故称。

中焦主化 zhōngjiāozhǔhuà 中焦的主要功能是消化腐熟水谷，吸收精华，化生营血，故称。《难经·三十一难》："中焦者，在胃中脘，不上不下，主腐熟水谷。"

中节疔 zhōngjiédīng 即蛇腹疔。详该条。

中魁 zhōngkuí ❶经外奇穴名。代号 EX-UF4。见《扁鹊神应针灸玉龙经》。位于手中指背侧，当近侧指间关节横纹之中点处。主治呕吐、噎膈、鼻出血等。直刺0.2～0.3寸。灸3～7壮或5～15分钟。❷阳溪穴别名，见《针灸甲乙经》。详该条。

中髎 zhōngliáo 经穴名。代号 BL33。出《针灸甲乙经》。属足太阳膀胱经。位于骶部，当第三骶后孔处。主治月经不调、带下、滞产、腰骶痛、坐骨神经痛、下肢瘫痪等。直刺1～1.5寸。灸3～7壮或5～15分钟。

中膂 zhōnglǚ 《灵枢·刺节真邪》："又刺中膂以去其热。"所指即中膂俞。详该条。

中膂俞 zhōnglǚshù 经穴名。代号 BL29。出《针灸甲乙经》。别名脊内俞。《灵枢·刺节真邪》称中膂。属足太阳膀胱经。位于骶部，当第三骶椎棘突下，旁开1.5寸，与第三骶后孔相平处。主治腹泻、痢疾、疝气、坐骨神经痛等。直刺1～1.5寸。灸3～7壮或5～15分钟。

中满分消汤 zhōngmǎnfēnxiāotāng 《兰室秘藏》方。川乌、泽泻、黄连、人参、青皮、当归、生姜、麻黄、柴胡、干姜、荜澄茄各二分，益智仁、半夏、茯苓、木香、升麻各三分，黄芪、吴茱萸、厚朴、草豆蔻、黄柏各五分。为粗末，每服六钱，水煎服。功能健脾行气，泻热利湿。治中满寒胀、寒疝、大小便不通、腹中寒、心下痞等。

中满分消丸 zhōngmǎnfēnxiāowán 《兰室秘藏》方。白术、人参、炙甘草、猪苓、姜黄各一钱，茯苓、干姜、砂仁各二钱，泽泻、橘皮、炒知母各三钱，炒黄芩一两二钱，炒黄连、半夏、炒枳实各五钱，厚朴一两。为末，汤浸蒸饼为丸，如梧桐子大，每服一百丸。治中满热胀、二便不利。

中满者泻之于内 zhōngmǎnzhěxièzhīyúnèi 治法。出《素问·阴阳应象大论》。中满，指中焦脾胃运化失常，气机阻滞，胸腹胀满；泻之于内，即行气、消食、导滞等治疗方法。

中品 zhōngpǐn 《神农本草经》药物分类法中之一类。详三品条。

中气 zhōngqì ❶泛指中焦脾胃之气和脾胃等脏腑对饮食的消化运输、升清降浊等生理功能。❷指脾气。脾气主升，脾虚下陷可发生脱肛、子宫脱垂等，用补益中气的方法治疗，即补脾和升提下陷的脾气。❸运气学说术语。指中见之气。《素问·至真要大论》："是故百病之起，有生于本者，有生于标者，有生于中气者。"《类经》："中气，中见之气也。如少阳厥阴互为中气，阳明太阴互为中气，太阳少阴互为中气，以其相为表里，故其气互通也。"❹病症名。即气中，详该条。

中气不足 zhōngqìbùzú 即脾胃之气虚弱，运化失职。症见面色黄而少华、唇淡或黯、食欲不振、食后腹胀、眩晕、声低、气短、倦怠乏力、便溏，若兼见胃痛则痛而喜按，舌嫩苔厚，脉虚等。

中气下陷 zhōngqìxiàxiàn 简称下陷。多指脾气虚引致组织弛缓不收、脏器脱垂一类病症。脾居中焦，其气主升，若饮食劳倦伤脾，或久病损脾，皆可致脾阳虚陷，升提失司。可见脱肛、久泻、子宫脱垂与小儿囟陷等。治宜补中益气，升阳举陷。

中清之腑 zhōngqīngzhīfǔ 出《灵枢·本输》。指胆。六腑除胆以外，皆是输送饮食物及其代谢的糟粕，只有胆是贮藏和排出精汁，故名。

中泉 zhōngquán 经外奇穴名。代号 EX-UE3。见《类经图翼》。位于腕背部，当阳溪穴与阳池穴连线中点的凹陷处。主治咳嗽、哮喘、胃痛、腕关节疾患等。直刺0.3～0.5寸。灸3～7壮或5～15分钟。

中洒 zhōngsǎ 古病名。《诸病源候论》卷二十五："水毒病，……一名中洒。"详水毒条。

中守 zhōngshǒu 见《类经图翼》。水分穴别名。详该条。

中枢 zhōngshū 经穴名。代号 DU7。出《素问·气府论》王冰注。属督脉。位于背部后正中线上，第十胸椎棘突下凹陷中。主治胃痛、呕吐、腹胀满、黄疸、肝炎、胆囊炎、视力减退、腰背痛。斜刺0.5～1寸。灸3～7壮或5～15分钟。

中庭 zhōngtíng 经穴名。代号 RN16。出《针灸甲乙经》。属任脉。位于胸骨中线，平第五肋间隙，当胸骨体与剑突的交界处。主治胸胁胀满、呕吐、呃逆、心绞痛。平刺0.3～0.5寸。灸3～5壮或5～10分钟。

中脘 zhōngwǎn 经穴名。代号 RN12。出《针灸甲乙经》。别名太仓。属任脉。胃之募穴，八会穴之腑会。位于正中线上，脐上4寸处。主治呕吐、呃逆、腹痛、腹胀、泄泻、黄疸、急慢性胃炎、胃十二指肠溃疡、胃神经官能症、胃下垂。直刺1～1.5寸。灸5～7壮或10～15分钟。

中西骨骼辨证 zhōngxīgǔgébiànzhèng 藏象著作，1卷。清·刘廷桢（铭之）著，刊于1897年。作者认为，自《灵枢》《素问》《甲乙经》而下，所载骨数散见错出，能融会贯通者少见，不唯骨数未免于失实，图论亦或有相悖、讹误者。因就坦尸掩埋之机，从旁检视暴露骨骼，详予绘图。归而证诸西医图说，考形稽数，体会到中医骨骼之误在于牢守古训，以致承伪失真。因参合中西论说而撰此书。该书首论《内经》365骨与西医骨骼分类法，次论骨之原质、体质、连网、生长、形成、名数等，后附沈彤（冠云）所著《释骨篇》。现存初刊本。

中西汇通医经精义 zhōngxīhuìtōngyījīngjīngyì 医书。又名中西医判。2卷。清·唐宗海撰于1892年。作者在一定程度上联系西医新说，注释《内经》《难经》等古典医著中若干基础理论以及与临床相关的内容。论述

Z

包括阴阳、脏腑、经脉、营卫、血气等生理病理与诊法、药物、方剂等。唐氏在学术思想上有尊古保守的一面,注释中存在不少牵强、片面的观点。

中西汇通医书五种 zhōngxīhuìtōngyīshū wǔzhǒng　医学丛书。清·唐宗海撰,刊于1892年。包括《中西汇通医经精义》《伤寒论浅注补正》《金匮要略浅注补正》《血证论》《本草问答》。

中西医汇通派 zhōngxīyīhuìtōngpài　简称汇通派。19世纪末开始在我国出现的一个医学流派。19世纪中叶以后,随着西方医学大量传到我国,一部分中医试图用改良的方法沟通中西医学。他们或以西医的解剖学、生理学等知识印证中医的古典医理,或以中医的有关论述印证西医的有关知识。这种认识和做法,比起全盘否定中国医药学的民族虚无主义和尊经泥古、拒绝接受任何新鲜事物的因循守旧思想是一个进步,但在旧中国,汇通中西医的工作缺乏明确方向,工作和思想方法往往具有片面性,因而多有牵强附会之弊,其成果是很有限的。代表人物有唐宗海、朱沛文、恽铁樵、张锡纯等,他们各有一些代表性著述。

中西医结合 zhōngxīyījiéhé　在中西医团结合作的基础上,主要由中西医兼通的医学人才,用现代科学方法,发掘、整理、研究中医药学遗产,丰富现代医学科学,发展具有中国民族特点的统一的新医药学的过程。中西医团结合作是中西医结合研究的基础,中西医兼通的新型人才是中西医结合研究的主体,现代科学方法是中西医结合研究的基本方法,中国传统医学是中西医结合研究的对象,丰富现代医学科学是中西医结合研究的直接结果,发展具有中国民族特色的统一的新医学是中西医结合研究的最终目标。中西医生的团结合作、中西医疗技术的并用、中西药物的配伍、中西医理的互证、中西医学的交融,都属于"中西医结合"的范畴。早在19世纪末西方医学传入中国后,一部分中医试图用解剖、生理知识印证中医理论,或以中药、西药配合治病,称为中西医汇通派。但中西医结合的概念,是在倡导西医学习中医的基础上,至20世纪60年代初确定下来的。中西医结合研究主要包括:用中医和西医的理论与方法,结合临床,对某些疾病进行综合性研究,使中西医学术逐步交流,逐渐产生新的理论;用生理学等现代基础医学研究中医学术,进而推动基础医学的发展;在中西医务人员合作诊治患者的过程中,系统地整理中医临床经验,总结其规律,相互取长补短,逐步深入到理论研究,阐明中医理论、方法和经验的实质;用物理、化学、电学等现代自然科学方法,对中医的某些学说、观点或方药进行综合性研究,以丰富医学科学的内容,并创造新的学说或新的药物。中西医结合开展50多年来,在临床、预防和基础医学方面都涌现出不少成果。临床上,中西医结合治疗肝病、肾病、心脑血管病、再生障碍性贫血、血栓闭塞性脉管炎以及内分泌疾病、免疫功能障碍疾病、严重功能失调疾病等多发病和疑难病,已成为必要的诊疗、研究思路和方法,并取得优于单独运用中医或西医的疗效。在治疗急腹症、中小面积烧伤、骨折等病患时,改变了西医的常规,形成具有中国特色的新疗法,不仅治愈率提高,死亡率降低,且使部分患者免除手术,合并症和副作用减少。在阐明阴阳、脏腑、气血等理论的实质,探讨各种证候的规范,研究活血化瘀、针刺镇痛等治法的机理方面,都充分体现出中医学术与现代科学实验方法的结合。这些成效,一方面促进了气功、推拿、针灸、食物及天然药物治疗的推广应用,并走向国际化,另一方面,也推动了哲学、数学、信息、生物、物理等学科与中医药研究的结合，促进了中医病理学、实验针灸学、针刺麻醉学、时间生物学和身心医学等边缘学科的酝酿与发展。在人类医学发展历程上，中西医结合的方法尚在探索阶段，认识与做法尚未一致，在临床覆盖率和某些疾病的疗效稳定性方面尚待进一步提高。

中西医判 zhōngxīyīpàn　即《中西汇通医经精义》。详该条。

中溪 zhōngxī　古病名。见《肘后方》卷七。一名水毒病。详水毒条。

中郄 zhōngxì　见《千金要方》。中都穴别名。详该条。

中消 zhōngxiāo　病症名。消渴的一种。出《丹溪心法·消渴》。《素问·腹中论》称消中；《证治要诀》称消脾；《辨证录》称胃消。由脾胃燥热所致。症见多食善饥、形体消瘦、小便频多、大便坚硬。治宜清胃泻火为主，兼以滋阴润燥。方用白虎汤、抽薪饮、黄连猪肚丸、调胃承气汤等。参见消渴、三消条。

中血堂 zhōngxuètáng　相当于鼻前庭部位。《医宗金鉴·正骨心法要旨》："中血堂，即鼻内頏下脆骨空虚处也。"

中阳不振 zhōngyángbùzhèn　中焦脾胃阳气虚弱，消化机能不振。主要证候有食少不化、呕吐、泄泻、四肢清冷、怠倦、面色萎黄、头晕、唇淡、舌胖嫩、苔厚浊、脉虚大等。

中药避孕 zhōngyàobìyùn　治法。内服或外用中药达到避孕的目的。若达到终生不孕称为绝育。亦名断产、断子、绝胎。

中药化学 zhōngyàohuàxué　❶学科名。是一门结合中医中药基本理论，运用化学原理和方法来研究中药化学成分的学科。其内容涉及中药有效成分的提取、分离、鉴定、结构测定和必要的结构改造，有效成分的生源途径，外界条件对这些化学成分的影响以及

有效成分的结构和中药药性之间的关系等。通过研究中药有效成分，可以探索中药防治疾病的原理，改进药物剂型，提高临床疗效，控制中药及其制剂的质量，提供中药炮制的现代科学依据，以开辟药源、创制新药。❷泛指同类同名科教书籍。

中药流产 zhōngyàoliúchǎn　治法。妊娠三个月以内，因身体情况不宜继续怀孕，或适应计划生育的要求，经内服或外用中药等方法达到流产的目的。

中药橡皮膏 zhōngyàoxiàngpígāo　近年出现的中药外用膏剂的革新剂型。吸取运用橡皮膏的优点，以橡胶、树脂、脂肪油等物与填充剂制成基质，加入药材的浓缩提取物，制成均匀混合的胶浆，摊涂于适宜的裱背材料上，供贴敷于皮肤上而起治疗作用。如伤湿止痛膏。

中药学 zhōngyàoxué　①学科名。研究中药基本理论和各种药材饮片的来源、采制、性能、功效、临床应用等知识的学科。②泛指中药学科的学术著作和教科书。

中药志 zhōngyàozhì　药书。中国医学科学院药物研究所等编。对全国常用中药材进行了整理。共4册，收录药物500余种。每种均分别记述原植物、药材、效用与附注四项，并附有原植物和药材图。该书对药材的混杂品种也作出初步澄清。1959年由人民卫生出版社出版。

中暍 zhōngyē　病症名。出《金匮要略·痉湿暍病脉证并治》。即中暑。详该条。

中医名词术语选释 zhōngyīmíngcíshùyǔxuǎnshì　医书。中医研究院、广州中医学院合编。是一部内容简要的中医名词术语工具书。共收词目4285个，内容包括中医基本理论、生理、病理、各科临床与治则、医史等方面，书末附一些参考图表与索引。1973年由人民卫生出版社出版。

Z

中医学概论 zhōngyīxuégàilùn 医书。南京中医学院编著。1958 年由人民卫生出版社出版，1959 年修订再版。修订本分上、下编。上编以基础理论为主，分别介绍阴阳五行、人与自然、藏象、经络、病因、证候分类、诊法、治疗法则、药物、方剂、预防等。下编概要列述各科病症、气功、按摩、护理等内容。全书从实践到理论，从基础到临床，介绍了中医学概貌，并能体现中医学的整体观念和辨证论治特点。适合初学或西医学习中医的人员参阅。

中医学新编 zhōngyīxuéxīnbiān 医书。广州中医学院编著。全书分上下篇，共 14 章。上篇概述中医基础理论、药物方剂、经络腧穴、针灸、推拿、气功，下篇为临床各科，详论外感性热病与内、外、妇、儿、五官、骨伤等科主要疾病的辨证论治。该书首创按现代分类与病名探讨中医的病机、辨证和治法，收载新中国成立后的临床效验和新疗法。全书系统、简明、实用，主要供西医学习中医的人员选用。1971 年上海科学技术出版社出版，1991 年再版。

中医政策 zhōngyīzhèngcè 毛泽东主席、中国共产党与中国政府在 20 世纪 50 年代为保护、继承和发扬中医学而逐渐制定、实施与完善的工作方针与政策。1954 年 10 月 20 日的《人民日报》发表以"贯彻对待中医的正确政策"为题的社论。其核心是"中国医药学是我国人民几千年来同疾病作斗争的经验总结，它包含着中国人民同疾病作斗争的丰富经验和理论知识，它是一个伟大的宝库，必须继续努力发掘，并加以提高。"并规定要认真学习和研究中医的学理和实践经验，用现代科学加以整理和总结，逐步提高它的学术水平和医疗水平，使其有助于我国人民医疗保健事业的发展，使世界医学的内容更加丰富。在此政策方针下，国家实行兴办中医学院、中医医院和中医科研机构，组织西

医学习中医，开展中西医结合，鼓励老中医带徒，发展中药材生产，加强中医古籍整理等一系列措施。1982 年五届人大通过的《中华人民共和国宪法》又写明，要"发展现代医药和我国传统医药"，将中西医的发展放在同等位置上。

中运 zhōngyùn 运气术语。见《素问遗篇·本病论》。凡十干所统之运的通称。因天气在上，地气在下，运居于天地之中，气交之分，统司一岁之气，故又名岁运。

中藏经 zhōngzàngjīng 医书。又名《华氏中藏经》。旧题汉·华佗撰。前有论述 49 篇，以论证论脉、论脏腑虚实寒热，生死逆顺之法。所述病症以内科杂病为主，并介绍治疗方剂。书中附有"内照法"6 篇。新中国成立后有排印本。

中正之官 zhōngzhèngzhīguān 即胆。胆有决断的功能，对于防御和消除某些精神刺激（如惊恐）的不良影响，维持和控制气血的正常运行，确保脏器相互间的协调关系，有重要作用，故被喻为中正之官。《素问·灵兰秘典论》："胆者，中正之官，决断出焉。"

中指同身寸 zhōngzhǐtóngshēncùn 指寸法之一。见《千金要方》。以本人中指第一、二指节横纹桡侧端间距离为 1 寸。常用作四肢的直寸和背部的横寸取穴。

中渚 zhōngzhǔ 经穴名。代号 SJ3。出《灵枢·本输》。属手少阳三焦经。输穴。位于手背第四、五掌骨小关后缘之间凹陷中。主治头痛、耳聋、肋间神经痛。直刺 0.3～0.5寸；灸 5～10 分钟。

中注 zhōngzhù 穴名。代号 KI15。出《针灸甲乙经》。属足少阴肾经。位于腹正中线脐下 1 寸，旁开 0.5 寸处。主治月经不调、腹痛、泄泻、便秘等。直刺 1～1.5 寸。灸 3～5 壮或5～10 分钟。

钟乳石 zhōngrǔshí 中药名。出《本草崇

原》。又名石钟乳、滴乳石、鹅管石。为碳酸盐类矿物钟乳石的矿石。产于广西、广东、四川、贵州等地。甘，温。入肺、肾、胃经。温肺壮阳，平喘下乳。治虚劳喘咳、寒嗽、阳痿、腰膝冷痹、乳汁不下。煎服：3～9克。本品主要成分为碳酸钙。

衷中参西录 zhōngzhòngcānxīlù　即《医学衷中参西录》。详该条。

肿病十证 zhǒngbìngshízhèng　病症名。小儿肿病的十种证候。《幼科类萃·水肿门》谓水肿古有十种：以短气不得卧，为心水；两胁紧痛，为肝水；大便鸭溏，为肺水；四肢苦重，为脾水；腰痛足冷，为肾水；口苦咽干，为胆水；下虚下实，为大肠水；腹急肢瘦，为膀胱水；小便闭泄，为胃水；水腹急满，为小肠水。

肿节风 zhǒngjiéfēng　九节茶之别名。详该条。

肿手花根 zhǒngshǒuhuāgēn　甘遂之别名。详该条。

肿疡 zhǒngyáng　病症名。出《周礼·天官》。《外科发挥》："肿疡，谓疮疡未出脓者。"一切疮疡早期，由于实邪蕴结，气血壅滞，体表结块肿疼者，均可称为肿疡。多属阳证、实证、、热证。先宜内消，用行气活血、解毒消肿之药，如仙方活命饮、神授卫生汤等。火盛邪实者，宜清热攻下，如内疏黄连汤。如不消散，亦不作脓，或熟而不溃者，则兼虚象，应以补托为主，如透脓散。

肿胀 zhǒngzhàng　症状名。水溢肌肤为肿，气滞于中为胀。《景岳全书》："肿胀之病，原有内外之分。盖中满者谓之胀，而肌肤之胀者，亦谓之胀。若以肿言，则单言肌表，此其所以辨也。"治肿宜化气利水，用五皮饮、五苓散等化裁；治胀宜行气消导，用排气散（《沈氏尊生书》："乌药、香附、陈皮、

沉香、木香、厚朴、枳壳、泽泻）加减。

肿胀如杯 zhǒngzhàngrúbēi　即胞肿如桃。详该条。

中毒 zhòngdú　毒物进入人体，因毒性作用引起的病症。药物毒如巴豆、狼毒、闹羊花、砒等；食物毒如蕈菌、河豚、病禽等；其他毒如盐卤毒、煤炭毒等。详见河豚中毒、食蟹中毒、食诸肉中毒、食诸鱼中毒、饮酒中毒、食蕈菌中毒、莨菪中毒、藜芦中毒、芫花中毒、狼毒中毒、乌头类中毒、巴豆中毒、钩吻中毒、断肠草中毒、杏仁中毒、半夏中毒、大戟中毒、曼陀罗中毒、商陆中毒、白果中毒、雪上一枝蒿中毒、药毒、砒霜中毒、煤炭中毒、盐卤中毒、夹竹桃中毒等条。

中恶 zhōng'è　病名。出《肘后方·救卒中恶死方》。古人所谓中邪恶鬼祟致病者。《证治准绳·杂病》："中恶之证，因冒犯不正之气，忽然手足逆冷，肌肤粟起，头面青黑，精神不守，或错言妄语，牙紧口噤，或头旋运倒，昏不知人，此即是卒厥、客忤……吊死、问丧、入庙、登冢多有此病。"明·徐春甫指出本病"非若世俗所谓鬼神之妖怪也。……如病此者，未有不因气血先亏而致者。气血者，心之神也。神既衰乏，邪因而入，理或有之。血气两虚，痰塞心胸，妨碍升降，不得运行，以致十二官各失其职，视听言动，皆为虚妄"（《古今医统》）。可先以苏合香丸灌服，候稍苏，以调气散（《证治准绳》：木香、香附、人参、橘皮、藿香、炙甘草）合平胃散治之。

中风 zhòngfēng　❶病名。见《灵枢·邪气脏腑病形》等篇。亦称卒中。猝然昏仆，不省人事，或突然口眼㖞斜、半身不遂、言语不利的病症。关于中风的病因，唐宋以前均以外风为主要因素。金元时代，刘河间主火，李东垣主气，朱丹溪主湿（湿生痰，痰生热，热生风）。元·王履将本病分为真中

风、类中风两种。《医经溯洄集·中风辨》："殊不知因于风者，真中风也。因于火，因于气，因于湿者，类中风，而非中风也。"在辨证方面，按病情轻重分为中络、中经、中腑、中脏四个类型。《金匮要略·中风历节病脉证并治》："邪在于络，肌肤不仁；邪在于经，即重不胜；邪入于腑，即不识人；邪入于脏，舌即难言，口吐涎。"对猝然昏仆，不省人事者，又有闭证和脱证的区别。详见真中风、类中风等条。❷外感风邪的病症。是太阳表证的一个类型。《伤寒论·辨太阳病脉证并治》："太阳病，发热，汗出，恶风，脉缓者，名曰中风。"

中风回春片 zhòngfēnghuíchūnpiàn 中成药。见《中华人民共和国药典》2010年版一部。为中风回春丸制成的糖衣片。口服，一次4~6片，一日3次；或遵医嘱。功能主治同中风回春丸。

中风回春丸 zhòngfēnghuíchūnwán 中成药。见《中华人民共和国药典》2010年版一部。酒当归、酒川芎、土鳖虫（炒）、桃仁、炒苍蔚子、炒僵蚕、威灵仙（酒制）各30克，丹参、忍冬藤、川牛膝、鸡血藤各100克，地龙（炒）90克，络石藤、伸筋草各60克，蜈蚣5条、全蝎、红花各10克，金钱白花蛇6克，木瓜50克。以上19味制成包衣浓缩水丸，用温开水送服。一次1.2~1.8克，一日3次，或遵医嘱。功能活血化瘀，舒筋活络。用于痰瘀阻络所致的中风，症见半身不遂、肢体麻木、言语謇涩、口舌歪斜。

中寒 zhònghán ❶病症名。因卒中寒邪所致。症见突然眩晕，或昏不知人、口噤不语、身体强直、四肢战栗、恶寒，或发热、无汗（见《证治要诀·中寒》）。或症见恶寒身蜷、手足厥冷、遍身疼痛、面如刀刮、口吐冷涎、下利、无热、口不渴、二便清白、脉沉（见《症因脉治》卷一）。治宜温散寒

邪。选用五积散、干姜附子汤、麻黄附子汤等方。神昏不语者合用苏合香丸。❷指中焦虚寒。由于阳气不足，脾胃机能衰退而出现腹痛喜按、畏寒肢冷、口淡泛恶、食少、便溏等症。

中经 zhòngjīng 风类型之一。即"邪在于经"。见《金匮要略·中风历节病脉证并治》。病情较中络略重。《医学正传·中风》："若外无六经之形证，内无便溺之阻隔，但手足不遂，言语謇塞者，此邪中于经也。"

中经络 zhòngjīngluò 中风证候中经、中络的统称。见《寿世保元·中风》。病在经络，一般无神志改变，但见口眼歪斜、肌肤麻木、半身不遂、言语謇涩等症。与中脏腑相对而言，病情较轻。参见中经、中络条。

中酒头痛 zhòngjiǔtóutòng 见《证治要诀·头痛》。即伤酒头痛。详该条。

中络 zhòngluò ❶中风证候之一。见《医门法律·中风门》。即"邪在于络"（《金匮要略·中风历节病脉证并治》）。中风证情最轻者。《医宗金鉴·杂病心法要诀》中风总括："盖口眼喎斜，肌肤不仁，邪在络也"。❷中行之络。《素问·骨空论》："督脉者，……其络循阴器合篡间，绕篡后，别绕臀，至少阴与巨阳中络者，合少阴上股内后廉，贯脊属肾"。

中湿 zhòngshī 病症名。①指湿痹。《金匮要略·痉湿暍病脉证并治》："关节疼痛而烦，脉沉而细者，此名湿痹。"后人称为中湿。见湿痹条。②泛指由于外感或内伤湿邪引起的疾患，如皮肤顽麻、喘满、肿胀、腰胯重痛、肢节不利等（见《古今医鉴·中湿》）。③类中风证型之一，即湿中、痰中。详该条。

中食 zhòngshí 类中风之一。见《证治准绳·杂病》。即食中。详该条。

中暑 zhòngshǔ 病症名。①夏季炎热，感于

暑邪而发生的急性病症（见《三因极一病症方论·叙中暑论》）。亦称中暍。症见突然闷倒、昏不知人、身热烦躁、气喘不语、牙关微紧或口开齿燥，大汗或无汗，脉虚数，或昏迷不醒、四肢抽搐。治宜急将患者移至凉爽通风之处，给服清暑、解热、开窍药剂，并可配合针灸、刮痧等疗法。先用避瘟散、玉枢丹、消暑丸（《医部全录》：绿豆粉、石膏、白矾、硫黄）灌服，后用益元散、白虎汤、清营汤等加减。参见中暍、暑风、暑厥、暑痫条。②指暑风。《医碥》卷一："中暑，或名暑风，以与中风相似也。"参见暑风条。③指阴暑。《时病论·中暑》："洁古曰：静而得之为中暑。东垣曰：避暑乘凉得之者，名曰中暑。其实二说皆是阴暑之证。"参见阴暑条。④暑日受寒，腹痛吐泻者。见《六因条辨》上卷。

中暑眩晕 zhòngshǔxuànyūn 眩晕的一种。见《世医得效方》卷二。又名冒暑眩晕、感暑眩晕。因中暑邪所致。症见眩晕欲仆、身热、口渴、烦躁，甚则昏不知人，脉虚。治宜解暑化湿。用清暑益气汤、黄连香薷饮等方。参见暑湿眩晕条。

中水 zhòngshuǐ 古病名。见《诸病源候论》卷二十五。详水毒条。

中脏 zhòngzàng 中风证候之一。见《素问病机气宜保命集·中风论》。即"邪入于脏"（《金匮要略·中风历节病脉证并治》）。中风证情最重者。症见猝然昏迷、不能言语、唇缓不收、口角流涎等。《医宗金鉴·杂病心法要诀》中风总括："神昏不语，口缓涎出，邪在脏也。"

仲景全书 zhòngjǐngquánshū 丛书。①26卷本。汉·张仲景等撰述。明·赵开美校刻，初刊于16世纪末。全书包括张仲景《伤寒论》10卷，成无己《注解伤寒论》10卷、宋云公《伤寒类证》3卷，张仲景《金匮要略方论》3卷，共4种。②20卷本，刊

于清·光绪年间。包括张卿子参注《集注伤寒论》（又名《张卿子伤寒论》）10卷，《金匮要略方论》3卷，《伤寒类证》3卷，成无己《伤寒明理论》（又名《伤寒明理药方论》）3卷及清·曹乐斋《运气掌诀录》1卷，共5种。

仲景伤寒补亡论 zhòngjǐngshānghánbǔwánglùn 即《伤寒补亡论》。详该条。

重古三何医案 zhònggǔsānhéyī'àn 医案著作。3卷。清·何元长、何书田、何鸿舫撰，陆锦燧等选辑。刊于1918年。何氏三代于江苏青浦颇负盛名，影响较大。陆氏有感于斯，遂选辑三世医案，予以刊行，以彰其业。其中尤以何书田医案叙述病源病状更为详尽，治法亦切于实用。

重剂 zhòngjì 十剂之一。由重镇药物组成，具有镇静潜降作用的方剂。《沈氏尊生书·要药分剂》："徐之才曰：重可去怯，磁石、铁粉之属是也。""张从正曰：重者，镇坠之谓也。怯则气浮，如丧神守而惊悸气止，朱砂、沉香、黄丹、寒水石皆镇重也。久病咳嗽，涎朝于上，形羸不可攻者，以此坠之。经云：其重者，因而减之，贵其渐也。"

重可去怯 zhòngkěqùqiè 用质重镇坠的药物治疗惊怯及精神紊乱之证。如癫狂病可用磁朱丸等。

重镇安神 zhòngzhèn'ānshén 安神法之一。使用金石重镇药或蚧类药治疗心神不安的方法。临床用于惊狂、失眠、怔忡、心悸等症。阴虚有热，心神烦乱，用朱砂安神丸；伤寒火逆证，惊狂、卧寐不安者，用桂枝去芍药加蜀漆龙骨牡蛎救逆汤。

zhou

舟车神佑丸 zhōuchēshényòuwán 即舟车丸。详该条。

Z

舟车丸 zhōuchēwán 又名舟车神佑丸。《丹溪心法》方。大黄二两，甘遂、大戟、芫花、青皮、陈皮各一两，牵牛四两，木香五钱（目前成药多加槟榔、轻粉）。水丸，每服五分至一钱。功能行气逐水。治水湿中阻，水肿胀满，气促口渴，二便不利。也用于肝硬化腹水属实证者。

舟楫之剂 zhōujízhījì 又称舟楫之药。某药在一个方中引导他药治上焦病症，有如船之载物上浮，故称。如桔梗、升麻之类，能引药上行达于高处。

州出 zhōuchū 古病名。出《五十二病方》。即脱肛。详脱肛条。

州都之官 zhōudūzhīguān 见《素问·灵兰秘典论》。指膀胱。州都为水液聚会之处，膀胱能贮尿排尿，故名。参见膀胱条。

周痹 zhōubì 痹证的一种。出《灵枢·周痹》。因气虚、风寒湿邪侵入血脉和肌肉所致。症见周身疼痛、沉重麻木、项背拘急、脉濡涩。治宜益气和营，祛邪通痹。用蠲痹汤。

周荣 zhōuróng 经穴名。代号SP20。出《针灸甲乙经》。属足太阴脾经。位于第二肋间隙，距胸正中线6寸处。主治咳嗽、气喘、胸胁痛等。斜刺或平刺0.5~0.8寸。禁深刺。灸3~5壮或5~10分钟。

周氏回生丹 zhōushìhuíshēngdān 验方。见《全国中药成药处方集》。五倍子60克，檀香、木香、沉香、丁香各9克，甘草15克，千金子霜30克，大戟、山慈菇各45克，神曲150克，麝香、雄黄各9克，冰片0.9克，朱砂18克。糊丸或水丸，每服1.5克。治中暑受寒、饮食不节、呕吐泄泻、腹中绞痛。

周氏医学丛书 zhōushìyīxuécóngshū 医学丛书。清·周学海编。刊于1891~1911年。三集，共32种。初集为周氏校刊的医著12种：《神农本草经》《本草经疏》《脉经》《脉诀刊误》《脉因证治》《小儿药证直诀》《阎氏小儿方论》《董氏小儿斑疹备急方论》。二集、三集以周氏所著及其评注的医书为主，计有《脉义简摩》《脉简补义》《诊家直诀》《辨脉平脉章句》《内经评文》《读医随笔》《诊家枢要》《脏腑标本药式》《金匮钩玄》《三消论》《温热论》《幼科要略》《叶案存真类编》《印机草》14种，以及《评注史载之方》《慎柔五书》《韩氏医通》《伤寒补例》《形色外诊简摩》《重订诊家直诀》6种。

周松龄 zhōusōnglíng 清代医家。字仙渠。自幼习览父藏之小儿推拿书《福婴指掌》，后又研习《推拿秘书》《推拿真诀》等书，医术渐精。于1842年开始设帐授徒，并于1843年节录推拿各家之说，编成《推拿辑要》3卷。

周小农 zhōuxiǎonóng （1876—1942）近代医家。名镇，字伯华，江苏无锡人。17岁开始学医，曾任无锡《医钟》月刊编辑，后任中央国医馆名誉理事。擅长治肝病、温病、湿温等病症。著有《惜分阴轩医案》4卷，刊于1916年。晚年续稿3卷，与上书合刊，易名为《周小农医案》。另著有《周氏集验方撮要》《周氏集验方续编》《临产须知》等。

周扬俊 zhōuyángjùn （约17世纪）清代医家。字禹载，江苏苏州人。早年习儒，中年学医，钻研仲景之学10余年。著有《温热暑疫全书》（1679）、《伤寒论三注》（1683）、《金匮玉函经二注》（1687）。另外，还对葛可久《十药神书》加以注释。

肘 zhǒu 由肱骨的远端和前臂的尺骨、桡骨近端构成的关节。能作伸屈运动。

肘骨 zhǒugǔ 骨名。又名鹅鼻骨。出《灵枢·卫气》。构成肘关节的骨。包括肱骨远端和尺、桡骨近端的关节面。《医宗金鉴·

正骨心法要旨》：“肘骨者，胳膊中节上下肢骨交接处也，俗名鹅鼻骨。”

肘后备急方 zhǒuhòubèijífāng 医方书。简称《肘后方》。8 卷。晋·葛洪撰。作者摘录其自著的《玉函方》中可供急救医疗、实用有效的单验方及简要灸法编成此书。初名《肘后救卒方》，后经梁·陶弘景增补，改名《补阙肘后百一方》。此后复经金·杨用道摘取《证类本草》的单方编入，取名《附广肘后方》，亦即现存《肘后备急方》的定本。该书选方有简、廉、验的特点，同时也反映了我国晋代以前的医药水平和一些民间疗法的成就。新中国成立后有影印本。

肘后方 zhǒuhòufāng 即《肘后备急方》之简称。详该条。

肘后救卒方 zhǒuhòujiùcùfāng 《肘后备急方》之初名。详该条。

肘尖 zhǒujiān 骨名。即尺骨鹰嘴。见《医宗金鉴·正骨心法要旨》。

肘尖穴 zhǒujiānxué 经外奇穴名。代号 EX-VE1。见《备急灸法》。位于鹰嘴突起尖端，屈肘取穴。主治瘰疬等。灸 3~7 壮。

肘髎 zhǒuliáo 经穴名。代号 LI12。出《针灸甲乙经》。属手阳明大肠经。位于上臂外侧的下段，当曲池穴上 1 寸，当肱骨边缘处。主治肘臂痛、上肢麻痹、瘰疬。直刺 0.5~1 寸。灸 3~5 壮或 5~10 分钟。

肘痈 zhǒuyōng 病名。出《外科大成》。生于肘部之痈。由心肺两经风火毒邪凝结而成。参见外痈条。

皱脚 zhòujiǎo 症名。见《三因极一病证方论》。妊娠晚期，胎体渐长，气机失畅所致。症见脚部浮肿，皮肤色苍粗厚，无其他不适，休息后即消失，待产后自愈。

皱面草 zhòumiàncǎo 天名精之别名。详该条。

zhu

朱丹溪 zhūdānxī 见朱震亨条。

朱端章 zhūduānzhāng 南宋医家。长乐（今福建长乐）人。平生喜好方书，曾将所藏医书中有关产科的内容于 1184 年辑成《卫生家宝产科方》8 卷。书中收集了唐宋以来许多产科的经验，是一本较为宝贵的古代产科学著作。此外，还辑有《卫生家宝书》《卫生小儿方》《卫生家宝汤方》等书。

朱肱 zhūgōng 宋代医学家。字翼中。江苏吴县人。研究《伤寒论》数十年，著《南阳活人书》，对张仲景学说有所发挥和补充。主张以经络论六经，重视脉症合参和辨证处方，强调伤寒与温病有别，并汲取汉以后方药，对《伤寒论》加以补充，对伤寒学有一定贡献。另有《内外二景图》等著述。

朱华子 zhūhuázǐ 见陈士铎条。

朱琏 zhūlián（1910—1978）现代针灸学家。女，江苏溧阳人。早年学习西医学，1935 年加入中国共产党，抗日战争时期为适应困难环境，学习针灸，自此致力于针灸研究。新中国成立后创办针灸疗法实验所、针灸人员培训班等，任中国中医科学院副院长兼针灸研究所所长。著有《新针灸学》，刊于 1951 年，为针灸学中以中西医结合观点进行研究的早期著作之一，曾被译为朝、俄等多种文字，在国内外有一定影响。

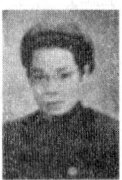

朱琏

朱沛文 zhūpèiwén 清末医家。字少廉，又字绍溪。广东南海县人。世医出身。兼读中西医书，并曾往西医院观察人体解剖。对西医解剖生理学持肯定态度。力图汇通中西医学，认为中西医“各有是非，不能偏主”，是我国早期中西医汇通的代表人物之一。撰有《华洋脏腑图像合纂》（1892），表现出较明显的反封建思想。

朱仁康 zhūrénkāng （1908—2000） 中医皮肤外科专家。江苏无锡人。早年从师学医。后在苏州、上海开业行医。曾主编《国医导报》。新中国成立后历任卫生部中医研究院西苑医院外科主任，广

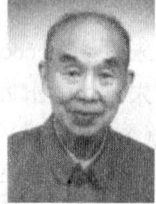
朱仁康

安门医院外科主任、皮肤科主任、研究员，中华全国中医学会第一届理事，中国中西医结合研究会顾问。1981 年加入中国共产党。是第六届全国政协委员。擅长治疗疮疡、银屑病、痔瘘等。1980 年创制克银方，治疗银屑病，疗效较高。1971 年创用滋阴除湿法，提高了治疗湿疹的疗效。编著有《朱仁康临床经验集》《中西医学汇综》《实用外科中药治疗学》等。

朱儒 zhūrú 即侏儒。详该条。

朱砂 zhūshā 中药名。出《本草经集注》。别名丹砂、辰砂。为天然的辰砂矿石。主含硫化汞（HgS）。主产于贵州、湖南、四川、广西、云南等地。甘，微寒，有毒。入心经。安神定惊，清心解毒。治惊痫、癫狂、心悸易惊、失眠多梦，吞服，0.1～0.5 克，研末水飞。治疮疡肿毒、疥疮、咽喉肿痛、口疮，水飞，与他药配伍外用。本品多入丸散服，不宜入煎剂。外用适量。内服不宜过量和久服，以防汞中毒。肾功能不全者慎用。不可火煅，见火则析出水银，有剧毒。

朱砂安神丸 zhūshā'ānshénwán 又名安神丸。①《内外伤辨惑论》方。朱砂（另研水飞）五钱，甘草五钱五分，黄连六钱，当归二钱五分，生地黄一钱五分。后四味为末，汤浸蒸饼为丸，黍米大，朱砂为衣，每次十五丸，或二十丸，食后津唾咽下，或温水少许送下。功能镇心安神，清热养血。治心火上炎，阴血不足而致的心神烦乱、怔忡、失眠、胸中烦热、舌红、脉细数。②《兰室秘藏》方。朱砂四钱，黄连五钱，甘草二钱五分。丸法、服法、治证同上方。

朱砂根 zhūshāgēn 中药名。出《本草纲目》。别名大罗伞、开喉箭。为紫金牛科植物朱砂根 *Ardisia crenata* Sims 或红凉伞 *A. bicolor* Walker 的根。分布于长江流域及福建、台湾、广东、广西、云南等地。苦、辛，平。解毒消肿，活血止痛，祛风除湿。治上呼吸道感染、咽喉肿痛、白喉、支气管炎、丹毒、风湿痹痛、跌打损伤、胃痛、痛经，煎服：3～9 克。治毒蛇咬伤，内服并捣敷伤口周围。根含微量密花醌。

朱砂莲 zhūshālián 中药名。见《全国中草药汇编》。别名躲蛇生。为马兜铃科植物朱砂莲 *Aristolochia cinnabaria* C. Y. Cheng 的根茎。分布于四川、云南等地。苦、辛，寒，有小毒。清热解毒，消肿止痛。治肠炎、痢疾、胃十二指肠溃疡、咽喉肿痛，内服：0.6～1.5 克，研粉或磨汁服。治毒蛇咬伤、痈疮肿毒、外伤出血，研粉或磨汁搽敷。

朱少廉 zhūshàolián 见朱沛文条。

朱绍溪 zhūshàoxī 见朱沛文条。

朱颜 zhūyán （1913—1972） 现代医家。又名云高，字亦丹，浙江金华人。少习中医，独立行医多年后，进医学院学习西医。对中医临床及药理学均有较深造诣。新中国成立后，在卫生部中医研究院从事中药文献及中药研究，著有《中药的药理与应用》《日用中药常识》《中医学术研究》及《中国古代医学的成就》等书。

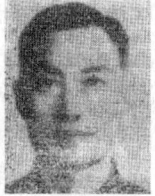
朱颜

朱彦修 zhūyànxiū 见朱震亨条。

朱翼中 zhūyìzhōng 见朱肱条。

朱震亨 zhūzhènhēng （1281—1358） 著名医学家，金元四大家之一。字彦修。金华

（浙江义乌）人。世居丹溪，故又称丹溪翁或朱丹溪。30岁始读《素问》，曾从罗知悌学医，并受到刘完素、张从正、王好古、李杲等医家著述的影响。著有《格致余论》《局方发挥》等书。根

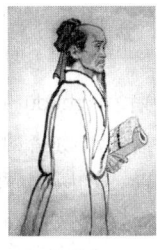

朱震亨

据江南土地卑湿等条件，以及当时滥用《局方》辛燥之剂的弊病，反对机械搬用《局方》。提出"阳常有余，阴常不足"之说，主张保存阴精，勿妄动相火，是养阴派的代表人物。他的学说对杂病和温病学派的发展有一定影响。

侏儒 zhūrú 病症名。出《礼记·王制》。又作朱儒。身材异常矮小的人。患儿自三四岁开始，身材发育显著缓慢，身高约低于同龄同性小儿平均身高30%以上。随着年龄的增长，矮小越来越明显。除身材、四肢特短而外，一般智力发育正常。通常由内分泌障碍所致。

珠参 zhūshēn 珠儿参之简称。详该条。

珠儿参 zhū'érshēn 中药名。出《本草从新》。别名珠参、钮子七。为五加科植物珠子参 *Panax japonicus* C. A. Mey. var *major* （Burk.）C. Y. Wu et K. M. Feng 或羽叶三七 *Panax japonicus* C. A. Mey. var. *bipmnafifidus* （Seem.）C. Y. Wu. et K. M. Feng 的干燥根茎。主产于云南。苦、甘、寒。补肺清热，养阴生津，止血散瘀。治热病烦渴、阴虚咳嗽、咳血、鼻衄、跌打损伤，煎服：6～9克。本品含多种竹节人参皂苷和挥发油，煎剂对大鼠实验性关节炎及棉球肉芽肿均有明显的抗炎作用。

珠黄散 zhūhuángsǎn《绛囊撮要》方。西牛黄五分，冰片五钱，珍珠六钱，煅石膏五两。为细末，每用少许，吹患处。治口疳喉痛。

诸病源候论 zhūbìngyuánhòulùn 医书。又名《诸病源候总论》《巢氏病源》。50 卷。隋·巢元方等撰于 610 年。是我国现存第一部论述病因和证候学的专书。全书分 67 门，载列证候 1720 条，叙述了各种疾病的病因、病理、证候等。诸证之末多附导引法，但不记载治疗方药，说明别有专书。全书内容丰富，对一些传染病、寄生虫病、妇科、儿科病症、外科手术等方面更有不少精辟的论述，对后世医学影响较大。《外台秘要》《太平圣惠方》等医著的病因、病理分析大多依据此书。新中国成立后有影印本。

诸病源候总论 zhūbìngyuánhòuzǒnglùn 即《诸病源候论》。详该条。

诸虫 zhūchóng ❶泛指人体各种寄生虫病。❷古医籍记载的多指肠道寄生虫。

诸疮一扫光 zhūchuāngyīsǎoguāng《外科正宗》方。又名一扫光。苦参、黄柏各一斤，烟胶一升，木鳖子、蛇床子、蜀椒、明矾、枯矾、硫黄、大枫子、潮脑、水银、轻粉各二两，白砒五钱。为末，熟猪油化开，入药搅匀为丸，搽患处。功能杀虫止痒。治疥疮，或干或湿，多痒少痛者。

诸葛草 zhūgěcǎo 芸香草之别名。详该条。

诸葛行军散 zhūgěxíngjūnsǎn 即行军散。详该条。

诸寒之而热者取之阴 zhūhánzhī'érrèzhě qǔzhīyīn 治则。出《素问·至真要大论》。用苦寒药治热证，热象不减而反增，这不是有余的热证，而是真阴（肾阴）不足的虚热。滋补肾阴，热象自除。参见壮水之主，以制阳光条。

诸热之而寒者取之阳 zhūrèzhī'érhánzhě qǔzhīyáng 治则。出《素问·至真要大论》。用温热药治寒证，寒象不解而更甚，这不是属于外寒之证，而是真阳（肾阳）不足的虚寒。温补肾阳，则寒象自除。参见益火之

Z

源，以消阴翳条。

诸伤 zhūshāng　病名。出《五十二病方》。人体受金刃、竹木、跌打等所致的损伤。即跌打损伤。详该条。

诸阳之会 zhūyángzhīhuì　指头面部。人体清阳之气皆上注于头面。十二经脉中，手三阳的经脉从手走向头部，足三阳的经脉从头走向足部，手足三阳经皆会聚于头面，故称诸阳之会。《灵枢·邪气脏腑病形》："诸阳之会，皆在于面。"

铢 zhū　我国古代衡制中的重量单位。说法不一，举《汉书·律历志上》供参考。谓："一龠（yuè月，古容量单位）容一千二百黍，重十二铢，两之为两。二十四铢为两，十六两为斤。"应劭曰："十黍为累（lěi 垒，古容量单位），十案为一铢。"故一铢重一百黍。唐代以后，两以下改用钱、分、厘等单位，一钱等于二铢四案。

猪胆 zhūdǎn　中药名。出《名医别录》。为猪科动物猪 *Sus scrofa domestica* Brisson 的胆汁。苦，寒。入肝、胆、肺、肝、大肠经。清热解毒。治目赤、喉痹、肺热咳嗽、百日咳、哮喘、黄疸、痢疾、便秘，取汁冲服，6～9克。猪胆汁含猪胆酸、猪去氧胆酸、鹅去氧胆酸等。猪胆粉和胆酸钠对猫有止咳作用。胆酸钠对小鼠有祛痰作用。鹅去氧胆酸钠和胆酸对豚鼠有平喘作用。胆酸对豚鼠有抗过敏性休克作用。猪胆粉对动物有抗炎作用。胆酸盐对小鼠有抗惊厥作用。胆汁或胆盐口服可刺激胆汁分泌，增加肠蠕动。胆汁在体外对百日咳杆菌有抑制作用。

猪胆汁导 zhūdǎnzhīdǎo　导便法之一。用猪胆汁，加入醋少量，和匀，灌入肛门内。适用于病后或老年及新产因肠胃津液不足，大便秘结，体虚不任攻下者。

猪癫 zhūdiān　病名。①五痫之一。即猪痫。②五痫的俗称。《景岳全书·癫狂痴呆》：

"癫即痫也。""五痫，……即今人之谓羊癫、猪癫也。"参见痫、五痫条。

猪肚 zhūdǔ　药名。出《本草经集注》。为猪科动物猪的胃。甘，温。补虚损，健脾胃。治虚劳羸弱、泄泻、下痢、消渴、小便频数、小儿疳积、妇女赤白带下，内服：煮食，或入丸剂。含胃泌素、胃蛋白酶、胃泌素及胃蛋白酶稳定因子等。本品对消化系统有一定作用。

猪肚丸 zhūdǔwán　❶《济生方》方。猪肚一个，黄连、炒小麦各五两，天花粉、茯苓各四两，麦冬二两。猪肚洗净，诸药为末，内猪肚中，扎紧，蒸之极烂，捣和为丸，梧桐子大，每服七十丸（如不能为丸，可加适量炼蜜）。治消渴。❷《验方新编》方。白术八两，苦参六两，牡蛎八两。为末，用雄猪肚三个，洗净煮烂，合捣为丸，梧桐子大，每服三钱，日两次。治梦遗与肌肉消瘦。

猪耳朵草 zhū'ěrduǒcǎo　车前草之别名。详该条。

猪耳朵穗子 zhū'ěrduǒsuìzi　车前子之别名。详该条。

猪肤 zhūfū　药名。出《汤液本草》。为猪科动物猪的皮肤。甘，凉。入肾经。清热润燥，养血止血。治少阴下利、咽痛、胸满心烦、紫癜、贫血、白细胞减少症、便血、崩漏，内服：煮食或熬膏。含水分、蛋白质、脂肪、硫酸软骨素等。

猪肤汤 zhūfūtāng　《伤寒论》方。猪肤一斤。水煎去滓，加白蜜一升，白粉五合，熬香和匀，分六次温服。治少阴病，下利咽痛，胸满心烦。

猪肝 zhūgān　中药名。出《备急千金要方·食治》，为猪科动物猪的肝。甘、苦，温。入肝经。养血，补肝明目。治血虚萎黄、肝虚目昏、夜盲、小儿疳积、水肿、久痢脱肛、带下，内服：煮食，或入丸、散。含肝细胞生长因子、核糖核酸等。本品有保肝作用。

猪肝散 zhūgānsǎn 《银海精微》方。又名退翳散。蛤粉，谷精草，夜明砂。共为细末，用猪肝二两，切开，掺药于内，以麻线扎定，水煮，待冷，将肝同药细嚼，煮肝原汁送服。治雀目。

猪苓 zhūlíng 中药名。出《神农本草经》。别名野猪粪。为多孔菌科植物猪苓 *Polyporus umbellatus*（*Pers.*）*Fr.* 的菌核。主产于陕西、云南、河南、山西、河北等地。甘、淡、平。入肾、膀胱经。利尿渗湿。治小便不利、水肿胀满、泄泻、淋浊、带下，煎服：6~12克。本品含麦角甾醇、生物素、水溶性多聚糖（猪苓聚糖）。健康人口服煎剂可使尿量及尿中氯化物显著增加。多聚糖是一种非特异性细胞免疫刺激剂，给动物注射有抗癌作用，口服无效。

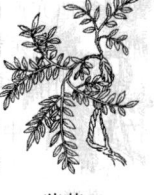

猪苓

猪苓汤 zhūlíngtāng 《伤寒论》方。猪苓、茯苓、泽泻、阿胶（烊化）、滑石各一两。水煎，分三次服。滋阴清热利水。治水热互结，内热伤阴而致的发热、渴欲饮水、小便不利、心烦不得眠，或血淋、尿血属阴虚有热者。也用于泌尿系感染，或肾炎属肾阴虚而小便不利者。

猪肾 zhūshèn 中药名。出《名医别录》。又名猪腰子。为猪科动物猪的肾。咸，平。补肾。治肾虚腰痛、水肿、久泻、遗精、盗汗、老人耳聋，煮食。其中的酶有抗癌作用。本品可作磷酸二酯酶原料。

猪髓 zhūsuǐ 中药名。出《本草纲目》。为猪科动物猪的脊髓或骨髓。甘、寒。补阴益髓。治骨蒸劳热、消渴、遗精，内服：煎汤或入丸剂。捣敷治疮疡。含丰富的钙、黏多糖、磷脂、生物活性肽等。

猪蹄 zhūtí 中药名。出《备急千金要方·食治》。为猪科动物猪的蹄。甘、咸、平。入胃经。填肾精，滋胃液，通乳，生肌。

猪蹄汤 zhūtítāng ❶《太平惠民和剂局方》卷九方。猪蹄一只，通草五两。水煎服。治奶妇气少血衰，脉涩不行，绝无乳汁。❷见《景岳全书·妇人规古方》卷六十一。①川芎、当归、白芍、熟地黄、延胡索、苦楝子、青木香、槟榔、黄芪、漏芦、陈皮、木通、猪蹄（或加天花粉）。先以猪蹄汁二碗煎药服。治气血不足，乳汁不下。②猪蹄一付，通草二两，川芎一两，甘草一钱，炒穿山甲十四片。加葱、姜、食盐，水煎服。治证同上。

猪心 zhūxīn 中药名。为猪科动物猪的心。甘、咸、平。入心经。治惊悸、怔忡、癫痫、自汗、不眠、咳血、吐血，煮食。含心钠素、辅酶 Q_{10} 及细胞色素 C。心钠素对心血管系统、肾脏能量代谢方面有影响。辅酶 Q_{10} 还可解毒、抗氧化、抗肿瘤。

猪牙皂 zhūyázào 中药名。出《名医别录》。别名牙皂。为豆科植物皂荚 *Gleditsia sinensis* Lam. 已衰老或受伤害后所结的小型果实。主产于四川、贵州、云南。性味、功效、用量与皂荚相同，参见皂荚条。

猪殃殃 zhūyāngyāng 中药名。出《滇南本草》。别名拉拉藤、八仙草。为茜草科植物猪殃殃 *Galium aparine* L. var. *tenerum*（Gren. et Godr.）Reichb. 的全草。分布于华南、西南至东北各地。辛、苦、凉。清热解毒，利尿消肿。治感冒、急慢性阑尾炎、泌尿系感染、水肿，亦治癌症、白血病，煎服：15~30克。治跌打损伤、痈疖肿毒，鲜品捣敷。本品含车叶草苷，能降低兔血压。

猪腰子 zhūyāozi 中药名。即猪肾，详该条。

Z

猪胰 zhūyí 中药名。出《雷公药对》。为猪科动物猪 Sus scrofa domestica Brisson 的胰脏。甘，平。益肺，健脾，润燥。治慢性气管炎、咳嗽、咯血、脾虚久痢、乳汁不通，内服：煮食或煎汤。酒泡捣涂，治手足皲裂出血。

猪油花 zhūyóuhuā 木槿花之别名。详该条。

猪鬃草 zhūzōngcǎo 中药名。见《贵州民间方药集》。为铁线蕨科植物铁线蕨 Adiantum capillus veneris L. 的全草。分布于长江以南各地，北至陕西、山西、甘肃、河北。苦，凉。清热祛风，利尿消肿。治感冒、风湿痹痛、肝炎、肠炎、痢疾、肾炎浮肿、尿路感染、带下，煎服：9～30克。治乳腺炎、疔疮、烧烫伤，鲜品捣敷。本品含挥发油、鞣质、黄芪苷、异槲皮苷、芸香苷等。有祛痰作用。

术矾丸 zhúfánwán 即伐木丸。详该条。

术附汤 zhúfùtāng 又名近效术附汤。《金匮要略》引《近效方》方。白术二两，炮附子一枚半，炙甘草一两。为粗末，每次五钱匕，加姜五片，枣一枚，水煎服。治风虚头重眩，苦极，不知食味。

竹二青 zhú' èrqīng 竹茹之处方名。详该条。

竹阁经验方 zhúgéjīngyànfāng 医书。见备急灸法条。

竹箍 zhúgū 即抱膝。详该条。

竹黄 zhúhuáng 天竺黄之简称。详该条。

竹节白附 zhújiébáifù 关白附之处方名。详该条。

竹节骨 zhújiégǔ 骨名。即指骨。详该条。

竹节骨折伤 zhújiégǔzhéshāng 病名。见《医宗金鉴·正骨心法要旨》。竹节骨即指骨。多因跌打、压撞所伤，肿胀、疼痛，屈伸活动障碍，折端有移位者可有畸形。治宜手法整复，夹缚固定；如有破损及严重移位者，可予清创及牵引整复，并服复元活血汤化裁；肿痛减轻时改服正骨紫金丹，配合功能锻炼；后期用海桐皮汤外洗。

竹节香附 zhújiéxiāngfù 中药名。见《中药志》(1959年版)。别名两头尖、草乌喙。为毛茛科植物多被银莲花 Anemoner addeana Reg. 的根茎。主产于吉林、山东、辽宁、黑龙江等地亦产。辛，热，有毒。祛风湿，消痈肿。治风寒湿痹、疮疖痈肿，煎服：1.5～3克。外用：研末撒膏药上敷贴。

竹沥 zhúlì 中药名。出《本草经集注》。别名竹油、淡竹沥。为禾本科植物淡竹 Phyllostachys nigra (Lodd.) Munro var. henonis (Mitf.) Stapf ex Rendle 等的茎用火烤灼而流出的液汁。甘，寒。入心、肝、肺经。清热，豁痰，镇惊。治中风昏迷，痰涎壅塞，肺热喘咳，痰壅，热病高热、神昏惊厥，冲服：20～60毫升，或用竹沥膏10～15克。

竹沥达痰丸 zhúlìdátánwán 又名竹沥运痰丸。《杂病源流犀烛》方。姜半夏、陈皮、炒白术、酒大黄、茯苓、酒黄芩各二两，炙甘草、人参各一两五钱，青礞石、焰硝各一两（上二药共同火煅成金色），沉香五钱。以竹沥、姜汁为丸，小豆大，每服一百丸。治痰涎凝聚成积，结在胸膈，咯吐不出，咽喉至胃脘狭窄难咽，疼痛，目眩头旋等。

竹沥运痰丸 zhúlìyùntánwán 即竹沥达痰丸。详该条。

竹帘 zhúlián 医疗器械。见《医宗金鉴·正骨心法要旨》。用普通竹帘制作，按患部大小长短裁制。四肢骨折经手法复位后，患处以布缠之，再以竹帘围裹扎紧固定。如嫌力不足，可再加用杉篱。

竹林寺女科 zhúlínsìnǚkē 医书。竹林寺在浙江萧山县，寺僧以善医女科闻名。其所撰女科著作自清代初期以后有多种传世，书名和内容、体例也互有不同。流传较广的有：《竹林寺三禅师女科三种》20卷，《宁坤秘笈》3卷，《竹林寺女科秘书》1卷等。内容均为妇产科方论，所列方剂大多实用有效。

竹苓 zhúlíng 雷丸之别名。详该条。

竹铃芝 zhúlíngzhī 雷丸之别名。详该条。

竹皮 zhúpí 竹茹之别名。详该条。

竹茹 zhúrú 中药名。出《本草经集注》。别名竹皮、竹二青、淡竹茹。为禾本科植物淡竹 Phyllostachys nigra（Lodd.）Munro var. henonis（Mitf.）Stapf ex Rendle 或青秆竹 Bambusa breviflora Munro 等的茎秆除去外皮后刮下的中间层。我国大部分地区均产。甘、凉。入肺、胃经。清热化痰，除烦止呕。用于痰热咳嗽、胆火夹痰、烦热呕吐、惊悸失眠、中风痰迷、舌强不语、胃热呕吐、妊娠恶阻、胎动不安，煎服：4.5~9克。

竹筒吸法 zhútǒngxīfǎ 外科外治法之一。见《仙传外科集验方》。又称药筒拔法、药煮吸筒拔法。根据不同证情，选用相应药物，与竹筒（一头留节、一头去节）若干同煮，然后乘热将筒急合于疮上，拔吸脓血或毒汁。用于疮疡排脓或毒蛇咬伤后拔吸出毒汁等。药用羌活、独活、紫苏、蕲艾、鲜菖蒲、甘草、白芷各五钱，连须葱二两，煮竹筒用之（《外科正宗》方）。

竹叶 zhúyè 中药名。出《名医别录》。别名淡竹叶。为禾本科植物淡竹 Phyllostachys nigra（Lodd.）Munro var. henonis（Mitf.）Stapf ex Rendle 的叶。甘、淡、寒。入心、胃经。清热除烦，利尿。治热病烦渴、口舌生疮、小便短赤、小儿风热惊痫，煎服：6~9克。

竹叶

竹叶地丁 zhúyèdìdīng 瓜子金之别名。详该条。

竹叶柳蒡汤 zhúyèliǔbàngtāng 《先醒斋医学广笔记》方。西河柳五钱，麦冬三钱，玄参二钱，牛蒡子、葛根各一钱五分，蝉蜕、荆芥、甘草、薄荷叶、知母各一钱，竹叶三十片。水煎服。功能透疹解毒，清泄肺胃。治痧疹透发不出、喘嗽、烦闷、躁乱及咽喉肿痛者。本方原书无方名。

竹叶麦冬 zhúyèmàidōng 碎骨子之别名。详该条。

竹叶石膏汤 zhúyèshígāotāng 《伤寒论》方。竹叶二把，石膏一升，半夏八两，麦冬一升，人参二两，炙甘草二两，粳米半升。水煎，分三次服。功能清热生津，益气和胃。治热病之后余热未清，气阴两伤，症见口干唇燥、泛恶、纳呆、舌质光红少苔、脉细数；或胃阴不足，胃火上逆，口舌糜烂、口渴、舌质红绛而干、脉细数；或消渴病，胃火炽盛，消谷善饥。也用于小儿夏季热。

竹叶汤 zhúyètāng ❶《金匮要略》方。竹叶一把，葛根三两，防风、桔梗、桂枝、人参、甘草各一两，炮附子一枚，大枣十五枚，生姜五两。水煎，分三次服。治产后中风、发热、面赤、喘而头痛者。❷《千金要方》方。竹叶一升，甘草二两，茯苓、生姜各三两，小麦五合，麦冬一升，大枣十四枚。水煎，分三次服。治产后心中烦闷。

竹叶泻经汤 zhúyèxièjīngtāng 《原机启微》方。柴胡、栀子、羌活、升麻、炙甘草各五分，赤芍、草决明、茯苓、车前子各四分，黄芩六分，黄连、大黄各五分，竹叶十一片，泽泻四分。水煎服。治眼目涩痛，视物微昏，内眦按之有脓液流出。

竹叶玉女煎 zhúyèyùnǚjiān 《温病条辨》方。石膏六钱，生地黄四钱，麦冬四钱，知母二钱，牛膝二钱，竹叶三钱。水煎服。治妇女温病，经水适来，耳聋，干呕，烦渴，脉数，甚则邪陷发痉者。

Z

竹油 zhúyóu 竹沥之别名。详该条。

逐寒荡惊汤 zhúhándàngjīng tāng 《福幼新编》方。胡椒、炮姜、肉桂各一钱，丁香十粒，灶心土三两。水煎服。治小儿慢惊风，脾肾阳虚者，症见囟门低陷、四肢厥冷、额汗、精神委靡、沉睡昏迷、手足蠕动等。

逐寒开窍 zhúhánkāiqiào 即温开法。是治疗寒湿痰浊恋阻心包、神识昏迷的方法。例如中风突然昏倒、不省人事、面色青白、手足冷、脉沉等，用苏合香丸。

逐水 zhúshuǐ 下法之一。用峻烈泻水药攻逐水饮的方法。适用于腹水、胸胁积水等实证。常用十枣汤等。

逐水法 zhúshuǐfǎ 治法。下法之一。用泻水作用峻烈的药物治疗水肿实证的方法。适用于颜面、四肢浮肿，或腹中有癥块而有腹水，或胸胁有积水，而脉沉实之证。常用方有十枣汤、禹功丸之类，常用药有牵牛、甘遂、芫花、大戟、商陆等。

逐瘀 zhúyū 治法。同破瘀散结。详该条。

主 zhǔ ❶指主气。与客相对。《素问·至真要大论》：“必安其主客，适其寒温。”❷反映，表明。《儒门事亲》：“涩脉如刀刮竹形，主丈夫伤精，女人败血。”❸主治、主治范围。《伤寒论·辨太阳病脉证并治》：“桂枝汤主之。”《灵枢·终始》：“从腰以上者，手太阴、阳明皆主之。”❹主宰，关联，掌管。《素问·宣明五气》：“五脏所主，心主脉。”《雷公炮炙药性解》：“脾为脏主，所喜惟燥。”❺受制约。《素问·五脏生成》：“心……其主肾也。”❻主要的。《素问·至真要大论》：“则治主病。”

主客 zhǔkè ❶运气中的主气和客气。《素问·至真要大论》：“必安其主客，适其寒温。”❷脉之常与变。《素问·阴阳类论》：“先至为主，后至为客。”

主客配穴法 zhǔkèpèixuéfǎ 即原络配穴

法。详该条。

主气 zhǔqì 运气术语。出《素问·六元正纪大论》。主司全年四时二十四节的风、热（暑）、湿、火、燥、寒六气，为地面气候的主要表现。由初之气、二之气至终之气（六之气），每气各主60日又87.5刻，周遍一岁，年年如此。六气所立之一岁，不同于一般历法从正月朔日起算的一岁，而是从上年十二月中之大寒日起算，至本年十二月大寒日为止，作为一岁。

主色 zhǔsè 望诊中人的基本肤色及生理性个体肤色特性，由此构成某个体面部的主要色泽，故称主色。主色属正常生理性肤色，与客色相对，主客均属正色的范畴。参见正色、客色条。

主药 zhǔyào ❶古代医药官职名。南北朝时期北周以及隋、唐两代的太医署、尚药局内均设有本职，掌管药物。❷处方中针对主要病因或主要病机及其主要证候，发挥主要治疗作用的药物，即为主药。《素问·至真要大论》：“主病之为君。”主药即君臣佐使中的君。

主运 zhǔyùn 运气术语。五运分主一年的春、夏、长夏、秋、冬五季。它随五季气候变化而传递有次，一般的规律是从木而火，而土，而金，而水，循五行相生之序，始于木而终于水，每运约各主七十三日另五刻。从每年的大寒节算起。

主证 zhǔzhèng ❶主要症状。为辨证的依据。如《伤寒论》：“太阳之为病，脉浮，头项强痛而恶寒。”脉浮、头项强痛、恶寒三者即辨太阳病的主证。❷在主次兼夹的病症中，反映疾病本质的证候。《温热论》：“或透风于热外，或渗湿于热下，不与热相搏，势必孤矣。”此“热”即为主证。

拄骨 zhǔgǔ 骨名。又名锁子骨、缺盆骨、髃骨。即锁骨。《医宗金鉴·刺灸心法要诀》："柱骨者，膺上缺盆之外，俗名锁子骨也。内接横骨，外接肩解也。"

煮 zhǔ ❶中药炮制法之一。把药物放在清水或其他液体（醋、药汁等）内煎煮。❷即煎药法。详该条。

煮拔筒法 zhǔbátǒngfǎ 见水罐法条。

属累 zhǔlèi 见《针灸甲乙经》。命门穴别名。详该条。

苎根 zhùgēn 苎麻根之简称。详该条。

苎根汤 zhùgēntāng 《外台秘要》引《小品方》方。苎麻根、生地黄各二两，当归、芍药、阿胶（烊化）、甘草各一两。水煎，分三次服。治劳损而致的胎动下坠、小腹痛、阴道出血。

苎麻根 zhùmágēn 中药名。出《药性论》。简称苎根。为荨麻科植物苎麻 *Boehmeria nivea*（L.）Gaud. 的根。主产于浙江、山东、陕西。甘，寒。入肝、脾经。止血，安胎，利尿，清热。治胎漏下血、亦治尿血、便血、崩漏、衄血、吐血、咯血、小便不利、淋浊、水肿、带下，煎服：9～30克。治热毒痈肿，鲜品捣敷。本品含绿原酸等。浸膏酸化后的乙醇提取物——"血凝"注射液，可缩短小鼠凝血时间，并有局部止血作用。

助阳 zhùyáng 即补阳。详该条。

助阳解表 zhùyángjiěbiǎo 阳虚外感的治法。症见头痛、恶风寒、发热、无汗、手足不温、喜盖衣被、精神衰倦、面色苍白、声音低微、脉沉无力、舌苔淡白等。处方由助阳药与解表药组成，如再造散。

杵骨 zhùgǔ 骨名。出《灵枢·背腧》。又名脊骨。即第一胸椎棘突。

注车注船 zhùchēzhùchuán 病症名。出《诸病源候论》卷四十。俗称晕车晕船。乘车船时出现头晕呕吐的症状。

注解伤寒论 zhùjiěshānghánlùn 医书。10卷。东汉·张仲景撰，金·成无己注。书成于1144年。成氏参阅《内经》《难经》等书阐注《伤寒论》，辨析六经及仲景方论颇详，有一定的见解和发挥，但或有随文训释、解释不当之处。是现存《伤寒论》注本中最早的全注本。新中国成立后有排印本。

注射剂 zhùshèjì 中药剂型。从药材中提取的有效物质制成的、可供注入人体内的灭菌溶液或乳状液，以及供临用前配成溶液的无菌粉末或浓溶液制剂。

注痛 zhùtòng 见《医学心悟》卷三。即注心痛。详该条。

注下赤白 zhùxiàchìbái 见《素问·六元正纪大论》等篇。即痢疾。详该条。

注夏 zhùxià 即疰夏。详该条。

注泄 zhùxiè 见《素问·至真要大论》。即水泻。详该条。

注心痛 zhùxīntòng 病症名。出《千金要方》卷十三。又名注（疰）痛。症见卒尔心痛、面目青黯，或昏愦谵语，或脉乍大乍小，两手若出两人。治宜通阳行气，活血化瘀。《医学三字经》对本病的治疗主张"宜苏合（香）丸研而灌之"。其他如冠心苏合丸、丹参饮、针刺、水针疗法等，均可辨证选用。

驻车丸 zhùchēwán 《备急千金要方》卷十五方。黄连六两，干姜二两，当归、阿胶各三两。为末，醋煮阿胶为丸，黄豆大，每服三十丸。治阴虚发热，下痢脓血，日夜无节，腹痛难忍者。

驻景丸 zhùjǐngwán ❶《银海精微》卷上方。熟地二两，川椒、楮实子、五味子、枸杞子、乳香、人参各一两，菟丝子、肉苁蓉各五钱。蜜丸，梧桐子大，每服三十丸，空腹盐汤送服。治心肾俱虚，血气不足，下元衰惫。❷《证治准绳·类方》第七册方。熟地黄、车前子各三两，菟丝子五两（一方加

Z

枸杞子）。蜜丸，梧桐子大，每服五十丸，食前茯苓或石菖蒲煎汤送下。治肝肾虚，眼昏生翳。

驻形 zhùxíng　养生术语。驻，留住；形，外形。即使形体不衰老。成玄英《南华真经注疏》说："吹冷呼而吐故，晌暖吸而纳新，如熊攀树而可以自悬，类鸟飞空而伸其脚也。斯皆导引神气，以养形魄，延年之道，驻形之术。"故导引也作为一种驻形术。

柱骨 zhùgǔ　骨名。指颈椎。《释骨》："骨三节，植颈项者，通曰柱骨。"

祝由 zhùyóu　古代祝祷治病方法的名称。后世称用符咒禳病的为祝由科。

疰 zhù　通注。疰，有灌注和久住之意，多指具有传染性和病程长的慢性病，主要指劳瘵。《释名·释疾病》："注病，一人死，一人复得，气相灌注也。"《素问·五常政大论》："其动暴折疡。"

疰嗽 zhùsòu　见劳嗽条。

疰夏 zhùxià　病名。①又作注夏。见《丹溪心法》卷一。因有明显的季节性，每于夏令发病，故名。多由脾胃虚弱或气阴不足，不能适应夏令炎热所致。患者常于春夏之交忽发眩晕、头疼身倦、脚软、体热食少、频欲呵欠、心烦自汗等。治宜益气阴，解暑热。用白虎加人参汤，补中益气汤去柴胡、升麻，加白芍、黄柏等。②劳病之一。《杂病源流犀烛》："劳之为病，其脉浮，又手足烦热，寒精自出，脚酸削不能行，小腹虚满，春夏剧，秋冬瘥，谓之疰夏病。"选用黄芪建中汤等。

蛀节疔 zhùjiédīng　即蛇节疔。详该条。

筑宾 zhùbīn　经穴名。代号 K19。出《针灸甲乙经》。属足少阴肾经。位于小腿内侧，内踝上 5 寸，胫骨内侧缘后约 2 寸处。主治少腹痛、痛经、盆腔炎、癫狂、腓肠肌痉挛等。直刺 1~1.5 寸。灸 3~5 壮或 5~10 分钟。本穴又为阴维（脉）之郄穴。

zhua

抓法 zhuāfǎ　用五指捏拿的推拿手法。详见拿法条。

爪 zhuǎ　指甲。《灵枢·本藏》："肝应爪，爪厚色黄者，胆厚；爪薄色红者，胆薄。"

zhuai

拽法 zhuàifǎ　推拿手法名。见曹锡珍《外伤中医按摩疗法》。用力牵拉患者肢体关节的手法。

zhuan

转胞 zhuǎnbāo　病症名。出《金匮要略·妇人杂病脉证并治》。又名转脬、胞转。以脐下急痛为主症的小便不通。多由强忍小便（忍尿疾走、忍尿入房、饱食忍尿等），或寒热所迫，或惊忧暴怒，水气上逆，气迫膀胱，使膀胱屈戾不舒所致。治宜滑利疏导。方用蒲黄散（《圣济总录》：蒲黄、滑石）、滑石散（《世医得效方》：寒水石、滑石、葵子、乱发灰、车前子、木通）等。年老体弱者，当宜补肾，用六味丸。惊忧暴怒，小便卒暴不通者，宜葱白汤（《世医得效方》：陈皮、葵子、葱白）。若孕妇胎满压迫膀胱所致者，宜用肾气丸，或令孕妇平卧床榻，脚端抬高，使胎不压胞，小便自通。若因孕妇中气虚弱，胎元下坠所致者，宜补中益气汤。

转豆脉 zhuǎndòumài　十怪脉之一。又称转丸脉。脉来去捉摸不定，忽隐忽现，若有若无。参见十怪脉条。

转谷 zhuǎngǔ　经外奇穴名。出《外台秘要》。位于胸侧部，腋前皱襞直下，第二肋间隙中。主治胸胁支满、食欲不振、呕吐，以及肋间神经痛等。斜刺 0.3 ～ 0.5 寸。灸 3 ～ 5 壮或 5 ～ 10 分钟。

转归 zhuǎnguī 病机名词。疾病发展的结局包括痊愈、死亡、缠绵或后遗等各种情况。

转脬 zhuǎnpāo 见《证治汇补·癃闭》。即转胞。详该条。

转乳 zhuǎnrǔ 即呋乳。详该条。

转矢气 zhuǎnshǐqì 证名。肠中有气转动，且时时放屁。见《伤寒论·辨阳明病脉证并治》。即失气。详该条。

转丸脉 zhuǎnwánmài 即转豆脉，详该条。

转注 zhuǎnzhù 见《外台秘要》卷十三。即劳瘵。详该条。

转筋 zhuànjīn 症状名。出《灵枢·阴阳二十五人》。俗名抽筋。多由血气不足，风冷或寒湿侵袭所致。症见肢体筋脉牵掣拘挛，如扭转急痛。常见于小腿腓肠肌，甚则牵连腹部。治宜活血舒筋为主。方用四物汤加苡仁、木瓜等。此症又常并发于霍乱吐泻后、津液暴脱、筋脉失养之时，详见霍乱转筋条。

zhuang

壮 zhuàng 灸法术语。①艾炷灸中的计数单位。每灸一个艾炷，称为一壮。②指艾炷。如大壮灸，即用较大的艾炷施灸；小壮灸，即用较小的艾炷施灸。

壮骨关节丸 zhuànggǔguānjiéwán 中成药。见《中华人民共和国药典》2010 年版一部。狗脊、淫羊藿、独活、骨碎补、续断、补骨脂、桑寄生、鸡血藤、熟地黄、木香、醋乳香、醋没药。以上 12 味，按水丸或浓缩水丸剂工艺制成。口服，浓缩丸一次 10 丸；水丸一次 6 克。一日 2 次，早晚饭后服用。功能补益肝肾，养血活血，舒筋活络，理气止痛。用于肝肾不足、血瘀气滞、脉络痹阻所致的骨性关节炎、腰肌劳损，症见关节肿胀、疼痛、麻木、活动受限。

壮火 zhuànghuǒ 过亢的、能耗损人体正气的火。《素问·阴阳应象大论》："壮火食气……壮火散气。"

壮火食气 zhuànghuǒshíqì 出《素问·阴阳应象大论》。壮火，阳气亢盛之极。食，腐蚀、消耗。阳气过亢，火热耗气，可使正气衰弱。辛热助火之药，亦能使精气耗损。

壮水之主以制阳光 zhuàngshuǐzhīzhǔyǐzhì yángguāng 治则之一。出《素问·至真要大论》王冰注语。后人简称为壮水制阳或滋水制火，滋阴抑火。是治求其属的治法，即用滋阴壮水之法，以抑制阳亢火盛。肾主真水，肾阴不足，则虚火上炎，出现阳偏亢之象，症见头晕目眩、腰酸足软、咽燥耳鸣、烦热盗汗等，此非火之有余，乃水之不足，故必须滋养肾水，用六味地黄丸、左归丸治疗。参见阳病治阴条。

壮热 zhuàngrè 症名。见《诸病源候论》卷九。发热热势壮盛，属于高热的范围。

状如鱼胞 zhuàngrúyúpāo 即状若鱼胞。详该条。

状若鱼胞 zhuàngruòyúbāo 病症名。见《证治准绳》。又名状如鱼胞、气胀。由热邪壅肺，气机不畅所致。症见"气轮肿起，不紫不赤，或水红，或白色，状若鱼胞"（《审视瑶函》）；甚至白睛肿胀，高于黑睛，埋没黑睛缘，可兼有赤涩疼痛。治宜清热泻肺。用泻白散或泻肺汤（《审视瑶函》：羌活、黑参、黄芩、地骨皮、桑白皮、大黄、芒硝、甘草）。

zhui

追虫丸 zhuīchóngwán 《证治准绳》方。黑

牵牛、槟榔各八两，醋炙雷丸、木香各二两。为末，用茵陈二两、皂角、苦楝皮各一两，煎取浓汁为丸，如绿豆大，成人每服四钱，小儿服钱半至三钱，于清晨空腹砂糖水送服。治虫积腹痛。

追疔夺命丹 zhuīdīngduómìngdān《赤水玄珠》方。羌活、独活、青皮、防风、黄连、赤芍、细辛、甘草、蝉蜕、僵蚕、重楼、泽兰、金银花各等分。为粗末，每服五钱，加泽兰、金银花各一两，生姜十片，酒煎热服。治疔疮。

追风散 zhuīfēngsǎn《喉症全科紫珍集》方。何首乌、牛膝、川乌、麝香、细辛、良姜、草乌各等分。为末，吹患处。治咽喉诸证，牙关紧急、舌硬难转者。

坠睛 zhuìjīng 病症名。见《太平圣惠方》卷三十三。又名坠睛眼。风寒上攻眼带，致目珠向下偏斜。类似上直肌、下斜肌麻痹所致的麻痹性斜视。

坠胎 zhuìtāi 陈修园医书十六种（573）病名。出《诸病源候论》卷四十二。妇人怀孕三月以内，由于肾虚、血虚、气虚、血热、郁怒或外伤、药物中毒等伤及冲任，或冲任不固，胎元失养，以致妊娠中断，胎儿未成形而坠下。《医宗金鉴·妇科心法要诀》："五月成形名小产，未成形象坠胎言。"

缀法 zhuìfǎ 连接断裂组织的一种方法。见《医宗金鉴》。取乱发若干，放置瓦罐内，盐泥密封罐口，以火煅，使发成灰备用。乘新伤急蘸发灰掺于创口内，对好断裂组织，以消毒纱布敷盖，外以绷带包扎。主要用于耳鼻等处撕裂或断离伤。

赘皮外痔 zhuìpíwàizhì 病名。症见肛周有皮瓣赘生，并伴异物感，无痛，不出血，有炎症时肿胀发硬、疼痛。一般无需治疗，较大者可结扎或手术切除。

zhun

准头 zhǔntóu 即鼻尖。见鼻准条。

zhuo

顀 zhuō 眼眶下缘的骨。《灵枢·经脉》，"小肠手太阳之脉……其支者，别颊上顀，抵鼻。"

灼热 zhuórè 症名。出《伤寒论》。发热较高，如火灼之状。手抚患者的皮肤，有灼手的感觉。可见于多种热性病。

灼痛 zhuótòng 痛处有烧灼感。多见于郁火伤阴之胃脘痛，或热毒炽盛的疮疡、烫火伤等。

浊 zhuó 病症名。分白浊、赤浊二种，故又称赤白浊、二浊。①指小便混浊（见《丹溪心法》卷三）。后人称为溺浊，详该条。②尿道口常流少量米泔样或糊状浊物，溺时有痛感，但小便并不混浊（见《证治准绳·赤白浊》）。后人称为精浊。详该条。

浊气 zhuóqì ❶水谷精华的浓浊部分。《素问·经脉别论》："食气入胃，浊气归心，淫精于脉。"❷污浊之气。如呼出之气或肛门排出的矢气。

浊邪害清 zhuóxiéhàiqīng 湿浊邪气阻遏清阳，蒙蔽头部孔窍，出现神志昏蒙和听觉障碍。《温热论》："湿与温合，蒸郁而蒙蔽于上，清窍为之壅塞，浊邪害清也。"

浊阴 zhuóyīn 与清阳相对的概念，一般指体内较重浊的物质。《素问·阴阳应象大论》："清阳出上窍，浊阴出下窍；清阳发腠理，浊阴走五脏；清阳实四肢，浊阴归六腑。"可见浊阴既指二便排泄的污浊之物，又指与功能相对的水谷精微物质（包括营气）。

浊阴不降 zhuóyīnbúxiáng 水谷的营养原料和糟粕不能被正常消化吸收和排泄。《素问·阴阳应象大论》："浊阴走五脏","浊阴归六腑","浊阴出下窍"。出下窍的浊阴指糟粕,走五脏、归六腑的浊阴是新陈代谢的原料。浊阴不降多由脾胃阳气不足,升清降浊的功能障碍所致。症见胸闷、腹胀、大便溏、小便黄及头重体困、食少纳呆、舌苔浊腻、脉弦滑等。

啄法 zhuófǎ 推拿手法名。五指聚拢或稍分开,用指端快速叩击治疗部位,如鸡啄之状。

着痹 zhuóbì 病症名。出《素问·痹论》等篇。即湿痹。详该条。

着肤灸 zhuófūjiǔ 即直接灸。详该条。

著痹 zhuóbì 出《素问·痹论》。即湿痹。详该条。

zi

资生丸 zīshēngwán 《兰台轨范》方。人参、白术各三两,茯苓、山药、莲子肉、陈皮、麦芽、神曲各二两,薏苡仁、芡实、砂仁、白扁豆、山楂各一两半,甘草、桔梗、藿香各一两,白豆蔻八钱,黄连四钱。蜜丸,弹子大,每次二丸,米饮送下。治妊妇脾虚呕吐,或胎滑不固。

资寿解语汤 zīshòujiěyǔtāng 《杂病源流犀烛》方。羚羊角、桂枝各一钱,羌活、甘草各七分五厘,防风、附子、酸枣仁、天麻各五分。加竹沥五匙,姜汁一匙,水煎服。治中风,舌强不语。

滋膵饮 zīcuìyǐn 《医学衷中参西录》方。黄芪、山茱萸各五钱,生地黄、山药各一两,生猪胰子(切碎)三钱。前四药煎汤,送服猪胰子。治消渴。

滋肾通关丸 zīshèntōngguānwán 即通关

丸。详该条。

滋肾丸 zīshènwán 即通关丸。详该条。

滋肾育阴 zīshènyùyīn 即补肾阴。详补阴条。

滋水涵木 zīshuǐhánmù 借五行相生说明肝肾关系,运用滋肾阴而达到润养肝阴的方法。用于肾阴亏、肝阴虚、肝火有余的证候。表现为头目眩晕、眼干发涩、耳鸣颧红、口干、五心烦热、腰膝酸软、男子遗精、妇女月经不调、舌红苔少、脉细弦数,可用地黄、山茱萸、枸杞子、玄参、龟甲、女贞子、何首乌等药。

滋水清肝饮 zīshuǐqīnggānyǐn 清·杨乘六《医宗己任编》方。熟地黄、山药、山茱萸、牡丹皮、茯苓、泽泻、柴胡、白芍、栀子、酸枣仁、当归。水煎服。治燥火生风,症见发热胁痛、耳聋口干、手足头面似觉肿起。

滋心阴口服液 zīxīnyīnkǒufúyè 中成药。见《中华人民共和国药典》2010 年版一部。麦冬、赤芍、北沙参、三七。功能滋养心阴,活血止痛。用于阴虚血瘀所致的胸痹,症见胸闷胸痛、心悸怔忡、五心烦热、夜眠不安、舌红少苔;冠心病心绞痛见上述证候者。口服。一次 10 毫升,一日 3 次。每支装10 毫升。

滋养肝肾 zīyǎnggānshèn ❶治疗肝肾阴虚的方法。患者表现为头晕、面红目火、眼花耳鸣、腰部腰痛、咽干、夜卧不安,或有盗汗、尿少色黄,舌红苔少,脉弦细,用杞菊地黄丸。❷是滋阴阴以润养肝阴的方法,即滋水涵木法。详该条。

滋养胃阴 zīyǎngwèiyīn 治疗胃阴不足的方法。临床用于饥而少食、脘腹不舒、口干唇燥、大便秘结、舌红少苔、脉细数等胃阴虚证候。常用北沙参、麦冬、石斛、玉竹等药。

滋阴 zīyīn 即补阴。又称育阴、养阴、益阴。是治疗阴虚证的方法。常用药如天冬、麦冬、石斛、沙参、玉竹、龟甲、鳖甲、旱莲草、女贞子等。参见补阴条。

滋阴降火汤 zīyīnjiànghuǒtāng 明·王纶《明医杂著》方。生地黄（酒洗）、炙甘草、炮姜各五分，川芎、熟地黄、知母（蜜水浸拌炒）、天冬各一钱，炒白芍、当归、白术各一钱三分，陈皮、黄柏（蜜水浸炙）各七分。加生姜三片，水煎，空腹服。治劳瘵，色欲过度，损伤精血，阴虚火动，午后发热，盗汗、咳嗽倦怠，饮食少进，甚则痰涎带血，或咯血、吐血、衄血，肌肉消瘦，身热，脉沉数者。若咳嗽盛，加桑白皮、马兜铃、瓜蒌仁各七分，五味子十粒；痰盛，加姜半夏、贝母、瓜蒌仁各一钱；若潮热盛，加桑白皮、沙参、地骨皮各七分；若梦遗精滑，加牡蛎、龙骨、山茱萸各七分；若盗汗多，加牡蛎、酸枣仁各七分，浮小麦一撮；赤白浊，加茯苓一钱，炒黄连五分；兼衄血、咳血，加桑白皮一钱，炒栀子、黄芩各五分；兼嗽血、痰血，加桑白皮、贝母、黄连、瓜蒌仁各七分；兼呕吐血，加栀子、黄连、干姜、炒蒲黄各一钱，韭汁半盏，姜汁少许；兼唾血，加桔梗、玄参、炒侧柏叶各一钱。本方原书无方名。

滋阴解表 zīyīnjiěbiǎo 见养阴解表条。

滋阴利湿 zīyīnlìshī 利湿法之一。治疗湿热伤阴，小便不利的方法。症见口渴饮水、小便不利，或咳嗽呕恶、心烦不寐，用猪苓汤。

滋阴平肝潜阳 zīyīnpínggānqiányáng 参见育阴潜阳条。

滋阴清化丸 zīyīnqīnghuàwán ❶《杂病源流犀烛》方。①熟地黄、生地黄、天冬、麦冬、当归、鳖甲、阿胶、白芍、茯苓、山药、贝母、天花粉、甘草、五味子。蜜丸，芡实大，每服一丸，含化。治虚损痨瘵。②生地黄、熟地黄、天冬、麦冬各二两，黄柏

一两五钱，白芍、茯苓、山药、枸杞子、玄参、薏苡仁各一两，五味子七钱，甘草五钱。蜜丸，弹子大，每服一丸，空腹含化。治阴虚夜嗽，至晓方缓。③天冬、麦冬、生地黄、熟地黄、知母、贝母、茯苓、山药、天花粉、五味子、甘草。蜜丸，弹子大，每服一丸，含化。治虚劳咳嗽、痰热口渴汗出者。❷《疡医大全》引何继充方。天冬、麦冬、枸杞子、知母、当归、生地黄、熟地黄、川贝母各二两，北五味子七钱，牡丹皮、山茱萸、玄参各一两，茯苓、山药各一两五钱。蜜丸，每服三钱。治肺痈。

滋阴润燥 zīyīnrùnzào 即养阴润燥。详该条。

滋阴息风 zīyīnxīfēng 息风法之一。以滋阴为主，消除因阴虚而动风的方法。在热性病晚期，热伤真阴，表现为身热不甚但羁留不退，手足心热、面红、虚烦不眠、咽干口燥、神倦心慌，甚或耳聋、手足蠕动或抽搐，舌干绛少苔，脉虚数或细数，可用大定风珠。

子处 zǐchù 出《灵枢·五色》。即子宫。《类经》卷五《色藏部位脉病易难》注："子处，子宫也。"

子盗母气 zǐdàomǔqì 五行学说术语。用五行相生的母子关系来说明五脏之间的病理关系。如脾土为母，肺金为子，肺气虚弱，可发展为脾失健运。

子烦 zǐfán 病名。出《诸病源候论》。妇女怀孕后因血聚养胎，阴血不足，或素有痰饮，复因郁怒忧思，致使火热乘心，神志不宁，出现心惊胆怯、烦闷不安的病症。阴虚者，兼见五心烦热、口干，宜清热养阴除烦，用人参麦冬散（《妇科心得》：竹茹、人参、麦冬、茯苓、黄芩、知母、生地、炙甘草）。痰火者，兼见头晕脘闷、恶心呕吐、多痰，宜清热涤痰，用竹沥汤（《妇科心

得》：竹沥、麦冬、黄芩、茯苓、防风）加减。肝郁者，兼见两胁胀痛，宜疏肝解郁除烦，用逍遥散加减。

子宫 zǐgōng　又称胞宫。出《神农本草经》紫石英条。妇女内生殖器官的重要组成部分。有行经、孕育子女等功能。

子宫颈炎 zǐgōngjǐngyán　病名。子宫颈的急性或慢性炎症病变。急性炎症表现为宫颈局部充血、水肿、上皮脱落坏死，甚至形成溃疡，带下量多，呈脓样。慢性宫颈炎包括宫颈糜烂、息肉、肥大和囊肿潴留等，带下量多，有时呈脓性或血性，常伴有腰酸腹痛、下腹坠痛等症状。急慢性炎症均属带下病范围，可根据带下的色、质、气味、症状等辨证治疗。局部用胆矾散（取新鲜猪胆，以酒精消毒外囊，取明矾100克煅烧，去其结晶水，研碎，与新鲜胆汁100毫升调成糊状，置60℃烘干，研碎过筛，防止污染）外敷，3～7天为一疗程。

子宫脱出 zǐgōngtuōchū　即子宫脱垂。详该条。

子宫脱垂 zǐgōngtuōchuí　病名。又名子宫脱出、阴癫，俗称吊茄子、癫葫芦，并有阴挺、阴下脱、阴脱、阴菌、阴痔、茄子疾等名。多由气虚下陷，带脉失约，冲任虚损，或多产、难产、产时用力过度伤及胞络，或因肾气虚而使胞宫失于维系所致。症见子宫位置下垂或脱出阴道口外，甚者连同阴道壁、膀胱或直肠一并膨出。属气虚者，兼见少气懒言、面色㿠白、小腹空坠等，宜补气升阳，用补中益气汤。属肾虚者，兼见头晕耳鸣、腰膝酸软等症，宜补肾益气，用大补元煎加鹿角胶、升麻、枳壳。若子宫脱垂因磨擦损伤或感染而局部红肿溃烂、黄水淋漓、阴门肿痛、小便赤数等，治宜清热利湿，用龙胆泻肝汤。外用熏洗方：苦参、蛇床子、黄柏、乌梅、五倍子，水煎，先熏后洗。可针刺维胞、子宫、三阴交等穴。

子宫外妊娠 zǐgōngwàirènshēn　病名。简称宫外孕。子宫腔以外部位的妊娠。以输卵管妊娠为多见。临床表现为停经、早孕反应、小腹部发作性剧痛、阴道出血、腹腔内出血、贫血、休克等症状。多属瘀血内停，气机阻滞的实证。按病变的情况，可采用中西医结合辨证治疗。休克型：属正虚邪实，宜回阳救逆，佐以扶正止血，活血化瘀，用参附汤加宫外孕1号，配合输血补液。不稳定型：腹痛反复发作，胚胎未死，属瘀血内停少腹之实证，宜活血化瘀止痛，方用宫外孕1号加减。包块型：胚胎已死，病情稳定，盆腔形成血肿，属瘀血内停，治宜活血化瘀重剂，方用宫外孕2号。如休克不能纠正，或疑似间质部妊娠，胚胎继续存活，或并发肠梗阻者，应行开腹手术治疗。

子宫丸 zǐgōngwán　验方。硇砂、冰片各1.05克，雄黄、钟乳石13.2克，白矾6.5克，乳香9.9克，没药9克，硼砂1.2克，儿茶10.8克，蛇床子4.2克，麝香1.2克，血竭7.5克，漳丹46.5克。制成钮扣状片，分边上药（上子宫颈周围及穹窿部）和口上药（上子宫外口）二种，局部外用，隔日换药一次。治经闭、痛经、外阴炎、各种阴道炎、宫颈炎、子宫炎、附件炎、盆腔炎、子宫脱垂、子宫发育不良、习惯性流产等。实验研究：体外有抑制各类溶血性链球菌、肺炎球菌、绿脓杆菌、金黄色葡萄球菌、大肠杆菌以及杀阴道滴虫效能。

子宫穴 zǐgōngxué　经外奇穴名。代号EX-CA1。见《针灸大成》。位于腹正中线脐下4寸，旁开3寸处。主治子宫下垂、子痫、附件炎、不孕症、疝气等。直刺0.8～1.2寸。灸5～7壮或5～15分钟。

子户 zǐhù　❶出《脉经》。指妇女前阴。❷见《针灸甲乙经》。气穴穴的别名。详该条。

子户肿胀 zǐhùzhǒngzhàng　病症名。出徐润

之《最新三字达生续编》。即妇女前阴肿胀。参见阴户肿痛条。

子淋 zǐlín　病名。出《诸病源候论》。孕妇出现尿频、尿急、淋漓涩痛者。多因阴虚、实热，或湿热、气虚等致使膀胱气化不行，出现小便频数、淋漓疼痛的病症。阴虚者兼见两颧潮红、心烦不宁，宜清热滋阴通淋，用知柏地黄丸。实热者，兼见口苦、口渴、口舌生疮，宜清热泻火通淋，用导赤散。湿热者，兼见肢体倦怠、小便涩痛，宜清热利湿通淋，用五淋散。气虚者，兼见小便不能约制、溺后痛甚，宜益气止淋，用益气止淋汤（《女科正宗》：人参、黄芪、白术、茯苓、麦冬、益智仁、升麻、甘草）。

子龙丸 zǐlóngwán　即控涎丹。详该条。

子满 zǐmǎn　病名。出《诸病源候论》。妊娠肿胀喘满的病症。多因平素脾肾阳虚，内有水气湿邪，怀孕至六七个月，胎体渐长，影响气机升降，运化敷布失常以致水湿停聚，而出现遍身俱肿、腹胀喘满的症状。宜温阳健脾，理气行水。用五苓散加葶苈子，或鲤鱼汤。亦即胎水肿满。详该条。

子冒 zǐmào　即子痫。详该条。

子门 zǐmén　出《灵枢·水胀》。即子宫颈口。《类经》："子门，即子宫之门。"

子母补泻法 zǐmǔbǔxièfǎ　针刺补泻法之一。《难经·六十九难》："虚者补其母，实者泻其子。"其法将井、荥、输、经、合五输穴按五行相生次序，分属木、火、土、金、水，又依生我者为母、我生者为子，据病情的虚实，用补母或泻子的取穴方法来治疗。如肺经虚证，可补本经（金）母穴太渊（土），或母经（脾经）的穴位，称为虚则补其母（土生金）；又如肺经实证，可泻本经（金）子穴尺泽（水），或子经（肾经）的穴位，称实则泻其子（金生水）。

子母痔 zǐmǔzhì　病名。《疮疡经验全书》：

"子母痔，一大一小。"参见痔条。

子气 zǐqì　病名。见《妇人大全良方》引《产乳集》。妇女怀孕后由于脾肾阳虚，又伤于湿，湿气内蕴，运化失常，气机升降失调，水湿停聚，流注于下，出现下肢浮肿、小便清长的病症。治宜温阳健脾行水。方用全生白术散加减。或理气化湿，方用天仙藤散（《妇人大全良方》：天仙藤、香附、陈皮、甘草、乌药、生姜、木瓜、紫苏叶）。

子芩汤 zǐqíntāng　《外台秘要》引《古今录验》方。黄芩一钱二分，知母、女葳各六分，竹叶八分，黄柏、炙甘草各四分。水煎服。治小儿热痢。

子嗽 zǐsòu　病名。出《妇人大全良方》。即妊娠咳嗽。怀孕后因血聚养胎，阴虚火动，或痰饮上逆，外感风寒等，致肺失清肃，气机不畅，发为咳嗽。阴虚火动者，潮热颧红，短气乏力，宜滋阴清热，用麦味地黄丸。痰饮上逆者，咳嗽痰多，胸闷心烦，宜理气化痰，用二陈汤加减。外感风寒者，鼻寒流涕，发热恶寒，宜解表宣肺，用杏苏散。

子死腹中 zǐsǐfùzhōng　又称胎死腹中。出《诸病源候论》。多因跌扑闪挫，气血逆乱；母患热病，热毒伏于冲任；误服毒药，药毒伤胞；母体素虚，冲任气血虚少；胎儿脐带缠颈，气绝致死等，致胎儿死于母体内。必须急下死胎。参见死胎不下条。

子午流注 zǐwǔliúzhù　古代关于针灸取穴方法的一种学说。认为人体的气血在经脉中循行时，随着时间的变化而有盛衰开阖的不同，因而主张以十二经的五输穴为基础，配合日、时的天干、地支变易，来决定某天某时治病应取的穴位。这种学说从总体来看，认识到人体经脉气血的变化受自然界日时变异的一定影响，有其合理的因素，但其科学价值有待今后在科学研究和临床实践中进一步验证。

子午流注针经 zǐwǔliúzhùzhēnjīng　书名。3

卷。约12世纪初金·何若愚撰。金·阎明广注。卷上为流注指微赋、平人气象论、经隧周环图与十二经脉的循行，主病图形；卷中论子午流注；卷下为井荥歌诀及图。书中强调人体经脉气血的流注、开合，随不同的日时干支配合而变化。是既知最早的一种论述子午流注学说的专书。其主要内容在后代针灸书中多有收载。现存《针灸四书》本与抄本。

子痫 zǐxián 病名。出《诸病源候论》。又名妊娠痫症、妊娠风痉、儿风、子冒。多因平素肝肾阴虚，孕后阴血益虚，阴虚则阳亢，导致肝风内扰，虚火上炎，引动心火，风火相煽，症见突然扑倒、昏不识人、四肢抽搐、少时自醒、醒后复发。治宜滋阴潜阳，平肝息风。方用羚羊角散，或天麻钩藤饮。若痰涎壅盛、喉中痰鸣、目吊口噤者，宜清热涤痰，上方加竹沥、胆星。若抽搐不止、昏迷不省，可配合针灸急救，抽搐针曲池、承山、太冲，昏迷针人中、内关、百会、风池、涌泉，牙关紧闭针下关、颊车。

子悬 zǐxuán 病名。出《妇人大全良方》。又名胎气上逼、胎上逼心。孕后出现胸膈胀满、痞闷不舒，甚者喘急烦躁不安。多因平素肾阴不足，肝失所养，孕后阴亏于下，气浮于上，冲逆心胸所致。治宜理气安胎。方用紫苏饮（《妇人良方》：当归、川芎、大腹皮、人参、甘草、橘皮、白芍、紫苏）。

子喑 zǐyīn 病名。妊娠后期出现声音嘶哑或不能发声的一种病症。《素问·奇病论》："人有重身，九月而喑。"本病因孕后胎儿渐长，孕至九月，经络胞脉受阻，因而肾阴不能上荣于舌本，以致逐渐或突然发病。一般不需治疗，产后可自然恢复。或可予养胎益肾之品，慎勿宣窍开发。

子痈 zǐyōng 病名。生于睾丸的痈。其特点为睾丸肿痛。急性者，由湿热下注而成，症见阴囊焮红灼热、睾丸肿硬剧痛、溃后脓稠易敛。类似化脓性睾丸炎。治宜清热利湿。用龙胆泻肝汤加枸橘、荔枝核、川楝子等。外用金黄膏。慢性者，由阴虚湿痰凝滞而成。症见睾丸肿大并形成硬结，微痛，溃后流出稀脓，缠绵难愈。类似睾丸结核。治宜滋阴除湿，化瘀通络。用滋阴除湿汤（见囊痈条），外敷冲和膏。

子脏 zǐzàng 即女子胞。详该条。

子肿 zǐzhǒng 病名。见《医学入门》。本病多因平素脾肾阳虚，妊娠至五六个月，胎体渐长，运化敷布失职，以致水湿泛滥，流于四肢。症见足背浮肿，遍及下肢，渐至周身，头面俱肿，小便短少。脾虚者，兼见倦怠无力脘腹胀闷，宜健脾化气行水，方用全生白术散。肾虚者兼见腰膝酸软、手足不温，治宜温阳化气行水，方用五苓散。气滞者，兼见头面肿甚、胸闷胁胀，治宜理气行滞利水，方用天仙藤散（《妇人大全良方》：天仙藤、香附、陈皮、甘草、乌药）加茯苓、大腹皮。

梓白皮 zǐbáipí 中药名。出《神农本草经》。为紫葳科植物梓树 Catalpaovata G. Don 的根皮或树皮的韧皮部。分布于东北、华北、华东、西南及陕西、河南、湖南等地。苦，寒。入胆、胃经。清热，解毒，利湿。治温病发热、黄疸、反胃，煎服：4.5～9克。煎水洗，治小儿热疮、皮肤瘙痒、疮肿。根皮含异阿魏酸、谷甾醇、对羟基苯甲酸。树皮含对香豆酸、阿魏酸。

紫白癜风 zǐbáidiànfēng 病名。见《外科正宗》。又名汗斑。多由脏腑积热，感受暑湿，气滞血凝而成，或由传染而得。多发于胸背、颈项、肩胛等处，初起为斑点，大小不等，色紫褐或灰白，斑点可扩大，互相融合成片，表面光滑而有光泽，边缘清楚，搔之稍有细屑，有时微痒，夏重冬轻。即花斑癣。外搽密陀僧散，亦可用低浓度癣药水外搽。

Z

紫斑 zǐbān 病症名。外感热病见斑色发紫者。多由热盛毒熏所致。治宜清热解毒，凉血化斑，用解毒化斑汤、犀角玄参汤等方。若斑见紫黑，显示病情严重，参见斑条。

紫贝 zǐbèi 紫贝齿之简称。详该条。

紫贝齿 zǐbèichǐ 中药名。出《新修本草》。别名贝齿、紫贝。为宝贝科动物蛇首眼球贝 *Erosaria caputserpentis*（L.）或山猫宝贝 *Cypraea lynx*（L.）等的贝壳。产于海南岛、台湾、福建等地。咸，平。入肝经。清肝明目，镇惊安神。治热毒目翳、头晕头痛、四肢抽搐、惊悸不眠，煎服：9～15克，打碎。主含碳酸钙，还有少量有机质。

紫背金牛 zǐbèijīnniú 大金牛草之别名。详该条。

紫背天葵 zǐbèitiānkuí 即天葵。详该条。

紫草 zǐcǎo 中药名。出《神农本草经》。为紫草科植物紫草 *Lithospermum erythrorhizon* Sieb. et Zucc. 或新疆紫草 *Arnebia euchroma*（Royle）Johnst.、滇紫草 *Onosma paniculatum* Bur. et Franch. 的根。主产于东北与湖北、新疆、云南。甘，咸，寒。入心、肝经。凉血，解毒，滑肠。治温热斑疹、紫癜、湿热黄疸、吐衄、尿血、血痢、便秘，煎服：5～9克。治阴道炎、湿疹、烧、烫伤、疮毒痈肿，煎汁或熬膏涂敷。新疆紫草和紫草根含紫草醌，β、β-二甲基丙烯酰紫草醌，煎剂可降低小鼠生育力，有对抗垂体促性腺激素及绒毛膜促性腺激素的作用。对蟾蜍、兔离体或在体心脏有兴奋作用，对人工发热兔有缓和的解热作用。紫草醌、二甲戊烯酰紫草醌等在体外对金黄色葡萄球菌、大肠杆菌、流感病毒有抑制作用。

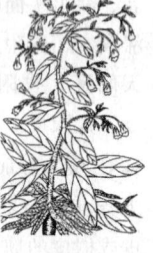

紫草

紫癜 zǐdiàn 病名。以皮肤黏膜出现紫黯色斑块为主要表现的出血性疾患。

紫宫 zǐgōng 经穴名。代号 RN19。出《针灸甲乙经》。属任脉。位于前正中线上，平第二肋间隙处。主治咳嗽、气喘、胸痛、呃逆。直刺 0.3～0.5 寸。灸 3～5 壮或 5～10 分钟。

紫河车 zǐhéchē 中药名。出《本草纲目》。别名衣胞、胞衣、人胞、胎盘。为健康产妇的胎盘。甘、咸，温。入肺、肝、肾经。补气养血，温肾益精。治虚损瘦弱、劳热骨蒸、咳喘、咯血、盗汗、遗精、阳痿、不孕、月经不调、乳少，焙干研末服，2～3克。胎盘成分较复杂，可分以下几类：一是蛋白质和肽类，如胎盘球蛋白（制品含多种抗体）、巨球蛋白、血液凝固有关成分、激素及各种酶。二是类甾醇激素，如雌激素及肾上腺皮质激素。三是磷脂、多糖等。能增强机体抵抗力，注射胎盘球蛋白有抗感染作用。提取物对大鼠实验性胃溃疡有一定的预防及治疗效果。因含多种激素，注射给药可促进幼年动物之发育。

紫花草 zǐhuācǎo 石荠苎之别名。详该条。

紫花地丁 zǐhuādìdīng 中药名。出《本经逢原》。别名地丁草、箭头草、堇菜地丁。为堇菜科植物紫花地丁 *Viola yedoen-sis* Mak. 的全草。主产于江苏、浙江、安徽、江西等地。苦，辛寒。入心、肝经。清热，解毒，消肿。治疗疮、痈肿、丹毒、瘰疬、毒蛇咬伤，内服并捣敷。治目赤肿痛、咽喉炎、黄疸型肝炎、肠炎、痢疾，煎服：15～30克；鲜品 30～60克。本品含苷类、黄酮类、蜡。对金黄色葡萄球菌和卡他球菌有较强的抑制作用，对甲型链球菌和肺炎球菌亦有抑制作用。

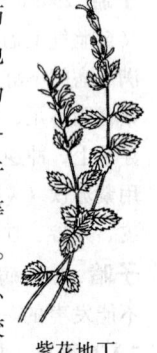

紫花地丁

紫黄膏 zǐhuánggāo 上海瑞金医院方。见

《烧伤治疗》。紫草茸 30 克，忍冬藤 30 克，白芷 30 克，生大黄 30 克，麻油 750 克，黄蜡 30 克。制成药膏，外敷创面。用于浅Ⅱ°或深Ⅱ°烧伤偏浅的创面和供皮区。本方具有消炎、止痛、促进上皮生长的作用。

紫金丹 zǐjīndān ❶《普济本事方》方。①砒石（研粉）一钱五分，豆豉（水略润，研成膏）一两五钱。以豉膏和砒，混为丸，麻子大，每服十五丸，睡前用腊茶清冷服。治多年肺气喘急，咳嗽朝夕不得眠。②胆矾三两，黄蜡一两，大枣五十个。用醋五升，先下矾、枣，慢火熬半日，取出枣，去皮核，次下蜡一处，再煮半日如膏，入腊茶末二两为丸，梧桐子大，每服二三十丸，茶酒送服。治食劳气劳，遍身黄肿，欲成水肿。❷《丹溪心法》方。精猪肉二十两（一作三十两，切成小块），砒石（研细）一两。用砒石末拌在肉上令匀，分作六份，纸筋黄泥包后烘干，炭火煅，青烟出尽为度，出火毒，为末，汤浸蒸饼为丸，绿豆大，大人每服二十丸，小儿酌减，饭前茶、汤送服。治哮证，病延三年以上者。

紫金锭 zǐjīndìng《百一选方》方。原名太乙紫金丹，又名太乙紫金锭、太乙玉枢丹、玉枢丹、神仙追毒丸、万病解毒丹、万病解毒丸。山慈菇、文蛤（即五倍子）各二两，千金子仁（研去油，取霜）一两，红芽大戟一两半，麝香三钱（《外科正宗》方加朱砂、雄黄各三钱）。其他方书多遵该方，但有的组成药物与剂量略有出入）。上药研细末，用糯米煮浓饮和药，作一钱一锭，用井花水或薄荷汤磨服，取利一二行，再用温粥补养。功能解诸毒，疗诸疮，利关窍。治一切饮食药毒、蛊毒瘴气、痈疽发背、疔毒恶疮、伤寒温疫、喉痹喉风、霍乱绞肠、自缢溺水、传尸痨瘵、女人经闭、小儿惊风、头风头痛、风虫牙痛、打扑伤损、烫火伤、毒蛇恶犬及一切虫伤等症。

紫金龙 zǐjīnlóng 中药名。①见《云南中草药》。别名串枝莲。为罂粟科植物藤铃儿草 *Dactylicapnos scandens*（D. Don）Hutch. 的根。分布于云南、西藏。微苦，凉，有毒。镇痛，止血，降压。治头痛、牙痛、胃痛、关节痛、血崩、内伤出血、高血压，研末服：1～3 克。研粉撒敷，治外伤出血。孕妇忌服。本品含原阿片碱、右旋紫堇定碱等生物碱。②虎杖之别名。详该条。

紫金牛 zǐjīnniú 中药名。出宋·苏颂等《本草图经》。别名平地木、矮地茶。为紫金牛科植物紫金牛 *Ardisia japonica*（Hornst.）B₁. 的茎叶。分布于陕西与华东、中南、西南。苦，平。止咳化痰，活血止血，利尿解毒。治慢性气管炎、跌打损伤、月经不调、肺结核咯血、肝炎、痢疾、急慢性肾炎，煎服：9～15 克。捣敷治无名肿毒。全草含紫金牛素 A 和 B，异香豆精类成分岩白菜素（矮茶素 I 号）和黄酮苷类成分槲皮苷、杨梅树皮苷等。煎剂动物试验有止咳、祛痰作用。所含黄酮苷有平喘作用。煎剂在体外对金黄色葡萄球菌、甲型链球菌、大肠杆菌、伤寒杆菌、痢疾杆菌及流感病毒等有抑制作用。紫金牛素体外能抑制结核杆菌。

紫金皮 zǐjīnpí 红木香之别名。详该条。

紫荆皮 zǐjīngpí 中药名。出《日华子诸家本草》。为豆科植物紫荆 *Cercis chinensis* Bge. 的树皮。主产于四川、河南、湖南、湖北、江西等地。苦，平。入肝、脾经。活血通经，消肿解毒。治风寒湿痹、经闭、痛经、喉痹、淋证、跌打损伤，煎服：6～12 克。治痈肿、癣疥、蛇虫咬伤，研末调敷。孕妇忌服。本品含鞣质。在体外对京科 68－1 及孤儿病毒有抑制作用，也能抑制葡萄球菌的生长。

紫硇砂 zǐnáoshā 硇砂商品之一种。详该条。

紫梢花 zǐshāohuā 中药名。出宋·苏颂等《本草图经》。别名紫霄花。为淡水海绵科动

物脆针海绵 *Spongilla fragilla fragilis* Leidy 的干燥群体。主产于江苏、河南等地。甘，温。益阳，涩精。治阳痿、遗精、白浊、带下、小便不禁，研末服：1.5～4.5 克。本品含海绵硬蛋白、海绵异硬蛋白、磷酸盐、碳酸盐等。

紫舌胀 zǐshézhàng 病症名。出《小儿卫生总微论方》。由风毒邪热搏于血气而发。症见患儿舌上生疮，舌形紫肿。治宜敷生蒲黄末，或以桑白皮汁涂乳上吮服。

紫石英 zǐshíyīng 中药名。出《神农本草经》。为萤石的矿石。产于浙江、江苏、辽宁、黑龙江、河北、湖南、湖北、甘肃等地。甘，温。入心、肺、肾经。镇心，温肺，暖宫。治心悸、怔忡、惊痫、肺寒咳逆上气、妇女子宫虚寒不孕，煎服：9～15 克。本品主含氟化钙。

紫苏梗 zǐsūgěng 中药名。出明·陈嘉谟《本草蒙筌》。别名苏梗。为唇形科植物紫苏 *Perilla frutescens*（L.）Britt. 的茎枝。主产于江苏、湖北等地。辛，温。入脾、肺、经。理气宽胸，解郁安胎。治胸闷不舒、气滞腹胀、噎膈反胃、妊娠呕吐、胎动不安，煎服：5～9 克。成分与紫苏叶同。

紫苏叶 zǐsūyè 中药名。出《药性论》。别名苏叶。为唇形科植物皱紫苏 *Perilla frntescens*（L.）Britt. 的叶。主产于江苏、湖北、广东等地。辛，温。入肺、脾经。发表散寒，理气宽中，安胎，解鱼、蟹毒。治风寒感冒、恶寒发热、咳嗽、气喘、胸腹胀满、妊娠恶阻、胎动不安、食鱼、蟹后引起的吐泻，腹痛，煎服：6～9 克。本品含挥发油，油内含紫苏醛、柠檬烯、蒎烯等。煎剂或浸剂对人工发热家兔有

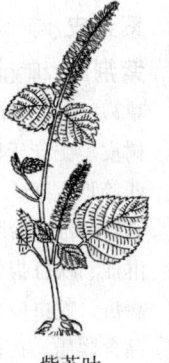

紫苏叶

较弱的解热作用，在体外对葡萄球菌有抑制作用。紫苏油可升高兔血糖。

紫苏饮 zǐsūyǐn《普济本事方》卷十方。又名紫苏和气饮。紫苏茎叶一两，大腹子、人参、川芎、陈皮、白芍各半两，当归三钱，炙甘草一钱。治子悬胎气不和，胀满疼痛，兼治临产惊恐，气结连日不下。

紫苏子 zǐsūzǐ 中药名。出唐·甄权《药性论》。别名苏子、黑苏子。为唇形科植物紫苏 *Perilla frutescens*（L.）Britt. 的果实。主产于湖北、江苏、河南等地。辛，温。入肺经。下气消痰，止咳平喘，宽胸润肠。治咳逆、痰喘、胸闷、便秘，煎服：3～9 克。种子含脂肪油，维生素 B_1。

紫藤香 zǐténgxiāng 降香之别名。详该条。

紫外线穴位照射疗法 zǐwàixiànxuéwèi zhàoshèliáofǎ 用紫外线照射穴位的治疗方法。用白布方巾一块，中剪一孔，以孔对穴，用紫外线发生器进行照射。照射量：成人从 2 个生物剂量开始，逐渐增加到 5～6 个生物剂量；小儿采用该灯的平均生物剂量。可以治疗哮喘、慢性支气管炎、流行性感冒、丹毒等。但肝肾功能障碍、血小板减少和对紫外线过敏的皮肤病不可使用。

紫菀 zǐwǎn 中药名。出《神农本草经》。为菊科植物紫菀 *Aster tataricus* L. f. 的根及根茎。主产于河北、安徽等地。辛，苦，温。入肺经。润肺化痰止咳。治咳嗽气喘，咯痰不爽。煎服：5～9 克。

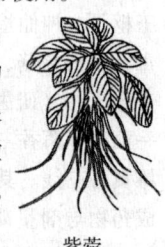

紫菀

本品含表无羁萜醇、无羁萜、紫菀酮、紫菀皂苷、槲皮素以及挥发油。煎剂对小鼠、兔有祛痰止咳作用，在体外对金黄色葡萄球菌、痢疾杆菌、变形杆菌、伤寒杆菌、副伤寒杆菌、大肠杆菌及绿脓杆菌均有抑制作用，对流感病毒亦有明显抑制作用。表无羁

萜醇对艾氏腹水癌有抗癌作用。

紫霄花 zǐxiāohuā 即紫梢花。详该条。

紫虚脉诀 zǐxūmàijué 即《脉诀》。详该条。

紫雪 zǐxuě 即紫雪丹。详该条。

紫雪丹 zǐxuědān 原名紫雪。《千金翼方》方。黄金一斤，寒水石、石膏、磁石（各碎）各三斤，升麻一升，玄参一斤，羚羊角屑、青木香、犀角屑、沉香各五两，丁香四两，炙甘草八两。前四味水煮，取药汁，后八味为粗末，于前药汁更煮，去滓，入硝石、朴硝各四升同煎，投木盆中，再入朱砂末三两，麝香末半两，搅匀，寒之二日，成霜雪，紫色，强人每服三寸匕，饭后服。功能清热解毒，镇痉开窍。治温热病热邪内陷心包而致的高热烦躁、神昏谵语、抽风痉厥、口渴唇焦、尿赤便闭，及小儿热盛惊厥。也用于流行性脑脊髓膜炎、乙型脑炎、中毒性痢疾、猩红热等见上症者。现在中成药，每服 1.5～3 克，日两次，治证相同。《太平惠民和剂局方》有本方，多滑石三斤；《温病条辩》亦有本方，无黄金。

紫中白滑舌 zǐzhōngbáihuáshé 舌象。紫色中见白滑苔。多见于酒客外感风寒，宜解表散寒，兼解酒毒。

紫中红斑舌 zǐzhōnghóngbānshé 舌象。全舌紫色，满布红斑。为热入营血，多兼见全身赤斑，宜清热解毒化斑。

紫珠 zǐzhū 中药名。出《本草拾遗》。别名止血草。为马鞭草科植物杜虹花 Callicarpa pedunculata R. Br. 的叶。分布于浙江、江西、福建、台湾、广西、广东。苦、涩、平。活血止血，解毒消炎。治吐血、咳血、衄血、尿血、便血、崩漏、紫癜，煎服：9～15 克。治外伤出血、烧伤，研粉涂布；治疮痈肿毒、蛇咬伤，鲜叶捣敷。本品含黄酮类、缩合鞣质、中性树脂等。注射液可增加人血小板，缩短出血时间、血块收缩时间及凝血酶原时间，并能收缩小血管，故有止血作用；在体外对金黄色葡萄球菌、链球菌、大肠杆菌、痢疾杆菌等有抑制作用。

自复 zìfù 疫病后期，不因劳复、食复等因素，由于病邪未尽而复发者，称自复。《温疫论》下卷："若无故自复者，以伏邪未尽，此名自复。当问前得某证，所发亦某证，稍与前药以撤其余邪，自然获愈。"

自汗 zìhàn 证名。出《伤寒论·辨太阳病脉证并治》。《三因极一病证方论·自汗证治》认为："无问昏醒，浸浸自出者，名曰自汗。"可因气虚、阳虚、血虚、痰阻、伤湿等因素所致。详见气虚自汗、阳虚自汗、血虚自汗、痰阻自汗、伤湿自汗等条。此外，伤风、中暑、伤寒、温病、柔痉、霍乱等多种病症均可见自汗。

自灸 zìjiǔ 即天灸，详该条。

自灸草 zìjiǔcǎo 自扣草之别名。详该条。

自控疗法 zìkòngliáofǎ 气功功法。以达到能够控制自身机能稳定在适中程度，从而有益于克服自身疾病的一种气功锻炼。为张明武所倡。具有平衡阴阳、疏通气血、强身延年等作用。其功法包括：调息补气功、跷步运化功、按头安神功、摩肾益精功以及松静疏泄功等。

自扣草 zìkòucǎo 中药名。出清·何克谏《生草药性备要》。别名自灸草、野芹菜、小回回蒜。为毛茛科植物禺毛茛 Ranunculus cantoniensis DC. 的全草。分布于长江中下游及长江以南各地。苦、辛、温，有毒。退黄、截疟、消翳。治黄疸、疟疾、目翳。鲜草捣烂，放在隔有姜片的手腕脉口处，纱布包扎，至皮肤灼热起泡时除去，用消毒针挑破水泡，防止感染。治疟疾需在发病前 2 小时使用。不作内服。本品含原白头翁素。煎剂及原白头翁素在体外对金黄色葡萄球菌、链球菌、大肠杆菌和白色念珠菌均有抑制作用。原白头翁素能对抗组织胺引起的支气管痉挛及回肠平滑肌收缩。本品有刺激性，高浓度接触过久可使皮肤发泡，黏膜充血。

自衄 zìnǜ　病症名。出《伤寒论·辨太阳病脉证并治》。又名红汗。急性热病在高热无汗的情况下，未发汗而忽然鼻衄不止，衄后反热退身凉，起到了与汗出而解同样的作用，故称自衄。《伤寒论》："太阳病，脉浮紧，发热，身无汗，自衄者愈。"

自然铜 zìrántóng　中药名。出《雷公炮炙论》。天然黄铁矿的矿石。本品主含二硫化铁（FeS_2）。辛，平。入肝经。散瘀止痛，续筋接骨。治跌打损伤、筋伤骨折、血瘀疼痛，煎服：3～9克。多入丸散服，若入煎剂，宜先煎。外用适量。

自我按摩 zìwǒ'ànmó　推拿目的。以手法按摩自己的身体以达到祛病强身的方法。其形式有多种，可配合气功与肢体运动等进行。参见导引条。

自我推拿 zìwǒtuīná　推拿的一种。又称自我按摩。在自己身体的一定部位上，运用手法来防治疾病，也可配合气功及肢体运动等。如眼保健操、摩腹等。晋·葛洪《抱朴子·道意》有以自摩法治疗头痛、腹痛的记载。

眦 zì　又名目眦，俗称眼角。上下眼睑连结的部位。靠鼻侧的为内眦（大眦），靠颞侧的为外眦（小眦、锐眦）。内眦血络丰富，由于心主血，故在脏属心，称血轮。参见内眦、外眦条。

眦赤烂 zìchìlàn　病名。见《证治准绳·杂病》。又名眦帷赤烂。为眼弦赤烂之一种。指赤烂唯眦有之。相当于眦部性睑缘炎。参见眼弦赤烂条。

眦漏 zìlòu　即漏睛。详该条。

眦帷赤烂 zìwéichìlàn　即眦赤烂。详该条。

zong

宗筋 zōngjīn　❶前阴部。《素问·厥论》："前阴者，宗筋之所聚。"❷专指阴茎。《素问·痿论》："宗筋弛纵，发为筋痿。"

宗筋弛纵 zōngjīnchízòng　出《素问·痿论》。①病理名。痿躄的病理之一。《素问·痿论》："阳明虚则宗筋纵，带脉不引，故足痿不用也。"②病名。指阳痿。如《临证指南医案·阳痿》华岫云按："更有湿热为患者，宗筋必弛纵而不坚举。"

宗筋之会 zōngjīnzhīhuì　❶若干肌腱的集合处。《素问·痿论》："阴阳总宗筋之会，会于气街。"❷指男性生殖器。

宗脉 zōngmài　宗，总合或汇合。泛指经脉汇集之处。《灵枢·口问》："目者，宗脉之所聚也"；又"耳中，宗脉之所聚也"。提示五脏六腑的精气通过宗脉上注，发挥其功能。

宗气 zōngqì　总合水谷精微化生的营卫之气与吸入之大气而成，积于胸中，是一身之气运行输布的出发点。出《灵枢·邪客》。有两大功能：其一是出于喉咙而引呼吸，并影响声音的强弱；其二是贯注心脉而行气血，与能量的供应、寒温的调节和肢体的运动均有重大关系。

棕板 zōngbǎn　棕榈之叶柄。见棕树皮条。

棕骨 zōnggǔ　棕榈之叶柄。见棕树皮条。

棕榈子 zōnglǘzǐ　中药名。出《本草拾遗》。别名棕树果。为棕榈科植物棕榈 *Trachycarpus fortunei*（Hook.）H. Wendl. 和棕树 *T. wagnerianus* Bece. 的果实。苦、涩，平。收涩，止血。治泻痢、遗精、白带、血崩、便血，煎服：9～15克，碾碎用。棕榈子含脂肪油，种子壳含花白苷。

棕皮 zōngpí　棕树皮之简称。详该条。

棕树果 zōngshùguǒ 即棕榈子。详该条。

棕树皮 zōngshùpí 中药名。出《日华子诸家本草》。别名棕皮、棕板、棕骨。为棕榈科植物棕榈 *Trachycarpus fortunei*（Hook.）H. Wendl. 或棕树 *T. wagnerianus* Becc. 的叶柄或叶鞘纤维。主产于我国南部与西南部。苦、涩，平。入肝、肺、大肠经。收涩，止血。治吐血、衄血、便血、尿血、血淋、子宫出血、泻痢，煎服：3～9克，煅成炭用。治外伤出血、疥癣，烧存性，研末撒或调敷。本品含鞣质。

总按 zǒngàn 三指同时按寸、关、尺三部以测脉象的方法。清·周学海《重订诊家直诀》：“诊脉之指法，见于经论者，曰举、曰按、曰寻、曰推、曰初持、曰久按、曰单持、曰总按。”

总筋 zǒngjīn 推拿部位名。出《小儿按摩经》。又名总经。位于腕部掌面横纹上正对中指处。与天河水穴并用，可清心火，治口内生疮，遍身潮热，夜间啼哭，四肢抽掣等症。又六筋穴之一，详该条。

总经 zǒngjīng 即总筋。详该条。

总收法 zǒngshōufǎ 小儿推拿方法。出清·骆如龙《幼科推拿秘书》。又称收诊法。用一手食指掐按小儿的肩井穴，另一手捏住小儿的食指和无名指，伸摇数次，使周身气通血行。一般在推拿治疗后，不论何病都以本法为结束，故名总收法。现在临床应用中，常将此法简化，仅以双手按掐肩井穴。

从 zòng ❶通纵。放纵。《灵枢·师传》：“血食之君，骄恣从欲，轻人。”❷纵使，即使。《素问·宝命全形论》：“从见其飞，不知其谁。”

ZOU

走哺 zǒubǔ ❶古病名。下焦实热而致二便不通、呕吐不停者。出《备急千金要方》卷二十。《张氏医通》卷四：“下焦实热，其气内结，不下泌糟粕，而瘀浊反蒸于胃，故二便不通，清逆不续，呕逆不禁，名曰走哺。人参汤主之。”❷指下焦。《中藏经》卷中：“三焦者，人之三元之气也……又名玉海，水道。上则曰三管，中则名霍乱，下则曰走哺。名虽三而归一，有其名而无形者也，亦号曰孤独之腑。”

走罐法 zǒuguànfǎ 即推罐法。详该条。

走缓 zǒuhuǎn 病症名。出《灵枢·痈疽》。即内踝疽。详该条。

走火入魔 zǒuhuǒrùmó 气功术语。练功不当而发生的一些不正常现象，如怔忡、痞逆、躁扰不宁，或腹痛肠鸣，或头面赤热，喘蒸汗，形成上脱；或二便引急，形成下脱等。

走马喉风 zǒumǎhóufēng 病名。见清·易方《喉科种福》。走马者，言其迅速之至。症见头痛身疼、面赤口红、颈项肿痛、牙关紧闭、痰响若拽锯、声音嘶哑、饮食汤药阻隔不下，属急喉风。详该条。

走马喉疳 zǒumǎhóugān 病名。喉疳之发病急如走马者。多因感受时行疫疠之邪，邪毒上冲咽喉所致。症见咽喉肿痛，腐溃迅速，气促痰鸣。一家有病，沿门传染。参见喉疳条。

走马汤 zǒumǎtāng 又名外台走马汤。《金匮要略》附方引《外台秘要》方。巴豆（去皮，熬）二枚，杏仁二枚。绵缠，捶令极碎，投以热汤二合，捻取白汁服。治中恶，症见心痛腹胀、大便不通。

走马牙疳 zǒumǎyágān 病名。见《景岳全书》。患牙疳而发病急速，势如走马者。多因病后或时行疫疠之邪余毒未清，复感外邪，积毒上攻齿龈所致。多见于小儿。病势险恶，发展迅猛。初起齿龈边缘或颊部结硬，红肿疼痛，继之腐烂，色灰白，随即变为黑色，流出紫黑血水，气味臭恶。此时因其气味臭秽，故亦有称之为臭息者，溃部微疼而痒；若溃烂渐深，则见鼻及鼻翼两旁，或腮和口唇周围出现青褐色，甚则唇腐齿落、腭破腮穿、鼻梁塌陷，或可以从鼻旁烂洞处望见咽部。治宜解毒，清热，祛腐。方用芦荟消疳饮（《外科正宗》：芦荟、银柴胡、胡黄连、大力子、玄参、桔梗、山栀、石膏、升麻、甘草、黄连、薄荷、羚羊角）加减。脾虚者兼服人参茯苓粥（人参、茯苓共为细末，同粳米熬成粥）。先以盐汤漱口，后食粥，或以绿豆煎汤常服。

走阳 zǒuyáng　病症名。①性交时精泄不止。《医宗必读·遗精》：“更有久旷之人，或纵欲之人，与女交合，泄而不止，谓之走阳。”治宜益气回阳。用独参汤、参附汤等方。②遗精之俗称。

走注 zǒuzhù　风痹的别称。见《太平圣惠方·风走注疼痛诸方》。见风痹条。

zu

足背发 zúbèifā　即足发背。详该条。

足不收 zúbùshōu　症状名。两足软弱，行走时收引无力，举步艰难。《灵枢·经脉》：“虚则足不收，胫枯，取之所别也。”《素问·脏气法时论》：“脾病者，身重，善肌肉痿，足不收，行善瘛，脚下痛。”多因脾肾气虚，精血不足所致。本证可见于痿证、半身不遂等病。

足蹬法 zúdēngfǎ　即足牮法。详该条。

足发背 zúfābèi　病名。出《证治准绳》。又名足背发、足跗发。多因湿热下注或外伤瘀血化热所致。初起整个足面结毒肿痛、坚硬，进而作脓。治宜活血化瘀，清热解毒。用仙方活命饮。外用野菊花、芙蓉叶各等

分，捣烂外敷。若肿坚不溃，用托里消毒散，外用冲和膏。

足跗 zúfū　出《灵枢·经脉》。足背。

足跗发 zúfūfā　即足发背。详该条。

足跟痛 zúgēntòng　证名。见《丹溪心法》卷三。又称脚跟痛。多由肾亏、精血不足所致。症见足跟一侧或两侧疼痛，不红不肿，行走不便等。若兼足胫时热，宜补肾滋阴为主，方用六味丸、四物汤加味等；如不耐久立及肾阳虚者，当补肾温阳，用桂附八味丸；夹湿而足跟重着作肿者，宜补肾化湿，用换骨丹、史国公药酒等；兼湿热者，用知柏八味丸加减。

足胻肿 zúhéngzhǒng　水肿病常见证候。出《素问·脉要精微论》。胻，与胫同。小腿连及足背浮肿。一作足骱肿。

足瘊 zúhóu　病名。即足部的疣。在局部麻醉后，用修脚刀分除（切除），药物外治。

足牮法 zújiànfǎ　正骨法。见清·胡廷光《伤科汇纂》。又名足蹬法、踏法。用于肩、髋关节脱位。以左肩关节脱位为例：令患者仰卧，医者面对患者坐于伤侧，将左足跟置于患侧腋窝内，双手握左腕，配合足牮对抗拔伸，使其复位。

足厥阴 zújuéyīn　即足厥阴肝经。详该条。

足厥阴肝经 zújuéyīngānjīng　十二经脉之一。原称肝足厥阴之脉，出《灵枢·经脉》。从足大趾背侧毛际开始，沿足背和胫骨内缘向上，在内踝上八寸处交叉到足太阴脾经后面，再沿膝关节和大腿内侧上行，进入阴毛中，环绕阴器，到达小腹部，夹胃的两旁，属于肝，联络胆，向上穿过膈肌，分布在胁肋部，再沿喉咙的后边进入咽峡部，连接目系——眼与脑相联系的组织，再出来向上到达额部，在巅顶与督脉交会；它的支脉从目系出来，向下到面颊里边，环绕口唇；另一条支脉从肝分出，穿过膈肌，上注于肺，与

手太阴肺经相接。本经脉的病候，主要表现为腰痛、疝气、少腹肿、咽干、面色灰黯、胸部满闷、呕逆、泄泻、遗尿或尿闭等。

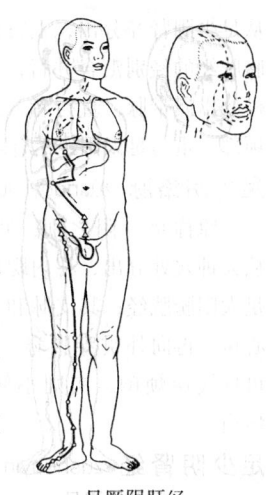

足厥阴肝经

足厥阴经别

zújuéyīnjīngbié 十二经别之一。原称足厥阴之正。见《灵枢·经别》。在足背部从足厥阴肝经分出，上至外阴毛际，与足少阳胆经的经别汇合而并行。

足厥阴络脉

zújuéyīnluòmài 十五络脉之一。原称足厥阴之别，见《灵枢·经脉》。从内踝上五寸的蠡沟穴处分出，走向足少阳胆经；其支脉沿胫骨向上到睾丸，结聚在阴茎处。本络脉发生病变，实则阳强不倒，虚则阴部瘙痒。如脉气逆乱，则病睾丸肿胀、疝气。

足厥阴之别 zújuéyīnzhībié 即足厥阴络脉。详该条。

足厥阴之正 zújuéyīnzhīzhèng 即足厥阴经别。详该条。

足髎 zúláo 见《针灸甲乙经》。阳交穴别名。详该条。

足临泣 zúlínqì 经穴名。代号 GB41。原名临泣，出《灵枢·本输》。属足少阳胆经。输穴。位于足背部，当第四、五跖骨结合部前方凹陷处。主治偏头痛、头眩、目痛、胁肋痛、乳腺炎、足背肿痛等。直刺 0.3～0.5 寸。灸5～10分钟。本穴为八脉交会穴之一，通带脉。

足窍阴 zúqiàoyīn 经穴名。代号 GB44。原名窍阴。出《灵枢·本输》。属足少阳胆经。井穴。位于足第四趾末节外侧，距趾甲根角 0.1 寸处。主治发热、头痛、眩晕、耳鸣等。

斜刺 0.1～0.2 寸，或点刺出血。

足三里 zúsānlǐ 经穴名。代号 ST36。原名三里，出《灵枢·本输》等篇。属足阳明胃经。合穴。位于小腿前外侧外膝眼（犊鼻穴）下 3 寸，胫骨前缘外开一横指处。主治胃痛、呕吐、腹痛、泄泻、痢疾、头痛、失眠、心悸、虚喘、目疾、耳聋、鼓胀、水肿、癃闭、淋浊、遗尿、痹痛、胃炎、肠炎、溃疡病、胆囊炎、阑尾炎、高血压、贫血、下肢麻痹或瘫痪等，并有强壮作用。直刺 1～2 寸。灸 3～15 壮或 10～30 分钟。

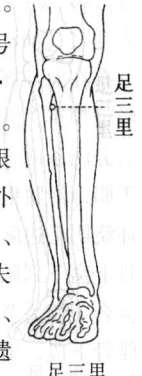

足三里

足三阳经 zúsānyángjīng 十二经脉中循行于下肢前、外、后侧的三条经脉，即足阳明胃经、足少阳胆经和足太阳膀胱经。其循行方向均由头部经项背及下肢抵达足部。

足三阴经 zúsānyīnjīng 十二经脉中循行于下肢内侧的三条经脉，即足太阴脾经、足少阴肾经和足厥阴肝经。其循行方向均由足部经下肢及腹部而抵达胸部。

足少阳 zúshàoyáng 即足少阳胆经。详该条。

足少阳胆经 zúshàoyángdǎnjīng 十二经脉之一。原称胆足少阳之脉，出《灵枢·经脉》。从外眼角开始，向上到达额角，下行至耳后，沿着颈部，行走在手少阳三焦经的前边，到肩上，在大椎穴处与督脉相交，折回向前进入缺盆（锁骨上窝）；其上行于头部的第一条支脉，从耳后进入耳中，出走耳前，到外眼角的后

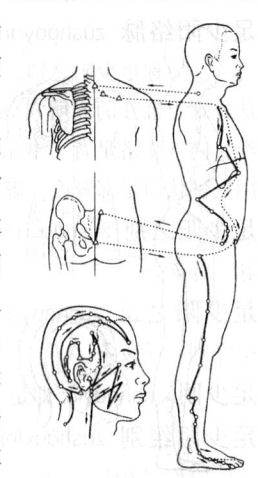

足少阳胆经

方；第二条支脉从外眼角处分出，向下到达大迎穴（面动脉部）附近，与手少阳三焦经分布在面颊部的支脉相合，同到眼下，向下经过颊车，沿颈部至缺盆，与主干会合；然后分两条向下，一条经过胸膈，联络肝，属于胆，沿胁里，出于腹股沟动脉部（气街），环绕阴毛边际，横入髋关节部；另一条从锁骨上窝下到腋部，沿胸侧，过浮肋，与前支会合于髋关节部，再向下沿大腿外侧，直到腓骨下段，出外踝的前面，沿足背进入第四趾末端；它的一条支脉从足背处分出，沿第一、二跖骨间，出足大趾外侧端，回过来贯穿爪甲，出于趾背丛毛处，与足厥阴肝经相接。本经脉的病候，主要表现为头痛、目痛、耳聋、颔痛、胁痛、瘰疬、寒热、疟疾、面色枯槁、口苦、频叹气、下肢外侧痛等。

足少阳经别 zúshàoyángjīngbié 十二经别之一。原称足少阳之正。见《灵枢·经别》。从足少阳胆经分出，绕过大腿前面，进入外阴部，与足厥阴肝经相合；它的分支上行进入第十一、十二肋软骨之间，连属胆，散布于肝，向上通过心脏，夹食管，浅出下颌，散布在面部，联系目系——眼球通入颅腔的组织，在目外眦部复注入足少阳胆经。

足少阳络脉 zúshàoyángluòmài 十五络脉之一。原称足少阳之别，见《灵枢·经脉》。从外踝上五寸的光明穴分出，走向足厥阴肝经，向下联络足背。本络脉发生病变，实则阳气郁伏而足部厥冷，虚则下肢瘫痪。

足少阳之别 zúshàoyángzhībié 即足少阳络脉。详该条。

足少阳之正 zúshàoyángzhīzhèng 即足少阳经别。详该条。

足少阴 zúshàoyīn 即足少阴脾经。详该条。

足少阴经别 zúshàoyīnjīngbié 十二经别之一。原称足少阴之正。见《灵枢·经别》。

从足少阴肾经分出，上行至腘中，与足太阳膀胱经的经别汇合并行，上至肾，在第二腰椎处出属带脉，直行者，上系舌根，出于颈项部，重与足太阳经汇合。

足少阴络脉 zúshàoyīnluòmài 十五络脉之一。原称足少阴之别，见《灵枢·经脉》。从大钟穴处分出，在内踝后绕过足跟，走向足太阳膀胱经；其支脉和本经相并，上行于心包，再向外贯穿腰脊。本络脉发生病变，可见气逆烦闷，实则小便不通，虚则腰脊疼痛。

足少阴肾经 zúshàoyīn shènjīng 十二经脉之一。原称肾足少阴之脉，出《灵枢·经脉》。从足小趾下面开始，斜走足心，出于舟骨粗隆的下面，沿着内踝的后边，经过腓肠肌，沿下肢内侧后部上行，通过脊柱，属于肾，联络膀胱；它的主干从肾出来，向上穿过肝、膈，进入肺部，沿着喉咙，到达舌根两旁；它的支脉从肺部出来，联络心，脉气注入胸中，与手厥阴心包络经相接。本经脉的病候，主要表现为口干舌

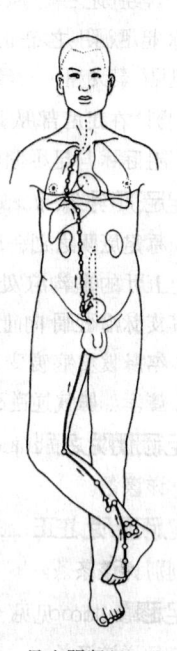

足少阴肾经

燥、咽喉肿痛、脊柱及下肢内侧后缘疼痛、肌肉萎缩、足心热、面部发黑、目不明、不欲食、气喘、咳血、心烦、惊恐等。

足少阴之别 zúshàoyīnzhībié 即足少阴络脉。详该条。

足少阴之正 zúshàoyīnzhīzhèng 即足少阴经别。详该条。

足太阳 zútàiyáng 即足太阳膀胱经。详该条。

足太阳膀胱经 zútàiyángbǎngguāngjīng 十二经脉之一。原称膀胱足太阳之脉，出《灵枢·经脉》。从内眼角开始，向上经前额至头顶，与督脉交会；它的支脉，从头顶到耳上角；其直行的主干，从头顶入颅络脑，再出来左右分开到项部，沿着肩胛内侧，夹脊柱两旁到腰中，入腹，联络肾脏，属于膀胱；其外行的一支从腰中继续

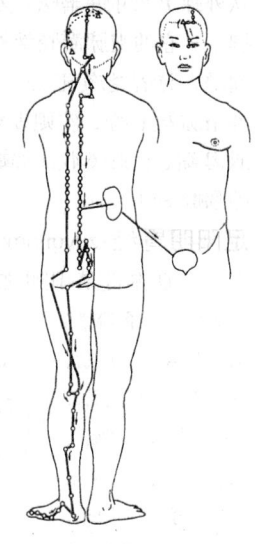

足太阳膀胱经

向下，贯穿臀部，进入腘窝；它的另一条支脉自项向下沿肩胛内缘下行，向下经过髋关节，沿大腿后面中间，与前支在腘窝会合，向下穿过腓肠肌，出于外踝后方，沿足外侧缘到足小趾外侧端，与足少阴肾经相接。本经脉的病候，主要表现为头痛，目痛，鼻衄，项强，腰脊痛，髋关节屈曲不利，腘窝、腓肠肌及足部疼痛，痔疮，疟疾，癫狂等。

足太阳经别 zútàiyángjīngbié 十二经别之一。原称足太阳之正。见《灵枢·经别》。从足太阳膀胱经分出，进入腘中；其中一条在骶骨下五寸处进入肛门，向内连属膀胱，散于肾，并沿着脊柱两旁上行，到心脏后散于心内；直行的一条从脊柱两旁上行出于颈项，复注入足太阳膀胱经。

足太阳络脉 zútàiyángluòmài 十五络脉之一。原称足太阳之别，见《灵枢·经脉》。从外踝上七寸的飞扬穴处分出，走向足少阴肾经。本络脉发生病变，实则鼻塞、头痛、背痛，虚则鼻流清涕，或鼻出血。

足太阳之别 zútàiyángzhībié 即足太阳络脉。详该条。

足太阳之正 zútàiyángzhīzhèng 即足太阳经别。详该条。

足太阴 zútàiyīn 即足太阴脾经。详该条。

足太阴经别 zútàiyīnjīngbié 十二经别之一。原称足太阴之正。见《灵枢·经别》。从足太阴脾经分出，至大腿前面，与足阳明胃经的经别汇合而并行，向上结于咽部，贯舌中。

足太阴络脉 zútàiyīnluòmài 十五络脉之一。原称足太阴之别，见《灵枢·经脉》。从第一趾跖关节后方的公孙穴处分出，走向足阳明胃经；其支脉进入腹腔，联络肠胃。本络脉发生病变，实则腹痛，虚则鼓胀。如脉气逆乱，则主吐下泻。

足太阴脾经 zútàiyīnpíjīng 十二经脉之一。原称脾足太阴之脉，出《灵枢·经脉》。从足大趾内侧端开始，沿足趾内侧缘向上，于内踝上八寸与足厥阴经相交，经膝关节和大腿内侧的前部进入腹部，属于脾，络于胃，向上穿过膈肌，沿食道的两旁，连系舌根，散于舌下；它的支脉从胃部分出，通过膈肌，注入心中，与手少阴心经相接。本经脉的病候，主要表现为舌本僵硬或疼痛，饮食不下，呕吐，嗳气，腹胀，胃脘疼，痞块，便溏或泄泻，心

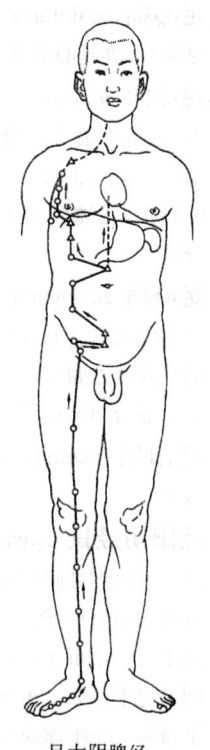

足太阴脾经

Z

烦、水肿、黄疸及经脉所过处肿胀、发冷、足大趾功能障碍等。

足太阴之别 zútàiyīnzhībié 即足太阴络脉。详该条。

足太阴之正 zútàiyīnzhīzhèng 即足太阴经别。详该条。

足通谷 zútōnggǔ 经穴名。代号 BL66。原名通谷，出《灵枢·本输》。属足太阳膀胱经。荥穴。位于足外侧缘，当第五跖趾关节前下方凹陷处。主治头痛、项强、精神病等。直刺 0.2～0.3 寸。灸 5～15 分钟。

足五里 zúwǔlǐ 经穴名。代号 LR10。原名五里，出《针灸甲乙经》。属足厥阴肝经。位于大腿内侧，气冲穴直下 3 寸处。主治小便不利、遗尿、阴部湿疹、股内侧痛等。直刺 1.5～2 寸，避开血管。灸 5～10 分钟。

足心发 zúxīnfā 即足心痈。详该条。

足心痛 zúxīntòng 见《类证治裁·腰脊腿足痛》。详脚心痛条。

足心穴 zúxīnxué 经外奇穴名。出《幼幼新书》。位于足底，当涌泉穴后 1 寸处。主治崩漏、头痛、眩晕、足底痛等。直刺 0.3～0.5 寸。艾炷灸 3～5 壮，或艾条灸 5～15 分钟。

足心痈 zúxīnyōng 病名。见《证治准绳》。又名涌泉痈、涌泉疽、足心发等。生于足心涌泉穴处之痈疽。因肾经虚损，湿热下注而成。证治详外痈条。

足阳明 zúyángmíng 即足阳明胃经。详该条。

足阳明经别 zúyángmíngjīngbié 十二经别之一。原称足阳明之正。见《灵枢·经别》。从足阳明胃经分出，经大腿前面进入腹腔，属于胃，分布于脾，上通于心，再向上沿着咽部出于口腔，上至鼻根、眼下，回过来联系目系——眼球通入颅腔的组织，复注入足阳明胃经。

足阳明络脉 zúyángmíngluòmài 十五络脉之一。原称足阳明之别，见《灵枢·经脉》。从外踝上八寸的丰隆穴处分出，走向足太阴脾经；它的支脉沿胫骨外侧缘上行，络于头项部，与诸经之气汇合，向下联络咽喉部。本络脉发生病变，实则发狂，虚则为足胫部肌肉萎缩、弛缓不收。如脉气逆乱，可出现咽喉肿痛和失音。

足阳明胃经 zúyángmíngwèijīng 十二经脉之一。原称胃足阳明之脉，也称胃脉。出《灵枢·经脉》。从鼻翼旁开始，交会于鼻根部，向下沿鼻柱外侧，入上齿中，出来夹口两旁，环绕口唇，在颏唇沟承浆穴处左右相交，折回来经大迎穴至下颌角，上行到耳前，经上关（客主人穴），沿鬓发边缘到达前额；下行的经脉从

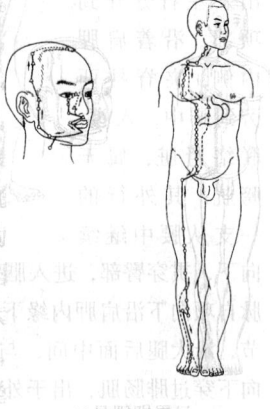

足阳明胃经

大迎穴前方分出，向下经人迎（穴）、沿喉咙，进入缺盆（锁骨上窝），深入体腔，穿过横膈，属于胃，联络脾；外行的主干从缺盆向下，经乳中，夹脐两旁，到气街——腹股沟动脉部位；腹内的一条支脉从幽门部开始，经腹腔至气街部，与主干会合，经大腿前边偏外侧下行，沿胫骨外侧前缘到达足背，进入第二趾外端（一说入中趾内间）；另一条支脉从足三里处分出，向下到中趾外侧；又一条支脉从足背冲阳穴处分出，至足大趾内侧端，与足太阴脾经相接。本经脉的病候，主要表现为鼻衄、口渴、口唇疱疹、颈肿、咽痛、腹水、水肿、经脉所过处疼痛、寒热、疟疾、癫狂、惊悸、消谷善饥或胃中寒、胀满等。

足阳明之别 zúyángmíngzhībié 即足阳明络脉。详该条。

足阳明之正 zúyángmíngzhīzhèng 即足阳明经别。详该条。

卒 zú ❶尽、终、全，引伸为终究。《素问·邪客》："愿卒闻之"。《千金要方》："莫不以养小为大，若无于小，卒不成大。" ❷人死亡，称卒。❸众多。

卒疝 zúshàn 病名。出《灵枢·经脉》。多因寒凝肝脉，气血凝滞而发。症见睾丸骤然肿大、疼痛。宜针灸大敦穴。

祖师麻 zǔshīmá 中药名。见《陕西中药志》。别名大救驾。为瑞香科植物黄瑞香 *Daphne giraldii* Nitsche 的根皮或茎皮。分布于山西、陕西、甘肃、青海、四川等地。辛、苦，温，有毒。祛风除湿，行瘀止痛。治风湿痹痛、四肢麻木、跌打损伤、头痛、胃痛，煎服：3～6克。孕妇忌服。本品含白瑞香素和白瑞香苷。白瑞香素有镇痛作用，但不及度冷丁，作用开始较缓。白瑞香苷对动物的心肌缺血有改善作用。混合苷有抗炎作用。祖师麻素可引起惊厥。

zuan

钻地风 zuàndìfēng 黄锁梅之别名。详该条。

zui

醉鱼草 zuìyúcǎo 中药名。出《本草纲目》。别名闹鱼花、药鱼子。为马钱科植物醉鱼草 *Buddleja lindleyana* Fort. 的全草。分布于浙江、安徽、江苏、江西、福建、广东、广西、湖南、湖北、四川。辛、苦，温，有毒。祛风，杀虫，活血。治感冒、咳喘、风湿性关节炎、蛔虫病、钩虫病、跌打损伤，煎服：6～12克。治创伤出血，研末敷。服用过量可引起头晕、呕吐、呼吸困难、四肢麻木和震颤等中毒现象。本品含醉鱼草黄酮醇苷、醉鱼草苷等。煎剂在体外对金黄色葡萄球菌有抑制作用。

zun

尊生老人 zūnshēnglǎorén 见沈金鳌条。

遵生八笺 zūnshēngbājiān 养生专著。20卷。明·高濂著。刊于1591年。全书分八个部分，内容较广，从养生出发，涉及衣、食、住等各方面，较有参考价值。

zuo

左端正 zuǒduānzhèng 推拿部位名。出《小儿推拿广意》。位于中指远端指骨的桡侧边。用掐法有升提之功，可止泄泻，治斜视。

左归丸 zuǒguīwán 《景岳全书》方。熟地黄八两，山药、山茱萸、枸杞子、菟丝子、鹿角胶、龟甲胶各四两，川牛膝三两。蜜丸，桐子大，每服百余丸，白水或淡盐汤送服。功能壮水滋阴。治肝肾精血亏损，症见腰酸腿软、眩晕、耳鸣、盗汗、遗精等。

左归饮 zuǒguīyǐn 《景岳全书》方。熟地黄二至三钱或加至二两，山药、枸杞子各二钱，山茱萸一至二钱，茯苓一钱五分，炙甘草一钱。水煎服。功能补益肾阴。治肾水不足，腰酸遗精，眩晕耳鸣，口燥盗汗等。

左金丸 zuǒjīnwán 又名黄连丸、四金丸、回令丸。《丹溪心法》方。黄连六两，吴茱萸一两。水丸，每服一钱。功能清泻肝火。治肝郁化火，胁肋胀痛，呕吐吞酸，嘈杂嗳气，口苦咽干，舌红苔黄，脉弦数。也用于慢性胃炎而见上症者。

Z

左牡蛎 zuǒmǔlì 牡蛎之别名。详该条。

左秦艽 zuǒqínjiāo 秦艽之别名。详该条。

左胁痛 zuǒxiétòng 症状名。胁痛偏于左侧。可由气滞、血瘀、痰饮、食积、肝郁等原因引起。古代医书多有左胁属肝主血，右胁属肺脾主痰主气的说法。明·张景岳则反对左右分属肝肺之论，认为"谬谈不足凭"。他重视证候与病机的分析，认为疼痛部位固定，坚硬拒按者为痰、瘀、食积所致；疼痛走窜不定，无有形癥块者为气郁所致，并谓痰、瘀、食积所致的胁痛必兼见气滞（见《景岳全书·杂证谟》），其论述较为全面。参见胁痛条。

左转藤 zuǒzhuǎnténg 海金沙草之别名。详该条。

佐药 zuǒyào 方剂学名词。组方配伍中的一类药物。方剂中协助君、臣药以加强治疗作用，或用于治疗次要症状，或制约君、臣药的毒性与峻烈之性，或用作反佐。佐药的药力小于臣药，一般用量较轻。参见君、臣、佐、使各条。

作强之官 zuòqiángzhīguān 指肾。《素问·灵兰秘典论》："肾者作强之官，伎巧出焉。"作强，指动作轻劲多力；伎巧，指精巧灵敏。肾气旺盛则精神健旺，筋骨劲强，动作敏捷，故名。

坐板疮 zuòbǎnchuāng 即痤痱疮。详该条。

坐产 zuòchǎn 见宋·杨子建《十产论》。古代的一种接产方法。杨氏称："儿将欲生，其母疲倦，久坐椅褥，抵其生路，须用手巾一条，拴系高处，令母以手攀之，轻轻屈足作坐状，产户舒张，儿即生下，名坐产。"此法现已不用。

坐舌风 zuòshéfēng 即舌疮。详该条。

坐药 zuòyào 用药制成丸剂或锭剂、片剂，或用纱布包裹药末，塞入阴道内，以治疗白带或阴痒等。如《金匮要略》蛇床子散。

柞树皮 zuòshùpí 中药名。见《吉林中草药》。为壳斗科植物蒙古栎 *Quercus mongolica* Fisch. 的树皮。分布于山东、河北、山西、内蒙古和东北。微苦、涩，平。清热，利湿，解毒。治肠炎、痢疾、小儿消化不良、黄疸、痔疮，煎服：6~9克。

Z

附录

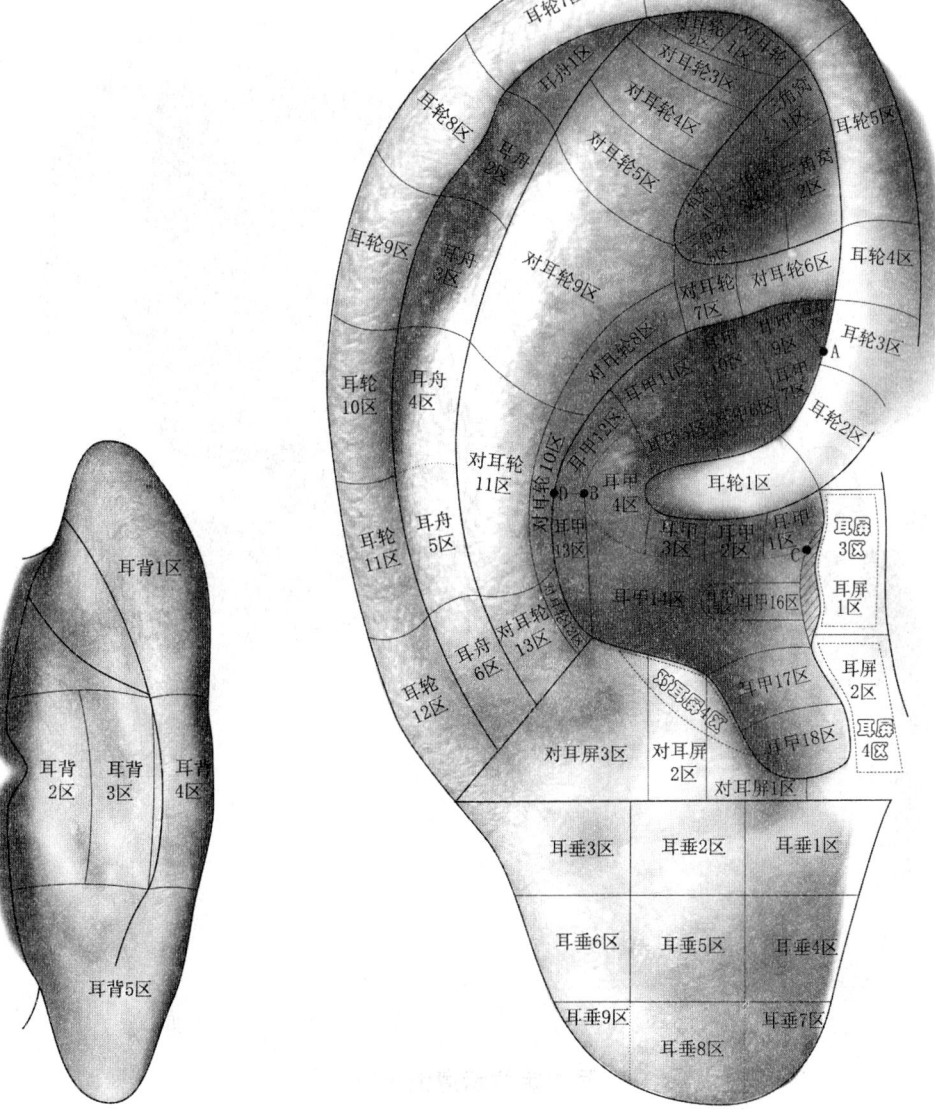

耳穴定位示意图（1）

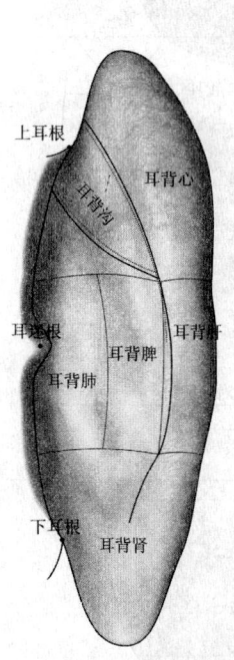

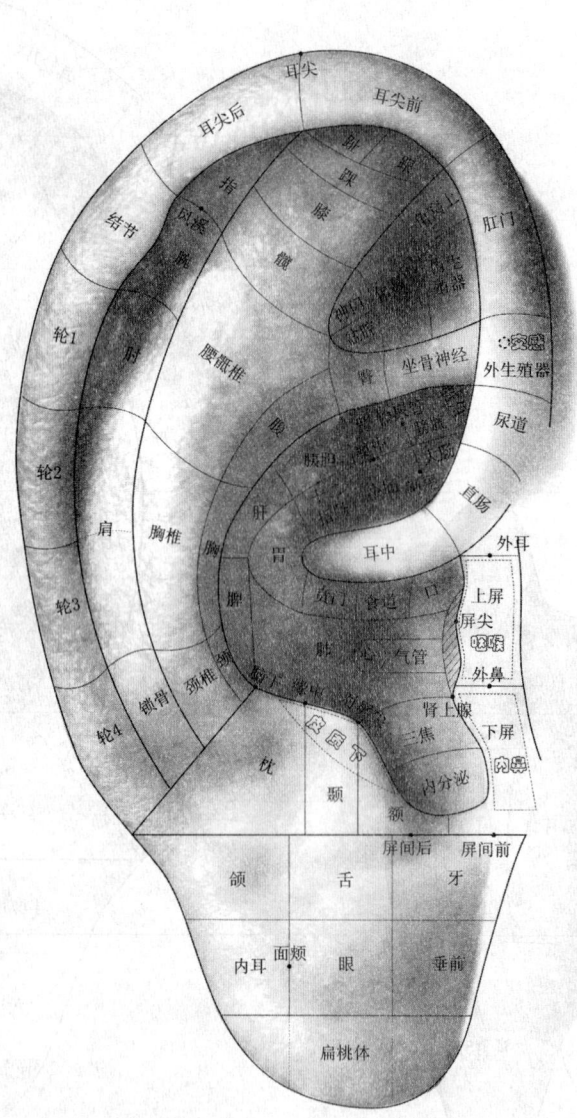

耳穴定位示意图（2）

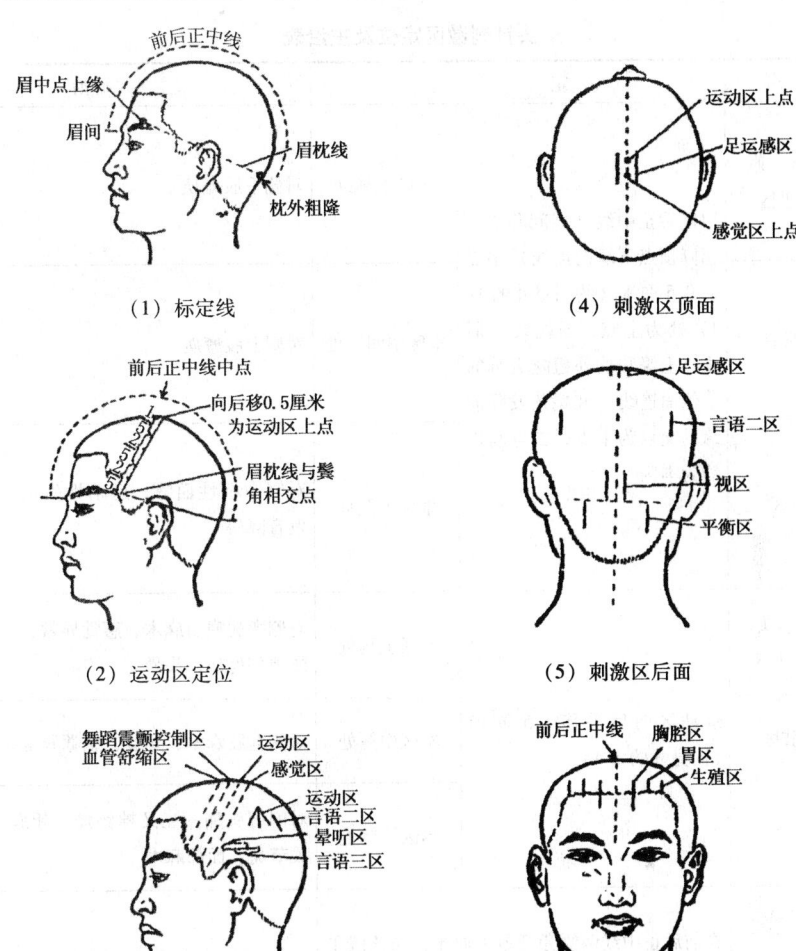

（1）标定线

（4）刺激区顶面

（2）运动区定位

（5）刺激区后面

（3）刺激区侧面

（6）刺激区前面

头针刺激区示意图

头针刺激区定位及主治表

名 称		定 位		主 治
运动区	下肢、躯干区	以前后正中线（眉间和枕外粗隆顶点下缘的连线）中点后0.5厘米（约同身寸的1/4）处为上点，眉枕线（眉中点上缘和枕外粗隆尖端的头侧面连线）和鬓角发际前缘的交点为下点，二点间连线为本区	本区上⅕处	对侧下肢瘫痪
	上肢区		本区中间⅖处	对侧上肢瘫痪
	面区		本区下⅖处	对侧中枢性面瘫，运动性失语，流涎，发音障碍
感觉区	下肢、头、躯干区	运动区向后平移1.5厘米（同身寸的3/4）	本区上⅕处	对侧腰腿痛、麻木、感觉异常，后头部、颈项部疼痛，头晕
	上肢区		本区中⅖处	对侧上肢麻木、疼痛、感觉异常
	面区		本区下⅖处	对侧偏头痛，三叉神经痛，牙痛，颞颌关节炎，面部麻木
足运感区		在前后正中线两侧旁开各1厘米，与该线平行，自感觉区上点后1厘米平齐处向前进针0.8~1.2寸		下肢瘫痪、麻木、疼痛，急性腰扭伤，夜尿，子宫脱垂
舞蹈震颤控制区		自运动区向前平移1.5厘米		小儿风湿性舞蹈病，震颤性麻痹
血管舒缩区		自舞蹈震颤控制区向前平移1.5厘米		皮层性浮肿，高血压
晕听区		在耳尖直上1.5厘米处向前后各2厘米处作一水平线，计长4厘米		神经性耳鸣，头晕，听力下降，内耳性眩晕
言语₂		自顶骨结节后下2厘米处，向后作平行于正中线长3厘米的直线		命名性失语症

名　称	定　位	主　治
言语₃	晕听区中点向后平移4厘米	感觉性失语症
运用区	以顶骨结节为起点，向下、前、后分别成40°角刺三针，每针进针3厘米	失用症
视区	枕外粗隆旁开1厘米处向上，与正中线平行作4厘米长直线	皮质性失盲症
平衡区	枕外粗隆旁开3.5厘米处，向下与正中线平行作4厘米长直线	小脑疾病引起的平衡失调
胃区	以瞳孔直上的发际处为起点，向后与正中线平行作2厘米长的直线	对上腹部不适有一定治疗作用
肝胆区	从胃区向前作2厘米长的直线	对右上腹及右季肋部疼痛、慢性肝炎有一定治疗作用
胸腔区	胃区及前后正中线之间，以发际为中点向上、下各取2厘米长的直线	哮喘，胸部不适，室上性阵发性心动过速
生殖区	胃区外侧，以胃区和胸腔区的距离向后作长2厘米的直线，即为本区	功能性子宫出血，配足运感区可治子宫脱垂

古今度量衡对照表

年代	朝代		尺度		容量		衡量		
			一尺合市尺	一尺合厘米	一升合市升	一升合毫升	一斤*合市两	一两*合市两	一两*合克数
约公元前 11 世纪～前 221 年	周		0.5973	19.91	0.1937	193.7	7.32	0.46	14.30
公元前 221 年～前 207 年	秦		0.8296	27.65	0.3425	342.5	8.26	0.52	16.13
公元前 206 年～公元 25 年	西 汉								
公元 25 年～220 年	东 汉		0.6912	23.04	0.1981	198.1			
公元 220 年～265 年	魏		0.7236	24.12	0.2023	202.3	7.13	0.45	13.92
公元 265 年～420 年	晋	西晋	0.7236	24.12					
		东晋	0.7335	24.45					
公元 420 年～589 年	南朝	南宋	0.7353	24.51	0.2972	297.2	10.69	0.67	20.88
		北宋							
		梁			0.1981	198.1	7.13	0.45	13.92
		陈							
公元 386 年～581 年	北朝	北魏	0.8853	29.51			7.13	0.45	13.92
		北齐	0.8991	29.97	0.3963	396.3	14.25	0.89	27.83
		北周	0.7353	24.51	0.2105	210.5	8.02	0.50	15.66
公元 581 年～618 年	隋	（开皇）	0.8853	29.51	0.5944	594.4	21.98	1.34	41.76
		（大业）	0.7065	23.55	0.1981	198.1	7.13	0.45	13.92
公元 618 年～907 年	唐		0.9330	31.10	0.5944	594.4	19.1	1.19	37.30
公元 907 年～960 年	五 代								
公元 960 年～1279 年	宋		0.9216	30.72	0.6641	664.1			
公元 1279 年～1368 年	元				0.9488	948.8			
公元 1368 年～1644 年	明		0.9330	31.10	1.0737	1073.7			
公元 1644 年～1911 年	清		0.9600	32.00	0.0355	1035.5			

*均为十六进位制

新增词目表

九　画

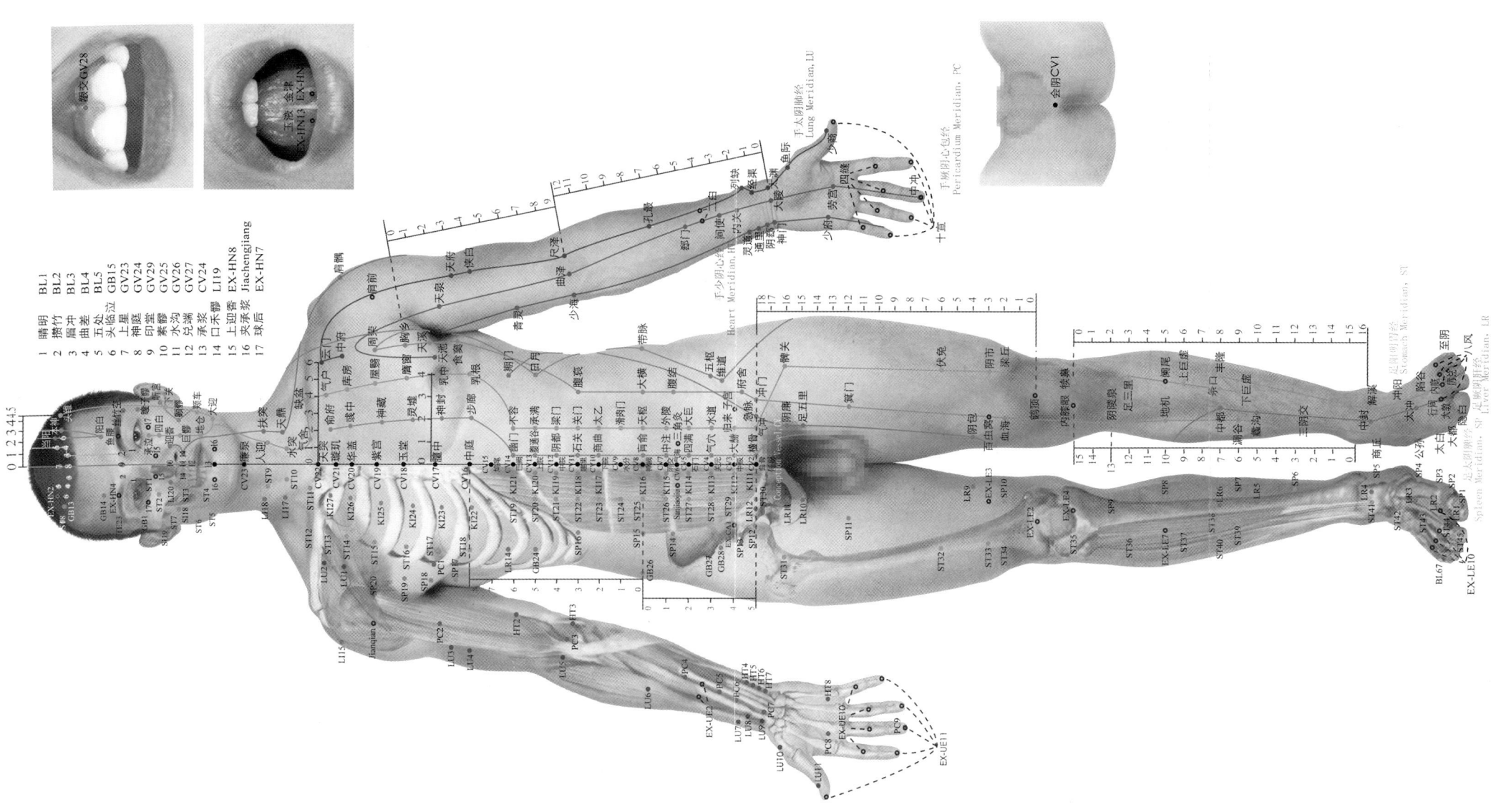

人体十四经经穴与常用奇穴图（1）

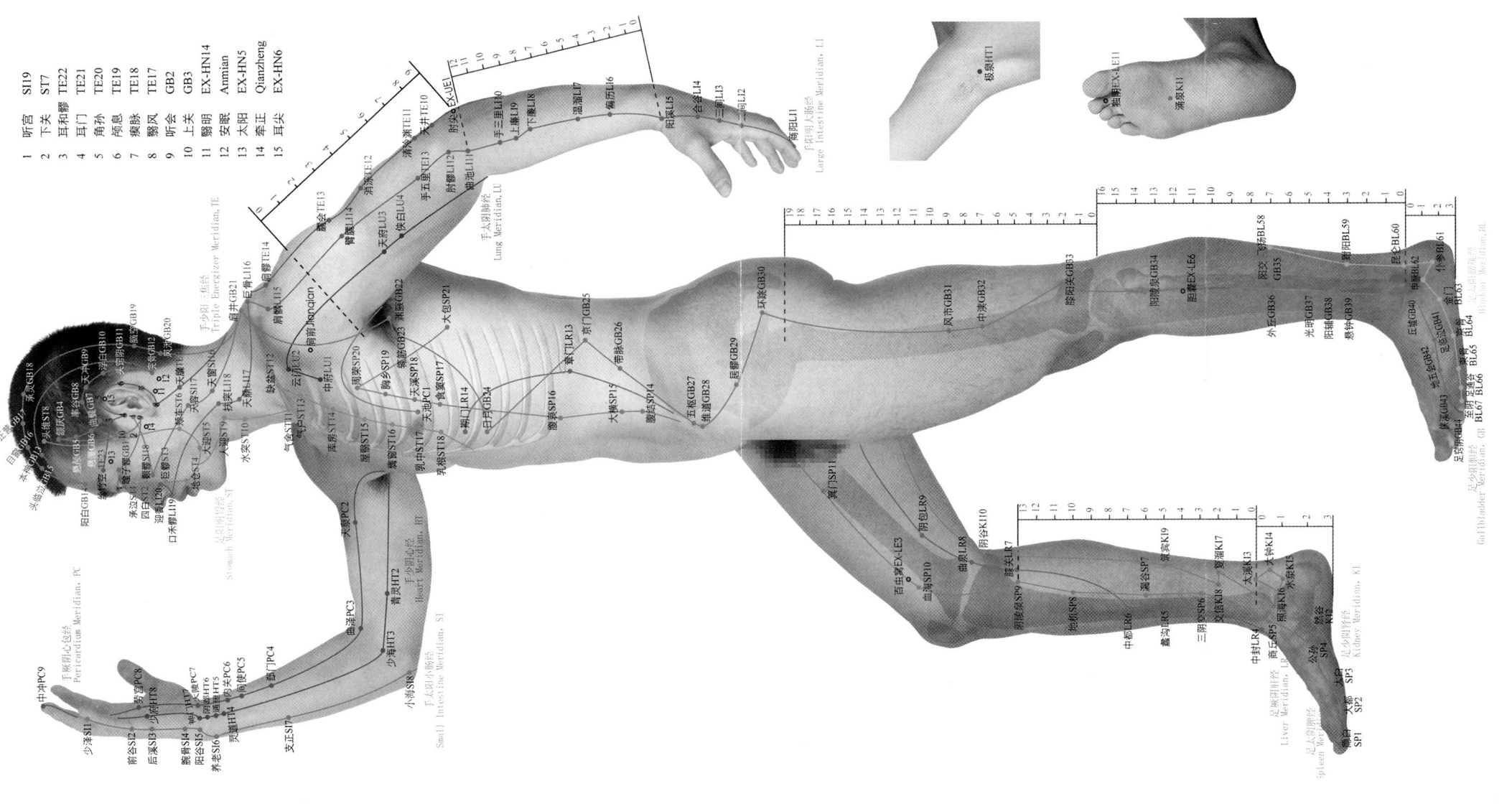

人体十四经穴与常用奇穴图（2）

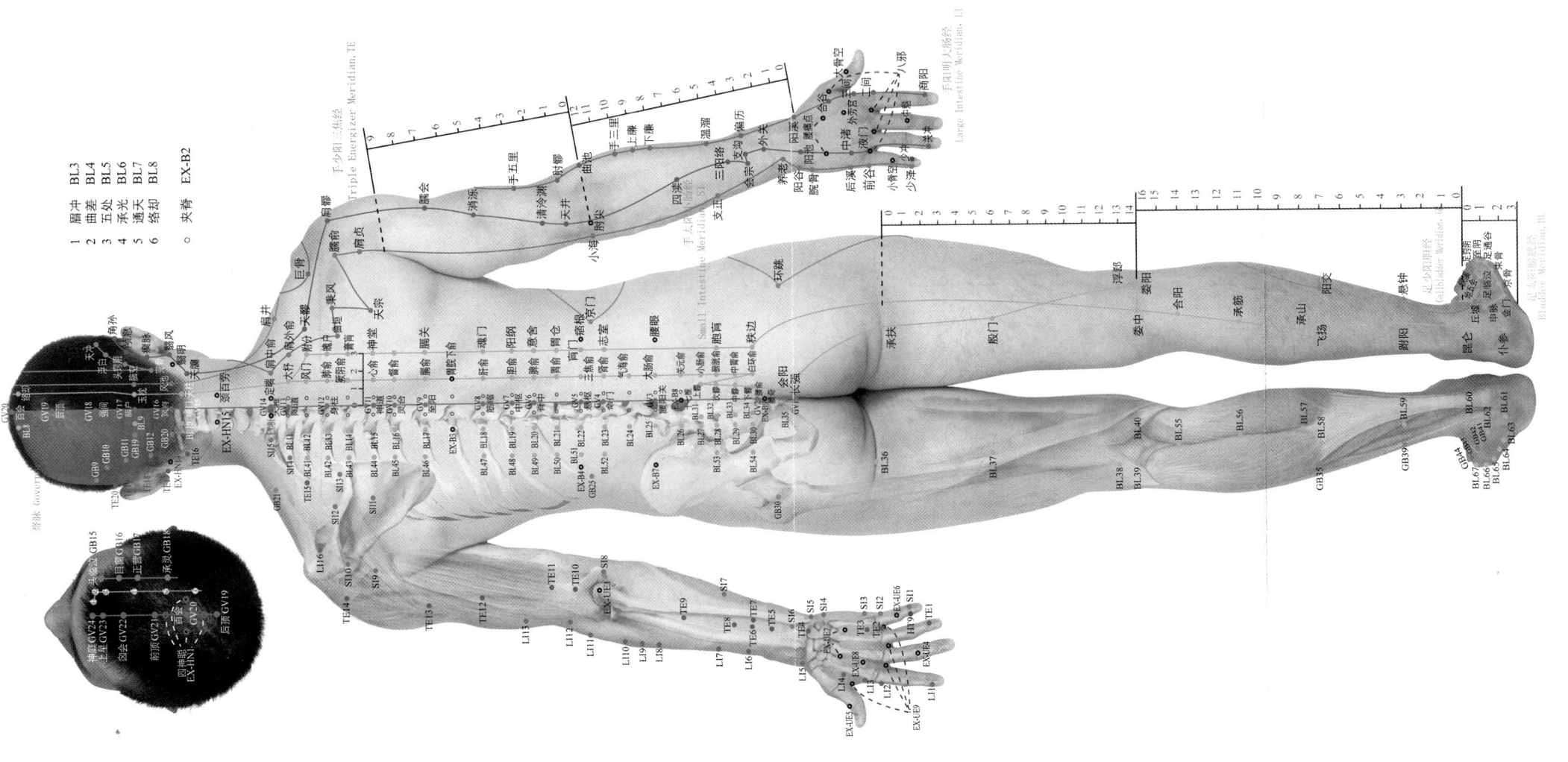

人体十四经穴与常用奇穴图（3）